Clinical Neuroradiology

The ESNR Textbook

ESNR 下卷
临床神经放射学

原著 [荷] Frederik Barkhof　　[英] Hans Rolf Jäger　[奥] Majda M. Thurnher

[西] Àlex Rovira

主审 卢光明 高培毅　　　　主译 张龙江 刘亚欧

中国科学技术出版社

·北 京·

图书在版编目（CIP）数据

ESNR 临床神经放射学 . 下卷 /（荷）弗雷德里克·巴克霍夫等原著；张龙江，刘亚欧主译 . —
北京：中国科学技术出版社，2024.1

书名原文：Clinical Neuroradiology: The ESNR Textbook

ISBN 978-7-5236-0097-9

Ⅰ . ①E… Ⅱ . ①弗… ②张… ③刘… Ⅲ . ①神经系统疾病—放射学 Ⅳ . ①R816.1

中国国家版本馆 CIP 数据核字 (2023) 第 040187 号

著作权合同登记号：01-2023-3092

译校者名单

主　　审　卢光明　高培毅

主　　译　张龙江　刘亚欧

副 主 译　夏　爽　张志强　程晓青　段云云

学术秘书　施　昭

译校者（以姓氏笔画为序）

马　军	首都医科大学附属北京天坛医院放射科	孙　晶	东部战区总医院放射诊断科
王　莉	东部战区总医院放射诊断科	孙双燕	天津市第一中心医院放射科
王庆根	东部战区总医院放射诊断科	孙志远	东部战区总医院放射诊断科
王泽文	东部战区总医院放射诊断科	孙胜军	首都医科大学附属北京天坛医院放射科
王慧颖	天津市第一中心医院放射科	苏晓芹	东部战区总医院放射诊断科
韦　人	首都医科大学附属北京天坛医院放射科	李　骁	东部战区总医院放射诊断科
乌格木尔	天津市第一中心医院放射科	李　清	天津市第一中心医院放射科
孔　祥	东部战区总医院放射诊断科	李文菲	天津市第一中心医院放射科
孔令彦	东部战区总医院放射诊断科	李苏豫	东部战区总医院放射诊断科
甘　露	首都医科大学附属北京天坛医院放射科	李建瑞	东部战区总医院放射诊断科
白雪冬	天津市第一中心医院放射科	李俊灏	东部战区总医院放射诊断科
冯全志	天津市第一中心医院放射科	李新宇	东部战区总医院放射诊断科
冯晨璐	首都医科大学附属北京天坛医院放射科	杨玉婷	东部战区总医院放射诊断科
朱海涛	东部战区总医院放射诊断科	吴　韧	东部战区总医院放射诊断科
华田田	首都医科大学附属北京天坛医院放射科	吴浩光	东部战区总医院放射诊断科
刘　嘉	东部战区总医院放射诊断科	邱连丽	东部战区总医院放射诊断科
刘亚欧	首都医科大学附属北京天坛医院放射科	余倩倩	东部战区总医院放射诊断科
刘权慧	东部战区总医院放射诊断科	邹　颖	天津市第一中心医院放射科
刘若婷	东部战区总医院放射诊断科	沈　宓	首都医科大学附属北京天坛医院放射科
刘春雨	东部战区总医院放射诊断科	沈连芳	天津市第一中心医院放射科
刘高平	东部战区总医院放射诊断科	沈慧聪	首都医科大学附属北京天坛医院放射科
刘通源	东部战区总医院放射诊断科	张　杰	首都医科大学附属北京天坛医院放射科
祁　丽	东部战区总医院放射诊断科	张　甜	首都医科大学附属北京天坛医院放射科
许棚棚	东部战区总医院放射诊断科	张　琴	东部战区总医院放射诊断科

张　薇	东部战区总医院放射诊断科	夏　爽	天津市第一中心医院放射科
张子璇	东部战区总医院放射诊断科	夏凯威	东部战区总医院放射诊断科
张龙江	东部战区总医院放射诊断科	顾卫彬	首都医科大学附属北京天坛医院放射科
张志强	东部战区总医院放射诊断科	柴　超	天津市第一中心医院放射科
张玲艳	东部战区总医院放射诊断科	倪倩倩	东部战区总医院放射诊断科
张焕磊	天津市第一中心医院放射科	徐文达	东部战区总医院放射诊断科
陆秀娣	天津市第一中心医院放射科	徐沁梅	东部战区总医院放射诊断科
陈　娇	东部战区总医院放射诊断科	郭　瑜	天津市第一中心医院放射科
陈　谦	东部战区总医院放射诊断科	郭邦俊	东部战区总医院放射诊断科
陈红燕	首都医科大学附属北京天坛医院放射科	唐玉霞	东部战区总医院放射诊断科
陈欣桐	东部战区总医院放射诊断科	唐春香	东部战区总医院放射诊断科
陈艳春	东部战区总医院放射诊断科	黄　梅	东部战区总医院放射诊断科
陈绪珠	首都医科大学附属北京天坛医院放射科	黄旭方	首都医科大学附属北京天坛医院放射科
林　广	东部战区总医院放射诊断科	黄蔚蔚	东部战区总医院放射诊断科
罗环宇	首都医科大学附属北京天坛医院放射科	黄黎香	天津市第一中心医院放射科
周　帆	东部战区总医院放射诊断科	曹　宸	天津市第一中心医院放射科
周茜洋	东部战区总医院放射诊断科	曹观美	首都医科大学附属北京天坛医院放射科
郑邵微	天津市第一中心医院放射科	戚建晨	东部战区总医院放射诊断科
项开颜	东部战区总医院放射诊断科	戚荣丰	东部战区总医院放射诊断科
郝竞汝	东部战区总医院放射诊断科	盛　洁	东部战区总医院放射诊断科
胡　斌	东部战区总医院放射诊断科	梁静静	东部战区总医院放射诊断科
段云云	首都医科大学附属北京天坛医院放射科	董　铮	东部战区总医院放射诊断科
侯欣怡	首都医科大学附属北京天坛医院放射科	蒋梦迪	东部战区总医院放射诊断科
施　昭	东部战区总医院放射诊断科	程　丹	首都医科大学附属北京天坛医院放射科
施佳倩	东部战区总医院放射诊断科	程晓青	东部战区总医院放射诊断科
宫　琰	天津市第一中心医院放射科	蒙　茗	首都医科大学附属北京天坛医院放射科
祖梓悦	东部战区总医院放射诊断科	詹　炯	首都医科大学附属北京天坛医院放射科
骆仲强	东部战区总医院放射诊断科	薛　艺	东部战区总医院放射诊断科
袁　菁	首都医科大学附属北京天坛医院放射科	薛　静	东部战区总医院放射诊断科
夏　菲	东部战区总医院放射诊断科	冀晓东	天津市第一中心医院放射科

内容提要

本书引进自 Springer 出版社，为欧洲神经放射学会（ESNR）官方教科书。原著由荷兰神经放射学会主席 Frederik Barkhof 教授、伦敦大学神经病学研究所 Hans Rolf Jäger 教授、欧洲神经放射医师协会主席 Majda M. Thurnher 教授及欧洲神经放射学会前主席 Àlex Rovira 教授共同主编，来自美国、英国、德国、荷兰、西班牙及澳大利亚等国家的百余位业内专家参与编写。中文版由卢光明教授、高培毅教授共同主审，东部战区总医院张龙江主任、首都医科大学附属北京天坛医院刘亚欧主任牵头组织，相关领域的百余位专家学者共同译校。全书共十三篇 76 章，对脑血管疾病、创伤、发育畸形、炎性疾病、神经退行性疾病、癫痫、肿瘤等神经系统各类疾病的影像学表现进行了全面细致的阐述，不仅涉及中枢神经系统及周围神经系统，还涵盖成人与儿童经典病例。不同于传统的"百科全书式"参考书，本书更注重解决"临床实际需求"，可帮助读者快速提升处理神经放射学领域临床问题的能力。本书图文并茂、内容丰富且实用性强，适合放射学、神经外科学、神经内科学及其他相关专业医生、医学生参考阅读。

主审简介

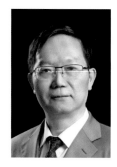

卢光明

教授，博士研究生导师，博士后指导导师，国务院政府特殊津贴专家，东部战区总医院医学影像中心主任，南京大学医学院临床综合教研室主任。中国医师协会放射医师分会副会长，中华医学会放射学分会原副主任委员，国家重大科研仪器设备研制专项专家委员会第一届及第二届委员，国家科技部重点研发计划"变革性技术关键科学问题"重点专项总体专家组成员，国家"973计划"项目首席科学家，《中华放射学杂志》等多种核心期刊副总编或编委。长期工作在临床一线，在医学影像诊断方面造诣深厚。曾获何梁何利科学技术进步奖（2020年）、中国医师奖、全国优秀科技工作者、军队杰出专业技术人才奖、江苏省杰出人才、中华放射学会杰出学术科研奖、南京市"十大科技之星"、江苏省"百名医德之星"等奖项及荣誉称号。获得国家自然科学基金委多项重点、重大项目课题资助。以第一完成人获国家科学技术进步奖二等奖1项，省部级一等奖5项、二等奖2项。培养了一批优秀人才，带领所在科室成为国家临床重点专科首批军队建设单位、全军医学影像中心。主持制订专家共识或行业标准11项，主编学术专著13部；以第一和通讯作者身份发表SCI期刊收载论文318篇，总影响因子达1986，其中43篇影响因子＞10。

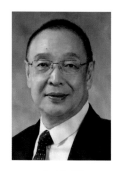

高培毅

教授，博士研究生导师，国务院政府特殊津贴专家，首都医科大学附属北京天坛医院放射科前主任。中国卒中学会医学影像学分会主任委员，中华医学会放射学分会第十一届委员会副主任委员，第七届和第八届（2008—2014年）中华放射学会神经学组组长，《中华放射学杂志》第八届、第九届、第十届编辑委员会副总编。曾获中央保健工作先进个人、中央文明办和国家卫生健康委"中国好医生"月度人物（2019年6月）、国家卫生计生委脑卒中防治工程突出贡献奖（2015年）、北京市"有突出贡献的科学、技术、管理人才"、北京市卫生和计划生育委员会"第六届首都健康卫士提名奖"等。先后获得教育部科技进步奖二等奖、北京市科技进步二等奖等省部级科技成果奖10余项。作为第一负责人承担4项国家自然科学基金项目、1项国家自然科学基金中美合作交流项目及6项北京市自然科学基金项目课题。以第一和通讯作者在国内外知名期刊发表学术论文200余篇。

主译简介

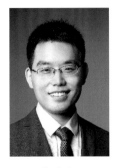

张龙江

教授，博士研究生导师，东部战区总医院放射诊断科主任，教育部长江学者特聘教授。中华放射学会委员，江苏省放射学会副主任委员，《国际医学放射学杂志》副主编，*Journal of Thoracic Imaging* 血栓领域特约编辑，*Topics in Magnetic Resonance Imaging* 神经影像领域特约编辑。长期致力于医学影像新技术的研发和临床转化工作。曾获国家科学技术进步奖二等奖、教育部青年科学奖、教育部科技进步奖一等奖、江苏省科学技术奖一等奖等奖项。以首席科学家主持国家重点研发计划数字诊疗装备专项，以第一负责人主持国家自然科学基金优秀青年基金、国家自然科学基金重点项目等国家级课题。2020年、2021年入选中国高被引学者榜单。研究成果被编入多部国际医学指南、共识或科学声明。作为执笔人撰写国内相关领域专家共识5部。以第一及通讯作者在 *Nature Communications*、*Science Advances*、*Radiology*、*JACC Cardiovasc Imaging* 等国际知名医学期刊发表学术论文多篇。

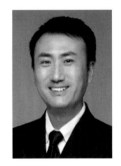

刘亚欧

教授，博士研究生导师，首都医科大学附属北京天坛医院放射科学科带头人、主任。首都医科大学（2013年）与荷兰阿姆斯特丹自由大学（2017年）双博士学位。亚太多发性硬化学会（PACTRIMS）常务委员（Committee Member）、欧洲多发性硬化磁共振学会（ECTRIMS-MAGNMIS）委员（Senior Fellow），*Neuroradiology* 期刊编委。主要专业特长为神经影像学，研究方向为神经免疫疾病及神经肿瘤的影像学。主持国家自然科学基金（重点项目）和北京市自然科学基金项目等多项科研课题。曾获国家高层次科技领军人才、茅以升青年科技奖、青年"北京学者"、北京市自然科学基金"杰青"、北京市科技进步奖一等奖（第一完成人）。以第一及通讯作者在神经放射学、神经免疫影像学领域知名医学期刊 *Immunity*、*Neurology*、*JNNP*、*Radiology*、*Medical Image Analysis*、*Multiple Sclerosis Journal* 等发表学术论文多篇。

原著者简介

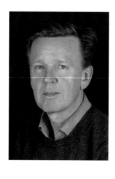

Frederik Barkhof

Department of Radiology and Nuclear Medicine, VU
University Medical Centre (VUmc), Amsterdam, The Netherlands
UCL Institutes of Biomedical Engineering and Neurology, London, UK

Frederik Barkhof 于 1988 年在荷兰阿姆斯特丹自由大学医学中心取得学士学位，1992 年通过博士论文答辩并获得飞利浦影像学奖，1994 年获得卢西恩·阿佩尔神经放射学奖。自 2001 年起，他在荷兰阿姆斯特丹自由大学医学中心（VUmc）放射学与核医学系担任神经放射学终身教授。2015 年，他在英国伦敦大学学院生物医学工程和神经病学研究所担任神经放射学终身教授，致力于开发影像新技术，是英国皇家学院放射学会委员。

Barkhof 教授长期担任荷兰神经放射学学会和多发性硬化症 MRI 欧洲多中心研究网络（MAGNIMS）主席，主导了皇后广场多发性硬化症中心试验单位多中心药物试验的分析。他在 *Radiology*、*Brain*、*Multiple Sclerosis Journal*、*Neuroradiology* 及 *Neurology* 等期刊编委会任职。2018 年，他获得了美国神经病学学会（AAN）和国家多发性硬化症学会（NMSS）颁发的约翰·戴斯特尔奖，以表彰他对医学研究的重大贡献。2019 年，他成为国际医学磁共振学会（ISMRM）的资深研究员。

Barkhof 教授专注于研究儿童白质疾病、多发性硬化（脊髓 MRI、灰质、萎缩和组织病理学相关性）、衰老（白质病变和微出血）和痴呆（结构、功能和分子 MRI 和 PET）。他撰写的论文中有 1000 多篇被 PubMed 引用，他还被汤普森－路透社评为全球最具影响力的 3000 名科学家之一。他是 *Neuroimaging in Dementia and Clinical Applications of Functional Brain MRI* 一书的作者。他从诸多国家和国际机构累计获得超过 2500 万欧元的资助，并与大型制药企业进行合作研究，相关合同价值超过 1500 万欧元。他培养了 40 多名博士，其中 3 人后来获得了终身教授职位。

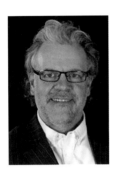

Hans Rolf Jäger

UCL Institute of Neurology, The National Hospital for Neurology and Neurosurgery and University College Hospital (UCH), London, UK

Department of Brain, Repair and Rehabilitation, Neuroradiological Academic Unit, UCL Institute of Neurology, London, UK

Lysholm Department of Neuroradiology, National Hospital for Neurology and Neurosurgery, London, UK

Imaging Department, University College London Hospitals, London, UK

Hans Rolf Jäger 得到法国政府奖学金资助，在德国弗雷伯大学和法国蒙普克利埃就读医学专业。1983 年，他在弗雷伯大学以优秀成绩获得学士学位。

在内科工作了 3 年之后，他在伦敦哈默史密斯医院接受了放射学培训，并于 1991 年成为英国皇家学院放射学会会员。随后，他在伦敦皇后广场神经病学和神经外科国立医院接受了神经放射学培训，并跟随巴黎比塞特医院的皮埃尔·拉斯朱尼兹学习介入神经放射学。

1997 年，Hans Rolf Jäger 成为神经病学和神经外科国立医院神经放射学顾问，并在伦敦大学学院接受了联合学术职位。2014 年，他被提升为神经病学终身教授。在他的职业生涯中，Hans Rolf Jäger 一直在实施先进的 MR 成像技术，如钆灌注成像、出血成像（T_2 和 SWI）、颈动脉斑块成像、颅内血管壁成像、ASL 灌注成像和血管造影。

他为临床转化研究提供了平台，其结果对理解疾病过程做出了开创性的贡献，并对患者管理产生了巨大影响。

他的临床兴趣和研究重点包括脑血管疾病、脑瘤、神经感染（AIDS）和神经退行性疾病。

他在这些领域担任了数个国内和国际多中心临床试验的影像负责人，获得 560 万英镑资助。

Hans Rolf Jäger 与欧洲、美国和南美的学术前沿机构建立了强有力的研究合作关系，并定期为这些机构培养研究人员。他已为伦敦大学学院神经病学研究所培养了 16 名博士。

他发表过 180 篇学术论文，不乏在 *New England Journal of Medicine*、*Lancet Neurology* 和 *Brain* 上发表的论文。

他主编出版过 1 部专著并参编过 25 部专著的相关章节，同时还是 *Grainger and Allison's Diagnostic Radiology* 神经影像学相关章节的著者。

Hans Rolf Jäger 于 2004—2009 年担任欧洲神经放射学会出版委员会主席，自 2003 年以来一直是欧洲神经放射学会常务委员，也是欧洲放射学大会（ECR）的讲师。作为一位广受欢迎的演讲者，他在过去 5 年里发表了 60 次演讲。

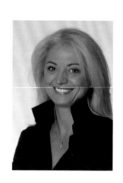

Majda M. Thurnher

Section of Neuroradiology and Musculoskeletal Radiology, Department of Biomedical Imaging and Image-guided Therapy, University Hospital Vienna, Vienna, Austria

Majda M. Thurnher 自 2001 年以来担任维也纳医科大学放射学副教授。她的主要研究重点是神经畸形，特别是中枢神经系统感染、脱髓鞘疾病和脊柱影像。她发表过 70 篇论文，参与编写 40 种专著的相关章节。作为评审和编委，她为许多国内和国际期刊做出了贡献，包括 *European Radiology* 和 *Neuroimaging Clinics of North America* 的特邀客座编辑。她曾是 *European Radiology* 和 *American Journal of Neuroradiology AJNR* 的编委，目前是 *Neuroradiology* 的编委，以及 *Journal of Neuroradiology* 的副主编。

她在国际会议上发表过 370 多场演讲，是欧洲放射学大会（ECR）欧洲神经放射学会（ESNR）项目规划委员会的常务委员，也是欧洲神经放射学课程（ECNR）的联合主任。

在 2011 年的 ECR 上，Majda M. Thurnher 教授荣获皮埃尔和玛丽·居里奖，并受邀成为欧洲和美国多所大学的客座教授，于 2008 年成为"约翰·佩特罗夫出国开会补助"的首个获奖者。于 2013 年和 2017 年获得欧洲放射学会 ESOR 教育奖，同时还是数个神经影像协会的荣誉会员。

2014—2016 年，她担任欧洲神经放射诊断和介入学会主席，目前是欧洲神经放射学委员会（EBNR）的 CEO。

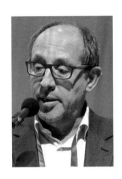

Àlex Rovira

Department of Radiology and Nuclear Medicine Vall d'Hebron University Hospital, Professor of Radiology and Neuroimmunology, Autonomous University of Barcelona, Vall d'Hebron Research Institute (VHIR), Barcelona, Spain

Àlex Rovira 是一名神经放射学家，于 1983 年在巴塞罗那自治大学获得医学博士学位。在 Vall d'Hebron 大学医院（西班牙巴塞罗那）接受放射学正式培训后，他于 1989 年在 Shands 医院（佛罗里达大学盖恩斯维尔）进行了访问研究。1990 年，他成为 Vall d'Hebron 大学医院神经放射科医生，后来担任 Vall d'Hebron 大学医院神经放射科主任。他还是巴塞罗那自治大学的放射学和神经免疫学教授。

他专攻诊断神经放射学和头颈部放射学，在脱髓鞘疾病、脑卒中、神经肿瘤学、肝性脑病和头颈部肿瘤等方面造诣深厚。

Rovira 曾任欧洲神经放射学会（ESNR）主席、多发性硬化 MRI 欧洲多中心研究网络（MAGNIMS）成员、西班牙放射学会执行委员会成员及世界神经放射学会联合会成员。他是 *American Journal of Neuroradiology*、*Neuroradiology* 和 *MS Forum* 的编委，也是多发性硬化症临床试验国际咨询委员会的成员。他还曾担任西班牙神经放射学会主席（2009—2015 年），欧洲神经放射学会 Lucien Appel 奖评审团成员（2006—2012 年），*Spanish Society of Neuroradiology* 期刊神经放射学编辑，Pierre Lasjaunias 欧洲神经放射学课程第 10 和第 11 期主任（2008—2012 年），并曾担任 MAGNIMS 主席（2012—2018 年）。Rovira 撰写或合作撰写了 330 多篇学术论文、主编或参编了 30 多部专著，并受邀进行了 400 多场学术演讲。他的 H 指数为 56。

他曾受邀担任多伦多大学、麦吉尔大学、莱斯霍尔姆神经放射学系（伦敦大学学院）、渥太华大学和北卡罗来纳大学的客座教授。2019 年，他成为保利斯塔放射学会和波兰放射学会的名誉会员。

中文版序一

Clinical Neuroradiology: The ESNR Textbook 由荷兰神经放射学会主席 Frederik Barkhof 教授、伦敦大学神经病学研究所 Hans Rolf Jäger 教授、欧洲神经放射医师协会主席 Majda M. Thurnher 教授及欧洲神经放射学会（ESNR）前主席 Àlex Rovira 教授共同主编，绝大多数参编者均为欧洲和美国神经放射学界的资深专家。本书凝聚了他们多年的临床实践经验和心血。本书是 ESNR 的官方指导用书，更是一部经典著作。其内容涵盖神经系统解剖、影像检查方法，以及各类常见和罕见神经系统疾病的影像诊断与鉴别。

与传统的"百科全书式"参考书不同，本书最大的亮点是极重实用性。书中不仅包括各类神经系统疾病的临床表现、病理特征、影像学检查技术、影像特征及诊断要点等，还包括近年临床神经影像学的新进展，以及权威指南和专家共识推荐的检查方案，有助于读者根据临床实际的应用场景选择不同的影像检查方法并做出准确诊断。书中还包括神经影像诊断与鉴别诊断分析、预后评估、疗效监测和影像学检查相关不良反应等内容。

本书的翻译团队包括东部战区总医院张龙江教授、首都医科大学附属北京天坛医院刘亚欧教授，以及国内百余位临床经验丰富、学术成果丰硕的一线神经影像专家，并邀请到卢光明教授和高培毅教授作为本书的主审。翻译过程中，译者在忠于原著的同时，结合国内神经影像诊疗的实践，使本书更加实用、易懂。

本书适合神经影像学、神经内科学及神经外科学各级医生、医学生参考阅读，还可作为医学生初级和进阶亚专科培训的教材，有助于培养临床医生的神经影像学诊断思维。该中文版的出版，为神经科学领域又添一部优秀的译著。

中国科学院院士
国家神经系统疾病临床研究中心主任
首都医科大学神经外科学院院长
首都医科大学附属北京天坛医院神经外科教授

赵继宗

中文版序二

  Clinical Neuroradiology: The ESNR Textbook 是欧洲神经放射学会（European Society of Neuroradiology，ESNR）的官方神经影像学教材，凝聚了当前欧洲多位顶级神经影像临床专家多年的临床经验和心血，内容丰富深入且具有很强的实用性。首先，每章以疾病的临床表现和病理开始，这非常符合认识疾病的规律。其次，结合最新的指南和共识，讨论了疾病适合的影像学检查方法。最核心的部分是疾病的影像学表现，本书以检查清单（check list）和临床实践中影像报告的形式总结，其中检查清单方便大家学习和复习，影像报告以典型病例和疑难病例为核心，为临床提供标准和有效的指导。最后，每个章节依据病例特点讨论了治疗方案，特别是影像如何用于评估治疗的效果及其不良反应。本书的编者常年工作在神经影像一线，均为所在领域的资深专家，从整体上保证了此书的权威性。

  本书中文版的译者包括东部战区总医院张龙江教授和首都医科大学附属北京天医院刘亚欧教授，以及国内临床经验丰富、学术成果丰硕的一线神经影像专家。卢光明教授和高培毅教授担任本书的主审。译者们力求把握原著的精髓，在准确表达英文原意的同时，尽量做到"信、达、雅"，使本书流畅易懂。

  本书可作为影像科医生和学生的教科书，也可作为神经内科、神经外科医师及对神经影像感兴趣或有需求的读者的参考书。

首都医科大学附属北京天坛医院院长兼党委副书记
神经病学中心主任医师、教授、博士研究生导师
国家神经系统疾病临床医学研究中心副主任
国家神经系统疾病医疗质量控制中心主任

译者前言一

回想起接受中国科学技术出版社的邀请翻译出版这部经典巨著 *Clinical Neuroradiology: The ESNR Textbook* 已经是1年多前的事情了。编辑推荐给我时，我一下子就被吸引了。它别出心裁的编排格式、丰富多彩的知识内容，以及清晰精巧的插图和表格，无不令人眼前一亮，尤其是贴近临床的独特叙述风格给我留下了深刻印象，也让我坚定了将其翻译并推荐给国内同行的想法。

本书是欧洲神经放射学会（ESNR）的官方教科书，共十三篇76章，不仅涉及神经影像检查的适应证、成像技术及颅脑解剖的详细讲解，还着重对脑血管疾病、创伤、发育、脑脊液相关疾病、炎性疾病、神经退行性疾病、癫痫、肿瘤及肿瘤样疾病、中毒和代谢性疾病等神经系统常见重大疾病的影像表现进行了全面细致的解读，既包括中枢神经系统及周围神经系统疾病，也涵盖了成人与儿童的经典病例。本书注重解决"临床实际需求"，既聚焦前沿知识进展，也强调基础知识普及；既有典型图解示例，也有规范化报告模板。书中还不时穿插影像检查技巧和鉴别诊断要点，使读者更易于从阅读和学习中快速提升处理神经放射学领域日常问题的能力。本书配有1600余幅高清影像图片和绘制精美的解剖示意图，以及200余个设计精巧的表格。这些图表无疑是本书的一大亮点。正是这些独特的魅力，让我翻译校订时，深刻体会到字里行间蕴含的原著者对患者的深切关爱，似乎有一种与原著者隔空交流的感觉。

本书翻译及审校工作中得到了东部战区总医院放射诊断科、首都医科大学附属北京天坛医院放射科、天津第一中心医院放射科诸位同道的大力支持和帮助，在此一并致谢。感谢卢光明教授、高培毅教授对译稿提出的宝贵修改意见及认真细致的审校。感谢中国科学技术出版社对译者团队的信任与鼓励，并提供了细致耐心的帮助，使得本书中文版能够顺利高效的出版。

在本书的翻译过程中，译者团队付出了辛勤的努力，但由于中外术语规范及语言表达习惯有所差异，中文翻译版中可能遗有疏漏，敬请各位读者批评指正，以便日后再版时更新订正。

东部战区总医院放射诊断科

译者前言二

我非常荣幸能与东部战区总医院放射诊断科张龙江教授一同翻译神经影像学巨著 *Clinical Neuroradiology: The ESNR Textbook*，更荣幸能在书稿翻译过程中得到卢光明教授和高培毅教授的悉心指导，也非常感谢首都医科大学附属北京天坛医院、东部战区总医院两家主译单位及天津第一中心医院等所有参译单位译者们的辛苦付出。

本书原著主编之一 Frederik Barkhof 教授是我在荷兰阿姆斯特丹自由大学攻读博士学位时的导师。翻译此书时恰逢 COVID-19 大流行时期，在积极应对新型冠状病毒感染的大背景下，安静地阅读和翻译此书让我度过了一段专注且快乐的时光。在翻译书稿的过程中，我又重温了在荷兰留学、工作的美好青春岁月，以及向老师学习神经影像学的那段弥足珍贵的经历，虽然艰辛，但更多的是喜悦与感恩。

从首都医科大学宣武医院，到澳大利亚墨尔本大学神经科学中心，到荷兰阿姆斯特丹自由大学医学中心，再到首都医科大学附属北京天坛医院，我从研究生阶段至今近 20 余年一直从事和热爱着神经影像学，也在坚持不懈地努力成为一名优秀的神经影像医生。

本书是欧洲神经放射学会（ESNR）的官方指导用书，既紧贴临床的实际需要，又注重知识的实时更新，在囊括丰富神经影像学知识的基础上融入前沿的研究成果。在编排上，每章均从临床表现和病理基础入手，通过影像检查技术与流程、影像学表现及典型病例分析来详细阐释神经影像学所涉及的各个方面。书中还对医学影像学在不同神经系统疾病治疗方案选择及疗效监测中的作用和价值进行了深入分析。希望读者在学习专业知识的同时感受到神经影像学沁人心脾的芬芳和深入人心的感动，能够感受到"神经影像之美"。本书之美，不仅体现在精美的图片，还体现在简洁优美的文字，更体现在作者对神经影像的热爱和对神经影像充满智慧的解读。希望"神经影像之美"能吸引更多的有识之士投身于神经影像学事业，为神经影像发展贡献力量，探索神经疾病的本质，从而造福更多患者。

由于神经影像学发展日新月异，加之中外语言表达习惯的差异，中文翻译版中可能存在一些局限性和不足之处，恳请广大同仁批评指正，我们也会不断努力提高能力和水平，以求和读者共同探索"神经影像之美"。

首都医科大学附属北京天坛医院放射科

原书前言

Clinical Neuroradiology: The ESNR Textbook 由欧洲神经放射学会（ESNR）官方组织编写，书中的许多内容源自 ESNR 的教学课程，并由该课程的任课教授编写，充分继承了 ESNR 悠久且优良的教学传统。相比于传统的"百科全书式"参考书，本书更加实用。通过对本书的阅读和学习，读者可获得神经放射学专业日常临床工作所需的几乎所有知识，包括"个体化"检查方案、综合性影像诊断，以及制订治疗计划的影像学依据、疗效评估方法等。每一章均从特定疾病的临床体征及相关病理学、影像学表现入手，深入讨论影像学检查方案，条目式地简要总结了影像学特点，并提供了详细的影像报告书写模板。书中还对治疗方案及如何通过影像学检查准确评估治疗反应进行了详细说明。

虽然本书的重点是神经影像诊断，但书中涉及了丰富的神经介入诊疗相关知识，尤其是脑血管和脊柱疾病介入诊疗方面。全书共十三篇76章，内容涵盖脑血管疾病、创伤、发育畸形、炎性疾病、神经退行性疾病、癫痫、肿瘤等神经系统各类疾病的影像学表现。实用性是本书最鲜明的特点，书中对不同疾病的鉴别诊断、衰老与相关病变的鉴别要点均进行了深入分析。各章均结合近年来的新知识、新进展进行编写，力求全面展现 ESNR 神经放射学课程的精髓。

感谢本书所有编著者的辛勤工作。感谢 Jaap Valk、Ivan Moseley、Jordi Ruscalleda、Marco Leonardi、Massimo Gallucci 和 Pierre Lasjaunias 等在本书编写过程中给予的关心与指导，以及他们既往对神经放射学研究与教学所做的突出贡献。

Frederik Barkhof

Hans Rolf Jäger

Majda M. Thurnher

Àlex Rovira

目 录

上 卷

第一篇　临床指征、技术和解剖 ··· 001

　第 1 章　临床神经影像学：标准路径 ·· 002

　第 2 章　神经影像科医生必须掌握的神经解剖 ·· 007

　第 3 章　神经影像学的偶然发现和易误诊的正常变异 ·· 031

　第 4 章　脑神经的影像解剖学和常见疾病 ·· 050

第二篇　脑血管疾病 ·· 075

　第 5 章　脑血管胚胎学和影像解剖 ··· 076

　第 6 章　动脉缺血性脑卒中的影像与管理 ·· 109

　第 7 章　脑小血管病：影像与临床 ··· 137

　第 8 章　缺血性脑卒中较少见的系统性病因 ··· 169

　第 9 章　自发性脑出血的影像学 ··· 188

　第 10 章　颅内血管畸形：影像诊断与治疗 ··· 216

　第 11 章　蛛网膜下腔出血的影像学诊断与治疗 ·· 256

　第 12 章　脑静脉与窦血栓的影像学 ·· 278

第三篇　创伤 ·· 303

　第 13 章　创伤性脑损伤：成像策略 ·· 304

　第 14 章　脊柱和脊髓创伤 ·· 341

第四篇　脑脊液疾病 ·· 365

　第 15 章　脑脊液空间成像的解剖学、生理学和流体力学 ······································ 366

　第 16 章　儿童脑积水 ··· 382

　第 17 章　成人梗阻性脑积水：影像表现 ··· 394

　第 18 章　交通性脑积水：正常颅压性脑积水 ··· 414

　第 19 章　脊髓脑脊液疾病影像：脊髓空洞症 ··· 441

第20章　特发性颅内高压的影像学表现 ……………………………………………… 464

第21章　颅内低压和脑脊液漏：影像诊断与治疗 …………………………………… 475

第22章　脑积水治疗及治疗相关并发症的影像学评价 ……………………………… 493

第五篇　感染性脑病 ……………………………………………………………… 509

第23章　颅内细菌和分枝杆菌感染的神经影像学 …………………………………… 510

第24章　真菌和寄生虫感染：临床和神经影像学特征 ……………………………… 532

第25章　免疫受损个体的感染性疾病 ………………………………………………… 562

第26章　中枢神经系统病毒性感染的影像学表现 …………………………………… 586

第六篇　炎症性和自身免疫性脑疾病 …………………………………………… 613

第27章　多发性硬化及其变异型 ……………………………………………………… 614

第28章　视神经脊髓炎谱系疾病：影像学的作用 …………………………………… 651

第29章　急性播散性脑脊髓炎和其他急性类感染综合征 …………………………… 665

第30章　血管炎和其他炎性疾病：影像学表现 ……………………………………… 687

第31章　自身免疫性脑炎 ……………………………………………………………… 722

第七篇　癫痫 ……………………………………………………………………… 733

第32章　癫痫的神经影像学评估 ……………………………………………………… 734

第33章　颞叶癫痫与神经影像学 ……………………………………………………… 758

第34章　新皮质癫痫的神经影像学评价 ……………………………………………… 780

第35章　长期癫痫相关肿瘤 …………………………………………………………… 808

第36章　持续性癫痫 …………………………………………………………………… 819

第37章　癫痫的手术和术后评估 ……………………………………………………… 842

下　卷

第八篇　肿瘤和肿瘤样疾病 ……………………………………………………… 869

第38章　脑占位性病变的临床表现、鉴别诊断和影像学检查 ……………………… 870

第39章　胶质瘤与原发性中枢神经系统淋巴瘤 ……………………………………… 892

第40章　神经元和混合性神经元 - 胶质肿瘤 ………………………………………… 913

第41章　神经外科肿瘤切除手术规划成像技术 ……………………………………… 937

第 42 章　轴外肿瘤 …………………………………………………… 945

第 43 章　鞍区和鞍旁肿瘤 ………………………………………… 977

第 44 章　颅底肿瘤及相关病变：影像学方法 ……………………… 1002

第 45 章　非中枢神经系统肿瘤累及中枢神经系统 ………………… 1030

第九篇　痴呆症与神经退行性疾病 ……………………………… 1057

第 46 章　神经退行性疾病：分类和成像策略 ……………………… 1058

第 47 章　正常脑老化的神经影像学 ………………………………… 1079

第 48 章　痴呆症神经影像的临床应用 ……………………………… 1094

第 49 章　运动障碍神经影像学的临床思路 ………………………… 1121

第十篇　中毒和获得性代谢性疾病 ……………………………… 1151

第 50 章　外源性毒素和 CNS 损伤：成像技术和诊断 ……………… 1152

第 51 章　药源性神经毒性病变的影像学表现 ……………………… 1183

第 52 章　放化疗损伤的临床病案和神经影像 ……………………… 1207

第 53 章　获得性代谢性疾病的影像表现 …………………………… 1231

第 54 章　可逆性后部脑病综合征 …………………………………… 1263

第十一篇　儿童神经影像学 ……………………………………… 1275

第 55 章　脑发育畸形的影像表现 …………………………………… 1276

第 56 章　宫内成像 …………………………………………………… 1295

第 57 章　新生儿缺氧缺血 …………………………………………… 1332

第 58 章　脊柱和脊髓发育畸形的影像学表现 ……………………… 1352

第 59 章　脑白质病变和遗传性代谢疾病的神经成像方法 ………… 1378

第 60 章　斑痣性错构瘤病的神经影像和临床表现 ………………… 1409

第 61 章　儿童脑卒中与影像学 ……………………………………… 1430

第 62 章　小儿肿瘤神经影像学 ……………………………………… 1462

第 63 章　围产期感染的神经影像学 ………………………………… 1529

第十二篇　脊柱和脊髓 …………………………………………… 1551

第 64 章　脊柱和脊髓影像解剖 ……………………………………… 1552

第 65 章　脊柱退行性病变影像学 …………………………………… 1569

第 66 章　脊柱炎性及感染性疾病的成像方法 ……………………… 1607

第 67 章　脊髓炎症和感染性疾病影像学 …………………………… 1633

第 68 章　骨质疏松症和代谢性脊柱疾病影像学 ·· 1651

第 69 章　影像引导下的经皮脊柱介入治疗 ··· 1670

第 70 章　脊柱和脊髓肿瘤的临床和影像学特征 ··· 1699

第 71 章　脊柱和脊髓血管疾病的影像学 ·· 1729

第十三篇　周围神经系统和神经肌肉疾病 ·· 1757

第 72 章　营养不良性肌病 ··· 1758

第 73 章　中毒及药物性肌病的临床和影像表现 ··· 1779

第 74 章　非营养不良性肌病的神经影像学检查 ··· 1791

第 75 章　炎性肌病的影像表现 ··· 1826

第 76 章　周围神经磁共振成像 ··· 1836

第八篇 肿瘤和肿瘤样疾病
Tumor and Tumorlike Conditions

第 38 章 脑占位性病变的临床表现、鉴别诊断和影像学检查 …………………………………… 870

第 39 章 胶质瘤与原发性中枢神经系统淋巴瘤 ……………………………………………………… 892

第 40 章 神经元和混合性神经元 – 胶质肿瘤 ……………………………………………………… 913

第 41 章 神经外科肿瘤切除手术规划成像技术 …………………………………………………… 937

第 42 章 轴外肿瘤 …………………………………………………………………………………………… 945

第 43 章 鞍区和鞍旁肿瘤 ………………………………………………………………………………… 977

第 44 章 颅底肿瘤及相关病变：影像学方法 …………………………………………………… 1002

第 45 章 非中枢神经系统肿瘤累及中枢神经系统 …………………………………………… 1030

第 38 章 脑占位性病变的临床表现、鉴别诊断和影像学检查

Clinical Presentations, Differential Diagnosis, and Imaging Work-Up of Cerebral Mass Lesions

Francesca Benedetta Pizzini　Stefanie Thust　Hans Rolf Jäger　著

乌格木尔　译　　郭　瑜　夏　爽　校

摘　要

脑占位性病变可有多种病因，临床可表现为急性发作或隐匿性发作。临床症状与病变部位、组织肿胀程度和发病速度有关。肿瘤可源自多种结构，包括胶质细胞和神经元细胞、脑膜、脑室结构和腺体组织；另外，其他部位肿瘤也可转移至脑。临床神经影像学在脑非肿瘤性占位性病变的诊断中发挥着重要作用，该类疾病包括感染性病变（脑炎、大脑炎、脑脓肿）、肿瘤样脱髓鞘病变、血管性病变（动脉和静脉梗死）、自身免疫性病变（结节病、IgG4 相关性疾病、血管炎）、中毒代谢性疾病和一过性病变（如癫痫后脑水肿）。类肿瘤病变经常但不总是通过影像特征模式识别而诊断，适当情况下可采用结构 MR 成像序列和先进技术，包括影像学检查随访。先进的影像学技术可以提供生理学及定量数据以帮助鉴别非肿瘤性病变和肿瘤，还可提供不同类型脑肿瘤的特征。本书其他章将深入讨论非肿瘤病变，本章将在相关肿瘤的形态学相似性方面简要阐述。

关键词

脑占位性病变；肿瘤；临床；影像学

缩略语

ACRIN	American College of Radiology Imaging Network	美国放射学会影像网
ADC	apparent diffusion coefficient	表观扩散系数
APT	amide proton transfer	酰胺质子转移
ASL	arterial spin labeling	动脉自旋标记
BOLD	blood oxygen level-dependent	血氧水平依赖性

CEST	chemical Exchange Saturation Transfer	化学交换饱和转移
Cho	choline	胆碱
(^{11}C) choline	carbon-11-choline	^{11}C– 胆碱
CNS	classification of central nervous system	中枢神经系统分类
Cr	creatine	肌酸
CSF	cerebrospinal fluid	脑脊液
CT	computed tomography	计算机断层扫描
DCE	dynamic contrast enhanced	动态对比增强
DOTA	1,4,7,10-tetraazacyclododecane-1,4,7, 10–tetraacetic acid	1,4,7,10– 四氮杂环十二烷 –1, 4,7,10– 四乙酸
DTI	diffusion tensor imaging	扩散张量成像
DSC	dynamic susceptibility contrast	动态磁敏感对比增强
DWI	diffusion weighted imaging	扩散加权成像
EORTC	European Organisation for Research and Treatment of Cancer	欧洲癌症研究与治疗组织
(^{18}F) choline	^{18}F-Fluorinated Choline	^{18}F– 氟化胆碱
(^{18}F) FDG	fluorodeoxyglucose F 18	^{18}F– 氟代脱氧葡萄糖
FDOPA	(^{18}F) -dehydroxyphenylalanine	(^{18}F) – 脱羟基苯丙氨酸
FET	(^{18}F) fluoroethyl-L-tyrosine	(^{18}F) 氟乙基 –L– 酪氨酸
FLAIR	fluid-attenuated inversion recovery	液体衰减反转恢复序列
fMRI	functional MRI	功能 MRI
Gd	gadolinium	钆
^{68}Gd-DOTATOC	^{68}gallium-DOTA-Tyr^3-Octreotide	^{68}Gd-DOTA– 酪氨酸 3– 奥曲肽
Glx	glutamate/glutamine	谷氨酸 / 谷氨酰胺
HIV	human immunodeficiency viruses	人类免疫缺陷病毒
ITSS	intratumoral susceptibility signal	瘤内磁敏感信号
K^{trans}	transfer coefficient	容积转运常数
MET	(^{11}C) Methionine	^{11}C– 蛋氨酸
MI	Myo-Inositol	肌醇
MRI	magnetic resonance imaging	磁共振成像
MRS	MR spectroscopy	磁共振波谱

NAA	N-acetyl aspartate	N– 乙酰天冬氨酸
NBTS	United States National Brain Tumor Society	美国国家脑肿瘤协会
PCNSL	primary central nervous system lymphoma	原发性中枢神经系统淋巴瘤
PET	positron-emission tomography	正电子发射断层显像
PNET	primitive neuroectodermal tumor	原始神经外胚层肿瘤
ppm	parts per million	百万分率
PWI	perfusion-weighted MRI	灌注加权磁共振成像
PXA	pleomorphic xanthoastrocytoma	多形性黄色星形细胞瘤
QUIBA	Quantitative Biomarkers Alliance	定量生物标志物联盟
rCBF	relative cerebral blood flow	相对脑血流量
rCBV	relative cerebral blood volume	相对脑血容量
T_1WI	T_1-weighted images	T_1 加权图像
T_2WI	T_2-weighted images	T_2 加权图像
TE	echo time	回波时间
TNM	tumor，node，metastasis	肿瘤、淋巴结、转移
V_e	extravascular extracellular space	细胞外血管外间隙
V_p	plasma volume	血浆容量
WHO	World Health Organisation	世界卫生组织
3D	volumetric	三维

一、概述

脑占位性病变可有多种病因，临床可表现为急性发作或隐匿性发作。临床症状与病变部位、组织肿胀程度和发病速度有关。病变可通过真性肿瘤细胞增殖直接导致占位效应，也可通过液体（水肿）、血液成分或脓液的积聚间接产生。脑肿瘤也可引起周围间质水肿，多见于高级别肿瘤。新生物可源自多种结构，包括胶质细胞和神经元细胞、脑膜、脑室结构和腺体组织；另外，一些其他部位肿瘤也可转移至脑。脑非肿瘤性占位性病变的鉴别诊断范围较广，如包括感染性病变（脑炎、大脑炎、脑脓肿）、肿瘤样脱髓鞘病变、血管性病变（动脉和静脉梗死）、自身免疫性病变（结节病、IgG4 相关性疾病、血管炎）、中毒代谢性疾病和一过性病变（如癫痫后脑水肿）。类肿瘤病变经常但不总是通过影像特征模式识别而诊断，适当情况下可采用结构MR 成像序列和先进技术，包括进行影像学检查随访。误导性的临床症状或仅有单次影像学检查可增加鉴别复杂度，先进的影像技术可以提供生理学及定量数据以帮助鉴别非肿瘤性病变和肿瘤，还可提供不同类型脑肿瘤的特征。

二、流行病学

对患者而言，被诊断为脑肿瘤是一种灾难性情况，由于疾病进展的高度可变性，病情常充斥着不确定性。根据肿瘤类型的不同，预后差别很大，在许多情况下无法治愈。因此，尽管脑肿瘤是一种罕见疾病，但它仍是年轻人群主要的（20%）死亡原因。在欧洲，每年约有 80 000 例新增原发性脑肿瘤患者，鉴于人口老龄化的加剧，患者人数预计会增加。易感因素尚未完全了解，已知危险因素包括年龄较大、遗传倾向和既往辐射暴露史。

最常见的颅内肿瘤为转移瘤，其次是脑膜瘤和胶质瘤。大约 1/3 的新诊断原发性病变是由各种罕见的（< 1/100 000）非胶质细胞来源肿瘤构成。总体生存率受诸多因素影响，包括肿瘤细胞起源、位置、分级和基因突变状态。治疗前预后通常以 X 年生存率的形式表示：例如，40 岁以下的患者 5 年生存率约为 50%，儿童的 5 年生存率约为 60%；对于成人大脑重要功能区的肿瘤，即内生性肿瘤，其生存率更低。肿瘤的基因特征是决定预后的主要因素，对于部分病变而言，其意义大于细胞形态学和组织学分级。更具侵袭性的肿瘤通常发生于老年人，其并发症可能限制肿瘤的可切除性。病变部位与预后有关，如位于重要功能区的肿瘤，或空间较小的部位压力耐受性较低（幕下肿瘤 vs. 幕上肿瘤）。

全球都在进行研究以改善脑肿瘤患者有限的生存率。因此，对新型成像生物标志物进行开发和临床转化的需求日益增加，以求达到优化显示脑肿瘤特征和治疗效果评估。

三、临床表现

脑肿瘤的临床表现多样，可呈无症状、轻微非特异性症状或严重的神经功能衰退。症状的类型和严重程度主要取决于病变部位，快速生长的肿瘤更容易引起症状或并发症，如脑积水（图 38-1）。对于在紧急情况下被诊断为脑肿瘤的患者，一项研究发现以下临床症状较为常见：局灶性神经功能缺损（> 50%）、精神状态改变（24.9%）、头痛（14.6%）、癫痫样发作（14.1%）、继发性创伤（7.8%）和较少发生的恶心 / 呕吐 / 头晕（4.4%），但比例可因非急性表现而有所不同。典型症状详情如下。

头痛：通常是由于肿瘤的直接占位效应和（或）血管源性水肿、继发性出血或脑脊液通道阻塞引起的颅内压升高的反应。另外，在颅内压未升高时，由于脑膜的拉伸和变形，也会发生疼痛。良性头痛可排除脑肿瘤，而有别于良性头痛的特征为相关症状逐渐演变（即局灶性神经功能缺损、癫痫发作、

共济失调和呕吐）或先前头痛模式出现显著变化。

癫痫发作性疾病：对于局灶性癫痫，其发病取决于肿瘤的位置，可能为部分性或全身性发作。据报道，肿瘤分级与癫痫发作之间可呈负相关，部分基于皮质的低级别肿瘤约 90% 以上的病例与癫痫发作有关。然而，癫痫发作也可能是侵袭性恶性肿瘤的首发表现。

特异性体征

• 局灶性神经功能缺损：取决于肿瘤所在区域的功能；功能缺损通常呈逐渐性表现，急性表现较少，如瘤内或瘤周出血（图 38-2）或血管改变（如脑卒中样表现或明显的短暂性脑缺血发作）。一种发生于儿童和婴儿的罕见表现为间脑综合征，即发育迟缓及下丘脑和丘脑肿瘤所致的消瘦。患者可能表现出与外表不相符的警觉、欣快和外向性格。

• 认知、行为和神经精神症状可与特定的灰质区相关（如额叶、颞叶、优势顶叶、角回），或病变累及边缘系统或脑网络。

• 脑神经和脑干症状：颅后窝肿瘤通常伴有眩晕、头晕。若病变累及脑桥小脑三角，则可因耳蜗受压（单侧听力损失）、三叉神经和（或）面神经受压（感觉减退、麻木、面部无力、角膜反射减弱）及脑干受压（Parinaud 综合征和脑积水）而出现神经功能缺损。颅前窝肿瘤可因嗅神经受压而仅仅表现为嗅觉缺失。

• 内分泌症状：激素紊乱（垂体前叶或垂体后叶分泌不足或分泌过多、性早熟）或视觉缺损（如由于视交叉压迫导致的两颞象限盲或偏盲）可能是垂体和下丘脑肿瘤的表现。

四、鉴别诊断

非肿瘤性疾病

病变形态学表现多可以明确区分肿瘤和其他病变，但偶尔在多个 MR 成像序列上表现为相似成像特征。占位是否为非肿瘤性病变为神经影像学评估的内容，特别是新发占位性病变并考虑组织活检的患者（图 38-3）。

某些具有局灶性占位效应的疾病通常可通过其

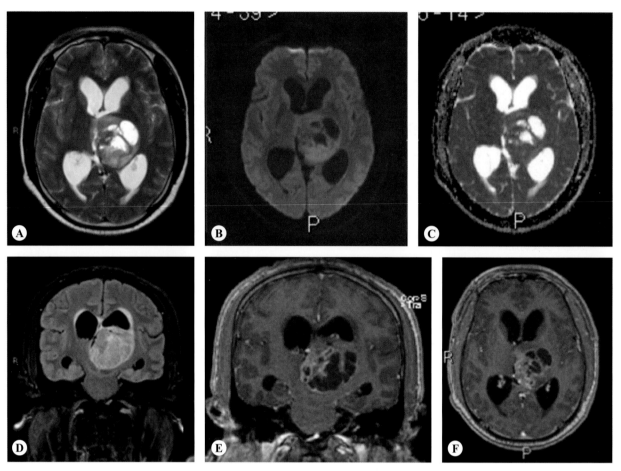

▲ 图 38-1　T_2WI（A）、b_{1000} DWI 和 ADC（B 和 C）、FLAIR（D）和 T_1WI+ 钆增强图像（E 和 F）。青少年患者，弥漫性中线胶质瘤，H3 K27 M 突变（WHO Ⅳ级）。这种高度恶性肿瘤的快速生长导致了梗阻性脑积水

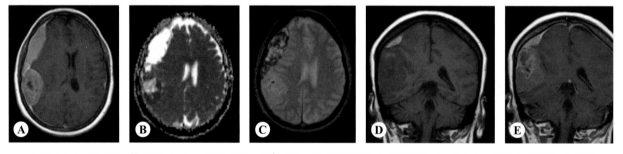

▲ 图 38-2　T_1WI+ 钆增强（A）、ADC（B）、T_2^*（C）、钆增强前后 T_1WI 图像（D 和 E）。患者出现急性凸性硬膜下出血，为乳腺癌转移局部浸润的并发症

典型表现与肿瘤区分，如脓肿形成（图 38-4）或磁共振扩散成像上的超急性期缺血性脑梗死。但亚急性脑缺血的诊断并非如此简单，特别是在症状逐渐进展时。根据发病的时间和病因（如静脉性、亚急性动脉性或血管炎），缺血可能被误认为恶性胶质瘤（图 38-5）。影像随访显示病变自发好转（占位效应减小）或变化波动可为非肿瘤性的鉴别诊断提供有用线索。

类肿瘤病变常常让医师落入诊断陷阱，尤其在临床信息不完整或具有误导性时，如遗漏的系统性炎性体征或未经诊断的免疫抑制状态（图 38-6）。

与此相反，疑有非肿瘤性病变的患者可能患有脑肿瘤。因此，仔细检查急性 CT 影像是可取的，特别是区分梗死和血管源性水肿（图 38-7）。肿瘤

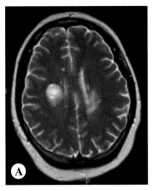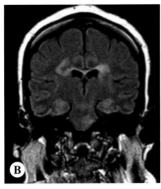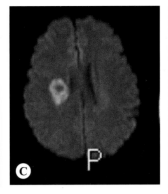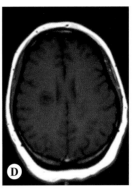

▲ 图 38-3　类肿瘤病变：肿瘤样脱髓鞘病变

T₂WI（A）、T₂WI FLAIR（B）、b₁₀₀₀ DWI（C）和 T₁WI+ 钆增强图像（D），显示年轻女性，右侧半卵圆中心占位，脑白质及脑干多发病灶

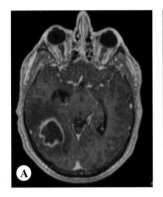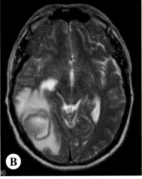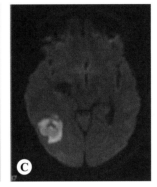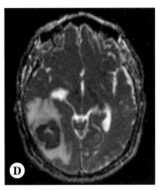

▲ 图 38-4　类肿瘤病变：细菌性脑脓肿

T₁WI+ 钆增强（A）、T₂WI（B）和扩散加权图像（b₁₀₀₀ DWI）（C）、ADC（D）显示右侧颞叶细菌性脑脓肿，可见特征表现：（相对平滑的）边缘强化、中央扩散受限和周围血管源性水肿

的间歇治疗也可能引起假性进展，典型者为类固醇治疗后的原发性中枢神经系统淋巴瘤（图 38-8），如果组织学结果仍不确定，则可延误治疗。在临床实践中联合应用先进的影像学方法可以帮助识别类肿瘤病变。哪种影像学检查诊断效能最高取决于具体的临床情况。

五、脑肿瘤

WHO 中枢神经系统肿瘤分类（2016 年版）

脑肿瘤因极少扩散至中枢神经系统以外，因此不能按照传统的 TNM（肿瘤、淋巴结、转移）系统进行分期。因此，组织学和分子分级是神经病理学评估的主要步骤，对预后至关重要。

世界卫生组织 2016 年版重新分类（表 38-1）强调，基因组学和蛋白质组学分析比组织病理学检查更为重要，是中枢神经系统肿瘤的关键预后决定

因素。随着分子数据的发现，新的脑肿瘤分类有着重大的诊断变化，某些组织形态学诊断如少突星形细胞瘤、胶质瘤病或原始神经外胚层肿瘤已不再使用，而是分布在不同基因遗传学及更具预测意义的类别中。部分类别为新增，如"弥漫性中线胶质瘤，H3 K27 M 突变型"（图 38-1）、"多结节和空泡状神经元肿瘤"（图 38-9）和几种儿童胚胎性肿瘤。因此，在世界卫生组织分类范围内，脑肿瘤成像在初期诊断水平及治疗反应监测上面临着额外的挑战。

六、缩小肿瘤鉴别诊断范围

一旦排除了非肿瘤性疾病，下一步应制订一份肿瘤鉴别诊断清单。下文提出了一种诊断方法，以综合考虑患者年龄、临床特征和病变部位，以减少鉴别诊断范围。

（一）年龄影响

- 儿童不同于新生儿，幕下肿瘤多见，而成人原发性肿瘤多为幕上肿瘤。
- 儿童常见的肿瘤有星形细胞瘤、室管膜瘤和胚胎性肿瘤，包括髓母细胞瘤。
- 早至中年最常见的肿瘤是胶质瘤、脑膜瘤和垂体腺瘤。
- 在老年人中，胶质母细胞瘤和转移瘤更为常见，原发性中枢神经系统淋巴瘤的发病率也在升高。

（二）症状演变

脑肿瘤的临床表现取决于其位置、生长速度和病理类型。高级别肿瘤、脑室内 / 室周和颅后窝占位性病变因在局限性空间内迅速生长和（或）脑积水，更易出现局灶性神经功能缺损和颅内压升高症状。相比之下，生长缓慢的、基于皮质的肿瘤（如DNET、节细胞胶质瘤、少突胶质细胞瘤）更呈惰性，常伴有癫痫发作。然而，一定要注意高度侵袭性病变，包括胶质母细胞瘤，也可能出现癫痫发作。广泛浸润性肿瘤，如呈大脑胶质瘤病样生长的星形胶质细胞瘤，也可出现认知和神经精神症状。在早期阶段，恶性肿瘤可呈无症状，或者在影像学呈非恶性表现。任何类型的脑肿瘤都没有特有体征和症状。

此外，某些肿瘤，特别是小细胞肺癌转移瘤和血液恶性肿瘤，可能伴有副肿瘤性边缘叶脑炎。该脑炎通常与记忆和认知障碍有关，通常通过海马 T_2/FLAIR 高信号诊断，信号可呈对称性或不对称性（图 38-10）。

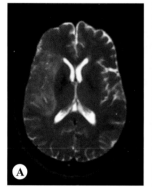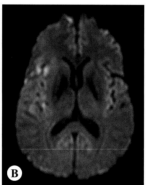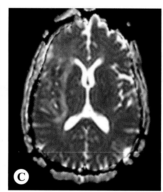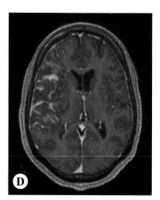

▲ 图 38-5　类肿瘤病变：肉芽肿性血管炎

T_2WI（A）、b_{1000} DWI（B）、ADC（C）和 T_1+ 钆增强图像（D）显示右侧 MCA 支配区病变。因患者年龄较大，病灶明显强化且扩散受限，故考虑为恶性胶质瘤。组织学诊断为肉芽肿性血管炎

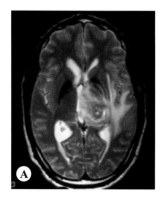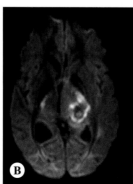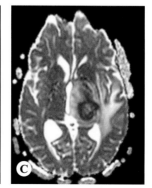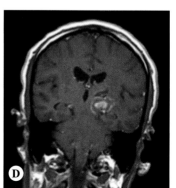

▲ 图 38-6　类肿瘤病变：弓形虫病

T_2WI（A）、b_{1000} DWI（B）、ADC（C）和 T_1+ 钆增强（D），显示中年男性丘脑占位，伴扩散受限和双环形强化（"靶征"）。患者既往体健，最后诊断为弓形虫病（未确诊的 HIV 感染的急性表现）

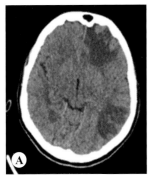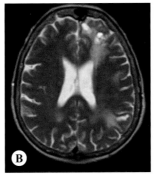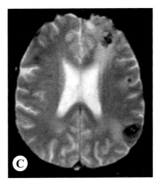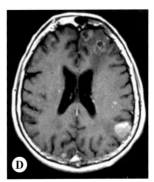

▲ 图 38-7　**CT（A）图像，患者临床考虑为缺血性脑卒中。MRI（T₂WI、T₂* 和 T₁+ 钆增强）（B 至 D）检查发现多发出血性沉积，随后确诊为转移性肺癌**

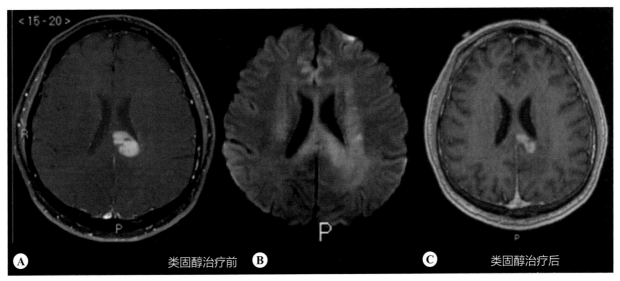

▲ 图 38-8　**类固醇治疗前 T₁WI+ 钆增强及 DWI 图像（A 和 B）和治疗后 T₁WI+ 钆增强图像（C）。中年男性，疑似原发性中枢神经系统淋巴瘤。首次活检结果未能确诊，随后再次活检证实了原发性中枢神经系统淋巴瘤诊断**

（三）病变定位

1. 皮质肿瘤
- DNET。
- 节细胞胶质瘤。
- 少突星形细胞瘤。
- 多形性黄色星形细胞瘤。

2. 脑室内肿瘤
- 室管膜瘤，室管膜下瘤。
- 中枢神经细胞瘤。
- 脉络丛乳头状瘤 / 脉络丛乳头状癌。
- 第三脑室或小脑的毛细胞型星形细胞瘤。
- 脑膜瘤。

3. 松果体区肿瘤
- 松果体实质瘤（松果体细胞瘤 / 松果体母细胞瘤）。
- 生殖细胞肿瘤。
- "其他"肿瘤 / 占位：非肿瘤性松果体囊肿、星形细胞瘤（罕见）、脑膜瘤（附着于小脑幕硬脑膜）。

4. 脑膜肿瘤和类脑膜肿瘤
- 脑膜瘤。
- 转移瘤、淋巴瘤。
- 炎性假瘤。
- 感染（如结核）。

表 38–1　中枢神经系统肿瘤 WHO 分类（2016 年版）#

（续表）

中枢神经系统肿瘤 WHO 分类	
弥漫性星形细胞和少突胶质细胞肿瘤	
弥漫性星形细胞瘤，IDH 突变型	9400/3
肥胖型星形细胞瘤，IDH 突变型	9411/3
弥漫性星形细胞瘤，IDH 野生型	*9400/3*
弥漫性星形细胞瘤，NOS	9400/3
间变性星形细胞瘤，IDH 突变型	9401/3
间变性星形细胞瘤，IDH 野生型	*9401/3*
间变性星形细胞瘤，NOS	9401/3
胶质母细胞瘤，IDH 野生型	9440/3
巨细胞型胶质母细胞瘤	9441/3
胶质肉瘤	9442/3
上皮样胶质母细胞瘤	*9440/3*
胶质母细胞瘤，IDH 突变型	9445/3*
胶质母细胞瘤，NOS	9440/3
弥漫性中线胶质瘤，H3 K27 M 突变型	9385/3*
少突胶质细胞瘤，IDH 突变型和 1p/19q 联合缺失	9450/3
少突胶质细胞瘤，NOS	9450/3
间变性少突胶质细胞瘤，IDH 突变型和 1p/19q 联合缺失	9451/3
间变性少突胶质细胞瘤，NOS	*9451/3*
少突星形细胞瘤，NOS	*9382/3*
间变性少突星形细胞瘤，NOS	*9382/3*
其他星形细胞肿瘤	
毛细胞型星形细胞瘤	9421/1
毛黏液样星形细胞瘤	9425/3
室管膜下巨细胞星形细胞瘤	9384/1
多形性黄色星形细胞瘤	9424/3
间变性多形性黄色星形细胞瘤	9424/3

中枢神经系统肿瘤 WHO 分类	
室管膜肿瘤	
室管膜下瘤	9383/1
黏液乳头型室管膜瘤	9394/1
室管膜瘤	9391/3
乳头型室管膜瘤	9393/3
透明细胞型室管膜瘤	9391/3
室管膜细胞（伸长细胞）型室管膜瘤	9391/3
室管膜瘤，RELA 融合 – 阳性	9396/3*
间变性室管膜瘤	9392/3
其他胶质瘤	
第三脑室脊索样胶质瘤	9444/1
血管中心性胶质瘤	9431/1
星形母细胞瘤	9430/3
脉络丛肿瘤	
脉络丛乳头状瘤	9390/0
不典型性脉络丛乳头状瘤	9390/1
脉络丛乳头状癌	9390/3
神经元和混合性神经元 – 胶质肿瘤	
胚胎发育不良性神经上皮肿瘤	9413/0
神经节细胞瘤	9492/0
节细胞胶质瘤	9505/1
间变性神经节细胞胶质瘤	9505/3
发育不良性小脑神经节细胞瘤（Lhermitte–Duclos 病）	9493/0
婴儿多纤维性星形细胞瘤和节细胞胶质瘤	9412/1
乳头状胶质神经元肿瘤	9509/1
玫瑰花结样胶质神经元肿瘤	9509/1
弥漫性软脑膜胶质神经元肿瘤	
中枢神经细胞瘤	9506/1
脑室外神经细胞瘤	9506/1
小脑脂肪神经细胞瘤	9506/1
副神经节瘤	8693/1

（续表）

中枢神经系统肿瘤 WHO 分类	
松果体区肿瘤	
松果体细胞瘤	9361/1
中度分化的松果体实质瘤	9362/3
松果体母细胞瘤	9362/3
松果体区乳头状瘤	9395/3
胚胎性肿瘤	
髓母细胞瘤，遗传学分类	
髓母细胞瘤，WNT 激活	9475/3*
髓母细胞瘤，SHH 激活伴 TP53 突变型	9476/3*
髓母细胞瘤，SHH 激活伴 TP53 野生型	9471/3
髓母细胞瘤，非 WNT/ 非 SHH	9477/3*
髓母细胞瘤，Group3	
髓母细胞瘤，Group4	
髓母细胞瘤，组织学分类	
髓母细胞瘤，经典型	9470/3
髓母细胞瘤，多纤维性 / 结节增生	9471/3
髓母细胞瘤伴广泛小结节型	9471/3
髓母细胞瘤，大细胞型 / 间变型	9474/3
髓母细胞瘤，NOS	9470/3
胚胎性肿瘤伴多层菊形团，C19MC 变异	9478/3*
胚胎性肿瘤伴多层菊形团，NOS	9478/3
髓上皮瘤	9501/3
中枢神经系统神经母细胞瘤	9500/3
中枢神经系统节细胞神经母细胞瘤	9490/3
中枢神经系统胚胎性肿瘤，NOS	9473/3
非典型畸胎样 / 横纹肌样肿瘤	9505/3
中枢神经系统胚胎性肿瘤伴横纹肌样特征	9508/3
颅内和椎旁神经肿瘤	
施万细胞瘤	9560/0
细胞型施万细胞瘤	9560/0
丛状型施万细胞瘤	9560/0

#. 经许可引自 Louis 等，2016

*. 这些新的编码得到了国际癌症研究机构（IARC）/ 世界
卫生组织国际肿瘤疾病分类委员会（ICD-O）的批准

- 髓外造血。

  5. 颅外肿瘤伴颅内侵犯
- 脊索瘤。
- 副神经节瘤。
- 癌（如鼻咽鳞状细胞癌）、肉瘤（如横纹肌肉瘤）。

  6. 囊状或结节状表现
- 毛细胞型星形细胞瘤。
- 颅咽管瘤。
- 节细胞胶质瘤。
- 血管母细胞瘤。

七、影像学检查

人们付出了巨大的努力以了解脑肿瘤的病理生理学。传统和先进成像技术的主要目标是收集信息以指导治疗和监测疗效，包括尽早识别并发症或是否需要额外治疗。

解剖磁共振成像为病变定位、范围评估及鉴别诊断提供了第一步。根据临床情况，标准的磁共振成像可能足以诊断，但先进序列常具有额外的诊断价值。影像成像可将遗传及特征与影像学数据（影像组学）合并，使用或不使用机器学习策略来进一步集成。对于一些较新的工具，转化研究正在进行中，还需要进一步的工作以建立稳定的、多中心适用的临床扫描和后处理方案。下文将叙述不同影像学检查在脑肿瘤评估中的作用，并给出一项标准成像方案，可根据个例基础进一步补充先进技术。

八、神经肿瘤学影像学检查

（一）计算机断层扫描

尽管计算机断层扫描（CT）的对比分辨率有限，但它在患者急性处理中有着重要的作用，可以识别出血、严重的占位效应或需要紧急神经外科干预的脑积水。此外，CT 在轴外肿瘤的评估中有助于评估颅骨穿窿的完整性和骨质增生肥厚。

（二）结构磁共振成像

结构磁共振成像（MRI）代表了神经肿瘤学成像方法的基本标准。目前标准化脑肿瘤 MRI 方案的最佳实践推荐包括钆对比剂注射前后的 3D T_1 加权

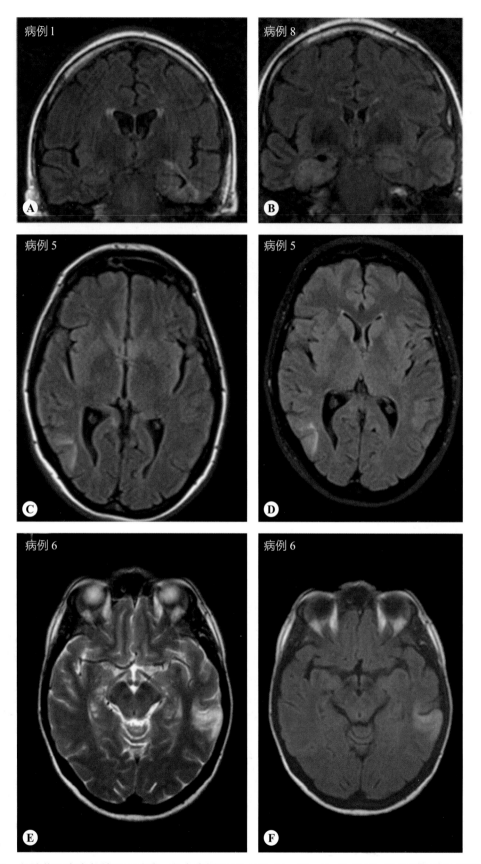

▲ 图 38-9 多结节和空泡状神经元肿瘤，多个病例的 FLAIR（A、B、C、D 和 F）和 T₂WI（E）图像（经许可引自 Thom 等，2018）

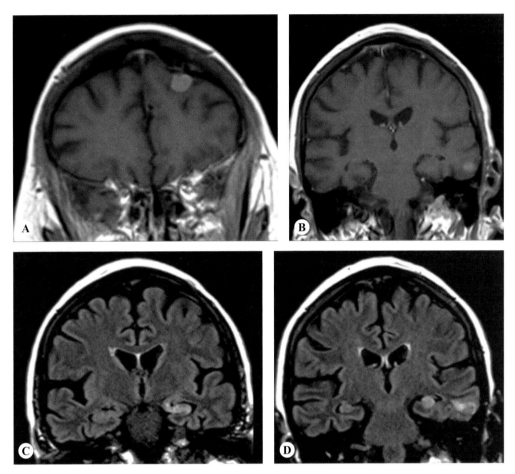

▲ 图 38-10　双重疾病：T_1WI+ 钆增强（A 和 B）及 FLAIR（C 和 D）图像。转移性小细胞肺癌患者，除转移灶外，同时患有副肿瘤性边缘叶脑炎（左侧颞叶内侧 FLAIR 高信号）

图像、2D 或 3D 横断位液体衰减反转恢复序列、2D 横断位扩散加权成像和横断位 T_2 加权图像，可采用 1.5T 或 3T MR 成像系统。3D 成像的应用已被证明可提高小病灶的检出，并支持肿瘤体积测量。为了使注射和获得增强后 T_1 加权图像之间的最短时间标准化，最好在注射钆对比剂后采集 T_2 加权成像。因为脑肿瘤患者通常需要长期随访，因此影像学参数（如对比剂剂量和注射时机）应保持一致，以最大限度地提高序列的可比性。

（三）生理磁共振成像

能够可视化及量化肿瘤病理生理、细胞和（或）代谢过程的方法越来越多地应用于临床实践。在初期诊断时，先进的磁共振成像旨在预测恶性可能并计划手术活检 / 切除；而在治疗后阶段，这些技术有助于区分存活肿瘤成分和治疗后效果。由于血脑屏障破坏，这两种情况在常规钆增强磁共振成像上

可呈相似表现。

近年来，国际上已经形成了追求生理成像生物标志物标准化发展的倡议，其中包括定量生物标志物联盟（QUIBA）和美国放射学会影像网（ACRIN）。表 38-2 概述了典型的脑肿瘤和非肿瘤性病变在生理磁共振序列上的表现。

（四）扩散加权磁共振成像

扩散图像信号受细胞密度和基质成分的影响，因此，细胞性脑肿瘤往往表现出低扩散率。三向 DWI 应该是临床脑肿瘤成像的一部分，可采用两个或三个 b 值，通常是 b_0（+/-b_{500}）和 $b_{1000}mm/s^2$。由此，ADC 图通过数学方法去除 T_2 效应来计算，从而实现定量扩散测量。要注意低扩散率并不等于高恶性潜能，而是需要结合病变形态进行解释，因为良性肿瘤（如 WHO Ⅰ级脑膜瘤）和一些非癌性病变（如表皮样囊肿）（图 38-11）都可表现为低扩

表 38–2 颅内占位性病变的扩散、灌注和波谱成像典型特征概述（该信息近似指导，请注意定量值随不同成像参数、后处理和测量技术而变化）

颅内占位性病变	DWI（ADC）	DSC 灌注（rCBV）	¹H MRS
肿瘤			
高级别胶质瘤	多异质性，肿瘤实性成分↓，但 ADC 值可能与正常脑组织类似，没有真性扩散受限	肿瘤实性成分↑，有时肿瘤周围↑	NAA 峰和 MI 峰↓，Cho 峰↑，乳酸峰 / 脂峰（1.33ppm）↑，甘氨酸↑
星形细胞瘤，IDH 野生型	多变↓	多变↑	NAA 峰和 MI 峰多变↓，Cho 峰↑，乳酸峰 / 脂峰（1.33ppm）+/– ↑
低级别胶质瘤 1. 少突胶质细胞瘤（IDH 突变型和 1p/19q 联合缺失） 2. 星形细胞瘤（IDH 突变型）	1. 中等信号 2. ↑	1. 中等信号或↑ 2. 减低，除非发生间变性转化	1. Cho 峰↑，NAA 峰↓，MI/Cr 比↑ 2. Cho 峰和 MI/Cr 比↑，NAA 峰↓
淋巴瘤	↓，可能为真性扩散受限（ADC 值低于正常脑组织）	rCBV 中等或↓	NAA 峰↓，Cho 峰↑，报道可见脂峰 / 乳酸峰↑
转移瘤	表现多样↓ – ↑，取决于原发灶	肿瘤实性成分↑；肿瘤周围↓	类似原发灶的波谱表现
中枢神经细胞瘤	↓	↓	典型表现为 Cho 峰和 Cho/Cr 比↑，3.55ppm 可见明显的甘氨酸峰，1.5ppm 可见倒置的丙氨酸峰，NAA 峰存在
非肿瘤性占位病变			
肿瘤样脱髓鞘病变	外周↓，中央↑	↓	Cho 峰及乳酸峰↑，2.4ppm 可见谷氨酸 / 谷氨酰胺（Glx）峰
细菌性脓肿	中央↓	↓	1.3ppm 可见脂峰和乳酸峰；0.9ppm 可见氨基酸峰；伴或不伴琥珀酸盐峰、醋酸盐峰、丙氨酸峰及甘氨酸峰
结核脓肿	中央↓↑	↓	仅在 1.3ppm 见乳酸峰及脂峰
弓形虫病	脓肿↑，脓肿壁↓	中央及病灶周围水肿↓	乳酸峰及脂峰↑，Cho 峰↓；Cr 峰及 NAA 峰↓，表现多样
表皮样囊肿	↓	↓	偶见乳酸峰
蛛网膜囊肿	↑	↓	偶见轻微乳酸峰
血管周围间隙	↑	↓	无异常（罕见报道乳酸峰↑）
亚急性血肿	中央↓	磁敏感伪影	磁敏感伪影
慢性血肿	↑	磁敏感伪影	磁敏感伪影

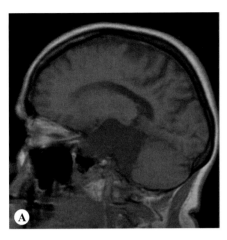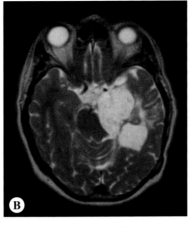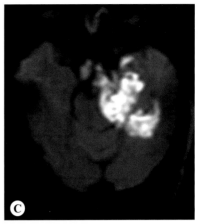

▲ 图 38-11　表皮样囊肿

T_1WI（A）、T_2WI（B）和 b_{1000} DWI（C）图像显示轴外肿瘤的典型特征，尤其是扩散受限（ADC 图未提供）

散率。恶性胶质瘤并非绝对表现为扩散受限，而在 ADC 图像上可能与周围脑组织信号相似。扩散加权成像是鉴别细胞毒性水肿的最佳方法，有助于区分化脓性感染和脑肿瘤。

扩散张量成像是通过检测六个或更多方向上水扩散的方向性以获取信息。在组织内，水分子通常更容易流向某些特定方向。例如，在脑组织中，水分子优先沿着紧密结合的轴突扩散，而不是垂直于轴突方向。这种可量化的现象被称为各向异性分数。DTI 数据经重建可以彩色显示肿瘤周围白质束（白质束成像）（图 38-12）以用于制订手术计划，通常被集成到手术导航设备中。其他更为复杂的基于水扩散非高斯分布假设的 DWI 技术，包括分区扩散建模和峰度成像，可用来计算组织微观结构特性，如扩散不均匀性。

（五）灌注加权磁共振成像

某些类型的原发性肿瘤和转移瘤呈现比周围脑组织更为丰富的血管，这一点可用于鉴别诊断、活检靶点和识别疾病复发。在高级别胶质瘤中，某些灌注参数（如相对脑血容量和相对脑血流量），其升高反映了肿瘤新生血管；但这一点的特异性有限，因为低级别少突胶质细胞瘤可能具有相似表现。PWI 需要结合结构性成像进行解释，因为 rCBV 和 rCBF 在良性占位（如脑膜瘤、血管母细胞瘤）中可能较高，而在侵袭性肿瘤（如 PCNSL）中相对较低。PWI 可以提高鉴别辅助疗法效果（图

38-13）与恶性肿瘤复发的效能，活性（新生血管）肿瘤灌注往往升高更为明显。

目前有多种灌注方法：动态磁敏感对比增强成像应用最为普遍，和动态对比增强成像一样均需要静脉注射钆对比剂，而动脉自旋标记灌注成像则不需要。

由于顺磁性效应，DSC 可在钆对比剂团注首次通过时，在 T_2^* 加权图像上出现短暂的血管信号降低。在注射对比剂之前和期间，以快速（1～2s）间隔重复采集 T_2^* 图像，总共 1～2min。对于肿瘤成像，rCBV 是最常用和最有效的 DSC 参数。采集、后处理、阅片者因素都可能影响灌注评估；因此，推荐采用技术参数一致的标准化成像方案，其中可能包括在血脑屏障受损的情况下，通过预团注使 T_1 泄漏效应最小化。瘤内出血或外科介入造成的明显磁敏感伪影会严重妨碍 DSC 图像，或令其无法诊断。

动态增强磁共振成像是测量应用钆对比剂后一定时间段（通常 5～7min）内，T_1 加权成像上增加的信号强度。时间 - 信号强度曲线取决于组织灌注和血管通透性，以及血管内及细胞外血管外间隙中钆对比剂的浓度。可以利用时间信号强度曲线的形状分析 DCE 数据，以识别快速强化的过度灌注肿瘤或对比剂缓慢渗漏到细胞外血管外间隙。数学模型（如 Tofts 模型和扩展 Tofts 模型）可提供定量参数测量，如容积转运常数 K^{trans}。K^{trans} 取决于内皮通透性、

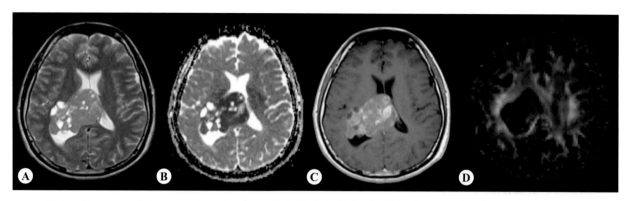

▲ 图 38-12　T_2WI（A）、ADC（B）和 T_1WI+ 钆增强（C）图像显示中枢神经细胞瘤，患者随后接受手术切除。DTI 白质束成像可提供额外诊断信息，可见肿物周围白质束扭曲

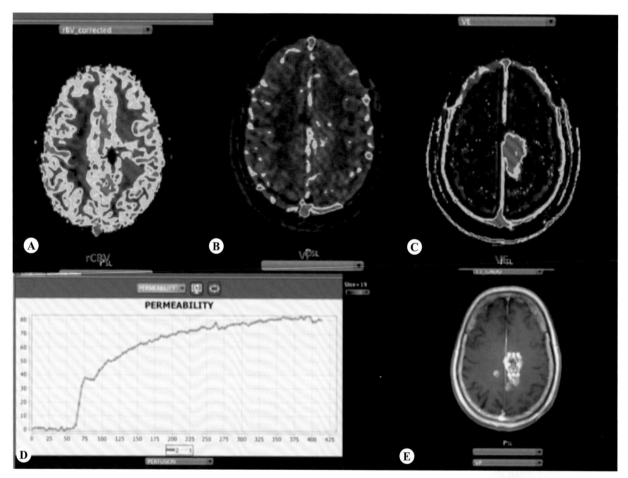

▲ 图 38-13　DSC 获得的相对脑血容量图（A）、DCE 衍生 V_p（B）、V_e（C）、时间信号强度曲线（D）和相应的 T_1WI+ 钆增强图像（E）。既往放疗治疗患者，复发性强化占位。血容量轻度升高，但 V_e 信号远大于 V_p，并有延迟进行性对比剂充盈，以放射性坏死为主

血管表面积及感兴趣组织内的血流。感兴趣区域进一步的参数包括与 DSC 衍生的 rCBV 相关的血浆容量，以及细胞外血管外间隙的容积。与 DSC 相反，DCE 不受病变内磁敏感伪影的影响，这一特点可能令其在术后评估中更具优势，并且 DCE 的空间分辨率更高。

ASL 采用磁标记血液作为内源性示踪剂来评估组织血流量。这种新技术不需要注射对比剂，并且

不受瘤内或瘤周磁敏感效应的影响。ASL 的应用越来越广泛，尤其适用于儿童人群和钆对比剂禁忌证的患者。鉴于最近人们对大脑钆沉积的担忧，ASL 吸引了越来越多的关注。

（六）磁共振波谱成像

脑占位的功能信息可以通过检查组织代谢物的分布来获得。波谱学可以单个体素分析的形式进行，这在技术上更容易实现，但其采用了测量区域内代谢物的平均值。使用多体素波谱学以获得高质量的波谱更为复杂，但这样具有能够识别空间变化的优势。

MRS 在临床实践应用中越来越多。在神经肿瘤学中，当其他检查方法无法识别时，MRS 在区分肿瘤和非肿瘤性疾病方面有着公认的能力。它可以潜在地支持手术计划制订，如代谢热点的活检指导。

最近一项关于胶质瘤 MRS 应用的 Meta 分析表明，它可能有助于区分肿瘤残留或复发与早期治疗相关变化。

在波谱学上，肿瘤的特征是胆碱升高，并可能以神经元特异性标志物 N- 乙酰天冬氨酸和肌酸的降低为特征。根据肿瘤类型，可能存在乳酸峰或脂峰。Cho 的升高是由于生长组织中细胞膜的加速合成和破坏，这一过程在有丝分裂活性高的区域更为明显。乳酸积累是无氧糖酵解（Warburg 效应）的结果，它产生并维持有助于血管生成和恶性肿瘤侵袭的组织环境（图 38-14）。

值得注意的是，MRS 波谱会受到回波时间的影响：使用较短的 TE（20～40ms），较小的代谢物，如肌醇、谷氨酸 / 谷氨酰胺和脂类可以更好地显示出来，但基线不太稳定。中等 TE（135～144ms）

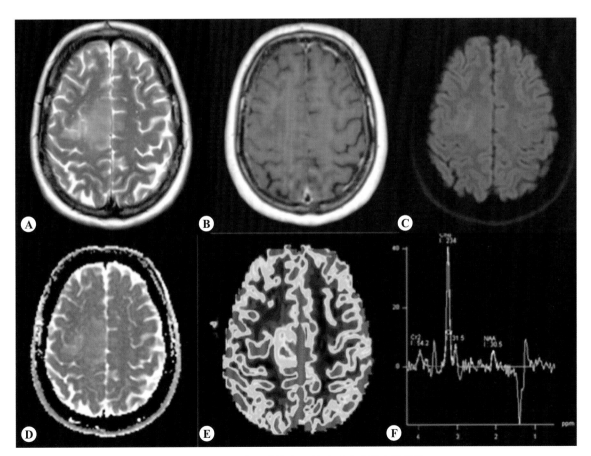

▲ 图 38-14　高级成像在恶性胶质瘤鉴别中的价值

T_2WI（A）和 T_1WI+ 钆增强（B）图像显示钆对比剂未强化占位。DWI 和 ADC（C 和 D）、DSC 灌注（E）和 MRS（F）显示低肿瘤扩散率（与周围脑实质相似），血容量增加，胆碱 /NAA 比值高，存在乳酸峰。本例诊断为 WHO Ⅲ级星形细胞瘤 IDH 野生型

基线较稳定，NAA 和 Cho 定量得到改善，乳酸值出现（不一致）倒置。长 TE（270～288ms）在脑肿瘤成像中的应用较少。

（七）功能性磁共振成像

功能磁共振成像（fMRI）利用血氧水平依赖性图像信号来描述大脑区域的一过性激活，以反映神经元活动。采用 fMRI 进行脑肿瘤成像存在某些缺陷，如 BOLD 信号可能会因组织新生血管而强化，或在血液成分存在时降低。最常用的 fMRI 技术为任务型，通常是在制订手术计划的前提下，以达到最大限度安全切除。合适的任务范式取决于计划干预的位置，包括运动、语言和言语产生任务和（或）

记忆激活。功能磁共振成像最常用于术前语言侧化。或者，它可以用来证明大脑皮质重要功能（如运动），特别是是否发生了移位或功能重组。fMRI 通常与扩散白质束成像相结合，以描绘计划切除区域附近的白质束（图 38-15）。

（八）正电子发射断层显像

在正电子发射断层显像（PET）中，一种可积聚在肿瘤细胞内的放射性物质被用来显示组织的代谢活动。对于脑成像，因为脑细胞的葡萄糖生理摄取较高，因此最为广泛使用的 PET 示踪剂（^{18}F）-FDG，通常可提供的肿瘤本底对比较为有限。对于脑肿瘤成像，潜在的更优选择包括评估蛋白质代谢

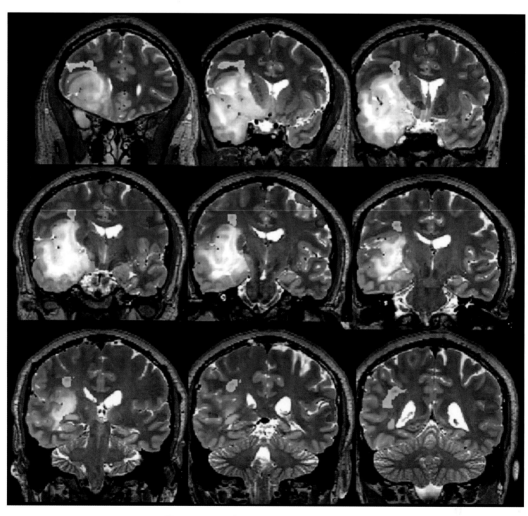

▲ 图 38-15　冠状位 T$_2$WI 显示右侧颞叶肿瘤

fRMI 融合序列（深蓝色表示动词产生，深红色表示语言流畅性）显示左侧语言优势，还可显示右侧弓形束（浅蓝色）和右侧视辐射（绿色为外侧膝状体核 – 外侧膝状体 – 距状皮质，红色为距状皮质 – 外侧膝状体）（图片由 Dr. L. Mancini, London 提供）

的氨基酸类似物，如（^{11}C）–MET、（^{18}F）–FET 和（^{18}F）–DOPA；以及可能提供有关组织细胞膜转化信息的基于胆碱的示踪剂［（^{11}C）–CHO 或（^{18}F）–CHO］。^{68}Gd-DOTATOC 有助于鉴别肿瘤和生长抑素受体，因此可能有助于脑膜瘤的诊断。对于短半衰期的示踪剂，检查现场需具备回旋加速器设施。在特定病例中，PET 可能有助于描述新发现和治疗后的脑肿瘤，尽管仅有有限的数据支持它的应用。然而，当标准化 MRI 的诊断结果不确定时，PET 可能在脑肿瘤成像中起到一定的作用（图 38–16）。

九、新技术

（一）化学交换饱和转移

许多其他的成像技术正被应用于脑肿瘤成像的研究，研究主要集中于胶质瘤。这其中化学交换

饱和转移成像值得关注，它采用了获取肿瘤代谢功能信息的新对比机制。内源性 CEST 对比可以酰胺质子转移的形式体现，APT 作为一种 pH 依赖性蛋白质转换测量。为了产生 CEST 信号，选择性射频脉冲被用来"饱和"可交换的溶质（如酰胺）质子。饱和度通过化学交换和（或）偶极相互作用转移到周围的水分子上，使得水信号减弱，进而可用来生成图像。CEST 具识别恶性胶质瘤代谢的潜力，这可能有助于疾病初步诊断和（或）随访（图 38–17）。在其他类型的脑瘤中 CEST 是否也有作用尚待证实。

（二）纹理分析和机器学习

计算成像分析的领域正在迅速扩展，从直方图分析到复杂的人工智能模型，大量的软件应用正在研

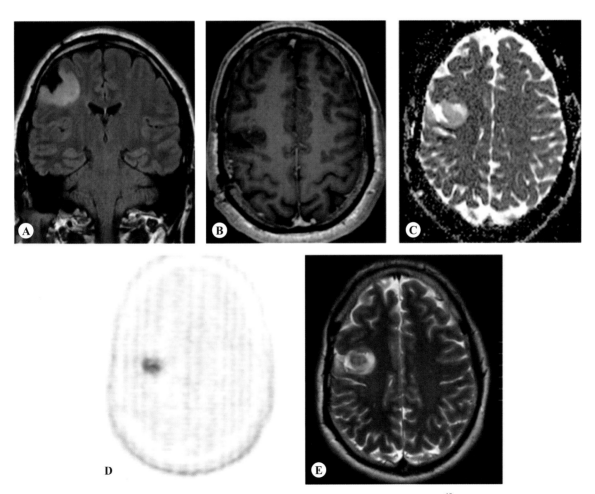

▲ 图 38–16　冠状位 T$_2$ FLAIR（A）、轴位增强 T$_1$WI（B）、轴位 ADC（C）、轴位 ^{18}F-DOPA PET（D），以及轴位 ^{18}F-DOPA PET/MR 融合图像（E）显示高级别胶质瘤术后患者的右侧额叶非强化区域。^{18}F-DOPA 示踪剂摄取增加，提示肿瘤复发；2 周后经手术切除证实（图片由 Dr. Francesco Fraioli，London 提供）

究中试用。这些技术对于脑肿瘤的特征描述，特别是为治疗后病变提供与肿瘤遗传学（放射基因组学）的相关性，以及基于解剖学和（或）先进的成像特征来预测生存率等方面可能很有价值。

（三）生理成像的应用

- 术前肿瘤特征（预测可能起源，WHO 分级 +/- 分子类型）。
- 活检靶点定位。
- 监测治疗反应（包括识别治疗不良反应）。

（四）成像方案推荐

作为必要的解剖序列，推荐采用对比剂前后 T_1WI（如果可能的话作为 3D 容积序列）、DWI、T_2WI FLAIR 和 T_2WI 序列。表 38-3 列出了脑肿瘤成像方案的三个可能选项，其中方案 A 代表最低标准，方案 B 和 C 包括灌注。

（五）附加序列

- T_2^* 或 SWI：识别体现出血、钙化和肿瘤新生血管的肿瘤内磁敏感信号，或者显示活检和放疗导致的脑微出血。
- 薄层和（或）小视野序列：检查小结构，如垂体或松果体。
- MRS：鉴别非肿瘤性疾病，肿瘤特征，或结合其他技术随访。
- fMRI 和 DTI：手术计划制订。

十、病例报告

1. 病例报告 1

病史：29 岁男性，来自也门，既往接受过心脏包虫病治疗，最近出现头痛和癫痫发作（图 38-18）。

成像技术：轴位 T_2WI、冠状位 FLAIR、轴位 DWI/ADC（ADC 未显示）和冠状位增强 T_1WI 图像。

影像学表现：MR 显示右侧岛叶、颞叶和内囊白质可见占位。病变呈多囊性，部分可见较薄的周边环形强化。可见轻度占位效应，同侧脑室部分消失，但无中线移位或脑疝特征。左侧大脑半球可见一些额外的点状信号改变灶，为非特异性。没有其他颅内占位病变。

解释：在临床上，囊性病变形态与颅内寄生性播散有关，而不是肿瘤。

组织学诊断：脑包虫病。

2. 病例报告 2

病史：50 岁男性，既往体健，近期出现头痛和间歇性协调障碍（图 38-19）。

成像技术：轴位 T_2WI、ADC、轴位钆对比剂 T_1WI 图像，以及 DSC 灌注衍生 rCBV 图像。

影像学表现：图像显示右侧脑桥背外侧可见边界较清晰的 T_2 混杂信号病变。占位未见强化，ADC 值近似周围脑实质，灌注增加（见区域 4 的 rCBV，与正常脑白质相比），第四脑室可见受压变窄，但目前未见脑积水。颅内其他部位表现正常。

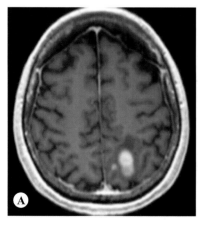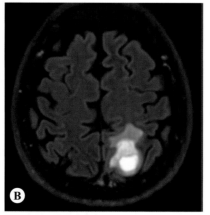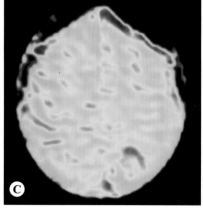

▲ 图 38-17　钆增强 T_1WI（A）、FLAIR（B）和 APT-CEST 成像（C）显示 WHO Ⅲ级星形细胞瘤。与强化的病变中心区域相比，增高的 APT 信号局限于肿瘤周围，提示局部代谢转换增强，中心强化区域在 FLAIR 上呈坏死特征（图片由 Prof Pia Sundgren，Lund 提供）

表 38-3 胶质瘤成像方案的三种可能选择，可转化为其他类型的脑肿瘤（方案 A 基于欧洲癌症研究与治疗组织和美国国家脑肿瘤协会成像方案，而方案 B 和 C 包括灌注）

方案 A	方案 B	方案 C
3D T$_1$W（增强前）	3D T$_1$W（增强前）	3D T$_1$W（增强前）
DWI	DWI	DWI
T$_2$W FLAIR	T$_2$W FLAIR	预团注（半／单剂量）
对比剂团注	预团注（单剂量）	T$_2$W FLAIR
T$_2$W	T$_2$W	对比剂团注以行 DSC 灌注成像
3D T$_1$W（增强后）	3D T$_1$W（增强后）	T$_2$W
	对比剂团注以行 DSC 灌注成像	3D T$_1$W（增强后）

解释：孤立性脑干占位，可能是胶质瘤；灌注和扩散特征与恶性肿瘤有关。

组织学诊断：弥漫性中线胶质瘤，H3 K27 M 突变型（WHO Ⅳ级）。

十一、结论

脑肿瘤诊断检查推荐采用系统性方法以评估病变的位置、范围和形态学，并结合临床特征（年龄、症状、既往治疗）。一些临床和神经影像学表现需要进行非肿瘤性病变的鉴别诊断。适当使用解剖学和先进的扫描技术可以最大限度地提高脑肿瘤成像的诊断价值和再现性。

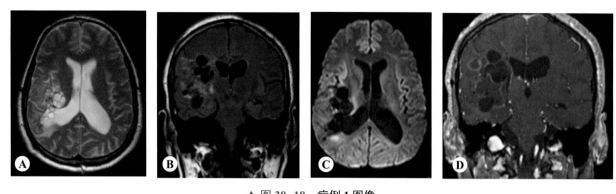

▲ 图 38-18　病例 1 图像

T_2WI（A）、FLAIR（B）、b_{1000} DWI（C）和钆增强 T_1WI（D）图像

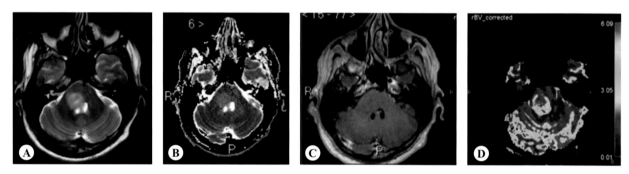

▲ 图 38-19　病例 2 图像

T_2WI（A）、ADC（B）、钆增强 T_1WI 图像及 DSC 灌注 –rCBV 图像

参考文献

[1] Clarke C, Howard R, Rossor M, Shorvon S, editors. Neurology: a Queen Square textbook. 2nd ed. Oxford: Wiley Blackwell; 2016.

[2] Comelli I, Lippi G, Campana V, Servadei F, Cervellin G. Clinical presentation and epidemiology of brain tumors firstly diagnosed in adults in the emergency department: a 10-year, single center retrospective study. Ann Transl Med. 2017;5(13):269.

[3] Crocetti E, Trama A, Stiller C, Caldarella A, Soffietti R, Jaal J, et al. RARECARE working group. Epidemiology of glial and non-glial brain tumours in Europe. Eur J Cancer. 2012;48(10):1532-42.

[4] Ellingson B, Bendszus M, Boxerman J, Barboriak D, Erickson BJ, Smits M, et al. Consensus recommendations for a standardized brain tumor imaging protocol in clinical trials. Neuro-Oncology. 2015;17 (9):1188-98.

[5] Louis DN, Perry A, Reifenberger G, von Deimling A, Figarella-Branger D, Cavenee WK, Ohgaki H, Wiestler OD, Kleihues P, Ellison DW. The 2016 World Health Organization classification of Tumours of the central nervous system: a summary. Acta Neuropathol. 2016;131(6):803-20.

[6] Nunes RH, Hsu CC, da Rocha AJ, do Amaral LLF, Godoy LFS, Waltkins TW. Multinodular vacuolating glioneuronal tumor of the cerebrum: a new "leave me alone" lesion with a characteristic imaging pattern. AJNR Am J Neuroradiol. 2017;38(10):1899-904.

[7] Osborn A, Salzman KL, Jhaveri MD, Barkovich AJ. Diagnostic brain. 3rd ed. Philadelphia: Elsevier; 2016.

[8] Thom M, Liu J, Bongaarts A, Reinten RJ, Paradiso B, Jäger HR, Reeves C, Somani A, An S, Marsdon D, McEvoy A, Miserocchi A, Thorne L, Newman F, Bucur S, Honavar M, Jacques T, Aronica E. Multinodular and vacuolating tumors in epilepsy: dysplasia or neoplasia? Brain Pathol. 2018;28(2):155-71.

[9] Thust SC, Heiland S, Falini A, Jäger HR, Waldman AD, Sundgren PC, Godi C, Katsaros VK, Ramos A, Bargallo N, Vernooij MW, Yousry T, Bendszus M, Smits M. Glioma imaging in Europe: a survey of 220 centres and recommendations for best clinical practice. Eur Radiol. 2018;28(8):3306-17.

[10] Verburg N, Hoefnagels FWA, Barkhof F, Boellaard R, Goldman S, Guo J, Heimans JJ, Hoekstra OS, Jain R, Kinoshita M, Pouwels PJW, Price SJ, Reijneveld JC, Stadlbauer A, Vandertop WP, Wesseling P, Zwinderman AH, De Witt Hamer PC. Diagnostic accuracy of neuroimaging to delineate diffuse gliomas within the brain: a meta-analysis. AJNR Am J Neuroradiol. 2017;38(10):1884-91.

[11] Welker K, Boxerman J, Kalnin A, Kaufmann T, Shiroshi M, Wintermark M. ASFNR recommendations for clinical performance of MR dynamic susceptibility contrast perfusion imaging of the brain. AJNR Am J Neuroradiol. 2015;36(6):E41-51.

拓展阅读

[1] Alentorn A, Hoang-Xuan K, Mikkelsen T. Presenting signs and symptoms in brain tumors. Handb Clin Neurol. 2016;134:19-26.

[2] Anderson MD, Colen RR, Tremont-Lukats IW. Imaging mimics of primary malignant tumors of the central nervous system (CNS). Curr Oncol Rep. 2014;16(8):399.

[3] Ly KI, Gerstner ER. The role of advanced Brian tumor imaging in the Care of Patients with central nervous system tumours. Curr Treat Options in Oncol. 2018;19(8):40.

[4] Nandhu H, Wen P, Huang RY. Imaging in neuro-oncology. Ther Adv Neuol Disord. 2018;11:1756286418759865. eCollection 2018

[5] Suh CH, Kim HS, Jung SC, Choi CG, Kim SJMRI. Findings in Tumefactive demyelinating lesions: a systematic review and meta-analysis. AJNR Am J Neuroradiol. 2018;39(9):1643-9.

第 39 章　胶质瘤与原发性中枢神经系统淋巴瘤

Glial Tumors and Primary CNS Lymphoma

Philipp Kickingereder　Sotirios Bisdas　著

曹　宸　译　郭　瑜　夏　爽　校

摘　要

原发性轴内肿瘤由多种不同类型的肿瘤组成，其生物学行为因细胞来源、基因突变、位置、形态和扩散方式的不同而各异。临床神经影像学是诊断、监测和评估这些肿瘤的治疗效果和并发症的基础。磁共振成像是最合适的影像学技术，但一些其他成像方式，如 PET，也可用于肿瘤的分期和复发早期检测。本章重点介绍胶质瘤和原发性中枢神经系统淋巴瘤，详细介绍它们在基线和治疗过程中的影像学特征，以及它们对患者临床治疗的重要性。

关键词

神经肿瘤；胶质瘤；淋巴瘤；神经肿瘤的疗效评估；磁共振成像

缩略语

2HG	2-hydroxyglutarate	2– 羟基戊二酸
ADC	apparent diffusion coefficient	表观扩散系数
CBV	cerebral blood volume	脑血容量
CNS	central nervous system	中枢神经系统
CR	complete response	完全缓解
cT$_1$WI	contrast-enhanced T$_1$-weighted	增强 T$_1$ 加权成像
DLBCL	diffuse large B-cell lymphomas	弥漫性大 B 细胞淋巴瘤
DSC-MRI	dynamic susceptibility contrast MRI	动态磁敏感对比增强磁共振成像
DWI	Diffusion-weighted imaging	扩散加权成像
EBV	Epstein-Barr virus	EB 病毒
PET	positron emission tomography	正电子发射断层扫描

FDG-PET	^{18}F fluorodeoxyglucose positron emission tomography	^{18}F 氟脱氧葡萄糖正电子发射断层扫描
FET-PET	^{18}F fluorethyltyrosine positron emission tomography	^{18}F 氟基酪氨酸正电子发射断层扫描
MET-PET	^{11}C methionine positron emission tomography	^{11}C 蛋氨酸正电子发射断层扫描
FLAIR	fluid-attenuated inversion recovery	液体衰减反转恢复序列
IDH	isocitrate dehydrogenase	异柠檬酸脱氢酶
ITSS	intratumoral susceptibility signal	瘤内磁化率信号
MRI	magnetic resonance imaging	磁共振成像
MRSI	magnetic resonance spectroscopic imaging	磁共振波谱成像
PCNSL	primary central nervous system lymphoma	原发性中枢神经系统淋巴瘤
PD	progressive disease	进展性疾病
PR	partial response	部分缓解
RANO	response assessment in neurooncology	神经肿瘤学的疗效评估
SD	stable disease	稳定性疾病
SWI	susceptibility-weighted imaging	磁敏感加权成像
uCR	unconfirmed complete response	未经证实的完全缓解

一、胶质瘤

（一）定义与临床要点

胶质瘤是最常见的原发性脑肿瘤，来源于星形胶质细胞、少突胶质细胞或室管膜细胞，占原发性肿瘤的绝大多数，具有广泛的生物学侵袭性。最具侵袭性的是胶质母细胞瘤，也是最常见的胶质瘤亚型，尽管手术、放射治疗及靶向治疗取得了一些进展，但它仍是一种致命的破坏性疾病，2 年存活率低于 20%。

（二）基础流行病学 / 人口学

在欧洲，大多数胶质瘤为星形细胞来源，标准化发病率为 4.8/10 万（高级别胶质瘤为 3.0/10 万，低级别胶质瘤为 1.2/10 万），其次为少突胶质细胞肿瘤（0.4/10 万）和室管膜肿瘤（0.2/10 万）。胶质瘤可以发生在任何年龄段，最常见于 45—65 岁的成年人，某些胶质肿瘤，如室管膜瘤、毛细胞型星形细胞瘤或弥漫性脑桥胶质瘤，在成人中极其罕见，主要见于儿童和青少年。

（三）分类 / 病理学

胶质瘤的分类和分级一直在不断演变，在WHO 中枢神经系统肿瘤分类（2016 年版）中，胶质瘤的分类不仅基于组织病理学表现，还基于成熟的分子标志物。在 WHO 中枢神经系统肿瘤分类（2016 年版）公布之前，胶质瘤分级仅根据肿瘤组织病理学进行区分，导致其往往仅能反映肿瘤等恶性程度，而对病程的预测能力有限。基于起源细胞（如星形胶质细胞、少突胶质细胞）的组织病理学特征的分类方法，根据细胞异型性、有丝分裂、血管增生和坏死的程度，将胶质瘤的恶性程度分为Ⅰ～Ⅳ级。到目前为止，已有大量研究表明，基因分析在预测患者预后和治疗疗效方面优于传统的组织病理学分级。2016 年 WHO 对中枢神经系统肿瘤的分类反映了我们对胶质瘤分子认知的进步，并在结合组织学和分子信息的综合诊断基础上对胶质瘤进行了重新定义。具体地说，通过纳入标志性的分子特征，如异柠檬酸脱氢酶突变、转录调控因子ATRX 表达、1p/19q 密码子缺失或在组蛋白 H3 基因 *H3F3A* 中的 K27 M 突变，加入更为准确的生物学特性作为病种诊断标准后，有望提高诊断正确性并改进患者治疗方案（图 39-1）。与 WHO 以前根据组织病理学亚型（如星形细胞瘤 WHO Ⅱ～Ⅲ级、少突胶质细胞瘤 WHO Ⅱ～Ⅲ级、胶质母细胞瘤 WHO Ⅳ级）的分类不同，这些肿瘤现在被分类为：①弥漫性（或间变性）星形细胞瘤 IDH 突变型；②（间变性）少突胶质细胞瘤 IDH 突变型和 1p/19q 联合缺失；③胶质母细胞瘤 IDH 突变型；④胶质母细胞瘤 IDH 野生型；⑤弥漫性中线胶质瘤 H3 K27 M 突变型；⑥排除其他肿瘤后为弥漫性星形细胞瘤 IDH 野生型。在这些肿瘤中，胶质母细胞瘤 IDH 野生型（图 39-2）是最常见的胶质瘤亚型，预后很差。相反，星形细胞瘤 IDH 突变型（图 39-3）和少突胶质细胞瘤都是相对少见的亚型，尽管它们都具有提示良好预后的分子特征（预后生物标志物），包括 IDH 突变和（对于少突胶质细胞瘤）存在 1p/19q 联合缺失，而 1p/19q 缺失也与良好的化疗疗效相关

（预测性生物标志物）。

（四）影像学特征

下面讨论成人脑胶质瘤在磁共振成像初步诊断过程中的典型影像特征。

胶质母细胞瘤：胶质母细胞瘤在 T_1WI 上表现为典型的低信号肿块，增强后呈不均匀强化（图 39-4），多为边缘强化，中心区域坏死或囊变，血管源性水肿很常见，在 T_2WI/FLAIR 加权成像上白质区表现为异常高信号。此外，很多肿瘤表现为浸润性、无强化、多灶性的特点，T_2WI 表现为有占位效应的异常高信号。磁敏感加权成像可显示瘤内磁敏感信号，该信号具有多种病理相关性，包括瘤内出血、新生血管和钙化。

MRI 功能成像序列有助于鉴别诊断，因为典型的胶质母细胞瘤在扩散加权成像上表现为扩散受限（由于较高的细胞密度），在灌注加权成像上表现为瘤内血容量增加（由于新生血管）。

低级别胶质瘤：弥漫性星形细胞瘤和少突胶质细胞瘤均为低级别胶质瘤，通常表现为 T_2WI/FLAIR 高信号的占位性病变，累及皮质和皮质下白质（图 39-5 和图 39-6），通常无血管源性水肿。大多数弥漫性星形细胞瘤是无强化的，尽管有无强化

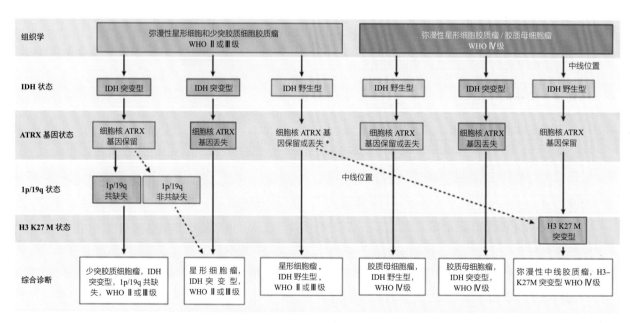

▲ 图 39-1　基于组织学和遗传学特征的弥漫性胶质瘤分类方法

IDH. 异柠檬酸脱氢酶 ATRX.α- 地中海贫血 / 精神发育迟滞综合征 X 连锁基因；1p/19q.1 号染色体短臂（1p）与 19 号染色体长臂（19q）［经许可转载，引自 Reifenberger et al.Nat Rev Clin Oncol.2017 Jul；14（7）：434-452.］

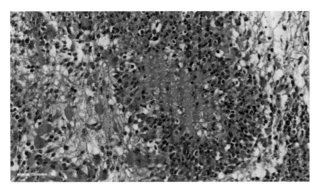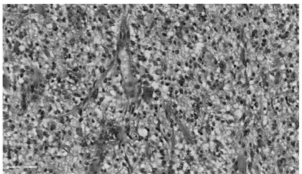

▲ 图 39-2　胶质母细胞瘤 HE 染色的组织病理学特征，包括明显的间变、血管增生和坏死周围栅栏化的肿瘤细胞

图片由 Annekathrin Reinhardt & Andreas von Deimling，Department of Neuropathology，Heidelberg University Hospital 提供

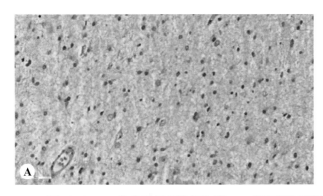

▲ 图 39-3　HE 染色显示星形细胞瘤 IDH 突变型的特征性组织学特征（A），中等细胞密度、无坏死或微血管增生。单克隆 IDH1R132H 抗体免疫组化检查（B）证明了突变的 IDH1 蛋白在肿瘤细胞中的表达

图片由 Annekathrin Reinhardt & Andreas von Deimling，Department of Neuropathology，Heidelberg University Hospital 提供

并不是肿瘤分级的可靠指标。少突胶质细胞肿瘤在高达 50% 的病例中有一定程度的对比强化，在 T_1WI 和 T_2WI 上更有可能表现为边界不清和信号不均。钙化是少突状胶质细胞瘤的另一个特征（不是高度敏感或特异的），在敏感性加权序列上表现为低信号。少突胶质细胞瘤的动态磁敏感对比 MRI 表现为脑血容量中度升高，这是由于"鸡笼"状血管与毛细血管网状吻合的特征所致。

其他：最常影响儿童和青少年的脑干胶质瘤和室管膜瘤的 X 线表现在第 62 章进行了回顾。

从影像科医生的角度来看，2016 年 WHO 对中枢神经系统肿瘤的分类中将分子标志物作为独立的诊断特征，这对肿瘤的传统影像学评估提出了挑战。常规影像学表现并不总是特异的，需要组织病理学和分子检查来确定最终诊断（图 39-7）。

尽管存在这些局限性，在分子诊断学时代，MRI 也展现了极好的能力来识别与分子参数相关的成像表型。这一较新的研究领域，通常被称为放射基因组学，已经在胶质瘤领域显示出巨大的潜力。具体地说，针对 IDH 突变型胶质瘤患者的肿瘤代谢物 2- 羟基戊二酸（2HG）的体内磁共振光谱成像，便是放射基因组学方法的一个主要的成功案例。一套复杂的方法已经被开发出来解决 2HG 和其他正常出现的大脑代谢物之间的光谱重叠问题，多项研究表明，2HG-MRSI 在诊断 IDH 突变、指导放射治疗、评估化疗疗效及探索 IDH 定向治疗的药效学方面具有很高的潜力，诊断特异性为 100%。

（五）临床方案、影像适应证和推荐的影像方案

胶质瘤患者通常表现为颅内压升高、局灶性神经功能缺损或癫痫发作的症状。

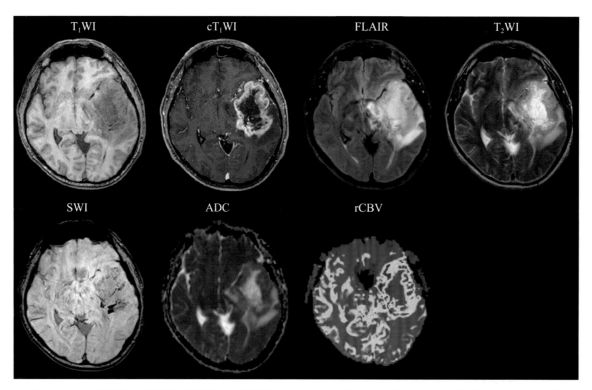

▲ 图 39-4　**61 岁男性，胶质母细胞瘤 IDH 野生型**，在 **T_1WI** 序列上表现为中央坏死的肿块，边缘可见强化，在 **T_2WI/FLAIR** 序列上伴有血管源性水肿，在 **SWI** 上表现为瘤内磁敏感信号，在 **ADC** 上表现为扩散受限，动态敏感性磁共振成像显示肿瘤强化区域的 **CBV** 升高

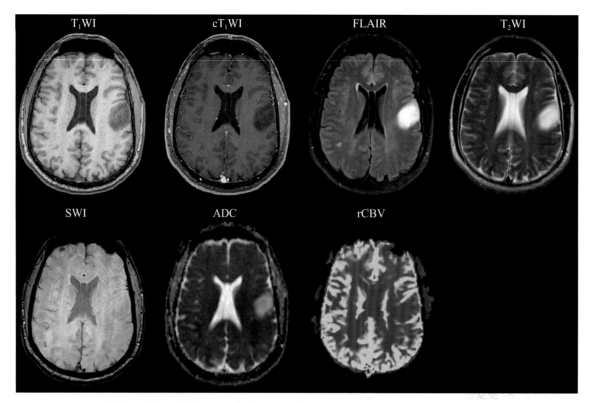

▲ 图 39-5　**42 岁女性**，患有弥漫性星形细胞瘤（**IDH 突变体**），影像图显示包括皮质和皮质下白质的非强化病灶，可见占位效应，**SWI** 上无瘤内血液 / 钙化信号，**ADC** 上无扩散限制，**DSC-MRI** 上无瘤内血容量升高

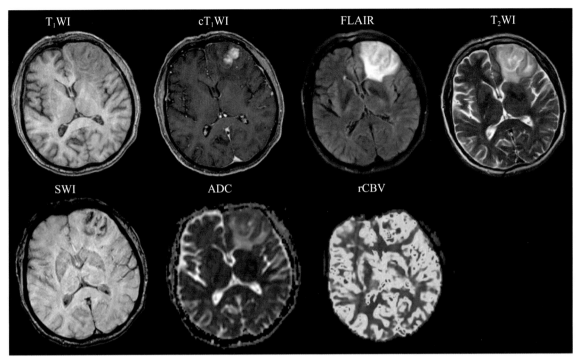

▲ 图 39-6　45 岁男性，少突胶质细胞瘤（**IDH 突变 1p/19q 联合缺失**），表现为累及皮质和皮质下白质的占位性病变，在 **SWI** 上肿瘤内可见低信号，可能为钙化成分。注意肿瘤内的对比度增强与 **DSC MRI** 上 **CBV** 升高，是少突胶质细胞瘤的常见表现

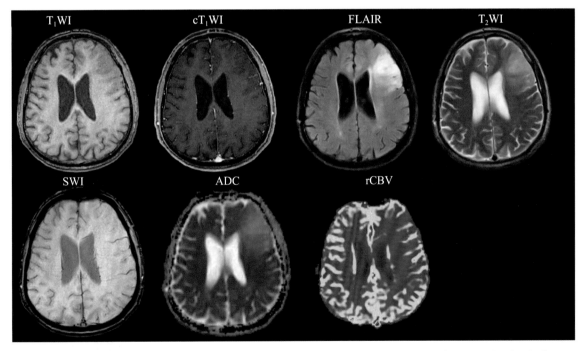

▲ 图 39-7　**67 岁女性患者**，影像学表现为肿瘤性病变，随后被诊断为胶质母细胞瘤 **IDH** 野生型（全球 **DNA** 甲基化图谱中的间质亚型），其影像学特征不能反映典型的胶质母细胞瘤特征（无对比强化，**SWI** 上无低信号，无扩散受限，以及 **DSC MRI** 上无 **CBV** 升高）

磁共振成像起到了至关重要的作用，是对这些肿瘤的发现、定性、良恶性的鉴别诊断及指导手术策略和监测疗效的基础。临床方案的讨论及大脑占位性病变的检查适应证和推荐方案将在第 38 章中介绍。

（六）治疗监测：随访计划和发现 / 陷阱，假性进展和假性缓解

1. 胶质瘤随访中的挑战和干扰

（1）高级别胶质瘤：目前治疗胶质瘤的常规方法是最大限度的安全切除，辅以放射治疗和替莫唑胺治疗。每隔 3~4 个月定期对患者进行增强 MRI 随访。对于接受治疗改变发生率高的肿瘤二线治疗患者，建议进行更密切的观察（每隔 8 周）。

1990 年，Macdonald 标准被确立为评估脑肿瘤的标准化方法，主要基于肿瘤对比增强和二维测量。肿瘤强化通常是肿瘤侵袭性的有力预测因子，但不应依赖于它作为唯一的特征，因为治疗效果可能是一个混杂因素：如放化疗可以引起对比度增强的改变，还可因抗血管生成药物的抗肿瘤作用使对比剂增强减低。

因此，Macdonald 标准已于 2010 年更新为 RANO "神经肿瘤学疗效评估" 标准，其中考虑了无强化的肿瘤区域和与治疗相关的强化组织。四种主要对应肿瘤疗效的 RANO 类型为疾病进展、部分缓解、完全缓解和疾病稳定。然而，二维测量在不规则肿瘤中并不是很实用。为了解决 RANO 标准的缺点，最近对标准进行了修订（表 39-1）。

目前，是否将无强化组织、中央坏死或囊性部分包括在肿瘤大小测量中仍存在争议。各种研究表明，不管是对强化或是不强化肿瘤大小的变化，都可以用来评估治疗疗效和预测生存。但应注意对比强化可以受到皮质类固醇药物剂量变化的影响，这对不同疗效分类非常必要，因此疗效评估时间点 ± 5 天内的任何类固醇治疗，都应该被记录在案。如果受试者仅服用生理替代剂量（地塞米松每天 < 1.5mg），则应记录 "不接受类固醇治疗"。此外，临床状况恶化的患者（疗效评估时间点 ± 7 天）可能需要停止治疗，即使没有疾病进展的影像证据，也被认为是由于 "症状恶化" 而导致的疾病进展。

（2）低级别胶质瘤：多年来，MRI 一直被认为是评估低级别胶质瘤疗效的参考标准。这些肿瘤主要是无强化的，在液体衰减反转恢复和 T₂WI 序列上能更好地被识别。几乎所有的患者不可避免地最终进展到更高级别，尽管最初的生长速度很慢。肿瘤监测应包括临床和放射联合评估，在没有恶变（传统的影像学定义为出现新的对比剂增强）和发生间变性转化的情况下，最大限度肿瘤切除后的稳定性评估是具有挑战性的。肿瘤的生长是递增的（回顾研究中每年增长的直径为 3~5mm），在二维测量中甚至在容积成像上，可能很难发现肿瘤大小的细微的无症状增长。

与治疗相关的改变（如放射诱导的脑白质病、切除边缘的组织胶质增生或手术相关的缺血性组织损伤）影响了影像学评估，并可能掩盖潜在存活的肿瘤组织，从而推迟对复发的诊断。

RANO 标准对于低级别胶质瘤的疗效评估是次优的，因为它们关注的是强化组织的变化。此外，低级别胶质瘤通常形状不规则，生长各向异性，导致 RANO 测量的重复性较差。对于低级别胶质瘤的疗效评估的检查方法，目前还没有普遍接受的指南。临床常规往往是术后 4~6 个月进行一次增强磁共振成像，之后每隔 1 年检查一次。无强化的低

表 39-1 修改后的 RANO 标准中的主要改进建议	
评估标准	修改后的 RANO 标准小组共识建议
病变范围	采用容积 MRI 采集（IR GRE 加权，各向同性分辨率 < 1.5mm）和对比度增强的 T₁WI 数字减影图像
病变纳入标准	直径 < 10mm 的病变被定义为 "不可测量的" 病变，被排除在决策流程之外
治疗后基线成像在肿瘤监测中的应用	以放疗后时间点或复发时的 MRI 作为比较基线。如果复发肿瘤患者接受手术，术后的 MRI 可以作为 "基线"

级别胶质瘤的术后 MR 检查通常在术后至少 2 个月进行，而高级别胶质瘤的 MR 检查窗口为 72h，以避免因切除边缘轻微的细胞毒性水肿和缺血而造成残留肿瘤的假阳性诊断。

与高级别胶质瘤相反，在没有放射进展证据的情况下，需要增加类固醇剂量并不被认为是低级别胶质瘤进展的标准。然而，在回顾性研究中，如果随后的随访影像显示明确的肿瘤进展，那么任何用于控制新症状的类固醇的使用都被认为是肿瘤进展的时间点。低级别胶质瘤的进展由以下任何一项来定义：①出现新的病灶或原病灶强化程度增加；②在稳定的或增加的类固醇药物使用下，与基线扫描或开始治疗后的最佳疗效相比，T$_2$WI/FLAIR 无强化病变范围增加了 25%（不是由于辐射效应或并发症）；③明确的临床恶化，不能归因于肿瘤以外的其他原因或皮质类固醇剂量的减少。

(3) 假性进展与假性缓解：如上文所述，肿瘤

强化程度的增加在传统上被认为是肿瘤进展的标志。然而，强化主要反映了血脑屏障的破坏，并且受到皮质类固醇剂量、放射技术、炎症、癫痫、术后变化和放射性坏死的影响。放射性坏死通常发生在放疗后 3～12 个月，但在 MGMT 启动子基因甲基化的患者中，配合使用替莫唑胺可以加速这一过程。它代表神经组织对辐射的强烈反应，通常出现水肿及占位效应，偶尔还会出血或钙化。放射性坏死通常发生在辐射剂量最高的部位，在 T$_1$WI 图像上表现为强化病变（图 39-8）。

假性进展也属于放射治疗效应的范畴，是指放疗后 3～4 个月内出现新的或增大的强化区域，在不改变治疗方案的情况下稳定不变或部分消失（9%～30%）。假性缓解是用来描述抗血管生成治疗后病灶强化消失或减少的术语，而未强化的肿瘤成分可能存在进展（图 39-9）。

这两种现象都给临床医生和患者的治疗带来了

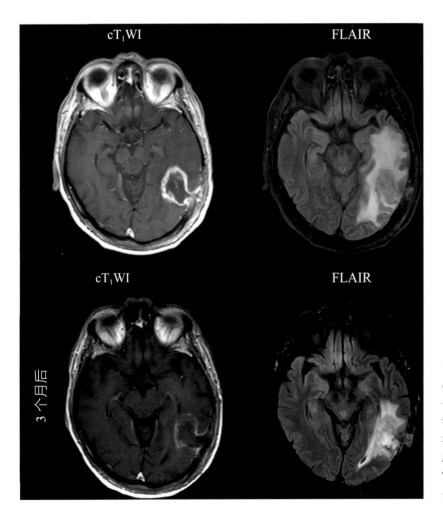

▲ 图 39-8 45 岁男性胶质母细胞瘤患者，在接受辅助放化疗后，出现与治疗相关的改变，即"假性进展"，表现为增强 T$_1$WI 上不规则的强化和 FLAIR 序列（上排图）的广泛水肿。3 个月后，患者症状减轻，增强 T$_1$WI 和 FLAIR 成像的异常信号部分消失

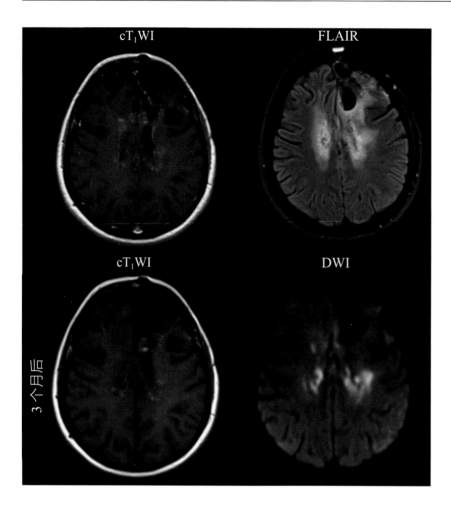

▲ 图 39-9　**68 岁男性患者在抗血管内皮生长因子抗体二线治疗期间表现为"假性缓解"**
对比剂增强的 T_1WI 和 FLAIR 图像(上排图)中，在手术残腔旁可见弥漫性肿瘤复发，呈片状强化，在开始治疗 3 个月后（下排图）变得不那么明显，DWI（$b_{1000}s/mm^2$）显示与抗血管生成药物作用相关的病灶扩散受限

不确定性，先进的多参数成像策略改善了影像学诊断和对患者关怀。值得注意的是，低级别胶质瘤也可能出现假性进展，表现为因放化疗而升高的 T_2WI 信号。放疗结束后 3～4 个月复查 MRI 可最大限度地降低肿瘤复发的假阳性诊断风险。在解释影像学表现时，还需要考虑任何并发症（包括癫痫、感染和血管病变）或皮质类固醇的变化。

2. 影像学对脑胶质瘤的监测

常规 MRI 在评估胶质瘤对治疗的疗效方面有一些众所周知的局限性，对比剂增强是非特异性的，可能不足以明确诊断肿瘤进展，因为它不能区分治疗引起的变化和肿瘤复发。因此，功能 MR 成像技术（灌注和扩散加权 MRI、扩散张量成像和磁共振波谱）及 PET 技术已经被用于提高鉴别能力和诊断信心。

(1) 灌注成像：动态磁敏感对比增强成像得到了越来越广泛的研究，最常用的提取参数是相对脑血容量。动态对比增强磁共振成像直到最近才被充分研究，因为它需要更复杂的药代动力学模型。容积转运常数被认为是区分复发和治疗引起改变的最特异性生物标志物。利用 DSC 和 DCE 监测治疗后胶质瘤的系统回顾和 Meta 分析显示，DSC 和 DCE 诊断的敏感性和特异性令人满意（DSC 的敏感性 / 特异性为 87%/86%，DCE 的敏感性 / 特异性为 92%/85%）。rCBV 值可能因对比剂渗漏校正不充分而产生偏差，从而导致对组织血管的低估或高估。因此，必须使用最先进的后处理算法来提高该技术的特异性。尽管 MR 灌注的诊断准确率前景看好，但仍有一些局限性阻碍了其在常规临床实践中的应用（图 39-10）。

DSC 灌注成像对磁敏感伪影高度敏感，阻碍了其在术后成像中的应用。DCE 和 ASL 技术在术后广泛含铁血黄素沉积的病例中可能更有用。其他限制包括采集技术、后处理软件、分析方法及不同参数方面的方法学差异，这导致每个指标的阈值不同。最常用的 rCBV 平均值的肿瘤复发检测阈值为

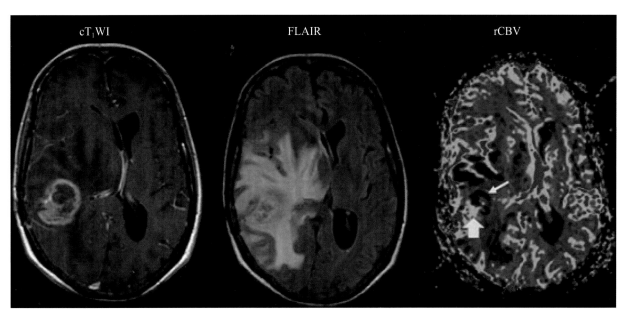

▲ 图 39-10　**56 岁男性患者，既往胶质母细胞瘤治疗史，影像学特征提示肿瘤复发，周围水肿明显，对右侧基底节有占位效应，病灶呈环形强化，rCBV 图上有多种表现，包括病灶内侧边缘的治疗相关改变（箭）和病变外侧的病理性增高（第 90 百分位数 rCBV 为 4.9），与病理证实的肿瘤复发相一致**

0.9～2.15。与 DSC MRI 相比，3D 伪连续动脉自旋标记可提供绝对血流定量和理论上较少的磁敏感伪影，因此也可用于检测假性进展。一些证据表明，它可以区分胶质瘤术后的肿瘤复发和术后改变，并且在诊断上不逊于 DSC MRI。表 39-2 总结了目前用于胶质瘤治疗后监测的最佳灌注指标的证据。

(2) 扩散加权成像：从 DWI 导出的 ADC 作为一项水扩散定量参数，已广泛应用于胶质瘤的评估、分级和治疗监测。ADC 平均值在鉴别真性复发和假性进展方面表现最佳，也有研究主张认为较高 b 值（即 $b_{3000}s/mm^2$）获得的 ADC 第 5 百分位数可能具有更高的诊断准确率，对 7 项研究的 Meta 分析显示，敏感度和特异度分别为 71% 和 87%，与灌注及磁共振波谱相比，DWI 的诊断性能相对较差，这一缺陷的原因可能是 b 值设置不标准化，以及由于邻近组织坏死的肿瘤细胞导致 ADC 值的异质性。这些混杂效应可以通过使用"功能图"来减轻，"功能图"或直方图分析可以评估治疗过程中的体素变化，这两者也可以应用于其他先进的 MRI 方式。有趣的是，最近的一项研究表明，在 ASL 的辅助下，扩散张量成像衍生的指标可以区分复发 / 残留的胶质瘤和放疗后的变化。

(3) 磁共振波谱成像：两项探讨 MRS 在鉴别复发性胶质瘤和放射性坏死的 Meta 分析显示了矛盾的结果，在同时使用了常用的胆碱 /N- 乙酰天冬氨酸和胆碱 / 肌酸比值的情况下，MRS 的诊断效能分别显示为中等或优秀。这些发现突出了不同的先进 MRI 技术在临床实践中提高诊断准确性的协同作用。MRS 的空间分辨率低，彩色编码图固有的"代谢物漂移"，降低 MRS 采集场的不均匀性，以及缺乏标准化的采集和数据分析方法导致边界值不同，这些都是需要解决的问题。值得注意的是，当设定 Cho/NAA 为临界值鉴别真假进展时，敏感度和特异度分别为 100% 和 91.7%。

(4) 化学交换饱和转移：CEST 成像是最近发展起来的，成像基础是检测体内具有可交换质子的代谢物，用于肿瘤分级和监测。不同的内源性 CEST 试剂已经被研究，主要使用被称为酰胺蛋白转移的酰胺类蛋白和肽段（图 39-11）。理论上肿瘤复发过程中会有大量的蛋白质和多肽产生，从而导致 APT 信号增强。尽管 CEST 成像前景看好，但应用 CEST 成像仍有许多重要的技术考虑因素，如场强、场均匀性、代谢物浓度及 RF 脉冲序列。

(5) 正电子发射断层扫描：FDG 被认为是神经

研　究	最佳指标	阈　值	敏感性（95%CI）	特异性（95%CI）
表 39–2　区分胶质瘤术后肿瘤复发和治疗效果的最佳 MR 灌注指标				
DSC MRI				
Kim 等（2014）	第 90 百分位数 rCBV	＞ 2.37	0.84（0.66～0.95）	0.95（0.75～1.00）
Alexiou 等（2014）	最大 rCBV	＞ 2.2	1.00（0.86～1.00）	1.00（0.54～1.00）
Seeger 等（2013）	平均 rCBV	＞ 2.15	0.81（0.59～0.94）	0.79（0.53～0.95）
DCE MRI				
Bisdas 等（2011）	K^{trans} 中位数	＞ 0.19	1.00（0.74～1.00）	0.83（0.36～1.00）
Chung 等（2013）	AUCR 平均值	＞ 0.23	0.94（0.79～0.99）	0.88（0.69～0.97）
Yun 等（2015）	第 5 百分位数 V_e	＞ 0.18	0.76（0.50～0.93）	0.88（0.62～0.99）

DSC. 动态磁化率对比成像；rCBV. 相对脑血容量；DCE. 动态对比增强；K^{trans}. 转移常数；AUCR. 曲线下面积比值；V_e. 细胞外间隙容积分数

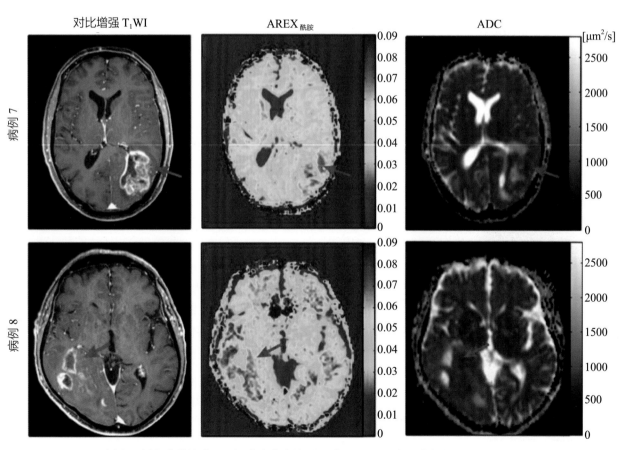

▲ 图 39–11　2 例出现新发病灶的胶质母细胞瘤患者的对比增强 T_1WI、表观交换依赖弛豫（AREX）酰胺化学交换饱和转移和 ADC 图像。AREX酰胺 清晰显示了热区（粉箭）位于强化的肿瘤及 ADC 扩散受限区域以外，可能体现了常规 MRI 无法显示的额外特征

经许可转载，引自 Zaiss et al.Neuroimage.2015 May 15；112：180–188.

肿瘤学成像中使用最广泛的示踪剂。重要的局限性是在健康的脑实质中也可以观察到高糖代谢，并且炎症可以降低肿瘤复发的显著性或导致假阳性结果。最近的一项研究强调，与 MR 灌注相比，FDF-PET 在治疗后的胶质瘤中的诊断准确性较低。因此，氨基酸示踪剂如 ^{11}C- 蛋氨酸（MET）、3,4- 二羟基 -6- 氟 -1- 苯丙氨酸（FDOPA）和 O-（2-F- 氟乙基）-1- 酪氨酸（FET）已被用作非 FDG 氨基酸试剂。还应考虑示踪剂的半衰期，FET 的半衰期（110min）比 MET（20min）长。此外，FET 对肿瘤细胞有更强的亲和力，本质上提高了其特异性，因此 FET-PET 在胶质瘤治疗疗效的评估中显示出良好的效果。此外，动态 FET 系列比静态采集具有更高的诊断价值。一项 Meta 分析在比较 FDG 和 MET 的表现后得出结论：FDG-PET 的汇集特异性为 0.78，而 MET 为 0.93。在区分脑肿瘤复发和放射性坏死方面，^{18}F-FDOPA 和 FET 都显示出中等的总体准确性，而 FDOPA 可能更有效。

（6）多模态成像：由于 MRI 功能成像和 PET 检查的敏感性和特异性均不同，在决定治疗胶质瘤的方法时，总是考虑联合使用多种检查方法。有研究分别使用 MRS、DWI、DSC MRI 和 PET 来单独和联合区分胶质瘤复发和治疗引起的变化方面的能力，当使用多模式方法时诊断性能有所改善。图 39-12 至图 39-15 展示了治疗后胶质瘤的多模态影像表现。

（七）结构化报告

与自由化报告相比，监测评估胶质瘤的结构化报告在临床上是更可行的，而不需限制影像科医生的报告风格。高度推荐结构化报告，以实现报告的可重复性和标准化。结构化的方法具有明显的诊断效果，并有助于影像科医生进行病变检测与比较，也更适用于多学科的神经肿瘤学团队。此外，使用标准化文本的结构化报告可以帮助数据挖掘和创建全面临床数据库。虽然根据 mRANO 标准进行病变分期可能不够完善，但仍然是比较推荐的方法，并且将灌注和 MRS 原始数据和参数图存档在 PACS 中以备将来使用。

1. 结构化报告和分析思路

- 患者姓名、人口统计数据、RIS（放射信息系统）数据如下。

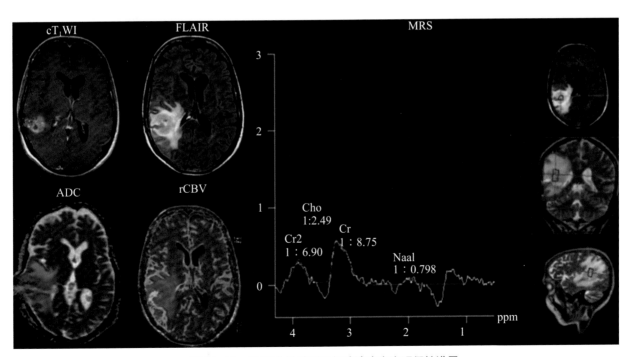

▲ 图 39-12　53 岁女性胶质母细胞瘤患者出现假性进展

可见广泛的水肿伴有明显强化，但在 rCBV 图上灌注值较低。MRS（TE 为 135ms）显示强化部位非常低的 N- 乙酰天冬氨酸和胆碱代谢物浓度，并可见乳酸峰，提示坏死特征。在整个病变范围内，ADC 值明显较高，表明水肿是主要的组织特征；未见明显的低 ADC 区，提示不存在细胞密集的肿瘤复发

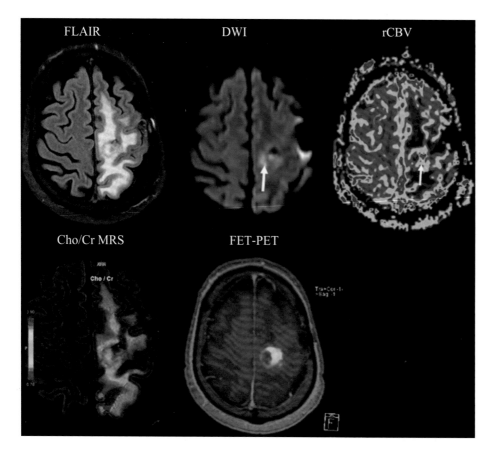

◀ 图 39-13 69 岁女性胶质母细胞瘤复发患者

DWI（$b_{1000}s/mm^2$）显示扩散受限，提示富细胞性复发性胶质瘤，rCBV 增高提示血管增多（箭）。化学位移成像胆碱与肌酸比值彩色波谱图显示胆碱增加，提示肿瘤复发，而且 FET-PET 上放射性标记氨基酸示踪剂摄取的增加也证实了这一发现

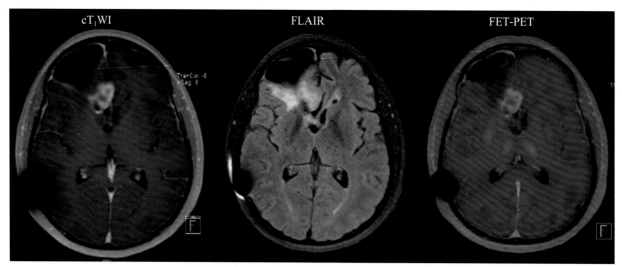

▲ 图 39-14 47 岁女性患者，在替莫唑胺辅助化疗完成 8 个月后疑似胶质瘤复发

虽然对比剂增强病灶和局限性的周围水肿提示肿瘤复发，但 FET-PET/MR 显示没有病理性摄取，因此提示与治疗有关的改变，病灶在复查时消失

临床信息：首次诊断肿瘤的日期或肿瘤复发的诊断日期；基线或肿瘤复发手术的日期；更新的 WHO 肿瘤分期，包括相关的突变类型；最近一次开始治疗的日期和应用的治疗方案细节（如化疗药物/疗程数、总放射剂量）；mRANO 分期。

2. 影像报告

• 影像技术如下。

序列记录 DWI 序列的 b 值和分析 DSC/DCE/

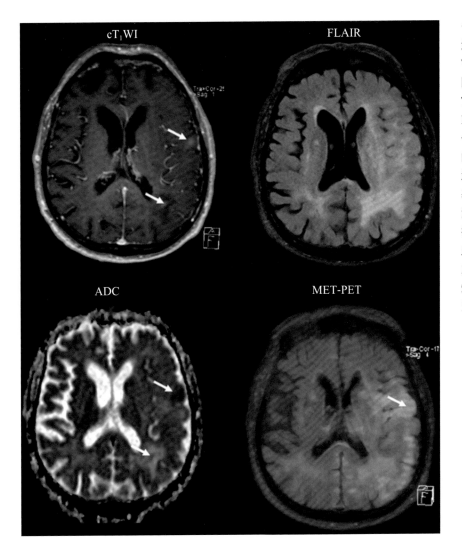

◀ 图 39-15　**65 岁男性患者，广泛的非手术治疗的累及左额顶区 WHO Ⅱ 级胶质瘤，接受多参数同步 PET-MRI 监测，采用增强 T₁WI、FLAIR、ADC 图，MET-PET 与增强 T₁WI 融合。**在最后一个化疗周期的 6 个月后，肿瘤的非强化皮质 / 皮质下部分有弥漫性的、略增高的放射性标记氨基酸示踪剂摄取。可见两个界限清楚的强化区域（箭），表现为扩散受限（箭），但只有额叶岛盖病变显示明显的示踪剂摄取增加。多重活检证实顶叶皮质下病灶为 Ⅱ 级胶质瘤，额叶岛盖病变为 Ⅳ 级胶质瘤

ASL/MRS 数据的模型。注意用以前可用的检查以供比较。

- 影像表现如下。
  - 病变的形状、T₂WI/FLAIR、T₂WI*/SWI 和非对比度 T₁WI 信号模式［"金属"伪影、出血性病变、非增强 T₁WI 高信号、（内部）均匀强化、坏死区等］的叙述性描述。对病变的范围和受累的功能区域（感觉运动区、锥体束、视觉通路、基底节、语言区、脑干等）进行评估。
  - 在轴面上最大肿瘤层面测量两个垂直的直径。测量了 FLAIR/ 信号在轴面上垂直变化最大的两个直径。
  - 对水肿性改变进行评论，并建议对病灶周围水肿进行半定量评估［轻度（≤ 1cm）、中度（≤ 3cm）或广泛（≥ 3cm）］。评估占位效应（中线移位、对语言区结构的压迫、脑室和基底池的形状和大小、有无疝征象）。
  - 注意任何室管膜浸润或脑脊液播散，广泛治疗相关的白质改变，伴有体积减小和微出血灶。
  - 病变内的扩散改变大致分为扩散增高、扩散受限，扩散受限取决于其可能的性质［血性信号、脓肿、肿瘤密度增高、（亚）急性缺血］。
  - 应该给出病变内任何"热点"的灌注（DSC/DCE/ASL）值（如平均值、最大值、中位数、第 90 百分位数）；校正和归一化的 rCBV、K^trans、V_e、V_p 和归一化 / 绝对 ASL 导出的血流值应该与灌注参数图一起提供。

- 如果已经进行了 MRS 检查，建议提供病变 / "热点"的胆碱与正常肌酐和胆碱与正常胆碱的比值，并附上相应的波谱。
- 应使当前病变的强化模式和强度、水肿、二维测量和任何功能 MRI 值便于与最近的两次 MR 检查进行比较。
- 最终诊断应该是简短和简明的，根据 mRANO 标准的新分期，以及功能 MRI 模式发现可能提示假性进展或假性缓解的内容。

（八）病例报告

病史： 66 岁男性，WHO 分级 IV 级 IDH 野生型胶质瘤，早期复发后主要接受手术、放疗和替莫唑胺联合普鲁卡巴嗪、洛莫司汀和长春新碱方案治疗。目前，患者已完成二期治疗，并在过去 6 个月中表现出持续增大的、大部分坏死的颞顶肿块，而临床症状却出现缓解（图 39-16）。

临床诊断： 坏死，膨胀性肿块，开颅手术史。

MRI 研究目的： 鉴别肿瘤复发与治疗相关改变（包括脓肿）。

影像技术： 轴位 FLAIR 和对比度增强的 T_1WI 图像、DWI（$b_0 \sim b_{500} \sim b_{1000}s/mm^2$）、ADC、SWI 和 DSC-MRI 的 rCBVI 图像。

影像学表现： 成像结果与二期治疗方案完成后的磁共振成像结果进行了比较。FLAIR 和对比度增强的 T_1WI 图像显示左侧颞顶区有轻微体积增大、不均匀且严重坏死的肿块，并伴有周边实性强化。在肿瘤周围可见弥漫性 T_2WI 高信号，累及皮质下脑岛、纹状体囊区、胼胝体和延伸至枕叶的脑室周围白质。在皮质下额叶岛盖可见环状强化卫星灶。DWI（$b_{1000}s/mm^2$）显示斑片状高信号伴 ADC 低值，而 DWI 异常区域与 SWI 中显著的信号下降呈空间相关性。在渗漏校正的 rCBV 图像上，坏死肿块的对比剂增强区域没有病理血管增加的迹象。尽管如此，皮质下强化的小病灶显示局部 rCBV 值升高。开颅缺损处可见占位性病变的膨出，并伴有脑室外扩张。

解释： 左侧颞顶区不均匀强化、出血和明显坏死的肿块，特征很可能与治疗相关的改变相一致，但没有脓液聚集的证据。周围无强化的 T_2WI 高信号可能与弥漫性肿瘤浸润有关，强化的卫星病灶代表扩散的胶质母细胞瘤病灶。

二、原发性中枢神经系统淋巴瘤

（一）定义与临床要点

原发性中枢神经系统淋巴瘤是一种少见的结外非霍奇金淋巴瘤，累及大脑、软脑膜、眼睛和脊髓，但无合并全身疾病的证据。磁共振成像的及时、准确诊断是正确处理 PCNSL 的关键。

（二）基础流行病学 / 人口学 / 病理生理学

PCNSL 约占原发性脑肿瘤的 3%，其标准化年发病率为每 10 万人中 0.4 例。PCNSL 的危险因素包括先天性因素和获得性免疫抑制（尤其是 HIV/AIDS 和移植后的情况）。在免疫功能正常的患者中，PCNSL 好发于 50 岁以上的老年人，而在免疫功能低下的患者中，对于特定偏好的年龄组。免疫功能低下患者的发病率在 20 世纪 60—90 年代逐步上升，在 90 年代中期达到高峰，然后下降。这些变化主要反映了获得性免疫缺陷综合征的流行（由于采用抗逆转录病毒疗法，发病率下降）和接受移植的人数不断增加。相比之下，PCNSL 在免疫功能正常个体中的发病率在不断上升，现在免疫功能正常患者 PCNSL 的发生率要比免疫功能低下者高得多。然而，PCNSL 在免疫正常个体中发病率上升的确切原因仍不清楚。EB 病毒和 *c-myc* 原癌基因易位诱导 HIV 患者 PCNSL 增殖的机制是已知的，而免疫功能正常者 PCNSL 的病理生理学尚不完全清楚。

（三）病理学

绝大多数 PCNSL（＞95%）为弥漫性大 B 细胞淋巴瘤。PCNSL 通常表现出很高的增殖活性。这些肿瘤在组织学上表现为典型的血管中心型，在已有的脑血管内和周围形成肿瘤细胞的袖套，并且典型地出现 CD20 表面表达（一种泛 B 细胞标志物）（图 39-17）。

（四）影像学特征

免疫功能正常的 PCNSL 患者在磁共振成像上表现为典型的 T_1WI 低信号和 T_2WI 等、低信号的肿块，增强后均匀强化（图 39-18）。50%～70%

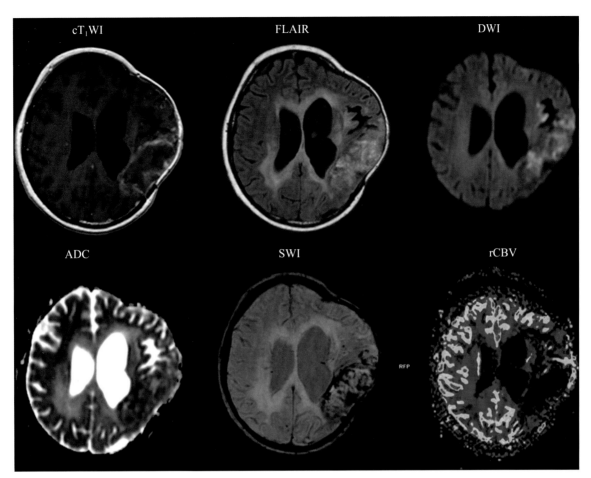

▲ 图 39-16　66 岁男性患者，既往诊断为 IDH 野生型胶质瘤 WHO Ⅳ级，经综合治疗后行 MRI 随访

MRI 显示左侧颞顶区有不均匀强化、出血和明显坏死的肿块，其特征很可能与治疗相关的改变相一致，没有脓液聚集的证据。周围无强化的 T₂WI 高信号可能与弥漫性肿瘤浸润有关，强化的卫星病灶代表扩散的胶质母细胞瘤病灶

的 PCNSL 免疫功能正常的患者为单发病灶，通常位于脑室周围和（或）深部灰质，其余患者为多灶性病变，周围可伴有轻度水肿。由于肿瘤细胞密度高，扩散加权成像显示表观扩散系数明显降低。灌注加权成像通常显示脑血容量没有增高或仅局部增高，反映了 PCNSL 中没有新生血管形成，这是由于它们聚集在已存在的脑血管周围的血管中心生长模式。与胶质母细胞瘤不同，SWI 上的瘤内磁化率信号很少见。相比之下，免疫功能低下患者的 PCNSL 是一种异质性肿瘤，常表现为边缘强化、中心坏死伴出血的肿块。PCNSL 的鉴别诊断通常包括其他原发或继发性脑肿瘤。与胶质瘤和转移瘤不同，PCNSL 的肿瘤周围水肿不常见，钙化、出血、坏死、囊变和环状强化在免疫正常患者中并不常见（图 39-19）。EB 病毒阳性的 PCNSL 是个例外，常表现为环状强化、肿瘤坏死、出血。

功能 MRI 上表现为扩散受限，DSC MRI 的 CBV 表现为轻度增高，SWI 上无瘤内出血，这些特点有助于 PCNSL 的诊断。然而，存在免疫抑制 PCNSL 患者非典型特征增加的可能性。此外，在免疫抑制 PCNSL 患者中，可能还会伴有脑脓肿或其他感染性并发症。

在 FDG-PET 图像上，淋巴瘤的典型表现为葡萄糖代谢明显增加，远高于正常灰质（图 39-20）。

（五）临床情况、影像检查适应证和推荐的影像学方案

PCNSL 患者与其他中枢神经系统肿瘤患者相似。PCNSL 的准确诊断对于免疫功能正常及免疫功能低下的患者的治疗和预后至关重要，如果诊断性

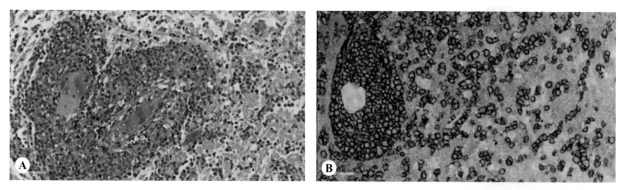

▲ 图 39-17 弥漫性大 B 细胞淋巴瘤,HE 染色(A)显示肿瘤细胞血管周围袖套,CD20 免疫阳性(泛 B 细胞标志物)(B)

图片由 Annekathrin Reinhardt & Andreas von Deimling，Department of Neuropathology，Heidelberg University Hospital 提供

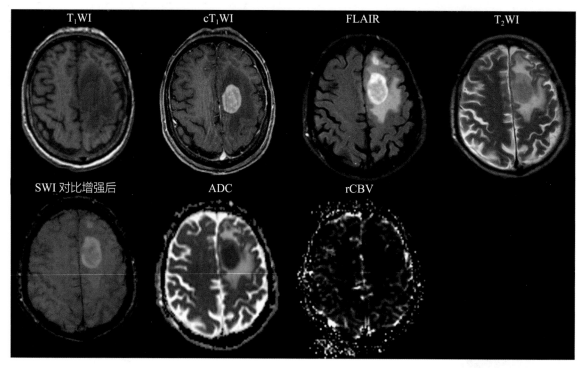

▲ 图 39-18　66 岁免疫功能正常男性患者，左额叶单发强化肿瘤

T_2WI 呈低信号，周围中度水肿，SWI 上无瘤内血沉积，ADC 扩散受限，DSC MRI 上 CBV 无增加。经立体定向活检证实为 PCNSL

检查（基本上依赖于 MRI 的影像学结果）表明有可能是 PCNSL，立体定向引导活检则是确定 PCNSL 诊断的首选方法。值得一提的是，PCNSL 对皮质类固醇高度敏感，至少 40% 的患者表现出类固醇诱导的反应，表现为暂时的肿瘤缩小或对比强化消失，但立体定向活检在这种情况下可能是不能诊断的，最终的确诊可能要延迟几个月甚至数年。因此，在确诊之前如果怀疑是 PCNSL，除非患者的临床危重情况需要，应尽量避免使用皮质类固醇。以上对脑肿瘤性病变的临床情况推荐的影像学方案进行了一般性讨论，参考第 38 章。

（六）治疗监测：随访计划和发现 / 缺陷

国际原发性中枢神经系统淋巴瘤联合小组于 2005 年制订了评估 PCNSL 治疗疗效的指南，包括评估 MRI 上对比强化、使用皮质类固醇、眼部检查和脑脊液细胞学检查。综合这些因素，治疗的疗效可分为完全缓解、未证实完全缓解、部分缓解、稳定疾病或进展性疾病。入选临床试验的患者在完成

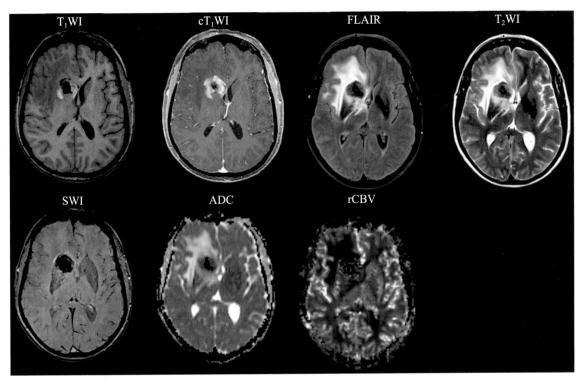

▲ 图 39-19　**59 岁免疫功能正常的女性患者，表现为单发强化肿瘤**

病灶 ADC 扩散受限，DSC MRI 上 CBV 无增加。尽管患者免疫功能正常，但仍有肿瘤内出血的非典型征象。经立体定向活检证实为 PCNSL

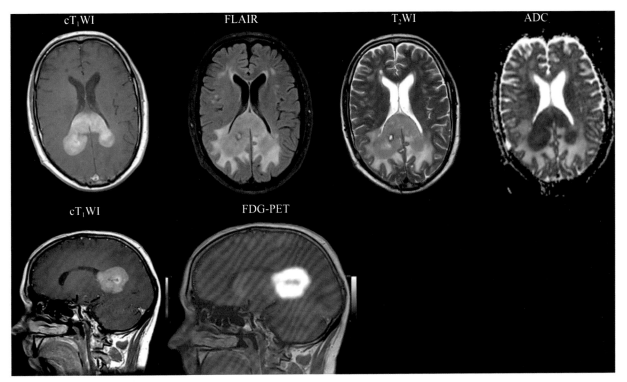

▲ 图 39-20　**65 岁男性，免疫功能正常的 PCNSL 患者，胼胝体处单发肿瘤，增强后有强化**

肿块相对扩散受限（ADC 值较低），FDG-PET 显示葡萄糖代谢明显增加，远高于正常灰质（图片由 Rolf Jäger，UCL Institute of Neurology，London 提供）

治疗后应进行 MR 检查以评估，首先每 3 个月评估一次，为期 2 年；然后每 6 个月评估一次，持续 3 年；最后每年评估一次，连续 5 年。重要的是，任何符合完全缓解（CR）标准但仍需要任何剂量皮质类固醇治疗的患者应被视为未确认的 CR。这一点很重要，因为皮质类固醇可能会掩盖 MRI 的对比强化。此外，有些患者会有一个小而持续地磁共振强化异常，可能与活检或局部出血有关。如果没有皮质类固醇治疗，随着时间的推移，这种异常没有改变或缓慢消退，则可以将其归类为 CR（表 39–3）。

（七）影像报告和分析思路

对有可能或确定诊断为 PCNSL 的患者进行的所有 MR 检查都需要书面的影像学报告。此报告应准确，并且以临床为重点，以便协助患者的管理。影像报告没有公认的结构规则，但为了优化神经外科医生 / 神经学家的沟通，应考虑以下几个因素。

- 磁共振成像技术：覆盖的解剖区域、场强、序列类型（特定成像协议），以及对比剂的类型和剂量。评价程度（最优、次优）。
- MRI 表现：系统全面地描述所有可能的 PCNLS 相关影像学表现。如果有强化，请描述强化方式、范围、位置和形态。
  - 是否有实质性发现：MRI 解剖表现（增强前后 T_1WI、FLAIR、T_2WI），病变的数量、位置、征象和大小（测量增强后肿瘤的两个垂直直径）、强化模式、坏死和出血。
    扩散改变：分为增高、限制或混合。
    灌注改变：与对侧健康白质相比，血容量升高。
  - 任何偶然或意外的发现应清楚地描述和解释：与临床相关还是无意义。
    包括脑脊液循环问题、中线移位、脑室和（或）基底池受压，以及疝（经轴、经幕、经鼻、经孔）。
- MRI 表现总结：结论中应提及支持或排除诊断的影像学表现。不支持临床怀疑的相关发现，以及对其他疾病类别的建议，也应该是在结论中提及。

（八）病例报告

病史： 73 岁男性免疫功能正常的患者，出现进行性失语和右腿无力 2 周。最早的头颅 CT 检查显示左额叶轴内占位，周围有大范围的灶周水肿，但胸腹部 CT 上没有颅外原发性肿瘤。

临床诊断： 不明原因的脑占位病变。

MRI 检查目的： 鉴别诊断脑占位性病变。

成像技术： 轴位强化 T_1WI 图像、FLAIR、SWI、DWI、ADC 和 DSC-MRI 的 rCBV 图像。

影像学表现： 轴位增强 T_1WI 显示左额叶岛盖

表 39–3　原发性中枢神经系统淋巴瘤的疗效评价标准

疗　效	MRI	皮质类固醇剂量	眼部检查	脑脊液细胞学检查
完全缓解（CR）	无强化	无	正常	阴性
未证实完全缓解（CRu）	无强化	任何剂量	正常	阴性
	轻微异常	任何剂量	轻微 RPE 异常	阴性
部分缓解（PR）	肿瘤强化范围减小 50%	不相关	轻微 RPE 异常或正常	阴性
	无强化	不相关	玻璃体细胞减少或视网膜浸润	持续的或可疑的
进展性疾病（PD）	病变增加 25%	不相关	复发性或新的眼病	反复或阳性
	新部位出现疾病：中枢神经系统或全身性			

RPE. 视网膜色素上皮（引自 Abrey 等，2005）

实性强化肿块（测量值 1.8cm×1.8cm×2cm），不伴坏死或囊变，周围有明显的灶周水肿（图 39-21）。轴位 ADC 图像显示强化病灶内扩散受限。在渗漏校正的 rCBV 图像上没有血管生成增加的迹象，SWI 无瘤内磁敏感信号，左侧脑室受压，但无脑积水迹象。

分析思路：原发性中枢神经系统淋巴瘤的典型表现为孤立的扩散受限的病灶，增强后有强化，并且没有血管生成增加或微出血的迹象。这种表现在高级别胶质瘤中不常见。

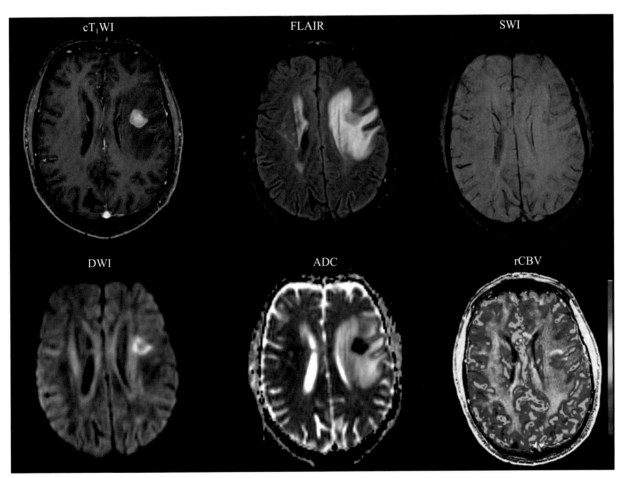

▲ 图 39-21　**73 岁男性，免疫功能正常的 PCNSL 患者，左额岛盖单发强化病变**
肿块显示相对扩散受限（ADC 值低），在渗漏校正的 rCBV 图像上没有血管生成增加的迹象

参考文献

[1] Abrey LE, Batchelor TT, Ferreri AJ, et al. Report of an international workshop to standardize baseline evaluation and response criteria for primary CNS lymphoma. J Clin Oncol. 2005;23(22):5034-43.

[2] Alexiou GA, Zikou A, Tsiouris S, et al. Correlation of diffusion tensor, dynamic susceptibility contrast MRI and (99 m)Tc-Tetrofosmin brain SPECT with tumour grade and Ki-67 immunohistochemistry in glioma. Clin Neurol Neurosurg. 2014;116:41-5.

[3] Bisdas S, Naegele T, Ritz R, et al. Distinguishing recurrent high-grade gliomas from radiation injury. Acad Radiol. 2011;18(5):575-83.

[4] Chung WJ, Kim HS, Kim N, Choi CG, Kim SJ. Recurrent glioblastoma: optimum area under the curve method derived from dynamic contrast-enhanced T1-weighted perfusion MR imaging. Radiology. 2013;269(2):561-8.

[5] Kickingereder P, Isensee F, Tursunova I, et al. Automated quantitative tumour response assessment of MRI in neuro-oncology with artificial neural networks: a multicentre, retrospective study. Lancet Oncol. 2019;20:728.

[6] Kim HS, Suh CH, Kim N, Choi C-G, Kim SJ. Histogram analysis of intravoxel incoherent motion for differentiating recurrent tumor from treatment effect in patients with glioblastoma: initial clinical

experience. Am J Neuroradiol. 2014;35(3):490-7.

[7] Louis DN, Perry A, Reifenberger G, et al. The 2016 World Health Organization classification of tumors of the central nervous system: a summary. Acta Neuropathol. 2016;131(6):803-20. Epub 2016 May 9

[8] Nihashi T, Dahabreh IJ, Terasawa T. Diagnostic accuracy of PET for recurrent glioma diagnosis: a meta-analysis. Am J Neuroradiol. 2013;34:944-50.

[9] Seeger A, Braun C, Skardelly M, et al. Comparison of three different MR perfusion techniques and MR spectroscopy for multiparametric assessment in distinguishing recurrent high-grade gliomas from stable disease. Acad Radiol. 2013;20(12):1557-65.

[10] Smits M, van den Bent M. Imaging correlates of adult glioma genotypes. Radiology. 2017;284(2):316-31.

[11] van den Bent M, Wefel J, Schiff D, et al. Response assessment in neuro-oncology (a report of the RANO group): assessment of outcome in trials of diffuse low-grade gliomas. Lancet Oncol. 2011;12(6):583-93.

[12] van Dijken BRJ, van Laar PJ, Holtman GA, van der Hoorn A. Diagnostic accuracy of magnetic resonance imaging techniques for treatment response evaluation in patients with high-grade glioma, a systematic review and metaanalysis. Eur Radiol. 2017;27(10):4129-44.

[13] Weller M, Wick W, Aldape K, et al. Glioma. Nat Rev Dis Primers. 2015;1:15017.

[14] Yun TJ, Park C-K, Kim TM, et al. Glioblastoma treated with concurrent radiation therapy and temozolomide chemotherapy: differentiation of true progression from pseudoprogression with quantitative dynamic contrast-enhanced MR imaging. Radiology. 2015;274 (3):830-40.

拓展阅读

[1] Citterio G, Reni M, Gatta G, et al. Primary central nervous system lymphoma. Crit Rev Oncol Hematol. 2017;113:97-110.

[2] Galldiks N, Stoffels G, Filss C, et al. The use of dynamic O-(2-^{18}F-fluoroethyl)-L-tyrosine PET in the diagnosis of patients with progressive and recurrent glioma. Neuro-Oncology. 2015;17:1293-300.

[3] Kickingereder P, Andronesi OC. Radiomics, metabolic, and molecular MRI for brain tumors. Semin Neurol. 2018;38(1):32-40. Epub 2018 Mar 16

[4] Matsusue E, Fink JR, Rockhill JK, et al. Distinction between glioma progression and post-radiation change by combined physiologic MR imaging. Neuroradiology. 2010;52:297-306.

[5] Nowosielski M, Wen PY. Imaging criteria in neurooncology. Semin Neurol. 2018;38(1):24-31. Epub 2018 Mar 16

第 40 章　神经元和混合性神经元 – 胶质肿瘤
Neuronal and Mixed Glioneuronal Tumors

Francesco Carletti　著

李文菲　译　郭　瑜　夏　爽　校

摘　要

神经元和混合性神经元 – 胶质肿瘤是一组罕见的中枢神经系统肿瘤，其特征为肿瘤性神经元细胞或神经元和神经胶质肿瘤细胞的组合。尽管少数间变性和侵袭性肿瘤预后较差，但是这些肿瘤大多数为良性，并且预后良好。临床神经影像学在鉴别这些良性肿瘤和其他预后较差的良性肿瘤方面起着至关重要的作用。这些肿瘤成像最敏感的影像学技术是磁共振成像，当 MRI 存在禁忌证及需要检测钙化时，紧急情况下可以使用计算机断层扫描。本章旨在对神经元和混合性神经元 – 神经胶质肿瘤进行综述，重点介绍其影像学、病理学特征及临床特点。

关键词

混合性神经元 – 神经胶质；胶质神经元；胚胎发育不良性神经上皮瘤；神经节胶质瘤；神经节细胞瘤；小脑发育不良性神经节细胞瘤；神经细胞瘤；副神经节瘤；多结节空泡性神经元瘤

缩略语

ADC	apparent diffusion coefficient	表观扩散系数
AGG	anaplastic ganglioglioma	间变性节细胞胶质瘤
CECT	contrast-enhanced computed tomography	计算机断层扫描对比增强
Cho	choline	胆碱
CN	central neurocytoma	中枢神经细胞瘤
CNS	central nervous system	中枢神经系统
CSF	cerebrospinal fluid	脑脊液
CT	computed tomography	计算机断层扫描
DCG	dysplastic gangliocytoma of the cerebellum（dysplastic cerebellar gangliocytoma）	发育不良性小脑神经节细胞瘤

DIA	desmoplastic infantile astrocytoma	婴儿多纤维性星形细胞瘤
DIG 或 DIGG	desmoplastic infantile ganglioglioma	婴儿多纤维性节细胞胶质瘤
DLGNT	diffuse leptomeningeal glioneuronal tumor	弥漫性软脑膜胶质神经元肿瘤
DNT 或 DNET	dysembryoplastic neuroepithelial tumor	胚胎发育不良性神经上皮瘤
DWI	diffusion-weighted imaging	扩散加权成像
EVN	extraventricular neurocytoma	脑室外神经细胞瘤
FCD	focal cortical dysplasi	局灶性皮质发育不良
FLAIR	fluid attenuated inversion recovery	液体衰减反转恢复
GC	gangliocytoma	神经节细胞瘤
GFAP	glial fibrillary acidic protein	胶质纤维酸性蛋白
GG	ganglioglioma	节细胞胶质瘤
GM	gray matter	灰质
GRE	gradient-recalled echo	梯度回波序列
IDH	isocitrate dehydrogenase	异柠檬酸脱氢酶
iMRI	intraoperative MRI	术中 MRI
LDD	Lehrmitte-Duclos disease	发育不良性小脑神经节细胞瘤（Lehrmitte-Duclos 病）
MAP 2 K1	mitogen-activated protein kinase 1	丝裂原活化蛋白激酶 1
MB	medulloblastoma	髓母细胞瘤
MIBG	metaiodobenzylguanidine	间碘苯胍
MRI	magnetic resonance imaging	磁共振成像
MVNT	multinodular and vacuolating neuronal tumor of the cerebrum	大脑多结节性空泡状神经元瘤
NAA	N-AcetylAspartate	N– 乙酰天冬氨酸
NECT	non-enhanced computed tomography	非对比增强计算机断层成像
NeuN	neuronal nuclear protein	神经核蛋白
NF1	neurofibromatosis type 1	神经纤维瘤病 1 型
PGL	paraganglioma	副神经节瘤
PGNT	papillary glioneuronal tumor	乳头状胶质神经元肿瘤
PNET	primitive neuroectodermal tumor	原始神经外胚层肿瘤
PTEN	phosphatase and tensin homologue	磷酸酶和张力蛋白同源物

PXA	pleomorphic xanthoastrocytoma	多形性黄色星形细胞瘤
RGNT	rosette-forming glioneuronal tumor	菊形团形成型胶质神经元肿瘤
SDH	succinate dehydrogenase	琥珀酸盐脱氢酶
SHH	sonic hedgehog	音猬因子
SWI	susceptibility-weighted imaging	磁敏感加权成像
TLE	temporal lobe epilepsy	颞叶癫痫
WHO	World Health Organisation	世界卫生组织
WM	white matter	白质

一、概述

(一)定义

神经元和混合性神经元 – 胶质肿瘤(neuronal and mixed neuronal-glial tumor)是一组罕见的肿瘤,其特征是肿瘤性神经元细胞或神经元和胶质瘤细胞的结合。根据世界卫生组织对中枢神经系统肿瘤的最新分类(2016 年版),这类肿瘤包括 14 种病变(表 40–1)。

(二)基本流行病学 / 人口学 / 病理生理学

神经元和混合性神经元 – 胶质肿瘤诊断时的年龄各异,从婴儿促纤维增生性星形细胞瘤和节细胞胶质瘤的 6 月龄至小脑脂肪神经细胞瘤的 50 岁。弥漫性软脑膜神经胶质瘤和 DIA、DIG 多见于儿童。胚胎发育不良性神经上皮瘤、节细胞胶质瘤、神经节细胞瘤和乳头状胶质神经元肿瘤等肿瘤在儿童或青年人中发生率较高。副神经节瘤和小脑脂肪神经细胞瘤在成人中更常见。

(三)临床表现和影像征象

神经元或混合性神经元 – 胶质瘤可发生在大脑或脊髓,症状随肿瘤的位置和大小而变化。广义上讲,根据临床表现可以区分幕上和幕下肿瘤。幕上神经元和混合神经胶质瘤患者常伴有癫痫发作。DNT 患者通常表现为耐药性局灶性癫痫,伴有或不伴有继发性癫痫发作。GG 或 GC 患者有慢性颞叶癫痫或局灶性癫痫病史。头痛和其他颅内压升高的症状或体征(由病变本身或梗阻性脑积水引起)是幕上和幕下肿瘤的常见表现。在 DIA 和 DIG 患者

中,颅内压升高的体征包括嗜睡、快速进展的大头畸形,囟门紧张和隆起,双眼球下移,瞳孔下缘被下眼睑覆盖("落日"征)。当病变位于幕下时,可出现小脑征象(如小脑脂肪神经细胞瘤、发育不良性小脑神经节细胞瘤,但有时也见于乳头状胶质神经元肿瘤或菊形团形成性胶质神经元肿瘤)。脊柱 PGL 可表现为下背部疼痛、坐骨神经痛、运动障碍、感觉障碍,有时还伴有括约肌功能障碍。最后,值得注意的是,一些大脑多结节性和空泡性神经元肿瘤可能完全无症状,在某些病例中,由于其他原因影像学检查时 PGNT 和 RGNT 可以被偶然发现。

(四)成像技术和推荐的成像方案

MRI 和 CT 是检测和描述神经元和混合神经元 – 胶质瘤的主要选择方法。

虽然 CT 图像不如 MRI 扫描图像详细,但当出现颅内压升高体征或患者出现非特异性神经系统表现(偶尔可能由肿瘤引起)时,CT 仍然是紧急情况下的首选诊断检查。CT 是快速确定引起患者癫痫发作或颅内压升高的理想方法。CT 也可用于无法进行 MRI 扫描的患者,如有心脏起搏器或其他与 MRI 不兼容的设备,或者需要麻醉药才能进行 MRI 的患者。CT 可以显示在 MRI 上不易显示的钙化。

MRI 是评价神经元和混合性神经元 – 胶质瘤的首选方法。在脉冲序列和层厚的选择上,专用的"肿瘤方案"可能因研究中心而异,但通常包括注射对比剂后的增强扫描。本书其他章描述了用于中枢神经系统肿瘤的磁共振成像方案(见第 38 章)。

表 40-1 神经元和混合性神经元 – 胶质瘤一览表		
	病 变	WHO 分类
1	胚胎发育不良性神经上皮瘤（DNT）	I
2	神经节细胞瘤（GC）	I
3	节细胞胶质瘤（GG）	I ～ II
4	间变性节细胞胶质瘤（AGG）	III
5	小脑发育不良性神经节细胞瘤（Lehrmitte-Duclos 病）（LDD）	I（如果是肿瘤）
6	婴儿多纤维性星形细胞瘤（DIA）、节细胞胶质瘤（DIG）	I
7	大脑多结节性空泡性神经元瘤（MVNT）	I
8	乳头状胶质神经元肿瘤（PGNT）	I
9	菊形团形成性胶质神经元肿瘤（RGNT）	I
10	弥漫性软脑膜胶质神经元肿瘤（DLGNT）	未分类
11	中枢神经细胞瘤（CN）	II
12	脑室外神经细胞瘤（EVN）	II
13	小脑脂肪神经细胞瘤	II
14	副神经节瘤（PGL）	I

专用的"癫痫方案"（见第 35 章）用于局灶性癫痫的患者。在可能的情况下，应在高场强（3T）MRI采用专用的癫痫方案采集，与 1.5T MRI 相比，可改善信噪比。使用可靠的标志物术前 MRI 或 CT（如果 MRI 有禁忌或不可行）进行图像引导活检。

由于肿瘤切除程度是神经元和混合性神经元 – 胶质瘤患者的重要预后因素，术前手术计划依赖于术前几天或立即获得的 MRI 图像。功能性 MRI 和扩散张量成像等其他成像可在肿瘤靠近大脑功能区和顽固性癫痫的患者中帮助进行手术计划（见第 41 章）。然而，一旦打开颅骨和硬脑膜，基于术前 MRI 图像的肿瘤定位就失效了。这是由于一种称为"脑移位"的现象造成的，这种现象包括解剖学和生理学上的变化；这有时使肿瘤切除术变得困难，术中磁共振成像可控制脑移位。iMRI 可以帮助术中从正常脑实质中勾画出残留肿瘤，并帮助神经外科医生提供准确的肿瘤切除方案。

随访成像包括 MRI 扫描（除非 MRI 是禁忌）。MR 序列的获取应与以前的检查尽可能相同（使用相同的扫描平面、层厚和序列），以便于图像的比较。随访影像学检查应按当地神经肿瘤多学科讨论决定的时间间隔进行。在手术切除后 72h 内，应考虑进行 MRI 基线扫描。临床和随访影像学检查的时间通常取决于几个因素，包括是否有残留肿瘤、使用的治疗方法和肿瘤类型。

（五）病理特征

除间变性节细胞胶质瘤（III级）外，其余均是低级别肿瘤（ I ～ II 级）且生长缓慢。鉴于患者和随访报告数量有限，DLGNT 仍然没有被定义 WHO级别。

（六）治疗监测

手术切除肿瘤通常是主要的治疗方法，并且通常长期预后较好（表 40-2）。切除程度是最重要的预后因素。在某些情况下，治疗计划可能包括辅助放疗和化疗。肿瘤治疗后复发是很少见的。转移性扩散在神经元或混合性神经元 – 胶质瘤中不常见。然而，在间变性神经节胶质瘤、菊形团形成性胶质神经元肿瘤、DIA 和 DIG 及脑室外神经细胞瘤的患者中，报道了罕见的 CNS 转移，其中 PGL 患者中

表 40–2　神经元和混合神经元 – 胶质瘤的治疗方案和预后

	肿　瘤	治疗方案	预　后
1	DNT	外科手术	即使肿瘤部分切除也没有复发的迹象 恶性转化很少见
2	GC	外科手术	几乎全部患者 7.5 年无复发生存率
3	GG	外科手术伴或不伴化疗和放疗	治疗效果良好
4	AGG	外科手术伴或不伴化疗和放疗	预后不如 GG，但可用于中枢神经系统的数据有限
5	LDD	外科手术	罕见复发
6	DIA 和 DIG	外科手术 化疗对复发或进展的病例有帮助	全切除：15.1 年（DIA）和 8.7 年（DIG）无复发生存率
7	PGNT	不经辅助治疗的手术可获得良好的长期生存率 MIB-1 标记指数高、次全切除的病例很少采用辅助化疗或放疗	全切除术后无复发或扩散，首次切除后 4.5 年有 1 例全身转移（胸膜、心包和左乳）
8	RGNT	进展或进行性症状的手术辅助化疗和放疗	大多数患者无复发
9	DLGNT	化疗联合或不联合颅脊柱放疗	不适用（可用数据有限）
10	CN	部分外科学作者建议术后放疗以防止复发	95%（3 年）和 85%（5 年）患者在全切除术后无复发。 颅骨次全切除术后 55%（3 年）和 45%（5 年）无复发是非常罕见的
11	EVN	外科手术	复发很少。然而，结果可能会因患者的不同而有很大的差异，罕见的颅脊髓播散可发生为远处转移或沿手术路径
12	小脑脂肪神经细胞瘤	有或无辅助放疗的外科手术	生存期超过 5 年（已知的最长生存期为 18 年）复发可发生放射性耐药和恶性进展
13	PGL	部分外科学作者建议只有在次全切除的情况下才考虑放射治疗（即使已经报告了放疗抵抗）	复发罕见，通常是在次全切除术后 10%～20% 病例存在中枢神经系统转移 有 1 例报道马尾副神经节瘤骨转移的病例

高达 10%～20%。

二、胚胎发育不良神经上皮瘤

（一）定义和临床要点

胚胎发育不灵神经上皮瘤（dysembryoplastic Neuroepithe lial tumor，DNT）是一种良性混合性神经元 – 胶质肿瘤性病变，好发于长期耐药的部分复杂癫痫发作的儿童或青年。手术切除 DNT 在治疗癫痫方面有很好的效果。疾病复发或进展罕见。

（二）基本流行病学 / 人口统计学 / 病理生理学

DNT 占所有原发性脑肿瘤的不到 1%。DNT 继发性癫痫的发病率在不同机构之间有显著差异，根据用于诊断的组织病理学诊断标准，在 7%～80%。DNT 在男性患者中稍多见。在大多数情况下，第一次发作发生在 20 岁之前。癫痫发作的平均年龄为 15 岁（3 周龄至 38 岁），手术时的平均年龄为 25.8 岁。有几个因素表明其起源于发育不良 / 畸形，但

DNT 的确切组织发生机制仍不清楚。DNT 是偶发的。DNT 病例中，约 30% 发现 *BRAF V600E* 突变。有时，DNT 可能影响神经纤维瘤病 1 型或 XYY 综合征的患者。

（三）病理特征

DNT 常见于颞叶，易累及内侧结构，但也可发生在额叶，较少出现在尾状核、侧脑室、透明隔、三角区、中脑和顶盖、小脑或脑干。DNT 是皮质内肿瘤。根据它们的体积（从数毫米到数厘米），可能会累及脑回，呈外生性生长。虽然偶尔有多灶性 DNT 的报道，但 DNT 通常是孤立性病变。

DNT 具有黏性成分伴有多个或单个结节状致密组织。DNT 的组织病理学特征是多结节状生长模式和"特异性胶质神经细胞成分"。特异性神经胶质细胞成分由排列成柱状的小少突胶质细胞样的轴突束组成，与皮质表面垂直。在这些柱状物之间，神经元漂浮在黏液基质中，星形胶质细胞呈散在点状分布。

简单和复杂的组织学形态已被定义。特定的神经胶质神经元复合物表征了 DNT 的简单形式。DNT 的复杂变异是由特定的神经胶质细胞和胶质结节组成的，这使肿瘤具有独特的多结节结构。其他形式（非特定和扩散的）DNT 的标准仍存在争议。局灶性皮质发育不良和 DNT 经常相关。FCD 应仅诊断在皮质异常而无肿瘤细胞浸润的区域。

DNT 为 WHO Ⅰ 级肿瘤，生长缓慢，增殖率低（Ki-67 指数为 0%～8%）。

（四）影像特征

DNT 通常表现为边界清楚的皮质多分叶状、气泡样肿块，无占位效应或周围水肿（图 40-1）。肿块可有局限性、楔形、假囊性或多囊性表现。多数情况下，DNT 是位于皮质内的，小的 DNT 可能只累及脑回的一部分（图 40-2），大的病变可累及脑叶的大部分（图 40-3）。少数情况下，异常信号可延伸至皮质下白质。DNT 可导致邻近颅骨变形（高达 60% 的病例）（图 40-3A）。

DNT 在 T_2WI 上呈高信号，在 T_1WI 上呈低信号。它们在 FLAIR 上是低 / 等 / 高信号，周围有一个环形高信号。在梯度回波图像和 SWI（或 CT）上常可见钙化，发生在肿瘤的深部，通常在增强强化区和出血处附近。病灶内出血并不常见，可发生在微血管异常时，在 T_2WI^* 和 SWI 图像比较容易发现。DNT 在 DWI 呈低信号，并且 ADC 呈高扩散率。通常 DNT 不强化，强化通常是由于缺血性和出血性改变，而不是恶性转化。20%～30% 的 DNT 可见局灶性结节或环状强化。结节状或环状的强化可能发生在先前未强化的肿瘤中。

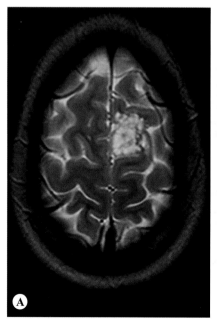

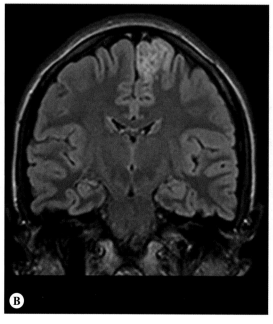

◀ 图 40-1 **20 岁女性，胚胎发育不良神经上皮瘤**
患者有长期耐药的部分复杂癫痫病史。左额叶肿块位于皮质内，边界清楚，多囊，呈泡状

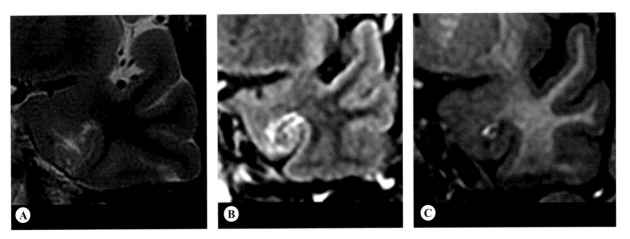

▲ 图 40-2 **25 岁男性，胚胎发育不良神经上皮瘤，有癫痫发作病史**

MRI 显示左侧海马旁回和皮质下白质内有一个小而复杂的多囊肿块。肿瘤在 T_2WI（A）和 FLAIR（B）图像上呈混杂信号，在 T_1WI 图像上呈低信号。T_1WI 显示局灶性高信号小病灶，可能代表钙化或含铁血黄素

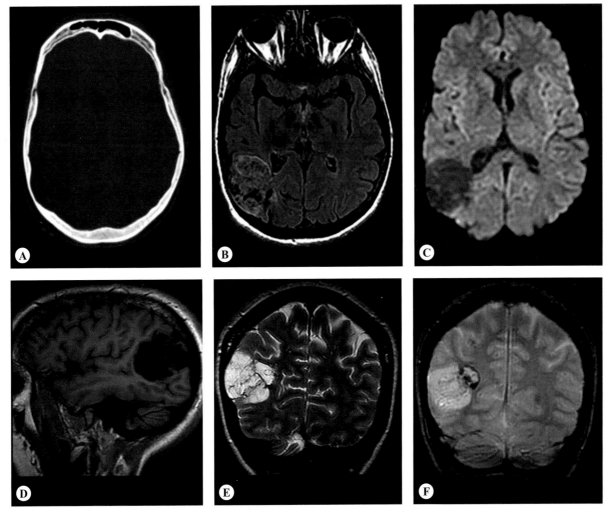

▲ 图 40-3 **40 岁女性，胚胎发育不良神经上皮肿瘤。患者有长期耐药的部分复杂癫痫史**

随着时间的推移，肿块导致了骨骼重塑（A）。多囊性肿瘤累及右侧顶叶下叶，较小范围累及右侧颞上回后部。病灶无占位效应或周围水肿（B 和 E）。FLAIR（B）显示肿瘤呈混杂信号，T_2WI 呈高信号，T_1WI 呈低信号（C 和 D）。注意肿瘤深部边缘有钙化或含铁血黄素（F）

三、神经节细胞瘤、发育不良性小脑神经节细胞瘤、节细胞胶质瘤、间变性节细胞胶质瘤、婴儿多纤维性节细胞胶质瘤和星形细胞瘤

（一）定义和临床要点

节细胞胶质瘤（ganglioglioma，GG）和神经节细胞瘤（gangliocytoma，GC）是两种罕见的良性肿瘤，由发育异常的神经节细胞和肿瘤性胶质细胞或单纯的神经节细胞组成。GG 和 GC 为 WHO Ⅰ 级慢性增殖肿瘤（约 20% 的 GG 为 WHO Ⅱ 级）。间变性节细胞胶质瘤是一种罕见的胶质神经节瘤，被 WHO 定为 Ⅲ 级。GG 和 GC 是颞叶癫痫的常见病因。

发育不良性小脑神经节细胞瘤是一种累及小脑的神经节细胞瘤。DCG 是一种良性的小脑肿块性病变，由发育不良的神经节细胞组成，与小脑皮质结构相适应，并使小脑叶增厚。发育不良性小脑神经节细胞瘤被称为 Lehrmitte-Duclos 病。发育不良性小脑神经节细胞瘤是 Cowden 综合征的中枢神经系统表现。关于发育不良性小脑神经节细胞瘤（Lhermitte-Duclos 病）是肿瘤还是错构瘤，目前仍存在争议。如果认为其属于肿瘤，应属于 WHO Ⅰ 级。

婴儿多纤维性节细胞胶质瘤和星形细胞瘤是一种良性胶质细胞瘤，主要由一个成纤维细胞间质和肿瘤性星形胶质细胞或肿瘤性星形胶质细胞和可变神经元成分组成的神经上皮细胞群组成。DIA 和 DIG 在组织学上也是 WHO Ⅰ 级肿瘤。DIA 和 DIG 被归为 WHO 同组，这是因为这些病变具有相似的临床、神经影像学、病理学特征，并且预后良好。

（二）基本流行病学 / 人口学 / 病理生理学

节细胞胶质瘤和神经节细胞瘤分别占所有中枢神经系统肿瘤的 0.4%，占所有脑肿瘤的 1.3%。GG 是最常见的混合性神经元 – 神经胶质肿瘤。AGG 在所有 GG 中占少数（5%～10%）。GG 和 GC 更常见于儿童或年轻人。性别无差异。GG 被认为来源于前体细胞的肿瘤转化。节细胞胶质瘤中最常见的突变（20%～60% 的病例）是 BRAF V600E 突变。GG 在神经纤维瘤病 1 型、神经纤维瘤病 2 型、Turcot 和 Peutz-Jeghers 综合征患者中均有报道。GC 的病因尚不清楚。GC 呈散发性，无遗传易感性因素。

DCG 是 Cowden 综合征的一个组成部分，Cowden 综合征是一种常染色体显性遗传综合征，引起多种错构瘤和肿瘤。Cowden 综合征是由 PTEN 基因突变、KLLN 基因突变（该基因为制造一种称为 Killin 的蛋白质）及改变琥珀酸脱氢酶功能的琥珀酸脱氢酶 B 和 D 亚基的变异引起的，琥珀酸脱氢酶是一种调节细胞能量产生、生存和增殖的关键酶。肿瘤抑制因子的减少（由于 PTEN 或 KLNN 基因突变）、SDHB 或 SDHD 中存在的变异可能会使异常细胞存活和异常增殖，从而导致肿瘤的形成。

DIA 和 DIG 占婴儿期脑肿瘤的 16%，但在所有年龄组的中枢神经系统肿瘤中被认为是罕见的（0.3%）。DIA 和 DIG 多发生在新生儿（诊断时的中位年龄：6 月龄；范围：1—24 月龄），也有非婴儿病例的报道（诊断年龄：5—25 岁），男性更常见。DIA 和 DIG 的起源尚不清楚，可能起源于大脑发育过程中表达胶质和神经元蛋白及膜下星形胶质细胞的原始小细胞群。DIA 和 DIG 显示出不一致的染色体缺失。BRAF V600E 突变在 DIA/DIG 中罕见。

（三）病理特征

GG 和 GC 是单发病变。GG 和 GC 可以出现在中枢神经系统的任何地方，包括脑干、小脑、脊髓、视神经、垂体和松果体，但主要发生在颞叶，很少出现在其他叶。在发育不良性小脑神经节细胞瘤病中，DCG 累及小脑。与 GG 不同，AGG 并不是好发于颞叶，而是累及大脑的任何一个脑叶和脊髓。AGG 可以是原发性肿瘤或 GG 恶变后（继发性肿瘤）。AGG 可转移至 CNS 其余部分，但 GG 和 GC 通常不播散。

GG 和 GC 表现为实性或囊性病变，使皮质扩张，对周围结构有轻度占位效应，钙化常见，出血和坏死很少见。GG 的组织病理学特征是肿瘤神经元和胶质细胞的结合。神经节胶质瘤的范围从以神经元为主的肿瘤到以胶质成分为主的变异。有些病例还含有中间分化的细胞。间变性节细胞胶质瘤表现为细胞增多，多形性，与血管增生和坏死相关的胶质成分的有丝分裂数目增多。GC 由成熟的肿瘤

性神经节细胞组成，通常具有异常增生的特征。GC间质由非肿瘤性胶质细胞组成。GG 和 GC 肿瘤节细胞突触素阳性。70%～80% 的节细胞胶质瘤表现出 CD34 免疫反应性（CD34 是一种癌胚神经元标志物，在成人大脑中不存在）。GG 的肿瘤性胶质细胞 GFAP 阳性。GG 和 GC 中胶质成分的增殖指数较低。

DCG 的小脑叶增厚，脑回形态正常。这些肉眼表现反映了小脑分子层和内部颗粒层的弥漫性扩大，伴有各种大小的神经节细胞。异常的髓鞘轴突使外分子层增厚，该轴突从颗粒层中的异常细胞延伸而来。肥大的颗粒细胞使颗粒层增厚。浦肯野细胞减少或消失。由于大脑皮质的改变，畸形的小脑叶表现为"皮质倒置"模式，包括中央白质体积减小和浅层髓鞘增生。免疫组织化学显示突触素在发育异常神经节细胞中呈阳性，大多数异型增生细胞表现出 PTEN 蛋白表达缺失、AKT 磷酸化和 S6 表达增加。这种病变的性质仍存在争议。病理组织学特征异常，增殖活性极低或缺乏，并且缺乏进展将支持错构瘤的属性。然而，动物模型 PTEN 的缺失、罕见复发和成人新发 DCG 在既往 MRI 表现正常的患者将支持肿瘤病因学。

DIA 和 DIG 表现为大的囊性病变，其实性成分累及大脑浅层皮质和软脑膜，常通过促进结缔组织增生反应附着在硬脑膜上。DIA 和 DIG 出现在幕上时，常见于额叶和顶叶，其次是颞叶，枕叶较少累及。囊性成分可以是单囊性或多房性的，并有透明或黄色的液体成分。囊肿可以是巨大的（直径达13cm），导致小头畸形和囟门肿胀。肿瘤周围的脑室系统常因占位效应而受压。肿瘤的实性成分质地坚硬或有弹性，检查时呈灰色或白色，无明显出血或坏死特征。钙化常见。在组织学上，DIA 和 DIG 主要显示促结缔组织增生性软脑膜成分，伴有多变的低分化神经上皮成分由星形胶质细胞或星形胶质细胞和肿瘤性神经元组成。Ki-67 增殖指数通常较低（2%～5%），只有在异常的 DIA 和 DIG 中罕见表现为高增殖（高达 45%）。DIG 中的肿瘤神经元细胞在免疫组织化学上表达神经元标志物（如突触素、神经丝重多肽和Ⅲ类 β- 微管蛋白）。神经上皮细胞 GFAP 和波形蛋白阳性。

（四）影像特征

GG 和 GC 在 CT 上的密度是多变的，可以显示钙化并引起邻近皮质肿块的颅骨扇形改变。DIA 和 DIG 表现为大而低密度的囊性肿块，伴有等或稍高于灰质密度且明显强化的实性结节。钙化在 DIA 和 DIG 中极为罕见。囊性部分通常位于大脑深处，而实性部分则位于周围并延伸至脑膜。在 CT 上，DCG 表现为第四脑室和枕大池的密度不均匀区。当 DCG 较大且压迫第四脑室时，CT 显示梗阻性脑积水的特征(图 40-6)。骨窗上偶尔可以看到颅骨变薄。

建议使用对比增强 MRI 联合或不联合颞叶高分辨率冠状位 T_2WI 进一步显示这些肿瘤。

在 FLAIR 和 T_2WI 图像上，GG 通常表现为大小不等（高达几厘米）的局限于皮质内囊肿，伴有皮质（和皮质下）高信号的壁结节（图 40-4）。GG 很少可以表现为一个扩大脑回的实性肿块，偶可表现为边缘不清的浸润性肿块，周围没有水肿。GG 与局灶性皮质发育不良有关。

据报道，GC 在 T_2WI 信号各异，从低到高信号均可。GG 和 GC 中肿瘤钙化常见，在 GRE 和 SWI 图像上均可观察到。GG 和 GC 通常存在对比强化，强化形式可以是实性、环形或结节状强化（图 40-4 和图 40-5）。

在 T_1WI 上，DIA 和 DIG 显示低信号的囊性成分和等信号的瘤周结节或斑块样实性成分，增强扫描实性成分可见强化。DIA 和 DIG 的囊性成分在 T_2WI 像上呈高信号，而在 FLAIR 上与 CSF 等信号，而实性部分在 T_2WI 像上呈低信号，在 FLAIR 上呈高信号。无出血或钙化，无扩散受限。DIA 和 DIG 周围的水肿通常非常轻微或没有。

在 MRI 上，DCG 通常显示小脑叶增大，呈 T_1WI 低信号和 T_2WI 高信号交替条纹状（"灯芯绒"或"虎纹形"）或回旋状（图 40-6）。轴位和冠状位 T_2WI 图像有助于描述小脑的形态。DCG 通常是单侧的（但也可以是双侧的），经常累及蚓部。DCG 可在 FLAIR 上表现为囊肿，在 T_1WI 像上呈高信号，在 GRE 和 SWI 上呈低信号。SWI 显示增厚脑叶周围的异常静脉。随着 ADC 值的变化，DWI 上的信号增加被认为反映了细胞增多或轴突密度增加。对比强化可能存在，也可能不存在。

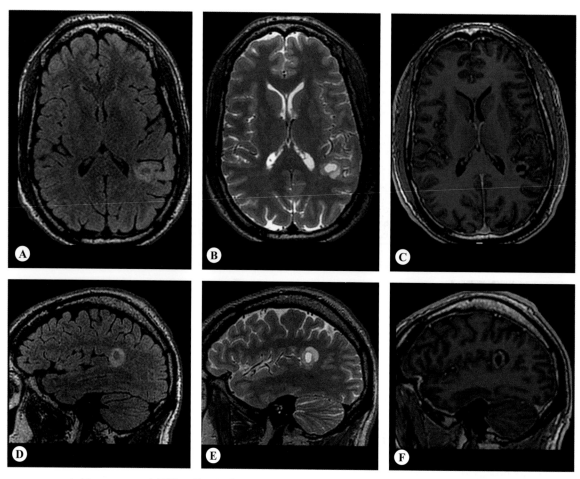

▲ 图 40-4　37 岁男性，神经节瘤。患者有近期癫痫大发作病史，之前 2 ～ 3 年没有发作

MRI 显示左颞上回和顶下回孤立性肿瘤，在 FLAIR 和 T₂ 加权像（A、B、D 和 E）上肿块中央有一个囊肿，周围信号增高。肿瘤呈周边环形强化（C 和 F）

四、大脑多结节性空泡性神经元肿瘤

（一）定义与临床要点

大脑多结节性空泡性神经元肿瘤（multinodular and vacuolating neuronal tumor of the cerebrum，MVNT）是大脑半球的良性病变，由大小不等的神经元细胞排列成结节，累及皮质深部和皮质下白质，表现为间质和胞质空泡。MVNT 被归类为神经节细胞瘤的一种类型，但在目前的 2016 年版 WHO CNS 肿瘤分类中，MVNT 具有"未确定分类"。MVNT 可能无症状或引起头痛和癫痫。MVNT 为 WHO Ⅰ 级，除非出现癫痫，一般保守治疗。

（二）基本流行病学 / 人口学 / 病理生理学

根据现有较少的相关文献，MVNT 可发生于各年龄段，成人多见（诊断时的中位年龄为 43 岁；

21—71 岁），也有儿童和青少年病例的报道，女性稍多见。

MVNT 的病理生理学尚不清楚。一些作者认为 MVNT 是一种畸形，而其他作者认为 MVNT 是一种真正的克隆性肿瘤。有报道称，少数 MVNT 患者存在 *BRAF* 和 *MAP2K1* 突变，另外还有 1 例 10 号染色体上进行了 *FGFR2-ZMYND11* 基因融合的报道。未见 *IDH1/IDH2* 突变的报道。

（三）病理特征

所有报道的 MVNT 都位于大脑。它们表现为一簇小的（直径为 1～5mm）、离散的、圆形或卵圆形的结节，位于皮质深部和皮质下白质，偶尔有散在的结节延伸到深部的白质，朝向脑室。虽然单个结节只有几毫米大，但融合的结节团的尺寸可以达到几厘米。

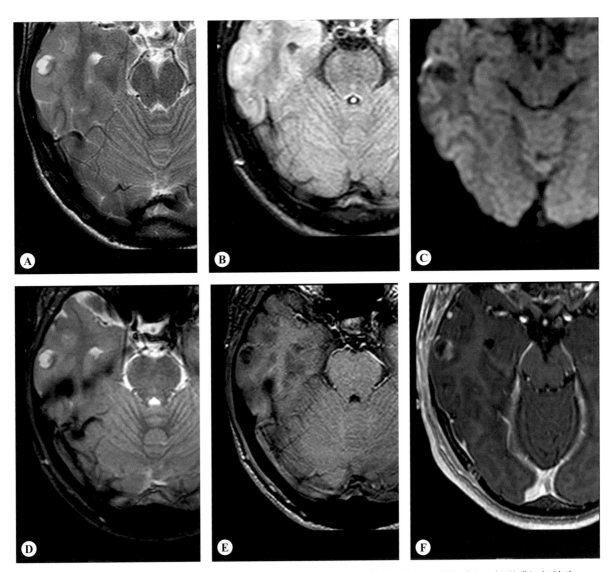

▲ 图 40-5　**19 岁男性，神经节细胞瘤。患者出现三次强直阵挛性大发作，无局部神经、视觉或记忆缺陷**
MRI 显示右颞叶周围强化病变，大小约 1cm，无占位效应或水肿。病变由结节和囊性成分相关。在这种情况下，根据影像学，鉴别诊断应包括神经节胶质瘤或神经节细胞瘤。因为没有明确的软脑膜强化，多形性星形细胞瘤的可能性较小

组织学上，MVNT 显示小到中型神经元细胞结节，伴有细胞内和间质空泡。细胞表达神经元标志物（如突触素、ELAV3/4），OLIG2 常呈阳性，但神经元核蛋白 NeuN、嗜铬粒蛋白或胶质标志物 GFAP 阴性。

（四）影像特征

CT 表现通常是正常的，在大的病变中有一些界限不清的皮质下低密度。没有占位效应或钙化。在 MRI 上，MVNT 表现为一簇皮质下或皮质旁的 U 形小结节，在 T_2WI 和 FLAIR 图像上呈高信号（图 40-7）。DWI 序列结节无扩散受限，通常不强

化（尽管在少数病例中有轻度强化）。无占位效应或周围水肿。

五、乳头状胶质神经元肿瘤

（一）定义和临床要点

乳头状胶质神经元瘤（papillary glioneuronal tumor，PGNT）是一种边界相对清楚的、临床上具有星形细胞和神经元成分的惰性脑肿瘤。PGNT 的行为类似于 WHO Ⅰ 级肿瘤，但在少数病例中表现出非典型特征或晚期生物学进展。

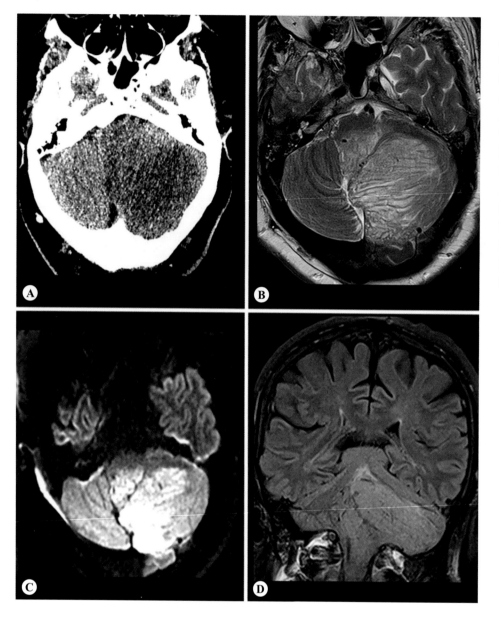

（二）基本流行病学 / 人口学 / 病理生理学

PGNT 是罕见的发生在青年人的肿瘤，没有任何性别偏好。PGNT 占颅内肿瘤的比例小于 0.02%。平均诊断年龄为 23 岁（4—75 岁）。

（三）病理特征

PGNT 的特征是 GFAP 阳性的星形胶质细胞排列在透明的血管假性乳头上，突触素阳性的乳头间质由神经元细胞、神经节细胞或中等大小的神经节样细胞组成，并伴有神经鞘膜。PGNT 增殖指数较低。缺乏坏死和血管增生反映了其良性性质（WHO Ⅰ 级）。PGNT 的组织发生起源未知。有研究表明，PGNT 可能来源于多能前体细胞，能够分化胶质神经元细胞。

（四）影像特征

PGNT 通常发生在幕上脑实质，典型位于颞叶深部白质，毗邻侧脑室，很少延伸至脑室。PGNT 很少发生在额叶或顶叶和枕叶。尽管不常见，但是单纯脑室内 PGNT、单纯松果体和松果体区域 PNGT 延伸到脑室也有报道。PNGT 在影像上可以表现为四种模式：完全囊性肿块、囊性伴壁结节、纯实性肿块或部分囊性和部分实性肿块。PGNT 可能显示或不显示局灶钙化，出血的病例不到 10%。

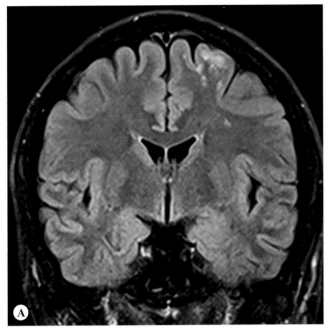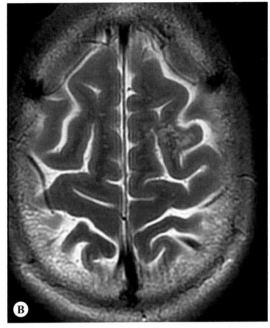

▲ 图 40-7 **25 岁男性，大脑多结节性空泡性神经元瘤。患者表现为慢性头痛、认知困难、焦虑和疲劳**
磁共振成像显示在额叶皮质的内侧、深部和邻近的皮质下白质内有一簇不连续的结节性病变。病灶无明显的占位效应。
结节在 FLAIR（A）和 T$_2$WI（B）呈高信号。缺乏脑脊液信号的 FLAIR 序列上未被抑制的可能与液泡中的高蛋白或固体
成分有关

PGNT 的大小为 1～7cm。局部占位效应一般较轻，85% 的病例中，瘤周水肿（即使肿瘤很大）很小或没有。

影像上，PGNT 无特异性，诊断需要标本的组织学分析。在 CT 上，肿瘤表现为低密度肿块，有或没有钙化（图 40-8A）。在 MRI 上，肿瘤的壁结节或病变部分在 T$_1$WI 图像上呈等或低信号，在 T$_2$WI 图像和 FLAIR 图像上呈高信号。FLAIR 序列囊性肿瘤成分可能被抑制（图 40-8B 至 E）。在对比增强 T$_1$WI 图像上，肿瘤表现为不均质（结节状或环状）强化（图 40-8F）。脑室内 PNTG 表现为侧脑室内的实性伴部分囊性肿块，钆对比增强表现为显著强化，可以导致急性梗阻性脑积水。

六、菊形团形成性胶质神经元肿瘤

（一）定义和临床要点

菊形团形成性胶质神经元肿瘤（rosette-forming glioneuronal tumor，RGNT）是一种罕见且生长缓慢的肿瘤性病变，通常累及第四脑室壁或室底（图 40-9），偶尔伴有导水管和小脑（蚓部）延伸。在松果体区、视交叉、脊髓和透明隔少见（图 40-10）。

（二）基本流行病学 / 人口学 / 病理生理学

RGNT 通常好发年轻成人，女性更常见（男女比例为 1.6：1）。平均诊断年龄为 6—79 岁。

（三）病理特征

RGNT 有胶质成分，其形态类似毛细胞型星形细胞瘤，有神经细胞成分，由纤维物质核心周围形成花环的细胞组成。RGNT 无侵袭性组织学表现，以低增殖指数为特征，因此被认为是 WHO Ⅰ 级肿瘤。尽管已经报道 1 例神经纤维瘤病 1 型患者发生 RGNT，但其与 NF1 无遗传联系。

（四）影像特征

大多数 RGNT 表现为位于第四脑室及上蚓部周围中线的边界清楚的实性（40%）、囊实混合性（34%）或仅有囊性（26%）的肿块（图 40-9）。RGNT 很少位于松果体区、脑桥小脑三角和大脑半球。病变尺寸范围为 0.5～10cm。RGNT 可延伸至皮质，累及皮质下白质或位于紧贴脑室的深处。一般 RGNT 不会导致瘤周水肿。

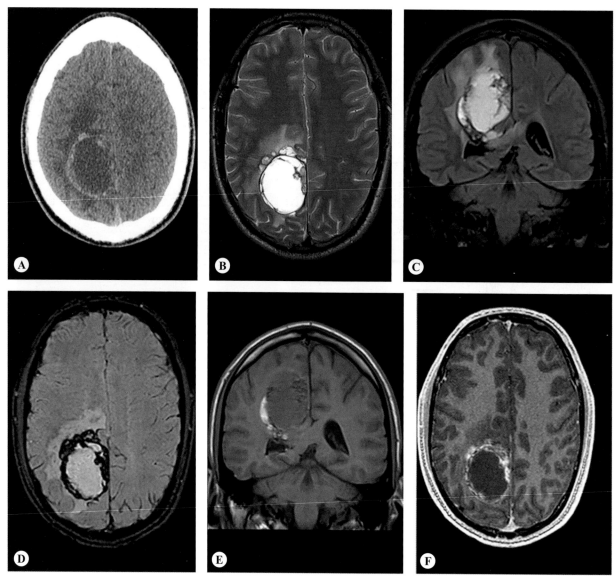

▲ 图 40-8　20 岁男性，乳头状神经胶质瘤。患者表现为头痛和视物模糊

影像学上发现颅内右顶叶一个巨大的孤立、多囊的肿块。病灶边缘清晰，中度占位效应，瘤周水肿（A 至 F）。T_2WI 可见高信号延伸到胼胝体（C），但其中一些可能代表水肿。周围小囊肿显示 T_1WI 和 T_2WI 混杂信号（B 至 E），与出血一致，这些出血在位于囊性病变的边缘，SWI 上呈低信号（D）。T_1WI 呈环形强化（F）

平扫头颅 CT 显示颅后窝中线附近的囊性 / 实性肿块，病变内钙化和出血（25%）多变。不需要做增强 CT。推荐的方案是 MRI 头部增强扫描（包括 SWI 或 T_2WI^* 识别钙化或出血）。根据肿块的结构，RGNT 在 T_1WI 像上呈等 / 低信号，在 T_2WI 像上呈不均匀高信号。大多数（70%）的 RGNT 强化方式各异，可以是局灶强化（50%）、不均匀强化（19%）、最小强化（13%）或环形和结节状强化（9%）模式（图 40-9）。

七、弥漫性软脑膜胶质神经元肿瘤

（一）定义和临床要点

弥漫性软脑膜胶质神经元肿瘤（diffuse lepto-meningeal glioneuronal tumor，DLGNT）是一种少见的肿瘤，其特点是胶质瘤细胞广泛浸润软脑膜，有或无脑或脊髓实质成分。在 2016 年版 WHO 分类将其作为一个特殊病变引入之前，DLGNT 被认为是少突胶质瘤或室外神经细胞瘤的弥漫性软脑膜表

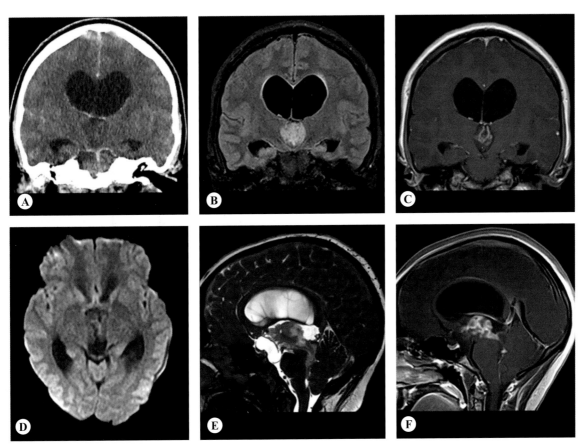

▲ 图 40-9 **25 岁的女性，菊形团形成性神经胶质瘤。患者在扫描前 3 天出现急性发作的恶心，呕吐、意识模糊和头痛**

CT 和 MRI 扫描显示由脑室内肿瘤引起的急性阻塞性脑积水和扁桃体下疝。肿瘤通过导水管占据第三和第四脑室。在 CT 上，肿瘤具有中等密度和不均质性（A），并具有不均匀强化（B 至 F）。在 MRI 上，肿瘤在 T$_2$WI 上呈高信号，周围有囊性成分，但无钙化或出血。T$_1$WI 增强图像上表现不均匀强化。肿块病变导致顶盖受压并移位导致出现脑积水，第三侧脑室和侧脑室扩张，脑沟间隙消失，一些室管膜上脑脊液漏。巨大的孔口处挤压小脑扁桃体，高度下降了 8mm。第三脑室前凹和后凹的隆起是由于 CSF 或肿瘤相关囊肿的位置引起的

现，并有多个名称（如"原发性弥漫性软脑膜少突胶质瘤病"或"儿童弥漫性少突胶质样软脑膜膜病"）。DLGNT 被添加到神经元和混合神经胶质瘤的分类中，因为肿瘤显示"少突胶质样"细胞伴有多变的神经元成分（从神经细胞到神经节样细胞），或者表现为"神经细胞瘤样"但有胶质成分，表明一种新的混合神经元胶质瘤类型。

DLGNT 患者通常表现为梗阻性脑积水引起的急性颅内压升高的症状和体征。一些患者出现共济失调和脊髓或马尾神经受压症状。与慢性感染性脑膜炎相似的症状和体征也有报道。大多数 DLGNT 临床进展缓慢，只有少数病例有更强的侵袭性。患者常常被诊断为感染、风湿性疾病和原发性恶性肿瘤播散。

（二）基本流行病学 / 人口学 / 病理生理学

DLGNT 罕见，好发于儿童（中位诊断年龄是 5 岁），偶见于成人。DLGNT 发病年龄可能为 5 月龄至 46 岁。男性比女性更常见（男女比例为 1.7∶1）。DLGNT 的病因尚不清楚。虽然有 1 例 5p 缺失综合征的患者被报道，但没有证据表明有遗传倾向。

（三）病理特征

DLGNT 具有少突胶质样细胞学，OLIG2 和 S100 免疫阳性率高，GFAP 多变（不到 50%）和突触素表达阳性。

大多数 DLGNT 在组织学上属于低度恶性，

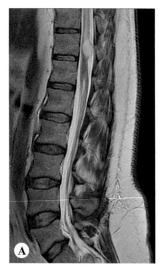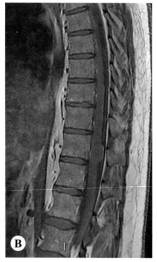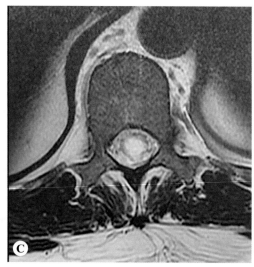

▲ 图 40-10 27 岁男性，脊髓菊形团形成性神经胶质瘤。患者的下肢症状逐渐恶化，包括虚弱、麻木、不稳定和行走时失去平衡

MRI 显示 T_{11} 椎体水平硬膜下囊性病变。T_2WI 显示异常高信号提示病灶累及下胸段

Ki-67 增殖指数通常较低（中值为 1.5%）。然而一些肿瘤表现出间变性的特征，有丝分裂和增殖活性增加，其中一项研究报道了增殖指数大于 4% 的预后较差。

（四）影像特征

CT 显示疾病的间接征象，如交通性脑积水。DLGNT 的特征性 MRI 表现为沿大脑和脊髓表面的弥漫性软脑膜强化，囊性或结节性强化，髓内病变 T_2WI 表现为高信号。FLAIR 序列在脑沟和脑池内高信号。有 6 例脊髓 DLGNT 在在显微镜下证实但在 MRI 上没有明显的软脑膜强化。脊髓空洞症和肿瘤沿脊髓中央管扩散已被报道。

八、中枢神经细胞瘤

中枢神经细胞瘤已经在本书的其他章讨论过（见第 42 章）。

九、脑室外神经细胞瘤

（一）定义和临床要点

脑室外神经细胞瘤（extraventricular neurocytoma, EVN）是一种位于脑室系统外的偶发性神经细胞瘤。与中枢神经细胞瘤相比，EVN 通常预后较差。因此，EVN 在新的 WHO 指南中代表了一个独特的肿瘤。据报道，EVN 可发生在神经系统的大部分部位，包括丘脑、下丘脑区域、小脑、脑桥、脑神经、鞍区、脊髓和马尾及颅脑脊髓间隙等，但大多数发生在幕上（71% 的病例）。EVN 归为 WHO Ⅱ 级。临床表现为颅内压升高、癫痫发作、步态障碍、视力改变和头痛等症状和体征。脊柱病变与肿瘤的占位效应引起的上肢或下肢运动、感觉缺陷有关，患者通常表现为脊髓病、虚弱、麻木和感觉异常。脊髓圆锥受累可能引起肠管和膀胱括约肌功能障碍。

（二）基本流行病学 / 人口统计学 / 病理生理学

室外神经细胞瘤可见于任何年龄段的患者。平均发病年龄约为 27 岁，但患者的诊断年龄为 1—79 岁。EVN 在男性和女性中发生率相同。脊柱 EVN 多见于男性患者（男女比例为 1.9∶1）。

（三）病理特征

EVN 的组织学特征与 CN 的高度细胞化、均一化形态学比较，更为复杂。EVN 具有多变的组织学形式，有片状、簇状、带状或 Homer-Wright 花簇状。EVN 相比 CN 的不同之处，在于 EVN 多有星形细胞、典型的毛细胞特征和神经节样外观。少数 EVN 表现非典型特征，包括增殖指数增加（MIB-1 指数大于 2%）、血管增多或坏死，因此被称为"非典型神经细胞瘤"。

（四）影像特征

EVN 多变的影像表现取决于细胞结构和解剖位置。最终诊断往往需要组织病理学确诊。

EVN 在 CT 上表现为单发、边界清楚的部分囊性和部分实性肿块，密度不等，伴有轻度瘤周水肿（51%）。EVN 可能显示钙化（34%）、囊变和出血。

在 MRI 上，EVN 的实性成分在 T_1WI 图像上呈低 / 等信号，可以是低信号。在 T_2WI 和 FLAIR 图像上，病变以高信号为主。EVN 强化方式各异。脊髓 EVN 的 MRI 表现是多种多样的，类似于其他常见的脊髓肿瘤，如室管膜瘤、星形细胞瘤和少突胶质瘤。诊断通常需要活检和病理检查。脊髓 EVN 通常表现为髓内肿块，T_1WI 图像为等信号，T_2WI 图像为高信号，强化方式各异。1 例罕见的脊髓 EVN 表现为胸髓外生生长，类似于脊膜瘤的病例被报道。

十、小脑脂肪神经细胞瘤

（一）定义和临床要点

小脑脂肪神经细胞瘤（cerebellar liponeurocytoma）是一种罕见的成人小脑肿瘤，具有神经元 / 神经细胞和脂肪细胞分化的细胞。大多数小脑脂肪神经细胞瘤增殖活性低，预后良好，然而也有复发和恶性进展的报道。

（二）基本流行病学 / 人口统计学 / 病理生理学

小脑脂肪神经细胞瘤发生于成人（24—77 岁），发病高峰出现在 30—60 岁（平均诊断年龄为 50 岁）。无男女性别差异。

（三）病理特征

小脑脂肪神经细胞瘤最常见于小脑半球，但也可位于旁正中区或蚓部。有的位于幕上脑室 / 周围区域。周围水肿很小或没有。小脑脂肪神经细胞瘤的独特组织学特征是高脂肪含量细胞的局灶性聚集，类似于脂肪细胞，但却代表细胞内脂质积聚的神经上皮肿瘤细胞。

大多数脂肪神经细胞瘤在组织学上符合 WHO Ⅱ级，预后良好。然而，一些更具侵袭性的脂肪神经细胞瘤已被报道。复发性脂肪神经细胞瘤

可能表现出有丝分裂活性和 Ki-67 增殖指数增加，血管增生和坏死。

（四）影像特征

脂肪神经细胞瘤的影像学表现为高脂肪含量。CT 表现为非特异性低密度肿块。在 MRI 上，T_2WI 像和平扫 T_1WI 像上表现为高信号。脂肪抑制序列肿瘤脂肪成分被抑制。

十一、副神经节瘤

（一）定义和临床要点

PGL（paragang lioma，PGL）是由肾上腺外自主神经副神经节引起的神经内分泌肿瘤。副神经节是胚胎神经嵴的化学感受器，通过合成儿茶酚胺对血氧和二氧化碳水平的变化做出反应。脊柱 PGL 最常见的症状是腰痛、坐骨神经痛、运动障碍、感觉障碍，有时还有括约肌功能障碍。

（二）基本流行病学 / 人口学 / 病理生理学

PGL 罕见。嗜铬细胞瘤和副神经节瘤的临床年发病率估计约为每百万人中 3 例。原发性脊髓 PGL 仅占 10%，大多数情况下（约 90% 的病例），副神经节瘤发生在头颈部（颈动脉体、颈静脉球、迷走神经球或鼓室球内）。马尾 PGL 一般发生在成人（9—75岁），发病高峰出现在 40—60 岁（诊断时的平均患者年龄为 46 岁）。PGL 在男性中稍多见。

（三）病理特征

PGL 被认为是良性的，在组织学上与 WHO Ⅰ级肿瘤相对应。在少数病例中，PGL 表现出恶性特征。据报道，有 10%～20% 的 PGL 向中枢神经系统转移。马尾副神经节瘤骨转移仅报道 1 例。与恶性肿瘤相关的因素包括 SDHB 突变、高增殖指数、大肿瘤大小（直径 > 5cm）和重量（> 80g）。

马尾 PGL 的病因尚不清楚。一些作者假设 PGL 起源于马尾副神经节细胞，尽管这种细胞在这个部位还没有被测定出来。另一些人推测，通常存在于成人终丝的成神经细胞可能经历副神经节细胞分化。颈鼓室 PGL 可能来自颞骨内的显微副神经节。

与非脊椎肾上腺外副神经节瘤不同，大多数脊椎副神经节瘤是散发性的。一项对 22 例脊柱副神经

节瘤的研究报道了 1 例复发性脊柱副神经节瘤和小脑转移瘤患者的琥珀酸脱氢酶 D 亚基基因的种系突变。马尾副神经节瘤与其他脊柱副神经节瘤无关。同时发生脊髓副神经节瘤和脑瘤，脊髓硬膜外血管瘤、脊髓空洞症和髓内囊肿也有报道，但这可能是巧合，而不是基因相关。

PGL 肉眼可见包膜，呈质软的深红色、褐色肿块。PGL 高度血管化，偶尔伴有包膜钙化和囊性成分。PGL 是一种分化良好的肿瘤，看起来像正常的副神经节。它们主要由形成瘤巢的细胞组成（称为 Zellballen），由数量不等的支撑细胞支撑。大约 1/4 的马尾副神经节瘤含有成熟的神经节细胞，被称为神经节细胞性副神经节瘤。一些 PGL 表现为室管膜瘤样血管周围形成、血管瘤样、腺瘤性和假玫瑰状，使人联想到类癌或含黑色素细胞。嗜铬粒蛋白和突触素阳性是副神经节瘤最重要的标志物，免疫组化分析可证实其诊断。

大多数位于马尾和终丝的脊髓 PGL 在硬膜下，附着于终丝或马尾的一根细丝上。从下降频率上看，脊柱 PGL 也可发生于胸椎（主要是硬膜外，也有位于椎管内和椎旁）和颈椎。PGL 偶尔侵犯硬膜和骨骼。颈静脉鼓室 PGL 可向颅内延伸。单纯颅内（鞍区、脑桥小脑三角、小脑实质和前脑）PGL 病例少见报道。

（四）影像特征

在 CT 上，脊柱 PGL 表现为硬膜内肿瘤，可能导致骨重塑、椎体楔形改变和椎间孔扩大。增强后，PGL 可显示大的引流静脉。

脊柱 PGL 的 MR 影像学表现无特异性，最终诊断取决于病理学检查。副神经节瘤表现为髓外、边界清楚的圆形、卵圆形或分叶状肿块，位于远端鞘囊，大小 1cm～6cm。T_1WI 上相对于脊髓呈低或等信号，T_2WI 上相对于脊髓呈不均匀高信号，病灶内可能形成囊肿，边缘可见既往出血引起的含铁血黄素（帽征）。由于其富血供结构，PGL 显示由于引流静脉扩大导致的明显流空，导致 T_2WI 上出现椒盐样外观。迂曲的肿瘤内血管（不存在于神经鞘瘤和室管膜瘤中）有助于诊断 PGL。增强扫描显示 PGL 明显强化（图 40-11）。无瘤周水肿及相关脊髓空洞。

延髓 DSA 显示了脊髓 PGL 的血管蒂（可将 PGL 与其他肿瘤区分开来）。

大多数副神经节瘤在使用放射碘标记的间碘苄基胍（去甲肾上腺素的类似物）的闪烁扫描上呈阳性。基于生长抑素受体的成像（使用奥曲肽或 ^{68}Gd 标记的放射性配体）在寻找原发灶和确定转移性疾病的程度方面也有价值。

十二、神经元和混合性胶质神经元肿瘤判读检查表

表 40-3 提供了神经元和混合神经元神经胶质瘤的临床表现和影像学特征的概要视图。

（一）DNT

- 儿童 / 年轻成人长期部分复杂癫痫的"泡沫状"皮质肿块。
- 鉴别诊断包括局灶性皮质发育不良 II 型和节细胞胶质瘤。DNT 缺乏强化和典型的幕上定位有助于与节细胞胶质瘤鉴别。
- 在 CT 上，DNT 可能类似脑卒中（楔状皮质和皮质下低密度），但随着时间的推移没有萎缩。

（二）GG、GC 和 DCG（LDD）

GG 的鉴别诊断包括 GC、低级别星形细胞瘤、毛细胞星形细胞瘤、多形性黄色瘤形星形细胞瘤、胚胎发育不良神经上皮瘤和少突胶质细胞瘤。

- 与 GG 相比，低级别星形细胞瘤通常不强化。幕上毛细胞型星形细胞瘤很少位于皮质，常发生于下丘脑 / 视交叉，呈囊性，有结节，但没有钙化。
- 幕上 PXA（最常见于颞叶）表现为皮质囊肿，壁结节与 GG 非常相似。然而，PXA 有一个硬脑膜"尾巴"，这有助于区分它与 GG。
- 与 GG 相比，DNT 具有多囊泡状外观，很少出现强化。
- 少突胶质细胞瘤的形态比 GG 要小，而且很少表现为有壁结节的囊肿（在这种情况下，影像学上与 GG 无法区分）。

（三）DIA 和 DIG

DIA 和 DIG 的鉴别诊断包括原始神经外胚层肿

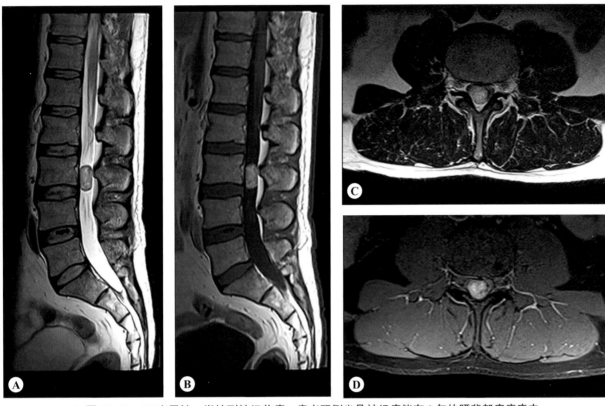

▲ 图 40-11 53 岁男性，脊柱副神经节瘤。患者双侧坐骨神经痛伴有 1 年的腰背部疼痛病史

腰椎 MRI 显示椎管内 L_3 水平有一个边界清晰的髓外肿块

表 40-3 神经元和混合性神经元 - 胶质瘤的临床表现和影像学特征

肿 瘤	部 位	临床表现	CT	MRI
DNT	颞叶＞额叶＞尾状核，侧脑室室间隔，透明三角，中脑和顶盖，小脑，脑干	癫痫平均年龄：15 岁（3 周龄至 38 岁）手术平均年龄：25.8 岁 耐药性局灶性癫痫，伴有或者没有癫痫大发作	NECT：皮质 / 皮质下低密度肿块可能有钙化 CECT：在大多数情况下不强化	• 多瓣状，气泡状肿块，无占位效应或水肿 • T_1WI：低信号 • T_2WI：高信号 • T_2^* GRE/SWI：Ca^{2+} 和微出血 • DWI：DWI 信号低，ADC 值高 • T_1WI C+：大多数病例无强化（20%～30% 的病例呈结节状强化）
GG、AGG 和 GC	颞叶＞中枢神经系统中任何地方（包括脑干、小脑、脊髓、视神经、垂体和松果体）	儿童或年轻人 根据肿瘤大小和位置而变化 慢性颞叶癫痫局灶性发作史	NECT：囊实性结节，皮质内肿块，密度多变，Ca^{2+}，可导致骨重塑 CECT：实性部分强化	• 皮质内囊肿大小不一，没有水肿 • T_1WI：与 GM 相比等 / 低信号 • T_2WI：可变的 T_2WI 信号，范围为低到高信号。在 FLAIR/T_2WI 上寻找相关的皮质发育异常 • T_2^* GRE/SWI：Ca^{2+} • T_1WI C+：不同程度强化，脑膜强化罕见

（续表）

肿　瘤	部　位	临床表现	CT	MRI
DCG（LD）	小脑	任何年龄 异位症和其他小脑症状，颅内压升高的体征	NECT：边界清晰，低密度肿块 很少有囊肿或 Ca^{2+}，脑积水，骨重塑 CECT：不同程度强化	• T_1WI 和 T_2WI：等／低信号条纹 • FLAIR：高信号条纹 • T_2^* GRE/SWI：叶间主要静脉 • DWI：DWI 高信号和多变 ADC 值 • T_1WI C+：多样化强化
DIA 和 DIG	幕上：额叶＞顶叶＞颞叶＞枕叶 累及幕上：大脑皮质和软脑膜	诊断中位年龄：6月龄；范围：1—24 月龄非婴儿病例报道（诊断年龄范围：5—25 岁） 颅内压增高 偶见癫痫发作及局灶神经症状	NECT：低密度囊肿，实性结节等密度／高密度同 GM 比较，累及硬膜，Ca^{2+} 罕见 CECT：实性部分强化	• T_1WI：不均匀实性肿瘤 • T_2WI：低信号实性肿瘤 • T_2^* GRE/SWI：没有微出血或 Ca^{2+} • DWI：无扩散受限 • T_1WI C+：实性瘤结节强化和邻近软脑膜。在所有序列囊肿跟 CSF 信号序列一致。相对于强化的结节而言位置较深
MVNT	大脑半球的深层皮质和皮质下白质	成人（诊断中位年龄：43 岁；21—71 岁）＞儿童和青少年 无症状，或非局部头痛或癫痫发作	NECT：病变较大时表现为皮质下低密度，无 Ca^{2+}，无占位效应 CECT：多数情况下无强化	• 一簇小皮质下或近皮质结节，无占位效应或水肿 • T_1WI：对皮质 GM 的等信号 • T_2WI：高信号 • FLAIR：高信号 • DWI：无扩散受限 • T_1WI C+：多数情况下无强化
PGNT	颞叶深白质＞额叶或顶叶 不常见：单纯脑室内，松果体和松果体区	诊断平均年龄：23 岁（4—75 岁） 无症状或非特异性症状（头痛和癫痫）局灶性神经功能缺损很少见	NECT：低密度肿块，有无囊肿和 Ca^{2+}，脑室内 PNTG 可引起急性梗阻性脑积水 CECT：不均匀强化	• 四种模式：完全囊性肿块、囊性伴壁结节、实性肿块、部分囊性和部分实性肿块 • 局部中度占位效应，极小或无水肿（即使是大的）T_1WI：等／低信号 • T_2WI：不均匀高信号 • FLAIR：不均匀高信号，囊肿信号被抑制 • T_2^* GRE/SWI：Ca^{2+} 多变；出血＜10% 病例 • T_1WI C+：不均匀强化
RGNT	第四脑室，上蚓部中线附近，少见于松果体区、脑桥小脑三角、大脑半球	诊断平均年龄：31 岁（6—79 岁） 梗阻性脑积水的症状，偶有颈部疼痛。无症状罕见	NECT：囊性／实性肿块，Ca^{2+} 多变，出血常见 CECT：不均匀强化	• T_1WI：等／低信号囊变／实性肿块 • T_2WI：不均匀高信号 • T_2^* GRE/SWI：Ca^{2+} 多变，出血常见 • T_1WI C+：强化方式多变（局部强化＞不均匀＞最小＞环形和结节样强化）

（续表）

肿　瘤	部　位	临床表现	CT	MRI
DLGNT	脊髓和软脑膜	主要在儿童（诊断年龄：5岁；5月龄—46岁） 临床表现多变取决于肿瘤的部位	NECT：疾病的间接征象，如交通性脑积水	• T_1WI C+：沿大脑和脊髓表面的弥漫性软脑膜强化 • T_2WI：小，囊变或强化，结节样，髓内高信号病灶 • FLAIR：脑沟池内高信号
EVN	多为幕上，也可在丘脑、下丘脑、脑桥、脑神经、蝶鞍、脊髓、马尾、颅脊髓之外	任何年龄（诊断年龄：1—79岁） 颅内压增高、癫痫发作、步态紊乱、视力改变、头痛等症状和体征	NECT：单发、边界清楚、部分囊性和实性肿块，密度不均匀，伴有轻度的瘤周水肿（51%），Ca^{2+}多变（34%），出血	• T_1WI：低/等信号部分囊性、部分实性肿块 • T_2WI：以高信号为主 • T_2^*GRE/SWI：Ca^{2+}或微出血 • T_1WI C+：多样化强化
小脑脂肪神经细胞瘤	小脑	诊断平均年龄：50岁（24—77岁） 颅内压增高和小脑的症状及体征	NECT：低密度（脂肪密度），小脑肿块	• T_1WI：高信号 • T_1WI抑脂序列：低信号 • T_2WI：高信号 • T_1WI C+：不均匀性强化
PGL	马尾和丝状末端＞胸和颈部区域	诊断平均年龄：46岁（9—75岁） 腰痛，坐骨神经痛，运动障碍，感觉障碍和括约肌功能障碍	NECT：骨重塑，椎体扇形改变，椎弓根变薄，椎间孔扩大 CECT：硬膜内强化肿块	• 髓外肿块，无瘤周水肿或空洞 • T_1WI：等/低信号相对于脊髓 • T_2WI：不均匀高信号，有时伴有扩大的引流静脉而出现明显的流动信号 • T_2^*GRE/SWI：出血所形成含铁血黄素 • T_1WI C+：明显强化

瘤、幕上室管膜瘤、多形性黄色瘤形星形细胞瘤、血管母细胞瘤和节细胞胶质瘤。

- 皮质 PNET 不同于 DIA 和 DIG，因为它经常包含钙化和出血或坏死区域。
- PXA 和节细胞胶质瘤通常也含有钙化，而这些在 DIA 和 DIG 中很少见。节细胞胶质瘤通常体积较小，对年龄稍大的患者影响较小。在没有钙化的情况下，颞叶 PXA 可能与 DIA 和 DIG 表现相同。
- 血管母细胞瘤表现为囊变伴壁结节，但在儿童中罕见，多位于颅后窝，而非幕上区域。

（四）DCG

DCG 的表现具有非常特征性，通常鉴别诊断非常有限。SH 型髓母细胞瘤累及小脑半球和蚓部，可与 DCG 混淆。SSH-MB 表现为条纹状，DWI 信号增强，但 Cho/NAA 明显增高。

（五）MVNT

MVNT 的鉴别诊断包括胚胎发育不良神经上皮瘤、局灶性皮质发育不良和血管周围间隙增大。

- MVNT 与 DNT 的不同之处在于，后者累及表浅皮质，引起局部占位效应，并且缺乏瘤内或瘤周结节。
- 虽然 FCD 的皮质增厚，但小的 MVNT 表现可以类似局灶性皮质发育不良。
- 血管周围空间的扩大伴随着所有序列的脑脊液信号，并保留了皮质，而在 FLAIR 中 MVNT 不能被抑制。

（六）RGNT

- 当看到成人第四脑室/上蚓部的实性/囊性肿瘤时，考虑 RGNT。

- 鉴别诊断包括胚胎发育不良神经上皮瘤、毛细胞星形细胞瘤、髓母细胞瘤、室管膜瘤、脉络丛乳头状瘤、ETMR 和转移瘤。

（七）PGNT

- PGNT 是一种组织学诊断。
- 影像学上，其他肿瘤（节细胞胶质瘤、少突胶质瘤、室管膜瘤）或寄生虫感染（脑囊虫病）也可能具有上述影像学特征。
- 出现广泛出血的病例可能与海绵状血管瘤出血相似。

（八）DLGNT

- DLGNT 的最终诊断需要活检。
- DLGNT 在 MRI 上有广泛的鉴别诊断，包括感染性脑膜炎（结核性脑膜炎或真菌性疾病）、炎症性疾病（神经鞘瘤）或其他肿瘤（淋巴瘤、白血病）。

（九）EVN

- EVN 的鉴别诊断包括毛细胞星形细胞瘤和节细胞胶质瘤。
- 通常需要进行活检和病理检查，以将肿块与其他常见脊髓肿瘤区分开。

（十）小脑脂肪神经细胞瘤

- 如果在成人中看到含有脂肪的小脑肿块，考虑脂肪神经细胞瘤。
- 间变性少突胶质瘤很少发生在小脑，室管膜瘤是第四脑室的肿块而不是小脑肿块。

十三、病例报告

病史： 24 岁女性患者，有癫痫发作史，在转诊医院进行 CT 检查，怀疑右顶叶病变。

临床诊断： 胚胎发育不良性神经上皮瘤。

MRI 研究目的： 探讨癫痫的病因，确认 CT 上怀疑的病变。

成像技术： MRI 脑肿瘤方案。

影像学表现： 图像（图 40-12）显示了右顶下小叶皮质多发囊性病变，并向右颞上回的后侧延伸。皮质内病变具有"气泡表现"，在 T_2WI 上呈高信号，并 FLAIR 显示为无抑制的混杂信号。钆对比剂增强扫描显示没有相关的病理学强化，没有占位效应或周围的水肿。其余的颅内表现均在正常年龄范围内。

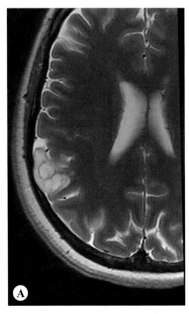 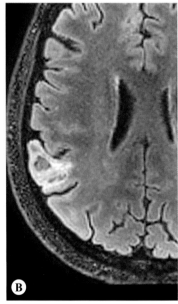 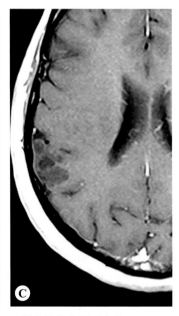

▲ 图 40-12 **24 岁女性，DNT，癫痫发作史，转诊医院进行的 CT 提示疑似右顶叶占位**

MRI 表现：右顶下小叶皮质多发囊性病变，并向右颞上回的后侧延伸（D 和 E）。病变累及皮质，在 T_2WI 图像（A 和 D）呈高信号，在 FLAIR（B）上呈混杂信号，在 T_1WI 图像（E）上呈低信号。FLAIR（B）边缘呈高信号。对比剂给药后，病变强化（C）

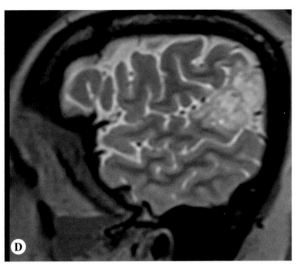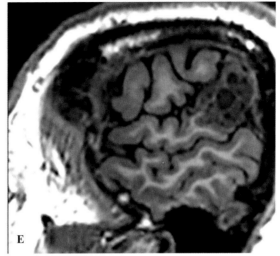

▲ 图 40-12（续）　**24 岁女性，DNT，癫痫发作史，转诊医院进行的 CT 提示疑似右顶叶占位**

MRI 表现：右顶下小叶皮质多发囊性病变，并向右颞上回的后侧延伸（D 和 E）。病变累及皮质，在 T_2WI 图像（A 和 D）呈高信号，在 FLAIR（B）上呈混杂信号，在 T_1WI 图像（E）上呈低信号。FLAIR（B）边缘呈高信号。对比剂给药后，病变强化（C）

参考文献

[1] Causil LD, Ames R, Puac P, Castillo M. Adult brain tumors and Pseudotumors: Interesting (Bizarre) Cases. Neuroimaging Clin N Am. 2016;26:667-89.

[2] Gembruch O, Junker A, Mönninghoff C, Ahmadipour Y, Darkwah Oppong M, Sure U, El Hindy N, Lemonas E. Liponeurocytoma: systematic review of a rare entity. World Neurosurg. 2018;120:214-33.

[3] Hsu C, Kwan G, Lau Q, Bhuta S. Rosette-forming glioneuronal tumour: imaging features, histopathological correlation and a comprehensive review of literature. Br J Neurosurg. 2012;26:668-73.

[4] Louis DN, Ohgaki H, Wiestler OD, Cavenee WK (2016). WHO classification of tumours of the central nervous system. IARC, Lyon: 2016.

[5] Lyle MR, Dolia JN, Fratkin J, Nichols TA, Herrington BL. Newly identified characteristics and suggestions for diagnosis and treatment of diffuse leptomeningeal Glioneuronal/Neuroepithelial tumors: a case report and review of the literature. Child Neurol Open. 2015;2.

[6] Newton HB, Dalton J, Ray-Chaudhury A, Gahbauer R, McGregor J. Aggressive papillary glioneuronal tumor: case report and literature review. Clin Neuropathol. 2008;27:317-24.

[7] Sweiss FB, Lee M, Sherman JH. Extraventricular neurocytomas. Neurosurg Clin N Am. 2015;26:99-104.

[8] Thom M, Liu J, Bongaarts A, Reinten RJ, Paradiso B, Jäger HR, Reeves C, Somani A, An S, Marsdon D, McEvoy A, Miserocchi A, Thorne L, Newman F, Bucur S, Honavar M, Jacques T, Aronica E. Multinodular and vacuolating neuronal tumors in epilepsy: dysplasia or neoplasia. Brain Pathol. 2018;28:155-71.

拓展阅读

[1] Bourekas EC, Bell SD, Ladwig NR, Gandhe AR, Shilo K, McGregor JM, Lehman NL, Newton HB. Anaplastic papillary glioneuronal tumor with extraneural metastases. J Neuropathol Exp Neurol. 2014;73:474-6.

[2] Cathcart SJ, Klug JR, Helvey JT, L White M, Gard AP, McComb RD. Multinodular and Vacuolating neuronal tumor: a rare seizure-associated entity. Am J Surg Pathol. 2017;41:1005-10.

[3] Choi E, Kim SI, Won JK, Chung CK, Kim SK, Choi SH, Choi S, Han B, Ahn B, Sun-Wha IM, Park SH. Clinicopathological and molecular analysis of multinodular and vacuolating neuronal tumors of the cerebrum. Hum Pathol. 2018;86:203.

[4] Fujita Y, Kinoshita M, Ozaki T, Kitamura M, Nakatsuka SI, Kanemura Y, Kishima H. Enlargement of papillary glioneuronal tumor in an adult after a follow-up period of 10 years: a case report. J Surg Case Rep. 2018;2018:rjy123.

[5] Heijink DS, Urgun K, Sav A, Seker A, Konya D. A case of primary diffuse leptomeningeal gliomatosis predominantly involving the cervical spinal cord and mimicking chronic meningitis. Turk

Neurosurg. 2012;22:90-4.

[6] Husain N, Husain M. Endoscopic diagnosis of a pineal papillary glioneuronal tumor with extensive ventricular involvement: case report with review of literature. Neurol India. 2009;57:792-5.

[7] Javahery RJ, Davidson L, Fangusaro J, Finlay JL, Gonzalez-Gomez I, McComb JG. Aggressive variant of a papillary glioneuronal tumor. Report of 2 cases. J Neurosurg Pediatr. 2009;3:46-52.

[8] Jenkinson MD, Bosma JJ, Du Plessis D, Ohgaki H, Kleihues P, Warnke P, Rainov NG. Cerebellar liponeurocytoma with an unusually aggressive clinical course: case report. Neurosurgery. 2003;53:1425-7.

[9] Kaloostian PE, Chen H, Tran HP. Malignant papillary glioneuronal tumor of the pineal gland: case presentation and literature review of a distinct entity. Am J Case Rep. 2013;14:164-8.

[10] Kang JH, Buckley AF, Nagpal S, Fischbein N, Peters KB. A diffuse leptomeningeal Glioneuronal tumor without diffuse leptomeningeal involvement: detailed molecular and clinical characterization. J Neuropathol Exp Neurol. 2018;77:751-6.

[11] Kim JE, Lim M. Neurocytoma of the spinal cord. Neurosurg Clin N Am. 2015;26:109-15.

[12] Komori T, Scheithauer BW, Anthony DC, Rosenblum MK, McLendon RE, Scott RM, Okazaki H, Kobayashi M. Papillary glioneuronal tumor: a new variant of mixed neuronal-glial neoplasm. Am J Surg Pathol. 1998;22:1171-83.

[13] Kosker M, Sener D, Kilic O, Hasiloglu ZI, Islak C, Kafadar A, Batur S, Oz B, Cokugras H, Akcakaya N, Camcioglu Y. Primary diffuse leptomeningeal gliomatosis mimicking tuberculous meningitis. J Child Neurol. 2014;29:NP171-5.

[14] Kumar M, Samant R, Ramakrishnaiah R, Fitzgerald RT, Burgin K, Van Hemert R, Angtuaco E. Rosette-forming glioneuronal tumor of the fourth ventricle. Radiol Case Rep. 2013;8:740.

[15] Matyja E, Grajkowska W, Pucko E, Kunert P, Marchel A. Papillary glioneuronal tumor with an unusual bilateral intraventricular localization. Clin Neuropathol. 2015;34:6-12.

[16] Maxwell JE, Howe JR. Imaging in neuroendocrine tumors: an update for the clinician. Int J Endocr Oncol. 2015;2:159-68.

[17] Nunes RH, Hsu CC, da Rocha AJ, do Amaral LLF, Godoy LFS, Watkins TW, Marussi VH, Warmuth-Metz M, Alves HC, Goncalves FG, Kleinschmidt-DeMasters BK, Osborn AG. Multinodular and Vacuolating Neuronal Tumor of the Cerebrum: A New "Leave Me Alone" Lesion with a Characteristic Imaging Pattern. AJNR Am J Neuroradiol. 2017;38:1899-1904.

[18] Pekmezci M, Stevers M, Phillips JJ, Van Ziffle J, Bastian BC, Tsankova NM, Kleinschmidt-DeMasters BK, Rosenblum MK, Tihan T, Perry A, Solomon DA. Multinodular and vacuolating neuronal tumor of the cerebrum is a clonal neoplasm defined by genetic alterations that activate the MAP kinase signaling pathway. Acta Neuropathol. 2018;135:485-8.

[19] Rodriguez FJ, Mota RA, Scheithauer BW, Giannini C, Blair H, New KC, Wu KJ, Dickson DW, Jenkins RB. Interphase cytogenetics for 1p19q and t(1;19) (q10;p10) may distinguish prognostically relevant subgroups in extraventricular neurocytoma. Brain Pathol. 2009;19:623-9.

[20] Rodriguez FJ, Perry A, Rosenblum MK, Krawitz S, Cohen KJ, Lin D, Mosier S, Lin MT, Eberhart CG, Burger PC. Disseminated oligodendroglial-like leptomeningeal tumor of childhood: a distinctive clinicopathologic entity. Acta Neuropathol. 2012;124:627-41.

[21] Ruppert B, Welsh CT, Hannah J, Giglio P, Rumboldt Z, Johnson I, Fortney J, Jenrette JM, Patel S, Scheithauer BW. Glioneuronal tumor with neuropil-like islands of the spinal cord with diffuse leptomeningeal neuraxis dissemination. J Neuro-Oncol. 2011;104:529-33.

[22] Schlamann A, von Bueren AO, Hagel C, Zwiener I, Seidel C, Kortmann RD, Müller K. An individual patient data meta-analysis on characteristics and outcome of patients with papillary glioneuronal tumor, rosette glioneuronal tumor with neuropil-like islands and rosette forming glioneuronal tumor of the fourth ventricle. PLoS One. 2014;9:e101211.

[23] Tsai CY, Tsai TH, Lin CH, Cheng YH, Lieu AS. Unusual exophytic neurocytoma of thoracic spine mimicking meningioma: a case report and review of the literature. Eur Spine J. 2011;20(Suppl 2):S239-42.

第 41 章　神经外科肿瘤切除手术规划成像技术

Imaging Techniques for Neurosurgical Planning of Tumor Resection

Adam Kenji Yamamoto　著

宫　琰　译　　郑邵微　夏　爽　校

摘　要

轴内肿瘤的安全切除取决于肿瘤边缘的划定和附近功能重要的、"高级"的皮质和皮质下脑区的识别。虽然现在最大范围的手术切除被认为是低级别胶质瘤的最佳治疗方案，特别是在年轻的成年人中，手术的获益需要与引起术后神经功能缺损的风险相平衡。

影像学在其中起着关键作用。术前手术规划有时可以单独使用结构 MRI 序列来实现，因为一些功能上重要的区域可以通过统一的解剖标志来识别，如内囊、基底节区、丘脑和与距状沟相连的视觉皮质。虽然运动和体感系统的某些区域也可以通过解剖结构识别（如中央前回的脑区是控制手部运动的位置），但这种基于解剖的方法不能用于识别与高阶多模态功能（如语言系统）有关的大脑区域，因为它们的位置因人而异，不能用解剖方法来统一定义。肿瘤与主要白质束的关系也需要进行比单纯采用结构 MRI 更好的分析，因为这些纤维束的损伤可能导致功能障碍，即使是在没有手术损伤的大脑皮质区域。本章详细介绍了两种先进的 MRI 技术，通常用于临床神经影像学实践来解决这些问题。

关键词

脑肿瘤；神经外科；功能磁共振成像；扩散纤维束成像

缩略语		
BOLD	blood oxygen level dependent	血氧水平依赖性
deoxy-Hb	deoxygenated hemoglobin	脱氧血红蛋白
DT	diffusion tractography	扩散纤维束成像
DTI	diffusion tensor imaging	扩散张量成像
EPI	echo-planar imaging	回波平面成像
FA	fractional anisotropy	分数各向异性

| fMRI | functional magnetic resonance imaging | 功能性磁共振成像 |
| oxy-Hb | oxygenated hemoglobin | 氧合血红蛋白 |

一、功能磁共振成像和扩散纤维束成像

神经外科中心现在常用两种先进的 MRI 技术作为肿瘤患者切除术前准备的一部分：功能磁共振成像（fMRI）和扩散纤维束成像（DT）。这两种技术都使用回波平面成像序列间接测量生理参数。然后，这些参数可用于推断皮质脑活动和白质纤维的空间位置。EPI 序列使成像数据能够快速收集，因为每个层面整个 k 空间可以在单个射频激发脉冲之后获得。在场强为 1.5T 或 3T 的临床磁共振设备上，整个脑容量（通常为 40 层）可以在一次重复时间内获得。然而，它特别容易受到静磁场中的不均匀性的影响，这种不均匀可能发生在组织界面（如在大脑和骨骼之间的颅底、在鼻窦中的空气）、血液分解产物和钙化的存在。这可能导致图像失真，导致功能区或白质束的空间定位不准确。此外，在梯度回波 EPI（用于收集 fMRI 数据）中，它会导致信号丢失。因此，在使用 fMRI 和 DT 进行神经外科手术规划时，必须意识到并解释这些伪影的存在。

（一）功能磁共振成像

由于血红蛋白的氧合状态对 MRI 信号的影响，MRI 可以检测氧合血红蛋白（oxg-Hb）和脱氧血红蛋白（deoxy-Hb）相对浓度的局部变化。氧合血红蛋白对静态磁场是弱反磁性的，而脱氧血红蛋白是顺磁性的，这导致静态磁场的局部场强增加，从而降低 MRI 信号。与大脑活动相关的 MRI 信号的变化称为血氧水平依赖效应。大脑神经元活动使得恢复离子梯度和膜电位所需的能量增加，导致氧和葡萄糖的消耗增加，因此导致血流动力学反应，增加了脑血流量到这些激活的脑区。这导致氧合血红蛋白的局部浓度增加，降低了脱氧血红蛋白的相对局部浓度，从而增加了这些激活脑区的 MRI 信号。这种信号强度的变化不仅是快速的，发生在 2～5s 内，而且相对于大脑中的背景信号来说，其信号强度改变很小，因此无法直观地检测到（图 41-1）。为了可靠和准确地检测神经元激活引起的体素信号强度

的增加，使用参数统计方法对 EPI 数据集进行分析，可以评估大脑每个体素内的信号改变的可能性，即体素信号强度的变化是否与正在执行的任务有关，还是仅仅是偶然发生的。

在 MRI 扫描仪中，患者需要执行一项已知的能导致特定脑功能区激活的任务，如在运动或语言系统中（表 41-1，列出了常用的临床 fMRI 任务示例）。通常使用区块设计，其中活动周期与休息周期交错。磁共振成像图像通常显示为彩色覆盖"激活"映射，表示统计参数（通常是 t 值或 Z 评分）超过用户选择的统计阈值的大脑区域（图 41-1）。高的统计阈值降低了获得假阳性激活的机会，而较低的阈值将增加对真阳性激活的检测，但代价是增加假阳性。然而，没有预定义的统计阈值用于评估这些参数映射。对于 fMRI 的临床应用，在低估或高估激活的大脑区域之间有一个很好的平衡，因为这可能会导致功能强大的大脑区域的无意损伤或相反的肿瘤切除不足。为了最大限度地提高检测 BOLD 激活的灵敏度，患者的依从性是至关重要的，无论是对于准确执行任务，还是限制他们的头部运动。

（二）扩散纤维束成像

扩散成像技术对发生在大脑所有组织中的水分子的随机位移很敏感。

扩散张量是一个可用于描述水分子运动的模型，并使用 3×3 矩阵作为体素参数。它描述了沿三个主要正交轴 x、y 和 z 的分子位移，以及发生在轴外的位移，即所谓的非对角测量，如在 xy、yz 和 xz 方向上的位移。如果扩散与三个主要正交轴对齐，则沿 x、y 和 z 轴的扩散张量分量对应于三个主要值，称为特征值，出现在三个正交方向，称为特征向量。扩散张量可以用图形表示。在各向同性扩散的区域，它是一个球体，而在各向异性扩散的区域，它是一个椭球（其轴由三个特征向量定义，其形状由三个特征值定义）。

扩散张量成像要求至少应用 6 种不同的扩散梯

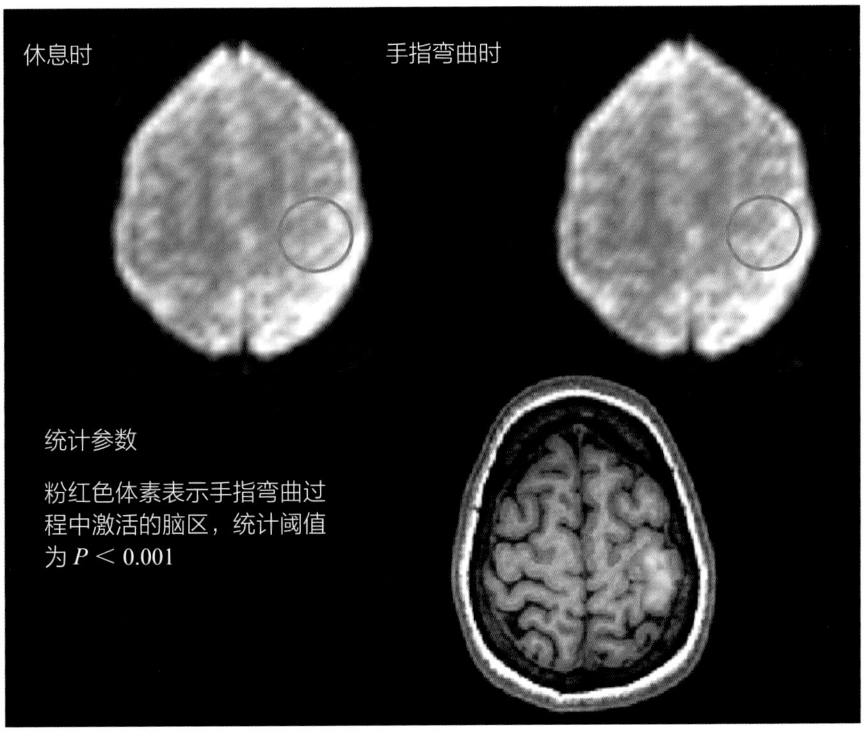
休息时
手指弯曲时
统计参数
粉红色体素表示手指弯曲过程中激活的脑区，统计阈值为 $P < 0.001$

◀ **图 41-1 执行手指弯曲任务的患者的回波平面图像**

左上图像为休息时采集，右上图像为手指弯曲时采集。由于神经元活动引起的血氧水平依赖性信号变化很小，因此不能通过肉眼（粉红色圆圈）可靠地检测到它们，所以需要进行统计分析。下方图像为 T_1 加权图像，激活图覆盖了运动皮质的区域，统计模型也显示了很高的真实激活的可能性

表 41-1 常规临床实践中执行的功能磁共振成像任务

范 式	任 务	说 明
运动	手指弯曲 / 轻敲 脚 / 脚趾移动 噘嘴	中央前回的区域会被激活。激活也可能延伸到中央后回，在辅助运动区经常可见激活
语言	动词生成	默想与视觉 / 听觉呈现名词相关联的动词
	语言流畅性	默想以一个字母开头的单词

度。然后，利用这些不同方向的测量信号强度估计扩散张量模型的扩散系数。在数学上，其定义如下。

$$S=S_0.\exp^{(-bxxDxx-byyDyy-bzzDzz-2bxyDxy-2bxzDxz-2byzDyz)}$$

其中 S 是信号强度以特定的 b 值测量，S_0 是未加权图像的信号强度（b=0），bxx 到 byz 是 b 值（b）和扩散与 3×3 张量的正交和非对角测量的扩散系数（D）。

一旦对扩散张量进行了估计，就可以为每个大脑的体素进行多个参数的计算。最常用的是提供各向异性程度的度量，如各向异性分数，它是从三个特征值相对于其平均值的方差中推导出来的，然后归一化为扩散张量的大小。FA 通常用彩色编码图表示，显示每个体素中纤维的主要方向。扩散张量模型最基本的形式是识别每个体素内扩散的主要方向。但当白质束在一个体素内交叉时会使结果变的不准确。需要更先进的技术来更精确地模拟白质纤维束的投影，这些技术包括扩散光谱成像、Q 球成像和球形反卷积。

一旦对每个体素的扩散张量进行了估计，就可以进行纤维束成像。这种识别白质束的无创方法，代表了 DTI 的主要临床应用。纤维束成像基本原理是，白质纤维束的排列会阻碍水分子的扩散，从而使扩散主要沿着纤维的走行方向进行。基于计算机的用于纤维束成像的算法可以识别水分子扩散受到

最小限制的路径，然后用于推断白质纤维的位置和走行方向。两种常用的纤维束成像算法是流线型和概率束成像。

流线束图是基于这样的原理，即白质束的轨迹可以表示为由向量定义的三维空间（也称为流线）中的曲线。从一个称为种子点的原点起始，该算法可以确定一个流线，其方向遵循每个体素内张量的主特征向量。如果在此过程中发生错误（纤维束发生交叉）建模，则可能会发生错误，那么曲线可能遵循错误的过程，并继续沿着这个不正确的轨迹跟踪纤维束走形而不被纠正。为了限制这种潜在的误差，流线束纤维成像通常需要特定的标准来阻止线束生成。这包括选择流线在其下方停止的 FA 阈值，以及与生成束成角有关的曲率阈值，因为白质束很少以锐角突然改变路径。

此外，概率轨迹图根据不确定性水平生成白质束轨迹，因此可以确定代表真实路径的轨迹的置信度度量。模型中的不确定性是基于一个数学函数，称为方向密度函数，它描述了真实纤维方向的概率。与流线束纤维成像不同，停止标准通常不是必需的，因为不确定性的量化意味着曲线生成的范围不超过白质纤维束不太可能真正延伸到的区域。

二、功能磁共振扩散束成像的临床应用

在对固有肿瘤患者进行术前检查时，fMRI 的临床应用如下。

- 对大脑半球语言功能的横向化进行推断。
- 确定靠近肿瘤边缘或沿着手术轨迹的激活中心的位置。

早期的验证研究支持使用功能磁共振，通过 Wada 测试确定优势大脑对语言功能的横向影响。术前语言功能磁共振横向识别大脑激活区对于那些可以进行双边或更多右侧语言处理的患者是很有价值的，因为这可能导致手术方法的改变。这对于右脑半球内的肿瘤尤其重要，后者更可能在全身麻醉下进行手术，而左脑肿瘤更常在术中清醒时进行定位标记。

一种常用的语言 fMRI 任务，即动词生成，要求患者静默地思考与视觉或听觉呈现相关联的动词。这项任务被证明可以激活右利手受试者（图

41-2 和图 41-3）的左侧大脑半球语言中心和右小脑半球。因此，在这项任务中，双半球或右半球的激活可能会相应提高双侧或右侧语言的处理力（图 41-4）。语言功能磁共振成像也可用于识别靠近肿瘤边缘或沿着肿瘤手术轨迹的可能的激活脑区。虽然在提供给神经外科医生的功能磁共振成像报告中应该提到这种激活，但这些激活区域对于患者语言功能的重要性的评估不应单一的由功能磁共振成像数据构成。

除了语言模式外，运动模式还可以用于累及或延伸至中央前回附近的肿瘤评价，包括手指敲击或弯曲、脚 / 脚趾运动和嘴唇蠕动（图 41-5 和图 41-6）。

扩散纤维束成像可用于显示主要白质束的预期位置及其与肿瘤边缘的可能关系。皮质脊髓束、弓形束和视辐射是手术计划中最常见的三种重建束，因为它们在手术中的损伤可能导致术后运动、语言和视野缺损（图 41-2 至图 41-6）。考虑到该纤维束在 Meyer 环路点的前颞叶具有相对锐角，在重建视辐射时，概率技术具有特殊的价值。当纤维束靠近或位于肿瘤周围水肿区域内时，特别是在高级别肿瘤中，需要小心，因为肿瘤浸润 / 水肿对局部组织结构的扰动对纤维束重建的影响尚不完全清楚。

fMRI 和 DTI 通常是相互结合进行的，以向神经外科医生提供 fMRI 激活图和白质纤维束的预测走形。fMRI 数据的获取也可以为纤维束成像过程中放置种子区提供最佳位置。除了上文中描述的技术问题外，在审查数据之前还需要考虑另一个主要的潜在错误。活检或肿瘤坏死导致的肿瘤周围出血应现在 EPI 数据上进行评估，因为这些出血灶可能导致信号丢失和 fMRI 上明显的非活动区域，或者低估扩散纤维束成像上的白质纤维束。

三、结构化报告和分析思路

（一）报告模板

以下是根据美国功能性神经放射学会的建议编制的 fMRI 和 DT 报告的一个示例。

1. 报告模板

临床适应证：描述临床信息。

患者惯用手：右手、左手或左右手共用。

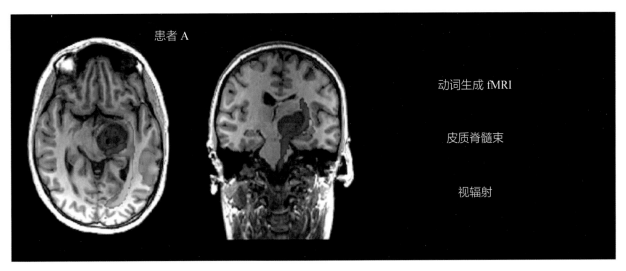

▲ 图 41-2　患者 A 的常规磁共振 T₁WI 图像

患者 A 是一名 35 岁女性，患有左侧大脑低级别胶质瘤。fMRI 图像为动词生成任务的语言范式中获得的激活脑区图像，以及通过概率束成像获得的皮质脊髓束（蓝色）和视辐射（绿色）。动词生成任务主要导致左脑和右脑小脑激活（未显示），与左侧语言处理一致。皮质脊髓束和视辐射被累及左间脑和中脑的肿瘤所侵犯

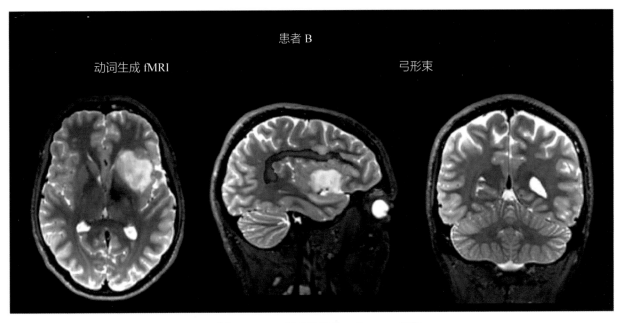

▲ 图 41-3　27 岁男性患者 B 的 T₂WI 图像

左侧低级别胶质瘤累及左下额叶和脑岛。与图 41-2 患者 A 一样，动词生成功能磁共振成像任务主要导致左脑激活。利用概率技术重建的左弓形束显示其向头侧延伸到达肿瘤

结构成像发现：描述肿瘤的位置，是否存在任何脑实质信号变化和占位效应。

2. 功能磁共振成像

技术和分析方法：MRI 序列和统计分析方法。

患者训练：简要说明患者是否接受过训练，并在扫描前了解 fMRI 任务及培训人员情况。

使用的范例和统计阈值：简要描述分析过程中使用的范式和统计阈值。

数据质量分析：对数据质量的评价如下。

- 存在运动伪影、与任务相关的运动。
- 存在磁化率伪影（如出血性物质）。
- 患者是否符合任务要求。

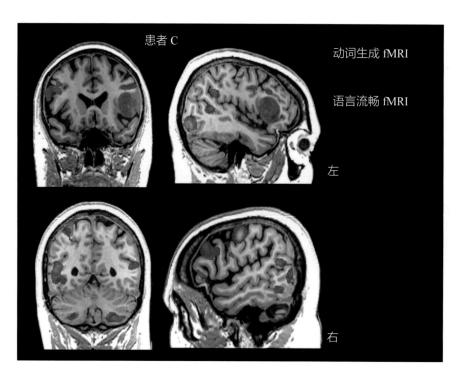

◀ 图 41-4 **52 岁女性患者 C 的 T₁WI 图像**

左侧额叶下回为低级别胶质瘤。显示了动词生成和语言流畅性这两种语言任务的 fMRI 激活数据。对于这两项任务，大脑半球内的双侧激活区与双侧语言处理区一致

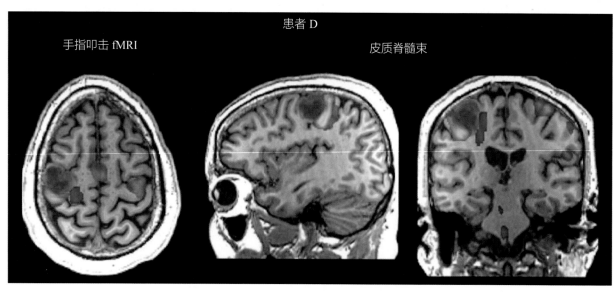

▲ 图 41-5 **患者 D 的 T₁WI 图像**

患者为 50 岁男性，右前回内有一个低级别胶质瘤。手指叩击任务的功能磁共振激活数据与右皮质脊髓束一起显示，右皮质脊髓束从右中央前种子区通过概率技术生成，其种子区的放置由功能磁共振激活区引导定位。右中央前区的功能磁共振激活区位于肿瘤的正后方，皮质脊髓束沿着肿瘤的内侧边界走行

fMRI 发现与总结：包括肿瘤与附近激活脑区的空间关系细节。

3. 扩散纤维束成像

技术：详细介绍纤维束成像的方法和感兴趣区的定位，以便纤维束显像。

DT 的发现和总结：描述白质纤维束和肿瘤之间的关系；定性测量，没有具体的距离测量。

（二）病例报告

列举一个患者功能磁共振成像和扩散纤维束成像报告的示例（图 41-6）。

病史：34 岁女性患者，2 年前曾接受过一次低级别胶质瘤的手术，并且手术后残留肿瘤体积逐渐

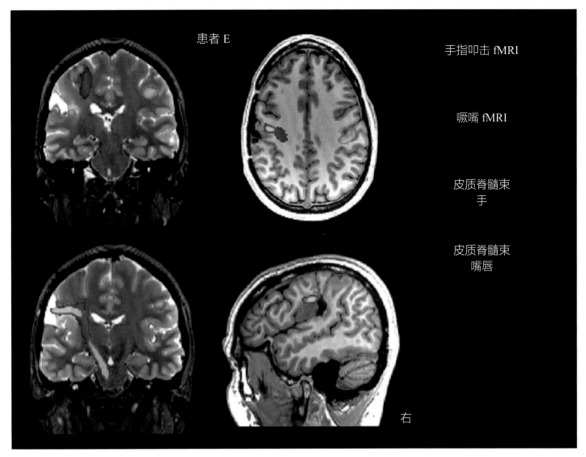

▲ 图 41-6　**34 岁女性患者 E 的 T₂WI（左）和 T₁WI（右）图像，其既往史为以右中下回为中心的低级别胶质瘤手术**
显示了两种运动任务的功能磁共振激活数据，即手指轻敲和嘴唇嘬嘴。fMRI 激活数据被用作种子区，利用概率技术，从中央前回的手部和唇部投射区生成皮质脊髓束纤维

增大。患者正在考虑再次进一步手术。

临床诊断： Ⅱ级星形细胞瘤（IDH 突变体）。

研究目的： 探讨肿瘤与运动皮质和皮质脊髓束功能区的关系。

1. 病例报告

临床适应证： 考虑进一步肿瘤切除。

患者惯用手： 右手。

结构成像发现： 肿瘤的前部组成成分集中在右中下回，信号变化延伸到右中下回的下方。右下顶叶也可见残余肿瘤。右下顶叶切后残余腔隙。

2. 功能磁共振成像

技术与分析方法： 梯度回波 EPI 序列采集，采用一般线性模型进行分析。

患者训练： 临床科学家在扫描前向患者解释了范例任务，患者确认他们理解任务说明。

使用的范例和统计阈值： 在全脑范围内错误校正后，对手指叩击和嘴唇嘬嘴运动进行功能磁共振成像分析，$P < 0.05$ 认为差异有统计学意义。

数据质量分析： 无运动伪影，数据采集总体图像质量良好。

功能成像发现和总结： 左指 / 手运动的激活位于离肿瘤较远的位置。嘬嘴运动的脑区活跃程度比肿瘤更明显。

3. 扩散纤维束成像

技术： 采用概率方法进行纤维束成像。

皮质脊髓束是通过将感兴趣的区域放置在手部和唇部的右中央前回的初级运动区内而获得的。

扩散纤维束成像发现和总结： 唇部皮质脊髓束水平段（图 41-6，浅蓝色）靠近肿瘤上缘。下行皮质脊髓束紧靠肿瘤的内侧边缘。

参考文献

[1] Basser PJ, Mattiello J, LeBihan D. MR diffusion tensor spectroscopy and imaging. Biophys J. 1994;66:259-67.

[2] Basser PJ, Pajevic S, Pierpaoli C, Duda J, Aldroubi A. In vivo fiber tractography using DT-MRI data. Magn Reson Med. 2000;44:625-32.

[3] Binder JR, Swanson SJ, Hammedke TA, Morris GL, Mueller WM, Fischer M, Benbadis S, Frost JA, Rao SM, Haughton VM. Determination of language dominance using functional MRI: a comparison with the Wada test. Neurology. 1996;46:978-84.

[4] Conturo TE, Lori NF, Cull TS, Akbudak E, Snyder AZ, Shimony JS, McKinstry RC, Burton H, Raichle ME. Tracking neuronal fiber pathways in the living human brain. Proc Natl Acad Sci U S A. 1999;96:10422-7.

[5] Desmond JE, Sum JM, Wagner AD, Demb JB, Shear PK, Glover GH, Gabrieli JD, Morrell MJ. Functional MRI measurement of language lateralization in Wada-tested patients. Brain. 1995;118:1411-9.

[6] Frings M, Dimitrova A, Schorn CF, Elles H-G, HeinKropp C, Gizewski ER, Diener HC, Timmann D. Cerebellar involvement in verb generation: an fMRI study. Neurosci Lett. 2006;409:19-23.

[7] Friston KJ, Frith CD, Turner R, Frackowiak RS. Characterizing evoked hemodynamics with fMRI. Neuroimage 1995;2:157-65.

[8] Mori S, Crain BJ, Chacko VP, van Zijl PC. Threedimensional tracking of axonal projections in the brain by magnetic resonance imaging. Ann Neurol. 1999;45:265-9.

[9] Ogawa S, Lee TM, Nayak AS, Glynn P. Oxygenationsensitive contrast in magnetic resonance image of rodent brain at high magnetic fields. Magn Reson Med. 1990;14:68-78.

[10] Wise R, Chollet F, Hadar U, Friston K, Hoffner E, Frackowiak R. Distribution of cortical neural networks involved in word comprehension and word retrieval. Brain. 1991;114(Pt 4):1803-17.

拓展阅读

[1] Sunaert S. Presurgical planning for tumor Resectioning. J Magn Reson Imaging. 2006;23:887-905.

第 42 章　轴外肿瘤

Extra-axial Tumors

Stefanie Thust　Atul Kumar　著

王慧颖　译　郑邵微　夏　爽　校

摘　要

轴外肿瘤是一类从良性到高度恶性的肿瘤，通常发生在不同的解剖部位。影像学特征包括脑脊液裂隙和脑膜瘤的宽基底，有些病变以生长于脑室系统为特征。侵袭性的轴外肿瘤可累及邻近的颅骨及大脑。在很多病例中，结合患者的人口统计学信息、病变定位和图像信号可以缩小疾病鉴别诊断的范围，甚至可以明确诊断。恶性肿瘤和非肿瘤性疾病可能与某些良性肿瘤相似，在某些情况下可以通过细微的形态学差异来鉴别。以下将讨论脑膜肿瘤、松果体区肿瘤、脑室内肿瘤和脑神经肿瘤，重点讨论临床神经影像学在其诊断中的价值。本章结束时，读者将熟悉轴外肿瘤在不同影像学技术上的特征性和非特异性的影像学表现，能够根据病变部位制订合适的影像学方案，并提供全面的诊断报告以指导手术计划和随访。

关键词

轴外；脑膜；硬脑膜；松果体；脑室内；脑肿瘤

缩略语

ASL	arterial spin labeling	动脉自旋标记
β-HCG	β human chorionic gonadotropin	β– 人体绒毛膜促性腺激素
（r）CBF	（relative）cerebral blood flow	相对脑血流量
（r）CBV	（relative）cerebral blood volume	相对脑血容量
Cho	choline	胆碱
CISS	constructive interference in steady state	稳态构成干扰序列
CNS	central nervous system	中枢神经系统
Cr	creatine	肌酐
CSF	cerebrospinal fluid	脑脊液

DSA	dynamic subtraction angiography	数字减影血管造影
DSC	dynamic susceptibility contrastenhanced MRI	动态磁敏感对比增强磁共振成像
FIESTA	fast imaging employing steady state acquisition	基于稳态采集快速成像
GCT	germ cell tumor（s）	生殖细胞瘤
IDH	isocitrate dehydrogenase	异柠檬酸脱氢酶
Ki-67	Ki-67 protein（also known as MKI67），a cellular proliferation marker	Ki-67 蛋白（也称为 MKI67），一种细胞增殖标志物
MRS	MR spectroscopy	磁共振波谱
NAB2	NGFI-A binding protein 2	NGFI-A 结合蛋白 2
NF	neurofibromatosis	神经纤维瘤病
PET	positron emission tomography	正电子发射断层成像
RB-1	retinoblastoma-associated protein 1	视网膜母细胞瘤相关蛋白 1
RELA	RELA gene，also known as p65	RELA 基因，也称为 p65
SEGA	subependymal giant cell astrocytoma	室管膜下巨细胞星形细胞瘤
SMARCB1	SMARCB1 gene on chromosome 22q11.23	染色体 22q11.23 上的 *SMARCB1* 基因
STAT6	signal transducer and activator of transcription 6	信号转导子和转录激活子 6
TERT	telomerase reverse transcriptase	端粒酶逆转录酶
WHO	World Health Organization	世界卫生组织
YAP1	Yes-associated protein	Yes- 相关蛋白
1p19q	short arm of chromosome 1 and long arm of chromosome 19	1 号染色体短臂和 19 号染色体长臂

一、脑膜肿瘤

大脑由三层脑膜层覆盖：硬脑膜、蛛网膜和软脑膜。硬脑膜由两层组成：内层靠近蛛网膜，外层在骨缝处附着在颅骨内板上。正常脑膜在临床影像上不易显示，但通常可以将硬脑膜上基底较宽的肿瘤与局限于皮质表面的软脑膜病变区分开来。

（一）脑膜瘤

1. 定义及临床要点

脑膜瘤是发生在硬脑膜内层的轴外肿瘤。在组织学上该肿瘤与蛛网膜细胞有相似之处，认为两者起源于共同的脑膜上皮前体细胞，这可以解释为什么脑膜瘤多位于硬脑膜静脉窦旁。大多数脑膜瘤无临床症状，只有约 10% 会引起症状。较大者可能表现为以头晕和恶心为始发症状的渐进性颅内压升高的症状。根据发生位置不同，部分脑膜瘤会长大很大才引起特定症状，而发生在靠近运动性语言中枢或脑神经位置时，较小的病灶也会导致神经功能缺损，偶尔会导致癫痫发作。

2. 基础流行病学／人口学／病理生理学

脑膜瘤是最常见的成人颅内肿瘤，约占颅内肿瘤的 25%。病变常位于大脑凸面硬脑膜、大脑镰、蝶骨、鞍旁、嗅沟和脑桥小脑三角。发病高峰期为中年，女性更常见（1：1.5~3），女性脑膜瘤可能携带孕激素或雌激素受体使其易受激素影响。妊娠、乳腺癌、肥胖及前列腺癌激素治疗期间，患者脑膜瘤生长加快，支持上述理论。其次，暴露于电离辐射是已知的危险因素，有文献报道其潜伏期可长达 30 年。脑膜瘤的分子遗传学和发病机制尚不完全清楚，尤其是脑膜瘤不同亚型在多大程度上是独立起源的或共同起源于多能干细胞。某些家族遗传倾向特别是 NF2 和其他肿瘤抑制基因突变，与多发脑膜瘤有关。脑膜瘤患者中最明确的染色体异常是 NF2 中 22 号染色体上抑癌基因的缺失（在 > 50% 的脑膜瘤中存在），其他基因的突变也可见于脑膜瘤患者，这些突变可能会影响肿瘤的位置和亚型。例如，大脑凸面脑膜瘤常伴 22 号染色体缺陷，而 TRAF7/AKT1 肿瘤主要位于大脑镰前部，为脑膜上皮或移行亚型。与其临床病程相匹配，70%~90% 的脑膜瘤是良性的 WHO Ⅰ 级肿瘤。非典型脑膜瘤（WHO Ⅱ 级）约占 10%，恶性脑膜瘤（WHO Ⅲ 级）非常少见（< 1%）。多发的和有恶性倾向的脑膜瘤更常见于家族性及脑膜瘤综合征。图 42-1 为脑膜瘤的组织病理学实例。

3. 临床场景和影像学适应证

脑膜瘤与大多数脑肿瘤一样，其症状主要与肿瘤发生位置有关，与肿瘤类型无关。持续性头痛，特别是当伴有神经功能缺损时，患者应该立即进行神经影像学检查。计算机断层扫描可以用来对需要神经外科干预的病理进行快速评估，可通过病变区域的钙化和局灶性颅骨肥厚为诊断提供线索。MRI对肿瘤解剖定位及邻近高危结构的判断更具优势，可明确肿瘤的诊断。

4. 脑膜瘤的影像学特征

脑膜瘤在 CT 图像上常表现为等 - 高密度，约有 50% 的病例可出现点状或弥漫性钙化。邻近骨质肥厚较常见，骨质破坏少见，当出现骨破坏时应当考虑其他病因。在 MRI 图像上，大多数脑膜瘤有明显的边界，T_2WI 呈等信号或稍高信号，T_1WI 呈

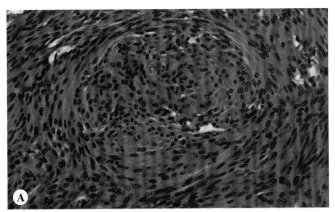

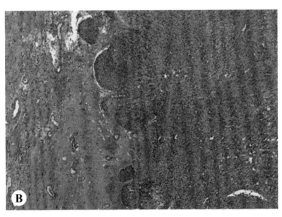

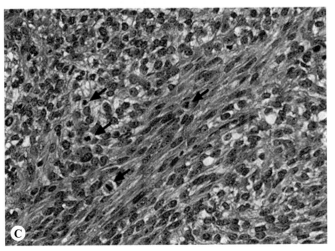

▲ 图 42-1 脑膜瘤的组织病理学表现（WHO Ⅰ 级、Ⅱ 级、Ⅲ 级）

脑膜内皮细胞型脑膜瘤（A，WHO Ⅰ 级）表现为细胞核均匀、淡染，无核分裂活性，组织结构形成紧密的螺纹；非典型脑膜瘤（B，WHO Ⅱ 级）（右侧）侵犯大脑（左侧），肿瘤形成舌状和岛状物，推挤并浸润邻近的脑实质；间变型脑膜瘤（C，WHO Ⅲ 级）具有高度的组织学特征，包括典型的螺旋状组织结构丧失，肿瘤细胞流形成，细胞密度高，有丝分裂率高（每 10 个高倍视野超过 20 个有丝分裂），箭指向有丝分裂。最近，已经证明这些肿瘤中有一部分在 TERT 启动子区域有突变（引自 Goutagny 等，2014）

相对于脑实质的等 – 低信号。有时病变周围可见脑脊液裂隙环绕，这一点有助于明确病变定位为轴外肿瘤。几乎所有的脑膜瘤增强后都呈明显均匀强化（图 42-2）；肿瘤内可有小的囊变，但大范围的坏死少见（图 42-3）。增强后典型征象是"硬膜尾征"的出现，但该征象并无特异性。脑膜瘤在扩散图像上 ADC 值略高于正常脑实质。有文献报道恶性及非典型脑膜瘤 ADC 值更低，但是扩散系数不同，ADC 值并不是预测 WHO 分级的可靠指标。

脑膜瘤是富血供的肿瘤，通常由粗大的脑膜动脉供血，部分见软脑膜血供。供血动脉在 T_2WI 呈流空信号。有时，数字减影血管造影可用来指导手术计划或栓塞治疗。动态磁化率对比增强和动脉自旋标记技术中，rCBV 和 rCBF 等灌注参数升高是脑膜瘤的特点之一；此外，渗透性可能增加。间变型和血管型这两种亚型灌注参数最高，但是即使在良性脑膜瘤中，rCBV 值可能 ≥ 7。血管源性脑水肿与肿瘤大小无关，大范围的水肿并不能预示脑膜瘤的恶性程度。

磁共振波谱在脑膜瘤诊断中的作用不太明确，在 1.48ppm 处发现一个半特异性丙氨酸峰，该波峰在间变性分级中是缺失的。由于高达 100% 的脑膜瘤表达生长抑素受体，该受体为核医学技术所用，如 ^{68}Gd 标记的 DOTA-D-Phe-Tyr3– 奥曲肽 –PET。需要注意的是，假阳性结果在同样表达生长抑素受体的脑膜转移瘤中较为罕见。还要注意的是，某些癌症类型（如肺癌、乳腺癌）偶尔也会转移到脑膜。

5. 脑膜瘤的诊断误区及鉴别诊断

良性脑膜瘤很少表现出肿瘤内囊变、脑组织浸润或出血等特征。这些不典型表现并不代表 WHO 分级高，但当以上征象出现时，应当考虑是否属于间变性或考虑其他疾病。近期一项关于硬脑膜肿瘤的研究显示，包括脑膜瘤在内共有超过 15 种肿瘤需要鉴别诊断，包括血管外皮细胞瘤、淋巴瘤、孤立性纤维瘤、神经鞘瘤、转移瘤、浆细胞瘤和脊索瘤等。以下表现可以与其他肿瘤鉴别：均匀的 T_2WI 低信号（提示细胞丰富，如淋巴瘤）或明显的 T_2WI 高信号（反映软骨 / 胶状态肿瘤的含水量高），肿瘤附近骨质破坏，软脑膜受累，以及没有硬膜尾征。不均匀强化可能是转移瘤的特征（图 42-4）。应当

与脑膜瘤鉴别的非肿瘤性病变包括 Ig4 病、类风湿结节、Rosai-Dorfman 病和 Castleman 病。脑膜瘤的鉴别诊断如表 42-1 所示。

6. 治疗监测：随访计划和发现 / 误区

小的无症状脑膜瘤通常可以通过后续的影像学检查进行安全的随访。对于需要手术的脑膜瘤，手术目标是切除整个肿瘤和表现"硬膜尾征"的部分。WHO Ⅰ 级脑膜瘤的复发率较低（约 10%），但间变性病变的复发率较高（WHO Ⅲ 级脑膜瘤的复发率高达 80%）。脑膜瘤对放疗敏感，因此放疗被广泛应用于初次治疗和复发肿瘤的治疗。伽马刀治疗越来越多地被用作脑膜瘤的微创治疗，对于难以手术进入的病变，如颅底病变的治疗很有帮助。伽马刀治疗只适用于较小（＜ 3cm）的病变，该治疗方法可能会造成不必要的脑实质损伤（放射性坏死），并且受到剂量的限制。脑膜瘤随访所需的影像学检查方法和随访频率应根据病变的级别和位置而定，例如视觉路径附近的肿瘤可能需要附加高分辨率序列来详细描述解剖关系。

（二）血管外皮细胞瘤（孤立性纤维瘤谱）

1. 定义及临床要点

血管外皮细胞瘤是间质分化的低度恶性肿瘤，其确切来源仍有争议；可能来源于周细胞（毛细血管和小静脉周围未分化的平滑肌细胞），也可能来源于成纤维细胞。在 WHO 最新分级中，硬脑膜血管外皮细胞瘤被归类为孤立性纤维瘤中更具侵袭性的亚型，可出现在毛细血管存在的任何部位，包括头颈部、四肢和身体的软组织。由于生长较快，血管外皮细胞瘤可能比脑膜瘤更早出现症状。

2. 基础流行病学 / 人口学 / 病理生理学

血管外皮细胞瘤较罕见，在所有原发性中枢神经系统肿瘤中所占比例不到 1%，在脑膜肿瘤中所占比例不到 4%。多见于中年（40—50 岁），比脑膜瘤发病年龄小，男性略多见。染色体畸变被怀疑是一种可能的影响机制，但目前危险因素不明。2007年版 WHO 中枢神经系统肿瘤分类将血管外皮细胞瘤和孤立性纤维肿瘤合并为一个疾病谱。在这一分类中，孤立性纤维性瘤是 WHO Ⅰ 级病变，而血管外皮细胞瘤是 WHO Ⅱ 级或 Ⅲ 级肿瘤。血管外皮

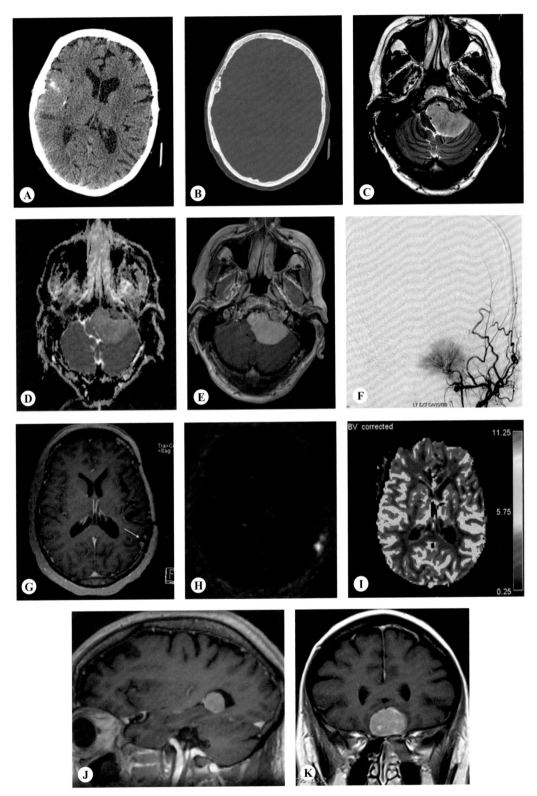

▲ 图 42-2 脑膜瘤的典型影像学特征

病例 1:CT 显示大脑凸面脑膜瘤的钙化和邻近脑膜肥厚（A 和 B）。病例 2:T₂WI、ADC、T₁WI 增强（C 至 E）和 DSA（F）显示位于岩骨斜坡的一个较大的脑膜瘤包绕基底动脉。病例 3：小的双叶脑凸面脑膜瘤（G），⁶⁸Gd-DOTA PET 图像（H）示踪剂高摄取，并且可见 DSC 图像上 rCBV（I）升高。病例 4：脑室内脑膜瘤（J）。病例 5：嗅沟脑膜瘤（K）

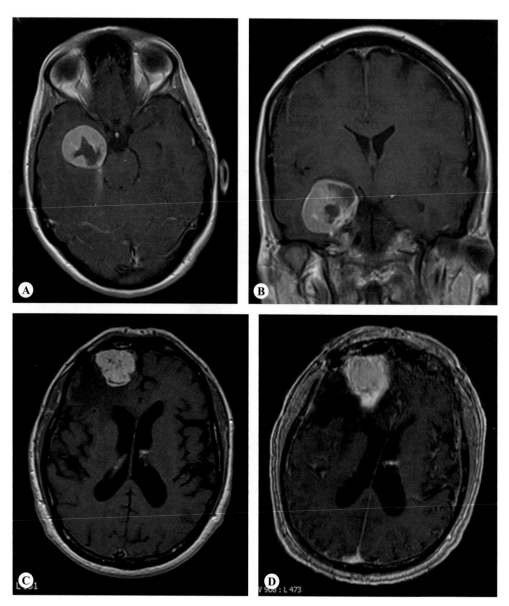

▲ 图 42-3　不典型脑膜瘤（Gad-T$_1$WI 增强）

病例 1：蝶骨大翼见一肿瘤，病变内见坏死区（A 和 B），尽管该表现不常见，组织病理学证实其为 WHO Ⅰ 级脑膜瘤。

病例 2：右侧额部硬脑膜膜肿物（C），5 个月后病变体积增大并且边缘欠规则（D），组织学证实病变为 WHO Ⅱ 级非典型脑膜瘤伴脑实质受累

细胞瘤最常见于幕上，位置与脑膜瘤相似，但局部侵袭性更强，可发生颅外转移（如骨、肺和肝脏）。图 42-5 展示了孤立性纤维瘤 / 血管外皮细胞瘤的组织病理学图像。

3. 临床场景和影像学适应证

临床情况可能与脑膜瘤相似，除了患者在发现时更有可能出现症状。影像学在血管外皮细胞瘤的鉴别中起着重要的作用，首先因为准确估计肿瘤的解剖范围，同时也使人们认识到非脑膜瘤的诊断。

在确诊的血管外皮细胞瘤中，全身分期（CT、PET/CT）应作为初始检查的一部分。

4. 血管外皮细胞瘤的影像学表现

CT 上病变常表现为等密度或稍高密度、无钙化的硬脑膜肿块，其特点是伴有邻近颅骨破坏和经颅延伸（图 42-6）。作为与脑膜瘤的鉴别特征，其不会发生骨质增生，瘤内钙化也非常罕见。MRI 典型表现为起自大脑镰、小脑幕或靠近硬膜静脉窦的分叶状硬脑膜肿块。血管外皮细胞瘤 MRI 表现类似

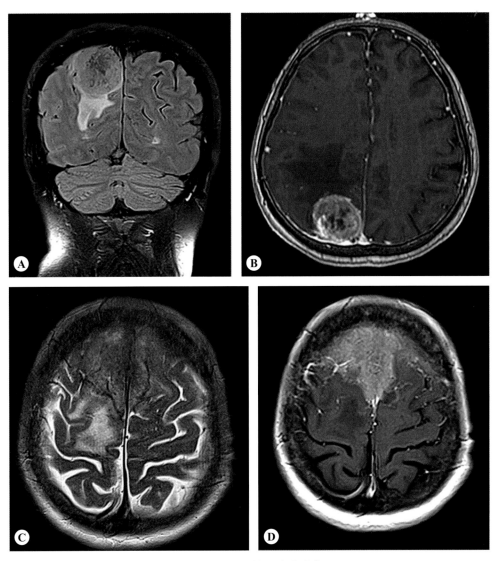

▲ 图 42-4 恶性硬脑膜肿瘤

病例 1：硬脑膜为基底的额部肿瘤 FLAIR 和 Gad T_1WI 增强后的图像（A 和 B），其特征是信号不均匀，强化程度稍低，组织学分析提示为乳腺癌转移。病例 2：T_2WI 低信号、明显强化的肿块（C 和 D），边界不规则，以大脑镰为中心，活检证实为硬脑膜淋巴瘤，病变扩散不受限（未显示 ADC 图像）

脑膜瘤，但通常其信号更不均匀，T_1WI 和 T_2WI 呈与脑实质信号相似的实性区，许多血管外皮细胞瘤直径可达 4～5cm，相对大的瘤体与相对较轻的瘤周水肿形成对比。钆对比剂增强后病变呈明显强化，强化方式可能是均匀的或不均匀的，局部伴有坏死灶，囊变较少见。高达 50% 病例出现硬膜尾征，硬脑膜附着处既可以是宽基底，也可以像"蘑菇形"的窄基底。血管外皮细胞瘤是一种血管丰富的肿瘤，通常比脑膜瘤更大，并且通常含有粗的血管流空影。传统的血管造影可显示双重硬脑膜血管供血，可以指导术前栓塞从而降低出血风险。目前尚

无确切特异性的功能影像学特征，肌醇（3.56ppm）峰被认为是其与脑膜瘤可能的鉴别特征。

5. 治疗监测：随访计划和发现 / 误区

虽然 5 年生存率在 80% 左右，但血管外皮细胞瘤有局部复发的倾向，因此最大范围的安全切除是必要的。因为疾病可能多年后复发，必须进行长期的影像随访。血管外皮细胞瘤对化疗不敏感，关于放疗是否受益是有争议的，这也限制了辅助治疗的选择。对于小体积的病变的复发，伽马刀治疗可能有助于实现局部病变的控制。

表 42-1　脑膜瘤与近似脑膜瘤的疾病鉴别要点		
	脑膜瘤	需鉴别的其他疾病
CT 密度	等或高	多变
骨破坏	罕见	若发生，多考虑转移瘤
矿物质	高达 50%	不常见
出血	罕见	有些疾病可出现
T_2WI 信号	等或稍高信号	低信号（淋巴瘤）或高信号（软骨组织）
强化程度	通常强化明显	脑膜瘤不均匀强化，常累及软脑膜
硬膜尾征	常见	偶可见
囊变 / 坏死	偶尔出现小囊变，坏死少见	恶性病变常见坏死
ADC	轻度扩散受限，变化较大，不能预测肿瘤分级	依赖病变类型，淋巴瘤较低
灌注	升高	一些转移瘤中度升高，淋巴瘤和一些炎性病变呈低 – 等灌注
其他特征	丙氨酸峰（WHO Ⅱ级），[68]Gd-DOTA 摄取	全身症状 ± 影像学异常

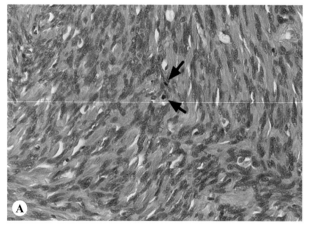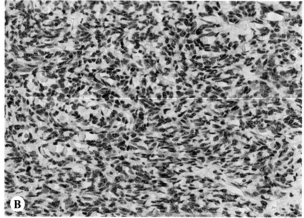

▲ 图 42-5　孤立性纤维瘤 / 血管外皮细胞瘤的组织病理学示例

根据细胞密度、有丝分裂活性和坏死存在的组织学标准的三级分级系统（WHO Ⅰ、Ⅱ 和Ⅲ级）。孤立性纤维瘤 / 血管外皮细胞瘤（A，WHO Ⅲ级）是一种高度细胞性肿瘤，由无图案和无规则定向的中等多形性细胞组成，细胞核圆形 – 卵圆形，细胞质稀少，有丝分裂活性（箭）明显。免疫组化检测发现 STAT6 蛋白（B）的核表达是基本诊断标准，这是由于 *NAB2* 和 *STAT6* 基因融合所致（引自 Chmielecki 等，2013；Robinson 等，2013）

（三）脑膜肿瘤的 MRI 成像技术及推荐方案

1. 脑肿瘤的标准成像方法

- 横断位 T_2WI。
- T_2WI FLAIR（需要各向同性 3D 序列）。
- T_1WI（需要各向同性 3D 序列）。
- DWI（b_0 和 b_{1000}）。

- 增强后 T_1WI（需要各向同性 3D 序列）。
  NB 随垂体顶线轴向成角。

2. 附加成像

靠近颅底、眼眶或海绵窦的肿瘤应当考虑以下情况。

- 薄层（≤ 3mm）T_2WI，增强前及钆对比剂增

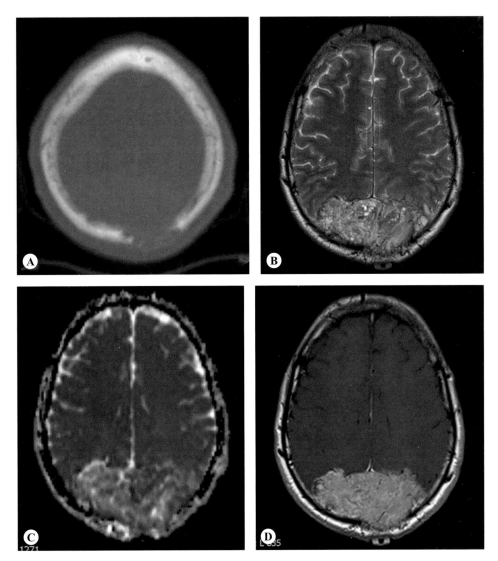

▲ 图 42-6 血管外皮细胞瘤的 CT 及 MR 表现

顶部无钙化肿块，CT 可见骨质破坏（A）。同一患者的 T_2WI、ADC 和 Gad T_1WI 增强 MR 图像（B 至 D）显示一个大的硬脑膜肿瘤，内部信号不均匀，见多个血管流空，明显强化

强后 ≥ 2 个平面的 T_1WI。

- 对于颅骨附近的不典型肿物，应当考虑扫描钆对比剂增强后的压脂 T_1WI。

- 高卷积核 CT 用来评价骨质的破坏。

- 有时灌注、光谱和（或）核医学成像对脑膜肿瘤的诊断有益，应当根据具体情况加以考虑。

（四）脑膜肿瘤的检查表和结构化报告的解释

1. 原发肿瘤描述

- 定位，大小。

- 轴内 / 轴外。

- 肿瘤范围 / 与周围组织关系。

- 对脑室 / 基底池的占位效应及脑疝。

- T_2WI 信号强度和 ADC 值（提示细胞密集程度）。

- 钙化。

- 强化程度及模式。

- 与运动性语言中枢的关系（是否高危？），与静脉窦的关系。

- 其他病变。

2. 肿瘤周围异常信号

- 血管源性水肿。

- 骨质异常（增生 vs. 破坏）。

- 对于已治疗的肿瘤，还需评价术区、放化疗后白质脑病或其他提示治疗相关变化的征象。

二、松果体区肿瘤

松果体区肿瘤很少见（占中枢神经系统肿瘤的1%），最常发生在儿童和年轻人，以松果体生殖细胞肿瘤为主，由许多亚型组成。与此不同的是松果体实质肿瘤；此外，邻近脑实质的肿瘤可能会累及松果体区。

（一）生殖细胞肿瘤

1. 定义及临床要点

松果体生殖细胞瘤被认为起源于多能干细胞，随后分化成特定的细胞类型，目前尚不清楚这一过程是发生在肿瘤部位还是由胚胎细胞迁移而致。最常见的 GCT 是无性细胞瘤，其细胞成分与发生在性腺的男性精原细胞瘤或女性无性细胞瘤相同。"非生殖" GCT 包括几种亚型：成熟和未成熟畸胎瘤、胚胎癌、绒毛膜癌、卵黄囊瘤和混合性病变。

临床症状最初是非特异性的，逐渐发展出现神经症状，包括头痛、恶心和垂直凝视麻痹（"Parinaud 综合征"），提示中脑背侧受压。可能出现内分泌紊乱（如性早熟），尤其是累及垂体区域的生殖细胞瘤。需要注意的是，婴儿颅内压升高的症状可能是非特异性的，包括冷漠、易怒或发育迟缓。

2. 基础流行病学 / 人口学 / 病理生理学

据报道，颅内 GCT 的发病率在所有中枢神经系统肿瘤中占 1%～2%，亚洲人群更为常见，在儿童脑肿瘤中发病率为 10%～15%。生殖细胞瘤是最常见的松果体区肿瘤，约占脑 GCT 的 2/3，平均发病年龄 17 岁（10—30 岁），男性居多。畸胎瘤是第二常见的颅内 GCT（15%～20%），可能在新生儿期，表现为大肿块，有时可表现为全颅性肿块。该肿瘤起源于孕期第 3 周和第 4 周早期的胚胎干细胞。未成熟畸胎瘤和成熟畸胎瘤都可能包含所有三个细胞层，成熟畸胎瘤的细胞分化程度较高，与其在临床上侵袭性较低的特点相对应。松果体绒毛膜癌是一种罕见（5%）的高度恶性肿瘤，平均发病年龄为12 岁，常伴有转移。GCT 偶发，可能与 Klinefelter（XXY）综合征、唐氏综合征和其他染色体异常有关，包括 TP53 肿瘤抑制基因突变。所有颅内 GCT 类型都常发生于可能有胚胎学起源的中线部位，松果体区是生殖细胞瘤的好发部位。GCT WHO 分级为Ⅰ～Ⅲ级，生殖细胞瘤属于 WHO Ⅱ级。图 42-7 显示了生殖细胞瘤和胚胎癌的组织病理学表现。

3. 临床场景和影像学适应证

患者通常表现为继发于导水管阻塞导致的脑积水和（或）Parinaud 综合征，包括上仰视性麻痹和聚焦障碍。非生殖性 GCT 通常较大，被确诊时往往神经损害更重。脑脊液癌蛋白（β-HCG、α-Fetoprotein、胎盘碱性磷酸酶）对于 GCT 的确诊和鉴别诊断具有重要意义。事实上，肿瘤类型最重要的预测因子是结合患者年龄和特异性肿瘤标志物的升高。脑积水的体征，如持续性头痛和恶心，无论是否伴有凝视麻痹，都是紧急影像检查的指征。

4. 生殖细胞肿瘤的影像学表现

影像学表现取决于肿瘤大小，一些松果体病变在 CT 上很容易被忽略，除非仔细观察中线结构。生殖细胞瘤可能由于细胞密度高而表现为瘤体密度增高。在 MRI 上，GCT 最初可能不会表现为松果体区异常，因为该肿瘤倾向于包围或吞噬腺体（图 42-8 和图 42-9）。生殖细胞瘤表现为 T_1WI 等信号，T_2WI 等 – 稍高信号，典型表现为中度均匀强化。累及双侧丘脑和明显水肿被认为是生殖细胞瘤的特异性特征，通过这两点可以与松果体实质肿瘤相区别。如果肿瘤变大，病变内偶见囊性坏死区和出血。生殖细胞瘤扩散受限，ADC 值往往高于松果体母细胞瘤。成熟畸胎瘤由于含液体、脂肪和组织等混杂成分，通常很容易通过影像识别，有时以钙化甚至形成牙齿为特征。脂肪抑制和磁敏感加权可以作为区分组织成分的有用辅助序列。对于罕见的原发性颅内绒毛膜癌，T_2WI 明显不均匀低信号、T_1WI 缩短提示出血，不均匀的环状或瘤内结节强化可能是典型特征，可以结合 HCG 水平进行诊断，应避免活检使肿瘤播散。卵黄囊肿瘤的影像描述很少，至今还没有明确的影像学特征。

5. 治疗监测：随访计划和发现 / 误区

单纯性生殖细胞瘤对放疗和化疗敏感，80%～90% 的患者生存时间超过 5 年。其他 GCT 预后总体较差，与组织学亚型密切相关。长期随访不仅包括头颅成像，还应该包括整个脊柱的钆对比剂

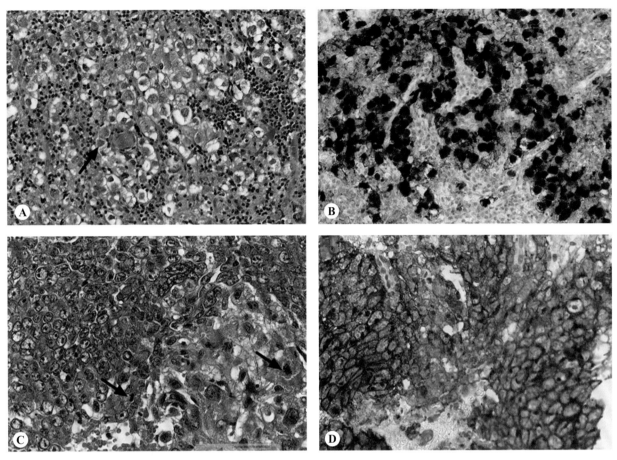

▲ 图 42-7 生殖细胞瘤和胚胎癌的组织病理学表现

生殖细胞瘤是一种恶性的生殖细胞性肿瘤。肿瘤细胞体积大，形态多样，核仁突出，胞质清亮（A，黑箭）。大多数生殖细胞瘤含有大量的相关反应性淋巴细胞（蓝箭）。生殖细胞瘤在大肿瘤细胞成分（B）的细胞核中表达转录因子 Oct3/4。这例混合性生殖细胞瘤含有胚胎性癌成分（C），显示大的多形性上皮样细胞，核仁突出，呈立体结构排列。有丝分裂活跃，伴多发异形轮廓（箭）。胚胎性癌 CD30 免疫组化弥漫性膜染色（D）（图片由 Prof. S. Brandner, London 提供）

增强序列，因为该肿瘤脊柱播散较为常见的。脊柱成像必须包括骶管终端在内以避免遗漏任何部位潜在的转移。

（二）松果体实质细胞肿瘤

1. 定义及临床要点

松果体实质细胞肿瘤由松果体细胞或其胚胎学前体细胞发展而来。包括松果体细胞瘤（WHO Ⅰ 级）、中分化松果体实质细胞瘤（WHO Ⅱ～Ⅲ级）和松果体母细胞瘤（WHO Ⅳ级）。临床表现与 GCT 相似，因解剖位置而异。由于接近导水管和顶盖板，即使是较小的松果体肿瘤也可能出现临床症状。

2. 基础流行病学 / 人口学 / 病理生理学

松果体实质细胞瘤在松果体区肿瘤中所占比例较小（约 15%）。总体而言，该肿瘤在儿童和年轻人中更为常见，男女好发比例在所有年龄段都相同。松果体细胞瘤是最常见（45%）且生长缓慢的亚型，5 年生存率约为 85%。松果体母细胞瘤是一种未分化的肿瘤，恶性程度高（WHO Ⅳ级），预后较差（存活 1.5～2 年），相对常见（占松果体实质细胞肿瘤的 35%～40%），并且几乎普遍发生梗阻性脑积水，表明肿瘤迅速增殖。松果体母细胞瘤很少发生"三侧性视网膜母细胞瘤"的三联体，三侧性视网膜母细胞瘤由染色体 13q14 上的 RB1 突变引起，神经内分泌、视网膜和松果体共同的前体细胞在遗传上易受肿瘤生长的影响。中等分化的松果体实质细胞瘤的组织学介于松果体细胞瘤和松果体母细胞瘤之间（WHO Ⅱ级）。松果腺乳头状瘤在 2007 年版 WHO 分类中首次被认为是形态学上独立的实

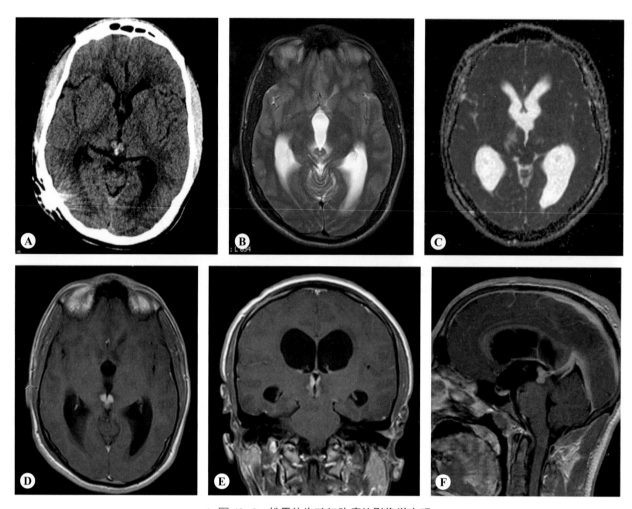

▲ 图 42-8　松果体生殖细胞瘤的影像学表现

CT 图像（脑积水分流术后）显示高密度病变包裹钙化的松果体（A）。同一患者的 T_2WI、ADC 和 Gad T_1WI 增强图像（B 至 F）显示松果体区病变，不要误认为双侧丘脑出现肿块

体；该肿瘤是罕见的神经上皮肿瘤，成人起病（平均年龄 30 岁），认为该肿瘤起源于第三脑室导水管附近功能尚不完全清楚的室管膜细胞。这一肿瘤亚群尚未完全确定，但其生物学行为目前看来符合 WHO Ⅱ～Ⅲ级。图 42-10 显示松果体实质细胞肿瘤的组织病理学特征。

3. 松果体实质细胞肿瘤的影像学表现

松果体区肿块的影像学特征有很大的相似处，限制了影像学预测肿瘤亚型的准确性。在明确组织学和肿瘤标记物结果之前，某些影像学特征可以作为提示诊断的有用线索：GCT 倾向于从外周包绕松果体，而松果体实质肿瘤更多地生长在松果体中央，典型表现为"爆炸状"的钙化模式。松果体细胞瘤一般瘤体较小，但不是绝对（图 42-11A 至 E）。

病变通常表现为低 – 等 T_1WI 和 T_2WI 稍高信号，并有不同程度的强化，有时病变内见囊变。当松果体细胞瘤中出现囊变时，典型表现为厚壁、边缘结节样强化。迄今为止进行的几项研究没有发现松果体细胞瘤符合单纯囊肿标准的证据（图 42-11F 至 G），表明在这种情况下没必要长期随访。

松果体母细胞瘤通常为较大肿块，边界不清，病变周围可见钙化，表现为扩散受限，这是高细胞性的标志（图 42-12），这一特征解释了病变于 CT 上呈高密度，T_2WI 上呈中到低信号的表现，增强呈明显不均匀强化，常伴有周围脑组织浸润。尽管松果体母细胞瘤具有侵袭性，但不一定存在血管源性水肿。松果体母细胞瘤的 MRS 可见明显的谷氨酸和牛磺酸峰。

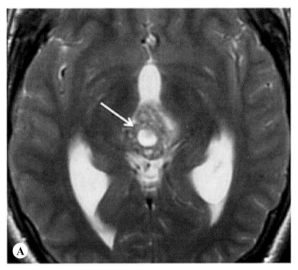 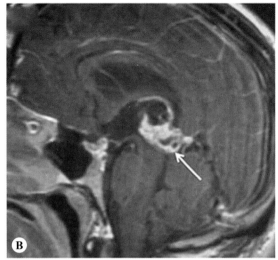

▲ 图 42-9 松果体胚胎癌

累及松果体的肿瘤（箭）有分叶状的边缘，在轴位 T_2WI 像（A）上呈中高信号。肿瘤在矢状位 T_1WI 像（B）上显示不均匀的强化，与其实性和囊性部分有关

对于中等分化的松果体实质瘤，目前尚无特异性的影像学表现，但其通常比松果体细胞瘤更大、更不均质，有时病变会侵犯周围脑组织。

乳头状松果体肿瘤可能类似于松果体细胞瘤；在一些病例中观察到 T_1WI 缩短，并伴有钆对比剂增强后呈明显强化和局部囊变（图 42-13）。有时，在松果体肿瘤脑卒中时病变出血，引起 T_1WI 缩短。

4. 治疗监测：随访计划和发现/误区

影像学检查应该包括增强后脊柱成像以便于分期和随访，高达 15% 的松果体母细胞瘤有沿脊柱播散的表现。松果体母细胞瘤在治疗上尽管采取最大范围安全切除加辅助放疗和化疗，病变也可能会迅速复发，需要经常和警惕性地监测。

（三）顶盖胶质瘤

顶盖胶质瘤是一种罕见的肿瘤（占儿童脑干肿瘤的 5%），与松果体分离，有时偶然发现。绝大多数是惰性 WHO II 级星形细胞瘤，预后良好，因此随诊观察即可。病变通常很小，T_1WI 信号与脑实质相似，T_2WI 信号略高，无强化或轻度强化（图 42-14）。极少数情况下，顶盖胶质瘤可能会进展明显，因此建议从病灶发现时就短期随访，直到确定稳定。在某些情况下，梗阻性脑积水可能需要脑脊液分流。

（四）松果体区肿瘤的 MRI 成像技术及推荐方案

1. 脑肿瘤的标准成像方法

- 横断位 T_2WI。
- T_2WI FLAIR（需要各向同性 3D 序列）。
- T_1WI［需要各向同性 3D 序列，若为 2D 必须包含薄层图像（≤ 2mm），并且包含 2 个平面，其中必须包含矢状位］。
- DWI（b_0 和 b_{1000}）。
- 增强后 T_1WI［需要各向同性 3D 序列，若为 2D 必须包含薄层图像（≤ 2mm），并且至少 2 个平面，其中必须包含矢状位］。
NB 随垂体顶线轴向成角。

2. 附加成像

- 至少 2 个平面的薄层（≤ 3mm）重 T_2WI 序列（如 CISS、FIESTA），包括矢状面中线视图。
- 所有松果体肿瘤均须进行钆对比剂 T_1WI 增强全脊柱（3mm）扫描以排除转移。
- 不确定有无柔脑膜播散者应行双倍剂量增强 +/- 增强后 FLAIR 成像。

（五）脑膜肿瘤的分析思路和结构化报告

1. 原发肿瘤描述

- 定位，大小。

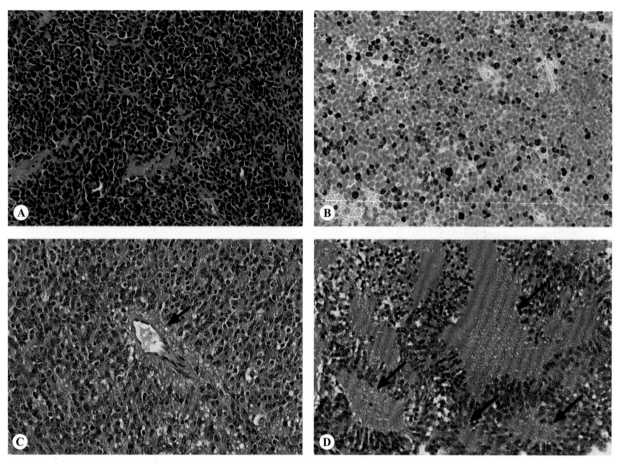

▲ 图 42-10　松果体实质细胞瘤和松果体母细胞瘤（**A**，WHO Ⅳ级）的组织病理学特征。松果体母细胞瘤的组织结构典型表现为高度无细胞模式的小圆形蓝色细胞。细胞胞核深染，嗜酸性胞质稀疏。松果体母细胞瘤有丝分裂活动通常很活跃（伴随较高的 **Ki-67** 增殖指数）（**B**）。**Ki-67** 抗原在细胞周期中表达，是细胞增殖的敏感指标。中等分化的松果体实质瘤（**C**，WHO Ⅱ / Ⅲ级），实性弥漫性的片状和小叶状的轻度多形性细胞，胞核圆形，染色质点状，在纤维状背景下经常出现核周清除，偶见假小体（箭）。松果体细胞瘤（**D**，WHO Ⅰ级）：肿瘤细胞呈片状，类似松果体细胞，核小而圆，均匀，染色质呈点状分布在粗大的颗粒 / 纤维状神经元基质内。偶尔也可观察到松果体细胞瘤性菊形团（箭）

图片由 Dr. Z.Jaunmuktane，London 提供

- 松果体钙化位于中央或在周围（"爆炸状"）。
- 肿瘤范围 / 与周围组织关系（双侧丘脑是否受侵）。
- 对导水管 / 脑室 / 基底池的占位效应。
- T_2WI 信号强度和 ADC 值（提示高细胞性与否？）。
- 强化程度及模式。
- 囊变。
- 其他病变？垂体病变共存？

　　2. 肿瘤周围异常信号

- 血管源性水肿。

- 对于已治疗的肿瘤，还需评价术区、放化疗后白质脑病或其他提示治疗相关变化的征象。
- 评价颅内和脊柱的柔脑膜播散。

　　3. 考虑临床因素并进行解释

- 患者性别、年龄。
- 肿瘤标志物（如果有）。

三、脑室内肿瘤

　　以下将集中讨论脑室和脉络丛的原发性肿瘤。应该注意的是，其他部位好发的各种肿瘤偶尔会出现在脑室内（如脑膜瘤）或侵犯脑室（胶质母细胞瘤、

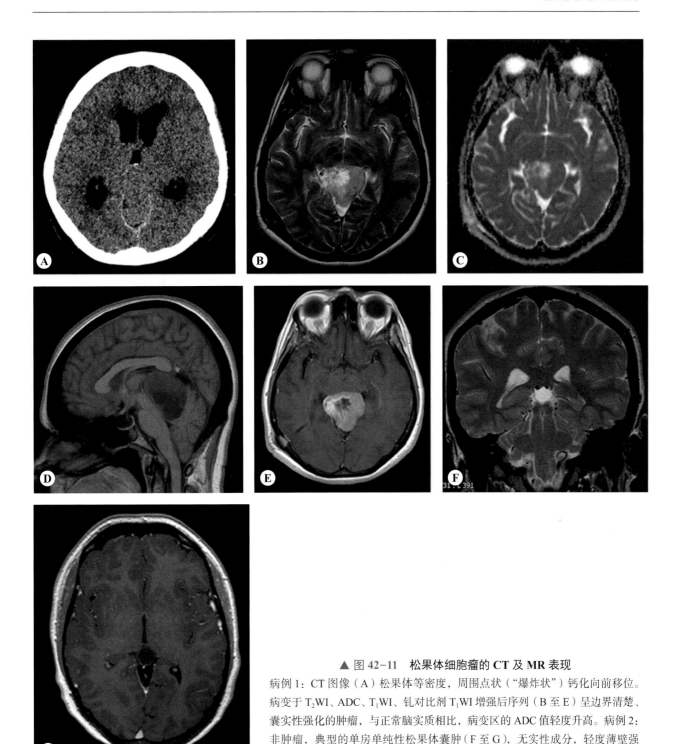

▲ 图 42-11 松果体细胞瘤的 CT 及 MR 表现

病例 1：CT 图像（A）松果体等密度，周围点状（"爆炸状"）钙化向前移位。病变于 T_2WI、ADC、T_1WI、钆对比剂 T_1WI 增强后序列（B 至 E）呈边界清楚、囊实性强化的肿瘤，与正常脑实质相比，病变区的 ADC 值轻度升高。病例 2：非肿瘤，典型的单房单纯性松果体囊肿（F 至 G），无实性成分，轻度薄壁强化，表明腺体成分正常

淋巴瘤、颅咽管瘤）。恶性肿瘤和炎症等也可能累及脑室。

（一）室管膜瘤

1. 定义及临床要点

室管膜瘤可能来源于放射状胶质细胞，该细胞是支持胚胎中枢神经系统神经元发育和迁移的脑室周围干细胞。室管膜瘤可以沿着脑室边缘的任何部位发展，也可单独出现在脑实质内。幕上肿瘤通常较大时才被发现，可能是因为与颅后窝肿瘤相比，其进展为脑积水所需时间更长。

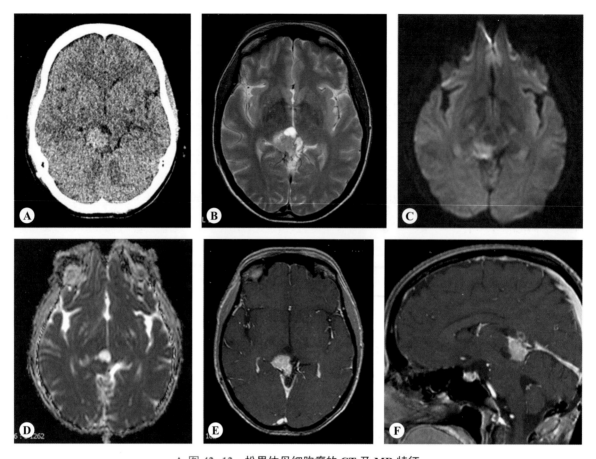

▲ 图 42-12　松果体母细胞瘤的 CT 及 MR 特征

1 例偏心性松果体肿瘤,CT 呈高密度(A),T₂WI 呈低信号，扩散受限（B 至 D），提示细胞致密，并伴有明显强化（E 至 F）

2. 基础流行病学 / 人口学 / 病理生理学

室管膜瘤约占成人原发性中枢神经系统肿瘤的 2%（高峰在 30 多岁），是儿童第三常见的脑肿瘤（5%～6%），而幕下室管膜瘤发生的年龄较小（平均 5 岁）。总体而言，病变位于幕下者较常见（70%），男性可能更好发。室管膜瘤为 WHO Ⅱ 级肿瘤，间变性室管膜瘤为 WHO Ⅲ 级。然而，室管膜瘤的组织学分级一直存在争议，肿瘤分级和患者预后并无关联。

到目前为止，室管膜瘤的几个分子亚型已根据关键基因改变来定义，这些改变可以预测预后并为未来的靶向治疗提供依据。在颅后窝室管膜瘤中，A 组发生在表现为 CpG 岛状甲基化表型的婴儿中，存活率较低，而 B 组肿瘤发生在年龄较大的儿童和成人中，预后较好。在幕上脑室，YAP1 突变的室管膜瘤影响年龄较小的儿童，存活率很高（接近 100%），而 RELA 融合瘤复发迅速，预后不佳。

图 42-15 显示室管膜瘤的组织病理学表现。

3. 室管膜瘤的影像学表现

室管膜瘤 CT 表现为等或稍高密度，常伴粗大钙化（50%），偶尔可见出血（10%）。病变内囊变（幕上肿瘤较大）、血液产物和钙化可提示诊断。室管膜瘤于 T₁WI 呈等 - 低信号，于 T₂WI 呈等 - 高信号，增强后呈不均匀强化。肿瘤可能出现在第四脑室，通过外侧孔（Luschka 孔）和（或）正中孔（Magendi 孔）向外凸出。颅后窝室管膜瘤的扩散信号介于 WHO Ⅰ 级（毛细胞性星形细胞瘤）和髓母细胞瘤之间（图 42-16），但 ADC 值相近使其缺乏特异性。在灌注 MR 研究中，室管膜瘤通常显示中等血容量，rCBV 升高代表预后不良的潜在预测因子。室管膜瘤在 MRS 上没有特定的代谢物模式。

4. 治疗监测：随访计划和发现 / 误区

室管膜瘤预后良好，10 年生存率可达 80%，但与临床亚型有关。对于分子因素的深入了解可能有

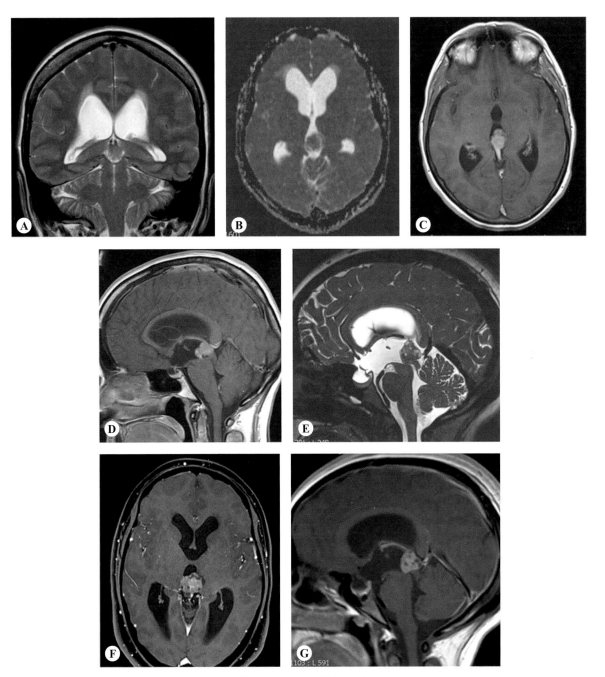

▲ 图 42-13 MR 图像示例

病例 1：中分化松果体实质细胞瘤（A 至 D），T$_2$WI 及增强后表现、扩散系数介于松果体细胞瘤和松果体母细胞瘤之间。

病例 2：松果腺乳头状瘤（E 至 G）由于病变内小囊肿致信号不均匀

助于未来几年的预测和治疗计划的制订。到目前为止，最大限度切除和辅助放疗对患者的生存有明确益处。室管膜瘤中有一部分病变（< 15%）表现为脊椎播散，因此必须行整个神经轴的检查。柔脑膜播散表现为光滑或结节状强化（图 42-17），在肿瘤复发时很常见，因此脊柱成像也应成为室管膜瘤长期随访的一部分。在成像中应当确保包含骶管膜囊边缘，因为这是播散转移的常见部位。

（二）室管膜下瘤

1. 定义及临床要点

室管膜下瘤是一种罕见、生长缓慢、恶性度

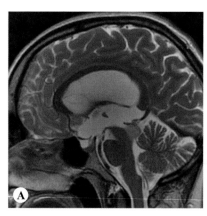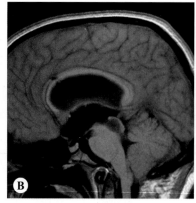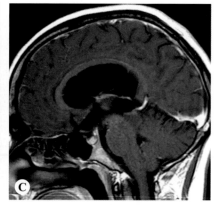

▲ 图 42-14　顶盖胶质瘤 MRI

T_2WI、T_1WI 及钆对比剂增强后 T_1WI 图像显示 T_2WI 低信号病变，病变无强化，可见病变与松果体分离

低的肿瘤，其确切来源尚不清楚。正如其命名，室管膜下瘤出现在脑室壁的下方，具有室管膜细胞和胶质细胞谱系的共同特征，星形细胞瘤成分在一些室管膜下瘤中共存。5%～20% 的室管膜下瘤可伴有典型或间变性室管膜瘤病灶。尽管室管膜下瘤增殖缓慢，但仍可能造成梗阻性脑积水，尤其是在幕下。

2. 基础流行病学 / 人口学 / 病理生理学

室管膜下瘤占中枢神经系统肿瘤的比例 < 1%。大多为良性，通常多年无临床症状。发病高峰为中年期（40—60 岁），男性居多，儿童期罕见。室管膜下瘤最常见（60%）于第四脑室边缘的正中孔，如果病变很小，在影像学上很容易被忽视。发生在侧脑室的室管膜下瘤不常见，多见于成人，发现时病变可能较大。图 42-18 显示室管膜下瘤的组织病理学表现。

3. 室管膜下瘤的影像学表现

大多数室管膜下瘤表现为边界清楚、光滑或呈分叶状的脑室内肿瘤，病变通常较小（1～2cm）。CT 呈低或等密度，但部分病变在 CT 上观察较困难。MRI 典型表现为 T_1WI 呈低 - 等信号，T_2WI 呈高信号（图 42-19），增强后强化形式不一，可无强化。如不强化，可与增强后呈明显强化的室管膜瘤、室管膜下巨细胞星形细胞瘤和神经细胞瘤鉴别。小的囊变较常见，有时仅能依赖组织病理学进行评估，出血及钙化偶尔出现于较大的病变内。血管源性水肿并不是室管膜下瘤的特征，若出现该征象则应当考虑其他疾病。功能成像对于室管膜下瘤意义不大，肿瘤脑血容量较低，没有特殊的波谱特征。

4. 治疗监测：随访计划和发现 / 误区

对于符合室管膜下瘤的无症状病变，可选择观察。在因症状或为确保诊断而进行手术的情况下，大多数患者都可以进行根治性切除。脑脊液播撒有时会使室管膜下瘤复杂化，因此脊椎筛查应包括在基线检查中。

（三）中枢神经细胞瘤

1. 定义及临床要点

中枢神经细胞瘤起源于透明隔内的神经前体细胞，通常生长在正中孔附近。虽然神经细胞瘤在显微镜下类似于少突胶质细胞瘤，但它们的神经元起源可以通过 IDH 和 1p19q 基因，在分子水平很容易地区分开来。中枢神经细胞瘤会出现继发于颅内压升高的症状（头痛、恶心和视力障碍），偶尔还会出现局灶性神经功能缺损。

2. 基础流行病学 / 人口学 / 病理生理学

中枢神经细胞瘤是一种罕见的散发性肿瘤（占中枢神经系统肿瘤的 0.5%），可发生于任何年龄段，高峰出现在 30—50 岁。该肿瘤被归类为 WHO Ⅱ 级肿瘤，只有极少数表现出间变性行为。尽管中枢神经细胞瘤不常见，但在 20—40 岁的脑室内肿瘤中，中枢神经细胞瘤所占比例高达 50%，因此在这个年龄段，应该将其考虑为一种主要的鉴别诊断。该疾病的危险因素或症状关联尚不清。中枢神经细胞瘤的组织病理学示例见图 42-20。

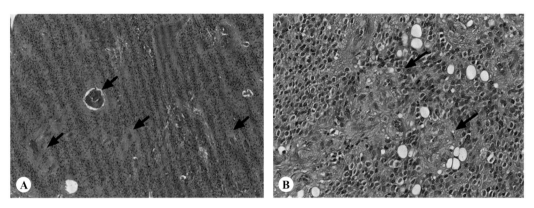

▲ 图 42-15　室管膜瘤的组织病理学表现

室管膜瘤（A，WHO Ⅱ级）：一种胶质肿瘤，在低倍放大镜下显示出典型的类似豹纹的独特图案，由无核区环绕中央肿瘤血管形成（室管膜假菊形团，箭）。间变性室管膜瘤（B，WHO Ⅲ级）：富细胞、密集排列、中度多形性肿瘤细胞，有丝分裂活跃、微血管增生（箭）和相关的室管膜周围假小体。重要的是组织学分级与临床结果无关。已有报道一些分子特征与预后相关（引自 Pajtler 等，2017）

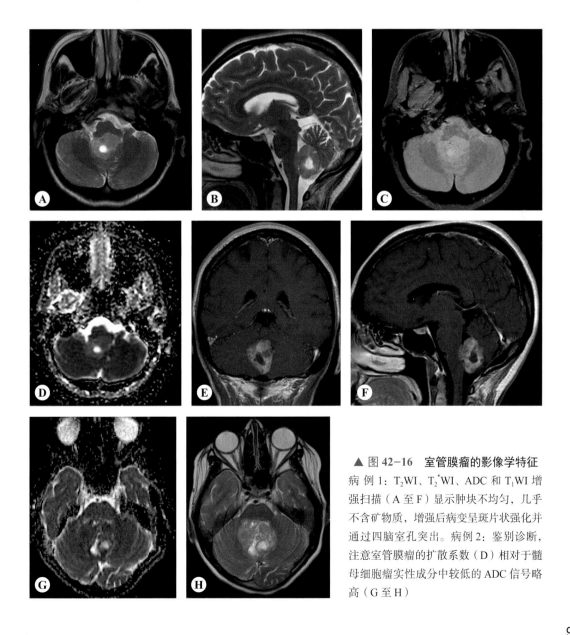

▲ 图 42-16　室管膜瘤的影像学特征

病例 1：T_2WI、T_2^*WI、ADC 和 T_1WI 增强扫描（A 至 F）显示肿块不均匀，几乎不含矿物质，增强后病变呈斑片状强化并通过四脑室孔突出。病例 2：鉴别诊断，注意室管膜瘤的扩散系数（D）相对于髓母细胞瘤实性成分中较低的 ADC 信号略高（G 至 H）

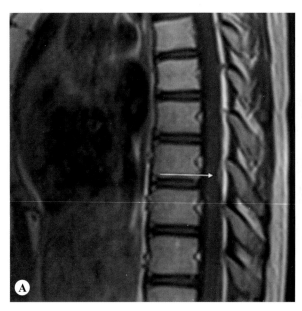

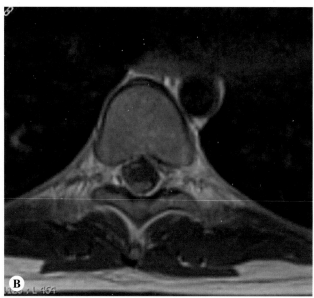

▲ 图 42-17　脊髓播散转移的影像示例

钆对比剂 T_1WI 增强后显示胸椎水平柔脑膜结节样强化（A），在轴位对应图像上更容易辨认（B）

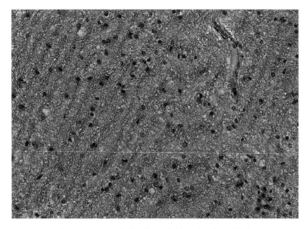

▲ 图 42-18　室管膜下瘤的组织病理学表现

室管膜下瘤（WHO Ⅰ级）是一种轻至中度细胞性肿瘤，纤维基质内有大量小而圆的核团。室管膜下瘤是室管膜瘤的亚型，包括在室管膜肿瘤的分子层级中（引自 Pajtler 等，2017）

3. 中枢神经细胞瘤的影像学表现

病变与中线关系密切，特别是透明隔的附着支持中枢神经细胞瘤的诊断，并为手术计划提供依据。中枢神经细胞瘤偶有脑脊液播散，因此在基线检查中可以考虑进行全神经轴筛查。中枢神经细胞瘤通常很大，确诊时直径多达几厘米。在 CT 上易于辨认，病变表现为等密度或高密度，常伴有钙化（50%～70%）。MRI 显示不均匀信号与 T_2WI 呈"肥皂泡"征象是其特征（图 42-21）。增强通常是不规则强化，但大约一半的神经细胞瘤不强化。一些病变内可见血管流空或血液产物，偶尔以肿瘤内出血为首要临床表现。神经细胞瘤多累及一侧侧脑室，但也可以累及双侧侧脑室或第三脑室，累及第四脑室极其罕见。脑室外神经细胞瘤据报道也有类似的特征，可能是一种更具侵袭性的变异型。灌注 MRI 可显示中等 rCBV 值，通常低于脑膜瘤和胶质母细胞瘤。中枢神经细胞瘤可能有很高的 Cho/Cr 比值，这与其低度的恶性不相符，有文献报道可见甘氨酸峰值在 3.55ppm，可能与甘氨酸的存在相关。

4. 治疗监测：随访计划和发现 / 误区

中枢神经细胞瘤的最佳治疗仍存在争议，由于该疾病较罕见，其研究相对较少。手术是主要治疗方法，多能治愈（65%～75%），5 年生存率超过90%。已经证明放疗可以改善未完全切除的神经细胞瘤的局部疾病控制和无进展生存期。伽马刀放射外科治疗已被试验性地应用于小病灶复发，取得了一定成功。

（四）脉络丛乳头状瘤

1. 定义及临床要点

脉络丛乳头状瘤属于罕见的神经外胚层肿瘤，起源于脉络丛分泌上皮。脉络丛肿瘤不仅可阻塞脑室系统，还可通过分泌过量的脑脊液而导致分泌性

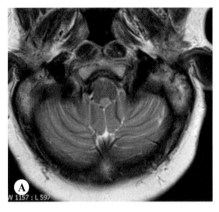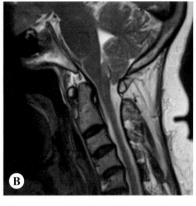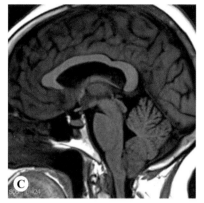

▲ 图 42-19 室管膜下瘤的影像学特征

T₁WI 及 T₂WI 显示第四脑室流出道内有一个小结节，该病变显示室管膜下瘤的典型影像特征（无组织学诊断），几年来一直保持稳定

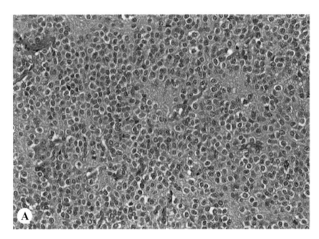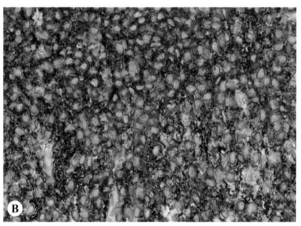

▲ 图 42-20 中枢神经细胞瘤的组织病理学表现

中枢神经细胞瘤（A，WHO Ⅱ级）具有独特的组织学表现，表现为圆形的单形细胞，并可见薄薄的核周透明缘，即所谓的晕。中枢神经细胞瘤是神经性肿瘤，因此神经元蛋白突触素（B）高表达

脑积水，这是该疾病的特征性表现。通常表现为颅内压升高，在颅缝闭合之前可能会导致头围增大伴有囟门凸起。

2. 基础流行病学 / 人口学 / 病理生理学

脉络丛肿瘤是 1 岁以下婴儿常见的脑肿瘤，占儿童中枢神经系统肿瘤的 2%～5%，5 岁超过 85% 发生在 5 岁以下，成人少见。任何含有脉络丛的颅内部位都可能发生，儿童中以侧脑室乳头状瘤为主，而在成人第四脑室更常见。总体而言，幕上位置（50%）略高于第四脑室（40%）。脉络丛乳头状瘤（WHO Ⅰ级）最常见（＞ 80%），其次为非典型乳头状瘤（WHO Ⅱ级）或脉络丛癌（WHO Ⅲ级）。脉络丛癌见于幼儿，通常是新生病灶，而不是乳头状瘤癌变。研究发现脉络丛肿瘤与 Aicardi 和 Li-Fraumeni 综合征及猿猴病毒 40 有关，这些病毒也在室管膜瘤中被分离出来。可遗传的 p53 抑癌基因突变出现在高达 40% 的脉络丛癌中，但在乳头状瘤中很少发生。因此，建议对患有脉络丛癌的儿童进行基因测定以确定未来患恶性肿瘤的风险。图 42-22 显示脉络丛肿瘤的组织病理学实例。

3. 临床场景及影像学适应证

影像学适应证与其他脑室内肿块一样。怀疑脉络丛肿瘤的一个特殊考虑因素是高出血风险。除了用于肿瘤定性的高分辨率解剖成像外，还可以考虑血管造影。

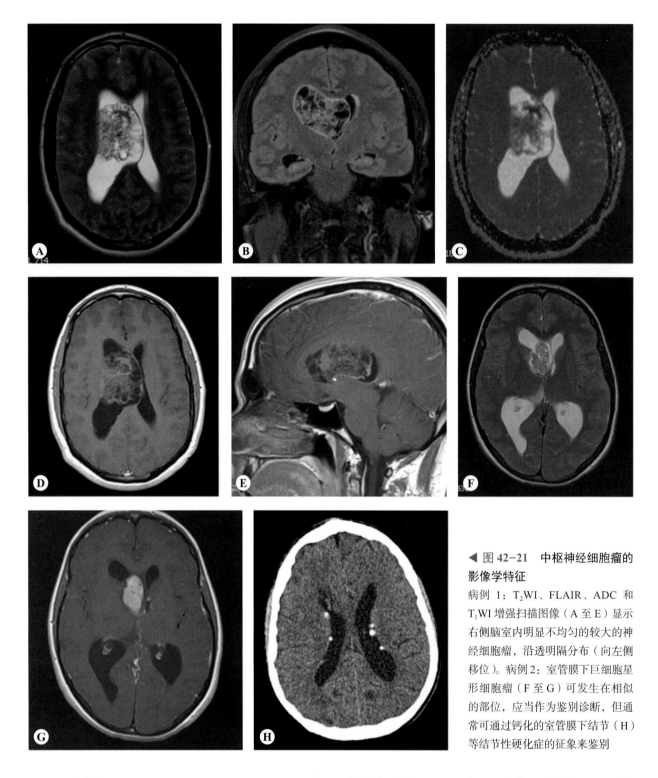

◀ 图 42-21　中枢神经细胞瘤的影像学特征

病例 1：T₂WI、FLAIR、ADC 和 T₁WI 增强扫描图像（A 至 E）显示右侧脑室内明显不均匀的较大的神经细胞瘤，沿透明隔分布（向左侧移位）。病例 2：室管膜下巨细胞星形细胞瘤（F 至 G）可发生在相似的部位，应当作为鉴别诊断，但通常可通过钙化的室管膜下结节（H）等结节性硬化症的征象来鉴别

4. 影像特征

　　脉络丛肿瘤大小不一，通常在发现时大小为几厘米，CT 呈等密度或略高于正常脑实质密度。乳头状瘤于 MRI 清晰可见，分叶的"菜花"形态是其独特征象（图 42-23）。T₁WI 信号为等信号至低信号，T₂WI 信号为等信号至稍高信号，呈明显强化，其内信号不均匀，可见小的、弯曲的或点状的流空信号，提示血管丰富。大约 1/3 的脉络丛肿瘤可含有钙化。囊性坏死灶和周围水肿在间变性乳头状瘤和癌中更常见，可被解释为可疑特征（图 42-24）。由于脉络丛肿瘤的血管丰富，在灌注研究中可能显示明显的 rCBV 值升高。

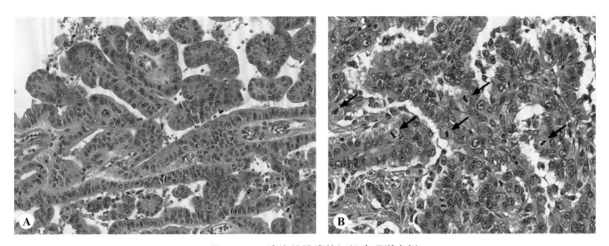

▲ 图 42-22　脉络丛肿瘤的组织病理学实例

脉络丛乳头状瘤（A，WHO Ⅰ级）：纤维血管乳头状叶，内衬一层均匀的立方/柱状细胞，由位于基底的单形椭圆形细胞核组成。几乎没有有丝分裂活动。脉络丛癌（B，WHO Ⅲ级）表现为乳头结构丢失，形成更坚实的结构。肿瘤细胞多形性，细胞核深染，核仁突出。有丝分裂像频繁（箭），许多肿瘤有坏死和出血的区域，有些还可以浸润到邻近的脑实质（未显示）

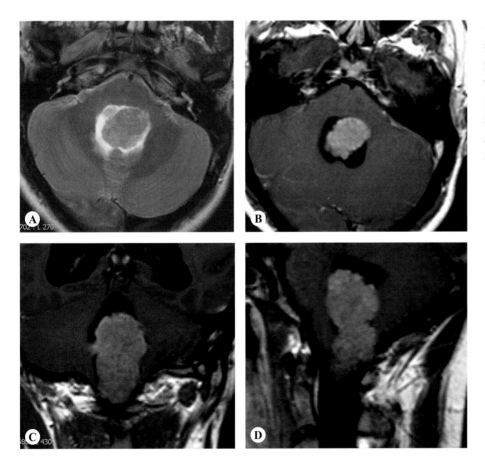

◀ 图 42-23　脉络丛乳头状瘤的 MRI 表现

第四脑室脉络丛乳头状瘤的 T_2WI 和钆对比剂 T_1WI 增强后图像。在增强序列上肿瘤表面有特征性的细小分叶（"菜花状"形态），并且内部信号轻微不均匀（"点状"）

5. 治疗监测：随访计划和发现/误区

手术切除是乳头状瘤的标准治疗方法，可治愈，几乎 100% 的患者能存活到 5 年。对于不典型的乳头状瘤和脉络丛癌，由于病变范围较大或术中出血较多，可能需要次全切除，复发更常见。化疗和放疗对进展性病变有疗效，但在幼儿中，应尽可能避免放射治疗，以避免对发育中的大脑造成损害。乳头状瘤很少扩散到脊柱柔脑膜。

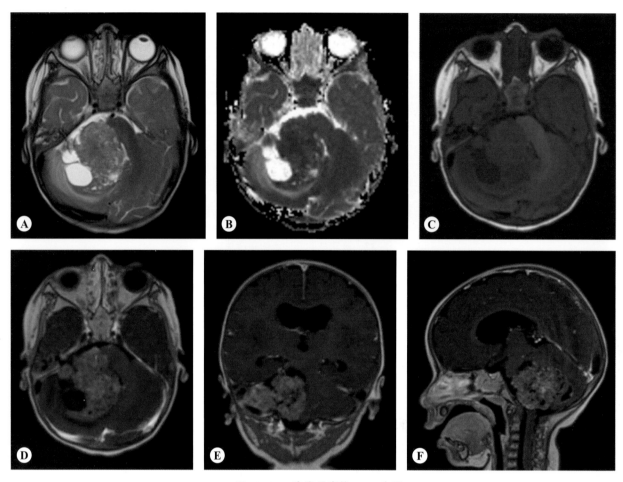

▲ 图 42-24 脉络丛癌的 MRI 表现

T_2WI、ADC、平扫 T_1WI 和钆对比剂增强 T_1WI 显示颅后窝实性肿块，以囊性坏死成分为特征（图片由 Dr. C. Dudau, Kings College Hospital，London 提供）

（五）表皮样囊肿及皮样囊肿

1. 定义、临床要点及人口学信息

表皮样体是鳞状上皮的残留物，被认为是在妊娠早期 3~5 周关闭神经管时被截留的。皮样囊肿还含有真皮成分，如头发、汗腺、矿化或牙齿。表皮样囊肿通常位于脑桥小脑三角或鞍旁区的旁正中位置，可能是由于发育的偏侧化（耳囊形成）。极少数情况下，表皮样体会恶性转化为鳞状细胞癌或在手术后感染。皮样囊肿通常位于中线，比表皮样囊肿生长得更快，因此在年轻时（通常是 20—30 岁）就会出现症状。图 42-25 显示包涵体囊肿的组织病理学表现。

2. 皮样囊肿 / 表皮样囊肿的影像学特征

表皮样囊肿在扩散加权图像上特征性地表现为高信号，病变无强化，包膜也不会强化（图 42-26）。偶尔可见钙化。有些病变可能出现 T_1WI 缩短（"白色表皮样囊肿"）。脂肪、液体、固体组织 +/- 钙共同构成皮样囊肿（即成熟畸胎瘤）。

3. 治疗监测：随访计划和发现 / 误区

手术治愈率取决于病变类型和部位，但表皮样囊肿的手术治愈率在 80% 左右。残留的病灶可能会在几年内缓慢增长或者在某些情况下保持完全稳定。对于表皮样囊肿，DWI 是随访中最重要的 MR 序列，适用于区分术后改变和肿瘤残存。脂肪敏感序列（如 T_1WI 和 SWI）可能有助于识别和监测皮样小脂肪滴，例如在介入后或在先前囊肿破裂的情况下，脂肪的敏感性效应归因于化学位移特性。

（六）脑室内肿瘤的 MRI 成像技术及推荐方案

1. 脑肿瘤的标准成像方法

- 横断位 T_2WI。

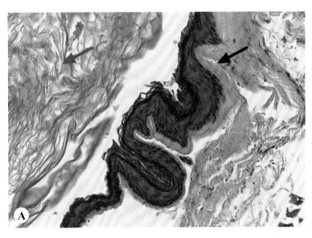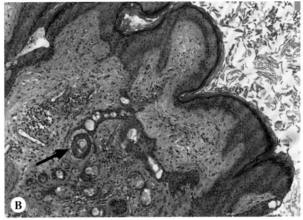

▲ 图 42-25 包涵体囊肿的组织病理学表现

表皮样囊肿（A）是由异位（移位）的上皮残留物形成的。组织学上，类似于皮肤表面（复层鳞状上皮，黑箭）；和皮肤一样脱落角蛋白薄片，形成囊肿内容物（蓝箭）。皮样囊肿（B）的发病机制与表皮样囊肿相同，但含有额外的皮肤附件结构，如毛囊（箭）

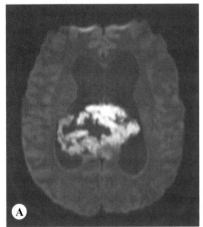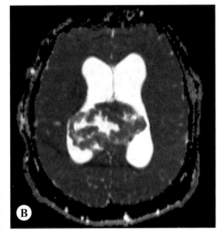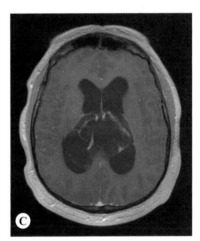

▲ 图 42-26 表皮样囊肿的影像学表现

病理性扩散受限（A 和 B）病变内无钆对比摄取（C）

- T$_2$WI FLAIR（需要各向同性 3D 序列）。

- T$_1$WI［需要各向同性 3D 序列，若为 2D 必须包含薄层图像（≤ 2mm），并且至少 2 个平面，其中必须包含矢状位］。

- DWI（b$_0$ 和 b$_{1000}$）。

- 增强后 T$_1$WI［需要各向同性 3D 序列，若为 2D 必须包含薄层图像（≤ 2mm），并且至少 2 个平面，其中必须包含矢状位］。
  NB 随垂体顶线轴向成角。

2. 附加成像

- 为了描述解剖关系，考虑薄层 T$_2$WI（如 CISS、FIESTA）。

- 行钆增强 T$_1$WI 全脊柱（≤ 3mm）扫描以除外转移。

- 不确定有无柔脑膜播散者应行头颅双倍剂量增强 +/− 增强后 FLAIR 成像。

（七）脑膜肿瘤的分析思路和结构化报告

1. 原发肿瘤描述

- 定位，大小。

- 轴内 / 轴外。

- 肿瘤范围 / 与周围组织关系（孔道阻塞，脑积水？）。

- 对脑室 / 基底池的占位效应及脑疝。

- T₂WI 信号强度和 ADC 值（提示高细胞性与否？）。
- 强化程度及模式。
- 钙化、出血、脂肪或多种组织？
- 其他（脑室内）病变。

    2. 肿瘤周围异常信号

- 血管源性水肿。
- 脊柱的柔脑膜播散？
- 对于已治疗的肿瘤，还需评价术区、放化疗后白质脑病或其他提示治疗相关变化的征象。

四、脑神经肿瘤

原发性脑神经肿瘤几乎全部由神经鞘瘤组成。继发性肿瘤以神经周围恶性扩散的形式出现，如来自鼻窦癌或黑色素瘤。脑膜瘤可沿颅内神经鞘生长，非肿瘤性疾病如结节病也可累及脑神经。这一部分的重点是原发性脑神经肿瘤。

（一）神经鞘瘤

1. 定义及临床要点

神经鞘瘤是以其起源于周围神经髓鞘的施万细胞命名的。该肿瘤大多是生长缓慢的有包膜肿瘤。临床症状的出现是由于病变靠近运动性语言中枢，即其他脑神经和脑干。临床表现因肿瘤部位而异，对于前庭神经鞘瘤，主诉包括不对称听力缺失（75%）、失衡（20%）和耳鸣（< 20%）。位于颅后窝的病变可能引起脑积水，反映了肿瘤区域有限的空间。

2. 基础流行病学 / 人口学 / 病理生理学

神经鞘瘤占成人中枢神经系统肿瘤的 5%～10%。几乎全部（≥ 90%）起源于第 Ⅷ 脑神经的前庭支，平均每年生长 1mm。其余的神经鞘瘤最先累及感觉神经，嗅神经和视神经除外，因为嗅神经和视神经中没有施万细胞。在 86% 的家族性神经鞘瘤患者和 40% 的散发性神经鞘瘤患者中发现了种系突变（SMARCB1 或 LZTR1 肿瘤抑制基因）。双侧神经鞘瘤的发生与 22 号染色体上的 NF2 肿瘤抑制基因相关。NF1 在颅内神经鞘瘤发展中的作用尚不清楚，尚无明确的生物学研究。观察期第 1 年的生长是前庭神经鞘瘤生物学行为的一个重要预测因子，显示出早期进展和不典型特征（如出血或巨囊）的肿瘤通常会以高达每年 4mm 的速度扩张。神经鞘瘤有两种不同的组织成分，即紧密排列的细胞（Antoni A 区）和松散排列、伴有囊肿形成和显微镜下出血的少细胞区（Antoni B 区）。研究表明，大型神经鞘瘤中的 Antoni B 区优势可能是由于营养不良性肿瘤增殖和缺氧。典型的神经鞘瘤组织病理学特征如图 42-27 所示。

3. 神经鞘瘤的影像学特征

神经鞘瘤是无钙化的肿瘤，大小从毫米到厘米不等，典型病变呈"冰激凌甜筒"形状。神经鞘瘤没有特殊的 CT 表现，在无坏死或脑积水的情况下，小的神经鞘瘤可能很难识别。位置和良性生物学行为的结合对诊断最具预测性。神经鞘瘤 T₁WI 呈等 - 低信号，T₂WI 呈等 - 高信号，明显强化，病变内可含有囊性坏死区（图 42-28）。

4. 治疗监测：随访计划和发现 / 误区

因为许多前庭神经鞘瘤增殖缓慢，所以一部分神经鞘瘤可以采取保守治疗。手术治疗通常可治愈，复发率低于 10%。手术入路的选择取决于病变的可及性和神经缺损的存在。一般来说，手术目的是保护完整的功能。例如，当面神经没有缺损时，可以选择对邻近面神经的病变进行次全切除。对于较小的病变，立体定向手术可能是一种微创的选择。

需要注意的是，并不是所有内耳道肿瘤都可诊断为前庭神经鞘瘤（图 42-29）。有时，恶性肿瘤和非肿瘤性疾病（肉芽肿、结节病、病毒感染，包括 HIV）无论有没有肿块都可能会产生神经强化。

（二）神经纤维瘤

神经纤维瘤在颅内非常罕见，其更多见于散发性脊髓肿瘤或 NF1。神经纤维瘤偶尔可以在三叉神经节区域生长（图 42-30）。

（三）脑神经肿瘤的 MRI 成像技术及推荐方案

1. 脑肿瘤的标准成像方法

- 横断位 T₂WI。
- T₂ FLAIR（需要各向同性 3D 序列）。
- T₁WI［需要各向同性 3D 序列，若为 2D 必须包含薄层图像（≤ 2mm），并且至少两个平面，其中必须包含矢状位］。

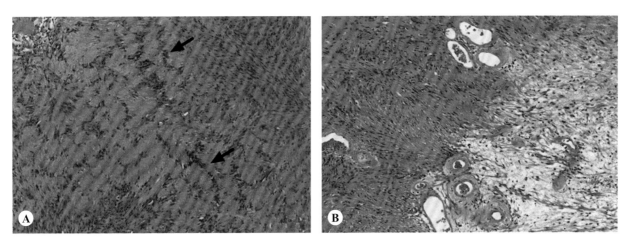

▲ 图 42-27　神经鞘瘤的影像学特征

神经鞘瘤通常有一个独特的组织结构（A），核呈纺锤形，深染，排列成交替的平行线，形成核栅栏（箭）。神经鞘瘤可以有两种截然不同的组织结构特征，即所谓的 Antoni A 区和 Antoni B 区。致密的 Antoni A 区（B，左）和质地较松、与透明血管相关的 Antoni B 水肿区（B，右）

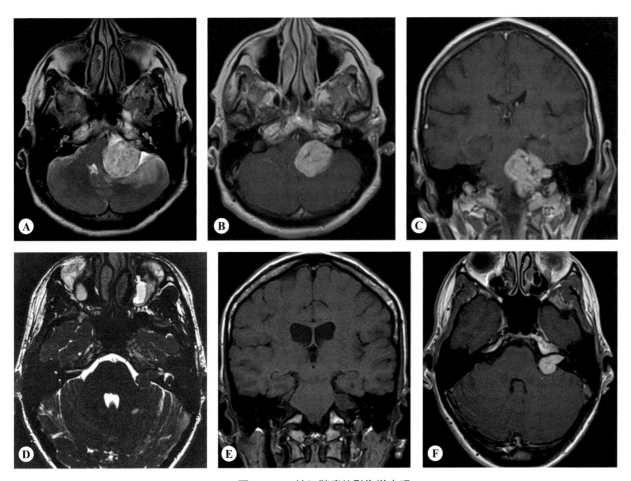

▲ 图 42-28　神经鞘瘤的影像学表现

病例 1：脑桥小脑三角大的神经鞘瘤的典型 T₂WI 和钆对比剂 T₁WI 增强后表现，含有囊性坏死病灶，可能是 Antoni B 区（A 至 C）。病例 2：T₂WI 稳态序列、T₁WI、增强后 T₁WI 表现为小的、以实性为主的前庭神经鞘瘤（D 至 F），呈典型的"冰激凌甜筒"状，明显强化

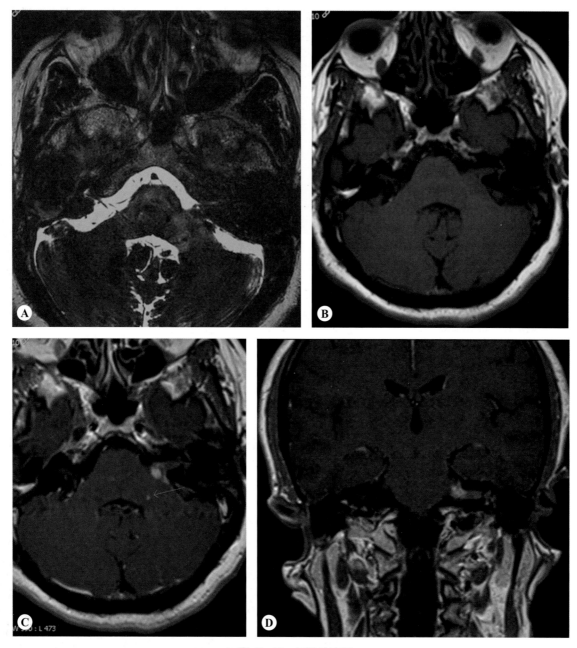

▲ 图 42-29　易误诊病例

虽然前庭神经鞘瘤是脑桥小脑三角病变最常见的诊断，但并不是绝对。T_2WI 稳态序列，T_1WI、钆对比剂 T_1WI 增强后图像（A 至 D）显示活检证实韦格纳肉芽肿病。受累的小脑脚中部呈混杂信号伴有点状强化灶（箭）和内耳道病变的不均匀性是鉴别诊断首要线索。还要注意的是，转移性疾病可能偶尔会累及这个部位

- DWI（b_0 和 b_{1000}）。
- 增强后 T_1WI［需要各向同性 3D 序列，若为 2D 必须包含薄层图像（≤ 2mm），并且至少 2 个平面，其中必须包含矢状位］。

  NB 随垂体顶线轴向成角。

  2. 附加成像
- 为了描述解剖关系，考虑薄层 T_2WI（如 CISS、

  FIESTA）≥ 2 个平面（最好为轴位及冠状位）。
- 行薄层（≤ 1mm）T_1WI、钆对比剂 T_1WI 增强成像，应该 ≥ 2 个平面（最好为轴位及冠状位）。
- 对于微小病变，目标是使脑神经"终端"可视化。

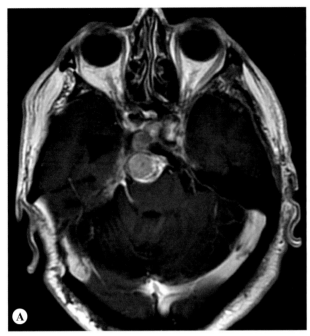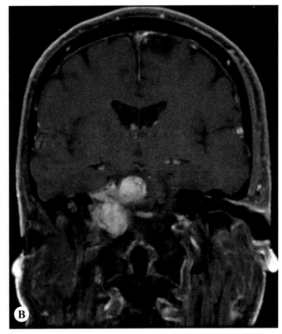

▲ 图 42-30　颅内神经纤维瘤的影像学示例

钆对比剂 T_1WI 增强后（A 和 B）显示 1 例罕见的三叉神经纤维瘤。发生于该部位的三叉神经鞘瘤可能在形态上与之相似（图片由 Dr. W. Mbatha，London 提供）

（四）脑神经肿瘤的分析思路和结构化报告

1. 原发肿瘤描述

- 定位，大小。
- 轴内 / 轴外。
- 肿瘤范围 / 与周围组织关系（特别是脑干）。
- 累及内听道。
- 对脑室 / 基底池的占位效应及脑疝。
- 任何与神经鞘瘤不一致的病变或病变周围的征象。
- 其他（强化）病变。
- 检查对侧内听道。

2. 肿瘤周围异常信号

- 血管源性水肿。
- 对于已治疗的肿瘤，还需评价术区、放化疗后白质脑病或其他提示治疗相关变化的征象。

五、病例报告

病史：75 岁女性，急性起病，短暂性额部头痛，随之面部下垂伴左侧肢体无力。

影像学表现（图 42-31）如下。

CT：无增强图像。右侧额部稍高密度肿物，大小约 4.5cm，病变内无钙化，以宽基底与颅骨相连，病变周围见低密度影与水肿密度一致，占位效应明显，中线结构左移。肿瘤边缘额骨呈边缘模糊的溶骨性改变，无典型增生改变。

结论：脑肿瘤，轴外肿瘤可能性大。邻近骨质破坏不支持脑膜瘤的诊断，应与恶性肿瘤鉴别。

MRI：采集 T_2WI、T_2 FLAIR、DWI/ADC、增强前后 T_1WI。

与近期 CT 相比较。

右侧额骨硬膜起源轴外肿物，最大横截面约 4.7cm × 4.3cm，T_2WI 呈高信号。增强后病变呈轻度不均匀强化，右侧大脑凸面硬脑膜和大脑镰未见对比剂摄取和弥漫性增厚。临近水肿导致占位效应，中线结构左移，大脑镰下疝形成。右侧额骨骨质破坏区（最近一次 CT）提示局部浸润。颅内无其他病变。

结论：硬膜肿瘤，怀疑恶性。

最终结果：组织病理学诊断为浆细胞瘤。

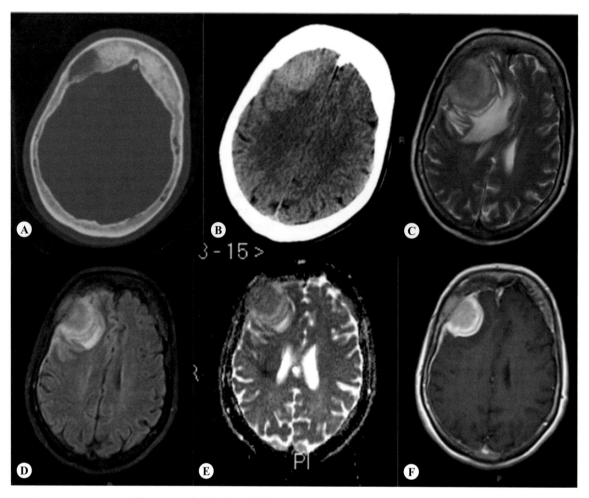

▲ 图 42-31　右侧额部肿物病例 CT（A 和 B）与 MR（C 至 F）示例

参考文献

[1] Awa R, Campos F, Arita K, et al. Neuroimaging diagnosis of pineal region tumors - quest for pathognomonic finding of germinoma. Neuroradiology. 2014;56:525-34.

[2] Barba I, Moreno A, Martinez-Pérez I, et al. Magnetic resonance spectroscopy of brain hemangiopericytomas: high myoinositol concentrations and discrimination from meningiomas. J Neurosurg. 2001;94:55-60.

[3] Bergsagel DJ, Finegold MJ, Butel JS, et al. DNA sequences similar to those of simian virus 40 in ependymomas and choroid plexus tumors of childhood. N Engl J Med. 1992;326:988-93.

[4] Bi Z, Ren X, Zhang J, Jia W. Clinical, radiological, and pathological features in 43 cases of intracranial subependymoma. J Neurosurg. 2015;122:49-60.

[5] Champeaux C, Khan AA, Wilson E, et al. Meningeal haemangiopericytoma and solitary fibrous tumour: a retrospective bi centre study for outcome and prognostic factor assessment. J Neuro-Oncol. 2017;134:387-95.

[6] Chmielecki J, Crago AM, Rosenberg M, et al. Wholeexome sequencing identifies a recurrent NAB2-STAT6 fusion in solitary fibrous tumors. Nat Genet. 2013;45:131-2.

[7] Choudhri AF, Whitehead MT, Siddiqui A, et al. Diffusion characteristics of pediatric pineal tumors. Neuroradiol J. 2015;28:209-16.

[8] Clark VE, Erson-Omay EZ, Serin A, et al. Genomic analysis of non-NF2 meningiomas reveals mutations in TRAF7, KLF4, AKT1, and SMO. Science. 2013;339:1077-80.

[9] de Jong MC, Kors WA, de Graaf P, et al. The incidence of trilateral retinoblastoma: a systematic review and metaanalysis. Am J Ophthalmol. 2015;160:1116-1126. e5.

[10] Donoho D, Zada G. Imaging of central neurocytomas. Neurosurg Clin N Am. 2015;26:11-9.

[11] Fenchel M, Beschorner R, Naegele T, et al. Primarily solid intraventricular brain tumors. Eur J Radiol. 2012;81:e688-96.

[12] Goutagny S, Nault JC, Mallet M, et al. High incidence of activating TERT promoter mutations in meningiomas undergoing malignant progression. Brain Pathol Zurich Switz. 2014;24:184-9.

[13] Gozali AE, Britt B, Shane L, et al. Choroid plexus tumors; management, outcome, and association with the Li-Fraumeni syndrome: the Children's Hospital Los Angeles (CHLA) experience, 1991-2010. Pediatr Blood Cancer. 2012;58:905-9.

[14] Igboechi C, Vaddiparti A, Sorenson EP, et al. Tectal plate gliomas: a review. Childs Nerv Syst. 2013;29:1827-33.

[15] Jennings MT, Gelman R, Hochberg F. Intracranial germcell tumors: natural history and pathogenesis. J Neurosurg. 1985;63:155-67.

[16] Kehrer-Sawatzki H, Farschtschi S, Mautner V-F, Cooper DN. The molecular pathogenesis of schwannomatosis, a paradigm for the co-involvement of multiple tumour suppressor genes in tumorigenesis. Hum Genet. 2017;136:129-48.

[17] Komakula S, Warmuth-Metz M, Hildenbrand P, et al. Pineal parenchymal tumor of intermediate differentiation: imaging spectrum of an unusual tumor in 11 cases. Neuroradiology. 2011;53:577-84.

[18] Lensing FD, Abele TA, Sivakumar W, et al. Pineal region masses - imaging findings and surgical approaches. Curr Probl Diagn Radiol. 2015;44:76-87.

[19] Liu M, Yue Q, Isobe T, et al. Proton MR spectroscopy of central neurocytoma using short and long echo time: new proofs for the existence of glycine and glutamate. Acad Radiol. 2012;19:779-84.

[20] Louis DN, Perry A, Burger P, et al. International Society of Neuropathology - Haarlem consensus guidelines for nervous system tumor classification and grading. Brain Pathol Zurich Switz. 2014;24:429-35.

[21] Lv X-F, Qiu Y-W, Zhang X-L, et al. Primary intracranial choriocarcinoma: MR imaging findings. Am J Neuroradiol. 2010;31:1994-8.

[22] Mehemed TM, Yamamoto A, Okada T, et al. Fat-water interface on susceptibility-weighted imaging and gradient-echo imaging: comparison of phantoms to intracranial lipomas. AJR Am J Roentgenol. 2013;201:902-7.

[23] Nagasawa D, Yew A, Safaee M, et al. Clinical characteristics and diagnostic imaging of epidermoid tumors. J Clin Neurosci. 2011;18:1158-62.

[24] Packer RJ, Cohen BH, Cooney K. Intracranial germ cell tumors. Oncologist. 2000;5:312-20.

[25] Pajtler KW, Mack SC, Ramaswamy V, et al. The current consensus on the clinical management of intracranial ependymoma and its distinct molecular variants. Acta Neuropathol (Berl). 2017;133:5-12.

[26] Paldor I, Chen AS, Kaye AH. Growth rate of vestibular schwannoma. J Clin Neurosci Off J Neurosurg Soc Australas.

2016;32:1-8.

[27] Pang H, Yao Z, Ren Y, et al. Morphologic patterns and imaging features of intracranial hemangiopericytomas: a retrospective analysis. OncoTargets Ther. 2015;8:2169-78.

[28] Rades D, Fehlauer F, Lamszus K, et al. Well-differentiated neurocytoma: what is the best available treatment? Neuro-Oncol. 2005;7:77-83.

[29] Robinson DR, Wu Y-M, Kalyana-Sundaram S, et al. Identification of recurrent NAB2-STAT6 gene fusions in solitary fibrous tumor by integrative sequencing. Nat Genet. 2013;45:180-5.

[30] Santelli L, Ramondo G, Della Puppa A, et al. Diffusionweighted imaging does not predict histological grading in meningiomas. Acta Neurochir. 2010;152:1315-9.

[31] Scott WW, Koral K, Margraf LR, et al. Intracerebral schwannomas: a rare disease with varying natural history. J Neurosurg Pediatr. 2013;12:6-12.

[32] Sibtain N, Butt S, Connor S. Imaging features of central nervous system haemangiopericytomas. Eur Radiol. 2007;17:1685-93.

[33] Starr CJ, Cha S. Meningioma mimics: five key imaging features to differentiate them from meningiomas. Clin Radiol. 2017;72:722-8.

[34] Tensaouti F, Ducassou A, Chaltiel L, et al. Prognostic and predictive values of diffusion and perfusion MRI in paediatric intracranial ependymomas in a large national study. Br J Radiol. 2016;89(1066):20160537.

[35] Wiemels J, Wrensch M, Claus EB. Epidemiology and etiology of meningioma. J Neuro-Oncol. 2010;99:307-14.

[36] Xu F, Pan S, Alonso F, et al. Intracranial facial nerve schwannomas: current management and review of literature. World Neurosurg. 2017;100:444-9.

[37] Yan C, Xu Y, Feng J, et al. Choroid plexus tumours: classification, MR imaging findings and pathological correlation: MRI of CPTs. J Med Imaging Radiat Oncol. 2013;57:176-83.

[38] Yuh EL, Barkovich AJ, Gupta N. Imaging of ependymomas: MRI and CT. Childs Nerv Syst. 2009;25:1203-13.

[39] Zakhari N, Torres C, Castillo M, Nguyen TB. Uncommon cranial meningioma: key imaging features on conventional and advanced imaging. Clin Neuroradiol. 2017;27:135-44.

[40] Zhang H, Rödiger LA, Shen T, et al. Perfusion MR imaging for differentiation of benign and malignant meningiomas. Neuroradiology. 2008;50:525-30.

[41] Zhang G-J, Wu Z, Zhang L-W, et al. Surgical management and adverse factors for recurrence and long-term survival in patients with hemangiopericytoma. World Neurosurg. 2017;104:95-103.

拓展阅读

[1] Demir MK, Yapıcıer O, Onat E, Toktaş ZO, Akakın A, Urgun K, Kılıç T. Rare and challenging extra-axial brain lesions: CT and MRI findings with clinicoradiological differential diagnosis and pathological correlation. Interv Radiol. 2014;20(5):448-52.

[2] Drevelegas TZ, Drevelegas A. Dural lesions mimicking

meningiomas: a pictorial essay. World J Radiol. 2012;4(3):75-82.

[3] Friedmann DR, Grobelny B, Golfinos JG, Roland JT Jr. Nonschwannoma tumors of the cerebellopontine angle. Otolaryngol Clin North Am. 2015;48(3):461-75.

[4] Rapalino O, Smirniotopoulos JG. Extra-axial brain tumors.

Handb Clin Neurol. 2016;135:275-91.

[5] Smith AB, Smirniotopoulos JG, Horkanyne-Szakaly I. From the radiologic pathology archives: intraventricular neoplasms: radiologic-pathologic correlation. Radiographics. 2013;33(1):21-43.

[6] Tamrazi B, Nelson M, Blüml S. Pineal region masses in pediatric patients. Neuroimaging Clin N Am. 2017;27(1):85-97.

[7] Tamrazi B, Shiroishi MS, Liu CS. Advanced imaging of intracranial meningiomas. Neurosurg Clin N Am. 2016;27(2):137-43.

[8] Vandesteen L, Drier A, Galanaud D, Clarençon F, Leclercq D, Karachi C, Dormont D. Imaging findings of intraventricular and ependymal lesions. J Neuroradiol. 2013;40(4):229-44.

[9] Wu J, Armstrong TS, Gilbert MR. Biology and management of ependymomas. Neuro Oncol. 2016;18(7):902-13.

第43章 鞍区和鞍旁肿瘤

Tumors of the Sellar and Parasellar Region

Fabrice Bonneville　Margaux Roques　Francesco Carletti　著

陆秀娣　译　郑邵微　夏　爽　校

摘　要

垂体和鞍旁肿瘤包括多种鞍区肿瘤。磁共振成像是研究下丘脑 – 垂体轴、鞍区和鞍旁区的首选影像学技术，尽管计算机断层扫描仍用于特定病例。脑垂体是一个比较小的解剖结构，并且与几个重要的解剖结构密切相关，因此 MR 检查需要高分辨率的图像。解读鞍区（特别是垂体本身）的 MRI 不仅仅是解读图像，还需要将临床神经影像学的发现与临床和实验室数据相结合。本章首先将回顾鞍区和鞍旁肿瘤的临床特点、解剖结构和推荐的鞍区成像方法。其次将回顾鞍区、鞍上区和鞍旁区各种病变的影像学特征。特别注意的是垂体腺瘤，根据其分泌激素亚型不同具有不同的 MRI 表现，如生长激素或促肾上腺皮质激素分泌腺瘤，分别导致肢端肥大症和库欣病。最后本章还将回顾大量的颅咽管瘤、Rathke 裂囊肿、脑膜瘤、垂体炎和其他非肿瘤性病变及海绵窦病变，以涵盖鞍区和鞍旁区的广泛病变。

关键词

鞍区；鞍旁；垂体；腺瘤；颅咽管瘤；Rathke 裂囊肿；脑膜瘤；海绵窦

缩略语

ACTH	adrenocorticotropic hormone	促肾上腺皮质激素
ADC	apparent diffusion coefficient	表观扩散系数
CISS	constructive interference in steady state	稳态结构干扰
CSF	cerebrospinal fluid	脑脊液
CT	computed tomography	计算机断层扫描
DI	diabetes insipidus	尿崩症
FAT-SAT	fat saturation	脂肪饱和
FLAIR	fluid attenuated inversion recovery	液体衰减反转恢复

GH	growth hormone	生长激素
IGF-1	insulin-like growth factor 1	胰岛素样生长因子 1
MRA	magnetic resonance angiography	磁共振血管造影
MRI	magnetic resonance imaging	磁共振成像
NF2	neurofibromatosis type 2	神经纤维瘤病 2 型
OCT4	octamer-binding transcription factor 4	八聚体结合转录因子 4
PLAP	placental alkaline phosphatase	胎盘碱性磷酸酶
PRL	prolactin	催乳素
SE	spin echo	自旋回波
T_1WI	T_1-weighted images	T_1 加权成像
T_2WI	T_2-weighted images	T_2 加权成像
β-hCG	β-human chorionic gonadotropin	β–人绒毛膜促性腺激素

一、定义和临床要点

鞍区和鞍旁区的肿块包括各种肿瘤性和类肿瘤的非肿瘤性病变。这些肿块可根据其起源部位分为鞍内、鞍上或鞍旁（表 43-1），尽管病变可以从原发部位延伸到邻近腔室。鞍区或鞍旁肿块包括腺瘤性和非腺瘤性肿瘤、炎症和浸润性疾病、囊肿、原发性或转移性肿瘤、垂体感染和颈内动脉瘤。

由于局部占位效应或高分泌，鞍区和鞍旁区病变的临床表现差异很大。

占位效应取决于肿瘤的大小、位置和范围。头痛通常由于硬脑膜伸展引起，视野缺损（通常是双颞侧偏盲）是由于视觉通路受到压迫造成的，眼神经麻痹是由于病变向海绵窦外侧延伸。多发性脑神经麻痹也是由于原发病灶位于海绵窦或者肿块侵犯海绵窦。鞍底侵蚀可引起鼻窦炎、鼻漏和脑膜炎。

最常见的鞍区病变是垂体腺瘤。激素分泌性腺瘤常导致内分泌综合征，如闭经性溢乳、肢端肥大症和库欣综合征。最常见的分泌性垂体腺瘤是催乳素瘤，约占所有垂体瘤的 40%。催乳素瘤分泌催乳素过多，临床上可导致闭经和溢乳。男性也可能有催乳素瘤，导致性功能障碍和女性乳房发育。男性患者通常瘤体较大，除了内分泌症状外，还常伴有头痛和视觉障碍。过量的生长激素会导致肢端肥大症（或巨人症）和与高发病率相关的多系统疾病，如果没有及早发现和充分治疗，死亡率会增加。分泌生长激素的垂体腺瘤是成人肢端肥大症最常见的原因，如果发生在年轻患者骨骺融合之前，则是巨人症的最常见原因。这种疾病是隐匿性的，其临床表现通常比发现疾病早几年。肢端肥大症通常在患者 50 岁左右被诊断出来，它的表现更多地与全身并发症有关，而不是局部肿瘤效应。具体地说，生长激素的过度分泌导致胰岛素样生长因子 1 产生过多，并引发具有风湿性、心血管、呼吸系统、肿瘤和代谢表现的多系统疾病。身体变形是一种主要的显性症状，包括前额皱纹、鼻子和耳朵增大、嘴唇增厚及下颌前突。手和脚的过度生长常见。库欣病是由垂体腺瘤分泌促肾上腺皮质激素引起的，ACTH 刺激肾上腺，导致其分泌的内源性皮质醇增多。库欣病的主要临床症状包括肥胖、满月脸和多毛症。内源性皮质醇过多导致呼吸紊乱、精神并发症、骨质疏松症和感染，并与心血管和代谢表现的风险增加有关。

无功能腺瘤可以在影像学上偶然发现，也可能是与缓慢进行性垂体功能不全、视力障碍和头痛相关的肿瘤综合征的起因。急性梗死或出血也容易发生在无功能的大腺瘤中，导致垂体瘤脑卒中，表现

表 43–1　鞍区及鞍旁病变概述	
肿瘤性病变	**非肿瘤性病变**
鞍内肿块　垂体： • 垂体微腺瘤（＜ 1cm） • 垂体大腺瘤（＞ 1cm）实性 / 囊性强化肿块 • 颅咽管瘤（罕见） • 垂体转移（罕见） 脑膜：脑膜瘤（通常延伸至蝶鞍） 骨：斜坡脊索瘤或软骨肉瘤	垂体： • Rathke 裂囊肿 • 垂体炎（淋巴细胞性或肉芽肿性） • 垂体增生 • 颈内动脉瘤 • 垂体脓肿（罕见） 漏斗： • 组织细胞增多症 • 结节病 • 创伤 • 漏斗神经性垂体炎（罕见）
鞍上肿块　颅咽管残余和（或）Rathke 裂：颅咽管瘤 垂体：巨大腺瘤的鞍上延伸 脑膜：脑膜瘤（起源于颅前窝、蝶骨翼或鞍膈膜） 漏斗： • 生殖细胞瘤 • 淋巴瘤 • 白血病 • 垂体细胞瘤 • 转移瘤 下丘脑： • 下丘脑错构瘤 • 鞍上胶质瘤	各种囊肿：蛛网膜 / 表皮样 / 皮样 垂体： • Rathke 裂囊肿 • 垂体结核球（罕见） 漏斗： • 结节病 • 组织细胞增多症 • 漏斗神经性垂体炎（罕见） 动脉： • 颅内动脉瘤
鞍旁肿块　脑神经：三叉神经神经鞘瘤 脑膜：脑膜瘤 垂体肿块的延伸： • 垂体腺瘤 • 转移瘤 • 淋巴瘤 骨：颅底或鼻咽肿瘤的直接延伸	血管： • 海绵窦血栓形成 • 海绵状血管瘤 • 颈静脉海绵窦瘘 • 颈动脉扩张或动脉瘤性颈动脉 • 韦格纳肉芽肿（罕见） • 结节病 眶尖 / 海绵窦： • Tolosa–Hunt 综合征 • 各种囊肿：皮样 / 表皮样 • 鼻旁窦：侵袭性鼻窦炎

为突发性脑膜炎性头痛、动眼神经麻痹和视力障碍的临床三联征。

了解垂体疾病的临床症状和脑垂体激素水平有益于解读脑垂体的 MRI 图像，例如防止过分夸大腺瘤的风险：在如此小的区域（鞍区）产生的伪影可能会类似真实的病变（假阳性），常见于该区域的

垂体偶发瘤，存在无功能腺瘤和不分泌激素的非腺瘤病变。脑神经麻痹的存在更倾向于非腺瘤性鞍区病变而不是垂体腺瘤。

鞍上肿块也可以表现为不同的神经或内分泌功能障碍，这取决于它们的起源部位和对邻近结构的肿瘤效应。鞍上大型肿瘤，如颅咽管瘤或下丘脑肉

芽肿浸润的患者，可由于垂体柄受压或多巴胺能神经元损伤致高催乳素血症。多巴胺能神经元损伤确实会中断下丘脑对催乳素分泌的抑制控制。任何侵犯下丘脑 - 垂体后轴的鞍内 / 鞍上病变都可导致尿崩症，这是一种以过度低张和稀释尿量为特征的疾病。鞍上肿瘤，如颅咽管瘤、松果体瘤和生殖细胞瘤，特征性地发生于下丘脑的基底区域，常与尿崩症的发生有关。虽然罕见，但垂体转移到垂体后叶可引起尿崩症。通常情况下，垂体腺瘤不会引起尿崩症，可能是因为这些肿瘤很软，会轻微压迫垂体柄但不会浸润，因此保留了它的功能。然而，在垂体腺瘤经蝶窦手术后的前 2 天，一过性尿崩症是非常常见（高达 80%）。创伤性或医源性的垂体柄横断将会导致永久性的尿崩症。

二、MRI 成像技术及推荐的成像方案

磁共振成像是垂体和中央颅底成像的首选方法。当存在 MR 检查禁忌证时，可以利用计算机断层扫描，结合 MRI 评估鞍区的骨性解剖、鞍底的完整性，评估钙化，或在手术后排除急性术后并发症。鞍区 MRI 成像方案首先是 T_1WI 矢状位成像，随后是 T_1WI 和 T_2WI 薄层冠状位成像，注射钆后补充 T_1WI 冠状位成像。自旋回波成像一般优于对磁化率伪影非常敏感的梯度回波成像。如果临床症状指向垂体后叶（神经垂体）的紊乱，矢状位和轴位 T_1WI 图像都是有用的，脂肪抑制序列可以作为补充。冠状位适合于垂体微腺瘤的研究，矢状位可

能更利于观察垂体柄和鞍上病变。注射对比剂后快速获取几个冠状位 T_1WI 图像对垂体进行动态研究并不是常规检查方案，动态 MRI 成像适用于少数常规 T_1WI 和 T_2WI 诊断不明的病例。当常规序列诊断不明时，增强扫描延迟（30～45min）成像可以用来观察库欣病患者是否存在非常小的微腺瘤（"皮质瘤"）。

冠状位 T_2WI 和容积脂肪抑制 T_1WI 或重 T_2WI 能够提供精细解剖细节，故对中颅底的研究很有用。3D TOF MRA 对评估海绵窦病灶内的血管病变有一定价值。表 43-2 列出了鞍区和鞍旁区的 MRI 推荐扫描方案。

三、垂体区的影像解剖学研究

（一）垂体前叶

在冠状位图像上，前叶在鞍底上方大致呈长方形，其上缘平坦或凹陷，但也有部分略呈凸形，尤其是在年轻女性中。横向狭窄或蝶鞍较浅，甚至颈动脉虹吸段离中线太近，可能导致"内容物 - 容器不匹配"征象：垂体的上界变得凸出，并从蝶鞍中凸出，像松饼从模具顶部升起一样。

在所有序列上，前叶与白质的信号强度相等，注射钆对比剂后，前叶呈均匀强化。由于其门脉系统特点，前叶比后叶强化晚。垂体的信号特征、轮廓和体积随年龄和性别而变化。新生儿至 2 月龄时，垂体前叶呈圆形，与脑干相较 T_1WI 呈高信号，与后叶信号相近。2 个月后，垂体变扁，前叶

表 43-2 用于鞍区和鞍旁区的 MRI 扫描方案，以及在特定情况下要考虑的附加序列列表	
鞍 区	**鞍旁（海绵窦）区**
标准序列： • 冠状位 T_2WI • 冠状位和矢状位增强前后 T_1WI • 建议层厚：2～2.5mm	标准序列： • 冠状位 T_2WI（建议层厚：2mm 或 3mm） • 增强后 T_2WI CISS（各向同性 3D，层厚≤ 1mm） • 增强后 T_1WI 压脂（各向同性 3D，层厚≤ 1mm）
其他序列： • 矢状位和轴位增强后 T_1WI，脂肪饱和用于尿崩症和神经垂体病变 • 动态成像：ACTH 分泌性腺瘤 • 延迟增强 T_1WI（30～40min 后获取）	其他序列： • 动态成像：腺瘤、血管瘤和脑膜瘤 • 3D TOF MRA：海绵窦血管病变

信号接近成人，而后叶表现为高信号。垂体肥大在青春期男女中均可见，女性更常见。女性垂体高度8～10mm并不少见，但在男性中高度超过7mm则应引起重视。

在20—40岁，1/3的女性垂体高度超过7mm。50岁以前，女性的垂体前叶比男性大。怀孕期间正常垂体高度增加，主要是由于雌激素刺激催乳素分泌，从而导致垂体肥大和增生。MRI图像上表现为垂体高度增加，估计为每周增加0.08mm，导致其上缘顶部呈凸形，至妊娠末期上升超过3mm。垂体的最大高度在整个孕期不超过10mm，但产后可迅速增高到12mm。

男性的脑垂体高度在20—65岁逐渐下降。垂体的生理性退化可导致蛛网膜囊肿，表现为空蝶鞍。

（二）垂体后叶

垂体后叶在T_1WI像上呈高信号，前缘规则凸起。在健康受试者中，MRI薄层T_1WI矢状位（厚度为2～3mm）总是可以看到垂体后叶。当后叶小且偏离中线时，或者当鞍背有脂肪信号时，在轴位上或用脂肪抑制序列更容易显示。在老年人、妊娠期、糖尿病患者或血液透析患者中，后叶T_1WI像高信号降低，信号不均匀，后叶前缘不规则。约3%的人群中可以看到单纯性后叶囊肿，特别是在轴位像上。

（三）垂体柄

垂体柄连接灰结节和垂体后叶。它沿着中线向前和向下倾斜。其厚度不同，灰结节端厚度比下部宽。就像灰质结节一样，垂体柄注射钆对比剂后呈早期强化。

（四）海绵窦

海绵窦位于鞍区、垂体和蝶窦的外侧，从眶上裂向岩尖延伸。海绵窦的内侧边缘被一层硬脑膜与垂体隔开。海绵窦内侧硬脑膜壁有时在1.5T的MRI上可见，在3T MRI获得的T_2WI图像上更容易显示。形成海绵窦外侧壁的硬脑膜层在T_1WI和T_2WI像上显示为一条低信号影，增强后可见强化。海绵窦内主要包含颈内动脉海绵窦段、鞍外静脉和部分脑神经。颈内动脉海绵窦段由于血流速度快，在T_1WI

和T_2WI自旋回波图像上显示流空，注射钆对比剂后不强化。静脉的信号强度随静脉血流的不同而不同，但在T_2WI像上通常是高信号，静脉在注射钆对比剂后通常会强化。脑神经Ⅲ、Ⅳ、V_1和V_2有时在海绵窦外侧壁层面的冠状位钆对比剂T_1WI增强像上显示，而脑神经Ⅵ嵌入窦内，位于颈内动脉海绵内段的下方和外侧。

四、鞍内病变

（一）垂体腺瘤

1.定义和临床要点

垂体腺瘤是起源于腺垂体的上皮性肿瘤，表现为占位效应所致的症状或内分泌功能障碍所致的症状。

根据垂体腺瘤的大小和分泌的激素不同对其进行分类有利于解决实际问题。微腺瘤是发生于腺垂体的病变，直径小于1cm。"极微腺瘤"有时用于形容直径小于3mm的病变。直径大于1cm的腺瘤称为大腺瘤。"巨腺瘤"有时用来指最大径超过4cm的大腺瘤。

垂体微腺瘤通常是因为内分泌紊乱而被发现，少部分是偶然发现的。催乳素瘤通常是微催乳素瘤。催乳素血症通常与腺瘤的大小有关。多巴胺受体激动药治疗会导致病变迅速缩小，从而造成诊断困难甚至无法诊断。因此，强烈建议在开始治疗前进行MRI成像。库欣病中发现的促肾上腺皮质激素腺瘤通常很小（"垂体极微腺瘤"）。由于疾病的严重性及手术根治的可能性，必要时应进行尽可能多的序列检查和重复检查。

大腺瘤通常向鞍外延伸，或者向上进入交叉池，可以使视交叉抬高和受压，也可以抬高和压迫第三脑室底部，甚至通过阻塞孟氏孔而导致脑积水，或者向下凸向蝶窦，或突向海绵窦外侧。临床上，可能导致头痛、视力障碍或海绵窦结构受压症状。促生长激素腺瘤是导致肢端肥大症的大腺瘤。在大多数病例中，使用生长抑素类似物的药物治疗可以使腺瘤缩小。促肾上腺皮质激素大腺瘤会引起皮质功能亢进，但静止性促肾上腺皮质激素大腺瘤也存在，其表现类似于无功能的大腺瘤，但无内分泌的表现。促性腺激素腺瘤在诊断时通常瘤体很大，并且容易复发。

2. 基础流行病学 / 人口学 / 病理生理学

垂体腺瘤是最常见的鞍区肿瘤。成人多见，儿童少见。总体没有性别趋向，促肾上腺皮质激素腺瘤在女性中更常见。大多数垂体腺瘤是散发性的，但少数病例是遗传性或家族性综合征的一部分（如1型和4型多发性内分泌肿瘤综合征、Carney综合征、McCune-Albright综合征、遗传性嗜铬细胞瘤 / 副神经节瘤综合征、家族性孤立性垂体腺瘤综合征、X连锁肢端巨大症）。

3. 病理特征

垂体微腺瘤表现为红色的小结节。垂体大腺瘤通常是红棕色、边界清楚的分叶状肿块。与其他良性中枢神经系统肿瘤不同，垂体腺瘤没有"真正"的包膜或纤维性包膜，其有假性包膜，由受压的非肿瘤性腺垂体前叶和间质组成。组织学上，大部分垂体腺瘤的特点由细胞核和细胞质几乎相同的一片片均匀的细胞组成。然而，垂体腺瘤的形态学表现偶尔与其他类型的肿瘤相似（如"透明细胞"和"室管膜瘤样"形态是典型的促性腺激素腺瘤）。

4. 影像特征

（1）垂体微腺瘤：垂体微腺瘤表现为鞍内圆形或椭圆形病变，相对于健康的垂体前叶（腺垂体）呈 T_1WI 低信号。在 T_1WI 冠状位图像上，微腺瘤的信号通常与颞叶灰质的信号非常接近，垂体前叶的信号与颞叶白质的信号非常接近。然而，T_1WI 图像上的微腺瘤有时与健康的垂体信号相同（图43-1），因此需要其他序列或增强扫描诊断。当微腺瘤发生出血时，出血区可以表现为 T_1WI 高信号。

在 T_2WI 像 SE 序列上，微腺瘤的表现各不相同。当 T_2WI 图像上发现高信号时容易诊断，大约80% 的微催乳素瘤中会出现这种表现；这种高信号可能只代表垂体腺瘤的一部分。区分这些 T_2WI 高信号病变与垂体外侧静脉很重要。T_2WI SE 序列对于发现极微腺瘤（直径小于 3mm 的腺瘤）特别有用，T_1WI 即使在注射钆对比剂之后也可能是阴性表现。大约 2/3 的促生长激素腺瘤表现为 T_2WI 相对于垂体实质其余部分的等信号或低信号（图43-1）。

当 T_1WI 和 T_2WI 确定微催乳素瘤的诊断时，增强扫描可以更准确地判断肿瘤边界。具体地说，当注射半剂量钆对比剂（即 0.05mmol/kg）扫描冠状 T_1 加权 SE 图像时，微腺瘤中度强化，但程度低于邻近的健康垂体（图43-1）。因此，相对于健康的垂体来说，腺瘤表现为缺乏对比剂吸收。延迟序列注射钆对比剂 30～40min 后可显示腺瘤对比剂延迟吸收，表现为高信号。动态成像常规用于识别促肾上腺皮质激素腺瘤，如果临床和实验室检查高度怀疑分泌性垂体腺瘤，动态成像可作为继 MRI 第一次阴性或不确定后的二线成像选择。在这种情况下，动态成像可见微腺瘤与健康垂体相比对比剂吸收延迟，或者更罕见的是早期吸收。

（2）垂体大腺瘤：大腺瘤通常充满鞍区，使其增大、膨胀、在外观上有所改变。垂体大腺瘤常呈多囊状，有时伴有一个或两个分化良好的圆形或结节样向上的突起。大腺瘤信号强度多变（图43-2至图43-5），但在 T_2WI 像上通常信号不均，高信

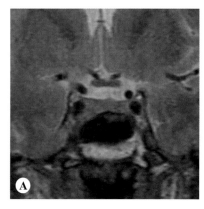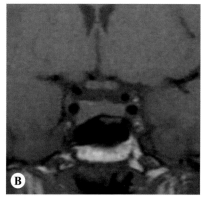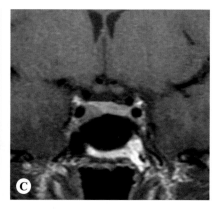

▲ 图 43-1　分泌 ACTH 的垂体微腺瘤在冠状位 T_2WI（A）和 T_1WI（B）上均为等信号。在冠状位增强后 T_1WI（C）上，右侧腺瘤强化程度低于左侧正常腺垂体。注意腺瘤下方的鞍底骨质斜向侵蚀

号区域反映囊变或坏死区（图43-3）。腺瘤组织多为中度强化，腺瘤周围的正常垂体组织形成假包膜。增强后 T_1WI 冠状位上，腺瘤与海绵窦之间通常可见一层薄薄的健康垂体组织；关注这一点对于神经外科医生来说是必不可少的，因为它显示了手术要保留的健康垂体的位置（图43-4）。与大腺瘤接触的脑膜有时有轻度强化和三角形增厚（硬膜尾征），特别是在蝶窦，鞍区脑膜瘤和垂体炎也可以观察到。在高度大于 20mm 的大腺瘤中，垂体亮点（局灶性 T_1WI 高信号对应于储存抗利尿激素的垂体后叶）几乎都会有所改变。可以表现为扁平或移位，在轴位上清晰可见，也可以表现为异位（由于在大腺瘤上缘受压的垂体柄中积累了抗利尿激素所致）。垂体柄通常明显偏向一侧，垂体大腺瘤中往往只能看到垂体柄的近端部分。在冠状位图像上应仔细观察视交叉与大腺瘤的关系，特别是 T_2WI 序列。鞍旁侵犯海绵窦会影响垂体大腺瘤的预后和治疗，但

区分单纯压迫和真正侵犯海绵窦具有难度。最明确的浸润迹象是肿瘤完全包围了海绵窦内的颈动脉。有时，特别是在 3T 磁共振成像中，可以在海绵窦的硬脑膜内侧壁发现缺损，特别是在其后部。

相反，如果肿瘤和海绵窦之间有一层正常的垂体组织，则可以排除海绵窦的侵犯。在垂体大腺瘤没有真正侵犯海绵窦时，内侧壁可以看起来被向后推。最后，当肿瘤侵及海绵窦时，在 T_1WI 和 T_2WI 像上和注射钆对比剂后，信号强度与鞍内的肿瘤信号强度相同。

（3）垂体腺瘤出血性转化：20% 的垂体腺瘤在其发展过程中可能经历部分出血性转化，通常在临床上是无症状的。小的出血性浸润可以在部分病例中看到，特别是在泌乳素瘤的病例中。伴有头痛、假性脑膜刺激征、动眼神经麻痹和急性全垂体功能减退的垂体卒中通常与垂体大腺瘤内突发出血相关。无功能性垂体腺瘤常由于垂体卒中而被发现。急性

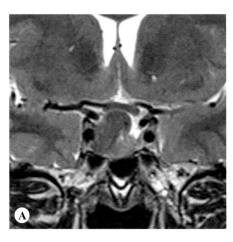
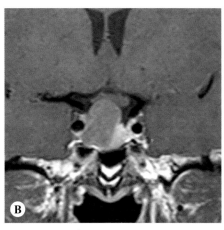

◀ 图 43-2　46 岁女性，生长激素分泌大腺瘤
A. 在冠状位 T_2WI 上，右侧垂体腺瘤相对于正常残存垂体和大脑皮质呈低信号；B. 注射钆对比剂后的冠状位 T_1WI 很好地显示了肿瘤的边缘和左侧正常腺垂体的明显强化

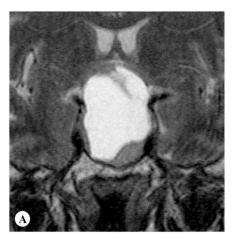
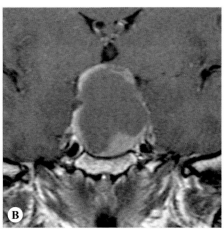

◀ 图 43-3　典型的不均匀大腺瘤，有大的坏死中心，在冠状位 T_2WI（A）上呈高信号，在冠状位增强后 T_1WI（B）上无强化

病灶内出血表现为 T_1WI 等信号和 T_2WI 不均匀低信号，坏死区无强化。有时也可见斜坡后出血（图 43-6）。局部炎症反应迅速发展，表现为鞍前硬脑膜强化和蝶窦黏膜增厚，可见清晰的 T_2WI 高信号。几天后进行的 MR 检查显示 T_1WI 和 T_2WI 上不均匀的高信号。在慢性期，血细胞壁和各种血红蛋白衍生物的沉淀导致大腺瘤内出现液-液平面（图 43-7）。尽管垂体实质内没有血脑屏障，但在腺瘤内出血后，有时可以在垂体实质内观察到与含铁血黄素沉积相对应的线性或弧形低信号，但这是相当罕见的。

（4）垂体腺瘤术后表现：经蝶窦切除垂体腺瘤后，手术腔有时会填满手术填塞材料，这种物质和各种分泌物和粘连可以解释为什么手术部位的上边界在切除后的几天或几周内没有塌陷。如果植入脂肪碎片，血液、分泌物和填充物会在几个月甚至几年内慢慢吸收，就像手术中鞍隔膜发生撕裂时通常会出现的情况一样。第 2 个月和第 3 个月之间的随访 MRI 对监测术后变化的演变是有用的，可以更

早地进行 MR 检查，以排除可能的并发症，并发现残留的肿瘤，其信号与手术前相同。通常只有在几个月后，剩下的健康垂体组织（通常是不对称的）的确切体积才能通过肉眼观察确定，在偏斜的垂体柄下方，T_1WI 高信号显示抗利尿激素的异位储存。第 3 个月的随访 MRI 对于发现复发至关重要，复发表现为鞍囊内容物的改变，出现球形或卵圆形的肿块，或体积增大，病变与初始肿瘤信号相同。

（二）Rathke 裂囊肿

1. 定义和临床要点

和颅咽管瘤一样，Rathke 裂囊肿是由 Rathke 囊的残留上皮发展而来的。这种病变是由垂体内胚胎残留物的分泌物堆积引起的。鞍内 Rathke 裂囊肿通常较小且无症状，有时病变会变得非常大，并出现症状。当黏液产量超过其重吸收时，囊肿增大，可能会出现头痛、视野缺陷和垂体功能缺陷。症状也可由并发症引起，如炎症、感染、出血、脑卒中或

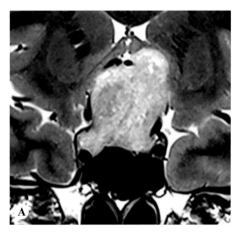

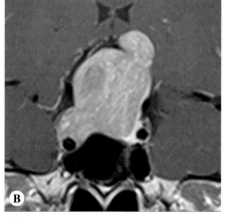

◀ 图 43-4　鞍内-鞍上无功能大腺瘤
冠状位 T_2WI（A）和增强后 T_1WI（B）。鞍上结节状延伸对本病的诊断有重要意义。残留的正常垂体组织比腺瘤强化程度更高，并被压缩和移位到左侧，具有特征性的假包膜外观。正常垂体阻止了肿瘤向左侧海绵窦延伸，病变侵犯右侧

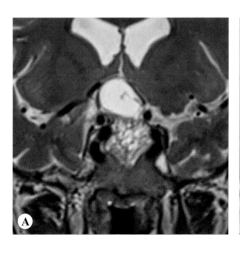

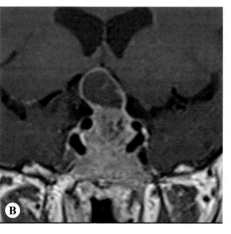

◀ 图 43-5　68 岁男性，静止性促肾上腺皮质激素大腺瘤，伴有视力损害和腺垂体功能不全
冠状位 T_2WI（A）和增强后 T_1WI（B）显示鞍上大腺瘤不均匀，在 T_2WI 上有多微囊表现，这一特征提示静止性促肾上腺皮质激素腺瘤

囊肿破裂。

2. 基础流行病学 / 人口学 / 病理生理学

Rathke 裂囊肿非常常见，高达 20% 的尸检中脑垂体发现了 Rathke 裂囊肿。成年人发生时常伴临床症状（确诊时为 30 岁或 40 岁）。Rathke 裂囊肿在女性中略多见。没有明显的遗传缺陷相关性。

3. 病理特征

Rathke 裂囊肿表现为分叶状、边界清楚的囊性肿块，位于正中线上，在垂体前叶和后叶之间。病变体积可能随着时间的推移而变化。囊壁由单层低立方或高柱状细胞构成。鳞状化生与复发率上升相关。囊性内容物可以是浆液性的，也可以是黏液性的。钙化很少见，但囊肿内可能出现蛋白质凝固结节。

4. 影像特征

当 Rathke 裂囊肿含有黏液成分时，在 MRI 上容易显示，表现为明显的 T_1WI 加权均匀高信号和 T_2WI 低信号（图 43-8）。有时很难与出血性腺瘤或垂体后叶高信号相鉴别。T_1WI 轴位对于区分小黏液样 Rathke 裂囊肿与垂体后叶内的加压素储存相关的高信号是必不可少的。在囊肿内有液平面或间隔的存在，在 T_2WI 图像上呈现低信号的外周环，以及垂体柄偏离中线位置，都是提示出血性腺瘤的征象，而囊肿内漂浮的 T_2WI 低信号结节是 Rathke 裂囊肿的特异性征象（图 43-9）。相反，浆液性囊肿以液体信号出现，表现为 T_1WI 低信号和 T_2WI 高信号。有症状的 Rathke 裂囊肿通常是鞍上延伸性肿瘤；囊性颅咽管瘤的诊断取决于注射钆对比剂后囊壁是否有强化；由于 Rathke 裂囊肿壁由单细胞层组成，通常没有强化。

（三）垂体转移瘤

1. 定义和临床要点

恶性肿瘤很少转移到垂体。乳腺癌和肺癌是最常见的转移到脑垂体的肿瘤。大多数垂体转移瘤是无症状的，大约 7% 的患者由于垂体柄受累出现尿崩症，其他症状包括垂体前叶功能障碍、视野缺损、头痛 / 疼痛和眼肌麻痹。

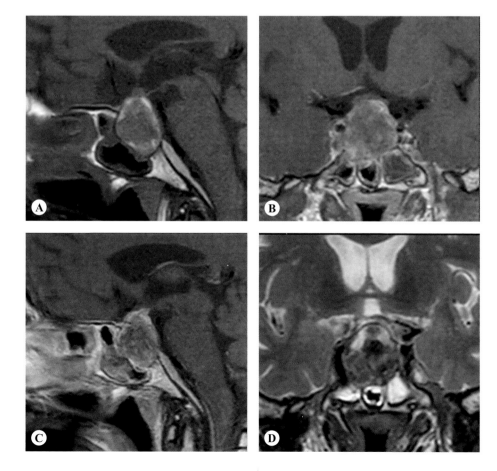

◀ 图 43-6　**59 岁男性患者在 MR 检查前 4 天突发头痛和右眼肌麻痹，出现垂体卒中**
注射钆对比剂前后的矢状位 T_1WI（A 和 C）和显示鞍内 – 鞍上无强化的肿块，病灶周围见局部呈高信号。注意斜坡后出血聚集，这是垂体卒中的一个特征，伴有鞍前硬脑膜增厚。冠状位增强后 T_1WI（B）和 T_2WI（D）显示大腺瘤不均匀的漩涡信号，提示亚急性出血。注意鞍下蝶窦黏膜增厚

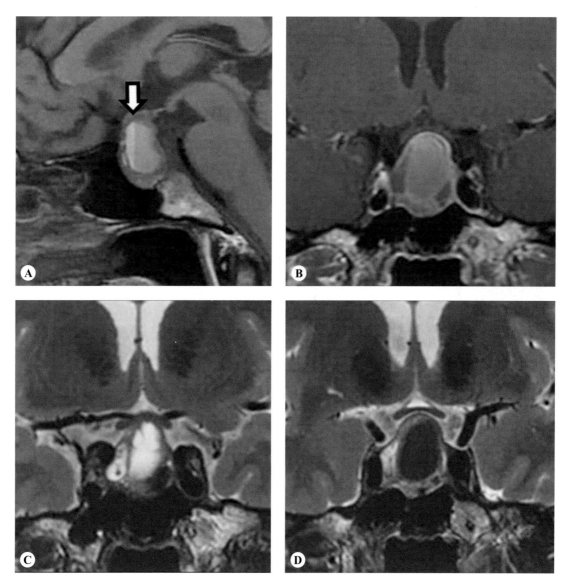

▲ 图 43-7 垂体大腺瘤无症状性慢性出血

A. 矢状位 T_1WI 很好地显示了鞍内 – 鞍上肿块性病变，病变内见血液产物沉淀的液 – 液平面特征（箭）。鞍区病变中出现无症状出血，提示垂体腺瘤。B. 冠状位增强后 T_1WI 仅显示腺瘤周边强化。C 和 D. 冠状 T_2WI 显示不同的血液沉淀层呈相反的信号强度

2. 基础流行病学 / 人口学 / 病理生理学

垂体转移瘤约占鞍区肿块的 1%，发生在垂体柄、垂体后叶，甚至腺垂体。

3. 影像特征

病变在 T_1WI 上与脑实质信号相等，T_2WI 上呈等信号或中高信号。钆对比剂摄取明显，通常比腺瘤更明显。上述表现可能与垂体腺瘤相似，但骨溶解、局部浸润、与肿块接触的视觉通路有水肿等特点可以提示诊断，这些表现在腺瘤病例中不存在（图 43-10）。应注意寻找其他颅内转移灶。

（四）淋巴细胞性垂体炎

1. 定义和临床要点

淋巴细胞性垂体炎是一种罕见的炎症性疾病，其特征是淋巴细胞性垂体浸润，表现为头痛和视力障碍。淋巴细胞性垂体炎通常是一种自发缓解的自限性疾病。

2. 基础流行病学 / 人口学 / 病理生理学

淋巴细胞性垂体炎多见于女性，特别是在妊娠期间和产后。发病机制尚不清楚，但淋巴细胞性垂体炎与其他自身免疫性疾病（如淋巴细胞性甲状腺

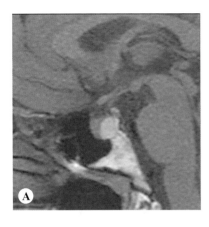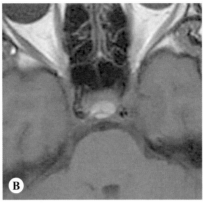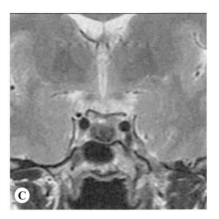

▲ 图 43-8　偶发性黏液 Rathke 裂囊肿

A. 矢状位 T_1WI 显示位于垂体柄下方中线的圆形均匀高信号病灶；B. 囊肿可能被误认为大的垂体后叶，但是平扫的轴位 T_1WI 清楚地显示了两种不同的高信号结构，囊肿位于垂体前叶和垂体后叶之间；C. 冠状位 T_2WI 显示鞍区后方圆形低信号病变。鞍内这种中线病变在 T_1WI 和 T_2WI 上的均匀信号强度是 Rathke 裂囊肿的特征

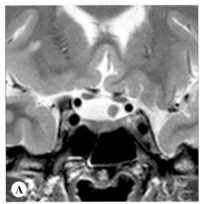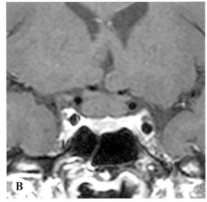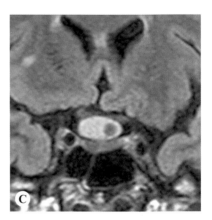

▲ 图 43-9　偶发鞍上浆液性 Rathke 裂囊肿

A. 冠状位 T_2WI 显示一个低信号结节，似乎漂浮在视交叉池内；B. 注射钆对比剂后的冠状位 T_1WI 显示囊肿的边界，夹在强化垂体的上部和视交叉的下部之间。病变缺乏钆摄取排除了颅咽管瘤或任何其他鞍上实性肿瘤；C. 冠状位 FLAIR 图像，在脑脊液高信号的抑制后，突出边界清楚的非压缩性鞍上囊肿及其内部的漂浮的小结节，这是 Rathke 裂囊肿的一个特征性病理改变

炎、艾迪生病、甲状旁腺功能减退症、自身免疫性肝炎、腹膜后纤维化、Biermer 贫血、系统性红斑狼疮）有关的病例占 20%～25%。

3. 影像特征

在淋巴细胞性垂体炎中，鞍区内容物体积增大，鞍区本身变化不大，而在垂体大腺瘤中，鞍区通常增大。在 T_1WI 上，肿块的信号呈相对等信号，后叶的高信号常存在。最重要的是，肿块的对比剂摄取比垂体大腺瘤更明显和更广泛（图 43-11）；鞍前硬脑膜的对比强化是典型的，但不是特异性的表现。

（五）空蝶鞍

1. 定义和临床要点

空蝶鞍是指垂体窝充满脑脊液，是鞍内蛛网膜下腔的延伸，与鞍隔膜裂开有关，而垂体固定在鞍底和鞍背上。需要区分与鞍隔缺损相关的空蝶鞍（原发性空蝶鞍）和内科或手术治疗垂体瘤后的继发空蝶鞍（继发性空蝶鞍）。空蝶鞍可由垂体感染、垂体自身免疫性疾病或脑外伤引起，或在垂体窝附近脑肿瘤手术、放射治疗和药物治疗后发展。最后，由于颅内压的缓慢升高，可能会形成空的鞍区。在一定的临床情景下，空蝶鞍、视盘扁平、视

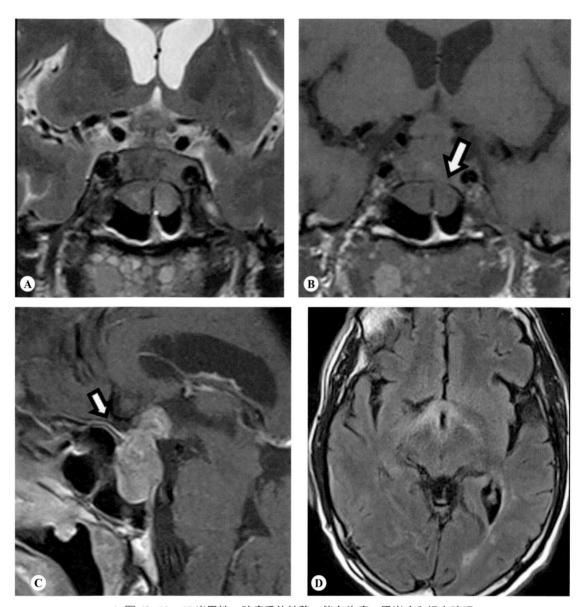

▲ 图 43-10　67 岁男性，肺癌垂体转移，伴有头痛、尿崩症和视力障碍

冠状位 T_2WI（A）和 T_1WI（B）显示鞍上 - 鞍内 - 鞍下浸润性肿块。肿块内可见鞍底和蝶骨间隔，但有溶骨区（箭），这是大腺瘤中没有的特征（大腺瘤轻微侵蚀邻近的骨结构）；C. 在矢状位增强 T_1WI 上，整个病灶明显强化，并伴有鞍前硬脑膜强化（箭）；D. 轴位 FLAIR 显示视束水肿，这是在大腺瘤中不会出现的另一个 MR 特征，证实了这种转移瘤的侵袭性

神经弯曲、视神经鞘膨大对特发性颅内高压的诊断具有高度提示意义。

2. 基础流行病学 / 人口学 / 病理生理学

空蝶鞍往往是偶然发现的。据报道，原发性空蝶鞍的发病率在总人口的 8%～35%。空蝶鞍多见于女性（男女比例为 1：5），发病年龄为 30—40 岁。空蝶鞍在儿童中并不常见，与下丘脑 - 垂体功能障碍、遗传性疾病或围产期并发症有关。

3. 影像特征

在 MRI 上，T_1WI 和 T_2WI 上可以显示鞍内容物的纯液体信号（图 43-12），但在 FLAIR 序列上显示为信号完全缺失。在 T_2WI 的 SE 图像上需要注意识别流动伪影。垂体变薄，紧贴鞍底变平。交叉池内需辨认垂体柄以排除鞍内 - 鞍上囊肿。在头痛患者中，空蝶鞍可能发生在特发性颅内高压的情况下，此时影像科医生可以在横窦 - 乙状窦交

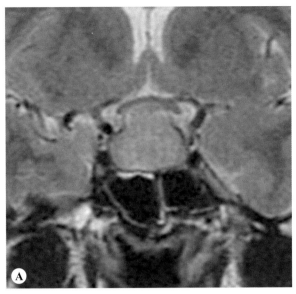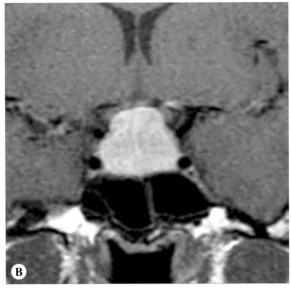

▲ 图 43-11　27 岁女性，淋巴细胞性垂体炎，伴有头痛、疲劳和垂体功能不全

冠状位 T₂WI（A）和冠状位增强后 T₁WI（B）显示鞍内 – 鞍上均匀、对称的肿块病变，未累及海绵窦。强化明显且均匀，无假包膜征象，即整个腺体肿胀发炎

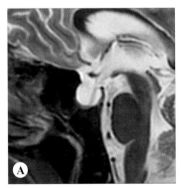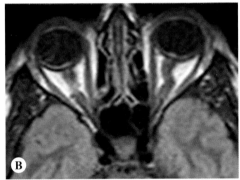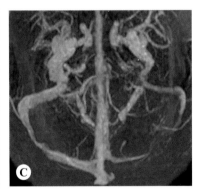

▲ 图 43-12　特发性高颅压患者的空蝶鞍

A. 矢状位 T₂WI 显示蛛网膜下腔向鞍内延伸，垂体组织受压，呈窄带状位于鞍底，垂体柄伸长；B. 轴位 FLAIR 图像显示双侧视盘水肿，这是临床中的常见征象；C. 静脉 MR 血管造影显示横窦 – 乙状窦交界处狭窄，该发现提示诊断

界处寻找视神经鞘增宽和硬膜静脉窦狭窄的经典表现。

（六）垂体脓肿

1. 定义和临床要点

垂体脓肿是一种罕见但危及生命的疾病，需要及时诊断和治疗。临床表现无特异性，症状可与其他垂体病变相似。患者出现头痛、虚弱、食欲减退、恶心、呕吐、闭经和性腺功能减退。全垂体功能减退、尿崩症和视力障碍（包括视力下降、复视和视野损害）是最常见的症状。一旦怀疑或手术证实垂体脓肿，就应该开始对革兰阴性菌、革兰阳性菌和厌氧菌进行广谱抗生素治疗。

2. 基础流行病学 / 人口学 / 病理生理学

垂体脓肿在所有垂体病变中所占比例不到 1%。男女发病比例相当。垂体脓肿可能源于蝶窦、基底池周围脑膜或海绵窦血栓性静脉炎引起的局部感染的蔓延扩散。直接血源性播散到腺体也是可能的。在相当大比例的病例中，具体的病原体仍然不清楚。链球菌和葡萄球菌是引起垂体脓肿的最常见的感染源。结核分枝杆菌、革兰阳性和革兰阴性菌、厌氧菌和真菌也是潜在的病原体。

3. 影像特征

垂体脓肿表现为垂体肿块，肿块中心 T_1WI 呈低信号，边缘有较厚的钆对比剂强化。DWI 有助于显示肿块中心脓液的扩散受限，DWI 高信号和相应的低表观扩散系数值具有提示意义。病变可引起邻近硬脑膜的炎性强化。

五、鞍上病变

（一）颅咽管瘤

1. 定义和临床要点

颅咽管瘤是源于 Rathke 囊残余的肿瘤；通常位于鞍上，但也可以同时位于鞍上和鞍内。临床表现包括生长曲线中断、视野改变、尿崩症或颅内压增高。颅咽管瘤有造釉细胞瘤和乳头状瘤两种亚型，各有不同的临床病理特征。

2. 基础流行病学 / 人口学 / 病理生理学

造釉细胞性颅咽管瘤通常见于 5—10 岁的儿童或 40—60 岁的成人。鳞状乳头状颅咽管瘤最常见于成人（40—55 岁）。颅咽管瘤对两性的影响是一样的。

3. 病理学特征

造釉细胞型颅咽管瘤通常表现为分叶状肿块，有实性和囊性成分，几乎总是延伸到鞍上。造釉细胞型颅咽管瘤倾向于附着于周围结构（垂体柄、视交叉、腺垂体、下丘脑、血管和神经）。囊性内容物是一种深棕色类似机油样的液体，是由腔内脱落的角蛋白形成的胆固醇晶体组成。组织学上，造釉细胞型颅咽管瘤的特征是多层鳞状上皮，核栅栏形成星状网状结构，囊肿伴有油性蛋白液体和胆固醇，毛样神经胶质增生，肉芽肿性炎症，"湿"角蛋白结节（无核结节、角化的血影细胞），以及营养不良钙化。成釉细胞性颅咽管瘤在 95% 的病例中显示 CTNNB1 突变和 β- 连环素的异常核表达。

乳头状颅咽管瘤比造釉细胞型颅咽管瘤小，大部分呈实性，囊内容物为透明黏性液体，不含胆固醇，钙化很少见。组织学上，乳头状颅咽管瘤由多层分化良好的鳞状上皮细胞组成，病变特征为以纤维血管间质为中心形成假乳头。在免疫组织化学中，乳头状颅咽管瘤常表现为 BRAF V600E 突变。

病因尚不清楚，可能涉及两种不同的机制。乳头状颅咽管瘤被认为是由结节部腺垂体细胞的化生而形成的鳞状细胞巢，鳞状细胞巢可增殖形成乳头状颅咽管瘤。造釉细胞型颅咽管瘤被认为来源于 Rathke 囊上皮的胚胎残留物，这些残留物可以在颅咽管延伸部周围快速生长，形成连接气孔外胚层和外翻的 Rathke 囊通道，最终发展为颅咽管瘤。尽管组织学形态良好（WHO Ⅰ级），但由于其浸润性和不可预测的生长模式，在临床处理上具有一定难度。

4. 影像特征

造釉细胞型颅咽管瘤有三种成分：囊性、实性和钙化。囊肿在 T_1WI 像上的信号强度取决于蛋白质浓度，也可能取决于血液成分的存在。因此，可能表现为 T_1WI 高信号，但囊肿也可能不含内容物从而显示 T_1WI 低信号。T_2WI 囊肿信号变化很大。增强扫描后颅咽管瘤实质部分和囊壁都呈明显强化（图 43-13）。

90% 的病例会出现钙化，在所有序列上都表现为低信号，CT 扫描更容易发现。常见视路水肿，表现为清晰可见的 T_2WI 高信号，提示颅咽管瘤，因为这种征象在大腺瘤中不可见。

MRI 在评估肿瘤增长中具有重要作用，有助于定位可能向交叉池、第三脑室或脚间池的侵及。该病复发率相对较高，因此尽管进行了手术，甚至放射治疗后，有必要运用 MRI 进行长期随访。

乳头状颅咽管瘤表现为圆形实性或混合性囊实性肿块，很少钙化，常位于第三脑室。鳞状乳头状颅咽管瘤通常有 T_1WI 低信号和 T_2WI 高信号。钆对比剂增强后强化明显且不均匀。这种类型的病变包膜完整，容易清除，术后复发比造釉细胞型颅咽管瘤少见。

（二）生殖细胞瘤

1. 定义和临床要点

生殖细胞瘤是由生殖细胞发展而来的肿瘤。生殖细胞瘤可位于交叉池、垂体柄周围或紧贴其后，也可位于松果体区和第三脑室后部。多灶性生殖细胞瘤通常累及松果体和鞍上池。可能会软脑膜播散同时伴沿脊髓滴状播散转移。症状取决于生殖细胞

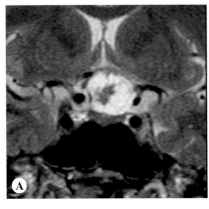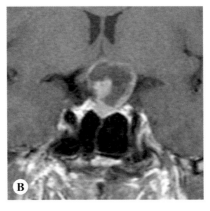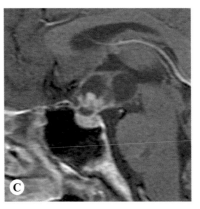

▲ 图 43-13　37 岁女性，颅咽管瘤，伴有头痛和视力障碍

冠状位 T_2WI（A）、冠状位（B）和矢状位（C）钆对比剂增强后 T_1WI 显示鞍上囊性和结节状病变，提示颅咽管瘤。囊壁强化也提示诊断

瘤的位置和大小。尿崩症通常是导致发现鞍上生殖细胞瘤的症状。其他临床表现包括视野缩小、视神经萎缩、继发于脑积水的颅内高压体征、全垂体功能减退或复视。

2. 基础流行病学 / 人口学 / 病理生理学

生殖细胞瘤累及儿童和年轻人，90% 的病例年龄为 5—25 岁。鞍上型生殖细胞瘤多见于女性，但松果体型生殖细胞瘤多见于男性。

3. 病理特征

生殖细胞瘤是具有不同囊性成分的柔软易碎的实性肿块。瘤内出血和坏死很少见。生殖细胞瘤由均匀分布的大而未分化的细胞组成，排列成大的小叶，由典型的纤维血管间隔隔开。由于糖原的存在，肿瘤细胞含有大的泡状核、突出的核仁和清晰的细胞质。生殖细胞瘤可引起淋巴浆细胞反应或肉芽肿反应。在免疫组化中，生殖细胞瘤的 c-kit 和 OCT4 呈阳性，胎盘碱性磷酸酶呈较低的阳性表达。研究显示，β-hCG 阳性的生殖细胞瘤复发率较高，生存期较短。

4. 影像特征

肿块表现为均匀的 MRI 信号，通过这一点可以区分生殖细胞瘤和颅咽管瘤。T_1WI 图像为稍低信号，T_2WI 图像为高信号。对比剂摄取明显且均匀。瘤内囊变很少见。在尿崩症的病例中，垂体后叶的 T_1WI 高信号消失。需要强调的是，临床症状可以在影像检查发现肿瘤之前就会存在，有时是肿瘤存在几年后才被发现，因此对于出现尿崩症的儿童来说，即

使第一次 MR 检查正常，后续也必须进行监测。

六、垂体柄病变

尿崩症可以继发于头外伤或鞍区手术，还可能继发于鞍区肿瘤（转移瘤、绒毛膜瘤等）、下丘脑肿瘤（生殖细胞瘤、下丘脑胶质瘤等）、肉芽肿病（结节病、组织细胞增生症 X 或非朗格汉斯组织细胞增生症、结核病）。许多病例仍被归类为特发性，但可能有自身免疫性起源（漏斗神经性垂体炎）。在几乎所有的中枢性尿崩症病例中，垂体后叶的 T_1WI 高信号（即所谓的垂体亮点）都消失了。

如果尿崩症的病因与肿瘤无关（肉芽肿或自身免疫性疾病），垂体柄首先表现为增厚，继而通常萎缩。

原发性多饮的患者临床上类似尿崩症，一般垂体后叶高信号可见。

（一）外伤性垂体柄断裂

表现为垂体柄显示不清，如果断裂位置在垂体柄的中 1/3 以下，有时可表现为垂体后叶的异位重建。

（二）组织细胞增多症

组织细胞增多症是一种以组织细胞增生为特征的疾病。患者可能发展为典型的三联征，包括尿崩症、眼球突出症和溶骨性病变（Hand-Schuller-Christian 综合征），三种症状可能不会同时存在。下丘脑和垂体柄可见肉芽肿，从而导致垂体柄增厚和

下丘脑对比强化。

在非朗格汉斯细胞组织增生症（Erdheim-Chester 病的一种形式）中，类似的鞍上肉芽肿病变并不少见。在这种情况下，有必要检查其他病变部位：面部骨骼增厚或眼后眶内肿块。

（三）结节病

MRI 成像可以显示垂体柄增厚、垂体后叶信号消失、下丘脑肿块或基底池的小结节性软脑膜炎。下丘脑 – 垂体区的微结节状或线形强化病变对诊断有很大的提示意义。垂体柄或下丘脑的单个假瘤也可见，其表现与组织细胞增多症相似。T_2WI 相对低信号的病变提示肉芽肿病。

（四）漏斗神经垂体炎

漏斗神经垂体炎的诊断通常是在没有发现其他病因的情况下才考虑的疾病。MRI 可显示增大的垂体柄，明显强化并伴有垂体后叶（有时也包括前叶）体积的增大。之后，垂体柄和前叶趋于萎缩。

（五）绒毛膜瘤

这些原始垂体瘤也被称为颗粒细胞瘤、垂体细胞瘤或 Abrikossoff 瘤。绒毛膜瘤可通过尿崩症表现出来，但通常只有瘤体很大时才会出现症状，表现为鞍内后部或漏斗内肿块。

七、各种鞍内 / 鞍上囊肿

（一）表皮样囊肿

表皮样囊肿是一种良性的先天性上皮性囊肿，含有角化上皮细胞和角蛋白碎片，可发生在交叉池，好发于 40—60 岁的成年人。MRI 表现为不规则的分叶状肿块，信号与 T_1WI 和 T_2WI 上的脑脊液信号相似，但信号略高一些。FLAIR 序列和 DWI 序列上的高信号可以鉴别蛛网膜囊肿。表皮样囊肿不强化。

（二）皮样囊肿

皮样囊肿也是包含胚胎组织的囊肿。它们看起来比表皮样囊肿更不均匀，并且始终含有脂肪成分，表现为明显的 T_1WI 高信号，可形成化学位移效应。CT 比 MRI 更容易识别钙化。囊壁通常无至中度强化。皮样囊肿可破入蛛网膜下腔导致化学性

脑膜炎和脂滴扩散。

（三）蛛网膜囊肿

大约 10% 的蛛网膜囊肿位于交叉池。这些囊性肿块的信号与脑脊液信号在所有序列上都是一致的，特别是在 FLAIR 序列上。大多数有症状的蛛网膜囊肿是在脑积水患儿中发现的。在没有脑积水的情况下，可能表现为癫痫发作、垂体功能减退或与邻近神经结构受压有关的体征。

八、动脉瘤

在鞍区，动脉瘤可能发生在海绵窦内的颈内动脉、床突上的颈内动脉、前后交通的前动脉和基底动脉的顶部（图 43–14）。这些病变界限清楚，通常在 T_1WI 和 T_2WI 像上都显示流空。当动脉瘤部分甚至全部血栓形成时，诊断较难，这种情况下动脉瘤呈板层状，部分病灶呈 T_1WI 高信号。需要磁共振血管造影来明确诊断。

九、鞍旁病变

（一）脑膜瘤

1. 定义和临床要点

脑膜瘤是一种轴外肿瘤，多起源于蛛网膜层的脑膜上皮细胞。在本书的其他部分已经进行了描述（见第 42 章）。

2. 基础流行病学 / 人口学 / 病理生理学

大约 10% 的脑膜瘤位于鞍区。脑膜瘤的附着点可以是鞍结节、鞍隔、床突前或后、蝶骨小翼、大翼或海绵窦，临床表现为视力下降、眼肌麻痹或眼球突出症。

3. 病理特征

详细内容请参考第 42 章。

4. 影像特征

脑膜瘤表现为 T_1WI 等信号、T_2WI 等 – 高信号。脑脊液可环绕勾勒出肿瘤的轮廓。粘连性蛛网膜下腔炎可形成清晰的 T_2WI 高信号环，勾勒出肿块轮廓。骨质增生常见于蝶骨平台、鞍结节和床突脑膜瘤。肿瘤对比剂摄取明显且均匀，常可观察到邻近硬脑膜增厚。长期以来，硬脑膜的改变，特别是硬脑尾征一直被认为是脑膜瘤特有的征象，但近

期研究发现硬脑膜尾征在垂体的炎症性疾病也可见，如淋巴细胞性垂体炎、结节病，甚至垂体大腺瘤。动态成像可能有助于区分脑膜瘤和大腺瘤，或肿瘤下面的健康垂体组织，特别是位于鞍结节的较大脑膜瘤，向后延伸并覆盖蝶鞍。脑膜瘤有动脉血管系统，因此动脉期早期即强化（图 43–15）。位于海绵窦的脑膜瘤增大时，会特征性引起颈内动脉管腔缩小，通过增厚的骨壁侵入蝶窦也是其特征之一（图 43–16）。大脑膜瘤可产生占位效应，也可引起广泛的病灶周围水肿。

（二）三叉神经鞘瘤

1. 定义和临床要点

三叉神经鞘瘤是起源于神经鞘施万细胞的肿瘤。大多数鞍区的神经鞘瘤位于海绵窦或 Meckel 腔，多起源于三叉神经或其分支，导致三叉神经功能障碍，临床症状包括疼痛、麻木和感觉异常。鞍内神经鞘瘤极为罕见，与垂体大腺瘤难鉴别。

2. 基础流行病学／人口学／病理生理学

三叉神经鞘瘤是仅次于前庭神经鞘瘤的颅内第二常见神经鞘瘤，可发生在任何年龄段，以 30—40

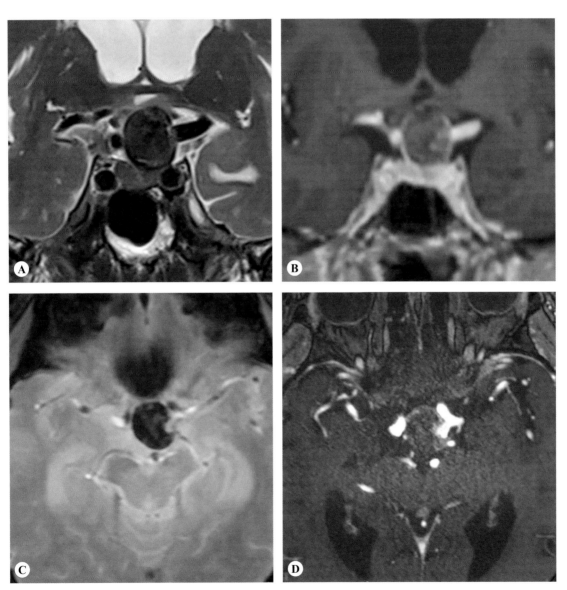

▲ 图 43–14　77 岁女性，鞍上动脉瘤血栓形成，伴有头痛和视力障碍

A. 冠状位 T₂WI 显示鞍上区边界清晰的较大圆形明显低信号病变；B. 注射钆对比剂后冠状位 T₁WI 显示病变无强化，边缘强化环为动脉瘤壁；C. 轴位 GRE T₂WI 显示肿块内充满低信号血块；D. 3D TOF MRA 冠状位图像显示血栓囊入口处的一个小的环流成分

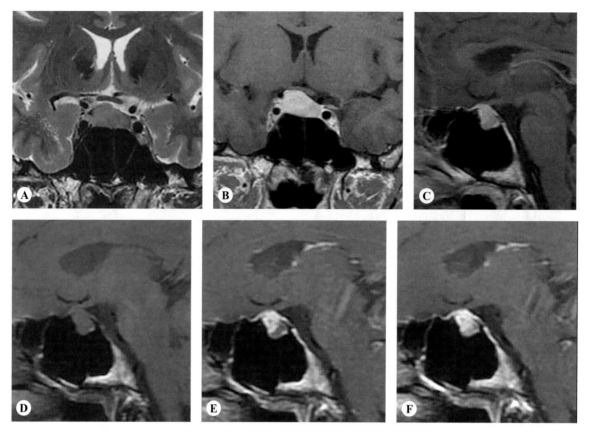

▲ 图 43-15　37 岁女性，鞍膈脑膜瘤，被误诊为垂体炎

A. 冠状位 T_2WI 似乎显示鞍内 - 鞍上肿块；B. 冠状位对比增强 T_1WI 上明显强化；C. 矢状位增强后 T_1WI 上，可在病变上缘的正上方观察到硬脑膜尾征，这一非特异性征象在垂体炎和脑膜瘤均可出现；D 至 F. 矢状位动态对比 T_1WI 图像显示病变和硬脑膜尾部在动脉早期明显强化，随后位于鞍隔脑膜瘤下的正常垂体开始缓慢地进行性强化

岁的成年人为主，女性略高于男性。绝大多数三叉神经鞘瘤是散发性的。小部分亚组与神经纤维瘤病 2 型有关，黑色素性非沙质三叉神经鞘瘤与 Carney 复合体（一种罕见的显性遗传常染色体疾病）有关。

3. 病理特征

大多数三叉神经鞘瘤表现为与三叉神经毗邻的边界清楚、包膜完整的良性肿块。在组织学上，表现为致密的 Antoni A 区和疏松的 Antoni B 区的组合（如前庭神经鞘瘤）。有时会出现出血或囊变。

4. 影像特征

神经鞘瘤在 T_1WI 上呈等 - 低信号，在 T_2WI 上呈等 - 高信号，注射钆对比剂后强化。小的神经鞘瘤信号均匀，增大后由于瘤内坏死或出血成分，在所有序列上都会表现为不均匀信号。海绵窦内肿瘤向后延伸至 Meckel 腔，并沿第 V 脑神经的脑池段

生长，前后径较长，这些是三叉神经肿瘤（如神经鞘瘤）的可靠征象。肿瘤因生长缓慢引起的邻近骨质较规则的受侵是神经鞘瘤的另一个可靠征象，而转移瘤引起的颅底骨质改变会表现为更具侵袭性。岩尖的侵犯或卵圆孔或圆孔的扩大是需要关注的征象。

（三）海绵窦血栓形成

1. 定义和临床要点

海绵窦血栓形成是一种危及生命的疾病，其特征是在海绵窦内形成血块，通常继发于面部、鼻旁窦、眼眶和颞骨的感染，部分可由创伤或潜在的肿瘤引起。海绵窦血栓形成多有头痛、发热、眼眶痛、球结膜水肿、眼睑水肿、眼球突出或脑神经损害的症状。

2. 基础流行病学 / 人口学 / 病理生理学

海绵窦血栓形成是罕见的，也是最不常见的硬

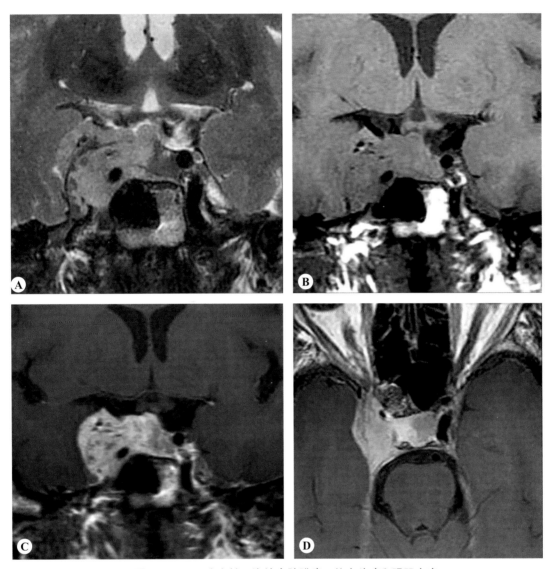

▲ 图 43-16 **52 岁女性，海绵窦脑膜瘤，伴有头痛和眼肌麻痹**

冠状位 T_2WI（A）、T_1WI 平扫（B）、增强后 T_1WI（C）图像。在所有序列上脑膜瘤信号均匀，强化明显。病变侵入海绵窦，包裹并使颈内动脉变窄。值得注意的是，在 T_2WI 上，脑神经Ⅲ、Ⅳ、V_1 和 V_2 清晰地显示在海绵窦的侧壁，即使它们被包裹在肿瘤内也可见。在轴位增强后 T_1WI（D）上，蝶窦内可见混合的肿瘤和骨质，这是提示脑膜瘤的征象。此外，可见沿小幕边缘向后的硬脑膜尾征

膜静脉窦血栓形成形式。葡萄球菌是导致海绵窦血栓形成的最常见病原体。

3. 影像特征

CT 和 MRI 上可见闭塞的海绵窦增大。急性血栓在 T_1WI 和 T_2WI 图像上为等信号，亚急性血栓在所有序列上均显示高信号。注射钆对比剂后，海绵窦内可见充盈缺损，并伴有眼上静脉扩张、眼球突出和沿海绵窦外侧缘的硬脑膜强化，提示血栓形成（图 43-17）。通过 DWI 上的异常高信号表现，可以

精确定位闭塞海绵窦内的血块、鼻旁窦的聚集性感染和潜在的脑梗死（如果海绵体内的颈内动脉被脓毒症血栓包绕）。

（四）Tolosa-Hunt 综合征

1. 定义和临床要点

Tolosa-Hunt 综合征是一种由海绵窦、眶上裂或眶尖的特发性肉芽肿性炎症引起的疼痛性眼肌麻痹，通常发生在单侧，也可能呈交替的双侧受累。虽然被认为是糖皮质激素治疗有效的良性疾

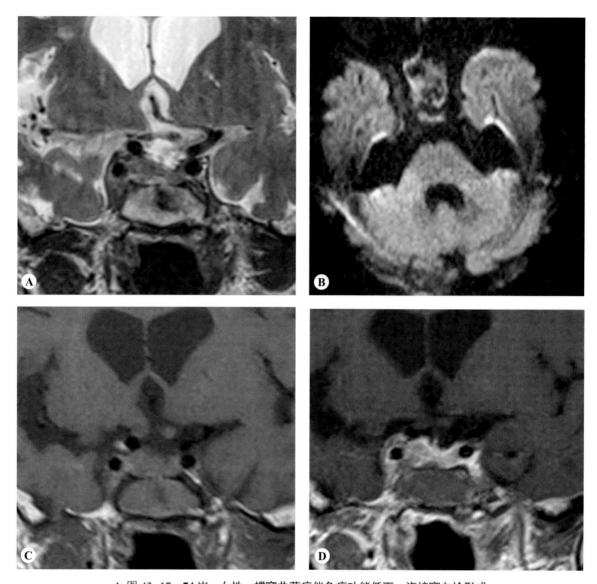

▲ 图 43-17　74 岁，女性，蝶窦曲菌病伴免疫功能低下，海绵窦血栓形成

A. 冠状位 T_2WI 显示右侧海绵窦增大，蝶窦充盈；B. 轴位扩散加权成像显示蝶窦病变明显，右侧海绵窦轻度异常充盈；
C. 冠状位 T_1WI 显示鞍底骨质溶解；D. 冠状位增强后 T_1WI 显示右侧海绵窦和腺垂体右侧充盈缺损

病，也可能会发生永久性的神经功能障碍，复发也很常见。

2. 基础流行病学 / 人口学 / 病理生理学

Tolosa-Hunt 综合征是一种罕见病，年发病率约为 1/100 万。该病由累及海绵窦、眶上裂或眶尖的不明原因肉芽肿性炎症引起的。

3. 病理特征

组织病理学显示海绵窦壁和间隔非特异性炎症、淋巴细胞和浆细胞浸润、巨细胞肉芽肿、成纤维细胞增生。炎症对海绵窦内的结构，包括脑神经Ⅲ、Ⅳ、Ⅵ及Ⅴ的眼支都有很大的影响。

4. 影像特征

MRI 显示海绵窦扩大，特别是在其前侧，表现为边界不清的异常软组织向眶上裂延伸，T_1WI 和 T_2WI 大致呈等信号，增强后明显强化（图 43-18）。病变同侧或对侧复发也很常见，通常可提示诊断。

（五）海绵状血管瘤

1. 定义和临床要点

海绵窦血管瘤是一种罕见的血管肿瘤，其内含有缓慢流动或停滞的血液，会对海绵窦造成占位效应，导致头痛、上睑下垂和复视症状。当三叉神经节及第Ⅱ和第Ⅲ脑神经受损时，会产生面部麻木或神经痛。视神经压迫也会导致视力下降。

2. 基础流行病学 / 人口学 / 病理生理学

海绵窦海绵状血管瘤非常罕见，仅占所有鞍旁病变的1%。好发于女性。可单发或多发。多发者通常是家族性的常染色体显性遗传。

3. 影像特征

该病常被误诊为海绵窦脑膜瘤，但仔细观察MRI图像可鉴别这两种不同的病变。虽然海绵状血管瘤和脑膜瘤一样在T_1WI上表现为边界清楚的低-等信号，在T_2WI上呈均匀高信号，在注射钆对比剂后呈明显强化，但海绵状血管瘤在T_2WI上表现为突出的均匀超高信号，接近脑脊液或眼球的信号强度（表43-3），这种标志性的高信号是诊断

的可靠征象。仔细地观察对比增强T_1WI图像，海绵状血管瘤表现为独特的向心性强化。动态采集可见从不均匀到均匀，从病变边缘到中心，从轻度到明显的渐进式强化过程（图43-19）。值得注意的是，该病变没有硬脑膜尾征。即使瘤体较大也几乎不会侵蚀邻近的颅底，也不会压迫颈内动脉造成管腔变窄。

十、病例报告 1

病史：49岁，临床诊断为肢端肥大症。

临床诊断：垂体大腺瘤。

MRI 检查目的：观察垂体腺瘤的存在。

成像技术：冠状位T_2WI像和增强扫描前后的冠状位T_1WI像（图43-20）。

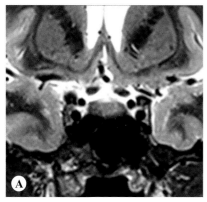 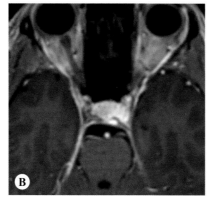 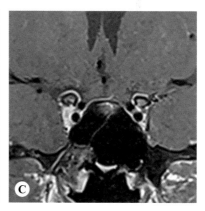

▲ 图 43-18 Tolosa-Hunt 综合征患者，32 岁，右侧痛性眼肌麻痹
A. 冠状位T_2WI显示右侧海绵窦外侧壁稍微隆起；B 和 C. 轴位和冠状位增强后T_1WI显示海绵窦前部不对称增厚，右侧大于左侧，强化程度大于左侧

	血管瘤	Tolosa-Hunt 综合征	三叉神经鞘瘤	血栓形成
临床		激素治疗有效的痛性眼肌麻痹	三叉神经功能障碍	局部区域性的脓毒性改变
信号	T_2WI 超高信号，类似"眼球"信号	T_1WI 等信号 T_2WI 等信号	T_1WI 等 – 低信号 T_2WI 等 – 高信号	
增强	动态采集向心性强化	显著强化	病变较大时不均匀强化	海绵窦内充盈缺损
局部特征	光滑受侵	朝向眶上裂	光滑受侵：Meckel 腔、卵圆孔 / 圆孔、岩尖	眼上静脉扩张 硬脑膜强化 鼻旁窦聚集

表 43-3 腺瘤和脑膜瘤以外的海绵窦病变

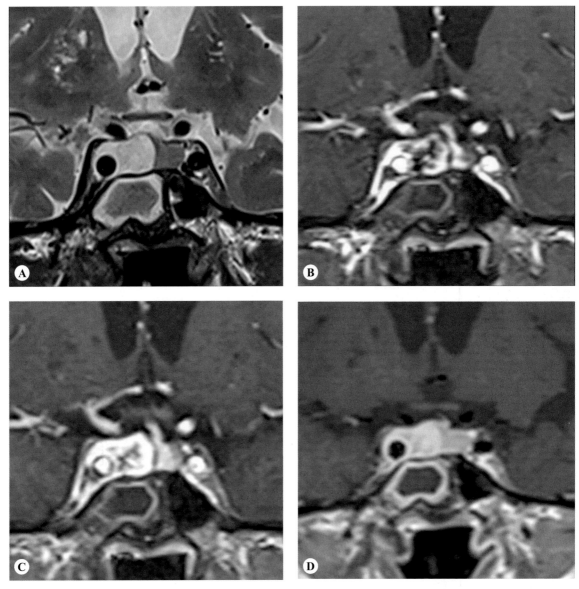

▲ 图 43-19　80 岁男性，复视，右侧海绵窦典型海绵状血管瘤

A. 冠状位 T_2WI 显示海绵窦肿块，边界清晰，均匀的明显高信号，注意被海绵状血管瘤包绕的颈内动脉的正常管径；B 至 D. 动态增强冠状位 T_1WI 显示病变从周围到中心逐渐强化，最后显示均匀而显著的强化

影像学表现：图像显示鞍内垂体右侧病变，T_1WI 和 T_2WI 像相对于周围健康的垂体前叶实质呈低信号，外观与垂体生长激素分泌大腺瘤相一致，没有向鞍上延伸，也没有与视交叉接触。病变延伸至右侧海绵窦，达海绵窦段内颈内动脉上方，颈内动脉无异常。可见均匀弥漫性颅骨增厚和双侧 Meckel 腔增宽，符合肢端肥大症。

解释：垂体右侧 1cm 大的垂体腺瘤，稍延伸至右侧海绵窦，无鞍上或鞍下延伸。

十一、病例报告 2

病史：14 岁女性，原发性闭经，伴有自闭症和多畸形综合征。

临床诊断：Rathke 裂囊肿。

MRI 检查目的：确定闭经原因。

成像技术：轴位和冠状位 T_2WI 图像、增强前后冠状位和矢状位 T_1WI 图像（图 43-21）。

影像学表现：MR 检查显示均质病变，T_2WI 呈低信号，T_1WI 呈中等信号，无强化。轴位 T_2WI 和矢状位 T_1WI 显示病变位于腺垂体和神经垂体之间，这些表现是 Rathke 裂囊肿的特征。垂体柄稍微向右偏了一点，未见鞍上或鞍旁延伸，腺垂体正常。

解释：这些表现与 Rathke 裂囊肿一致，不太可能与患者的症状有关。腺垂体是正常的。

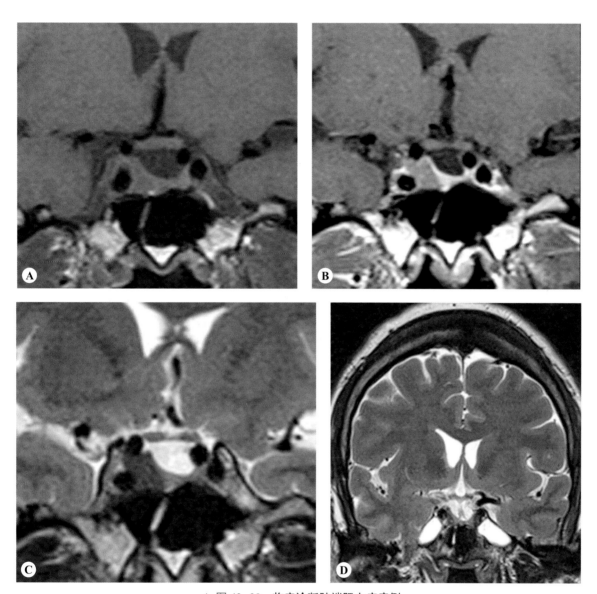

▲ 图 43-20　临床诊断肢端肥大症病例

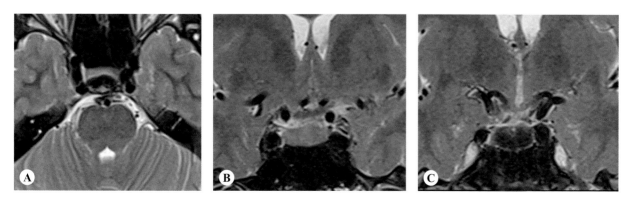

▲ 图 43-21　**14 岁女性，原发性闭经，伴自闭症和多畸形综合征**

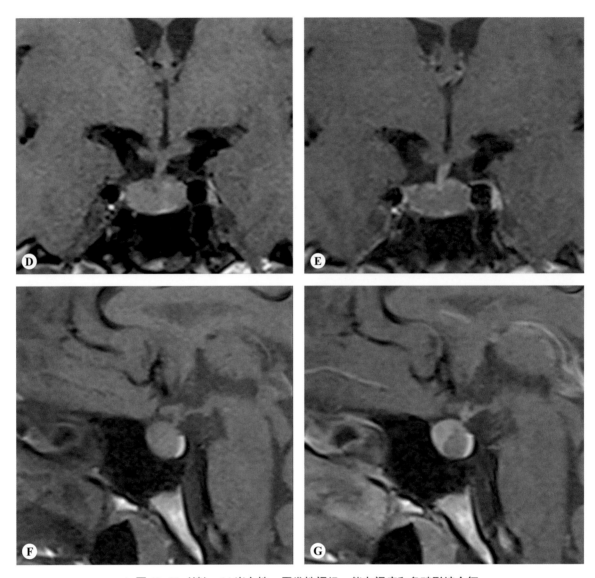

▲ 图 43-21（续） **14 岁女性，原发性闭经，伴自闭症和多畸形综合征**

参考文献

[1] Bonneville J-F, Bonneville F, Cattin F, Nagi S. MRI of the pituitary gland. Springer Nature. 2016.

[2] Briet C, Salenave S, Bonneville J-F, Laws ER, Chanson P. Pituitary apoplexy. Endocr Rev. 2015;36:622-45.

[3] Gutenberg A, Hans V, Puchner MJA, Kreutzer J, Brück W, Caturegli P, Buchfelder M. Primary hypophysitis: clinical-pathological correlations. Eur J Endocrinol. 2006;155:101-7.

[4] He W, Chen F, Dalm B, Kirby PA, Greenlee JDW. Metastatic involvement of the pituitary gland: a systematic review with pooled individual patient data analysis. Pituitary. 2014;18:159-68.

[5] Karavitaki N, Cudlip S, Adams CBT, Wass JAH. Craniopharyngiomas. Endocr Rev. 2006;27:371-97.

[6] Kwancharoen R, Blitz AM, Tavares F, Caturegli P, Gallia GL, Salvatori R. Clinical features of sellar and suprasellar meningiomas. Pituitary. 2013;17:342-8.

[7] Langrand C, Bihan H, Raverot G, Varron L, Androdias G, Borson-Chazot F, Brue T, Cathebras P, Pinede L, Muller G, Broussolle C, Cotton F, Valeyre D, Seve P. Hypothalamo-pituitary sarcoidosis: a multicenter study of 24 patients. QJM. 2012;105:981-95.

[8] Micko ASG, Wöhrer A, Wolfsberger S, Knosp E. Invasion of the cavernous sinus space in pituitary adenomas: endoscopic verification and its correlation with an MRI-based classification. J Neurosurg. 2015;122:803-11.

[9] Park M, Lee S-K, Choi J, Kim S-H, Kim SH, Shin N-Y, Kim J, Ahn SS. Differentiation between cystic pituitary adenomas and Rathke cleft cysts: a diagnostic model using MRI. Am J

Neuroradiol. 2015;36:1866-73.

[10] Potorac I, Petrossians P, Daly AF, Schillo F, Ben Slama C, Nagi S, Sahnoun M, Brue T, Girard N, Chanson P, Nasser G, Caron P, Bonneville F, Raverot G, Lapras V, Cotton F, Delemer B, Higel B, Boulin A, Gaillard S, Luca F, Goichot B, Dietemann J-L, Beckers A, Bonneville J-F. Pituitary MRI characteristics in 297 acromegaly patients based on T2-weighted sequences. Endocr Relat Cancer. 2015;22:169-77.

[11] Raverot G, Assié G, Cotton F, Cogne M, Boulin A, Dherbomez M, Bonneville JF, Massart C. Biological and radiological exploration and management of non-functioning pituitary adenoma. Ann Endocrinol. 2015;76:201-9.

[12] Sbardella E, Joseph RN, Jafar-Mohammadi B, Isidori AM, Cudlip S, Grossman AB. Pituitary stalk thickening: the role of an innovative MRI imaging analysis which may assist in determining clinical management. Eur J Endocrinol. 2016;175:255-63.

拓展阅读

[1] Bonneville J-F, Bonneville F, Cattin F. Magnetic resonance imaging of pituitary adenomas. Eur Radiol. 2004;15:543-8.

[2] Bonneville F, Cattin F, Marsot-Dupuch K, Dormont D, Bonneville J-F, Chiras J. T1 signal hyperintensity in the Sellar region: spectrum of findings. Radiographics. 2006;26:93-113.

[3] Dubuisson AS, Stevenaert A, Martin DH, Flandroy PP. Intrasellar arachnoid cysts. Neurosurgery. 2007;61:505-13.

[4] Marchand I, Barkaoui MA, Garel C, Polak M, Donadieu J. Central diabetes insipidus as the inaugural manifestation of Langerhans cell histiocytosis: natural history and medical evaluation of 26 children and adolescents. J Clin Endocrinol Metabol. 2011;96:E1352-60.

[5] Pan Y-B, Sun Z-L, Feng D-F. Intrasellar dermoid cyst mimicking pituitary apoplexy: a case report and review of the literature. J Clin Neurosci. 2017;45:125-8.

第 44 章 颅底肿瘤及相关病变：影像学方法

Skull-Base Tumors and Related Disorders: Radiological Approach

Jan W. Casselman Stephanie Vanden Bossche Elias Pretorius Bert De Foer 著

李 清 译 郑邵微 夏 爽 校

摘 要

由于颅底复杂的解剖结构、颅底磁共振成像的技术挑战、假性肿瘤的可能性、各种起源于骨质病变及头颈部病变向颅底延伸，使得颅底病变的诊断极具挑战。本章内容介绍了临床颅底神经影像学中 CT 和 MRI 技术的一些要点，简要说明外科医生希望在影像学报告中得到的信息。对于没有特定好发部位的颅底病变主要说明最常见的病变，同时也介绍了一些非常罕见的肿瘤病例。对于有好发部位的颅底肿瘤和假性肿瘤（肿瘤样病变），按病变起源部位进行描述，重点介绍典型的临床和影像学特征。

关键词

颅窝；颅前窝；颅中窝；后颅底；肿瘤；颞骨；斜坡；脑桥小脑三角；颈静脉孔

缩略语

ABC	aneurysmal bone cyst	动脉瘤样骨囊肿
ANCA	antineutrophil cytoplasmic antibodies	抗中性粒细胞胞质抗体
ASB	anterior skull base	前颅底
CGCG	central giant-cell granuloma	中心性巨细胞肉芽肿
CPA	cerebellopontine angle	脑桥小脑三角
CSB	central skull base	中颅底
CSF	cerebrospinal fluid	脑脊液
CT	computed tomography	计算机断层扫描
DSC	dynamic susceptibility contrast	动态磁敏感增强
DWI	diffusion-weighted imaging	扩散加权成像
ELST	endolymphatic sac tumors	内淋巴囊肿瘤

EPI	echoplanar imaging	平面回波成像
GCT	giant-cell tumor	巨细胞瘤
Gd	Gadolinium	钆
GRE	gradient echo	梯度回波
JF	jugular foramen	颈静脉孔
LEDS	large endolymphatic duct and sac	大内淋巴囊管和囊
LHC	Langerhans cell histiocytosis	朗格汉斯细胞组织细胞增生症
MRA	magnetic resonance angiography	磁共振血管成像
MRI	magnetic resonance imaging	磁共振成像
PSB	posterior skull base	后颅底
SNHL	sensorineural hearing loss	感觉神经性耳聋
T_1WI	T_1-weighted images	T_1加权成像
T_2WI	T_2-weighted images	T_2加权成像
TOF	time of flight	时间飞跃
TSE	turbo spin echo	快速自旋回波

一、概述

颅底可分为三部分（图 44-1）：前颅底、中颅底和后颅底。中颅底和前颅底以蝶骨大小翼的后缘及蝶骨平台为界。鞍背、后床突和岩骨脊构成了中颅底和后颅底间的分界。

二、临床情况和影像学指征

临床表现取决于病变的定位和类型。良性的颅底病变通常是无症状的，除非压迫邻近的结构。

前颅底大多数病变与鼻窦鼻腔疾病相关，并表现为鼻窦炎样症状；鼻出血是青少年血管纤维瘤的典型症状。

中颅底病变多累及岩尖及周围组织，常见听力丧失，有时伴有疼痛。

后颅底病变主要累及斜坡、颞骨、脑桥小脑三角和颈静脉孔，症状多与听力和前庭器官有关，如感音神经性耳聋、眩晕和搏动性耳鸣。累及斜坡的垂体疾病中，常表现出与激素紊乱相关的症状。

只要在 CT 上怀疑有颅底病变，需进行 MRI 进

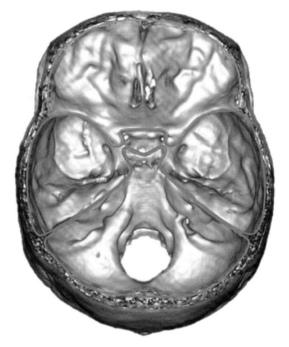

▲ 图 44-1 颅底组成

颅底可分为前颅底、中颅底和后颅底。蝶骨小翼和大翼的前面，前床突和视交叉沟属于前颅底（绿色）。后床突、鞍背和岩骨脊后方的所有结构都属于后颅底（蓝色）。中间是中颅底（橙色）

一步评估。

三、影像技术和推荐方案

磁共振成像是评估颅底病变的首选方法，但通常需要结合计算机断层扫描和 MRI。MRI 是评估软组织病变和确定病变范围最敏感的技术。轴位和冠状位的薄层骨窗 CT 可详细评估病变内钙化和骨质改变。

用于颅底评估的基本序列为 T_2WI 成像、T_1WI 成像和钆增强的轴位和冠状 T_1WI 成像。T_2WI 成像用于检测和定位病变，病变通常是高信号。平扫 T_1WI 成像适用于观察椎间孔闭塞和骨髓受累。脑膜或脑实质受累最好在对比增强图像上进行评估。在颅底成像中，快速自旋回波序列比梯度回波序列更受青睐，因为这些序列在鼻旁鼻窦底 - 气道界面处不易产生伪影。高分辨率图像的首选像素大小为 0.4~0.5mm²，层厚为 3mm，层间间隙为 0~0.3mm。使用 Dixon 方法 T_1WI 和 T_2WI 序列被越来越多地被使用，可以同时提供有和没有脂肪抑制的图像。在评估颅底内及其周围的扩散时，首选非平面回波扩散加权序列，因为这种成像技术不太容易产生敏感性伪像。亚毫米的重 T_2WI 序列（如 DRIVE、FIESTA、CISS、平衡 FFE）用于评估脑神经的脑池段。高分辨率时间飞跃 MR 血管造影可用于检测副神经节瘤。

四、结构化报告和分析思路

（一）结构化报告

由于本章涵盖了 30 多种不同的疾病，包括先天性变异、假性肿瘤和肿瘤，因此只能提出一个基本的结构化报告。

定位病灶于前、中或后颅底。进一步细化后颅底病变的定位，如斜坡、颞骨、脑桥小脑三角或颈静脉孔病变。

描述 MRI 上的信号强度、强化模式和扩散特征，以及 CT 上有无钙化和骨皮质不规则。

描述病变的边界，特别注意有无侵及颅内和累及的头颈部区域。

病灶与关键结构的关系，特别是在可能进行放射治疗或手术的情况下，如蝶窦外侧或上壁、海绵窦、视神经和视交叉。

表 44-1 列出了每个区域的鉴别诊断。

（二）分析思路

1. 骨窗 CT

- 脑膨出和脑膜膨出中的骨质缺损。
- 血管病变、侵袭性炎性或感染性病变及恶性肿瘤的侵蚀。
- 软骨肿瘤的钙化。
  纤维异常增生的磨玻璃样表现。

2. T_1WI 和 T_2WI 成像

- 胆固醇肉芽肿呈高 T_1WI 信号。
- 软骨肿瘤呈高 T_2WI 信号。
  动脉瘤样骨囊肿呈液 - 液平面。

3. 对比增强 T_1WI 成像

- 评估脑膜肿瘤的硬脑膜尾样强化。
- 评估病变的范围。
- 区分反应性的、光滑的脑膜强化和厚的、结节性的脑膜强化，其中厚的、结节性的脑膜强化提示恶性肿瘤侵袭脑膜。
  评估恶性肿瘤累及大脑时的脑实质强化。

4. DWI

- 表皮样囊肿在 b_{1000} 图像上呈高信号，在 ADC 图上呈低信号。
- 软骨肉瘤因 T_2WI 穿透效应在 ADC 图上呈高信号。
  淋巴瘤因富含细胞，所以 ADC 值很低。

5. 重 T_2WI 成像

鉴别单纯囊肿和实性病变（如表皮样囊肿）。

6. TOF MRA

检测富含血管的肿瘤内快速流动的血液，如副神经节瘤。

五、可发生在任何区域的病变

（一）常见病变

1. 脑膜瘤

脑膜瘤（图 44-2）是一种良性的、富含血管的、以硬脑膜为基底的肿块，起源于蛛网膜帽细胞。典型的脑膜瘤 CT 表现为灰质等密度，MRI 表现为灰质等信号或稍高信号，明显强化。可出现钙化。由

（续表）

表 44-1 颅底病变依据病变发生位置分类

可发生在颅底任何区域的病变

- 常见病变
  - 脑膜瘤
  - 神经鞘瘤
  - 转移瘤
  - 淋巴瘤
  - 纤维结构不良
  - 头颈部恶性病变的累及
- 罕见病变
  - 佩吉特病
  - 动脉瘤样骨囊肿
  - 巨细胞瘤
  - 尤因肉瘤
  - 骨肉瘤

发生在前颅底的病变

- 假性肿瘤
  - 脑膨出和脑膜膨出
  - 鼻窦鼻腔黏液囊肿
  - 侵袭性真菌性鼻窦炎
- 肿瘤
  - 骨化性纤维瘤
  - 骨瘤
  - 青年血管纤维瘤
  - 嗅神经母细胞瘤

发生在中颅底的病变

- 先天变异
  - 岩尖不对称性气化
- 假性肿瘤
  - Meckel 腔积水
  - 液体潴留
  - 岩骨根尖炎
  - 多血管炎性肉芽肿（韦格纳肉芽肿病）
  - 恶性外耳道炎
- 肿瘤
  - 朗格汉斯细胞组织细胞增生症
  - 胆固醇性肉芽肿

发生在后颅底的病变

斜坡	
	- 先天变异
	- 红骨髓
	- 假性肿瘤
	- 颅内脊索瘤

发生在后颅底的病变

	- 肿瘤
	- 脊索瘤
	- 软骨肉瘤
	- 浆细胞瘤
	- 骨内垂体腺瘤（见第 43 章）
颞骨	- 先天性变异
	- 蛛网膜颗粒
	- 肿瘤
	- 内淋巴囊肿瘤
脑桥小脑三角	- 肿瘤
	- 神经鞘瘤
	- 脑膜瘤
	- 表皮样囊肿
颈静脉孔	- 先天变异
	- 不对称性颈静脉孔
	- 肿瘤
	- 副神经节瘤
	- 脑膜瘤
	- 神经鞘瘤

于它是轴外病变，脑脊液或血管裂隙和硬脑膜尾常出现。虽然硬脑膜尾样强化通常与脑膜瘤有关，但它仍是非特异性的发现。类似的反应性增厚及病变周围的脑膜强化也可发生在淋巴瘤、结核、结节病和真菌感染中。此外，脑膜瘤与局灶性骨质增生肥厚有关，其发病机制尚不完全清楚，可能是肿瘤的侵袭或成骨细胞的刺激，或两者皆有。

发生在蝶骨平台的脑膜瘤可见蝶骨平台向上的起泡样改变和蝶窦气化扩张。岩骨斜坡的脑膜瘤常累及海绵窦、视神经管和 Meckel 腔。扁平肥厚性脑膜瘤的特征是薄层样硬膜增厚，而不是球状肿瘤的生长和更明显的硬膜下的骨质增生（图 44-2）。如有疑问，可将动态磁化率对比灌注 MRI 添加到扫描方案中。通常第一次对比之后，只有最小的信号返回到基线。

关键点：典型的脑膜瘤在 CT 上与灰质等密度，MRI 上与灰质等信号，与邻近脑组织间有脑脊液裂隙，有硬脑膜尾征。在可疑的病例，如有典型的

DSC MRI 灌注形式有助于确诊。需要注意的是病变累及视神经孔和海绵窦的范围。

2. 神经鞘瘤

神经鞘瘤起源于颅底区域的脑神经，在神经纤维瘤病 2 型患者中较为常见。90% 的脑神经神经鞘瘤起源于前庭蜗神经。嗅道、嗅球及视神经是大脑的延伸，缺少施万细胞层。然而，嗅神经鞘瘤可起源于筛板内及下方的有施万细胞覆盖的嗅丝。嗅神经鞘瘤极其罕见，多发于女性（男女比例 1∶4）。MRI 上神经鞘瘤在 T_1WI 上呈等低信号，在 T_2WI 上呈高信号，注入钆对比剂后呈明显强化。

3. 转移瘤

转移瘤（图 44-3）多见于斜坡、岩尖、蝶骨，因这些结构骨髓含量较高。颅底骨转移瘤常见的原发肿瘤有乳腺癌、前列腺癌和肺癌。颅底骨转移瘤通常发生在进展期的疾病中，累及脑神经前通常没有临床症状。影像学表现是多样的，但最常见的表现是受累骨髓呈 T_1WI 低信号及可见强化。

关键点：对于不典型的、溶骨性颅底病变，尤其是已知有原发肿瘤的患者，应考虑转移瘤。

4. 淋巴瘤

颅底原发性骨淋巴瘤（图 44-4）极为罕见，更

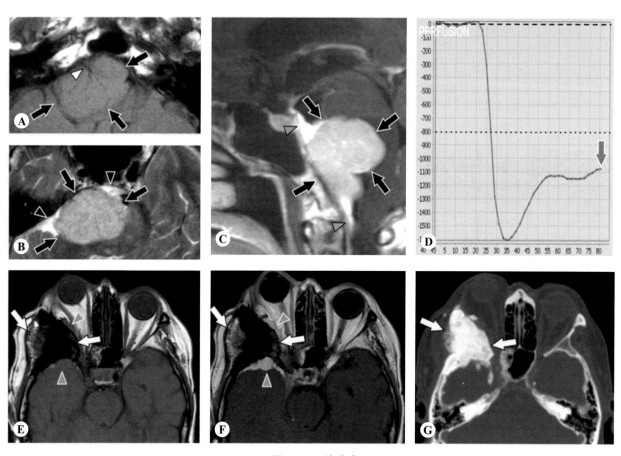

▲ 图 44-2　脑膜瘤

A 至 D. 斜坡后方的脑膜瘤。A. 轴位 T_1WI，可见一个斜坡后方的肿物（黑箭），与灰质等信号，在硬膜附着处可见供养动脉（白箭头），放射状分布，呈"日出"样表现。B. 轴位 T_2WI，肿物（黑箭）与灰质相比呈等至稍高信号，CSF 裂隙提示病变位于轴外（黑箭头）。脑桥严重受压。C. 矢状位钆增强的 T_1WI，病变明显强化（黑箭），可见硬膜尾征（灰箭头）。D. DSC MRI，这项技术可以在团注的顺磁性钆第一次通过过程中，根据磁敏感引起的信号丢失来评估病变的灌注情况。由于缺乏血脑屏障和硬脑膜处的血管形成，在第一次通过末处（灰箭），脑膜瘤的信号恢复通常远远小于基线的（短划线）的 50%（点虚线）。E 至 G. 扁平肥厚性脑膜瘤。E. 轴位 T_1WI，右侧蝶骨大翼可见明显骨质增生（白箭），同时可以看到右侧颞叶前方有一难以察觉的轴外肿块，右侧眼眶肌锥外侧脂肪内可见第二个病灶（灰箭头）。蝶骨的膨胀性增生导致眼球突出和视神经延长并向内侧移位。F. 轴位钆增强 T_1WI，这两处轴外肿物可见均匀强化（灰箭头）。G. 轴位 CT 的骨窗，受累的骨质增厚呈高密度（白箭）

常见的是鼻窦鼻腔的淋巴瘤侵犯颅底。患者通常会突然出现包括头痛和脑神经病变的症状，这些症状在静脉注射皮质类固醇治疗后会迅速改善。淋巴瘤的 ADC 值低于鼻咽癌和颅底骨髓炎，通常在 $0.51 \times 10^3 \sim 0.59 \times 10^3 \text{mm}^2/\text{s}$ 范围内。在动态磁敏感对比灌注 MRI 上，淋巴瘤的典型曲线表现多为很高的信号恢复，超越了基线。回顾颅底淋巴瘤的少数病例报道，最常见的影像学特征是 T_1WI 低信号，T_2WI 高信号，注射对比剂后呈不规则强化。斜坡区和鞍旁最常受累。

关键点：颅底原发性骨淋巴瘤极为罕见，仅凭影像很难诊断。当非特异性骨病变测得的 ADC 值很低时，应该首先考虑淋巴瘤。

（二）头颈部肿瘤的累及

直接蔓延

鳞状细胞癌是头颈部最常见的恶性肿瘤（80%），其次是腺癌（10%）和腺样囊性癌（5%）。肿瘤通过颅底扩散可以是直接的，也可以是间接的。需要注意观察和报告颅内累及情况，因为这涉及不同的手术方法，并且经常需要颌面外科医生和神经外科医生之间跨学科合作。颅底的侵蚀，特别是筛板周围的侵蚀，表明直接侵犯颅底（图 44-5）。累及脑膜或脑实质时，可见线状或结节性硬脑膜增厚和强化、软脑膜强化、脑实质强化及血管源性水肿。需要注意的是硬脑膜强化可能是反应性的，特别是光滑的和< 5mm 宽的。

关键点：建议检查颅底以下的头颈部软组织，以排除原发性头颈部肿瘤直接累及颅底骨质。

（三）间接累及

间接累及（图 44-6）是指头颈部肿瘤通过固有通道累及颅底。恶性肿瘤倾向于沿着阻力最小的路径生长，鼻咽恶性肿瘤通常经由咽基底膜筋膜累及

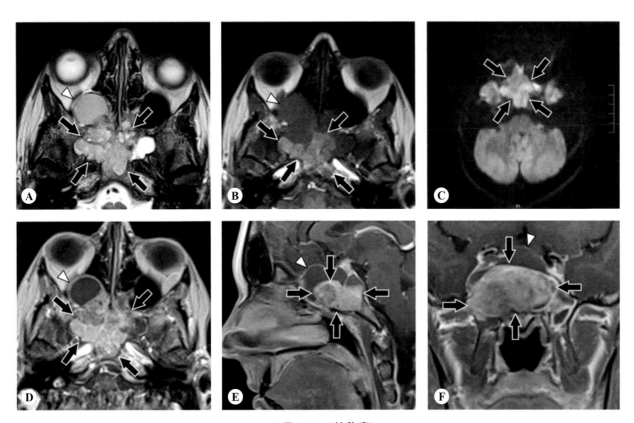

▲ 图 44-3　转移瘤

A. 轴位 T_2WI，在斜坡和蝶窦水平可见一个不均匀的、稍高信号的肿块（箭），病变导致蝶窦引流通路阻塞，黏液在右侧蝶窦内聚集（箭头）；B. 轴位 T_1WI，肿物呈稍低信号（箭）；C. 轴位 DWI（b_{1000} 图像），在 b_{1000} 图像上呈高信号（ADC 图上呈低信号，图未给出）提示扩散受限，这在富含细胞的病变中很常见（箭）；D 至 F. 轴位、矢状位和冠状位钆增强的 T_1WI，注射钆对比剂后肿块呈不均匀强化

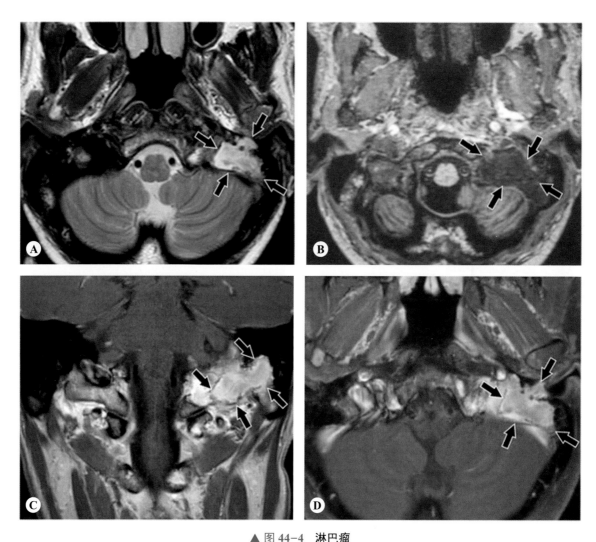

▲ 图 44-4　淋巴瘤

A. 轴位 T_2WI，左侧乳突可见高信号的稍膨胀性肿块（箭）；B. 轴位 T_1WI，肿块呈低信号，边界清楚（箭）；C 和 D. 钆增强的冠状位和轴位 T_1WI，病变均匀强化（箭），未累及周围结构

茎突后的咽旁间隙（颈动脉间隙）。肿瘤由此开始，包绕颈内动脉，并向颅内扩散至脑膜，或在海绵窦水平侵犯第Ⅲ、Ⅳ、Ⅴ或第Ⅵ脑神经。沿神经蔓延是头颈部恶性肿瘤一种常见的累及模式，并且在腺样囊性癌中很常见，在鳞状细胞癌中较少见，在淋巴瘤和黑色素瘤中较少见。鼻咽恶性肿瘤的典型危险部位是 Morgagni 窦。Morgagni 窦是咽上缩肌上游离缘与颅底之间的区域。这是咽基底筋膜唯一的缺损，是咽鼓管和腭帆提肌分别通向中耳和颞骨的通道。通过这个开口，肿瘤可沿咀嚼肌间隙向外侧扩散，并沿卵圆孔的下颌神经扩散至颅中窝。肿瘤沿此途径扩散可引起 Trotter 综合征或 Morgagni 窦综合征，临床表现为单侧耳聋、三叉神经痛和软腭运动

障碍的三联征。另一个需要检查的重要部位是翼腭窝，因为该神经中枢容易通过颅中窝的 Vidian 神经（翼状神经）和上颌神经播散，其次可能沿后窝的岩骨大神经和面神经播散。横纹肌肉瘤是一种儿童恶性肿瘤，最常见于咀嚼肌间隙，沿下颌神经经卵圆孔播散。腮腺肿瘤沿着面神经通过茎乳孔进入颅底。腺样囊性癌多起源于软硬腭交界处的小唾液腺，可通过腭大、腭小神经到达翼腭窝。

关键点：肿瘤通常循阻力最小的路径。如果是鼻咽肿瘤，则是沿颈内动脉播散。如果是咀嚼肌间隙的病变，则沿下颌神经播散。

（四）纤维结构不良

纤维结构不良（图 44-7）是一种先天性纤维

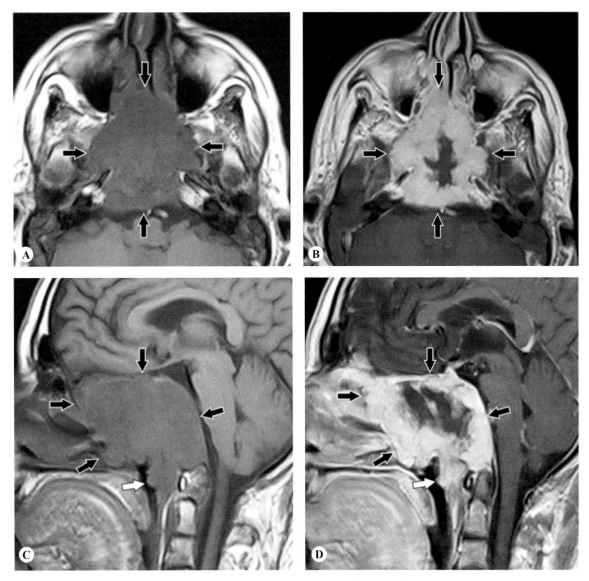

▲ 图 44-5 鼻咽鳞状细胞癌直接侵犯颅底

A 和 B. 钆增强前和增强后的轴位 T_1WI，可见较大侵袭性肿块位于蝶骨中心，向前累及筛窦气房和鼻腔，向后侵犯斜坡和岩尖，外侧累及邻近软组织（黑箭）。注射对比剂后病变周围部分强化（黑箭）。C 和 D. 钆增强前和增强后的矢状位 T_1WI，肿瘤侵蚀筛窦气房、蝶骨和斜坡骨质。垂体窝结构不可识别，鼻腔部分消失（黑箭）。矢状位图像显示鼻咽后壁不规则结节样增厚（白箭），这是肿块的起源部位，即广泛的颅底病变是鼻咽癌鳞状细胞癌（图片由 Asem Mansour, MD, King Hussein Cancer Center, Amman, Jordan 提供）

骨性疾病，由于成骨细胞分化和成熟缺陷，松质骨被纤维组织和未成熟骨取代。在 CT 上，特别是在 MRI 上，表现多样。典型的 CT 表现为磨玻璃样的骨膨胀性病变，而骨小梁的固有组成、胶原含量、细胞成分、囊肿和出血性转化导致了 MR 信号的不均一性。Casselman 等通过研究与组织病理学相关的一小系列病例，认为纤维结构不良在以下情况下是活跃的：T_2WI 信号增加，T_1WI 上自发性高信号

且显著强化，增强后信号强度高于脂肪信号强度。此外，在 FDG-PET 上的摄取是多变的，而 FDG 强摄取的病灶很难与转移瘤相鉴别。

关键点：当遇到 MRI 信号不均匀的非典型性膨胀骨病变时，可考虑进行 CT 检查。CT 上表现为磨玻璃样病变（骨重构）可以明确诊断为纤维结构不良。

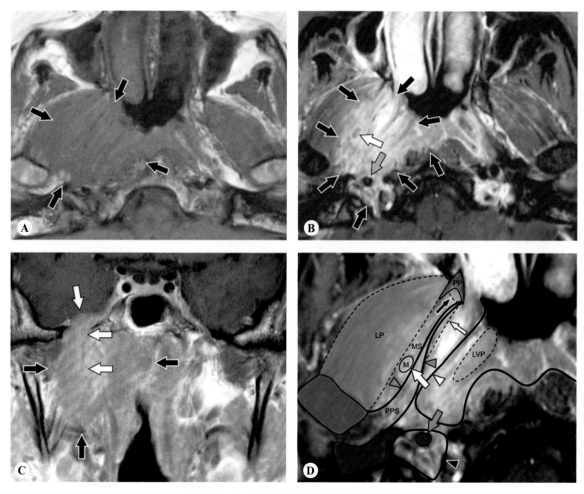

▲ 图 44-6　鼻咽鳞状细胞癌间接侵犯颅底

A. 轴位 T_1WI，可见浸润性肿块从鼻咽延伸至右侧翼外肌（黑箭）。B. 钆增强的轴位 T_1WI，注射对比剂后肿物呈显著、不均匀强化（黑箭）。病变穿过咽基底筋膜向后包绕颈内动脉（灰箭），此为经典路径。然而，该强侵袭性的病变也向外扩散，越过咽基底筋膜和咽旁间隙的两层筋膜，到达咀嚼肌间隙，从这里沿下颌神经向颅内扩散（白箭）。C. 钆增强的冠状位 T_1WI。冠状位图像上，下颌神经受累，易识别病变沿卵圆孔（白箭）蔓延。D. 带注释的钆增强后的轴位 T_1WI。白箭头. 咽基底筋膜；灰箭头. 咽旁间隙筋膜；黑箭头. 颈动脉间隙筋膜；白细箭. 腭帆张肌；黑细箭. 翼内肌；白箭. 通向下颌神经的路径；灰箭. 通向颈内动脉的路径；IC. 颈内动脉；LVP. 腭帆提肌；M. 下颌神经；LP. 翼外肌；MS. 咀嚼肌间隙；PP. 翼突；PPS. 咽旁间隙

（五）罕见病

1. 佩吉特病

佩吉特病（图 44-7）是由异常的破骨细胞和成骨细胞的活性引起的代谢性骨疾病，其变化取决于疾病的阶段。一般可分为三个阶段：溶骨期、混合期和硬化期。在疾病早期可见溶骨性改变，病变边界清楚，并导致骨膨胀样改变。随着疾病进展，硬化成为主要特征，骨质增厚、边界不清，在 CT 上呈典型的"棉絮"样表现。在 MRI 上，纤维化和血管通道的出现导致了 T_1WI 低信号和 T_2WI 及增强 T_1WI 的不均匀信号。颅底骨质增厚可引起颅孔狭窄和脑神经病变。

2. 动脉瘤样骨囊肿

动脉瘤样骨囊肿（图 44-8）很少发生在颅底。ABC 主要发生为青少年（平均年龄 14 岁），可以为原发的或继发于其他颅底病变，最常继发于巨细胞瘤。在 CT 上，ABC 通常是膨胀性病变，造成皮质变薄。在 MRI 上，可见分叶状的、薄壁肿物，其内可见多发分隔及腔内液 – 液平面，其中液 – 液平面是由于血液分解处于不同阶段而造成的分层。需要

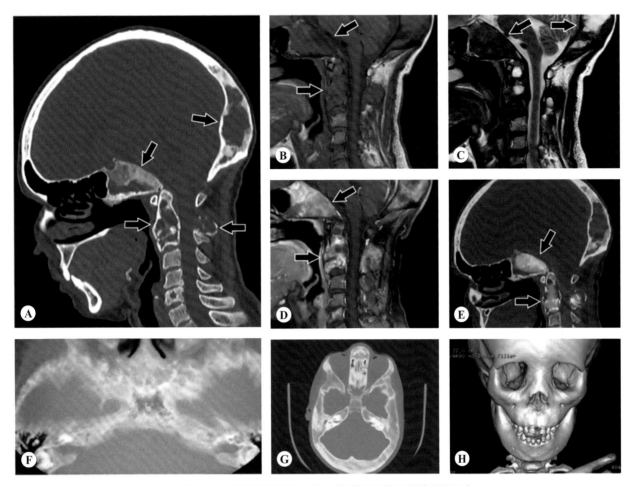

▲ 图 44-7 纤维结构不良、佩吉特病和颅骨干骺端发育不良

A 至 E. 纤维结构不良。A. 矢状位 CT 的骨窗，在蝶骨、斜坡、后枕骨和颈椎近端可见多发溶骨性的、磨玻璃密度和较小程度的硬化性骨病变（箭）。B 至 C. 矢状位 T_1WI 和 T_2WI，病变呈 T_1WI 低信号，T_2WI 上信号多样（箭）。D. 矢状位钆增强的 T_1WI。病变呈不均匀强化（箭）。E. 矢状位 FDG PET CT，融合成像显示蝶骨、斜坡和 C_2 椎体的高代谢活动（箭），不要误认为转移瘤。F. 佩吉特病，轴位 CT 的骨窗。典型的骨增厚发生在佩吉特病的晚期、硬化阶段，特征性表现是边缘模糊，因此被称为"棉絮"样改变。G 至 H. 颅骨干骺端发育不良，轴位 CT 的骨窗和 3D 容积再现图像。这种罕见的遗传性骨病的特点是颅骨整体光滑地增厚，与佩吉特病的不规则骨增厚形成对比的是，增厚的骨皮质边界锐利

注意的是，在其他骨病变中也可看到液 – 液平面。然而，ABC 仍然是年轻患者表现为膨胀性、具有分隔病变最有可能的诊断。多种治疗方案可供选择，包括硬化疗法、栓塞、刮除术和切除术等。由于放射治疗诱发恶性肿瘤的风险增加，并且对其他治疗方法并无益处，因此不建议放射治疗。

3. 巨细胞瘤

巨细胞瘤（图 44-8）是一种罕见的肿瘤，好发于年轻人（20—40 岁）。虽然该名称来源于特征性的破骨样巨细胞，但这些肿瘤中的肿瘤细胞实际上是成纤维细胞样基质细胞。巨细胞瘤属于低级别肿瘤，因为仅在非常罕见的病例（2% 的患者，大多

数是男性）中报道过肺部转移。大多数情况下，它们仍局限在原发位置。发生在颅底，好发于蝶骨，其次是颞骨，少数罕见于额骨。GCT 的临床表现无特异性，可能会影响影像学诊断的准确性。GCT 一般 > 3cm，CT 上表现为膨胀性、边界清楚的肿物，伴骨皮质变薄、不连续。MRI 上 GCT 在 T_1WI、T_2WI 上呈低到中等信号。其原因尚不清楚；最有可能是由铁血铁蛋白的沉积、富含细胞、胶原蛋白含量高或这些特征共同导致的。无论是在影像学上还是在组织学上，巨细胞瘤与包含巨细胞的相关病变（如中央巨细胞肉芽肿或棕色肿瘤）往往无法区分。中央巨细胞肉芽肿常发生于较年轻的患者，更

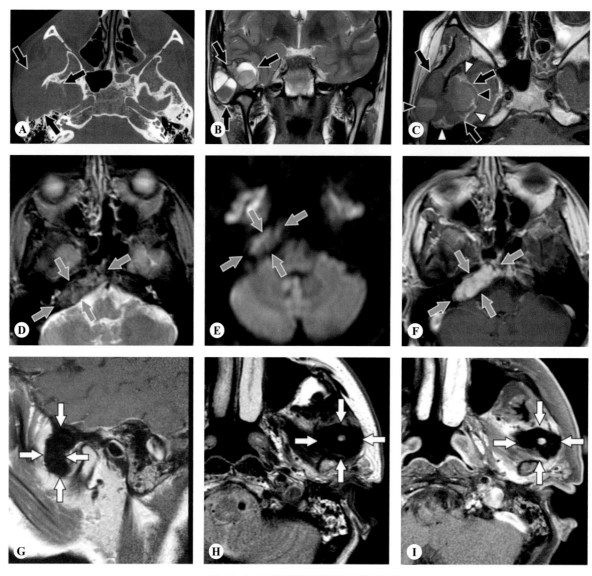

▲ 图 44-8　动脉瘤样骨囊肿和巨细胞瘤

A 至 C. 动脉瘤样骨囊肿。A. 轴位 CT 的骨窗，右侧颞骨鳞部明显膨胀性病变，导致皮质变薄、不连续（黑箭）。B. 冠状位 T_2WI，右侧颞下颌关节上方发现病变。有多个囊性成分，内容物信号多样（黑箭）。C. 钆增强的轴位 T_1WI，囊性成分内可见多发的液 – 液平面（黑箭头）。肿瘤周围可见明显强化（白箭头），几乎只在内侧，因此很可能是由脑膜增厚引起的。分隔可见散在强化。D 至 F. 颞骨的巨细胞瘤。D. 轴位 T_2WI，右侧颞骨岩部可见一稍低信号、轮廓清晰的肿物（灰箭）。病变内有多发低信号灶，常见于巨细胞瘤。E. 轴位 DWI（b_{1000} 图像），病变扩散不受限制（灰箭）。F. 钆增强的轴位 T_1WI，注射对比剂后肿物可见强化（灰箭）。G 至 I. 颞骨巨细胞瘤。G. 钆增强矢状位 T_1WI。H. 轴位 T_2WI。I. 钆增强的脂肪饱和 T_1WI，左侧颞骨弓状隆起可见显著低信号肿物（白箭）

常发生于上颌骨和下颌骨。棕色肿瘤仅见于甲状旁腺功能亢进症的患者。虽然 GCT 对放疗敏感，但由于有恶性转化的风险，仅在部分病例中建议放射治疗。

关键点：如果发生在年轻患者，呈分叶状骨肿瘤，同时有多发囊肿、液 – 液平面及可见强化的细小间隔，则诊断为动脉瘤性骨囊肿，除非证明为其他病变。

巨细胞瘤的影像学特征无特异性。T_1WI 和 T_2WI 低信号可以作为一个线索，但一般认为该病需要组织学才可确诊。

4. 尤因肉瘤

颅底尤因肉瘤（图 44-9）是一种极为罕见的源自神经外胚层细胞的恶性肿瘤，多见于青少年。患者主诉疼痛，有时可见软组织肿胀。在 CT 表现为大的侵袭性、浸润性肿物，可含有钙化，通常伴有明显的骨质破坏。骨膜异常不像长骨尤因肉瘤那么典型，典型的"洋葱皮"样骨膜反应在颅底很罕见。在 MRI 上通常是 T_1WI 等低信号和 T_2WI 高信号，注入对比剂后呈不均匀强化。

5. 骨肉瘤

骨肉瘤（图 44-9）是一种源自骨样肿瘤细胞的恶性肿瘤。与典型的四肢原发性骨肉瘤相反，颅底骨肉瘤患者通常年龄较大（平均 35 岁），无性别倾向，而且肿瘤的侵袭性较弱。骨肉瘤可在放射治

疗后发生，放射治疗后 4～50 年（平均潜伏期 14 年）发病。放射治疗引起的骨肉瘤往往是高等级的病变。CT 上可见破坏性的溶骨或成骨的肿块，75% 的病例中含有骨样钙化，有时伴有骨膜反应。在 MRI 上，肿瘤在 T_1WI 和 T_2WI 均呈不均匀信号，注入对比剂后可见强化。

关键点：颅底骨肉瘤是一种罕见的破坏性的骨恶性肿瘤，其影像学表现多样，难以准确诊断。即使是 50 年前有头颈部放射治疗史，也应该警惕骨肉瘤的可能性。

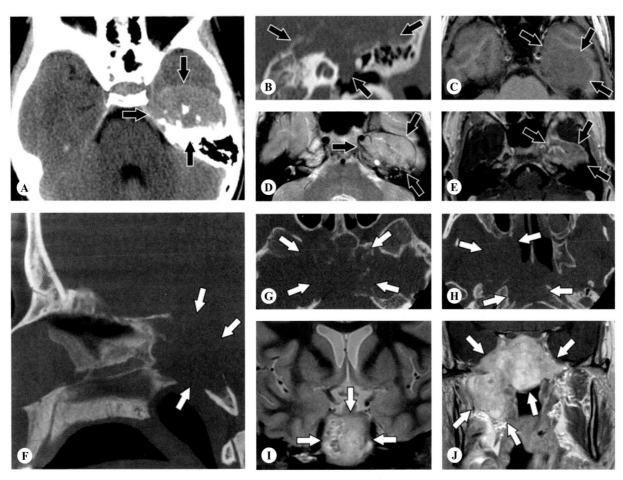

▲ 图 44-9　尤因肉瘤和骨肉瘤

A 至 E. 尤因肉瘤；A. 轴位 CT 的软组织窗，在岩尖的前缘可见致密的侵蚀性肿物（黑箭）。B. 冠状位 CT 的骨窗，肿物侵蚀颞骨上缘，并向后突入中耳腔，向内至听小骨链（黑箭）。C. 轴位 T_1WI，病变与白质相比呈低信号（黑箭）。D. 轴位 T_2WI，肿物与白质相比呈高信号，边界清楚（黑箭）。E. 钆增强的轴位 T_1WI，注射对比剂后病变不均匀强化（黑箭）。F 至 J. 骨肉瘤。F 和 G. 矢状位和轴位 CT 的骨窗，一位 von Hippel-Lindau 伴多发神经鞘瘤并因此进行全颅放疗的患者，斜坡处可见溶骨性病变，蝶骨和斜坡可见溶骨性肿物，病变侵蚀骨质前、后缘的皮质（白箭）。H. 轴位 CT 的骨窗，病灶延伸至颅底累及椎前间隙、右侧咽旁间隙和咀嚼肌间隙（白箭），右侧翼突被破坏。I. 冠状位 T_2WI，肿物呈不均匀高信号（白箭）；J. 钆增强的冠状位 T_1WI，注射对比剂后肿物呈明显强化（白箭）

六、前颅底病变

（一）假性肿瘤

1. 脑膨出和脑膜膨出

脑膨出（图 44-10）是由于脑组织和脑膜通过颅骨缺损处向外疝出导致的。脑膜膨出中疝囊仅由脑膜和脑脊液组成。前颅底的基底部脑膨出是一个重要征象，因为它可能导致复发性脑膜炎。疝的发生通常是由于筛窦的缺损造成的，通常是先天性的，很少与之前的创伤或手术有关。冠状位和矢状位 CT 最适合显示骨缺损的大小和位置。对于较年轻的患者，应注意不要高估由于颅底骨化不完全而造成的缺损的大小。MRI 是确定疝出物的影像学技术，特别是冠状位图像。应告知外科医生垂体、下丘脑、嗅神经、视神经和大脑前动脉的位置。

2. 鼻窦鼻腔黏液囊肿

当黏液在阻塞的鼻窦内持续分泌，导致液体积聚时，便会形成鼻窦鼻腔黏液囊肿（图 44-10），对窦壁产生占位效应，进而导致骨质重塑。额窦最常受累，CT 评估最佳。MRI 上，信号强度因水（高 T_2WI）和蛋白（高 T_1WI）含量不同而不同。如果有散在的边缘强化，通常是受压的黏膜。症状与邻近结构受压及继发感染有关，通常有类似于急性鼻窦炎的症状。在疑似有广泛鼻窦鼻腔外感染的罕见病例中，MRI 可用于排除眼眶蜂窝织炎、脑膜炎或颅内脓肿的形成。

3. 侵袭性霉菌性鼻窦炎

侵袭性真菌性鼻窦炎（图 44-10）见于免疫功能低下的患者。患者表现为迅速进展的发热、面部疼痛、鼻塞和鼻出血。通常感染会扩散到眼眶、海绵窦或颅内，导致视力下降、眼球突出和神经功能障碍。该病在数天至数周内迅速发展，并且有较高的死亡率（50%～80%）。在 CT 上可见鼻窦密度增高、黏膜增厚，以及脂肪在眼眶、咀嚼肌间隙及翼腭窝堆积。骨破坏的程度变化范围很大，并且没有骨破坏也不能排除疾病在周围软组织中的播散，因为曲霉菌甚至可以通过完整的骨侵入血管。在 MRI 上，T_1WI 和 T_2WI 上的表现是多样的。在受累的鼻窦中，信号取决于水、蛋白质和真菌的存在，而真菌在 T_2WI 呈典型低信号。受侵袭的鼻窦鼻腔外组织由于软组织水肿，可见 T_1WI 低信号、T_2WI 高信号，并可见强化。真菌性鼻窦炎表现为很强的侵袭性，有时很难与恶性肿瘤鉴别。一个诊断线索是曲霉菌有阻塞颈内动脉的倾向，而恶性肿瘤通常会包绕颈内动脉，并将其作为肿瘤扩散的途径。

（二）肿瘤

1. 骨化性纤维瘤

骨化纤维瘤（图 44-11）是一种良性的局灶性的纤维–骨性病变，其成分随年龄而变化。纤维组织主要见于幼儿，随着年龄增长而逐渐骨化。当鼻窦引流通路阻塞或眼眶等邻近结构受压时，会出现症状。骨化性纤维瘤最常见于年轻人（20—40 岁），女性的发病率是男性的 5 倍。在 CT 上，典型的骨化纤维瘤边界清晰，有纤维中心和致密的骨边缘。在 MRI 上，纤维部分在 T_2WI 上呈高信号，而骨成分在 T_2WI 上呈低信号。注入对比剂后纤维中心可见强化。较大的或有更多的不均质表现的病变可能很难与纤维结构不良区分。

2. 骨瘤

骨瘤（图 44-11）是鼻窦壁成熟骨的局灶性生长，最常见于额窦。它们通常是无症状的，但是如果病变位于额窦内，则患者可能会出现头痛，而如果引流路径被阻塞，则可能会出现鼻窦炎的症状。骨瘤分为两种类型：皮质骨瘤和松质骨瘤。皮质骨瘤在 CT 上呈高密度，在所有 MRI 序列上均呈低信号，而松质骨瘤随骨髓信号变化，因此可包含 T_1WI 高信号的成分，如脂肪型骨髓。如果是多发，应考虑 Gardner 综合征，这是一种家族性结直肠息肉综合征，常伴有骨瘤、纤维瘤和表皮样囊肿等结肠外肿瘤。

3. 青年鼻咽血管纤维瘤

青年鼻咽纤维血管瘤（图 44-12）是良性但具有局部侵袭性的肿瘤，几乎只发生在男性青少年。患者典型表现为鼻出血。临床上，鼻腔后方可见红蓝色肿物。由于其血管丰富，是活检的禁忌证。影像检查可以确定其大小和范围。在 5%～20% 的病例中，诊断时有颅内受累。在 CT 上，翼腭窝和翼管增宽是典型表现。在 MRI 上，T_2WI 图像可以观察到典型的丰富供血血管，呈"胡椒盐"征，是由

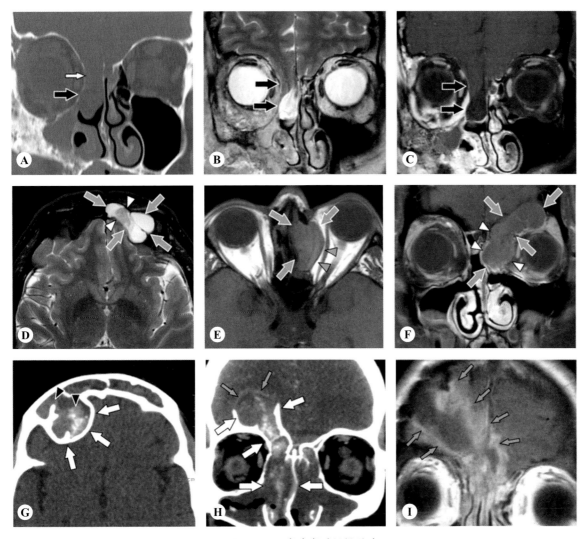

▲ 图 44-10　鼻窦鼻腔假性肿瘤

A 至 C. 脑膨出。A. 冠状位 CT 的骨窗，可见筛板骨性缺损（白细箭），伴软组织密度影向尾侧（向下）移位（黑箭）。B 和 C. 冠状位 T_2WI、钆增强的冠状位 T_1WI，CT 上的假性肿物包括右侧直回、眶内回及脑膜相关（黑箭），通过筛窦气房和上鼻腔的骨缺损疝出。右侧面颅骨和软组织的异常是由一种不相关的血管畸形造成的。D 至 F. 黏液囊肿。D. 轴位 T_2WI，左侧额窦增宽并充满黏液（灰箭）。中心低信号代表致密的蛋白质成分（白箭）。E. 轴位 T_1WI，增大的鼻窦（灰箭）压迫左侧眼眶。假性病变和眼眶分界清楚，两者之间可见完整的眼眶骨膜作为分界（灰箭）。F. 钆增强的脂肪饱和的冠状位 T_1WI，T_2WI 低信号的蛋白成分在增强前后的 T_1WI 均呈高信号（白箭头）。仅有紧贴窦壁的薄黏膜表现出强化（灰箭）。增大的鼻窦推压左侧眼眶，表现出占位效应。G 至 I. 侵袭性真菌感染。G. 轴位 CT 的软组织窗，扩大的右侧额窦（白箭）内可见自发性高密度伴中心钙化（黑箭）。H. 冠状位增强 CT 的软组织窗，额窦颅侧缘骨质被侵蚀，真菌感染（白箭）向颅内延伸（灰细箭）。I. 钆增强的冠状位 T_1WI，广泛的低信号区域周围可见不均匀强化的外环，代表脑脓肿形成和炎性改变（灰细箭）（图片由 Sanjay Vaid，MD，Grant Medical Foundation，Pune，India 提供）

多发的低信号流空影造成。病变可能起源于邻近蝶腭孔的鼻腔后外侧，或位于翼管内（翼管受累普遍存在），有时影像学和术中评估困难。此外，由于微小的肿瘤残留，翼管是最常见的复发部位，这就是为什么一些外科医生主张在肿瘤切除术中进行常规的基蝶骨钻孔。

关键点：青少年纤维血管瘤的特征是发生于青少年男性，表现为鼻出血，可见引起翼腭窝增宽的肿块。

4. 嗅神经母细胞瘤

嗅神经母细胞瘤（图 44-13）是一种原发性神经外胚层肿瘤或 PNET，起源于上鼻腔的嗅上皮。

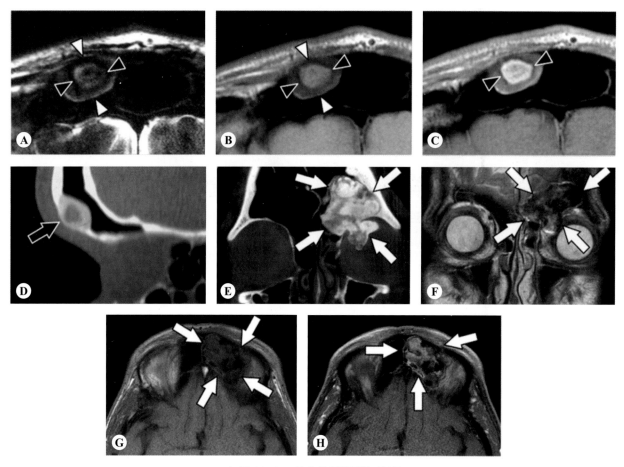

▲ 图 44-11　骨化性纤维瘤和骨瘤

A 至 D. 骨化性纤维瘤；A 和 B. 轴位 T_2WI 和 T_1WI，纤维中心（黑箭头）比皮质缘（白箭头）信号更高。C. 钆增强的轴位 T_1WI，注射对比剂后纤维中心可见强化（黑箭头）。D. 矢状位 CT 的骨窗，右侧额窦可见边界清楚的肿物，病变边缘致密、中心呈低密度（黑箭）。E 至 H. 骨瘤；E. 冠状位 CT 的骨窗，左侧额窦可见高密度肿物，从额骨向左侧眼眶延伸（白箭）。F. 冠状位 T_2WI，病变呈不均匀低信号（白箭）。G 至 H. 钆增强前后的轴位 T_1WI，病变呈低信号，增强呈不均匀强化（白箭）

它发病具有双峰分布，第一个高峰出现在儿童时期，第二个高峰出现在 50 岁以上人群中。没有性别倾向。患者最常以鼻塞和轻微鼻出血为主诉。肿瘤的中心位于筛板水平，病变呈不同程度的向上和向下延伸，有时完全位于颅外。在影像学上，它表现为一个边界不清、显著强化的肿物。可见瘤内钙化。肿瘤 - 脑交界的囊肿虽然罕见，但却是该病的典型表现。应仔细检查脑膜，以发现颅内累及。在 CT 上，有颅内累及的病例可看到筛板的侵蚀。

关键点：以筛板为中心的病变同时累及上鼻腔和颅前窝是嗅神经母细胞瘤的典型表现。

七、颅中窝病变

（一）先天变异

岩尖的不对称气化

岩尖是岩骨的前内侧部分，内侧为岩枕软骨结合，前侧为岩蝶骨软骨结合和 ICA，后侧为内耳道。人群中 60% 的岩尖含有骨髓，33% 气化，7% 硬化。5%～10% 的人群双侧岩尖气化不对称，有时正常骨髓会被误诊为疾病。当有疑问时，可以通过 CT 来确认正常骨小梁，或通过脂肪饱和的 MRI 序列来显示正常脂肪型骨髓的信号抑制。一般情况下，无膨胀性改变、无强化及无骨破坏可排除存在真正的岩尖病变。

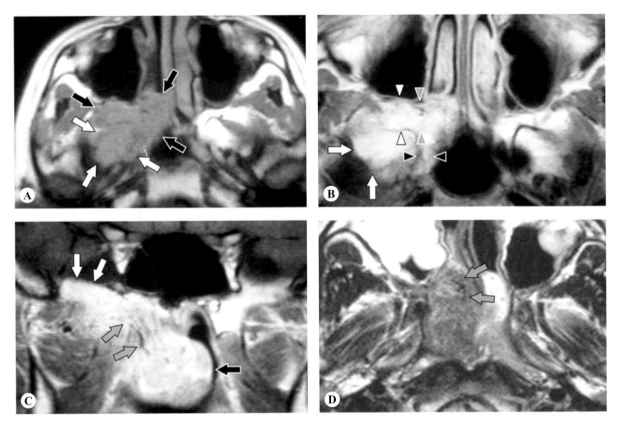

▲ 图 44-12 青年鼻咽血管纤维瘤

A. 轴位平扫 T_1WI，右侧上颌窦后方可见软组织肿物，突向右侧鼻腔和鼻咽（黑箭），并累及右侧蝶骨（白箭）；B. 钆增强的轴位 T_1WI，软组织成分导致翼腭窝（白箭头）、蝶腭孔（灰箭头）和翼管（黑箭头）增宽；C. 钆增强的冠状位 T_1WI，冠状面可以很好地显示蝶骨的浸润（白箭），肿块的一大部分突入上鼻腔内（黑箭），可见病变显著强化及低信号的血管流空影（灰箭）；D. 轴位 T_2WI，瘤内血管丰富导致了血管纤维瘤呈典型的"胡椒盐"样表现（灰箭）

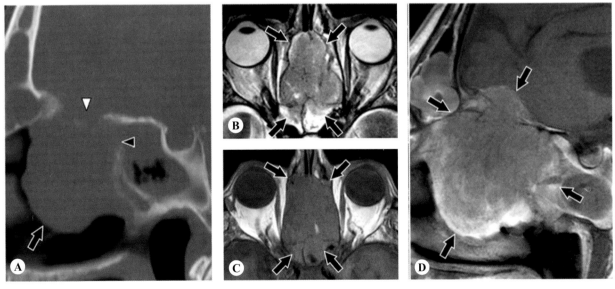

▲ 图 44-13 嗅神经母细胞瘤

A. 矢状位 CT 的骨窗，鼻腔及筛窦气房内的肿物（箭）侵蚀筛板（白箭头）和蝶骨体的前缘皮质（黑箭头）；B. 轴位 T_2WI，病变与轴位结构相比呈不均匀 T_2WI 低信号（箭），肿物阻塞蝶窦引流路径，导致蝶窦内黏液潴留；C. 轴位 T_1WI，病变呈低信号（箭）；D. 钆增强的矢状位 T_1WI，肿块呈不均匀强化（箭），并经筛板突向颅前窝

（二）假性肿瘤

1. Meckel 腔积水

Meckel 腔是一个充满脑脊液的袋状结构，内有三叉神经节，内衬蛛网膜和硬脑膜。Meckel 腔内容物囊状膨出和疝出到岩尖的内上面，称为 Meckel 腔积水，但是很罕见。病因尚不清楚，一个可能的影响因素是正常的脑脊液搏动。当两侧都发生时，可能是颅内压增高造成的。在大多数情况下，该病是一个偶然发现，属于"无须处理"的病变。在 CT 上，岩尖可见边界清晰的、呈小叶状的囊性病灶。在 MRI 上，增大的 Meckel 腔内容物信号在所有序列上均与脑脊液信号相同，可以排除实性肿块。

2. 潴留的液体

由于岩尖与乳突相通，中耳和乳突的炎症或感染可能导致岩尖积液。由于炎症后的纤维化阻塞引流通道，积液可持续停留在岩尖。在这些积液中没有发现微生物或脓液，它们没有临床意义。在 MRI 上，这些潴留的液体 T_1WI 和 T_2WI 信号多样，取决于蛋白含量的多少。

3. 岩尖炎症

岩尖感染是耳乳突炎的少见并发症。最初，气房密度增高，上皮被破坏，骨小梁变薄。随后感染扩散到骨髓，主要引起局部颅底的骨髓炎。邻近脑膜常可见强化。

4. 多血管炎性肉芽肿病

多血管炎肉芽肿病，以前称为韦格纳肉芽肿病（图 44-14），是一种影响中小动脉、毛细血管和静脉的血管炎，可形成坏死性非干酪样肉芽肿，常见于上呼吸道、肺部和肾脏。在鼻窦和鼻中，这种自身免疫性疾病导致黏膜坏死和溃疡，并破坏邻近的骨和软骨，最可能的原因是炎性细胞阻塞小动脉，造成缺血性坏死。而鼻咽和颅底则很少累及。CT 上，受累鼻窦骨侵蚀与新成骨生成同时出现是典型表现。在 MRI 上，受累软组织在 T_1WI 上呈低信号，T_2WI 上信号多样，静脉注入钆对比剂后可见强化。另一个典型的特征是 CT/MRI 不匹配，MRI 上常有严重的软组织和骨髓受累，与 CT 上有限的骨异常改变不相符。80% 的多血管炎性肉芽肿病患者抗中性粒细胞胞质抗体阳性，因此，如果发现 ANCA 阳

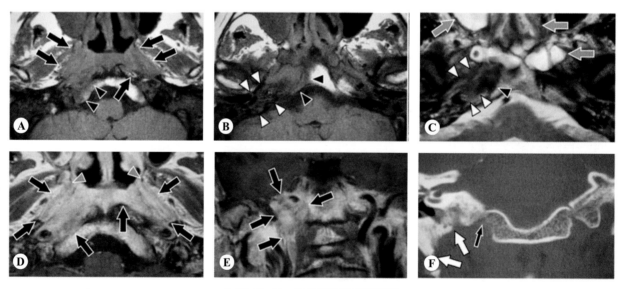

▲ 图 44-14　多血管炎性肉芽肿病

A. 轴位 T_1WI，可见低信号组织浸润鼻咽后黏膜、周围软组织（黑箭）和骨质（黑箭头）；B. 轴位 T_1WI，在颅底水平，可见肿物向斜坡（黑箭头）和右侧岩骨（白箭头）延伸；C. 轴位 T_2WI，除了骨信号异常（白箭头和黑箭头），蝶窦和右侧上颌窦内可见广泛的信号增高（灰箭头）；D. 钆增强的轴位 T_1WI，注入对比剂后鼻咽黏膜和周围组织强化（黑箭），炎症通过附着于翼突内侧板的咽基底筋膜扩散（灰箭头）；E. 钆增强的冠状位 T_1WI，骨和沿颈内动脉组织的异常信号提示病变向颅内延伸（黑箭）；F. 冠状 CT 的骨窗，炎症通过颈静脉孔（白箭）侵入颅底，并轻度累及破裂孔水平的斜坡（细箭）。尽管软组织受累广泛，但骨侵蚀范围较小，即所谓的 CT/MRI 不匹配

性伴典型的耳鼻喉、肺和肾三联征，则可以确诊。

关键点：浸润病变累及颅底，伴有鼻窦黏膜增厚，需要怀疑多血管炎性肉芽肿。这些病例建议检测 ANCA 滴度以排除或确认诊断。

5. 恶性外耳道炎

恶性外耳炎（图 44-15）是发生在免疫功能低下的患者（典型为老年糖尿病患者）的外耳、周围软组织及骨骼的严重的铜绿假单胞菌感染。患者主诉严重的耳痛和耳漏。有时伴脑神经麻痹，最常累及的神经是Ⅶ、Ⅸ、Ⅹ、Ⅺ和Ⅻ。CT 可用于评估骨侵蚀。MRI 能较好地显示软组织和骨髓的累及范围。由于恶性外耳炎的侵袭性，有时很难区分其与颞骨鳞状细胞癌，在这种情况下活检是必要的。

（三）肿瘤

1. 胆固醇肉芽肿

胆固醇肉芽肿（图 44-15）由肉芽组织、血液成分、胆固醇结晶和被纤维性假包膜覆盖的多核巨细胞组成。这些病变可见发生在颞骨任何气化的部分。确切的病因尚不清楚，但最受认可的假设之一是咽鼓管功能障碍导致通气出口慢性梗阻，最终导致复发的炎症和出血。外渗的血红蛋白被降解，导致胆固醇结晶的形成和积累，胆固醇结晶作为高度刺激性的异物，引发巨噬细胞与巨细胞结合，形成肉芽肿，逐渐扩张吸收周围的骨质。CT 上可见边界清晰、圆形、膨胀性的软组织肿物，推压周围骨质移位，导致皮质变薄。在 MRI 上胆固醇结晶、血液成分和蛋白质碎片在 T_1WI 和 T_2WI 上均呈高信号。有时含铁血黄素沉积在 T_2WI 上呈低信号环。周围可见反应性强化。胆固醇肉芽肿是生长缓慢的病变，可以长期稳定存在。只有在快速进展或症状严重时，才需要气房开窗减压、恢复通气。

2. 朗格汉斯细胞组织细胞增多症

朗格汉斯细胞是一种具有表皮巨噬细胞功能的

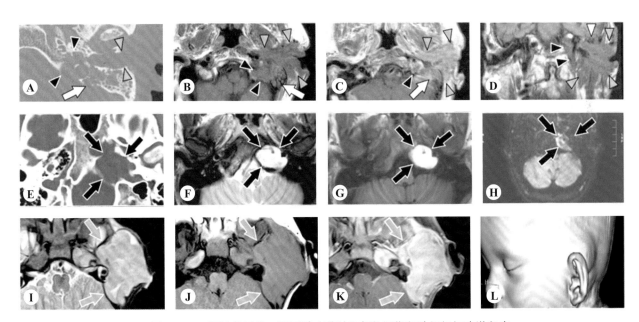

▲ 图 44-15 恶性外耳炎、胆固醇肉芽肿和朗格汉斯细胞组织细胞增多症

A 至 D. 恶性外耳炎；A. 轴位 CT 的骨窗，外耳道闭塞（灰箭头），左侧乳突可见浸润性破坏（白箭），颈静脉孔的皮质缘也被侵蚀（黑箭）；B. 轴位 T_1WI，在 MRI 上，外耳道周围（灰箭头）、乳突处（白箭）、颈静脉孔处（黑箭头）的软组织广泛受累；C. 钆增强的轴位 T_1WI，外耳道周围（灰箭头）、乳突处（白箭）、颈静脉孔处（黑箭头）的软组织呈不均匀强化；D. 冠状位 T_1WI，感染集中在外耳道水平（灰箭），通过外耳道上壁向上延伸（白箭头），通过直接延伸及经颈静脉孔向下延伸至头颈部区域（黑箭头）。E 至 H. 胆固醇肉芽肿；E. 轴位 CT 的骨窗，左侧岩尖可见溶骨性的、膨胀性病变（黑箭）；F 至 G. 轴位 T_2WI 和 T_1WI，病变在 T_1WI 和 T_2WI 均呈高信号（黑箭）；H. 轴位 DWI（b_{1000} 图像），病变扩散不受限（黑箭）；I 至 L. 朗格汉斯细胞组织细胞增多症；I 至 K. 轴位 T_2WI 和钆增强前、后的轴位 T_1WI，临床表现周围面神经麻痹的 1 岁男童，左侧颞骨可见边界清楚的病变（灰箭），病变呈 T_2WI 高信号、T_1WI 低信号、显著强化；L. 3D 容积再现图像，可见左侧耳后肿胀（图片由 Sanjay Vaid，MD，Grant Medical Foundation，Pune，India 提供）

组织细胞。在朗格汉斯细胞组织细胞增多症（图44-15）中，真皮外出现异常的朗格汉斯细胞多克隆增殖，可能发生于感染后。LCH 是三种疾病的统称：嗜酸性肉芽肿、Hand-Schuller-Christian 病和 Letterer-Siwe 病。乳突是颅底 LCH 最常见累及的部位。患者通常非常年轻（10 岁前），表现为耳漏或软组织肿胀。CT 上可见颞骨溶骨性病变。在 MRI 上，可以看到边界清晰的肿物，在 T_2WI 上呈很低信号，这可能是由于病变富含细胞。注入对比剂后肿物显著强化。根据疾病程度，治疗方法可以选择手术、放疗、化疗和类固醇治疗。治疗后，肿物一般缩小，溶骨区再次骨化，如果累及中耳，可导致永久性传导性听力丧失。

关键点：免疫功能低下的患者临床表现为外耳炎，其影像学表现为骨和软组织受累，应怀疑为恶性外耳炎。

位于岩尖呈高 T_1WI 和 T_2WI 信号的病变，造成骨膨胀性改变，是典型的胆固醇肉芽肿。

当幼儿出现耳周软组织肿胀及同侧面神经麻痹时，应将朗格汉斯细胞组织细胞增多症（及横纹肌肉瘤、急性耳乳突炎和获得性胆脂瘤）列入鉴别诊断。

八、后颅底病变

（一）斜坡病变

1. 先天变异

红骨髓：与身体其他部位一样，斜坡的骨髓成分随年龄变化。一般来说，在 10 岁以前及 10—20 岁的红骨髓（T_1WI 低信号）、混合型骨髓和脂肪型骨髓（T_1WI 高信号）的分布是均匀的。在 50—60 岁和 60—70 岁，正常人的混合型骨髓和脂肪型骨髓的组成相等。而在 70 岁以后，脂肪型骨髓占主导地位。我们应该知道的关键点是，50 岁以下的患者斜坡出现 T_1WI 低信号可能是正常的红骨髓，而不一定是肿瘤。

2. 假性肿瘤

颅内脊索瘤：颅内脊索瘤（图 44-16）是一种斜坡后脊索残留的病变，通常无症状，发病率约2%，< 6mm。颅内脊索瘤呈分叶状，在 MRI 上呈液体信号，有时在高分辨率图像可见与斜坡的柄状连接。

在 CT 上，可以看到邻近斜坡或骨柄的受压改变。与相关脊索瘤不同的是，这些病变一般不强化。

关键点：无强化、< 6mm 可以将颅内脊索瘤与脊索瘤区分开。

3. 肿瘤

（1）脊索瘤：脊索瘤（图 44-17）是一种局部侵袭性恶性肿瘤，起源于原始脊索（胎儿中轴骨骼）颅端胚胎残留部位。如果第 VI 脑神经受累，患者会出现头痛或复视。CT 显示斜坡后的肿物侵蚀斜坡，有时含有粗大的钙化。在 MRI 上，蝶枕骨软骨结合水平可见位于中线的分叶状病变。在 T_1WI 上，肿瘤呈低信号或因存在钙化、出血或黏液成分而呈更不均匀的信号。在 T_2WI 上，呈很高信号和"肥皂泡"样表现。T_2WI 信号可高于脑脊液信号。注入对比剂后病变不均匀强化，呈"蜂巢"样表现。

（2）软骨肉瘤：软骨肉瘤（图 44-17）是一种罕见的恶性肿瘤，仅 2% 发生在颅底，占颅内肿瘤的 0.1%～0.2%。认为该病是由沿颅底软骨结合分布的软骨内软骨残留变性引起的，这解释了它们经常起源于岩枕软骨结合（66% 的病例）的原因。50%的患者会出现头痛和复视，最常见的原因是外展神经受压。治疗包括切除和（或）放射治疗，最常见的是质子束放射治疗。颅底软骨肉瘤一般为低度恶性肿瘤，治疗后预后很好。与脊索瘤一样，软骨肉瘤在 T_2WI 上呈很高信号，位于颅中窝，但与脊索瘤相反的是它位于中线以外。强化表现为典型的斑点状或分隔样强化，对应于透明软骨小叶间的纤维血管隔。软骨样基质在 CT 上可表现为环状、弧形或爆米花钙化。

关键点：脊索瘤的典型特征是位于中线、T_2WI 高信号和肥皂泡样外观。

软骨肉瘤的特征是位于中线以外、T_2WI 高信号和斑点状强化。

（3）浆细胞瘤：单发浆细胞瘤（图 44-18）是由浆细胞的局部单克隆扩增引起的罕见肿瘤，其组织学与多发性骨髓瘤的骨病变相似。2016 年对 47 例颅底浆细胞瘤的 Meta 分析中，肿瘤来自斜坡和蝶骨 – 斜坡区占 59.5%，鼻咽部占 21.2%，岩尖占 10.6%，眶顶占 8.5%。在 CT 上，常可见发生在板障内的稍高密度、无硬化缘的溶骨性病变。在 MRI

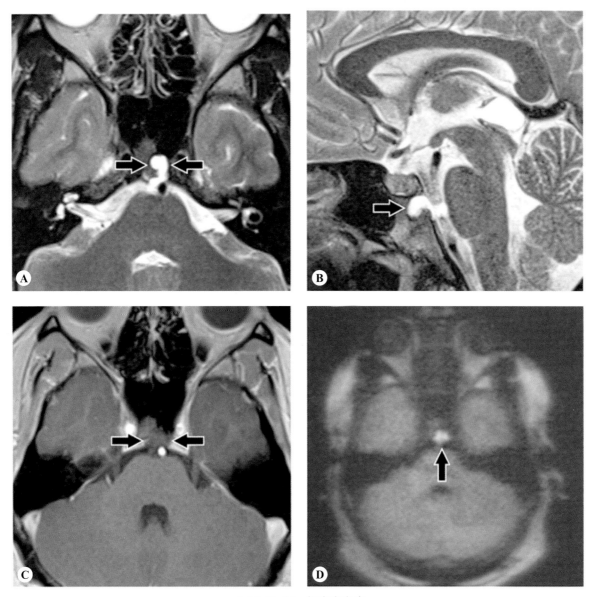

▲ 图 44-16　颅内脊索瘤

A 和 B. 轴位 T_2WI 和矢状位 T_2WI，斜坡和桥前池内可见小的分叶状的、呈显著高信号的病变（黑箭）；C. 钆增强的轴位 T_1WI，注射对比剂后病变无强化；D. 轴位非 EPI DWI（b_{1000} 图像），由于 T_2WI 穿透效应，病变在 b_{1000} 图像及 ADC 图像（未给出）上均呈高信号（图片由 Veroniek Van Driessche，MD，Ghent University Hospital，Belgium 提供）

上，在所有序列上病变与灰质相比均呈等信号，均匀强化。浆细胞瘤的典型特征是病变可以跨越软骨结合生长。例如，斜坡浆细胞瘤可以穿过岩尖的岩枕软骨结合。

（4）骨内垂体腺瘤：垂体腺瘤（图 44-18）在关于垂体窝的章节中进行了讨论。这里值得一提的是骨内垂体腺瘤。腺垂体由腺垂体 Rathke 囊发育而来，它起源于蝶骨的下缘，并通过蝶骨迁移到蝶鞍。正常情况下，颅咽管退变，但在罕见情况下，

它与腺垂体的残留物持续存在。因此，腺瘤可在蝶骨发育，并进一步在蝶骨板障内蔓延。垂体大腺瘤的典型信号特点也适用于这种不寻常的类型：T_1WI 低信号，T_2WI 高信号，注入钆对比剂后均匀强化。

关键点：浆细胞瘤表现为边界光滑的肿块，可跨越软骨结合生长。

发生在蝶骨和斜坡的膨胀性病变，并受到蝶骨皮质和岩枕软骨结合的限制，应考虑骨内垂体腺瘤。

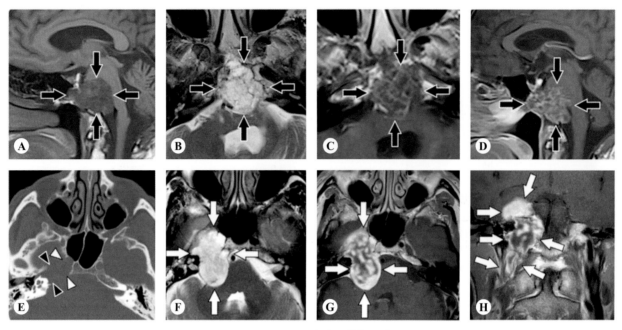

▲ 图 44-17　脊索瘤和软骨肉瘤

A 至 D. 脊索瘤。A. 矢状位 T_1WI，在斜坡可见一中线区边界清楚的低信号病灶，向前延伸至蝶骨和蝶窦，向后延伸至桥前池（黑箭），肿物明显压迫脑干。B. 轴位 T_2WI，内部分隔使病变呈肥皂泡样外观（黑箭）。C 和 D. 钆增强的轴位和矢状位 T_1WI，注入对比剂后，分隔强化引起病变呈蜂窝样外观（黑箭）。E 至 H. 软骨肉瘤。E. 轴位 CT 的骨窗，右侧岩尖（黑箭头）和斜坡（白箭头）可见溶骨性病变，病变中心位于岩枕软骨结合。F. 轴位 T_2WI，显示一轮廓清晰的、偏离中线的高信号肿块（白箭）。G. 钆增强的轴位 T_1WI，注入对比剂后肿块呈斑片样强化（白箭）。H. 钆增强的冠状位 T_1WI，肿块范围广泛，经颈静脉孔向下扩散（白箭）

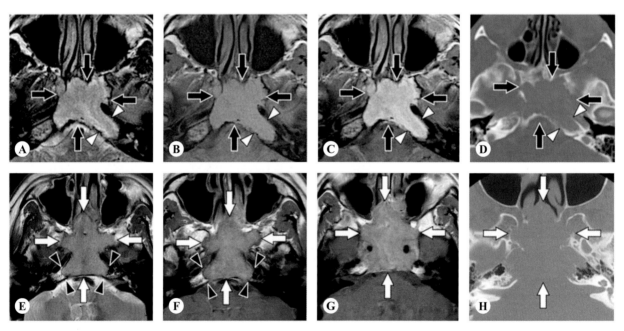

▲ 图 44-18　浆细胞瘤和骨内垂体腺瘤

A 至 D. 浆细胞瘤。A 至 C. 轴位 T_2WI、T_1WI 和钆增强的 T_1WI，斜坡和蝶骨可见轮廓清晰的肿块，T_1WI 和 T_2WI 均呈高信号，注入对比剂后可见强化（黑箭），病变跨过左侧的岩枕软骨结合生长（白箭头）。D. 轴位 CT 的骨窗，蝶骨、斜坡（黑箭）和左侧岩尖（白箭头）可见溶骨性的病变。E 至 H. 骨内垂体腺瘤。E 至 G. 轴位 T_2WI 和钆增强的 T_1WI，蝶骨、斜坡和垂体窝（白箭）可见一肿块，与岩枕软骨结合相邻（黑箭头）。H. 轴位 CT 的骨窗，病变呈溶骨性，导致膨胀性改变及骨皮质变薄（白箭）

（二）颞骨病变

1. 先天变异

蛛网膜颗粒：蛛网膜颗粒（Pacchionian 颗粒）是从上覆硬脑膜的蛛网膜延伸至静脉窦的部分，并使脑脊液从蛛网膜下腔引流到静脉循环中。在后乳突处，它们会形成肿块样的外观，并对乳突造成压力性侵蚀。典型的分叶状形态有助于区分这种变异与增大的前庭囊。同时，均匀的高 T_2WI 信号和无强化可以排除内淋巴囊肿瘤。一般来说，蛛网膜颗粒是偶然发现的，并不重要。少数情况下，乳突感染能通过这些颗粒向颅内扩散。蛛网膜颗粒也可能与高颅压有关，是脑脊液漏的原因。

2. 肿瘤

内淋巴囊肿瘤：内淋巴囊肿瘤（图 44-19）是一种罕见的起源于后岩骨内淋巴囊和导管上皮的局部侵袭性乳头状囊腺瘤。这些肿瘤通常发生在年轻患者（平均年龄 22 岁），通常与 von Hippel-Lindau 病有关。患者常表现为感音神经性耳聋，已有三种可能的机制被提出。由于 ELST 易出血，并且内淋巴囊与膜性迷路相连，瘤内出血可导致迷路内出血，引起突然的不可逆的听力丧失。患者也可能出现类似梅尼埃综合征（逐渐丧失听力、耳鸣和眩晕）的症状，提示内淋巴积液是一个诱因。内淋巴囊内淋巴液吸收减少、肿瘤产生过多的液体、对出血的炎症反应均可导致淋巴积液。在较大的病变中，肿瘤可以侵入耳囊并引起严重的 SNHL。CT 上典型的影像学表现为瘤内点状钙化、前庭导水管扩张、虫蚀性骨质破坏，MRI 表现为高 T_1WI 信号，不均匀 T_2WI 信号，可见强化。

关键点：ELST 的诊断影像学特征是病变沿内淋巴囊和导管分布，T_1WI 高信号，以及注入对比剂后多样的强化方式。

（三）脑桥小脑三角病变

1. 肿瘤

(1) 神经鞘瘤：到目前为止，脑桥小脑三角最常见的病变是前庭蜗神经神经鞘瘤（图 44-20），起源于交界区远端。交界区是中枢和外周神经系统之间的过渡区，其中少突胶质细胞的髓鞘化转变为施万细胞的髓鞘化，95% 的病灶位于内耳门或内听道，因此几乎所有神经鞘瘤部分位于管内。大部分病灶是完全实性的，较大病灶中可见囊性成分。小的病灶为典型的卵圆形，大的病灶呈典型的"甜筒冰激凌"外形，"冰激凌"为管外部分，"甜筒"为管内部分。有时伴发硬脑膜尾征，提示脑膜反应性增厚，而不是硬脑膜肿瘤成分。在术前，有两件事需要告诉外科医生。首先，对于考虑进行听力保留手术的患者，应描述影响预后的因素。术后听力保存的可能性将显著降低，当肿块延伸至耳蜗底部时为 32%，而当液体间隙仍然存在时的成功率为 58%；迷路内液体信号强度降低时为 20%，而信号强度正常时成功率为 80%。其次，应排除对侧神经鞘瘤或其他对侧内耳或中耳异常，这些都可能导致未来的听力障碍。

(2) 脑膜瘤：CPA 脑膜瘤的特征性表现（图 44-20）位于岩骨内侧壁，以宽基底附着于硬脑膜，出现硬脑膜尾样强化及边界清楚的、垂直于第Ⅷ脑神经走行的管内部分，呈现所谓的蘑菇状外观和内耳道内偏心性的定位。

(3) 表皮样囊肿：表皮样囊肿（图 44-20）是分叶状的囊肿，其内充满脱落的上皮角蛋白和胆固醇结晶，被认为是硬膜内胆脂瘤。它可能是先天性的，是由神经管闭合过程中的外胚层包裹引起的，或者是创伤后或医源性植入后天获得的。可向同侧和对侧脑池内延伸。表皮样囊肿在 CT、T_1WI 和 T_2WI 上显示为脑脊液信号。FLAIR 加权图像上表皮样囊肿的信号不完全抑制有助于将其与脑脊液区分开来。另外两个非常有用的序列是 DWI 和重 T_2WI（梯度回波或快速自旋回波）序列。典型的表皮样囊肿在 DWI 上呈很高的信号，而在 ADC 图像上呈低信号，类似于大脑实质。在重 T_2WI 像上，可见较脑脊液更低的信号，即使在术后 FLAIR 信号和扩散特征变得不典型时也是如此。有时这些囊肿会破裂，导致脑池、脑沟和脑室内多发散在 DWI 高信号。

关键点：大的 CPA 神经鞘瘤因空间受限可向 IAC 内延伸，而在 CPA 中，由于没有任何结构限制其向任何方向的生长，因此呈结节状。这就是所谓的"甜筒冰激凌"形状。

大的 CPA 脑膜瘤呈蘑菇状，这是由于硬膜附着

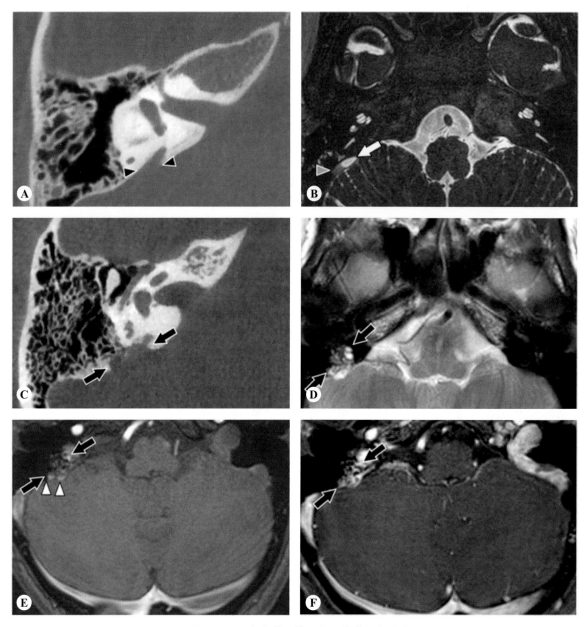

▲ 图 44-19　大内淋巴管和囊和内淋巴囊肿瘤

A 和 B. LEDS。A. 轴位锥束 CT，前庭导水管增宽，但周围骨质未被侵蚀（黑箭头）。B. 轴位亚毫米的重 T_2WI，右侧颞骨后缘可见一边界清楚的囊性病变（白箭），病变后方可见凹边低信号成分（灰箭）。C 至 F. ELST；C. 轴位 CT 的骨窗，颞骨后缘骨质被不规则侵蚀（黑箭）。D. 轴位亚毫米重 T_2WI，可见一轴外多房 T_2WI 高信号肿块（黑箭）。E. 轴位 T_1WI，未强化图像上，可见自发 T_1WI 高信号的出血成分（白箭）。F. 钆增强的轴位 T_1WI，注入对比剂后病变内大多成分可见强化，证实了 ELST 的诊断（黑箭）

于内耳道外的部分及垂直于第Ⅷ脑神经走行的管内部分形成。

　　表皮样囊肿在 T_1WI 和 T_2WI 上与蛛网膜囊肿信号相同，但在 DWI、FLAIR 和亚毫米重 T_2WI 上可以鉴别。

2. 颈静脉孔病变

　　颈静脉孔分为较小的前内侧神经部分和较大的后外侧血管部分。神经部分包括第 Ⅸ 脑神经、Jacobson 神经和岩下窦。血管部分包括第 Ⅹ 和 Ⅺ 脑神经、Arnold 神经、颈内静脉和一些动脉的脑膜分支。

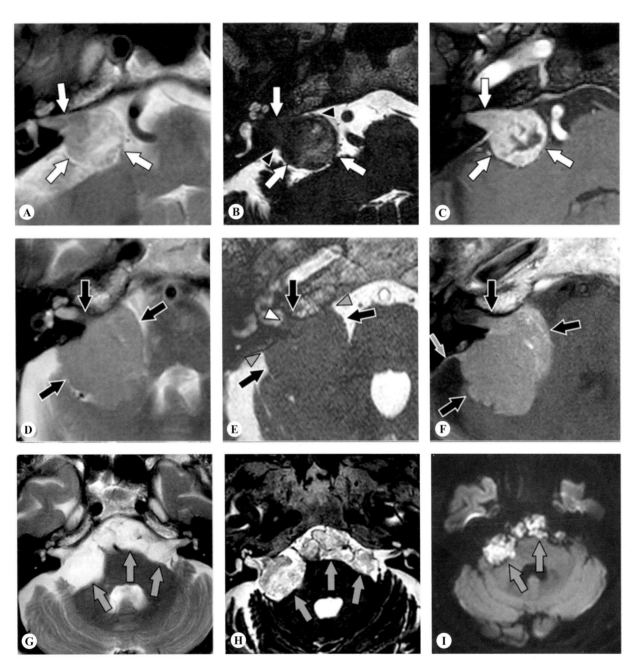

▲ 图 44-20　脑桥小脑三角肿瘤：神经鞘瘤，脑膜瘤和表皮样囊肿

A 至 C. 神经鞘瘤；A. 轴位 T_2WI，可见不均匀的、主要呈高信号的肿瘤占据脑桥小脑三角，并延伸到内耳道（白箭）；B. 轴位亚毫米的重 T_2WI，病变在岩骨水平可见尖角（黑箭头），并向内耳道延伸；C. 钆增强的轴位 T_1WI，注入对比剂后肿瘤可见强化（白箭），典型的"甜筒冰激凌"形状的病变在增强图像上显示最佳。D 至 F. 脑膜瘤；D. 轴位 T_2WI，脑桥小脑三角和内耳道可见轴外肿瘤，病变与白质相比呈高信号；E. 轴位亚毫米的重 T_2WI，病变贴附在硬脑膜上，与岩骨之间呈钝角（灰箭头），在内耳道中，病变的边界垂直于前庭蜗神经的走向（白箭头）；F. 钆增强的 T_1WI，病变呈均匀强化，并可见硬脑膜尾征（细箭）。G 至 I. 表皮样囊肿；G. 轴位 T_2WI，双侧脑桥小脑三角和桥前池可见分叶状肿物（灰箭），压迫脑干，病变与脑脊液相比呈更高的信号；H. 轴位亚毫米的重 T_2WI，由于囊肿不是液体，病变在重 T_2WI 上信号不均匀，低于脑脊液信号（灰箭）；I. 轴位 DWI（b_{1000} 图像），充满角蛋白的囊肿在 b_{1000} 图像上呈高信号（灰箭），而在 ADC 图上呈相应的低信号，类似于脑实质（未给出）

（四）先天变异

1. 不对称性颈静脉孔

通常颈静脉球大小不对称，右侧优势约 70%，对称性的约 10%，左侧优势的约 20%。优势侧的乙状窦通常较大。CT 上有助于确定先天性变异还是肿块的有用标志是神经部分和血管部分之间的颈棘，在有肿物时颈棘会被侵蚀。

2. 肿瘤

（1）颈静脉球瘤：颈静脉球瘤或副神经节瘤（图 44-21）由位于颈静脉孔的血管球体发育而来，靠近颈静脉球、Jacobson 神经和 Arnold 神经。女性比男性更常见（3：1）。未增强的 TOF MRA 可以显示肿瘤内的供血血管，呈斑点状高信号，即使在小的病变中也可显示。在 T2WI 上，可见流空影，其在增强序列上呈不均匀的高信号。CT 上可以较好显示周围骨质受侵蚀呈虫蚀样改变。对于外科医生来说，判断副神经节瘤是否局限于颈静脉孔内，是否存在颅内成分，是否累及中耳是很重要的。沿 Jacobson 神经（第Ⅸ脑神经的鼓室分支）可延伸至中耳，通常会导致耳蜗岬旁的小结节状病变。应特别注意副

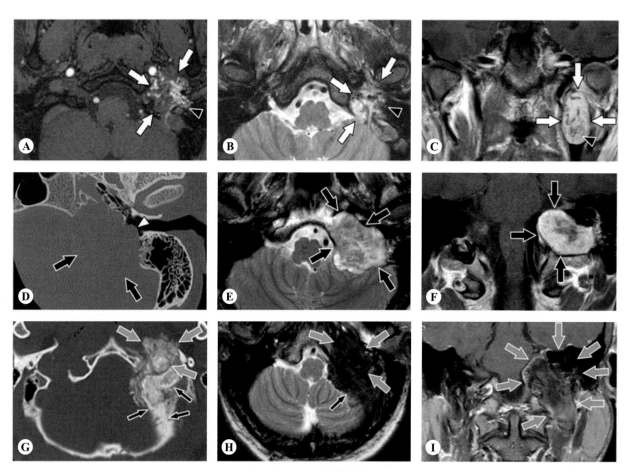

▲ 图 44-21　颈静脉孔肿瘤：副神经节瘤，神经鞘瘤和脑膜瘤

A 至 C. 副神经节瘤。A. 轴位 TOF，在平扫 TOF MRA 图上，可见颈静脉球副神经节瘤（白箭）供血动脉的快速血流（黑箭头）。B. 轴位 T2WI，病变内丰富的脉管系统在 T2WI 上表现为多发 T2WI 低信号灶，呈"胡椒盐"样（黑箭头）。C. 钆增强的冠状位 T1WI 上，可以评估病变向颅内延伸的程度（白箭）（本例没有颅内延伸），注入对比剂后，可见流空影（黑箭头）。D 至 F. 神经鞘瘤。D. 轴位 CT 的骨窗，膨胀性肿物导致颈静脉孔增宽（黑箭），局部骨皮质不连续，肿物向外侧突向中耳（白箭头）。E. 轴位 T2WI，病变中心部分呈低信号，周边部分呈高信号（黑箭）。F. 钆增强的冠状位 T1WI，病变呈不均匀强化（黑箭），强化程度最低区域通常边界模糊。G 至 I. 脑膜瘤。G. 轴位 CT 的骨窗，左侧颈静脉孔可见高度钙化的病变（灰箭），在乳突、岩骨和斜坡可见广泛的骨侵蚀硬化改变（细箭）。H. 轴位 T2WI，钙化和骨质硬化导致病变（灰箭）和周围骨（细箭）呈很低信号，左侧小脑半球受压。I. 钆增强的冠状位 T1WI。在冠状位图像上，可显示病变在颈静脉孔内的走行（灰箭）。脑膜瘤向颅外和颅内延伸，导致脑桥向上移位

神经节瘤的其他易发部位（颈动脉体、中耳、迷走神经走行区），10% 的患者有多发血管球瘤。

（2）神经鞘瘤：第 X 脑神经鞘瘤，特别是第 IX 和第 XI 脑神经鞘瘤（图 44-21）很罕见，除非广泛地累及头颈部，否则通常不能区分这些病变的起源。第 IX 脑神经鞘瘤没有延伸到下颌骨的下缘，表现类似于第 X 脑神经鞘瘤。第 XI 脑神经鞘瘤沿第 XI 脑神经位于后方，而第 IX 和第 X 脑神经走行在前方。病变选择性破坏颈静脉孔神经部分时，可以考虑起源于第 IX 脑神经。影像学上，颈静脉孔向周边扩张，但未破坏皮质缘。肿瘤 CPA 部分一般大于颈静脉孔内和颅外部分。

（3）脑膜瘤：颈静脉孔脑膜瘤（图 44-21）是所有颈静脉孔病变中最罕见的。典型的表现为弥漫性、硬化性骨受侵改变，可以表现为很强的侵袭性。

关键点：出现骨质破坏和注入对比剂后呈"胡椒盐"表现时，考虑颈静脉孔副神经节瘤。

颈静脉孔光滑地增宽、中心呈低信号、边缘模糊时，考虑颈静脉孔神经鞘瘤。

出现钙化、骨硬化性改变和硬脑膜尾样强化时，考虑颈静脉孔脑膜瘤。

九、病例报告

1. 病例报告 1（图 44-22）

病史： 65 岁女性，几天前出现鼻漏和头痛，鼻漏液清澈。

临床诊断： 脑脊液漏。

MRI 检查目的： 确定颅底破口的位置。

成像技术： 颅前窝 MR 检查包括轴位 T_2WI、冠状位重 T_2WI、钆对比增强的矢状位 3D T_1WI、钆对比增强的轴位和冠状位高分辨率 T_1WI。

影像学表现： 在轴位 T_2WI（图 44-22A）上，左侧蝶窦可见气液平面，这与临床怀疑的脑脊液漏有关（图 44-22A，灰箭）。然而，在左侧蝶窦的外侧，可以看到一个边界清楚的结构（图 44-22A，黑箭）。钆增强的冠状位 T_1WI（图 44-22B）可以更好地显示和识别假性病变（黑箭）。它与脑实质具有相同的信号特征，并与颅内脑组织相连续，因此符合脑膨出的诊断。左侧蝶窦外侧壁高度可疑骨缺损（图 44-22B，白箭），加扫锥形束 CT 检查以更好地显示颅底破口。冠状位锥形束 CT 图像（图 44-22C），可以清楚显示蝶窦外侧壁的颅底骨质缺损（图 44-22C 白箭）。

解释： 左侧蝶窦的气液平面及有清澈鼻漏液的临床病史，提示有脑脊液漏，因此考虑颅底有骨性缺损。蝶窦内存在与脑实质表现相似并与颅内脑组织相连的多余结构，可诊断为脑膨出。在这种情况下，通常建议在 MR 检查基础上加扫薄层 CT，并设置成骨窗或锥形束 CT，以更好地显示骨质缺损情况。

2. 病例报告 2（图 44-23）

病史： 一位 56 岁的女性患者被转诊到我们中心接受腮腺 MR 检查，该检查是为了观察经病理组织学证实的腮腺多发嗜酸细胞瘤。患者病史显示，10 多年前行双手、前臂和肘部多次大血管瘤切除术。会诊时，她没有症状。

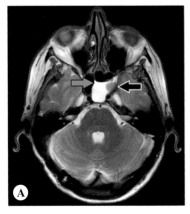
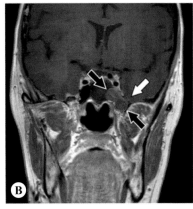
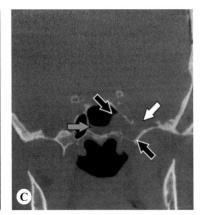

▲ 图 44-22 脑膨出和脑脊液漏
A. 轴位 T_2WI；B. 钆增强冠状位 T_1WI；C. 在蝶窦水平的冠状位锥束 CT

临床诊断：腮腺多发嗜酸细胞瘤。

MRI 检查目的：对已知的嗜酸细胞瘤进行定位和特征描述。

成像技术：颅底 MR 检查包括轴位和冠状位 T₂WI、轴位 DWI、轴位 T₁WI、钆增强后的轴位 T₁WI、钆增强的冠状位高分辨率 T₁WI。

影像学表现：对本病例中已知的腮腺嗜酸细胞瘤的影像学表现不进行讨论，因为超出了本章的范围。然而，本研究偶然发现了几处鼻部肿物和一处颅内肿物，在轴位 T₂WI（图 44-23A）上，后颅底可见偏离中心的高信号肿物，以左侧岩枕软骨结合为中心（图 44-23A，白箭）。可见几处 T₂WI 低信号灶（图 44-23A，白箭头）。肿物压迫脑干，推压其向后移位，导致脑桥左侧 T₂WI 信号增高。轴位 T₁WI（图 44-23B）上，病灶（图 44-23B，白箭）大部分呈低信号，但有几处 T₁WI 高信号灶（图 44-23B，白箭头）。在 DWI 的 b_{1000} 图像（未给出）和 ADC 图像（图 44-23C）上，病变均呈高信号，提示是 T₂WI 穿透效应造成的。钆增强的轴位 T₁WI（图 44-23D）上，可见病变呈不均匀强化。在轴位

T₂WI（图 44-23E）的较低层面上，鼻中隔可见几处肿物（图 44-23E，黑箭），信号强度低于颅底肿块。在轴位 T₁WI（图 44-23F）上，鼻部病变（图 44-23F，黑箭）呈低信号，在钆增强的轴位脂肪饱和 T₁WI（图 44-23G）上，这些病变的强化程度低于颅内病变。在轴位 CT 骨窗图像（图 44-23H）上，颅底肿物可见多发钙化，在 MR 检查同层面呈 T₁WI 高信号和 T₂WI 低信号（图 44-23H，白箭）。在最近端的鼻部病变中也可发现点状钙化（图 44-23H，灰箭）。这些信号特征和钙化是软骨肿瘤的典型表现。

解释：位于岩枕骨软骨结合、偏离中线、呈 T₂WI 高信号、高 ADC 值、不均匀强化，并存在病变内钙化，是软骨肉瘤的特征性表现。由于在鼻部病变中也可见钙化，这些很可能是内生软骨瘤。多发血管瘤的个人病史及存在多个软骨肿瘤提示 Maffucci 综合征的诊断。在患者的医疗记录中，确实发现大学医院针对其 Maffucci 综合征的随访。由于严重压迫脑干，偶然发现的颅内肿物在 MR 检查后不久被切除。病理学检查确诊为典型的颅内软骨肉瘤。

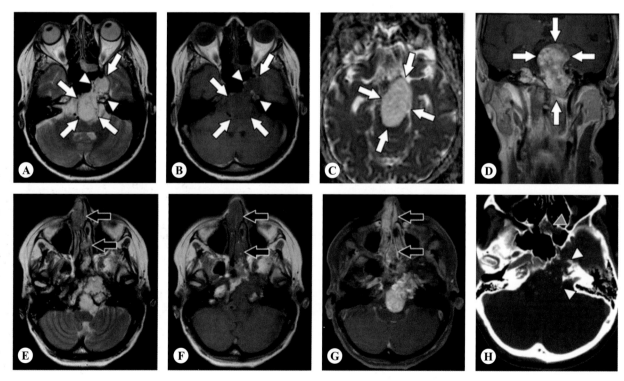

▲ 图 44-23 **Maffucci** 综合征

A 至 C. 脑桥水平的轴位 MRI 图像：T₂WI（A）、T₁WI（B）和 DWI（ADC 图像）（C）；D. 钆增强的冠状位 T₁WI；E 至 G. 岩枕软骨结合水平的轴位 MRI 图像：T₂WI（E）、T₁WI（F）和钆增强的脂肪饱和的 T₁WI（G）；H. 轴位 CT 的骨窗

参考文献

[1] Badger D, Aygun N. Imaging of perineural spread in head and neck cancer. Radiol Clin N Am. 2017;55(1):139-49.

[2] Bonneville F, Savatovsky J, Chiras J. Imaging of cerebellopontine angle lesions: an update. Part 1. Enhancing extra-axial lesions. Eur Radiol. 2007a;17:2472-82.

[3] Bonneville F, Savatovsky J, Chiras J. Imaging of cerebellopontine angle lesions: an update. Part 2. Intra-axial lesions, skull base lesions that may invade the CPA region, and non-enhancing extra-axial lesions. Eur Radiol. 2007b;17:2908-20.

[4] Borges A. Skull base tumours. Part I: imaging technique, anatomy and anterior skull base tumours. Eur J Radiol. 2008a;66(3):338-47.

[5] Borges A. Skull base tumours. Part II. Central skull base tumours and intrinsic tumours of the bony skull base. Eur J Radiol. 2008b;66(3):348-62.

[6] Butman JA, Kim HJ, Baggenstos M, Ammerman JM, Dambrosia J, Patsalides A, Patronas NJ, Oldfield EH, Lonser RR. Mechanisms of morbid hearing loss associated with tumors of the endolymphatic sac in von Hippel-Lindau disease. JAMA. 2007;298(1):41-8.

[7] Casselman JW, De Jonge I, Neyt L, De Clercq C, D'Hont G. MRI in craniofacial fibrous dysplasia. Neuroradiology. 1993;35(3):234-7.

[8] Chapman PR, Shah R, Curé JK, Bag AK. Petrous apex lesions: pictorial review. AJR Am J Roentgenol. 2011;196(3 Suppl):WS26-37. Quiz S40-3.

[9] Conley LM, Phillips CD. Imaging of the central skull base. Radiol Clin N Am. 2017;55(1):53-67.

[10] Connor SE. The skull base in the evaluation of sinonasal disease: role of computed tomography and MR imaging. Neuroimaging Clin N Am. 2015;25(4):619-51.

[11] Fernández-Latorre F, Menor-Serrano F, Alonso-CharterinaS, Arenas-Jiménez J. Langerhans' cell histiocytosis of the temporal bone in pediatric patients: imaging and follow-up. AJR Am J Roentgenol. 2000;174(1):217-21.

[12] Iida E, Anzai Y. Imaging of paranasal sinuses and anterior skull base and relevant anatomic variations. Radiol Clin N Am. 2017;55(1):31-52.

[13] Kadar AA, Hearst MJ, Collings MH, Mangano FT, Samy RN. Ewing's sarcoma of the petrous temporal bone: case report and literature. Skull Base. 2010;20(3):213-7.

[14] Kim S, Jung DW, Pak MG, Song YJ, Bae WY. An aneurysmal bone cyst in the skull base. J Craniofac Surg. 2017;28(7):e704-6.

[15] Kimura F, Kim KS, Friedman H, Russell EJ, Breit R. MR imaging of the normal and abnormal clivus. AJR Am J Roentgenol. 1992;155:1285-91.

[16] Laigle-Donadey F, Taillibert S, Martin-Duverneuil N, Hildebrand J, Delattre JY. Skull-base metastases. J Neuro-Oncol. 2005;75(1):63-9.

[17] Na'ara S, Amit M, Gil Z, Billan S. Plasmacytoma of the skull base: a meta-analysis. J Neurol Surg B Skull Base. 2016;77(1):61-5.

[18] Pakalniskis MG, Berg AD, Policeni BA, Gentry LR, Sato Y, Moritani T, Smoker WR. The many faces of granulomatosis with polyangiitis: a review of the head and neck imaging manifestations. AJR Am J Roentgenol. 2015;205(6):W619-29.

[19] Pesce A, Acqui M, Cimatti M, Caruso R, Wierzbicki V, Raco A. Primary lymphomas of the skull base from a neurosurgical perspective: review of the literature and personal experience. J Neurol Surg A Cent Eur Neurosurg. 2017;78(1):60-6.

[20] Rubin Grandis J, Branstetter BF 4th, Yu VL. The changing face of malignant (necrotising) external otitis: clinical, radiological, and anatomic correlations. Lancet Infect Dis. 2004 Jan;4(1):34-9.

[21] Saw S, Thomas N, Gleeson MJ, Bódi I, Connor S, Hortobágyi T. Giant cell tumour and central giant cell reparative granuloma of the skull: do these represent ends of a spectrum? A case report and literature review. Pathol Oncol Res. 2009;15(2):291-5.

[22] Skolnik AD, Loevner LA, Sampathu DM, Newman JG, Lee JY, Bagley LJ, Learned KO. Cranial nerve Schwannomas: diagnostic imaging approach. Radiographics. 2016;36(5):1463-77.

[23] Somers T, Casselman J, de Ceulaer G, Govaerts P, Offeciers E. Prognostic value of magnetic resonance imaging findings in hearing preservation surgery for vestibular schwannoma. Otol Neurotol. 2001;22(1):87-94.

[24] Thust SC, Yousry T. Imaging of skull base tumours. Rep Pract Oncol Radiother. 2016;21(4):304-18.

[25] VandeVyver V, Lemmerling M, De Foer B, Casselman J, Verstraete K. Arachnoid granulations of the posterior temporal bone wall: imaging appearance and differential diagnosis. AJNR Am J Neuroradiol. 2007;28(4):610-2.

[26] Vogl TJ, Bisdas S. Differential diagnosis of jugular foramen lesions. Skull Base. 2009;19(1):3-16.

拓展阅读

[1] Aygun N, Miller F. Skull base imaging. Philadelphia: Elsevier; 2017.

[2] Chong V. Skull base imaging. 1st ed. Philadelphia: Elsevier; 2018.

[3] Kelly HR, Casselman JW, Cunnane MB, Curtin HD. Chapter 16 Skull base. In: Atlas SW, editor. Magnetic resonance imaging of the brain and spine. 5th ed. Philadelphia: Lippincott Williams & Wilkins; 2017.

第 45 章　非中枢神经系统肿瘤累及中枢神经系统

CNS Involvement in Non-CNS Tumors

Marion Smits　著

冀晓东　译　　郭　瑜　夏　爽　校

摘　要

本章描述了三大脑部和颅内受累的全身性恶性肿瘤的临床神经影像学：转移瘤、淋巴组织增生性疾病和副肿瘤综合征。颅内转移瘤可以是实质型、软脑膜型和硬脑膜型。最常见的来源是乳腺癌、肺癌、结肠癌和黑色素瘤。淋巴组织增生性疾病涉及一系列血液系统肿瘤的实质和脑膜疾病，即白血病、系统性淋巴瘤和移植后淋巴增生性疾病。原发性中枢神经系统淋巴瘤超出了本章的范围，在本书其他章节讨论。副肿瘤综合征的共同点是免疫介导的对远离中枢神经系统原发性恶性肿瘤的反应。大脑的副肿瘤综合征包括自身免疫性（边缘）脑炎（也称为边缘脑炎）、副肿瘤性菱形脑炎和小脑变性。

虽然在多数情况下，原发性恶性肿瘤是已知的，但中枢神经系统的表现可能是其主要症状。在这些病例中，及时和准确的影像诊断对于及时系统评估和抗肿瘤治疗的启动至关重要。一个重要的考虑因素是淋巴瘤患者使用皮质类固醇会严重影响病理诊断，因此在任何怀疑淋巴瘤的情况下都应该暂停使用皮质类固醇，以避免误诊和延误这些患者的治疗。

中枢神经系统受累与全身性疾病的鉴别诊断并非简单，可能包括原发性脑肿瘤，但也可能因并存疾病（如血液病的免疫缺陷）或治疗的影响（如放化疗的神经毒性）而更加复杂。先进的影像学技术，如 MR 灌注成像、MR 波谱和 PET，在特定病例中可能会有帮助。

关键词

脑转移瘤；原发性中枢神经系统移植后淋巴组织增殖性疾病；淋巴瘤；自身免疫性脑炎；脑部副肿瘤性疾病

缩略语

1.5T/3.0T	1.5 Tesla/3.0 Tesla	1.5 特斯拉 /3.0 特斯拉
2D/3D	2 dimensional/3 dimensional	二维 / 三维
ADC	apparent diffusion coefficient	表观扩散系数
ADEM	acute disseminated encephalomyelitis	急性播散性脑脊髓炎

ALL	acute lymphoid leukemia	急性淋巴细胞白血病
AML	acute myeloid leukemia	急性髓系白血病
AMPA	alpha-amino-3-hydroxy-5-methyl-4-iso-xazolepropionic acid	α-氨基-3-羟基-5-甲基-4-异噁唑丙酸
Caspr2	contactin-associated protein-2	Contactin 相关蛋白-2
CBV	cerebral blood volume	脑血容量
Cho	choline	胆碱
CNS	central nervous system	中枢神经系统
Cr	creatine	肌酐
CSF	cerebrospinal fluid	脑脊液
CT	computed tomography	计算机断层扫描
DCE	dynamic contrast enhanced	动态对比增强
DNER	delta/notch-like epidermal growth factor-related receptor	delta/notch 样表皮生长因子相关受体
DSC	dynamic susceptibility contrast	动态磁敏感对比增强
DWI	diffusion weighted imaging	扩散加权成像
EEG	electro-encephalography	脑电图
EBV	Epstein Barr virus	EB 病毒
FLAIR	fluid Attenuated Inversion Recovery	流体衰减反转恢复序列
GABA	gamma-aminobutyric acid	γ-氨基丁酸
GAD65	glutamic acid decarboxylase 65kd	谷氨酸脱羧酶 65kd
GRE	gradient recalled echo	梯度回波
HIV	human immunodeficiency virus	人类免疫缺陷病毒
HSV	herpes simplex virus	单纯疱疹病毒
K_{trans}	volume transfer constant	容积转运常数
LGI1	leucine-rich glioma inactivated-1	富亮氨酸胶质瘤灭活-1
mGluR	metabotropic glutamate receptor	代谢性谷氨酸受体
MP-RAGE	magnetization Prepared Rapid Acquisition Gradient Echo	磁化准备快速采集梯度回波序列
MRI	magnetic resonance imaging	磁共振成像
MS	multiple sclerosis	多发性硬化症
NHL	non-Hodgkin lymphoma	非霍奇金淋巴瘤

NMDAR	N-methyl-D-aspartate receptor	N– 甲基 –D– 天门冬氨酸氨基转移酶
NSCLC	non-small-cell lung cancer	非小细胞肺癌
PCNS-PTLD	primary central nervous system posttransplant lymphoproliferative disorder	原发性中枢神经系统移植后淋巴增生性疾病
PET	positron emission tomography	正电子发射断层显像
PML	progressive multifocal leukoencephalopathy	进行性多灶性白质脑病
PRES	posterior reversible encephalopathy syndrome	后部可逆性脑病综合征
RANO	response Assessment in Neuro-Oncology	神经肿瘤学的反应评估
RANO-BM	RANO for brain metastasis	脑转移瘤的神经肿瘤学的反应评估
RANO-LM	RANO for leptomeningeal metastasis	软脑膜转移瘤治疗的神经肿瘤学的反应评估
rCBV	relative cerebral blood volume	相对脑血容量
SCLC	small-cell lung cancer	小细胞肺癌
SE	spin echo	自旋回波
SPACE	sampling Perfection with Application optimized Contrasts using different flip angle Evolution	三维快速自旋回波成像技术
SPS	stiff person syndrome	僵人综合征
SWI	susceptibility weighted imaging	磁敏感加权成像
$T_1W/T_2W/T_2^*W$	T_1 weighted/T_2 weighted/T_2^* weighted	T_1 加权 /T_2 加权 /T_2^* 加权
V_e	extracellular volume	细胞外容积
VGKC	voltage-gated potassium channel	电压门控钾通道

一、中枢神经系统转移性瘤

（一）疾病定义

颅内转移瘤主要有三种类型。

- 脑实质转移，又称脑转移瘤、颅脑转移瘤或继发性脑肿瘤。
- 软脑膜转移瘤。
- 硬脑膜转移瘤。

脑转移瘤也见于原发性中枢神经系统肿瘤，不在本章介绍范围内。

（二）流行病学 / 人口学

脑转移瘤确切的发病率和流行率尚不清楚，但估计在所有癌症患者中发生转移的比例为15%～25%，脑转移瘤占所有脑肿瘤的50%以上。一般情况下，在出现脑转移瘤时已有已知的原发性肿瘤。最常见原发性恶性肿瘤的为肺癌、乳腺癌、肾细胞癌、结直肠癌和黑色素瘤。

在30%出现脑转移瘤的患者中，没有已知的原发性恶性肿瘤。在这些病例中，绝大多数（>70%）患有肺癌，特别是在有吸烟史的患者。其他来源不明脑转移瘤的原发肿瘤较为罕见,包括黑色素瘤(3%)、乳腺癌(2%)、肾细胞癌(3%)和结肠癌(3%)。10%～20%的患者没有发现原发肿瘤。孤立的硬脑膜转移瘤罕见的,不到所有颅内转移瘤的1%,最常见来源为肾癌、肺癌和乳腺癌,以及类癌、腺样囊性癌、前列腺癌和皮肤纤维肉瘤。

由于各种原因,转移瘤发病率和患病率都在上升。

1. 由于人口老龄化,肿瘤的发病率总体上有所上升。

2. 脑转移瘤患者的生存率提高。

3. 全身治疗对原发肿瘤有较好的局部控制,但由于血脑屏障和(或)原发肿瘤与其转移瘤之间的肿瘤蛋白表达不一致,全身治疗常无法有效达到脑部病灶。

脑转移瘤的预后一般较差,中位生存期为6个月,但由于最近治疗的进步,长期生存者的数量不断增加。

(三)临床特征

脑转移瘤的临床特征是指脑内任何占位性病变的临床特征,如神经功能缺损、头痛、呕吐、癫痫发作。软脑膜转移瘤可导致脑神经功能缺损、眩晕,以及由脑积水引起的症状,如头痛和精神状态改变。

(四)病理生理学

非中枢神经系统原发肿瘤向脑实质的播散主要通过血源性途径发生。播散方式反映了优势脑血流,大多数转移发生在颈动脉/大脑中动脉供血区域。转移栓子倾向于滞留在血管口径突然变小的区域和远端血管系统中,这是灰/白质交界区和血管边缘区容易发生脑转移瘤的原因(图45-1)。软脑膜癌是因恶性肿瘤细胞经脑脊液扩散而弥漫受累转移所致。硬脑膜可作为原发部位受累,也可因脑实质或颅骨转移向外扩散受累。

(五)病理特征

脑转移瘤的组织学一般与原发肿瘤相似,但通常表现出更高的有丝分裂活性。肿瘤通常取代而非浸润到脑实质,在影像上为清晰的边界。坏死、出血和新生血管常见。在组织病理学上,血管母细胞瘤和转移性肾细胞癌之间有形态上的重叠。这在von Hippel Lindau综合征患者中尤为突出,这些患者中这两种病理都很常见。在其中一些病例中,影像对于鉴别诊断至关重要。在组织病理学检查中,硬膜转移瘤在形态上可能与恶性脑膜瘤相似,但免疫组织化学分析一般可排除脑膜瘤。

(六)成像的临床方案和适应证

根据临床需求,可分成以下四种情况,每一种均需要有专门的成像方案。

1. 患或不患已知原发恶性肿瘤的患者,疑似占位病变或软脑膜疾病的神经症状。

2. 筛查已知原发恶性肿瘤的无症状患者的脑转

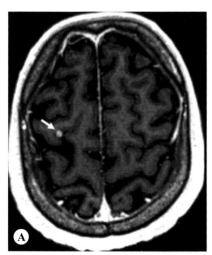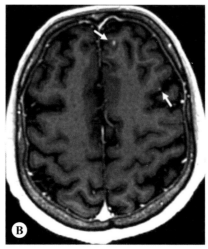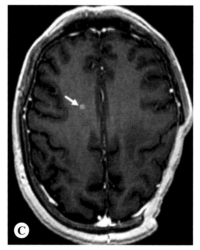

▲ 图 45-1 男,66 岁,黑色素瘤转移(**A** 和 **B**);男,59 岁,肺癌转移患者(**C**)。增强 T_1WI 显示典型的脑实质转移瘤(箭),位于灰/白质交界处(**A**)、皮质内(**A**)和半卵圆中心分水岭区域(**C**)

移瘤。

3. 治疗计划制订。

4. 治疗后的随访（假性进展 / 放射坏死与复发）。

（七）成像技术和推荐协议

虽然 CT 可以在急诊情况下进行，但 MRI 由于其优越的软组织对比度和更高的灵敏度，是检测、定性和随访脑转移瘤的首选成像手段。增强成像是必需的（图 45-2）。敏感性很大程度上取决于所采用的 MRI 技术：场强、对比剂类型和剂量，对比剂注射到图像采集内之间的延迟时间，平面内及垂直平面的分辨率都会影响检测脑转移瘤的灵敏度。3D 采集是首选方案，因为与 2D 技术相比，3D 技术具有更薄的层厚（即更高的垂直平面分辨力）。RANO-BM 标准（见下文）规定首选层厚 ≤ 1.5mm

（无间隙）。容积 SE 技术（如 SPACE）优于容积 GRE 成像（如 MP-RAGE），但 3D GRE 成像仍然比 2D SE 更受欢迎，因为薄层序列具有更好的病变检测能力。

对比剂剂量是影响病变检出的重要因素。特别是当存在多个病变时，使用双倍或三倍剂量成像可以检测额外的病变。然而，这种增加的敏感性伴随着特异性的降低（即假阳性病变的数量增加）。大多数高剂量成像的证据来自于以往的研究（2000 年之前），此后成像技术取得了许多进步。对于那些精确的病变检测非常重要的情况，即在立体定向治疗计划中，首选高剂量对比剂增强成像，特别是在 1.5T 和使用具有平均 T_1WI 弛豫特性的对比剂时。在 3.0T 下，当使用血液中具有较高 T_1WI 弛豫系数

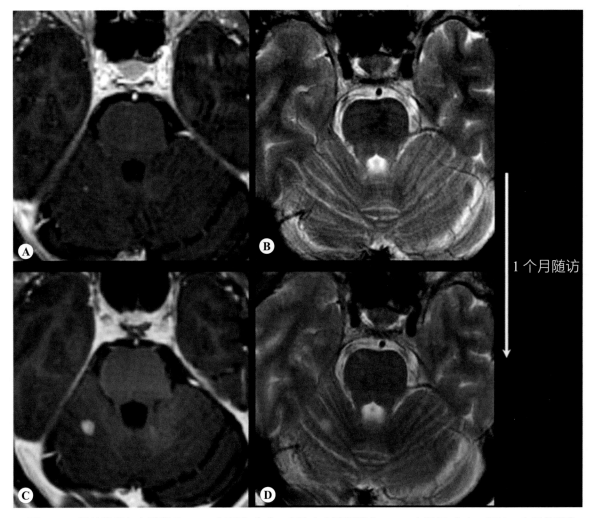

▲ 图 45-2　微转移瘤仅在增强后 T_1WI 上可见（A），病灶太小而不能在 T_2WI 上显示（B）。经过 1 个月的随访，强化的病灶（C）增大，在 T_2WI（D）上可见

的对比剂（如多布曲尔、加多贝酯）时，单倍剂量成像诊断就足够了。

注意对比剂给药和图像采集之间应该至少有2min的延迟。20～30min的延迟似乎是最佳的，特别是当使用低剂量的对比剂时，但这在实际工作中是有难度的。

对于随访或筛查，目前尚不清楚大剂量对比剂成像是否会影响临床治疗。一些研究表明，当单倍剂量成像没有发现病变时，在2倍/3倍剂量扫描中也不会检测到额外的病变。这表明对于单倍对比剂剂量的筛查是足够的，同时也可以将假阳性发现的风险降到最低。

对于软脑膜转移瘤的描述，对比剂注射后的3D成像是最敏感的（图45-3），首选增强后3D FLAIR成像，但3D T$_1$WI仍优于2D FLAIR。

增强病灶的DSC灌注成像通常显示脑转移瘤和高级别胶质瘤的rCBV均有所升高，但测量瘤周组织的rCBV可能有助于区分两者。高级别胶质瘤的瘤周组织比转移瘤的rCBV(反映肿瘤浸润)要高，转移瘤的瘤周组织主要是血管源性水肿（图45-4）。磁共振波谱显示Cho升高，通常有脂质峰或脂质/乳酸峰，没有Cr峰。灌注成像和磁共振波谱在区分肿瘤进展和治疗效果方面的作用如下所述。

脑转移瘤MR成像方案建议

- 诊断/筛查：3D T$_1$WI平扫/增强、T$_2$WI、DWI
  - 对于软脑膜转移瘤：增加增强后3D FLAIR
  - 在出血情况下：增加T$_2$WI/SWI
  - 在临床高度怀疑（如已知原发肿瘤伴随神经症状）的情况下考虑使用大剂量对比剂
  - 考虑灌注MRI/MRS以与高级别胶质瘤相鉴别
- 立体定向治疗计划：高剂量增强3D T$_1$WI
- 随访：增强前后3D T$_1$WI、T$_2$WI、DWI
  - 对于软脑膜转移瘤：增加增强3D FLAIR
  - 考虑灌注成像以区分治疗反应和肿瘤进展

（八）影像学特征

约半数的病例脑实质转移瘤是单发的，应用对比剂后，大多呈强化表现。

- 对比增强：通常明显强化，可以是实性的、结节状的，或者是环形的。

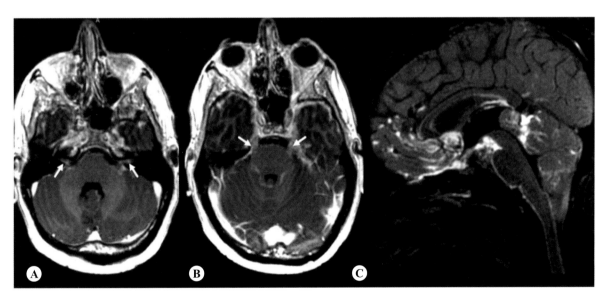

▲ 图 45-3 男，43 岁，非生殖细胞瘤软脑膜转移瘤

增强 T$_1$WI（A 和 B）表现为双侧内听道（A，箭）内面/前庭耳蜗神经强化，脑池段（B，箭）三叉神经强化，以及软脑膜和硬脑膜强化。矢状位（C）增强后 T$_2$WI FLAIR 成像显示沿脑表面、脑干和上颈脊髓广泛的线状和结节状软脑膜强化

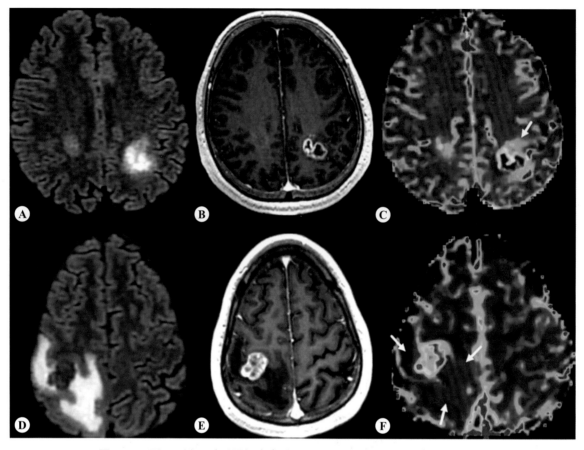

▲ 图 45-4　男，63 岁，胶质母细胞瘤（A 至 C）；男，43 岁直肠癌转移（D 至 F）

增强后 T_1WI（B 和 E）显示两位患者均有环形强化病灶，病灶周围 T_2WI FLAIR（A 和 D）呈高信号。胶质母细胞瘤（C）瘤周（肿瘤浸润和血管源性水肿）rCBV 增高（箭），转移瘤（F）瘤周（血管源性水肿）rCBV 很低（箭）

- 信号强度：平扫 T_1WI 上脑转移瘤一般为低 / 等信号。较大的病灶可见中心坏死的区域，在 T_2WI 上为典型的高信号。除细胞密集的肿瘤外，病灶的实性成分一般不表现为扩散受限。
- 外观：通常是圆形和离散的，但也可以看到浸润和线状模式（由于血管周围和神经周围扩散）。周围常有血管源性水肿，CT 表现为低密度，T_2WI 表现为高信号，白质无扩散受限，未累及皮质。水肿的面积通常与强化病变的大小不成比例。
- 位置：大多数（80%）脑转移瘤发生在幕上半球，但也可以发生在大脑的任何地方。典型者位于外周、皮质 / 皮质下（图 45-1）。病变向轴外侵犯可能到达软脑膜和硬脑膜，显示为增厚和强化（图 45-5）。
  一些影像特征可以提示原发性恶性肿瘤。

- T_1WI 上的高信号可见于亚急性出血（肾细胞癌、绒毛膜癌、甲状腺和肺癌、黑色素瘤）或黑色素（黑色素瘤）（图 45-6）。请注意，尽管乳腺癌或肺癌的转移中出血较少，但由于这些转移瘤的患病率要高得多，出血性转移瘤最常见的原因仍然是乳腺癌或肺癌。
- T_2WI 低信号提示高蛋白、富胶原蛋白或黏液成分，如黏液性腺癌（结肠、乳腺、卵巢、胃，图 45-7）；黑色素瘤转移也可为 T_2WI 低信号。
- 囊性病变更常见于肺癌、乳腺癌和胃肠癌。
- 软骨肉瘤、骨肉瘤和黏液腺癌（结肠、乳腺、卵巢、胃）的转移可见钙化。
- 幕下脑转移瘤更常见于肺癌和乳腺癌。

（九）鉴别诊断

- 胶质瘤 / 胶质母细胞瘤：可能与坏死性或出血性转移瘤相同。胶质瘤通常是单发的，但也

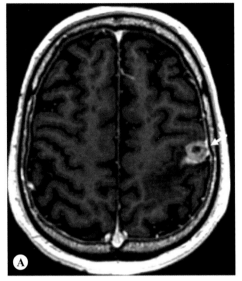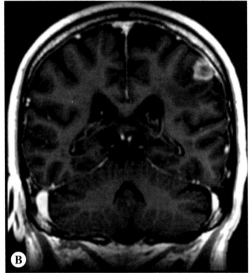

◀ 图 45-5 男，70
岁，肺癌患者
轴位(A)和冠状位(B)
增强后 T_1WI 显示转移
瘤，并伴有硬脑膜延
伸（箭）。在这些病例
中，肿瘤的轴内和轴
外来源之间的区别可
能是有挑战性的

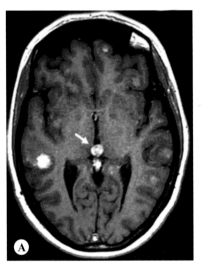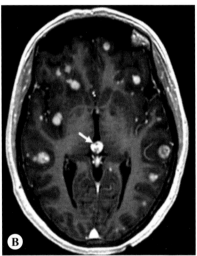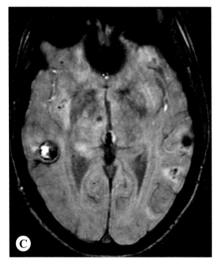

▲ 图 45-6 女，47 岁，黑色素瘤转移

部分病灶在平扫 T_1WI 上呈高信号（A）。对比剂增强图像（B）显示更多的病变。病灶在敏感性加权成像（C）上信号强度多样。还要注意松果体转移（箭）

可能有多个病灶。皮质无强化肿胀提示胶质瘤而不是转移瘤，因为瘤周组织中 rCBV 升高（图 45-4）。

- 脓肿：典型的环形强化病变，T_2WI 呈中心高信号。强化环通常比转移瘤光滑，可能有 T_2WI/SWI 低信号的边缘。基于脓肿扩散限制，DWI 可以区分脓肿和坏死性转移瘤，准确率 > 95%。请注意，某些转移瘤也可以表现为中心扩散受限，特别是黏液性（腺癌）和出血性转移瘤。相反，来自非典型微生物的脓肿可能不表现出扩散限制（如弓形虫病、某些真菌）

（图 45-8）。

- 多灶性梗死：败血症 / 栓塞性梗死可能表现为皮质或灰 / 白质交界处的小的强化病灶（图 45-8）。这些典型的表现为扩散受限，这在转移瘤中较少见。如果没有强化，转移瘤的可能性较小，但也有报道描述了与多灶性梗死相似，但罕见的无强化的多灶性扩散受限转移瘤。
- 脱髓鞘疾病：可能表现为强化的占位性病变（肿瘤样多发性硬化）。然而，更常见部位为脑室周围，马蹄形、开环状或 C 形强化为典型特征的（图 45-8）。

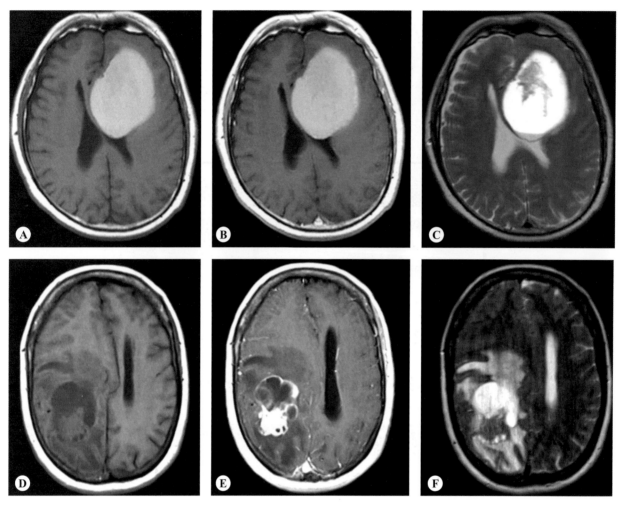

▲ 图 45-7 异常信号强度可能指向原发性肿瘤

A 至 C. 男，63 岁，神经内分泌肿瘤转移，增强前（A）和增强后（B）T$_1$WI 和 T$_2$WI（C）上信号强度非常高；D 至 F. 女，56 岁，腺癌转移，强化部分（E）在平扫 T$_1$WI 上为等信号（D），在 T$_2$WI 为低信号（F）

- 中枢神经系统淋巴瘤：通常位于脑室周围或外周，在免疫功能正常的患者中呈稳定强化。在免疫功能低下患者中，可见不典型的部位和中心坏死，与转移瘤难以区分。如果扩散受限，中枢神经系统淋巴瘤可以与转移瘤区分，但这也见于在细胞密集的转移瘤。SWI 可能有助于显示淋巴瘤的血管缺失，而这些血管通常存在于转移瘤或胶质母细胞瘤。

- 出血性海绵状血管瘤：出血急性期可能表现为伴有灶周水肿的肿块。占位效应和水肿通常在 8 周内消失，血肿遵循已知的出血期信号变化顺序，之后仍有含铁血黄素环存在。这与出血性转移瘤相反，在出血性转移瘤中，占位效应和水肿持续存在或增加，通过出血时间延长，

含铁血黄素环通常缺失或不完整。结节状、环状或偏心型强化指向转移瘤，而在海绵状血管瘤中强化小且位于中心位置。

脑转移瘤很少（1%～2%）发生在其他颅内部位，但多见于血管丰富的部位，如垂体/穹隆、脉络丛/室管膜和松果体。最常见的原因是乳腺癌（也包括肺癌、肾癌、结肠癌）。脑转移瘤甚至可以发生在先前存在的肿瘤中，最常见的是脑膜瘤。这被称为"碰撞瘤"（图 45-9）。

在软脑膜转移瘤中，MRI 通常为阴性，唯一阳性的影像学特征可能是脑积水。这可能很难区分软脑膜强化和血管结构，特别是在较年轻的脑沟较窄的患者。脑神经增厚和（或）强化是软脑膜受累的共同特征，这需要仔细检查脑神经的细微发现

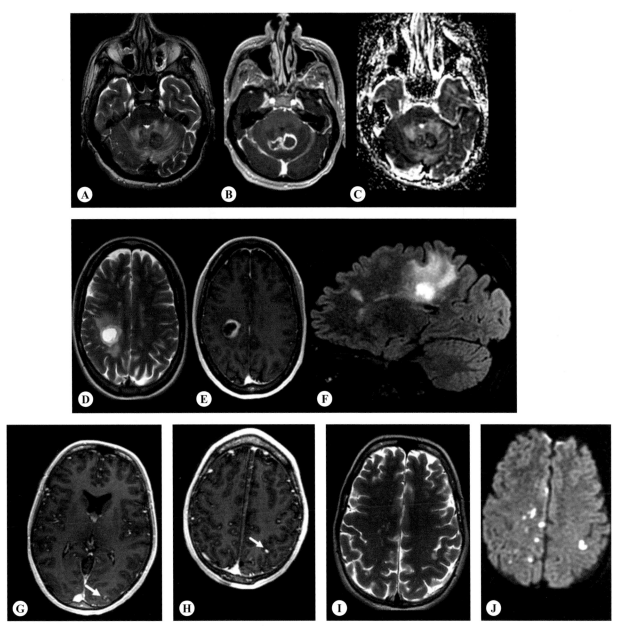

▲ 图 45-8 类似转移瘤的病灶

A 至 C. 男，45 岁，弓形虫病脓肿，增强 T_1WI 表现为环形强化病灶（A），有病灶周围水肿（B，T_2WI），无中心扩散受限制（C，ADC）；D 至 F.42 岁女性，肿瘤样多发性硬化症，T_2WI 分层（D），开环状"马蹄形"强化（E），特征性附加多发性硬化症（F，T_2 FLAIR，箭）；G 至 J. 女，47 岁，肺癌和多发栓塞性梗死（由于弥散性血管内凝血），表现为皮质内强化病灶（G 和 H，箭），T_2WI 呈高信号（I），DWI（J）显示皮质和分水岭区域有许多额外的小点状病灶，扩散受限

（图 45-3 和图 45-10）。

硬膜转移瘤可在 CT 上表现为类似硬膜下血肿的高密度硬膜包块，或类似于脑膜瘤的局灶性硬膜肿块。病灶强化可以与硬膜下血肿相鉴别，但增加了血液恶性肿瘤作为鉴别诊断，与脑膜瘤的明确鉴别很难（图 45-11）。转移性脑膜瘤的生长率高于良性脑膜瘤，但恶性脑膜瘤的生长率也可能很高。典

型的硬脑膜尾征在脑膜瘤中被描述为特征性的，但也可以见于硬膜转移瘤，相反，脑膜瘤亦可无硬膜尾征。DSC 灌注成像有助于鉴别诊断：脑膜瘤的 rCBV 非常高，而转移瘤的 rCBV 仅轻度增加。然而，富血供转移瘤，如肾细胞癌的转移，也可能表现出非常高的 rCBV 值。^{68}Gd-PET 偶尔有助于鉴别某些硬脑膜转移瘤和脑膜瘤，后者因含有生长抑素受体

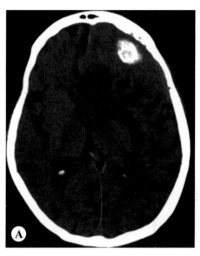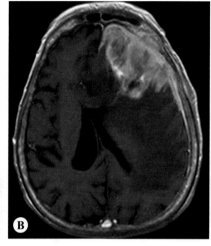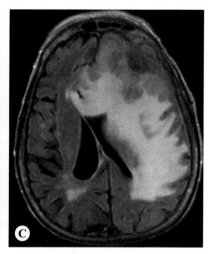

▲ 图 45-9　女，70 岁，"碰撞瘤"，脑膜瘤内转移

脑膜瘤认为是钙化部分（A，CT）。增强后 T_1WI（B）显示周围结构侵犯，包括颅骨和脑实质。T_2WI FLAIR（C）显示广泛水肿，比预期的低度脑膜瘤严重

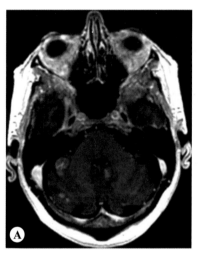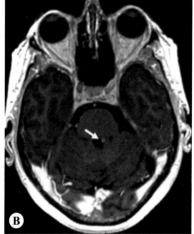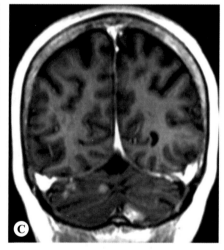

▲ 图 45-10　女，64 岁，乳癌软脑膜和脑室内转移

增强后 T_1WI 在轴位（A 和 B）和冠状位（C）可见多个强化结节，跟随小脑叶，表现为软脑膜转移瘤。注意第四脑室的脑室内结节（B，箭）

而常表现出高摄取率。注意神经内分泌肿瘤的转移，肿瘤内生长抑素受体浓度高，因此显示高摄取率。

（十）分析思路

1. 实质内病变

- 平扫信号强度、扩散。
- 强化模式。
- 最长直径（如果可测量），即（≥ 5mm）×（≥ 10mm）。
- 位置。
- 与最低点比较。

2. 软脑膜、硬膜、脑神经增厚 / 强化

- 结节 / 线形。
- 大小为 5～10mm 的结节数目。

3. 占位效应

- 移位 / 突出→检查并发症（缺血、Duret 出血、梗阻性脑积水）。
- 脑脊液流动障碍。

4. 脑积水，播散为软脑膜疾病的指征

5. 高级影像表现

- 灌注、磁共振波谱、PET。

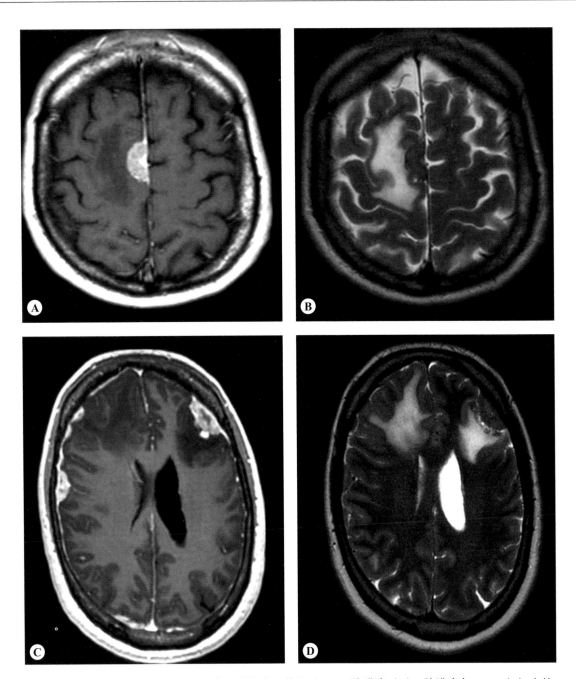

▲ 图 45-11　**A** 和 **B.** 女，42 岁，肺癌硬膜转移，增强后 **T₁WI** 脑膜瘤（**A**），脑膜瘤在 **T₂WI**（**B**）上的表现不太典型，但实性部分不能明确区分。**C** 和 **D.** 女，47 岁，因乳腺癌转移而有多个硬脑膜病变，增强后 **T₁WI** 显示不规则硬脑膜强化（**C**），**T₂WI** 显示广泛水肿（**D**）

（十一）治疗监测和随访

对于最佳治疗监测，重要的是使用相同的评估方法和相同的技术，并在所有时间点使用同样的成像技术。MRI 是首选技术，但如果 MRI 不可用或有禁忌证，也可以使用 CT（无论有没有对比剂）。

RANO 工作组定义了实质转移瘤和软脑膜转移瘤的反应评估标准。

RANO-BM（表 45-1）根据 RECIST1.1 标准，使用强化肿瘤最长径的一维测量来评估影像学反应。中枢神经系统反应独立于全身反应。一般情况下，影像学评估每隔 6～12 周进行一次；对于病情稳定时间较长的患者，可以使用更长的时间间隔。基线成像应在治疗开始后 4 周内完成。在试验中，对可测量和不可测量的疾病进行了重要的区分。这

表 45-1	实质性脑转移瘤的影像学反应标准（RANO-BM）			
	完全缓解（CR）	部分缓解（PR）	稳定的疾病（SD）	进展性疾病（PD）
靶病灶（最大 *n*=5）	所有强化消失，无新的强化病灶	与基线相比，目标病灶最大直径总和减少≥ 30%	不符合 CR、PR 或 PD	与 NADIR 相比，目标病灶最大直径之和增加≥ 20%；至少 1 个病灶必须增加≥ 5mm
非靶病灶	所有强化病灶消失，无新病灶	非 CR/ 非 PD：病变持续		现有强化或非强化病变或新的明确病变的明确进展（免疫治疗时除外）

完全反应评估还包括临床状态和糖皮质类固醇的使用（引自 Lin 等，2015）

在临床实践中并不总是必要的，但应该承认，测量小病变（最长径＜ 10mm，垂直直径＜ 5mm）非常容易出错。应仅测量实质强化，即不应包括囊性 / 坏死成分。

如果有多个可测量的病变，基线检查时最多识别 5 个。在疾病复发的情况下，优先考虑那些进展和（或）那些以前未行局部治疗的病变。这些靶病变的最长径之和用于反应评估。所有额外的病变都被认为是不可测量的，只对其进行目测评估。除免疫治疗的情况下，新的明确病变（直径最小为 5mm）均应判断为进展性疾病。

RANO-LM 为软脑膜转移瘤的疗效评价提供了标准，包括三个方面：标准神经学检查、脑脊液细胞学或流式细胞学和影像学评价。影像学评估是基于大脑和脊髓的对比增强 MRI。由于这些患者通常会接受腰椎穿刺以行脑脊液检查，因此在此过程之前进行 MR 检查是很重要的，以避免穿刺后反应性强化。脑部和脊髓的结节、软脑膜和脑神经 / 神经根强化分别被评分为存在或不存在记录。可测量（5mm×10mm）结节的数量。脑积水、脑实质转移瘤和硬膜外转移瘤也被记录，但不计入总分。在随访时，与前一次扫描相比，这些项目中的每一项都会被给出一个分数，范围从 3（新的疾病部位）到 +3（没有疾病的证据）。随访时的综合评分与基线评分进行比较：25% 的恶化被认为是进展性疾病，而 50% 的改善被认为是有效的。RANO 工作组尚未对这些标准进行验证，并将其视为正在进行的工作。即便如此，他们还是强调了软脑膜转移瘤的各种发现。

治疗后的变化是治疗监测的一个重要而困难的方面，通常不可能与进展性疾病区分开来。立体定向放射治疗后，约 1/3 的病变在治疗后 6 个月内可能出现一过性的肿块增大，这就是所谓的假性进展。后期异常（如大小增加、水肿或强化）的影像进展可能是由于放射性坏死。这似乎更多地发生在较大的肿瘤和肾癌转移中，免疫治疗也会增强这一现象。在常规 MRI 上，放射性坏死和假性进展很难与肿瘤进展区分。到目前为止，还没有证据证明先进成像技术的附加价值：没有随机对照试验，而且大多数现有的研究都是回顾性的。DWI 不能区分肿瘤进展和假性进展 / 放射性坏死。蛋氨酸 PET 显像对鉴别肿瘤进展与假性进展 / 放射性坏死有中到高的敏感性和特异性（75%～90%），但其可用性有限。

灌注成像方法有很高的诊断准确率（高达90%），无论是通过量化 rCBV 还是分析流出曲线。在肿瘤进展中，rCBV 增加（约为表现正常白质的 2 倍），与假性进展 / 放射性坏死相反，对比剂团注曲线的信号强度通常不会回到基线。然而，这些研究大多是回顾性的，是单一评分者研究，并使用不同的（如果有指定的）阈值来确定低 rCBV 和高 rCBV。此外，在相当一部分患者中，发现灌注 MRI 扫描无法解释（15%）或与临床无关（31%）。因此，常规使用灌注 MRI 对脑转移瘤进行随访仍然是一个有争议的问题。

免疫治疗后也可以看到病灶数量和大小的增加，这被认为是由于包括免疫浸润在内的免疫反应。到目前为止，还没有足够的证据支持使用先进的成像技术来区分免疫治疗效果和肿瘤进展。因此，进展需要在随访影像上确认直径最长的靶病变和新的病变的总和是否均＞ 20%，或者非靶病变明确的进展才能确认是疾病进展。

二、淋巴增殖性疾病

（一）疾病定义

淋巴增殖性疾病一般是 B 淋巴细胞增殖。

- 中枢神经系统白血病称为绿色瘤、粒细胞肉瘤、髓外白血病肿瘤、髓外髓母细胞瘤。
- 原发性和继发性 / 转移性中枢神经系统淋巴瘤。原发性中枢神经系统淋巴瘤在第 39 章中有描述。本章将仅讨论继发性淋巴瘤，也称为转移性淋巴瘤。
- 原发性中枢神经系统移植后淋巴增生性疾病（PCNS-PTLD），范围从异常淋巴增生到暴发性淋巴瘤。

（二）流行病学 / 人口学

中枢神经系统白血病主要见于儿童，60% 的病例发病年龄在 15 岁以下。白血病最常见的中枢神经系统表现见于 ALL 或 AML。

继发性中枢神经系统淋巴瘤涉及全身淋巴瘤患者的中枢神经系统受累，见于 10%～15% 的非霍奇金淋巴瘤患者。这些人通常是 60—70 多岁的老年患者。超过 80% 的病例发生在复发性疾病中，更常见的是侵袭性亚型（弥漫性大 B 细胞、Burkitt、套细胞、淋巴母细胞淋巴瘤），当有多个结外病变部位受累时、免疫缺陷疾病及晚期疾病。移植后淋巴瘤中枢神经系统受累也很常见（20%）。继发性中枢神经系统淋巴瘤比原发性中枢神经系统淋巴瘤更常见。

PCNS-PTLD 在普通人群中不常见，主要见于移植后患者，特别是采用硫唑嘌呤免疫抑制的患者。随着新的免疫抑制药的引入，其发病率降低。在所有 PTLD 病例中，中枢神经系统受累的比例为 10%～15%。在尸检中，2%～7% 的患者会出现这种情况，但许多人可能没有任何症状。PCNS-PTLD 是移植后患者第三大常见的中枢神经系统疾病，仅次于脑血管疾病和感染。

（三）临床特征

中枢神经系统白血病最常见的诊断是在已知白血病的背景下，主要症状是神经功能障碍和（或）头痛，原因是占位效应和（或）出血。

继发性中枢神经系统淋巴瘤表现为头痛和（或）精神状态改变，通常在有淋巴瘤病史的患者中出现。脑神经麻痹也很常见。预后非常差。

PCNS-PTLD 通常发生在移植后的第 1 年内，但可以在任何时候发生。它通常局限于中枢神经系统，没有任何系统性疾病。预后一般较差。

（四）病理生理学

白血病的中枢神经系统受累是通过血行播散或从颅骨直接蔓延。中枢神经系统是化疗或骨髓移植后复发的部位，因为这个部位的化疗药物浓度很低（称为避难所）。系统性淋巴瘤的中枢神经系统受累是通过血行播散、脑膜受累或直接从颅骨蔓延而发生的。PCNS-PTLD 是一种 B 细胞的过度增殖，通常（55%～65%）与 EBV 感染有关，免疫抑制导致 T 细胞对 B 细胞增殖缺乏控制，导致 EBV 转化的 B 细胞增殖失控，从而导致 PTLD 发生。其他与 PTLD 风险增加有关的病毒还有细胞巨细胞病毒、丙型肝炎和人类疱疹病毒 –8。

（五）病理学特征

中枢神经系统白血病的病灶传统上称为绿色瘤，因为它们在光镜下呈绿色。目前首选的替代术语是粒细胞肉瘤。显微镜下可见具有多形性核及多发有丝分裂的中、大细胞。

继发性中枢神经系统淋巴瘤细胞增多，核浆比高，表现为 CT 高密度、T_2WI 低信号、扩散受限。

PCNS-PTLD 的组织学表现与 HIV 感染的原发性 CNS 淋巴瘤相似，可认为是免疫缺陷相关的 CNS 淋巴瘤之一。这反映在高细胞的多灶性肿瘤的相似影像特征上，通常伴有坏死。

（六）影像学的临床方案和适应证

临床症状因中枢神经系统内淋巴增生性表现的部位不同而异。常见的症状有头痛、恶心、呕吐、癫痫发作和局灶性神经功能障碍。多数情况下有血液系统恶性肿瘤或移植病史。重要的是要认识到，这些症状也可能指向治疗的并发症和免疫缺陷，如PRES（见第 54 章）、静脉血栓形成（见第 12 章）、血管炎（见第 30 章）和感染 / 脓肿，包括非典型肺炎和弓形虫病（见第 23 章至第 25 章）。

（七）成像技术和推荐方案

成像方案需要量身定制，以检测与淋巴增生性疾病本身相关的异常，以及治疗和免疫缺陷的并发症。MRI 是首选的检查方法。

淋巴增殖性疾病 MR 成像方案建议

- 平扫 T_1WI
  - 使用 SE 技术评估颅底 / 颅骨病变
- DWI
- T_2WI 和 T_2WI FLAIR
  - 使用 3D 增强后 FLAIR 检测软脑膜受累
- 增强 T_1WI
  - 首选 3D 技术，特别是检测软脑膜 / 脑神经受累
  - 使用 / 重建多个平面，以便能够评估静脉血栓
- 考虑增加 MRA 和血管壁成像来评估血管炎
- 考虑增加 T_2WI/SWI 用于：①检测皮质静脉血栓；②评估肿瘤内血管；③鉴别晚期并发症白血病和海绵状血管瘤

（八）影像学特征

中枢神经系统白血病更多见于脑膜（图 45-12）而不是实质内。脑膜病变通常见于急性淋巴细胞白血病。实质性病变更常见于复发性疾病，尤其是急性髓系白血病。脑膜部位的外观可能类似硬膜下血肿，而这两个实体也可能共存。

（九）影像学特征

- 强化：通常均匀强化（硬脑膜间隙、软脑膜、血管周围、实质），但也可能出现坏死。
- 病变可能是多灶性的。
- 病变可能表现为扩散受限。
- 如果有颅骨受累，就会有毛刺状的外观；病变甚至可能从颅骨延伸到骨膜间隙（图 45-13）。

中枢神经系统白血病的第三种表现是血管内聚集，可能破裂和出血。请注意，出血也可作为治疗的并发症发生。

中枢神经系统白血病的鉴别诊断如下。

- 硬膜下血肿：注意硬膜下血肿和中枢神经系统白血病均可表现为扩散受限。
- 脑膜瘤：可能无法区分，硬脑膜尾征的存在指向脑膜瘤。
- 髓外造血：发生在同一患者群体中，病灶呈明显的 T_2WI 低信号。
- 神经结节病：更常见的是软脑膜，但可能表现为硬脑膜肿块。
- 颅骨病变，如尤因肉瘤或朗格汉斯细胞组织细胞增生症；或颅骨受累，如转移性神经母细胞瘤。

与原发性中枢神经系统淋巴瘤相比，继发性中枢神经系统淋巴瘤更常累及脑脊液和软脑膜（2/3 的病例）（图 45-14），而不是实质（1/3 的病例）。就像软脑膜转移瘤一样，影像学通常是阴性的，或者有时交通性脑积水是唯一的影像学表现。需要仔细检查软脑膜、硬脑膜、脑室壁里和脑神经是否有强化和（或）增厚。考虑对整个神经轴进行成像，因为可能涉及椎管、神经丛和周围神经，后两者发生在所谓的神经淋巴瘤的背景下。这是罕见的，主要发生在广泛的非霍奇金淋巴瘤的背景下。

皮质类固醇治疗会减少淋巴瘤的强化和水肿，并会使组织活检变得不具诊断性。因此，最重要的是，任何淋巴瘤的怀疑都要立即告知，以确保在进行活检之前不使用皮质类固醇。如果有实质病灶，通常是幕上多灶性病变，具有类似于原发性中枢神经系统淋巴瘤的明显强化。然而，也可能存在环形强化。出血非常罕见。鉴别诊断与原发性中枢神经系统淋巴瘤相同。

- 胶质母细胞瘤：显示瘤内血管（与中枢神经系统淋巴瘤对比）。
- 转移瘤。
- 弓形虫病：无扩散受限制，可显示出血。
- 腰椎穿刺后反应性脑膜 / 硬膜强化。

PCNS-PTLD 的影像学特征类似于免疫缺陷相关的 PCNS 淋巴瘤（图 45-15），在影像学上无法与之区分。

- 强化模式：明显，通常伴有中央坏死。

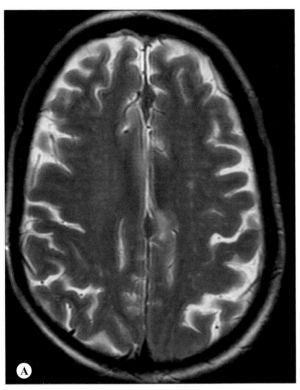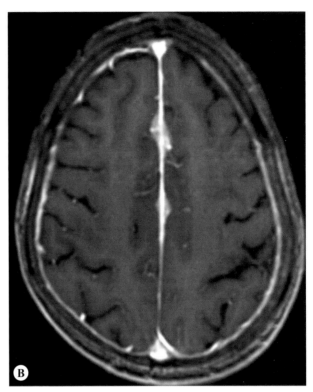

▲ 图 45-12　女，72 岁，伴有急性髓系白血病的硬脑膜表现

A. T₂WI 显示镰状硬脑膜低信号病变；B. 增强后 T₁WI 显示双侧脑部凸面有额外的硬脑膜增厚

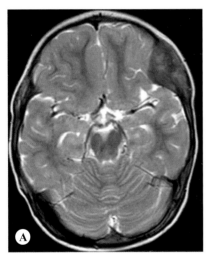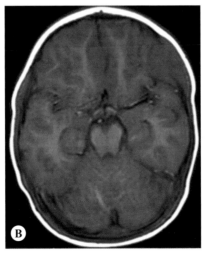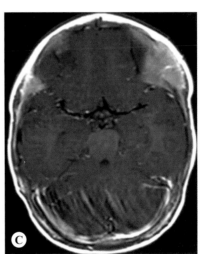

▲ 图 45-13　19 月龄的女性急性髓系白血病

T₂WI（A）低信号，T₁WI（B）等信号肿块，增强后 T₁WI 均匀强化（C）累及硬脑膜、颅骨和皮下组织

- 信号强度和外观：T₂WI 等至低信号，若有坏死则为高信号。病灶周围有血管源性水肿。病变在 CT 上呈高密度。
- 扩散：受限（ADC 值减低）。
- 位置：通常为多灶性，可发生在任何位置。

除了免疫缺陷相关的 PCNS 淋巴瘤，主要的鉴别诊断是脑脓肿。虽然这些在免疫功能正常的患者中很容易与 DWI 区分，但需要记住的是，非典型感染（如真菌感染）和免疫功能低下患者的脓肿可能不会表现出扩散受限。

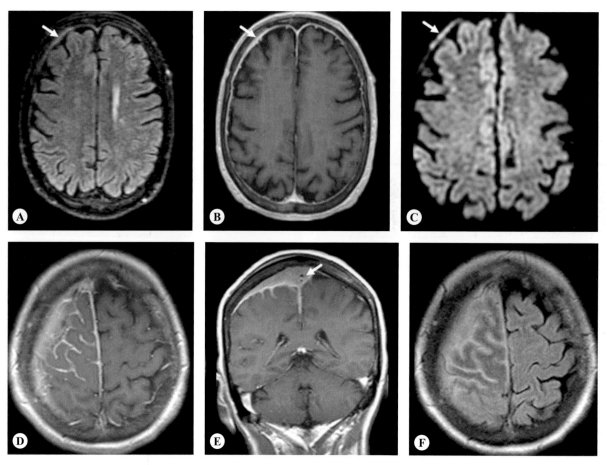

▲ 图 45-14　A 至 C. 女，83 岁，继发性淋巴瘤。增强后 T_1WI（A）和 T_2WI FLAIR（B）可见轻度右额硬脑膜增厚（箭），伴有扩散受限（C. DWI）。D 至 E. 女，70 岁，继发性淋巴瘤。硬脑膜肿块，增强后 T_1WI（D 和 E）均匀强化，软脑膜延伸。上矢状窦侵犯（箭）。注意 T_2WI FLAIR 图像上受影响的蛛网膜下腔的高信号，这是由于脑脊液被肿瘤取代（F）

（十）分析思路

1. 实质内病变

- 定位。
- 平扫信号强度，扩散。
- 强化模式。
- 出血。
- 肿瘤内血管。

2. 软脑膜、硬脑膜、室管膜下、脑神经受累

- 结节 / 线状强化。
- 脑神经增厚和（或）强化。
- 视神经受累（白血病）。

3. 脑实质

- 伴有扩散受限的皮质肿胀，考虑缺血（血管炎、脑疝）。

- 无扩散受限的皮质肿胀，考虑后部可逆性脑病综合征（PRES）。
- 非强化白质 T_2WI 高信号，考虑进行性多灶性白质脑病（PML）。
- 其他感染 / 治疗并发症或免疫缺陷的指征。

4. 占位效应

- 移位 / 脑疝，检查并发症（缺血、Duret 出血、梗阻性脑积水）。
- 脑脊液流动障碍。
- 如果低于预期，考虑 PML。

5. 脑积水

- 交通性，考虑软脑膜疾病。
- 梗阻性，考虑肿块。

6. 血管结构

- 静脉充盈不全，考虑血栓形成。

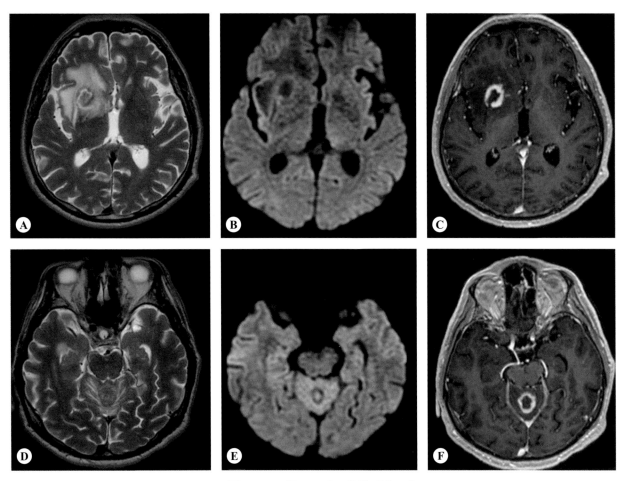

▲ 图 45-15　男，71 岁，移植后淋巴瘤

增强后 T_1WI（C 和 F）显示多灶性环状强化病变，中心坏死，周围水肿，如 T_2WI（A 和 D）所示。DWI（B 和 E）无明显的扩散限制，这不是 PTLD 的典型特征，但也不排除实体

- 动脉不规则，考虑血管炎（由于感染、治疗、白血病）和血管痉挛（PRES）。

7. 高级影像学发现

- DSC 灌注成像上淋巴瘤的 rCBV 仅有中度增加（与胶质母细胞瘤的显著增加相比）。
- DCE 灌注成像上的 K^{trans} 和细胞外体积高于胶质母细胞瘤。
- 淋巴瘤（而不是胶质瘤）的 FDG 摄取显著增加。
- 淋巴瘤的脂质和 Cho/Cr 比值的增加可能有助于与弓形虫病等非肿瘤病变（但与转移瘤或胶质母细胞瘤不同）区分开来。

（十一）治疗监测和随访

治疗过程中和治疗后用 MRI 进行定期随访。根据国际标准，继发性中枢神经系统淋巴瘤的放射治疗反应评估仅基于强化病变的一维或二维测量。

- 完全缓解：完全无强化病灶。
- 部分缓解：强化病灶减少＞ 50%。
- 进展性疾病：强化病灶增加＞ 25%。
- 稳定型疾病：不符合上述任何标准疾病。

复发有时难以确定，因为改变可能不典型且无强化。

如上所述，由于疾病过程本身（如白血病中的血管炎）、免疫缺陷（如非典型感染）或治疗效果，许多其他情况可能使淋巴增殖性疾病患者（接受治疗）的随访复杂化。

治疗的神经毒性效应可能在临床上类似疾病的进展或复发（见第 52 章）。鞘内注射甲氨蝶呤诱导的神经毒性可在 T_2WI/T_2WI FLAIR 成像上表现为白质高信号，可在治疗期间或直接在治疗后、亚急性（治疗后 2～14 天）或晚期（治疗后数月至数年）

发生。随着时间的推移，白质和皮质都会发生萎缩，表现为脑室和脑沟变宽。甲氨蝶呤或放射治疗的一种罕见的危及生命的并发症是播散性坏死性脑白质病，其特征是多灶性白质 T_2WI 高信号并伴有强化，主要位于深部白质。放射治疗的晚期并发症是海绵状血管瘤。含铁血黄素沉积通常也被认为是淋巴瘤治疗后的残留。出血可能是静脉血栓形成的首发表现。

三、副肿瘤综合征

（一）疾病定义

副肿瘤综合征包括各种器官系统的各种症状，这些症状发生在远离原发性恶性肿瘤的部位，并且是对原发性恶性肿瘤的免疫调节反应。在大脑中，主要的副肿瘤综合征包括以下情况。

- 自身免疫性（边缘）脑炎（也称为边缘叶脑炎）。
- 副肿瘤性菱形脑炎。
- 小脑变性。

脑炎和脑病是有时可以互换使用的术语，共同点是精神状态改变，但它们在临床上是不同的，基于是否有局灶性神经功能缺损。

菱形脑炎累及脑桥、延髓和小脑。术语脑干脑炎有时被用来表示菱形脑，但这在解剖学上是不正确的。虽然从技术上讲，中脑不是菱形脑的一部分，但中脑通常与菱形脑炎有关。

（二）流行病学 / 人口学

副肿瘤综合征最常与肺癌、妇科和血液系统恶性肿瘤相关。副肿瘤综合征很罕见，可能是因为被低估了，因为并不是所有的抗体都能被检测到。副肿瘤综合征通常先于癌症发作，使得高达 80% 的病例能够及早发现癌症。在美国，脑炎每年报告的发病率为 20 000 例，主要是由于病毒感染。自身免疫性脑炎是最常见的非副肿瘤性脑炎（见第 31 章），ADEM（见第 29 章）最为常见。在 ADEM 之后，抗 NMDAR 是最常见的免疫介导性脑炎，它可以发生在有或没有潜在的恶性肿瘤。女性多见，部分原因是与卵巢畸胎瘤有关。菱形脑炎发生在感染性、自身免疫性和不太常见的副肿瘤病因学的背景下。在大多数副肿瘤病例中，小细胞肺癌是潜在的

原因。需注意，菱形脑炎也可以作为淋巴瘤的主要（即非抗体介导的）现象发生。然而，这是非常罕见的。

小脑变性最常与乳腺癌、妇科肿瘤和小细胞肺癌及霍奇金淋巴瘤有关。

（三）临床特征

自身免疫性脑炎的临床表现多种多样，通常有精神状态的改变和渐进性的短期记忆丧失。精神症状，如精神病、抑郁和行为改变，也常见于边缘性脑炎，而不是疱疹性脑炎。即使病因是非传染性的，也可能出现癫痫发作和发热。与疱疹病毒性脑炎的鉴别在临床上可能非常困难，急性发作更符合感染性病原学。

抗 NMDAR 脑炎的临床特征是在伴有头痛和发热的前驱病毒样疾病后，出现精神症状和行为变化。癫痫发作、运动障碍、自主神经不稳定和通气不足都伴随着精神变化。在 CSF 比血清更敏感的情况下，抗体的检出率可达 80%～100%（与其他抗体介导的脑炎相比，血清的敏感性更高 / 同样敏感）。还可见淋巴细胞增多症、蛋白轻度增高和寡克隆带。

副肿瘤性菱形脑炎的临床表现以脑神经麻痹（67%～86%）和共济失调为主。与副肿瘤性菱形脑炎相比，自身免疫性疾病（如白塞病）中更常见的是长管征。发热、脑膜刺激和意识水平改变是感染性而不是副肿瘤性病因的症状。症状出现的时间比其他病因慢。边缘性脑炎和急性发作都提示感染性病原学。副肿瘤性菱形脑炎的预后比传染性菱形脑炎差。

小脑变性的特点是亚急性进行性小脑综合征，其中眩晕和眼球震颤是常见的。

（四）病理生理学

副肿瘤综合征源于肿瘤 – 神经交叉反应：由于原发性癌症的存在而产生的抗体，以及表达与原发性癌症相同抗原的神经细胞发生交叉反应。由此产生的神经综合征与原发性肿瘤、侵袭或转移没有直接关系，也与抗肿瘤治疗效果没有直接关系。

与（T 细胞介导的）细胞内抗原抗体相关的所谓"典型"副肿瘤综合征和与离子通道、受体和其

他相关蛋白的细胞外表位自身抗体相关的副肿瘤疾病之间有广泛的区别。典型副肿瘤综合征与肿瘤相关性强，预后差，而非典型副肿瘤综合征与肿瘤的相关性多种多样，预后可能较好。与典型副肿瘤综合征不同，非典型副肿瘤综合征往往对免疫治疗反应良好。

在典型的副肿瘤综合征中，细胞内抗原诱导针对神经元的 T 细胞反应，因此神经元受到不可逆转的损害。抗体本身并不直接致病，但却是肿瘤和副肿瘤疾病的有用标志物。这些肿瘤抗体包括抗 Hu、抗 Yo、抗两栖类药物、抗 Ri 和抗 Ma（表 45-2）。细胞膜（神经细胞）抗原的抗体被认为是致病的，对突触功能有直接但可逆的影响，只有有限的神经元死亡。细胞膜抗原在神经系统中广泛表达，但在海马甚至有时在小脑中更为普遍。这些抗体通常也是非肿瘤性的。当与肿瘤相关时，通常是胸腺瘤、小细胞肺癌、前列腺癌（表 45-3）。抗原包括 NMDAR、AMPA、GABA，以及 LGI1 和 Caspr2。后两种是与钾通道复合体相关的神经元蛋白，在较早的文献中可以作为 VGKC 抗原找到。对于细胞内突触蛋白的自身抗体，如 GAD65，目前还不清楚这是否涉及 T 细胞反应和（或）抗体的功能效应。副肿瘤性菱形脑炎与抗 Yo、抗 Tr、抗 Hu、抗 Ri、抗 Ma 和抗两栖类药物抗体有关。

副肿瘤性小脑变性与肿瘤神经元自身抗体（抗 Yo）、细胞表面自身抗体（抗 mGluR1、抗 DNER）及 GAD65 抗体有关。相关癌症通常是卵巢癌、肺癌和乳腺癌，以及霍奇金淋巴瘤。

（五）病理特征

边缘系统内外均可见炎性浸润，伴有神经元丢失和星形胶质细胞增生。请注意，这些发现本身并不支持副肿瘤病因的神经病理学确认。诊断需要结合临床、脑脊液、脑电图和影像学结果，以证明边缘系统的受累及诊断后 5 年内的癌症或典型症状与特征良好的抗体相关。需要排除其他原因。脑脊液经常显示炎性生化特征。

（六）影像学的临床方案和适应证

由于各种症状和病因及正常或非特异性影像学表现之间的重叠，影像诊断的临床方案和适应证

是困难的。在边缘脑炎的临床综合征患者中，病毒性脑炎是最常见的鉴别诊断。副肿瘤性脑炎的诊断是基于广泛的感染和神经元自身抗体检测方法。影像学表现不能区分各种病因，如副肿瘤和感染性疾病。导致诊断进一步复杂化的原因是，在 60%～70% 的副肿瘤病因病例中，神经症状学早于肿瘤检测。一旦副肿瘤病因被认为是可能的，诊断策略的目标是识别原发肿瘤，这是治疗的核心。在某些情况下，抗原可以指向原发性恶性肿瘤，如卵巢畸胎瘤合并抗 NMDAR 脑炎。治疗以切除原发肿瘤为中心。如果不切除肿瘤，成功率通常很低，免疫抑制治疗没有或仅有有限的效果。及时发现肿瘤不仅对肿瘤治疗很重要，而且对同时进行抗肿瘤和免疫治疗及避免检测受类固醇或其他免疫治疗（如淋巴瘤）影响的肿瘤也很重要。

（七）成像技术和推荐方案

如果表现阴性（通常是急性期的情况），或者评估疾病随时间的进展，可以考虑随访检查。

副肿瘤综合征 MR 成像方案建议

- 增强前后 T_1WI
  - 3D 增强成像，以发现小病变并评估软脑膜强化
- DWI
- T_2WI/T_2WI FLAIR
  - 包括冠状位
  - 考虑增强后 3D FLAIR 以评估软脑膜强化
- T_2WI/SWI
- 高级成像
  - FDG PET

（八）影像特征

1. 自身免疫性脑炎

在抗 NMDAR 脑炎中，约 50% 的病例 MRI 正常。异常包括海马、基底节、额叶下部和岛叶皮质的 T_2WI/T_2WI FLAIR 高信号，以及常为双侧的大脑和大脑皮质和脑干的 T_2WI/T_2WI FLAIR 高信号。

表 45–2　导致"典型"副肿瘤综合征的细胞内抗体

抗　体	流行病学	相关恶性肿瘤	显著临床特征
抗 Hu（ANNA-1）	首次描述的肿瘤神经性抗体；预后不佳	与小细胞肺癌的关联非常紧密	最常见的神经病；也可能发生小脑变性、脑炎、脑脊髓炎
抗 Ri（ANNA-2）		肺癌，乳腺癌	小脑变性、脑炎、痴呆症
两性霉素		与乳腺癌、SCLC 密切相关	SPS 影响颈部区域，亚急性发作性痴呆
抗 Ma	男性＜ 50 岁	睾丸（生殖细胞肿瘤）；还有非小细胞肺癌，其他实体瘤（老年患者）	脑炎、下丘脑障碍、脑干脑炎
抗 GAD65	广泛的临床关联，包括癌症		脑炎、SPS、小脑变性
抗 Yo（PCA-1）	女性	与乳房 / 卵巢有强（＞90%）关联	小脑退化

引自 Lancaster，2016；Flanagan 和 Caselli，2011

表 45–3　与"非典型"副肿瘤综合征有关的神经抗体

抗　体	流行病学	相关恶性肿瘤	显著临床特征
NMDAR	最常见，仅次于 ADEM；女性＞男性	（卵巢）畸胎瘤；也是常见的病毒触发	精神、行为、癫痫、运动障碍、自主神经、通气不足
LGI1	仅次于 NMDAR	＜ 20% 的潜在恶性肿瘤：非小细胞肺癌、甲状腺癌、肾细胞癌	边缘脑炎伴低钠血症
Caspr2		常为胸腺瘤相关疾病	边缘脑炎；Morvan 综合征
AMPA	几乎全部为女性	± 70% 潜在恶性肿瘤：胸腺瘤、肺、乳腺癌	亚急性发作的边缘脑炎
GABA	男性＝女性	± 60% 潜在恶性肿瘤：非小细胞肺癌	难治性癫痫发作
mGluR1	高危	霍奇金淋巴瘤	小脑变性
mGluR5		霍奇金淋巴瘤	Ophelia 综合征
DNER（以前称为抗 Tr）	90%	霍奇金淋巴瘤	小脑变性

引自 Piquet 和 Cho，2016；Lancaster，2016；Flanagan 和 Caselli，2011

在典型脑炎中，70%～80% 的患者在 T_2WI/T_2WI FLAIR 上显示内侧颞叶（海马、杏仁核）高信号（图 45–16）。研究结果通常是双侧的，但通常是不对称的，有时甚至是单边的。可有皮质肿胀，DWI 可表现为高信号，伴有或不伴有相应的低 ADC 值。强化不是一个特征，但可能会出现斑片状强化。病变可能非常微小，特别是在疾病的早期阶段。

随访检查显示受影响的结构萎缩。生理成像比结构成像更敏感，在 FDG-PET 上显示内侧颞叶的高代谢。

自身免疫性脑炎的主要鉴别诊断是单纯疱疹病毒性脑炎，影像学不能可靠鉴别。如果有出血，倾向于诊断疱疹脑炎。此外，单纯疱疹病毒性脑炎倾向于保留基底神经节，而基底神经节经常与自身免

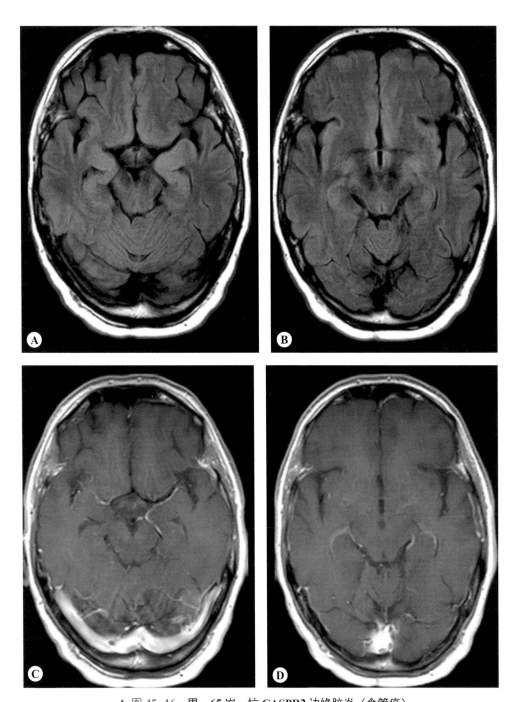

▲ 图 45-16　男，65 岁，抗 CASPR2 边缘脑炎（食管癌）
在 T₂WI FLAIR 成像（A 和 B）上，内侧颞叶、脑岛、下丘脑和眶额叶皮质肿胀和高信号。增强后
T₁WI（C 和 D）未见强化

疫性脑炎有关。如果异常是单侧的，胶质瘤可能是一种鉴别诊断；占位效应的程度可能有助于实体的鉴别，而占位效应在自身免疫性脑炎中不是一个突出的发现。癫痫持续状态后可能出现内侧颞叶 T₂WI 高信号和强化，这可能与自身免疫性脑炎无法区分。

2. 副肿瘤性菱形脑炎和小脑变性

MRI 在副肿瘤性菱形脑炎中通常是正常的，与传染性菱形脑炎相比，当影像异常（菱形脑、上颈髓和中脑 T₂WI 高信号）几乎总是存在时，副肿瘤性菱形脑炎和小脑变性通常是正常的。小脑萎缩可能出现在疾病的后期。

小脑变性影像学不可见，但可见小脑半球肿胀和强化（皮质、软脑膜）。在后期（几个月后），小脑出现弥漫性萎缩。FDG-PET 显示小脑代谢降低，通常比结构性 MRI 改变更敏感。

（九）分析思路

1. 内侧颞叶（海马、杏仁核）异常

- 出血表现，考虑单纯脑炎。
- 单侧实质性占位效应，认为胶质瘤。
- 基底节区受累，考虑单纯疱疹脑炎可能性较小。
- 扩散限制，考虑替代诊断。
- 癫痫病史 / 癫痫持续状态，考虑后遗症改变。
- 萎缩，认为晚期发现。

2. 小脑 / 菱形脑异常

- 更常见于感染性菱形脑炎。
- 萎缩，认为晚期发现。

3. 强化

- 皮质。
- 软脑膜。

4. FDG PET

- 内侧颞叶高代谢，考虑自身免疫性脑炎。

- 小脑，考虑小脑变性。

（十）治疗监测和随访

脑成像对监测治疗没有特殊作用，因为治疗主要围绕远离大脑的原发性恶性肿瘤进行。鉴于急性期影像学阴性率高，病程中应考虑随访检查，以发现异常并排除替代诊断。晚期影像可能显示受影响结构的萎缩（图 45-17）。

四、病例报告

（一）病例报告 1

病史： 77 岁男性，有 2A 期 B 细胞淋巴瘤病史，病变累及颈部淋巴结。完全缓解。现在临床表现为一过性神经功能缺损。

临床诊断： 继发性中枢神经系统淋巴瘤。

MRI 检查目的： 评估一过性功能缺损的原因为缺血，淋巴瘤。

成像技术： 轴位 T_2WI（A）、表观扩散系数（B）、增强后 T_1WI（C）、冠状位 T_2 FLAIR（D）及平扫 T_1WI（未显示）。

影像学表现： T_2WI（A）和 T_2 FLAIR（D）图像显示左侧额叶顶叶皮质下高信号。注射对比剂后

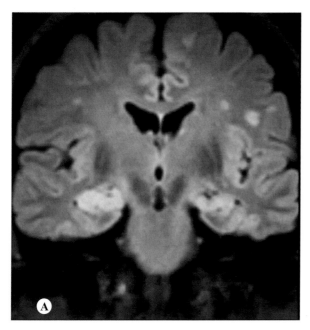
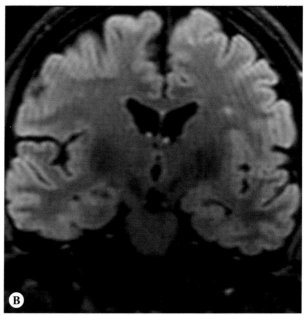

▲ 图 45-17 女，55 岁，患有边缘叶脑炎

免疫抑制治疗后 T_2WI FLAIR 异常信号消失。治疗前（A）内侧颞叶肿胀伴高信号。治疗后（B）内侧颞叶信号强度正常，左侧海马轻度萎缩

可见斑片状强化（C）。没有扩散受限。存在轻度占位效应。大脑皮质没有受累（图 45-18）。

解释：考虑到系统性淋巴瘤的病史和强化模式，尽管缺乏扩散受限，继发性中枢神经系统淋巴瘤仍是最有可能的诊断。大脑皮质未受累，与缺血不一致。

（二）病例报告 2

病史：43 岁女性患者，有黑色素瘤病史。现在临床表现为头痛和意识减退。

临床诊断：黑色素瘤孤立性转移并瘤内出血，合并大脑镰下疝，可能有脑脊液流动受阻。

MRI 检查目的：判断是否为脑转移瘤。

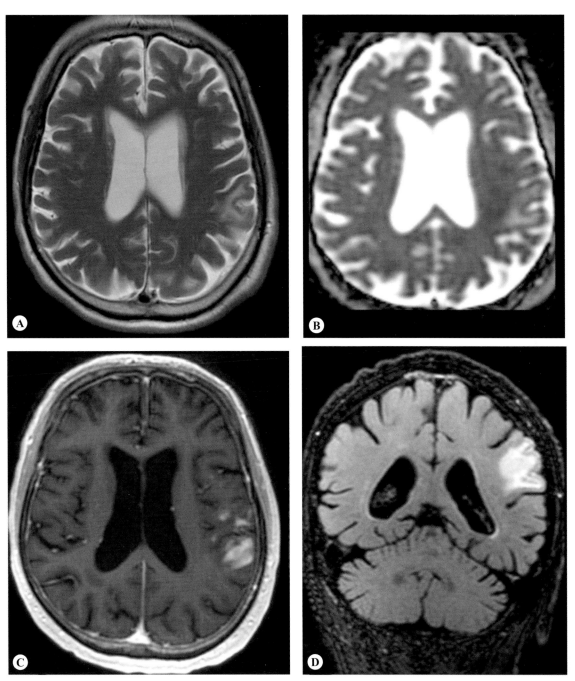

▲ 图 45-18　男，77 岁，继发性中枢神经系统淋巴瘤

T₂WI（A）和 T₂WI FLAIR（D）图像显示左额顶叶皮质下高信号区域。注射对比剂后可见斑片状强化（C）。没有扩散受限（B）

成像技术：轴位（A）和冠状位（B）三维增强 T₁WI 重建，轴位平扫 T₁WI（C）、T₂WI（D）和扩散加权（E）成像。

影像学表现：右额叶大的孤立性病变，轴向垂直尺寸为 58mm×64mm。T₂WI 图像（图 45-19D）上的液 - 液平面与病灶内出血后血液产物的沉淀一致。部分病变在平扫 T₁WI（图 45-19C）上呈高信号，与 T₁WI 缩短一致，表明黑色素和（或）出血。增强后成像（图 45-19A 和 B）显示多房形态，并有一些实质的强化部分。没有扩散受限（图 45-19E）。

由于病变的占位效应和广泛的病灶周围水肿，右额叶（图 45-19B）有大脑镰下疝，以及侧脑室受压和移位。左侧脑室轻度增大，可能表明正常的脑脊液流动受到一定程度的阻塞。

解释：考虑到患者的病史，右额叶孤立性病变伴有瘤内出血，极有可能是黑色素瘤转移。从理论上讲，胶质母细胞瘤是一种鉴别诊断，但考虑到出血的程度，这种可能性较小。缺乏扩散受限使脓肿诊断不太可能。占位效应的并发症，表现为大脑镰下疝和可能的脑脊液流动受阻。

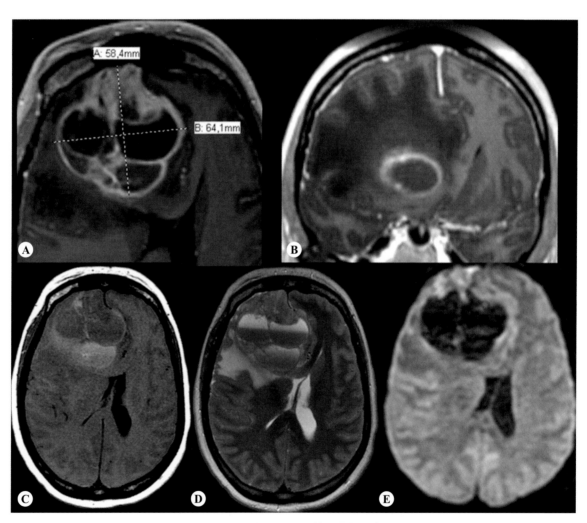

▲ 图 45-19　女，43 岁，单发黑色素瘤转移

右额叶大的孤立性病变（A，轴位增强后 T₁WI）。T₂WI 图像上的液体平面（D）与病灶内出血后血液产物的沉降相一致。部分病变在平扫 T₁WI（C）上呈高信号，表明黑色素和（或）出血。没有扩散限制（E）。由于病变的占位效应和广泛的病灶周围水肿，右额叶有大脑镰下疝（B，冠状位增强后 T₁WI）

参考文献

[1] Abrey LE, Batchelor TT, Ferreri AJ, Gospodarowicz M, Pulczynski EJ, Zucca E, Smith JR, Korfel A, Soussain C, DeAngelis LM, Neuwelt EA, O'Neill BP, Thiel E, Shenkier T, Graus F, van den Bent M, Seymour JF, Poortmans P, Armitage JO, Cavalli F, C. N. S. L. C. G. International Primary. Report of an international workshop to standardize baseline evaluation and response criteria for primary CNS lymphoma. J Clin Oncol. 2005;23(22):5034-43.

[2] Al-Mansour Z, Nelson BP, Evens AM. Post-transplant lymphoproliferative disease (PTLD): risk factors, diagnosis, and current treatment strategies. Curr Hematol Malig Rep. 2013;8(3):173-83.

[3] Chamberlain M, Junck L, Brandsma D, Soffietti R, Ruda R, Raizer J, Boogerd W, Taillibert S, Groves MD, Le Rhun E, Walker J, van den Bent M, Wen PY, Jaeckle KA. Leptomeningeal metastases: a RANO proposal for response criteria. Neuro-Oncology. 2017;19(4):484-92.

[4] Engh JA, Flickinger JC, Niranjan A, Amin DV, Kondziolka DS, Lunsford LD. Optimizing intracranial metastasis detection for stereotactic radiosurgery. Stereotact Funct Neurosurg. 2007;85(4):162-8.

[5] Flanagan EP, Caselli RJ. Autoimmune encephalopathy. Semin Neurol. 2011;31(2):144-57.

[6] Furutani K, Harada M, Mawlan M, Nishitani H. Difference in enhancement between spin echo and 3-dimensional fast spoiled gradient recalled acquisition in steady state magnetic resonance imaging of brain metastasis at 3-T magnetic resonance imaging. J Comput Assist Tomogr. 2008;32(2):313-9.

[7] Graus F, Delattre JY, Antoine JC, Dalmau J, Giometto B, Grisold W, Honnorat J, Smitt PS, Vedeler C, Verschuuren JJ, Vincent A, Voltz R. Recommended diagnostic criteria for paraneoplastic neurological syndromes. J Neurol Neurosurg Psychiatry. 2004;75(8):1135-40.

[8] Hwang TL, Close TP, Grego JM, Brannon WL, Gonzales F. Predilection of brain metastasis in gray and white matter junction and vascular border zones. Cancer. 1996;77(8):1551-5.

[9] Johnson MD, Powell SZ, Boyer PJ, Weil RJ, Moots PL. Dural lesions mimicking meningiomas. Hum Pathol. 2002;33(12):1211-26.

[10] Kerkhof M, Ganeff I, Wiggenraad RGJ, Lycklama ANGJ, Hammer S, Taphoorn MJB, Dirven L, Vos MJ. Clinical applicability of and changes in perfusion MR imaging in brain metastases after stereotactic radiotherapy. J Neuro-Oncol. 2018;138(1):133-9.

[11] Kremer S, Grand S, Remy C, Pasquier B, Benabid AL, Bracard S, Le Bas JF. Contribution of dynamic contrast MR imaging to the differentiation between dural metastasis and meningioma. Neuroradiology. 2004;46(8):642-8.

[12] Kwak HS, Hwang S, Chung GH, Song JS, Choi EJ. Detection of small brain metastases at 3 T: comparing the diagnostic performances of contrast-enhanced T1-weighted SPACE, MPRAGE, and 2D FLASH imaging. Clin Imaging. 2015;39(4):571-5.

[13] Lancaster E. The diagnosis and treatment of autoimmune encephalitis. J Clin Neurol. 2016;12(1):1-13.

[14] Lin NU, Lee EQ, Aoyama H, Barani IJ, Barboriak DP, Baumert BG, Bendszus M, Brown PD, Camidge DR, Chang SM, Dancey J, de Vries EG, Gaspar LE, Harris GJ, Hodi FS, Kalkanis SN, Linskey ME, Macdonald DR, Margolin K, Mehta MP, Schiff D, Soffietti R, Suh JH, van den Bent MJ, Vogelbaum MA, Wen PY, Response Assessment in Neuro-Oncology Group. Response assessment criteria for brain metastases: proposal from the RANO group. Lancet Oncol. 2015;16(6):e270-8.

[15] Piquet AL, Cho TA. The clinical approach to encephalitis. Curr Neurol Neurosci Rep. 2016;16(5):45.

[16] Suh CH, Kim HS, Jung SC, Choi CG, Kim SJ. Perfusion MRI as a diagnostic biomarker for differentiating glioma from brain metastasis: a systematic review and meta-analysis. Eur Radiol. 2018;28(9):3819-31.

[17] Xu XX, Li B, Yang HF, Du Y, Li Y, Wang WX, Zheng HJ, Gong QY. Can diffusion-weighted imaging be used to differentiate brain abscess from other ring-enhancing brain lesions? A meta-analysis. Clin Radiol. 2014;69(9):909-15.

[18] Yuh WT, Tali ET, Nguyen HD, Simonson TM, Mayr NA, Fisher DJ. The effect of contrast dose, imaging time, and lesion size in the MR detection of intracerebral metastasis. AJNR Am J Neuroradiol. 1995;16(2):373-80.

[19] Zacharzewska-Gondek A, Maksymowicz H, Szymczyk M, Sasiadek M, Bladowska J. Cerebral metastases of lung cancer mimicking multiple ischaemic lesions - a case report and review of literature. Pol J Radiol. 2017;82:530-5.

拓展阅读

[1] Demaerel P, Van Dessel W, Van Paesschen W, Vandenberghe R, Van Laere K, Linn J. Autoimmune-mediated encephalitis. Neuroradiology. 2011;53(11):837-51.

[2] Haldorsen IS, Espeland A, Larsson EM. Central nervous system lymphoma: characteristic findings on traditional and advanced imaging. AJNR Am J Neuroradiol. 2011;32(6):984-92.

[3] https://radiopaedia.org/articles/brain-metastases

[4] https://radiopaedia.org/articles/paraneoplastic-syndromes

[5] https://radiopaedia.org/articles/primary-central-nervoussystem-posttransplant-lymphoproliferative-disorder

[6] https://radiopaedia.org/articles/secondary-cns-lymphoma

[7] Jubelt B, Mihai C, Li TM, Veerapaneni P. Rhombencephalitis/

brainstem encephalitis. Curr Neurol Neurosci Rep. 2011;11(6):543-52.

[8] Keraliya AR, Krajewski KM, Giardino AA, Tirumani SH, Shinagare AB, Ramaiya NH, Jagannathan JP. Imaging of nervous system involvement in hematologic malignancies: what radiologists need to know. AJR Am J Roentgenol. 2015;205(3):604-17.

[9] Pope WB. Brain metastases: neuroimaging. Handb Clin Neurol. 2018;149:89-112.

[10] Tuzun E, Dalmau J. Limbic encephalitis and variants: classification, diagnosis and treatment. Neurologist. 2007;13(5):261-71.

第九篇 痴呆症与神经退行性疾病

Dementia and Neurodegenerative Diseases

第 46 章 神经退行性疾病：分类和成像策略 …………………………………………… 1058

第 47 章 正常脑老化的神经影像学 ……………………………………………………… 1079

第 48 章 痴呆症神经影像的临床应用 …………………………………………………… 1094

第 49 章 运动障碍神经影像学的临床思路 ……………………………………………… 1121

第 46 章　神经退行性疾病：分类和成像策略
Neurodegenerative Disorders:Classification and Imaging Strategy

Sven Haller　Valentina Garibotto　Frederik Barkhof　著

王泽文　陈艳春　张　薇　译　　盛　洁　唐春香　校

摘　要

进行性神经退行性疾病的临床病程，包括从正常或非正常衰老发展为痴呆和运动障碍的过程。即使在正常的衰老过程中，也有不同程度的血管或微血管病变、淀粉样蛋白沉积和路易体的积累。这表明，部分危险因素是共有的，如血管疾病和阿尔茨海默病，这两种疾病往往共存，而非独立存在，甚至可能存在超相加效应。此外，潜在的病理和临床表现之间没有严格的对应关系。如路易体的聚集可导致帕金森病（运动障碍）或路易体痴呆（痴呆），而这些不同临床症状的影像学表现可能存在重叠且难以区分。此外，个体在疾病恢复或"认知储备"方面，存在很大的差异，即相同程度的神经退行性变可能导致不同程度的临床症状。

因此，在临床神经影像学中，痴呆综合征和运动障碍可被认为是神经退行性疾病在临床表现、基本病理和影像学表现上的重叠部分。此外，疾病不同病理类型也可能同时存在。这与神经影像学的其他领域有本质上的不同，如肿瘤的组织学类型通常是确定的，或者感染的类型一次只有一类。因此，神经退行性疾病影像学报告所给的诊断往往是概率性的，而不是唯一的定论。

本章旨在为疑似患有神经退行性或运动障碍的受试者提供最合适的放射技术和图像解读方法，包括 CT、MRI、FDG-PET、病理性物质沉积（淀粉样蛋白和 tau 蛋白）PET 显像及神经突触多巴胺能PET 显像，最重要的是提供半定量等级评估方法。

关键词

痴呆；运动障碍；成像；MRI；CT；PET；阿尔茨海默病；帕金森病；路易体痴呆；额叶痴呆

一、概述

本章重点讨论进行性神经退行性疾病，包括被认为是由进行性神经退行性疾病引起的正常或异常衰老、典型的痴呆和运动障碍。本章的第一部分讨论了疑似神经退行性疾病患者在影像学检查时需要考虑的基本方面。第二部分提供了神经退行性疾病的推荐成像方式，包括 CT、MRI、FDG-PET、淀粉样蛋白 PET、tau 蛋白 PET 和多巴胺成像及成像算法。第三部分概述了神经退行性疾病视觉分析中重要方法，即半定量评分量表。

为了正确地解读神经退行性疾病的影像学特征，理解痴呆综合征和运动障碍之间相同特征是很重要的。不同的潜在病理过程可能导致相似的临床表现，如行为变异型额颞叶痴呆或阿尔茨海默痴呆。同样，相似的基础病理也可能引发不同的症状，如路易体积聚可诱发帕金森病或路易体痴呆（dementia with Lewy body，DLB）。最后，不同疾病的影像学征象也可相同，如 AD 影像学上存在海马萎缩，bvFTD（虽然经常不对称）和 DLB 的晚期也有海马萎缩。

此外，在影像学表现和痴呆或运动障碍症状的严重程度之间存在非线性关系。例如，相同程度的脑萎缩可能引发不同程度痴呆；或者从另一个角度看，相同程度的痴呆也可能是由不同程度的脑萎缩引起的。最后，几种病理可能同时存在于同一种疾病，如阿尔茨海默型神经退行性变和血管病变。

因此，神经退行性疾病的临床表现可能重叠，仅基于基础病理或仅从神经放射角度严格分类是不合理的。本章将使用一种实用的分类方式对各种神经退行性疾病进行分类，此分类方式是以疾病的潜在病理为基础，根据传统的疾病分类进行的修改。但这种分类有重叠和局限性，将来可能需要进一步完善。

此外，还有许多疾病可导致类似的认知能力下降和运动障碍临床症状，包括精神疾病，如抑郁症、代谢、毒性或感染性疾病，以及 21- 三体综合征等先天性疾病和创伤。这些情况在 ESNR 相应章中有详细阐述。

二、第一部分

（一）神经退行性疾病的分类

由于多种因素的综合作用，痴呆症和运动障碍的术语和分类不断被修改和更新。

首先，神经退行性疾病传统分类是根据临床症状进行分类的。例如，典型的 AD 以明显的记忆丧失为特征，而典型的 bvFTD 以明显的行为异常为特征。然而，也存在额叶变异型 AD，其特征是行为异常，与 bvFTD 相似（并且可能经常被误诊为bfFTD）。通过影像学和组织病理学的研究，此类"额叶变异型 AD"典型的主要组织病理学表现并不在额叶，因此"额叶变异型 AD"的表述受到了质疑，并建议使用"行为表现型 AD"来代替。

其次，许多神经退行性疾病的潜在病理机制尚未明晰，因此存在争议。尤其是 AD 作为目前最普遍的神经退行性疾病，其最被广泛接受的发病机制是所谓的淀粉样蛋白级联假说。但这种级联是否是 AD 的唯一发病途径逐渐遭到质疑，因为在没有淀粉样病变的患者中发现了神经原纤维缠结。

疑似非阿尔茨海默病病变（suspected non-Alzheimer pathology，SNAP）指的是认知正常的老年人有一个或多个神经退行性变特征（包括海马萎缩、异常的 FDG PET 表现），但淀粉样蛋白 PET（和脑脊液）结果正常，并且未被诊断为特异性神经退行性疾病。SNAP 是一个新近发展起来的概念，目前认为有多达 25% 无认知能力衰退或仅轻微衰退的老年人可能属于 SNAP 范畴，具体见第 48 章。

再者，神经退行性疾病之间存在大量重叠的基础病理改变。tau 蛋白病和共核蛋白病是目前已知的最常见的神经退行性疾病的病理基础。例如，阿尔茨海默病存在 tau 蛋白变性，但并不是 tau 蛋白变性的疾病就是阿尔茨海默病。慢性创伤性脑病（chronic traumatic encephalopathy，CTE）、皮质基底节变性（corticobasal degeneration，CBD）及额颞叶退行性变（frontotemporal lobar degeneration，FTLD）部分类型和进行性核上性麻痹（progressive supranuclear palsy，PSP）也存在 tau 蛋白变性。同样，DLB 和 PD 均为共核蛋白病，并且伴有路易小体，神经病理和影像学表现（如多巴胺靶向核医学显像）相似，但临床上路易体痴呆以认知症状为主，帕金森病以运动症状为主。

最后，相同的基因突变（如 C9ORF）即使在同一家族中也可能导致不同的疾病，如肌萎缩性侧索硬化症和额颞叶痴呆可能引起包括 FTLD 与运动神经元疾病重叠的综合征（表 46-1）。

（二）临床申请单

疑似神经退行性疾病的患者申请表可能相当模糊，如一般只有"排除神经退行性疾病""认知能力衰退"等。这反映了神经退行性疾病的临床表现可能是并存的，并随着时间的推移而演变。因此，我们提供了神经退行性疾病（包括痴呆和运动障碍）影像学评估的一般原则。通常在缺乏更详细的疾病信息情况下，常规的影像学检查是必要的。

（三）临床表现重叠性

例如，运动障碍的最初临床表现可能以锥体外系运动症状为主，而运动障碍也可能演变为 PD 相关性痴呆（PD-related dementia, PDD）的记忆症状。同样，某些神经退行性疾病最初的临床症状可能以痴呆为主，如 DLB，随后发展为包括运动障碍症状。此外，其他类型的运动障碍和痴呆也有重叠，如神经退行性变伴脑铁沉积症（neurodegeneration with brain iron accumulation, NBIA）、皮质基底节变性（cortico-basal degeneration, CBD）和进行性核上性麻痹（progressive supranuclear palsy, PSP），

表 46-1 基于既定潜在病理机制的常见神经退行性疾病分类
神经退行性疾病
阿尔茨海默病（AD）
慢性创伤性脑病（CTE）
皮质基底节变性（CBD）
额颞叶变性（FTLD）（不全是 tau 蛋白变性）
皮克病
进行性核上性麻痹（PSP）
共核蛋白病
路易体病
多系统萎缩症（MSA）
帕金森病
脑淀粉样变
阿尔茨海默病（AD）（注意与上述 tau 蛋白变性重叠）
脑淀粉样血管病（CAA）
甲状腺素运载蛋白相关的淀粉样变性
神经元核内透明质包涵体病（NIHID）
三核苷酸重复综合征
脊髓小脑共济失调
亨廷顿病
未知遗传起源
肌萎缩性侧索硬化症（ALS）[a]
朊病毒疾病（不全归为神经退行性疾病）
克－雅病（散发性、家族性和医源性）

a. 大多数 ALS 病例是散发性的，在家族性 ALS 中已经发现了多种基因突变（*SOD1*、*TDP-43*、*FUS*、*C9ORF72*）

这些疾病主要以运动障碍症状为主，但也可能引发痴呆症状。在某些情况下，类似痴呆症的症状甚至可能在疾病的早期阶段就出现了。因此，神经退行性疾病的影像学诊断应考虑到一系列潜在重叠的神经退行性疾病，包括痴呆和运动障碍。

（四）独立疾病和重叠疾病

以往认为不同神经退行性疾病是独立存在的，也习惯性认为，在其他疾病神经影像表现上，一个患者通常仅在一个特定的时间点有一种疾病，如胶质母细胞瘤或淋巴瘤。同样，传统的神经退行性变影像学假设一个患者患有一种神经退行性疾病，如非阿尔茨海默病即血管性痴呆。然而，这种观点逐渐受到挑战，因为 AD 和 VaD 的危险因素是重叠的。实际上，很多患者同时存在阿尔茨海默病和血管性痴呆，两者病理基础共存甚至可能是超加性的（即 AD 和 VaD 病理的联合效应不仅仅是两者的简单相加）。血管性痴呆和脑前额颞叶退化症或者血管性痴呆和路易体痴呆显然也可能存在同样共存的情况。同样，进行性核上性麻痹除了典型临床表现外，与其他神经退行性疾病也有重叠的临床表现，包括进行性核上性麻痹－帕金森病、进行性核上性麻痹－纯粹性运动不能伴步态冻结、进行性核上性麻痹皮质基底节综合征和 PSP－进行性非流利性失语症。

因此，在图像解读时，应考虑各种神经退行性疾病的病理、影像学表现和临床表现可能存在重叠（图 46-1）。

（五）正常解剖、疾病恢复和认知储备的个体间变异

正常人平均海马体积的正常个体间变异约为 20%，轻度认知障碍（MCI）和 AD 患者也是如此，而疾病相关变化（如 MCI）的海马体积与对照组的差异在 7% 范围内。这意味着海马体积用于评估与正常对照组间水平是非常有用的，但在病例间的评估中存在局限性。

对于每个生物标志物而言，神经影像学发现的病变的程度（如海马萎缩）和临床表现（如记忆丧失）之间理想情况下是存在线性关系。但由于一些原因，这个假设有时在神经退行性疾病中不成立。如上所述，有重叠共存的疾病，甚至共存的病理基

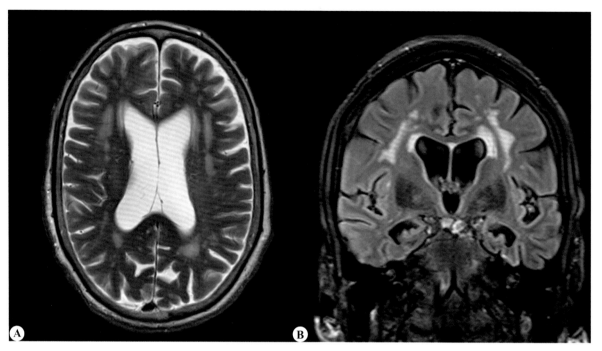

▲ 图46-1 **T₂白质病变提示微血管成分和海马萎缩的共存病理改变；MTA评分为2分，提示阿尔茨海默病型**
神经退行性改变
A. 轴位 T₂WI；B. 冠状位 T₂FLAIR

础，因此，AD 的海马萎缩与记忆丧失并不直接相关，可能与血管病变相关。然而，即使在病理类型和严重程度相同的患者中，也存在相当大的个体间变异，这可能与病前变异有关。例如，正常对照组神经元平均大小、分布和数量、密度的可变性高达15%。早在20世纪60年代就已经证明，只有当海马体中50%的神经元丢失才会引起记忆丧失的临床症状。然而，个体间存在着显著的差异，一些人尽管有严重的神经元损失，但可能保持完整的认知；而另一些人可能出现痴呆症状，但记忆损失却不那么明显。这可能归因于包括社会和家庭、教育、生活方式在内的多重因素，都会影响个体的神经认知储备。目前，还没有现成的成像方式能够可靠地测量个体神经认知储备。痴呆表现出的个体变异原则也适用于运动障碍。例如，在 PD 的早期阶段，神经细胞对多巴胺的摄取量减少约50%存在个体间显著的差异，在原则上等同于 AD 海马体区丢失50%以上神经元，但仍存在个体间差异。这些观察结果解释了影像学表现与神经认知或运动功能在个体水平上并非简单而直接的相关，在分析神经退行性疾病的影像学表现时需将其纳入考虑。

（六）特异性影像表现

海马体萎缩作为局部脑萎缩评估的常见部位，AD 中表现最显著，但在其他神经退行性疾病中也可有较轻度的海马体萎缩，尤其是额颞叶退行性变。因此，海马体积测量不是最重要的，而是需要对脑萎缩模式的综合评价，尤其是 AD 相关的区域。例如，已确定的 AD 特征区域可以提高 MR 测量脑体积的特异性，尤其是将多个区域和临床信息的综合评估作为疾病分层的工具时更显著。

此外，约25%的认知功能缺失或只有非常轻微的认知功能障碍的老年人属于疑似非阿尔茨海默病病变，即有神经退行性变（包括海马萎缩），但淀粉样 PET 或 CSF 检查证实脑淀粉样蛋白呈阴性。如果只在 CT 或 MR 上发现海马萎缩而大脑淀粉样蛋白是否阴性未知，则不能确定轻度的海马萎缩是属于 SNAP 还是早期 AD，前者很可能后续没有显著的认知退化，而后者很大概率会出现认知衰退。

最后，在一些患者中，AD 和正常压力脑积水也存在重叠表现（见第48章）。在 NPH 中，应特别注意对海马体积测量结果的判别，因为脑室扩张

及海马区占位效应可能提示海马体积假性萎缩或
MTA 评分升高。

（七）要点

- 部分重叠疾病导致了痴呆和运动障碍。
- 相似的基础病理和影像学表现可能导致不同的临床表现。
- 常见的共存疾病，如神经退行性 AD 病理学特征和血管病理学特征。
- 个体间存在正常脑解剖和神经认知储备的差异，故而影像学表现和临床症状之间并不只存在简单的相关性。
- 自动化分析工具为影像学参数提供定量评估的方法，但对照组的选择、图像采集的影响和数据分析参数均存在潜在不足。
- 一般情况下，不同的成像参数可能存在不确定性或部分重叠；综合评估多模态影像学参数包括 CT/MRI 和核医学显像技术，可以提高敏感性和特异性。

三、第二部分

（一）推荐成像方式

对疑似神经退行性疾病（包括进行性认知衰退或疑似运动障碍）行影像学检查主要有两个目的。第一是排除其他脑部疾病，如硬膜下血肿、正常压力性脑积水、恶性肿瘤和其他疾病（排除性诊断方法）。第二是对某一特定疾病影像学表现进行提示诊断（确定性诊断方法）。

一般情况下，建议采用以下逐步成像方法。

- CT/MRI 结构化成像是首选影像学检查方式，用以排除其他疾病，并评估局灶性萎缩和白质病变负荷。
- 在疑似运动障碍、路易体痴呆或淀粉样血管病时，加做 SWI 序列比较有价值。
- 对于进展迅速的病例，考虑 DWI 序列（如 CJD）及钆剂增强扫描（如血管炎）。
- FDG PET 是一种二线检查方式，用于仅凭临床表现难以区分或 CT/MRI 影像学表现难以明确的痴呆（特别是 FTD 与 AD）。
- 多巴胺成像是评估运动障碍的二线检查方式，尤其是帕金森症或特发性震颤，但也包括 DLB。
- 淀粉样蛋白 PET 目前在临床上已成为一种额外辅助的成像方式，特别是 AD（可能在临床症状出现前数年呈阳性，用于排除诊断）。
- 在未来，tau 蛋白 PET 可能会成为一种额外的辅助成像方式，尤其是用于 AD（与症状的发生密切相关，用于确定诊断）。
- 如果全部检查为阴性，建议 1～2 年后再进行 CT/MR 结构成像。

（二）CT

与 MRI 相比，CT 是一种更快更便宜的成像方式。它主要用于排除明显的脑结构病变。与 MRI 相比，它对病灶的敏感性较低，不能提供详细信息以支持神经退行性的诊断。因此，在资源有限的情况下，CT 是首选的成像方式。CT 比 MRI 更快，推荐 MRI 不耐受（幽闭恐惧症）或 MR 检查过程中可能会出现明显运动伪影的患者。最后，CT 可用于有 MRI 不兼容植入物或其他禁忌证的患者。

一般来说，CT 平扫足以排除实质性的脑病变。推荐使用多排 CT 并行轴位、冠状位和矢状位重建。使用适当的技术，64 排 CT 和 MRI 在全脑和局部脑萎缩的视觉评估上有极好的一致性，视觉评估白质改变也是可行的。

在脑部异常的情况下，以及在已知或疑似恶性肿瘤的患者，可以加做 CT 增强扫描。CT 血管成像适用于疑似患有血管源性疾病的患者。

（三）MRI

在一切允许的情况下，推荐 MRI 作为主要的成像方式。1.5T 的场强足以诊断，但 3T 可能是首选，可以了解颞叶内侧改变。表 46-2 中推荐的常规扫描方案均可以在 30min 内完成，并且通常不需要注射钆对比剂。

（四）先进磁共振成像技术，特别是 ASL、DTI、静息态功能磁共振成像和磁共振波谱成像

动脉自旋标记可在不注射对比剂的情况下评估脑灌注情况。由于脑灌注和代谢之间存在密切联系，在正常数据集中，低灌注（MRI ASL）模式与

低代谢（FDG PET）模式非常相似，这可能有助于痴呆的诊断和鉴别诊断。MRI ASL 目前已逐渐成为一种临床工具。

其他一些先进的成像技术可能有助于更早和更具体地了解神经退行性疾病的病理生理学，尽管其临床价值目前尚不确定。扩散张量成像可以得到有关结构完整性的多个指标，其中包括白质的各向异性。静息态功能磁共振可测量功能连接的变化，在未来可能具有临床应用的价值。磁共振波谱成像可评估神经退行性疾病的脑代谢改变，但在痴呆中并无特异性临床发现。所有这些先进技术已经在神经退行性疾病的研究中产生了有趣的发现。然而，这些研究成果（群体层面）向临床转化（个人层面）相当有限，因为许多因素导致了结果的多变性，主要图像采集和数据分析方面，包括图像采集、分析和解释的标准化困难，医疗保险报销不确定，数据采集耗时，并且数据分析和解释需要高度专业化，这在实际的临床环境中是难以实现的。

（五）核医学

一般来说，当临床表现不常见，或仅凭临床症状及 CT/MR 检查难以确诊而需要进行分子诊断（如为纳入临床试验评估淀粉样蛋白）时，建议将核医学成像作为辅助诊断方式。核医学可以额外提供丰富的信息，特别是在运动障碍或疑似 DLB 的情况下。在未来，淀粉样蛋白和（或）tau PET 有可能成为一种筛查 / 风险评估工具。

（六）FDG PET

鉴于脑组织葡萄糖代谢较高，因此葡萄糖代谢的变化是突触功能障碍的敏感标志。由于大多数类型的痴呆脑代谢水平都较低，利用 FDG PET 脑代谢成像能够为某些类型的痴呆提供额外的信息。因此，FDG PET 能够用于各种类型痴呆的鉴别诊断，特别是额颞叶变性，其早期诊断具有临床挑战性。此外，脑代谢改变先于脑结构改变。因此，FDG PET 可以在痴呆的前驱和早期提供额外的信息，并可作为 AD 的诊断标准。

（七）淀粉样蛋白 PET 和 tau 蛋白 PET 显像

新型 PET 示踪剂可分别描述淀粉样蛋白和 tau 蛋白的沉积情况。这在疑似阿尔茨海默病的情况下最具临床意义，其次为其他神经退行性病变，这是因为从病理上来看，阿尔茨海默病患者的淀粉样蛋白和 tau 蛋白的沉积可能先于临床症状很多年出现。

淀粉样蛋白 PET 和 tau 蛋白 PET 两种技术成熟度不同。

淀粉样蛋白 PET 示踪剂已经上市，并得到了欧洲药物管理局（European Medicinal Agency，EMA）和 FDA 的批准，尽管被纳入了 AD 的诊断标准，但只有少部分医疗保险公司可以对其进行报销。

tau 蛋白 PET 示踪剂是在过去 10 年中开发出来的，目前仍仅用于研究，而且还没有大规模的用金标准病理实验对其进行验证。因此，这些技术目前大多仅应用于前临床研究，但这一情况将在不久的将来得到改变。

（八）神经突触多巴胺能显像

研究多巴胺能突触存在多种示踪剂，表 46-3 总结了主要的分子靶点。

神经突触多巴胺能显像最常用是 DAT SPECT 显像。因此，请阅读以下建议。

（九）要点

- 条件允许时，应尽可能将 MRI 作为神经退行性疾病影像诊断的首选。
- 对于有 MRI 禁忌证的患者，或在经济上或工作流程上存在限制的情况下，CT 可有效代替 MRI。
- DAT 显像已被纳入 PD 和 DLB 的临床诊断标准中。
- FDG PET 显像可作为痴呆鉴别诊断的二线检查方式，尤其是 FTLD。
- 淀粉样蛋白 PET 显像虽然诊断 AD 不具备特异性，并且医保不能报销，但却是一种非常敏感的生物标志物。
- 各种针对 tau 蛋白聚集物的 PET 示踪剂已在临床研究中进行了大规模的测试，但 tau PET 显像尚未成为临床工具。

表 46-2　神经退行性疾病的标准 MRI 成像方案

序　列	目　的	注　释
核心序列		
具有各向同性体素的 3DT$_1$ 和矢状位 / 冠状位 3mm MPR	评估萎缩空间定位，包括海马、脑叶和幕下萎缩	可以进行 MR 体积测量 需要注意的是，磁共振参数必须严格标准化，才能获得磁共振体积测量的可靠结果
T$_2$ 和 FLAIR	评估白质血管病变负荷、梗死和腔隙	首选 3D FLAIR，可抑制 CSF 信号并进行 MPR
DWI	评估急性脑缺血和 CJD，并有助于其他潜在发现的鉴别诊断	DWI 和 ADC 评估急性期缺血，有助于鉴别诊断（如脓肿）
T$_2$*/SWI	评估脑内微出血、皮质铁质沉积（如 CAA）和脑铁沉积异常（如 NBIA）和黑质小体 -1	评价黑质小体 -1 时，首选扫描层厚 < 2mm
其他可选择序列		
T$_1$ Gd	增强扫描可用于已知或怀疑有恶性肿瘤、血管炎、感染的患者	
MR 血管成像	MRA 用于疑有血管源性病变的患者	
ASL	评估脑实质的灌注改变	ASL 低灌注模式与 FDG PET 的低代谢模式一致

MPR. 多平面重组；FLAIR. 液体衰减反转恢复；DWI. 扩散加权成像；CJD. 克雅症；SWI. 磁敏感加权成像；T$_1$ Gd. 钆对比剂 T$_1$WI 增强；ASL. 动脉自旋标记

四、第三部分

（一）结构化报告 – 视觉评分量表

视觉评分量表可用于脑萎缩、微血管病变负荷、脑微出血及黑质小体 -1 半定量评估。最相关的视觉评分量表总结如下。

（二）CT/MRI 上脑萎缩表现

神经退行性疾病图像解释的一个基本方面是对脑萎缩的评估。脑萎缩应指出是全脑还是区域性的，以及是否适龄。

可采用的半定量评分包括：评估全脑皮质萎缩的全脑皮质萎缩量表（GCA 评分），评估局灶性海马和内侧颞叶萎缩的内侧颞叶萎缩视觉评估量表（MTA 评分），评估顶叶萎缩评估量表（Koedam 评分），以及额、前、后颞萎缩的三种评估量表。应仔细检查幕下脑室，以排除 PSP、MSA（尤其是 MSA-C）和 SCA（图 46-2 至图 46-5）。

（三）CT/MRI 血管病变负荷评定量表

除了以上讨论的脑萎缩评估外，还应评估脑白质病变负荷。年轻患者，包括老年患者一些小的点状病变（Fazekas 1 分）都是可接受的。中 – 重度脑白质高信号病变且部分病灶融合（Fazekas 2 分）或 WMH 融合病变（Fazekas 3 分）认为是异常的，一般情况下比点状病变预后差，与诊断其他疾病无关（图 46-6）。

（四）MRI 上的脑微出血评定量表

脑内微出血的数量在 MCI 中是增加的，在 AD 病例中更明显，尽管许多病例不会出现。与高血压相关的 CMB 主要分布在基底节和幕下区的中线区域。相比之下，脑淀粉样血管病和 AD 中的 CMB 通常呈脑叶分布，顶枕叶区域更明显，基底节和小脑幕下区域一般是正常的。

最后，CMB 的存在可能增加淀粉样蛋白相关

表 46-3 SPECT 和 PET 的多巴胺能示踪剂			
靶 点	SPECT 示踪剂	PET 示踪剂	图像采集、影像表现和适应证
突触前多巴胺转运体（DAT）	[123]I- 碘氟烷，最常用示踪剂之一	^{18}F-FE-PE2I，在过去几年得到了广泛的应用	• 在黑质纹状体变性时，摄取减少 • 有关采集请参阅 EANM 流程指南 • DAT 显像现被纳入 PD 和 DLB 的临床诊断标准
神经末梢多巴胺脱羧酶活性		^{18}F-DOPA	• 在黑质纹状体变性时，摄取减少 • 在早期 DAT 密度降低时，其活性会出现代偿性增加
多巴胺神经突触囊泡单胺转运体 2（VMAT2）密度		[11]C 和 [18]F 标记的二氢丁苯那嗪	• 通常在黑质纹状体变性时减少，受代偿性增加（如多巴胺活性）或减少（如 DAT）的影响较少 • 不常规用于临床
多巴胺受体	[123]I- 碘苯甲酰胺（IBZM）是一种商用示踪剂，但很少使用	多种 PET 示踪剂，包括雷氯必利，如 Fallypride [（s）-5- 氟丙基 -N（1- 烯丙基 -2- 吡咯烷基）甲基 -2, 3- 二甲氧基苯甲酰胺]	• 突触后受体密度在 PD 中通常保持不变，而在其他形式的帕金森综合征中则会减少 • 关于图像采集请参阅 EANM 流程指南 • 这类研究的主要局限在于多巴胺能通路靶向药物的敏感性 • ^{123}I-IBZM 是一种商用示踪剂，但很少使用

影像学异常的可能性，主要表现为微出血、含铁血黄素沉积，以及药物治疗后自发的炎症状态。AD、血管疾病和 CAA 中均能观察到 CMB，这些将在本书第 47 章和第 48 章中加以讨论。

在正常衰老过程中的微出血是相对常见的；因此，不止一个支持 AD 的诊断，尤其是当微出血病灶呈脑叶分布时。另外，脑中线区域微出血是（系统性）脑血管疾病的征象。在 CAA 和 CADASIL 中，可发现 > 10 个（或数百个）以脑叶分布为主的微出血（图 46-7 和图 46-8）。

（五）黑质小体 -1 的 MRI 评分量表

黑质小体 -1 是评估 PD 的有效影像标志物，也可为疑似 DLB 患者提供额外的信息。正常情况是，在高分辨率加权像 / 磁敏感加权像上，黑质小体 -1 位于黑质的后 1/3，轴位上表现为条状或者逗号形状的高信号（又称"燕尾征"）。检查一般采用磁敏感加权成像序列，层厚为 2mm 或 1.5～1.6mm，最好使用 3T，也可使用 1.5T（图 46-9）。

（六）自动化 MR 体积测量

自动化 MR 体积评估在研究和临床试验中越来越多地被用作有效的定量指标，尤其是对海马体积的测量。最近海马体积测量也逐渐应用于临床。这也反映了自动化 MR 体积测量的软件工具数量在不断增加。

虽然自动体积测量可以提供定量指标，有助于疾病诊断，也有助于定量的纵向随访，但也存在潜在风险，需要仔细考虑。

如上所述，海马体积存在相当大的正常个体间变异。因此，海马体积小可能是正常的个体间差异。综合 MTA 评分和海马体积测量可能较为有效，因为在先天性海马较小的情况下，可能不存在颞角扩张，因此 MTA 评分较低。先天海马体积较小是否会导致 AD 的发展仍有待确定（图 46-10）。

（七）MR 序列影响

修改 3D T_1 序列的基本 MR 参数会显著和系统地影响 MR 体积测量。因此，严格的 MR 图像采集标准是获得可靠 MR 体积测量结果的基本前提。

（八）影响 MR 体积测量的其他因素

还有其他几个参数可能会系统性地影响自动化

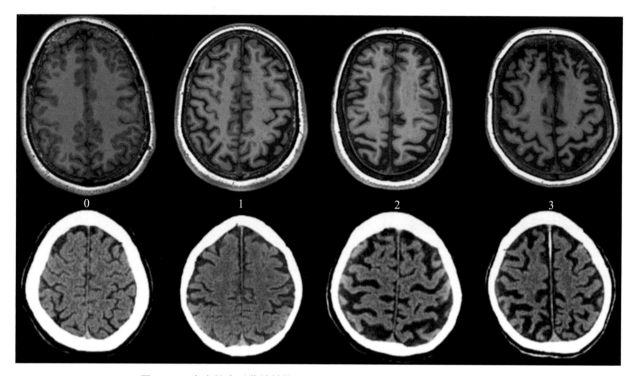

▲ 图 46-2　完全性皮质萎缩轴位 T₁W MRI 评分（上排图）及相应 CT 改变

GCA 量表为全大脑皮质萎缩的平均评分：0 分为无皮质萎缩；1 分为轻度萎缩，脑沟裂增宽；2 分为中度萎缩，脑回体积减小；3 分为重度（终末期）萎缩，"刀刃"萎缩。FLAIR 图像最适合皮质萎缩评分，在某些神经退行性疾病中，脑内特定区域可能不对称或呈现一侧优势。一般来说，GCA 得分为 3 分常提示异常；而对于 75 岁以上者，得分为 2 分可认为是正常（经许可转载，引自 Harper 等，2015 和 Wattjes 等，2009）

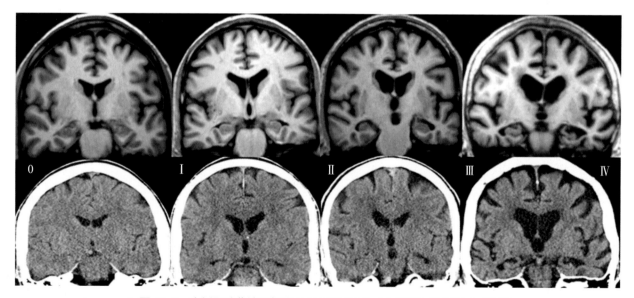

▲ 图 46-3　内侧颞叶萎缩冠状位 T₁W MRI 评分（上排图）及相应 CT 改变

MTA 评分应在斜冠状位上（垂直于海马体长轴）评定。T₁ 加权图像应与脑桥前部通过海马体部层面在同一层，同时需要连续性扫描以获得海马整体的形状。量表评分的依据是脉络膜裂的宽度、侧副沟、颞角的宽度和海马的高度。0 分为无萎缩，海马周围脑脊液间隙几乎可见；1 分为仅有脉络膜裂增宽；2 分为侧脑室颞角及侧副沟增宽；3 分为海马体积中度缩小（高度下降），颞角进一步扩大；4 分为海马体积重度缩小。值得注意的是，诊断异常的 MTA 评分有不同的截断值。推荐 Pereira 等提出的截断值：一般来说，对于小于 75 岁的患者，左右大脑半球的 MTA 平均得分均 ≥ 1.5 分则判定为异常，并且至少一侧大脑半球 MTA 得分最低为 2 分。75 岁以上的患者，MTA ≥ 2.0 分则被认为异常，如左右大脑半球两侧评分都至少是 2 分的情况

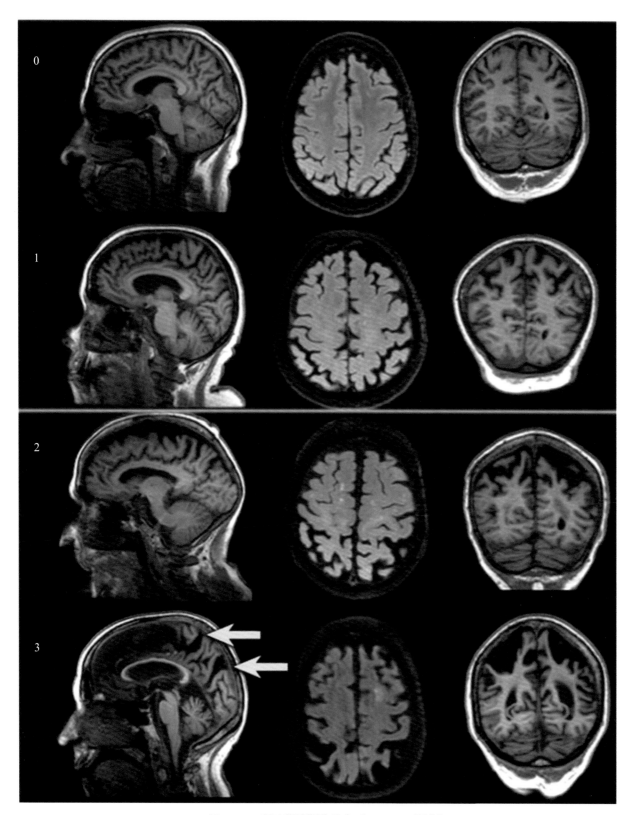

▲ 图 46-4　顶叶萎缩评估量表（Koedams 评分）

从左往右依次为矢状位 T_1W，轴位 T_2 FLAIR，冠状位 T_1W 图像。Koedam 评分量表是从矢状位、冠状位和轴位评估顶叶萎缩的等级。在这些平面上，还可评估后扣带沟、顶间沟增宽及近顶叶萎缩（包括楔前叶）。当不同平面有不同等级评分时，计最高分。0 分为脑沟几乎不可见；1 分为脑沟轻度增宽；2 分为脑回缩小，脑沟明显增宽；3 分为"刀刃"萎缩，脑沟严重增宽（经许可转载，引自 http://www.radiologyassistant.nl/en/p43dbf6d16f98d/dementia-role-of-mri.html）

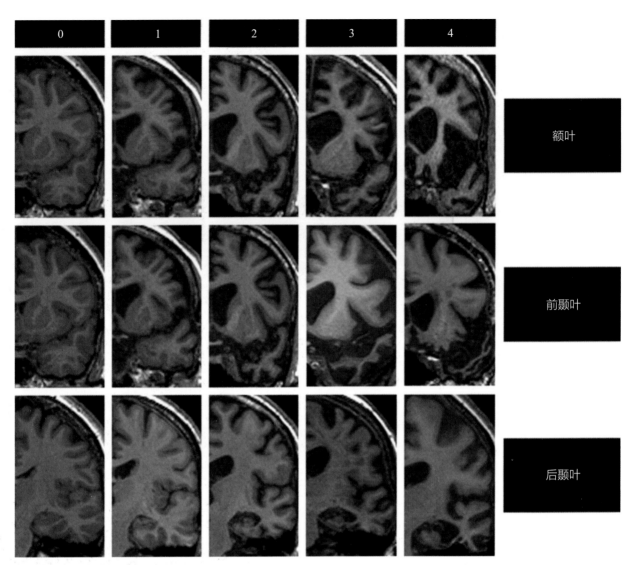

▲ 图 46-5　冠状位 T₁W MRI 额叶和颞叶萎缩评分

值得注意的是，额叶和颞叶萎缩评分很少常规应用于临床，本部分主要为了完善脑萎缩半定量评估方法。在颞极最后层面可评估额颞叶和前颞叶萎缩等级，此层面额颞极和颞极之间无相连，层面内可见额叶和颞叶皮质、白质、基底节和胼胝体。额叶萎缩分级：0 级为外观正常；1 级为眶面或上部内侧额叶皮质轻度萎缩，基底节在侧脑室周围轮廓呈凸形（同正常比较），伴侧脑室轻度扩大；2 级为在任何皮质分区中，脑沟明确增宽或基底节变平坦；3 级为皮质萎缩严重，伴白质萎缩和灰白质分界欠清，基底节呈凹陷状；4 级为皮质萎缩成条带状，基底节视觉上难以分辨。前颞叶分级：0 级为正常；1 级为颞上沟轻度增宽；2 级为颞沟明显增宽；3 级为脑回严重萎缩呈条带状，灰白质不能分辨（颞叶变化无额叶明显，所以 3 级颞叶萎缩程度与 4 级额叶萎缩程度类似）；4 级为颞极呈线性或不可见。后颞叶萎缩是在显示外侧膝状体核最清晰的层面上进行评估。如果外侧膝状体核轮廓不清楚（见于 ±10% 的病例），选择紧靠丘脑内侧突起变平后的层面进行评估。如果 LGN 在相邻层面中显示都较清楚，则取其中靠前的层面。标准层面内包含了海马角结构的海马体、后颞叶皮质和白质、后部颞叶 / 顶叶皮质和白质、丘脑胼胝体和侧脑室（体部和下角）。后颞叶萎缩分级：0 级为正常外观；1 级为侧脑室轻度扩大，形成裂隙状包绕海马前部，颞沟轻度扩大；2 级为侧脑室扩张，伴海马体积轻微缩小，内侧颞回可能萎缩，并伴颞沟增宽；3 级为海马体积缩小，位于明显扩大的颞角尖端内侧，颞沟明显增宽；4 级为海马体极小，颞叶皮质和白质几乎完全萎缩（经许可转载，引自 Harper 等，2015）

MR 体积测量的结果，包括轻度脱水和补液或营养不良。因此，在定量评估脑容量时应考虑这些因素（图 46-11）。

（九）对照组影响

目前许多软件是基于现有的数据集作为参照标准产生的，其中使用最多的是阿尔茨海默病神经影像组织（Alzheimer Disease Neuroimaging Initiative，ADNI）的公共数据集。然而，重要的是要认识到，这是一个排除了所有微血管病变的、具有"超级患者"和"超级对照"的预选数据集。在此数据集年龄段的典型临床人群中，微血管病变导致认知能力下降是非常常见的。因此，将具有一定程度微血管改变的未选个体患者与高度预选对照组进行比较，可能会引起系统性偏倚。

除了应用评分量表或使用体积测量法，在临床实践中，连续随访校准图像及直观地比较脑区容量减少模式也会比较有用。有效时间间隔为1年左右。例如，若在这段时间间隔内检测到双侧海马体积减小，则支持AD的诊断。

（十）参数的联合评估

在典型的神经认知功能减退的MR图像采集过程中，通常会采集多个序列。因此，与单用MR体积测量相比，多个影像学参数相结合可以提高诊断准确性，如将MR体积测量与ASL等其他信息相结合。同样，MR体积测量结果也可以与PET结果、临床数据、神经心理测试、脑脊液等相结合。这一新兴领域将有可能提高未来多参数联合分析的诊断准确性。

（十一）FDG PET评分量表

FDG PET图像是基于对痴呆和运动障碍综合征"典型"低代谢模式的检测（表46-4）。局部脑区病

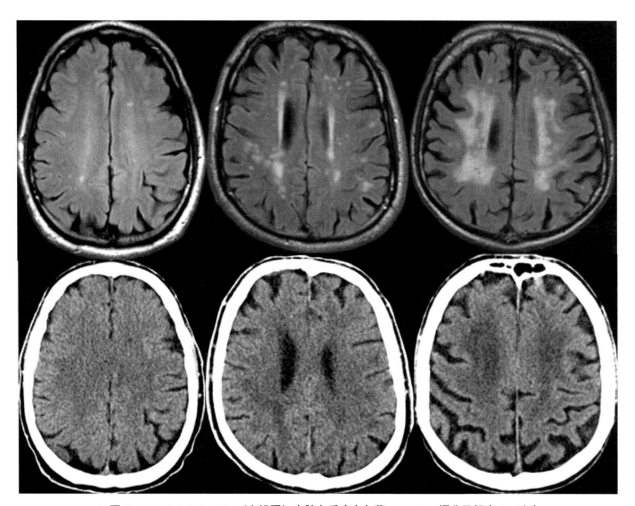

▲ 图 46-6　MRI T₂ FLAIR（上排图）中脑白质病变负荷、Fazekas 评分及相应 CT 改变

Fazekas 评分提供了幕上深部脑白质高信号病变的总体评估（该评分脑室周围部分使用较少）。该评分体系主要基于轴位 FLAIR 或 T₂ 加权图像，但也可利用 CT 扫描图像。Fazekas 评分：0 分为无或单一点状 WMH 病变，1 分为多发点状病变（3 个或以上），2 分为病变开始融合（桥接），3 分为大片融合性病变。一般来说，Fazekas 得分为 1 分可被认为是正常，而得分为 2 分和 3 分则表明存在明显的小血管疾病，3 分在任何年龄都被认为是异常（经许可转载，引自 Wattjes 等，2009）

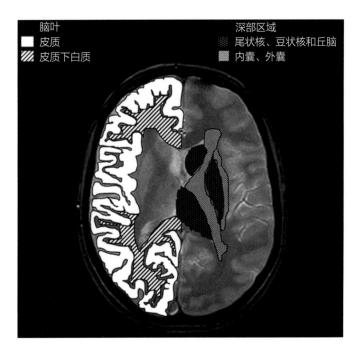

脑叶
□ 皮质
▨ 皮质下白质

深部区域
▨ 尾状核、豆状核和丘脑
▨ 内囊、外囊

◀ 图 46-7　脑微出血 1 级：观察者脑微出血评分量表

在正常的 GRE 序列磁共振图像上，可见脑叶区域和深部区域有所重叠。纯白色表示脑皮质，黑白条纹表示皮质下脑白质，黑底白点区域表示尾状核、豆状核和丘脑核，白底黑点区域表示内囊、外囊。主要在以上区域内评估是否存在确定和不确定的微出血（< 10mm）及其数量（经许可转载，引自 Cordonnier 等，2009）

变之间是相关的，如 AD 中后扣带回皮质和楔前叶的受累，以及 bvFTD 中额眶和额内侧皮质的受累，这些内容将在第 4 章和第 48 章中进一步讨论。

无认知障碍的 PD 患者无明显的影像学特征，但可以检测到后额叶皮质的代谢降低及基底节代谢增加。PDD 患者与 LBD 患者都有相同的弥漫性代谢降低，这可能是由于这两种疾病的基础病理是相同的。

通过使用自动化分析方法，可以显著改进对代谢模式的检测。这些方法将参考范围内（小脑、脑桥、运动皮质）摄取标准化或将整个脑容量整体活动性标准化，然后经过解剖标准化（空间标准化）后，将个体图像纳入正常受试者的图像库进行比较。许多软件包都是为解决此问题而产生的，包括免费软件或商业软件。

这些自动化工具基本上提供了两个输出方法。

• "汇总指标"，提示疾病在特定感兴趣区域的相对量化的数值。这些主要存在于阿尔茨海默病特定的病变区域。这种方法的主要优点是能够提供与特定阈值相关的负 / 正结果。主要的缺点是图像上 "AD 阴性" 可能是正常的，但在其他综合征上可能在呈阳性；图像上 "AD 阳性" 可能在目标区域之外存在异常，这些异常实际上更可能提示另一个疾病（如 DLB）。

• 疾病图谱，经过个体患者体素水平上与参考值的比较获得。这种方法的主要优点是可以检测出不同综合征相关的代谢异常的全部特征。主要的缺点是这些对结果的判断较为主观，并且这些工具与学习曲线相关。图 46-12 所示为一个输出示例，该示例描述了在不同综合征中通过体素分析识别出的典型改变。

总的来说，汇总指标和体素法都可协助可视化影像诊断。

从方法论的角度来看，应严格使用所有方法，确保要分析的单个图像与所用软件的参考数据库有相同的采集和处理数据方式（如注射后间隔时间、重建参数）。

（十二）淀粉样蛋白 PET 评分量表

淀粉样蛋白 PET 图像可以被直观地识别淀粉样蛋白阳性 / 阴性。

针对不同氟标记的淀粉样蛋白示踪剂的二期 / 三期研究中，研究人员根据病理学特征给出了图像解读的方法，详细的描述可见 FDA 和 EMA 相关文件。

图像解读原则较易理解，主要原理是示踪剂在正常情况下仅与脑白质结合，当以小脑的白质 / 灰质对比度为参考时，图像阴性表明全脑白质 / 灰质对比度是正常的（图 46-13）。

患者 ID 号：		出生日期：___/___/_____ MRI检查日期：___/___/___

明确微出血：小、圆、界限清楚，GRE T_2* 上为低信号；2~10mm；T_2 上看不清

微出血鉴别诊断
  – 血管：线性 / 蛛网膜下腔曲线样病灶，通常在皮质或皮质旁（T_2 可见）
  – 苍白球或齿状核钙化：梗死区内对称性低信号（CT 上可见明亮的斑点）
  – 梗死灶出血（T_2、FLAIR 或 DWI 序列以识别梗死）
  – 气骨界面：额叶 / 颞叶交界区（检查 GRE T_2* 序列邻近层面以明确）
  – 小脑边缘的部分容积伪影（检查 GRE T_2* 序列邻近层面以明确）
  – 靠近脑出血（GRE 可见）或梗死灶（T_2、FLAIR 或 DWI 可见）的小出血灶

右		左

		确定的		可能的	
		右	左	右	左
幕下区总计：	脑干（B）				
	小脑（C）				
深部区总计：	基底节（Bg）[a]				
	丘脑（Th）				
	内囊（Ic）				
	外囊（Ec）				
	胼胝体（Cc）				
	深部室周脑白质（DPWM）				
脑叶区[b]总计：	额叶（F）				
	顶叶（P）				
	颞叶（T）				
	枕叶（O）				
	脑岛（I）				
	总计				

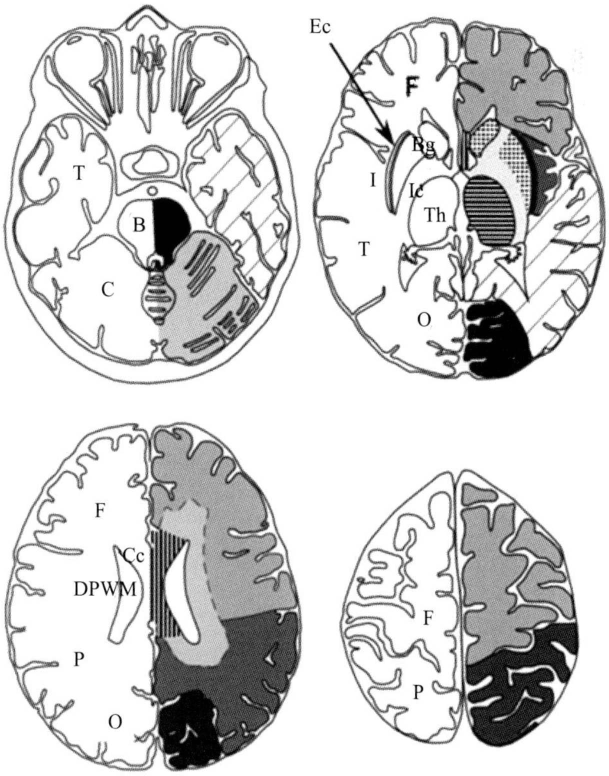

a.（尾状核、豆状核）；b. 脑叶区包括皮质和皮质下白质

▲ 图 46-8 脑微出血 2 级：微出血解剖评分量表

GRE T_2* 加权图像上将 2~10mm 大小的微出血分为"确定的"和"可能的"两类。微出血可分为深部、脑叶和幕下微出血。脑叶区包括皮质和皮质下白质区域（含皮质下 U 形纤维）。深部区域包括基底节、丘脑、内囊、外囊、胼胝体、深部和室周脑白质，幕下区域包括脑干和小脑。所有区域都已在解剖图中展示。确定的和可能的微出血总和即为微出血的总数（经许可转载，引自 Gregoire 等，2009）

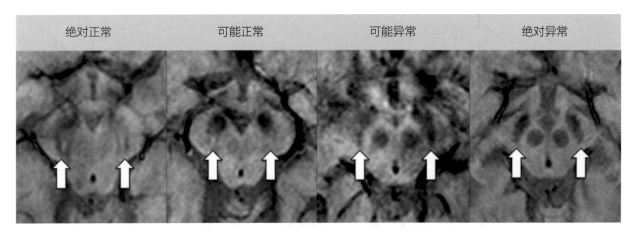

▲ 图 46-9　黑质小体 -1 磁敏感加权成像的视觉评分量表

黑质小体 –1 分级：绝对正常，即双侧黑质小体 –1 清晰显示高信号；可能正常，即双侧可疑高信号；可能异常，即观测可疑高信号消失；明显异常，即双侧明显无高信号（经许可转载，引自 Shams 等，2017）

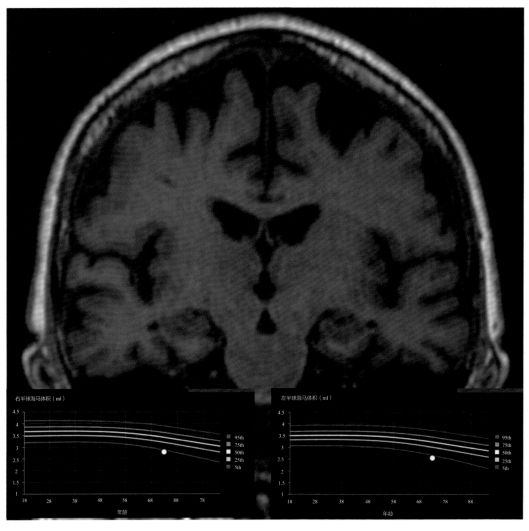

▲ 图 46-10　73 岁女性，综合评估海马体积和 MTA 评分

双侧半球海马体积估计低于 2 个 SD。然而，颞角没有明显的增宽，双侧半球的 MTA 评分为 0 分。结合这些发现，先天的海马体积较小属于解剖变异，而非来自于先前较大海马的萎缩

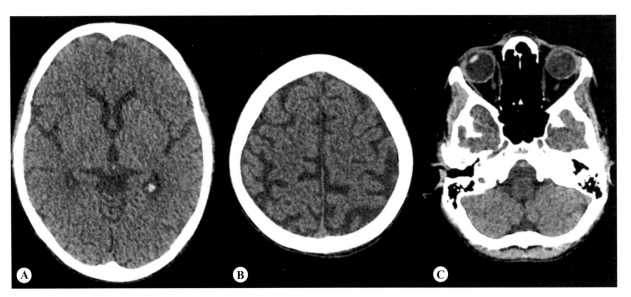

▲ 图 46-11 患有严重厌食症的 36 岁女性，可见明显的脑容量缩小，外侧裂（**A**，轴位 **CT**）和大脑凸面（**B**）脑沟变宽，与年龄不符。注意眶后脂肪萎缩（**C**），并导致眼球内陷。这显然是一个极端的病例，但它说明营养不良可能导致脑容量缩小。营养不良和脱水在老年人中很常见，尤其是痴呆患者，这使得在自动评估脑形态时可能会过度评估脑萎缩程度

	额 叶	颞 叶	顶 骨	枕 骨	基底节 – 丘脑	中 脑	小 脑
AD	正常 / 低	低	低	正常	正常	正常	正常
DLB	正常 / 低	低	低	低	正常	正常	正常
bvFTD	低	低	正常 / 低	正常	正常	正常	正常
PPA	多样（取决于亚型）	左侧大脑半球的下方	多样（取决于亚型）	正常	正常	正常	正常
PSP	低	正常	正常 / 低	正常	正常	正常	正常
CBD	低（不对称）	正常 / 低	低（不对称）	正常	低（不对称）	正常	正常
MSA-C	正常	正常	正常	正常	正常	正常	低
MSA-P	正常	正常	正常	正常	低	正常	正常

表 46-4　典型痴呆和运动障碍综合征中葡萄糖代谢的区域性变化

（十三）淀粉样蛋白 PET 的半定量指标

标准摄取值比率是淀粉样蛋白显像最常用的半定量指标，是预先设定的皮质区域和参考区域（脑桥、全小脑、小脑皮质或白质）之间的标准摄取值比值。

每种示踪剂都有其特定的 SUVR 阈值（图 46-14）。

（十四）tau 蛋白 PET 评分量表

Tau 蛋白 PET 显像尚处于研究阶段，目前暂无确定的图像解读策略。

然而，许多研究已经提出了在不同靶区自动化测量 SUV 的方法，类似于反映尸检 AD 严重程度的"在体"Braak 分期。

这些方法在靶区和参考区域的大小、分析的空

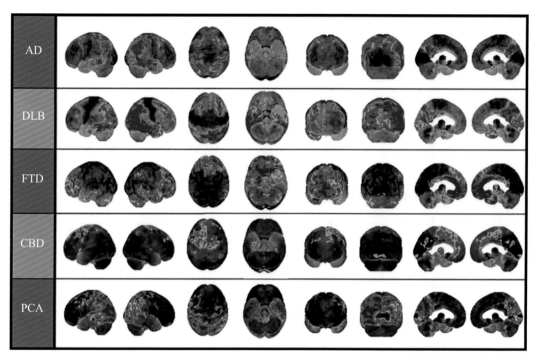

▲ 图 46-12　不同类型痴呆患者 FDG PET 代谢水平的典型改变

表 46-4 列出了典型的低代谢区（经许可转载，引自 Brown 等，2014）

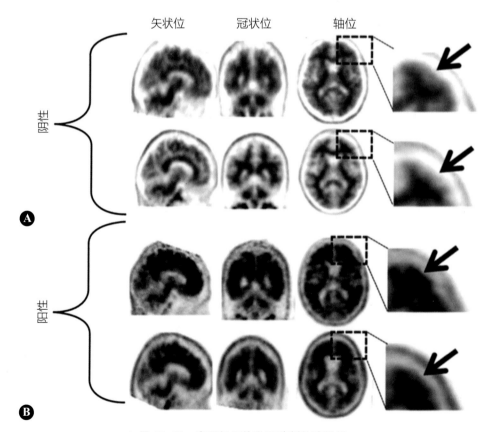

▲ 图 46-13　应用氟贝他吡示踪剂的淀粉样 PET

脑白质可见正常的淀粉样蛋白摄取（A，阴性）。若大脑皮质见淀粉样蛋白 PET 示踪剂摄取，则认为是异常的（B，阳性）。若大脑皮质至少两个区域出现了异常的淀粉样蛋白 PET 摄取，则被认为是病理性的（经许可转载，引自 http://www.ema.europa.eu/docs/en_GB/document_library/EPAR_-_Product_Information/human/002422/WC500137635.pdf）

间（标准空间和个体空间）方面有所不同，目前还没有比较性研究的结果可供参考（图 46-15）。

（十五）DAT 显像的评分量表

[123]I- 碘氟烷 SPECT 最常用的视觉评估方法是基于对纹状体摄取的分析，建议根据 PD 典型病理上的进展进行分级，从壳核的背部到尾状核，其摄取通常不对称。

正常图像能从低背景信号中很好地识别出对称的强信号摄取（图 46-16）；异常级图像 I 级表现为壳核不对称摄取，通常与临床最受影响的一侧相反；异常图像 II 级，表现为明显的双侧壳核摄取减少；异常图像 III 级，相对于背景整体非特异性信号降低，包括尾状核和壳核（图 46-16 和图 46-17）。

五、CT/MRI 报告核查表

1. 排除其他病变

- 占位性病变，如脑膜瘤。
- 梗死 / 创伤后病变。
- 血肿（尤其是慢性硬膜下血肿）。
- 正常压力脑积水。
- 其他外科病理性疾病。

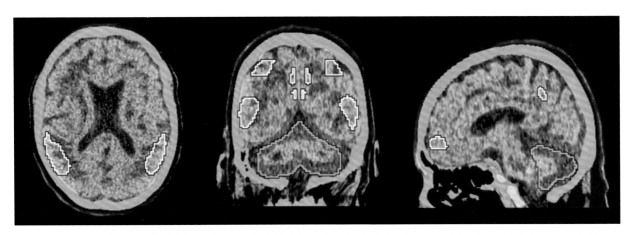

▲ 图 46-14 淀粉样蛋白阳性 PET 示例，以标准化的皮质区域（顶叶、前颞叶、后扣带回皮质、额叶皮质）和整个小脑为参考计算 SUV（标准摄取值）比率

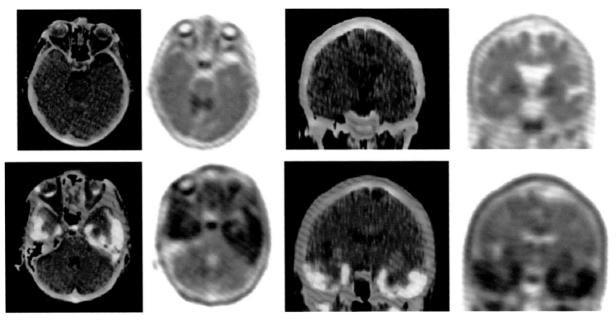

▲ 图 46-15 正常 ^{18}F-AV1451 脑内分布（上排图）和双侧颞叶病理性摄取的扫描（下排图）

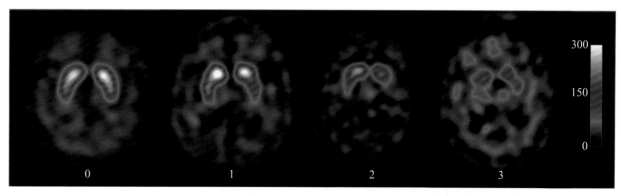

▲ 图 46-16　DAT 图像视觉分级的个例：正常（0）、1 级、2 级和 3 级

影像视觉分析需要半定量评估，通常是计算纹状体结合率，即纹状体的平均计数（减去参考区域枕叶皮质的计数）与参考区域的平均计数的比率。多项研究表明，影像学的半定量测算方法具有增益价值，主要适用于经验较少的医师及在 DAT 整体摄取减少的情况下。有不同软件工具可用于计算 SBR，包括商业软件（如 BASS、DaTQUANT）或学术软件（如 BasGan 及其他）

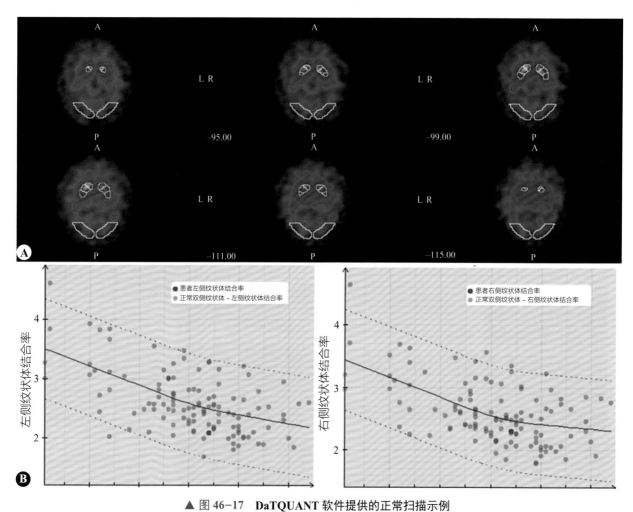

▲ 图 46-17　DaTQUANT 软件提供的正常扫描示例

使用标准化区域（A）获得的左侧、右侧纹状体的 SBR 值与正常值按年龄分布（B）进行对比

2. 萎缩

- 有 / 无萎缩。
  - 全脑皮质萎缩。
  - 萎缩的空间定位优势。
- 颞叶内侧萎缩评分。
- 顶叶萎缩评分。
- 额颞叶萎缩评分（额叶、前颞叶、后颞叶）。
- 不对称萎缩。
- 幕下萎缩（中脑、脑桥、小脑）。

3. 血管病变

- 白质高信号病变负荷评分。

- 腔隙、皮质微梗死。
- 区域性脑梗死。
- 血管病变的大小、位置和血管范围。

4. 微出血

- 是否存在（大多数情况下不会有微出血）。
- 微量出血的定位分布。
  - 脑叶。
  - 中线区（丘脑、基底节、脑干）。
- 周围含铁血黄素沉积病变。

参考文献

[1] Brown RK, Bohnen NI, Wong KK, Minoshima S, Frey KA. Brain PET in suspected dementia: patterns of altered FDG metabolism. Radiographics. 2014;34:684–701.

[2] Dickerson BC, Bakkour A, Salat DH, et al. The cortical signature of Alzheimer's disease: regionally specific cortical thinning relates to symptom severity in very mild to mild AD dementia and is detectable in asymptomatic amyloid-positive individuals. Cereb Cortex. 2009;19:497–510.

[3] Frisoni GB, Boccardi M, Barkhof F, et al. Strategic roadmap for an early diagnosis of Alzheimer's disease based on biomarkers. Lancet Neurol. 2017;16:661–76.

[4] Haller S, Vernooij MW, Kuijer JPA, Larsson EM, Jäger HR, Barkhof F. Cerebral microbleeds: imaging and clinical significance. Radiology. 2018;287:11–28.

[5] Herrup K. The case for rejecting the amyloid cascade hypothesis. Nat Neurosci. 2015;18:794–9.

[6] Jack CR, Knopman DS, Weigand SD, et al. An operational approach to National Institute on Aging-Alzheimer's association criteria for preclinical Alzheimer disease. Ann Neurol. 2012;71:765–75.

[7] Karran E, Mercken M, De Strooper B. The amyloid cascade hypothesis for Alzheimer's disease: an appraisal for the development of therapeutics. Nat Rev Drug Discov. 2011;10:698–712.

[8] McKeith IG, Boeve BF, Dickson DW, et al. Diagnosis and management of dementia with Lewy bodies: fourth consensus report of the DLB consortium. Neurology. 2017;89:88–100.

[9] Muñoz-Ruiz MÁ, Hall A, Mattila J, et al. Using the disease state fingerprint tool for differential diagnosis of frontotemporal dementia and Alzheimer's disease. Dement Geriatr Cogn Dis Extra. 2016;6:313–29.

[10] Scheltens P, Blennow K, Breteler MM, et al. Alzheimer's disease. Lancet. 2016.

拓展阅读

[1] Barkhof F, Haller S, Rombouts SA. Resting-state functional MR imaging: a new window to the brain. Radiology. 2014;272:29–49.

[2] Biller A, Reuter M, Patenaude B, et al. Responses of the human brain to mild dehydration and rehydration explored in vivo by 1H-MR imaging and spectroscopy. AJNR Am J Neuroradiol. 2015;36:2277–84.

[3] Chiotis K, Saint-Aubert L, Boccardi M, et al. Clinical validity of increased cortical uptake of amyloid ligands on PET as a biomarker for Alzheimer's disease in the context of a structured 5-phase development framework. Neurobiol Aging. 2017;52:214–27.

[4] Cordonnier C, Potter GM, Jackson CA, et al. Improving interrater agreement about brain microbleeds: development of the brain observer MicroBleed scale (BOMBS). Stroke. 2009;40:94–9.

[5] Darcourt J, Booij J, Tatsch K, et al. EANM procedure guidelines for brain neurotransmission SPECT using (123)I-labelled dopamine transporter ligands, version 2. Eur J Nucl Med Mol Imaging. 2010;37:443–50.

[6] de Souza LC, Chupin M, Bertoux M, et al. Is hippocampal volume a good marker to differentiate Alzheimer's disease from frontotemporal dementia. J Alzheimers Dis. 2013;36:57–66.

[7] Fällmar D, Haller S, Lilja J, et al. Arterial spin labelingbased

Z-maps have high specificity and positive predictive value for neurodegenerative dementia compared to FDG-PET. Eur Radiol. 2017;27:4237–46.

[8] Garibotto V, Herholz K, Boccardi M, et al. Clinical validity of brain fluorodeoxyglucose positron emission tomography as a biomarker for Alzheimer's disease in the context of a structured 5-phase development framework. Neurobiol Aging. 2017;52:183–95.

[9] Gregoire SM, Chaudhary UJ, Brown MM, et al. The microbleed anatomical rating scale (MARS): reliability of a tool to map brain microbleeds. Neurology. 2009;73:1759–66.

[10] Haller S, Barkhof F. Interaction of vascular damage and Alzheimer dementia: focal damage and disconnection. Radiology. 2017;282:311–3.

[11] Haller S, Zaharchuk G, Thomas DL, Lovblad KO, Barkhof F, Golay X. Arterial spin labeling perfusion of the brain: emerging clinical applications. Radiology. 2016a;281:337–56.

[12] Haller S, Falkovskiy P, Meuli R, et al. Basic MR sequence parameters systematically bias automated brain volume estimation. Neuroradiology. 2016b;58:1153–60.

[13] Harper L, Barkhof F, Fox NC, Schott JM. Using visual rating to diagnose dementia: a critical evaluation of MRI atrophy scales. J Neurol Neurosurg Psychiatry. 2015;86:1225–33.

[14] http://www.radiologyassistant.nl/en/p43dbf6d16f98d/demen tia-role-of-mri.html

[15] http://www.springer.com/de/book/9783642008177

[16] Jack CRJ, Knopman DS, Jagust WJ, et al. Hypothetical model of dynamic biomarkers of the Alzheimer's pathological cascade. Lancet Neurol. 2010;9:119–28.

[17] Jovicich J, Marizzoni M, Sala-Llonch R, et al. Brain morphometry reproducibility in multi-center 3T MRI studies: a comparison of cross-sectional and longitudinal segmentations. NeuroImage. 2013;83:472–84.

[18] Mak HK, Qian W, Ng KS, et al. Combination of MRI hippocampal volumetry and arterial spin labeling MR perfusion at 3-tesla improves the efficacy in discriminating Alzheimer's disease from cognitively normal elderly adults. J Alzheimers Dis. 2014;41:749–58.

[19] Pereira JB, Cavallin L, Spulber G, et al. Influence of age, disease onset and ApoE4 on visual medial temporal lobe atrophy cut-offs. J Intern Med. 2014;275:317–30.

[20] Petersen RC. Alzheimer's disease: progress in prediction. Lancet Neurol. 2010;9:4–5.

[21] Postuma RB, Berg D, Stern M, et al. MDS clinical diagnostic criteria for Parkinson's disease. Mov Disord. 2015;30:1591–601.

[22] Shams S, Fällmar D, Schwarz S, et al. MRI of the swallow tail sign: a useful marker in the diagnosis of Lewy body dementia. AJNR Am J Neuroradiol. 2017;38:1737–41.

[23] Tomlinson BE, Blessed G, Roth M. Observations on the brains of non-demented old people. J Neurol Sci. 1968;7:331–56.

[24] van de Pol LA, Hensel A, van der Flier WM, et al. Hippocampal atrophy on MRI in frontotemporal lobar degeneration and Alzheimer's disease. J Neurol Neurosurg Psychiatry. 2006;77:439–42.

[25] Van Laere K, Varrone A, Booij J, et al. EANM procedure guidelines for brain neurotransmission SPECT/PET using dopamine D2 receptor ligands, version 2. Eur J Nucl Med Mol Imaging. 2010;37:434–42.

[26] Wattjes MP, Henneman WJ, van der Flier WM, et al. Diagnostic imaging of patients in a memory clinic: comparison of MR imaging and 64-detector row CT. Radiology. 2009;253:174–83.

第 47 章　正常脑老化的神经影像学
Neuroimaging in Normal Brain Aging

Meike W. Vernooij　Frederik Barkhof　**著**

陈艳春　张　薇 **译**　盛　洁　唐春香 **校**

摘　要

在临床神经影像学中评价与年龄相关的神经系统疾病时，对于"正常"脑老化及其相关变化的背景认识是非常重要却常被忽视的。应用于评估神经退行性疾病的影像学手段还用于提示各种"正常"衰老的脑改变，如脑萎缩、白质高信号、无症状脑梗死、脑微出血、血管周围间隙扩大和铁沉积。本章描述了"正常"脑老化的影像学中典型的脑结构变化，包括临床神经影像学在常规实践中用以识别异常病变的实用指南。

关键词

脑老化；脑萎缩；白质高信号；脑梗死；微出血；铁沉积

一、"正常"衰老的大脑

在无神经系统疾病的老年人尸检报告中可见不同程度的斑块、神经纤维缠结、路易体和神经元丢失。这些病理改变也是神经退行性疾病的特征，但在这些疾病中，这些特征大量存在并集中于特定区域。这些病变是由什么引起的？是"正常"衰老、病理改变，还是神经退行性变的前兆，目前还不甚清楚。衰老在多大程度上影响大脑功能也尚不清楚，如认知功能障碍等症状通常与病理改变也并不一致。几乎所有的老年大脑都表现出与神经退行性变密切相关的特征变化，这引出了一种假设，即正常的大脑衰老和神经退行性疾病是连续一体的，而病理性的神经退行性变可能会加速衰老。虽然这可能是一个过于简化的观点，但事实是，在正常衰老和神经退行性疾病的大脑病理状态之间有诸多重叠之处，而对大脑衰老变化的了解也是评估神经退行性疾病必不可

少的。

大脑老化是受到了一系列生理过程的影响，包括细胞老化、基因控制、环境和生活方式的影响。这些因素的总和使得大脑老化存在个体差异，有些人比其他人表现出更"成功的老化"。"成功老化"的定义差异很大，可以包括身体健康、幸福感、生活满意度和社会活动等。但是，"成功老化"最常见、最重要、最受重视的特征是认知能力不受损害。老年人的认知能力存在相当大的异质性，部分原因很可能是大脑结构的差异。这与脑容量更大且没有血管病变的人认知能力更高或有更"成功"的认知老化的观点是一致的（图 47-1）。目前正在进行大量研究，以了解这些影响衰老过程及其功能后果差异的生物学基础。例如，（主动的）认知储备和（被动的）大脑储备等概念是最近才出现的。有大量的证据表明，包括遗传、生活方式和环境因素在

内的多种因素都会影响大脑老化的过程。下文将描述影像学所见衰老过程中的典型大脑结构变化。

关于脑老化的实用观点

- 老化的大脑表现出与神经系统退行性改变密切相关的特征性变化。
- 成功认知老化的原因部分是因为发生脑萎缩概率较低，并且没有血管源性病变，这些可能是受到遗传、生活方式和环境因素的影响。

二、脑萎缩

目前研究普遍表明，在认知健康的老年人中，脑容量随着年龄的增长而下降，与年龄相关的容量缩小早在 30 岁时就开始出现（每年减少总脑体积的 0.2%），并在 70 岁后加速，可达每年损失总脑容量的 0.5%（每 10 年 5%）。横断面和纵向影像学研究表明，大脑总容量的这种损失是由灰质和白质萎缩引起的，后者随着年龄的增加而呈指数下降（图 47-2）。在 75 岁时，大脑体积减少大约 10%，肉眼很容易察觉到。灰质的丢失被认为是神经元细胞死亡的部分原因，但也是神经元萎缩的原因。白质体积减少被认为是髓鞘丢失、轴突变性和亚临床血管缺血事件的结果。大脑萎缩的程度并不是在所有脑区都相同，额叶和顶叶比颞叶和枕叶受到的影响更严重。一般说来，灰质丢失在眼眶和额叶下部、扣带回、岛叶、顶下叶区域最为明显，而内侧颞叶区域的灰质丢失程度较小，而这些区域白质的变化更为普遍。尽管存在脑容量变化的人群通常是无症状的、非痴呆的，但这种脑容量减少一直与认知功能的变化及（亚临床）认知退化有关。

这种年龄相关性脑萎缩是临床神经影像学实践中一个重要而经常被忽视的现象。中老年人的影像报告可能包含"与年龄相符的脑容量减少"这样的描述，但如果没有绝对的量化，很难评估特定年龄和性别的"正常"甚至"预期"表现是什么，特别是在评估局部脑萎缩或亚结构水平脑萎缩时。随着图像分析算法的进展，已经实现个体水平扫描上执行全自动化的组织和结构量化，并能够将这些与标准数据库进行比较，以便辅助日常影像学评估（图 47-3）。

实际情况中在没有容积测量条件下，可根据第 46 章介绍的标准视觉评分量表将图像转化为"正常"与"异常"。对于全脑萎缩，可采用 GCA 量表，若有明显不对称或局灶性脑萎缩，应视为异常。一般来说，GCA 得分为 3 分视为异常，而对于 75 岁以上的人，2 分则被认为是正常。

与大脑的其他结构测量结果相似，海马体的

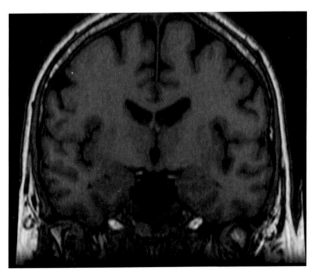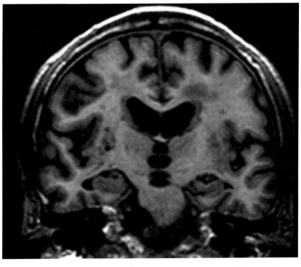

▲ 图 47-1　年龄相近的两位受试者（均为男性，78 岁）的冠状位 T_1 加权图像，分别展示了相比之下更成功的（左侧）与不成功的脑老化（右侧）

右侧扫描图像可见脑沟增宽、脑室增大，以及海马高度降低，所有这些都提示大脑整体和局部萎缩。尽管有这些不同，但两位受试者的认知都是正常的

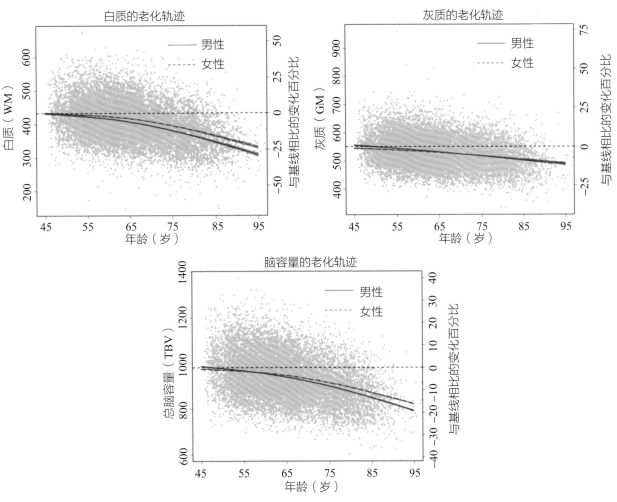

▲ 图 47-2　脑容量随年龄增长而减少，图中所示分别为男性和女性的总脑容量、灰质体积和白质体积［基于鹿特丹人口研究中 4000 多名老年受试者的数据（引自 Ikram 等，2010）］

体积会随着年龄的增长而减小，尽管个体的认知能力可能保持"正常"。由于海马体萎缩是阿尔茨海默病影像学的重要标志（见第 1 章），因此，正常和异常的概念在影像学实践是很重要的。75 岁之前，异常内侧颞叶萎缩（MTA）评分的平均临界值为≥ 1.5，也就是说，一侧得分≥ 2 分者为异常。在 75 岁以上的人群中，两边 MTA 得分均≥ 2 分（即平均≥ 2.0 分）者为异常。

关于脑萎缩的实用观点

- 70 岁以后的平均脑容量损失为每年 0.5%（每 10 年 5%）。
- 基于参考数据的自动容量分析有助于区分正常和异常脑萎缩，但参考数据需规范。
- 在视觉评级方面，不对称和局灶性脑萎缩应被认为是异常的，所有 GCA 评分为 3 分（"刀刃"

脑萎缩）或 < 75 岁 GCA 评分为 2 分者（明显脑回萎缩）均为异常。

- 75 岁以下者，一侧大脑半球 MTA 得分≥ 2 分为异常，而 75 岁以上者，两侧大脑半球 MTA 得分均≥ 2 分为异常。

三、白质高信号

白质高信号（white matter hyperintensities，WMH）在 MRI 上表现为 T_2WI 和液体衰减反转恢复序列上高信号，在 CT 上表现为低密度区，在老年人中非常常见（图 47-4）。由于白质高信号与血管性因素和血管事件密切相关，因此主要是由血管起源的病变引起，特别是小血管疾病导致的髓鞘丢失，尽管确切的潜在机制仍不清楚。

社区研究表明，45 岁以后，只有 5%～10% 的

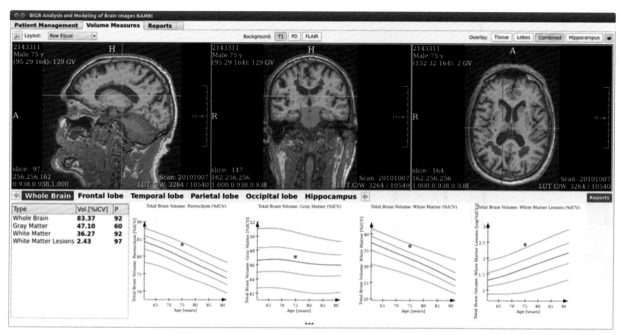

▲ 图 47-3 显示脑组织容量计算结果的截图示例，以及在评估个体脑萎缩中参考曲线的应用

人完全没有 WMH，而且其存在和数量随着年龄的增长而急剧增加。在过去的几十年里，越来越多的证据表明，高负荷的 WMH 会造成较严重的临床后果。大量的观察性研究已经提供了令人信服的证据，证明 WMH 与脑卒中、痴呆症、认知功能障碍（特别是执行功能和信息处理速度）、步态障碍和跌倒及抑郁症的风险有关。来自欧洲多中心合作的脑白质疏松和残疾（LADIS）研究的数据显示，轻度、中度和重度 WMH 患者 1 年发展为功能性残疾的风险分别为 9%、15% 和 26%。所有这些研究结果均表明，WMH 是脑小血管疾病的一种表现，并非无害，特别是当体积较大时。

在日常临床实践中，可应用标准化的影像学评分量表进行评估，如图 47-6 所述的 Fazekas 分级标准。虽然放射 - 病理相关性研究表明，与组织病理学相比，在脑室周围区域，放射科医生倾向于高估 WMH 的数量，而在皮质下区域易低估 WMH 的数量，但由于使用方便，该量表显示出非常高的读者内和读者间的可靠性。

一般来说，Fazekas 评分为 1 分为正常，而评分 2 分和 3 分则表明存在小血管疾病。3 分在任何年龄段都是异常的，提示存在大量病理性白质（＞ 25%），有助于血管性痴呆的临床诊断，可出现在额叶和顶叶。

在过去的 10 年中，人们越来越认识到可见的白质高信号只是潜在脑白质病变的冰山一角。扩散张量成像技术能够量化细微结构的完整性，能可靠显示出更早和更小的脑白质病变。DTI 指标，如分数各向异性和平均扩散率，被证明与认知、脑卒中和痴呆症等独立相关，即使在考虑到白质的宏观结构变化后也是如此。这表明白质的测量完整性反映了更细微和更早期的脑白质病变。然而，由于量化的本质和缺乏参考值，这些指标还未进入临床实践。

白质高信号在 CT 上表现为双侧、斑片状或弥漫性低密度区，在 FLAIR 或 T_2 加权磁共振上表现为高信号。常见部位包括脑室周围白质和半卵圆中心 / 皮质下白质。

关于白质高信号的实用观点

- 几乎每个年龄 45 岁以上的人都有一个或多个（点状）WMH。
- Fazekas 评分为 2 分或 3 分提示存在小血管疾病。

四、无症状性脑梗死：腔隙、皮质微梗死和小脑梗死

无症状性脑梗死在无症状的老年人中非常常

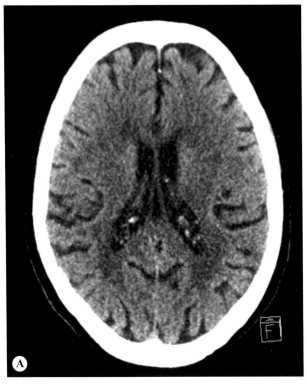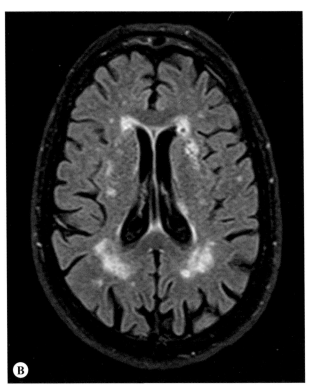

▲ 图 47-4　WMH 在 CT（A）和液体衰减反转恢复 MRI 上的表现（B）

见，患病率为 8%～28%，并且随着年龄的增长而增加，是临床上脑卒中患病率的 5 倍。

这些梗死灶大多是基底节或深层脑白质的腔隙（图 47-5），可能是由潜在的高血压小血管疾病或小栓子引起的。扩张的血管周围间隙常类似于腔隙性脑梗死，但其大小（通常＜3mm）、形状（圆形或线形）和位置（前连合周围的下基底节区域）可与腔隙性脑梗死鉴别。

经影像及病理研究证实，小的皮质梗死（＜15mm）和皮质微梗死常见于无症状的老年患者（图 47-6）。

最后，小的楔形脑梗死（＜2cm）（图 47-7）是公认的最常见的（高达 11% 的个体）独立影像学特征。虽然以前被认为是分水岭梗死，但最近的观点认为，这些小脑梗死是由末端动脉闭塞引起的。这些小脑梗死最常累及后叶，主要发生在皮质灰质。

虽然根据定义，无症状的梗死没有明显的临床症状，但已有确切的证据表明，它们与身体和认知功能的细微缺陷有关。此外，无症状梗死的存在，包括腔隙和微梗死，会使脑卒中和痴呆症的风险增

加 1 倍以上，特别是当存在多个病变时。

无症状性脑梗死的实用观点

* 除腔隙性脑梗死外，老年脑内还经常出现皮质微梗死和小脑梗死。
* 这些无症状的脑梗死，尽管在老年受试者中非常常见，但这些梗死使脑卒中和痴呆症的风险增加 1 倍以上，应该被认为是小血管疾病的征兆。

五、血管周围间隙扩大

尽管大脑缺乏淋巴管，但有证据表明，大脑是通过血管系统周围的空腔清除废物的，所谓的血管周围间隙（Virchow-Robin 间隙）。这种废物清除系统也被称为淋巴系统，是分配葡萄糖、脂质和生长因子等化合物的一种方式。随着年龄的增长、神经退行性疾病和脑血管疾病，这些微小的血管周围间隙可以变大，显示结构的 MRI 序列上可见这种变化，并且可以量化。目前流行的假说，血管周围间隙扩大是由于脑动脉由于血管病变搏动性降低，导致间质液清除障碍。

血管周围间隙扩大（enlarged perivascular space，

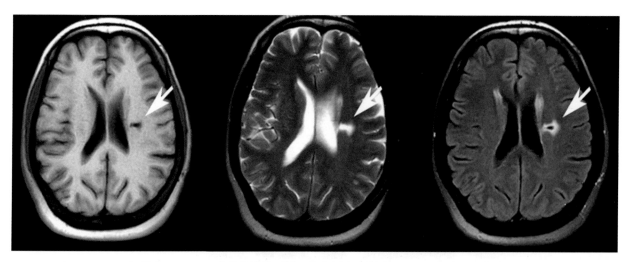

▲ 图 47-5　MRI 上的腔隙灶（箭，从左至右分别为 T_1W、T_2W、FLAIR）

腔隙灶的特点是病变 >3mm 和 <15mm，所有序列的信号强度与 CSF 相似，通常在 FLAIR 上有胶质增生的边缘（高信号），边缘不清楚（增大的血管周围间隙没有胶质增生，边界清晰，通常更接近大脑动脉环）

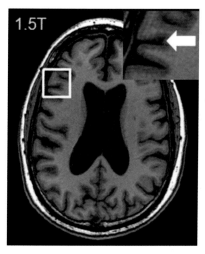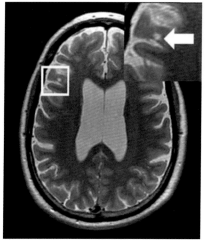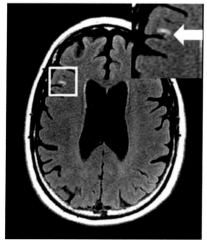

▲ 图 47-6　皮质微梗死

T_1W、T_2W 和 FLAIR 图像，显示皮质灰质内有小范围的脑组织确实并伴有胶质增生（箭，插图显示放大视图）。皮质微梗死最早是在病理和高场（7T）核磁共振检查中被发现的，但现在也可以通过 3T 甚至 1.5T 的 MRI 来评估（图片由 Dr. Saima Hilal，Erasmus MC Rotterdam，NL 提供）

ePVS）的脑区通常是基底节下部（前连合周围）、半卵圆中心、中脑和岛叶下部（图 47-8）。基底节区明显增大的血管周围间隙也称为"筛板样小空腔"（图 47-9），并且通常与融合的白质高信号共存。有研究描述了 ePVS 一些疾病脑内分布的差异，如在脑白质 / 半卵圆中心发现 ePVS 提示脑淀粉样血管病，而在基底节区发现 ePVS 提示存在高血压性动脉病。尽管 MRI 上血管周围间隙增大的临床意义仍然存在争议，但越来越多的研究称 ePVS 与其他小血管疾病标志物有关，ePVS 也增加了脑卒中、痴呆和认知能力下降的风险。

与缺血性的腔隙灶相比，ePVS 通常缺乏周围的胶质增生，界限更清晰，可以有气球效应，有时可以见穿行的血管（图 47-10）。然而，当 ePVS 表现不够典型时，诊断会出现困难，应该注意不要认为不对称的 ePVS 即是腔隙。例如，有时会出现广泛的胶质细胞增生或周围水肿，尤其是位于颞叶前部的巨大 ePVS（图 47-10）。

由于评级量表标准和 ePVS 的自动量化标准的缺乏使相关研究也受到了阻碍，但 ePVS 可能在大

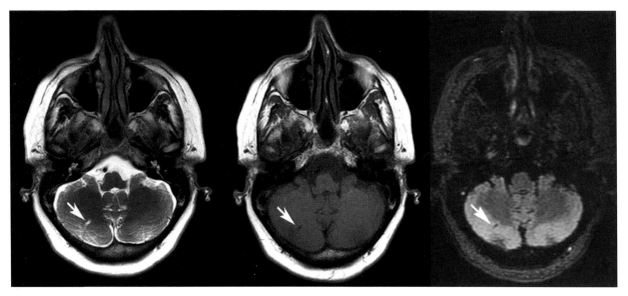

▲ 图 47-7　T₂W、T₁W 和 FLAIR 图像上的右侧小楔形小脑梗死（箭）

请注意，这些小的病灶在 FLAIR 上很难被看到，并且几乎没有对应的胶质增生

脑中大量而广泛地存在。自动化体积测量方法的发展可能会对这些病变有更多的了解。

关于 ePVS 的实用观点

• ePVS 多见于基底节、半卵圆中心、中脑和岛叶下部。

• 颞叶前部巨大的血管周围间隙可能伴有周围水肿或胶质增生，不会造成临床不良后果。

六、脑微出血

微出血在 T₂WI 序列上表现为低信号局灶性病变，易受血液分解产物的顺磁性影响（图 47-11），其被认为是由受损的小血管引起的小的慢性出血。微出血检测指南将其描述为对 T₂* 序列敏感的除钙化或静脉脱氧血外的小面积信号空洞，并伴有"晕染"（T₂* 上的信号空洞大于 T₂ 自旋回波序列）。过去几十年的大型临床研究证实，磁敏感加权成像技术揭示了脑微出血在衰老的大脑中是一种常见的发现。健康老年人群队列脑微出血患病率估计为 5%～30%，患病率随着年龄的增长而增加，但磁场强度的不同也限制了 MRI 上人群之间结果的比较或汇总。

脑微出血已确定最重要的危险因素为年龄、男性、高血压、载脂蛋白 E4、抗血栓药物，以及存在脑小血管疾病其他影像学特征。与 ePVS 一样，脑微出血的分布反映了潜在血管病变的类型。脑叶微出血，特别是多发及严格意义上脑叶微出血（位于脑叶皮质 - 皮质下交界处的微出血），被认为是由淀粉样血管病引起的；而深层微出血（基底节、丘脑、脑干、小脑）反映的则是高血压性动脉病变。脑叶微出血与脑淀粉样血管病之间的联系已经得到淀粉样蛋白显像证实，有微出血的神经系统健康受试者表现出与微出血部位相对应的更高的淀粉样蛋白沉积。然而，还缺乏直接的组织病理学证据。

在高达 30% 的无症状老年人中，脑部成像上可见微出血，其中大多数仅有一个或几个微出血，并且这些微出血的临床后果是不确定的。越来越多的证据表明，多发性（尤其是 5 次以上）微出血与脑卒中（缺血性和出血性）和痴呆症的风险增加有关。这些联系独立于小血管疾病的其他影像学特征，表明微出血可能更严重的小血管疾病影像学特征。此外，一直以来对于多发微出血患者的抗血栓药物和溶栓治疗的安全性也存在争论。

微出血的大小和数量在很大程度上取决于技术参数，如场强和使用的磁共振成像序列（T₂* 与磁敏感加权成像），这点是很重要的（图 47-12）。因此，设计具有阈值标准的指南作为指导临床决策的基础具有挑战性。一般来说，大脑任何位置单个微出血都被认为与临床无关。然而，根据波士顿标

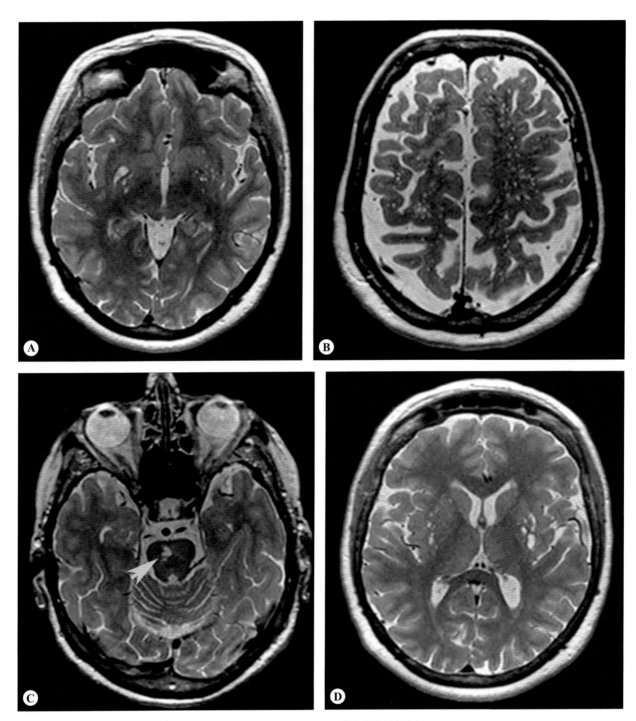

▲ 图 47-8　MRI 显示血管周围间隙增大

T₂WI 图像显示基底节区（A，红箭头）、半卵圆中心（B）、中脑（C，黄箭头）和岛叶下部（D，蓝箭头）血管周围间隙增大。ePVS 的影像表现是跟随脑内穿行血管的线样或裂隙样腔隙，密度同蛛网膜下腔

准，55 岁以上者在严格意义上的脑叶部位出现多个（2 个或 2 个以上）微出血，而无其他微出血原因（例如以往放射治疗、头部外伤），则考虑为"脑淀粉样血管病可能"，也可能是阿尔茨海默病。同样，在脑深部或脑干有多个微出血应考虑到高血压性动脉病。小脑微出血可发生在淀粉样脑血管病或高血压，因此对两者的鉴别诊断没有意义。

　　脑微出血的实用观点
- 脑叶、深层或小脑微出血在老年时经常发生（高达 30%）。

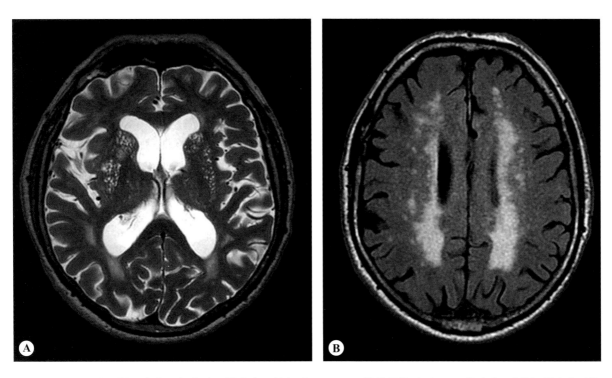

▲ 图 47-9　86 岁男性，患有已知的脑血管疾病和认知障碍。T$_2$WI 轴位图像（A）显示基底节（"筛板样小空腔"）血管周围间隙明显增大，FLAIR 图像（B）显示同时存在融合性 WMH

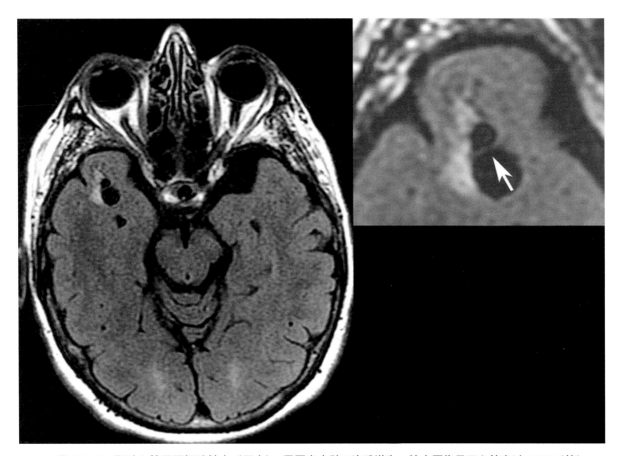

▲ 图 47-10　颞叶血管周围间隙扩大（巨大），周围有水肿 / 胶质增生。放大图像显示血管穿过 ePVS（箭）

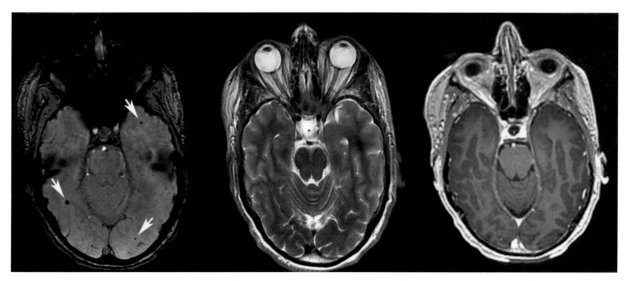

▲ 图 47-11　**72 岁患者的影像图，从左往右依次为磁敏感加权成像、T₂W 和 T₁W 对应图像**
磁敏感加权图像中可见与微出血（箭）一致的低信号病灶，常规 T_2W 和 T_1W 图像上不可见

- 微出血检测很大程度上依赖于场强和脉冲序列等技术因素，这限制了微出血计数和临床相关性的阈值标准的制订。
- 一般来说，单个微出血灶被认为是无意义的，而多个微出血灶则增加了脑淀粉样血管病（当位置严格地位于脑叶）或高血压性动脉病（当位于深部或脑干）的可能性。

七、铁沉积

铁是维持正常大脑功能所需的重要元素，这在很大程度上是因为它在线粒体中合成三磷酸腺苷，也是合成髓鞘的主要底物。然而，铁也有氧化特性，非血红素铁在脑组织中的积累可能会通过炎症和氧化促进神经退化。衰老的个体铁含量最高的部位为基底节，尤其是苍白球。其他常见的部位有红核、黑质和齿状核。由于非血红素铁具有明显顺磁性特征，T_2^* 加权 MR 序列上可见这些位置的铁沉积呈明显的低信号（图 47-13 和图 47-14）。

早在 20—30 岁，深部灰质核中非血红素铁就开始积累，并随着年龄的增长而稳步增加，一直持续到 80 岁。铁沉积是血脑屏障或细胞水平的铁稳态改变引起的，并非由饮食摄入量的变化引起。

铁负荷的可视化评估依赖于如序列特征和场强等技术因素，因而受到限制。因此，根据绝对量化的参数将逐渐取代视觉判断铁沉积是否"正常"。

多种方法可定量测定体内的铁含量。通常利用基于测量横向弛豫速率（R2）延长的方法，如定量磁敏感图。这些新技术可显示神经退行性变、代谢功能障碍和氧化应激中的铁沉积。

在对老年个体的纵向研究中，纹状体中较高的铁含量与 2 年后这些区域的萎缩有关，这也潜在引起了神经退行性改变。到目前为止，影响老年个体铁沉积的因素包括年龄、高血压、体重指数和吸烟。

横断面研究表明，高负荷铁沉积与记忆力差有关。尽管如此，尚缺乏支持这种联系的纵向数据或与这种联系相矛盾。综上所述，脑铁含量可能是个体即将衰老的相关生物标志物，甚至可以预示疾病风险的增加。然而，与年龄相关的铁含量在受试者之间存在显著差异，其对认知能力下降的影响及个体铁含量变化的决定因素仍有待阐明。

关于铁沉积的实用观点

- 衰老过程中铁沉积最早开始于 20—30 岁，以苍白球最多见。
- 高负荷铁沉积可潜在引起神经系统退化，利用 T_2 成像可更加清晰量化绝对铁负荷。
- 由于个体间的差异很大，没有简单的指南来定义异常的铁沉积。

八、颅内动脉钙化

大脑供血动脉的钙化非常普遍，并且随着年龄

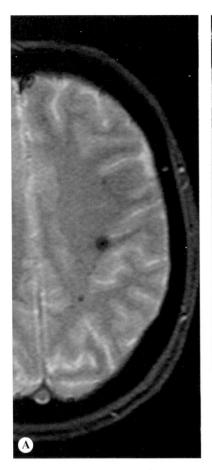
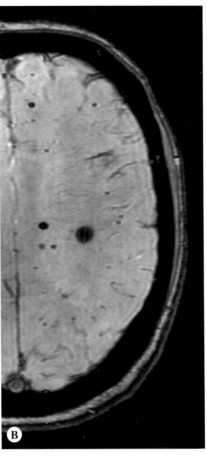

◀ 图 47-12　65 岁患者的影像图，显示不同扫描技术参数对微出血检测的影响

A. 1.5T 常规二维梯度回波序列；B. 3T 三维磁敏感加权序列，可见左侧大脑半球多发微出血，但 3T 磁敏感加权序列可见更多微出血灶

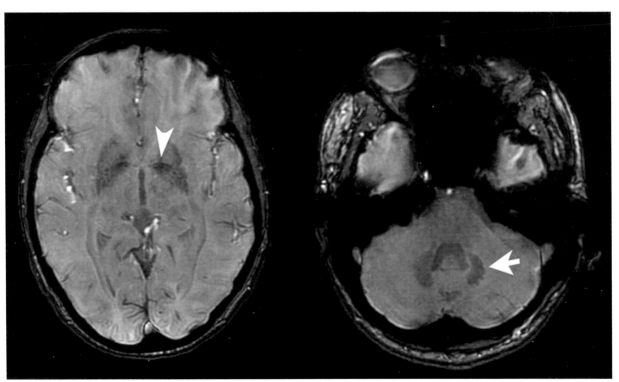

▲ 图 47-13　46 岁女性，正常认知状态。磁敏感加权图像（1.5T）显示苍白球（白箭头）和齿状核（白箭）内的正常铁沉积

的增长患病率逐渐增加。到目前为止受钙化影响最大的位置是颈内动脉的颅内段（即颈内动脉虹吸段）（图 47-15），尽管不同种族 60 岁或 60 岁以上的人群颅内颈动脉钙化患病率存在显著差异，但其总体人群患病率约为 80%。80 岁以上者，患病率接近 95%。

一般来说，钙化反映了可能存在的动脉粥样硬化疾病。有趣的是，最近的发现表明，在颅内动脉内弹性膜也常出现钙化，可能反映了一种不同于动脉粥样硬化的疾病过程（图 47-16）。对这些不同病理的存在和共存仍缺乏广泛的见解。

颈内动脉颅内段钙化的临床重要性最近才被证实。颈内动脉颅内段钙化的存在，更重要的是钙化的数量与更高风险的脑卒中和痴呆有关。重要的是，就脑卒中风险的贡献而言，颈内动脉颅内段钙化的存在和数量比颈内动脉颅外分叉处动脉粥样硬化更为重要。

1. 老化大脑的影像学检查报告核查表
- 脑萎缩：报告 MTA、GCA 评分及任何脑叶萎缩类型，以及任何不对称表现。

- 不对称和局灶性脑萎缩为异常，所有 GCA 评分为 3 分（"刀刃"萎缩）及 75 岁以下 2 分者也为异常。
- 在 75 岁以下者，MTA 评分为 2 分或一侧大脑半球大于 2 分为异常；而在 75 岁以上者，两侧均≥ 2 分为异常。
- WMH：报告 Fazekas 评分，正常者≤ 1 分；Fazekas 评分为 2 分或 3 分，表示可能存在小血管疾病。
- 是否存在腔隙性梗死、皮质（微小）梗死、小脑梗死。
- 血管周围间隙明显扩大（基底节、半卵圆中心、中脑、岛叶下部）。"筛板样小空腔"一般均为异常。
- 微出血数量和位置（脑叶与中线区域）。注意场强和脉冲序列的影响。
- 铁沉积，注意场强和脉冲序列的影响。

2. 正常老化时的影像学报告示例（图 47-17）
临床指征和问题：77 岁男性，主诉健忘。异常

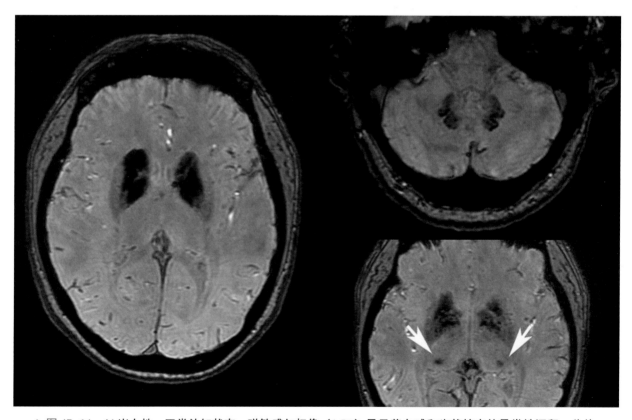

▲ 图 47-14 **44 岁女性，正常认知状态。** 磁敏感加权像（**1.5T**）显示苍白球和齿状核内的异常铁沉积。此外，在枕骨（箭）可见铁沉积，这在正常衰老中并不常见

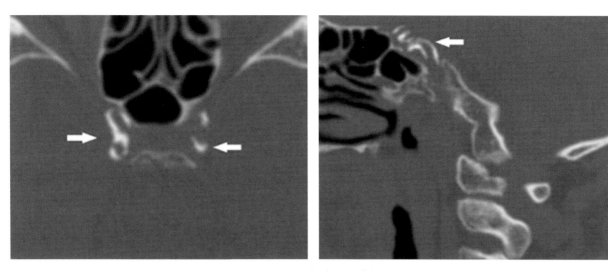

▲ 图 47-15　颅内颈动脉钙化

白箭表示颈内动脉（颈内动脉虹吸段）平扫 CT 中的动脉钙化（图片由 Dr. Daniel Bos，Erasmus MC Rotterdam，NL 提供）

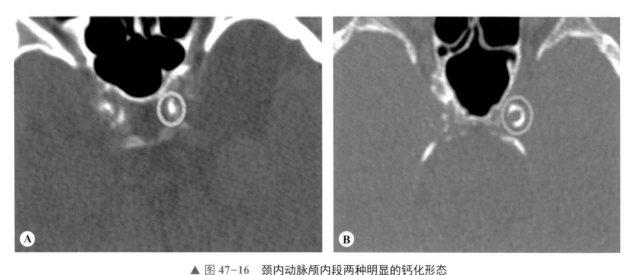

▲ 图 47-16　颈内动脉颅内段两种明显的钙化形态

A. 显示大块钙化（黄圈），为动脉粥样硬化疾病的特征；B. 显示环形钙化（绿圈），符合内弹性膜非动脉粥样硬化性钙化特点（图片由 Dr. Daniel Bos，Erasmus MC Rotterdam，NL 提供）

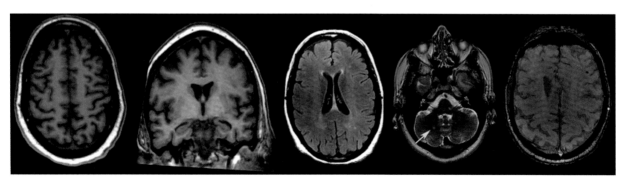

▲ 图 47-17　77 岁男性，从左往右分别为 GCA 1 分（轴位 T_1W）、MTA 1 ～ 2 分（冠状位 T_1W）、Fazekas 1 分（FLAIR）、右侧小脑梗死（T_2W，黄箭）及左侧额叶微出血（T_2^*GRE 序列，红箭）

老化的脑萎缩或血管病变？

解释：具体如下。

- MR 检查序列包括 3D T_1W、轴位 2D T_2W、3D FLAIR、3D T_2^*GRE 和轴位 2D DWI 序列，3.0T 场强。

- 根据患者年龄，有轻度广泛性脑容量损失（GCA 1 分），无脑叶分布偏倚，无不对称。

- 轻度海马萎缩，右侧大脑半球 MTA 1 分，左侧 MTA 1～2 分，与年龄相符。

- 脑室周围和皮质下的少许斑点状 WMH，Fazekas 1 分。

- 无腔隙性或皮质梗死。右侧小脑半球仅有一处小的梗死灶。

- 左侧额叶可见单发微出血灶。

- 苍白球轻度铁沉积（3T 时），无与年龄或部位不符的铁沉积过多。

结论：轻微的退行性和血管性脑部改变，与正常的脑老化一致，无神经退行性疾病的证据。

参考文献

[1] Daugherty AM, Raz N. Appraising the role of Iron in brain aging and cognition: promises and limitations of Mri methods. Neuropsychol Rev. 2015;25:272–87.

[2] De Cocker LJ, Lovblad KO, Hendrikse J. Mri of cerebellar infarction. Eur Neurol. 2017;77:137–46.

[3] Greenberg SM, Vernooij MW, Cordonnier C, Viswanathan A, Al-Shahi Salman R, Warach S, Launer LJ, Van Buchem MA, Breteler MM, Microbleed Study G. Cerebral microbleeds: a guide to detection and interpretation. Lancet Neurol. 2009;8:165–74.

[4] Ikram MA, Vrooman HA, Vernooij MW, Van Der Lijn F, Hofman A, Van Der Lugt A, Niessen WJ, Breteler MM. Brain tissue volumes in the general elderly population. The Rotterdam Scan Study. Neurobiol Aging. 2008;29:882–90.

[5] Ikram MA, Vrooman HA, Vernooij MW, Den Heijer T, Hofman A, Niessen WJ, Van Der Lugt A, Koudstaal PJ, Breteler MM. Brain tissue volumes in relation to cognitive function and risk of dementia. Neurobiol Aging. 2010;31:378–86.

[6] Ince PG, Minett T, Forster G, Brayne C, Wharton SB, Medical Research Council Cognitive Function & Ageing Neuropathology Study. Microinfarcts in an older population-representative brain donor cohort (Mrc Cfas): prevalence, relation to dementia and mobility, and implications for the evaluation of cerebral small vessel disease. Neuropathol Appl Neurobiol. 2017;43:409–18.

[7] Inzitari D, Simoni M, Pracucci G, Poggesi A, Basile AM, Chabriat H, Erkinjuntti T, Fazekas F, Ferro JM, Hennerici M, Langhorne P, O'brien J, Barkhof F, Visser MC, Wahlund LO, Waldemar G, Wallin A, Pantoni L, LADIS Study Group. Risk of rapid global functional decline in elderly patients with severe cerebral age-related white matter changes: the Ladis study. Arch Intern Med. 2007;167:81–8.

[8] Li W, Wu B, Batrachenko A, Bancroft-Wu V, Morey RA, Shashi V, Langkammer C, De Bellis MD, Ropele S, Song AW, Liu C. Differential developmental trajectories of magnetic susceptibility in human brain gray and white matter over the lifespan. Hum Brain Mapp. 2014;35:2698–713.

[9] Pantoni L, Fierini F, Poggesi A, LADIS Study Group. Impact of cerebral white matter changes on functionality in older adults: an overview of the Ladis study results and future directions. Geriatr Gerontol Int. 2015;15(Suppl 1):10–6.

[10] Pereira JB, Cavallin L, Spulber G, Aguilar C, Mecocci P, Vellas B, Tsolaki M, Kloszewska I, Soininen H, Spenger C, Aarsland D, Lovestone S, Simmons A, Wahlund LO, Westman E, Addneuromed Consortium & For The Alzheimer's Disease Neuroimaging Initiative. Influence of age, disease onset and Apoe4 on visual medial temporal lobe atrophy cut-offs. J Intern Med. 2014;275:317–30.

[11] Ramirez J, Berezuk C, Mcneely AA, Gao F, Mclaurin J, Black SE. Imaging the perivascular space as a potential biomarker of neurovascular and neurodegenerative diseases. Cell Mol Neurobiol. 2016;36:289–99.

[12] Resnick SM, Pham DL, Kraut MA, Zonderman AB, Davatzikos C. Longitudinal magnetic resonance imaging studies of older adults: a shrinking brain. J Neurosci. 2003;23:3295–301.

[13] Vermeer SE, Longstreth WT Jr, Koudstaal PJ. Silent brain infarcts: a systematic review. Lancet Neurol. 2007;6:611–9.

[14] Vernooij MW, Ikram MA, Tanghe HL, Vincent AJ, Hofman A, Krestin GP, Niessen WJ, Breteler MM, Van Der Lugt A. Incidental findings on brain Mri in the general population. N Engl J Med. 2007;357:1821–8.

[15] Vos A, Van Hecke W, Spliet WG, Goldschmeding R, Isgum I, Kockelkoren R, Bleys RL, Mali WP, De Jong PA, Vink A. Predominance of nonatherosclerotic internal elastic Lamina calcification in the intracranial internal carotid artery. Stroke. 2016;47:221–3.

拓展阅读

[1] Draganski B, Lutti A, Kherif F. Impact of brain aging and neurodegeneration on cognition: evidence from MRI. Curr Opin Neurol. 2013;26(6):640–5.

[2] Hedman AM, van Haren NE, Schnack HG, Kahn RS, Hulshoff Pol HE. Human brain changes across the life span: a review of 56 longitudinal magnetic resonance imaging studies. Hum Brain Mapp. 2012;33:1987–2002.

[3] Haller S, Garibotto V, Kövari E, Bouras C, Xekardaki A, Rodriguez C, Lazarczyk MJ, Giannakopoulos P, Lovblad KO. Neuroimaging of dementia in 2013:what radiologists need to know. Eur Radiol. 2013;23 (12):3393–404.

[4] Haller S1, Vernooij MW1, Kuijer JPA1, Larsson EM1, Jäger HR1, Barkhof F1. Cerebral Microbleeds: Imaging and Clinical Significance. Radiology. 2018;287(1):11–28.

[5] Kaup AR, Mirzakhanian H, Jeste DV, Eyler LT. A review of the brain structure correlates of successful cognitive aging. J Neuropsychiatry Clin Neurosci. 2011;23:6–15.

[6] Pini L, Pievani M, Bocchetta M, Altomare D, Bosco P, Cavedo E, Galluzzi S, Marizzoni M, Frisoni GB. Brain atrophy in Alzheimer's disease and aging. Ageing Res Rev. 2016;30:25–48.

[7] Vernooij MW, Smits M. Structural neuroimaging in aging and Alzheimer's disease. Neuroimaging Clin N Am. 2012;22(1):33–55. vii–viii

[8] Ward RJ, Zucca FA, Duyn JH, Crichton RR, Zecca L. The role of iron in brain ageing and neurodegenerative disorders. Lancet Neurol. 2014 Oct;13(10):1045–60.

[9] Wardlaw JM, Smith EE, Biessels GJ, et al. Neuroimaging standards for research into small vessel disease and its contribution to ageing and neurodegeneration. Lancet Neurol. 2013 Aug;12(8):822–38.

[10] Wyss-Coray T. Ageing, neurodegeneration and brain rejuvenation. Nature. 2016;539:180–6.

第48章　痴呆症神经影像的临床应用

Neuroimaging in Dementia: A Clinical Approach

Sven Haller　Frederik Barkhof　**著**

骆仲强　吴　韧　张　薇　**译**　　盛　洁　唐春香　**校**

摘　要

痴呆不是对一种或某种特定疾病的诊断，而是一种涵盖了一系列导致智力下降并严重到足以干扰日常生活的综合征。

神经退行性疾病包括痴呆和运动障碍疾病，不仅可能出现重叠的临床症状，而且其分子和细胞水平的病理改变也可能重叠。因此，痴呆综合征和运动障碍可被视为一系列疾病，其症状可能随时间而变化。此外，临床症状和影像学表现之间没有直接联系：同样程度的脑萎缩或代谢异常可能与不同程度的认知障碍有关，或者从另一个角度看，同样程度的认知障碍可能与不同程度的脑萎缩或代谢异常有关。最后，病理改变共存并不少见，如阿尔茨海默病型神经退行性变和血管病变。

我们首先阐述了痴呆综合征的基本临床表现。同时，我们综述了各种类型痴呆症的影像技术应用和典型的临床神经影像表现，如阿尔茨海默病（海马萎缩、后扣带区和双侧顶叶区低代谢/低灌注）、血管性痴呆（小血管、大血管疾病）、额颞叶痴呆（额颞叶/岛叶周围萎缩和低代谢/低灌注）和路易体痴呆（纹状体多巴胺摄取减少，黑质小体-1的异常表现）。此外，我们介绍了痴呆的不典型临床表现，包括青年早发痴呆和快速进展性痴呆。最后，我们简要讨论痴呆和运动障碍之间重叠的临床表现和病理改变。

关键词

神经影像；痴呆症；脑萎缩；阿尔茨海默病；认知功能下降；轻度认知功能损害

缩略语

AD	Alzheimer disease	阿尔茨海默病
ASL	arterial spin labeling	动脉自旋标记
bvFTD	behavioral variant frontotemporal dementia	行为异常型额颞叶痴呆
CAA	cerebral amyloid angiopathy	脑淀粉样血管病
CADASIL	cerebral autosomal dominant arteriopathy with subcortical infarcts and leukoencephalopathy	伴皮质下梗死和白质脑病的常染色体显性遗传性脑动脉病

CBD	corticobasal disease	皮质基底节病
CBS	corticobasal syndrome	皮质基底节综合征
CJD	Creutzfeldt-Jakob disease	克－雅病
CMB	cerebral microbleeds	脑微出血
CTE	chronic traumatic encephalopathy	慢性创伤性脑病
DAT	dopamine transporter	多巴胺转运蛋白
DLB	dementia with Lewy bodies	路易体痴呆
FDG	fluoro-deoxy-glucose	氟代脱氧葡萄糖
FTD	frontotemporal dementia	额颞叶痴呆
FTLD	fronto-temporal lobar degeneration	额颞叶变性
LVD	large vessel disease	大血管疾病
MCI	mild cognitive impairment	轻度认知障碍
MSA	multisystem atrophy	多系统萎缩
MSA-c	MSA cerebellar type	小脑型多系统萎缩
MSA-p	MSA Parkinsonian type	帕金森型多系统萎缩
PCA	posterior cortical atrophy	后部皮质萎缩
PCC	posterior cingulate cortex	后扣带回皮质
PD	Parkinson disease	帕金森病
PNFA	progressive nonfluent aphasia	进行性非流利性失语
PPA	primary progressive aphasia	原发性进行性失语
PSP	progressive supranuclear palsy	进行性核上性麻痹
SD	semantic dementia	语义性痴呆
SVD	small vessel disease	小血管疾病
VaD	vascular dementia	血管性痴呆
WMH	white matter hyperintensities	脑白质高信号

一、概述

痴呆不是对一种或某种特定疾病的诊断，而是一种涵盖了一系列导致智力下降并严重到足以干扰日常生活的综合征。典型的症状是记忆力的逐渐衰退，其他症状还包括注意力下降、行为或言语改变及无法进行日常活动。这些症状通常随着时间的推移而逐渐加重，但通常会出现一定程度的波动，如有一段时间的突然好转。

正如第 46 章所讨论的，痴呆和运动障碍之间存在重叠，例如路易体痴呆和帕金森病之间。本章首先讨论了痴呆综合征的典型表现，然后阐述了最常见的痴呆症类型。运动障碍的典型类型将在第 49

章中讨论。

二、痴呆的临床表现与病理模式

进行性记忆丧失是痴呆的一种典型临床表现，但并不是所有类型的痴呆都以进行性记忆丧失为主要临床症状，尤其在神经退行性疾病进展的早期阶段。痴呆的其他临床症状包括语言障碍、定向障碍、情绪失衡、视觉症状、动作迟缓和执行障碍（表 48-1）。

（一）进行性记忆丧失

进行性记忆丧失是痴呆症最常见的表现，特别是在老年人中，大多是由 AD 型病理改变引起的，通常与一定程度的微血管疾病有关，这是由于微血管疾病发病率高，并与 AD 危险因素有部分重叠。尽管在发病率上 AD 型病理改变仍然是痴呆最常见的原因，但 FTLD 变异引起的痴呆在 65 岁以下的人群中相对更常见。当然，每种类型的痴呆，包括 VaD 和 DLB，都可以出现早期的进行性记忆丧失。

（二）行为 / 执行功能障碍主导型的临床表现

大多数情况下，以行为改变或执行障碍为主导型的临床表现是由 FTLD 病变引起的，但也可以由 AD 病变变异引起，尤其可引起 AD 行为上的表现，以及合并行为 / 执行障碍中时 AD 执行障碍上的表现。

（三）语言主导型临床表现

语言功能障碍可能由不同疾病引起。原发性进行性失语症是主要的一种临床类型。原发性进行性失语症可以分类如下。

- 不流利的 / 语法错误变异，也被称为"非流利进行性失语症"或"进行性非流利失语症"。
- 语义变异 = 语义性痴呆。
- Logopenic 变异，也被称为"Logopenic 进行性失语"或"进行性混合性失语"。

前两种变异属于 FTLD，而后者通常存在 AD 病变。

（四）后皮质萎缩

后皮质萎缩的特征是与脑后区域（顶叶和枕叶）神经退行性变相关的复杂视觉处理的进行性破坏。在大多数情况下，PCA 是由于 AD 的病变（通常发病年龄较小），但也可能是由于 DLB 或 CBD，无特定的高风险人群，也无确定的基因遗传。影像学上的脑萎缩通常在双侧顶枕叶和颞枕叶区域更明显，有时在右半球更明显，并与相应区域 FDG PET 低代谢相关（图 48-1 和图 48-2）。

（五）早发性痴呆

在大多数情况下，早发性痴呆仍然是由 AD 引起的，尽管年轻患者中 FTLD 相对更常见。表 48-2 总结了早发性痴呆的最常见原因。

表 48-1 痴呆的临床表现模式

症 状	典型类型	其他类型
短期记忆丧失和记忆困难	典型 AD	FTLD、VaD、DLB
视觉空间或视觉感知、读写和实践能力的逐渐下降	因 AD 导致的 PCA	DLB、CBD
语言障碍 / 进行性失语	FTLD，特别是 SD、PPA 和 PNFA	AD 的变异、DLB、VaD
额叶 / 执行障碍	bvFTD	额叶变异型 AD
早发性痴呆	早发性 AD、FTLD	职业暴露（如有机溶剂），遗传性（如 CADASIL）
快速进展性痴呆	CJD	毒性、代谢性、肿瘤、其他

AD. 阿尔茨海默病；CADASIL. 伴皮质下梗死和白质脑病的常染色体显性遗传性脑动脉病；CJD. 克 - 雅病；CBD. 皮质基底节病；CBS. 皮质基底节综合征；DLB. 路易体痴呆；bvFTD. 行为变异型额颞叶痴呆；FTLD. 额颞叶变性；MSA. 多系统萎缩症；PCA. 后部皮质萎缩；PNFA. 进行性非流利性失语；PPA. 原发性进行性失语；PSP. 进行性核上性麻痹；SD. 语义痴呆；SCA. 帕金森型多系统萎缩症；VaD. 血管性痴呆

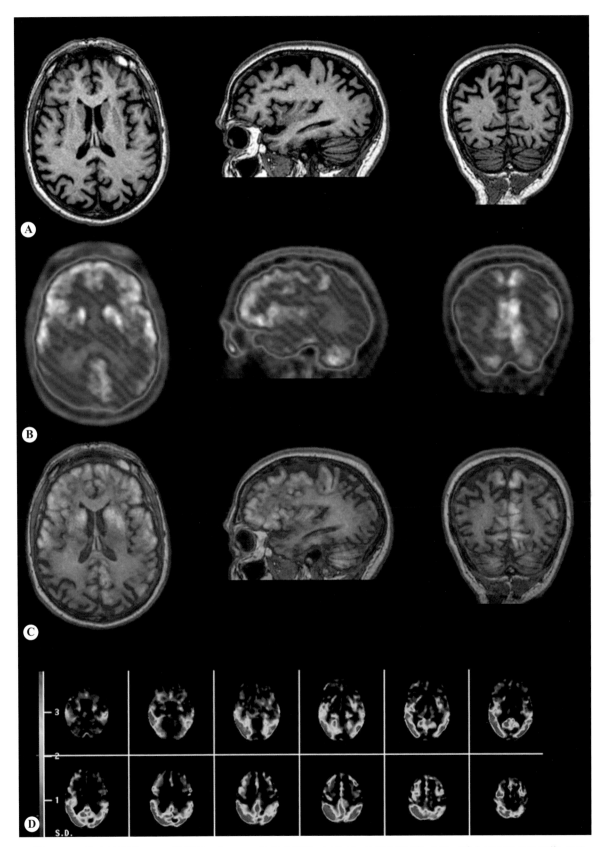

▲ 图 48-1　临床诊断为 **PCA** 的患者，**3D T₁WI MRI** 图像（**A**）、**FDG PET** 图像（**B**）、融合 **PET/MRI** 图像（**C**），显示顶枕叶皮质萎缩和广泛的顶枕叶低代谢。**D.** 表示将患者图像与正常对照组进行比较，表明 **FDG PET** 图像上低代谢的分布（**BRASS，Hermes medical solutions，Stockholm，Sweden**）

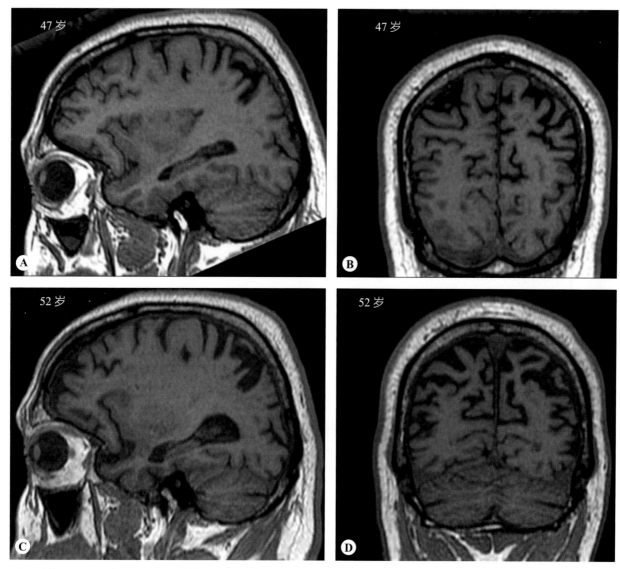

▲ 图 48-2　47 岁 Koedams 1 分的 PCA 男性患者（A，矢状位 T_1WI；B，冠状位 T_1WI）到 52 岁时进展为 Koedams 2 分（C，矢状位 T_1WI；D，冠状位 T_1WI）

（六）快速进展性痴呆

快速进展性痴呆可由多种神经退行性、毒性 / 代谢性、感染性、自身免疫性、肿瘤性和其他疾病引起。快速进展痴呆的患者需要广泛的血清学、免疫学和脑脊液分析才能进行鉴别诊断。MRI 序列应包括 DWI 和钆增强成像。

下面我们简要阐述常表现为快速进展性痴呆的朊病毒疾病，其中克 – 雅病是最常见的朊病毒疾病。克 – 雅病是由一系列蛋白质异常折叠引起的疾病，其中大多是散发性起病，也可以是家族遗传性。克 – 雅病（也称为疯牛病或牛海绵状脑病）在 20 世纪 90

年代引起了社会的广泛关注，但由于各种预防措施，这种疾病现在几乎很少见。在散发性克 – 雅病中，典型的影像学表现是扩散序列上皮质（大多是多灶性）或纹状体（通常是对称的）扩散受限（图 48–3）。而在致命性家族性失眠症中，丘脑也会受累。

（七）皮质基底节综合征

皮质基底节综合征可由 CBD 引起，但也可由其他疾病引起，特别是 AD、PSP 和 DLB。在大多数 CBD 病例中，表现为基底神经节受累（如 "异手" 综合征），将在第 49 章中详细讨论。顾名思义，CBS 也会出现皮质受累，痴呆（伴失语和失用）有

表 48–2 早发性痴呆常见疾病概述

	临床表现	基 因
AD（34%）	一般来说，类似于典型的（散发性）AD，虽然更多表现为肌阵挛，姓名记忆相对保留，有时表现为言语输出为主的障碍	小部分患者的淀粉样前体蛋白、早老素 –1 和早老素 –2；大部分为散发性
VaD（18%）	血管病变在老年人中很常见，但在年轻人中相对不常见 检查血管性危险因素、线粒体疾病、心血管疾病、脑血管意外、脑血管炎	CADASIL 是唯一的（罕见的）遗传性疾病，其他病例都是散发性的
FTLD（12%）	bvFTD 是最可能遗传的疾病，SD 是最不可能遗传的	微管相关蛋白 tau、颗粒蛋白前体基因突变
DLB（7%）	痴呆症越来越被认为是进展性帕金森病的一个共同特征，但在年轻发病的患者中，痴呆症的发生频率较低，潜伏期较长	α– 突触核蛋白磷酸化和葡萄糖脑苷脂酶基因突变可能与类似典型路易体痴呆的以认知障碍为主有关 PARK2 基因突变通常与痴呆无关
酒精性痴呆（10%）	具有酒精摄入的临床特征	无
其他（19%）	多样	多样

改编自 Rossor 等，2010.

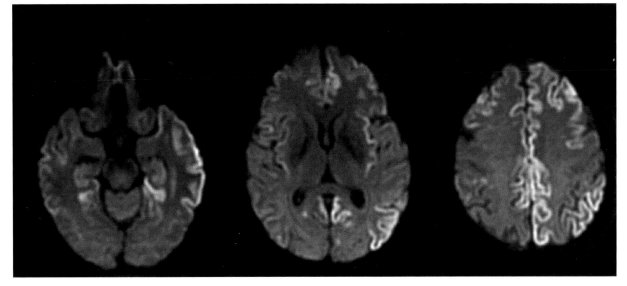

▲ 图 48–3　DWI 图像显示了 CJD 的患者多发皮质高信号区域。其他 CJD 患者的纹状体可能存在异常。这两种模式都是克 – 雅病的病理特征

时可以是主要临床症状。

（八）脑萎缩和低代谢的模式

痴呆神经退行性变的影像学特征为 MRI 或 CT 上的进行性脑萎缩和 FDG PET 上的低代谢。尽管存在一定程度的重叠表现，不同类型痴呆脑萎缩和低代谢模式类似（表 48-3）。

例如，顶叶萎缩与早发性 AD 有关，但 PCA 的鉴别诊断还包括 CBD 和 DLB。这些疾病都与认知衰退有关。基底节区相关的萎缩可能倾向 CBD。黑质小体 –1 的异常可能为 DLB，但也可能倾向于

表 48-3　痴呆中典型的萎缩类型		
萎缩类型	常见类型	其他类型
海马萎缩	AD，特别是迟发性	FTLD（不对称）、DLB（迟发）
楔前叶 / 顶叶萎缩	PCA：早发性 AD、DLB	CBS
额叶萎缩	bvFTD	SD、PNFA、额叶型 AD
颞极萎缩	语义性痴呆	
大脑半球不对称萎缩	CBD	不典型 AD
中脑萎缩（蜂鸟征）	PSP	VaD、MSA
脑桥萎缩（十字征）	MSA	VaD、SCA

AD. 阿尔茨海默病；CBD. 皮质基底节病；CBS. 皮质基底节综合征；DLB. 路易体痴呆；bvFTD. 行为变异型额颞叶痴呆；FTLD. 额颞叶变性；MSA. 多系统萎缩症；PCA. 后部皮质萎缩；PNFA. 进行性非流利性失语；PSP. 进行性核上性麻痹；SD. 语义痴呆；SCA. 帕金森型多系统萎缩症；VaD. 血管性痴呆

CBD 的非典型帕金森综合征。

第 46 章中的表 46-4 总结了与痴呆和运动障碍相关的不同神经退行性疾病的主要代谢异常。

最后，分子影像采用多步 / 排除法有助于各类痴呆的鉴别诊断。

DAT 显像正常可以排除黑质纹状体变性的疾病（如 DLB、CBD、PSP、MSA）。

淀粉样蛋白 PET 显示为弥漫性皮质摄取（对于脑萎缩没有区域特异性）。这可发生在 AD 的临床前阶段，因此淀粉样蛋白 PET 显像异常具有阳性预测值。然而，如果淀粉样蛋白 PET 显像是阴性的，可以排除 AD（高阴性预测值）。

Tau PET 的空间分布方式更类似于疾病发作早期累及（内侧）颞叶的萎缩模式。

三、最常见的痴呆疾病

(一) 阿尔茨海默病

阿尔茨海默病是目前最常见的痴呆症类型，即使是在 FTD 相对更常见的青年早发痴呆病例中，占所有痴呆症的 50%～70%。

1. 典型 AD（记忆主导型 AD）

(1) 临床表现：典型的阿尔茨海默病是目前最常见的痴呆症类型，其特征是缓慢进行性神经认知障碍。短期记忆（即记忆最近事件的能力）下降，是大多数病例的首发症状。随着疾病的进展会出现其

他症状，包括语言障碍、定向障碍、情绪失衡、失去动力和自理能力及不当的行为（通常是在没有其他人在场的情况下对亲属的攻击行为）。

(2) 病理机制：阿尔茨海默病属于淀粉样变性类疾病，其特征是细胞外淀粉样斑块和细胞内神经原纤维缠结。尽管有大量的研究在不断探索，但阿尔茨海默病的确切病理机制仍不清楚。目前比较接受的理论是细胞外淀粉样蛋白斑块诱导细胞内 tau 蛋白的淀粉样蛋白级联假说，然而这种级联过程并不是 AD 发生的唯一途径，最终导致 AD 型痴呆可能存在多种途径。

目前最确定的阿尔茨海默病遗传风险因素是 APOE 基因的多态性。APO E3 是存在于约 79% 的正常人群中最常见的等位基因类型。大约 14% 的人存在 APO E4，其与 AD 和动脉粥样硬化的患病风险增加有关，而大约 7% 的人存在 APO E2，其可能对 AD 具有轻微的保护作用。与 APO E4 相关的异常影像学表现（如轻度海马萎缩）比较轻微，只能使用先进的分析技术在群体水平上进行检测，但不能进行个体化检测。虽然越来越多的其他基因遗传因素被发现，但其与阿尔茨海默病遗传风险的关系还有待进一步研究。另外，仅在 1%～2% 的阿尔茨海默病患者中发现显性突变，如 APP 或早老素基因突变，特别是在那些家族性发病和发病年龄小的患者。

(3) 影像表现（表 48-4）：典型阿尔茨海默病最主要的影像学特征是海马萎缩，可对称或不对称（图 48-4），MTA 评分标准有不同临界值。推荐由 Pereira 提出的临界值作为 MTA 判断脑萎缩的标准。一般来说，对于 < 75 岁的患者，基于双侧大脑半球的平均 MTA 评分≥ 1.5 分是异常的（如一侧的得分为 2 分，另一侧的得分为 1 分）。在 75 岁以上的患者中，MTA ≥ 2.0 分是不正常的（如两边得分都是 2 分）。其他支持的征象包括顶叶 / 楔前叶萎缩（Koedam 评分≥ 2.0 分），更常见于老年前期发作的阿尔茨海默病孤立期患者。由于存在诸多重叠的风险因素，AD 和 VaD 疾病本身之间也存在重叠。因此，AD 也可以看到一定程度的 T₂/FLAIR 白质高信号。此外，可能存在脑叶分布区域相关的 CMB（尽管大多数病例没有），但目前对 AD 和 CAA 中淀粉样蛋白沉积的部分重叠仍存在争议（如下所述）。

有多种软件工具可以量化萎缩的程度，尤其是海马萎缩的程度。如上所述，尽管正常海马体积个体间存在差异，但海马萎缩也是 FTLD 的特征之一。形态计量学工具可以评估萎缩的整体情况，特别是在 AD 典型累及的脑区。虽然该方法更具特异性，但目前仅用于科研研究中。

(4) 脑脊液检查：脑脊液分析比血液更重要，可为 AD 的诊断提供重要信息。最常见的脑脊液标志物是总 tau 蛋白（T-tau）增加，磷酸化 tau 蛋白（P-tau）增加，β 淀粉样蛋白（特别是 Aβ42）减少。为了提高脑脊液标记物的敏感性和特异性，结合脑脊液 Aβ42 和 T-tau 可以检测轻度阿尔茨海默病并预测轻度认知障碍向阿尔茨海默病的转化。然而对于 AD，这些脑脊液标志物并不具有高特异性，这也限制了与其他痴呆（如 DLB）的鉴别。

(5) 轻度认知障碍（MCI）中进行性神经退行性变的级联效应（图 48-5、图 48-6 和表 48-5）：轻度

表 48-4 典型阿尔茨海默病的主要影像学表现

MRI	FDG PET 或 ASL	淀粉 PET	tau PET
海马不正常萎缩（患者 < 75 岁：两侧大脑半球平均 MTA 评分≥ 1.5 分为异常。75 岁以上患者：≥ 2.0 分为异常ᵃ）	PCC 低代谢 / 低灌注	沿皮质分布的淀粉样蛋白异常积聚可能在症状发作前数年出现	异常 tau 蛋白积聚，通常与症状发作更密切相关
常表现为程度较轻的双侧顶叶萎缩	仅枕叶正常	"纳入性"诊断	"排除性"诊断
脑叶 / 混合分布的 CMB			
白质高信号十分常见（Fazekas1 分或 2 分）			

a. 由 Pereira 等（2014）提出的阈值

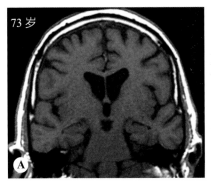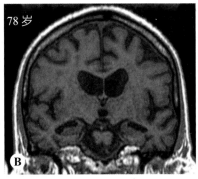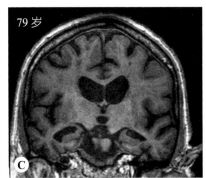

▲ 图 48-4 进行性认知下降的患者，分别在 73 岁（A，MTA 0 分）、78 岁（B，MTA 2 分）和 79 岁（C，MTA 3 分）时的冠状位 T₁WI 图像上可见海马体积进行性减小

认知障碍通常被认为是进行性神经退行性变和继发 AD 的先兆。然而，值得注意的是，轻度认知障碍是一种复杂状态，其定义在不断演变。有研究发现，在一组未被筛选的轻度认知障碍患者中，只有大约一半的人在未来几年内会进展为阿尔茨海默病，有些患者可能会保持稳定甚至随着时间的推移而改善，而有些患者可能会演变为不同类型的痴呆症。这使得阿尔茨海默病的早期干预或治疗方案的选择十分困难。因此，已经提出了几种轻度认知障碍的亚类，包括遗忘型轻度认知障碍、额叶型轻度认知障碍或多域遗忘型轻度认知障碍。遗忘型轻度认知障碍患者最有可能在晚期发展为阿尔茨海默病，因此早期干预或治疗研究特别重要。

(6) 临床前期阿尔茨海默病影像学发现的特异性：如第 46 章所述，在正常解剖、疾病恢复和认知储备方面存在显著的个体间差异。此外，神经退行性疾病和共存疾病在临床表现方面存在重叠，如 AD 型神经退行性病变和血管病变。因此，影像学发现与临床症状之间并没有直接的线性相关，如海马萎缩与认知能力下降。

最近新命名的"疑似非阿尔茨海默病病变"，指的是认知正常的老年人，他们具有一种或多种神经退行性疾病（包括海马萎缩、异常 FDG PET）的表现，但大脑淀粉样蛋白（淀粉样蛋白 PET 或脑脊液淀粉样蛋白）阴性，并且没有被诊断为特定的神经退行性疾病。目前认为，高达 25% 的没有或仅有轻微认知衰退的老年人可能属于 SNAP 类别。对于放射科医师来说，这意味着仅出现海马萎缩不足以支撑 AD 型痴呆的诊断。只有同时具有海马萎缩、淀粉样蛋白异常（正电子发射断层扫描或脑脊液）和轻微的认知能力下降的人，未来进展为 AD 的可能性才会增加。

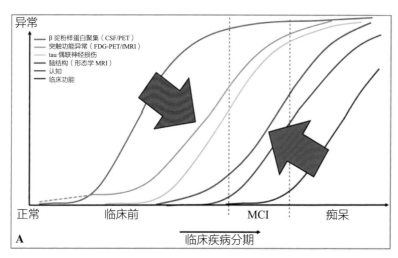

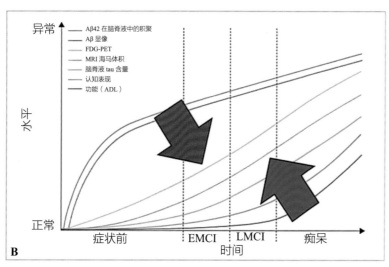

◀ 图 48-5 阿尔茨海默病进展的假设模型

尽管这些模型之间存在差异，但大多认为，脑功能改变如 FDG PET（红箭）先于脑结构改变如海马萎缩（蓝箭）。EMCI. 早期轻度认知障碍；LMCI. 晚期轻度认知障碍（A. 经许可转载，引自 Jack 等，2010；B. 经许可转载，引自 Petersen，2010）

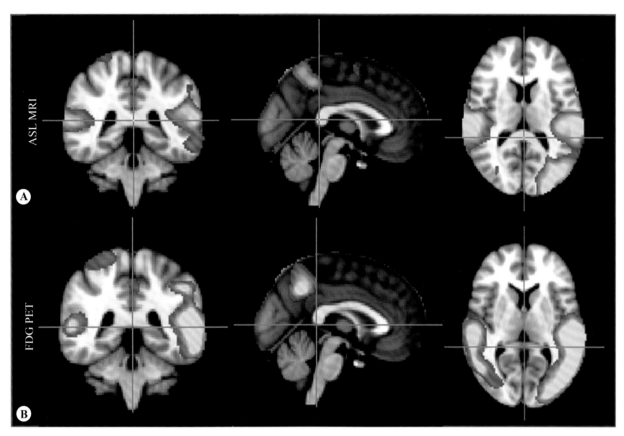

▲ 图 48-6　**AD 患者在 ASL MRI 上（A）低灌注与 FDG PET 上（B）低代谢表现类似**

表 48-5　阿尔茨海默病级联效应的异常表现

淀粉蛋白 PET	在临床症状发作前 10 年可能均为异常
tau 蛋白 PET	异常表现与临床症状发作更密切相关
功能异常：FDG PET/ASL MRI	MCI 出现前驱症状或 AD 早期即可出现功能异常
结构异常：CT/MRI，主要包括海马萎缩	一般结构异常晚于功能异常，在 AD 早期阶段肉眼可见明显的结构异常

2. AD 的变异

• 早发或青年早发性阿尔茨海默病

（1）临床表现：如果 AD 确诊年龄小于 65 岁，通常被称为早发或青年早发性 AD，占所有病例的 5%～10%，这个年龄层患者数量超过了 FTD。与典型 AD 相比，除了发病年龄更小外，早发性 AD 的临床表现多为 PCA 型，并且记忆丧失较少。

（2）病理机制：早发性 AD 中 10%～15% 是家族性发病，占全部 AD 的 0.5%～1.3%。目前确定的家族性 AD 的遗传因素是早老素 –1 或早老素 –2（分别位于染色体 14 和 1）或淀粉样 β（A₄）前体蛋白

的突变。虽然年轻的病例更有可能是家族性发病，但基因检测的阳性率仍然很低。

（3）影像学表现：早发性 AD（无论是否为家族性）多表现为双侧顶叶区的萎缩（图 48-7），与典型的迟发性 AD 相反，海马萎缩不明显。

（4）阿尔茨海默病的行为表现、执行障碍及行为/执行障碍综合表现：AD 有几种变异类型，特别是行为表现、执行障碍或行为/执行障碍综合表现。早发性 AD 潜在的病理是 AD 型神经退行性变。虽然这些变异很罕见，但对这些 AD 变异的了解有时可以解释临床表现和影像学发现之间的不一

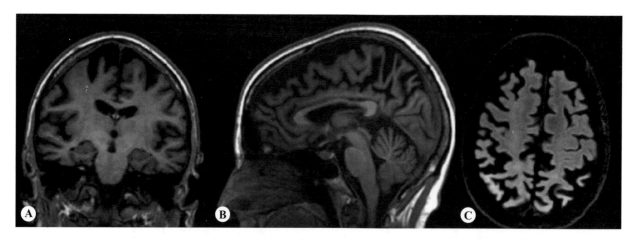

▲ 图 48-7　伴有视觉空间障碍的青年早发性 AD 患者（男性，57 岁）后部皮质萎缩

可见楔前叶（矢状位）和顶叶外侧（Koedam 3 分）严重萎缩，而海马在冠状位图像上完全正常（MTA 评分 0 分）。冠状位 T_1WI（A），矢状位 T_1WI（B），轴位 T_2 FLAIR（C）

致性。例如，临床评估中有明显行为功能障碍的患者可能提示 FTLD，但影像学检查结果更可能提示 AD（图 48-8）。这种情况实际上可能是 AD 一种罕见的行为表现，可以解释 FTLD 样临床表现，即使影像学表现更可能提示 AD。

(5) 临床表现和病理机制：AD 关键临床表现中行为表现、执行障碍或行为 / 执行障碍综合表现从命名上看是显而易见的。潜在的病理相当于典型的记忆主导型 AD，但空间分布异常可能不同于典型 AD，如行为表现型 AD 中额叶明显受累。

(6) 影像学表现和鉴别诊断：AD 变异型和典型 AD 之间 CT 或 MRI 影像学表现没有明显的差异，尤其是对个体图像的视觉评估。淀粉样蛋白异常（脑脊液或 PET）和 tau 蛋白 PET 明显的空间分布异常可能为诊断疾病提供线索，然而还需在未来的研究中证实。

• Logopenic 变异型原发性进行性失语

(1) 临床表现和病理机制：Logopenic 变异型原发性进行性失语，也称为 "Logopenic 进行性失语症" 或 "进行性混合失语症"，是一种罕见的 AD 变体，其特征是词汇提取困难，从而导致语速降低。虽然根据其临床表现（如下所述），这种类型的原发性进行性失语传统上被认为是 FTLD 变异类型，但在大多数病例中其病理仍是 AD 型。

(2) 影像学表现：在许多病例中的 MRI 或少部分的 CT 主要表现为局灶性脑叶萎缩，尤其是左颞叶。与典型的 AD 相比，使用 tau 蛋白示踪剂的 PET 可显示更明显的额叶受累（图 48-9）。

（二）血管性痴呆

1. 临床表现

血管性痴呆（vascular dementia，VaD）可作为一种完全独立的疾病出现，占痴呆患者的 20%，是仅次于 AD 和 DLB 的第三大类痴呆。然而，人们发现神经退行性疾病（最常见的是 AD）和血管病变之间常存在重叠（图 48-10）。因此，患有 AD 并不能减少老年人同时伴有常见的血管疾病，反之亦然。值得注意的是，AD 和 VaD 之间存在许多重叠的危险因素，如高血压、糖尿病等，而生活方式的改变，如运动或地中海饮食，可能对 AD 和 VaD 都有利。另外，神经退行性改变和血管改变可能是超相加的，即患有轻度 AD 型神经变性和轻度脑微血管疾病的个体可能会出现超过神经退行性和血管病变简单叠加的神经认知能力下降。总的来说，这表明在有神经认知能力下降风险的老年人群中，一定程度的血管损害是非常常见的。血管病变的真实发病率明显高于痴呆病例约 20%，其中血管病变是痴呆的唯一或至少是主要病因。

血管性痴呆可分为小血管疾病和大血管疾病。

2. 发病机制

血管相关的风险因素范围广泛，包括高血压、糖尿病、吸烟等。这些危险因素最终会导致动脉粥样硬化、高凝状态和不同大小血管的病变。一般

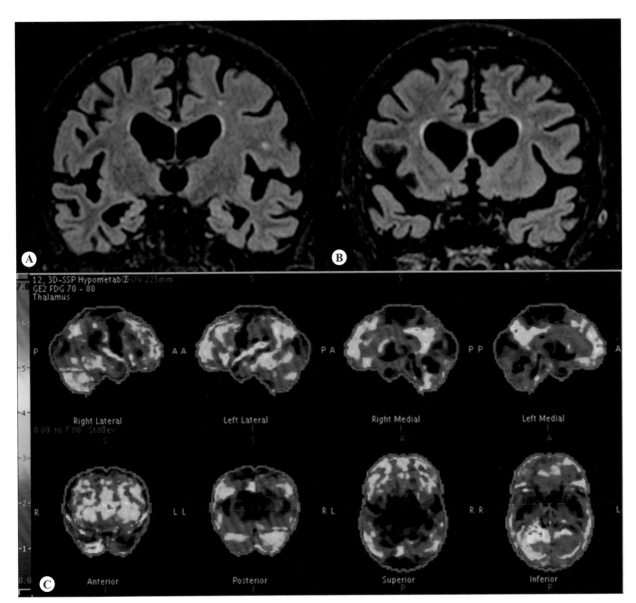

▲ 图 48-8　78 岁男性，重建冠状位 FLAIR（A）显示海马明显萎缩，MTA 3 分，伴相关轻度额叶和前颞叶萎缩（B）。另外可见轻微的白质脑病，Fazekas 1 分。FDG PET 显示，除了枕叶外，其他部位低代谢及较轻的额叶低代谢。本例图像与额叶变异性 AD 表现一致，符合记忆丧失和相关额叶症状的临床表现

来说，尽管腔隙性脑梗死通常是由于小栓子造成，WMH 是由动脉粥样硬化（高血压、糖尿病）引起的，而 LVD 是由于颈动脉相关疾病造成的，但原则上 SVD 和 LVD 具有重叠的危险因素和发病机制。

3. 影像学表现

目前已有几种 VaD 诊断标准，包括 NINDS-AIREN 标准。为了避免对 VaD 做出假阳性诊断，如在偶尔发现的轻微血管病变的情况下（如 Fazekas 2 分或非优势半球的梗死），表 48-6 列出了符合 NINDS-AIREN 标准的 LVD 和 SVD 的具体表现，

包括疾病分布和严重程度评估的标准。

然而，1993 年 NINDS-AIREN 标准是基于 VaD 是一个独立疾病的假设上提出的，因此该标准的制订是比较保守的。如上所述，越来越多的人同意神经退行性变和血管病变可能共存及血管病变程度是多样性的观点。这一假设限制了基于唯血管病变标准的使用，这也提示了需要新修订的血管病变标准。

4. 小血管疾病

小血管疾病有三个主要组成部分：微血管脑白质病（可用 Fazekas 评分进行评估）、腔隙性脑

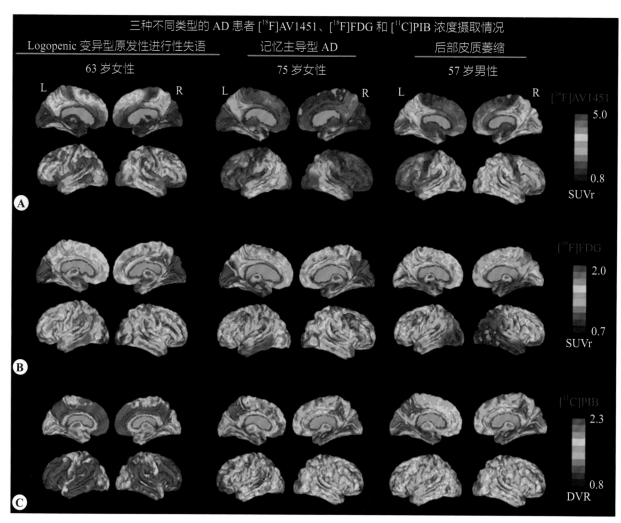

▲ 图 48-9 阿尔茨海默病的三种不同类型显示在不同脑区（A）的 tau PET（AV1451）摄取。其中，患有 PPA 的女性（A，左）在额枕叶表现正常，而在语言区域出现异常信号；患有轻度典型 AD（A，中）的女性在颞下叶皮质出现 tau 异常分布；后部皮质萎缩的男性（A，右）在枕叶和颞顶叶区域出现高信号。尽管葡萄糖低代谢的分布没有 tau 分布明显，FDG PET 显示在高 tau PET（AV1451）摄取的大脑区域（B）表现为低代谢。淀粉样蛋白 PET（C）显示淀粉样蛋白是分散和对称分布的，说明其对神经退行性病变模式和症状学较低的区域特异性
图片由 Rik Ossenkoppele and Gil Rabinovici 提供

梗死和脑微出血。这些 CBM 通常位于中线（丘脑和脑干）分布区（而不是像 AD 或 AA 好发的脑叶位置）。

　　腔隙性脑梗死是指 3～15mm 的脑脊液信号样病变，通常在 FLAIR 上可见外周高信号胶质增生，与扩大的 VRS 可鉴别。然而由于部分容积效应，在较小的腔隙灶中，特别是在丘脑，FLAIR 上的中央低信号可能不太明显或缺失，从而导致 FLAIR 往往会遗漏高达 50% 的病变（图 48-11）。

　　T₂/FLAIR 高信号的空间位置影响病变的临床意义。一般来说，脑室周围 WMH 可能临床相关性较低，因为 MRI 往往会高估病变周围的胶质增生，这可能是由于病变处含水量减少导致 T₂/FLAIR 上的局部高信号（图 48-12）。相比之下，深部 WMH 似乎具有更高的临床价值，在 MRI 中往往被低估，这可能是局部含水量减少程度较低造成的。

　　CMB 的检出率在很大程度上取决于 MR 技术（尤其是场强和 T₂* 和 SWI 序列的比较），因此，与组织病理学相比，MRI 大大低估了 CMB 的真实检出率。此外，这些 CMB 的临床 - 放射相关性适中。最后，正如第 49 章所述，CMB 增加了 VaD、AD 及 CAA 的发生率，并存在一定程度的重叠。

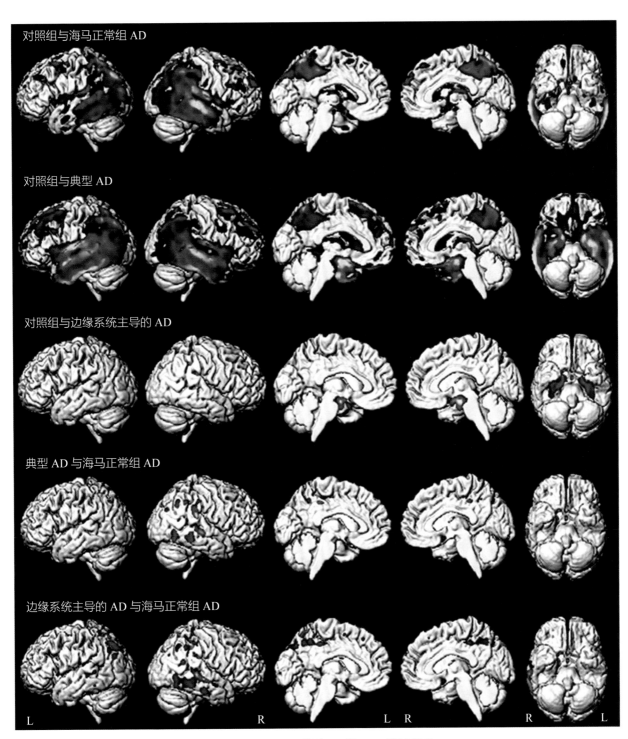

▲ 图 48-10　不同类型 AD 的 MRI 萎缩模式

与典型和边缘系统主导 AD 患者相比，海马正常的 AD 患者主要表现为发生在颞叶后部、顶叶下部和楔前叶的皮质缺失，并且右侧大脑半球更明显。在 $P < 0.05$ 时进行经过多重比较的整体错误校正，结果显示在大脑的三维图上。不同颜色显示 t 值：黄色比红色脑容量损失更多。AD. 阿尔茨海默病；L. 左侧大脑半球；R. 右侧大脑半球（经许可转载，引自 Whitwell 等，2012）

5. 大血管疾病

血管缺血性病变范围从腔隙可到区域性梗死（图 48-13）。相关影像学表现的详细描述见第 6 章。

值得注意的是，根据 NINDS-AIREN 标准（表 48-6 和图 48-14），并非所有血管病变都符合血管性痴呆的标准。

表 48-6 NINDS-AIREN 标准对 VaD 的成像指南的操作定义

疾病位置分布

- 大血管梗死
  - ACA：双侧 ACA 梗死方可满足 NINDS-AIREN 诊断标准
  - PCA：符合以下标准的被称为 PCA 梗死部位
    ◇ 丘脑中央旁梗死：梗死延伸至丘脑中央旁区域（定义为延伸至第三脑室）
    ◇ 内侧颞叶病变
  - 相关区域：大脑中动脉梗死需要累及以下区域
    ◇ 顶颞叶：梗死累及顶叶和颞叶（如角回）
    ◇ 颞枕叶：梗死累及颞叶和枕叶
  - 颈动脉分水岭区：MCA 和 PCA 之间或 MCA 和 PCA 之间分水岭区域的梗死，包括以下区域
    ◇ 额上叶
    ◇ 顶叶
- 小血管疾病
  - 由小穿通动脉闭塞引起的缺血性病变可能表现为腔隙性梗死或 WMH
    ◇ 多发基底节区和额叶白质腔隙性脑梗死：基底节区（包括丘脑和内囊）至少 2 个腔隙灶，额叶白质至少 2 个腔隙灶
    ◇ 广泛 WMH：融合性 Fazekas 3 级病变，累及双侧额叶和顶叶
    ◇ 双侧丘脑病变：每侧丘脑至少有一个腔隙灶

严重程度评估

- 优势半球的大血管疾病：如果存在如上定义的大血管梗死，病变必须位于优势半球。在缺乏临床信息的情况下，左半球被认为是优势半球
- 双侧半球大血管脑卒中：有 1 处梗死应累及地形分布中所列的区域，但位于非优势半球，而优势半球的梗死不符合地形分布标准
- WMH 至少累及白质的 1/4：累及白质的 1/4，至少两个区域（额叶 / 顶叶）融合（Fazekas 3 级），并且在另外两个区域有融合趋势（Fazekas 2 级）时，被认为存在广泛的白质病变

ACA. 大脑前动脉；PCA. 大脑后动脉；MCA. 大脑中动脉；VaD. 血管性痴呆；WMH. 脑白质高信号（引自 van Straaten 等，2003）

（三）脑淀粉样血管病

脑淀粉样血管病（cerebral amyloid angiopathy，CAA）的特征是 β- 淀粉样蛋白在大脑皮质和软脑膜中、小动脉（及小概率的静脉受累）中膜和外膜的沉积。典型的影像学表现包括脑叶分布的多处微出血、脑表面含铁血黄素沉着症、脑白质脑病和肉眼可见的脑实质出血，具体详见第 9 章。CAA 可能会导致孤立性痴呆，但也可能是 AD 的一部分。因此，CAA 和 AD 之间存在一定的重叠，而海马萎缩可能有助于鉴别诊断（图 48-15）。

（四）伴皮质下梗死和白质脑病的常染色体显性遗传性脑动脉病

伴皮质下梗死和白质脑病的常染色体显性遗传性脑动脉病（cerebral autosomal dominant arteriopathy with subcortical infarcts and leukoencephalopathy，CADASIL）是一种常染色体显性疾病，其特征是反复发生的腔隙性脑梗死和皮质下白质缺血性脑卒中，如第 7 章所述。CADASIL 可能会导致无已知血管危险因素的年轻和中年患者的血管性痴呆。

（五）路易体痴呆

路易体痴呆（dementia with lewy bodies，DLB）是第二常见的神经退行性痴呆，占病例的 15%~20%，其通常发生在 65 岁之前。由于临床上可与 AD 表现相似（并与病理部分重叠），以及在 MRI 常规序列上缺乏特异性，因此难以鉴别诊断。

1. 临床表现

DLB 的特点是进行性的记忆丧失、警觉性波动、视觉幻觉、行动迟缓、行走困难和僵硬。其他症状可能包括（快速动眼期）睡眠期间的过度运动、情绪的变化（如抑郁）。考虑到对标准发作性睡眠病的不良反应，与 AD 的鉴别很重要。另外，脑脊液分析不能提供额外信息，亦无基因遗传异常。

2. 病理机制

DLB 属于共核蛋白病，其特征是细胞内路易体的异常积聚，即嗜酸性蛋白聚集。此外，常发现有很多 AD 类似的病理改变。DLB、帕金森病和帕金森病痴呆是重叠疾病。这解释了为什么 DLB 和 PD 的影像学表现是相同的，但临床表现是不同的。

3. 影像学表现（表 48-7）

常规 MRI 序列的 DLB（和帕金森）没有特异性影像学表现，因此 DLB 在常规 MRI 上诊断不足。通常情况下很少发生海马萎缩（与 AD 不同），包括脑后部区域在内的一些全身性萎缩（如 PCA）也

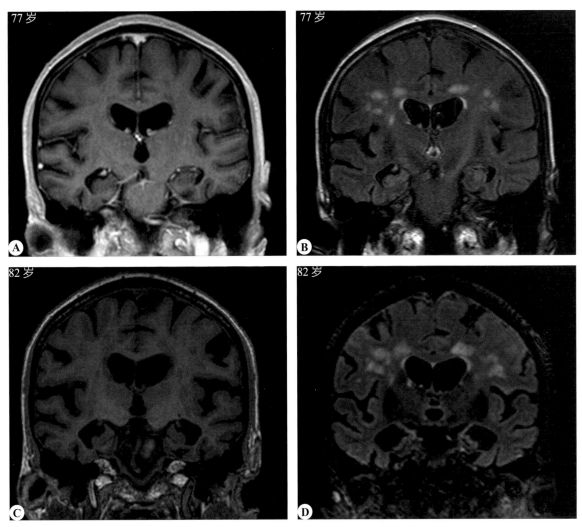

▲ 图48-11 进展性认知衰退女性混合性痴呆病例的随访成像

在77岁时出现轻至中度海马萎缩（A，冠状位 T_1WI序列，MTA 1～2分）和中度微血管脑白质病（B，冠状位 FLAIR，Fazekas 2分）。
在82岁时海马萎缩程度（C，冠状位 T_1W，MTA 3～4分）和微血管脑白质病（D，冠状位 FLAIR，Fazekas 3分）出现进展

很少出现。FDG PET 上显示典型低代谢状态，包括枕叶（与保留后扣带回的 AD 相反）。多巴胺显像（如 DaT 显像）具有极好的诊断准确性，其可显示纹状体中的 PD 型低代谢，表现为双侧点状信号，而不是双侧逗号状信号（图48-16）。

最近，燕尾征被认为是 PD 黑质小体 -1 的影像特征。由于 DLB/PD 存在重叠，因此这种影像特征提示 DLB 诊断也有效，诊断准确性略低于或在多巴胺成像范围内（图48-17）。

（六）额颞叶变性

额颞叶变性一般是早发性起病的一种以行为和语言障碍为特征的异质性痴呆疾病。其术语和分类存在争议，并且在过去几年中不断变化。FTLD 是病理学术语，而额颞叶痴呆是指痴呆的临床症状。亚组类型包括行为异常型 FTD、进行性非流利性失语和语义性痴呆。CSF 分析可显示与 AD 相比 tau 蛋白升高（非磷酸化 tau 蛋白）及正常水平淀粉样蛋白。

1. 病理机制

虽然部分病例属于泛素病，但大多数 FTLD 亚型属于 tau 蛋白病。高达 20% 的家族性病例的基因检测可能是异常的，但在散发性病例中的检测结果并不理想。突变基因可能包括 MAPT 基因和颗粒蛋白前体基因，还有 C9ORF 基因，这也解释了与肌萎缩侧索硬化症和运动神经元疾病病理上的重叠。

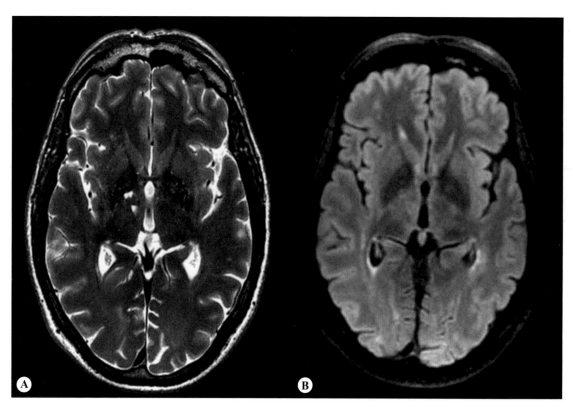

▲ 图 48-12 轴位 T₂WI（A）显示右侧丘脑腔隙性梗死，在 T₂ FLAIR（B）上几乎看不到

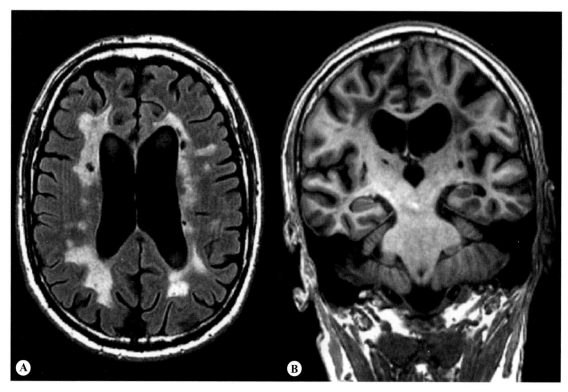

▲ 图 48-13 75 岁男性痴呆症患者的影像图，与纯血管性痴呆（小血管疾病亚型）一致，可见融合的脑白质高信号（Fazekas 3 分）和多个腔隙性梗死，但海马体积正常（MTA 0 分）。很多 VaD 患者也存在一定程度的海马萎缩，与混合疾病（如 VaD 和 AD）一致。轴位 T₂ FLAIR（A）和冠状位 T₁W（B）

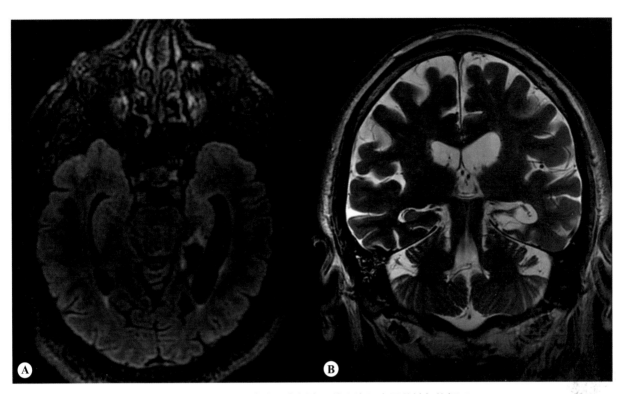

▲ 图 48-14 **80 岁患者，左侧海马体和海马旁回关键部位梗死**
A. 轴位 FLAIR；B. 冠状位 T₂W

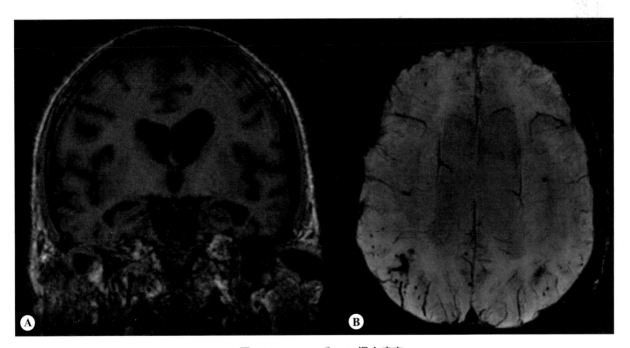

▲ 图 48-15 **CAA 和 AD 混合病变**

69 岁男性出现进展性记忆丧失。冠状位 T₁WI（A）显示海马萎缩（右侧 MTA 2 分，左侧 MTA 3 分），提示为 AD。根据修订的波士顿标准，轴位 SWI（B）显示与 CAA 匹配的脑内多发性微出血和脑表面铁质沉着症。冠状位 T₁W（A），轴位 SWI（B）

表 48-7　DLB 的典型影像表现		
MRI	**FDG PET**	**多巴胺显像**
常规 MRI：无特异性 在 SWI 上出现异常黑质小体 –1/ 燕尾征	双侧顶叶低代谢，包括枕叶	纹状体区多巴胺摄取减少，类似于 PD：双侧点状信号代替双侧逗号状信号

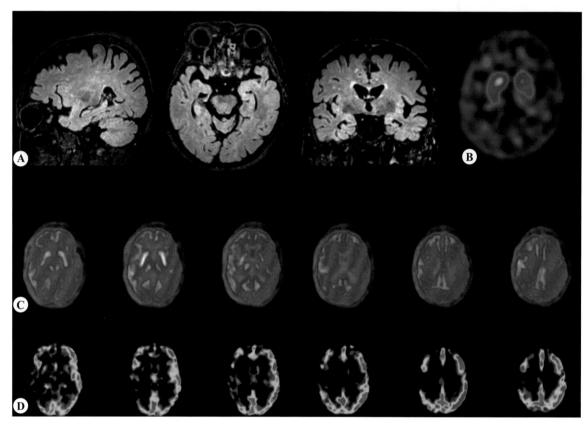

▲ 图 48-16　路易体痴呆的典型表现

非特异性 MRI 表现（A，无明显的内侧颞叶萎缩或血管病变），顶枕叶皮质的 DAT 结合减少（B）和代谢降低，后扣带回皮质相对正常（C，标准化 FDG PET 图像；D，与参考数据库的比较，色标表示与正常值的标准偏差，范围为 2～4）

2. 影像学表现（表 48-8）

虽然皮质体积测量可以合理地区分 FTLD 的主要亚型，但 bvFTD、PNFA 和 SD 这些痴呆亚型的影像学表现是多变，并且基本相同。因此，放射科医生应识别患者脑萎缩是否在额叶和颞叶外侧区域有明显的局灶性优势，并伴有前后区域差异，以考虑 FTLD 的鉴别诊断，而不是其他特定的亚组疾病诊断。SD 倾向于表现出明显的前颞叶萎缩，而 bvFTD 通常在首次发病时仅出现轻度的额叶萎缩（图 48-18）。

3. 临床表现

bvFTD（以前也称为皮克病）的特点是伴有社会意识丧失和冲动控制不良的社交行为举止的改变，如行为异常、举止不当等。记忆力通常没有受到影响，而语言问题也是多样的。

4. 影像学表现（图 48-19）

在 MRI 上表现为额叶和前颞叶萎缩，并且具有典型的前后区域差异，其中近额和眶额皮质最早受累，侧脑室前角因局部扩张而呈"膨胀"表现。通常颞叶也有一些不对称性和受累。另外，PET 可能显示近额和眶额灰质低代谢。

（七）语义性痴呆

1. 临床表现

语义性痴呆的特征是语言理解能力的丧失，导致对单词的理解能力受损，尽管说话仍然流畅，语

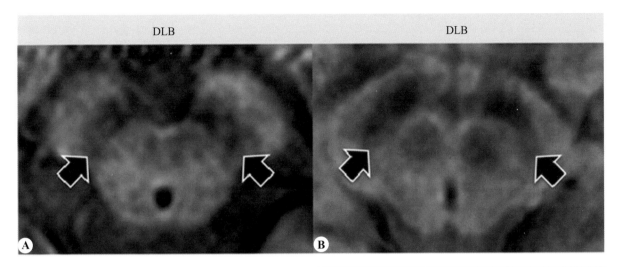

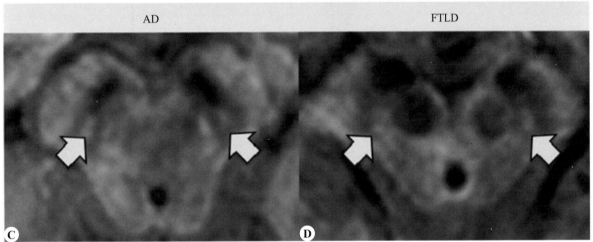

▲ 图 48-17　两名 DLB 患者黑质小体 -1 显像异常（A 和 B），与 PD 表现相似。AD 和 FTLD 病患者黑质小体 -1 显像正常（C 和 D）（引自 Haller 等，2016）

法上没有错误。

2. 影像学表现

在 MRI 上通常表现为重度的前颞极萎缩，在左（优势）半球更为明显。通常也表现出明显的海马萎缩，与左侧有明显的前后区域不对称。另外，PET 可显示颞叶（和额叶）不对称的低代谢。

额颞叶痴呆是一种具有多种遗传原因的高度遗传性疾病。大约 1/3 的病例是家族性的，3 个中有 1 个基因是最常见的突变相关基因；对转基因的全脑体素分析可以检测到这三个常见突变之间萎缩模式的细微差异（图 48-20）。

（八）进行性非流利性失语

1. 临床表现

PNFA 的特点是渐进性语言表达困难。

2. 影像表现

MRI 可显示双侧岛叶周围萎缩，左侧额下回表现更明显（Broca 区）。PET 可显示额叶和颞叶灰质的不对称低代谢。

3. 右颞叶变异型语义性痴呆

语义性痴呆的特征是不对称性左半球颞极萎缩。大多数个体是右撇子，左半球占优势。SD 患者的左半球优势性萎缩是否是由于左半球使用更频繁，继发性萎缩更严重，这一点仍存在争议。另一种可能性是，由于左半球在大多数个体中占优势，因此左半球和优势半球的萎缩相关功能丧失在临床上更加明显，并因此导致额叶痴呆症状的临床诊断，同时右半球萎缩和功能丧失在临床上可能不太明显，因此在早期阶段明显诊断不足。根据后一种

表 48-8　FTLD 的典型影像表现			
	临床表现	MRI	FDG PET
行为异常型 FTD	社会表现和行为的改变，社会意识的丧失和冲动控制能力差，行为不当。记忆相对无丧失，语言问题多样化	具有典型前后区域差异的额叶和前颞叶萎缩	类似于萎缩的额叶和前颞叶代谢低下
语义性痴呆	语言理解能力丧失，单词理解能力受损，但说话流畅，语法无误	左（优势）半球颞极前部萎缩更明显	前颞极低代谢
进行性非流利性失语	渐进性语言表达困难	双侧岛叶周围萎缩	不对称的左额颞叶低代谢
右颞叶变异型语义性痴呆	不成比例的语言功能障碍，特别是找词困难、面容失认症及更多的强迫性人格/行为改变和理解能力问题	类似于 SD，但发生在右半球	类似于 SD，但发生在右半球

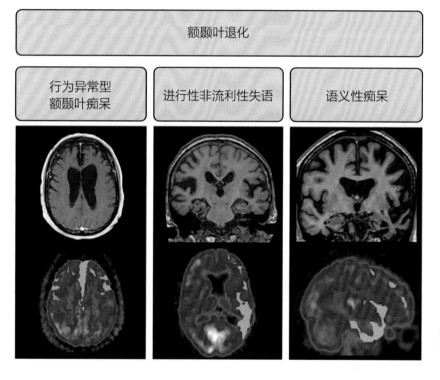

◀ 图 48-18　FTLD 各亚型的萎缩类型和 FDG PET 的低代谢类型
引自 Haller 等，2013a

假设，额颞叶痴呆的右半球模拟语义性痴呆或右颞叶变异在最近几年越来越受到关注，这种变异的临床症状学不同于典型的左半球优势和 bvFTD，包括不成比例的语言功能障碍，特别是找词困难、面容失认症及强迫症/行为改变和理解问题的增加，推测是由于两个半球在不同认知领域的特定参与引起的（图 48-21）。

四、重叠和独立的神经退行性疾病

正如在第 46 章中讨论的那样，经典观点认为各种神经退行性疾病是相互独立的不同疾病。然而，真实情况可能并非如此。首先，不同疾病之间存在重叠，如 AD 和 CAA 型微出血或 AD 和 NPH。其次，如 AD 和血管疾病的存在重叠的风险因素。事实上几种病理的共存可能会相互作用，甚至可能是超相加的。因此，影像报告应是推测性的，而非

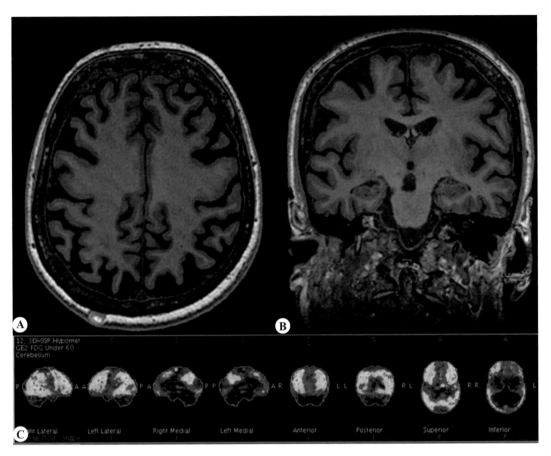

▲ 图 48-19　52 岁女性，进行性记忆丧失伴额叶症状

轴位 T_1W MRI（A）显示额顶叶萎缩，无明显海马萎缩（B，MTA 0 分）。FDG PET 的参数分析证实了额叶、顶叶和颞叶的代谢降低，感觉运动皮质和枕叶正常，与 bvFTD 一致

确定性的，并考虑到如血管病变和神经退行性改变的共存情况（图 48-19 和图 48-22）。

痴呆症和运动障碍重叠

痴呆症和运动障碍之间存在重叠。DLB/PD/PDD 是细胞内路易体异常积聚的一系列临床表现。它们影像学表现相似，但临床表现可能以认知功能减退或锥体外系运动症状为主。同样，CBD、PSP 和 MSA 属于非典型帕金森综合征组，通常以锥体外系运动症状为主要特征；然而，在某些情况下，认知能力下降可能是主要的临床表现，特别是在疾病的早期阶段。这些运动障碍疾病将在第 49 章中详细讨论。

1. 进行性核上性麻痹

进行性核上性麻痹主要是一种神经退行性运动障碍，其特征是中脑萎缩，导致企鹅或蜂鸟征。部分 PSP 患者出现神经认知功能下降，也称为 Steele-Richardson-Olszewski 综合征。FDG-PET 图像可表现为典型的皮质低代谢，累及整个前额叶，伴有基底节区、丘脑和中脑的低代谢。

2. 皮质基底节综合征

皮质基底节综合征类似于 PSP，主要是一种伴有皮质基底节变性的神经退行性运动障碍，但也有一部分患者会出现 CBS 相关的神经认知功能下降。CBD 典型表现为双顶叶局灶性萎缩。与 AD 不同，双顶叶局灶性萎缩与海马萎缩无关，但有时与幕下小脑萎缩有关。FDG-PET 图像通常显示单侧或明显不对称的皮质（顶叶、前额叶和运动皮质）和皮质下低代谢。

3. 神经退行性变伴脑铁沉积症

神经退行性变伴脑铁沉积症是一种罕见的疾病，其特征是脑内铁沉积，尤其是基底节区，这将在第 49 章中详细讨论。虽然 NBIA 在大多数情况

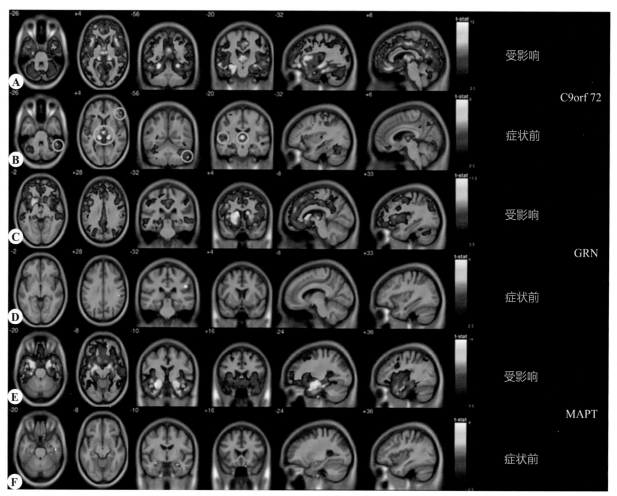

▲ 图 48-20 家族性 FTD 三种常见变异体的灰质差异，包括 C9orf72、GRN 和 MAPT 的突变

突变者（A、C 和 E，$P < 0.05$，FWE 校正）和症状前（B、D 和 F，$P < 0.001$ 未校正）携带者与非携带者的灰质差异。A 和 B. 与 C9orf72 携带者的比较（$P < 0.05$，在症状前组用 FWE 校正圈出），与 GRN 携带者的比较；E 和 F. 与 MAPT 携带者的比较。C9orf 72. 9 号染色体开放阅读框 72；GRN. 前颗粒蛋白；MAPT. 微管相关蛋白 tau（经许可转载，引自 Cash 等，2018）

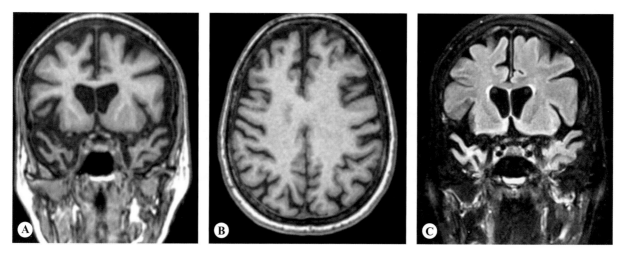

▲ 图 48-21　62 岁女性，因进行性神经认知功能障碍接受影像学检查

冠状位 T_1（A）显示颞极萎缩最明显，右侧颞叶前部萎缩评分为 3 分，左侧为 2 分。轴位 T_1（B）仅显示额叶轻度萎缩。冠状位 T_2W FLAIR（C）显示无明显相关血管病变，右侧颞极明显萎缩。与左半球萎缩模式最明显的典型语义性痴呆相比，本病例符合右颞变异型 SD

下是婴儿和儿童患有的一种锥体外系运动障碍的疾病，但也可存在于成人，并有时主要表现为痴呆。

五、其他类型的痴呆症

这一章的重点是可能导致痴呆症的神经退行性疾病和血管疾病。显然，排除肿瘤性病变是神经影像的目标之一。然而，还有多种其他疾病，可能会导致认知能力下降和痴呆症。这些疾病中的大多数将在其他章节中详细讨论。痴呆症中最相关的其他

疾病简要概述如下。

（一）精神疾病

尽管缺少可量化神经退行性疾病的手段，但各种类型的精神疾病可能会导致认知能力下降和假性痴呆的临床症状。最常见的是，这种类似痴呆的行为症状在抑郁症和焦虑症中都能观察到，可能会与FTD混淆。然而，常规 CT 或 MRI 上没有与这些疾病相关的可靠影像特征。

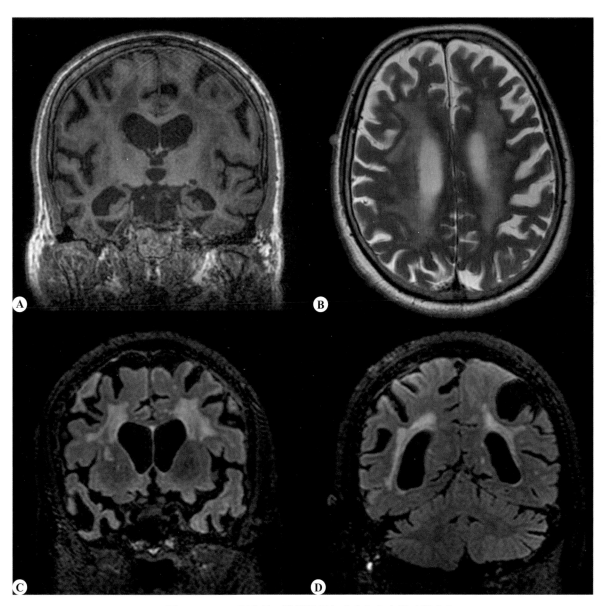

▲ 图 48-22 **88 岁女性，进行性记忆丧失和自主性功能丧失**

冠状位 T₁W（A）显示晚期海马萎缩，MTA 4 分提示 AD 型病变。轴位 T₂W（B）显示明显的脑白质病变，Fazekas 3 分提示有血管病变。冠状位 FLAIR（C 和 D）显示额叶、前颞叶和顶叶区萎缩，包括明显的右前颞极，提示 FTLD 型病变。总体而言，影像结果提示为混合型痴呆症

（二）正常压力性脑积水

正常压力性脑积水是脑脊液产生和脑脊液吸收之间的一种失衡导致的认知功能减退、步态失用和尿失禁的典型三联征。它属于罕见的可治疗的痴呆症，因为脑脊液穿刺或分流减压术可部分改善症状，包括认知状态。NPH 的潜在发病机制仍然存在争议，AD 和 NPH 之间是否存在重叠也仍然存在争议。与之前讨论的 AD 和 VaD 之间的重叠类似，这两种疾病可共存于同一患者，并且具有相加甚至超相加效应（见第 18 章）。

（三）各种白质和灰质疾病

有许多白质和灰质疾病可能与痴呆症有关，包括脑白质营养不良、中毒、代谢、传染性或遗传性疾病。然而，通常情况下，这些疾病是导致痴呆症的罕见原因。例如，进行性人类免疫缺陷病毒相关脑病（见第 25 章）可能与进行性认知衰退和痴呆症有关。

（四）治疗相关性认知障碍

多种类型的综合治疗更有效，增加了患者的存活率，特别是恶性肿瘤放疗和化疗的综合治疗。因此，与治疗相关的不良反应也变得更加明显和频繁，包括与认知改变相关的，如与脑放疗（预防性和治疗性的）和化疗有关的改变。这种情况下的影像学表现通常不具特异性且不显著，但值得注意的是，放射诱导的脑微出血和化疗相关的 FLAIR 上弥漫性白质高信号。

（五）遗传性疾病

一些遗传性疾病，如 21 三体综合征，可能会导致早发性 AD 型认知下降（图 48-23）。评估遗传性疾病中的痴呆症是一个新兴的领域。通常，典型的主要症状是以记忆为主的认知功能障碍，这可能与其他行为或精神异常相关（图 48-23）。

（六）脑白质营养不良与多发性硬化

脑白质营养不良是一组异质性的进行性脑白质疾病，通常出现在儿童时期，但偶尔也可能出现在成年后。然而，正如在第 59 章中所讨论的，人们越来越多地认识到成年时期的脑白质营养不良可能会出现痴呆症。可引起脑白质营养不良的疾病包括肾

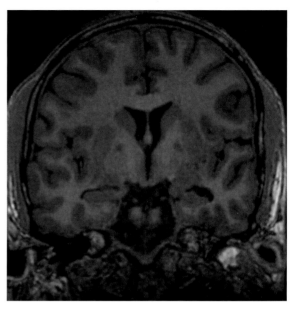

▲ 图 48-23　35 岁 21 三体综合征患者，最近出现记忆丧失

冠状位 T_1W，注意左侧大脑半球海马轻度萎缩，左侧 MTA 为 2 分，右侧 MTA 为 1 分。MTA 2 分与年龄不相符

上腺脊髓神经病（ABCD1 基因突变）、遗传性弥漫性白质脑病合并轴索球样变（CSF1R 突变）、线粒体疾病（DARS2 突变）和白质消融性白质脑病（eIF2B 突变）。虽然多发性硬化症经常表现为神经系统症状，但在临床上可能无症状，并在晚年首先表现为痴呆症。在更典型的多发性硬化症中，通常会有明显的神经退行性改变，导致疾病过程中的认知障碍。

六、报告核查表

请参阅第 46 章。

七、报告模板

（一）痴呆阴性报告模板

1. 脑部 MRI

技术：记录痴呆症的扫描方案。

描述：无以往脑影像可供比较。

- 幕上。

无明显或局灶性萎缩，海马体积正常（MTA 0 分两侧）。无明显的局灶性血管性白质病变（Fazekas 0 分）。无腔隙性梗死或微出血。无扩散受限。灰白质分界正常。无占位效应。

- 幕下。

无局灶性病变或局灶性萎缩。可见正常的黑质小体 -1。

- 可选：ASL。
对称性静息态灌注，无局部低灌注或高灌注。
- 其他发现。
颅颈交界处的起始关节病变。

2. 结论

并未发现可解释记忆障碍的明显神经退行性疾病或血管病变（图 48-24）。

（二）痴呆阳性报告模板

1. 脑部 MRI

技术：记录痴呆症的扫描方案。

描述：无以往脑影像可供比较。

- 幕上。
中度至重度脑萎缩，以海马最为明显（右侧为

MTA 2 分，左侧为 MTA 3 分）。轻度局灶性脑白质病变（Fazekas 1 分）。无腔隙性脑梗死或微出血。无扩散受限。灰白质分界正常。无占位效应。

- 幕下。
无局灶性病变或局灶性萎缩。可见正常黑质小体 -1。
- 可选：ASL。
后扣带回皮质和双侧顶叶区轻度低灌注。
- 其他表现。
无。

2. 结论

中度至重度脑萎缩，尤其是海马，提示 AD 型中度神经退行性疾病，无明显的血管病变（图 48-25）。

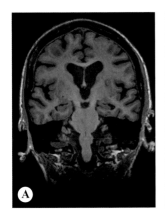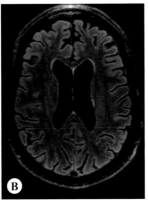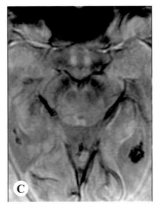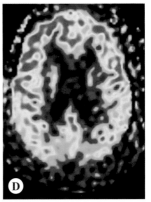

▲ 图 48-24　72 岁女性，正常影像表现

旁冠状位（沿颞叶轴线）重建的 T_1W（A）、轴位重建的 3D T_2W FLAIR（B）、轴位磁敏感成像局部放大图（C）和轴位 ASL（D）

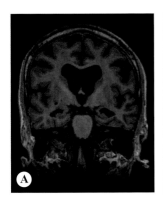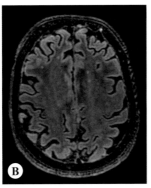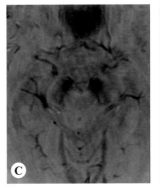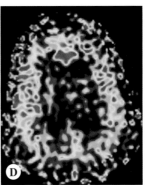

▲ 图 48-25　76 岁女性，中度 AD 症状

旁冠状位（沿颞叶轴线）重建的 T_1W（A）、轴位重建的 3D T_2W FLAIR（B）、轴位磁敏感成像局部放大图（C）和轴位 ASL（D）

参考文献

[1] Benamer TS, Patterson J, Grosset DG, et al. Accurate differentiation of parkinsonism and essential tremor using visual assessment of [123I]-FP-CIT SPECT imaging: the [123I]-FP-CIT study group. Mov Disord. 2000;15:503–10.

[2] Haller S, Vernooij MW, Kuijer JPA, et al. Cerebral microbleeds: imaging and clinical significance. Radiology. 2018;287:11–28.

[3] Lindberg O, Ostberg P, Zandbelt BB, et al. Cortical morphometric subclassification of frontotemporal lobar degeneration. AJNR Am J Neuroradiol. 2009;30:1233–9.

[4] Paterson RW, Takada LT, Geschwind MD. Diagnosis and treatment of rapidly progressive dementias. Neurol Clin Pract. 2012;2:187–200.

[5] Petersen RC. Alzheimer's disease: progress in prediction. Lancet Neurol. 2010;9:4–5.

[6] Trojanowski JQ, Vandeerstichele H, Korecka M, et al. Update on the biomarker core of the Alzheimer's disease Neuroimaging Initiative subjects. Alzheimers Dement. 2010;6:230–8.

[7] Winblad B, Amouyel P, Andrieu S, et al. Defeating Alzheimer's disease and other dementias: a priority for European science and society. Lancet Neurol. 2016;15:455–532.

拓展阅读

[1] Cash DM, Bocchetta M, Thomas DL, et al. Patterns of gray matter atrophy in genetic frontotemporal dementia: results from the GENFI study. Neurobiol Aging. 2018;62:191–6.

[2] Haller S, Barkhof F. Interaction of vascular damage and Alzheimer dementia: focal damage and disconnection. Radiology. 2017;282:311–3.

[3] Haller S, Garibotto V, Kövari E, et al. Neuroimaging of dementia in 2013: what radiologists need to know. Eur Radiol. 2013a;23:3393–404.

[4] Haller S, Kövari E, Herrmann FR, et al. Do brain T2/FLAIR white matter hyperintensities correspond to myelin loss in normal aging? A radiologicneuropathologic correlation study. Acta Neuropathol Commun. 2013b;1:14.

[5] Haller S, Fällmar D, Larsson EM. Susceptibility weighted imaging in dementia with Lewy bodies: will it resolve the blind spot of MRI. Neuroradiology. 2016;58:217–8.

[6] http://www.radiologyassistant.nl/en/p43dbf6d16f98d/dem entia-role-of-mri.html

[7] http://www.springer.com/de/book/9783642008177

[8] Jack CRJ, Knopman DS, Jagust WJ, et al. Hypothetical model of dynamic biomarkers of the Alzheimer's pathological cascade. Lancet Neurol. 2010;9:119–28.

[9] Jack CR, Knopman DS, Weigand SD, et al. An operational approach to National Institute on Aging-Alzheimer's Association criteria for preclinical Alzheimer disease. Ann Neurol. 2012;71:765–75.

[10] Josephs KA, Whitwell JL, Knopman DS, et al. Two distinct subtypes of right temporal variant frontotemporal dementia. Neurology. 2009;73:1443–50.

[11] Kamminga J, Kumfor F, Burrell JR, Piguet O, Hodges JR, Irish M. Differentiating between right-lateralised semantic dementia and behavioural-variant frontotemporal dementia: an examination of clinical characteristics and emotion processing. J Neurol Neurosurg Psychiatry. 2015;86:1082–8.

[12] Pereira JB, Cavallin L, Spulber G, et al. Influence of age, disease onset and ApoE4 on visual medial temporal lobe atrophy cut-offs. J Intern Med. 2014;275:317–30.

[13] Roman GC, Tatemichi TK, Erkinjuntti T, et al. Vascular dementia: diagnostic criteria for research studies. Report of the NINDS-AIREN International Workshop. Neurology. 1993;43:250–60.

[14] Rohrer JD. Structural brain imaging in frontotemporal dementia. Biochim Biophys Acta. 2012;1822:325–32.

[15] Rossor MN, Fox NC, Mummery CJ, Schott JM, Warren JD. The diagnosis of young-onset dementia. Lancet Neurol. 2010;9:793–806.

[16] Schwarz ST, Afzal M, Morgan PS, Bajaj N, Gowland PA, Auer DP. The 'swallow tail' appearance of the healthy nigrosome – a new accurate test of Parkinson's disease: a case-control and retrospective cross-sectional MRI study at 3T. PLoS One. 2014;9:e93814.

[17] van Straaten EC, Scheltens P, Knol DL, et al. Operational definitions for the NINDS-AIREN criteria for vascular dementia: an interobserver study. Stroke. 2003;34:1907–12.

[18] Whitwell JL, Dickson DW, Murray ME, et al. Neuroimaging correlates of pathologically defined subtypes of Alzheimer's disease: a case-control study. Lancet Neurol. 2012;11:868–77.

[19] Ylikoski A, Erkinjuntti T, Raininko R, Sarna S, Sulkava R, Tilvis R. White matter hyperintensities on MRI in the neurologically nondiseased elderly. Analysis of cohorts of consecutive subjects aged 55 to 85 years living at home. Stroke. 1995;26:1171–7.

第49章　运动障碍神经影像学的临床思路
Neuroimaging in Movement Disorders: A Clinical Approach

Sven Haller　Valentina Garibotto　Stefan Schwarz　**著**

吴　韧　余倩倩　张　薇 **译**　　盛　洁　唐春香 **校**

摘　要

运动障碍疾病根据最常见的运动受损可以分为运动功能减退和运动功能亢进。潜在的病理、影像学表现和临床表现可能与痴呆相似：例如路易体的积聚可能导致帕金森病和路易体痴呆，以及与运动障碍和认知能力下降相似的临床综合征，而影像学表现也是相似的。在许多情况下，结构和功能成像，特别是 MRI 和核医学成像技术，可提供辅助信息。在临床神经影像学中，确诊通常需要不止一种成像技术。

帕金森病是最常见的运动障碍疾病，其核医学多巴胺能显像特征是纹状体多巴胺能摄取减少。最近，在 SWI 上发现的黑体小体–1 异常（"燕尾征"）被证明是有用的 MRI 征象。帕金森病和非典型帕金森综合征包括多系统萎缩症、进行性核上性麻痹和皮质基底节变性。壳核或小脑的异常可能分别提示帕金森型多系统萎缩症或小脑型多系统萎缩症，而中脑的萎缩可能提示进行性核上性麻痹。糖代谢可帮助鉴别非典型帕金森综合征。T_2 和 FLAIR MRI 有助于血管性帕金森综合征的鉴别诊断。

还有许多不太常见的其他形式的运动障碍疾病，包括神经退行性变伴脑铁沉积，它是一组异质性的、不断演变的疾病组，其特征是磁敏感加权 MR 成像中可见或多或少异常积聚的铁信号。核医学在神经退行性变伴脑铁沉积症的诊断中用处不大。特发性震颤、不宁腿综合征和抽搐／抽动秽语综合征无特殊的影像学表现。遗传性／脊髓小脑性共济失调在结构成像上与不同程度的小脑萎缩有关。在运动神经元疾病中有时可看到锥体束的异常和运动皮质的易感性，如肌萎缩侧索硬化症。亨廷顿病与尾状核萎缩有关。

关键词

运动障碍疾病；帕金森病；非典型帕金森综合征；进展性核上性麻痹；皮质基底节变性；多系统萎缩；遗传性共济失调

缩略语

ALS	amyotrophic lateral sclerosis	肌萎缩性侧索硬化
APS	atypical parkinsonian syndromes	非典型帕金森综合征

CBD	corticobasal disease	皮质基底节疾病
CBS	corticobasal syndrome	皮质基底节综合征
CTE	chronic traumatic encephalopathy	慢性外伤性脑病
DAT	dopamine transporter	多巴胺转运蛋白
DLB	dementia with Lewy bodies	路易体痴呆
FDG	fluoro-deoxy-glucose	氟脱氧葡萄糖
FTD	frontotemporal dementia	额颞叶痴呆
HD	Huntington's disease	亨廷顿病
MND	motor neuron disease	运动神经元病
MSA	multisystem atrophy	多系统萎缩
MSA-C	MSA cerebellar type	小脑型多系统萎缩
MSA-P	MSA Parkinsonian type	帕金森型多系统萎缩
NBIA	neurodegeneration with brain iron accumulation	神经退行性变伴脑铁沉积症
PD	Parkinson disease	帕金森综合征
PSP	progressive supranuclear palsy	进行性核上性麻痹
SCA	spinocerebellar ataxia	脊髓小脑共济失调
UDPRS	unified Parkinson disease rating scale	帕金森病统一评分量表

一、概述

运动障碍的特征是不伴有肌力缺陷或感觉障碍的自主运动活动调节功能受损。引起不同运动障碍的潜在病因差别很大。特发性帕金森病和多系统萎缩均为共核蛋白病，其特征是细胞内 α- 突触核蛋白聚集体异常沉积。对 α- 突触核蛋白失调潜在的病理生理机制仍然知之甚少。虽然被归类为帕金森综合征，但进行性核上性瘫痪和皮质基底节变性都是 tau 蛋白病，因此在病理生理学上类似于额颞叶痴呆。此外，由于基底神经节或脑干等重要脑区小血管缺血损伤，血管疾病也可能是帕金森病的重要原因。

运动障碍可以根据最常见的运动受损分为以运动迟缓为主的运动功能减退和以异常不自主运动为特征的运动亢进（表 49-1）。

二、第一部分：运动障碍疾病的临床表现

自主和不自主运动的进行性损害是许多运动障碍的临床表现。表 49-2 列出了运动障碍疾病表现出的临床症状。

许多运动障碍还表现出非运动症状和特征。

- 抑郁。
- 认知障碍 / 记忆丧失。
- 自主神经功能障碍（如直立性低血压、便秘）。
- 疼痛。
- 泌尿生殖系统功能障碍。
- 睡眠障碍（在 DLB 中尤其明显）。

表 49-1 最常见运动障碍疾病概述

运动减少的运动障碍疾病

帕金森病
特发性帕金森病
- 非典型帕金森病
  - 多系统萎缩
  - 进行性核上性麻痹
  - 路易体痴呆
  - 皮质基底节变性、皮质基底节综合征

继发性帕金森综合征
- 药源性帕金森综合征
- 血管性帕金森综合征
- 中毒相关帕金森综合征
- 炎症引起的帕金森综合征（脑炎）

运动神经元病包括肌萎缩侧索硬化症
神经退行性变伴脑铁沉积症

运动亢进的运动障碍疾病

舞蹈病 / 亨廷顿病
非酮症高血糖偏瘫
不宁腿综合征
迟发型运动障碍 / 肌张力障碍
抽搐 / 抽动秽语综合征
肝豆状核变性
震颤 / 特发性震颤
遗传性共济失调 / 脊髓小脑共济失调

三、第二部分：运动障碍主导型疾病

（一）运动减少的运动障碍疾病

帕金森综合征

"帕金森综合征"是一个描述性术语，用来描述影响运动和运动系统的一系列症状。它包括静息态震颤（通常是"搓丸样"震颤）、僵硬、运动迟缓、姿势不稳、步态蹒跚和手臂摆动减少。迄今为止，帕金森病最常见的原因是特发性帕金森病。非典型帕金森综合征，如 CBD、PSP 和 MSA（以前称为"帕金森叠加"综合征）很少见，但影像学在其诊断中起着重要作用。

导致帕金森综合征的许多其他疾病和综合征可以归为继发性或后天性帕金森综合征。例如，许多毒素 / 物质和环境因素 [如汞、锰、二硫化碳、有机溶剂 MTPT（1- 甲基 -4- 苯基 -1，2，3，6 四氢吡啶）和一氧化碳] 可导致黑质纹状体神经变性和帕金森症。多种药物治疗的不良反应可引起帕金森综合征，这些通常在清除致病因素后是可逆的。但是，尤其是精神抑制类型的药物会引起不可逆的帕金森综合征，非法静脉注射麻黄酮也会引起这种现象。重复性头部外伤伴有相关的脑损伤，最近被称为"慢性外伤性脑病"，与帕金森病相关。脑炎后帕金森病以前被认为是 Economo 疾病，并与感染性纹状体损伤有关。Fahr 病 / 综合征的特征是基底神经节区的钙沉积，通常无症状，但有时可能导致帕金森症状。

（二）特发性帕金森病

大多数帕金森病的患者无法确切地描述潜在病因或明确的病理生理机制。这些患者可归为"特发性"PD，就本书而言，PD 和特发性 PD 可互换使用。

1. 临床表现

PD 患者运动症状的典型首发临床表现是上肢静止时的不对称性震颤（4～6Hz）。随着时间的推移，越来越多的 PD 出现典型的运动症状，包括运动迟缓 [表情缺乏（面部表情呆滞）、手臂摆动减少、僵直)]、僵硬（铅管和齿轮样强直）及姿势不稳伴跌倒。

尽管 PD 被归类为运动障碍，但数十年来，与 PD 相关的非运动症状的重要性也得到了认识，包括嗅觉功能障碍、睡眠障碍、抑郁、焦虑、冷漠、低冲动性、便秘和其他自主功能障碍。这些症状可在典型运动症状出现之前的几年中出现。

PD 患者的首发临床表现和运动症状相差很大，尤其是在疾病的早期阶段，仅出现很少的运动症状，因此确诊非常困难。PD 的显著特征是疾病的进行性，其导致运动和非运动症状随时间进展。有几种评估 PD 症状的评分量表，旨在监测疾病严重程度、疾病进展或对治疗的反应。最常用的帕金森病统一评分量表或运动障碍学会 UPDRS 修订版 MDS-UPDRS。修改后的 Hoehn 和 Yahr 量表（HY 量表）是 UPDRS 非常重要的部分。UPDRS 包含以下 6 个部分。

表 49-2 运动障碍疾病的临床表现模式		
症 状	**典型疾病**	**也发生在其他疾病**
震颤	不由自主的颤抖	帕金森病	非典型帕金森病（多系统萎缩，进行性核上性麻痹，皮质基底节变性），原发性震颤，血管性帕金森综合征，药源性帕金森综合征，神经退行性变伴脑铁沉积症
僵化	僵硬	帕金森病	非典型帕金森综合征（多系统萎缩，进行性核上性麻痹，皮质基底节变性），亨廷顿舞蹈病，神经退行性变伴脑铁沉积症
动作迟缓	运动缓慢	帕金森病	非典型帕金森病（多系统萎缩，进行性核上性麻痹，皮质基底节变性），药源性帕金森综合征，神经退行性变伴脑铁沉积症
共济失调（小脑性共济失调）	肌肉运动缺乏自主协调	脊髓小脑共济失调	需要鉴别的疾病较多
肌张力障碍	持续或重复的肌肉收缩会导致扭曲和重复运动或异常的固定姿势	TIC 疾病，迟发性运动障碍 / 肌张力障碍性震颤	皮质基底节变性，神经退行性变伴脑铁沉积症
舞蹈病	不可控制的随机的抽搐运动	亨廷顿病	脊髓小脑性共济失调，肝豆状核变性，小血管疾病，神经退行性变伴脑铁沉积症，非酮症高血糖性偏舞蹈症
姿势不稳		帕金森病	非典型帕金森病（多系统萎缩，进行性核上性麻痹，皮质基底节变性），血管性帕金森综合征，药源性帕金森综合征，神经退行性变伴脑铁沉积症
下肢帕金森综合征		血管性帕金森综合征	帕金森病，非典型帕金森病（多系统萎缩，进行性核上性麻痹，皮质基底节变性）
眼球运动障碍（垂直凝视麻痹）		进行性核上性麻痹	皮质基底节变性，脊髓小脑共济失调
肌束震颤		运动神经元疾病，尤其是肌萎缩性侧索硬化	多发性硬化，颈脊髓神经根病

Ⅰ：心理状态，行为和情绪。

Ⅱ：日常生活活动。

Ⅲ：运动检查。

Ⅳ：治疗并发症。

Ⅴ：修订版 Hoehn 和 Yahr 量表。

Ⅵ：施瓦布 – 英格兰日常生活活动量表。

第Ⅰ～Ⅳ部分量表总分范围是从 0（无残疾）到 199（完全残疾）。Hoehn 和 Yahr 量表的范围从 0（无疾病）到 5（无帮助则需要依靠轮椅或卧床不起）。MDS-UPDRS 与 UPDRS 结构一样，由四个部分的评分相加所得。但这些部分已经被重新组织，以提高评分的一致性，并更新了可以更好整合 PD 非运动因素的特征。

2. 病理机制

PD 的病理生理学特征是 α– 突触核蛋白聚集形成全脑细胞内路易体。尽管对 α– 突触核蛋白和路易体的病理生理学作用仍知之甚少，但 PD 的病理生理学基础是中脑黑质致密带多巴胺能神经元的丢失。许多其他中枢神经系统在不同阶段也可出现此改变。

2003 年，Heiko Braak 引入了 PD 的组织病理学分期分类法，该分类法是基于胞内路易体在患病个体大脑中渐进性沉积的分布而建立的，路易体在中枢神经系统中的沉积分为 6 个阶段（表 49-3 和图 49-1）。

PD 在明确相关运动症状出现之前通常处于 1～2 期。Braak 认为，PD 的病理过程可针对特定的诱导位点，因为病变最初发生在舌咽神经、迷走神经背侧运动核和嗅前核。此后，在 3～4 期，核灰质（如黑质致密部）和皮质区域（包括基底前脑

和颞中叶皮质）易受累逐渐受到影响。在 5～6 期，疾病过程呈现进展趋势，最终导致广泛的皮质受累遍及整个新皮质。

3. 遗传学

由于近年来基因组测序技术的进步，发现了越来越多特发性 PD 与基因异常相关，约占特发性 PD 病例的 5%～10%。就本书而言，特发性 PD 或 PD 包括与基因异常相关的 PD。

(1) PD 相关的单基因常染色体显性遗传突变如下。

• *SNCA*：α- 突触核蛋白（淀粉样前体的非 A4 成分蛋白）。

表 49-3　帕金森病 Braak 病理分期	
1 期：延髓	Ⅸ / Ⅹ迷走神经背侧运动核和（或）中央网状带
2 期：脑桥被盖	病理 1 期 + 尾状核、中缝核、网状大细胞核、蓝斑下区 – 蓝斑复合体
3 期：中脑	病理 2 期 + 中脑病变，特别是黑质致密部
4 期：基础前脑和中皮质	病理 3 期 + 基底前脑。皮质受累仅限于颞叶中皮质（经鼻区）和局部皮质（CA2 神经丛）。新皮质不受影响
5 期：新皮质多模式	病理 4 期 + 高级感觉联合区新皮质 + 前额叶
6 期：新皮质单模式	病理 5 期 + 一级感觉联合区新皮质 + 运动前区，可有初级感觉皮质和初级运动皮质轻度受累

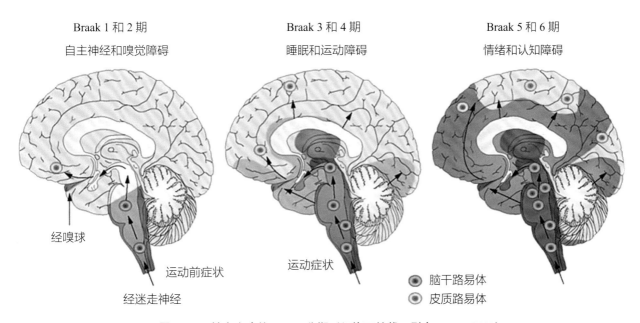

Braak 1 和 2 期
自主神经和嗅觉障碍

Braak 3 和 4 期
睡眠和运动障碍

Braak 5 和 6 期
情绪和认知障碍

经嗅球

运动前症状

经迷走神经

运动症状

◉ 脑干路易体
◉ 皮质路易体

▲ 图 49-1　帕金森病的 Braak 分期（经许可转载，引自 Doty，2012）

- *LRRK2*：富含亮氨酸的重复激酶 2。
- *VPS35*：液泡分选蛋白 35。
- *EIF4G1*：真核生物翻译起始因子 4–γ1。

  (2) 与 PD 相关的单基因隐性遗传突变如下。

- *PARK2*：Parkin E3 泛素蛋白连接酶。
- *PINK1*：磷酸酶和张力蛋白同源物（PTEN）诱导的蛋白激酶 1。
- *DJ-1*（*PARK7*）：Daisuke-Junko-1。

  在全基因组最近相关研究的帮助下，已经发现了改变 PD 发病风险的基因。

- *GBA*：葡萄糖脑苷脂酶基因（患 PD 的风险增加 5 倍）。
- *SMPD1*：溶酶体酶基因突变（患 PD 风险增加 9 倍）。

  4. 影像表现

  (1) CT/MRI：常规 CT 或 MR 成像不能显示 PD 的相关表现。直到最近，提出了几种可能有助于 PD 诊断的 MRI 成像标志物。

  (2) MRI：黑质小体 –1/ 燕尾征。最近引进的一项很有前景的技术着眼于被称为黑质的多巴胺能细胞小岛的完整性。在黑质致密部内已发现了 5 个黑质小体，其中最大的黑质小体（N1）位于黑质后部。正常黑质小体的含铁量很低，并被周围富含铁的 SN 网状部包围。SN 在高分辨率磁敏感加权成像或 T_2^* 加权成像序列上形成固有的生理成像对比。在轴位高分辨率 SWI/T_2^* 加权成像上，健康对照组中黑质内 N1 的 MRI 表现与燕子尾巴的形状非常相似，即正常黑质的"燕尾征"（图 49–2）。SN 中正常 N1 的另一个描述性术语是"黑质背外侧高信号"。

  在 PD 中，N1 中的正常信号丢失，导致 SN 的"燕尾征"消失（图 49–3）。

  (3) 神经黑色素敏感加权 MRI 成像：神经黑色素是黑质的生理性黑色素（"黑色物质"）。它在化学上与皮肤色素黑色素密切相关，可以在黑质致密部和脑干蓝斑的正常多巴胺能神经元中发现。由于铁含量高，神经黑色素就像黑色素一样，具有缩短 T_1 特性，导致 T_1W 序列上的信号增高。然而，由于 SN 体积小，神经黑色素含量有限，需要特定的

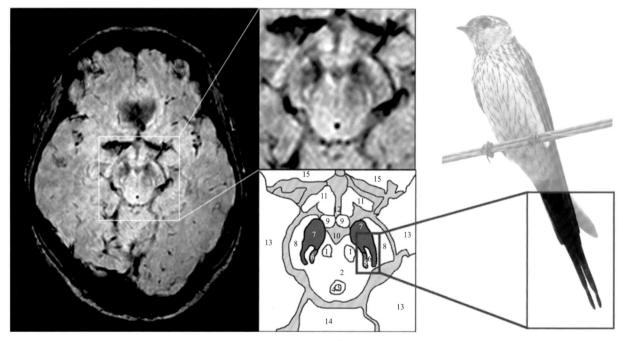

▲ 图 49–2　左图显示的是 **3T SWI** 轴位图，位于黑质小体 –1 水平。中脑结构局部放大并勾勒出相关解剖结构（中间图）：**1** 为红核，**2** 为中脑被盖，**3** 为导水管，**4** 为导水管周围灰质，**5** 为内侧丘系，**6** 为黑质小体，**7** 为黑质，**8** 为大脑脚，**9** 为乳头体，**10** 为脚间窝，**11** 为视辐射，**12** 为第三脑室，**13** 为颞叶，**14** 为小脑，**15** 为额叶。右图是一只金腰燕。燕子的尾巴类似于 **HR-SWI MRI**（红色方框）上正常黑质小体 –1 的外观

经许可转载，改编自 Schwarz 等，2014

成像序列（例如使用磁化转移或脂肪饱和成像）和精细的分析技术来更好地显示 PD 引起的信号改变（图 49-4）。

在 PD 中，富含神经黑色素的多巴胺神经元死亡可导致 SN 高信号减少，这与帕金森病统一评分量表衡量疾病严重程度相关（图 49-5）。

（4）其他 MRI 技术：DTI、fMRI、ASL 和

MRS：也有其他技术研究 PD 诱导的与扩散张量相关的黑质和其他脑白质和灰质结构的变化。然而，关于 SN 不同研究的结果有很大的差异性，这也限制了其作为临床生物标记物的应用。扩散张量建模技术的最新进展，如组织内自由水含量评估或神经突方向离散度和密度被证明可能是 PD 更可靠的标志物。基于扩散张量成像的神经纤维追踪可显示

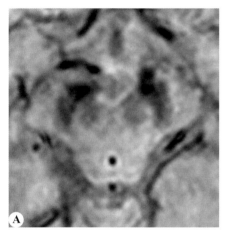
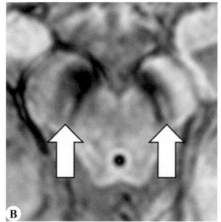

◀ 图 49-3　高分辨率 3D T$_2$*/SWI MRI（Philips "PRESTO" 序列）显示 PD 患者（A，58 岁，男性，双侧黑质小体 -1 消失）和非 PD 患者（B，70 岁，女性，诊断为动脉瘤性蛛网膜下腔出血，双侧黑质小体 -1 存在）

经许可转载，改编自 Schwarz 等，2014

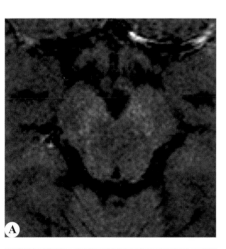
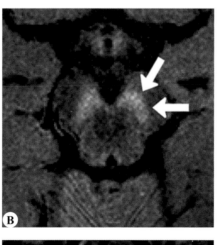

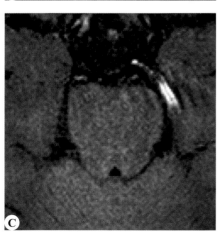
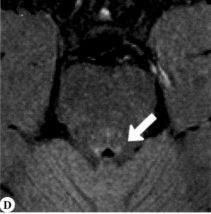

◀ 图 49-4　68 岁女性，健康志愿者，有或无磁化转移的 T$_1$ 加权快速自旋回波序列

A 和 C. 使用无磁化转移的 T$_1$ 加权快速自旋回波序列；B 和 D. 将磁化转移脉冲添加到序列中使黑质（B，箭）和蓝斑（D，箭）中含有神经黑色素区域的信号相对增加

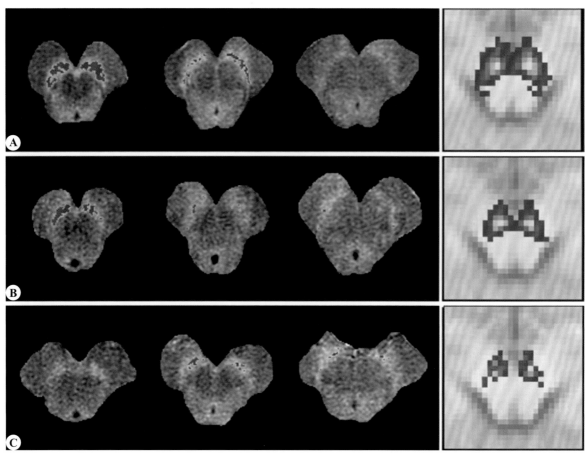

▲ 图 49-5　左图：对照组中连续三层脑干切片的"神经黑色素加权"**MRI** 和叠加富含神经黑色素阈上体素的例子。**A. 63.7 岁，女；轻度 PD 患者；B. 64.3 岁，男性，UPDRS 19 分；C. 中度 PD 患者，70.8 岁，男性，UPDRS 47 分。**右图：对照组（**A**）、轻度 **PD** 患者（UPDRS < 20 分，**B**）和中度 **PD** 患者（UPDRS ≥ 20 分，**C**）T_1 图谱上投射的黑质中富含神经黑色素体素的图谱

经许可转载，引自 Schwarz 等，2017a

PD 患者 SN 与基底神经节的结构连接性降低。血氧水平依赖技术的静息态功能磁共振成像已被用于显示 PD 相关的静息态网络改变。动脉自旋标记磁共振成像和质子磁共振波谱可显示 PD 诱导的脑组织灌注变化和 PD 相关的代谢变化。

黑质小体成像可能是 PD 最有前景的 MRI 临床诊断工具，因为高分辨率 SWI/T_2^* 成像适用于当前大多数 MRI 供应商，PD 病变的评估是通过对 SN 的可视化检查来完成的。然而，这种成像技术诊断和区分 PD（如 PD、PSP 和 MSA）与非 PD（如原发性震颤、肌张力障碍震颤和其他运动障碍）的准确性和可靠性取决于阅片者的经验和（或）图像质量等因素。评估 3T SWI MRI 诊断 PD 准确性的研究正在进行中。关于 PD 的 MR 成像生物标志物研究是一个快速发展的研究领域，其他先进的 MRI 技术也显示出作为 PD 成像标志物应用前景，如神经黑色素 MRI、DTI、静息态 fMRI、ASL MRI 和 MRS，并可用来区分 PD 和 APS。然而，目前这些技术作为诊断标志物在临床应用上是复杂的、耗时的，而且尚未得到充分的临床验证。

（5）多巴胺能显像：DAT 显像是 PD 和其他帕金森综合征的主要成像方式，因为 DAT 通常在病程的早期（甚至在运动前期）降低，而且对有症状的 PD 患者敏感度非常高。在 PD 中，通常在可观察到壳核中 DAT 密度及 DOPA 摄取不对称性减少，对检测黑质纹状体丢失的敏感度和特异度为 98%（图 49-6）。

如第 1 章所述，虽然不同的 DAT 显像示踪剂，但最常用的是 ^{123}I-N-ω–氟丙基 –2β– 羰甲氧基 –3β-

（4-碘苯基）降冰片烷（¹²³I-FPCIT），是区分 PD 和特发性震颤的 Ⅰ 类证据，区分 PD 和药物性帕金森病的 Ⅱ 类证据。

相比于正常人，PD 患者突触后显像通常显示摄取正常或增加。这一方法已经用于 PD 和 MSA-P 或 PSP 的鉴别诊断，它们都表现为 DAT 摄取降低，但 PD 选择性地保留了 D2 摄取浓度。然而，D2 显像并不是常规进行的（图 49-7）。

5. 帕金森病与非典型帕金森综合征的鉴别

从临床角度看，很难区分 PD 和非典型帕金森综合征，特别是在疾病早期。然而，由于 PD 和 APS 的预后和治疗不同，这种区分可能比从正常人中诊断 PD 更重要。

（1）MRI：MRI 也有助于 APS 的鉴别诊断，这在后面会更详细讨论。壳核异常（壳核裂隙征、壳核萎缩）或脑桥萎缩（十字面包征）可能分别提示 MSA-P 或 MSA-C。中脑萎缩（蜂鸟征、企鹅征）可能提示 PSP。MRI 对发现 CBD 的敏感性较低，而不对称的额顶叶萎缩（尤其是周围额顶叶萎缩）可提示此诊断。

（2）经突触多巴胺能显像：标准 DAT 显像显示 PD 和 APS（包括 PSP、MSA 和 CBD）纹状体多巴胺能摄取减少，基于肉眼分析，这些疾病之间的鉴别非常有限。最近，DAT 显像先进后处理技术可适当准确地区分疾病之间的细微差异，包括参数映射和分类分析（图 49-8）。

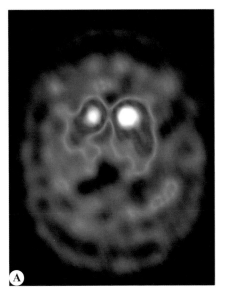
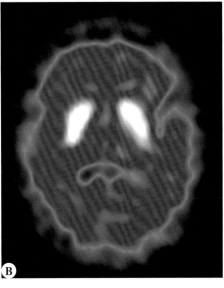

◀ 图 49-6 PD 患者 DAT 显像（¹²³I- 氟烷）和 D2 显像 ¹²³I- 碘代苯甲酰胺（¹²³IBZM）的典型表现，主要表现在壳核 DAT 摄取不对称减少，D2 摄取双侧正常、对称

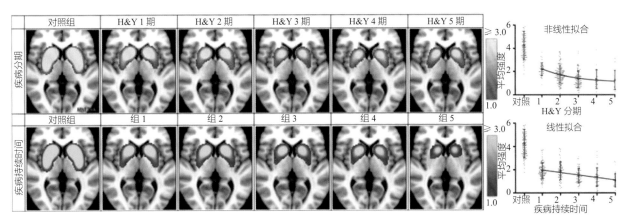

▲ 图 49-7 DAT 显像参数图显示，纹状体多巴胺能摄取随疾病分期增加呈指数下降（上排图），纹状体多巴胺能摄取随病程呈线性下降（下排图）

经许可转载，引自 Badoud 等，2016b

(3) FDG-PET：无认知障碍 PD 患者的 FDG-PET 显像显示额叶和顶叶区域正常摄取或非特异性皮质摄取减少，而基底节代谢正常或相对增加。

PSP、CBD 和 MSA 在 FDG-PET 上特定的显像模式（见下文）可区分这些疾病。非典型 FDG 模式提示着认知能力会随时间下降。

（三）多系统萎缩

1. 临床表现

多系统萎缩（也称为 Shy-Drager 综合征）分为两种类型：帕金森型 MSA（MSA-P）和小脑型 MSA（MSA-C）。MSA 起病年龄通常为 55 岁左右，患病率为（1～8）/10 万。这两种 MSA 亚型（小脑型和帕金森型）都以平衡不良、自主神经功能异常、僵硬和协调性差为特征。主要自主神经表现为直立性低血压、神经性膀胱（大小便失禁或膀胱排空不全）和便秘。

大约 2/3 的 MSA 病例是 MSA-P，以早发性帕金森症状为特征。大约 1/3 的 MSA 病例属于小脑型，在这种亚型中，患者早期出现小脑体征，帕金森病发作较晚。这两种 MSA 亚型通常比 PD 进展更快。大约一半的 MSA-P 患者对多巴胺能药物有反应（59%），而只有 1/4 的 MSA-C 患者从多巴胺替代治疗中受益。

2. 病理机制

MSA 和 PD 一样，以细胞内 α- 突触核蛋白聚集（路易体）为特征。MSA 与大脑黑质纹状体和橄榄体桥小脑区的细胞丢失有关。和 PD 一样，黑质多巴胺能神经元（尤其是 N1）丢失。MSA-C 显示小脑、小脑中脚和延髓的神经元细胞和脑容量减少。

3. 影像表现

(1) MRI：MSA-P 和 MSA-C 的 MRI 表现以壳核体积减小为主要特征。可见脑桥、小脑中脚和小脑萎缩。壳核（尤其是后部）可能存在 T_2W/SWI 低信号，与铁沉积增加有关。1.5T T_2 加权成像明显可见 MSA-C 中沿壳核外侧缘的高信号（"高信号壳核边缘征"）。然而，此征象并不可靠，特别是在 3T MRI 上壳核外侧薄的 T_2W 高信号边缘是正常的。T_2W 和 T_2^* 加权像上脑桥的 "十字面包征" 是 MSA 一个公认的征象，表明存在脑桥神经元和脑桥小脑横向纤维的选择性丢失，对 MSA-C 更具特异性（图 49-9 和图 49-10）。DWI 可能显示小脑脚中部、脑桥和小脑的 ADC 值升高。DTI 可显示脑桥小脑横断纤维和 MCP 区域 FA 减少。与 PD 相似，MSA 中的黑质小体也会受到影响，高分辨率轴位 SWI 显示黑质背外侧高信号（或 "燕尾征"）消失。

新的先进方法，如扩散张量建模方法，通过估计脑组织中的游离水含量，显示出作为 MSA 成像生物标志物的应用前景。静息态功能 MRI 和神经黑色素敏感加权 MRI 也可用来显示 MSA 诱导的脑病变。

(2) 神经突触多巴胺能显像：MSA-P 中的 DAT 摄取减少通常与 PD（非对称性和壳神经性）相似，而 MSA-C 摄取值通常在正常范围内。

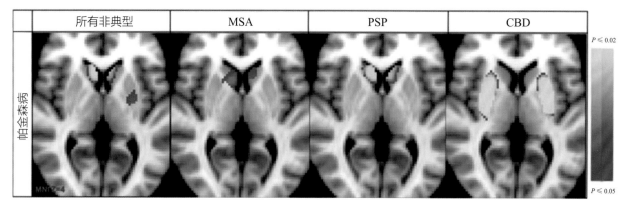

▲ 图 49-8　所有 APS 与 PD、MSA、PSP 和 CBD 与 PD 之间纹状体多巴胺能摄取的参数图

与 PD 相比，MSA 和 PSP 在尾状核头部的多巴胺能摄取明显降低。相反，与 PD 相比，CBD 在壳核和苍白球中有更高的多巴胺能摄取。这种局部多巴胺能摄取的差异使得 PD 与不同类型的 APS 之间存在适度的区别（经许可转载，引自 Badoud 等，2016a）

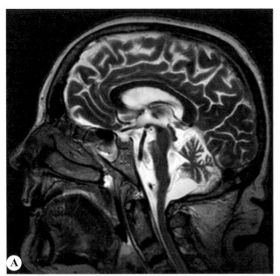
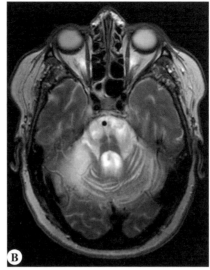

◀图 49-9 MSA-C 患者典型 MR 影像学表现

脑桥明显萎缩（A，矢状位 T_2W），冠状位 T_2W 脑桥明显萎缩（B）和"十字面包"征

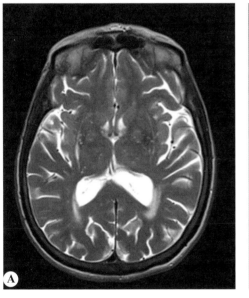
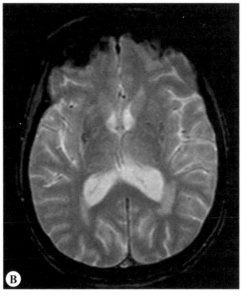
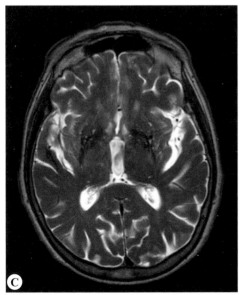
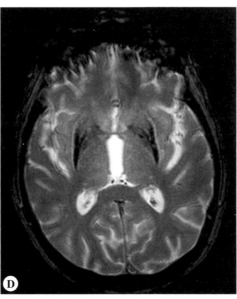

◀图 49-10 不同 MSA-P 患者的典型 MRI 表现

患者 1（A，轴位 T_2W；B，轴位 T_2^*）显示右半球更明显的"壳核裂隙征"高信号。患者 2（C，轴位 T_2W；D，轴位 T_2^*）显示壳核萎缩，并伴有 T_2^* 加权成像上更明显的低信号改变

鉴于在 MSA-P 变异型中多巴胺能功能通常更受影响，DAT 显像可用来鉴别 MSA-P 和 MSA-C。

(3) FDG-PET：FDG 显像显示 MSA-P 基底节区典型的糖代谢降低，而 MSA-C 多为小脑的糖代谢减少。

（四）进行性核上性麻痹

1. 临床表现

PSP 症状通常开始于 50 岁之后，典型的症状包括不平衡、频繁跌倒、强直、声音和吞咽问题，以及最终的动眼问题（典型的垂直凝视麻痹）。痴呆通常发生在疾病后期。PSP 是罕见非典型性 PD 综合征中一种较常见的类型［英国患病率为（2～11）/100 000］。对 PSP 没有特殊的治疗方法，但多巴胺能药物治疗可能有效。

2. 病理机制

PSP 是一种 tau 蛋白病，其 tau 蛋白包涵体主要存在于脑干和皮质下核，包括苍白球、黑质和丘脑下核。皮质受累也很常见。

3. 影像学表现

(1) MRI：PSP 的特征是中脑萎缩，形成企鹅征或蜂鸟征。测量正中轴位中脑前后径（< 14mm）是一种简单而快速的方法，可以用来鉴别 PSP 和 PD 及正常人，但不能鉴别 PSP 和 MSA。与所有直接测量长度一样，这个参数可能会受到头部大小差异的影响，如男性和女性之间的差异及轴位层面与中脑的角度。另一种简单的方法是在正中矢状位上测量中脑直径。"蜂鸟头部高度"的相对阈值是 9.35mm，这可以鉴别 PSP 和非 PSP。结合中脑和脑桥直径比率的指标（< 0.52 提示 PSP），特异性可达 100%（图 49-11）。除此之外，苍白球的 ADC 值也有变化。

另外，还一种方法是计算 MR 帕金森综合征指数。计算方法如下：（脑桥面积 / 中脑面积）×（小脑中脚宽度 / 小脑上脚宽）。这一基于比例的指标避免了绝对指标相关的潜在偏差，但更耗费时间。鉴别 PSP 与 PD 的最佳阈值为 13.55，PSP 与 MSA-P 的最佳阈值为 12.85，PSP 与正常人的最佳阈值为 13.58（图 49-12）。

与 PD 和 MSA 类似，PSP 黑质核团也会受累，

高分辨率轴位 SWI 可显示黑质核团背外侧高信号（或"燕尾征"）。

(2) 神经突触多巴胺能显像：PSP 的典型特征是 DAT 结合减少，通常会对称累及尾状核。然而，如前所述，目前还不推荐使用视觉方法来从 DAT 减少的 PD 患者的中鉴别出特定的 PSP 模式。

(3) FDG-PET：FDG 显像显示额叶区低代谢，这可能有助于区分 PD 和 PSP。

（五）皮质基底节变性

1. 临床表现

CBD 的典型临床症状包括不对称运动迟缓、强直、肢体肌张力障碍、姿势不稳、认知损伤、呼吸困难和感觉障碍。患者经常患有肢体失用症，尽管无运动无力或感觉丧失（"异肢现象"），但控制运动仍有困难。CBD 通常发生在 60 岁以后，是最不常见的非典型性 PD 综合征，发病率为（0.6～0.9）/100 000。

2. 病理机制

CBD 与 PSP 一样，是一种神经元和神经胶质中 tau 蛋白异常聚集的 tau 蛋白病。CBD 常见的大体征象是额顶叶区的不对称萎缩，尤其是感觉皮质

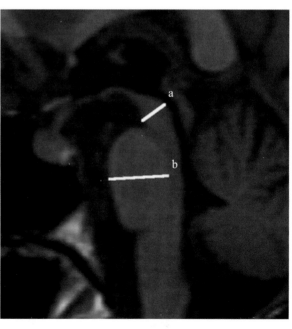

▲ 图 49-11　PSP 患者正中矢状位图像中脑高度测量，a=0.74cm。脑桥前后直径 b=1.55cm。中脑与脑桥比值 0.48（< 0.52 为异常）

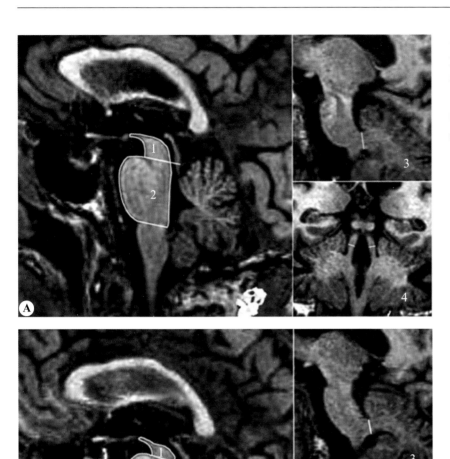

◀图 49-12 正常对照组（A）、PSP 患者（B）中脑面积（1）、脑桥面积（2）、小脑中脚宽度（3）、小脑上脚宽度（4）的测量。MR 帕金森综合征指数为（2/1）×（3/4）

经许可转载，引自 Quattrone 等，2008

区和运动皮质区。黑质纹状体系统也受到严重影响，但颞叶和枕叶相对未受影响。CBD 的治疗仅限于缓解症状，包括注射肉毒素治疗肌张力障碍，服用抗抑郁药，以及演讲和语言练习治疗。多巴胺能药物很少有帮助。

3. 影像学表现

（1）MRI：MRI 检测 CBD 的敏感性较低。MRI 的主要目的是排除其他病变，如外科或血管病变。此外，MRI 可以排除或诊断 MSA 或 PSP。

MRI 结构成像可显示不对称额顶叶萎缩，临床上对侧受影响较大。尤其是顶上小叶和前旁扣带回区。FLAIR 序列可显示受影响区域的皮质下白质高信号，也可见基底节、胼胝体和小脑萎缩

（图 49-13）。

（2）神经突触多巴胺能显像：DAT 显像是最能确定的成像方式，典型地表现为不对称纹状体中 CBD 摄取减少。

一项正在进行的旨在利用 DAT 鉴别 CBD 与 PD 或其他形式的帕金森综合征，但尚未达到可临床常规使用的诊断性能。也有报道 DAT 摄取正常的 CBD 病例。

值得注意的是，至少在早期病程中，CBD 的 tau 蛋白病可能先累及皮质区，黑质纹状体通路受累相对较少，而临床上 CBD 可能还有其他潜在的病因，如 AD。

（3）FDG-PET：FDG-PET 显像显示典型的皮质

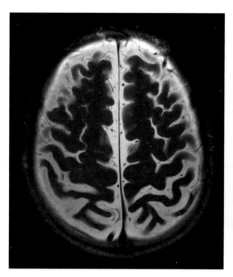

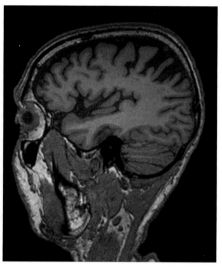

◀ 图 49-13 CBD 患者，明显的额顶叶萎缩

及皮质下不对称低代谢，示例见图 49-14。

(4) 淀粉样蛋白 PET 显像：淀粉样蛋白显像一致发现在诊断为 CBD 的患者中，淀粉样蛋白阳性比例可观，达 25%～45%。

四、继发性帕金森综合征

（一）药源性帕金森征

1. 临床表现

药源性帕金森征的临床表现与 PD 相似。因此，DIP 患者经常被误诊为 PD。鉴于在停止使用刺激性药物后 DIP 可能是可逆的，因此 DIP 的诊断是必要的。然而，尽管药物会导致 PD，但一些患者的精神状况可能仍需要继续服用特定的药物。还有一些患者的抗多巴胺能药物造成了黑质纹状体系统的亚临床损伤，这被称为药物加重性帕金森综合征。

2. 病理机制

多巴胺受体拮抗药，如典型的抗精神病药（神经抑制药），是 DIP 最常见的原因之一。非典型抗精神病药则较少引发 DIP。其他可能诱发 PD 的药物包括胃肠动力药、抗呕吐药、钙通道阻断药和抗癫痫药。

3. 影像学表现

(1) MRI：与 PD 一样，DIP 在常规结构影像上无特别发现。MRI 显示 DIP 中黑质小体 -1（燕尾征）正常，PD 异常。

(2) 神经突触多巴胺能显像：多巴胺显像可区分 DIP（正常）和 PD（异常）。

（二）血管性帕金森综合征

1. 临床表现

血管性帕金森综合征占所有 PD 患者的 5%，是由于脑部重要区域的缺血性脑血管病产生的。患者可出现急性或更隐匿的 PD 发作，典型的 PD 对下肢影响更严重，导致早期姿势不稳和步态困难。姿态可表现为宽基底步态，VP 患者的步态可能类似于在阻塞性或交通性（正常压力）脑积水或额叶病变观察到的步态。

2. 病理机制

VP 中可发现小血管局部缺血改变、腔隙性梗死，偶尔还可发现重要脑区的大血管梗死。腔隙性梗死，特别是在基底节纹状体区域和丘脑可以看到。小血管缺血性改变可致胶质细胞增生和动脉壁增厚，相比于 PD，在 VP 中更广泛。基底节 - 丘脑 - 皮质环的白质缺血性改变也与此有关。

3. 影像学表现

(1) MRI：与年龄匹配的对照组或特发性 PD 患者相比，VP 患者表现出更多的梗死和弥漫性白质缺血性病变，缺血性白质病变更对称，双侧基底节腔隙性梗死发生率更高（图 49-15）。

(2) 神经突触多巴胺能显像：VP 多巴胺能显像是否正常取决于血管病变的位置和病变的程度。

（三）中毒相关帕金森综合征

多种中毒原因可诱发帕金森综合征。影像学表现与第 50 章中所描述的一致，目前在引起中毒相

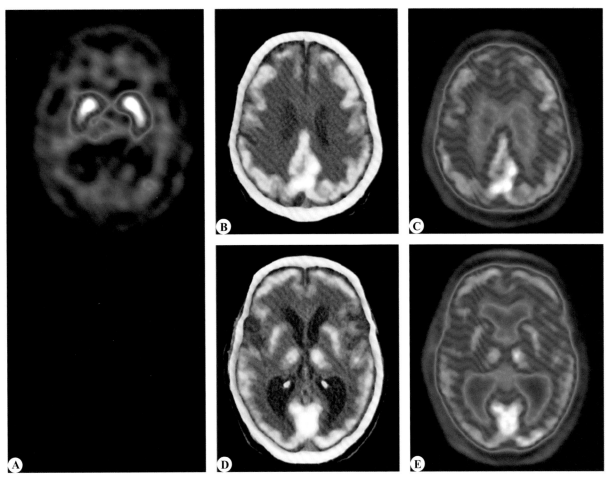

▲ 图 49-14 皮质基底节变性累及左上肢患者的典型多巴胺能和代谢变化

右侧壳核 DAT 结合稍微减少（A），右大脑皮质和皮质下代谢降低，累及中央前、后回和岛叶（B 至 E）

关帕金森综合征的中毒性疾病中，尚无确定的影像学表现。

（四）炎性帕金森综合征（脑炎）

类似上述中毒相关帕金森综合征，炎性相关帕金森综合征的影像学表现与第 31 章所描述的炎性疾病影像学表现是一致的。

目前在引起炎性相关帕金森综合征的炎性疾病中，尚无确定的影像学表现。

（五）运动神经元疾病

1. 临床表现

"运动神经元疾病"特征是起源于大脑皮质运动区域或脑干运动神经元损害（上运动神经元）或脊髓前角灰质柱运动神经元损伤，以及前庭神经根或脑神经灰质核（下运动神经元）的损伤。UMN 损伤的临床症状包括无力、肌张力改变（高张和低张）、痉挛和阵挛。LMN 损伤通常会导致肌肉张力降低、无力、消瘦和（或）松弛性麻痹。LMN 损伤可导致疾病早期的肌肉颤动，尤其是舌头和四肢。

MND 不同类型的区分是根据 UMN 或 LMN 的参与主导性（表 49-4）。所有 MND（90% 的 MND）中最常见的形式是肌萎缩性侧索硬化症，既有 UMN 变性，也有 LMN 变性。

2. 病理机制

总的来说，对大多数类型 MND 的潜在致病机制和遗传突变机制仍知之甚少。大多数科学研究都是针对 ALS 的，因为其是 MND 最常见的形式。ALS 的特征是继发性华勒变性导致皮质和脊髓前角的上运动神经元进行性丢失。大多数病例是散发的。在家族性 ASL 中，已经发现出几种基因突变（如 *SOD1*、*TDP-43*、*FUS* 和 C9ORF72 中六核苷酸重复扩增）。

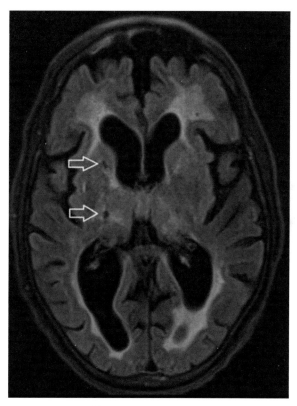

▲ 图 49-15 血管性帕金森综合征患者白质高信号改变和腔隙性梗死（箭）

经许可转载，引自 Meijer 等，2017

3. 影像学表现

MRI：MND 的影像学表现包括 T_2W 或 FLAIR 上皮质脊髓束高信号。铁沉积可致 T_2W 或 T_2^* 加权成像上运动皮质信号降低（图 49-16）。但是，这些影像学发现在 MND 患者中并非特有，有时也可在健康个体中发现。常规成像技术诊断 MND 价值有限。但是，它们对于排除可能出现 MND 型症状的其他疾病（如多发性硬化症或脊髓神经根病）很有用。

FDG-PET 显像已在运动神经元疾病中得到了广泛研究，显示出葡萄糖代谢的区域性下降和增加；但是并未额外增加疾病诊断价值，并且该技术尚未常规使用。

（六）神经退行性变伴脑铁沉积症

1. 临床表现

神经退行性变伴脑铁沉积症是一组遗传性神经系统疾病，其特征为基底神经节中铁积聚异常和不同程度的锥体外系运动障碍症状，视网膜/视神经

表 49-4	运动神经元疾病的最常见形式	
类 型	UMN 变性	LMN 变性
肌萎缩性侧索硬化症	是	是
遗传性痉挛性截瘫	是	否
原发性侧索硬化症	是	否
进行性肌萎缩症	否	是
进行性延髓性麻痹	否	是，延髓区
假性球麻痹	是，延髓区	否

退行性变及神经系统/神经精神异常。临床症状的严重程度从儿童的快速神经发育消退到成年人伴有认知功能下降的轻度锥体外系症状不等。

2. 病理机制

迄今为止，已鉴定出 10 个 NBIA 基因，其中大多数为常染色体隐性遗传（8/10）（表 49-5）。所有类型的 NBIA 都很罕见，发病比例不到 1/1 000 000。以下将详细讨论 NBIA 的 4 种主要类型。

- 泛酸激酶相关性神经变性。
- 磷脂酶 A_2 相关性神经变性。
- 线粒体膜蛋白相关性神经变性。
- β 螺旋桨蛋白相关性神经变性。

NBIA 的其他较不常见形式也包含在表 49-5 中。

多数 NBIA 治疗旨在缓解症状和预防并发症。理疗、抗胆碱药、巴氯芬或肉毒杆菌毒素注射可用于痉挛和肌张力障碍。一些 NBIA 患者可能对左旋多巴有反应。抗抑郁药及言语和语言练习疗法也可能有所帮助。一些 NBIA 与癫痫发作有关，需要使用抗癫痫药进行治疗。在疾病晚期，放置胃造瘘管对于维持患者营养状况至关重要。

3. 影像学表现

(1) MRI：虎眼征是 NBIA MRI 影像学表现中最被熟知的征象，也是最常见的 NBIA（泛酸激酶相关的神经变性）的影像特征。T_2 加权 MRI 通常可见苍白球呈低信号和前额叶呈高信号。如表 49-5 所示，一些不太常见的 NBIA 类型也可能具有不同的铁沉积模式和相关特征。NBIA 诊断流程见图 49-17 和图 49-18。

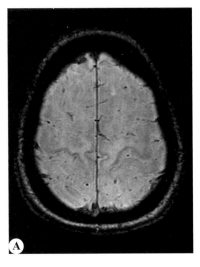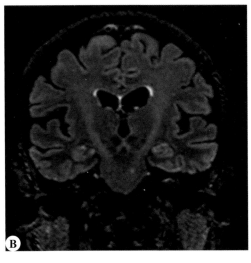

◀ 图 49-16 **76 岁 的 女 性，上、下运动神经元受累进行性症状加重，提示 ALS**

轴位磁敏感加权成像（A）显示与中枢皮质铁沉积相符的信号改变（A）。斜冠状位 FLAIR 显示两侧半球沿锥体束的异常高信号（B）

表 49–5　最常见的 NBIA 类型概述

疾 病	受累基因	铁沉积	白质受损	其他发现	遗传模式
PKAN（泛酸激酶相关性神经变性）	*PANK2*	苍白球、黑质（轻度）	无	虎眼征	常染色体隐性遗传
PLAN（磷脂酶 A$_2$ 相关性神经变性）	*PLA2G6*	苍白球[a, b]、黑质[a, b]	轻度	小脑萎缩，T$_2$W 高信号，视神经萎缩，棒状体肥大	常染色体隐性遗传
MPAN（线粒体膜蛋白相关的神经变性）	*C19orf12*	苍白球和黑质，可能在苍白球内侧延髓中有条纹状高信号		可能会误认为虎眼征。皮质和小脑萎缩[a]，尾状核和壳核 T$_1$ 高信号[b]	常染色体隐性遗传
BPAN（β 螺旋桨蛋白相关性神经变性）以前称为 SENDA（儿童期静态性脑病成年期神经变性病）	*WDR45*	苍白球、黑质和大脑脚[a]		中脑 / 黑质 T$_1$ 高信号，T$_1$ 高信号环从黑质延伸到大脑脚。晚期全脑萎缩	X 连锁显性遗传
NFT（神经铁蛋白病）	*FTL*	"斑驳状"苍白球，壳核、尾状核、齿状核、丘脑、黑质、红核	轻度，中度	多发囊腔，轻度大脑和小脑萎缩	常染色体显性遗传
ACP（乙酰血浆蛋白血症）	*CP*	苍白球、壳核、尾状核、丘脑、红核、齿状核	中度，严重	轻度小脑萎缩	常染色体隐性遗传
FAHN（脂肪酸羟化酶相关性神经变性）	*FA2H*	苍白球、黑质[b]	中度	胼胝体和小脑萎缩	常染色体隐性遗传
KRS（Kufor-Rakeb 综合征）	*ATP13A2*	苍白球、壳核、尾状核[b]		重度大脑、小脑、脑干萎缩	常染色体隐性遗传
WSS（Woodhouse-Sakati 综合征）	*DCAF17*	苍白球[b]	严重，融合		常染色体隐性遗传
CoPAN（辅酶 A 合酶蛋白相关性神经变性）	*COASY*	苍白球[b]			常染色体隐性遗传

a. 最新发现；b. 与旧版不一致之处（改编自 Hogarth 等，2015；Kruer 等，2012）

(2) 核医学：NBIA 在 PET 和 SPECT 显像无典型表现，主要是基经节区出现严重低代谢，并伴有皮质、丘脑和小脑的不同受累。

（七）泛酸激酶相关性神经变性

PKAN（也称为 "Hallervorden-Spatz 病"）是由编码泛酸激酶 2 的 *PANK2* 基因突变引起的，该基因参与细胞脂肪酸代谢。PKAN 的临床表现可分为典型、早发、快速进展型和非典型、晚发、缓慢进展型。但其表现因患者而异，有些病例介于典型和非典型之间。

在典型的 PKAN 中，患儿通常在出生后 10 年内出现步态障碍、跌倒和发育迟缓等症状。锥体外系症状如僵直、运动迟缓和震颤，这些症状可进行性发展，肌张力障碍通常是早期表现。可能有夜视障碍和色素性视网膜病变的病史。PKAN 通常在儿童时期进展，在青少年时期，大多数患者由于肢体肌张

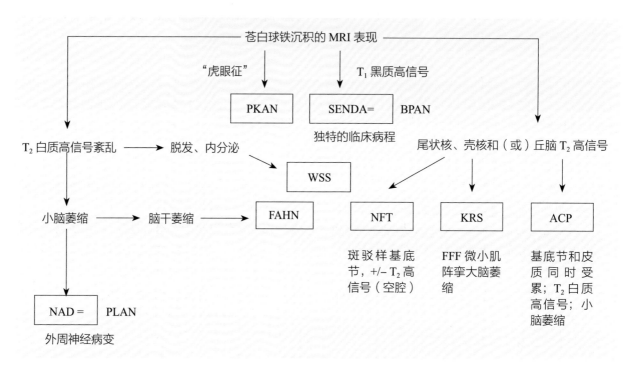

▲ 图 49-17 一种基于临床和神经影像学评估疑似 NBIA 患者的算法

BG. 基底节；WM. 白质；FFF. 面部 - 咽喉 - 手指。SENDA 为 BPAN（基因分离后称为 BPAN），NAD 为 PLAN（经许可转载，引自 Kruer 等，2012）

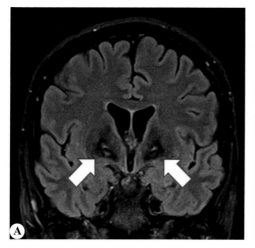
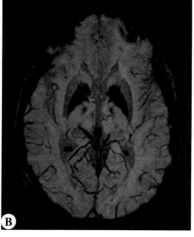

◀ 图 49-18　28 岁女性患者，10 年前开始进行性关节炎，吞咽困难和僵直。有上肢和下肢僵直，气管处于长期切开状态，伴 *PANK2* 基因突变 A. 冠状位 T_2W FLAIR 显示基底节典型的 "虎眼征"；B. 轴位 SWI 显示基底节区铁沉积，主要是苍白球［图片由 Rolf Jäger，University College London（UCL）提供］

力障碍和步态障碍而要坐轮椅。言语和吞咽障碍使患者存在营养受损和吸入性肺炎的风险。在最初的10年中，一些患有PKAN的儿童死于该疾病的并发症，而一些儿童虽存活到成年，却患有严重的残疾。

在晚发的病例中，非典型性PKAN临床表现更加异质，并且各有不同。青少年可能会出现口吃、抽搐或构音困难等口咽症状。可出现抽动障碍，神经精神症状很常见。典型的锥体外系运动症状，如肌张力障碍和帕金森病，可能要等到侧索疾病后才能显现出来。非典型的PKAN进展比经典形式慢得多，许多人中可有正常寿命周期。

大部分PKAN在MRI上特有的征象可明确诊断疾病。T_2加权序列轴位MRI显示基底节呈典型的"虎眼征"，可以描述为苍白球低信号伴前内侧高信号区域（图49-18）。

（八）磷脂酶 A_2 相关性神经退行性变

PLAN是钙依赖性磷脂酶 A_2 突变的结果，该酶参与细胞膜磷脂平衡。PLAN是三种不同但相互重叠的表型组成的连续体：典型的婴儿神经轴索营养不良出现在幼儿期，非典型的神经轴索营养不良出现在儿童期，PLAN相关的肌张力障碍/帕金森症出现在成年期。典型的早发性PLAN（或INAD）患者在3岁前表现为发育减退和进行性躯干肌张力减退，并伴有全身性肌肉萎缩。视神经萎缩可导致失明。晚期，儿童发展为痉挛性轻瘫，大多数儿童在10岁之前死亡。

迟发的PLAN（非典型NAD）通常表现为童年后期自闭症特征、伴步态失调的小脑功能障碍、构音障碍、肌无力、反射障碍和认知障碍。

PLAN相关肌张力障碍/帕金森综合征可能伴随青春期帕金森病发作，随后出现认知衰退和神经精神病特征。

PLAN的典型影像学表现包括小脑发育不全/萎缩，小脑半球 T_2 加权高信号提示胶质细胞增生。可见垂直方向的胼胝体压部细长，视交叉变薄。矢状位中可见延髓棒状体肥大（由细胞核和薄束形成的纤细结节）。通过磁敏感加权/梯度回波MR检查，苍白球和黑质中铁沉积通常不常见于婴儿期，但在较晚期或老年时可见（图49-19）。

（九）线粒体膜蛋白相关性神经退行性变

MPAN是由 *C19orf12* 基因突变引起的。MPAN通常出现在10岁之前，但也可能出现在成年早期。如果开始于儿童时期，临床症状可能表现为构音障碍、肌张力障碍、步态痉挛、视神经萎缩，认知能力下降和神经精神问题。儿童期发病的MPAN进展比PLAN或PKAN慢，通常生存至20岁出头。

成年期患病者症状可能更加多变，包括帕金森症伴步态障碍、行为问题和认知障碍。进行性肌无力、痴呆和神经精神症状是该病后期的常见表现。大小便失禁及吞咽困难在该病的晚期也很常见。

MPAN患者MRI表现为苍白球和黑质铁沉积，有时在苍白球内侧髓板可见条纹状高信号。外观可能会被误认为是"虎眼征"，从而误诊为PKAN。在疾病的末期，可以看到皮质和小脑萎缩。

（十）β- 螺旋蛋白相关性神经退行性变

BPAN是唯一在NBIA下导致该疾病好发于女性的X连锁显性遗传疾病。NBIA以前被称为"儿童静态脑病伴成年神经退行性变"。在最近发现编码 β- 螺旋桨蛋白的基因 *WDR45* 突变后，该病被重新命名为BPAN。临床症状根据疾病不同严重程度可表现不同，但有两个不同的阶段，第一阶段在儿童期表现为发育迟缓、癫痫发作和锥体系体征。第二阶段出现成年期，表现为帕金森症、肌张力障碍和痴呆。

MRI成像在儿童期通常不明显。在疾病后期，苍白球、黑质和大脑脚铁沉积致 T_2W 和 T_2^*/SWI序列呈低信号，通常在黑质最明显。在 T_1W 成像中，BPAN的特征是高信号环从黑质延伸至大脑脚，这被认为是由于黑质致密部色素神经元细胞凋亡释放神经黑色素造成的。在疾病晚期，可以发现全脑和小脑萎缩和胼胝体变薄（图49-20）。

五、运动增多性运动障碍病

（一）舞蹈病 / 亨廷顿舞蹈症

1.临床表现

HD通常在30岁以后患病。典型症状包括进行性僵直、舞蹈病、手足无力、认知障碍，精神病和情绪不稳。HD的患病率为（5～10）/10 000。

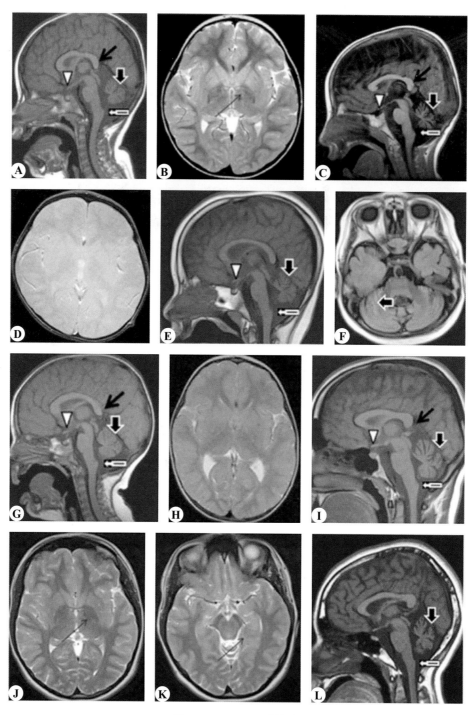

▲ 图 49-19 **PLAN 成像结果**

A. 病例 1，27 月龄，正中矢状位 T_1 MRI；B. 病例 1，39 月龄，轴位 T_2 加权 MRI 显示苍白球铁沉积，早期影像未见（A）；C. 病例 2，33 月龄，正中矢状位 T_1 MRI 显示 PLAN 延髓棒状体明显肥大的典型特征；D. 病例 2，33 月龄，轴位 T_2*MRI 苍白球水平，注意无铁沉积；E. 病例 3，4 岁 6 个月，正中矢状位 T_1 MRI 表现为 PLAN 棒状体明显肥大的典型特征；F. 病例 3，4 岁 6 个月，小脑轴位 FLAIR MRI 显示小脑皮质高信号，提示胶质增生，无铁沉积；G. 病例 4，22 月龄，中线矢状位 T_1 MRI 显示小脑萎缩，棒状体明显肥大，胼胝体压部薄而光滑；H. 病例 4，22 月龄，轴位 T_2 加权 MRI，位于苍白球水平，无铁沉积；I. 病例 5，11 岁，MRI 显示小脑萎缩，棒状体明显肥大；J. 病例 5，16 岁，轴位 T_2 MRI 显示苍白球铁沉积；K. 病例 5，16 岁，轴位 T_2 MRI，显示黑质铁沉积；L.10 岁女性，患有偏瘫性偏头痛和致病性 CACNA₁A 突变，正中矢状位 T_1 MRI，显示小脑萎缩和棒状体明显肥大。

↙ . 垂直方位的胼胝体压部薄而光滑；⬇ . 小脑萎缩，高信号与胶质增生一致；⬅▭ . 延髓明显棒状体肥大；△ . 视交叉变薄；➡ . 苍白球铁沉积（经许可转载，引自 Illingworth 等，2014）

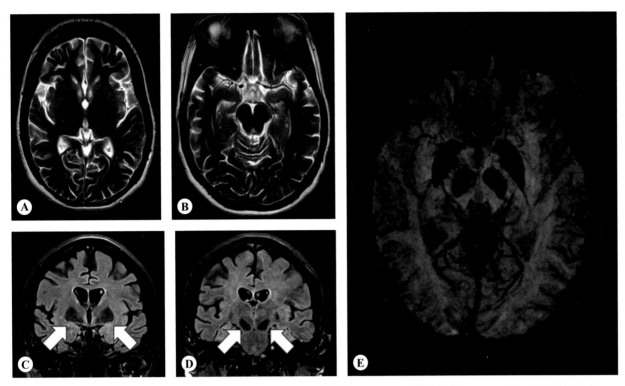

▲ 图 49-20　**28 岁女性，全身发育迟缓，言语异常，"失神"期，*WDR45* 基因突变，BPAN（β- 螺旋桨蛋白相关神经退行性变），苍白球和黑质见明显铁沉积**

A 和 B. 轴位 T_2 加权；C 和 D. 冠状位 T_2 加权 FLAIR；E. 轴位 SWI［图片由 Rolf Jäger，University College London（UCL）提供］

2. 病理机制

HD 是一种常染色体显性遗传的"三核苷酸"重复疾病，是由一种被称为"亨廷顿"的基因在任何一个基因副本中发生突变引起的。该突变由染色体 4p16:3 上的多个 CAG（胞嘧啶 - 腺嘌呤 - 鸟嘌呤）三核苷酸重复组成。重复复制的数量从通常的 26 个已扩大到 35 个。复制越多，发病年龄越早，疾病越严重。从遗传学特征预判，HD 患者的后代通常会有越来越多的 CAG 重复。每个后代遗传到患病基因的概率为 50%，与性别无关。有完整的传代性，这意味着不会发生隔代遗传。

3. 影像学表现

(1) MRI：HD 的特征是基底节的 GABA 能神经元缺失，尤其是尾状核和壳核，导致侧脑室额角萎缩和增大。这个可以由侧脑室额角宽度与尾状核间距比（FH/CC，正常范围 2.2～2.6）或尾状核间距与尾状核内表面宽度比（CC/IT，正常范围 0.09～0.12）来量化。

其他影像学表现包括基底节铁沉积（SWI 最敏

感），脑皮质萎缩，特别是青少年期 HD，壳核 T_2 信号增高（图 49-21）。

(2) 核医学：FDG-PET 研究表明，在病程早期和临床前阶段，HD 患者表现出典型的纹状体代谢降低。

神经传递研究显示突触后多巴胺能功能和磷酸二酯酶 10A 活性的变化。这些方法是目前还在研究阶段，尚未在临床实践中常规使用。

（二）非酮症高血糖性偏侧舞蹈症

1. 临床表现

典型的临床表现是 2 型糖尿病患者在非酮症高血糖发作期间迅速进展的舞蹈病（单侧或双侧）。血糖正常后症状会消失。

2. 病理机制

对非酮症高血糖性偏侧舞蹈症的潜在病理生理学机制仍然知之甚少。目前假说包括高血糖引起血液高黏度、绝经期多巴胺能受体敏感性增强、非酮状态引起的纹状体 - 氨基丁酸可用性降低。

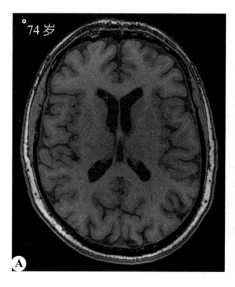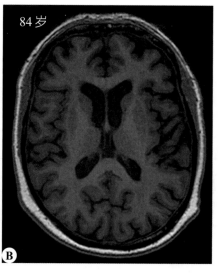

▲ 图 49-21 74 岁（**A**. 轴向 T_1W）和 84 岁（**B**. 轴向 T_1W）尾状核头部进行性萎缩伴额角进行性增宽，伴舞蹈病症状的出现。**FC/CC**（指数额角宽度到尾状体间距之比）估计为 **1.6**（**B**，正常范围 **2.2～2.6**）

3. 影像学表现

MRI：最符合疾病的影像学表现是壳核和（或）尾状核的 T_1 高信号，通常是不对称的，并且一般在症状对侧。其他相关影像表现包括 T_2/T_2 FLAIR 上低信号和扩散受限。高血糖治疗后影像学表现通常可恢复正常，临床症状缓解滞后（图 49-22）。

（三）不宁腿综合征

1. 临床表现

不宁腿综合征的特征是有强烈的动腿冲动（偶尔是双臂），通常伴随的腿部不舒服感觉会随着动腿而暂时改善。这种感觉通常发生在休息时，可能会影响睡眠，从而导致白天嗜睡、精力不足、易怒和情绪低落。

2. 病理机制

不宁腿综合征的确切发病机制尚不清楚。危险因素包括明显的低铁水平、少见的肾衰竭、PD、糖尿病、类风湿关节炎和怀孕。超过 60% 的 RLS 病例是家族性，具有常染色体显性遗传和可变外显率的特征。目前至少已发现有 6 个与 RLS 有关的基因位点。

3. 影像学表现

RLS 在常规 CT 和 MRI 图像无明显可见的影像学表现。铁敏感序列（T_2^*、SWI、QSM 及相关序列）上可见铁沉积减少，尤其是黑质，壳核铁沉积减少程度较轻。

先进的成像技术可以检测到不同患者的变化，包括 PET 上的多巴胺能和血清素能异常，功能 MRI 上的感觉运动和边缘网络的异常激活，以及边缘系统的异常 MR 波谱。

（四）迟发性运动障碍 / 肌张力障碍

1. 临床表现

迟发性运动障碍的特征是重复不自主的动作，包括做鬼脸、伸舌、咂嘴、嘴唇皱褶、噘嘴和频繁眨眼。

2. 病理机制

TD 的确切机制在很大程度上仍是未知的，可能是长期服用抗精神病药物的结果。因此，应尽可能使用最低剂量的抗精神病药。

3. 影像学表现

TD 在常规成像方法上无明确的影像学表现。先进 MRI 技术可发现尾状核体积减小。

（五）抽搐 / 抽动秽语综合征

1. 临床表现

抽动是一种涉及离散肌群的突然的、重复的、无节律的运动或发声，可以是半自主的或非自主的。抽搐可能是隐匿性的。常见的抽搐是眨眼和清喉。

2. 病理机制

抽搐障碍的潜在病理机制尚不清楚。

3. 影像学表现

抽搐障碍在常规影像学上没有确定的影像学表现。先进的成像技术，如基于体素的形态测量技

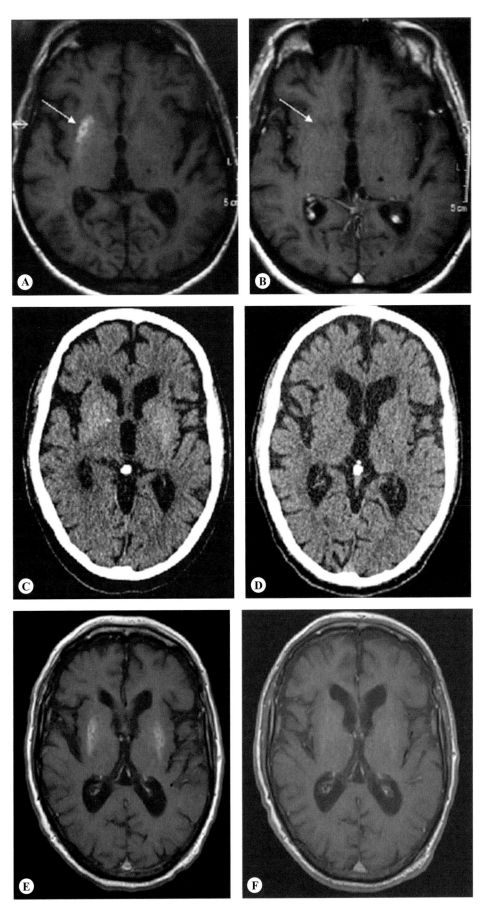

◀图 49-22 **A** 和 **B**. 轴位 T₁ 扫描显示右侧壳核（箭）高信号病变（**A**），9 个月后（**B**）显示壳核病变完全消失，钆增强也未见病变，还可见左侧丘脑 - 内囊间一腔隙性梗死。**C** 至 **F**. 62 岁女性患者，入院时有全身舞蹈动作，血糖水平高。CT（**C**）和 MRI T₁W（**E**）显示基底节区特别是双侧壳核信号异常，随访 CT（**D**）和 MRI T₁W（**F**）中显示病变减轻

经许可转载，引自 Rolf Jäger, University College London

术，部分显示了结果的多样性，如眼眶前额叶和内侧前额叶皮质的白质体积减少，后丘脑、下丘脑和中脑的灰质体积增加。

（六）肝豆状核变性

1. 临床表现

肝豆状核变性的特征是铜在大脑和肝脏的渐进性沉积。神经系统症状包括震颤、肌肉僵硬、说话困难、人格改变、焦虑及幻视或幻听。全身症状包括呕吐、虚弱、腹水、腿肿、皮肤发黄和发痒。

2. 病理机制

肝豆状核变性是一种常染色体隐性遗传病，由于肝豆状核变性蛋白（ATP7B）基因突变，导致铜在大脑和肝脏中渐进性沉积。确诊可能需要综合验血、尿检和肝活检的结果。基因检测可用于筛查有阳性家族史的个体。

3. 影像学表现

肝豆状核变性的典型 MRI 表现包括基底节（壳核、苍白球和尾状核）和丘脑（特别是腹外侧面）的 T_2 高信号，呈现出中脑轴位 T_2 典型的"大熊猫脸征"，表现为包绕着红核和黑质的高信号。在较少见的情况下，脑桥水平 T_2 轴位上可能出现"小熊猫脸征"（大熊猫幼崽）。如果两种征象都出现，可被称为"熊猫征"。在少数情况下，特别是在疾病的早期阶段，可能存在扩散受限（图 49–23）。

（七）震颤 / 特发性震颤

1. 临床表现

特发性震颤的特征是不自主和有节奏的颤抖，通常累及手，但也可能累及几乎身体的任何部位。ET 通常发生在 40 岁以上的人群中，起病时通常以一侧为主，随着运动而加重。ET 可能因情绪紧张、疲劳、摄入咖啡因或极端温度而加重。

有趣的是，难以鉴别 ET 和 PD，尤其是 PD 早期阶段。虽然 ET 属于运动功能亢进疾病，而 PD 属于运动功能减退疾病，但这两种对立的运动障碍疾病可能难以区分，这与直觉中的理解相反。

鉴别 ET 与 PD 的临床证据如下。

- 发病时机。ET 的震颤通常在运动时更明显，而 PD 的震颤通常在休息时更明显。

- 相关症状。ET 不伴有其他症状（很少伴有步态不稳），而 PD 伴有弯腰姿势、动作缓慢和蹒跚步态。

- 其他受累部位。ET 主要累及手（头部和声音），而 PD 通常开始于手，然后可累及腿和下巴等身体其他部位。

尽管如此，疾病早期很难根据临床评估鉴别 ET 和 PD，有时多巴胺核医学成像可能有助于鉴别诊断。

2. 病理机制

大约 50% 的 ET 病例是遗传性的（常染色体显性），但确切的突变基因仍然未知。其余约 50% 病例的病理机制仍然未知。

特发性震颤脑网络图如图 49-24 所示。

3. 影像学表现

对于 ET，常规结构成像无可靠的影像表现。功能成像研究显示，在休息和震颤期间小脑活动过度，并累及丘脑、下橄榄体和红核，而结构成像研究与此结果不太一致。

核医学显像技术，尤其是多巴胺能显像，也未能检测出 ET 明显异常。事实上，多巴胺能显像是一种非常稳定和值得推荐的鉴别 PD（疾病早期异常）和 ET（正常）的方法。

（八）遗传性共济失调 / 脊髓小脑性共济失调

1. 临床表现

遗传性共济失调是一种不断演变的、异质性神经退行性疾病，其特征是缓慢进展的步态不协调，通常与手、语言和动眼不协调有关。可伴随的小脑外症状包括锥体束征和锥体外束征、动眼神经异常和周围神经病变。其他症状可能包括帕金森病、舞蹈病、认知能力下降、视力障碍、周围神经病变和癫痫。

2. 病理机制

根据潜在的遗传病因，遗传性共济失调可分为四个亚型。

- 常染色体显性遗传，包括脊髓小脑型共济失调和齿状核红核苍白球路易体萎缩症。

- 常染色体隐性遗传，包括 Friedreich 共济失调（小脑通常正常）、共济失调 – 毛细血管扩张综

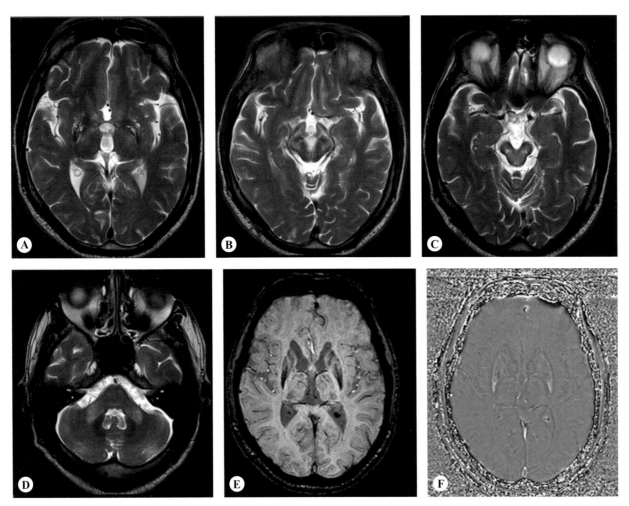

▲ 图 49-23 46 岁患者肝豆状核变性

17 岁首发临床表现为左腿震颤，逐渐进展为更广泛的运动障碍、构音障碍和流口水。影像学检查时，患者角膜色素环较薄，腭部抬高受限，舌部运动缓慢，明显的双侧指鼻失调，双手运动迟缓。轴位 T_2W（A 至 D）显示基底节、丘脑、中脑、脑桥和小脑中脚普遍高信号异常，并伴有这些区域的萎缩。SWI（E）和相应的相位图（F）显示壳核萎缩和铁沉积，丘脑后部最明显（经许可转载，引自 Rolf Jäger，University College London）

合征等。

- X 染色体连锁遗传包括脆性 X 染色体相关性震颤/共济失调综合征。

- 与不同的线粒体 DNA 突变相关的线粒体损伤。

遗传性共济失调的诊断和分类仍是一个不断发展的领域，未来可能会发现更多的变异。

脊髓小脑性共济失调（也称为脊髓小脑萎缩或脊髓小脑变性）通常被用作常染色体显性共济失调的同义词，尽管严格来说它只是 ADCA 的一部分。SCA_3 也称为 Machado-Joseph 病，是全世界范围最常见的 SCA。SCA 可能与三种类型的突变有关：①三核苷酸重复（聚谷氨酰胺）扩增；②常规突变；③非编码区的突变。在某些多聚谷氨酰胺性脑炎中，脑桥萎缩比小脑萎缩多见。

3. 影像学表现

常规结构成像显示小脑蚓部和小脑明显萎缩，脑桥和小脑中脚萎缩程度较轻。第四脑室扩张，小脑和脑桥 T_2W 信号增高。这些影像学表现在 SCA 不同变异类型的特异性及鉴别能力还有待说明。

高级图像分析显示，除上述区域外，壳核、苍白球和尾状核也有灰质减少。DTI 和 MRS 的研究较少，在方法和结果上也存在一定程度的差异（图 49-25）。

六、报告核查表

见第 46 章。

七、报告模板

（一）运动障碍阴性报告模板

1. 脑部 MRI

技术：根据运动障碍的 MRI 扫描方案。

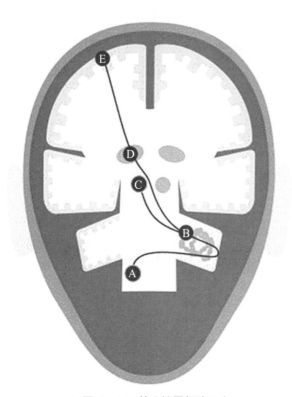

▲ 图 49-24 特发性震颤脑网络

A. 下橄榄体；B. 齿状核；C. 红核；D. 丘脑；E. 运动皮质（经许可转载，引自 Sharifi 等，2014）

描述：无以往脑部影像可供比较。

- 幕上。

壳核和尾状核无明显萎缩或局灶性萎缩，海马体积正常（双侧 MTA 0 分）。局部轻度血管性白质病变（Fazekas 1 分）。无腔隙性梗死或微出血。无扩散受限。灰白质分界正常。无占位效应。

- 幕下。

无局灶性病变或局灶性萎缩，尤其是中脑、脑桥、小脑无局灶性萎缩。黑质小体 –1 显示正常。

- 其他发现。

无。

2. 结论

无明显可解释运动障碍症状的神经退行性疾病或血管病变（图 49-26）。

（二）运动障碍阳性报告模板

1. 脑部 MRI

技术：根据运动障碍的 MRI 扫描方案。

描述：无以往脑部影像可供比较。

- 幕上。

壳核和尾状核无明显萎缩或局灶性萎缩，海马体积开始减小（双侧 MTA 1 分）。无明显局灶性血管性白质病变（Fazekas 0 分）。无腔隙性梗死或微出血。无扩散受限。灰白质分界正常。无占位效应。

- 幕下。

中度局灶性萎缩，最明显的是中脑（企鹅征或蜂鸟征）。MR 帕金森综合征指数估计为 18，双侧

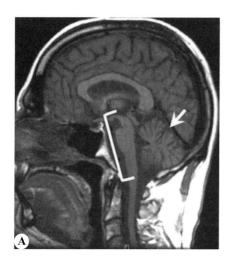

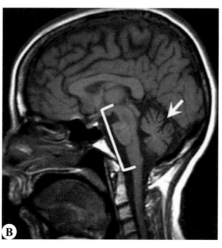

◀ 图 49-25 脊髓小脑性共济失调的 MRI 表现

矢状位 T_1 加权 MRI 显示患者 3 型脊髓小脑共济失调（A）和多系统萎缩（B）。可见小脑（箭）和脑干萎缩（方括号）。注意在不同病因共济失调（如获得性、遗传性和特发性）影像学特征的相似性是常见的（经许可转载，引自 Shakkottai 和 Fogel，2013）

黑质小体 –1 的可异常。

• 其他发现。

无。

2. 结论

以中脑萎缩为主的中度 PSP，无明显相关血管病变（图 49–27）。

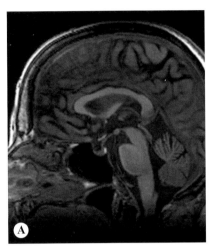
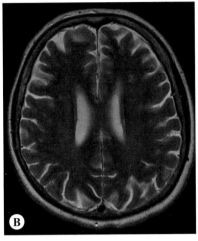
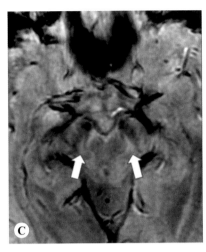

▲ 图 49–26 71 岁女性，正常影像学表现

T_1W 矢状位中脑无明显萎缩（A），轴位 T_2 示局灶性白质病变（B），Fazekas 1 分，轴位 SWAN 序列黑质小体 –1 清晰正常（C）

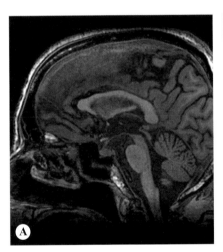
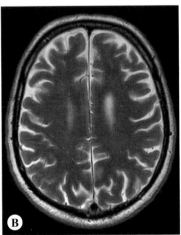
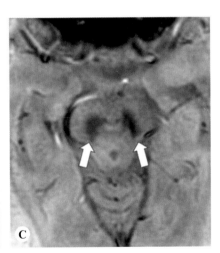

▲ 图 49–27 75 岁男性，进行性运动障碍的异常影像学表现

矢状位 T_1W 中脑中度萎缩（A），轴位 T_2 无明显局灶性白质病变（B），Fazekas 0 分，轴位 SWAN 示黑质小体 –1 可能异常（C）

参考文献

[1] Badoud S, Nicastro N, Garibotto V, Burkhard PR, Haller S. Distinct spatiotemporal patterns for disease duration and stage in Parkinson's disease. Eur J Nucl Med Mol Imaging. 2016a;43:509–16.

[2] Badoud S, Van De Ville D, Nicastro N, Garibotto V, Burkhard PR, Haller S. Discriminating among degenerative parkinsonisms using advanced (123)I-ioflupane SPECT analyses. Neuroimage Clin. 2016b;12:234–40.

[3] Benamer TS, Patterson J, Grosset DG, et al. Accurate differentiation of parkinsonism and essential tremor using visual assessment of [123I]-FP-CIT SPECT imaging: the [123I]-FP-CIT study group. Mov Disord. 2000;15:503–10.

[4] Bird TD. Hereditary ataxia overview. In: Adam MP, Ardinger HH, Pagon RA, Wallace SE, Bean LJH, Stephens K, Amemiya A, editors. GeneReviews® [Internet]. Seattle: University of Washington; 1993–2018.

[5] Eckert T, Eidelberg D. Neuroimaging and therapeutics in movement disorders. NeuroRx. 2005;2:361–71.

[6] Gupta D, Kuruvilla A. Vascular parkinsonism: what makes it different. Postgrad Med J. 2011;87:829–36.

[7] Hellwig S, Amtage F, Kreft A, et al. [^{18}F]FDG-PET is superior to [^{123}I]IBZM-SPECT for the differential diagnosis of parkinsonism. Neurology. 2012;79:1314–22.

[8] Hogarth P. Neurodegeneration with brain iron accumulation: diagnosis and management. J Mov Disord. 2015;8:1–13.

[9] Klaes A, Reckziegel E, Franca MC, et al. MR imaging in spinocerebellar ataxias: a systematic review. AJNR Am J Neuroradiol. 2016;37:1405–12.

[10] Kruer MC, Boddaert N, Schneider SA, et al. Neuroimaging features of neurodegeneration with brain iron accumulation. AJNR Am J Neuroradiol. 2012;33:407–14.

[11] Massey LA, Jäger HR, Paviour DC, et al. The midbrain to pons ratio: a simple and specific MRI sign of progressive supranuclear palsy. Neurology. 2013;80:1856–61.

[12] Matsuura K, Maeda M, Yata K, et al. Neuromelanin magnetic resonance imaging in Parkinson's disease and multiple system atrophy. Eur Neurol. 2013;70:70–7.

[13] Meijer FJA, Goraj B, Bloem BR, Esselink RAJ. Clinical application of brain MRI in the diagnostic work-up of parkinsonism. J Parkinsons Dis. 2017;7:211–7.

[14] Pagano G, Niccolini F, Politis M. Current status of PET imaging in Huntington's disease. Eur J Nucl Med Mol Imaging. 2016;43:1171–82.

[15] Pilotto A, Premi E, Paola Caminiti S, et al. Single-subject SPM FDG-PET patterns predict risk of dementia progression in Parkinson disease. Neurology. 2018;90:e1029–37.

[16] Quattrone A, Nicoletti G, Messina D, et al. MR imaging index for differentiation of progressive supranuclear palsy from Parkinson disease and the Parkinson variant of multiple system atrophy. Radiology. 2008;246:214–21.

[17] Schrag A, Ben-Shlomo Y, Quinn NP. Prevalence of progressive supranuclear palsy and multiple system atrophy: a cross-sectional study. Lancet. 1999;354:1771–5.

[18] Schwarz ST, Abaei M, Gontu V, Morgan PS, Bajaj N, Auer DP. Diffusion tensor imaging of nigral degeneration in Parkinson's disease: a region-of-interest and voxel-based study at 3T and systematic review with meta-analysis. Neuroimage Clin. 2013;3:481–8.

[19] Schwarz ST, Afzal M, Morgan PS, Bajaj N, Gowland PA, Auer DP. The 'swallow tail' appearance of the healthy nigrosome – a new accurate test of Parkinson's disease: a case-control and retrospective cross-sectional MRI study at 3T. PLoS One. 2014;9:e93814.

[20] Shakkottai VG, Fogel BL. Clinical neurogenetics: autosomal dominant spinocerebellar ataxia. Neurol Clin. 2013;31:987–1007.

[21] Südmeyer M, Antke C, Zizek T, et al. Diagnostic accuracy of combined FP-CIT, IBZM, and MIBG scintigraphy in the differential diagnosis of degenerative parkinsonism: a multidimensional statistical approach. J Nucl Med. 2011;52:733–40.

[22] Sung YH, Noh Y, Lee J, Kim EY. Drug-induced parkinsonism versus idiopathic Parkinson disease: utility of nigrosome 1 with 3-T imaging. Radiology. 2016;279:849–58.

[23] Suwijn SR, van Boheemen CJ, de Haan RJ, Tissingh G, Booij J, de Bie RM. The diagnostic accuracy of dopamine transporter SPECT imaging to detect nigrostriatal cell loss in patients with Parkinson's disease or clinically uncertain parkinsonism: a systematic review. EJNMMI Res. 2015;5:12.

[24] Wu Y, Le W, Jankovic J. Preclinical biomarkers of Parkinson disease. Arch Neurol. 2011;68:22–30.

拓展阅读

[1] Braak H, Del Tredici K, Rüb U, de Vos RA, Jansen Steur EN, Braak E. Staging of brain pathology related to sporadic Parkinson's disease. Neurobiol Aging. 2003;24:197–211.

[2] Doty RL. Olfactory dysfunction in Parkinson disease. Nat Rev Neurol. 2012;8:329–39.

[3] Felicio AC, Chang CV, Godeiro-Junior C, Okoshi MP, Ferraz HB. Hemichorea-hemiballism as the first presentation of type 2 diabetes mellitus. Arq Neuropsiquiatr. 2008;66:249–50.

[4] Franciotti R, Delli Pizzi S, Perfetti B, et al. Default mode network links to visual hallucinations: a comparison between Parkinson's disease and multiple system atrophy. Mov Disord. 2015;30:1237–47.

[5] Goetz CG, Tilley BC, Shaftman SR, et al. Movement Disorder Society-sponsored revision of the Unified Parkinson's Disease Rating Scale (MDS-UPDRS): scale presentation and clinimetric testing results. Mov Disord. 2008;23:2129–70.

[6] Groschel K, Kastrup A, Litvan I, Schulz JB. Penguins and hummingbirds: midbrain atrophy in progressive supranuclear palsy. Neurology. 2006;66:949–50.

[7] Haller S, Badoud S, Nguyen D, Garibotto V, Lovblad KO, Burkhard PR. Individual detection of patients with Parkinson disease using support vector machine analysis of diffusion tensor imaging data: initial results. AJNR Am J Neuroradiol. 2012;33:2123–8.

[8] Haller S, Badoud S, Nguyen D, et al. Differentiation between Parkinson disease and other forms of parkinsonism using support vector machine analysis of susceptibility-weighted imaging (SWI): initial results. Eur Radiol. 2013;23:12–9.

[9] Hogarth P. Neurodegeneration with brain iron accumulation: diagnosis and management. J Mov Disord. 2015;8 (1):1–13.

[10] Illingworth MA, Meyer E, Chong WK, et al. PLA2G6-associated neurodegeneration (PLAN): further expansion of

the clinical, radiological and mutation spectrum associated with infantile and atypical childhood-onset disease. Mol Genet Metab. 2014;112:183–9.

[11] Kamagata K, Hatano T, Okuzumi A, et al. Neurite orientation dispersion and density imaging in the substantia nigra in idiopathic Parkinson disease. Eur Radiol. 2016;26:2567–77.

[12] Klein C, Westenberger A. Genetics of Parkinson's disease. Cold Spring Harb Perspect Med. 2012a;2:a008888.

[13] Klein C, Westenberger A. Genetics of Parkinson's disease. Cold Spring Harb Perspect Med. 2012;2(1):a008888.

[14] Mainta IC, Tabouret-Viaud C, Horvath J, Vargas MI, Garibotto V. Severe early basal ganglia hypometabolism in neurodegeneration with brain iron accumulation. Eur J Nucl Med Mol Imaging. 2016;43:1741–2.

[15] Nicastro N, Garibotto V, Burkhard PR. 123I-FP-CIT SPECT accurately distinguishes parkinsonian from cerebellar variant of multiple system atrophy. Clin Nucl Med. 2018;43:e33–6.

[16] Ofori E, Pasternak O, Planetta PJ, et al. Longitudinal changes in free-water within the substantia nigra of Parkinson's disease. Brain. 2015;138:2322–31.

[17] Planetta PJ, Ofori E, Pasternak O, et al. Free-water imaging in Parkinson's disease and atypical parkinsonism. Brain. 2016;139:495–508.

[18] Reiter E, Mueller C, Pinter B, et al. Dorsolateral nigral hyperintensity on 3.0T susceptibility-weighted imaging in neurodegenerative Parkinsonism. Mov Disord. 2015;30: 1068–76.

[19] Rizzo G, Tonon C, Manners D, Testa C, Lodi R. Imaging brain functional and metabolic changes in restless legs syndrome. Curr Neurol Neurosci Rep. 2013;13:372.

[20] Schwarz ST, Xing Y, Tomar P, Bajaj N, Auer DP. In vivo assessment of brainstem depigmentation in Parkinson disease: potential as a severity marker for multicenter studies. Radiology. 2017a;283:789–98.

[21] Schwarz ST, Xing Y, Naidu S, et al. Protocol of a single group prospective observational study on the diagnostic value of 3T susceptibility weighted MRI of nigrosome-1 in patients with parkinsonian symptoms: the N3. BMJ Open. 2017b;7:e016904.

[22] Sha SJ, Ghosh PM, Lee SE, et al. Predicting amyloid status in corticobasal syndrome using modified clinical criteria, magnetic resonance imaging and fluorodeoxyglucose positron emission tomography. Alzheimers Res Ther. 2015;7:8.

[23] Sharifi S, Nederveen AJ, Booij J, van Rootselaar AF. Neuroimaging essentials in essential tremor: a systematic review. Neuroimage Clin. 2014;5:217–31.

[24] Szewczyk-Krolikowski K, Menke RA, Rolinski M, et al. Functional connectivity in the basal ganglia network differentiates PD patients from controls. Neurology. 2014;83:208–14.

[25] Wu Y, Le W, Jankovic J. Preclinical biomarkers of Parkinson disease. Arch Neurol. 2011;68(1):22–30.

第十篇　中毒和获得性代谢性疾病

Toxic and Acquired Metabolic Conditions

第 50 章　外源性毒素和 CNS 损伤：成像技术和诊断……………………………………1152

第 51 章　药源性神经毒性病变的影像学表现…………………………………………1183

第 52 章　放化疗损伤的临床病案和神经影像…………………………………………1207

第 53 章　获得性代谢性疾病的影像表现………………………………………………1231

第 54 章　可逆性后部脑病综合征………………………………………………………1263

第50章 外源性毒素和 CNS 损伤：成像技术和诊断

Exogenous Toxins and CNS Injuries: Imaging Techniques and Diagnosis

Zoran Rumboldt Hrvoje Vavro MartinaŠpero **著**

杨玉婷 徐沁梅 孔 祥 **译** 李 骁 戚荣丰 **校**

摘 要

多种外源性物质与中枢神经系统的相互作用可导致毒性损伤。中枢神经系统易受到亲脂性化合物的损害，并且神经元由于脂质含量和代谢率高，特别容易受到损害。总体上，临床神经影像学起到的作用一般，但是在某些病例中，临床神经影像学对这些疾病的诊断具有非常重要的作用。以 MRI 为主、CT 为辅的影像学技术在疾病的早期和晚期均可显示中毒性病灶，虽然所展示的病灶与神经功能损害严重程度不一定吻合，但在某些时候可以预测预后和临床转归。中毒性脑病和缺氧缺血性脑损伤、获得性代谢性疾病及先天性代谢缺陷病病灶一样，往往对称分布，并且常累及大脑深部灰质。虽然脑白质在急性暴露于毒性物质后也可受累，但神经影像常在慢性期才显示皮质和白质的异常，如脑萎缩。识别由组织易损性不同所致的影像特征，并结合临床资料和（或）实验室检查，常可明确诊断。然而，某些中毒性疾病的影像学表现不一定具有很高的特异性或敏感性，而且神经功能受损可由两种或更多的毒性物质共同作用和（或）含有其他疾病。本章将涉及一些最常见和重要的外源性毒素。

关键词

一氧化碳；有毒醇类；有机溶剂；阿片类药物；中枢兴奋剂；重金属；中毒性脑病；磁共振成像

缩略语

5–HT	serotonin	5– 羟色胺
ADC	apparent diffusion coefficient map	表观扩散系数图
ADEM	acute demyelinating encephalomyelitis	急性脱髓鞘性脑脊髓炎
ADH	alcohol dehydrogenase	醇脱氢酶
AVM	arteriovenous malformation	动静脉畸形
BAL	british anti-Lewisite	二巯基丙醇
BL	bilateral	双侧

Cho	choline	胆碱
CNS	central nervous system	中枢神经系统
CO	carbon monoxide	一氧化碳
COHb	carboxyhemoglobin	碳氧血红蛋白
Cr	creatine	肌酸
CSF	cerebrospinal fluid	脑脊液
CT	computed tomography	计算机断层成像
CYP2A6	cytochrome P_{450} 2A6	细胞色素 P_{450} 2A6
DEACMP	delayed encephalopathy after acute carbon monoxide poisoning	急性一氧化碳中毒后迟发性脑病
DKI	diffusion kurtosis imaging	扩散峰度成像
DMSA	dimercaptosuccinic acid	二巯基琥珀酸
DNA	deoxyribonucleic acid	脱氧核糖核酸
DNS	delayed neuropsychiatric sequelae	迟发性神经精神后遗症
DPHL	delayed posthypoxic leukoencephalopathy	迟发性缺氧后白质脑病
DTI	diffusion tensor imaging	扩散张量成像
DWI	diffusion-weighted imaging	扩散加权成像
EDTA	ethylenediamine tetra-acetic acid	乙二胺四乙酸
EG	ethylene glycol	乙二醇
FA	fractional anisotropy	各向异性分数
FLAIR	fluid attenuated inversion recovery	液体衰减反转恢复
GABA	gamma-aminobutyric acid	γ－氨基丁酸
GM	gray matter	灰质
GP	globus pallidus	苍白球
HASL	heroin-associated spongiform leukoencephalopathy	海洛因海绵状白质脑病
HBOT	hyperbaric oxygen therapy	高压氧疗法
HCV	hepatitis C virus	丙肝病毒
HIV	human immunodeficiency virus	人类免疫缺陷性病毒
HSLE	heroin-induced subacute leukoencephalopathy	亚急性海洛因白质脑病
IR	inversion recovery	反转恢复
MAO	monoamine oxidase	单胺氧化酶

MBP	myelin basic protein	髓磷脂碱性蛋白
MCA	middle cerebral artery	大脑中动脉
MDMA	3, 4–methylenedioxy methamphetamine	3, 4– 亚甲二氧基甲基苯丙胺
METH	methamphetamine	甲基苯丙胺
MR	magnetic resonance	磁共振
MRI	magnetic resonance imaging	磁共振成像
MRS	magnetic resonance spectroscopy	磁共振波谱成像
MS	multiple sclerosis	多发性硬化
NAA	n-Acetyl aspartate	N– 乙酰天门冬氨酸
NBOT	normobaric oxygen therapy	常压氧气疗法
NMDA	N-Methyl-D-aspartate	N– 甲基 –D– 天冬氨酸
SAH	subarachnoid hemorrhage	蛛网膜下腔出血
SCB	synthetic cannabinoid	合成大麻素
SWI	susceptibility-weighted imaging	磁敏感加权成像
THC	tetrahydrocannabinol	四氢大麻醇
USA	United States of America	美国
WM	white matter	白质

一、影像技术和推荐协议

推荐使用标准的 CT 和 MRI 扫描协议，无须静脉注射对比剂，包括 MRI T_1WI、T_2WI、FLAIR、DWI/ADC 和 T_2^*/SWI 序列。虽然某些特定的毒性物质可能会出现病理性的强化，但这特征对鉴别诊断没有帮助。

除了测量表观扩散系数外，磁共振波谱、扩散张量成像和扩散峰度成像已经用于预测一氧化碳中毒慢性发病和迟发性神经精神后遗症的发生。MRS 在其他中毒性脑病的诊断中或许也有帮助，并且其能够把迟发性中毒与其他病变区分开来。在中枢神经兴奋剂中毒（可卡因、安非他明）的患者中，MR 或 CT 血管成像可显示血管形态不规则，因此经导管血管造影在这方面仍不可或缺。

二、一氧化碳中毒

（一）定义和临床要点

一氧化碳是由糖类不充分燃烧所产生的非刺激性、无色无味的有毒性气体。它存在于由汽车发动机、火炉、熔炉和燃气热水器所产生的废气中。

一氧化碳中毒的临床表现多样，从恶心、头痛、头晕，到神志不清、昏迷甚至死亡，死亡率为 1%～3%。患者被发现时常呼之不应，任何可能的 CO 暴露史都可助于建立诊断。这些患者的管理需要明确伴随的毒性暴露史，特别是在蓄意中毒和火灾相关性吸入性损伤的情况下。治疗局限于常压氧疗和高压氧疗。存活下来的患者表现为以下 3 种临床类型中的其中 1 种：大约 70% 的患者只在急性期出现各种一过性症状，大约 20% 的患者症状会从急性期持续到慢性期，剩余 10% 的患者在急性症状明显缓解后的无症状期（清醒间隔）后表现出延迟性神经精神后遗症和复发症状。

（二）基础流行病学 / 人口学 / 病理生理学

在世界范围，CO 是最常见的人类中毒原因，无论是无意还是有意，都无有效的解毒剂治疗。CO 暴露的源头包括碳燃料的不完全燃烧，如加热系统功能不佳（包括旧的煤炭加热设施中的排气管缺陷）、室内燃烧木炭煤球、骑行于小货车后方、溜冰场使用丙烷铺面机、汽油动力发电机放置不正确等。世界卫生组织认为 CO 浓度长期高于 6ppm 水平可能导致中毒。碳氧血红蛋白在不吸烟者中超过 2% 及在吸烟者中超过 10% 为异常，可能引起症状。

绝大部分死亡源于火灾、火炉故障、排气系统和加热器、自杀。在过去的十多年里，多个国家使用 CO 的自杀率迅速上升，这与互联网能够搜索到"如何自杀"的信息有关。

因 CO 中毒死亡的高危人群包括 75 岁以上的老人、潜在心肺疾病的患者、新生儿（由于新生儿中胎儿血红蛋白持续存在）和宫内胎儿。慢性低浓度的 CO 暴露可能导致记忆力减退、眩晕、神经病、慢性疲劳、腹痛和腹泻。CO 暴露导致的神经和认知功能缺陷在脱离暴露后不会好转，这表明在低浓度 CO 的环境中也可发生神经损害。由于民众和医疗保健专业人员缺乏对 CO 致病的认识，一定程度上妨碍了 CO 中毒的预防和诊断。

CO 一旦吸入后，会穿过肺泡毛细血管膜，与血红素化合物牢固结合。CO 与血红蛋白的亲和力比氧气高 250 倍，两者结合形成碳氧血红蛋白（COHb），从而显著降低携氧能力，从而导致组织缺氧。氧合血红蛋白解离曲线向左偏移会抑制氧气的释放（CO 从 COHb 解离的速度要比氧气慢 3000 倍以上），进一步加剧组织缺氧。如果意识丧失合并低血压，会加剧缺氧，而低氧 - 低血压会导致大脑动脉供血边缘区的缺血性改变。脑缺氧使兴奋性氨基酸水平升高，造成皮质损伤，引起凋亡及炎症。缺氧以外的其他机制也发挥着作用。通过结合细胞色素 A_3，CO 降低细胞色素 C 氧化酶水平，抑制线粒体代谢并导致细胞呼吸功能障碍，这与氰化物的作用类似。CO 也参与自由基的形成，包括与血小板血红素蛋白结合，从而释放一氧化氮。此外，CO 使血小板 - 中性粒细胞聚集，这会开启一系列反应，最终改变髓鞘碱性蛋白的结构，触发淋巴细胞免疫反应，并促进小胶质细胞激活，造成进行性脱髓鞘和持续的炎症反应。因此，CO 对大脑的损害不单源自组织缺氧，还包括它的各种直接和间接毒性作用。

（三）病理特征

在尸检中，致死性 CO 中毒可使脑实质变为樱桃红色，主要累及苍白球（GP）和脑白质。慢性 CO 中毒病例可出现双侧苍白球坏死和白质纤维束脱髓鞘改变。在组织学上，GP 可见边界清晰的缺血性或出血性坏死灶，深部白质中可见脑室周围脱髓鞘病灶，不累及弓形纤维。CO 对 GP 的选择性破坏有两个原因：GP 血管吻合血供差和（或）CO 直接结合到血红素的铁中（GP 是大脑铁含量最高的区域）。灰质区的神经元耐受单纯性缺氧的时间可能比缺血长，这或许是 CO 中毒较少累及皮质的原因。坏死区域也可见于黑质网质部（另一铁含量高的区域）、尾状核、小脑和海马。

然而，最近一篇单中心的文章报道，在对 27 例尸检中发现，双侧基底节区病灶没有 1 例与 CO 中毒相关，而在已知的 CO 中毒病例中没有发现 GP 坏死的证据。这些发现表明 GP 病灶不一定是 CO 中毒的必然特征。

（四）临床情况和影像学检查指征

急性起病时，存在临床三联征即可诊断 CO 中毒：与 CO 中毒相符的临床症状，近期 CO 暴露史，以及 COHb 水平的升高。症状和疾病的严重程度不一定与 COHb 水平相关，部分原因是脱离 CO 源后血液中 COHb 水平的快速降低，并且 COHb 水平不是反映暴露和组织损伤的可靠指标。起病的严重程度和临床改善均与血 COHb 水平或 COHb 清除率没有直接相关性。轻度 CO 中毒的表现可类似无发热的病毒感染，如疲劳和轻微认知缺陷。头痛、恶心和呕吐是儿童和成人常见的症状，而意识障碍是婴儿最常见的症状。如果不了解或怀疑 CO 暴露史，轻度中毒可被误诊为其他预后更好的疾病。中毒较严重的患者通常表现出神经系统症状，尤其是步态和平衡受损，皮质盲和耳聋等症状较少见。大约 1/3 中度至重度中毒的患者表现出心功能障碍，包括心律不齐、左心室收缩功能障碍和心肌梗死。一过性的意识丧失是常见的表现；然而，如果意识丧失持续，甚至在吸氧后仍然存在则提示严重的中毒。与短期高死亡率相关的特征包括火灾所致 CO，意识丧失，pH 低于 7.20，高 COHb 水平（超过 40%），以及在高压氧疗期间需要气管插管。

由于精神状态改变是常见的表现症状，许多患者会行头部 CT 和（或）MR 检查，包括临床上不怀疑是 CO 中毒的患者。最近一项研究表示，DWI 上急性脑病灶的存在与迟发性神经后遗症的发展显著相关。

急性症状缓解后，在发生 DNS（文献使用过其他相似名称，包括"急性一氧化碳中毒后迟发性脑病"和"迟发性缺氧后白质脑病"）前可能会有 2～40 天（平均持续时间约 3 周）的清醒期。临床症状和体征包括智力减退、尿失禁和步态失调三联征，以及其他神经精神表现。CNS 的病程包括全面康复至进展性恶化，最终昏迷或死亡。在发生暴露后，患者可有长达 1 年的恢复期，约 75% 的 DNS 患者最终康复。迟发性脑病甚至可以发生在轻症的急性 CO 中毒患者中，并且一大部分患者会遭受长期的神经精神后遗症，包括帕金森症和其他运动运动障碍、认知功能不全、无动性缄默、情绪问题和性格改变。这些症状可能是由于 CO 的多种作用而不仅仅是直接的缺氧性损伤，并且临床症状出现前 CSF 中 MBP（髓磷脂碱性蛋白）水平显著增高。预后不良与患者高龄相关，而 CBF 中较早出现 MBP 及 MBP 水平可作为 DNS 发生及转归的一个预测因素。

CO 中毒治疗的基石是使用紧密贴合面具吸入超过 6h 的 100% 常压氧气。常压氧气疗法（NBOT）和高压氧疗法（HBOT）在 2.5～3 个大气压下可通过增加部分氧气压力更快的移除 CO。唯一一项满足所有临床试验报告统一标准并评估 1 年预后的研究表明，HBOT 能显著改善长期神经认知功能障碍。最近高压医学领域的专家推荐使用 HBOT 并建议在所有严重急性 CO 中毒的患者中使用 HBOT，包括意识丧失、缺陷性心脏改变、神经功能缺陷、严重的代谢性酸中毒或 COHb 水平高于 25%。

尽管 HBOT 在降低 DNS 的发生中具有明显的效果，但仍有大部分幸存者会受到长期疾病的困扰，包括严重的永久性认知、情感和（或）身体后遗症。联合使用地塞米松和 HBOT 及使用乙酰胆碱酯酶抑制药治疗表现出不错的效果，但其仍有待在临床试验中评估。

需要指出的是，DNS 不只见于一氧化碳中毒，类似的迟发性缺氧后脑病也可见于呼吸骤停、药物暴露、其他中毒、过敏反应、癫痫或麻醉的情形。这在第 8 章中阐述。

（五）影像特征

CO 中毒的特征性影像表现为双侧局灶性 GP 病灶，其在 CT 上呈低密度，在 T_2 加权 MR 图像上呈高信号。在急性期可见对应区域 DWI 高信号和扩散受限（图 50-1），可能是由细胞毒性水肿所致。在某些病例中，T_2^*/SWI 上见中央或外周低信号区域，提示出血，有时可见对应 T_1 高信号（图 50-2）。急性期可出现斑片或外周强化，也可出现双侧斑片或局灶性白质的 T_2 和 DWI 高信号。白质病灶被认为是导致慢性症状的主要原因，主要影响半卵圆中心和脑室周围区域。局灶性的含铁血黄素沉积偶可见，这提示 CO 中毒后发生出血性梗死或铁外渗。在早期阶段出现海马病灶和小脑损伤提示预后不良。慢性期的典型表现包括双侧 GP 和大脑白质的 T_2 高信号（图 50-3）（译者注：原著疑有误，已修改）。在随访研究中发现，早期 GP 出血可导致钙化。海马及弥漫性脑萎缩是另一种晚期的影像学表现，常出现在具有持续性严重症状的患者中。

尽管神经影像认为急性 CO 中毒的典型表现是双侧 GP 病变，但其他形式脑损伤亦有提及，并且 GP 不一定是最常见的异常位置。病变偶累及壳核、尾状核、丘脑、海马、小脑及黑质，并且这些地方的病灶更加隐匿。部分年轻患者可出现不伴有幕上病灶的孤立性小脑半球受累。实际上 CO 中毒患者最常见的 MRI 表现可能是大脑白质信号的改变，而基底节区（如 GP 的异常）可能比一般认为的和之前报道的要少见。另外，在相当一部分甲醇中毒患者中也出现了孤立性双侧 GP 病灶。

（六）治疗监测

脑的病理性改变从 CO 吸入时会持续进展数年。因此影像学检查的时期对影像表现具有很大影响，

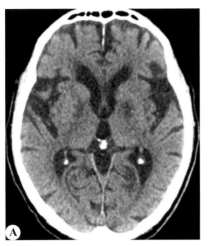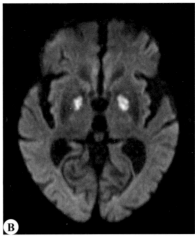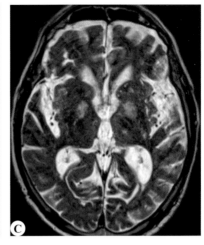

▲ 图 50-1　暴露 2 天后的急性 CO 中毒

轴位头颅 CT（A）显示双侧苍白球低密度灶。轴位扩散加权成像（B）显示对应高信号病灶，其在 T₂ 加权图像（C）中也是高信号

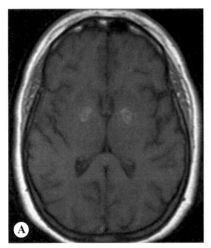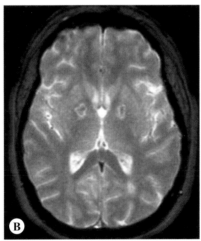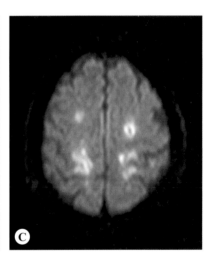

▲ 图 50-2　急性 CO 中毒

轴位 T₁ 加权图像（A）显示双侧苍白球稍高信号病灶。相应 T₂*（B）显示病灶中央低信号，提示少量出血。半卵圆中心层面轴位 DWI（C）显示双侧脑白质多发高信号

可划分为以下期相：超急性期（24h 内）、急性期（24h 至 7 天）、亚急性期（8 天至 3 周）、慢性期（22 天及以后）。

CO 中毒造成脑白质纤维脱髓鞘，从而导致慢性神经精神症状。在急性期后，白质脱髓鞘表现为脑室周围和半卵圆中心的持续 T₂ 高信号和扩散受限（ADC 图像为低信号），严重病例会出现皮质下白质、胼胝体和内囊受累。患有 DNS 的患者出现并发症后，ADC 值会下降并持续 1～2 个月（图 50-4）（译者注：原著疑有误，已修改）。这样的迟发性脑病可能出现在其他脑缺氧性疾病中，但是最常见于 CO 暴露后。进行性脱髓鞘是被认为是 DNS 的病因，并且可以逆转。在慢性期，DNS 恢复可出现 T₂ 加权图像上的相对低信号区，而 ADC 值也随着症状的改善而增高。

在亚急性 CO 中毒患者中，半卵圆中心的部分各向异性分数（FA）可作为一种反映脱髓鞘程度的定量指标。在 DNS 出现前 FA 值就可出现下降，并且与 CSF 中 MBP 的浓度具有粗略相关性。中毒后低 FA 值可维持 3 个月，而 FA 的改善和 DNS 的改善具有相关性。在 CO 中毒后 1 周内，MRS 上半卵圆中心 NAA/Cr 比值减低，提示神经轴突活性的降

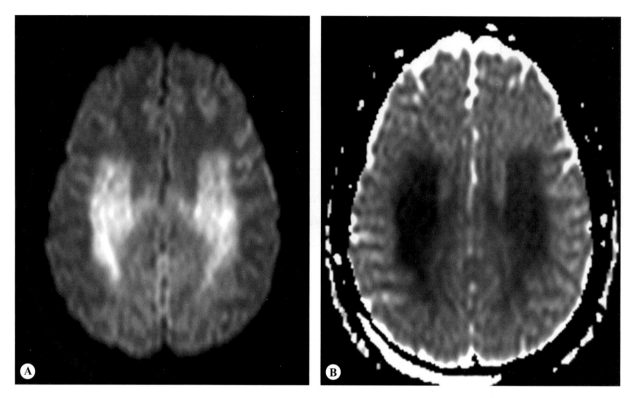

▲ 图 50-3　半卵圆中心水平轴位 DWI（A）和对应的表观扩散系数图像（B）显示双侧大片对称性明显扩散受限病灶，其出现在 CO 暴露急性症状缓解的 3 周后。此影像表现与 CO 中毒迟发性神经精神后遗症相符

低，有助于预测 DNS 的发生。亚急性期 Cho/Cr 比值的升高，可代表进行性脱髓鞘的炎症反应，可预测慢性神经症状。MRS 的异常与 CSF 中 MBP 的升高具有相关性，并且乳酸峰的出现是长期预后不良的一个预测指标。

在出现迟发性帕金森的 CO 中毒患者中，专用灰质抑制翻转恢复 MR 序列发现黑质的中间部和外侧部标准化信号比值升高，因此进一步的研究可提供更多的临床相关信息。

需要说明的是，MRI 和 MRS 检查结果正常并不能排除慢性 CO 暴露造成的神经精神异常。

除了最常知道的 CO 中毒外，选择性损伤 GP甚至致死的出血性和坏死性病变还有甲基苯丙胺、可卡因和鸦片，以及氰化物和甲醇中毒。与胃肠道出血相关的严重贫血也可出现双侧对称性苍白球病变。

三、代谢毒性醇类

具有代谢毒性的醇类包括甲醇、乙二醇和二甘醇。它们毒性相对较弱，但是经过代谢后（由醇脱氢酶启动）会转化为毒性强的酸性代谢产物。这些化合物可从世界上的各种商品（如挡风玻璃清洗液、防冻剂和燃料）及自制或非法的酒精饮料中产生，意外或故意吞服这些液体导致大部分中毒事件的发生。二乙烯乙二醇的暴露最少见，将不进一步讨论，但其具有流行性，主要是因为它可作为更昂贵、毒性更弱的液体药物的非法或未获批的替代品使用。在 1937 年的美国，它曾经作为一种药物的溶剂，导致 105 名儿童死亡，这使得美国通过了1938 年的联邦食品、药品和化妆品法，要求药物的所有成分在销售之前均证明是安全的。乙醇的毒性在第 53 章阐述。

诊断不及时是临床预后不好的主要原因，因为早期治疗通常很成功。由于不易确诊，诊断通常基于不完善的替代检测。这些中毒性疾病的治疗措施包括使用乙醇或甲吡咪唑抑制 ADH，碳酸氢盐纠正代谢性酸中毒，以及通过透析来增加醇类及其代谢产物的清除。乙醇对 ADH 的亲和力至少是甲醇的10 倍，乙二醇的 20 倍，而甲吡唑较乙醇更有效且不良反应更少。

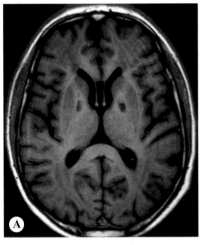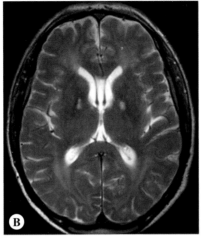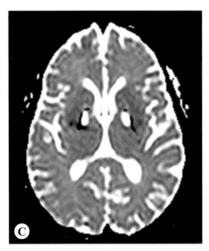

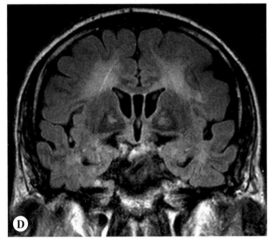

▲ 图 50-4 暴露数年后 CO 中毒慢性期

轴位 T_1 加权（A）和 T_2 加权（B）图像显示双侧 GP 卵圆形脑软化区，其在 ADC 图像（C）上呈 CSF 样扩散。脑白质中 T_1 呈稍低信号、T_2 呈高信号和扩散受限的区域，在冠状位 FLAIR 图像（D）显示更清晰（图片由 Claudia Godi 提供）

（一）甲醇

1. 定义和临床要点

甲醇（木醇，CH_3OH）是一种无色透明液体，气味及味道与乙醇相似。急性甲醇中毒可能导致视力障碍，包括失明和严重的神经系统症状，这些症状可永久存在于幸存者中。尽管整体而言甲醇中毒相对少见，仍会爆发导致严重致病和死亡。代谢性酸中毒的严重程度、意识不清和入院时阴性血清乙醇是与死亡相关的指标。

2. 基础流行病学 / 人口学 / 病理生理学

甲醇中毒是全球性的问题，其死亡率高，即便幸存也有长期视力后遗症及严重的脑损伤。中毒常发生在口服工业液体后，如雨刮器液或防冻液，或喝下受污染的酒精饮料。

因甲醇可经呼吸系统或皮肤吸收，经吸入甚至经皮肤路径导致甲醇中毒的病例已有报道。根据世界卫生组织统计，无论是非法、自制或走私，约

1/3 的酒精饮料消费没有记录，而正是这些饮料导致了大规模中毒事件，如 21 世纪在挪威、罗马尼亚、爱沙尼亚、苏丹、伊朗、利比亚、肯尼亚和捷克共和国爆发的甲醇中毒事件。

甲醇外观和气味与乙醇相似，可能导致误用甲醇，甲醇造成的行为性中毒较乙醇少，并且可不经代谢直接通过肺和肾排泄。然而，甲醇的主要排泄路径是在肝脏经 ADH 代谢。最初 CNS 抑制，然后进入潜伏期（一般是 12～24h，如果口服甲醇可长达 72h），此时甲醇代谢成甲醛，并进一步转化为毒性最高的甲酸。甲酸积累可导致代谢性酸中毒，抑制线粒体呼吸，损害细胞色素氧化酶活性，这是视神经脱髓鞘的原因。白三烯介导的神经炎症和脂质过氧化在急性中毒中可能也起到重要作用。相同甲醇暴露量的患者受损严重程度各异，表明存在个体敏感性差异，这可能是由于某些遗传易感性所致。

3. 病理学特征

急性甲醇中毒的典型神经病理性损伤为壳核及皮质下白质坏死，常并出血。也可引起视神经脱髓鞘和萎缩。发生在尾状核、脑干、小脑和大脑皮质的病灶较少见。目前已提出多种原因解释壳核对甲酸的选择性损害：静脉引流不畅，动脉血运不足，低血压和缺血，高耗氧量，高纹状体神经元敏感性，以及甲酸的特殊直接组织毒性作用。

4. 临床情况和影像学检查指证

急性症状包括视力障碍、头痛、恶心、呕吐、疲劳和腹痛。严重的中毒可致癫痫发作或昏迷。典型实验室检查结果为严重的代谢性酸中毒伴高位阴离子间隙及渗透压间隙增加，因此每一位不明原因代谢性酸中毒的患者均需要考虑甲醇中毒的可能。

由于精神状态改变、视力下降是常见症状，多数患者会行头颅 CT 和（或）MRI。当甲醇摄入史未知时，视力减退、酸中毒和双侧壳核坏死合并出现有助于明确诊断。然而，早期 CT 甚至是 MRI 扫描常无异常，如果怀疑甲醇中毒时，不能因影像结果阴性而耽误治疗。

甲醇中毒治疗及时注射甲吡咪唑或乙醇为基础。注射这些解毒药后甲醇的半衰期增加，血液透析是严重甲醇中毒治疗中不可或缺的部分，因可消除甲醇和甲酸，并纠正代谢性酸中毒。透析或解毒药的类型并不影响死亡率。辅助治疗包括碳酸氢钠纠正严重酸中毒及使用叶酸（理论上加快甲酸转化为一氧化碳）。积极的病例发现和入院前给可疑甲醇中毒注射乙醇可能在大规模爆发中改善预后。尽管目前认为甲醇视神经疾病是无法治愈的，但是静脉注射血红蛋白联合高剂量类固醇是一种有前景的新型治疗方式。

乙二醇中毒在形成草酸钙晶体导致低钙血症继而诱发肌痉挛和癫痫症状时，需要补充钙质。至少在理论上，可以通过吡哆醇和硫胺素促进乙醛酸转化为无毒代谢产物，防止草酸的形成。

5. 影像特征

双侧壳核对称性病灶，伴或不伴出血，是甲醇中毒的典型影像征象。CT 典型表现为壳核低密度灶（图 50-5），可能与脑白质低密度灶和灶内出血相关。基底节和脑白质大量出血及蛛网膜出血在少

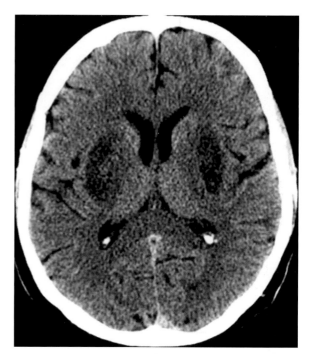

▲ 图 50-5　吞服甲醇 3 天后急性甲醇中毒
轴位 CT 显示双侧壳核密度减低并肿胀。右侧壳核可见少量密度增高区，提示出血

数严重致死病例中有所报道。壳核在 MRI 示 T_2 高信号，常伴皮质下及深部白质高信号。早期和（或）较小的病灶一般局限于壳核的后外侧部（图 50-6）。当发生出血时，表现为 T_2 低信号，T_2^*（或 SWI）显示更佳，而 T_1 上多呈高信号。尾状核和苍白球及大脑、小脑皮质亦可能受累。在早期出现的扩散受限反应细胞毒性水肿。增强扫描后强化方式多样，从无强化到明显强化均可发生，包括壳核、皮质下白质和尾状核的环形强化（图 50-6）。视神经可出现 T_2 高信号，增强后强化及扩散受限，部分是因为脱髓鞘。在幸存者中，脑内坏死组织的吸收导致双侧壳核空洞的形成，边缘可有 T_2 低信号的慢性出血物环绕（图 50-7），并可出现视神经萎缩。

最近一项最大规模的神经影像学研究发现，46 名幸存者中只有不到一半具有甲醇中毒的阳性表现。除了对称性壳核病灶（伴或不伴脑白质受累和出血）外，双侧 GP（6 例壳核无病灶）、脑干及小脑亦可出现异常。因此，在甲醇中毒中，双侧 GP 的选择性受累似乎比之前认为的要更加常见（图 50-8）。另一方面，相当一部分患者缺乏典型的双侧壳核对称性病变。

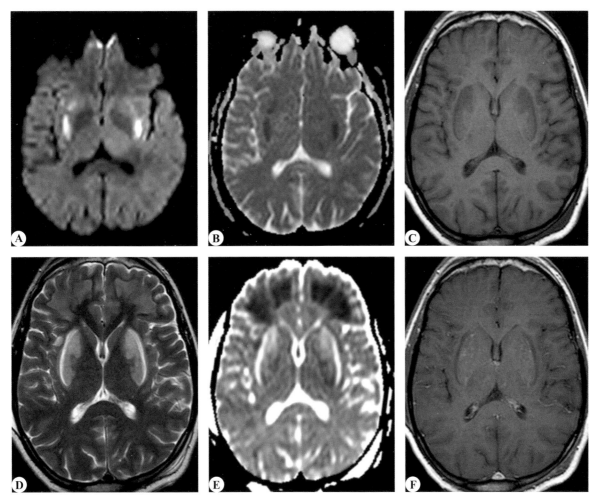

▲ 图 50-6 入院轴位 DWI（A）及对应 ADC 图像（B）显示双侧壳核后外侧扩散受限区域。数日后随访，MRI 显示双侧壳核及额叶白质弥漫性 T_1 低信号（C）和 T_2 高信号（D）。壳核外侧缘信号改变更明显。ADC 图像（E）显示对应的壳核扩散受限，以及受累额叶白质新发的扩散受限。增强扫描后 T_1 加权图像（F）显示双侧壳核轻微斑片状强化

图片由 Claudia Godi 提供

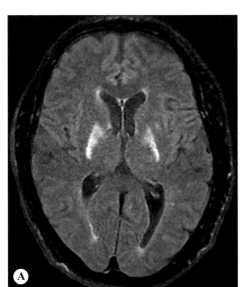

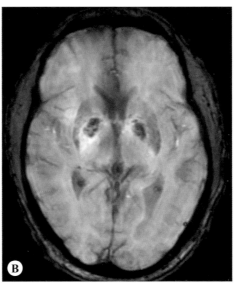

◀图 50-7 急性甲醇中毒，入院 2 天后

轴位 FLAIR 成像（A）显示双侧对称性苍白球高信号，以及一些散在病灶，包括左侧壳核单个病灶。SWI 显示双侧苍白球信号降低区域，与出血一致。注意壳核几乎完全没有受累

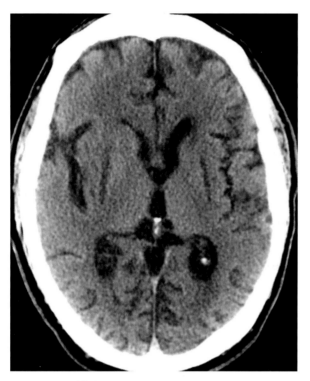

▲ 图 50-8　轴位 CT 图像显示双侧壳核呈低密度，体积减小，与既往甲醇中毒后表现的慢性病灶状态相符

双侧壳核出血，特别是合并额叶及岛叶白质病灶，是急性甲醇中毒的病理生理学表现，但是双侧壳核（和尾状核）受累也可见于缺氧性脑损伤，尿毒症脑病等其他病因引起的代谢性酸中毒、肝豆状核变性、利氏病、甚至是克 – 雅病。这部分内容在第 53 章和第 59 章中阐述。壳核区出血也可见于使用精神兴奋类药物（可卡因和苯丙胺）后。

6. 治疗监测

伴脑出血性病灶的患者，在入院时往往会有更严重的酸中毒，并且双侧壳核、尾状核出血性坏死，皮质下坏死和对称性双侧脑干坏死均与不良临床预后相关。影像特征渐进性发展，始于局灶性或内囊旁水肿，然后数天后出现壳核非出血性坏死（尽管血浆中无甲酸和甲醇），最终在入院 10～14 天后先前坏死区域内出现出血。有时只在门诊复查 MRI 时发现出血。

尽管甲醇中毒的诊断及治疗已有所进展，但病发率和死亡率仍很高，主要是因为诊断困难从而导致的诊断延迟。如果治疗措施不充分或不及时，死亡率可超过 40%，并且幸存者常伴有严重的后遗症，主要是视力受损和运动障碍，如肌张力障碍和帕金森症。甲醇中毒也与幸存者执行功能障碍和显著记忆受损有关，这可能和基底节功能异常及额叶 – 纹状体通路破坏有关，这与 MRI 中脑内病灶数量也呈比例。MRI 随访研究中发现，壳核病灶的明显好转时，一般无锥体外系并发症、神经功能也会完全恢复。

（二）乙二醇

1. 定义和临床要点

乙二醇 $[C_2H_4(OH)_2]$ 是一种常见的有机溶剂，见于很多家用产品，也是防冻剂的主要成分之一。由于它较甜，气味和乙醇类似，有时会被意外饮用。乙二醇中毒与急性肾损伤相关，可导致不可逆转的肾衰竭，亦和严重的神经损伤相关。

2. 基础流行病学 / 人口学 / 病理生理学

大多数中毒事件是意外发生的，有时发生在原始容器转出后，但也见于自杀甚至谋杀。在美国是仅次于甲醇的意外中毒死亡的第二大原因。将近 1/4 的患者 < 19 岁，超过 10% 的中毒事件发生在 6 岁以内的孩童。乙二醇不像甲醇那样会引起大规模中毒。但媒体报道的中毒案例中，与模仿自杀及蓄意谋杀有关的大量激增。

乙二醇经 ADH 代谢成糖醛，后通过一系列酶转化为乙醇酸、乙醛酸，最终转为草酸。正是这些代谢产物的毒性作用造成了多器官损伤。乙醇酸是引起严重代谢性酸中毒的主要原因，而草酸与钙结合形成不溶于水的草酸钙晶体，导致低钙血症。草酸钙晶体可沉积在多个器官，导致急性肾损伤（主要由于急性肾小管坏死）和心肌、神经、肺功能不全。乙二醇的毒性代谢产物在细胞水平可产生多种损伤效应，包括氧化磷酸化、细胞呼吸、糖代谢和 DNA 复制功能的障碍。与甲醇中毒类似，个体对乙二醇的敏感性具有显著差异。

3. 病理特征

尸检研究表明，草酸钙结晶沉积在脑内小血管壁，伴血管周围水肿和炎症。相邻脑实质出现不同程度的空泡，伴神经元缺失、轴突肿胀和少量活化的小胶质细胞浸润。这些改变往往在中线丘脑和脑干脑桥更为明显。软脑膜可出现散在的炎性渗出。

肾小管坏死伴草酸钙结晶沉积是特征性改变之一。

4. 临床情况和影像检查指征

急性乙二醇中毒通常有三个连续阶段：第一阶段是醉酒，接着是心肺功能不全，最后是严重的急性肾衰竭（分别在摄入后 30min～12h、12～24h、24～72h）。然而，临床病程的开始和进展常不一致或不可预测。在第二阶段，由乙二醇代谢形成的毒性有机酸逐渐积累，导致代谢性酸中毒、低钙血症、肌肉痉挛、QT 间隔延长、淤血性心力衰竭。如果不治疗，这个阶段最容易致死。第三阶段，继发于草酸钙沉积的肾衰竭，出现尿量减少或无尿、尿液中出现红细胞和大量蛋白质、血钾升高。严重嗜睡、昏迷、抑郁、呕吐、癫痫均可出现。肾衰竭是可逆的，但需使用数周或数月的支持性治疗，如血液透析。

在缺乏明确的饮用史时做出临床诊断可能会有困难。在出现显著严重代谢性酸中毒、阴离子间隙增大及高渗透压间隙时（可能与高钙血症有关），应高度怀疑乙二醇中毒。使用解毒药、碳酸氢盐和血液透析及时治疗是处理患者的基石，可防止脑和肾的损伤。6h 内给予解毒药较早期透析治疗临床预后更好，并且甲吡咪唑似乎能降低血液透析的需求。

5. 影像特征

乙二醇中毒急性期（饮用 2～3 天后）的典型神经影像表现为脑中央部（中央基底部）广泛对称性受累，包括基底节、丘脑、海马和脑干（图 50-9 和图 50-10）。虽然首次 CT 可能阴性或呈广泛水肿，双侧基底节和丘脑的弥漫性低密度灶，与邻近白质分界不清是典型表现，低密度灶延伸至脑干和邻近大脑半球，具有轻度占位效应。放射冠和皮质灰质一般不受累。MRI 显示双侧脑中央基底部，包括基底节、丘脑、杏仁核、海马、中脑和脑桥，T_2 信号增高，红核和皮质脊髓束不受累。T_2 高信号可延伸至延髓、小脑脚、邻近小脑半球、双侧岛叶（图 50-9 和图 50-10）。

放射冠和内囊白质纤维束扩散受限。少数病例报道出现与一氧化碳中毒相仿的苍白球孤立性出血灶、同甲醇中毒类似的双侧壳核出血性坏死，累及白质和苍白球。

6. 治疗监测

神经影像研究中典型病灶往往会消退，5～35 天后可完全消失，甚至死亡患者也会如此。乙二醇中毒可出现迟发性脑神经瘫痪，特别是第 Ⅶ 对脑神经。入院数周后出现的广泛认知障碍在 6 个月的随访过程中可出现部分改善，但是在加工速度、命名、构造能力上仍存在缺陷。因此即使神经影像检查相对正常，乙二醇中毒仍能引起长期神经精神后遗症。

（三）有机溶剂：甲苯

几乎所有的家居清洁剂或喷雾、胶水和打火机油中都含有有机溶剂。它们具有很高的亲脂性，可

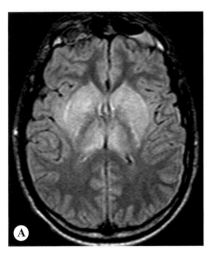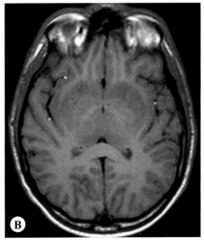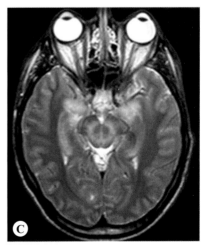

▲ 图 50-9　服用乙二醇 1 天后的急性中毒

A. 轴位 FLAIR 图像显示中央双侧对称性高信号，累及基底节和丘脑；B. 稍低层面的轴位 T_1 加权图像显示相应区域呈稍低信号；C. 中脑水平轴位 T_2 加权图像显示双侧海马、钩回和脑干的中央高信号（图片由 Michael M. Moore 和 Sangam G. Kanekar 提供）

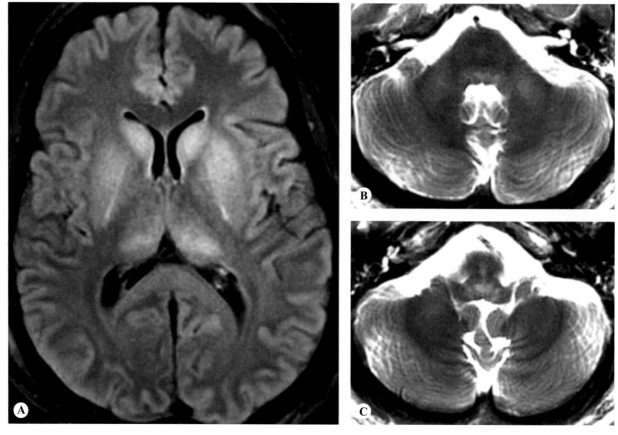

▲ 图 50-10   急性乙二醇中毒

A. 轴位 FLAIR 图像显示双侧丘脑、尾状核和纹状核对称性高信号；B 和 C. 经颅后窝层面的 T₂ 加权图像显示高信号延伸致背侧脑干及双侧小脑中脚（图片由 Ajay Malhotra 提供）

由多种化学物质组成，包括芳烃、脂肪烃、卤代烷、亚硝酸盐、醚、酮和醇。工业有机溶剂也被认为是涂料稀释剂或仅仅简称"稀释剂"，甲苯（一种芳香烃）是其主要成分，亦是神经毒性最高的有机溶剂。

1. 定义和临床要点

甲苯（甲基苯）作为一种无色液体，是许多家用产品和工业溶剂的常见成分。甲苯暴露可能是职业性的，但娱乐性滥用已经成为全世界普遍存在的健康和社会问题。长期有规律性滥用甲苯会导致严重且不可逆的认知障碍。

2. 基础流行病学 / 人口学 / 病理生理学

20 世纪 50 年代首次发表了关于溶剂滥用的报道，这种滥用特别普遍但在青少年群体中常被忽视。基于学校的调查显示，实验溶剂的滥用率高达 26%，多是由于其易于获取和成本低廉。常见的吸入方法包括"嗅"（从容器中直接吸入溶剂）、"吞

咽"（将浸湿的抹布放在口鼻来吸入溶剂）和"装袋"（从塑料袋中吸入溶剂）。吸入甲苯常会产生短暂的快感并会上瘾。急性影响包括突然的嗅死综合征、窒息和严重损伤。长期滥用吸入甲苯会损害多个器官系统，怀孕期间暴露会导致胎儿畸形。长期职业暴露，如干洗、航空和化学工业，会引起慢性中毒。

尽管其发病率很高并且严重危害健康和社会，但对甲苯溶剂诱导的毒性机制了解甚少。吸入后，甲苯易被肺吸收，引起中枢神经系统毒性。由于其高脂溶性，易扩散积累在脂质含量高的组织中，包括大脑。它的作用机制似乎与中枢神经系统抑制药（如酒精或巴比妥酸盐）相似，但作用时间较短。症状在数秒内出现，常在 30min 或更短时间内消失。已知的是甲苯充当 N- 甲基 -D- 天冬氨酸受体拮抗药，甲苯或其代谢物自由基诱导的脂质过氧化，但具体损伤机制仍不清楚。

3. 病理基础

尸检结果表明，长期接触甲苯会影响脑灰质和白质，伴有弥漫性脑萎缩。可见三层顶叶皮质和小脑浦肯野细胞中神经元的严重缺失、伴广泛的脱髓鞘，往往累及小脑和脑室周围白质。较长的纤维束轴突变性可累及脊髓，并可出现视神经萎缩。

4. 临床方案和影像检查指证

吸入甲苯后急性中毒的特征是可逆性的行为改变、欣快感、幻觉和共济失调（"喷头"），可能紧接着出现头痛、恶心和呕吐。因为不存在特异性的实验室检查方法，明确诊断相当困难，只能依赖于完整的病史并高度可疑的指征。由于没有逆转性药物，因此治疗通常是支持性的。

慢性甲苯中毒会导致失眠、痴呆、进行性小脑功能障碍、继发性帕金森病、视力和听力障碍。认知缺陷包括注意力缺陷、记忆功能障碍和视觉空间障碍。患者可能会因停止接触而改善症状和功能障碍，而持续吸入中毒会导致严重的永久性损害，因此及时诊断至关重要。

5. 影像特征

在急性中毒中，神经影像检查通常无明显异常（极少数病例报道出现胼胝体和中央灰质的MRI改变）。随着慢性甲苯暴露而诱发的脑病有许多特征性的影像学表现。MRI的典型特征包括灰白质分界欠清，白质 T_2 高信号，灰质 T_2 低信号（图50-11和图50-12），以及弥漫性脑萎缩（丘脑萎缩为著）。

脑白质高信号可为多灶性或弥漫性，早期始于脑室周围深部，扩散到内囊（特别是后肢）、大脑脚、腹侧脑桥和小脑中脚（累及锥体束和桥小脑束），最后是皮质下U形纤维，导致灰质-白质分化的缺失（图50-13）。T_2 加权图像上的高信号也可见于脊髓的后柱和侧束。除了大脑、小脑和脑干萎缩外，胼胝体也明显变薄。丘脑 T_2 呈低信号可能是由于脱髓鞘和轴突丢失，导致生理性铁运输中断，继发铁蓄积和（或）甲苯直接分配到脑细胞的脂膜。

在磁共振波谱图像上，小脑白质及半卵圆中心的 NAA 水平降低，肌醇升高，而丘脑则无异常。患者 MRI 和 MRS 影像表现与滥用甲苯的持续时间有关。在一组吸入甲苯至少1年的患者中，MRI 异常的发生率如下：近一半出现白质病变（3年后为

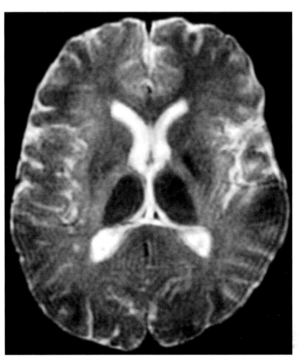

▲ 图 50-11 有机溶剂滥用 7 年所致慢性甲苯中毒
轴位 T_2 加权图像显示双侧丘脑明显低信号。部分脑白质区呈弥漫性高信号，伴皮质及皮质下分界欠清。苍白球轻度低信号

2/3），超过 1/4 出现萎缩（5 年后超过一半），1/5 出现丘脑 T_2 低信号（6 年后超过一半）。

6. 治疗监测

白质病变的严重程度、灰质体积减小和丘脑低信号的进展与甲醛吸入的持续时间相关。异常的 MRI 表现通常在慢性持续滥用 3～4 年后出现。不幸的是，病情发现时已经不可逆转。慢性甲苯滥用者的认知障碍与额叶和顶叶皮质灰质体积的减小有关。

溶剂滥用者 MRI 出现异常频率更高，在工作记忆和执行认知功能方面的表现也比滥用可卡因和酒精的人更差。此外，在 MRI 异常情况下发现了很强的剂量 - 反应关系，这表明 MRI 可能比神经心理学测试更有助于区分神经异常的存在，包括职业环境中存在低水平溶剂暴露。

四、阿片类药物：海洛因

阿片类麻醉药是治疗疼痛的一线药物，在过去数十年里，处方阿片类药物（如氢可酮、羟考酮、可待因、芬太尼、哌替啶和美沙酮）的销量随着非

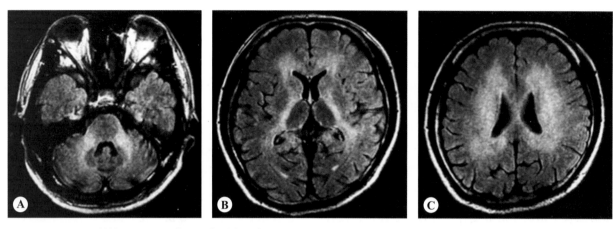

▲ 图 50-12　轴位 FLAIR 图像显示包括内囊在内的幕下及幕上深部白质呈弥漫性对称性高信号。双侧丘脑呈弥漫性低信号

引自 Uchino 等，2002

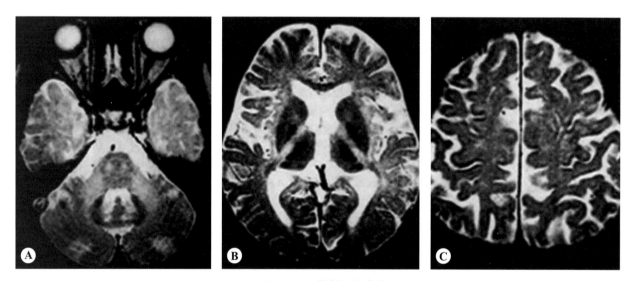

▲ 图 50-13　慢性甲苯中毒

轴位 T_2 加权图像显示弥漫性对称性幕下和幕上白质高信号，丘脑和基底神经节（B）及大脑皮质（C）均可见低信号（引自 Ando 等，1998）

医疗用途的增多而增加，在美国已经达到流行的程度。与合成阿片类药物不同，海洛因和吗啡是从天然鸦片中提取的生物碱化合物。海洛因是目前最常被滥用的阿片类药物，同时也对大脑的不良影响最为严重。

1. 定义和临床要点

海洛因（二乙酰吗啡）易滥用和上瘾，约 23% 吸食海洛因的人曾对其产生依赖。在所有娱乐性非法毒品中，海洛因对个人和社会的整体危害是最大的。它对大脑有主要 / 直接和次要的影响。主要影响可以是急性的，也可以是慢性的，包括神经血管

疾病、白质脑病和脑萎缩，而次要并发症与相关疾病有关，主要是感染。

2. 基础流行病学 / 人口学 / 病理生理学

现有数据表明，非医疗途径使用处方阿片类药物是海洛因使用的一个主要风险因素。在参加药物滥用治疗计划的海洛因使用者中，他们第一次使用阿片类药物的模式发生了明显变化是在 20 世纪 60 年代，超过 80% 的人首次接触的阿片类药物是海洛因；相反，在 20 世纪末，75% 的人是通过处方麻醉药开始接触阿片类药物。

阿片类药物通过附着于阿片受体发挥作用，受

体主要有 μ、δ 和 κ 三类。海洛因有高度亲脂性，易通过血脑屏障，并可作用于上述三种受体类型。μ 受体激活触发一系列复杂的细胞内信号事件，最终导致伏核多巴胺释放增加。伏核是奖赏回路的关键区域，由此产生的伏核多巴胺爆发与滥用药物引起的主观"兴奋"紧密相关。

海洛因的神经毒性根据给药途径的不同有多种表现。静脉注射海洛因可导致脑梗死，伴或不伴相关的心脏瓣膜疾病。这在某些情况下，可能是通过刺激血管平滑肌中的 μ 受体而导致血管痉挛，或者是由于免疫介导的血管炎，从而产生直接影响。然而，海洛因常含有有毒污染物，注射这些杂质可能是栓塞梗死的主要原因。中毒后脑病是静脉注射海洛因滥用最常见的并发症之一。

"追龙"指的是吸入在铝箔上加热的海洛因产生的烟雾，它与海绵状白质脑病（海洛因诱导的亚急性白质脑病、海洛因相关的海绵状白质脑病）有关。我们将更详细地讨论海洛因这种特殊的毒性作用。具体的病因尚未确定，目前流行的理论认为，间歇性接触由热或燃烧副产物激活的有毒添加剂，可能会导致少突胶质细胞线粒体功能障碍。这也许是高亲脂性海洛因的直接效应，遗传易感性可能也起到一定作用。亚急性海洛因白质脑病（HSLE）在海洛因使用者中很少见；然而，也可能是由于很多与毒品有关的死亡病例未进行检查。

3. 病理特征

HSLE 属于海绵状脑病，表现为大小脑白质变性，多累及皮质脊髓束和孤束。组织学病理显示少突胶质细胞多空泡变性，髓鞘内形成胞质内空泡。

4. 临床表现和影像特征

缺血是最常见的急性神经血管并发症，常累及苍白球，5%～10% 的慢性海洛因吸毒者会出现苍白球梗死。此外，可见弥漫性对称性脑白质 T_2 高信号与微血管病变共存。

HSLE 几乎全部发生在吸入海洛因蒸汽（"追龙"）之后，最初的临床表现可能被误诊为戒断症状。由于临床表现无特异性，并且临床病史常常未知或不可靠，因此死亡率很高（约 23%）。头颅 MRI 和（或）CT 对 HSLE 的及时识别和诊断及之后的及时治疗至关重要。

HSLE 有三个临床阶段：1 期主要包括小脑症状；略超过一半的患者进展到 2 期，出现小脑症状的恶化和新的锥体外系症状；1/4 的 2 期患者会进展到 3 期，表现为进展性的伸展痉挛、行动不便、中枢性发热，最终死亡。

HSLE 在大多数情况下是自限性的，不会进展到 3 期。脑积水和小脑弥漫性肿胀等并发症可能需要神经外科行手术治疗。长时间的重症监护是最重要的，白质的异常病变可能会慢慢消退。后续长程支持性护理和辅酶 Q 抗氧化剂治疗，有助于改善出现伸展痉挛患者的预后。

海洛因滥用导致最重要的继发并发症是感染，特别是由非无菌静脉注射引起的心内膜炎之后。约一半患有心内膜炎的吸毒者最终引起神经系统并发症，主要是脑脓肿（最常见的是金黄色葡萄球菌）和累及皮质动脉或穿支的真菌性动脉瘤，血管成像显示为微小的梭形扩张，近端和远端不规则狭窄。这些病例和影像表现参见第 23 章的内容。

5. 影像表现

小脑白质、小脑脚和内囊后肢出现特征性双侧对称的 CT 低密度区和 MRI T_2 高信号区（图 50-14）。病变也可累及更广范围，延伸至胼胝体压部和大脑后部白质。脑桥皮质脊髓束、内侧丘系和中央被盖束通常呈对称性 T_2 高信号（图 50-15），伴弥漫性小脑白质受累而不累及齿状核，轴位图像具明显特性，呈类似于胡须的颅骨样改变。少数病例中发现受累的白质出现扩散信号减低，但扩散信号增高更加常见，这可能是由于髓鞘破坏所致。在康复的患者中，白质改变可能部分甚至完全消失，常伴残留萎缩（图 50-16）。

磁共振波谱有助于 HSLE 与其他白质脑病相鉴别，表现为脑白质乳酸峰升高，N- 乙酰天冬氨酸峰降低，灰质无异常。与脱髓鞘病变相反，HSLE 胆碱峰或脂质峰无升高。海洛因也可能引起急性脊髓病变，表现为 T_2 高信号和多个节段的脊髓扩张。在最近报道的一些病例中，更加弥漫性、非特异性的脑白质受累而皮质下 U 形纤维不受累被提及。

6. 治疗监测

继发于吸入海洛因蒸汽引起的海绵状白质脑病，其 MRI 表现可以在药物明显戒断和临床改善的

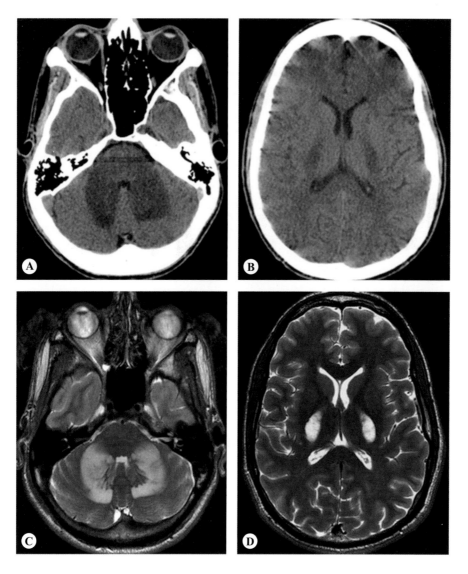

◀图 50-14 海洛因引起的急性亚急性白质脑病（HSLE、HASL、"追龙"白质脑病）

A. 轴位 CT 图像显示双侧小脑白质对称性低密度区；B. 基底节水平 CT 图像显示双侧对称性低密度，累及内囊后肢。MR 检查显示对应的 CT 病变脑白质呈 T₂ 高信号（图片由 Timo Krings 提供）

情况下进展，这表明影像学的变化可能代表着一种不断演变的损伤。

五、中枢兴奋剂

非法使用中枢兴奋剂（精神刺激剂、兴奋剂）是一个日益严重的健康问题。常见的兴奋剂包括可卡因、苯丙胺、甲基苯丙胺、摇头丸，以及日益增多的合成药卡西酮（或"浴盐"）。多种药物的滥用与神经血管并发症有关；然而，众所周知，中枢兴奋剂是导致缺血性脑卒中和颅内出血的标志性药物。

（一）可卡因

1. 定义和临床要点

可卡因是一种高脂溶性生物碱，可通过黏膜迅速吸收。可引起多种神经系统并发症，包括缺血性和出血性脑血管事件、白质脑病、长期滥用导致的脑萎缩，以及母源性使用后增加的发生先天畸形发生率。

2. 基本流行病学 / 人口学 / 病理生理学

可卡因是最常用的非法娱乐毒品之一，是从可卡叶子中提取出的一种盐酸盐。它是一种细白色粉末，可鼻吸，也可用口腔牙线摩擦或直接注射。它还可以用碳酸氢钠和水进行化学修饰，变成一种游离的生物碱，然后用烟制成"可卡因"。效果可持续 5～10min 至 1h，取决于服用量和给药方式。可卡因与多巴胺转运体紧密结合，阻断其功能。多巴胺随后在突触间隙内积累，导致多巴胺能信号的延长和增强。可卡因也是一种血管收缩剂，能抑制自

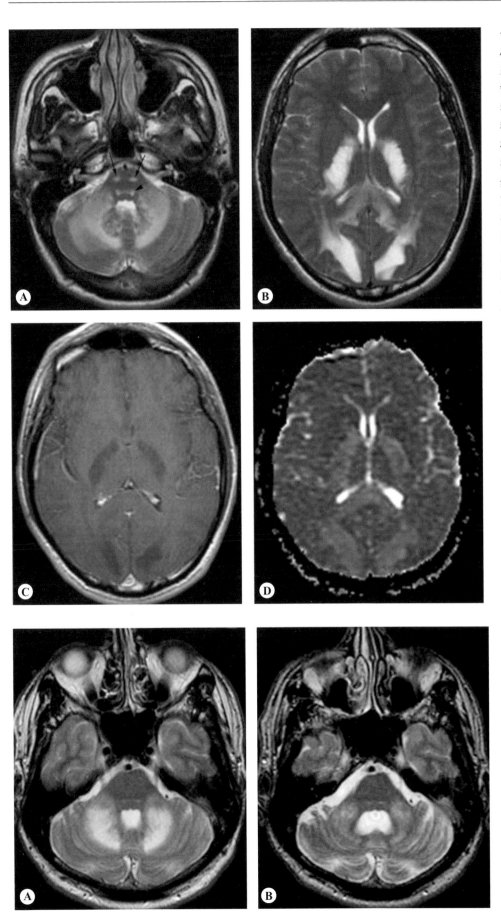

◀图 50-15 急性 HSLE

A. 轴位 T₂ 加权 MR 图像显示双侧小脑白质、皮质脊髓束（箭）、内侧丘系和中央被盖束（箭头）对称性高信号，出现"胡须状颅骨"（以完整的齿状核为胡须状）；B. 双侧内囊后肢、胼胝体压部和枕顶部脑白质也呈对称性高信号；C. 增强后 T₁ 加权图像与 B 相似，显示白质异常低信号，无强化；D.ADC 图像显示对应异常扩散程度增加（图片由 Timo Krings 提供）

◀图 50-16 A. 急性 HSLE 患者轴位 T₂ 加权 MR 图像显示双侧对称性高信号，主要累及小脑白质；B. 6 个月后 MRI 随访，对应 T₂ 加权图像显示信号异常区部分好转，并明显萎缩

图片由 Diego Pineda 提供

主神经系统的去甲肾上腺素再摄取。此外，可卡因能够可逆性地阻断钠通道，干扰动作电位的传播。它的主要代谢产物（主要为苯甲酰爱康宁）会持续排泄数日。这些活性代谢物可能会持续增加，并导致使用可卡因数日后出现不良神经生物学并发症。

可卡因引起的脑损伤可分为中毒性脑病的初级效应、脑血流受损后缺血性和出血性脑卒中的继发效应、心肺衰竭导致缺氧的第三级效应。目前尚不清楚原因，生物碱形式引起的缺血性和出血性脑卒中发生率相等，而盐酸形式导致出血的概率更高。引起缺血性脑卒中的原因包括血管收缩、不明添加剂或杂质引起的血管炎，以及可卡因的直接止血作用（血小板聚集增加和抗凝血酶Ⅲ和蛋白C消耗导致的促凝作用）。缺血性脑卒中可发生于大脑的任何部位，但最常累及大脑中动脉供血区、基底节区及中脑的皮质下白质（特别是与苯丙胺一起使用时）。近一半患者有潜在的血管病理改变，脑动静脉畸形或动脉瘤常因药物的拟交感神经作用引起血压升高和心率增加而破裂。无血管病理基础的患者，脑实质出血最常发生在深部灰质。

可卡因和其他中枢兴奋剂也会影响血脑屏障的完整性，从而有利于其毒性发挥。可卡因促进免疫细胞向中枢神经系统迁移，增加促炎细胞因子的分泌。可卡因相关的脑白质病最可能在本质上与代谢和（或）者掺入可卡因的物质有关，而左旋咪唑（最初是一种驱虫剂，兼具免疫调节特性，现已被用于治疗炎症性疾病）是罪魁祸首。左旋咪唑增加大脑内源性阿片类物质水平，改变单胺能物质功能，这部分解释了它作为可卡因添加剂的普及原因。

可卡因与酒精混合是最常见的娱乐性药物组合之一，可引起长期的欣快感，并可导致致命性的神经血管或心血管并发症。协同作用是多方面的，酒精加强可卡因的吸收并抑制清除，形成活性代谢产物（主要是可卡乙烯）。同海洛因相比，可卡因的滥用者感染传染性疾病（如获得性免疫缺陷综合征和丙型肝炎）的风险增高，这不仅因为共用污染的针头或药物器具，还因为在醉酒时进行危险的性行为。

3. 病理特征

可卡因相关白质脑病的尸检组织学发现可随生存期不同而变化。明显的轴突损伤和轴突球状体出现在生存期较短患者中，随着病程的延长，海绵状病变更为明显。所有病例均出现坏死，其表现随生存时间延长而改变（急性和慢性完全梗死型），但未发现明显的原发性脱髓鞘。这些发现表明，主要的缺陷是白质的缺氧缺血性损伤。海绵状白质脑病可能代表较长生存期的不完全梗死型，在多种药物滥用中更为常见。

对左旋咪唑引起病变的脑活检显示活动性脱髓鞘（包括髓鞘丢失）和血管周围淋巴细胞的聚集。

4. 临床表现和影像学特征

众所周知，可卡因的使用与心肌缺血和梗死导致的猝死有关，伴随吸烟和饮酒会加大发病风险。除了心血管并发症外，精神和神经系统症状是其毒性引起的最常见表现。可卡因是与脑血管事件发生有关最常见的滥用药物。出血通常发生在使用后 1h 内，常伴持续性的头痛、脑病和双侧神经系统异常。可卡因相关的死亡可能是呼吸停止后的癫痫所致。可卡因诱发的任何过度兴奋性都能诱发癫痫，包括心律失常、颅内出血（高血压引起）和（或）脑缺血。猝死可发生初次药物使用后，也可发生在多次滥用后。

类固醇可成功用于治疗左旋咪唑引起的早期白质脑病，在大多数患者中可联合血浆置换或免疫球蛋白治疗。

5. 影像表现

可卡因引起的血管痉挛和血管病变可导致缺血性和出血性梗死，主要发生在苍白球、海马、胼胝体压部和脑白质（图 50-17 和图 50-18）。病变部位扩散受限，可能无法与其他病因引起的梗死相鉴别。与海洛因的效应相似，病变最常累及苍白球。可卡因引起的脊髓梗死也有报道。颅内出血可分为轴内（实质）出血、蛛网膜下腔出血或脑室内出血。

与海洛因相比，可卡因相关白质脑病不累及小脑，也不偏向于后部脑白质；相反，弥漫性的幕上深部白质 T_2 高信号主要影响额叶，不累及皮质下 U 形纤维，增强后无强化。磁共振波谱示乳酸峰升高，NAA 峰降低。另一种可卡因相关脑病表现为（多）局灶性和复发性白质病变，可累及脑干和小脑，表现为不同程度的强化、周围血管源性的水肿及扩散的异常。这种类似脱髓鞘性疾病的白质

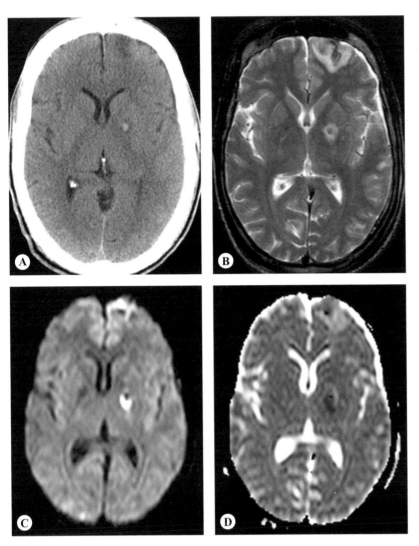

◀ 图 50-17 可卡因引起的脑梗死

轴位 CT 图像（A）显示左侧苍白球低密度灶，中央呈高密度，提示这例已知的可卡因成瘾患者小片状急性梗死并发出血。此外，左前额叶还有另一低密度灶。T_2 加权 MR 图像（B）显示对应病灶。同一层面 DWI（C）和 ADC 图像（D）证实左侧苍白球急性出血性梗死，亚急性至早期慢性左侧额叶梗死伴少许出血产物

脑病可能与左旋咪唑有关。鉴于可卡因滥用普遍存在，有人建议，出现急性播散性脑脊髓炎或多发性硬化症状的白质疾病患者应对可卡因使用情况进行评估。

脑室周围白质病变 T_2 高信号不具特异性（小血管病变型），即使在戒断后也能持续存在。慢性缺血引起的脑萎缩见于慢性可卡因滥用的晚期：典型额叶受累最严重，其次是颞叶。

6. 治疗监测

具有非法使用兴奋剂史的个体表现出黑质形态异常，是未来患帕金森症的强烈危险因素。

（二）苯丙胺

苯丙胺有胶囊、片剂也有液体制剂。可吞服、压碎后鼻吸，也可静脉注射或吸入。苯丙胺及其衍

生物像可卡因一样，通过抑制囊状单胺转运体，使神经递质从神经末梢的储存部位释放，从而间接刺激神经系统，导致去甲肾上腺素、多巴胺和血清素在细胞质中的浓度增加，进而使神经递质活性增加。药物通过多种机制发挥作用，除了可以促进中皮质边缘系统和黑质纹状体多巴胺神经元释放多巴胺，还可抑制代谢酶（如 CYP2A6 和 MAO），同时也是 5- 羟色胺受体的直接激动剂。然而，苯丙胺缺乏阻断可卡因离子通道的能力。在这些急性作用之后，药物会对神经末梢中多巴胺和 5- 羟色胺的释放、胶质增生和细胞凋亡产生持续性的损害。

与可卡因类似，不论药物使用者是否患有动脉粥样硬化性疾病，苯丙胺都可以引起冠状动脉痉挛，并可能导致心肌梗死。神经系统并发症可有失眠、过度兴奋、激进性行为及抽搐。苯丙胺诱发的

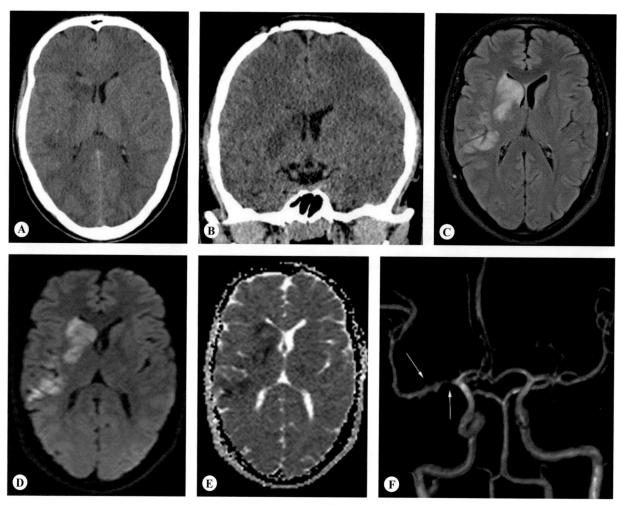

▲ 图 50-18　可卡因引起的血管病变伴急性梗死

27 岁健康男性急性左侧偏瘫伴进行性头痛。轴位（A）和冠状位（B）头颅 CT 图像显示右侧基底节、岛叶和皮质 - 皮质下额叶后下区轻度占位效应的低密度区。随后，MRI FLAIR（C）、DWI（D）和 ADC 图像（E）证实为急性梗死。头颅 MRA（F）显示多发不规则狭窄，主要累及右侧大脑中动脉 M_1 段（箭），与血管炎和血管痉挛相一致

癫痫也有可导致心血管衰竭和死亡。在 45 岁以下人群中，苯丙胺仅次于可卡因，是导致脑卒中的第二大原因。在慢性长期使用者中，脑卒中通常发生在摄入后的数小时内，典型的初始症状是头痛，然后发展至意识水平局部缺陷和受损。

在组织学上，苯丙胺和甲基苯丙胺是最常与血管炎相关的药物，尤其是长期并静脉使用时。血压的突然升高，主要影响小血管，可能会导致蛛网膜下腔或脑内出血和缺血性梗死。可能的机制包括血管收缩和急性超敏反应，如果是静脉注射，可能是由于溶液中的污染物造成的。与可卡因相似，慢性苯丙胺滥用引起的这些并发症，可能会导致大脑萎缩，伴神经元损伤和胶质细胞增生。

冰毒和摇头丸

摇头丸（3, 4- 亚甲基二氧基间苯丙胺）及其衍生的甲基苯丙胺是苯丙胺类中最常见的滥用药物。甲基苯丙胺（冰毒）可作为药片口服，但晶体形式通常被称为"冰"或"冰毒"，主要靠吸入，也可注射，随后的快感可以持续数小时。摇头丸通常口服，一般被认为比其他兴奋剂更安全，也是一种受欢迎的派对药物，因为它有刺激和轻微的致幻作用。"Molly"（俚语中"分子"的意思）指的是药物的纯结晶粉末形式，使用者认为其更安全，因为它不含甲基苯丙胺等掺杂物。摇头丸也可是粉末状的，常与其他滥用药物一起服用，包括作为大麻的添加剂被吸入。

与冰毒不同的是，摇头丸会引起血清素释放迅速激增。5-羟色胺是大脑中最有效的血管收缩剂，它可通过刺激小血管中的 5-HT$_{2A}$ 受体而导致长时间的血管痉挛和脑部坏死。枕叶皮质和苍白球是最脆弱的脑区，因为这些部位受体的浓度最高，这解释了在影像学研究中这些区域相对较高的梗死发生率。有越来越多的证据表明，摇头丸对丘脑中的 5-羟色胺能轴突具有特定的毒性效应。摇头丸可导致神经血管炎症、出血（包括蛛网膜下腔出血），甚至可能导致颅内和脊髓动脉的新生动脉瘤形成并破裂。在摄入所谓安全的"Molly"后，没有脑血管病变基础的年轻健康患者出现了严重的颅内出血并发症。

虽然苯丙胺的衍生物没有特异的神经影像学表现，但它们也与脑卒中、灰质萎缩和 MRI 上 T$_2$ 高信号白质病变的增多有关。苯丙胺使用者滥用多种物质（常与乙醇、可卡因和海洛因混合）使区分神经影像特征更加复杂。

六、大麻

大麻是最常用的非法药物，通常认为其急性毒性较低。四氢大麻酚是天然大麻的主要精神活性成分，能激活大脑中异质性分布的大麻素受体。

急性大麻中毒通常表现为神经行为症状和呕吐。大麻的使用还与易损人群患有精神病的风险增加有关。虽然文献中有缺血性脑卒中的报道，但由于药物的广泛使用和多药滥用的混杂问题，很难且往往不能确定这些脑卒中是否真正与大麻或其他药物有关，还是纯粹巧合。大麻引起的脑卒中是非特异性的，其影像学表现与其他原因的脑卒中难以鉴别。据报道，在没有任何混杂因素的情况下，使用大麻后发生脑梗死的案例屈指可数。四氢大麻酚直接的神经毒性导致线粒体功能障碍和过氧化氢产生增多，以及药物引起血管收缩导致的脑缺氧/缺血，被认为可能是天然大麻引起脑梗的潜在病理生理机制。

合成大麻素是最广泛的一类新型精神活性物质，用于娱乐目的的消费正迅速增长。SCBS 首先出现在欧洲，在那里以"香料"之名销售，然后迅速以"K2"的名称在美国传播开来。虽然常认为大麻是"安全"和"合法"的替代品，但短链氯苯引起的不良反应很少与四氢大麻酚有关。不同的 SCB 复合物与其活性代谢产物的联合作用可能会使其毒性增加。SCB 复合物还与其他化合物混合，并在各种制剂中发现了多种其他有毒污染物。SCB 复合物的许多不良反应与天然大麻相似，但毒性更大。使用 SCB 复合物除了可引起精神病和癫痫，也有心肌梗死、栓塞性脑卒中和心脏骤停的病例报道。与大麻不同的是，传统的尿液药物筛查不能有效地检测出这些药物。

七、重金属

由于重金属在食品和环境中普遍存在，因此重金属暴露是一种普遍现象，其毒性仍然是公众健康的主要问题。重金属的持续暴露可对大脑产生长期影响。虽然确切的毒理学机制尚不清楚，但金属的组合可能会产生相加/协同效应，因为它们有许多共同的通路引起认知功能障碍。

（一）铅

1. 定义和临床要点

铅在自然环境中无处不在，是工业上广泛使用的金属或化合物。它在人体中无生理作用，并且对包括中枢神经系统在内的多个器官系统都有毒性，而铅暴露可以说是已知的最古老的职业健康危害。在世界范围内，铅中毒最常发生在 1—3 岁咀嚼含铅油漆的儿童中。随着油漆和汽车燃料中铅的去除，儿童铅中毒的发生率和严重程度已经大大降低。急性脑病是一种严重并发症，可致命或留下永久性神经后遗症。铅中毒在成年人中很少见，脑病也很罕见。治疗常使用螯合剂，但避免铅的进一步暴露是其主要治疗方式。

2. 基本流行病学/人口学/病理生理学

铅暴露可通过吸入灰尘、烟雾、蒸汽或摄入受污染的食物或饮料。由于它的蓄积性，它可以在任何水平的暴露下产生毒性效应。随着含铅涂料的淘汰，暴露已大幅减少，但中毒仍然可见，主要发生在老旧房屋地区。幼儿易出现手伸向嘴的行为，这会增加铅的摄入量。成人暴露往往是职业性的，如吸入旧房子改建、电池制造工厂和铅釉陶瓷生产生的含铅粉尘，以及使用传统的阿育吠陀药物。使用含铅管道时，偶尔会出现饮用水暴露的情况。废旧铅酸电池是铅的主要来源，有机铅化合物在过去是汽车燃料的一部分，在土壤中造成了大量的铅沉积。

早在希波克拉底时代，铅绞痛就为古代医生所知，但脑病在 1925 年才首次描述，而且在儿童中更为常见。症状通常出现在血清铅水平 > 40μg/dl 时（正常儿童 < 5μg/dl，成人 < 25μg/dl），但即使水平较低，也对健康不利。成人铅中毒的常见表现包括腹部绞痛、贫血和周围运动神经病变。目前最大的一起 23 例成人铅脑病事件发生在饮用被铅污染的非法酒水后。其他表现包括牙龈上深蓝色的铅线、低色素性小细胞性贫血、慢性肾小管间质性疾病及长骨骨骺处的铅带。

儿童或禁食后的铅吸收率较高，钙、维生素 D 和铁的缺乏同时会加速吸收。大部分被吸收的铅沉积在骨骼中，特别是成年人。铅的许多神经毒性作用是由于它在细胞过程中取代钙的能力。成人大脑对毒性作用的抵抗力更强，部分原因是它有能力将铅从大脑和小脑神经元内的线粒体作用部位隔离开来。

3. 病理特征

急性脑病时脑典型表现为肿胀和充血，偶尔伴点状出血。严重的慢性铅中毒表现为广泛的组织破坏伴有空洞、血管增厚伴细胞壁的破坏。大脑和小脑白质也可有脱髓鞘。组织学上发现血管壁和血管周围间隙有一种特异性钙化模式，表现为较大的血管中小钙化球凝聚形成环状沉淀物。这种分布支持血管损伤后营养不良性钙化机制。钙化最明显的部位包括小脑（颗粒层、髓质和齿状核）、大脑皮质、白质，深部灰质结构也可受影响。

4. 临床表现和影像学特征

急性铅性脑病表现为头痛、呕吐和共济失调。严重中毒可能导致癫痫发作、昏迷，甚至死亡。铅中毒引起的慢性脑病表现为注意力和记忆力丧失、抑郁、嗜睡、易怒、头痛、震颤、共济失调、癫痫发作及行为异常。在严重的情况下，小脑或大脑水肿的发展可能会致命。儿童长期铅暴露会导致言语智力、阅读、数学、视觉和空间能力、精细和粗略运动能力、语言能力和记忆力的缺陷。

这些精神状态的改变可能是头颅 MRI 和（或）CT 检查的适应证，特别是在未怀疑铅中毒时。另一方面，神经成像在疑似铅中毒的诊断中起着很小的作用。骨骼和腹部平片已被广泛使用，可分别显示干骺端条带和胃肠道铅异物。

5. 影像表现

急性铅性脑病表现为脑水肿，尤其是小脑水肿，主要位于小脑蚓部，可类似中线颅后窝肿块表现，阻塞第四脑室，引起梗阻性脑积水。

慢性暴露所致脑病患者的 MRI 可表现为丘脑后部、豆状核、外囊和岛叶的双侧对称性 T_2 高信号（图 50-19）。病灶呈 T_1 低信号，增强后无强化或扩散异常，CT 图像上常有相应低密度灶。另一种报道过的表现形式为枕叶和小脑两侧对称的矢状位旁皮质和皮质下 T_2 高信号（图 50-20），类似于慢性汞中毒，可见脑桥和其他脑叶的皮质下区更细小的信号变化。在小脑、皮质灰白质交界处和深部灰质结构可见弥漫性曲线状和斑点状双侧对称性钙化，与组织学结果相一致。磁共振波谱显示灰质和白质的 NAA 峰均降低。

6. 治疗监测

铅中毒治疗的一级和二级预防最重要，首要处理是将患者移离暴露地，并消除可能的铅源。螯合剂（D- 青霉胺、DMSA- 琥珀酸、CaNa 2EDTA、二聚体 -BAL）仅推荐在含铅量较高（45μg/dl 以上）中毒时使用，具体药剂和给药途径根据血液水平和症状选择。随着临床症状的完全或不完全缓解，影像学异常在螯合治疗后可能会消失。这些症状可能是不可逆的，包括儿童的认知能力下降，这再次表明需强调预防而不是治疗。

（二）汞

1. 定义和临床要点

汞以元素（金属）、无机和有机（甲基化）形式存在。有机汞和汞蒸气易吸收，选择性对神经系统造成毒性。一般人群主要通过食用鱼类接触有机汞，小规模的人力金矿开采是世界上最大的人为汞蒸气排放源。与其他重金属的毒性一样，治疗的第一步是移除或大幅减少暴露源，这可能是大多数情况下所要做的。

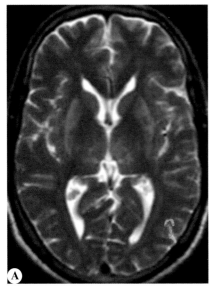
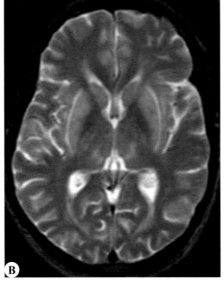

◀ 图 50-19　**2 例铅性脑病患者**
A. 轴位 T_2 加权图像显示双侧壳核、尾状核和背内侧丘脑对称性高信号；
B. 另一患者 T_2 加权像显示双侧外囊和皮质下岛叶的对称性高信号，以及纹状体和背内侧丘脑的对称性异常（引自 Rao 等，2014）

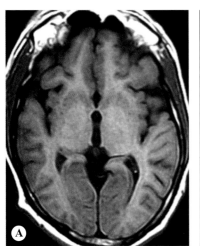
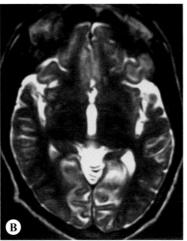
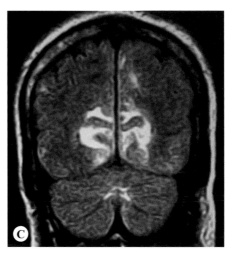

▲ 图 50-20　**A.** 轴位 T_1 加权像显示双侧枕叶皮质和皮质下白质呈低信号，伴轻度肿胀；**B.** 对应 T_2 加权图像显示枕叶皮质和皮质下高信号，双侧额叶少许高信号；**C.** 冠状位 **FLAIR** 图像显示双侧枕叶高信号，小脑和顶叶也有类似病变

引自 Atre 等，2006

2. 基本流行病学 / 人口学 / 病理生理学

接触途径和吸收效率取决于汞的形态。汞蒸气易通过呼吸途径吸收，但液态汞的吸收可忽略不计。因此，MRI 机器中银汞合金填充物潜在的汞释放很可能无临床意义。无机汞化合物（用于美肤和防腐霜和软膏）的口服吸收较差到中等，取决于其具体形式，而有机汞口服后则几乎完全吸收。有机汞最常见的形式是甲基汞（CH_3Hg^+）。汞一旦被吸收，主要分布到中枢神经系统和肾脏。甲基汞难以通过血脑屏障，但它脱甲基后能够变为元素汞，从

而轻易通过屏障。汞蒸气是脂溶性的，可高度扩散，很容易通过血脑屏障和胎盘屏障。细胞内汞蒸气氧化产生的 Hg^{2+} 被认为是主要的有毒物质。

职业性暴露通常是汞蒸气，可发生在采矿业、温度计工厂和牙医业。在 18 世纪和 19 世纪的制帽行业中很常见。小规模的金矿人力开采中，汞用于黄金提取，这将矿工和附近居民置于慢性金属汞蒸气中毒的危险之中，正影响着非洲、东南亚和南美洲部分地区的数百万人口。淘金者将液态汞添加到磨制的含金矿石中，产生一种汞-金化合物，称为

汞合金。淘金者通过熔炼这种汞合金来获取黄金，将其汽化，从而导致吸入有毒的烟雾。

有机汞直到最近都被用作部分疫苗中的杀菌剂和防腐剂（硫柳汞）。现代大多数有机汞的暴露方式是通过食用受污染的鱼，作为一种流行病在 20 世纪 50 年代的日本首次报道，它也被称为水俣病，污染源追溯到附近一家工厂。甲基汞在食物链上积累，大型捕食性物种（如金枪鱼和旗鱼）的组织中可含高浓度的汞。目前认为甲基汞是水俣病脑损伤的主要原因，可能与抑制 GABA 受体和细胞凋亡有关。部分脑区的选择性受损是由于神经元修复能力的差异所致。在胎儿中，有机汞会破坏发育中大脑的细胞结构，并与出生后的神经心理变化有关。

3. 临床表现和影像学特征

汞中毒的特征性三联征包括意向性震颤、牙龈炎和异常兴奋（行为异常、过度易怒）。淘金者慢性金属汞中毒的典型症状包括震颤、共济失调、协调障碍、唾液过多和金属味觉。有机汞中毒的典型症状包括视野向心性缩小、共济失调和感觉障碍、主要累及口周和四肢的感觉异常。

可发生听力和语言障碍，以及眼球运动异常。汞暴露和症状出现之间通常有一段潜伏期，可持续数周至数月。

4. 病理特征

明显的病理学改变主要见于神经系统。有机汞急性中毒会导致大脑和脑膜肿胀，伴血管周围水肿和皮质脱髓鞘。神经元可能出现肿胀或萎缩，伴细胞质嗜酸性粒细胞增多，偶见缺血性改变，主要累及距状沟区、中央前回和中央后回，以及颞横回。晚期表现包括锥体束变性、视辐射和大脑中央白质等区域明显萎缩。神经元的分解和缺失是显微镜检查的基本表现，在更严重的情况下，距状沟皮质的神经元可能完全消失。小脑半球受累位置更深，包括颗粒细胞丢失和浦肯野细胞存留。长期中毒患者的周围感觉神经选择性受损并伴再生。

5. 影像表现

慢性有机汞中毒患者，CT 显示距状沟皮质和小脑萎缩。MRI 显示距状沟皮质萎缩，距状沟、小脑蚓部、大脑半球及中央后回脑沟明显增宽（图 50-21）。受累区域在 T_2 加权图像上可呈高信号，T_1

信号略低，可能为海绵状脑的病理性改变。位于距状沟皮质区、小脑（主要是中和下部）和中央后回的病变可能与三种特征性的临床表现有关，分别是视野缩小、共济失调和感觉障碍（图 50-22）。

6. 治疗监测

少数无机和元素汞中毒与大脑白质和深部灰质病灶细小 T_2 高信号有关，并且病变在治疗后可改善。

八、病例报告及报告样本

（一）病例报告 1

病史、临床病程、影像学和实验室检查结果如下。

一名 37 岁的男性在与朋友外出一夜后，醒来出现不明原因的躁动、坐立不安和迷失方向，表现为呼吸困难。

在急诊入院时发现代谢性酸中毒伴阴离子间隙增加、低钙血症和尿素和肌酐轻微升高。

头颅 CT（图 50-23A）检查未见明显异常。

在数小时内，患者处于昏迷状态，肌酐水平不断上升。血液透析后，患者恢复意识，并告知临床医生，他的饮料中被倒入了防冻液。

入院后第 8 天 MRI 随访发现广泛的中央对称性 T_2 高信号，深部灰质结构（图 50-23B，轴位 T_2WI；图 50-23C，FLAIR）轻度肿胀。脑桥呈 T_2 高信号伴轻度肿胀，主要累及背侧（图 50-23D）。受累的幕上（箭）和幕下（箭头）呈 T_1 低信号（图 50-23E），扩散受限（图 50-23F），无出血。

患者完全康复。

结论：乙二醇中毒（图 50-23）。

（二）病例报告 2

病史：24 岁男性，表现为急性共济失调和构音障碍，渐进性平衡失调和动作笨拙，1 周内多次跌倒。

影像学表现：入院后头颅 MRI 显示双侧内囊后肢和大脑后部白质（图 50-24A）对称性 T_2 高信号，延伸至幕下，表现为对称性局灶性脑干和弥漫性小脑白质 T_2 高信号，似"胡须样颅骨"（图 50-24B），受累区域在 ADC 图像上呈扩散受限（图 50-24C），

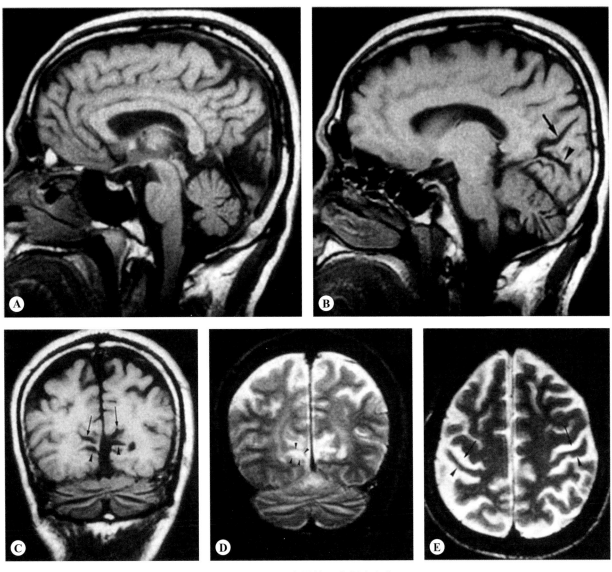

▲ 图 50-21 **46 岁男性，水俣病患者**

A. 正中矢状位 T₁ 加权图像显示小脑蚓部萎缩；B. 距状沟皮质层面矢状位 T₁ 加权像更好地显示枕叶萎缩，距状沟（箭头）和顶枕沟（箭）增宽，前距状沟皮质区萎缩更明显，小脑半球也可见萎缩；C. 冠状位 T₁ 加权图像通过距状沟的最前部清晰地显示双侧顶枕沟（箭）和距状沟（箭头）的增宽，距状沟皮质呈稍低信号；D. 对应的冠状位 T₂ 加权图像显示距状沟皮质（箭头）呈高信号；E. 轴位 T₂ 加权图像显示双侧中央沟增宽（箭）和中央后回萎缩（箭头）（引自 Korogi 等，1994）

无其他病灶。

结论：急性海洛因引起的亚急性白质脑病（HSLE、HASL、"追龙"白质脑病）（图 50-24）。

（三）病例报告 3

临床病史：37 岁女性，在狂欢派对进食摇头丸 12h 后，出现剧烈头痛，随后出现脱水、体温升高和迅速进展的失语症。

影像学表现：入院后头颅 MRI 显示左侧大脑中动脉区域（图 50-25A 和 B）扩散多发的小片状 DWI 高信号病灶，对应 ADC 图像（未显示）呈低信号，与急性梗死一致。头颅 MRA 显示多发动脉狭窄，左侧大脑中及大脑前动脉近端最严重，比右侧显著（图 50-25C 和 D）。随访 MRA（图 50-25E）显示表现完全恢复。

结论：MDMA 诱导的血管痉挛（图 50-25）。

（四）汇总列表

见表 50-1。

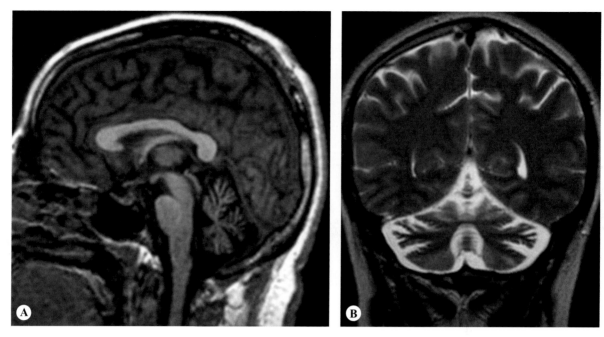

▲ 图 50-22 慢性汞蒸气中毒

正中矢状位 T_1 加权图像（A）和冠状位 T_2 加权图像（B）显示患者小脑明显萎缩，临床表现为震颤、共济失调和构音障碍。患者是一名工作多年的淘金者，没有共济失调或儿童期共济失调的家族史。枕叶无明显萎缩（图片由 Diego Pineda 提供）

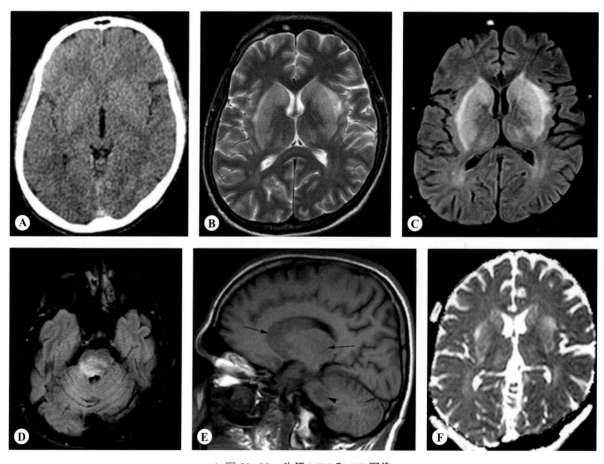

▲ 图 50-23 头颅 MRI 和 CT 图像

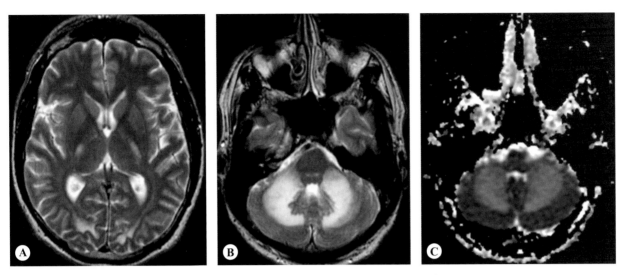

▲ 图 50-24 病例报告 2（图片由 Diego Pineda 提供）

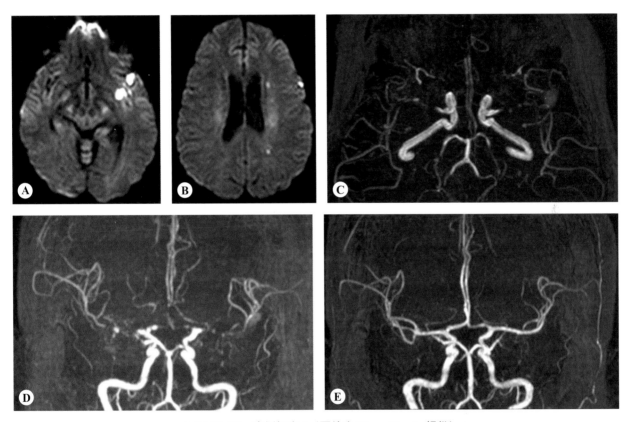

▲ 图 50-25 病例报告 3（图片由 Diego Pineda 提供）

表 50-1 由特定外源性毒素引起颅内异常的影像学表现列表（MRI 上的 T_2 高信号病灶在 CT 图像上表现为低密度）		
	特 征	常见或可能的表现
一氧化碳	双侧苍白球和大脑白质对称性 T_2 高信号病灶，扩散受限	脑白质扩散受限（迟发性白质脑病）；小脑、海马等深部灰质；出血
甲醇	双侧（背外侧）壳核和大脑白质对称性 T_2 高信号，多合并出血	其他基底节区，包括孤立性苍白球扩散受限
乙二醇	双侧中央基底内侧对称性 T_2 高信号，包括深部灰质、海马、背侧脑干	受累白质扩散受限
甲苯	双侧对称性白质 T_2 高信号，白质和灰质分界不清；双侧丘脑 T_2 低信号	双侧基底节和大脑皮质 T_2 低信号
海洛因	双侧幕下和大脑后部白质对称性 T_2 高信号	梗死（苍白球）；白质弥漫性 T_2 高信号，U 形纤维不受累
中枢兴奋剂	梗死（苍白球、白质等）、轴内外出血、动脉形态不规则和狭窄	白质弥漫性 T_2 高信号，U 形纤维不受累，局灶性脱髓鞘病变（可卡因）
铅	双侧丘脑后部、豆状核、外囊、岛叶对称性 T_2 高信号，小脑和大脑皮质下钙化	双侧对称性皮质 – 皮质下 T_2 高信号，主要累及枕叶和小脑蚓部
汞	枕部对称性皮质 – 皮质下 T_2 高信号，双侧枕部、小脑蚓部和前旁扣带回对称性萎缩	白质散在小 T_2 高信号病灶；孤立性小脑萎缩

参考文献

[1] Ando K, Tominaga S, Ishikura R, et al. MRI in chronic toluene abuse. Proceedings of the XV Symposium Neuroradiologicum, Kumamoto, September 25–October 1; 1998. pp. 207–8.

[2] Atre AL, Shinde PR, Shinde SN, et al. Pre- and posttreatment MR imaging findings in lead encephalopathy. AJNR Am J Neuroradiol. 2006;27:902–3.

[3] Aydin K, Sencer S, Demir T, et al. Cranial MR findings in chronic toluene abuse by inhalation. AJNR Am J Neuroradiol. 2002;23:1173–9.

[4] Beppu T. The role of MR imaging in assessment of brain damage from carbon monoxide poisoning: a review of the literature. AJNR Am J Neuroradiol. 2014;35:625–31.

[5] Geibprasert S, Gallucci M, Krings T. Addictive illegal drugs: structural neuroimaging. AJNR Am J Neuroradiol. 2010;31: 803–8.

[6] Jeon SB, Sohn CH, Seo DW, et al. Acute brain lesions on magnetic resonance imaging and delayed neurological sequelae in carbon monoxide poisoning. JAMA Neurol. 2018;75:436–43.

[7] Keogh CF, Andrews GT, Spacey SD, et al. Neuroimaging features of heroin inhalation toxicity: "chasing the dragon". AJR Am J Roentgenol. 2003;180:847–50.

[8] Korogi Y, Takahashi M, Hirai T, et al. Representation of the visual field in the striate cortex: comparison of MR findings with visual field deficits in organic mercury poisoning (Minamata disease). AJNR Am J Neuroradiol. 1997;18:1127–30.

[9] Moore MM, Kanekar SG, Dhamija R. Ethylene glycol toxicity: chemistry, pathogenesis, and imaging. Radiol Case Rep. 2008;3:1–5.

[10] Pakdel F, Sanjari MS, Naderi A, et al. Erythropoietin in treatment of methanol optic neuropathy. J Neuroophthalmol. 2018;38:167–71.

[11] Rao JV, Vengamma B, Naveen T, Naveen V. Lead encephalopathy in adults. J Neurosci Rural Pract. 2014;5:161–3.

[12] Rose JJ, Wang L, Xu Q, et al. Carbon monoxide poisoning: pathogenesis, management, and future directions of therapy. Am J Respir Crit Care Med. 2017;195:596–606.

[13] Sefidbakht S, Rasekhi AR, Kamali K, et al. Methanol poisoning: acute MR and CT findings in nine patients. Neuroradiology.

2007;49:427–35.

[14] Tamrazi B, Almast J. Your brain on drugs: imaging of drug-related changes in the central nervous system. Radiographics. 2012;32:701–19.

[15] Vaneckova M, Zakharov S, Klempir J, et al. Imaging findings after methanol intoxication (cohort of 46 patients). Neuro

Endocrinol Lett. 2015;36:737–44.

[16] Zakharov S, Kotikova K, Vaneckova M, et al. Acute methanol poisoning: prevalence and predisposing factors of haemorrhagic and non-haemorrhagic brain lesions. Basic Clin Pharmacol Toxicol. 2016;119:228–38.

拓展阅读

[1] Alturkustani M, Ang LC, Ramsay D. Pathology of toxic leucoencephalopathy in drug abuse supports hypoxicischemic pathophysiology/etiology. Neuropathology. 2017;37:321–8.

[2] Aydin K, Sencer S, Ogel K, et al. Single-voxel proton MR spectroscopy in toluene abuse. Magn Reson Imaging. 2003;21:777–85.

[3] Aydin K, Kircan S, Sarwar S, Okur O, Balaban E. Smaller gray matter volumes in frontal and parietal cortices of solvent abusers correlate with cognitive deficits. AJNR Am J Neuroradiol. 2009;30:1922–8.

[4] Bach AG, Jordan B, Wegener NA, et al. Heroin spongiform leukoencephalopathy (HSLE). Clin Neuroradiol. 2012;22:345–9.

[5] Bartlett E, Mikulis DJ. Chasing "chasing the dragon" with MRI: leukoencephalopathy in drug abuse. Br J Radiol. 2005;78:997–1004.

[6] Bernson-Leung ME, Leung LY, Kumar S. Synthetic cannabis and acute ischemic stroke. J Stroke Cerebrovasc Dis. 2014;23:1239–41.

[7] Bose-O'Reilly S, Bernaudat L, Siebert U, et al. Signs and symptoms of mercury-exposed gold miners. Int J Occup Med Environ Health. 2017;30:249–69.

[8] Boukobza M, Baud FJ, Gourlain H, et al. Neuroimaging findings and follow-up in two cases of severe ethylene glycol intoxication with full recovery. J Neurol Sci. 2015;359:343–6.

[9] Caldemeyer KS, Armstrong SW, George KK, Moran CC, Pascuzzi RM. The spectrum of neuroimaging abnormalities in solvent abuse and their clinical correlation. J Neuroimaging. 1996;6:167–73.

[10] Compton WM, Jones CM, Baldwin GT. Relationship between nonmedical prescription-opioid use and heroin use. N Engl J Med. 2016;374:154–63.

[11] Fujiwara S, Beppu T, Nishimoto H, et al. Detecting damaged regions of cerebral white matter in the subacute phase after carbon monoxide poisoning using voxelbased analysis with diffusion tensor imaging. Neuroradiology. 2012;54:681–9.

[12] Hantson P, Duprez T, Mahieu P. Neurotoxicity to the basal ganglia shown by magnetic resonance imaging (MRI) following poisoning by methanol and other substances. J Toxicol Clin Toxicol. 1997;35:151–61.

[13] Hopkins RO, Fearing MA, Weaver LK, Foley JF. Basal ganglia lesions following carbon monoxide poisoning. Brain Inj. 2006;20:273–81.

[14] Johnson J, Patel S, Saraf-Lavi E, et al. Posterior spinal artery

aneurysm rupture after 'Ecstasy' abuse. J Neurointerv Surg. 2015;7:e23.

[15] Kahn DE, Ferraro N, Benveniste RJ. 3 cases of primary intracranial hemorrhage associated with "Molly", a purified form of 3,4-methylenedioxymethamphetamine (MDMA). J Neurol Sci. 2012;323:257–60.

[16] Kao HW, Cho NY, Hsueh CJ, et al. Delayed parkinsonism after CO intoxication: evaluation of the substantia nigra with inversion-recovery MR imaging. Radiology. 2012;265:215–21.

[17] Karayel F, Turan AA, Sav A, et al. Methanol intoxication: pathological changes of central nervous system (17 cases). Am J Forensic Med Pathol. 2010;31:34–6.

[18] Kinoshita T, Sugihara S, Matsusue E, et al. Pallidoreticular damage in acute carbon monoxide poisoning: diffusion-weighted MR imaging findings. AJNR Am J Neuroradiol. 2005;26:1845–8.

[19] Korogi Y, Takahashi M, Shinzato J, Okajima T. MR findings in seven patients with organic mercury poisoning (Minamata disease). AJNR Am J Neuroradiol. 1994;15:1575–8.

[20] Korogi Y, Takahashi M, Okajima T, Eto K. MR findings of Minamata disease – organic mercury poisoning. J Magn Reson Imaging. 1998;8:308–16.

[21] Kuroda H, Fujihara K, Mugikura S, et al. Altered white matter metabolism in delayed neurologic sequelae after carbon monoxide poisoning: A proton magnetic resonance spectroscopic study. J Neurol Sci. 2016;360:161–9.

[22] Lo CP, Chen SY, Lee KW, et al. Brain injury after acute carbon monoxide poisoning: early and late complications. AJR Am J Roentgenol. 2007;189:W205–11.

[23] Maier W. Cerebral computed tomography of ethylene glycol intoxication. Neuroradiology. 1983;24:175–7.

[24] Malhotra A, Mongelluzzo G, Wu X, et al. Ethylene glycol toxicity: MRI brain findings. Clin Neuroradiol. 2017;27:109–13.

[25] McMartin K, Jacobsen D, Hovda KE. Antidotes for poisoning by alcohols that form toxic metabolites. Br J Clin Pharmacol. 2016;81:505–15.

[26] Offiah C, Hall E. Heroin-induced leukoencephalopathy: characterization using MRI, diffusion-weighted imaging, and MR spectroscopy. Clin Radiol. 2008;63:146–52.

[27] Ohnuma A, Kimura I, Saso S. MRI in chronic paint-thinner intoxication. Neuroradiology. 1995;37:445–6.

[28] Pellegrino B, Parravani A, Cook L, Mackay K. Ethylene glycol intoxication: Disparate findings of immediate versus delayed

presentation. W V Med J. 2006;102:32–4.

[29] Reddy N, Sudini M, Lewis L. Delayed neurological sequela from ethylene glycol, diethylene glycol and methanol poisonings. Clin Toxicol. 2010;48:967–73.

[30] Reyes PF, Gonzalez CF, Zalewska MK, Besarab A. Intracranial calcification in adults with chronic lead exposure. AJNR Am J Neuroradiol. 1985;6:905–8.

[31] Ryu J, Lim KH, Ryu DR, et al. Two cases of methyl alcohol intoxication by sub-chronic inhalation and dermal exposure during aluminum CNC cutting in a smallsized subcontracted factory. Ann Occup Environ Med. 2016;28:65. eCollection 2016.

[32] Shibata T, Ueda M, Ban T, Katayama Y. Bilateral symmetrical pallidal lesions following severe anemia associated with gastrointestinal hemorrhage: report of two cases. Intern Med. 2013;52:1625–8.

[33] Sykes OT, Walker E. The neurotoxicology of carbon monoxide– Historical perspective and review. Cortex. 2016;74:440–8.

[34] Taheri MS, Moghaddam HH, Moharamzad Y, et al. The value of brain CT findings in acute methanol toxicity. Eur J Radiol. 2010;73:211–4.

[35] Tai S, Fantegrossi WE. Pharmacological and toxicological effects of synthetic cannabinoids and their metabolites. Curr Top Behav Neurosci. 2017;32:249–62.

[36] Trope I, Lopez-Villegas D, Lenkinski RE. Magnetic resonance imaging and spectroscopy of regional brain structure in a 10-year-old boy with elevated blood lead levels. Pediatrics. 1998;101:E7.

[37] Uchino A, Kato A, Yuzuriha T, et al. Comparison between patient characteristics and cranial MR findings in chronic thinner intoxication. Eur Radiol. 2002;12:1338–41.

[38] Unger E, Alexander A, Fritz T, Rosenberg N, Dreisbach J. Toluene abuse: physical basis for hypointensity of the basal ganglia on T2-weighted MR images. Radiology. 1994;193:473–6.

[39] Velioglu M, Gümüş T, Hüsmen G. Cerebellar lesions in the acute setting of carbon monoxide poisoning. Emerg Radiol. 2013;20:255–7.

[40] Vosoughi R, Schmidt BJ. Multifocal leukoencephalopathy in cocaine users: a report of two cases and review of the literature. BMC Neurol. 2015;15:208.

[41] Weaver LK, Hopkins RO, Chan KJ, et al. Hyperbaric oxygen for acute carbon monoxide poisoning. N Engl J Med. 2002;347:1057–67.

[42] Weaver LK. Clinical practice. Carbon monoxide poisoning. N Engl J Med. 2009;360:1217–25.

[43] Wolff V, Lauer V, Rouyer O, et al. Cannabis use, ischemic stroke, and multifocal intracranial vasoconstriction: a prospective study in 48 consecutive young patients. Stroke. 2011;42:1778–80.

[44] Wolters EC, van Wijngaarden GK, Stam FC, et al. Leucoencephalopathy after inhaling "heroin" pyrolysate. Lancet. 1982;2(8310):1233–7.

[45] Xiang W, Xue H, Wang B, et al. Combined application of dexamethasone and hyperbaric oxygen therapy yields better efficacy for patients with delayed encephalopathy after acute carbon monoxide poisoning. Drug Des Devel Ther. 2017;11:513–9.

[46] Yamanouchi N, Okada S, Kodama K, et al. White matter changes caused by chronic solvent abuse. AJNR Am J Neuroradiol. 1995;16:1643–9.

[47] Yarid NA, Harruff RC. Globus pallidus necrosis unrelated to carbon monoxide poisoning: retrospective analysis of 27 cases of basal ganglia necrosis. J Forensic Sci. 2015;60:1484–7.

[48] Zakharov S, Hlusicka J, Nurieva O, et al. Neuroinflammation markers and methyl alcohol induced toxic brain damage. Toxicol Lett. 2018:pii:S0378-4274(18)30175-9.

[49] Zeiss J, Velasco ME, McCann KM, Coombs RJ. Cerebral CT of lethal ethylene glycol intoxication with pathologic correlation. AJNR Am J Neuroradiol. 1989;10:440–2.

第51章 药源性神经毒性病变的影像学表现

Radiological Findings of Drug-Induced Neurotoxic Disorders

Claudia Godi Andrea Falini **著**

林 广 孔 祥 **译** 李 骁 戚荣丰 **校**

摘 要

任何具有生物效应的化学或物理制剂都可以被认为是药物，但"药物"一词更普遍的用法仅限于那些有治疗目的的化合物。本文使用的是后一种定义，旨在综述药物所致神经毒性障碍的影像学表现。药物引起的中毒发生率很高，但却常被低估：如果发现及时，在停药后大都是可以治疗并可完全恢复。此外，药物引起中枢神经系统疾病的症状通常是非特异性的，因此临床神经影像学十分重要，它可为早期诊断提供依据。

药物引起毒性的发病机制通常包括参与能量产生／运输的分子通路受损，然而，具有相似药理学特性的药物并不都会导致相似的组织病理学或影像学特征。大脑某些区域对药物毒性的易损性取决于药物剂量和给药时间、遗传背景、发生损伤时中枢神经系统的发育阶段，以及该区域与其他大脑结构功能上的相互作用。因此，很难寻找某种致病药物与其影像表现明确的相关性。只有在某些特殊结构受损时才易于发现责任药物，如抗癫痫药物和甲硝唑分别特异性地作用于胼胝体压部及齿状核。本章将根据应用不同致病药物治疗引起的疾病进行综述。

关键词

药物；神经毒性；甲硝唑；甲氨蝶呤；抗癫痫药；环孢素；淀粉样蛋白；免疫检查点抑制药；化疗

缩略语

^{11}C PiB PET	PET with radioactive Pittsburgh Coumpound（PiB）	带放射性匹茨堡耦合物 PET
5-FU	5-Fluorouracil	氟尿嘧啶
ADC	apparent diffusion coefficient	表观扩散系数
AED	anti-epileptic drugs	抗癫痫药
ALL	acute lymphoblastic leukemia	急性淋巴细胞性白血病
AML	acute myeloid leukemia	急性髓系白血病
Ara-C	cytarabine，or cytosine arabinoside	阿糖胞苷

ARIA	amyloid-related imaging abnormalities	淀粉样蛋白相关影像异常
ARIA-E	amyloid-related imaging abnormalities with edema/effusion	伴有水肿 / 积液的淀粉样蛋白相关影像异常
ARIA-H	amyloid-related imaging abnormalities with hemorrhage	伴有出血的淀粉样蛋白相关影像异常
ASA	acetyl-salycilic acid（Aspirin）	乙酰肉桂酸（阿司匹林）
ATL	acute toxic leukoencephalopathy	急性中毒性脑白质病
B_{12}	cobalamine	维生素 B_{12}
CAA	cerebral amyloid angiopathy	脑淀粉样血管病
CAAri	cerebral amyloid angiopathy related inflammation	脑淀粉样血管病相关炎症
CNS	central nervous system	中枢神经系统
CsA	Cyclosporine-A	环孢素
CSF	cerebro-spinal fluid	脑脊液
CT	computed tomography	计算机断层扫描
CTLA-4	cytotoxic T-Lymphocyte antigen 4	细胞毒性 T 淋巴细胞抗原 4
DID	drug-induced disorder	药源性病变
DITE	drug-induced toxic encephalopathy	药源性毒性脑病
DNA	deoxyribonucleic acid	脱氧核糖核酸
DWI	diffusion weighted imaging	扩散加权成像
FLAIR	fluid-attenuated inversion recovery	液体衰减反转恢复
Flu	fludarabine	氟达拉滨
GABA	gamma ammino-butirric acid	γ - 氨基丁酸
Gd	gadolinium	钆
GCS	Glasgow Coma Scale	格拉斯哥昏迷评分
GE T_2^*	gradient echo T_2^*	梯度回波 T_2^*
GI	gastrointestinal	胃肠道
HII	hypoxic-ischemic injury	缺氧缺血性损伤
HIV	human immunodeficiency virus	人类免疫缺陷病毒
IgG	immunoglobulin G	免疫球蛋白 G
IL2	interleukin-2	白介素 –2
INH	isoniazide	异烟肼
MALA	metformin-associated lactic acidosis	二甲双胍相关性乳酸酸中毒

mH	micro-hemorrhage	微出血
MIE	metformin-induced encephalopathy	二甲双胍诱导的脑病
Mn	manganese	锰
MRI	magnetic resonance imaging	磁共振成像
MS	multiple sclerosis	多发性硬化
mTOR	mammalian target of rapamycin	哺乳动物类雷帕霉素靶蛋白
MTX	methotrexate	甲氨蝶呤
MTZ	metronidazole	甲硝唑
NAA	*N*-acetyl aspartate	N– 乙酰天冬氨酸
NAT	*N*-acetyl transferase	N– 乙酰转移酶
NECT	non-enhanced computed tomography	非增强 CT
NMDA	*N*-methyl-D-aspartate	N– 甲基 –D– 天门冬氨酸
NMDAR	*N*-methyl-D-aspartate receptor	N– 甲基 –D– 天冬氨酸受体
NO	Nitrous oxide	一氧化氮
PACNS	primary angiitis of central nervous system	原发性中枢神经系统血管炎
PD-1	programmed cell death-1	程序性细胞死亡 –1
PLIC	posterior limb of internal capsule	内囊后肢
PML	progressive multifocal leukoencephalopathy	进行性多灶性白质脑病
PRES	posterior reversible encephalopathy syndrome	可逆性后部脑病综合征
RCVS	reversible cerebral vasoconstriction syndrome	可逆性脑静脉收缩综合征
RNA	ribonucleic acid	核糖核酸
RS	Reye syndrome	瑞氏综合征
RT	radiotherapy	放疗
SCD	subacute combined degeneration	亚急性联合变性
SILENT	syndrome of irreversible lithium-effectuated neuro-toxicity	不可逆锂效应神经毒性综合征
SWI	susceptibility weighted imaging	磁敏感加权成像
Tac	tacrolimus	他克莫司
TNF-α	tumor necrosis factor-α	肿瘤坏死因子 –α
TPN	total parenteral nutrition	完全胃肠外营养
VEGF	vascular endothelial growth factor	血管内皮生长因子
VGB	vigabatril	氨己烯酸

一、疾病概述

药源性疾病。

二、疾病定义和临床要点

药源性疾病指的是由已注册的治疗性药物和新的药理实验方法引起的各种临床影像学异常，可进展为神经系统或非神经系统疾病。就神经系统而言，药源性疾病可能导致外周毒性（单发或多发神经病变）或中枢受累（脑或脊髓病变）。

（一）流行病学

药源性疾病的真实发病率难以估计，它们发生时通常没有明显或特异性的症状，因此很容易漏诊。甲硝唑或环孢素引起的药源性疾病在文献中多有记载，而其他药物依然是药源性疾病的潜在来源（如抗淀粉样蛋白治疗和免疫结合位点抑制药）。

（二）病理生理学

药物暴露引起的中枢或外周神经系统功能障碍通常遵循神经毒理学的基本原则。

1. 大多数药源性疾病都存在剂量 – 反应关系（剂量越大，症状越重）。相似的是，暴露的时间越长，出现不可逆症状的可能性越高。通常情况下，神经症状仅在药物剂量积累达到阈值后出现。

2. 药物暴露和临床发作之间往往有很强的时间关系。当药物从体内清除后，症状通常会消退，但也可能发生延迟性或持续性的神经障碍。

3. 神经系统与肝脏或造血系统等其他器官相比，其再生潜力较小。因此，在清除神经毒性药物后，相比其他器官的中毒性疾病，神经系统会有更多后遗症存在。

4. 中枢神经系统药源性疾病的表现各异，症状通常是非特异性的，它们可能与各种精神疾病、代谢疾病、炎症疾病、肿瘤疾病和退行性疾病相仿。因此，详细记录临床病史至关重要。

5. 药源性疾病典型表现为多灶性或对称性神经综合征。当症状明显不对称时（如只有一条肢体或单侧躯体无力或感觉丧失），应考虑其他病因。

三、临床场景和影像学适应证

药源性疾病包括从亚临床障碍到明显临床表现

等一系列症状。在有症状的患者中，除了非特异性的意识不清或丧失外，还可出现重要的临床综合征（弥漫性急性或慢性中毒性脑病、小脑综合征、帕金森病、脊髓病、周围神经病变或垂体缺陷），这些都提示中枢神经系统受累（表 51-1）。考虑到细微的临床特征，MR 成像一般在非紧急情况下使用，以此来确定相应症状的起源。MR 作为一种常用的筛查工具，优于 CT 扫描（CT 通常只有很少附加信息），可用于鉴别不同病因却具有相似临床表现的患者（如颅内肿瘤、出血、亚急性梗死等）。

四、影像技术和推荐方案

MRI 是显示药源性疾病影像学异常的首选检查。影像检查方案可能因地区不同而有所不同，并在表 51-2 中进行了总结。

（一）大脑

由于大多数药源性疾病的 T_2/FLAIR、DWI 都呈高信号，所以最基础的头颅 MR 检查方案至少应包括轴位 T_2、FLAIR、T_1 和扩散 DWI。建议使用 GE T_2^*/SWI 序列检测出血特征（如在 ARIA-H 或 PRES 中），必要时可添加矢状位 T_2 加权图像，以利于显示胼胝体受累情况。因大多数药源性疾病没有强化，所以钆增强扫描通常不会增加重要信息，但推荐用于鉴别诊断。

（二）脊髓

脊髓 MR 检查应使用矢状位 T_1、T_2 和 T_2 STIR 加权成像；此外，还应增加以脊髓受累部位为中心的轴位 T_2 图像，以便更好地显示 T_2 高信号的位置（如病灶中心位置和脊柱）。关于脑部检查，则建议使用钆剂增强扫描排除其余可能的诊断。

（三）视神经

药物对视神经和视交叉的急性毒性反应可表现为 T_2 高信号、水肿，后期萎缩，所有这些征象在 T_2 脂肪抑制序列图像上显示最佳，需同时行轴位和冠状位扫描。可能需要增强前后的轴位和冠状位 T_1 加权压脂图像，以排除视神经的其他病变，如沿视神经走行的压迫性或扩张性的病变（如视神经脑膜瘤、视神经胶质瘤）。为了获得足够的空间分辨率，建议使用高场强（3T）磁共振。

表 51-1　中枢神经系统受药物毒性影响最常见的区域概述

药　物	MTZ	INH	AED	锂	抗淀粉样蛋白	ASA	CsA/Tac	MTX	5-FU	Flu	Intrathecal CT*	Checkp. Inhib.	Oral Hypoglyc.	Therap. Opioids	双硫仑	Mn	NO	Cobalt
小脑	+	+	+	+	+	+	+	+						+				
脑干	+	+	+	+		+	+											
基底节			+	+			+						+	+		+		
丘脑	+	+	+			+												
胼胝体	+		+						+				+	+				
半卵圆中心												+		+				
皮质下白质	+				+	+	+	+	+	+								
（新）皮质					+	+	+					+						
海马												+		+				
脊髓											+						+	
脑垂体												+			+			
视神经		+																+
颅骨（骨质增生）			+															

MTZ. 甲硝唑；INH. 异烟肼；AED. 抗癫痫药物；ASA. 乙酰水杨酸（阿司匹林）；CsA. 环孢素；Tac. 他克莫司；MTX. 甲氨蝶呤；5-FU. 氟尿嘧啶；Flu. 氟达拉滨；Intrathecal CT*. 鞘内化疗（*MTX、Ara-C、奈拉滨）；Checkp. Inhib. 检查点抑制剂；Oral Hypoglyc. 口服降糖药；Therap. Opioids. 治疗性阿片类药物；Mn. 锰；NO. 一氧化氮

表 51-2 不同中枢神经系统区域可疑药源性疾病的 MRI 推荐扫描方案

	脑	脊 髓	视神经	脑垂体
常规序列	轴位 / 冠状位 T_2 轴位 FLAIR 轴位 DWI 轴位 T_1	矢状位 T_2 矢状位 T_1 矢状位 T_2 STIR	轴位 T_1 轴位压脂 T_2	矢状位 / 冠状位 T_1 矢状位 / 冠状位 T_2 矢状位 / 冠状位 T_1+ 钆增强
推荐序列	轴位 GE T_2*/SWI 轴位 / 冠状位 T_1+ 钆增强（用于鉴别诊断）	轴位 T_2 矢状位 / 轴位 T_1+ 钆增强（用于鉴别诊断）	高场强（3T）轴位 / 冠状位压脂 T_1+ 钆增强（鉴别诊断）	薄层扫描（≤ 3mm）
可选序列	矢状位 T_2	冠状位 T_2	DWI	—

（四）脑垂体

使用 T_2 加权冠状位和矢状位、T_1 加权平扫和增强来检查鞍区，当进行钆剂注射时无须动态扫描。

五、治疗和随访计划

有症状的药源性疾病的治疗是尽可能地停用致病药物，MR 上观察到的 T_2/FLAIR 信号变化，大都可以在一定程度上逆转（取决于药物暴露的迅速中断和持续时间）。有时复苏治疗可加速患者临床症状的缓解（如吡哆醇治疗异烟肼中毒）。建议每数周进行 MR 随访，以确认 MR 异常信号是否部分或者完全恢复。

六、特定药物的神经毒性

（一）抗菌药物

1. 甲硝唑

甲硝唑是一种硝基咪唑类抗生素，用于治疗厌氧菌和原虫感染。它常用于治疗幽门螺杆菌和艰难梭菌感染，也可用于肝衰竭患者出现的肝性脑病。

甲硝唑对中枢神经系统的毒性在文献中有广泛记载，甲硝唑引起的脑病患者通常表现为亚急性小脑综合征。

目前甲硝唑引起中枢神经系统毒性的剂量和易感人群尚不明确，一般认为其病理生理机制涉及自由基的形成和硫胺素代谢的改变。

MRI 异常的典型位置包括齿状核、脑干背侧 / 中脑导水管周围灰质、胼胝体压部，而内囊、前连合、深层和皮质下白质可有不同程度受累（图 51-1 和图 51-2）。

影像表现与由硫胺素缺乏引起的 Wernicke 非酒精性脑病有一些相似之处。然而，在甲硝唑中枢神经系统毒性中，乳头体和内侧丘脑的受累少于营养不良的 Wernicke 脑病患者，表明这两种疾病的病因不同。

受累脑区表现为 T_2、FLAIR 高信号，T_1 低信号，DWI 等或高信号，ADC 值低或高。注射钆对比剂后通常无强化。

甲硝唑停用后临床和影像异常通常可以完全恢复。

当服用甲硝唑的患者出现亚急性小脑综合征时，须将甲硝唑引起的脑病作为一种诊断可能。

2. 异烟肼

异烟肼作为一种特异性抗结核药物，能抑制分枝杆菌细胞壁的合成，具有杀菌作用。它用于治疗活动性或潜伏性结核感染，并用于成人和儿童的预防。

毒性作用包括肝炎、狼疮样综合征、超敏反应及中枢和外周神经毒性。神经毒性的原因如下。

- 异烟肼与辅助因子吡哆醇（维生素 B_6）竞争，后者是神经递质产生所必需的元素。这会降低 GABA 水平，促使癫痫的发生。
- 异烟肼介导的 NMDA 受体下调，对脂质过氧化（尤其是髓鞘）的抗氧化保护作用降低。

中毒性神经效应包括周围神经病变、视神经病变和脑病，在以下易感人群中更容易看到：①维生

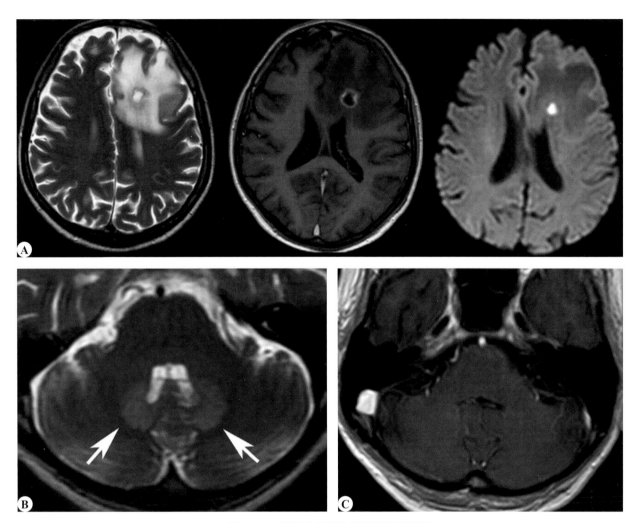

▲ 图 51-1　甲硝唑中毒的典型影像学特征

60 岁男性，因厌氧菌感染进展为多发脑脓肿（A），并应用甲硝唑治疗。2 个月后，小脑齿状核出现双侧 T_2 高信号（B、箭），钆剂注射增强扫描后无强化（C）（图片由 Sumeet Kumar，National Neuroscience Institute and Duke-NUS Medical School，Singapore 提供）

素 B_6 摄入减少者（老年人、营养不良、HIV 感染者、慢性肾病 / 肝病或糖尿病患者、儿童、孕妇 / 哺乳期女性）；② N– 乙酰转移酶基因多态性者（肝脏参与 INH 消除的第一种酶）；③肾功能受损、肾异烟肼清除率降低者。

视神经病变：从使用异烟肼治疗开始，视神经病变可以在数天至数月内发展。其机制可能与周围神经病变（神经递质衰竭）相同，并可能出现类似视神经炎（视盘肿胀）的症状。即使补充维生素 B_6，视神经病变也可发生。一般认为甲泼尼龙有助于恢复视力功能，但如果不停止使用异烟肼，通常不能完全恢复，而最终会导致视神经萎缩。

脑病患者可表现为小脑、中脑和丘脑齿状核双

侧对称性的 T_2/FLAIR 高信号病灶（可一个或多个结构受累）；病灶在 DWI 上可显示为高信号，在治疗后通常会消失，一般认为其代表髓鞘内水肿。

异烟肼所致脑病的鉴别诊断包括病毒性或细菌性脑炎、瑞氏综合征、甲硝唑或其他毒素中毒、糖尿病、非典型 Wernicke 脑病、血管（静脉）血栓形成和桥外髓鞘溶解症。在诊断异烟肼 – 中枢神经系统中毒之前，应排除这些疾病。

临床症状（包括视力障碍）在及时停用异烟肼并补充维生素 B_6 后可完全或部分恢复。经正确诊断和治疗后，MRI 异常可以完全消失。

慢性肾脏病患者在开始应用异烟肼治疗结核病后出现神经症状时，应怀疑是异烟肼中毒导致。此

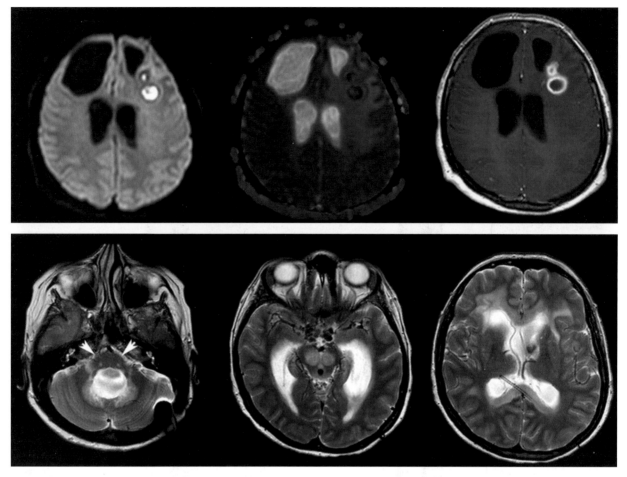

▲ 图 51-2　31 岁女性，HIV 感染、结核性脑膜炎和梗阻性脑积水，进展为脑脓肿（上排图），并应用甲硝唑治疗。服用甲硝唑 2 个月后（下排图），随访 MR 图像显示齿状核、脑桥背侧（箭头）、红核及胼胝体压部均有新的 T_2 高信号病灶产生

外，由于 NAT-2 基因的多态性，在用药期间无论剂量多少（治疗性或预防性），应始终监测异烟肼的血药浓度。

（二）神经病学和精神病学中使用的药物

1. 抗癫痫药物

据报道，一些抗癫痫药物（特别是氨己烯酸和苯妥英）与基底节区的中枢神经系统病变和胼胝体压部的可逆性病变有关。

氨己烯酸作用于 GABA 转氨酶，导致脑内 GABA 水平增高，被用来治疗婴儿痉挛、结节性硬化相关的癫痫、儿童和成人的癫痫部分性发作。在动物模型中，氨己烯酸可引起有髓神经束的髓鞘内水肿，在停用药物后数周内消退。在人体中，双侧基底核（尤其是苍白球）、背侧脑干、齿状核的病

灶表现为对称性 T_2 及 DWI 高信号，ADC 低信号，在停药数周后可以完全消失（图 51-3 和图 51-4）。此外，无论是癫痫患者还是非癫痫患者，应用氨己烯酸后胼胝体压部均可出现可逆性的卵圆形病灶，呈 T_2 及 DWI 高信号，ADC 低信号。

苯妥英用于控制部分性和强直阵挛发作性癫痫，可引起小脑损伤和继发于脱髓鞘的周围神经病变。与氨己烯酸一样，在少数使用苯妥英治疗的患者中，胼胝体压部可见 1～2cm 的卵圆形病灶，边界清楚，其中 1 例增强扫描后可见强化，并且随着时间推移有少量病灶残留。此外，颅骨骨质增生也是使用苯妥英长期治疗的不良反应之一。

由于不能排除癫痫发作本身或其他危险因素（如叶酸缺乏）可能造成相似的影像学征象，所以抗癫痫药物引起这些胼胝体压部的病变仍属推测。

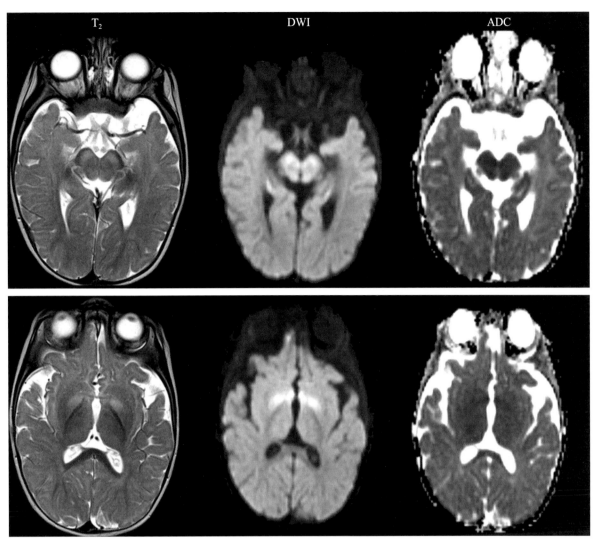

▲ 图 51-3 年轻的氨己烯酸中毒患者，脑干背侧 / 中脑导水管周围灰质、苍白球和丘脑内见 T₂ 和 DWI 略高信号，ADC 值略减低

图片由 Sjoert Pegge，Radboud University Medical Centre/NL 提供

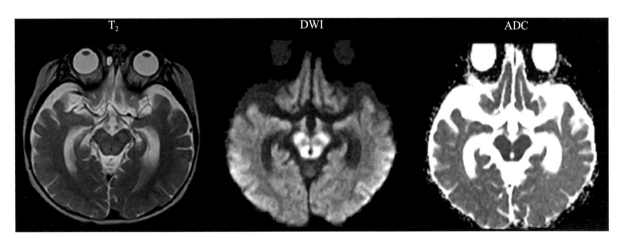

▲ 图 51-4 一名幼童使用氨己烯酸治疗癫痫持续状态，在苍白球、丘脑和中脑可见 T₂ 和 DWI 高信号，ADC 值减低

图片由 Sjoert Pegge，Radboud University Medical Centre/NL 提供

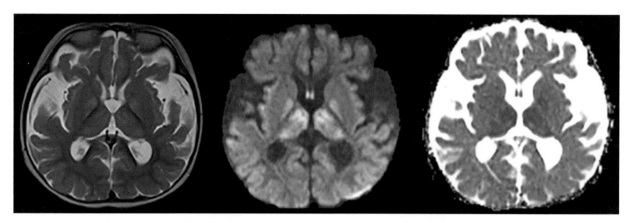

▲ 图 51-4（续） 一名幼童使用氨己烯酸治疗癫痫持续状态，在苍白球、丘脑和中脑可见 T₂ 和 DWI 高信号，ADC 值减低

图片由 Sjoert Pegge，Radboud University Medical Centre/NL 提供

然而，由于一些病变不仅在治疗中出现，而且还出现在突然停药的情况下，因此我们认为血液中抗癫痫药物水平的波动直接参与了发病。

抗癫痫药物致胼胝体压部病变的鉴别诊断包括癫痫发作、病毒性脑炎、原发性胼胝体变性、甲硝唑中毒、高原反应、酒精中毒、电解质紊乱和低血糖。

2. 锂

数十年来，锂一直被用于治疗双相情感障碍精神病患者。由于其治疗指数小（治疗作用和毒性作用之间的剂量范围），因此需要经常检查血液中的药物浓度；此外，毒性在血清治疗浓度范围内也会产生，尤其是虚弱患者。

锂中毒的临床表现包括震颤、构音障碍、癫痫、脑病和昏迷，症状通常是可逆的。头颅 MRI 可表现为双侧对称性脑干、丘脑和小脑中脚的 T₂ 高信号。一般认为这些表现是由中毒性脱髓鞘造成的，通常在停止治疗后消失。

然而部分锂中毒的神经损伤是不可逆的，其被单独命名为锂引起的不可逆性神经毒性综合征，表现为小脑体积减小相关的小脑综合征（图 51-5）。

3. 淀粉样蛋白修饰疗法与淀粉样蛋白相关影像异常

淀粉样蛋白相关影像异常是一概括性术语，指的是在抗淀粉样蛋白 β 单克隆抗体（巴匹珠单抗）试验中，或在阿尔茨海默病其他淀粉样蛋白修饰疗

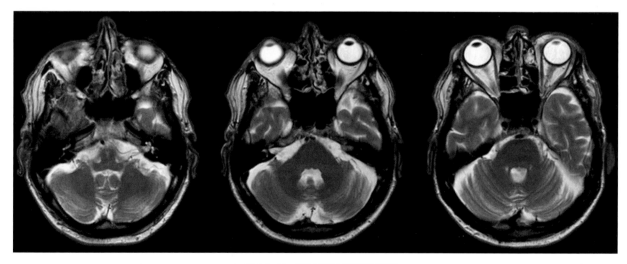

▲ 图 51-5 SILENT 的典型病例
65 岁男性，长期接受锂治疗，出现持续的、无法解释的小脑症状，MR 表现为小脑中度萎缩

法的试验中，首次观察到的头颅 MRI 信号变化。在对三个 II 期研究共 210 名接受巴匹珠单抗治疗患者的头颅 MRI 进行回顾性分析发现，淀粉样蛋白相关影像异常发生率为 17%。

淀粉样蛋白相关成像异常存在两种亚型：伴有水肿 / 积液的 ARIA（ARIA-E）和出血性 ARIA（ARIA-H）（图 51-6 和图 51-7）。

ARIA-E 和 ARIA-H 均被认为是由于在治疗和清除斑块及脑血管中脑淀粉样蛋白 β 沉积时导致的血管通透性改变所引起的。大多数患者在首次输液后 6～8 周内发病。约一半 ARIA-E 患者会同时发生 ARIA-H，这表明两者有着共同的病理生理机制（由于清除血管淀粉样蛋白导致血管通透性一过性增加）。事实上，ARIA-E 和 ARIA-H 常发生在淀粉样蛋白清除较多的部位，这与接受淀粉样蛋白修饰治疗患者一系列 ^{11}C-PIB PET 证实的结论一致。

有趣的是，淀粉样蛋白相关影像异常和更为罕见的脑淀粉样蛋白血管病相关炎症在影像上十分相似，而脑淀粉样蛋白血管病相关炎症是脑淀粉样血管病患者大脑中 β– 淀粉样蛋白血管沉积引起的自发炎性反应。

在这两种情况下，基于以下证据，提出了抗淀粉样蛋白 β 抗体（自发性产生或外源性注射）的潜在致病作用。

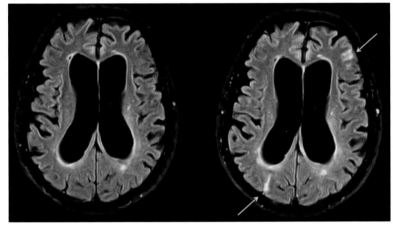

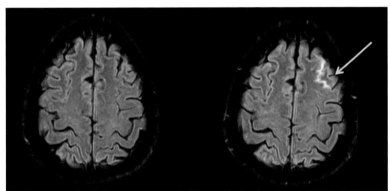

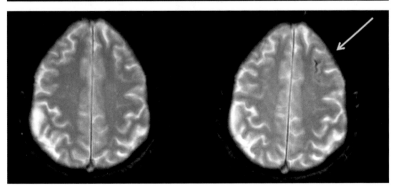

◀ 图 51-6 淀粉样抗体试验期间的 ARIA

MR 随访扫描中（右列），FLAIR 和梯度回波 T_2* 图像显示脑沟积液和脑沟内含铁血黄素沉积（箭）（图片由 Frederik Barkhof，VU University Medical Center，Amsterdam/NL；University College London/UK 提供）

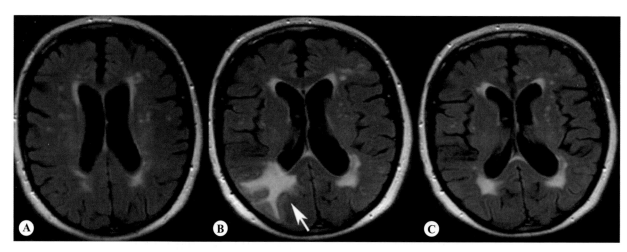

▲ 图 51-7 接受巴匹珠单抗试验患者的 MR 连续多次扫描

A. 首次检查，脑白质内可见多发 T₂ 高信号病灶，与小血管病变相一致；B. 治疗期间复查，显示右侧顶叶脑回肿胀，伴 FLAIR 高信号（箭）；C. 这些影像表现在接下来随访中消失，与 ARIA-E 一致（图片由 Frederik Barkhof，VU University Medical Center，Amsterdam/NL；University College London/UK 提供）

- 具有 Apo-E ε4 等位基因的 AD 患者更易发生淀粉样蛋白相关影像异常，同时他们也是淀粉样蛋白沉积和脑淀粉样血管病的高危人群。
- 脑淀粉样蛋白血管病相关炎症患者脑脊液中存在自发产生的抗淀粉样蛋白 β 抗体。
- 脑淀粉样蛋白血管病相关炎症患者急性期脑脊液中自发产生的抗淀粉样蛋白 β 抗体的浓度明显高于健康对照组或其他自身免疫性疾病患者，同批脑淀粉样蛋白血管病相关炎症患者的脑脊液浓度在缓解期下降。
- 治疗性抗淀粉样蛋白 β 抗体剂量最高的患者亚组出现淀粉样蛋白相关影像异常的概率最高。

所有这些证据都表明了这两种疾病有共同的发病机制。

由于它的短暂性（图 51-7），所以到目前为止，还没有关于 ARIA-E 的神经病理学解释。其神经影像表现与其他具有相似影像特征疾病（如 PRES）的比较提供了线索：在受累区域，常见可逆性皮质下/脑沟 FLAIR 高信号和脑回肿胀，ADC 值高。总之，这些特征与短暂性血管源性水肿的表现一致。

与之相反，ARIA-H 与脑实质微出血或蛛网膜下腔（浅）出血（直径不超过 2mm）有关。在慢性期，这些主要与邻近的细胞丢失和胶质增生有关，而周围脑组织几乎没有异常。

从临床的角度来看，大多数 ARIA 病例都是无

症状的或偶然发现的，或具有不明确的亚临床表现（头痛、困惑）。很少出现癫痫发作或局灶性神经功能障碍。大多数 ARIA 病例不是在出现临床症状之后才进行影像检查的，而是在实验监测中按预定间隔时间检查发现的。

总体来说，淀粉样蛋白相关影像异常的临床表现相对较轻。尽管与脑淀粉样蛋白血管病相关炎症有相似的影像表现，但后者有快速进展的神经恶化表现。

影像表现如下。

影像学上淀粉样蛋白相关影像异常最常累及的区域（按降序排列）依次是：枕叶、额叶、颞叶、小脑和顶叶。

CT 平扫如下。

在 ARIA-E 中表现如下。

- 皮质下低密度。
- 脑沟消失。
- 脑回肿胀。

在 ARIA-H 中表现如下。

- 急性期脑回/沟点状出血（异常）。
- 在慢性期可正常。

MRI 如下。

- T₂ FLAIR（ARIA-E）表现如下。
 - 皮质下和（或）脑沟高信号。
 - 脑回肿胀。

- DWI 表现如下。
  - DWI 低信号。
  - ADC 高信号（血管源性水肿）。
- SWI/GE T_2^*（ARIA-H）表现如下。
  - 脑叶微出血。
  - 脑表面含铁血黄素沉积。
- T_1 钆剂增强表现如下。
  - 有或没有轻度实质 / 软脑膜强化。

推荐的 MRI 方案如下。
  - 应用 FLAIR 序列诊断 ARIAE。
  - DWI 证实高 ADC 值（血管源性水肿）。
  - SWI 或梯度回波 T_2^* 检测 ARIAH。
  - 钆剂增强检查来排除其他诊断。

ARIA 中最难发现的是脑回肿胀；此外，脑沟轻度高信号也常被忽视。

需鉴别诊断以下情况。
  - PRES/RCVS。
  - CAA/CAAri（ARIAH）。
  - 凸面蛛网膜下腔出血。
  - PACNS。
  - 脑膜脑炎（ARIAE）。

在一份疑似淀粉样蛋白相关影像异常的头颅 MR 结构化报告中，应明确提及脑沟 / 脑实质 FLAIR 高信号（ARIA-E）或微出血 / 脑表面含铁血黄素沉积（ARIA-H）。

基于病变的发生、位置和最大直径，现已开发并验证了 ARIA-E 的分级系统（范围为 0～60），旨在为临床试验提供结果评估，最终的分级评分可被纳入报告中。

ARIA-E 会随着时间推移出现和消失，约 50% 的病例可进展为 ARIA-H。其临床意义和相关性仍不清楚。与 CAAri 一样，ARIA 患者是否能够自行缓解或从免疫调节药物获益尚有争议。

对参加抗淀粉样蛋白试验的患者进行严格的影像学监测将有助于了解此类病变的自然病史，并有望提供更多信息确定最佳随访间隔时间。

（三）抗炎和免疫抑制药

1. 阿司匹林和水杨酸盐

瑞氏综合征是一种罕见的伴有肝功能障碍的代谢性脑病，1963 年由 Reye 描述水杨酸盐用于病毒性呼吸道感染的儿童时首次提出。

虽然目前阿司匹林在瑞氏综合征中的致病或促进作用仍然存在争议，但是瑞氏综合征与阿司匹林之间的正相关性导致医疗部门不鼓励对 16/18 岁以内的患者使用此药物。因此，近年来瑞氏综合征的年发病率已经逐渐下降，目前在西方国家每年不超过 1/30 万。

代谢途径的先天发育异常会导致瑞氏综合征的发生，其主要病因可能是广泛的线粒体功能障碍，尤其是在颅内毛细血管内皮细胞。

其后果就是患者可能出现灰质水肿（尚不清楚是细胞毒性还是血管源性），伴有脑干、小脑、丘脑和大脑皮质的肿胀。患者的临床症状无特异性，可进展直至昏迷。

CT 或 MRI 显示受累区肿胀和 T_2 高信号 /T_1 低信号。在特别严重的病例中，可出现皮质坏死及梗死，合并小脑幕下疝。

对称性弥漫性的脑肿胀提示瑞氏综合征诊断，而不是病毒性脑炎（后者通常更加局限）。

治疗是以纠正水肿和电解质失衡为基础的支持性治疗。大多数患者在康复后无神经系统后遗症。此外，头颅的异常影像表现大部分也是可逆的。

2. 免疫抑制药

免疫抑制药是用于治疗慢性自身免疫性疾病及用于预防实体器官移植受者的移植物抗宿主病的药物。治疗方案因移植器官的类型不同，但通常情况下，联合应用皮质类固醇、钙调神经磷酸酶抑制药和抗代谢药物（霉酚酸酯）；或者，钙调神经磷酸酶抑制药加或不加单克隆抗体。

3. 钙调神经磷酸酶抑制药

钙调神经磷酸酶抑制药，如环孢素和他克莫司，是移植患者行免疫抑制治疗的主要药物。钙调神经磷酸酶抑制药增加了对移植物的耐受性，减少 T 细胞中产生的 IL-2。

不幸的是，钙调神经磷酸酶在中枢神经系统（海马、大脑皮质、纹状体、小脑和黑质）组成性表达。因此，其神经毒性并不少见，在血清药物水平正常或升高的患者中，有高达 40% 的患者产生症状。

此外，钙调神经磷酸酶抑制药常与其他药物（如甲泼尼龙）联合使用，这些药物也可以抑制环孢素/他克莫司的肝脏代谢，从而协同增加神经毒性的发生概率。

环孢素和他克莫司神经毒性的可能机制如下。

- 线粒体功能障碍与自由基生成。
- 内皮素（一种收缩血管和升高血压的肽）水平升高伴全身性高血压、血管收缩和血管痉挛。

环孢素和他克莫司引起神经毒性的临床症状在器官移植后 3～4 周内出现。这些症状包括癫痫发作、神经行为障碍、恶心、呕吐、头痛、幻视、皮质性失明和局灶性神经功能障碍。

患者一旦出现神经症状，应立即行神经影像学检查。MRI 是首选成像方式。环孢素和他克莫司引起神经毒性的患者存在临床神经症状（如癫痫发作），但其影像学检查可能是阴性的，或可能类似于 PRES 的影像征象（图 51-8）（见第 54 章）。当环孢素逐渐减少后，神经影像学的异常通常是可逆的，但随着时间的推移，受累区域可能会一直存在少量残留的 FLAIR 高信号。

4. 非钙调神经磷酸酶抑制药

其他免疫抑制药包括非钙调神经磷酸酶抑制药（西罗莫司、依维莫司），它们可以抑制哺乳动物雷帕霉素靶点。神经毒性作用与钙调神经磷酸酶抑制药相似，但没有后者严重。临床表现轻微（震颤、神志不清、烦躁和头痛），治疗以对症治疗为主。

5. TNF-α 拮抗药

肿瘤坏死因子 -α 是一种多效性细胞因子。它能通过血脑屏障，增加其通透性，同时具有促炎和抗炎/保护的功能，这一点目前无法完全解释。

TNF-α 拮抗药（依那西普、英夫利昔、阿达木单抗、戈利木单抗和赛妥珠单抗）成为许多炎症性疾病流行的治疗药物，如类风湿关节炎、克罗恩病、对标准药物治疗效果差的强直性脊柱炎。它们还被用于其他许多没被临床试验认可的疾病，未来数年预计会有越来越多它们的处方。

TNF-α 拮抗药尽管在动物模型中取得了良好成果，但在多发性硬化的临床试验中显示出令人震惊的不良后果，并且会加重疾病。到目前为止，在使用 TNF-α 拮抗药治疗其他炎性疾病的患者中，文献已报道超过 120 例出现脱髓鞘疾病（多发性硬化、视神经炎、单相脱髓鞘病变、进行性多灶性白质脑病、肿瘤性病变和横贯性脊髓炎）。虽然报道的病例总数相对较少，但这也引起了人们对 TNF-α 拮抗药和免疫介导的脱髓鞘疾病之间存在潜在致病联系的关注。根据目前的指南，家族性多发性硬化或其他系统性自身免疫性疾病的患者应该避免使用 TNF-α 拮抗药进行治疗；一旦患者出现脱髓鞘综合征，应立即停止治疗。

（四）化疗药物

化疗药物的神经毒性是肿瘤患者停止治疗的第二大原因，并且由于化疗药物的广泛使用，这种情况进一步增加。毒性作用可能来自药物对神经元或胶质细胞的直接或间接（如凝血障碍和血管并发症）损伤。

MRI 是首选成像方式，用于鉴别毒性效应与疾病进展、感染和副肿瘤综合征。

以神经影像表现为基础，可以识别不同的肿瘤治疗引起疾病。

1. 胶质瘤患者的假性进展（见第 52 章）。

2. 脑白质病。许多化疗药物单独或与 RT 联合使用时会引起脑白质病。值得一提的是，至少有三种不同的药物与影像表现密切相关。

- 甲氨蝶呤（MTX）是一种细胞周期特异性抑制药，可阻止二氢叶酸还原酶将叶酸转化为四氢叶酸。因此，DNA 和 RNA 的合成，以及最终的细胞复制，都会受到免疫抑制和化疗效应的破坏（取决于剂量）。
  - MTX 可用于治疗多种疾病，如胶原病和风湿病。在免疫抑制剂量下，它极少引起神经毒性。
  - 在肿瘤学上，MTX 主要用于治疗儿童 ALL、非霍奇金淋巴瘤和实性肿瘤，以及用于脑膜白血病的治疗和预防。其毒性作用在肿瘤治疗中相对常见。暴露于相同 MTX 剂量的患者，其临床和影像学特征受多种因素影响。参与叶酸代谢的基因多态性（如四氢叶酸还原酶）被认为是潜在的差异性的来源。此外，鞘内注射引起的毒性比口服 MTX 更

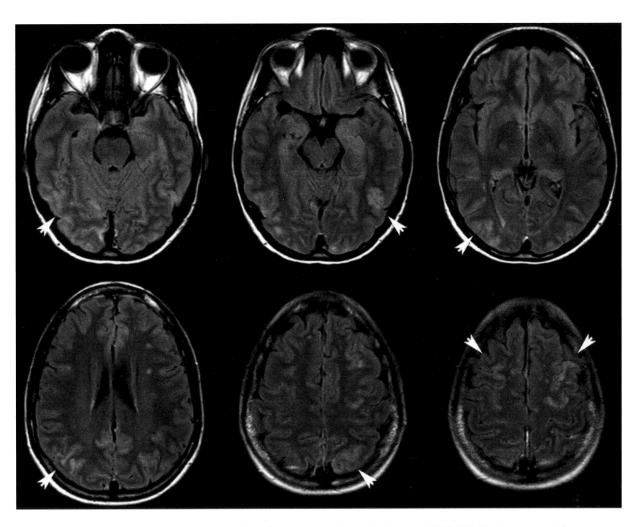

▲ 图 51-8　接受环孢素治疗的肾移植患者，皮质 / 皮质下多发 FLAIR 异常高信号，与 PRES 一致

常见。

- MTX 毒性表现为中枢神经系统急性、亚急性和迟发性白质脑病（儿童 ALL 总发病率为 3%～11%）。

- 受累脑白质的组织学表现包括脱髓鞘、髓鞘空泡化、巨噬细胞浸润和坏死。

- 长期低剂量或高剂量 MTX 鞘内注射后数小时 / 数周内会发生急性和亚急性白质脑病。临床体征呈短暂性的脑卒中样表现，包括失语症、癫痫发作和脑病。MRI 显示局灶性白质异常，T$_2$、FLAIR 和 DWI 呈高信号，ADC 值减低，病变主要位于半卵圆中心，常累及脑室周围白质（图 51-9）。通常双侧对称，也可单侧。扩散异常通常是可逆的，增强扫描无强化。有趣的是，在所有接受 MTX 治疗的 ALL 患者中，约 20% 的患者合并白质脑病但没有症状。叶酸对这种毒性效应有很好的疗效。MTX 引起的白质脑病的症状随着时间的推移逐渐消退，有些患者可以完全消失；然而，近 70% 的患者在治疗结束时头颅 MRI 仍有残留的 FLAIR 异常信号。

- 慢性 MTX 白质脑病是最严重的中毒性并发症。它与肿瘤治疗中的脑部放疗密切相关，临床表现为痴呆、失用症和假性球麻痹。所幸的是，其发生率很低。MRI 典型表现为脑白质广泛的 T$_2$/FLAIR 高信号（图 51-10），伴脑体积减小。

• 氟尿嘧啶（5-FU）及其前药（卡培他滨、替加氟、卡莫氟）。氟尿嘧啶及其前药抑制胸苷的合成和 DNA 的复制，用于实性肿瘤（乳腺癌、

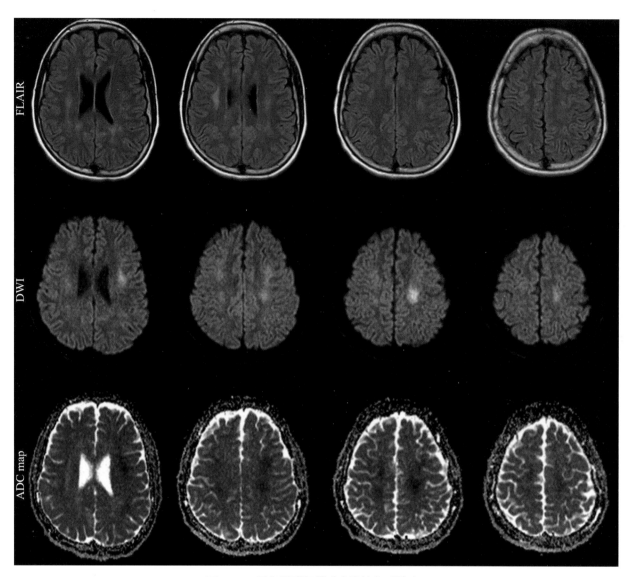

▲ 图 51-9　亚急性甲氨蝶呤中毒性白质脑病

双侧半卵圆中心可看到局灶性 FLAIR 和 DWI 高信号，ADC 值减低（图片由 Zoran Rumboldt, University of Rijeka, University of South Carolina 提供）

胃肠道肿瘤和前列腺癌）的化疗。它的神经毒性罕见，可能与遗传和个体易感性有关。

- 5-FU 及其前药可引起急性中毒性白质脑病，该病首先累及脑室周围白质、半卵圆中心（包括皮质脊髓束）和胼胝体压部，多呈双侧对称性分布。DWI 呈明显高信号，ADC 值减低，而 FLAIR 图像可显示正常或脑室周围白质轻至中度高信号，随访时可持续存在。扩散异常通常被认为代表正常轴突内发生髓鞘内水肿，停药后很快能完全恢复正常。ATL 临床表现为神志不清、说话含糊、听力障碍、易怒、癫痫发作、昏睡、昏迷，直至死亡。目前尚无有效解毒剂，但停用 5-FU 或其前药通常有效。

• 氟达拉滨（Flu）。氟达拉滨会迅速转化为抑制 DNA 合成和复制的嘌呤类似物。适应证包括血液系统恶性肿瘤或骨髓移植前的免疫抑制。Flu 相关的白质脑病是一种潜在的毁灭综合征；有时会在停止治疗数周至数月后才出现，所以疾病常被忽视。其危险因素包括高药物剂量、肾功能不全、高龄、既往其他神经毒性药物暴露，以及一些特殊的遗传多态性。临床表

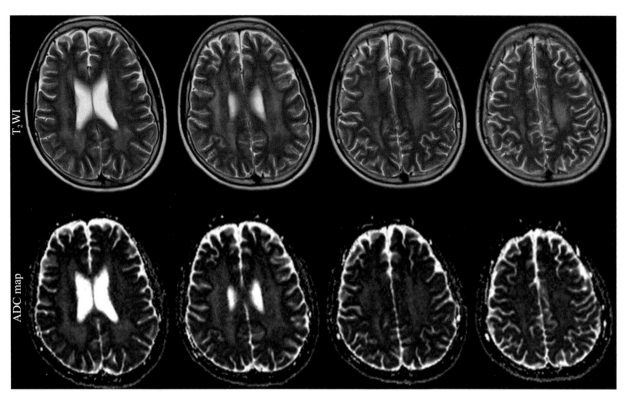

▲ 图 51-10 慢性甲氨蝶呤中毒性白质脑病（与图 51-9 为同一例患者，晚期）

ADC 低信号区已逐渐融合，表现为高 ADC 值（图片由 Zoran Rumboldt，University of Rijeka，University of South Carolina 提供）

现包括视觉症状、神志不清、昏迷和死亡。脑室周围白质在 T₂、FLAIR 和 DWI 上表现为稍高信号，伴 ADC 低信号，增强扫描无强化（图 51-11）。神经影像轻度受累，与临床症状不匹配。鉴别诊断包括进行性多病灶脑白质病，但 Flu 相关白质脑病皮质下白质正常，DWI 周缘无高信号，增强扫描无强化。

– 尽管影像学表现轻微，但 Flu 相关的白质脑病仍是一种进行性的、持续性的、不可逆转的疾病。目前无任何治疗方法。

3. 可逆性后部白质脑病综合征。许多增殖抑制药会引起 PRES（最常见的有环磷酰胺、阿糖胞苷、顺铂、异环磷酰胺、长春新碱和吉西他滨）。其详细影像特征，请参阅专门介绍 PRES 的章节（见第 54 章）。

4. 脑血管病。缺血性或出血性脑血管病均与多种抗肿瘤药物有关。使用靶向血管内皮生长因子及其受体的抗血管生成药物（如贝伐珠单抗、舒尼替尼和索拉非尼）治疗的患者可发生硬膜下血肿和瘤内出血。L- 天冬酰胺酶是一种用于治疗急性淋巴细胞白血病的药物，它与血栓形成前状态有关，可能会导致静脉窦血栓的形成。

5. 小脑综合征。在使用阿糖胞苷或更罕见的氟尿嘧啶全身治疗的患者中，10%～20% 会出现小脑症状，如共济失调、测距不准、步态失衡和眼球震颤。头颅 MRI 早期表现可能不明显，在治疗后数月内逐渐出现小脑萎缩。停药后改善。

6. 脊髓病变。这是一种使用 MTX、Ara-C 和奈拉滨进行鞘内化疗后的罕见中毒反应。其病理生理学基础仍存在争议：一些学者认为，神经毒性可能是由于稀释剂中使用的防腐剂刺激而引发的无菌性脑膜炎，或者在甲氨蝶呤的作用下，部分叶酸缺乏所导致的。MTX 对脊髓的毒性作用似乎与剂量无关，而是与个体敏感性有关。脊髓成像早期可能是正常的，阳性 MRI 表现显示脊髓肿胀、T₂WI 脊髓区域呈高信号，有时可出现强化。病变易累及背侧脊髓，呈长条状延续的 T₂ 高信号，后期发生萎缩。这些 MRI 表现与亚急性联合变性非常相似，亚急性联合变性是维生素 B₁₂ 或叶酸缺乏引起的一种罕见神经系统疾病，表现为震颤、细微触觉和位置感觉丧

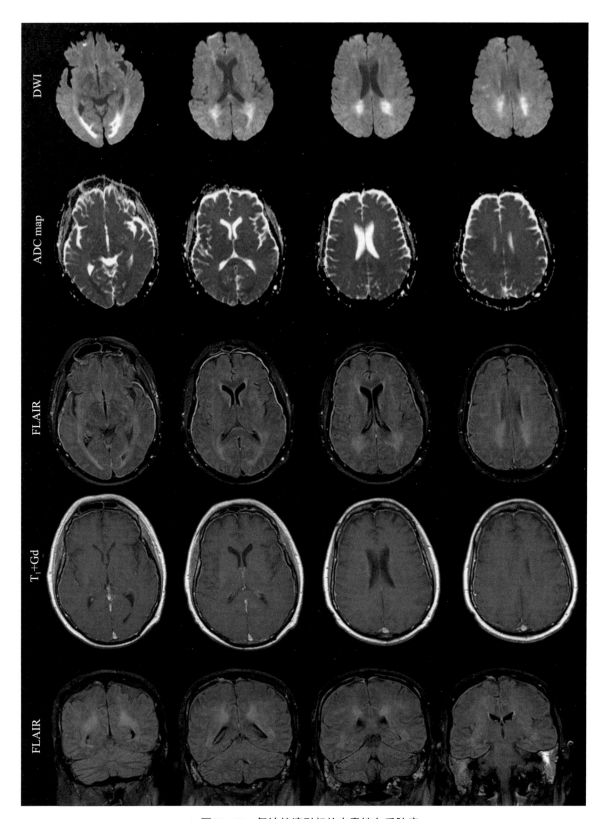

▲ 图 51-11　氟达拉滨引起的中毒性白质脑病

49 岁男性，急性髓系白血病全身性复发。在新的同种异体骨髓移植之前，他接受了氟达拉滨、白消安、硫辛巴和 ATG 的化疗方案。随后患者意识水平下降。在骨髓移植后第 10 天，MR 显示双侧侧脑室后角旁对称性 FLAIR/DWI 高信号，ADC 值减低，增强扫描无强化（双侧硬膜下少许积液由腰椎穿刺引起）。此图与氟达拉滨引起的中毒性白质脑病一致（图片由 Àlex Rovira, Hospital Universitari Vall d'Hebron Barcelona 提供）

失，进而发展为下肢麻痹和截瘫。这表明 MTX 脊髓病变和亚急性联合变性可能有共同的病理生理机制。为了增加对这些特征的敏感性，MR 成像方案应包括脊髓矢状面和轴位的 T_2 加权图像。这些患者一般建议停药，停药后大部分患者都能完全康复。

（五）肿瘤新疗法的神经毒性

免疫检查点抑制药

免疫检查点抑制药不同于传统的化疗药，其主要通过干预免疫调节以增强肿瘤患者的自发性抗肿瘤免疫活性。

无论是增强还是阻断免疫反应，已有多种检查点分子被作为潜在药物靶点进行研究。其中，细胞毒性淋巴细胞相关蛋白 -4 和程序性细胞死亡 -1 两种抑制分子已被确定为最佳靶点，并研制开发出了相应的药物抑制药（抗 CTLA-4：伊匹单抗；抗 PD-1：纳武单抗；抗 PD-1 配体：派姆单抗）。它们被指定用作其他治疗失败后的抗肿瘤治疗，包括转移性黑色素瘤、肺鳞状细胞癌、肾细胞癌和经典型霍奇金淋巴瘤。随着这些药物的适应证越来越广泛，掌握药物的不良反应是及时发现和治疗不良反应的基础。

抑制 CTLA-4 和 PD-1 通路可增强 T 细胞特异性抗肿瘤反应，不良反应主要包括免疫反应紊乱、免疫耐受受损和自我免疫反应失控。

不良反应表现为胃肠道、内分泌、皮肤、肝脏和神经系统症状，与单药治疗相比，联合使用伊匹单抗和纳武单抗 / 派姆单抗更常发生。神经毒性作用发生在中枢和周围神经系统（周围神经病变、吉兰 - 巴雷综合征、慢性免疫性脱髓鞘多发性神经病变、多发性神经根炎、脑膜神经根神经炎和重症肌无力）。罕见表现包括 PRES、Tolosa-Hunt 综合征、无菌性脑膜炎和横贯性脊髓炎。神经影像学家对自身免疫性脑炎和药物性脑炎尤为感兴趣。

因免疫检查点抑制药治疗引起的垂体炎，发病率高达 5%。低水平的血清垂体激素具有诊断意义，可能与垂体肿胀和强化的影像学表现相关（图 51-12）。一经诊断，应及时补充垂体激素和高剂量类固醇。

免疫检查点抑制药引起的脑炎在临床和影像学上与其他自身免疫性脑炎无法鉴别。据报道，在进行临床试验的患者中，有多达 1% 的患者会出现。副肿瘤性脑炎在肿瘤诊断前可有提示，而药物治疗导致的脑炎总是出现在肿瘤诊断和治疗之后。转移性病灶引起的血脑屏障破坏被认为是脑炎进展的潜在促进因素。

有时抗 N- 甲基 D- 门冬氨酸受体脑炎被认为是其他自身免疫性脑炎的直接致病因素。免疫检查点抑制药引起脑炎的影像学表现与其他自身免疫性脑炎存在重叠，呈单侧或双侧海马 T_2 和 FLAIR 高信号、水肿，这可能与 DWI 高信号、ADC 值减低和增强有关。对于其他自身免疫性脑炎，经抗感染治疗后影像学异常是可逆的。

一旦诊断出与免疫相关的不良反应，治疗方法包括高剂量激素冲击治疗并逐渐减量（除非是 3~4 级毒性，否则不停用免疫检查点抑制药）。尽管具有神经毒性作用，一些学者依然认为，免疫检查点抑制药引起的免疫相关不良反应意味着更好的抗肿瘤反应。

（六）其他药物的神经毒性

1. 二甲双胍和其他降糖药

降糖药可与非药物引起的低血糖具有相似的影像学表现（见第 53 章）。

在口服降糖药中，会出现二甲双胍治疗后出现停药后消失的罕见情况，被命名为二甲双胍所致脑病。因二甲双胍会导致一种危及生命的并发症，即二甲双胍相关性乳酸酸中毒，所以通常禁用于慢性肾病、心肺疾病及肝病的患者。

肾衰竭患者的毒性可能源于乳酸酸中毒 / 低血糖，但也有研究表明，在肾功能正常的患者中，二甲双胍对脑组织有直接毒性作用。

严重肾功能不全患者因服用二甲双胍不当引起的 MIE 在文献中偶有报道，伴或不伴 MALA。此外，MIE 的 1 例个案报道发生于肾功能正常的患者。因相关报道较少，并且停药后能快速缓解，目前缺乏组织学数据支持这些假设。

MIE 的临床特征包括亚急性进行性构音障碍、步态不稳、肌阵挛和帕金森综合征。

CT 平扫显示双侧基底节低密度区。MRI 显示

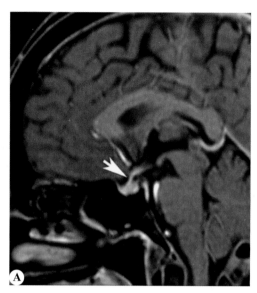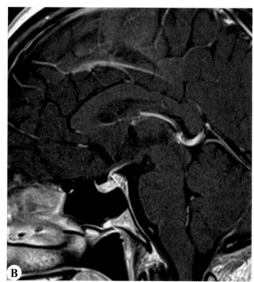

▲ 图 51-12　免疫检查点抑制药导致的垂体炎

53 岁女性患者，2015 年诊断为转移性黑色素瘤。2016 年 12 月开始接受伊匹单抗 / 纳武单抗联合治疗，因临床证据表明存在垂体炎，于 2017 年 1 月停止治疗。临床诊断垂体炎时 MRI（A，钆剂增强 T_1 矢状位）显示垂体轻度肿胀和垂体柄增厚，临床症状缓解后，MRI 随访显示垂体影像表现好转（B，钆剂增强 T_1 矢状位）（图片由 Alessandro Scoppola and Francesco Laschena，U.O.C.di Oncologia IRCCS IDI，Roma 提供）

双侧豆状核及外囊对称性肿胀，T_2/FLAIR 高信号（"豆状核叉征"），无强化，符合血管源性水肿的表现。

类似可影响基底节的疾病包括系统性乳酸酸中毒、脑炎、PRES、甲醇中毒、亚急性动脉梗死。

停用二甲双胍和血液透析后，MIE 的临床和影像表现可在数周内完全恢复。一旦考虑为 MIE，并且基线影像检查具有特征性表现，在随访影像检查中无须行钆剂增强扫描。

2. 双硫仑

双硫仑是一种乙醛脱氢酶抑制药，用于治疗酒精滥用。已报道过的神经毒性包括锥体 / 锥体外综合征、假球样综合征、行为障碍、多发性神经病变、脑病和视神经病变（图 51-13）。然而，由于可能同时存在各种混杂因素（残余酒精摄入量 / 其他娱乐性药物滥用），双硫仑毒性实际发病率尚不清楚，并且可能被低估。其毒性通常是剂量依赖性的，因此更可能需要高剂量的治疗。

双硫仑对机体损伤的机制仍有争议，可能是由于二硫烷（双硫仑代谢物之一）或脑多巴胺能传输障碍（通过酶阻滞和产生自由基）介导。

绝大多数双硫仑中毒患者出现锥体和紧张症

的行为症状是由于基底节受累。罕有的尸检报告中记载了坏死的证据。颅脑病变在 CT 平扫呈低密度改变。

在头颅 MRI 上，病灶典型表现为单 / 双侧壳核 / 苍白球信号改变，T_1 低信号，T_2 高信号，钆剂增强扫描后强化程度不同，可能与病灶的坏死阶段有关。

3. 阿片类药物

阿片类药物引起的急性脑病不仅见于娱乐性药物滥用（见第 50 章），还见于治疗药物依赖和顽固性疼痛使用的合成阿片类药物（美沙酮、吗啡和羟考酮）的毒性作用。治疗用途出现的毒性作用罕见。由于这些药物的使用增加且容易获取，滥用现象越发常见。

在治疗性阿片类药物有意或无意过量使用时，苍白球、颞叶内侧、小脑半球和白质可能会受损。在小脑受累严重的病例中，水肿可导致梗阻性脑积水。有趣的是，其影像表现与低氧缺血损伤有部分重叠：鉴于阿片类药物可引起呼吸抑制及随后的低氧血症，可合理假设低氧缺血损伤在一定程度上解释了神经损伤。然而，阿片类药物对脑实质的直接毒性作用也不能完全排除，这可能是由于过度刺激

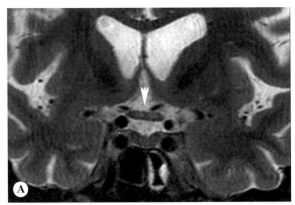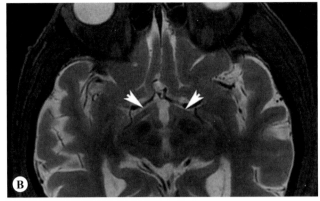

▲ 图 51-13　双硫仑引起的视神经病变

轴位和冠状位 T_2 加权图像显示双侧视神经、视交叉和视神经束 T_2 高信号（箭）

阿片类受体，最终导致线粒体缺失引起的。芳基硫酯酶 A 基因突变的携带者更易患病，因芳基硫酯酶 A 参与磷脂代谢的酶，其完整性缺陷可引起异染性脑白质营养不良，因此可能更易患病。

无论毒性作用机制如何，阿片类药物毒性的最终结果似乎都是线粒体功能衰竭。这与受累白质的 MR 波谱表现相一致（$N-$ 乙酰天门冬氨酸峰下降、胆碱峰上升，说明细胞膜破裂，乳酸峰上升，作为厌氧代谢的标志）。

临床症状不明确，以出现急性/亚急性神经功能恶化、锥体/锥体外束征象和紧张症为特征。

影像表现可概括为深部灰质综合征和脑白质病，两者可同时发生或单独发生。

- 灰质结构，如内侧颞叶、小脑半球表面、苍白球等，可对称性受累，可单发，也可多发。小脑受累多见于儿童。受累区常表现为信号异常（T_2/FLAIR/DWI 高信号，ADC 值正常或减低，钆剂增强后强化方式多样）。

- 在脑白质病的患者中，头颅 MRI 可见广泛白质信号改变（T_2/FLAIR/DWI 高信号，ADC 值正常或降低），伴 U 形纤维不受累。在影像方面，它与海洛因滥用引起的海绵状白质脑病（"追龙"）和迟发型缺氧后脑白质病有相似之处。胼胝体和内囊后肢也可发现散在病灶。受累白质的组织学报告显示有小液泡、轴索损伤、弥漫性反应性星形胶质细胞增生和小胶质细胞增生等，这与典型的缺氧后脑白质病不同。

虽然这些情况可能会致命，但在相对短的时间内也会有自发性临床及神经影像的恢复。

4. 锰沉积

锰是细胞代谢和抗氧化应激的一种必要矿物质。重症监护病房中不能耐受肠内营养的患者会给予富含锌、铜和锰等矿物质的全肠外营养。高达 70% 的慢性 TPN 患者血液中锰水平高于正常值。由于锰通过胆道系统排泄，因此锰沉积在肝病和胆汁淤积患者中更为常见。然而，只有一小部分患者会出现神经毒性的症状。影像学和尸检结果表明，锰在体内有逐渐累积的趋势。优先发生沉积的部位包括苍白球、壳核、丘脑、下丘脑和垂体。偶可累及内囊和颞/额叶皮质。由于金属锰的顺磁性作用，缩短了组织中的 T_1 弛豫时间，通常以苍白球 T_1 高信号检测 Mn 沉积（图 51-14）。基底节和丘脑-内囊区也可观察到 T_2/FLAIR 高信号。

影像学证实的锰沉积患者可无症状，也可表现为肌无力、肌颤、语言障碍、流涎和弯腰姿势等。

停止补充锰通常会改善临床症状。

苍白球 T_1 自发性高信号的主要鉴别诊断为慢性肝病/肝硬化和钆沉积。

5. 钴/铬沉积

因严重骨关节炎而进行髋关节置换术的患者通常需要植入钴铬假体。这会增加血液和尿液中钴和铬的含量。许多亚急性肢体无力患者在假体去除后体液钴/铬的水平恢复正常。此种矿物累积无特异性征象，偶尔会出现"蛇眼"征（轴位 T_2 显示脊髓双侧对称性点状高信号），可能与钴的高血液含量和低运动神经元综合征有关。

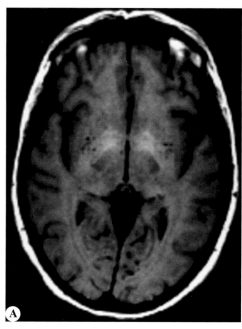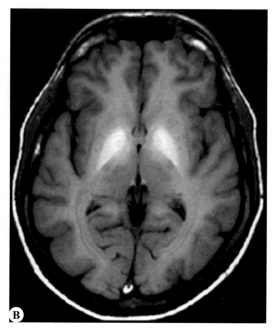

▲ 图 51-14 在接受 TPN 的患者（A）中，由锰沉积引起苍白球自发性 T_1 高信号。在肝硬化患者（B）中，平扫图像上也可见类似的 T_1 高信号，应作为鉴别诊断

图片由 Àlex Rovira，Hospital Universitari Vall d'Hebron Barcelona 提供

6. 一氧化二氮

一氧化二氮是口腔科使用的麻醉剂，也被称为"笑气"。一氧化二氮会使钴胺（维生素 B_{12}）的钴离子氧化，导致髓鞘磷脂的甲基化受阻，从而导致髓鞘形成障碍。临床和影像学上，一氧化二氮引起的毒性脊髓病与维生素 B_{12} 缺乏症引起的亚急性联合变性无法区分：患者都表现为感觉减退、Lhermitte 征、共济失调和宽基步态。

下颈、上胸脊髓后柱受累的典型表现为 T_2 异常高信号。补充维生素 B_{12} 或甲硫氨酸，临床和影像学表现可以恢复。

七、汇总表和结构化报告

- 寻找幕下齿状核、脑干背侧核、红核和中脑周围灰质对称性 T_2 异常高信号。
- 检查 T_2 和平扫 T_1 加权图像的丘脑和基底节信号。
- 详细检查双侧胼胝体压部、小脑脚和半卵圆中心脑白质。
- FLAIR 和 GE T_2^*/SWI 序列检查脑沟和皮质（包括海马），寻找脑回肿胀 / 萎缩、皮质信号异常和局灶性软脑膜出血灶。
- 如果上述表现是对称的，行实验室检查，以排除代谢性脑病（如电解质失衡、低血糖、高氨血症等）。
- 如果无其他代谢性病因，需仔细检查患者病史，包括当前和既往的所有药物。

总结

- 中枢神经系统典型区域 T_2/FLAIR/DWI/T_1 异常高信号（表 51-1），双侧对称性受累。
- 明确 DWI 高信号对应的低 / 正常 / 高 ADC 值，因为它对于鉴别诊断和病变分期（如急性 DID 往往具有低 ADC 值）非常重要。
- 新鲜 / 陈旧出血灶的变化。
- 局部肿胀 / 萎缩（如小脑）。
- 强化（如有的话）。

病例报告及报告样本：35 岁男性，急性髓系白血病患者接受同种异体骨髓移植治疗。接着对中枢神经系统病变复发灶进行了全脑放疗和鞘内化疗（Ara-C、MTX）。治疗结束 2 个月后，他出现认知障碍并伴有小脑症状。

进行 MR 检查和腰椎穿刺。脑脊液恢复正常，未发现肿瘤细胞。

采集轴位和冠状位快速自旋回波 T_2、轴位 FLAIR、轴位自旋回波 T_1、轴位 DWI 和 GE T_2^* 加权图像，然后行头颅 MR 钆对比剂增强检查，钆注射后采集轴位和冠状位自旋回波 T_1 加权图像（图 51-15）。

MR 报告：双侧小脑中脚及额颞叶皮质下白质 T_2/FLAIR 呈对称性高信号，局部 DWI（图 51-15A）呈高信号、ADC 值减低（图 51-15B），无出血征象。增强扫描后对应 DWI 异常区域呈明显不均匀强化。

解释 / 结论：该病例不属于典型的 AML 复发。对称性受累、受影响的脑结构（即小脑中脚）、DWI 表现、患者的病史和实验室检查强烈，提示药物所致毒性作用。

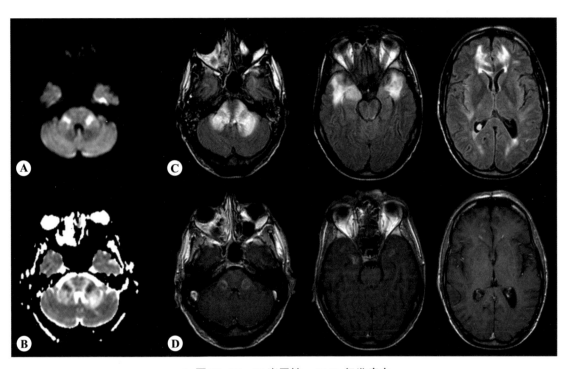

▲ 图 51-15 35 岁男性，AML 复发病史

参考文献

[1] Anghel D, Tanasescu R, Campeanu A, et al. Neurotoxicity of immunosuppressive therapies in organ transplantation. Maedica (Buchar). 2013;8(2):170–5.

[2] Barakos J, Sperling R, Salloway S, et al. MR imaging features of amyloid-related imaging abnormalities. AJNR Am J Neuroradiol. 2013;34(10):1958–65.

[3] Hoeffner EG. Central nervous system complications of oncologic therapy. Hematol Clin NA. 2016;30 (4):899–920.

[4] Hottinger AF. Neurologic complications of immune checkpoint inhibitors. Curr Opin Neurol. 2016;29 (6):806–12.

[5] Kemanetzoglou E, Andreadou E. CNS demyelination with TNF-α Blockers. Curr Neurol Neurosci Rep. 2017;17 (4):36.

[6] Kim Y, Kim JW. Toxic encephalopathy. Saf Heal Work. 2012;3:243–56.

[7] Kim E, Na DG, Kim EY, et al. MR imaging of metronidazole-induced encephalopathy: lesion distribution and diffusion-weighted imaging findings. AJNR Am J Neuroradiol. 2007;28(9):1652–8.

[8] Linn J. Neuroimaging of therapy-associated brain tissue abnormalities. Curr Opin Neurol. 2014;27(4):380–9.

[9] Rimkus C de M, Andrade CS, Leite C da C, McKinney AM, Lucato LT. Toxic leukoencephalopathies, including drug, medication, environmental, and radiationinduced encephalopathic syndromes. Semin Ultrasound, CT MRI 2014; 35(2):97–117.

[10] Sperling R, Salloway S, Brooks DJ, et al. Amyloid-related imaging abnormalities in patients with Alzheimer's disease treated with bapineuzumab: a retrospective analysis. Lancet Neurol. 2012;11(3):241–9.

拓展阅读

[1] Bhattacharyya S, Darby RR, Gonzalez LN, Berkowitz AL. Antibiotic-associated encephalopathy. Neurology. 2016;86:963–71.

[2] Chokshi FH, Aygun N, Mullins ME. Imaging of acquired metabolic and toxic disorders of the basal ganglia. Semin Ultrasound, CT MRI. 2014;35(2):75–84.

[3] Erbetta A, Salmaggi A, Sghirlanzoni A, et al. Clinical and radiological features of brain neurotoxicity caused by antitumor and immunosuppressant treatments. Neurol Sci. 2008;29(3):131–7.

[4] Piazza F, Greenberg SM, Savoiardo M, et al. Antiamyloid β autoantibodies in cerebral amyloid angiopathy-related inflammation: implications for amyloid-modifying therapies. Ann Neurol. 2013;73 (4):449–58.

[5] Tamrazi B, Almast J. Your brain on drugs: imaging of drug-related changes in the central nervous system. Radiographics. 2012;32(3):701–19.

[6] Williams TJ, Benavides DR, Patrice K-A, et al. Association of autoimmune encephalitis with combined immune checkpoint inhibitor treatment for metastatic cancer. JAMA Neurol. 2016;73(8):928.

第52章 放化疗损伤的临床病案和神经影像

Radiation and Chemotherapy Induced Injury: Clinical Scenario and Neuroimaging

Antonella Castellano　Nicoletta Anzalone　**著**

陈 娇 孔 祥 **译** 李 骁 戚荣丰 **校**

摘 要

电离辐射对大脑和脊髓组织产生的临床和病理作用是广泛和多因素的，取决于若干因素，包括患者的年龄、累积辐射剂量、放疗类型及伴随的化疗或辐射增敏剂。放疗和化疗引起的神经毒性在临床神经影像学中是一个挑战，因为它们需要被及时发现，此时需了解患者治疗史以避免有效治疗期间草率停药。此外，放疗的长期并发症，如放射性坏死、放射性脑白质病和继发性肿瘤等，这些可能影响患者的治疗和临床预后。影像学技术（如常规和高级 MRI）在鉴别这些疾病的急性、亚急性和晚期表现中起到关键作用。电离辐射主要影响胶质细胞和内皮细胞，后者不仅参与了脑实质病变的进展，如放射性坏死和辐射引起的白质脑病，也参与了血管损伤。本章评估了目前对脑和脊髓放疗及伴随或辅助化疗相关的急性和迟发性后遗症诊断知识，特别关注了放射性损伤、辐射诱导的血管病变和放疗后脑卒中样偏头痛综合征。

关键词

辐射引起的神经毒性；放射性坏死；放射引起的血管病变；放射后影像学改变；治疗引起的脑白质病 / 神经毒性

缩略语

ADC	apparent diffusion coefficient	表观扩散系数
BBB	blood-brain barrier	血脑屏障
CNS	central nervous system	中枢神经系统
DCE	dynamic contrast-enhanced	动态对比增强
DSC	dynamic susceptibility contrast	动态磁敏感对比
DTI	diffusion tensor imaging	扩散张量成像
DWI	diffusion-weighted imaging	扩散加权成像

HART	hyper fractionated accelerated radiotherapy	超分割放射治疗
HIF-1α	hypoxia-inducible factor 1α	缺氧诱导因子 –1α
IMRT	intensity-modulated radiation therapy	调强放疗
K^{trans}	volume transfer constant	容积转运常数
MRA	magnetic resonance angiography	磁共振血管成像
MRS	MR proton spectroscopy	磁共振质子波谱
PET	positron emission tomography	正电子发射计算机断层扫描成像
PsP	pseudoprogression	假性进展
PWI	perfusion-weighted Imaging	灌注加权成像
QoL	quality of life	生活质量
RANO	response assessment in neuro-oncology	神经肿瘤学的反应评估
rCBF	relative cerebral blood flow	相对脑血流量
rCBV	relative cerebral blood volume	相对脑血容量
RN	radiation necrosis	放射性坏死
ROI	region of interest	感兴趣区
RT	radiation therapy	放疗
SMART	stroke-like migraine after radiation therapy	放疗后脑卒中样偏头痛
SRS	stereotactic radiosurgery	立体定向放射治疗
SWI	susceptibility-weighted imaging	磁敏感加权成像
VEGF	vascular-endothelial growth factor	血管内皮生长因子
V_p	fractional volume of the intravascular compartment（aka fractional plasma volume）	血浆容积分数
WBRT	whole-brain radiation therapy	全脑放疗

一、脑和脊髓放射损伤

（一）定义

放疗是原发性中枢神经系统肿瘤和中枢神经系统外肿瘤发生脑和脊髓转移及其他非恶性病变（如动静脉畸形）的主要治疗和姑息治疗方法。此外，上消化道恶性肿瘤（如咽腔、鼻腔）的照射野通常包括部分正常大脑和脊髓组织。

电离辐射对脑和脊髓组织的影响从轻度水肿到明显坏死不等，损伤的组织可表现为短暂性局灶性病变、弥漫性白质损伤和灰质萎缩。因此，放疗对中枢神经系统的影响是致病的一个重要因素，这在已经出现肿瘤相关性临床损伤的患者中尤为重要。根据体征和症状进展的时间，将脑和脊髓的辐射损伤分为三种类型：急性期损伤、早期迟发性（或亚急性）损伤和迟发性（或晚期）损伤。

（二）流行病学

近年来，多模式治疗方案的发展提高了肿瘤患者的生存率。约一半接受放疗的患者存活超过 6 个月，其中许多患者的病情得到了长期控制。因此，随着生存时间的延长，增加了辐射引起脑和脊髓辐射损伤的可能性，也增加了辐射对神经组织产生影响的相关性，以及对长期发病率的影响，尤其是认知功能和生活质量的影响。放射效应对大脑的影响表现为晚期神经后遗症，伴或不伴组织坏死，50%～90% 的长期存活者表现为认知能力退化，病情常进展和致残。损伤的认知领域包括学习、记忆、处理速度、注意力和执行功能。出现的不同症状取决于放疗开始的时间。

急性效应比较罕见，常规剂量分级方案下通常是无症状的。

早期迟发性辐射损伤效应：假性进展最常见，根据 Stupp 方案，高级别胶质瘤患者在化疗 / 放疗结束期间或结束后不久，影像显示其病灶增多。这种现象的临床定义并不确定，这解释了目前报道中发病率的差异，为 9%～30%。假性进展患者相比于疾病早期进展患者，往往更加年轻、临床症状更少（34% vs. 57%），而且这类患者肿瘤的 O6- 甲基鸟嘌呤 -DNA 甲基转移酶（MGMT）启动子区明显甲基化（见第 39 章）。

晚期迟发性辐射损伤效应包括广泛意义的损伤，通常与放疗的类型和剂量及伴随治疗的药物有关。放射性坏死是最常见的晚期延迟性辐射效应，发生于治疗后 6 个月至数年。原发性脑肿瘤常规放疗后发生率约为 5%，随着辐射剂量和分次剂量增加，风险显著增加（表 52-1）。放射增敏化疗药物使放射性坏死的发病风险增加 5 倍，这是由于放射损伤破坏血脑屏障，提高了化疗药物的有效性，但同时也增加了对肿瘤周围组织的毒性。对于脑转移瘤患者，不同放疗方式（全脑放疗或立体定向放疗 SRS）放射性坏死的发生率变化很大，为 5%～25%。

行 SRS 的患者会出现晚期迟发性辐射损伤的特

表 52-1 辐射损伤的风险因素

风险因素	解释说明
放疗的类型和剂量 – 体积预测因子	**IMRT** • 5 年分段放疗导致 5% 显著毒性风险（RN 或认知能力下降）的总剂量为 72Gy • 以标准分割方式辐射大脑的常规放疗上限是 60Gy（即每天 1.8～2Gy） • 当分割剂量 > 2.5Gy 及分段超过每天 1 次时，大脑尤其敏感 **SRS** • SRS（有或无 WBRT）患者发生并发症的风险与靶向体积大小呈正相关 • 一旦大脑暴露于 > 12Gy，体积 > 5～10cm³ 时，毒性迅速增加
先前辐射暴露	• 一项关于脑再照射（疗程间隔 3～55 个月）的 Meta 分析发现，当总辐射剂量 < 100Gy 时，未发现 RN 病例 • 先前的 WBRT 或 SRS 患者及再照射的时间间隔会影响发生 RN 的风险
化疗	• 联合辅助化疗使 RN 的风险增加近 5 倍 • 在儿童恶性脑肿瘤高剂量化疗和放疗后不久，MRI 通常可见多个短暂性强化的颅内病灶 • 联合放化疗与儿童弥漫性白质损伤有关
照射部位	• 海马和额叶敏感，脑干风险最低
肿瘤生物学	• 对于接受 SRS 的脑转移瘤、肾癌和肺癌，HER2 扩增和 ALK/BRAF 突变状态可预测 RN • 不同组织学类型的胶质瘤之间没有差异
计划靶区体积边界	• 在脑转移瘤接受 SRS 时，肿瘤总体积比计划靶区体积边缘更大，RN 发生率增加，并且不能改善对局部病灶的控制

殊表现：通过使用多个不平行的照射光束聚焦到靶病变（如伽马刀、直线加速器和射波刀系统），对小的靶区进行单个或数个（3～5 个）分段的高剂量放疗。

立体定向放疗最常用于转移瘤、脑膜瘤、前庭神经鞘瘤、动静脉畸形、垂体腺瘤、三叉神经痛和胶质瘤。在这些患者中，有一半可在随访影像中出现短暂性的病灶体积增大，临床症状无加重，通常无须改变治疗就可以缓解。

部分患者与其他患者相比，更容易发生治疗引起的神经毒性，其易感因素仍不清楚，因此在临床工作中很难准确预测个体发生神经毒性的风险性。儿童的中枢神经系统正处于发育阶段，极易受到辐射影响。在一项大样本队列研究中，儿童胚胎性肿瘤行手术治疗、脑脊髓放疗和化疗后放射性坏死的 5 年发生率约 3.7%，幕下脑体积放射剂量超过 50Gy 的比例是发生放射性坏死的一个主要预测指标。

当化疗与脑部放疗相关时，发生迟发性损伤的风险增加，通常表现为其他类型的神经毒性而不是放射性坏死。原发性恶性中枢神经系统肿瘤患儿接受放疗和大剂量塞替派清髓剂化疗后，会在随访影像中出现短暂性脑白质病变（也称短暂性局灶性强化病变），通常在一段时间内自行缓解。

大脑放疗后弥漫性脑白质损伤的一种迟发类型，通常被称为放射性脑白质病，其风险随着化疗和全脑放疗的联合应用而增加。这在接受实性和血液系统中枢神经系统恶性肿瘤治疗的患者中特别常见。辐射剂量较高、服用甲氨蝶呤及患者年龄较小会增加发生放射性脑白质病的风险。

放疗的不良反应还可表现为脑萎缩，灰质体积随时间推移逐渐减小并与辐射剂量有关。大脑具有局部易损性，有证据表明海马区和高级皮质联合区出现萎缩且皮质变薄，其程度与神经退行性疾病中出现的 1 年萎缩率相当，这些可能部分导致脑放疗后的认知能力下降。

放射性脊髓病又称放射性脊髓炎，是不直接累及脊柱的恶性肿瘤（如淋巴瘤、胃癌、头颈部癌、肺癌或鼻咽癌）患者接受放疗后出现的一种罕见并发症。

在放疗照射范围内的脊髓多个节段可出现脊髓炎，当进行鞘内化疗时具有更高的风险，因为其放射增敏作用降低了脊髓组织对放疗的耐受力。此外，由于立体定向放疗和反复放疗的额外作用，放射性脊髓病在恶性肿瘤复发的患者中具有高发病率。

在脑和脊髓放疗的长期后遗症中，辐射诱发肿瘤进展是罕见的。最大的风险与儿童时期的照射有关，放射能导致脑膜瘤、恶性星形细胞瘤或髓母细胞瘤的产生，如肉瘤常出现在放疗后数年到数十年。

（三）病理生理学

放射性损伤有两种主要的病理生理学机制，以少突胶质细胞和内皮细胞为主要靶点，但可能涉及多个过程，包括中枢神经系统炎症，以及神经元细胞、胶质细胞和其神经祖细胞损伤等。

一般认为急性放射性损伤继发于辐射诱导的细胞因子释放、血管通透性增高和血管内皮生长因子信号上调引起的血管舒张，最终导致水肿加重。辅助化疗会加重上述过程。

早期迟发性（或亚急性）损伤可能与少突胶质细胞损伤有关，少突胶质细胞被认为是中枢神经系统中对放射最敏感的一类神经胶质细胞。少突胶质细胞及其神经祖细胞的损伤会导致脑白质损伤，如髓鞘合成受损可引起短暂、弥漫性脱髓鞘。

晚期迟发性损伤与血管内皮的长期损伤有关，这被认为是辐射引起血管病变的主要机制，其特征将在本章后面详细介绍。简而言之，暴露在电离辐射下会导致内皮细胞凋亡，进而导致氧自由基增加，以及促炎介质缺氧诱导因子 -1α 和 VEGF 的释放。这种级联反应导致血管狭窄和小血管纤维蛋白样坏死，最终导致缺血和细胞死亡。增加化疗药物可能通过多种代谢途径增强多个凋亡通路，进而增加治疗性坏死的风险。

最后，大脑和海马神经祖细胞龛信号微环境的改变，将引起进行性神经元缺失，导致晚期认知障碍和记忆丧失。

（四）病理学特征

放射相关的组织病理学改变通常累及脑白质，

皮质下 U 形纤维不受累，易好发于脑室周围，特别是脑室顶部或胼胝体内部。这可能是由于脑室周围白质血供来自于长程髓质动脉，血供相对较差，缺乏侧支血管，因此更易发生放射后血管病变引起的缺血。病变偶尔会延伸到邻近的皮质或深部灰质。

放射性坏死病灶可表现为实性、边界不清的肿瘤样团块，或柔软、易碎伴囊变、梗死样的变性坏死区，取决于水肿、透明化血管病变、纤维蛋白样坏死和反应性胶质增生的相对含量。营养不良钙化区呈白色和白垩色（图 52-1），常可观察到巨噬细胞浸润。在原发性或转移性脑肿瘤放疗后的放射性坏死病例中，最常见的是残留 / 复发肿瘤和坏死混合，一些数据表明这两者的比率可提供额外的预后信息。

放射性脑白质病指的是更广泛的脑白质损伤，其发生的原因可能是中、小血管的损伤，以及一定程度放射累积引起的少突胶质细胞和干细胞 / 神经祖细胞毒性，后者的组织病理学显示一系列的变化，从髓鞘苍白化、胶质增生到脱髓鞘，再到凝固性坏死，辐射引起血管典型改变已在局部放射损伤描述。

放射性脊髓病主要累及脊髓中的有髓纤维和血管，脱髓鞘受累最严重的部位是脊髓侧索和后索，血管内皮损伤可导致脊髓内血管壁透明变性、坏死和局部钙沉积。

（五）临床场景和影像适应证

放射性损伤的临床表现通常与照射后的时间有关（图 52-2）。

急性放射性损伤发生在放疗期间或放疗后不久，通常表现为颅内压升高伴头痛、恶心和呕吐，还可观察到与原发病灶相关的神经功能障碍的暂时性恶化。在采用常规剂量分级方案（每部分 1.8～2Gy 至最高剂量 60Gy）时，这些症状通常轻微并具有自限性，采用类固醇类激素给药后常可改善。

早期迟发性毒性发生在放疗后的数周到数月，其改变通常是无症状的，或表现为一般的神经系统退化、嗜睡和轻度认知障碍。这些效应在高大剂量、大面积治疗和辅助化疗后会进展为迟发性效应，但即使这样，也往往会随着时间的推移逐渐稳定或减弱。假性进展是一种特殊的早期迟发性放射损伤，在放疗期间或放疗后不久（通常在放疗结束后的 3～6 个月内）出现临床恶化，影像学显示病

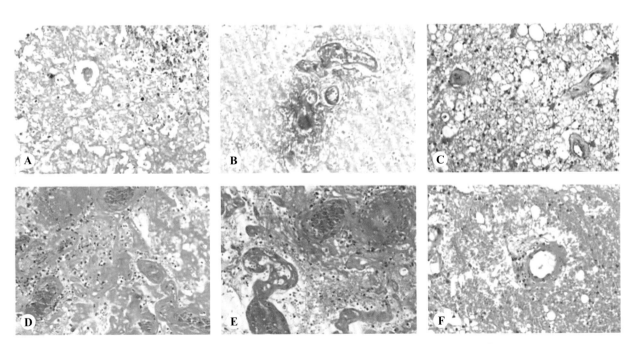

▲ 图 52-1　间变性星形细胞瘤治疗后辐射诱导的脑组织变化，HE 染色组织切片（20×）

A 和 B. 显示坏死组织伴钙化和纤维性 / 透明化血管；C. 可见邻近脑实质的血管改变；D 和 E. 显示扩张、充血和明显透明化的血管；F. 可见血管周围出血（图片由 Dr. Marcella Callea，Milan/IT 提供）

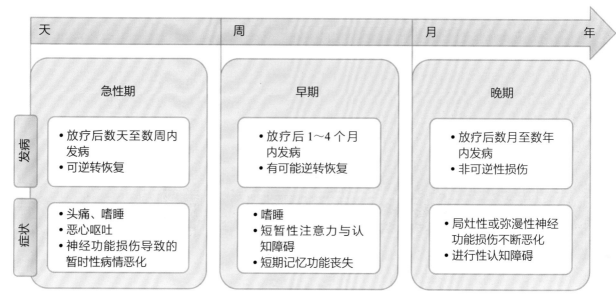

	天	周	月	年
	急性期	**早期**	**晚期**	
发病	• 放疗后数天至数周内发病 • 可逆转恢复	• 放疗后 1~4 个月内发病 • 有可能逆转恢复	• 放疗后数月至数年内发病 • 非可逆性损伤	
症状	• 头痛、嗜睡 • 恶心呕吐 • 神经功能损伤导致的暂时性病情恶化	• 嗜睡 • 短暂性注意力与认知障碍 • 短期记忆功能丧失	• 局灶性或弥漫性神经功能损伤不断恶化 • 进行性认知障碍	

▲ 图 52-2　放射性脑损伤发展的时间轴和症状

灶增大，并且无须改变当前治疗，症状即可改善。

晚期迟发性放射性损伤发生在放疗后数月至数年。放射性坏死的临床病程差异很大，从无症状到局灶性或弥漫性神经系统体征和症状（如癫痫发作）加重，这可与病变治疗中复发 / 进展的病程非常相似。虽然大多数病例表现为放射性坏死为主，混合少量残留和（或）复发肿瘤，但仍可能需要手术来减轻肿瘤占位效应和水肿，以确定组织病理学类型。在某些情况下，单用皮质类固醇激素治疗可缓解症状。

放射性脑白质病通常表现为神经行为症状和进行性认知障碍，这些症状往往随着时间的推移而进展，并显著影响生活质量。

迟发性放射性脊髓病可在辐射暴露后数月至数年发生。临床表现为渐进性的麻木无力，伴或不伴括约肌功能障碍。尽管有报道称放射性脊髓病的神经症状在随访中有所改善，但此病通常是一种进展性和永久性的疾病。

钆剂增强 MRI 是放疗后神经影像学随访的首选检查方法，可以观察到脑和脊髓放射性损伤相关的影像学改变。MRI 扩散和灌注成像可分别用于确定坏死灶和肿瘤活性。

（六）影像学特征

放疗后影像特征通常是指早期和晚期迟发性效应，因为急性期放射损伤的 MRI 表现一般与治疗前没有明显变化。

（七）早期迟发性效应

MRI 表现可从短暂性脑白质改变，到放疗之后不久在先前的照射野内强化的病灶增大伴周围水肿，该现象称为假性进展，下文将对此进行讨论。

脑白质内弥漫性 T_2/FLAIR 信号增高，脑室周围更常见，但皮质下 U 形纤维不受累，反映弥漫性脱髓鞘（图 52-3），通常随时间推移逐渐稳定或减少。

（八）假性进展

在常规 MRI 钆剂增强 T_1WI 中，假性进展表现为新发或扩大的强化区域，周围环绕的 T_2/FLAIR 高信号反映周围水肿（图 52-4）。根据病变的进展，也可以出现占位效应。这些改变与真性肿瘤进展用常规的结构像 MRI 扫描无法区分，需要高级成像序列来提高诊断的准确性。

在最近的 Meta 分析报道中，灌注加权成像对假性进展具有很高的诊断准确性、敏感性和特异性，为 80%~90%。相对于真性进展，假性进展动态磁敏感对比增强灌注成像中 rCBV 值（平均值和最大值）更低，即使目前不同研究所使用的研究方法具有异质性，尚缺乏有临床意义的综合 rCBV 阈

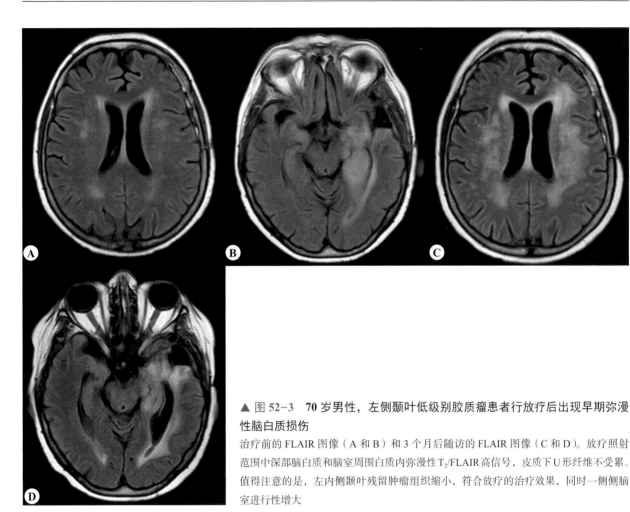

▲ 图 52-3 **70 岁男性，左侧颞叶低级别胶质瘤患者行放疗后出现早期弥漫性脑白质损伤**

治疗前的 FLAIR 图像（A 和 B）和 3 个月后随访的 FLAIR 图像（C 和 D）。放疗照射范围中深部脑白质和脑室周围白质内弥漫性 T₂/FLAIR 高信号，皮质下 U 形纤维不受累。值得注意的是，左内侧颞叶残留肿瘤组织缩小，符合放疗的治疗效果，同时一侧侧脑室进行性增大

值用于可靠诊断假性进展。尽管 DCE 灌注技术在临床常规检查中应用较少，但仍可用于假性进展的诊断。与真性肿瘤进展相比，假性进展病灶的 Vp 和 K^trans 值更低，但是目前提出的阈值变化幅度太大，并且依赖于使用的药代动力学模型和定量分析方法。

在扩散加权成像中，假性进展与真性进展相比，通常显示较高的 ADC 值（最小值和平均值），具有中等水平的诊断准确性。这可能与假性进展病灶内 ADC 测量有限的特异性和扩散率值的异质性有关，低 ADC 值代表残余肿瘤组织，高 ADC 值则为血管通透性引起的血管源性水肿。

与基线扫描相比，假性进展的 MR 波谱成像可能显示 N- 乙酰天冬氨酸水平不同程度的下降，这可能与短暂性神经轴突功能障碍、缺乏在真性肿瘤进展中出现的胆碱水平升高有关。然而，常规神经影像操作中，由于检查技术和定量化问题，MR 波谱成像来鉴别真性肿瘤进展与假性进展并没有得到广泛的临床应用。

假性进展问题导致治疗反应评价标准（神经系统肿瘤的反应评价标准）的改变，并建议不要纳入放疗结束后 3 个月内的复发性胶质母细胞瘤患者，除非组织学结果证实复发或进展的病灶位于辐射野外。

（九）晚期迟发性效应

放射性坏死（下文将详述）被认为是最常见和最严重的晚期放射性损伤，但也存在其他的影像改变模式，这取决于不同的治疗方法和潜在的病理生理机制，如立体定向放疗效应、短暂性局灶性强化病灶、弥漫性脑白质损伤及脑萎缩。

（十）放射性坏死

在常规 MRI 上，放射性坏死表现为单发或多发病灶，通常出现在放射量最大的部位。在 T₂ 加权

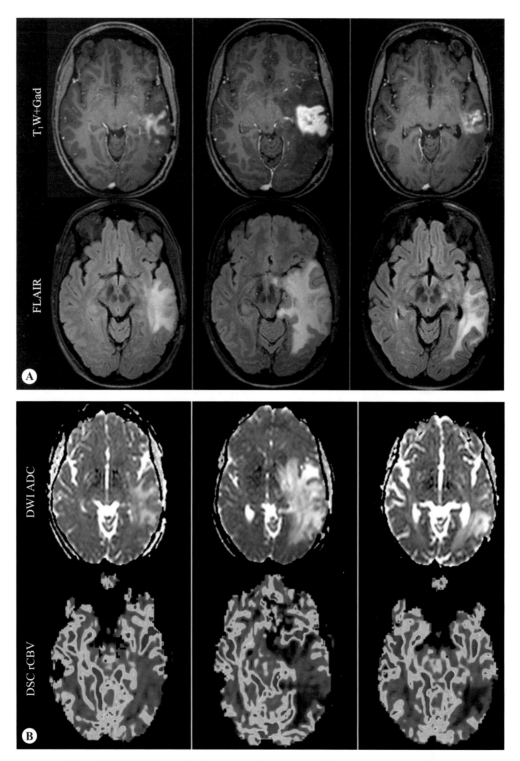

▲ 图 52-4 41 岁出现假性进展的患者，左侧颞叶多形性胶质母细胞瘤行手术部分切除病灶，随后接受标准化放疗（共 60Gy，30 个分段，每个分段 2Gy，超过 6 周），同时合并替莫唑胺（Stupp 方案）治疗，之后接受替莫唑胺辅助化疗

A. 常规 MRI。左列图为放疗结束时的扫描（基线），中间列图为 3 个月后 MRI 随访，右列图为 4 个月后 MRI 随访。增强 T_1 加权图像显示放化疗结束后 3 个月强化病灶范围增大，FLAIR 图像显示病灶周围水肿伴占位效应。4 个月后随访图像显示在没有改变治疗方案的情况下，病灶明显减少。B. 高级 MRI。左列图为放疗结束时的扫描（基线），中间图列为 3 个月后 MRI 随访，右列图为 4 个月后 MRI 随访。DWI 显示放化疗结束 3 个月后 ADC 值升高。在放化疗结束后的第 3～4 个月，DSC 显示强化病灶均具有稳定且相对低的 RCBV 值，提示非肿瘤组织

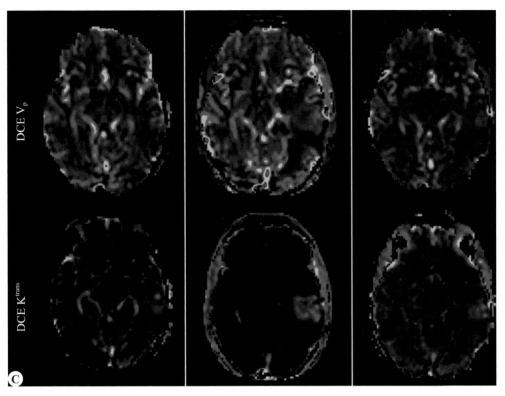

▲ 图 52-4（续） 41 岁出现假性进展的患者，左侧颞叶多形性胶质母细胞瘤行手术部分切除病灶，随后接受标准化放疗（共 60Gy，30 个分段，每个分段 2Gy，超过 6 周），同时合并替莫唑胺（Stupp 方案）治疗，之后接受替莫唑胺辅助化疗

C. 高级 MRI。左列图为放疗结束时的扫描（基线），中间列图为 3 个月后 MRI 随访，右列图为 4 个月后 MRI 随访。在第 3~4 个月的随访中，DCE 显示强化病灶稳定，具有低 V_p 值和高 K^{trans} 值

图像上，放射引起病灶的实性部分呈低信号，中央坏死区信号增加（图 52-5）。病灶周围常出现血管源性水肿，可能是对邻近结构产生明显占位效应的原因。在钆增强 T_1 加权图像上不均匀强化，呈环形"肥皂泡"状或"瑞士奶酪"状。与肥皂泡样病变相比，瑞士奶酪样病变范围更大，大小各异，呈弥漫性、广泛性坏死，影响脑白质和皮质，边缘呈弥漫性强化并点状坏死。然而，在常规 MRI 上放射性坏死病灶与复发性肿瘤往往难以区分，两者都表现为强化的肿块伴中央坏死，逐渐增大并出现占位效应。MRI 随访时，放射性点状坏死病灶可逐步增大，导致白质和皮质的明显皱缩，最终引起局灶性脑萎缩。从长远来看，一些病灶逐渐趋于稳定，另一些病灶则缩小，很少出现新发病灶。同时伴有小血管病变（如脑微出血或海绵状血管瘤等）的征象，在 SWI 序列上表现为明显的点状低信号病灶（见下文）。

PWI（DSC）应作为放疗后神经影像随访的一部分，与复发肿瘤相比，放射性坏死区域的灌注值通常更低，这可能与血管损伤和缺血相关改变有关。相对于肿瘤复发，放射性坏死 DSC 灌注的 rCBV 值（均值和最大值）减低，在一个例研究中具有很高的诊断准确性。然而，由于不同扫描仪方法学的异质性，尚缺乏标准的 rCBV 阈值可靠地区分肿瘤复发与放射性坏死。当组织学坏死和残留 / 复发肿瘤混合存在于同一病灶中时区别更难，这种情况较常见。在一些放射性坏死病例中，强化区也可有较高的 rCBV 值，这可能和继发性动脉瘤或毛细血管扩张引起的血管腔容积增加有关。

DCE 灌注也被用于放射性坏死的诊断，相对于肿瘤复发，放射性坏死区域的 V_p 和 K^{trans} 灌注值更低，虽然无广泛确立的阈值。放射性坏死 DCE T_1 稳态信号强度曲线的分析显示，信号强度增高非常缓慢，与渗漏的血脑屏障相匹配，这与残留 / 复发

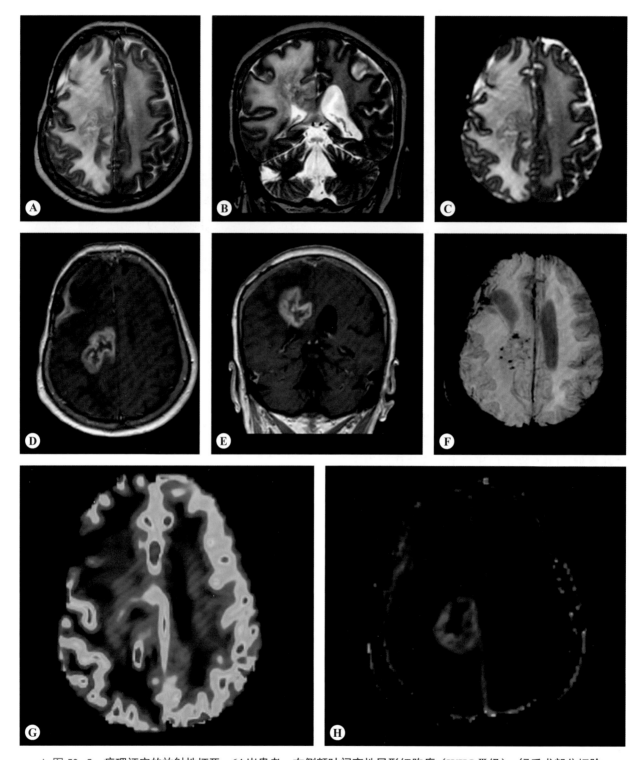

▲ 图 52-5　病理证实的放射性坏死。**64 岁患者，右侧额叶间变性星形细胞瘤（WHO Ⅲ级），行手术部分切除，随后对脑室周围复发的病变采取了放化疗和立体定向放射外科治疗；放疗后 24 个月和 SRS 后 12 个月行 MRI**

A 和 B.T₂WI 显示病灶实性部分信号不均匀，周围伴高信号水肿；C. 水肿区 ADC 值升高，还要注意对侧（左侧）大脑半球白质内弥漫性 T₂ 高信号，符合弥漫性放射性白质脑病；D 和 E. 增强 T₁WI 显示一不均匀的环形强化病灶并且中央坏死，伴周围水肿和占位效应；F.SWI 显示多个点状低信号病灶，与脑微出血一致；G. 动态磁敏感增强灌注成像显示病灶强化区呈相对低 rCBV；H. 动态对比增强灌注成像显示 Kᵗʳᵃⁿˢ 中度增加。患者行肿块切除，组织病理学检查显示为放疗相关的损伤伴坏死，无肿瘤复发的证据

的富血供肿瘤组织不同，后者的血管相表现为对比剂初始信号快速增加和廓清。

DWI 显示坏死区 ADC 值变化范围较大，反映了不同病理成分同时存在。DWI 图像低信号伴 ADC 值升高可能是细胞坏死后组织间质水分增加的结果。然而，也有报道显示早期坏死病灶 ADC 值减低，可能因凝固性坏死伴有出血成分或早期炎症浸润。坏死周围血管源性水肿显示 ADC 值升高。由于这些发现的异质性，DWI 并不能显著提高鉴别放射性坏死和肿瘤复发的准确性。

MRS 显示放射性坏死区 N- 乙酰天冬氨酸水平的早期下降，这可能与不可逆性的神经轴索损失有关，随着时间推移，胆碱和肌酸水平呈动态改变。在放射性坏死早期，胆碱可能由于炎症、脱髓鞘和胶质细胞增生而增多，与肿瘤复发的 MRS 特征相似。之后的 MRS 通常显示所有代谢物水平下降，伴高脂质峰和乳酸峰（图 52-6），这些通常不存在于正常脑组织中，但可见于肿瘤复发。在最近的 Meta 分析中，MRS 在鉴别放射引起改变方面表现出中到高的诊断准确性。尽管如此，与 DWI 和 PWI 类似，MRS 在不同研究中得到的代谢物比率差异明显，这使得明确解释非常困难。多体素波谱在鉴别放射性坏死和肿瘤复发方面似乎优于单体素波谱，因为后者可能在坏死和肿瘤混合的不均匀组织中受部分容积效应影响。

PET 代谢成像可为疑似放射损伤提供额外信息，特别是当使用放射性标记的氨基酸时。[11]C-MET、[18]F-FET、[18]F-DOPA 被认为具有鉴别治疗性坏死和肿瘤复发的潜在价值，其敏感性和特异性在 75%～95%。放射性坏死通常显示低放射性示踪剂摄取，不同于肿瘤进展显示出氨基酸转运增加。但是，这些技术仍未得到广泛的临床认可。

（十一）放射外科治疗后的疗效

立体定向放射外科手术后，在 T_1WI 钆剂增强后可以看到病灶强化范围一过性扩大，同时病灶周围 T_2WI/FLAIR 高信号范围增大，反映血管源性水肿（图 52-7）。1/3～1/2 的患者可出现这些改变，通常高峰期在立体定向放射外科手术后 12～15 个月，但也可见于治疗后 2 年。这些改变大都无症状，

只需随访观察，因为它们在随访影像上会消失。立体定向放射外科手术后也可见放射性坏死，与常规外照射放疗相比，通常在治疗后更短的时间间隔内发生（中位时间：7 个月；范围：2～20 个月），特别是在同步化疗的情况下。

（十二）一过性局灶性强化病变

一过性局灶性强化病灶最近报道见于接受放疗（特别是加速超分割放疗）和高剂量化疗的儿童原发性中枢神经恶性系统肿瘤患者，中位发生时间为放疗后 8 个月（范围：2～39 个月），幕上或幕下均可，常累及脑桥、小脑和大脑半球后部。

常规 MRI 显示为局灶性毫米级的病灶，与灰质相比，T_1WI 呈等信号，T_2WI 呈高信号，几乎都呈明显的结节状（称为"雪花状"）或曲线状强化（图 52-8）。一过性局灶性强化病变大多 DWI 扩散受限，轻度扩散受限也有报道。在多数情况下，这些病变在不同时期的影像随访中会消失，极少保持稳定或进展为萎缩或放射性坏死。这些病变的病理生理学基础尚不清楚，但有证据表明病变内有弥漫性脱髓鞘，但无明显炎症。

（十三）弥漫性脑白质损伤

放射性脑白质病的 MRI 特点是在 FLAIR 和 T_2WI 图像表现为对称的高信号病灶，这些病灶遵循从脑室周围到皮质下白质的离心性模式。随着这一过程的进展，通常会出现融合的模式，而皮质下 U 形纤维不受累（图 52-9）。T_1WI 增强扫描可以无或明显强化。DWI 信号是非特异性的，取决于损伤的严重程度。MRS 可呈现 N- 乙酰天冬氨酸水平下降，与神经元丢失一致，胆碱水平早期升高，可能与少突胶质细胞损伤导致脱髓鞘有关。随后，胆碱水平下降，提示放射损伤。在 PWI 图像上，放射性白质脑病表现为低灌注，rCBV 逐渐减低，这与放射对微血管的影响一致。最近的研究探讨了基于 DTI 的分数各向异性在检测白质变化中的作用，显示了与 FA 异常之间的相关性，提示认知功能障碍的微观解剖结构受损。

（十四）脑萎缩

脑萎缩可能是一种放疗不良反应，随着病变进

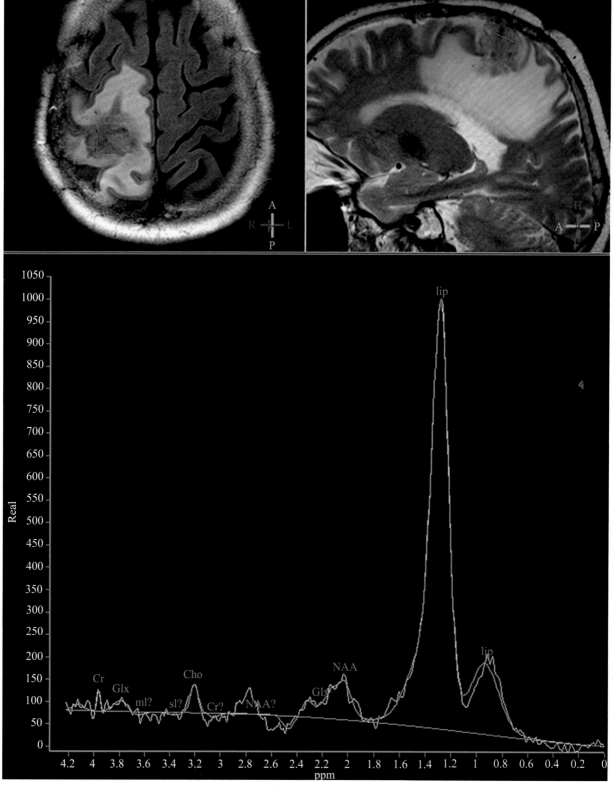

▲ 图 52-6 放射性坏死的 MRS 表现

肺癌孤立性脑转移瘤患者，行手术切除后接受机器人放射外科手术系统治疗。MRS 显示所有代谢物水平明显降低，并在 1.3ppm 处出现高脂质峰

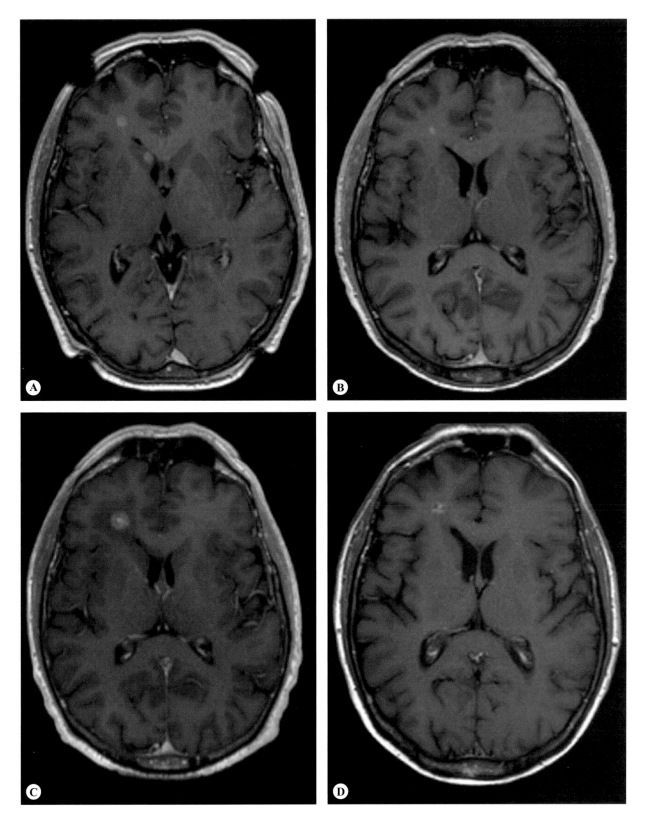

▲ 图 52-7 58 岁肺腺癌脑转移瘤患者，接受 SRS 后，强化病灶一过性扩大

T1WI 钆剂增强图像。A. 治疗前 MR 图像，显示右侧额叶白质和右侧尾状核头层面的两个局灶性病变；B. 随访 3 个月的 MR 图像，显示右侧额叶病灶缩小，右侧尾状核头病灶消失；C. 随访 6 个月的 MR 图像，显示右侧额叶病灶强化范围增大，伴周围水肿；D. 随访 12 个月的 MR 图像，显示病灶强化范围减小，治疗无任何改变

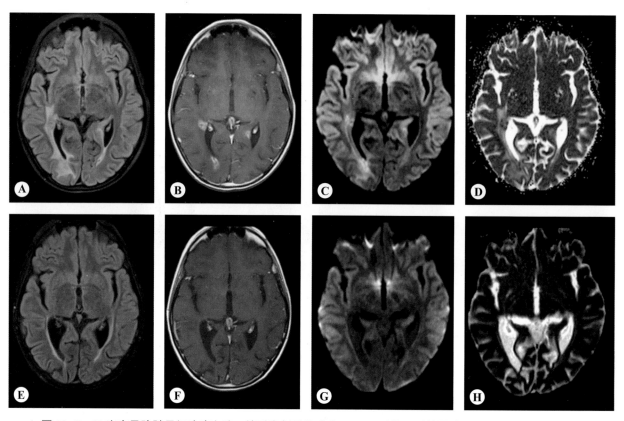

▲ 图 52-8　**11 岁高风险髓母细胞瘤女孩，接受高剂量化疗和 HART 后的一过性局灶性强化病变。治疗 2 年后，患者突然出现视力障碍**
A 至 D. 症状期行急诊 MRI，轴位 FLAIR 图像上显示双侧脑室周围高信号病变（A），伴强化（B），DWI（C）和 ADC（D）显示轻度扩散受限；E 至 H. 随访 6 个月后 MRI 显示病变完全消失。肿瘤细胞的脑脊液分析呈阴性，因此影像学表现提示治疗相关的局灶性强化病变（图片由 Dr.Camilla Rossi-Espagnet，Rome/IT 提供）

展，灰质体积逐渐减少，并且常和认知障碍有关。GM 体积的减少部分是由于对正常脑组织的附带照射导致的。放疗计划将视束、脑干和脑神经视为高危受累器官，而脑实质在放疗暴露风险方面基本上被认为一样，只有广泛的剂量限制才能避免明显的放射性坏死。因此，正常脑组织的部分照射会导致进行性皮质萎缩和变薄，这一点可以在 MRI 上明确显示。这一变化在放疗 1 年后出现，并且在很大程度上与剂量有关。定量 MRI 容积测量和皮质厚度测量可以用来评估特定脑区对放射剂量依赖性萎缩的脆弱性，与其他区域相比，颞叶和边缘皮质每戈瑞（1J/kg=1Gy=100rad）的皮质厚度变化最大。这些发现解释了放疗后患者的认识障碍的产生。

此外，也有报道放化疗后海马体积减小，这被认为是脑放疗后导致记忆障碍的原因之一。治疗后 1 年的海马萎缩与平均海马辐射剂量明显相关。记忆障碍部分由海马齿状回神经干细胞群的耗尽所介导。因此，在 RT 计划制订期间，尽量将海马放在照射野之外，加大对海马的保护力度，从而减少早期认知能力的下降。

（十五）放射损伤的脊髓影像

在常规 MRI 上，延迟性放射性脊髓病在 T_2WI 图像上表现为纵向延伸的高信号区，在轴位图像上累及脊髓中央 2/3，伴有梭形脊髓肿胀。在常规 T_1WI 图像上，髓内可见低信号，以及照射野内相邻椎体的均匀 T_1 高信号，这与照射后脊椎骨髓的脂肪化一致（图 52-10）。在 T_1WI 增强图像上，可见环形或不规则斑片状强化，周围脊髓水肿。T_1 压脂增强图像上显示脊髓病变更明显。脊髓出血性改变罕见，通常与就诊时最严重的神经系统症状和随访时的残疾有关。

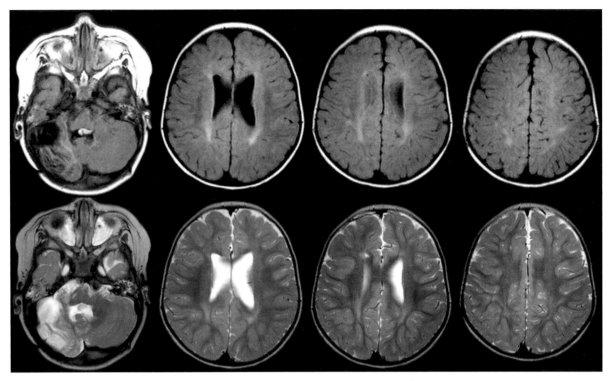

▲ 图 52-9 **32 月龄男童，弥漫性白质脑病**

右侧小脑半球 SHH 型髓母细胞瘤在 18 月龄时完全手术切除，随后行放化疗。大脑半球的脑室周围白质在 FLAIR 和 T₂WI 图像上均可见模糊的弥漫性高信号（图片由 Prof. Fabio Triulzi，Milano/IT 提供）

急性期 MRI 表现，如脊髓肿胀和强化，在随访中会逐渐消失，但文献报道 50% 的患者会有持续性的髓内 T_2 异常。强化病变在后期随访扫描中成为局灶性萎缩。

延迟性放射性脊髓病诊断困难，常常是排除性的诊断。鉴别诊断包括横贯性脊髓炎［部分和（或）纵向延伸］的更常见病因，包括脱髓鞘疾病（多发性硬化、NMOSD）、类风湿性疾病（狼疮、干燥综合征）和感染性病因（病毒、细菌）。原发性和转移性肿瘤也应考虑在内。临床上可以根据急性发作的症状来鉴别脊髓梗死。

（十六）脑脊髓照射的远期后遗症

脑和脊髓照射的远期后遗症包括照射引起的血管病变和照射引起的肿瘤，前者将在下一段描述。照射引起的肿瘤最常见的继发性肿瘤是脑膜瘤、神经鞘瘤、垂体腺瘤、胶质瘤、肉瘤和胚胎性肿瘤，潜伏期差异很大，但通常出现在治疗后数年至数十年。儿童时期照射发生继发性肿瘤的风险最大，更大的剂量暴露通常与较短的潜伏期、较高的恶性肿瘤风险相关。照射引起的肿瘤通常在临床、影像学和组织学上与偶尔发生的相应肿瘤相似。

二、放射性血管病

（一）定义

在放射治疗的长期后遗症中，放射性血管病临床和病理表现多样。血管内皮是受电离辐射影响最早和最严重的组织之一。动脉和毛细血管均受累，而静脉受累的程度较小。辐射损伤可能会影响大血管，如颈部颈动脉，以及脑的小血管。然而，小血管损伤比大动脉损伤更常见，出现也更早，并且容易引起缺血性或炎症性脑部病变，大多出现较晚。这种损害的晚期影响包括脑血管意外、腔隙性梗死、小血管闭塞性疾病，如 Moya-Moya 综合征、脑微出血、血管畸形和罕见的矿化性微血管病。

（二）流行病学

放射治疗的晚期效应发生率在不同队列间差异较大，并且在成人和儿童之间也有所不同。接受放

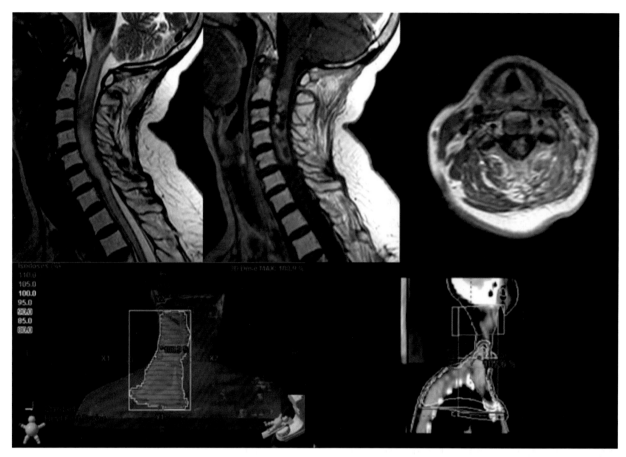

▲ 图 52-10　49 岁女性，病理证实的霍奇金淋巴瘤合并左侧颈淋巴结受累的严重迟发性放射性脊髓病
上排图显示纵向延伸性脊髓炎伴脊髓增粗，T₂ 呈高信号，注射钆剂后呈不均匀强化。注意轴位 T₁WI 增强图像上中央脊髓受累和并存的骨质脂肪变，表现为 T₁ 高信号，累及所有颈椎。下排图显示放射治疗计划，包括部分脊髓

射治疗的成年患者脑血管意外的发生率尚不明确，因为目前数据大多数来自旧的放疗方案治疗的患者队列。尽管如此，放射治疗本身似乎不是脑血管意外的独立危险因素。在儿童肿瘤幸存者中，25 年后可观察到接受全脑放疗的白血病患者晚期脑卒中的累积发生率为 0.73%，而接受放疗的脑肿瘤患者晚期脑卒中累积发生率为 5.6%。此外，在脑肿瘤患儿中，迟发性脑血管意外的风险和剂量有关，相关化疗和内分泌疾病、治疗年龄较小（< 5 岁）和特殊肿瘤部位使风险增加。其中，视神经通路胶质瘤和颅咽管瘤，与动脉血管相邻，发生血管病变的风险最高。

儿童照射后的小血管损伤也常表现为 moyamoya 综合征、微血管病和小血管畸形（如海绵状血管瘤和毛细血管扩张）。在 1800 多名接受预防性颅脑放疗的患者中，8 年内 Moya-Moya 的发生率为 0.46%。

放疗后，通常随着时间的延长，血管损伤发病率增加，在年龄小的患者中可发展更快。此外，据报道，NF1 是危险因素之一，因其患者对放疗效果更敏感。

目前报道的放疗后海绵状血管瘤发病率在不同队列中差异很大，为 5%～50%。海绵状血管瘤在放疗后 3～9 年内发生，小于 10 岁的儿童发病时间更短。

脑微出血是一种特殊形式的小血管病变，是放疗后的常见损伤，在儿童脑肿瘤幸存者中 5 年的累积发病率为 48%。颅脊髓或全脑放疗是脑微出血发生的主要危险因素。在接受放疗的胶质瘤成年患者中发病率更高，几乎所有患者在放疗完约 2 年后会发生脑微出血，随着时间的推移，病变数量增加，并且在相对高剂量照射（> 30Gy）区域病灶更多。

（三）病理生理学和病理特征

该过程始于内皮细胞的逐渐丢失，可在放疗结束后持续数月，参与凋亡过程，并且呈剂量依赖性。随后的血脑屏障破坏导致血管源性水肿和神经组织缺氧，这可以早期也可以晚期出现，取决于损伤的组织，也与辐射剂量有关。内皮丢失最初会导致出血和血栓，这可能会导致血管壁坏死，当大剂量照射时，显著增加破裂的风险。血管壁的薄弱也是受损血管和正常相邻血管之间形成瘘管的基础。另一个相关方面是血管壁放射损伤引起的炎症反应，这促进了基底膜增厚、血管扩张和水肿。此外，数个促炎基因被照射后激活，引起血管内皮生长因子升高，除了促进内皮细胞增殖，还导致血脑屏障通透性增加、血脑屏障破坏、组织水肿和随后的坏死。

随着时间的推移，所有上述病理生理过程都促进异常狭窄和扩张血管的宏观发展，伴血管壁渗漏、坏死和继发管壁纤维化合并玻璃样变和纤维素样坏死、硬化和血栓形成，大血管和小血管均受累。

内皮变性的小血管后遗症可在损伤发生后数月至数年出现，包括肾小球样微血管增生伴毛细血管扩张、微血管扩张，以及血管壁增厚和玻璃样变。矿化性微血管病是一种非常罕见的远期并发症，主要见于接受全脑放疗和化疗的儿童白血病患者。颈动脉等大血管可能会出现管壁增厚和（或）动脉粥样硬化，随后出现不规则狭窄和血栓栓塞。照射引起的动脉粥样硬化往往富含巨噬细胞、充满脂质，斑块内出血比典型的动脉粥样硬化更常见。

（四）临床场景和影像学特征

放射性血管病变的分布取决于接受治疗的病灶位置。肿瘤与血管的相对位置影响远期作用发生的可能性，就像前面提到的颅中窝肿瘤行放疗病例，大脑动脉环和主要大脑动脉更易发生血管病变。如上所述，照射后血管改变本质上有两种类型：纤维化、玻璃样变/矿化所致的狭窄和内皮丢失，血栓形成所致的血管畸形。狭窄更常累及大血管，而畸形更多与颅内中、小血管受损有关。

成人最常见的狭窄性血管病变部位是头颈肿瘤患者的颈部颈动脉和垂体腺瘤患者的颈内动脉虹吸部。在 CTA 和 MRA 中，受累血管呈不规则狭窄；

在颈部水平，狭窄段的长度可能比更常见的动脉粥样硬化性狭窄更长，并且通常位于照射野内。

照射诱导的血管畸形和海绵状血管瘤的影像特征与散发性、家族性血管畸形和海绵状血管瘤的影像特征是无法区分的，其特别的是它们都位于照射野内（图 52-11）。

照射引起的脑动脉瘤可呈梭形或囊状，形状多样且不规则，大小不一；此外，由于它们的位置与照射野有关，常位于大脑动脉环的远端分支层面（图 52-15 和图 52-16）。

微出血、毛细血管扩张和海绵状血管瘤在 T_2^* 梯度回波和 SWI 序列上明显，表现为明显低信号区，这是由于含铁血黄素沉积的"开花"效应。在 SWI 上，微出血通呈小的低信号病灶，与连续层面上的线状血管不一样。

矿化性微血管病在头颅 CT 平扫上很容易识别，其特征是基底节区和皮质下白质钙化。

由于照射引起的血管病变对小血管的影响，在大脑深部可能会发生腔隙性梗死，其影像学特征与一般的腔隙性梗死相同。

三、放疗后脑卒中样偏头痛综合征

（一）定义和临床要点

放疗后脑卒中样偏头痛（SMART）综合征是一种罕见病状，是大脑照射的晚期迟发性改变。它的临床特征是患者先前接受过脑部放疗，包括局部和全脑放疗或脑脊髓照射，出现短暂的"脑卒中样"发作和急性/亚急性偏头痛发作，伴或不伴癫痫。该综合征通常在脑部照射后 10～20 年出现，尤其是颅后窝或大脑半球后部的肿瘤，尽管也有报道见于较短的时间间隔。

（二）流行病学和病理生理学

人们对 SMART 的病理生理学所知甚少，稀少的组织病理学报告并不能证明其特定模式。血管反应性受损、内皮损伤和三叉神经血管系统损伤被认为是其病因，同时伴离子通道反应性改变的大脑过度兴奋，这可能会降低皮质扩散抑制的阈值，导致偏头痛和癫痫发作的风险增加。

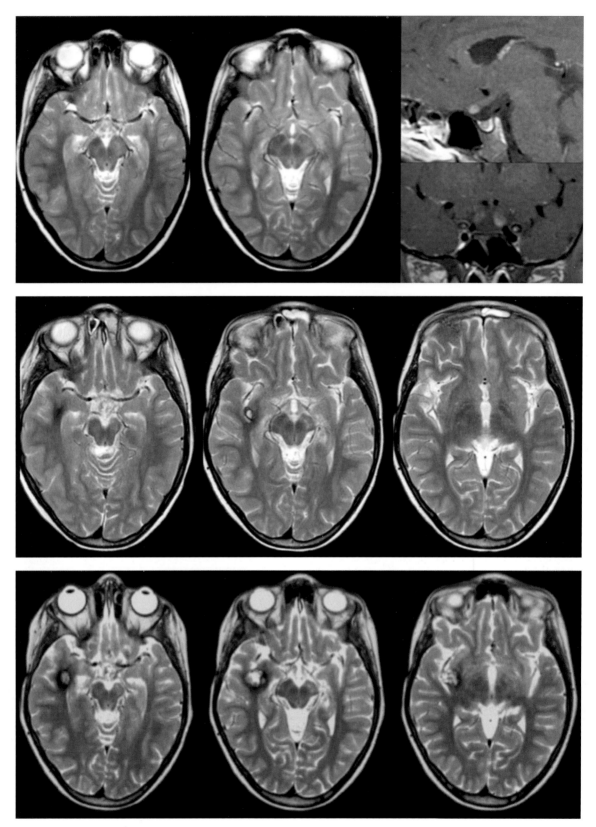

▲ 图 52-11　6 岁患者，下丘脑生殖细胞瘤，放疗 2 年后发生海绵状血管瘤

上排图为放疗前 MRI，显示左侧下丘脑层面残留强化的肿瘤，右侧大脑半球 T_2WI 未见异常。中排图为放疗 2 年后，患者突然发作癫痫。急诊 MRI 显示，T_2WI 图像为不均匀高信号病灶，周围伴明显低信号环，这是由于含铁血黄素沉积的磁敏感效应，符合海绵状血管瘤表现。下排图为 6 个月后，T_2WI 图像显示海绵状血管瘤明显增大

（三）影像学特征

典型的影像学特征对诊断该综合征至关重要。MRI 显示单侧 T_2/FLAIR 皮质 – 皮质下高信号，伴轻度脑回肿胀和脑沟消失。T_1WI 增强后典型表现为皮质脑回状强化，通常在神经系统症状开始后 2～7 天延迟出现。内皮功能障碍可能引起血脑屏障通透性过高，导致皮质明显强化。MRI 典型表现为累及颞叶、顶叶或枕叶皮质，不按血管区域分布。除非出现脑梗死，一般情况下 DWI 改变轻微，主要表现为 T_2 穿透效应或轻度扩散受限（图 52–12）。MRA 显示相邻动脉血管变窄。在 SWI 上，可同时存在多个点状低信号，可能与照射引起的海绵状血管瘤有关。

灌注成像 SMART 的 CBF 和 CBV 异常升高，与经颅多普勒超声证实的异常血管反应性相符。MRS 显示 N– 乙酰天冬氨酸降低、肌酸和胆碱水平升高，与短暂的神经轴突功能障碍或轻度非特异性胶质增生的神经元细胞丢失一致。在某些情况下，脑电图可能显示 MRI 异常同侧的慢波，大多数没有癫痫样异常。

在大多数情况下，临床症状和 MRI 异常均在 2～5 周内消失，这通常受益于高剂量类固醇的经验性治疗。尽管如此，仍有报道长期或永久性神经后遗症和不可逆性大脑损伤伴皮质层状坏死的病例。

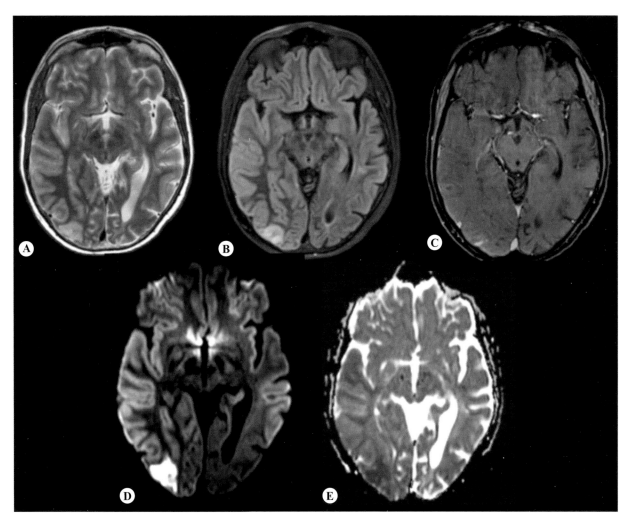

▲ 图 52–12 小脑髓母细胞瘤患者，放疗后 20 年出现 SMART 综合征

T_2WI（A）和 FLAIR（B）图像显示右侧颞顶叶高信号和肿胀，累及皮质和皮质下白质，T_1WI 增强图像显示右侧颞顶皮质 – 皮质下软脑膜强化，DWI（D）和 ADC（E）图像显示右侧颞顶枕皮质和皮质下白质轻度扩散受限（图片由 Prof. Anna Pichiecchio，Pavia/IT 提供）

此外，复发很常见，据报道有超过一半的患者出现复发。

围发作期假性进展与 SMART 属于同一类现象，MRI 表现相似，但无头痛，神经功能损害更轻，临床恢复更快。

四、可疑辐射损伤的推荐成像方案

动态对比增强磁共振成像是当前监测放疗后治疗反应的主要方法。了解辐射野和治疗剂量对于正确解释治疗后的影像学变化至关重要。应以即时的放疗前影像作为基线，与放疗后影像进行比较。成像方案应参考欧洲神经影像学学会最近发布的 EORTC-NBTS 共识。标准扫描方案包括：增强前后的 T_1WI、T_2WI 和 FLAIR 序列，以及最大 b 值为 1000s/mm^2 的 DWI，PWI 也应包括在内，基于 DSC 的 rCBV 是区分治疗反应和肿瘤进展的最有效参数。DCE 可以选择性扫描，最好是作为辅助手段。强烈建议用 PWI 进行定量评估，要意识到不同机构无法简单地采用相同阈值，因为阈值很大程度上取决于扫描参数和后处理方法。建议 MRS 作为一种可选技术，视情况而定，与其他先进技术（如 PWI）结合使用。

除了 T_2^* 梯度回波和（或）SWI 序列可增加对微出血、毛细血管扩张和海绵状血管瘤的检出，没有其他专门的血管成像方案或指南来对有发生血管病变风险的放疗患者进行随访。我们查阅特定章节，寻找最合适 MR 成像（包括 MRA）或 CTA 方案检查颅内外血管狭窄或畸形，最合适的方案应是侵袭性小但诊断准确性足够高。

五、报告内容和结构化报告

评估治疗效果的报告模板没有被广泛使用，但可以促进不同机构之间的标准化。结构化报告应包括以下项目。

- 基本病理学细节（如肿瘤组织学、既往手术史）和临床要点。
- 开始放疗的日期和所用治疗方案的详细信息，如辐射野、分割次数、总放疗剂量、伴随/辅助化疗、放疗史。
- 辐射野内存在提示放疗相关效应的病灶。

- 病变 T_2/FLAIR、T_2^*/SWI 和 T_1WI 增强后信号模式的详细信息，包括位置、"开花"伪影、出血性病灶、均匀或不均匀强化、坏死区域。
- 描述可能存在的水肿改变和占位效应。
- 病变内的 DWI/ADC 变化描述为增加、减弱、扩散受限，并与放疗前基线影像进行比较。对于扩散评估，即使在没有扩散受限的情况下，也建议将定量 ADC 与正常大脑进行比较，避免病灶即使没有扩散受限，但因为被周围水肿（ADC 图像高信号）包裹而在 ADC 图像上呈相对低信号。
- PWI 改变的定性描述（如病灶内灌注均匀/不均匀、高灌注区与常规影像的对应情况表现，如强化区域）和定量描述，通过测量和报告标准化的 rCBV 值（以及如能获得的基于 DCE 的 K^{trans} 和 V_p 值），以及它们较先前检查的变化（如果有的话）。
- 如果进行了 MRS 检查，应报告 N– 乙酰 – 天冬氨酸比率相对于先前扫描的任何下降，以及胆碱和肌酸水平随时间的变化；病理代谢物（如脂质和乳酸）应加以解释。

六、病例报告及报告样本

1. 病例报告 1（图 52–13 和图 52–14）

病史：55 岁男性，突发癫痫，左侧轻微感觉运动并发症，有肺癌伴右侧顶叶单发脑转移瘤病史，15 个月前接受 SRS 多次分割治疗（27Gy，连续 3 天分割），接着用顺铂和卡培他滨辅助化疗。

临床诊断：系统性疾病得到控制的患者可能出现的治疗反应。

MRI 检查目的：排除可能出现的放疗反应和肿瘤进展。

成像技术：头颅 MRI 扫描包括 T_2/FLAIR、DWI、SWI、平扫和增强 T_1WI，以及根据标准化方案的 DSC 和 DCE 灌注序列。

影像学表现：SRS 治疗前 15 个月的基线 MRI（图 52–13），显示 T_2WI 图右侧顶叶信号不均高信号结节，伴少许水肿（图 52–13A），ADC 图信号与正常脑组织相似（图 52–13B），T_1WI 增强图像显示轻微强化（图 52–13C）。

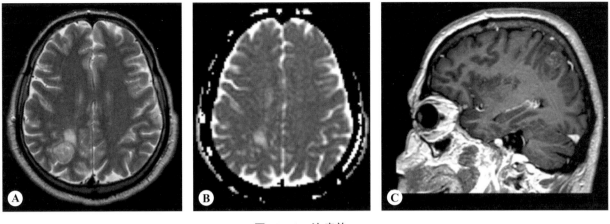

▲ 图 52-13 治疗前 MRI

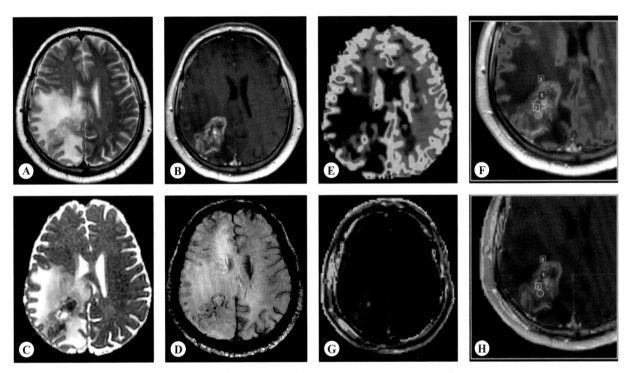

▲ 图 52-14 当前 MRI，包括常规序列（A 至 D）和 PWI（E 至 H）

当前 MRI（图 52-14）、T$_2$WI（图 52-14A）图像显示病灶信号不均，T$_1$WI 增强（图 52-14B）环形强化，周围水肿区 ADC 值升高（图 52-14C）并伴占位效应。SWI（图 52-14D）图像显示多发点状低信号病灶，符合脑微出血表现。

对 DSC（图 52-14E）和 DCE（图 52-14G）PWI 参数图的定性评估显示，病变部位 rCBV 相对低、K^{trans} 中度增加，病灶内小灶性 rCBV 和 K^{trans} 增加（图 52-14F 和 H，DSC 和 DCE 与 T$_1$WI 的叠加图像）。定量分析显示强化病灶

内 rCBV 和 K^{trans} 值不均匀，中心区域 rCBV 高、K^{trans} 中度增加（ROI1：rCBV=4.4 和 K^{trans}=0.077/min，ROI2：rCBV=2.4 和 K^{trans}=0.033/min），与转移瘤富于血管和具有通透性的血管结构相符，强化边缘的灌注值相对更低、通透性中度增加（ROI3：rCBV=1.5 和 K^{trans}=0.038/min），可能与放射损伤有关。尽管不同文献阈值差异很大，但这种混合 PWI 值表明同时存在放射性坏死和残余肿瘤。

解释：常规 MRI、PWI 及患者的临床病史提示大部分为治疗相关反应，可能有残余肿瘤混合。患

者行手术切除肿块，组织病理学分析证实为辐射相关损伤，伴坏死和肺癌转移瘤中心区域小灶性组织残余。

2. 病例报告 2（图 52-15 和图 52-16）

病史：45 岁女性患者，因突发头痛随后出现意识丧失和呕吐急诊就医。该患者 15 年前曾因右侧蝶窦两脑膜瘤接受全脑放疗。

临床诊断：临床检查显示格拉斯哥昏迷评分为 14 分。

MRI 检查目的：排除之前接受 WBRT 患者发生脑血管意外的原因。

成像技术：CT 平扫、数字减影血管造影，与先前 MRI 增强比较。

影像学表现：CT 平扫（图 52-15A）显示右侧额颞叶血肿合并蛛网膜下腔出血和脑室内出血，并可见蝶窦区两个钙化的脑膜瘤。DSA（图 52-15B，斜位；图 52-15C，侧位）显示右侧大脑中、前动脉弥漫性形态不规则，以及多个特征性梭形动脉瘤。随后该患者接受了血管介入，栓塞了一个 M_2 段小动脉瘤，该动脉瘤被认为引起急性出血。

先前在另一个医学中心做的治疗后脑膜瘤 MRI 增强随访研究（图 52-16A，T_2WI 轴位；图 52-16B，T_1WI 冠状位）显示，照射野内沿右侧大脑中动脉（图 52-15，白箭头）见强化。

解释：这是一罕见照射后动脉炎病例，右侧蝶窦两个脑膜瘤放疗后，照射野内出现不规则动脉瘤。MRI 出现的血管壁强化被认为是炎症 / 新生血管，可能会增加出血风险。

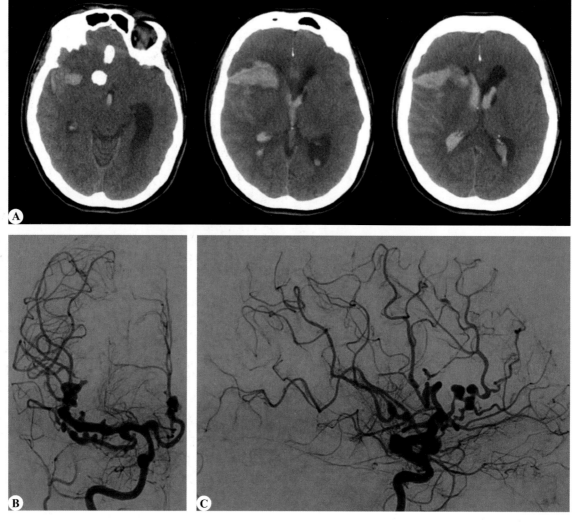

▲ 图 52-15　平扫 CT（A）和 DSA（B 和 C）

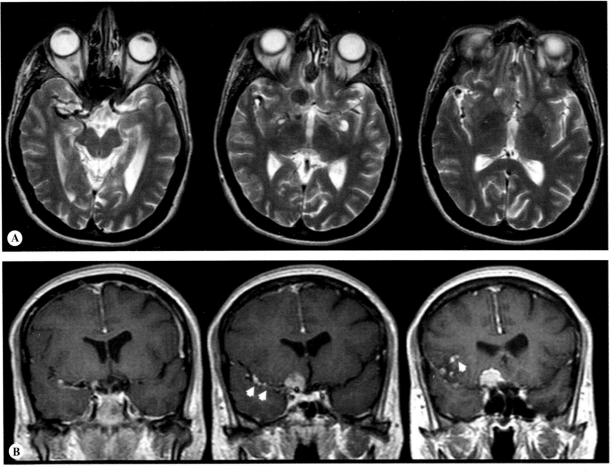

▲ 图 52-16 之前 MRI 增强图像

参考文献

[1] Anzalone N, et al. Brain gliomas: multicenter standardized assessment of dynamic contrast-enhanced and dynamic susceptibility contrast MR images. Radiology. 2018. 170362.

[2] Black DF, Bartleson JD, Bell ML, Lachance DH. SMART: stroke-like migraine attacks after radiation therapy. Cephalalgia Int J Headache. 2006;26:1137–42.

[3] Ellingson BM, et al. Consensus recommendations for a standardized Brain Tumor Imaging Protocol in clinical trials. Neuro Oncol. 2015;17:1188–98.

[4] Galldiks N, Langen KJ. Amino acid PET – an imaging option to identify treatment response, posttherapeutic effects, and tumor recurrence? Front Neurol. 2016;7:120.

[5] Kumar AJ, Leeds NE, Fuller GN, Van Tassel P, Maor MH, Sawaya RE, Levin VA. Malignant gliomas: MR imaging spectrum of radiation therapy- and chemotherapy-induced necrosis of the brain after treatment. Radiology. 2000;217: 377–84.

[6] Makale MT, McDonald CR, Hattangadi-Gluth JA, Kesari S. Mechanisms of radiotherapy-associated cognitive disability in patients with brain tumours. Nat Rev Neurol. 2017;13:52–64.

[7] Mayer R, Sminia P. Reirradiation tolerance of the human brain. Int J Radiat Oncol Biol Phys. 2008;70:1350–60.

[8] Miller JA, et al. Association between radiation necrosis and tumor biology after stereotactic radiosurgery for brain metastasis. Int J Radiat Oncol Biol Phys. 2016;96:1060–9.

[9] Murphy ES, et al. Necrosis after craniospinal irradiation: results from a prospective series of children with central nervous system embryonal tumors. Int J Radiat Oncol Biol Phys. 2012;83: e655–60.

[10] Patel TR, McHugh BJ, Bi WL, Minja FJ, Knisely JP, Chiang VL. A comprehensive review of MR imaging changes following radiosurgery to 500 brain metastases. AJNR Am J Neuroradiol. 2011;32:1885–92.

[11] Patel P, Baradaran H, Delgado D, Askin G, Christos P, John Tsiouris A, Gupta A. MR perfusion-weighted imaging in the evaluation of high-grade gliomas after treatment: a systematic review and meta-analysis. Neuro Oncol. 2017;19:118–27.

[12] Perry A, Schmidt RE (2006) Cancer therapy-associated CNS

neuropathology: an update and review of the literature Acta Neuropathol 111:197–212.

[13] Radbruch A, et al. Pseudoprogression in patients with glioblastoma: clinical relevance despite low incidence. Neuro Oncol. 2015;17:151–9.

[14] Rossi Espagnet MC, et al. Magnetic resonance imaging patterns of treatment-related toxicity in the pediatric brain: an update and review of the literature. Pediatr Radiol. 2017;47:633–48.

[15] Taal W, et al. Incidence of early pseudo-progression in a cohort of malignant glioma patients treated with chemoirradiation with temozolomide. Cancer. 2008;113:405–10.

[16] Thust SC, et al. Glioma imaging in Europe: a survey of 220 centres and recommendations for best clinical practice. Eur Radiol. 2018a;28:3306–17.

[17] Thust SC, van den Bent MJ, Smits M. Pseudoprogression of brain tumors J Magn Reson Imaging. 2018b.

[18] Wahl M, Anwar M, Hess CP, Chang SM, Lupo JM. Relationship between radiation dose and microbleed formation in patients with malignant glioma. Radiat Oncol (London, England). 2017;12:126.

拓展阅读

[1] Brandsma D, Stalpers L, Taal W, Sminia P, van den Bent MJ. Clinical features, mechanisms, and management of pseudoprogression in malignant gliomas. Lancet Oncol. 2008;9:453–61.

[2] Di Stefano AL, et al. "Stroke-like" events after brain radiotherapy: a large series with long-term follow-up. Eur J Neurol. 2018.

[3] Khan M, et al. Radiation-induced myelitis: initial and follow-up MRI and clinical features in patients at a single tertiary care institution during 20 years. AJNR Am J Neuroradiol. 2018;39:1576–81.

[4] Lacerda S, Law M. Magnetic resonance perfusion and permeability imaging in brain tumors. Neuroimaging Clin N Am. 2009;19:527–57.

[5] Murphy ES, Xie H, Merchant TE, Yu JS, Chao ST, Suh JH. Review of cranial radiotherapy-induced vasculopathy. J Neurooncol. 2015;122:421–9.

[6] Pruzincova L, et al. MR imaging of late radiation therapyand chemotherapy-induced injury: a pictorial essay. Eur Radiol. 2009;19:2716–27.

[7] Ruben JD, Dally M, Bailey M, Smith R, McLean CA, Fedele P. Cerebral radiation necrosis: incidence, outcomes, and risk factors with emphasis on radiation parameters and chemotherapy. Int J Radiat Oncol Biol Phys. 2006;65:499–508.

[8] Telles BA, D'Amore F, Lerner A, Law M, Shiroishi MS. Imaging of the posttherapeutic brain. Top Magn Reson Imaging. 2015;24:147–54.

[9] Thust SC, van den Bent MJ, Smits M. Pseudoprogression of brain tumors. J Magn Reson Imaging. 2018.

[10] van Dijken BRJ, van Laar PJ, Holtman GA, van der Hoorn A. Diagnostic accuracy of magnetic resonance imaging techniques for treatment response evaluation in patients with high-grade glioma, a systematic review and metaanalysis. Eur Radiol. 2017;27:4129–44.

[11] Verma N, Cowperthwaite MC, Burnett MG, Markey MK. Differentiating tumor recurrence from treatment necrosis: a review of neuro-oncologic imaging strategies. Neuro Oncol. 2013;15:515–34.

第53章 获得性代谢性疾病的影像表现

Acquired Metabolic Diseases：Imaging Patterns

Chalie Chia-Tsong Hsu　Timo Krings　**著**

陈　娇　夏　菲　王　莉　孔　祥　**译**　李　骁　戚荣丰　**校**

摘 要

获得性代谢性脑病和脊髓病是一组异质性的神经系统疾病，由全身性毒素积聚、电解质紊乱或代谢底物积聚或耗竭而导致中枢神经系统损伤所致。生理功能的最初障碍可能来自外源性毒素或内源性终末器官衰竭，但这两个途径通常相互关联，因为许多外源性毒素诱导代谢紊乱导致终末器官功能障碍，从而对大脑产生毒性影响。在本章中，我们对四个主要类型的获得性代谢性脑病进行了深入概述：①外源性毒素：酒精性脑病；②终末器官疾病：肝性脑病和慢性肾衰竭；③电解质或代谢底物紊乱：渗透性脱髓鞘综合征、高血糖症和低血糖症；④铜、维生素 B_{12} 缺乏症和甲状腺疾病。我们将介绍临床神经影像学观点和每种疾病的病理生理学基础，然后着重神经影像学技术的适当应用。最后，我们提供了神经影像学模式分析的系统方法和相关鉴别诊断的简要列表。急性代谢障碍的神经影像学能极大地帮助临床医生缩小鉴别范围，有时还可提供特异性诊断。

关键词

肝衰竭；脑病；乙醇；渗透性脱髓鞘；慢性肾衰竭；葡萄糖代谢；维生素 B_{12} 缺乏症；铜缺乏；甲状腺疾病

一、肝性脑病

（一）疾病概述

肝性脑病描述了急性和慢性肝衰竭患者从亚临床症状到昏迷的一系列神经心理功能障碍。

（二）疾病定义和临床要点

急性肝衰竭通常影响年轻患者，具有很高的发病率和死亡率。符合肝移植条件患者的存活率大大提高。急性肝衰竭的及时诊断至关重要，因为肝性脑病可能会迅速出现。慢性肝衰竭在成人和儿童肝硬化患者中均普遍存在。1/3 的肝性脑病（HE）患者显示临床症状，但高达 2/3 的轻度或亚临床 HE 患者仅能用深度神经精神测试检出。与急性肝衰竭所致的 HE 相比，慢性肝衰竭所致 HE 的严重程度分级间的转变更为缓慢。

（三）基本流行病学 / 人口学 / 病理生理学

根据疾病的潜在性质，HE 可分为三个临床组：A 型出现在急性肝衰竭患者中，B 型出现在没有明显自身肝病的门体分流患者中，C 型出现在慢性肝病患者中。从神经影像学的角度来看，急性肝衰竭的 HE 同义于 A 型 HE，慢性肝衰竭的 HE 同义于 C 型 HE。比较罕见的 B 型 HE 通常发生在先天性血管异常基础上，可能只有当合并肝病发作或手术分流后才会出现症状。B 型和 C 型的临床表现相似。

急性肝衰竭包括凝血异常的证据，通常是国际标准化比值 ≥ 1.5 和精神状态改变（脑病）的病程 < 26 周，之前无肝硬化，而在一小部分患者中，暴发性肝衰竭发生在肝病发病后 8 周内。急性肝性脑病的特点是迅速发作肝性脑病、肝细胞功能障碍引起的凝血障碍和脑水肿，其发病率和死亡率都很高，预后取决于病因。临床检查和详尽的实验室检查以评估病因和严重程度。急性肝衰竭的常见病因包括病毒性肝炎、药物（故意用药过量或药物反应）、毒素、血管疾病（布加综合征）、瑞氏综合征、急性妊娠脂肪肝、遗传性尿素循环异常（鸟氨酸转氨酶缺乏）和瓜氨酸血症。

慢性肝衰竭引起的 HE 是由较长（> 8 个月）病程引起的。慢性肝衰竭的常见原因包括酒精性肝硬化、病毒性肝炎、脂肪性肝病、储存障碍（肝豆状核变性）和毒素。HE 的临床评估是基于临床严重程度、时间进程和识别诱发因素等关键因素。HE 的时间进程可以是间歇性、复发性（发生时间间隔不超过 6 个月的 HE），也可以是持续性（功能障碍总是存在）。临床医生通常使用 West-Haven 标准，基于对意识水平、智力功能、行为和神经学表现的评估，对临床严重程度进行分级。临床研究的重点是早期发现诱发因素，如利尿剂引起的低钾血症、苯二氮䓬类药物的使用、感染和胃肠道出血、输血和肾衰竭。临床处理的目标是尽早消除诱发因素，取得积极的临床效果。

HE 的病理生理学是多因素的，虽然传统上认为主要由于氨的过度蓄积；然而，其他因素包括神经毒性分子、低钠血症和神经炎症。肝衰竭时血氨水平升高，可归因于肝脏代谢能力降低、肝窦周围血液门体分流、内源性肠道细胞将谷氨酰胺分解成谷氨酸和氨的代谢上调，以及结肠细菌脲酶活性增加。氨神经毒性的明确机制仍不清楚，但最主要的过程似乎与谷氨酰胺合成酶代谢氨从而导致星形胶质细胞肿胀和氨相关的突触功能障碍有关（图 53–1）。此外，慢性肝病的慢性低钠血症降低了星形胶质细胞在高氨血症或神经炎症发作时失代偿的阈值，因此导致脑水肿。慢性低钠血症导致细胞内

有机渗透压、肌醇的耗竭，引起细胞内渗透压调节失调。虽然低钠血症本身可能不足以引发 HE，但它会给星形胶质细胞带来额外的渗透压力。

（四）病理学

急性肝衰竭中 HE 的特点是星形胶质细胞肿胀和细胞毒性脑水肿。细胞肿胀的程度与血清氨水平有关，这支持了渗透活性谷氨酰胺水平升高引起高渗状态导致水分渗透到星形胶质细胞的假说。慢性肝衰竭 HE 中细胞体积变化导致星形胶质细胞功能改变不明显。虽然脑水肿是急性肝衰竭 HE 的一种表现，但在慢性肝病 HE 中也很少见。

（五）临床情况和影像学指征

急性肝衰竭所致 HE 会迅速进展，因此被判定为有任何程度脑病的患者都应该被转到重症监护病房。获取动脉血氨水平是评估急性 HE 的重要诊断步骤，因为较高的血氨水平与 HE 的严重程度、脑水肿和死亡率相关。血氨的正常参考范围是 < 50μmol/L，高于 100μmol/L（170μg/dl）预示肝性脑病的发生，而 124μmol/L（211μg/dl）或更高则预示着死亡风险。CT 或 MR 的神经影像学评估可能先于急性 HE 的临床诊断。因此，放射科医生会向临床医生提出急性肝性脑病的诊断可能，这可以通过血氨水平进一步证实。

慢性肝衰竭所致 HE 本质上是一种临床诊断，因此进一步巩固诊断、排除与慢性肝衰竭相关的不良病理表现（如颅内出血或中枢神经系统感染）很有意义。慢性肝病患者免疫功能低下，患败血症、自发性细菌性腹膜炎、肺炎、尿路感染和脑膜炎的风险增加。HE 与中枢神经系统感染的临床鉴别很困难。早期神经影像和脑脊液取样是确诊的关键。由于慢性肝衰竭患者自身的凝血功能障碍，因此自发性颅内出血是严重的并发症。与急性肝衰竭引起的急性 HE 相反，不建议在评估慢性肝病时进行氨测量。正常氨水平并不排除肝性脑病的诊断，氨水平升高也不能确定肝性脑病的诊断。

（六）影像技术和推荐方案

头颅 CT 平扫通常是首次神经影像学检查。当脑病原因不明或怀疑感染时，可根据首次平扫图

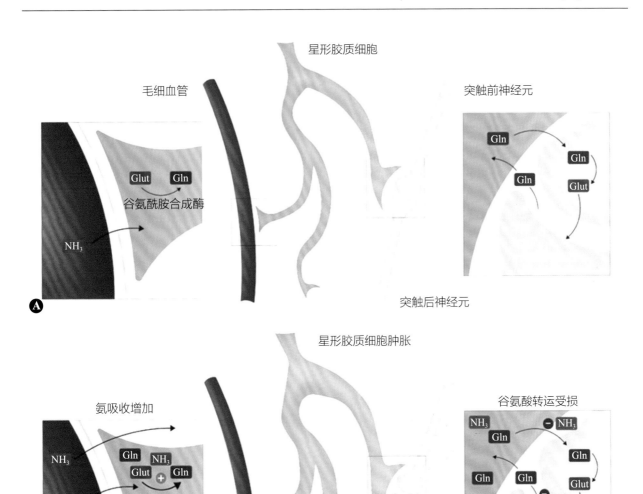

▲ 图 53-1　**A.** 在正常生理状态下，氨（如 **HN₃**）扩散进入星形胶质细胞，与谷氨酸一起被谷氨酰胺合成酶催化。谷氨酰胺被运送到突触前神经元，在那里它被转化为谷氨酸。谷氨酸是一种兴奋性神经递质，在神经元刺激下释放到突触间隙。**B.** 在肝衰竭时，高水平的氨通过血脑屏障扩散，导致谷氨酰胺的净合成增加，并使突触间隙星形胶质细胞的谷氨酰胺转运和再摄取受损。总的净效果是细胞内谷氨酰胺水平升高和神经元突触功能障碍引起的星形胶质细胞肿胀

NH₃. 氨；Gln. 谷氨酰胺；Glut. 谷氨酸（图片由 Dr Sachintha Hapugoda 提供）

像，同时或单独进行头颅增强 CT。MRI 是评估脑病患者的首选检查，标准的快速 MRI 脑成像方案包括矢状位或轴位 T_1WI、轴向 T_2WI、轴位 FLAIR、DWI/ADC 和 T_2WI 梯度回波或 SWI 序列。如果怀疑中枢神经系统感染，则加扫钆剂 T_1WI 增强序列。FLAIR 序列可在注射钆剂后获得，以提高检测软脑膜病变进程的敏感性。MRS 可作为一种补充检查，

在急性肝性脑病中，使用短回波时间可显示谷氨酸 – 谷氨酰胺峰。

（七）解释清单和结构化报告

急性肝衰竭引起的 HE CT 平扫表现为脑回肿胀伴皮质灰 – 白质分界不清，脑池和脑沟消失。MRI T_2WI 和 FLAIR 序列能更好地显示相对对称的皮质、

基底神经节和丘脑的水肿。皮质的受累通常是对称性的，岛叶皮质和额叶（扣带回）最为常见，而 Rolandic 前区和枕叶相对很少受累（图 53-2）。基底神经节和丘脑受累也相对对称。

根据疾病的严重程度，皮质和神经节结构均可表现为扩散受限，提示细胞毒性水肿和不可逆性损伤（图 53-2）。短期内随访 MRI 可能表现为脑回和神经节水肿完全或部分消退。在重症病例中，先前受累的皮质可出现皮质层状坏死，呈脑回样 T_1 高信号，并伴有脑实质萎缩（图 53-3）。

急性 HE 的影像学鉴别应包括低血糖、缺氧缺血性脑病和癫痫持续状态。急性低血糖通常影响顶枕叶皮质，实验室检查发现的低血糖和正常的动脉血氨水平可以证实这一点。虽然缺氧缺血性脑病在影像上可能与急性 HE 非常相似，但岛叶皮质和扣带回对称性受累的表现更支持急性 HE。最后，癫痫持续状态通常是单侧的，基底节不受累。

慢性 HE 在 CT 平扫显示正常或不同程度的局灶性脑萎缩。MRI 可显示继发于锰沉积的对称性苍白球 T_1 高信号（图 53-4）。这些改变也可见于黑质、脑桥、丘脑底核、齿状核等部位，在下丘脑或垂体最少见。有趣的是，这些信号的改变或许是可逆的，有报道在成功肝移植后可好转甚至完全消失。

二、渗透性脱髓鞘综合征

（一）疾病概述

渗透性脱髓鞘综合征是一种由于快速纠正低渗或（极少数）高渗状态引起的疾病，最常见是由于过快纠正的低钠血症。细胞体积的突然改变来自细胞外液渗透压的快速变化，导致髓鞘损伤到大脑自身的易损区域。

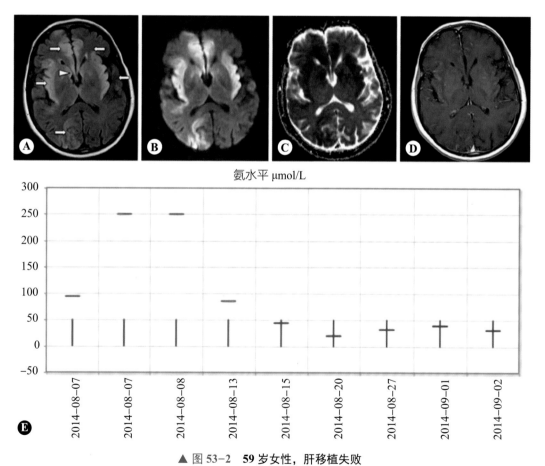

氨水平 μmol/L

▲ 图 53-2　59 岁女性，肝移植失败

MRI FLAIR（A）显示岛叶和扣带回受累，呈几乎对称的脑回高信号和肿胀（箭），同侧累及右顶枕叶皮质（箭）和右尾状核头部（箭头）。DWI（B）和 ADC（C）表现为扩散受限，而钆剂 T_1WI 增强（D）显示皮质和软脑膜强化。头颅 MRI 结果与动脉氨含量的急剧升高（E）相吻合，达到峰值 250μmol/L（图片由 Dr Trevor Watkins 提供）

（二）疾病定义和临床要点

渗透性脱髓鞘综合征描述了脑桥中央髓鞘溶解症和脑桥外髓鞘溶解症，这两种髓鞘溶解症可独立发生，也可联合发生（同步和异时）。最高危患者是血钠＜ 120mmol/L 超过 48h 后，静注高渗盐水迅速纠正血钠水平，并在治疗过程中出现高钠血症。

渗透性脱髓鞘综合征有不同的临床结局，从吞咽困难、假性延髓麻痹、构音障碍和运动障碍到癫痫、

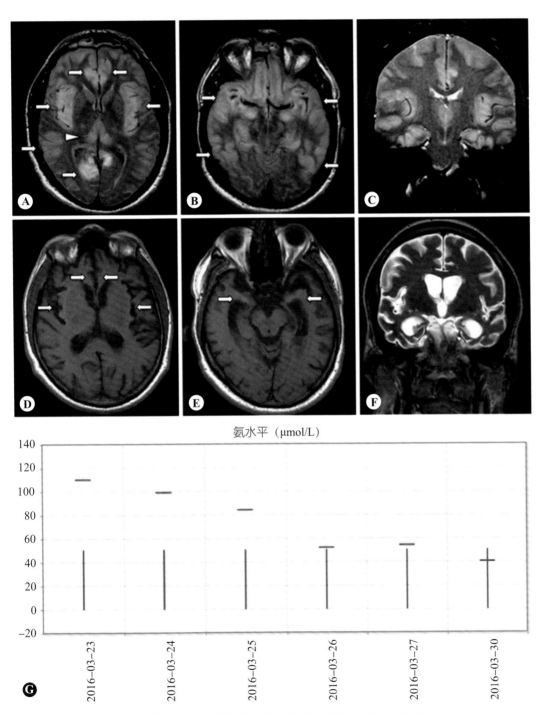

▲ 图 53-3　48 岁男性，肺部感染导致部分 OTC 缺乏症

MRI 轴位（A 和 B）和冠状位（C）T₂WI 显示对称性脑回高信号和肿胀，累及岛叶、扣带回、颞叶（箭）和丘脑（箭头）。3 个月后复查 MRI 可见皮质层状坏死（箭）和受累皮质区域明显萎缩。急性期住院期间测得的动脉血氨水平（G）峰值为 110μmol/L（图片由 Dr Trevor Watkins 提供）

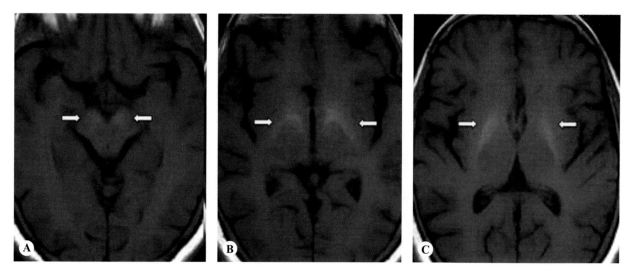

▲ 图 53-4　慢性肝病患者继发锰沉积，图示大脑脚、丘脑底核和苍白球的对称性 T_1 信号增高

四肢瘫痪、昏迷和死亡都可发生。

（三）基础流行病学 / 人口学

尸检研究显示，在普通人群中，渗透性脱髓鞘综合征的患病率为 0.25%～0.5%。大多数病变局限于脑桥，占 50%。30% 的病例脑桥中央髓鞘溶解症和脑桥外髓鞘溶解症共存，20% 仅发生脑桥外髓鞘溶解症。ODS 在 30—60 岁的成年人中发病率更高，男性居多。渗透性脱髓鞘综合征的常见原因包括迅速纠正低钠血症、酒精中毒、肝移植和营养不良。易患渗透性脱髓鞘综合征的共存疾病状态包括慢性肾脏疾病、长期呕吐（妊娠剧吐、暴食症）、严重烧伤、移植和长期使用（或滥用）利尿药。

（四）病理生理学

在急性低钠状态下，水从溶质含量较低的细胞外环境进入细胞，导致溶质含量较高的细胞发生肿胀。由于特异性水通道蛋白 AQP4 和 AQP1 的存在，胶质细胞比神经元更容易受到渗透压引起的细胞体积的变化的影响。24～48h 后发生细胞适应，恢复细胞体积。依赖能量的 Na/K ATP$_{ase}$ 泵上调可排出无机离子，细胞内的水跟随被挤出的离子到达细胞外。此外，还存在有机渗透物质（即肌醇）的外流。因此，细胞内和细胞外环境都变为低渗，胶质细胞体积恢复到正常（图 53-5）。在慢性低钠状态下，胶质细胞通过降低细胞内溶质含量来适应。外源性快速纠正低钠 / 低渗状态将导致血清渗透压升

高。作为反应，胶质细胞逆转了上述过程，开始合成有机渗透分子，并通过离子泵增加细胞内无机离子的含量。这些过程造成了明显的代谢紧张，特别是在既往存在并发症的患者中。最终的结果是大量的水转移出细胞，以纠正细胞内和细胞外渗透压的不平衡，引起胶质细胞（少突胶质细胞）收缩，导致髓鞘破裂和分裂。最终的结果是大量的水迁移出细胞，以纠正细胞内和细胞外渗透压的不平衡，导致胶质细胞（少突胶质细胞）收缩，髓鞘破裂和分裂。脑桥的横截面纤维更易受累，这可能是因为脑桥有机渗透物质丢失后恢复较慢，因此不能耐受血清渗透压的快速增加。

（五）病理特征

渗透性脱髓鞘综合征的大体标本显示受累的脑桥和（或）桥外部位软化和苍白外观。渗透性脱髓鞘综合征的组织学特征包括髓鞘丢失、神经元和轴突完好、巨噬细胞浸润。与其他原发性脱髓鞘情况相比，缺乏明显的神经炎症反应是渗透性脱髓鞘综合征的更典型表现。

（六）临床场景和影像学适应证

渗透性脱髓鞘综合征的临床表现取决于病变的位置和范围。脑桥中央髓鞘溶解症可表现为构音障碍和吞咽困难（皮质延髓束受累）、四肢瘫痪（皮质脊髓束受累）、眼球运动功能障碍（中脑背侧核受累）、闭锁综合征、昏迷和死亡。脑桥中央髓鞘

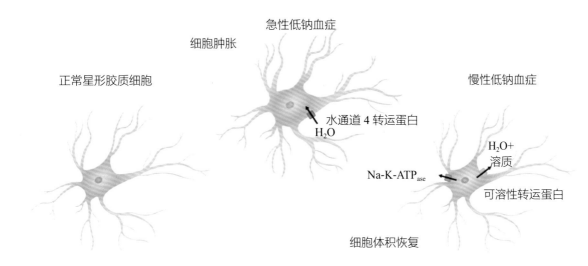

正常星形胶质细胞

细胞肿胀

急性低钠血症

慢性低钠血症

水通道4转运蛋白
H_2O

Na-K-ATP$_{ase}$

H_2O+
溶质

可溶性转运蛋白

细胞体积恢复

▲ 图 53-5 低钠血症急性期时水通过水通道转运蛋白从低渗细胞外环境流入细胞，导致细胞肿胀。24 ～ 48h 后发生细胞适应，通过排出渗透作用的有机渗透分子和无机离子，使细胞恢复到正常状态
图片由 Dr Sachintha Hapugoda 提供

溶解症与脑桥外髓鞘溶解症共存或单独的脑桥外髓鞘溶解症往往会产生更多复杂的临床表现。脑桥外髓鞘溶解症可表现为精神、行为或运动障碍。

（七）影像技术和推荐方案

头颅 CT 平扫通常是神经影像学的首选检查。渗透性脱髓鞘综合征的头颅 CT 可以是正常的，也可以表现为受累区域低密度。但经常出现的颅底条纹伪影，限制了诊断脑桥中央髓鞘溶解症的敏感性。头颅 MRI 最为敏感，标准方案包括矢状位或轴位 T_1WI、轴位 T_2WI、轴位 FLAIR、DWI/ADC、T_2^*WI GRE 或 SWI 序列。需注意的是，渗透性脱髓鞘综合征的影像表现会晚于临床症状。如果首次MR 检查是正常的，但临床仍怀疑渗透性脱髓鞘综合征，可考虑数天后再次复查。

（八）解释清单和结构化报告

CT 平扫由于颅底条纹伪影，对渗透性脱髓鞘综合征病变的显示不敏感，尤其是对脑桥中央髓鞘溶解症病变。渗透性脱髓鞘综合征病变表现为低密度区，伴有肿胀和局部占位效应（图 53-6）。MRI是评估渗透性脱髓鞘综合征可疑患者的最佳方法。渗透性脱髓鞘综合征在 T_1WI 上呈低信号，在 T_2WI和 FLAIR 上呈高信号（图 53-7）。病变通常无强化，但可能在晚期出现强化。DWI 是对急性渗透性脱髓鞘综合征最敏感的序列，可以先于常规 MRI 序

列检出信号改变。T_2^*GRE 或 SWI 序列显示病变内无出血。脑桥中央髓鞘溶解症病变形态多样，如圆形、三角 "墨西哥帽" 形或菱形。病变形态的差异很可能是由于病变范围和脑桥纤维束分布的解剖变异。脑桥扩散张量成像显示纤维束呈层状排列，垂直方向的皮质脊髓束夹在脑桥腹侧纤维和背侧纤维之间，均有助于小脑中脚的形成。脑桥被盖束位于最后面。脑桥横向纤维首先受累，而皮质脊髓纤维相对很少受累，但也可受累（图 53-7）。脑桥外髓鞘溶解症表现为基底节、丘脑、大脑脚、小脑的对称性病变，脊髓受累最少见。脑桥外髓鞘溶解症更常与脑桥中央髓鞘溶解症一起发生（图 53-8），很少单独发生（图 53-9）。慢性渗透性脱髓鞘综合征病变可显示残余脑组织信号改变、空洞和华勒变性。大的脑桥中央髓鞘溶解症病变通常十分明显，但小的脑桥中央髓鞘溶解症病变可能会对诊断造成困难。对脑桥中央髓鞘溶解症小病灶的影像学鉴别应包括脑干梗死和脱髓鞘，而 EPM 的鉴别诊断包括缺氧缺血性和代谢性疾病。

三、酒精滥用

（一）疾病概述

酒精类饮料含有不同浓度的乙醇。乙醇是世界范围内最常被滥用的物质。酒精滥用对大脑结构和功能有深远的急性和慢性的明显不良反应。

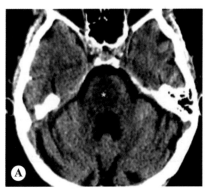
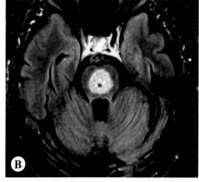
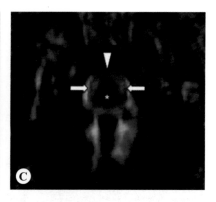

▲ 图 53-6　46 岁男性，慢性酒精中毒患者，表现为构音障碍、吞咽困难和共济失调

CT 平扫（A）显示脑桥中央圆形低密度区（星号）。MRI 轴位 FLAIR 证实中央脑桥有一高信号病灶，边缘正常（星号）。DTI 彩色 FA 显示病变主要累及脑桥背侧横纤维（星号），脑桥腹侧横纤维（箭头）和皮质脊髓束（箭）相对很少

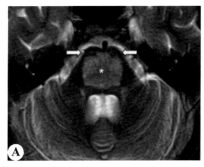
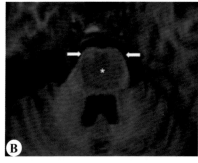
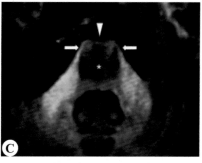

▲ 图 53-7　21 岁女性背包客，在徒步旅行时消耗了大量的水，并出现了等容量性低钠血症，就诊时血清钠为 108mmol/L。血清钠通过过度联合钠钾静脉溶液纠正，使血清钠从 25h 内的 23mmol 迅速升高到 48h 内的 **131mmol/L 和 136mmol/L**

MRI 轴位 T₂WI（A）和 T₁WI（B）图像显示大的渗透性脱髓鞘融合区（星号），皮质脊髓束（箭）相对很少。T₁WI 叠加的 DTI 彩色 FA 图像显示桥横纤维（星号，红色）的各向异性分数消失，腹侧纤维（箭头）有一小段保留带。皮质脊髓束的各向异性分数也随着信号强度（箭，蓝色）的改变而降低（图片由 Dr Sandeep Bhuta 提供）

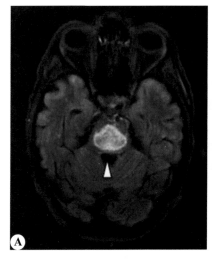
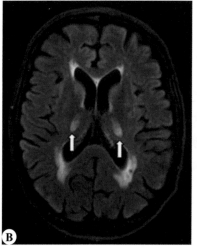
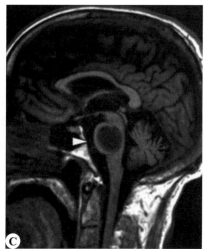

▲ 图 53-8　51 岁男性，慢性酒精中毒病史，表现为全身强直阵挛性癫痫发作和低钠血症

ESNR 轴位 FLAIR 图像（A 和 B）显示大的脑桥中央髓鞘溶解症中线区病变（箭头）和对称的双侧丘脑病变（箭）。矢状位 T₁WI 图像（C）再次显示脑桥中央髓鞘溶解症病变（箭头）及小脑上蚓部选择性萎缩和胼胝体变薄，与慢性酒精中毒的作用一致

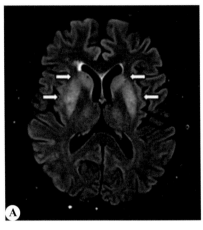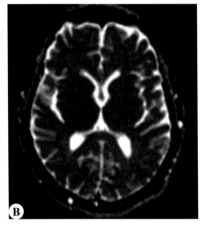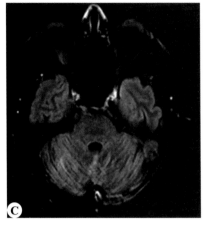

▲ 图 53-9　61 岁男性，慢性酒精中毒病史，伴震颤和帕金森综合征
MRI 轴位 FLAIR 图像（A）显示双侧基底节对称性病变（箭），ADC 图像没有真的扩散受限（B），脑桥受累不明显（C）

（二）疾病定义和临床要点

急性酒精中毒是酗酒的一种并发症，对年轻成人的发育成熟大脑影响更大，因其更易受到酒精的神经毒性影响。酗酒的急性神经作用是剂量依赖性的，表现从意识水平下降、昏迷，甚至到死亡。乙醇对大脑的长期不良反应比急性酒精中毒更为普遍。继发性中枢神经系统效应与脑 – 肝轴功能障碍有关，酒精引起的肝功能紊乱引起生化、营养和电解质紊乱。酒精相关营养失调相关的疾病有硫胺素缺乏引起的 Wernicke 脑病，以及在极少数情况下会导致中央脑桥体纤维脱髓鞘和坏死的疾病，即 Marchiafava-Bignami 病。

（三）基础流行病学 / 人口学 / 病理生理学

酒精通过胃和小肠黏膜被吸收进入血液。一个健康的肝脏通过酒精脱氢酶的作用，使近 90% 的酒精解毒，一个标准杯量的解毒大约需要 2h。如继续摄入，解毒酶出现饱和，血清乙醇水平则会迅速上升。血液酒精浓度是对血液中酒精含量的估量，在不同浓度下预测相应的神经系统效应。虽然血液酒精浓度在停止饮酒后开始下降，但下降的时间比上升更长。低酒精浓度（0.01%～0.02%）会导致警觉性降低、判断力下降和抑制。中等酒精浓度（0.08%～0.10%）会导致判断力受损、自控力、推理能力和记忆丧失、反应时间增加、协调性差、协调性和感官减缓。高酒精浓度（0.15% 或以上）会导致呕吐、运动功能丧失、失衡和严重的中枢神经系统抑郁，包括时而清醒时而昏迷、意识丧失、昏迷和可能的死亡。

酒精容易通过血脑屏障，通过上调 N- 甲基 -D- 天冬氨酸受体，使谷氨酸介导的兴奋性毒性的敏感性增加，从而导致直接的神经毒性。酒精引起神经毒性作用的靶点有星形胶质细胞、少突胶质细胞和神经元突触末梢，神经毒性会导致白质萎缩、神经炎症和突触形成障碍。乙醇对大脑神经的长期作用被认为是额叶皮质、海马和小脑突触连接失调、细胞凋亡增加和髓鞘蛋白编码基因表达减少所致。Wernicke 脑病和胼胝体变性由酒精引起的 B 族维生素营养不良导致，因此是"慢性酒精中毒的继发作用"。尸检研究估计 Wernicke 脑病的患病率为 0.4%～2.8%，在酗酒者中高得多。引起 Wernicke 脑病的非酒精性原因包括进食障碍、胃旁路手术伴硫胺素摄入量减少、剧烈呕吐（妊娠或化疗）、长时间的静脉输入营养。Wernicke 脑病没有种族偏好，男性略多于女性。Wernicke 脑病的病理生理基础与慢性营养不良，特别是维生素 B_1 缺乏相关。硫胺素是维持细胞膜完整性和跨细胞膜渗透梯度所必需的。血液硫胺素水平不足会导致乳酸酸中毒伴细胞水肿，先影响第三脑室周围的中央灰质结构，这可能是与该区域较高的氧化代谢需求有关。原发性胼胝体变性是一种罕见疾病，与慢性酒精滥用有关，导致胼胝体脱髓鞘和坏死。原发性胼胝体变性与整个 B 类维生素复合物的缺乏有关，绝大多数病例报道见于中年男性，其早期诊断至关重要，及时静注维生素 B 复合物和甲泼尼龙治疗可逆转急性原发性胼胝体变性的病程。

（四）病理特征

慢性酗酒者大脑的大体病理标本表现为不同程度的脑萎缩、特定区域的神经元丢失，如大脑皮质（上额叶）、下丘脑（视神经上核和室旁核）、小脑（小脑蚓部）。大脑半球的组织学改变虽然缺乏特异性的，但与其他原因导致的脑萎缩相比，小脑上蚓部浦肯野细胞的丢失更支持酒精相关的神经退行性变。

Wernicke 脑病的病理表现包括星形胶质细胞和少突胶质细胞肿胀，伴小胶质细胞增多、不同程度的坏死、脱髓鞘、血管增生和点状出血。最先累及第三脑室周围的中央灰质结构（丘脑内侧、中脑导水管周围灰质、乳头体和中脑顶盖），其次为小脑、脑神经核、红核和大脑皮质。慢性 Wernicke 脑病表现为受累脑区脑萎缩。

原发性胼胝体变性的病理典型表现为病变选择性累及胼胝体中层。胼胝体受累的严重程度从脱髓鞘到囊性坏死不等，可同时存在的皮质病变，尤其是额叶外侧皮质（被称为 Morel 层状硬化症）。

组织学上，这些损害表现为皮质第二层和第三层层状坏死，伴空泡形成和星形细胞增生。

（五）临床场景及影像学适应证

神经影像学在急性酒精中毒中的作用是排除未预料到的脑出血或脑损伤。合并慢性肝病增加了凝血障碍引起颅内出血的风险。慢性酒精中毒所致急性脑病需行急诊神经影像学检查，以排除出血、感染、肝性脑病、渗透性脱髓鞘综合征、震颤妄想、Wernicke 脑病，以及最少见的原发性胼胝体变性。酒精中毒患者的急性脑病可表现为慢性肝衰竭或酒精相关渗透性脱髓鞘综合征，这将在其他章节中分别讨论。Wernicke 脑病以临床三联征而广为人知，表现为眼功能障碍（眼球震颤、共轭凝视麻痹、眼肌麻痹）、小脑功能障碍（共济失调、失衡或其他小脑体征）、急性意识混乱 / 精神错乱，但只有约 1/3 的患者出现这种经典三联征。当临床充分怀疑时，建议立即静注硫胺素替代和苯二氮䓬类镇静，以治疗 Wernicke 脑病和急性酒精戒断症状。

Wernicke 脑病存活者可并发 Korsakoff 精神病，表现为严重的顺行 / 逆行性眼盲、认知障碍和虚构症，这提示需重视急性 Wernicke 脑病早期诊断和治疗。Wernicke 脑病的初诊常由放射科医生提出，怀疑此病时需紧急报告给患者的初级保健医生。急性原发性胼胝体变性表现为精神状态的迅速下降，伴有意识障碍、痉挛、肌肉僵硬，甚至死亡。神经影像学典型表现为胼胝体中间层病变。慢性原发性胼胝体变性与胼胝体病变的后遗症和之后的萎缩有关，可引起大脑半球连接中断综合征（如失用、偏盲、痴呆）。尽管报道有少数病例预后良好，但大多数原发性胼胝体变性幸存者都有严重的神经后遗症。

（六）影像技术和推荐方案

在大多数情况下，头颅 CT 平扫是评估急性脑病患者首选的神经影像学检查，因为影像学的主要作用是排除急性出血或急性酒精中毒时弥漫性脑水肿引起的颅内压升高。当脑病原因不明或怀疑存在感染时，根据平扫发现，可以同时或单独行头颅增强 CT。头颅 MRI 是评估酗酒患者脑病的最佳成像方式。标准头颅 MRI 方案通常包括矢状位或轴位 T_1WI、轴位 T_2WI、轴位 FLAIR、DWI/ADC 和 T_2^*GRE 或 SWI 序列，以满足对这一患者群体的评估需求。如果怀疑中枢神经系统感染，需增加钆剂增强 T_1WI 序列。

（七）解释清单和结构化报告

急性酒精中毒头颅 CT 或 MRI 的表现可能并不明显。重度急性酒精中毒可呈非特异性表现，如脑白质 CT 弥漫性低密度、MRI T_2/FLAIR 高信号、脑回肿胀和颅内高压征象。临床上，酒精戒断与癫痫发作有关，MRI 可以显示围发作期皮质改变，表现为脑回样 FLAIR 高信号和皮质扩散受限。慢性酒精中毒的神经影像表现早期以额叶萎缩为主，随后进展为全脑萎缩。酒精引起的萎缩在小脑最明显，并且最先出现，表现为小脑原裂凸起增加和小脑前蚓部、上蚓部萎缩（图 53-10）。如果合并有酒精相关的慢性肝衰竭，双侧基底节在 T_1WI 上会呈高信号，与慢性肝衰竭引起的锰积聚有关。

CT 检出 Wernicke 脑病和原发性胼胝体变性的敏感性均很低。Wernicke 脑病的轻微改变包括第

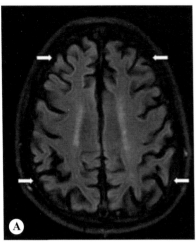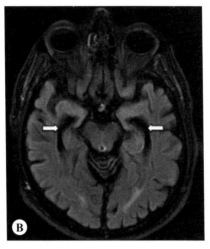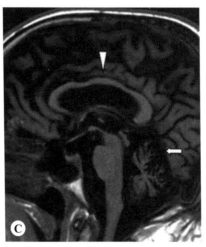

▲ 图 53-10　43 岁男性，慢性酒精中毒病史

MRI 轴位 FLAIR 图像（A 和 B）显示全部皮质萎缩，脑沟增宽（A，箭），内侧颞叶明显萎缩（B，箭）。矢状位 T₁WI 显示小脑上蚓部萎缩（箭），胼胝体明显变薄

三脑室和大脑导水管周围中央灰质结构对称性密度减低，原发性胼胝体变性示胼胝体的密度减低。Wernicke 脑病急性期 MRI 显示乳头体、丘脑内侧、顶盖板和导水管周围灰质对称性 T₂/FLAIR 高信号，孤立性或同时存在的皮质高信号较少见（图 53-11），DWI 显示受累区域扩散受限，提示存在细胞毒性水肿。此外，在严重的、通常致命的病例中，病灶内存在微出血灶，导致 T₁WI 缩短效应或 T₂*GRE/ 磁敏感加权成像上的磁化开花效应。在酒精相关的急性 Wernicke 脑病中，高达 50% 的病例在 T₁WI 钆剂增强后显示受累区域的强化（图 53-12），有报道称非酒精相关的 Wernicke 脑病很少强化。MRI 随访检查有助于记录治疗反应。慢性 Wernicke 脑病表现为先前受累的中央灰质和边缘系统环路萎缩。

原发性胼胝体变性罕见，其特点是选择性累及胼胝体中层，呈典型的"层状坏死"的影像学表现（图 53-13）。并可能存在与酒精相关的病理学改变。在急性期原发性胼胝体变性，胼胝体见 T₂/FALIR 高信号，并延伸到下方白质。胼胝体膝部或体部病变早于胼胝体压部。DWI 通常是正常的，扩散受限多见于胼胝体压部。胼胝体外皮质病变出现在额顶叶，病理上显示第二和第三层皮质层状坏死（也称为 Morel 层状硬化）。慢性原发性胼胝体变性胼胝体明显萎缩，特别是中间层，表现为矢状位 T₁WI 低信号带。磁共振波谱揭示了原发性胼胝体变性的

发病机制。在疾病进展过程中，乙酰天门冬氨酸 / 肌酸比值逐渐降低，乳酸峰在亚急性期会升高，但随后会被脂质峰取代。这些连续的改变提示神经炎症反应合并脱髓鞘和坏死，并伴有不同程度的永久性组织损伤（图 53-14）。

四、慢性肾衰竭

（一）疾病概述

与慢性肾衰竭相关的神经系统并发症是一组异质性疾病，形成原因包括代谢和生化紊乱的直接作用、脑血管疾病的易感性。

（二）疾病定义和临床要点

慢性肾衰竭是一种肾单位的进行性丧失，其定义为不同时期（Ⅰ～Ⅴ期）的肾小球滤过率降低。慢性肾衰竭的早期（Ⅰ～Ⅱ期）多无症状，肾小球滤过率正常或接近正常，需要额外的生物标志物来确定肾损害诊断。当肾脏损害达到临界点时，剩余的肾单位便开始不可逆的硬化过程，导致肾小球滤过率迅速的进行性下降。终末期肾衰竭是慢性肾脏疾病（Ⅵ期）的最后阶段，此时肾脏功能不足以满足日常生活的需求，需要透析或肾移植来维持生命。急性中枢神经系统并发症常见于终末期肾病患者，尤其是长期血液透析患者。这些并发症包括可逆性后部脑病综合征、尿毒症脑病、透析性脑病和

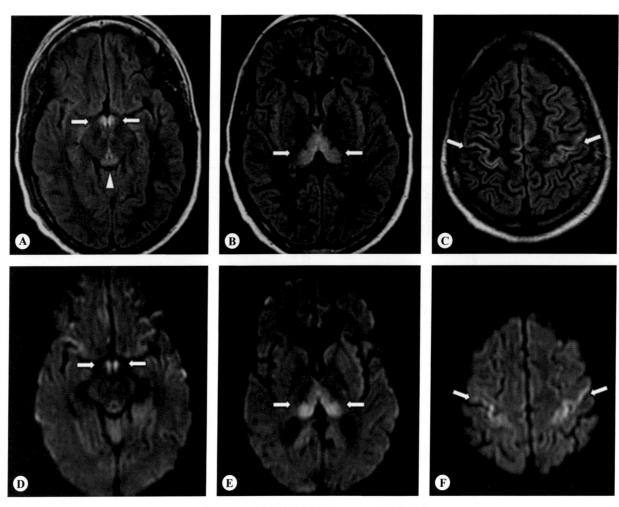

▲ 图 53-11　急性酒精中毒 Wernicke 脑病患者

MRI 轴位 FLAIR 图像（A 至 C）显示乳头体（A，箭）、顶盖（A，箭头）、丘脑（B，箭）和丘脑周围皮质（C，箭）对称性高信号。在 DWI 图像（D 至 F）的相应脑区扩散限制（图片由 Dr Lyn Noël de Tilly 和 Dr Bruce Gray 提供）

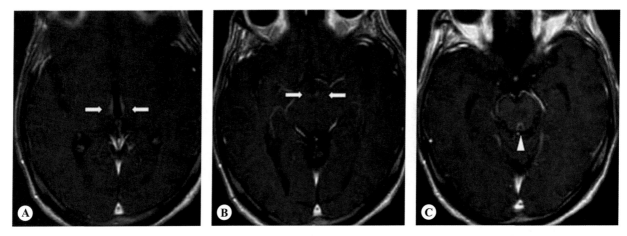

▲ 图 53-12　酒精性 Wernicke 脑病患者，T₁WI 钆增强图像显示丘脑内侧、乳头体和中脑导水管周围区域对称性强化（箭）

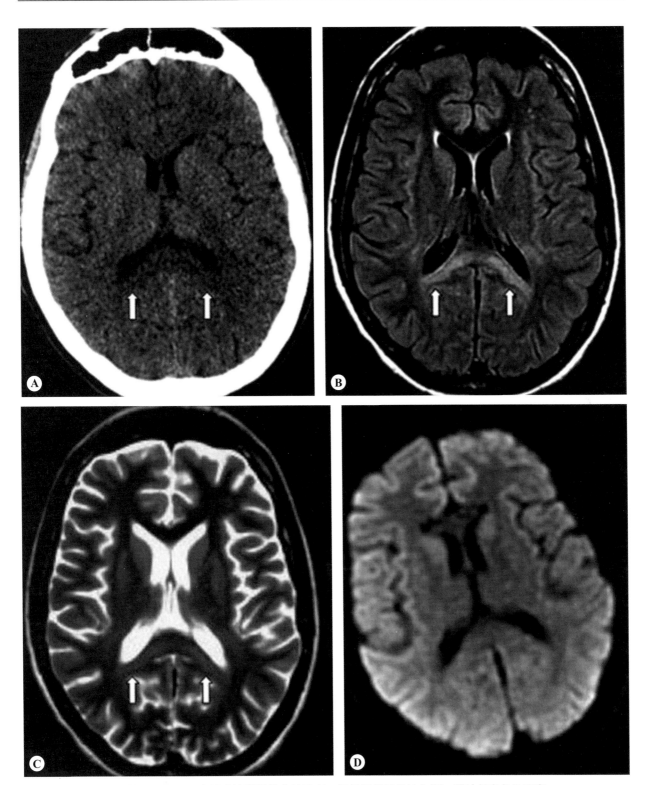

▲ 图 53-13　66 岁原发性胼胝体变性患者，慢性酒精性共济失调，精神状态急性改变

首次头颅 CT（A）显示胼胝体压部密度减低（箭）。MRI 轴位 FLAIR（B）和 T₂WI（C）图像显示胼胝体中央层信号增高（箭）。DWI 图像（D）显示无明显扩散受限

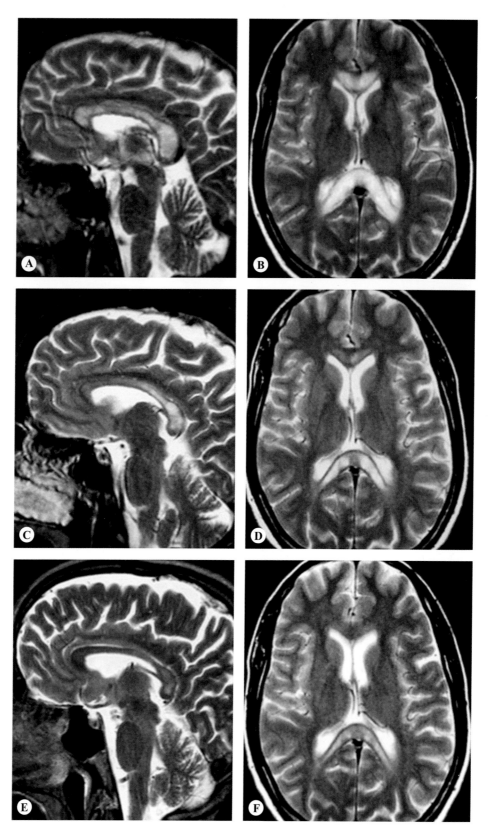

▲ 图 53-14　原发性胼胝体变性患者 MRI 随访

临床发病时的 MRI T₂WI（A 和 B）显示整体胼胝体信号异常，伴轻度肿胀。3 个月时（C 和 D）MRI 显示胼胝体信号改变部
分消失，占位效应减轻，尤其是在胼胝体膝部和体部前方。12 个月时（E 和 F），胼胝体压部少许残余高信号，胼胝体中度萎缩
（图片由 Prof. Andrea Falini 提供）

渗透性脱髓鞘综合征，其临床特征常有重叠。进行性认知障碍是慢性肾衰竭的一种少见神经后遗症，与由脑血管风险因素增多、代谢和生化紊乱有关。神经影像学对诊断慢性肾病相关的急性中枢神经系统并发症及对监测与认知下降相关影像生物标志物的进展都至关重要。

（三）基础流行病学 / 人口学 / 病理生理学

慢性肾病是一个重要的世界健康问题，在发达国家的发病率高达15%。慢性肾病的危险因素很多，常见原因包括糖尿病、高血压和肾小球肾炎。在慢性肾病患者中神经损伤发生率很高，并且肾脏损伤的严重程度和神经损伤之间有很强的相关性。脑血管风险因素和尿毒症毒素的直接或间接影响的交互作用被假定为认知状态慢性改变的原因，主要包括脑卒中、认知障碍和痴呆。在急性情况下，对于急性脑病和慢性肾病的患者，需要考虑的两种特异性疾病：可逆性后部脑病综合征，以及尿毒症脑病。

据报道，在慢性肾病患者中可逆性后部脑病综合征的发病率高达45%。可逆性后部脑病综合征在慢性肾病中并不特异，在其他疾病中也可出现，如败血症、子痫、移植、血栓性微血管病和弥散性血管内凝血、毒品和化疗药物。可逆性后部脑病综合征的病理生理学机制尚不清楚，但最被接受的假说是：由于不受控血压的突然升高，引起过度灌注和血脑屏障破坏，导致大脑自动调节中断。内皮损伤导致含蛋白质和液体的间质外渗，引起血管源性水肿。一旦血压得到控制，可逆性后部脑病综合征通常会消失；然而少见情况下，可逆性后部脑病综合征与微出血和（或）急性缺血也有关。

尿毒症脑病的实际发病率尚不清楚，但急性和慢性肾衰竭患者肾小球滤过率小于15ml/（min·1.73m²）时更容易患病。目前尚无一个代谢物被认为是尿毒症脑病的独立危险因素，但有假设认为，尿毒症毒素如肌酐和胍化合物的积累具有神经毒性作用，通过激活 N- 甲基 -D- 天冬氨酸受体和伴随的 γ- 氨基丁酸受体抑制，因此破坏突触通路并改变兴奋性和抑制性氨基酸平衡。其他因素包括继发性甲状旁腺功能亢进引起的钙紊乱、渗透压紊乱、代谢性酸中毒和脑血管自动调节的改变。

（四）临床情况及影像学适应证

慢性肾衰患者的急性脑病有多种原因，包括可逆性后部脑病综合征、尿毒症性脑病、透析性脑病和渗透性脱髓鞘综合征，以及出血、感染或静脉窦血栓的继发性并发症。虽然神经影像学对于帮助临床医生做出诊断至关重要，但临床特征对于缩小影像学鉴别诊断范围同样重要：可逆性后部脑病综合征的临床特征是突发头痛、视觉障碍、意识水平改变、癫痫发作伴神经症状迅速进展超过24h。临床症状通常随着血压的正常而改善。此外，尿毒症脑病的发作比较缓和，临床严重程度各不相同，从嗜睡、精神错乱、多灶性阵挛、扑翼样震颤，到癫痫发作和昏迷。一部分患者出现帕金森症特征的非典型表型，这可能与神经影像学发现的基底节受累相关。对尿毒症脑病的及时诊断至关重要，因为随着透析的开始，症状很容易逆转。透析性脑病（痴呆）是进行性疾病，通常致命，它与终末期肾病的长期透析治疗有关。尽管其他原因仍不能排除，铝是透析液中确认的毒性物质。透析性脑病无特异性神经影像学特征，需经尸检诊断。

在非急性环境中，临床医生可能会要求对慢性肾衰竭患者的认知下降进行神经影像学评估。血液透析或腹膜透析患者中至重度认知障碍的发病率比对照组高2.5倍以上。早期和轻微的认知障碍可能被忽视。目前已有确定了与认知功能障碍相关的神经影像学生物标志物，以便能够早期识别大脑结构的变化，这可能对于临床医生在治疗方案和风险调整方面做出更明智的选择非常重要。

（五）影像技术和推荐方案

CT 平扫是评估慢性肾病合并脑病患者的首选神经影像学方法。可逆性后部脑病综合征或尿毒症脑病的头颅 CT 可正常或轻微异常，但主要用途是可以排除其他急性颅内病变，如颅内出血。头颅 MRI 对评估慢性肾病合并脑病患者更为敏感。标准头颅 MRI 方案包括矢状位或轴位 T_1WI、轴位 T_2WI、轴位 FLAIR、DWI 和 T_2^* 或 SWI 序列，这些序列被认为足以做出诊断。当怀疑感染时，钆注射可能是必要的，但在肾小球滤过率低于 30 的严重急性或慢性肾衰竭患者中，钆注射是不允许的，因为它可能会造成肾源性系统性纤维化的风险。透析是钆的相对禁忌证，因为它不能保护患者免受肾源性系统性纤维化的影响。对于透析患者，最好在注射钆剂 24h 内进行透析。需要强调的是，不应拒绝任何对临床处理非常重要的影像学检查，最终共识应基于权衡临床获益与风险。

（六）解释清单和结构化报告

尿毒症脑病有三种影像学模式：基底节受累、皮质或皮质下受累及罕见的孤立性白质受累（图 53-15）。尿毒症脑病的基底节受累多见于亚裔糖尿病患者。基底节受累具有独特的影像学表现，称为"豆状核叉状征"，指基底节的双侧对称性 T_2WI 或 FLAIR 高信号，勾勒出边界处的分离白质束，并包裹基底节的外部和（或）内部结构（图 53-16）。在解剖学上，对应于外囊和内外髓板的外缘、内缘处信号强度增加。扩散受限罕见，通常无出血。尿毒症脑病的 MRI 异常在血液透析或腹膜透析后或许可逆；然而少数文献表明，MRI 基底节扩散受限和 ADC 值低的患者可能会进展为囊变，临床预后较差。

尿毒症脑病的皮质或白质表现和可逆性后部脑病综合征非常相似。可逆性后部脑病综合征通常发生在顶枕叶皮质或皮质下区域，其次是额叶、颞叶和小脑，最少见的是脑干或基底节。累及脑干或基底节的中央变体型可逆性后部脑病综合征可能与尿毒症脑病的基底节受累表现非常相似，两者可能有一定程度的重叠，并且不确定豆状核叉状征是否是尿毒症脑病基底节受累的特异性表现。分水岭血管区域，如额顶和顶枕区通常受累（图 53-17），其受累通常是双侧的，但不对称。FLAIR 和 T_2WI 显示皮质下白质和皮质的血管源性水肿。扩散受限在可逆性后部脑病综合征中不常见，这意味着一定程度重叠的细胞毒性水肿。点状皮质/皮质下和基底节微出血少见（图 53-18）。在 CT 或 MRI 上可逆性后部脑病综合征可表现为可逆的局限性和弥漫性周围血管异常，如管腔扩张，这被认为是反映了内皮功能障碍或自动调节障碍。如果高血压及时纠正，与可逆性后部脑病综合征相关的血管源性水肿能够完

全缓解。不可逆的损伤导致脑出血和梗死不常见。

神经影像学具有早期发现慢性肾衰竭患者脑结构改变和监测脑血管疾病负荷进展的潜力。脑萎缩、脑白质病变、无症状性脑梗死和脑微出血等神经影像学生物标志物，已被证明与认知功能障碍相关（图 53-19）。此外，终末期肾衰竭中的脑微出血可能是颅内出血的一项预测因子，可使用 MRI 定量磁化率成像技术进行定量可视化和定量分析（图 53-20）。这些结构性病变在常规 MRI 序列上可见，并且能在报告中进行定性描述。但是如果异常铁沉积（图 53-21）、脑血流改变和白质结构损伤等细微变化，需要更先进的成像工具才行。对此进行深入讨论已超出本文范围，但随着我们进入神经影像学的定量时代，我们对定量工具的认识是很重要的。

五、成人低血糖和高血糖

（一）疾病概述

与其他器官相比，人类大脑的能量消耗最高，一般成年人每天消耗 100～150g 葡萄糖。但大脑不能以糖原的形式储存过多的能量，因此它依赖于持续的血糖供应，将血糖水平严格控制在有限的生理范围内对于正常大脑功能非常重要。临床上低血糖和高血糖这两种截然相反的糖代谢紊乱均可导致急性和慢性的中枢神经系统损伤。

（二）疾病定义和临床要点

低血糖症是血浆葡萄糖浓度降低到引起精神状态改变和交感神经系统刺激的水平。低血糖通常发生在 1 型糖尿病和 2 型糖尿病晚期患者中，这是由于葡萄糖摄入与外源性胰岛素给药或口服抗糖尿病药物之间的不平衡，可能是意外也可能是故意的。罕见情况下，低血糖由产生胰岛素的肿瘤或副肿瘤综合征引起。严重的和临床意义重大的低血糖定义为血糖 < 3.0mmol/L。低血糖的神经症状从轻到中度的可逆性神经功能障碍到癫痫持续状态、昏迷和死亡。

高血糖对中枢神经系统能产生急性和慢性的有害影响。高血糖症定义为血浆葡萄糖水平 > 11.1mmol/L，但急性症状可能不明显，直到血糖值更高。在糖尿病酮症酸中毒和高血糖高渗状态中可

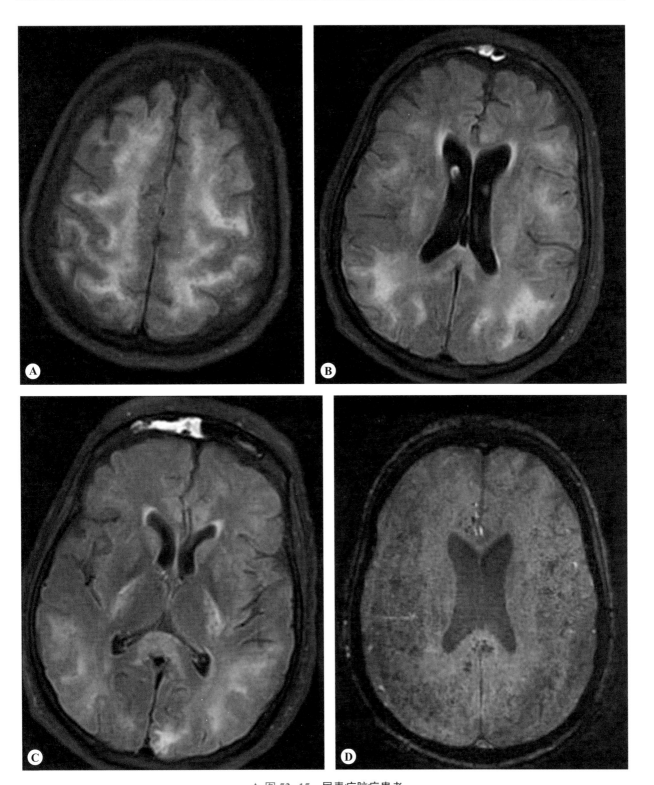

▲ 图 53-15　尿毒症脑病患者

A 至 C. MRI 轴位 FLAIR 图像显示双侧对称性融合性高信号改变，累及近皮质区和深层白质、胼胝体压部和内囊，基底节未受累；D.SWI 图像显示脑叶间弥漫性分布的微出血灶

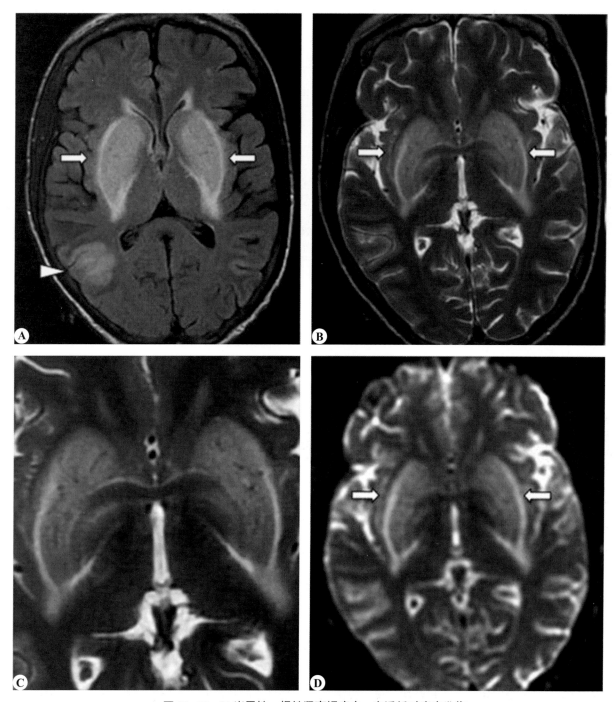

▲ 图 53-16　51 岁男性，慢性肾衰竭病史，在透析时癫痫发作

MRI 轴位 FLAIR（A）和 T₂WI（B）显示双侧壳核和苍白球（箭）及右侧顶叶（箭头）的高信号。放大轴位 T₂WI（C）更好地显示壳核和苍白球，以外囊和内囊的水肿高信号为边界。ADC 图像（D）显示无扩散受限（经 www.radiopedia.org 许可转载，图片由 Dr Coenraad Hattingh 提供）

以出现急性严重高血糖状态，其中高血糖高渗状态在 2 型糖尿病患者中比在 1 型糖尿病患者中更常见。糖尿病酮症酸中毒和高血糖高渗状态的临床特征重叠。此外，尿糖和渗透性利尿可导致水、钠、钾和其他电解质的损失。在严重情况下，还可能会出现脑水肿和颅内压升高，这在糖尿病酮症酸中毒中较高血糖高渗状态中更常见。血糖水平长期升高也会对中枢神经系统产生明显不良反应，导致大血管并

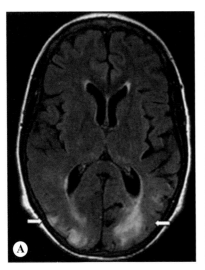 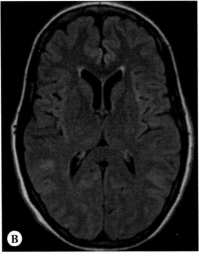 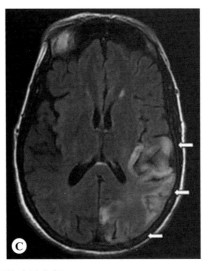

▲ 图 53-17　53 岁男性，慢性肾衰竭合并可逆性后部脑病综合征

入院后第 7 天，轴位 FLAIR 图像（A）显示双侧不对称性枕叶皮质和皮质下水肿（箭），随访 FLAIR 图像（B）近乎痊愈。1 个月后患者再次出现反复发作的可逆性后部脑病综合征，轴位 FLAIR 图像（C）显示分布于左侧顶枕叶的皮质水肿（箭），皮质下白质相对完好

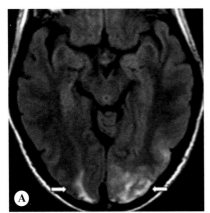 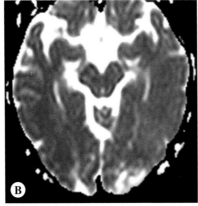 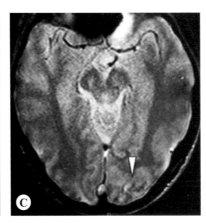

▲ 图 53-18　60 岁女性，慢性肾衰竭合并可逆性后部脑病综合征

轴位 FLAIR 图像（A）显示双侧不对称性枕叶皮质和皮质下水肿（箭），ADC 图像无扩散受限（B）。T_2*GRE 图像（C）显示左侧枕叶皮质的脑回状微出血，这是一种可逆性后部脑病综合征少见的影像表现

发症（冠状动脉疾病、外周动脉疾病和脑卒中）和微血管并发症（糖尿病肾病、神经病和视网膜病及晚期微血管病）。

（三）基础流行病学 / 人口学 / 病理生理学

大脑就其大小而言，能量消耗是非常高的，其葡萄糖代谢耗氧量占全身总耗氧量的 20%。为了满足细胞维持神经细胞跨膜电势差，以及轴突和树突转运和组织修复的需要，葡萄糖需要持续的供应。葡萄糖通过对胰岛素不敏感的葡萄糖转运蛋白活化转运通过血脑屏障。在细胞内，葡萄糖被己糖激酶

磷酸化，这是一种对葡萄糖有很高亲和力的酶，葡萄糖磷酸化的速率接近于该酶的最大反应速率。低血糖时葡萄糖提取率升高，高血糖时下降。影响葡萄糖稳态的疾病可对中枢神经系统产生明显作用。

1 型或 2 型糖尿病的低血糖是由于葡萄糖摄入与外源性胰岛素或口服降糖药之间的不平衡造成的。低血糖对大脑造成直接和间接损伤，首先影响大脑皮质和深灰质核中代谢活性较高的区域。受损的细胞产生能量还会间接影响兴奋性神经递质的积累和释放，从而加剧低血糖脑损伤。临床上，严重

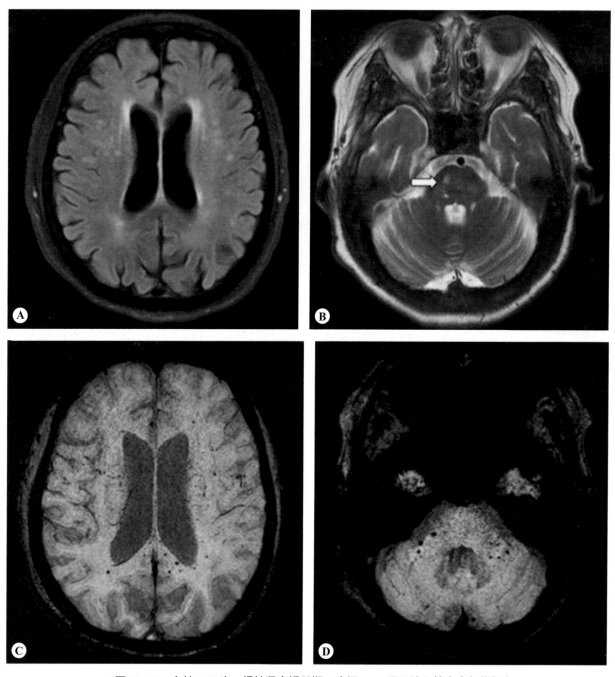

▲ 图 53-19　女性，58 岁，慢性肾衰竭 V 期，头颅 MRI 显示脑血管疾病负荷程度

FLAIR（A）显示中度慢性微血管负荷，T_2WI（B）显示右侧脑桥旁正中慢性腔隙性梗死（箭）。SWI 图像（C 和 D）显示幕上和幕下弥漫性微出血

的低血糖常与缺氧缺血性损伤同时出现，两者均有助于整体损伤负荷。

1 型糖尿病是由于自身免疫系统破坏胰腺中产生胰岛素的胰岛 β 细胞，导致胰岛素水平下降并最终缺乏循环胰岛素。而 2 型糖尿病是一种获得性代谢性疾病伴遗传易感性，与外周血组织胰岛素抵抗

和相对胰岛素缺乏有关。2 型糖尿病的危险因素包括活动量低、饮食差、体重超标。

高血糖高渗状态是 1 型糖尿病的一种危及生命的急性并发症，发生于新发糖尿病的年轻患者或因潜在疾病如感染而加重的 1 型糖尿病患者。高血糖高渗状态也是 2 型糖尿病伴感染等疾病的一种发病

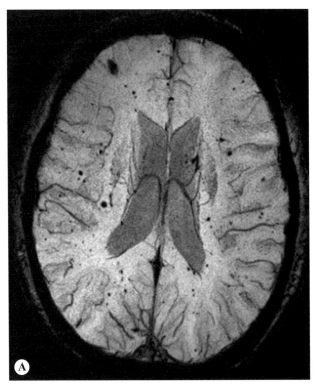 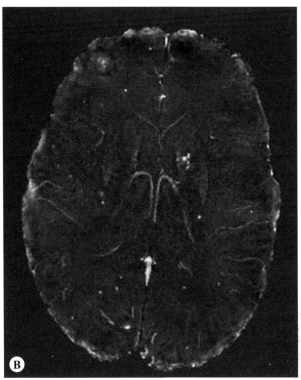

▲ 图 53-20　65 岁慢性肾小球肾炎和终末期肾衰竭患者，在过去 35 个月中接受了血液透析

磁敏感加权成像最小强度投影的强度图（A）和定量磁化率图数据（B）显示了分散的微出血，外周和中心都有分布。成像参数为 TE=20ms，TR=29ms，FA=15o，分辨率为 0.5mm×0.5mm，层厚为 2mm。SWI 图像清晰地显示了多发微出血灶，有些微出血只有 1～2 个像素那么小，其余直径有数个像素。这些微出血中的铁可以用 QSM 数据量化（图片由 Prof. E. Mark Haacke、Dr Chao Chai 和 Dr Shuang Xia 提供）

前状态。糖尿病酮症酸中毒和高血糖高渗状态具有相似的病理生理特征，胰岛素有效性地降低导致细胞内葡萄糖不足，反过来刺激胰高血糖素、儿茶酚胺、皮质醇和生长激素的释放。激素的外排导致糖异生、脂类分解和胰岛素依赖性外周组织（如肌肉、肝脏和脂肪组织）中葡萄糖利用的减少。这一分解代谢过程的整体净效应引起血糖增高、脂类分解和肝脂肪酸氧化为酮体。糖尿病酮症酸中毒和高血糖高渗状态患者均有严重脱水和局灶性或全身性神经功能障碍，但临床上糖尿病酮症酸中毒患者出现明显脑水肿和颅内压升高比高血糖高渗状态患者更常见。在治疗开始后也可能会出现脑水肿，这可能是脑代谢、脑灌注和渗透压改变的结果。

（四）病理特征

低血糖脑病的典型表现为顶枕区皮质坏死，其他易损区域包括基底节、海马和杏仁体。虽然丘脑、白质、脑干和小脑通常不受累，但这些脑区在严重低血糖尤其是合并缺氧缺血性损伤时也会受累。

糖尿病酮症酸中毒或高血糖高渗状态患者的急性高血糖无特征性的病理表现，可引起非特异性脑水肿伴颅内压升高。慢性高血糖导致血管内皮细胞功能受损。临床并发症可能数年后才出现，病理特征包括动脉粥样硬化、腔隙性梗死、慢性白质微血管病和脑萎缩。

（五）临床场景和影像学特征

低血糖脑病临床表现各异，取决于低血糖状态的严重程度和持续时间，以及伴随的缺氧缺血性损伤。临床特征包括共济失调、轻瘫、失语症、癫痫和不同程度的意识状态改变，可从警觉性下降、嗜睡、麻木到昏迷。神经影像学可帮助评估低血糖脑病损伤的程度，以评估皮质和基底节受累程度。虽然神经影像学表现可能与特异性症状无关，但基底节或内囊受累更易出现较差的临床预后。

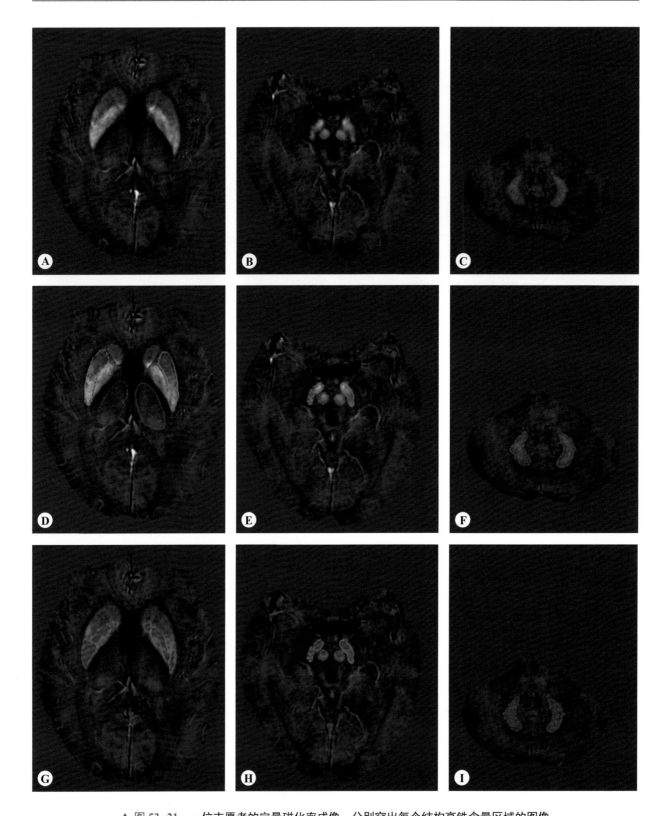

▲ 图 53-21　一位志愿者的定量磁化率成像，分别突出每个结构高铁含量区域的图像

A 至 C. 未画出感兴趣区的 QSM 图像；D 至 F. QSM 图像中，画出的感兴趣区分别表示基底节、丘脑和中脑；G 至 I. 带有紫色体素的 QSM 图像，表明磁化率值高于每个细胞核特定的年龄阶段的阈值（图片由 Prof. E. Mark Haacke 和 Kia Ghassaban 提供）

糖尿病酮症酸中毒和高血糖高渗状态的急性高血糖症依然是临床诊断。糖尿病酮症酸中毒的进展速度更快（通常从数小时到数天），而高血糖高渗状态的进展速度则慢一些，需要数天到数周。糖尿病酮症酸中毒通常表现为多尿、多饮、多食、虚弱和 Kussmaul 呼吸。高血糖高渗状态与糖尿病酮症酸中毒的临床表现可有重叠，伴不同程度的多饮和多尿，这取决于水合状态、虚弱、嗜睡和肌肉痉挛。这两种疾病的实验室诊断标准为血糖、动脉 pH、血清碳酸氢盐、血清渗透压、β- 羟基丁酸和尿酮水平。在罕见情况下，当诊断为严重或迟发的糖尿病酮症酸中毒或高血糖高渗状态时，可出现血管源性脑水肿及颅内压升高征象。

高血糖症患者还会出现各种运动障碍。糖尿病酮症酸中毒患者的高血糖症可表现为运动障碍，但缺乏相关的影像学描述。相反，在急性高血糖合并 2 型糖尿病患者中，一种罕见非酮症高血糖致偏侧舞蹈症 – 偏侧投掷症，已有明确的神经影像学模式。偏侧投掷症的特征是高振幅，剧烈的投掷和舞动动作，局限在身体一侧；偏侧舞蹈症的特征是无意识的、随机的、不规则的快速和不自主的运动，局限在身体一侧。非酮症高血糖致偏侧舞蹈症 – 偏侧投掷症是一种罕见但潜在可逆的非酮症高血糖并发症，发生在老年 2 型糖尿病患者中，女性稍多，可能是 2 型糖尿病的第一个"暴露"出的症状。症状通常在纠正高血糖数天后消退，极少数情况下会持续数年。

（六）影像技术和推荐方案

头颅 CT 平扫通常是首次神经影像学检查，但低血糖脑病的征象可能并不明显。头颅 MRI 是评估低血糖脑病患者的最佳检查，标准快速 MRI 扫描方案应包括：矢状位或轴位 T_1WI、轴位 T_2WI、轴位 FLAIR，DWI/ADC，T_2^*WI 或 SWI 序列。当有确定的临床病史时，可能没有必要使用钆剂。糖尿病酮症酸中毒或高血糖高渗状态患者的急性高血糖很少需要神经影像学检查。

（七）解释清单和结构化报告

头颅 CT 平扫可能对低血糖的早期改变不敏感，但细微的阳性表现可包括顶枕区对称性低密度，基底节受累，而丘脑则不受累。在更严重的情况下，可出现弥漫性脑水肿、灰白质分界消失、颅内压升高。低血糖症的 MRI 表现受共同存在的低氧脑损伤的严重程度影响。典型表现为 T_2/FLAIR 皮质高信号，多累及顶枕区和基底节，特别是壳核（图 53-22）。与传统观念相反，最近人们认识到白质对低血糖也很敏感。虽然临床预后差似乎与急性期的 MRI 特征无关，但广泛扩散受限的白质损伤或 DWI 上在内囊后肢的关键位置的病灶可能提示低血糖损伤患者神经系统预后差（图 53-23）。T_2^* 或 SWI 可显示微小的或无开花征，提示出血的可能。T_1WI 钆增强表现多变，当有强化时，通常是轻度强化。在亚急性期和慢性期，受累区域萎缩（图 53-24）和继发于层状坏死的脑回同样 T_1WI 高信号。MRS 显示 NAA/Cr 比率降低，Cho/Cr 比率升高，可有或无明显的乳酸峰。

糖尿病酮症酸中毒或高血糖高渗状态的 CT 表现可以正常，也可表现为脑水肿，伴或不伴颅内压升高。MRI T_2/FLAIR 还可显示顶枕叶白质的高信号。在特殊情况下，当高渗状态得到迅速纠正时，可能会发生渗透性脱髓鞘综合征，其神经影像表现将在本章单独讨论。

非酮症高血糖致偏侧舞蹈症 – 偏侧投掷症可以有特殊的神经影像学表现。非酮症高血糖致偏侧舞蹈症 – 偏侧投掷症的 CT 平扫表现通常是正常的，极少表现为单侧基底节稍密度增高（对应于对称症状），或者双侧基底节病变。MRI 明显异常，基底节 T_1 高信号、T_2 等或高信号，最常累及壳核（图 53-25）。钆剂增强后会强化。DWI 可轻到中度扩散受限。T_2^* 或 SWI 可正常，也可显示开花征。一般情况下，受累基底节的 T_1WI 高信号在数天至数月内消退，极少持续数年。

1 型和 2 型糖尿病患者慢性高血糖症在 CT 和 MRI 上表现为隐匿性梗死、脑萎缩和白质病变。MRI T_2/FLAIR 显示皮质下和脑室周围多发高信号，尤其是在额叶白质、脑桥和小脑。传统 MRI 技术可以对微血管病变的负荷和陈旧梗死进行定性评估，但是检测脑血流生理功能的早期微小改变及脑白质结构完整性需要更先进的成像工具，如 DTI。

六、维生素 B₁₂ 和铜缺乏

（一）疾病概述

维生素 B₁₂（钴胺素）缺乏症可导致广泛的纵向脊髓病变，累及脊髓背侧束，这种情况称为脊髓亚急性联合变性。罕见的是，微量元素铜缺乏也可以产生相似的临床和影像学表现，这可能与脊髓 SCD 难以区分。

（二）疾病定义和临床要点

维生素 B₁₂ 包含在肉类和奶制品中。维生素 B₁₂ 与胃壁细胞分泌的内因子结合，而维生素 B₁₂ 内因子复合物由回肠末端黏膜吸收。维生素 B₁₂ 缺乏症的主要原因包括吸收不良、饮食不足，以及最少见的一氧化二氮吸入。在发达国家，吸收不良是维生素 B₁₂ 缺乏症最常见的原因，而在发展中国家，饮食性营养不良是维生素 B₁₂ 缺乏症的主要原因。吸收不良综合征包括恶性贫血、肠炎、热带腹泻或胃底或回肠切除术等外科手术。恶性贫血是引起维生素 B₁₂ 吸收不良的常见原因，它是一种自身免疫性疾病，抗内因子抗体结合并抑制内因子，导致回肠

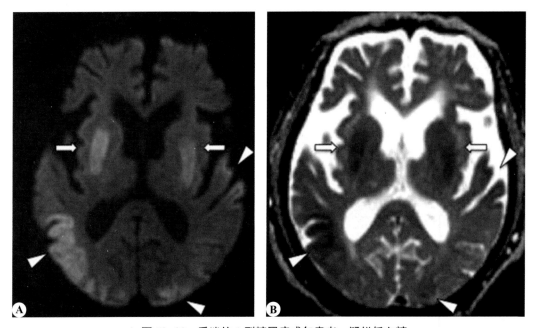

▲ 图 53-22　昏迷的 1 型糖尿病成年患者，疑似低血糖
MRI 轴位 DWI（A）和 ADC 图像（B）显示双侧颞枕叶皮质不对称性扩散受限（箭头），壳核对称性扩散受限（箭）

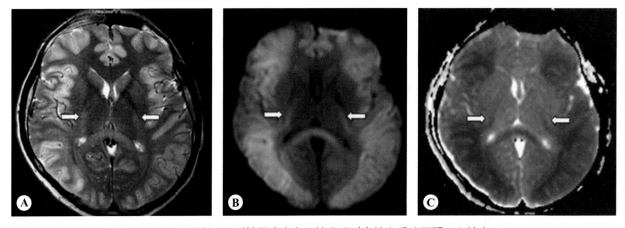

▲ 图 53-23　21 岁男性，1 型糖尿病患者，被发现时在地上昏迷不醒。血糖为 14mg/dl
头颅 MRI T₂WI（A）可见双侧皮质和皮质下白质，特别是胼胝体压部和内囊后肢对称性高信号融合病变（箭）。同一层面 DWI（B）和 ADC 图像（C）显示受累区域扩散受限

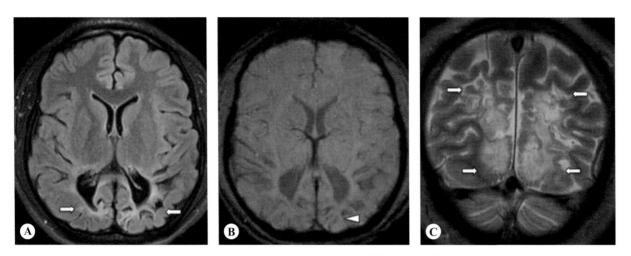

▲ 图 53-24　**25 岁男性，癫痫控制不佳，有新生儿低血糖病史**

MRI 轴位 FLAIR（A）显示顶枕叶皮质和皮质下白质明显的对称性萎缩和胶质增生（箭），伴侧脑室枕角扩大。SWI（B）显示左侧枕叶皮质轻度铁沉积（箭头）。冠状位 T_2WI 完整显示顶枕叶的慢性损伤整体改变（C，箭）

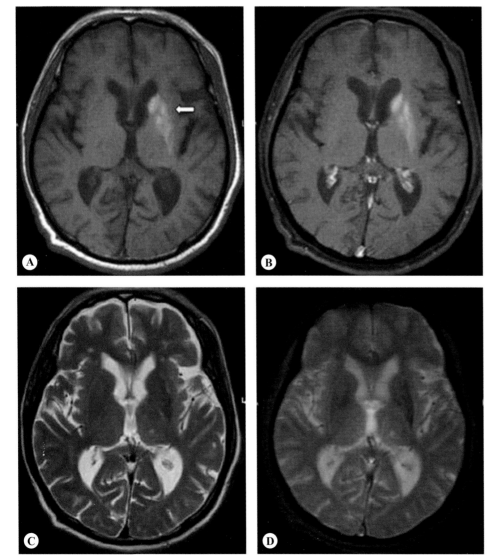

◀图 53-25　**78 岁男性患者，2 型糖尿病伴偏侧舞蹈症**

钆增强前后 T_1WI（A 和 B）显示单侧尾状核头和壳核本身的 T_1 高信号（箭），无明显强化。T_2WI（C）显示基底节对称信号。T_2 GRE（D）未见微出血或异常矿物质沉积（图片由 Dr Suradech Suthiphosuwan 提供）

末端维生素 B_{12} 吸收障碍。

脊髓亚急性联合变性累及脊髓背侧，少数情况下累及皮质脊髓外侧束和脊髓丘脑外侧束。一开始表现包括手和脚的感觉异常，进展为感觉丧失、步态共济失调和肢体远端无力，尤其是腿部。如果疾病得不到治疗，可能发展为共济失调性截瘫。体格检查可表现为振动感和关节体位感减弱或丧失、无力、痉挛、反射亢进和向上足底反应。脊髓亚急性联合变性临床症状的缓解程度与疾病持续时间和初始发病的严重程度成反比，因此及时诊断病情非常重要。

铜缺乏症罕见，因为它存在于大多数食物中。铜缺乏症的原因包括吸收不良综合征、胃肠手术、锌过量摄入和 Menkes 病。过量的铜和锌诱导肠黏膜肠细胞中金属硫蛋白的合成，金属硫蛋白与锌或铜结合并将它们隔离在肠上皮细胞内。此外，过多的铜或锌在粪便中排泄增加。因此，锌的水平升高会导致铜吸收降低，反之亦然。Menkes 病是一种 ATP7A 基因突变的 X 连锁紊乱疾病，该基因对调节铜的运输和分布很重要，该病导致铜在某些组织中积累，但在中枢神经系统中缺乏。铜缺乏症的临床表现包括贫血、中枢神经系统脱髓鞘、周围神经病变，以及导致步态痉挛的脊髓病和感觉性共济失调。

（三）基础流行病学 / 人口学 / 病理生理学

在发达国家，维生素 B_{12} 缺乏症的发生率随年龄增长而增加，20—39 岁的患者占 ≤ 3%，70 岁及以上的老年人约占 6%。在发展中国家，维生素 B_{12} 缺乏症更为普遍，40% 的拉丁美洲儿童和成人，70% 的东非和 70%～80% 的印度儿童和成人处于缺乏或接近缺乏状态。维生素 B_{12} 缺乏症可根据血清或血浆维生素 B_{12} 浓度进行诊断，目前维生素 B_{12} 缺乏症定义为浓度 < 148pmol/L，边缘状态定义为 148～221pmol/L。近一半亚临床患者的维生素 B_{12} 水平正常。更准确的一种维生素 B_{12} 缺乏症指标是血清或尿代谢物甲基丙二酸水平的升高。有两种酶促反应依赖于维生素 B_{12}：甲基丙二酸转化为琥珀酰 –COA 需要维生素 B_{12}，叶酸需要结合维生素 B_{12}，将同型半胱氨酸转化为蛋氨酸。因此，组织水平的维生素 B_{12} 缺乏症可导致甲基丙二酸（MMA）和同型半胱氨酸的升高，但 MMA 更特异性提示维生素 B_{12} 缺乏症。因此，尽管血清维生素 B_{12} 水平正常，但 MMA 水平升高对亚临床维生素 B_{12} 缺乏症的诊断依然具有很高的敏感性和特异性。

由于饮食摄入不足引起的获得性铜缺乏症很罕见。文献中报道的上消化道手术尤其是 Roux-en-Y 胃旁路手术后铜缺乏症的发生率为 10%～20%，一些作者建议术后监测铜水平。铜是多种蛋白质和金属酶的关键成分，如细胞色素 C 氧化酶、铜蓝质酶和铜 / 锌超氧化物歧化酶。这些酶的催化反应对维持血液系统和中枢神经系统正常功能至关重要的反应。血液和尿液中铜浓度的降低和铜蓝蛋白的减少可能表代表铜缺乏症。贫血和中性粒细胞减少是铜缺乏症最常见的血液学表现。铜缺乏症引起的神经系统并发症包括感觉性共济失调、痉挛、肌无力、周围神经病变、脊髓病和罕见的视神经病变。

（四）病理特征

脊髓亚急性联合变性和铜缺乏性脊髓病引起对称性的脊髓背侧束脱髓鞘，并可进展到累及侧束，易累及颈部和上胸区域。在铜缺乏性脊髓病中也可见脊髓中央受累。脱髓鞘病变最初是散在斑块，之后融合。随着时间的推移，如果疾病得不到治疗，受累的纤维束会发生轴突变性。

（五）临床场景和影像学特征

脊髓亚急性联合变性和铜缺乏症的临床特征包括本体感觉和振动觉的丧失（累及背侧束）、痉挛、反射亢进和巴宾斯基征阳性（累及侧束）、上升性感觉异常（累及脊髓丘脑束）、括约肌控制丧失、共济失调和步态障碍。识别这些相关的临床特征应推荐 MRI 对脊椎进行评估。MRI 评估前的临床鉴别诊断包括脊髓型颈椎病或脊髓自身的病变，如肿瘤、炎症或代谢性病变。脊椎 MRI 是评估患者脊髓病症状的最佳检查方式。

（六）影像技术和推荐方案

标准脊椎 MRI 方案应包括矢状位 T_1WI、矢状位和轴位 T_2WI 序列，DWI/ADC 备选。尽管脊髓亚急性联合变性和铜脊髓病强化少见，钆剂在检查中仍可能有价值，可从鉴别诊断中排除炎性或肿瘤性病变。

（七）解释清单和结构化报告

典型的脊髓亚急性联合变性表现为 T_2WI 或 STIR 图像上脊髓背侧束对称性信号增高，多累及颈髓和胸髓，同时累及脊髓外侧束是比较少见的。脊髓亚急性联合变性和铜缺乏性脊髓病在 MRI 上无法鉴别。铜缺乏性脊髓病也易于累及背侧束，此外，同时累及脊髓中央甚至是仅仅累及脊髓中央的分布模式都有报道。曾有 1 例报道显示铜缺乏性脊髓病累及脑干。脊髓亚急性联合变性累及背侧束和铜缺乏性脊髓病在轴位的图像呈倒 V 形。DWI/ADC 可显示疾病急性期扩散受限（图 53-26），急性期可见脊髓轻微肿胀。钆剂增强通常不强化，但也有轻度强化的报道。连续 MR 检查可用于监测治疗反应。预期的反应取决于多种因素，包括疾病的严重程度和持续时间。连续 MRI 可显示脊髓病变的消退、逐渐减小或信号改变消失。影像学脊髓纵向延伸的病灶鉴别诊断广泛，包括感染性脊髓病（HIV 脊髓病、疱疹病毒感染、神经梅毒）、多发性硬化脊髓受累、急性播散性脑脊髓炎，最少见的是 Friedreich 共济失调和伴脑干、脊髓受累和乳酸升高的白质脑病。与其他病变的影像学特征相比，脊髓亚急性联合变性的特点是脊髓背侧束明显受累，以及病变超过多个椎体水平的纵向延伸性。炎性病变的脱髓鞘通常是斑片状的、多发的，通常小于三个椎体的长度。

七、甲状腺疾病

（一）疾病概述

获得性甲状腺疾病可导致内分泌和代谢紊乱，从而损害脑功能。在此，我们回顾甲状腺功能减退和功能亢进对中枢神经系统的影响及其影像学表现。

（二）疾病定义和临床要点

获得性甲状腺功能减退最常见的原因是桥本甲状腺炎。桥本甲状腺炎可影响儿童和成人，成年患者以中年女性居多。桥本脑病是桥本甲状腺炎一种少见但公认的神经并发症，其临床特征包括神经精神障碍、谵妄、癫痫、肌阵挛、脑卒中及隐匿性发作的认知功能下降和人格改变。高剂量皮质激素治疗桥本脑病反应迅速，因此，它也常被称为"类固醇反应性脑病伴自身免疫性甲状腺炎"。在更严重的情况下，静脉注射免疫球蛋白和治疗性血浆置换也有疗效。

Graves 病是甲状腺功能亢进症最常见的病因。甲状腺功能亢进症不常见的原因包括甲状腺炎的急性期、罕见的促甲状腺素垂体腺瘤。Graves 病的主要特征包括广泛的神经精神病学、神经学、心血管症状和肌肉疾病。25%～50% 的 Graves 病患者有甲状腺相关眼病。重症肌无力也可能与甲状腺功能亢进症有关。甲状腺功能亢进症患者的精神和行为障碍可能与甲状腺功能亢进症的严重程度没有直接关系，尽管治疗可以使甲状腺水平成功恢复正常，但临床症状可能在数月后才缓慢缓解。甲状腺危象会导致癫痫和昏迷。甲状腺毒性肌病的特征是骨骼肌的进行性无力和萎缩。甲状腺相关眼病在临床上常表现为眼球突出、眼睑收缩、眼外肌无力、复视和眼眶疼痛。Graves 病的治疗通常是抗甲状腺药物治疗，如卡咪唑。甲状腺相关眼病的一线药物通常是皮质类固醇，而眼眶减压手术只在严重情况下进行的。

（三）基础流行病学 / 人口学 / 病理生理学

桥本甲状腺炎很常见，预估发病率为 0.3%～2%。桥本甲状腺炎具有很强的遗传易感性，和 HLA 单倍型（HLA-DR5 和 HLA-DR3）有关。桥本甲状腺炎患者通常伴自身免疫性疾病，如 SLE、类风湿关节炎、干燥综合征、恶性贫血、2 型糖尿病、Graves 病、慢性活动性肝炎、肾上腺功能不全和淋巴瘤（非霍奇金淋巴瘤或原发性甲状腺淋巴瘤）。虽然桥本甲状腺炎很常见，但桥本脑病罕见。自身免疫性甲状腺疾病相关桥本脑病的确切发病机制尚不清楚。虽然抗甲状腺抗体可能没有致病作用，但抗体滴度能够用于监测治疗反应。

每 200 人中就有 1 人患 Graves 病。它是一种自身免疫性疾病，可能是由基因、特定 HLA 单倍型和潜在的环境因素（包括性激素变化、病毒或细菌

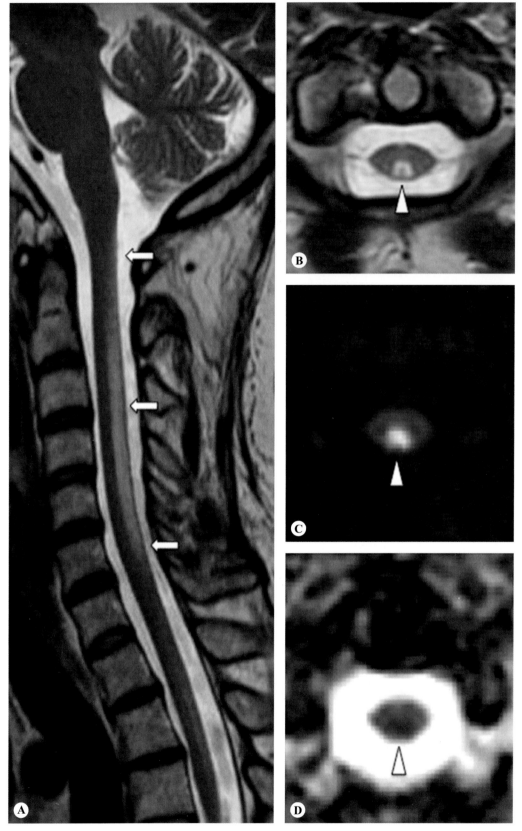

▲ 图 53-26 脊髓亚急性联合变性

矢状位 T_2WI 图像（A）显示 $C_{1\sim6}$ 沿着脊髓后束信号增加（箭）。轴位 T_2WI（B）显示背侧束（箭头）信号异常，呈倒 V 形。DWI（C）和 ADC 图像（D）显示受累背侧束扩散受限（箭头）

感染、某些药物、碘水平和吸烟）共同作用的结果。Graves 病患者患其他自身免疫性疾病的风险增加，包括类风湿关节炎、SLE、乳糜泻、1 型糖尿病和白癜风等。如上所述，Graves 甲状腺毒症会导致明显的神经精神和神经系统症状；然而，Graves 病罕见有神经影像学异常。

（四）病理特征

桥本脑病是一种神经炎症过程，炎症可能累及微血管，但没有明显血管炎的组织病理学特征。组织学表现通常是非特异性的，包括小动脉壁淋巴细胞浸润、慢性血管周围炎症、轻度胶质增生和血管周围淋巴细胞浸润。甲状腺相关眼病是由于甲状腺刺激抗体、活化的 T 淋巴细胞和细胞因子的共同作用，导致脂肪细胞增殖和眼眶成纤维细胞的黏多糖堆积。糖胺聚糖的亲水特性导致眼外肌的液体潴留和肿胀。随着眼眶内脂肪细胞含量的增加，眼球前部移位，视神经在结构上受到机械压缩和拉伸而受到损害。

（五）临床情况和影像学特征

桥本甲状腺炎和 Graves 病是通过结合临床症状和实验室抗甲状腺抗体来诊断的。这两种情况的临床特征已在前面讨论过。TSH 受体的抗 TSH 自身抗体可能模仿或抑制 TSH 的作用，或使其功能中性化。桥本甲状腺炎中，抗 TSH 自身抗体阻断 TSH 受体，而 Graves 病中，抗 TSH 自身抗体刺激 TSH 受体。其他自身抗体包括抗甲状腺球蛋白、抗甲状腺过氧化物酶、罕见的抗碘转运体。当出现明显的神经精神和神经系统症状时，可在初次入院时行首次神经影像学检查。影像学的临床目的部分是为了排除其他潜在的中枢神经系统病变。甲状腺相关眼病需要眼眶 CT 或 MRI 来量化视神经的伸展程度和眼眶尖的受压程度。早期的内科或外科干预是必要的，以避免损害视力和失明。

（六）影像技术和推荐方案

头部 CT 平扫通常是评估急性脑病患者的首次影像学检查，主要作用是排除如出血、脑卒中或颅内肿块等急性病变。头颅 MR 检查是评估急性脑病患者所必需的。通常，标准的头颅 MRI 扫描方案包括矢状位或轴位 T_1WI、轴位 T_2WI、轴位 FLAIR、DWI/ADC 和 T_2^*GRE 或 SWI 序列。钆剂增强后 T_1WI 序列对显示中枢神经系统感染或炎症过程有价值。眼眶 MRI 可与中枢神经系统评估联合或分开进行。专用眼眶序列包括小视野覆盖范围（从眼眶到脑桥腹侧）轴位 / 冠状位 T_1WI 序列、轴位 / 冠状位脂肪饱和 T_2WI 序列，以及钆剂增强轴位 / 冠状位脂肪饱和 T_1WI 序列。

（七）解释清单和结构化报告

桥本脑病的 MRI 通常表现为皮质下和脑室周围深部白质融合的 T_2/FLAIR 高信号（图 53-27）。枕叶一般不受累。桥本脑病少见表现为多个部位（包括颞叶内侧）的局灶性无强化病变（图 53-28）。随着治疗影像表现可改善或消失，硬脑膜可出现强化，但脑实质通常不强化。DWI 可显示小的扩散受限病灶，提示血管炎性病变。

Graves 病的头颅 MRI 表现通常不明显。很少有脱髓鞘白质病变或暂时性压部病变的报道。更常见的影像学特征是甲状腺相关眼病，典型表现为眼外肌增厚，绝大多数病例双侧对称（图 53-29）。眼外肌受累的发生率从高到低依次为下直肌、内直肌、上直肌、外直肌和上斜肌，可用 I'M SLO 以便于记忆。眼外肌孤立性受累的病例占 5%。眼外肌增厚随疾病的严重程度而异，厚度 > 5mm 认为异常，表现为肌腹增厚，而肌腱附着处不增厚。眼眶脂肪体积也会增加，尤其是 40 岁以下的患者。总的来说，眼外肌引起的眼眶肥大和眼眶脂肪肥厚可导致眼球突出、静脉阻塞、视神经伸展和眼眶尖受压。在慢性期，眼外肌可能萎缩并伴有脂肪浸润。

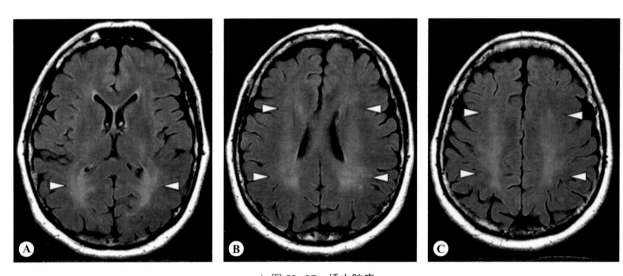

▲ 图 53-27　桥本脑病

轴位 FLAIR 图像显示半卵圆中心和侧脑室后角周围融合的对称性高信号

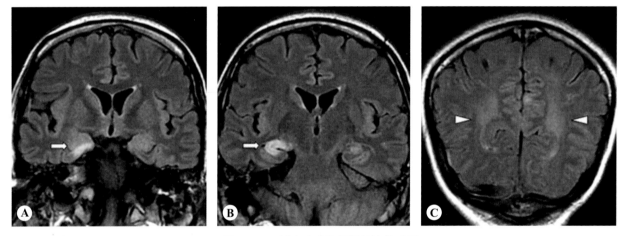

▲ 图 53-28　桥本脑病伴局灶性边缘受累

冠状位 FLAIR 图像显示右侧海马体高信号，其背景为弥漫对称的枕叶皮质下白质 FLAIR 高信号

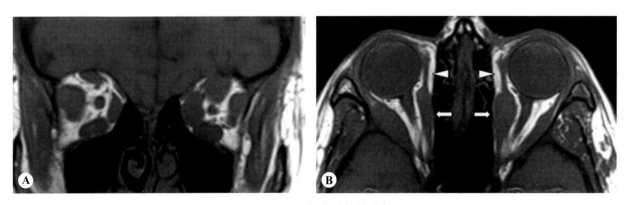

▲ 图 53-29　甲状腺相关眼病

冠状位 T_1WI 图像（A）显示双侧眼外肌弥漫性增厚。轴位 T_1WI 图像（B）显示眼外肌肌腹增厚（箭），肌腱附着处正常（箭头）

（图片由 Dr Song Chai Lim 提供）

参考文献

[1] Allen LH. How common is vitamin B-12 deficiency? Am J Clin Nutr. 2009;89:693S–6S.

[2] American Diabetes Association. Standards of medical care in diabetes. Diabetes Care. 2011;34.(suppl(1):S11–61.

[3] Arbelaez A, Pajon A, Castillo M. Acute Marchiafava-Bignami disease: MR findings in two patients. AJNR Am J Neuroradiol. 2003;24:1955–7.

[4] Arnold R, Issar T, Krishnan AV, Pussell BA. Neurological complications in chronic kidney disease. JRSM Cardiovasc Dis. 2016;5:2048004016677687.

[5] Bugnicourt JM, Godefroy O, Chillon JM, Choukroun G, Massy ZA. Cognitive disorders and dementia in CKD:the neglected kidney-brain axis. J Am Soc Nephrol. 2013;24(3):353–63.

[6] Campos C. Chronic hyperglycemia and glucose toxicity: pathology and clinical sequelae. Postgrad Med. 2012;124:90–7.

[7] Chai C, Yan S, Chu Z, et al. Quantitative measurement of brain iron deposition in patients with haemodialysis using susceptibility mapping. Metab Brain Dis. 2015;30:563–71.

[8] Chai C, Wang Z, Fan L, et al. Increased number and distribution of cerebral microbleeds is a risk factor for cognitive dysfunction in hemodialysis patients: a longitudinal study. Medicine (Baltimore). 2016;95:e2974.

[9] de la Monte SM, Kril JJ. Human alcohol-related neuropathology. Acta Neuropathol. 2014;127:71–90.

[10] Frederick RT. Current concepts in the pathophysiology and management of hepatic encephalopathy. Gastroenterol Hepatol (NY). 2011;7:222–33.

[11] Ge PS, Runyon BA. Serum ammonia level for the evaluation of hepatic encephalopathy. JAMA. 2014;312:643–4.

[12] Geijselaers SLC, Sep SJS, Stehouwer CDA, Biessels GJ. Glucose regulation, cognition, and brain MRI in type 2 diabetes: a systematic review. Lancet Diabetes Endocrinol. 2015;3:75–89.

[13] Guo Y, Miao YW, Ji XF, Li M, Liu X, Sun XP. Hemichorea associated with nonketotic hyperglycemia: clinical and neuroimaging features in 12 patients. Eur Neurol. 2014;71:299–304.

[14] Harper C, Fornes P, Duyckaerts C, Lecomte D, Hauw JJ. An international perspective on the prevalence of the Wernicke-Korsakoff syndrome. Metab Brain Dis. 1995;10:17–24.

[15] Hemmer B, Glocker FX, Schumacher M, Deuschl G, Lücking CH. Subacute combined degeneration: clinical, electrophysiological, and magnetic resonance imaging findings. J Neurol Neurosurg Psychiatry. 1998;65:822–7.

[16] International Hypoglycaemia Study Group. Glucose concentrations of less than 3.0 mmol/L (54 mg/dL) should be reported in clinical trials: a joint position statement of the American Diabetes Association and the European Association for the Study of Diabetes. Diabetes Care. 2017;40:155–7.

[17] Jaiser SR, Winston GP. Copper deficiency myelopathy. J Neurol.

2010;257:869–81.

[18] Jung YC, Namkoong K. Alcohol: intoxication and poisoning – diagnosis and treatment. Handb Clin Neurol. 2014;125:115–21.

[19] Kim DM, Lee IH, Song CJ. Uremic encephalopathy: MR Imaging findings and clinical correlation. AJNR Am J Neuroradiol. 2016;37:1604–9.

[20] King JD, Rosner MH. Osmotic demyelination syndrome. Am J Med Sci. 2010;339:561–7.

[21] Lee WM, Larson AM, Stravitz RT. AASLD position paper: the management of acute liver failure: update 2011. Alexandria, Virginia, AASLD, September, 2011.

[22] Ma JH, Kim YJ, Yoo WJ, et al. MR imaging of hypoglycemic encephalopathy: lesion distribution and prognosis prediction by diffusion-weighted imaging. Neuroradiology. 2009;51:641–9.

[23] Martin RJ. Central pontine and extrapontine myelinolysis: the osmotic demyelination syndromes. J Neurol Neurosurg Psychiatry. 2004;75(Suppl 3):iii22–8.

[24] McIntosh C, Chick J. Alcohol and the nervous system. J Neurol Neurosurg Psychiatry. 2004;75(Suppl 3):iii16–21.

[25] Mocellin R, Walterfang M, Velakoulis D. Hashimoto's encephalopathy: epidemiology, pathogenesis and management. CNS Drugs. 2007;21:799–811.

[26] Morel F. Une forme anatomoclinique particuliere de l'alcoolisme chronique: sclerose laminaire corticale alcoolique. Rev Neurol. 1939;71:260–88.

[27] Raphael KC, Matuja SS, Shen NT, Liwa AC, Jaka H. Hepatic encephalopathy; prevalence, precipitating factors and challenges of management in a resource-limited setting. J Gastrointest Dig Syst. 2016;6:441.

[28] Ravina B, Loevner LA, Bank W. MR findings in subacute combined degeneration of the spinal cord: a case of reversible cervical myelopathy. AJR Am J Roentgenol. 2000;174:863–5.

[29] Vilstrup H, Amodio P, Bajaj J, et al. Hepatic encephalopathy in chronic liver disease: 2014 practice guideline by the American Association for the Study of Liver Diseases and the European Association for the Study of the Liver. Hepatology. 2014;60:715–35.

[30] Weber AL, Dallow RL, Sabates NR. Graves' disease of the orbit. Neuroimaging Clin N Am. 1996;6:61–72.

[31] Witsch J, Neugebauer H, Flechsenhar J, Jüttler E. Hypoglycemic encephalopathy: a case series and literature review on outcome determination. J Neurol. 2012;259:2172–81.

[32] Yoon JE, Kim JS, Park JH, et al. Uremic parkinsonism with atypical phenotypes and radiologic features. Metab Brain Dis. 2016;31:481–4.

[33] Zuccoli G, Gallucci M, Capellades J, et al. Wernicke encephalopathy: MR findings at clinical presentation in twenty-six alcoholic and nonalcoholic patients. AJNR Am J Neuroradiol. 2007;28:1328–31.

拓展阅读

[1] Ağildere AM, Kurt A, Yildirim T, Benli S, Altinörs N. MRI of neurologic complications in end-stage renal failure patients on hemodialysis: pictorial review. Eur Radiol. 2001;11:1063–9.

[2] Alleman AM. Osmotic demyelination syndrome: central pontine myelinolysis and extrapontine myelinolysis. Semin Ultrasound CT MR. 2014;35:153–9.

[3] Bathla G, Policeni B, Agarwal A. Neuroimaging in patients with abnormal blood glucose levels. AJNR Am J Neuroradiol. 2014;35:833–40.

[4] Chen HJ, Zhang LJ, Lu GM. Multimodality MRI findings in patients with end-stage renal disease. Biomed Res Int. 2015;2015:697402.

[5] Geibprasert S, Gallucci M, Krings T. Alcohol-induced changes in the brain as assessed by MRI and CT. Eur Radiol. 2010;20:1492–501.

[6] Kim TE, Lee EJ, Young JB, Shin DJ, Kim JH. Wernicke encephalopathy and ethanol-related syndromes. Semin Ultrasound CT MR. 2014;35:85–96.

[7] Rovira A, Alonso J, Córdoba J. MR imaging findings in hepatic encephalopathy. AJNR Am J Neuroradiol. 2008;29(9):1612–21.

[8] Spampinato MV, Castillo M, Rojas R, Palacios E, Frascheri L, Descartes F. Magnetic resonance imaging findings in substance abuse: alcohol and alcoholism and syndromes associated with alcohol abuse. Top Magn Reson Imaging. 2005;16:223–30.

[9] Sureka B, Bansal K, Patidar Y, Rajesh S, Mukund A, Arora A. Neurologic manifestations of chronic liver disease and liver cirrhosis. Curr Probl Diagn Radiol. 2015;44:449–61.

第 54 章　可逆性后部脑病综合征

Posterior Reversible Encephalopathy Syndrome (PRES)

Claudia Godi　Andrea Falini **著**

王　莉　孔　祥 **译**　李　晓　戚荣丰 **校**

摘　要

可逆性后部脑病综合征（PRES）包括一系列与急性脑病相关的影像表现和明确的诱发因素（高血压、妊娠、病理状态和药物）。虽然 PRES 是根据首例具有经典影像表现的影像报告而命名的，但并不是所有的 PRES 病例都发生在后部或可逆的。目前已知 PRES 与其他疾病（如可逆性脑血管收缩综合征）在影像和病因方面有相似之处，因此可能同属一个疾病谱，而不是单独的疾病体。病史和临床神经影像表现一致（典型部位的血管源性水肿）是诊断 PRES 的关键因素。总的来说，PRES 是一种相对良性疾病，一般在基础因素得到治疗后会痊愈。

关键词

可逆性后部脑病综合征；血管源性水肿；高血压；子痫；化疗

缩略语

ADC	apparent diffusion coefficient	表观扩散系数
ARIA	amyloid-related imaging abnormalities	淀粉样蛋白相关影像学异常
ASL	arterial spin labeling	动脉自旋标记
CAAri	cerebral amyloid angiopathy-related inflammation	脑淀粉样血管病相关炎症
CT	computed tomography	计算机断层成像术
DSC	dynamic susceptibility contrast	动态增强磁化率
DWI	diffusion-weighted imaging	扩散加权成像
FFE T_2^*	fast field echo T_2^*	快速梯度回波 T_2^*
FLAIR	fluid-attenuated inversion recovery	液体衰减反转恢复
Gad	gadolinium	钆
HMPAO	hexa-methyl-propylene-amine oxime	六甲基丙二胺肟

HUS	hemolytic uremic syndrome	溶血性尿毒症综合征
IFN-alpha	interferon-alpha	干扰素 –α
IVIg	intravenous immunoglobulins	免疫球蛋白
MRA	magnetic resonance angiography	磁共振血管成像
MRI	magnetic resonance imaging	磁共振成像
MTT	mean transit time	平均通过时间
NECT	non-enhanced CT	平扫 CT
PAN	polyarteritis nodosa	结节性多动脉炎
PCNSV	primary central nervous system vasculitis	原发性中枢神经系统血管炎
PRES	posterior reversible encephalopathy syndrome	可逆性后部脑病综合征
PRES-SCI	spinal cord involvement in PRES	PRES 脊髓受累
rCBF	regional cerebral blood flow	局部脑血流量
rCBV	regional cerebral blood volume	局部脑血容量
RCVS	reversible cerebral vasoconstriction syndrome	可逆性脑血管收缩综合征
SPECT	single-photon emission computed tomography	单光子发射计算机断层成像术
SWI	susceptibility-weighted imaging	磁敏感加权成像
^{99m}Tc	technetium-99	锝 –99
TOF	time of flight	时间飞跃
TTP	thrombotic thrombocytopenic purpura	血栓性血小板减少性紫癜

一、疾病概述

可逆性后部脑病综合征。

二、定义和临床要点

PRES 由急性液体外渗（血管源性水肿）引起，大多发生在顶枕部皮质下白质（因此被称为"后部"），并且通常是可逆的。发病机制复杂，包括血管自身调节受损和（或）内皮损伤。血管源性水肿也可出现在邻近的皮质，其次是其他部位（如大脑幕下、基底节和脊髓）。

三、流行病学和病理生理学

PRES 是一种罕见疾病。它可以在高血压、妊娠、多种易感疾病或某些药物治疗中发生。风险因素很多，并且具有异质性，如表 54-1 所示。

血管源性水肿有三种主要的病理生理学诱发机制。

1. 在高血压脑病患者和有子痫的孕妇中，一般认为是动脉血压波动超过大脑自身调节极限，伴有高 / 低灌注和血管源性水肿渗出引起 PRES。对大脑后部血管源性水肿优先受累的假说是，椎基底系统交感神经支配相对不足，限制了大脑后部自我调节。

2. 血压正常患者的可能发病机制为，内皮细胞功能障碍和通透性改变，特别是在脓毒血症、免疫抑制治疗（如环孢素、他克莫司、长春新碱、顺铂）和子痫的情况下。

3. 对于溶血性尿毒症综合征患者，第三种假设机制是小血管闭塞后液体外渗。

表 54-1　最常见的 PRES 危险因素

高血压脑病

子痫

妊娠

产褥期

肾衰竭

溶血性尿毒症综合征

药物
- 环孢素 A
- 他克莫司 /FK-506
- 干扰素 –α
- 静脉注射免疫球蛋白
- 促红细胞生成素
- 粒细胞集落刺激因子
- 抗逆转录病毒治疗
- 顺铂
- 苯丙醇胺
- 麻黄碱
- 伪麻黄碱

自身免疫性疾病
- 系统性红斑狼疮
- 结节性多动脉炎
- Behcet 病
- 血栓性血小板减少性紫癜

实体器官移植 / 骨髓移植

颈动脉内膜剥脱术后再灌注综合征

吉兰 – 巴雷综合征

急性卟啉症

嗜铬细胞瘤

原发性醛固酮增多症

高血钙

输血

出血性 PRES 并不少见，在抗凝治疗或异体骨髓移植后的患者中更为常见。出血的发病机制可能因 PRES 驱动机制而异，关键因素可能包括高血压时的软脑膜血管破裂、内皮功能障碍、小血管破裂或血管收缩后再灌注损伤。

四、病理特征

在急性期通过活检 / 尸检获得的组织学数据虽然非常罕见，但和影像上的血管源性水肿类似，此外，显微镜下可见反应性星形胶质细胞、稀疏的巨噬细胞和淋巴细胞。然而，炎症、缺血或神经元损伤征象尚未被明确报道。

病灶形状

典型的血管源性水肿发生在顶枕叶皮质下白质，呈斑片状或融合区，邻近灰质不同程度受累。PRES 通常累及双侧且相当对称（图 54-1），但不对称者也并不少见（图 54-2）。Bartynski 和 Boardman 描述了 PRES 的三种类型，即"经典的顶枕型""额上沟型"和"全脑分水岭型"。除顶枕叶外，主要累及额叶和颞叶。基底节、脑干和小脑受累最少见（图 54-3 和图 54-4）。但这些结构的受累在自身免疫性疾病或严重高血压患者中更为常见。

PRES 脊髓受累罕见，偶然报道，并被认为与严重的急性高血压有关。PRES 脊髓受累表现为脊髓中央水肿，起源于颈髓交界处，至少跨越四个节段（图 54-5）。通常伴脑干受累。

五、临床情况和影像学检查适应证

PRES 的临床表现主要是由于水肿组织的占位效应或癫痫。通常急性起病，神经表现反映了中枢神经系统受累的分布。在经典的脑后部分布中，患者常主诉视物模糊、闪烁或皮质性失明。偏瘫和其他脑卒中样的神经系统症状会因脑重要功能区（如 Rolandic 前区）受累而产生。当临床怀疑 PRES 时，需使用 MRI 钆剂增强检查。

头颅平扫 CT 通常作为一线检查方法，可用于排除可成急性症状的缺血性 / 出血性脑卒中或颅内占位。

六、影像技术和推荐方案

（一）平扫 CT

血管源性水肿区域在平扫 CT 上呈低密度（图 54-6）。与脑卒中不同，皮质下区域受累程度远高于脑皮质。当有大量出血表现时，可观察到蛛网膜下腔出血（大脑半球凸面线状高密度）或实质高密

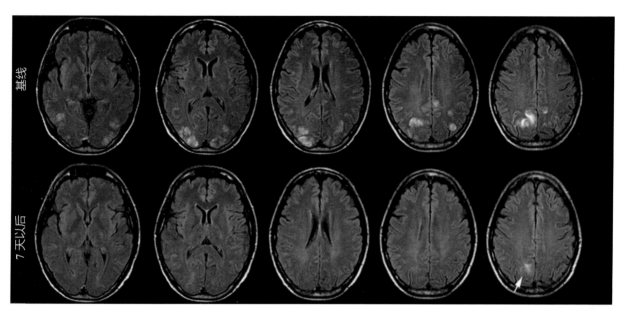

▲ 图 54-1 典型的双侧 PRES

轴位 FLAIR 图像显示双侧大脑后部（上排图）皮质 / 皮质下高信号。1 周后，病灶几乎完全消失（下排图），只残留少量 FLAIR 高信号（箭）

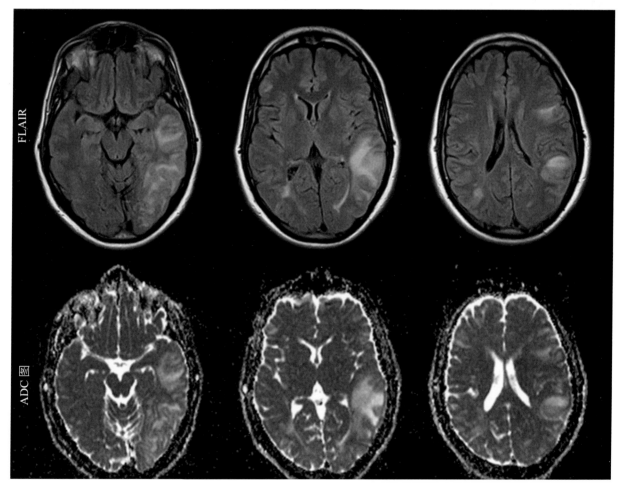

▲ 图 54-2 不对称的 PRES。左侧颞顶区可见软脑膜轻微强化（箭）

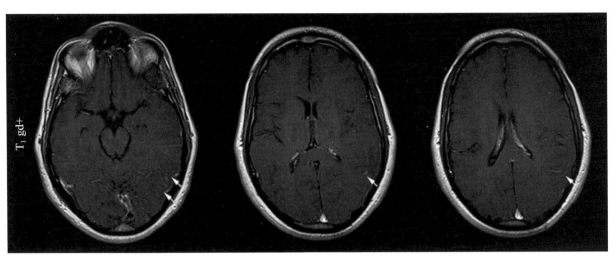

▲ 图 54-2（续） 不对称的 PRES。左侧颞顶区可见软脑膜轻微强化（箭）

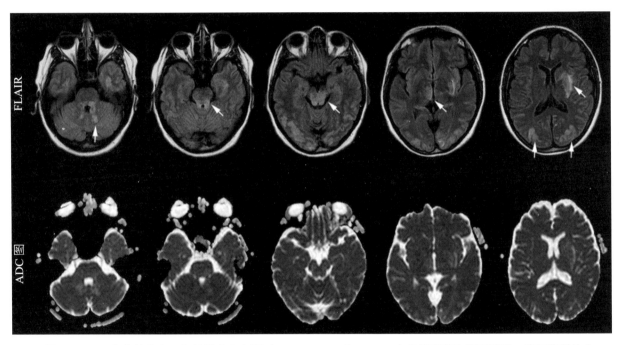

▲ 图 54-3 50 岁女性患者，急性重度高血压（200/100mmHg），PRES 合并基底节和幕下受累。除了典型的大脑后部皮质下位置外，还可见左侧壳核、小脑和脑干 FLAIR 高信号、ADC 值增高，与血管源性水肿相一致

度血肿。

（二）MRI

病灶在 MRI 上典型表现为 T_2 高信号和 T_1 低信号，与预期的含水量增加一致。然而，合并出血会改变信号强度，这取决于血红蛋白降解的时期。

PRES 病变 DWI 多呈低或等信号、ADC 值增高（"T_2 廓清"现象）（图 54-7），与血管源性水肿一致。有时可见局灶性 DWI 高信号和低 ADC 值病

灶（图 54-8 和图 54-9）。

在其他病例中，PRES 病灶 DWI 呈高信号，但 ADC 值与正常白质相似，这可能是由于血管源性和细胞毒性水肿在成像体素内平均化的结果。对于 ADC 低 / "假正常"区域的临床解释仍有待明确：一些作者认为它们可能是不可逆病变的最早标志物，但其他作者报道 PRES 病变具有可逆性，即使是 ADC 值假正常或较低。

最后需要记住的是，在 PRES 和癫痫患者中，

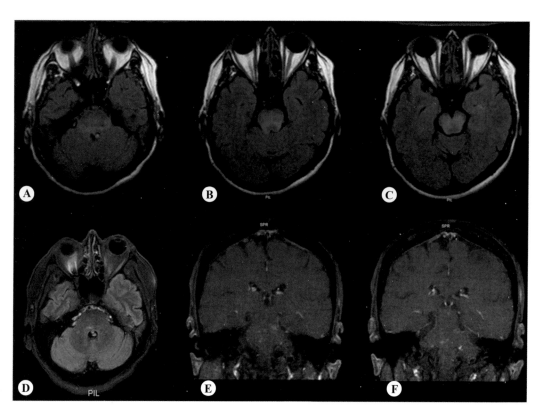

▲ 图 54-4　PRES 累及脑干

轴位 FLAIR 图像（A 至 C）显示脑桥和中脑高信号，延伸至右侧大脑脚（未显示）。在注射钆剂后的冠状位 T₁WI 图像中（E 和 F），在对应区域可见局灶强化。首次 MR 检查 8 天后随访（D），脑桥 FLAIR 信号异常几乎完全消失 ［图片由 Prof. Majda Thurnher（Vienna/AT）提供］

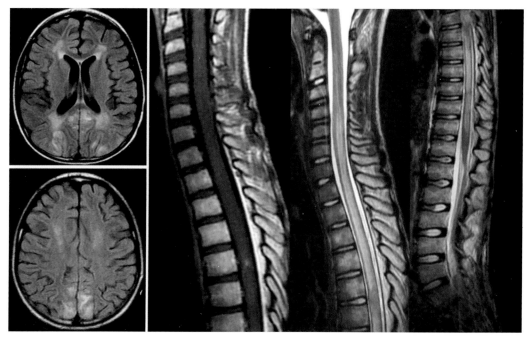

▲ 图 54-5　化疗期间儿童患者的脑 PRES 和 PRES 脊髓受累

PRES 脊髓受累表现为脊髓长节段病变，中央部位 T₂ 高信号，T₆ 水平局灶性轻微强化灶（图片由 Maria Pia Pappalardo，ARNAS Palermo-IT 提供）

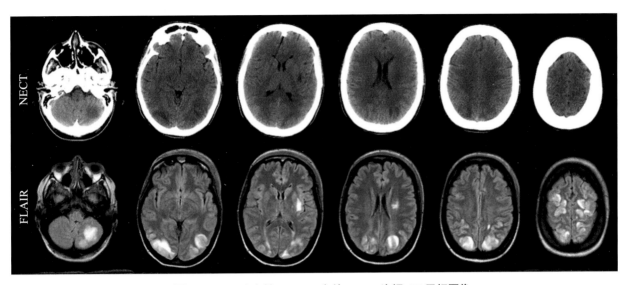

▲ 图 54-6 43 岁女性，PRES 合并 SLE，头颅 CT 平扫图像

CT 显示左侧小脑、双侧顶叶皮质下、左侧壳核低密度区。CT 上低密度区域对应 FLAIR 高信号区域

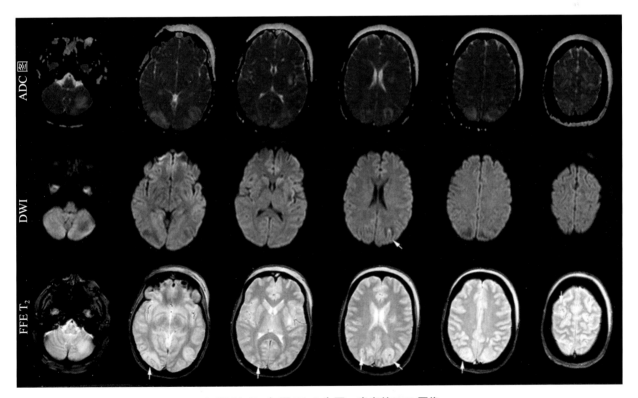

▲ 图 54-7 与图 54-5 为同一患者的 MR 图像

FLAIR 高信号区 ADC 值增高、DWI 信号减低，符合血管源性水肿。快速梯度回波 T₂* 图像（垂直箭）中显示病灶内少许微出血。左顶叶区 DWI 点状高信号，提示微出血（斜箭）

合并的癫痫活动也会导致皮质、丘脑枕核和胼胝体压部的低 ADC 值。

高达 60% 的病例可在影像学上检出出血灶（＜5mm 的微出血、蛛网膜下腔出血或局灶性实质血肿）。微出血是 PRES 中最常见的出血表现形式，在随访 MRIFFE T₂*/SWI 扫描时可持续出现（图 54-7）。

注射钆剂后，可见多种强化模式，从无强化到

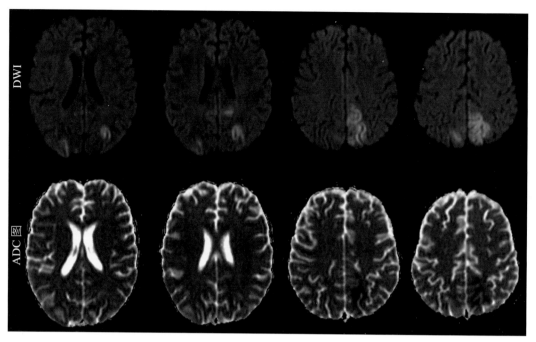

▲ 图 54-8 PRES，双顶叶区 DWI 高信号，ADC 值减低

图片由Mario Cirillo（Università Federico II，Napoli/IT）和 Ferdinando Caranci（Università del Molise，Campobasso/IT）提供

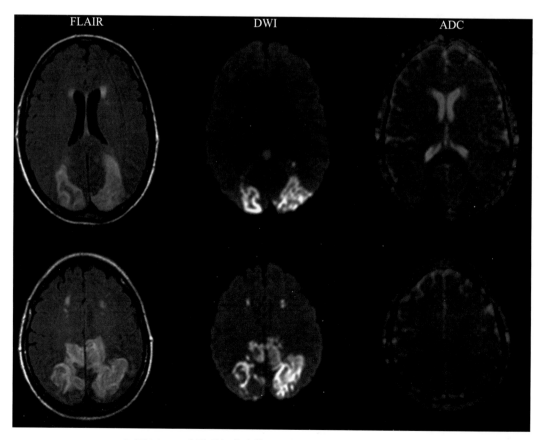

▲ 图 54-9 大脑后部分布的 PRES（双侧顶叶皮质下病变）

FLAIR 高信号区域部分在 DWI 上呈高信号，低 ADC 值。需注意，胼胝体压部也受累（可能和癫痫发作有关）。此外，双侧额叶白质中一些微小的局灶性扩散受限［图片由 Prof. Majda Thurnher（Vienna/AT）提供］

皮质 – 软脑膜强化（图 54-2、图 54-4、图 54-10 和图 54-11）。有趣的是，一些作者报道了延迟 FLAIR 增强序列有助于显示 PRES 诱发的软脑膜病变。

关于 PRES 患者灌注表现的报道差异较大，可能反映了 PRES 发病机制的复杂性。

- ^{99m}Tc-HMPAO、SPECT 和 ASL 可见大脑实质信号异常附近区域灌注增加。
- 在受累皮质区域，动态磁敏感增强获得的 rCBV、rCBF 降低和 MTT 异质性较大。

PRES 可呈低灌注或高灌注表现。一个案病例报道对同一患者的一系列评估显示，开始呈血管收缩和灌注不足，然后是反弹性高灌注。因此，磁共振灌注可为了解发病机制提供重要线索，但在诊断 PRES 方面不如 DWI。

（三）血管造影 /MRA

MRA 或经导管血管造影可显示多灶性血管收缩、局灶性血管扩张或近血管源性水肿区的大脑动脉第二、三级分支动脉串珠状样改变。这些异常通常是可逆的，类似于可逆性脑血管收缩综合征的影像表现。RVCS 或许确实与脑血管源性水肿有关，也可能是和 PRES 相同的致病谱中的另一种临床表现。

（四）诊断 PRES 的推荐 MRI 扫描方案

- AX/COR T_2/FLAIR。
- T_1 平扫。
- DWI。
- FFE T_2^*/SWI。
- T_1 钆剂增强。
  可选的序列如下。
- 3D TOF MRA。
- FLAIR 钆剂增强。

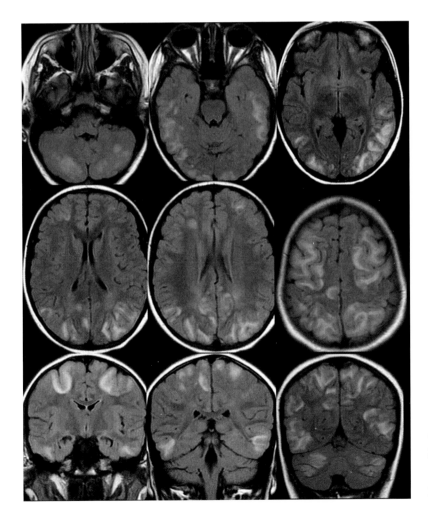

◀ 图 54-10 **11 岁女孩，PRES，幕上 /幕下脑区受累**
图片由 Maria Pia Pappalardo（ARNAS Palermo/IT）提供

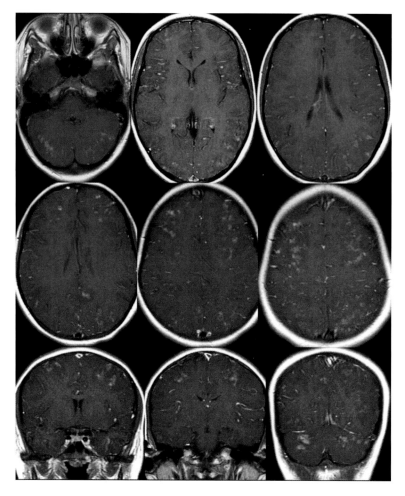

◀ 图 54-11 与图 54-8 为同一患者的增强后图像

FLAIR 高信号病灶内可见许多结节状绒毛样强化灶［图片由 Maria Pia Pappalardo（ARNAS Palermo/IT）提供］

七、解释清单和结构化报告

- 在大多数受累区域，ADC 值改变符合血管源性水肿，而不符合细胞毒性水肿。
- 没有实性组织 / 肿块病变 / 在血管源性水肿区内部 / 周围。
- 信号异常累及 PRES 典型部位，而不是动脉供血区域。
- 动脉高血压征象 / 用药史 / 其他诱发因素。报告如下。
- 受累部位（顶枕叶、额沟、全脑分水岭区，皮质下 / 皮质，深部灰质，幕下，脊髓）。
- 高 / 低 ADC 值区域。
- 出血特征。
- 强化。
- （MRA 串珠状血管表现）。鉴别诊断如下。
- 动脉 / 静脉性脑卒中。

- 可逆性脑血管收缩综合征。
- 脑淀粉样血管病相关炎症。
- 淀粉样变相关影像学异常，水肿 / 出血亚型（ARIA-E/ARIA-H）。
- 瘤周血管源性脑水肿。
- 原发性自发性出血（与出血性 PRES 鉴别）。
- 原发性中枢神经系统血管炎。

八、治疗监测：随访计划和结果 / 隐患

PRES 一旦确诊，治疗应及时控制诱发因素，如血压正常化、诱导分娩、停药和潜在疾病的消失。

在纠正基础因素后，结果总体上是有利的：在最佳治疗后，大部分病变平均在 2 周 /1 个月内逆转。临床改善后，MRI 影像随访并不是必需的，但建议在数天 / 数周内进行头颅 MRI 对比（采用与基线相同的成像方案），以确认先前发现的病变部分 / 完全消失。

尽管有"可逆"的定义，但并非所有 PRES 脑损伤都能逆转，有些可能持续存在或转化为彻底的缺血性损伤。许多假设解释了为什么部分 PRES 有不可逆的病变：局部因素对组织活力至关重要，特别是局部脑灌注；癫痫的活动，由于代谢增加，可能会增加病变不可逆性损害的风险。

不可逆或出血性病变预后最差。幸运的是，PRES 复发罕见，只有 5%～19% 的病例会引起死亡。

九、病例报告

（一）临床经验（阳性病例报告示例）

一位 53 岁女性，2 型糖尿病病史，中午入院，主诉头痛和凌晨起视力减退。入院时动脉血压 210/140mmHg，体格检查和常规血液检查无明显异常。

神经系统检查证实左右视野均缺失。其余的神经系统检查均正常。

临床诊断为 PRES，需 MR 检查证实临床假设。

钆注射前行 MRI 轴位和冠状位快速自旋回波 T_2、轴位 FLAIR、轴位自旋回波 T_1、轴位 DWI 和 FFE T_2^*WI 检查，注射钆剂后行轴位和冠状位自旋回波 T_1WI。

T_2/FLAIR 可见双侧颞顶枕叶皮质下白质高信号，延伸至相邻皮质。受累区域也显示脑沟消失，DWI 等信号，ADC 值增高，与血管源性水肿一致（图 54-12）。未见出血表现。注射钆剂后未见实性组织或强化灶。

结论（解释）：如果病史和检查结果一致，支持 PRES。

（二）阴性病例报告示例（PRES 临床咨询）

未见大脑信号异常，特别是在皮质／皮质下大脑后部区域、小脑、脑干或基底节。钆剂增强后无强化。

结论：所描述的影像表现不符合 PRES。

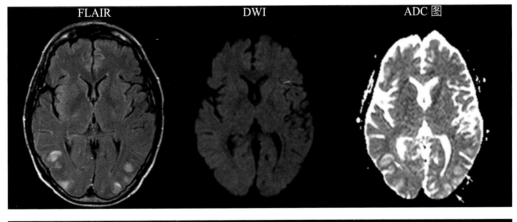

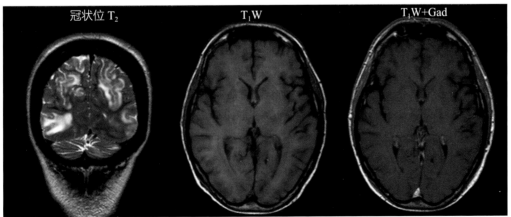

▲ 图 54-12 阳性病例报告

参考文献

[1] Bartynski WS. Posterior reversible encephalopathy syndrome, part 1: fundamental imaging and clinical. Am J Neuroradiol. 2008a;29:1036–42.

[2] Bartynski WS. Posterior reversible encephalopathy syndrome, part 2: controversies surrounding pathophysiology of vasogenic edema. Am J Neuroradiol. 2008b;29:1043–9.

[3] Schiff D, Lopes M-B. Neuropathological correlates of reversible posterior leukoencephalopathy. Neurocrit Care. 2005;2(3):303–5.

[4] Bartynski WS, Boardman JF. Distinct imaging patterns and lesion distribution in posterior reversible encephalopathy syndrome. Am J Neuroradiol. 2007;28:1320–7.

[5] Bartynski WS, Boardman JF. Catheter angiography, MR angiography, and MR perfusion in posterior reversible encephalopathy. Am J Neuroradiol. 2008;29:447–55.

[6] Hamilton BE, Nesbit GM. Delayed CSF enhancement in posterior reversible encephalopathy syndrome. Am J Neuroradiol. 2008;29:456–7.

[7] Roth C, Ferbert A. Posterior reversible encephalopathy syndrome: long-term follow-up. J Neurol Neurosurg Psychiatry. 2010;81:773–7.

[8] Shankar J, Banfield J. Posterior reversible encephalopathy syndrome: a review. Can Assoc Radiol J. 2017;68:147–53.

[9] Koch S, Rabinstein A, Falcone S, Forteza A. Diffusionweighted imaging shows cytotoxic and Vasogenic edema in eclampsia. Am J Neuroradiol. 2001;22 (July):1068–70.

[10] Covarrubias DJ, Luetmer PH, Campeau NG. Posterior reversible encephalopathy syndrome: prognostic utility of quantitative diffusion-weighted MR images. Am J Neuroradiol. 2002;23(July):1038–48.

[11] Brubaker LM, Smith JK, Lee YZ, Lin W, Castillo M. Hemodynamic and permeability changes in posterior reversible encephalopathy syndrome measured by dynamic susceptibility perfusion-weighted MR imaging. Am J Neuroradiol. 2005;26(April):825–30.

[12] Kitagouchi H, Tomimoto H, Miki Y, Yamamoto A, Terada K, Satoi H, Kanda M, Fukuyama H. A brainstem variant of reversible posterior leukoencephalopathy syndrome. Neuroradiology. 2005;47:652–6

[13] Deibler AR, Pollock JM, Kraft RA, Tan H, Burdette JH, Maldjian JA. Arterial spin-labeling in routine clinical practice, part 3: hyperperfusion patterns. Am J Neuroradiol. 2008 Sep;29(8):1428–35.

[14] Hefzy HM, Bartynski WS, Boardman JF, Lacomis D. Hemorrhage in posterior reversible encephalopathy syndrome: imaging and clinical. Am J Neuroradiol. 2009;30:1371–9.

[15] de Havenon A, Joos Z, Longenecker L. Posterior reversible encephalopathy syndrome with spinal cord involvement. Neurology. 2014;83:2002–6.

[16] Granata G, Greco A, Iannella G, Granata M, Manno A, Savastano E, et al. Posterior reversible encephalopathy syndrome — insight into pathogenesis, clinical variants and treatment approaches. Autoimmun Rev. 2015;14 (9):830–6.

[17] Karia SJ, Rykken JB, McKinney ZJ, Zhang L, McKinney AM. Utility and significance of gadolinium-based contrast enhancement in posterior reversible encephalopathy syndrome. Am J Neuroradiol. 2016;37:415–22.

[18] Marrone LCP, Martins WA, Brunelli JPF, Fussiger H, Carvalhal GF, Filho JRH, et al. PRES with asymptomatic spinal cord involvement. Is this scenario more common than we know? Spinal Cord Ser Cases. 2016;2:15001.

[19] Ollivier M, Bertrand A, Clarençon F, Gerber S, Deltour S, Domont F, et al. Neuroimaging features in posterior reversible encephalopathy syndrome: a pictorial review. J Neurol Sci. 2017;373:188–200.

拓展阅读

[1] Stevens CJ, Heran MKS. The many faces of posterior reversible encephalopathy syndrome. Br J Radiol. 2012; 85 (December): 1566–75.

[2] Bartynski WS, Boardman JF, Zeigler ZR, Shadduck RK, Lister J. Posterior reversible encephalopathy syndrome in infection, Sepsis, and shock. Am J Neuroradiol. 2006;27:2179–90.

[3] Karakis I, Macdonald JA, Stefanidiou M, Clinical KCS. Radiological features of brainstem variant of hypertensive encephalopathy. J Vasc Interv Neurol. 2009;2(2):172–6.

[4] Fugate JE, Claassen DO, Cloft HJ, Kallmes DF, Kozak OS, Rabinstein AA. Posterior reversible encephalopathy syndrome: associated clinical and radiologic findings. Mayo Clin Proc. 2010;85(2):427–32.

[5] Gao B, Yu BX, Li RS, Zhang G, Xie HZ, Liu FL, Lv C. Cytotoxic edema in posterior reversible encephalopathy syndrome: correlation of MRI features with serum albumin levels. Am J Neuroradiol. 2015;36:1886–9.

第十一篇 儿童神经影像学

Pediatric Neuroradiology

第 55 章　脑发育畸形的影像表现⋯⋯⋯⋯⋯⋯⋯⋯⋯⋯⋯⋯⋯⋯⋯⋯⋯ 1276

第 56 章　宫内成像⋯⋯⋯⋯⋯⋯⋯⋯⋯⋯⋯⋯⋯⋯⋯⋯⋯⋯⋯⋯⋯⋯⋯ 1295

第 57 章　新生儿缺氧缺血⋯⋯⋯⋯⋯⋯⋯⋯⋯⋯⋯⋯⋯⋯⋯⋯⋯⋯⋯⋯ 1332

第 58 章　脊柱和脊髓发育畸形的影像学表现⋯⋯⋯⋯⋯⋯⋯⋯⋯⋯⋯⋯ 1352

第 59 章　脑白质病变和遗传性代谢疾病的神经成像方法⋯⋯⋯⋯⋯⋯⋯ 1378

第 60 章　斑痣性错构瘤病的神经影像和临床表现⋯⋯⋯⋯⋯⋯⋯⋯⋯⋯ 1409

第 61 章　儿童脑卒中与影像学⋯⋯⋯⋯⋯⋯⋯⋯⋯⋯⋯⋯⋯⋯⋯⋯⋯⋯ 1430

第 62 章　小儿肿瘤神经影像学⋯⋯⋯⋯⋯⋯⋯⋯⋯⋯⋯⋯⋯⋯⋯⋯⋯⋯ 1462

第 63 章　围产期感染的神经影像学⋯⋯⋯⋯⋯⋯⋯⋯⋯⋯⋯⋯⋯⋯⋯⋯ 1529

第 55 章 脑发育畸形的影像表现
Brain Developmental Malformations: Imaging Appearances

Marinos Kontzialis　Asim F. Choudhri　Thierry A. G. M. Huisman　著

胡　斌　施　昭 **译**　孙志远　张龙江 **校**

摘　要

本章内容旨在回顾临床神经影像学中最常见遇到的先天性脑畸形疾病，讨论中枢神经系统胚胎学的基本概念，以促进对大脑发育过程畸形病变的理解。许多脑部发育疾病可用孕期超声检查进行初步识别，出生后使用 MRI 可以更详细地对病变进行描述。熟悉幕上和幕下先天性疾病的典型神经影像表现对于临床准确诊断至关重要。先天性脑畸形包括背侧和腹侧诱导畸形，表现为神经管闭合前后的异常。神经管闭合前的畸形会对大脑造成灾难性损害或导致先天性脑膨出。腹侧诱导畸形的典型表现是前脑无裂畸形。先天性脑部畸形中的胼胝体异常在矢状面正中线图像上观察最好。大脑皮质发育畸形可包括增殖、迁移或皮质结构异常。颅后窝有几种特征性的先天性畸形，包括 Chiari 畸形。

关键词

脑；发育；先天性；畸形；MRI

缩略语

CC	corpus callosum	胼胝体
CNS	central nervous system	中枢神经系统
CSF	cerebrospinal fluid	脑脊液
DTI	diffusion tensor imaging	扩散张量成像
FCD	focal cortical dysplasia	局灶性皮质发育不良
PVH	periventricular heterotopia	脑室周围异位

一、脑发育畸形

先天性脑发育畸形是指因遗传效应导致的发育过程改变而引起的脑形态异常，既可以遗传，也可以发生于胚胎期。先天性畸形必须与发育损害区分开来，后者为具有正常发育潜力的大脑损伤而导致的先天性异常。最后，先天性异常也可继发于已经完成主要发育步骤的脑组织损伤。

二、背侧诱导畸形

中枢神经系统由外胚层经背侧和腹侧诱导形成。背侧诱导包括初级神经分化和次级神经分化。初级神经形成是指神经管形成，神经管继续分化成为脑组织和大部分脊髓组织。原发性神经发育缺陷包括神经管闭合中断和中胚层发育中断。继发性神经发育缺陷主要累及腰骶椎/脊髓。

（一）露脑与无脑畸形

1. 定义

当前神经孔未闭合时，发育中的前脑暴露在羊水中，导致露脑畸形或无脑畸形。前脑暴露于羊水导致前脑退化。露脑畸形指颅骨缺损并伴中枢神经系统暴露，无脑畸形指大部分或全脑组织的缺失。露脑畸形比无脑畸形更加常见。

2. 临床表现

通常在孕期前3个月的产前检查中得到诊断。通过产前超声和孕妇血清甲胎蛋白升高可高度怀疑此类疾病。无脑畸形的新生儿常表现为死产，或仅可存活数天。

3. 基础流行病学/人口学

无脑畸形的发病率为1:1000，无脑畸形的一个主要危险因素是叶酸摄入不足。由于营养改善、产前诊断及终止妊娠的应用，无脑畸形现在很少遇到。

4. 影像学策略

在怀孕14周时，产前超声的敏感性近乎100%，此类畸形很少需要进行产后成像。超声表现包括头盖骨和脑组织缺如，头臀部长度较短。由于吞咽障碍而致羊水过多。通常会伴随多种其他类型的先天性畸形。

（二）积水性无脑畸形

1. 定义及临床要点

积水性无脑畸形是一种产前发育损伤，而不是一种先天畸形，代表着子宫内大脑半球破坏。

2. 病理生理学

它是最严重的脑破坏形式，通常发生在双侧颈内动脉分布区，脑实质几乎完全被脑脊液取代。

3. 临床表现

产前超声显示一个完整的大脑镰和充满液体的头盖骨。新生儿表现为巨头畸形和颅骨透光度增高。通常于婴儿期死亡。

4. 流行病学/人口学

积水型无脑畸形预后较差，与重度脑积水和无脑叶型前脑无裂畸形相鉴别对其预后和治疗有着重要意义。

5. 影像学策略

产前超声容易进行诊断，胎儿MRI可以确诊。大脑镰和小脑幕可存在，由大脑后循环血管供应的脑组织结构（包括颅后窝的小脑、脑干、丘脑、基底神经节和部分枕叶）通常可被保存下来（图55-1）。

6. 鉴别诊断

覆盖在凸面上的薄薄的脑皮质证实有严重的脑积水。完整的大脑镰可以区分积水型无脑畸形和无脑叶型前脑无裂畸形。

（三）先天性脑膨出

1. 定义

先天性脑膨出是指颅内内容物通过先天性颅骨缺损突出到颅外。先天性脑膨出可合并其他畸形出现，也可以孤立单独存在。可以累及颅骨或颅底。根据骨缺损的部位，脑膨出按部位可分为枕骨、鼻

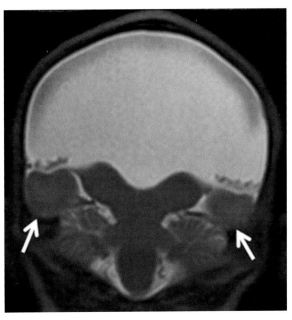

▲ 图 55-1 冠状位 T_2 加权成像显示积水型无脑畸形中大部分幕上实质破坏，仅部分枕叶（箭）存在。颅后窝结构尚存

骨（额筛缝和颅底）、顶骨和颞骨的脑膨出。

2. 临床表现

产前超声可显示颅骨缺损及相关的颅周软组织。颅顶脑膨出的表现很典型，而颅底脑膨出较隐蔽，在体检上可能难以发现。

3. 流行病学／人口学

先天性脑膨出发病率为（0.8～3）/10 万活产儿。枕部脑膨出在欧洲和北美人群中最常见，占所有病例的 70%～80%，它们可以发生在幕下、幕上或两者兼而有之。枕部和上颈部脑膨出可视为 Chiari III 畸形的一部分。

4. 影像学策略

除颅底部先天性脑膨出外，大多数先天性脑膨出都可通过产前超声进行诊断。MRI 是评价脑膨出和显示囊内容物的首选检查方法。MR 静脉造影是评价硬脑膜静脉窦解剖和脑膨出囊是否累及硬脑膜静脉窦的最佳方法。高分辨 CT 是评估骨缺损尤其是颅底骨缺损的最佳方法。

先天性脑膨出的信号特征取决于其囊内容物（图 55-2），其内可充满脑脊液，伴有或无发育不良或者胶质增生的脑实质。牵引作用可使颅内结构发生移位和扭曲，中线结构，如垂体、下丘脑、第三脑室、视交叉和胼胝体都可能受到影响。应仔细检查脑膨出附近的大脑是否有移行异常，或伴有其他先天畸形。与枕部脑膨出相关的颅内异常包括前连

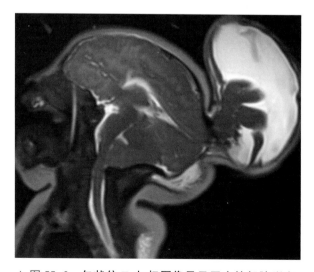

▲ 图 55-2 矢状位 T₂ 加权图像显示巨大枕部脑膨出，内含脑组织、脑膜和脑脊液。颅内大脑也出现变形，顶枕叶皮质带增厚

合、透明隔和穹窿缺失。

顶部脑膨出的原因是先天性中线缺损，可影响上矢状窦和直窦的正常发育。因此，除了脑 MR 成像外，还需要进行 MR 静脉成像进行详尽的术前评估。大多数顶部脑膨出是闭锁的。闭锁性脑膨出有特征性影像学表现，其病变具有中线部位发育不良的头皮，最常见于顶部，较少见于枕部。潜在的颅骨缺损通常很小。直窦闭锁或缺失，大脑深静脉引流通常汇入永存胚胎前脑静脉或镰状静脉，该静脉大约从松果体区延伸到颅骨缺损下的上矢状窦。此外，对于异常的静脉，"闭锁的肿块"可能包含硬脑膜、纤维组织和变性的脑组织。相关的中线异常包括空洞脑和胼胝体发育不良。

先天性颞部脑膨出比较罕见，并经常累及鼓膜或伴随鼓膜缺陷。其表现与后天性颞叶脑膨出相似，包括脑脊液耳漏和鼻漏，以及反复发作的脑膜炎和传导性听力损失。

鼻侧脑膨出可分为额筛缝脑膨出和颅底脑膨出。额筛缝脑膨出是指通过额窦和（或）筛骨缺损可见的软组织疝。鼻框处脑膨出位于筛板后方，体格检查通常难以发现。由于鼻塞症状，鼻框处脑膨出可能在 10 岁左右被发现（图 55-3）。鼻框处脑膨出的产前诊断可能很困难，因为病变部位不同，儿童可能会出现鼻塞症状、脑脊液鼻漏、反复脑膜炎和内分泌功能障碍。颅底脑膨出的鉴别诊断包括鼻部胶质瘤和皮样囊肿。

5. 治疗

切除包括发育不良脑组织在内的脑膨出囊。

（四）腹侧诱导畸形

中枢诱导是指神经管闭合后大脑的形成。三个原始的脑泡分是前脑、中脑和菱脑（后脑）。前脑的吻部，即端脑，构成大脑半球。前脑的尾部，即间脑形成丘脑，丘脑包括松果体、下丘脑和神经垂体。中脑包括小丘、红核、黑质、被盖和大脑脚。菱脑包括脑桥、小脑和小脑蚓部。尾部形成髓质。

（五）前脑无裂畸形

端脑分为成对的端脑小泡，形成大脑半球。这一阶段的发育异常会影响端脑的正常分裂，导致一系列前脑无裂畸形。前脑无裂畸形是最常见的端脑

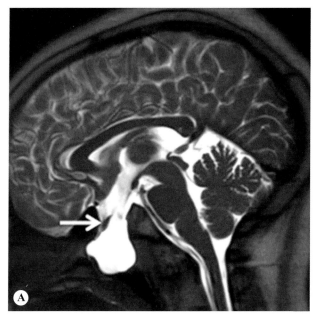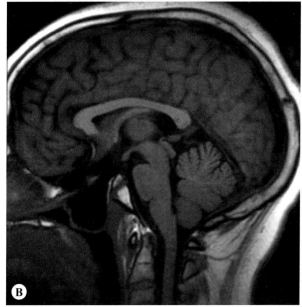

▲ 图 55-3　矢状位 T₂（A）和矢状位 T₁WI（B）显示一巨大的颅底脑膨出，充满脑脊液，突入鼻咽。可见视交叉向下移位（A，白箭）

缺损，按严重程度分为无脑叶型前脑无裂畸形、半脑叶型前脑无裂畸形、脑叶型前脑无裂畸形。更轻的相关畸形包括中央半球间变异和视隔发育不良。产前超声和胎儿 MRI 可诊断前脑无裂畸形。

（六）无脑叶型前脑无裂畸形

1. 定义

在无脑叶型前脑无裂畸形中，大脑半球弥漫性分离缺失，是最严重的前脑无裂畸形。

2. 临床表现

无脑叶型前脑无裂畸形者生命短暂。宫内死亡很常见，大多数患者出生后不久就会死亡。幸存者可出现低眼压和癫痫。

除非有足够大的背侧囊肿与单脑室相通，否则患者可有典型的小头畸形。常有相关的颅面畸形，包括前颌骨发育不全、唇腭裂、眼球旋转不足及孤立性上颌中切牙。

3. 流行病学 / 人口学

大多数无脑叶型前脑无裂畸形是散发性的。最常见的染色体异常可能是 13- 三体。糖尿病母亲患无脑叶型前脑无裂畸形的风险为 1%。

4. 影像策略

这种情况可通过胎儿超声和 MRI 诊断。表现

为一个巨大的背侧单脑室，前面是新月形或"煎饼形"的脑实质。丘脑、下丘脑和基底神经节融合在一起。缺乏正常的中线结构，包括透明隔、大脑镰状结构、第三脑室、胼胝体和嗅器。

（七）半脑叶型前脑无裂畸形

1. 定义

半脑叶型前脑无裂畸形是前脑无裂畸形的一种较温和的形式，其大脑后部的发育比大脑前部更好。

2. 临床表现

最常见的表现是小头畸形，但也可能有一个背侧囊肿。患者出现发育迟缓、肌张力障碍和痉挛。面部异常并不常见，出现时也很轻微。

3. 流行病学 / 人口学

大多数病例是散发性的，患有半脑叶型前脑无裂畸形的婴儿很少能存活超过 1 岁。

4. 影像策略

此类疾病可通过胎儿超声和 MRI 诊断。前额叶无分裂，枕叶成功分离（图 55-4）。透明隔缺失，前方的纵裂不完整。颞叶和海马结构发育不全。前大脑镰和前胼胝体缺失。额角缺失，枕角和颞角存在但发育不全。基底节和丘脑可能有不同程度的融合。嗅觉相关结构尚存。

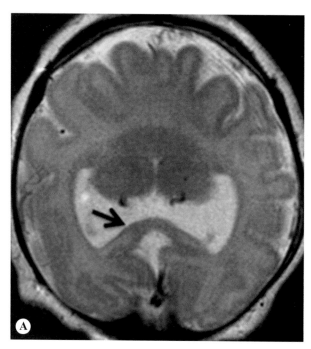
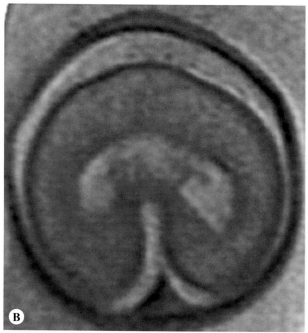

▲ 图 55-4 半脑叶型前脑无裂畸形

出生后轴位 T_2 加权图像（A）显示额叶融合，枕叶成功分离。胼胝体压部存在（箭），透明隔缺失。在另一位胎儿 MR 检查的患者身上也有类似发现（B）

（八）脑叶型前脑无裂畸形

1. 定义及亮点

在脑叶型前脑无裂畸形中，超过 50% 的额叶是分开的，只有前额叶和下额叶保持连接。

2. 临床表现

这是最轻的前脑无裂畸形。轻度脑叶型前脑无裂畸形在出生时临床表现可能不明显。轻度脑叶型前脑无裂畸形的患儿可以存活到童年或以后。

3. 流行病学 / 人口学

大多数病例是散发性的。

4. 影像策略

当透明隔缺失时，产前超声可进行诊断。胎儿 MRI 在显示相关异常方面更具有优势。在神经影像学上，发育不全的额角和正常的第三脑室有助于区分脑叶型和半脑叶型前脑无裂畸形。胼胝体膝部和吻部可能缺失或发育不良。丘脑经常是分开的。透明隔在所有类型的前脑无裂畸形都不存在，但在脑叶型全脑无裂畸形中可能发育不良。大脑镰位于后方，通常只有一条（前）奇脑动脉存在。

（九）中间纵裂变形或合脑

1. 定义

中间纵裂变形在前脑无裂畸形中代表了一个不同的临床和神经影像学病变。在大脑中间纵裂变形中，前额叶和枕叶分裂正常，但后额叶和前顶叶未能分离，缺少胼胝体（图 55-5）。

2. 临床表现

临床表现包括发育迟缓、痉挛、低眼压、癫痫发作和轻度颅面畸形。与眼距过短的前脑无裂畸形相比，合脑患者眼距较大。

3. 流行病学 / 人口学

糖尿病患者其后代发生大脑中间裂变形的风险增加。

4. 成像技术和推荐

胎儿 MR 检查或出生后 MR 检查。

在影像学上，额叶和顶叶后部缺少大脑间裂隙和大脑镰。侧裂具有异常的方向，通过顶端的异常裂隙连接。胼胝体的膝部和压部正常形成，但胼胝体体部缺失。只有一个脑室腔。丘脑融合现象比脑叶型前脑无裂畸形患者更常见，1/3～1/2 的患者可见丘脑融合。皮质发育异常及灰质异位很常见，沿

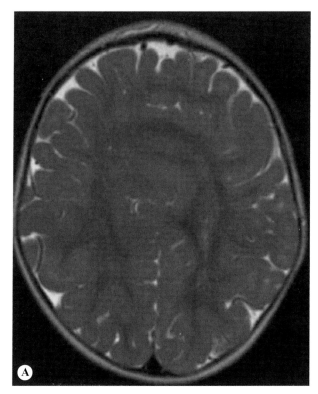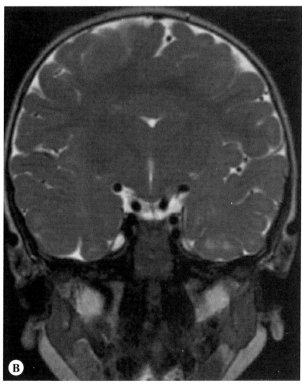

▲ 图 55-5　在大脑中间纵裂变形中，轴位（A）和冠状位（B）T₂ 加权图像显示灰质和白质桥横跨额叶后部和相邻顶叶的大脑间裂隙

大脑前纵裂的皮质可增厚。

（十）视隔发育不良

1. 定义

在视隔发育不良中，透明隔缺失，前视路、视神经和视交叉发育不良（图 55-6），并有与垂体异常相关的荷尔蒙激素缺乏。

2. 临床表现

对于身材矮小及荷尔蒙缺乏的儿童可考虑诊断。临床表现包括癫痫发作、视力问题、内分泌功能异常或多发性垂体功能障碍。

3. 流行病学／人口学

大多数病例是散发性的，发病率约为 1：50 000。

4. 影像学策略

脑 MR 检查应包括眼眶和垂体的冠状和矢状位薄层成像。垂体异常包括垂体柄变薄、垂体前叶小及可能发生垂体后叶异位。其他可能异常包括嗅觉器官缺陷、脑裂畸形、多小脑回和轻度胼胝体前部发育不全。孤立的透明隔缺失较罕见。这种发育异常必须与继发于高度脑积水的透明隔破裂鉴别。

三、胼胝体畸形

（一）定义

胼胝体异常现在被广义地归类为连合异常，通常伴有不同程度的相关异常表现，影响到另外两个主要的连合，即前连合和海马连合。

（二）临床表现

胼胝体异常的儿童可能会出现发育迟缓和癫痫。

（三）流行病学／人口学

胼胝体发育不全可以是完全性发育不全，也可以是部分发育不全（图 55-7 和图 55-8），而当它是综合征的一部分时，预后更差。

（四）影像策略

可通过胎儿超声、胎儿及产后 MRI 做出诊断。胼胝体异常最佳评估部位是在正中矢状面和冠状面，MRI 可以对其他的颅内异常进行最详细的评估。

胼胝体异常可能是孤立的，也可能是其他畸形的一部分，如 Chiari Ⅱ 和 Dandy-Walker 畸形。其他发现可能包括大脑半球间囊肿、皮质发育异常、脑膨出和面部中线异常。

在胼胝体发育不全中，在矢状像上，扣带回仍然外翻，内侧沟及脑回呈放射状。胼胝体纤维沿着侧脑室的上正中缘重新定向，形成前后延伸的纵向 Probst 束，在冠状图像上可见牛角或牛头征出现在侧脑室和第三脑室（图 55-7）。侧脑室可与三角区及对称扩张的枕角平行，这是由于缺少胼胝体纤维束造成的枕角扩大（空洞脑）。

四、大脑半球间囊肿

（一）定义

大脑半球间囊肿通常与胼胝体发育不全或发育障碍有关。它们可分为 1 型囊肿和 2 型囊肿，前者有一个单独的囊腔与背侧第三脑室相通，后者的纵隔囊肿是多房的，不与脑室系统相通。X 染色体连

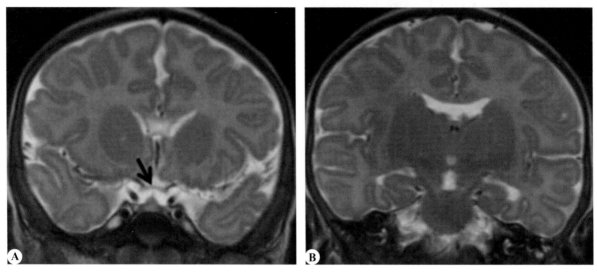

▲ 图 55-6 视隔发育不良的冠状位 T_2 加权像显示视交叉变薄（箭），透明隔叶缺失，侧脑室前角呈盒状结构

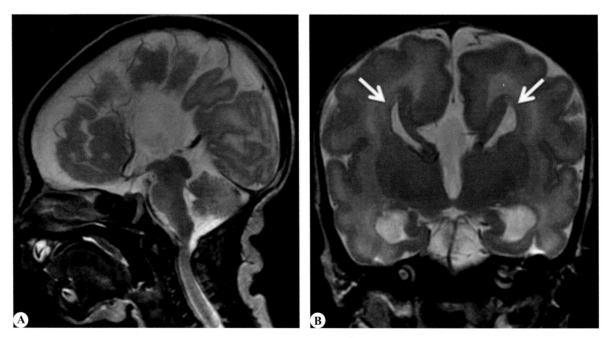

▲ 图 55-7 矢状位（A）和冠状位（B）T_2 加权图像显示胼胝体完全性发育不全
注意冠状位图像（箭）上侧脑室和第三脑室的牛角或牛头征。海马体畸形和错位

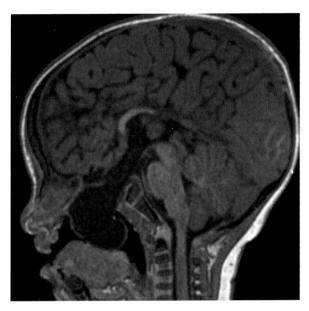

▲ 图 55-8 矢状位 T_1 加权像显示一名 14 月龄男婴的胼胝体缩短、发育不良并伴有颅底脑膨出

锁部分性或完全性胼胝体发育不全伴多个半球间囊肿则称为 Aicardi 综合征。

（二）临床表现

Aicardi 综合征与婴儿痉挛和脉络膜视网膜病变有关。

（三）流行病学 / 人口学 / 病理生理学

Aicardi 综合征几乎只发生于女孩（受影响的患者必须有两条 X 染色体），无神经系统或眼科疾病的家族史，女性患病率为（2～15）/10 万。

（四）影像策略

可通过胎儿超声、胎儿及产后 MRI 做出诊断。在 2 型囊肿中，囊肿的 MRI 信号强度和 CT 密度通常与脑脊液不同。Aicardi 综合征的其他征象包括大脑半球之间明显的不对称、多小脑回、灰质异位、（眼组织）残缺、脉络丛囊肿和乳头状瘤。

五、大脑半球间脂肪瘤

（一）定义

大脑半球间脂肪瘤特征是位于软脑膜和蛛网膜下腔的脂肪异常堆积，原因很可能是由原始脑膜的分化缺陷引起的。大脑半球间脂肪瘤通常与穿行血管相关，并可能伴有钙化。

（二）临床表现

大脑半球间脂肪瘤是非肿瘤性的，通常无症状，经常是偶然诊断的。然而，一些患者也可能会出现癫痫发作和脑神经病变。

（三）流行病学 / 人口学 / 病理生理学

大脑半球间脂肪瘤最常见的部位是胼胝体周围。其他常见部位包括四叠体池和小脑上池、鞍上池和灰结节、脑桥小脑三角和侧裂。

（四）影像策略

常规诊断包括脑部 CT 或 MR 检查。Tubulonodular 脂肪瘤通常位于胼胝体的前部，伴发胼胝体发育不良的概率较高。Curvilinear 脂肪瘤位于通常发育正常的胼胝体的后方。它们在 T_1 和 T_2 加权图像上呈高信号，并可能显示出化学位移伪影，使用脂肪抑制技术此类信号则可被完全抑制。

六、大脑皮质发育畸形

（一）大脑皮质的胚胎学发育

大脑皮质发育经历了三个主要阶段：细胞增殖、细胞迁移和皮质结构形成。在增殖期，神经元和胶质细胞由脑室和室管膜下生发区的神经母细胞前体发育而来。增殖期的异常可能导致神经元过多、过少或异常。例如，增殖增加或凋亡减少可能导致半巨脑症。在迁移阶段，由放射状迁移的胶质细胞引导的神经元连续 6 次从生发基质向皮质移动，最先迁移的神经元形成最深的皮质。迁移阶段的异常可能是由于过度迁移、迁移不足或异位迁移所致，并可能导致一系列复杂的异常，包括无脑畸形和灰质异位。皮质结构形成过程中的异常可能导致脑回形成和皮质结构的相关异常，如可导致多小脑回、脑裂和皮质发育不良。

（二）局灶性皮质发育不良

1. 定义和重点

局灶性皮质发育不良（FCD）是一组异质性病变，包括局部皮质内异常神经元及异常胶质细胞。

2. 临床表现

局灶性皮质发育不良是儿童难治性癫痫的最常见原因。

3. 流行病学 / 人口学

见于 15%～20% 接受癫痫手术的儿童，这是继内侧颞叶硬化症和肿瘤之后的第三种最常见的可被组织学诊断的癫痫相关疾病。

4. 影像学策略

和癫痫患者一样，需要一个专用的大脑 MR 成像序列，包括通过海马结构的 3D 容积梯度回波 T_1 加权图像和冠状面 T_2 加权图像和 FLAIR 图像。II 型 FCD 的影像学表现最具特征性，表现为 T_2 高信号、T_1 低信号、皮质增厚，并伴有皮质下模糊。当异常信号从皮质逐渐减少到脑室边缘，重复其发育过程的迁移路径时，它被称为"跨地幔征"，这是 FCD II b 型特有的征象（图 55-9）。在结节性硬化症中，FCD II 型的影像表现可与皮质结节重叠。局灶性皮质发育不良的其他发现还包括脑沟过深（与对侧大脑半球相比），皮质 T_1 和 T_2 高信号，楔形的 T_1 低信号，以及白质 T_2 高信号。不同类型的 FCD 的影像表现重叠，其差异从大到小，甚至在影像上无法区分。与肿瘤相比，FCD 通常没有占位效应，在进行对比剂增强检查，也可出现强化。

（三）半边巨脑症

1. 定义及重点

半边巨脑症是指整个或部分大脑半球不对称性错构性增大，这可能是由增殖增加或凋亡减少所致（图 55-10）。

2. 临床表现

半边巨脑症患者可能因巨头畸形而引起临床注意，也可能出现癫痫、偏瘫和发育迟缓。

3. 流行病学 / 人口学 / 病理生理学

病例零星存在，半边巨脑症可能是表皮痣综合征等综合征的一部分。

4. 影像学策略

半边巨脑症可在 MRI 上诊断出来，包括轴位和矢状位 T_1、轴位和冠状位 T_2 和 DTI 图像。两个半球的大小不对称，较大的半球往往严重变形。同侧侧脑室通常扩大和变形，有一个尖头的前角。皮质异常表现为单脑、多小脑回、巨脑回和灰质异位的各种组合，皮质通常较厚。可能有相关的皮质 - 皮质下模糊。同侧白质肥大，可表现为胶质增生、不完全或晚期髓鞘形成，以及灰质异位。胼胝体通常是畸形的，对侧大脑半球可能发育不完全。

（四）无脑回畸形

1. 定义

无脑的字面意思是"光滑的大脑"，完全或几乎完全没有皮质卷曲。畸形的严重程度从无特征的皮质（无脑回）到减少的脑回（巨脑回）不等。皮质结构紊乱，伴有灰质异位，表现为皮质增厚或带状的异位灰质。白质缺乏，通常伴有脑室增大。

2. 临床表现

患有无脑畸形的儿童有运动异常，并发展为内

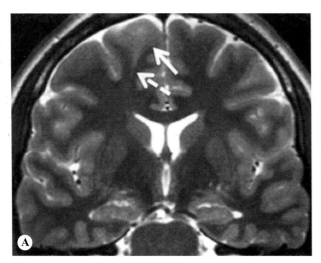
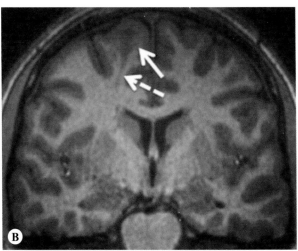

▲ 图 55-9　冠状位 T_2（A）和 T_1 加权（B）图像显示右额上回 II b 型局灶性皮质发育不良的典型表现，包括皮质增厚和皮质下模糊（箭），特征性的"跨地幔征"（虚箭）从皮质异常向脑室系统延伸

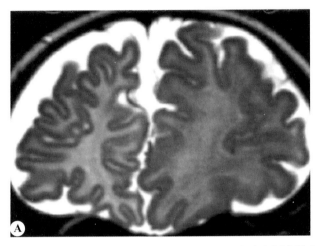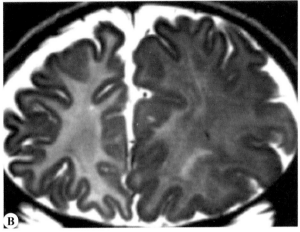

▲ 图 55-10 冠状位 T_2 加权图像显示半大脑左侧大脑半球不对称增大，皮质带增厚，髓鞘改变和继发于弥漫性灰质异位的半球白质信号异常

科难治性癫痫。

3. 流行病学 / 人口学 / 病理生理学

无脑回畸形和巨脑回畸形可能与微管蛋白异常有关。已经描述了导致不同表型的多个基因突变。

4. 影像策略

检查首选 MR 成像，包括轴位和矢状位 T_1、轴位和冠状位 T_2 及 DTI。在完全性典型无脑畸形中，皮质是厚的、光滑的、没有特征的。在不完全性典型无脑畸形中，有额颞粗回和顶枕无回。侧裂和齿周裂隙发育不良，而侧裂发育不全使大脑呈现"沙漏"或"八字"的外观。相关异常包括脑室扩大和胼胝体发育不良。

带状异位是典型无脑回畸形中最轻的一种，是神经元迁移早期停止的结果。它由皮质下灰质的圆周带组成，与皮质之间由一层薄的白质边缘隔开。异位灰质带可能是弥漫性的，也可能是局限性的，覆盖的皮质可能是正常的或表现为巨脑回（图 55-11）。

在鹅卵石无脑回畸形中，大脑表面呈结节状，不规则的凹槽类似于鹅卵石图案。这是硬膜外蛛网膜下腔神经元和胶质细胞过度迁移的结果。鹅卵石无脑畸形包括一系列与眼和肌肉异常相关的疾病。

七、微管蛋白病

（一）定义

微管蛋白病是由编码微管蛋白亚型的基因突变引起的大脑畸形。微管蛋白病表现为基底神经节和脑干的皮质畸形和异常。

（二）临床症状

微管蛋白病的临床表现包括智力残疾、运动残疾、癫痫发作和眼部异常。

（三）流行病学 / 人口学

大多数是常染色体显性突变。

（四）影像学策略

脑 MR 检查包括三维容积梯度回波 T_1 加权图像和轴位和冠状位 T_2 加权图像。微管蛋白病中遇到的畸形包括无脑畸形、皮质发育不良合并基底节发育不良、胼胝体异常及累及脑干的异常（图 55-12）。

八、灰质异位

（一）定义

神经元从生发基质向大脑皮质迁移过程中发生的异常，实质上表现为异常位置的灰质。可分为脑室周围（室管膜下）、局灶性皮质下和软脑膜异位。

（二）临床表现

灰质异位症患者几乎总出现癫痫发作。

（三）流行病学 / 人口学

脑室周围异位通常是遗传性的，尤其是弥漫性异位。

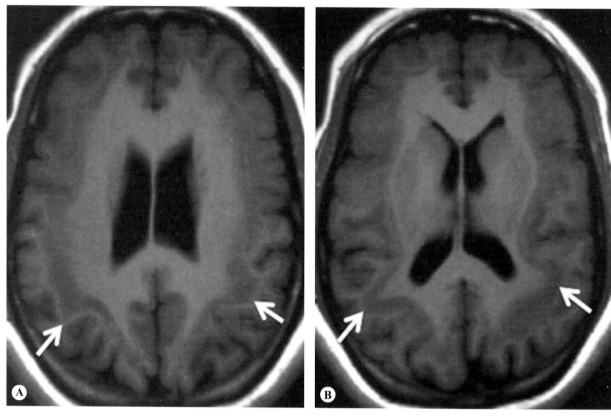

▲ 图 55-11　带状异位

轴位 T_1 加权图像显示皮质下灰质（箭）与皮质被白质隔开的连续条带

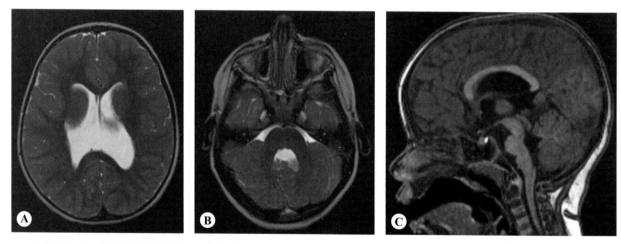

▲ 图 55-12　微管蛋白病的轴位 T_2 加权像（A 和 B）和矢状位 T_1 加权像（C）显示皮质发育不良、胼胝体发育不良、基底节肥大畸形、侧脑室畸形及桥小脑发育不良

（四）影像策略

癫痫患者的 MR 检查包括脑 3D 容积梯度回波 T_1 加权图像、轴位和冠状位 T_2 加权及 FLAIR 图像。在脑室周围异位中，迁移停止于脑室边缘，异位灰质结节通常突出到脑室或罕见地突出于脑室周围白质。脑室周围异位中的结节可以是局灶性的，也可以是多发性的，双侧发病的时候，它们往往是不对称的。常见的部位是侧脑室体部和枕角。在影像上，每个序列结节表现为灰质 CT 密度和 MRI 强度。灰质结节无钙化，也无强化（与结节性硬化症

室管膜下结节形成对比），也无占位效应或周围的血管源性水肿（图55-13）。伴随的先天性畸形包括Chiari Ⅱ、脑膨出、连合发育不全和视隔神经发育不良。

在皮质下异位症中，迁移停止于皮质下或深层白质，病变与邻近的皮质或脑室系统相邻。异位结节可能很小，但更常见的是从脑室边缘延伸到皮质的较大的灰质聚集体。由于白质体积减少，相应受影响的半球体积较小。没有相关的占位效应或周围水肿提示肿瘤。皮质下异位症在每个MRI序列上都与灰质信号一致，这与FCD Ⅱ b 型有所不同。它也可能与闭唇样脑裂畸形混淆。然而，在大脑的脑膜表面上没有汇聚的沟，在相邻的脑室表面上叶没有凹痕或异常的灰质。

九、多小脑回

（一）定义

多小脑回是指波浪状脑回形成。大脑表面不规则，有过多的小而部分融合的脑回，中间有浅沟。它可以是单侧的、双侧的、对称的或不对称的、局灶性和弥漫性的，也可能合并其他相关脑畸形，如异位、胼胝体畸形和小脑发育不良。

（二）临床表现

多小脑回患者可能出现局灶性神经症状、癫痫发作和（或）全身性发育迟缓。其临床表现的严重程度取决于皮质受累的程度。

（三）流行病学/人口学

多小脑回可能与先天性感染、子宫缺血和基因突变有关。在宫内巨细胞病毒感染中，可见典型双侧外侧裂周区多小脑回，伴有白质 T_2 高信号和颞角异常。

（四）影像策略

脑部 MRI 包括 3D 容积梯度回波 T_1 加权图像、轴位和冠状位 T_2 加权图像和 FLAIR 图像。影像上，皮质轻度增厚，灰白质交界处呈波状、不规则和模糊（图55-14）。鉴别多小脑回和巨脑回可能很困难，仔细观察灰白质界面有助鉴别，因为灰白质界面在巨脑回是平滑的，而在多小脑回总是不规则的。

十、脑裂畸形

（一）定义

脑裂畸形表现为一种先天性的经脑裂隙，内衬灰质，从脑软膜表面延伸到脑室系统。与脑裂畸形

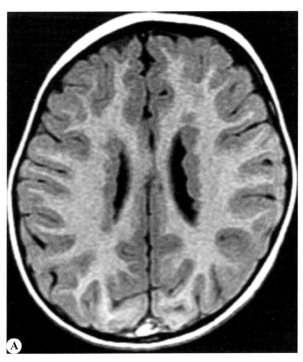
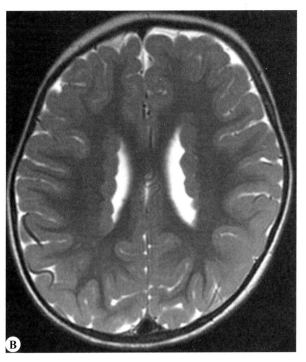

▲ 图 55-13 轴位 T_1（A）和 T_2 加权（B）图像显示沿侧脑室与皮质等信号的多个结节，与脑室周围异位一致

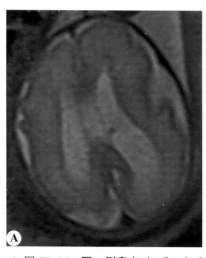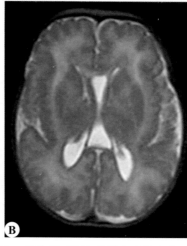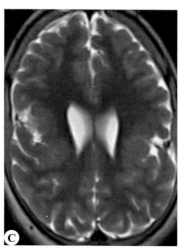

▲ 图 55-14　同一例患者（A 和 B）和另一例儿童时期有类似表现的患者（C）的胎儿和出生后 MRI 上可见双侧外侧裂周区多小脑回。2 例患者都有 Zellweger 综合征

不同，孔洞脑是一个局灶性的脑腔，可能从大脑表面延伸到脑室，内衬着胶质白质。脑裂畸形的最常见部位是外侧裂周区和大脑侧裂上。

（二）临床表现

患者可能出现不同程度的发育迟缓、偏瘫和癫痫。

（三）流行病学 / 人口学

脑裂畸形是一种罕见的畸形，它可以是累及整个大脑半球损伤的结果，如产前感染和缺血。脑裂畸形可能与视隔发育不良、巨脑回、多小脑回、异位和蛛网膜囊肿有关。

（四）影像学策略

检查应包括 MRI 脑 3D 容积梯度回波 T_1WI、轴位和冠状位 T_2WI 和 FLAIR 图像。位于裂隙内的灰质典型畸形，可表现为多小脑回，并可沿侧脑室壁延伸为脑室周围异位。诊断通常很简单，只要有灰质衬里的裂隙，导致脑室表面有一个凹陷就可诊断。在闭唇样脑裂畸形（Ⅰ型）中，裂壁是并列的（图 55-15），而在开唇样脑裂畸形（Ⅱ型）中，裂壁被脑脊液隔开。

十一、颅后窝畸形

（一）Dandy-Walker 畸形

1. 定义

Dandy-Walker 畸形的特征是第四脑室发育不良，呈向上旋转和囊性扩张，导致小脑幕、穹窿和横窦上移。

2. 临床表现

患者可在 1 岁之前出现颅内高压和巨头畸形的症状，但目前的诊断通常是产前诊断。

3. 流行病学 / 人口学

它是最常见的颅后窝畸形，呈零星发生，新生儿发生率为 1 :（25 000～35 000）。

4. 影像策略

随着产前超声和胎儿 MR 检查频率的增加，越来越多的 Dandy-Walker 畸形得以诊断。发育不全 / 小的小脑蚓体上部向上和逆时针旋转。第四脑室囊性扩张充满颅后窝，导致小脑幕、穹窿和横窦抬高，出现特征性的环状 - 板状内翻。这两种影像表现是诊断 Dandy-Walker 畸形所必需的（图 55-16）。小脑半球通常发育不全，向前外侧移位。大约 90% 的患者存在脑积水。当存在部分表型时，使用术语 DandyWalker 变体、连续体或疾病谱。

（二）Blake 囊肿

1. 定义

Blake 囊肿是由于 Magendie 孔开窗缺失造成的持续性 Blake 袋囊扩张所致。第四脑室流出受阻导致第四脑室和幕上脑室扩张，借此可以与巨枕大池区分开来。

2. 临床表现

患者可能在新生儿期出现巨头畸形、脑积水和

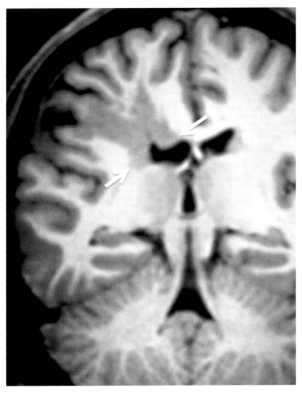

▲ 图 55-15　冠状位 T_1 加权图像显示闭唇样脑裂畸形，裂隙内有多个小脑回，并延伸至脑室边缘（箭）

颅后窝囊肿。

3. 流行病学 / 人口学

Blake 囊肿仅零星发生，没有复发风险。

4. 影像学策略

产前超声、胎儿 MRI 和产后 MRI 均可做出诊断。在影像上表现为一个小脑后下囊肿，实质上代表扩张的第四脑室的憩室。小脑和小脑蚓体都是正常的。脑积水的存在可鉴别 Blake 囊肿与巨型枕大池。颅后窝大小正常。相关的幕上异常通常不存在。

（三）巨型枕大池

1. 定义

巨型枕大池表现为无症状的枕大池扩大，枕大池即颅后窝下侧和后侧的蛛网膜下腔。第四脑室大小正常。

2. 临床表现

绝大多数情况下，患有巨型枕大池的儿童发育正常。

3. 流行病学 / 人口学

这是神经影像学的常见病变，无须随访。

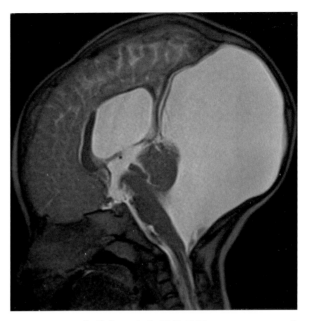

▲ 图 55-16　矢状位 T_2 加权图像显示 Dandy-Walker 畸形的典型表现，包括小脑蚓体发育不全，小脑蚓体向上并逆时针旋转、第四脑室囊性扩张和环状 - 板状突倒置

4. 影像策略

通常由常规影像偶然发现。小脑蚓正常。区分巨型枕大池和下部小脑蚓体发育不全的要点在于，它通过 Magendie 孔与未扩张的第四脑室自由沟通，而不是 Blake 囊肿。

（四）颅后窝蛛网膜囊肿

1. 定义

蛛网膜囊肿源于重复蛛网膜，呈现为充满液体的囊肿，并且不与蛛网膜下腔沟通。颅后窝蛛网膜囊肿可位于小脑蚓体的后下方、小脑蚓体的上方，小脑半球前方和外侧，或脑干前方。

2. 临床表现

它们通常是无症状的、偶然发现的。当脑脊液流动受阻时，可能会发生巨头畸形和颅内压升高。

3. 流行病学 / 人口学 / 病理生理学

大约 10% 的蛛网膜囊肿发生在颅后窝。

4. 影像学策略

诊断依赖常规的脑部 CT 或 MRI。在 MRI 上，蛛网膜囊肿表现为脑外病变，在每个脉冲序列上都与 CSF 信号一致，包括扩散加权成像（图 55-17）。它们可能对小脑产生局部占位效应，并可能使邻近的骨质颅骨变薄 / 重塑。影像上囊肿壁不可见。

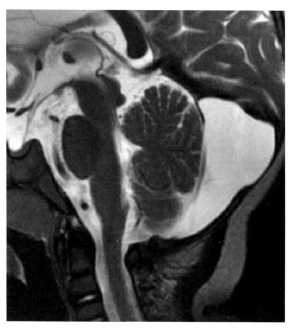

▲ 图 55-17 矢状位 T₂ 加权图像显示颅后窝蛛网膜囊肿，与脑脊液等信号，并伴有邻近枕骨重塑

（五）菱脑融合

1. 定义

它的特点是没有小脑蚓部，小脑内侧半球、齿状核和小脑中上脚融合。

2. 临床表现

菱脑融合的临床表现包括共济失调、眼球运动异常和运动发育迟缓。

3. 流行病学 / 人口学

菱脑融合是散发性的，大多数患者是非综合征型的。然而，菱形脑融合可发生在 Gomez-Lopez-Hernandez 综合征的背景下，包括顶叶脱发、三叉神经麻醉和颅面畸形体征。

4. 影像策略

脑 MRI 包括三维容积梯度回波 T₁ 加权图像和轴位和冠状位 T₂ 加权图像。小脑叶和裂隙横跨中线水平延伸，可在颅后窝冠状面图像上得到证实（图 55-18）。第四脑室具有特征性的"菱形"或"钥匙孔"形状。它可能与幕上畸形有关，包括透明隔缺失、导水管狭窄引起的脑积水和胼胝体发育不全。

（六）Joubert 综合征

1. 定义

Joubert 综合征表现为"磨牙征"（图 55-19），这是诊断的关键，指的是小脑上脚的特征性延长、增厚和水平方向，深的小脑脚间窝和小脑蚓部发育不良。

2. 临床表现

临床表现包括低眼压、共济失调、眼运动性失用和智力残疾。相关异常包括肾盂肾炎、肝纤维化和眼部畸形。

3. 流行病学 / 人口学

在大多数患者中，该综合征是以常染色体隐性模式遗传的，目前该畸形被归类为微管蛋白病变。

4. 影像策略

典型的检查包括 MRI 脑 3D 容积梯度回波 T₁ 加权像、轴位和冠状位 T₂ 加权像，以及扩散张量成像。"磨牙征"和小脑蚓部发育不良导致第四脑室扩张变形。颅后窝的其他影像表现包括顶盖和中脑畸形、脑桥缩小及大小不一、形态各异的小脑半球。

幕上遇到的其他发现包括胼胝体发育不全、枕骨和闭锁的脑膜膨出、下丘脑错构瘤和脑室增大。DTI 的特征性表现是小脑上脚交叉缺失（导致中脑中的"红点"丢失）和更下方的皮质脊髓束交叉缺失（导致尾侧髓质中的"红点"丢失）。

（七）脑桥被盖帽发育不良

1. 定义

脑桥被盖帽发育不良表现为脑桥腹侧发育不良和从脑桥被盖向后突出的特征性肿块（帽状物）。小脑中下脚有轻度小脑蚓部发育不良。

2. 临床表现

有多个脑神经受累，患者可能出现听力丧失、面瘫、三叉神经麻醉和吞咽困难。脑干发育不良的程度与发育障碍相关。

3. 流行病学 / 人口学

这是一种散在畸形，没有家族性复发。

4. 影像策略

常规检查包括 MRI 脑 3D 容积梯度回波 T₁ 加权图像、轴位和冠状位 T₂ 加权图像，以及 DTI。扩散张量成像显示小脑中上脚交叉和桥小脑桥横纤维正常缺失，在脑桥背侧帽部水平有一异常的背侧横轴突带。相关畸形包括脑神经发育不良、内耳道重复、下橄榄隆起缺失。

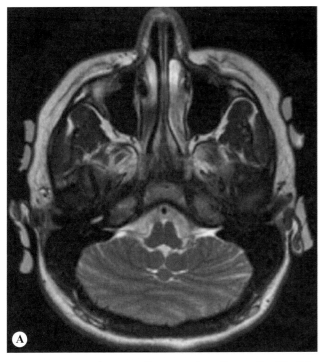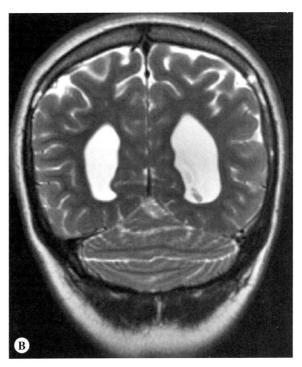

▲ 图 55-18 轴位和冠状位 T$_2$ 加权图像显示菱形脑联合中小脑半球的消失和融合，其特征是小脑裂和白质横跨中线不间断的水平延伸

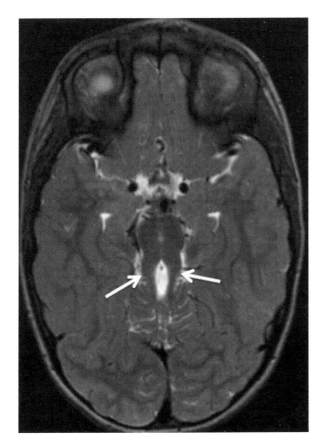

▲ 图 55-19 轴位 T$_2$ 加权图像显示 Joubert 综合征的"磨牙征"，伴有小脑上脚（箭）延长、增厚和水平延伸

十二、颅颈交界区畸形

（一）Chiari Ⅰ型畸形

1. 定义

Chiari Ⅰ型畸形是指至少有一个小脑扁桃体在枕大孔下方尾侧移位超过 5mm，导致枕大孔拥挤和小脑扁桃体受压。颅后窝小而平，可能出现相关的颅底异常。

2. 临床表现

典型症状包括头后疼痛，在 Valsalva 试验、打喷嚏、咳嗽和锻炼时加重。其他临床症状可能包括颈部疼痛、耳鸣、头晕和下脑神经病变。

3. 流行病学 / 人口学 / 病理生理学

1% 新生儿可发生 Chiari Ⅰ型畸形。确诊时年龄较大与头痛和神经功能障碍的风险增加相关。

4. 影像学策略

常规检查包括 MRI 脑部矢状位 T$_1$ 加权像和轴位 T$_2$ 加权像，枕骨大孔区 MR 脑脊液流动扫描，以及颈椎 MRI 评价脊髓空洞形成。由于枕大孔处的压迫，移位较低的小脑扁桃体典型地呈钉形 / 尖状（图 55-20），在相位对比脑脊液流动 MRI 上，它们可能显示收缩下移。MRI 脑脊液流动扫描的其他表现包括枕大孔处沿颈髓交界处后方和前部蛛网膜下腔脑脊液流动减少。脑脊液流量检查正常的患者很少有症状。相关异常包括脊髓空洞形成和颅底异常，如颈椎畸形、颅底凹陷、C_1 与枕骨的同化或节段性异常。

（二）Chiari Ⅱ型畸形

1. 定义

Chiari Ⅱ型畸形通常伴有沿神经轴的非皮肤覆盖的脊髓闭合不全有关，导致发育不全的小颅后窝和特征性的多发性颅内畸形（图 55-21）。

2. 临床表现

Chiari Ⅱ型畸形患者有显著的高发病率和死亡率。颅内压升高可能是由于脑干压迫或分流故障。脑干受压表现为吞咽和呼吸困难。其他症状包括下肢痉挛、大便和排尿功能障碍及癫痫。

3. 流行病学 / 人口学 / 病理生理学

该畸形被认为继发于神经管闭合不全导致大脑和小脑发生缺陷。Chiari Ⅱ型畸形的发病率为 0.44/1000 名新生儿，并且随着补充孕期叶酸发病率

在逐渐下降。腰神经管缺损产前闭合可减轻或逆转后脑突出症。

4. 影像学策略

目前的诊断方法有产前超声和胎儿 MRI。评估 Chiari Ⅱ型畸形的多种表现最好是使用多平面 MRI。典型的影像学表现包括小脑蚓部、脑干和第四脑室通过枕大孔向下移位进入上颈椎管。其他幕下异常包括小脑上部通过小脑幕移位（高耸的小脑），顶盖喙、颈髓交界处扭曲，以及小脑半球"拥抱"脑干。

骨性异常包括小的颅后窝、腔隙性颅骨（或 Luckenschadel 颅骨，即颅骨内盘的圆形凹陷），以及枕大孔增大。间脑异常包括终板增厚、中间质肥大和重复，以及下丘脑粘连。连合异常包括胼胝体发育不良、胼胝体背脊和前连合下脱位。皮质异常包括尖嘴回（以多个致密回和浅沟为特征的狭窄脑回），以及可能由于大脑镰发育不全、灰质异位和多小脑回而造成的脑回交错（横跨中线的皮质皱褶）。皮质畸形主要发生在大脑半球的后部和内侧部，其中白质体积丢失最为突出。最后，经常可见脑室增大及异常，累及边缘系统，包括体积小、形

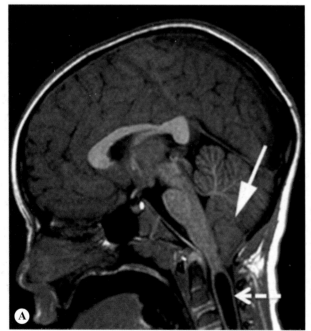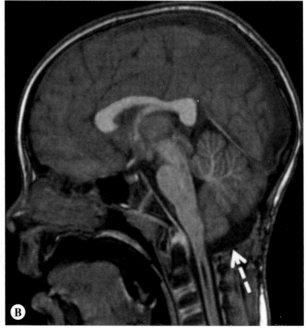

▲ 图 55-20　Chiari Ⅰ型畸形在枕下颅骨切除及 C_1 后弓切除前（A）和后的矢状位 T_1 加权图像（B，虚箭）

A. 小脑扁桃体在枕骨大孔下方突出（箭），在枕骨大孔处拥挤，并在上颈髓形成空洞（虚箭）；B. 手术治疗后，枕大孔减压，扁桃体疝和空洞改善

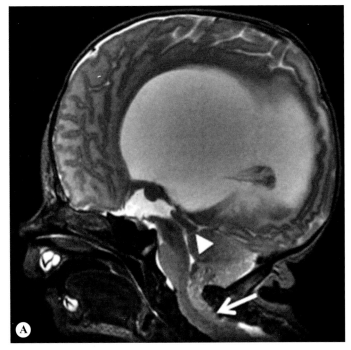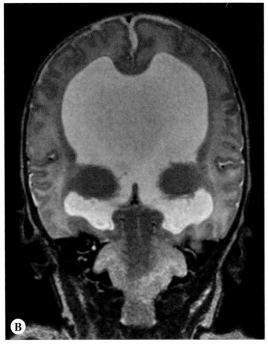

▲ 图 55-21　**Chiari Ⅱ型畸形矢状位（A）和冠状位（B）T₂ 加权图像显示一个小的颅后窝，小脑蚓部疝进入上颈管（箭）。有轻微的顶盖喙（箭头）和侧脑室明显的突起**

状异常和旋转不良的海马。

（三）Chiari Ⅲ 型畸形

1. 定义

Chiari Ⅲ 型畸形是 Chiari 畸形中最罕见的一种，本质上表现为 Chiari Ⅱ 型畸形，伴有低枕或高颈膨出。

2. 临床表现

Chiari Ⅲ 型畸形患者早期死亡率高，存活患者存在严重的神经功能缺损。临床表现包括头膨出、吞咽和呼吸困难、癫痫发作、发育迟缓、低眼压和痉挛。

3. 流行病学 / 人口学 / 病理生理学

在 Chiari 畸形中，Chiari Ⅲ 型占 2/312～2/50。

4. 影像学策略

胎儿 MRI 和宫内超声是产前诊断的必要手段，MRI 是术前评估的首选方法。Chiari Ⅲ 型畸形结合了 Chiari Ⅱ 型畸形的特征，如小的颅后窝和低小脑幕附着，发育不良的小脑大量突出到上颈管、顶盖喙，胼胝体发育不全和巨大的脑室扩大，并增加了一个包含小脑、脑干、上颈髓、第四脑室和幕上脑的颅后窝或上颈管脑膨出。

十三、结论

先天性脑畸形种类繁多，熟悉中枢神经系统胚胎学最常见的脑部畸形、经典的神经影像学表现对于理解和诊断最常见的病理类型至关重要。

以下列表可能有助于排除畸形。

- 中线异常。
  - 胼胝体发育不全。
  - 垂体。
  - 视交叉。
- 异位灰质。
  - 脑室周围结节。
  - 带状灰质异位。
- Gyrational 畸形。
  - FCD。
  - 无脑回畸形。
  - 多小脑回。
  - 巨脑回。
  - 脑裂畸形。
- 颅后窝畸形。
  - 颅后窝大小。
  - 脑干。

– 小脑。

– 颅颈交界处。

– 颅底异常。

病例报告

病史：小儿癫痫。

成像技术：平扫 MR，包括 3D 容积梯度回波 T_1 加权和 FLAIR 图像，轴位和冠状位 T_2 加权和 FLAIR 图像，以及轴向扩散和磁化率加权图像。

影像学发现：在所有脉冲序列上，双侧侧脑室边缘可见双侧对称结节，与灰质信号一致（图 55-13）。周围无血管源性水肿。无急性轴内或轴外出血、中线移位、占位效应或轴外积液。

解释：双侧对称性脑室周围灰质异位。

参考文献

[1] Abdel Razek AA, Kandell AY, Elsorogy LG, et al. Disorders of cortical formation: MR imaging features. Am J Neuroradiol. 2009;30:4–11.

[2] Bosemani T, Orman G, Boltshauser E, Tekes A, et al. Congenital abnormalities of the posterior fossa. Radiographics. 2015;35:200–20.

[3] Dias M, Partington M. Congenital brain and spinal cord malformations and their associated cutaneous markers. Pediatrics. 2015;136:e1105–19.

[4] Kim C, Yeom KW, Iv M. Congenital brain malformations in the neonatal and early infancy period. Semin Ultrasound CT MR. 2015;36:97–119.

[5] Nunez S, Mantilla MT, Bermudez S. Midline congenital malformations of the brain and skull. Neuroimaging Clin N Am. 2011;21:429–82, vii.

[6] Poretti A, Huisman TA, Scheer I, et al. Joubert syndrome and related disorders: spectrum of neuroimaging findings in 75 patients. Am J Neuroradiol. 2011;32:1459–63.

[7] Poretti A, Boltshauser E, Huisman TA. Congenital brain abnormalities: an update on malformations of cortical development and infratentorial malformations. Semin Neurol. 2014;34:239–48.

[8] Raybaud C. The corpus callosum, the other great forebrain commissures, and the septum pellucidum: anatomy, development, and malformation. Neuroradiology. 2010;52:447–77.

[9] Raybaud C, Widjaja E. Development and dysgenesis of the cerebral cortex: malformations of cortical development. Neuroimaging Clin N Am. 2011;21:483–543, vii.

第56章　宫内成像
Intrauterine Imaging

Nadine Girard　Jean-François Hak　著

盛洁　黄梅　施昭　译　孙志远　张龙江　校

摘　要

胎儿神经影像是临床神经影像学和儿童影像学的一部分。超声是对胎儿进行常规评估的主要工具。磁共振成像作为补充的成像工具，用于确认或纠正超声发现。中枢神经系统是所有胎儿畸形中受累最多的结构之一。因为 MR 技术的改进允许描绘胎儿大脑内的细微变化，胎儿 MRI 的适应证已经扩宽。CT 不是常规检查方法。然而，螺旋采集、薄层和容积重建的多层螺旋 CT 有助于评估脊柱和颅顶异常。本章主要集中描述胎儿脑 MRI，详述关于如何、何时及为什么应该在临床实践中使用胎儿 MRI。

关键词

胎儿；大脑成熟；磁共振成像；神经系统畸形；先天性感染

一、疾病

宫内成像包括评估胎儿大脑、头颈部、胎儿脊柱和脊髓的所有成像方法。

二、定义及临床要点

超声是胎儿大脑、头颈部和脊柱常规检查的主要工具。早期妊娠超声检查是在妊娠 11～13^{+6} 周进行的，主要通过测量胎儿颈项半透明厚度来评估胎儿染色体异常的风险。然而，也可以发现其他重大异常，如先天性心脏缺陷和肢体畸形。此外，也可发现脑部畸形，特别是严重的病例，包括无头畸形、无脑畸形、脊髓脊膜膨出和无脑叶全前脑畸形。在这段时间内，通过测量胎儿的顶臀长度可确定妊娠的时间。近年来，高频阴道探头的发展极大地提高了胎儿畸形的诊断水平。

中期超声通常在妊娠 20～22 周进行，以获得胎儿生物测量，评估胎儿活力，并估计胎儿体重。它还允许预测分娩时间。常用的胎儿生物测量包括头围或双顶径、小脑横径和股骨长度。腹围不是用来预测分娩时间的，而是用来评估胎儿的大小，结合其他参数，可以评估身体比例。同时还测量了侧脑室后角、前角直径和枕大池宽度，其异常可能提示潜在的脑畸形。在超声筛查时还可评估胎盘位置、羊水量和胎儿面部及其他器官（心脏、肾脏、肺等）。

孕晚期超声主要用于评估胎儿生长（或生长轨迹），同时，由于胎儿大部分体重是在孕晚期增加的，故还可用于估算孕晚期胎儿体重。评估胎儿健康状况的补充参数还包括羊水量、生物物理特征评分（胎儿活动、胎儿呼吸样运动、胎儿肌张力、羊水量、胎盘分级）及通过多普勒超声获得的信息（脐动脉、子宫动脉、脑胎盘率）。当所怀疑的过小胎儿检测到生长受限时，就可以获得以上信息。

三维和四维超声通常不用于常规筛查，但在选定的病例中对评估大脑异常（包括畸形面部特征）和其他器官异常非常有效。

胎儿生物测定法在欧洲国家已经标准化。目前的国际标准是通过超声来评估胎儿生长发育。

MRI 是评估胎儿生长发育的又一方法，施行该检查需要非常专业的知识。胎儿医学中心应在与产科医生、超声科医生、遗传学家、放射科医生 [儿童放射科医生和（或）神经放射科医生]、新生儿科医生和儿童神经科医生及其他临床医生（心脏科医生、儿外科医生、小儿神经外科医生）一起检查妊娠表后，根据适应证，开具 MR 检查单。而实际上，当临床环境不允许等待胎儿医学中心召开会议决定（我们中心每周 2 次会议）时，在胎儿医学中心工作的超声科医生也可以开具 MR 检查。当需要外部胎儿医学中心提供第二份意见时，放射科医生将对 MRI 进行审阅，并提供一份新的报告，同时，放射科医生有可能会召回母亲进行 MRI 复查。胎儿医学中心的运营须经相关部门批准，并定期接受监督。与超声相比，目前尚无标准化规范的胎儿 MRI 生物测量方法。因为确实有一些报告，对于肺及脑的观察，在观察者间一致性较差。因此仍有必要进行技术改进，以克服因 MR 供应商不同和各种半自动或全自动分割软件不同所带来的诊断差异。

CT 虽然可用于胎儿检查，但并不常规使用。然而，具有螺旋采集、薄层和容积再现重建的多排 CT，有助于在选定的病例中评估脊柱和颅穹窿的异常。

三、病理特征

- 胚胎从早期发育到中期妊娠的形态特征上，最显著的变化是胚胎长度显著增加：胚胎 14 日时，长约 2mm；56 日（8 周）时，为 27～31mm；13 周时为 100mm，17 周时为 150mm，26 周时为 250mm。胚胎的枕极在妊娠 43 日左右开始发育，颞极在大约 50 日开始发育。胚胎大脑重量从 12 周时的 12g 增加到 20 周时的 50～80g。20 周时的大脑

已包含了随后大脑发育所需的所有细胞。胚胎大脑皮质光滑（图 56-1），主要是未成熟的神经元。胚胎脑室下区的胚胎组织可分为神经节区（覆盖尾状核头部的胚胎组织）和节外区（覆盖侧脑室其余部分的一层）：这些区域较厚，其体积从 13 周开始增加。

- 从妊娠中期到足月，大脑的发育经历了形态和成分的变化。大脑的生长反映了神经元的分化和突触的形成（轴突伸长、侧支形成、突触形成、树突分支和树突棘形成、六层皮质组织形成）、胶质细胞的分化和髓鞘的形成、细胞程序性死亡、神经递质的发育和血管的发育。从妊娠中期到足月，大脑重量急剧增加。妊娠 20 周时，大脑重量为 50～80g，出生时大脑重量达到 350～450g。在整个妊娠后半段，脑分泌发生了巨大的变化，从无脑回脑到复杂模式（图 56-2）。

- 随着胎龄增加，大脑成分也会改变。随着细胞密度变化，髓鞘形成，导致复合脂质含量增加、含水量降低（多见于脑白质），白质和皮质中纤维网络发育，同时神经递质和神经递质受体间的相互作用得以建立。髓鞘形成开始较早，妊娠中期至胎儿 2 岁发育较快。图 56-3 所示为 32 周时，内囊后肢内的髓磷脂沉积。这一特征已扩展至辐射冠和中央前后区皮质下白质（图 56-4）。图 56-4 还显示了视辐射内的髓磷脂沉积。

- 大脑发育异常包括畸形（图 56-5）和脑损伤。Dandy-Walker 畸形、胼胝体发育不全和多小脑回是宫内最常见的脑畸形。导水管狭窄是脑室扩张积水的常见原因：它可能是孤立存在，不伴有神经胶质过多症和（或）完全闭锁；也可能是神经胶质过多症的一部分，通常被视为对外部因素（出血、感染、中毒）的反应。叶状前脑无裂畸形并不常见，但极具挑战。更严重的叶状前脑无裂畸形亚型（无叶型和半叶型）更容易被诊出。脑损伤可表现为急性损伤，如出血或梗死。更常见的特征包括脑室扩大或脑积水等慢性改变，以及室管膜受损伴脑室壁不规则（图 56-6）。

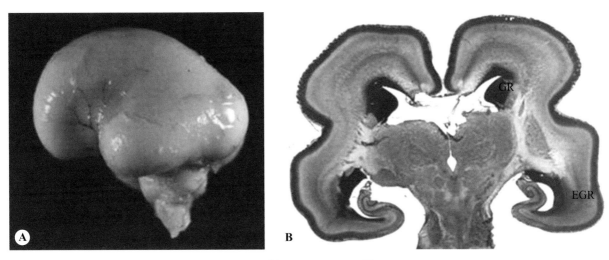

▲ 图 56-1 19～20 周

侧矢状位视图（A）和冠状位组织切片（甲酚染色）（B）。大脑表面光滑，含有发育所需的所有细胞。神经节区（GR）和神经节外区（EGR）厚且含有大量细胞。还要注意皮质、基底神经节和迁移细胞层中，细胞密度也较高。亚板层紧贴于大脑皮质下方

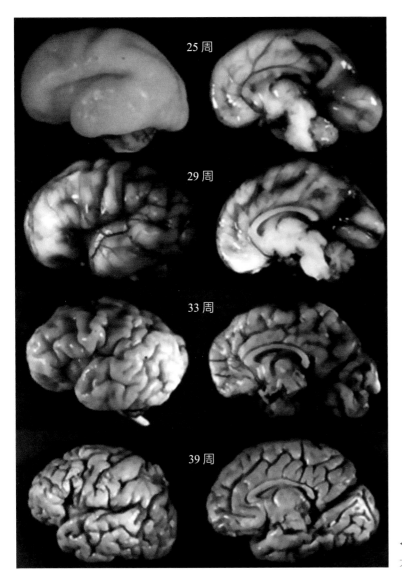

◀ 图 56-2 从妊娠第 25～39 周出现脑沟
大体形态：侧矢状面（左列）和中矢状面（右列）

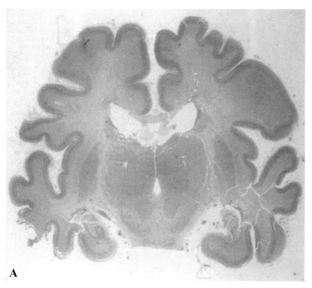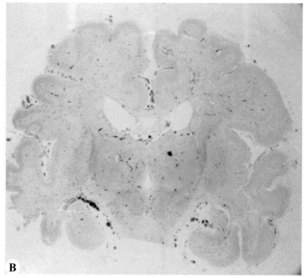

▲ 图 56-3　32 周时髓磷脂沉积

冠状位组织学切片的甲酚（A）和 Loyez（B）染色。Loyez 染色可见内囊后肢内髓磷脂沉积

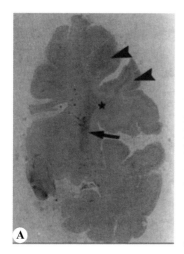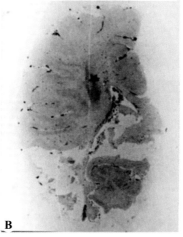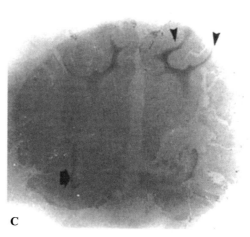

▲ 图 56-4　39 周时髓磷脂沉积，冠状位组织学切片（**Loyez 染色**）

内囊后肢内可见髓磷脂沉积（A，箭）且已延伸至辐射冠（A 和 B，星）及中枢前和中枢后区的皮质下白质中（A 和 C，箭头）。视辐射内亦可见髓磷脂沉积（C，粗箭）

四、临床表现和影像学特征

磁共振成像主要用于评估胎儿大脑以确认或纠正超声检查结果，因为它能提供更多的解剖学信息，并且与超声成像相比，磁共振成像不受邻近颅骨造成的伪影影响，确定皮质和蛛网膜下腔的位置。胎儿大脑磁共振成像不受胎儿位置、羊水量或胎盘位置的影响，而上述因素可能会干扰超声检查并影响对畸形或肿块的评估。

磁共振成像通常用于孕晚期评估，从孕 18～20 周开始直至生产。孕 18 周前的 MRI 分辨力较差，

这是因为此时胎儿大脑较小（大脑皮质较薄和脑室扩大），因此 MRI 无法显示皮质带和白质内的细微变化；然而，超声在 18 周前就足以确诊严重的大脑异常。

通常情况下，超声检查发现异常的婴儿会进一步行脑 MR 检查。超声检查正常后也会常规行 MR 检查，在特殊情况下，MR 检查会增加胎儿脑损伤的风险。因此，选择合适的病例进行 MRI 扫描，需要在转诊到专业胎儿管理团队后进行，之后在熟悉技术局限性和缺陷的放射科医生指导下，进行多次

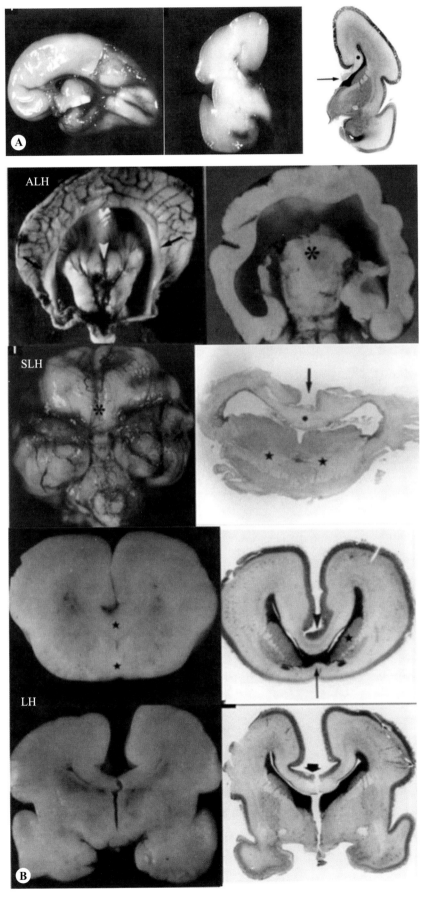

◀ 图 56-5 宫内原发性脑畸形

A. 26 周时，胼胝体发育不全，中线，冠状切面（甲酚紫染色）。组织学切片上可见穹窿（箭），亦可见明显的白质束（Probst 束，星）。B. 不同类型的全前脑畸形：① 34 周时，两种不同类型的无脑叶型全前脑畸形（ALH）；② 31 周时的半脑叶型前脑无裂畸形（SLH）；③ 24 周时的脑叶型前脑无裂畸形（LH）。ALH 的特点是仅有一个脑室、没有分隔两侧半球的纵裂，基底神经节和丘脑中线融合（箭头和星）。鞍上单脑室呈马靴形（箭）。发育不良脑回亦可见于巨脑回畸形。SLH 的特点是额叶向下融合（星）。嗅球缺如，大脑不呈球状。组织学可见大脑后部半球间裂、胼胝体异常增厚（星）、额叶融合（箭）。LH 在冠状位上表现为额叶融合（星）、透明隔缺如。组织学显示脑实质跨越中线，两侧相连续（箭头和粗箭头）。胚胎基质也在额叶区融合（箭）。尾状核头部扁平（星）

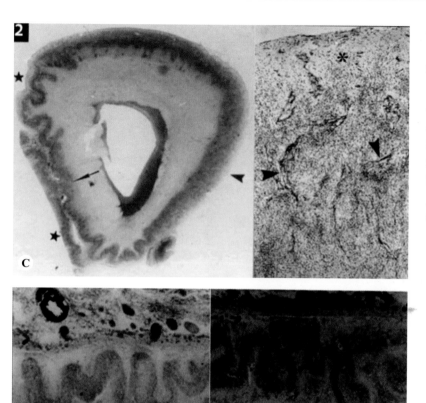

◀ 图 56-5（续）　宫内原发性脑畸形

C. 在妊娠第 32 周时，可见多小脑回样表现（未分层的多小脑回）。其皮质带异常厚（箭头），额叶薄而不规则（星）且融合（箭）。正常的皮质层无法在显微镜下被辨认。皮质神经元被纤维血管隔膜分成数组（箭头）。D. 图中所示为 1 例巨细胞病毒感染患者在第 23 周时出现多小脑回畸形。组织学（甲酚紫染色）可见典型的四层多小脑回，未见深层皮质（右图，箭），亦可见多小脑回样畸形（左图，箭）

超声扫描及多学科评估。MRI 通常是在三级医疗机构超声检查异常后，于专门的胎儿磁共振中心进行。影像学检查最好在妊娠中晚期或晚期进行，因为在妊娠中期，颅内异常较易漏诊；然而，不同国家对中止妊娠的法律限制不同，可能需要医生对颅内异常进行更早的诊断评估。

胎儿脑超声检查发现脑室增大（40%）和中枢神经系统畸形（31%），为行胎脑 MR 检查的指征。在脑室扩大的情况下，MRI 对相关脑损伤的敏感性比超声检查更高。当在超声检查时发现胎脑形态异常时会怀疑胎脑畸形，包括完全性颅缝发育不良和囊性颅后窝发育异常及包括小头畸形和大头畸形在内的生物学测量指标异常。有脑损伤风险的妊娠是 MRI 的最后一个主要指征（21%），特别是双胎输血综合征、宫内生长迟缓、血小板减少、母体缺氧和母体感染（主要来自弓形虫病和巨细胞病毒感染）。即使超声检查未见异常，在这些妊娠情况中也通常需要进行 MR 检查。

即便在脑部超声检查未见异常时，MRI 也可作为一种常规检查，用于多种胎儿脑外畸形的诊断（2%），如用于兄弟姐妹中存在中枢神经系统畸形或染色体异常（5%），以及有如结节性硬化症等中枢神经系统遗传病家族史（1%）的患者。

同时需要考虑胎儿成熟的一般规律。实际上，胎儿的解剖结构和成熟程度对 MR 信号的影响会随着胎龄的变化而变化。因此，即便有明确的病理诊断，MRI 表现也并不相同。此外，MRI 图像可能并不能明确诊断，因为即便病理诊断不同，MRI 图像可表现相似，尤其是在妊娠早期 20～25 周时。

胎儿颈部和头部的 MRI 可以获得常规超声检查以外的信息，特别是对于有颈部或面部异常（畸形或肿块）的胎儿。在腭裂和眼畸形的病例中需要系统地进行胎儿脑 MRI，以寻找是否存在相关的脑畸形。

胎儿脊柱 MRI 能够提高脊柱受累的检出率，区分开放性与闭合性神经管缺陷，并检测额外的相关异常。当可行产前修复时，胎儿脊柱 MRI 主要用于评估开放性脊柱闭合不全（脊髓脊膜膨出）。MRI

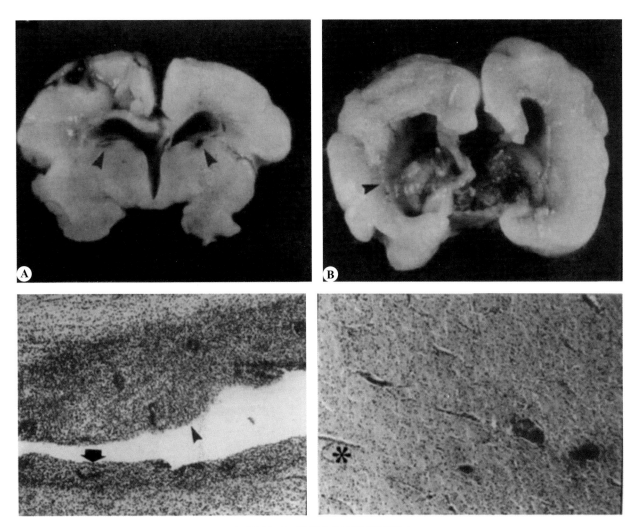

▲ 图 56-6 脑损伤与轻度脑室扩大

第 27 周时冠状切面及组织学切片（甲酚紫染色，放大）。冠状位表现为前室水平的脑室轻度扩张，室管膜下出血（A，箭头）及前室水平室管膜不规则（B，箭头）。组织学提示于室管膜下区域，可见室管膜受损伴胶质结节（箭头），该区域位于室管膜巢上（粗箭）。脑白质胶质增生伴有分支血管（星），与白质软化症相同

也可用于鉴别与脊髓脊膜膨出相关的中枢神经系统异常，如 Chiari Ⅱ 型畸形、胼胝体发育不全 / 发育不良、脑室旁灰质异位、小脑发育不良、脊髓空洞症和脊髓纵裂。在超声检查中发现骨性脊柱异常时，胎儿脊柱 MRI 也有助于加以确诊。MRI 可用于检测潜在的脊髓异常，如脊髓纵裂和节段性脊髓发育不全。胎儿面颈部 MRI 对评估包括畸形和肿块在内的疾病也很重要。除能获得常规超声检查以外的附加信息，尤其是在存在面颈部异常（畸形或肿块）超声征象的胎儿（因脑部超声异常与头颈部病理基础有关），以及以面颈部异常为特征或患有与之相关综合征的胎儿中。MRI 可确诊大多数此类患

者，为此类综合征胎儿提供补充信息（如与之相关的畸形、肿块增大），并增加了支持分娩管理（即气道阻塞）的重要因素。尽管三维超声在获取面部图像方面非常精确，但 MRI 可以帮助可视化更为复杂的颅面部畸形。对于胎儿颈部肿块，MRI 可能有助于选择分娩方式，如剖宫产加子宫外产时处理。在颈后部的囊性肿块中，MRI 能提供颅骨缺损和突出物的详细影像。

五、成像技术和推荐方案

患者应优先采用仰卧位和脚先进位，以减少幽闭恐惧症。当母体不能耐受仰卧位时（如由于腔

静脉压迫综合征），也可取左侧卧位行胎儿 MR 检查。一直以来，需在 MR 检查前 15min～1h 口服镇定剂氟硝西泮（1mg）。最近，常采取在 MR 检查前 20～30min 给予口服唑吡坦（10mg）进行母体镇静。通常采用 1.5T 超导磁共振成像系统进行图像采集，该系统结合了脊椎线圈和前相控阵表面线圈（腹部、躯干、心脏或骨盆）。MRI 也可以在 3.0T 等较高场强下进行。3.0T MRI 的优点包括提高信噪比、更高的空间分辨力、较高的 MRS 频谱分辨率，更好的血氧水平依赖性信号。然而，3.0T MRI 所面临的技术挑战也更大，因为敏感性伪影的灵敏度更高，磁场 B1 不均匀，容易产生驻波和电导率伪影及射频沉积。

典型的宫内磁共振成像应当包括在胎儿头部的三个解剖平面上获得的 T_2 加权图像。其轴面沿着大脑半球的长轴，因为子宫内的前后连合线不易辨别，所以普通的前后连合平面不易进行。常规的冠状面沿着脑干纵轴。矢状面由轴位和（或）冠状位图像确定。最常见的情况是，使用快速采集序列（半傅里叶采集单次激发快速自旋回波序列）和真实稳态进动快速成像序列，通过半傅里叶变换，来采集 T_2 加权序列。使用具有 2 个或 3 个 b 值的标准序列和（或）扩散张量成像，T_1 加权图像、T_2^* 梯度回波图像和 DWI 至少应该得到一个平面（通常是轴向）。使用 2 个或 3 个 b 值的标准序列和（或）扩散张量成像，以此获得至少一个平面（通常为矢状面），包括 T_1 加权图像、梯度回波 T_2^* 和 DWI 图像。表 56-1 总结了三家主要 MRI 制造商的不同序列类型和术语（表 56-1）。

- HASTE 是最常用的 T_2 加权序列，该序列 T_2 加权权重高，因此能够提供良好的信噪比和胎儿大脑的 T_2 加权对比。使用较高矩阵（如 512×512 矩阵）的高分辨率 HASTE 序列图像可以很好地反映大脑发育过程中大脑的层次结构。

- 真实稳态进动快速成像序列对磁化率非常敏感，适用于陈旧性出血和钙化的鉴别及颅底的评估。HASTE 序列和 True FISP 序列都是从单次拍摄序列中获得的，这些序列可以"冻结"胎儿大脑。必要时也可获取 3D T_2 True FISP 图

像（图像采集时间短，约 1min 或 30s），尤其是评估中线解剖和皮质沟。

- T_1 加权序列包括翻转角度为 70°～90° 的快速回波序列和自旋回波序列。与 T_2 加权序列不同的是，T_1 加权序列在整个采集过程中同时采集所有图像。因此，如果在数据采集过程中出现胎动，所有图像都将降低质量。自旋回波 T_1 加权成像与快速回波序列 T_1 序列相比，灰质和白质的对比度更低。容积内插式屏气检查序列，可在可接受的采集时间（2min）内获得 3D T_1 加权序列，这是一种 3D FLASH 序列，可为图像带来更高的选择性空间分辨率（2～3mm）。由于其采集方式是基于体积采集的，故其采集矩阵接近各向同性，可进行多平面重建（图 56-7）。T_1 加权图像可用于评价髓鞘形成过程的进展，对诊断结节性硬化症的脑出血、脂肪、钙化、急性期白质软化和室管膜下结节有价值（图 56-8）。颅内脂肪瘤（图 56-9）还可以采集脂肪饱和的 T_1 加权图像加以确诊。

- T_2 梯度回波图像的采集时间可接受，通常用以查找出血或钙化。目前，回波平面 BOLD 序列可以以更短的采集时间（20s～1min）执行，尤其是当使用 3T 核磁共振扫描仪扫描时（图 56-10）。也可以在 3T 磁共振中，常规获得磁敏感加权像（图 56-10）。通过回波平面技术可获得扩散加权图像。宫内使用的脉冲序列与产后序列相似，均有 2～3 个 b 值的 DWI 和 ADC 图像。可 RESOLVE DWI 技术获得高分辨力图像，以显示小病灶。DWI 能很好地描述孕中期发育中的大脑皮质分层。虽然胎儿大脑对损伤的急性反应在新生儿时期有所不同，但扩散加权成像可以准确地展现出前髓束和皮质带的情况。行常规 T_1 和 T_2 序列之前，DWI 上可以看到髓鞘形成前神经束的信号改变。此外，采集 b0 值对于检测低信号强度的陈旧性出血和钙化病灶非常有帮助。扩散加权图像上也能很好地分辨急性出血和脓肿。

- 扩散张量成像也可用于胎儿脑成像。在 1.5T 磁共振下，能够以可接受的采集时间（分别为

表 56-1	三家制造商不同类型的序列术语		
序列类型	**Siemens**	**Philips**	**GE**
超快速 SE 序列	HASTE	SSH-TSE UFSE	SS-FSE
扰相梯度回波序列	FLASH	T_1-FFE	SPGR
超快速梯度回波序列	VIBE	T_1-FFE T_2-FFE THRIVE	FGRE Fast SPGR
平衡式回波序列	真实稳态进动快速成像	平衡式稳态自由进动梯度回波序列	FIESTA

5～7min），获得 12～30 个方向的 2mm 各向同性图像。3T 磁共振信噪比较高，因此可以缩短采集时间（采集 30 个方向和各向同性 2mm 的图像约需 5min）。DTI 特别适用于分析脑白质的成熟过程，也适用于皮质。除了 ADC 和 Trace 图像外，DTI 还能够提供有关脑组织结构的信息。通过计算各向异性分数及纵向和径向扩散率图，可能实现量化。

• 通常，不常规进行质子磁共振波谱。已有报道用单体素技术在 1.5T 磁共振上，对 20～38 周不同胎龄胎儿脑进行代谢成像。MRS 可以有效地反映白质代谢变化，如其能够检测到目前在 MR 图像上无法检测到的白质胶质增生，同时能够检测到缺氧缺血相关病例，如双胎输血综合征和宫内生长迟缓。从技术角度来看，与出生后相比，在子宫内进行质子 MRS 更加困难，因为此时所使用的线圈不是专门用于大脑成像的，同时，取样的组织离接收线圈也更远。可以通过增加采集次数，使频谱中获得足够的信号，使得每个序列的采集时间为 6～7min，这几乎是出生后进行磁共振成像时间的 2 倍。3T MRS 可缩短图像采集时间（约 2.5min）。

• 可以在特殊情况下使用其他序列。例如，连续的 2D FLASH 序列可以用于采集血管成像图像，这在脑（图 56-11）、面部和颈部的血管畸形时，在图像的血管和组织对比度之间提供了很好的折中。反转恢复 T_1 加权像也能很好地描绘出皮质带、脑脊液轴外间隙，以及由此产生的蛛网膜下腔的病变。还可以通过液体衰减反转回复序列图像获得 T_1 对比。此外，也可通过平面回波成像技术获得 T_1 对比，这一技术对胎动极为有用。同样，T_1、T_2、扩散和 GE T_2^* 序列可用于胎儿头颈、脊柱和脊髓的评价。

六、解读清单及结构化报告

第一步需要熟悉不同胎龄发育大脑的正常特征，以便能够辨别异常大脑形态和（或）异常信号。

（一）认识正常发育的大脑

妊娠期大脑成熟的特征是大脑形态变化（如旋转），而信号变化主要是由于髓鞘形成过程。

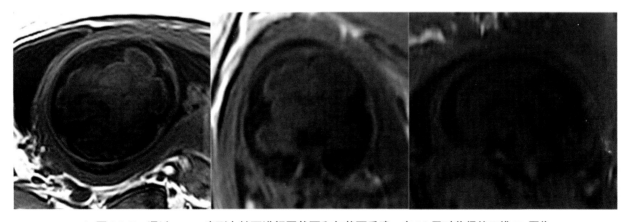

▲ 图 56-7　通过 VIBE 序列在轴面进行冠状面和矢状面重建，在 29 周时获得的三维 T_1 图像

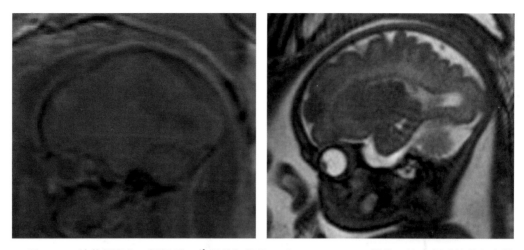

▲ 图 56-8　结节性硬化：妊娠后 31^{+1} 周的矢状位 T_1 和 T_2 True FISP 图像。注意额叶结节和室管膜下结节呈 T_1 高信号，T_2 低信号

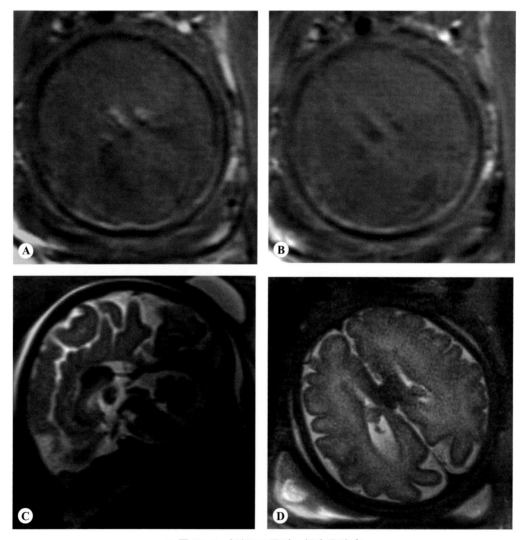

▲ 图 56-9　妊娠 34 周时，颅内脂肪瘤

轴位 T_1（A）及脂肪饱和图像（B），矢状位图像（C）和轴位，T_2 HASTE 图像（D）。脂肪瘤位于胼胝体内并呈倒卵形，呈 T_1 高信号和 T_2 高信号。T_1 上的高信号被脂肪信号所抑制

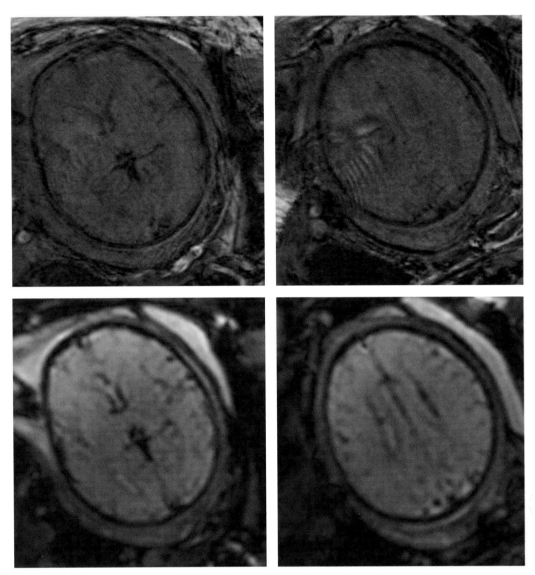

▲ 图 56-10 妊娠 35 周时的 SWI 图像（上排）和 T₂ BOLD 图像（下排）

SWI 图像的分辨率更高。然而，BOLD 图像伪影更少。注意在 BOLD 图像上可以较好地辨识出深静脉引流和皮质静脉

形态学改变包括脑室形状改变、蛛网膜下腔体积减小、生发基质厚度减小及由于大脑表面沟壑形成，而引起表面构型的改变（图 56-12）。

在天幕以上，脑回以程序化且明确的顺序出现，妊娠 30 周后，脑沟加速出现。这一巨大的变化表现为，20 周时尚无脑回，34～35 周即出现复杂的脑回，在这一时期，脑回的发育几乎完成。与组织学比较，胎儿 MRI 上最显著的标志显示明显的时间延迟，如下所示。

• 顶枕裂在第 20 周已经出现。

• 距状裂在第 24 周开始折叠，在第 29～30 周形成。

• 胼胝体沟（边缘沟）在第 27 周时形成。

• 中央沟在第 24～25 周开始折叠，并在第 34～35 周形成。

• 中枢神经前沟和中枢神经后沟在第 26 周折叠，在第 34～35 周形成。

• 颞上沟在第 28 周时形成。

两个大脑半球的脑回发育并不同步，超过 2/3 的正常胎儿左侧颞叶较长，右侧颞上沟较深。

在颅后窝，小脑裂缝在幼胎中不易察觉（图 56-13）。然而，也会出现以下情况。

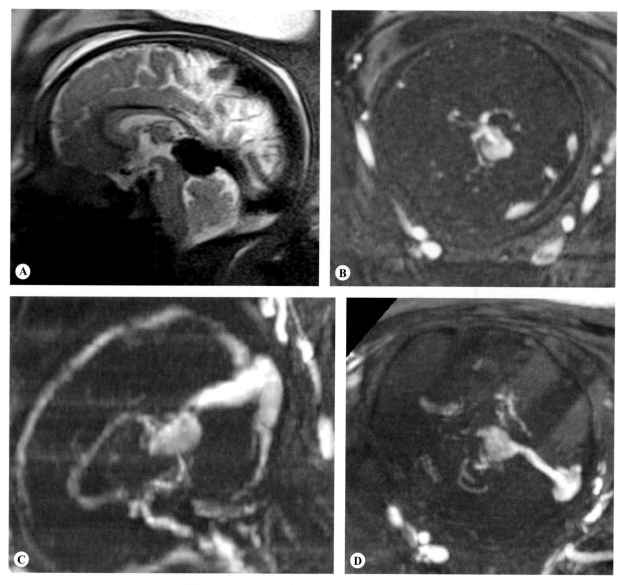

▲ 图 56-11 孕 35 周时大脑大静脉瘤的 MR 血管成像

矢状位 T_2 HASTE 图像（A），基于 TOF 二维平面的轴向自然图像（B），矢状位（C）和轴位（D）的 MIP 图像。血管畸形在 T_2 上呈低信号，MRA 呈极亮信号。MIP 图像提示大脑前动脉和脉络膜后动脉扩张

- 原发性、后外侧和后上裂可在 18～21 周时早期发现。
- 在第 22～23 周可见椎前裂和水平裂。
- 第 24～29 周时可见继发性裂隙。
- 小脑半球后叶和下叶的裂隙在 30～33 周后出现。
- 31～32 周前，小脑外侧区外表面光滑。

颅后窝的正常外观是一个重要的解剖学标志。颅后窝的正常形状和大小与正常的小脑幕相关，小脑幕向后插入到横窦水平，对应于颈部肌肉的外部插入点。

脑干的形状特征为：大脑脚和脑桥成锐角，脑桥的前部隆起，延髓前后都有较浅的隆起。典型的脑干形态在早期 20 周时，表现为脑桥前部隆起。脑桥小脑发育不全和糖基化障碍会在产前发病，并导致脑桥扁平化（图 56-14）。产前小脑受损也可表现为脑桥发育不全或萎缩。

在成熟过程中，脑室的大小会发生变化。侧脑室，特别是枕角和三角区，会在 20～25 周增宽。第 20 周时，脑室大小约为大脑宽度的 1/3。这种

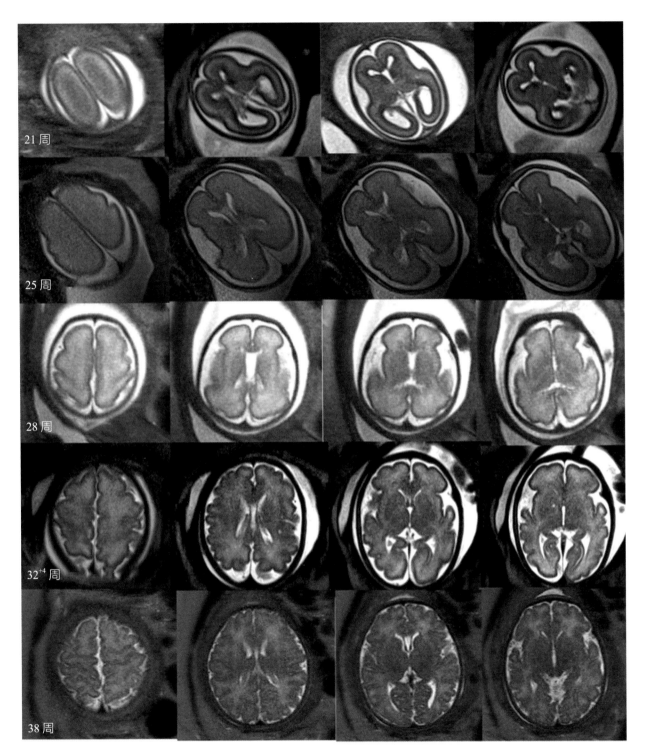

▲ 图 56-12　发育 22 ～ 38 周的大脑，轴位 T₂ HASTE 图像

可见侧脑室在 21 周和 25 周时相对增大，在 21 周时较厚的胚胎基质在 38 周时几乎看不见。尤其是在第 21、25 和 28 周时，蛛网膜下腔也增大。应当注意 30 周后，由于脑沟加速形成，大脑表面形态也随之发生变化。注意到大脑半球的多层结构，其胚胎基质、中间层和皮质带表现为 T₂ 低信号，而亚板层和脑室周围区域表现为 T₂ 高信号。应当注意到，白质是不均匀的，在 32 周和 38 周时，在脑回顶部仍能看到亚板层。基底节也表现出低信号强度。请注意，在第 38 周时，皮质下膜周围白质在 T₂ 加权图像上也是暗的

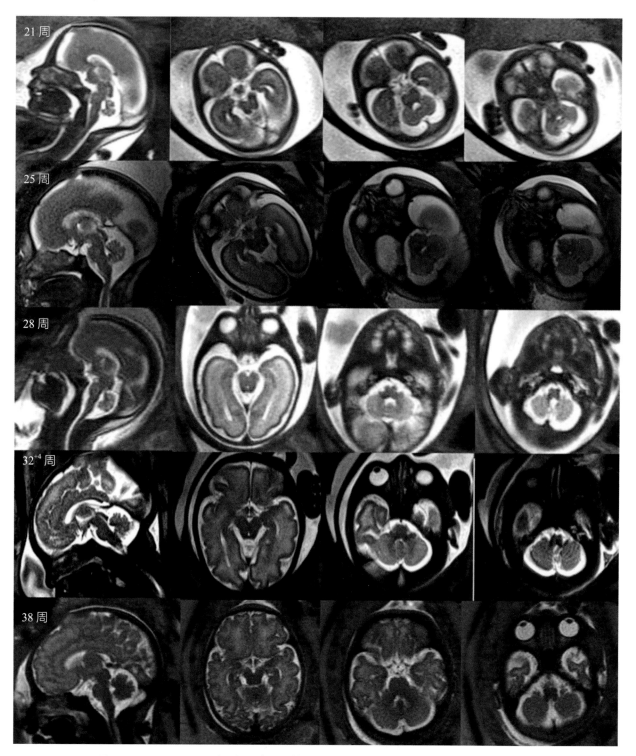

▲ 图 56-13 21～38 周时，颅后窝发育情况。T₂ HASTE 图像，矢状位（左面板）和轴位

大脑脚和脑桥成锐角，脑桥的前部隆起，延髓前后都有较浅的隆起。幼胎的裂缝不易辨认；然而，原裂和后外侧裂通常在 21 周时出现。注意小脑后叶和下叶沟从 32 周开始出现，而小脑外侧部的外表面直到 32 周时，看起来仍是光滑的。还要注意的是，小脑幕向后插入到横窦水平，对应于颈部肌肉的外部插入点。注意小脑半球呈多层结构，中央区域 T₂ 低信号区对应深灰色核团，T₂ 中等高信号区对应脑实质，浅表 T₂ 低信号区对应发育中的脑皮质。同时注意脑干后部的低信号与髓鞘形成有关

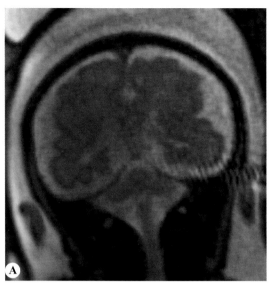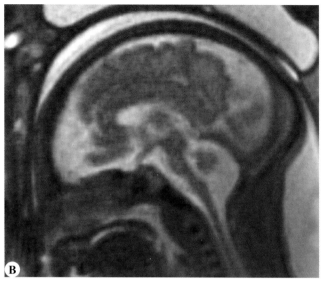

▲ 图 56-14 妊娠 32 周时，脑桥小脑发育不全

冠状位（A）和矢状位（B）的 T_2 True FISP 图像。小脑半球小，脑桥小而扁平

正常形态被不恰当地描述为所谓的生理性胎儿脑积水。然而，脑室大小通常不超过 10mm。在 20~28 周，侧脑室变得不那么突出，通常在第 34~36 周变小。在概念上的第 40 周后，透明隔腔和 Vergae 腔仍然明显存在。在妊娠早期，蛛网膜下腔（幕上和颅后窝）随着脑室系统的发育而较现眼，并在其后逐渐收窄。直至 34 周前，后窝的蛛网膜下腔都相对较大。然而，在枕顶水平的蛛网膜下腔增宽通常与脑室扩大（单侧或双侧）同时出现：该特征可代表良性外部性脑积水的早期，反映了原发性脑膜的空泡化，从腹侧到背侧，从后到前出现，伴随颅后窝内脑脊液积聚。

脑室周围胚胎生发基质体积在 13~26 周时增加。在 26~28 周，其体积减少一半并持续减少。这 2 周（26~28 周）胚胎生发基质出血的风险较高。因尾状核头区是母体中胚胎最后退化的部分，故直到妊娠 34~36 周都可观察到。

MR 信号变化与大脑成分的改变有关，这些变化包括大脑的不断成熟过程，更具体地说，是细胞密度变高、髓鞘胶质增生（少突胶质细胞前体细胞的增殖和分化）、脂质浓度升高、大脑含水量减少（主要在白质中）及髓鞘形成。

T_1 和 T_2 加权成像

孕 20~30 周大脑半球呈多层结构，这与皮质、基底节、生发基质中细胞密度高，白质内胶质细胞增殖分化密切相关。因此，从脑室壁到软脑膜表面、胚胎生发基质、中间层和皮质带，均呈现 T_1 高信号和 T_2 低信号。而位于皮质下、与生发基质相邻的白质在 T_1 呈低信号，在 T_2 呈高信号（图 56-12）。细胞密度较低的皮质下白质，对应于组织学上所说的亚板层。妊娠超过 30 周时，胎儿标准 T_1 和 T_2 图像上的白质变得均匀，而在相关区域的脑回顶部仍可见亚板层。亚板层被认为是一种重要的中间结构，对源自丘脑、脑干核、对侧和同侧半球的传入纤维及成熟神经元和瞬时突触起等待作用。31 周后亚板退化，出生后消失，似乎与脑回化的扩大相一致。大脑不同区域亚板层的溶解时间不同，与其他区域相比，在相关区域的脑回顶部持续的时间更长。

在 28~30 周之前，中间层细胞发生移行和分化被视为一个重要的标志，因为在胎儿 MRI 中，30 周前它的缺失与白质损伤相吻合。相反，无脑回畸形患儿 25 周以下通常可见较厚的中间层（图 56-15）。超过 31 周时，在巨脑回和脑回异位的患儿中，可看到持久的细胞带（图 56-16）。从 30 周以后，残留的细胞巢主要存在于额叶区域，不应与脑白质软化或脑室周围结节性异位相混淆。

发育中的白质还可见室周交叉，在 T_1 加权图

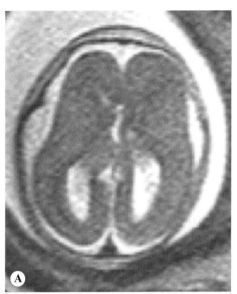 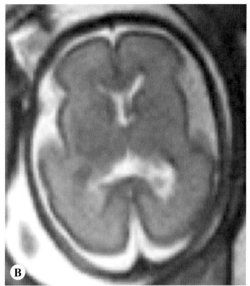

◀图 56-15　25 周龄时，无脑回患儿（A）与正常发育的胎儿大脑（B）相比的轴位 T₂ HASTE 图像

值得注意的是，在 A 中未发现多层模式，其白质 T₂ 低信号外观提示有一条粗大的异位带

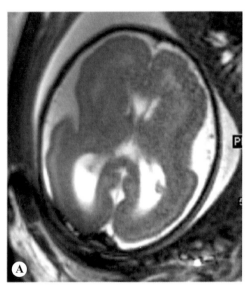 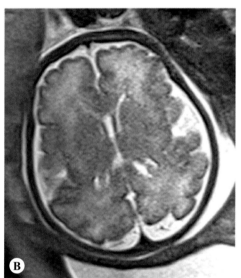

◀图 56-16　第 33⁺⁴ 周的无脑回（A）与正常发育的胎儿大脑（B）相比，轴位 T₂ HASTE 成像

值得注意的是，脑白质内脑沟发育不发达，并且有连续的细胞带。还要注意的是，无脑回患者皮质和带状异位之间存在典型的高信号层

像上呈低信号，在 T₂ 加权图像上呈高信号。20～24 周的早期胎儿 MRI 中可检测到这一特征，并一直持续到足月。它们代表白质的特殊部位，能够在生长纤维（轴突）的亲水的细胞外基质中，找到其引导分子。这些信号应与白质损伤相鉴别。最明显的室周交叉位于额叶，侧脑室前角的上外侧。顶叶交叉口位于侧脑室的前部和侧面，中心位于内囊晶状体后部。视交叉位于侧脑室枕角外侧。颞横路位于颞角的前面和侧面。颞角交叉位于颞角的前部和外侧。

基底节也显示出信号改变，T₁ 高信号，T₂ 低信号，这与妊娠早期 20～22 周高细胞密度有关。这

些信号变化在 29～30 周时短暂升高，尤其是在 T₁ 加权图像上，可能与缺氧缺血性病变相似。尸检后 MRI 提示，这一特征是由于纹状体内细胞聚集而形成的暂时性结节性改变。

小脑半球在胎儿 MRI 上也呈多层结构。早在妊娠 21 周，中心区域 T₂ 低信号和 T₁ 高信号对应深灰色核团，中间 T₂ 高信号带对应实质，浅表 T₂ 低信号对应尚在发育的皮质（图 56-13）。在 30～31 周的 T₂ 加权像上，绒球小结叶呈低信号。

在宫内妊娠早期就可以检测到脑髓鞘形成的信号变化。髓鞘在皮质和白质束内的沉积导致 T₁ 和 T₂ 弛豫时间显著缩短。髓鞘形成是精确程序化的，

在所有个体中均相同。正常的髓鞘形成从脊髓行进到大脑。感觉束在运动束之前有髓鞘，投射纤维在结合纤维之前。

- 妊娠 20 周时，MRI 能够在脑干背侧（感觉束）检测到髓鞘，髓鞘的 T_1 加权图像为高信号（图 56-17），T_2 加权图像为低信号（图 56-13）。
- 在妊娠 33 周时，内囊后肢在 T_1 加权像上呈高信号；出生后其 T_2 加权像成低信号。
- 在妊娠 35 周时，T_1 加权图像上的视神经束和皮质下枕周白质呈高信号，而在 T_2 加权图像呈低信号。
- 与其他皮质区域相比，皮质的主要区域也表现出 T_1 高信号和 T_2 低信号。

扩散加权图像对细胞密度和髓鞘形成的变化也很敏感。扩散加权图像对细胞密度和髓鞘形成的变化也很敏感。ADC 图显示了一种典型的多层模式，其中生发基质和皮质的信号强度较低，而白质内的中间层信号强度中等至较低（图 56-18）。这一信号在扩散图像上与之相反。脑干在扩散图像上呈高信号，在脑桥前部和后部的 ADC 图上呈低信号，在 T_1 和 T_2 加权图像上，脑干后部可见因髓鞘形成引起的信号改变。胼胝体交叉纤维在低 ADC 的 Trace 图像上也呈高信号。在 30～31 周时，内囊后肢成型前的状态，在 Trace 图像和低 ADC 上可见一稍高信号，而在 T_1 和 T_2 加权图像上无信号变化。33 周时，中心区域的白质内也可见扩散图像上的信号变化（图 56-19）。脑桥、小脑、丘脑和基底节区的 ADC 值最低，随胎龄增加，ADC 呈线性下降，这

可能反映了脊髓小脑和脊髓丘脑上行束的高度组织化和髓鞘沉积。在深部白质中，ADC 值以非线性方式变化，第一阶段，在妊娠 30 周前，ADC 增加（尽管在白质中可见高密度细胞团），随后 ADC 降低。

扩散张量成像研究显示了三个不同阶段的 DTI 参数变化。

- 该过程第一阶段的特征是纵向扩散率增加，径向扩散系数缓慢增加，ADC 值和 FA 值均显著增加。这一阶段反映了轴突的发育。
- 第二阶段纵向和径向扩散系数缓慢下降，ADC 值和 FA 值无变化。这一阶段可能与未成熟少突胶质细胞进行性增加，以及细胞质朝向轴突突起有关。
- 第三阶段的特征为，纵向扩散率缓慢下降和径向扩散率快速下降，这分别与胞质树状化消失、轴突包埋和髓鞘致密化有关。

大脑皮质的排列随着时间的推移而改变，其信号改变可反映在 FA 图像上。确实，大脑半球皮质的垂直（径向）层叠模式与 FA 值增加有关。当水平层叠模式发生时，高各向异性就会消失。FA 值从 12 周开始增加，妊娠中晚期至晚期达到峰值，随后开始下降。在临床工作中，缺乏皮质各向异性可用于确诊皮质发育异常。

磁共振波谱也受到大脑成熟度的影响。

- 在 22 周时，大脑波谱的特征是能够检测到肌醇甘氨酸和胆碱两个明显的特异性峰，而 N-乙酰天冬氨酸（NAA）几乎无法检测到。
- 随着胎龄的增加，肌醇和胆碱趋于减少，而

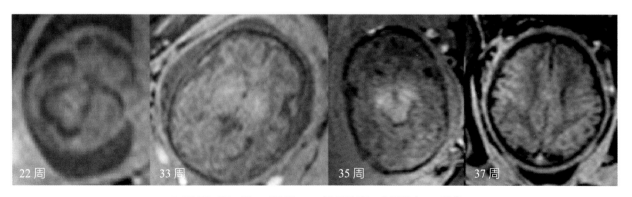

▲ 图 56-17 22～37 周，T_1 信号改变，4 例轴向 T_1 图像

注意 22 周后脑干 T_1 高信号，这与髓鞘形成有关。内囊后肢由于处于早幼粒化状态而显示出类似的变化。35 周时的视束和 37 周时的周围白质也显示出与髓鞘形成有关的高信号

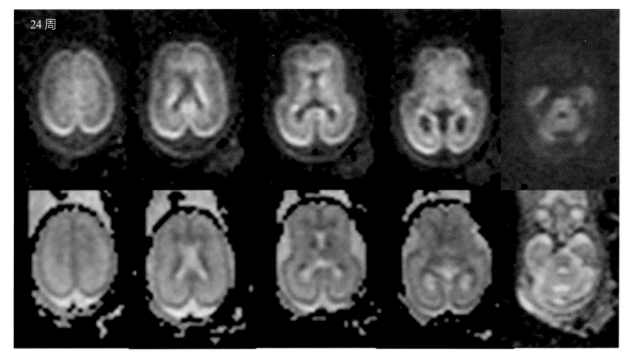

▲ 图 56-18　24 周时发育中大脑的 Trace 和 ADC 图像

生发基质和皮质信号低，白质中下层信号中到低。Trace 图像上的信号与之相反。扩散图像上的脑干呈高信号，ADC 图上的脑桥前部和后部呈低信号。胼胝体交叉纤维在低 ADC 的 Trace 图像上也呈高信号

NAA 和总肌酸的峰值变高变清晰。

- 34 周时，胎儿代谢模式与新生儿波谱相似，在长回声时有三个主要峰（胆碱、肌酸和 NAA）（图 56-20），短回声时有 5 种主要峰（肌醇、胆碱、肌酸、NAA 和谷氨酰胺谷氨酸部分）。

肌醇是 22～28 周时的主峰，反映了神经胶质细胞在髓鞘形成前的高增殖和分化。胆碱峰代表形成细胞膜所需的高水平底物，一旦（形成细胞膜的过程中）加入脂质，胆碱峰就会随之降低。NAA 被认为是一种神经元标志物，但也在少突胶质细胞、星形胶质细胞祖细胞、未成熟和成熟少突胶质细胞中表达，因此 NAA 也反映了少突胶质细胞的增殖分化情况。

（二）认识中枢神经系统病理

胎儿 MRI 可用于评估脑室扩大、颅后窝病变、迁移和脑沟形成异常及破坏性病变。大脑畸形会随着发育和成熟而发生特定的形态变化。脑损伤时，脑室壁和生发基质形态异常，28 周以下大脑缺乏分层，常出现异常的信号改变，如皮质和（或）白质缺失正常预期信号而存在异常信号。然而，这些标准可能出现重叠，例如这些特征也会出现在伴有脑损伤的血管畸形病例及异常信号和畸形（即脂肪瘤、结节性硬化症）病例中。

七、脑室扩大

脑室扩大是胎儿中枢神经系统 MRI 的主要适应证。正常脑室横径为 10mm，在整个孕期，该值较为稳定。与之相关的异常发生率高达 70%～85%。MRI 在检测由破坏性过程、畸形、遗传综合征和罕见肿瘤引起的相关脑损伤方面具有很高的敏感性。引起脑室扩大最常见畸形是胼胝体发育不全、前脑无裂、Chiari Ⅱ 型畸形和孤立性导水管狭窄（图 56-21），并且这类原因引起的双侧侧脑室扩大可能性大。相反，在与损伤有关的病例中，引起单侧侧脑室扩大可能性大（图 56-22）。有许多疾病可表现为脑室扩大，可能累及侧脑室额角，伴有方形且呈尖锐形态的室壁。脑室扩大可能是多种机制共同作用的结果，例如在血管畸形或脑畸形时，脑损伤和先天性感染疾病可能共存。并不总是能在子宫内发现脑室扩张的确切机制。

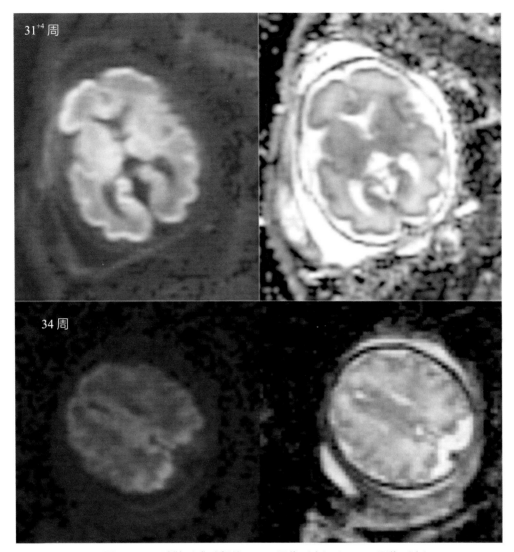

▲ 图 56-19 髓鞘形成过程的 Trace 图像（左）和 ADC 图像（右）

在 31^{+4} 周时，内囊后肢成型前状态，可见 Trace 图像呈高信号，而 ADC 值较低。同时注意 34 周时中心区白质内扩散图像上的信号变化

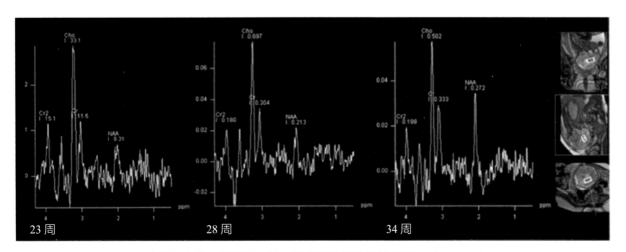

▲ 图 56-20 妊娠 23、28、34 周时的长波回声（125mcs）H MRS

23 周时可见胆碱峰，而几乎没有检测到 N- 乙酰天冬氨酸峰。随着胎龄的增加，胆碱趋于减少，而 NAA 和总肌酸的峰更强更清晰

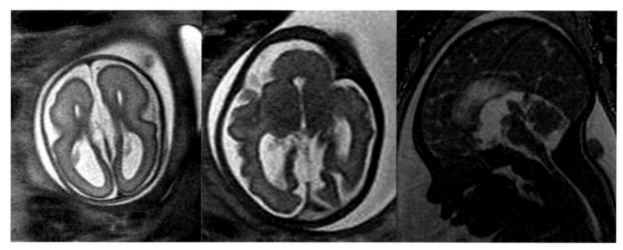

▲ 图 56-21　导致脑室扩张的原发性畸形病例

从左至右分别为胼胝体发育不全、叶型前脑无裂畸形、孤立性导水管狭窄

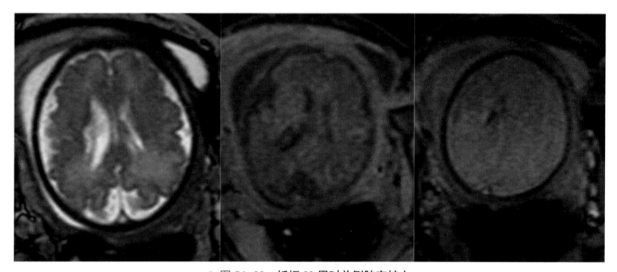

▲ 图 56-22　妊娠 32 周时单侧脑室扩大

从左到右分别为 T_2、T_1 和 T_2* 轴位图像。右脑室扩大伴室管膜壁不规则。请注意，在 T_2* 图像上，陈旧性出血表现为脑室内低信号

轻度脑室扩大是指脑室横径 > 10mm。对于产前咨询结果而言，明确孤立性轻度脑室扩大十分有挑战，因为这类病例中，19%～36% 病例仅报告发育迟缓。一项针对 110 例交界性（10～12mm）和孤立性轻度脑室扩大的研究结果显示，神经系统发育正常的比例分别为 94% 和 85%。有趣的是，单侧和双侧脑室扩大及稳定、倒退和暂时性脑室扩大之间的预后并无差异，并且与诊断时的胎龄无关。孤立性脑室扩大的潜在机制尚不明确，可能与胎儿缺氧、早期良性外部脑积水及常规 MRI 无法检测到的白质细微变化有关。在这种情况下，运用先进技术的潜力尚无法明确。然而，质子磁共振波谱可以检测到渗透状态改变，是否处于缺氧状态，以及是否存在白质神经胶质增生。扩散张量成像和纤维束示踪成像通常不用于确诊，但可以用于显示无序的白质束。

胎儿发育期间脑脊液的生理机制尚不清楚。在子宫内，大脑和颅穹窿的顺应性不同于出生后，由于大脑软而无髓鞘，故其能够适应脑室扩张。同时，子宫通过羊水压迫胎头，抑制其颅骨的扩张。因此，正常头围和蛛网膜下腔者都有可能存在脑积水。

八、颅后窝畸形

颅后窝"囊肿"是子宫 MRI 的常见适应证，因为颅后窝的脑脊液间隙通常很大。

- Dandy-Walker 畸形的特征是天幕上抬，顶枕穹窿隆起，小脑蚓部发育不全或被"囊肿"推向上外方（图 56-23）。在 MRI 上，还必须寻找相关畸形，如胼胝体发育不全、多小脑回畸形、异位和脑膨出等。
- 小脑后囊囊肿（Blake 囊肿）也可表现为天幕抬高，第四脑室扩张，但小脑蚓部发育正常。
- 大枕大池的特点是小脑蚓部和第四脑室发育正常，小脑后脑脊液收集正常和（或）颅后窝稍有扩张。

Chiari Ⅱ 型畸形中可见一较小的颅后窝，在颅后窝坏死和组织发生性疾病 [如小脑发育不全、桥小脑发育不全（图 56-14）、菱形脑脊液脱垂和菱形脑脊液裂（即臼齿征）] 中可见正常位置的天幕。颅后窝的组织发生障碍通常在产前难以诊断，可能是因为我们不能准确地发现这些类型的畸形。极严重的脑桥小脑发育不全很容易与小脑半球发育不良和胚胎期持续性的脑干扭结相鉴别。小脑严重发育不全表现为小脑半球小，脑干浅，脑桥前隆起缺失（图 56-14），预后不良。此类病例中可见一侧小脑发育不全伴脑桥正常隆起，因此难以与坏死相鉴别。因此，梯度回波 T_2^* 图像对于描述作为脑损伤标志物的陈旧性出血所引起的低信号非常重要（图 56-24）。与局限于小脑半球的病变相比，累及小脑蚓部的病变通常与认知功能异常有关。由于此类病变的 MRI 脑干形态可被视为正常，因此鉴别的主要难点出现在脑干核团和锥体束异常的病例中。在这

些情况下，利用扩散张量成像进行纤维束示踪具有很大的潜力。菱脑融合（图 56-25）和先天性小脑蚓部发育不良（图 56-26）在子宫内并不常见。

九、脑畸形

畸形通常按照脑发育的不同步骤分类：神经形成和腹侧诱导障碍、胼胝体发育不全、组织发生障碍和其他障碍，包括脑外囊肿、血管畸形和颅缝早闭。

超声已能够有效地甄别神经再生障碍（Chiari Ⅱ、Chiari Ⅲ）。MRI 主要用来评估疝，特别是颈枕部水平疝的内容物，以利于制定外科手术计划。例如，MRI 用于产前评估脊髓脊膜膨出（Chiari Ⅱ）患者，也用于评估后脑疝的严重程度及脑室大小和形态。其他的大脑异常也较常见，如胼胝体异常（最常见的发育不全和发育不全）等。

脑膨出也是神经再生障碍的一部分。其位于顶骨（图 56-27）、额筛窦、枕叶和蝶骨水平。MRI 可用于检查组织和血管的膨出，并寻找相关的脑畸形。最常见的相关畸形是 Dandy-Walker 畸形、胼胝体发育不全和全前脑畸形。

前脑无裂畸形是由腹侧诱导期障碍引起的，而腹侧诱导系统也负责嗅觉系统、视泡、下垂体、面部骨骼和脑膜的发育。前脑无裂畸形的特点为在超声图像上可见囊泡。MRI 对鉴别半脑或全脑无裂畸形更有用（图 56-21）。在任何情况下，面部异常都必须仔细检查，反之亦然。EUROCAT 记录显示，

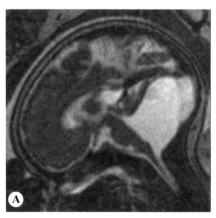
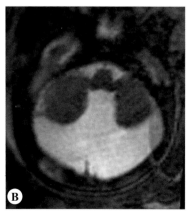
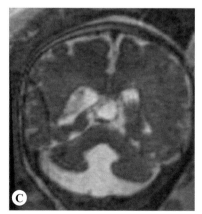

▲ 图 56-23 **Dandy-Walker 畸形，妊娠 36 周**
矢状位（A）、轴位（B）和冠状位（C）T_2 True FISP 图像。Dandy-Walker 畸形的特征是天幕上抬，顶枕穹窿隆起，小脑蚓部发育不全或被"囊肿"推向上外方

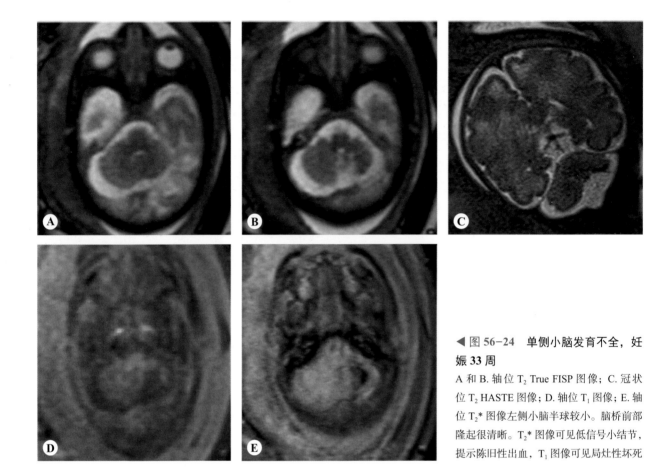

◀图 56-24　单侧小脑发育不全，妊娠 33 周

A 和 B. 轴位 T$_2$ True FISP 图像；C. 冠状位 T$_2$ HASTE 图像；D. 轴位 T$_1$ 图像；E. 轴位 T$_2$* 图像左侧小脑半球较小。脑桥前部隆起很清晰。T$_2$* 图像可见低信号小结节，提示陈旧性出血，T$_1$ 图像可见局灶性坏死

在高达 34% 的唇腭裂患者和 20.8% 的唇腭裂患者中发现相关畸形。近 30% 的病例发现中枢神经系统畸形。

胼胝体发育不全是最常见的中线畸形，MRI 对其诊断较超声更为准确。在约 20% 因超声检查怀疑胼胝体发育不全或因发育不全而转诊的病例中，胎儿 MRI 可见完整的胼胝体，这对于回答患者的咨询具有重要意义。在胎儿 MRI 上，高达 93% 的病例可见额外异常。胼胝体发育不全在近 20% 的病例中与特定的疾病或综合征有关。在大多数情况下，全连合发育不全（缺乏胼胝体和其他连合）会导致侧脑室畸形、侧脑室彼此远离中线（图 56-21）、后部增大、颞角异常。脑沟形成异常经常与此相关，包括皮质折叠过多和（或）沟道形成延迟。1/3～1/2 的病例中可见颅后窝畸形，最常见的是小脑过小和（或）畸形，其次是小 / 无小脑蚓或畸形或脑干小（图 56-28）。其他不太常见的相关异常包括室周结节性异位、脑室发育不良、深部灰质核团异常及实质出血和损伤。神经发育不良的病例中还存在其他异常，如脑沟形态异常（图 56-29）和幕下异常。在胼胝体部分发育不全伴小脑半球间囊肿的病例中，可能会漏诊累及囊肿上皮质的皮质发育不良。这与半球间囊肿的占位效应有关，该效应引起邻近皮质的拉伸和变薄，从而阻碍对相关皮质异常的检测。另外，占位效应也可能导致皮质出现假性多微脑回异常（图 56-29）。

单侧连合发育不全的诊断仍然存在挑战：DTI 值较高，提示穿过中线的纤维缺失及胼胝体杂乱无章。由于胎儿胼胝体通常较薄，胼胝体发育不全很难诊断。在脑室严重扩张的情况下，胼胝体可能会严重拉伸，因此即使使用胎脑 MRI 也难以甄别胼胝体连合。

透明隔发育不全是连合异常的一部分：可能是单发的，也可能是与其他畸形相关，尤其是脑裂畸形和多小脑回畸形（图 56-30）。透明隔 - 视束形成异常的诊断也十分具有挑战，因为 MRI 层厚薄和胎儿安静是鉴别视神经发育不全、交叉和嗅球发育不全的必要条件。

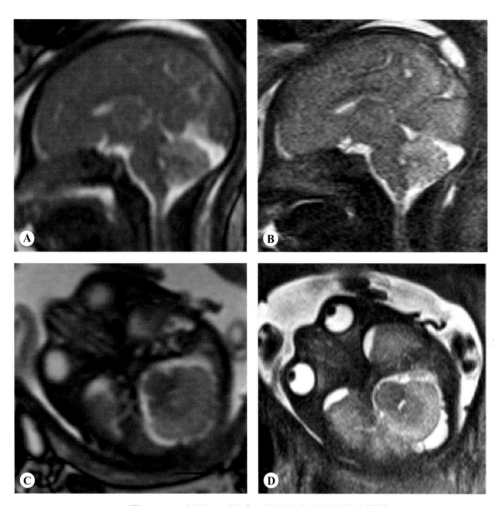

▲ 图 56-25　妊娠 30 周时，颅顶膨出的菱脑融合影像

矢状位 T$_2$ True FISP（A）和 HASTE（B）图像。轴位 T$_2$ True FISP（C）和 HASTE（D）图像。矢状位上，
未见第四脑室的三角形正常形状：第四脑室较小，呈圆形。在轴位图像上，小脑半球未相互分离。在轴
位图像上，小脑半球未相互分离，在皮质层和深核层融合

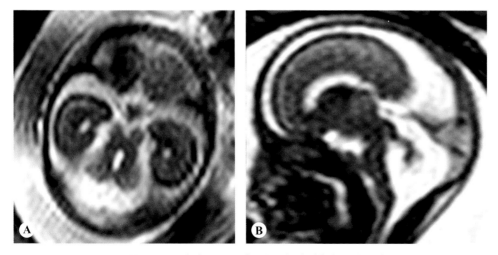

▲ 图 56-26　妊娠 20 周时，先天性小脑蚓部发育不良

轴位（A）和矢状位（B）T$_2$ 图像。中脑在轴位图像上呈软齿状，小脑上脚增厚并呈水平走行（矢状位）。
小脑蚓部和小脑半球发育存在异常（图片由 Dr. Andrea Rossi 提供）

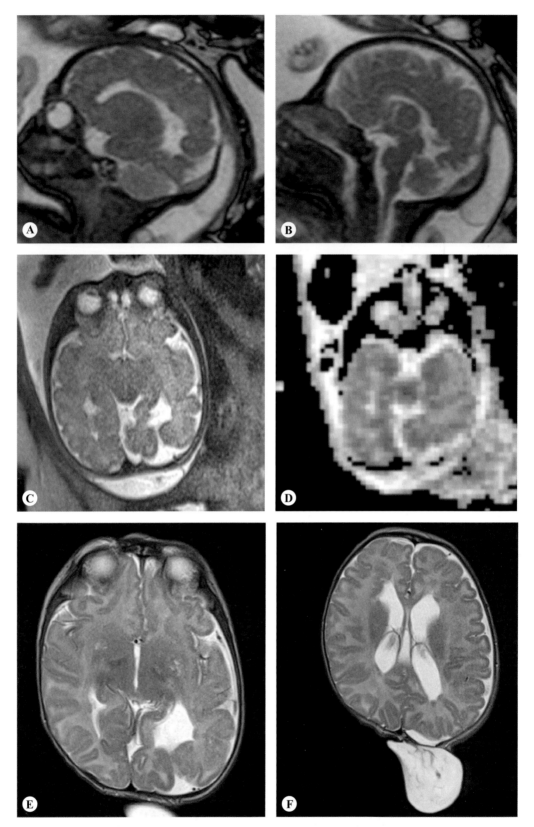

▲ 图 56-27 妊娠 34 周（A 至 D）及妊娠 5 周（E 和 F）时可见顶部脑膨出

矢状位 T$_2$（A 和 B）和轴位（C）True FISP 图像、ADC 图像（D）、轴位 T$_2$ TSE 图像（E 和 F）。脑膨出位于左侧，呈囊状物，在 ADC 图像上可见的其内容物与脑脊液交通。这与同侧裂（脑裂）和室周异位有关。出生后 MRI（A）显示脑膜脑膨出、室周异位和左颞区杂乱的脑回

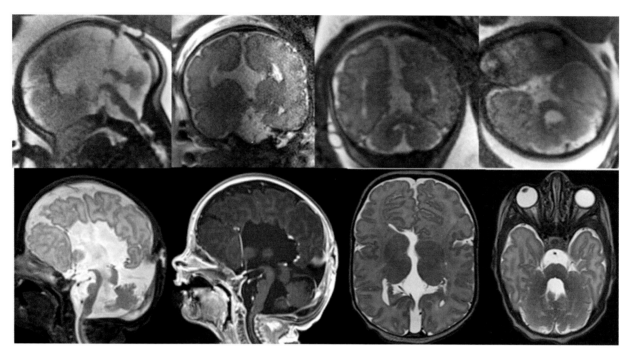

▲ 图 56-28　33 周（第一行）和 21 天（第二行）时的胼胝体发育不全

第一行从左到右：矢状位、冠状位和轴位 T₂ True FISP 图像。第二行从左到右：矢状位 T₂ 和增强 T₁，轴向 T₂ TSE 图像。胼胝体发育不全与后颅窝异常有关，如发育不全和畸形的蚓部、脑桥发育不全、顶盖发育不良和小脑发育不良。还要注意顶枕交界处的颅骨窦、发育不良的基底节和丘脑，以及前室水平的脑室周围异位

　　多小脑回畸形是宫内最常见的组织遗传学疾病，可能由灌注异常、宫内感染、毒素和遗传原因引起。在妊娠早期（26 周以下）诊断困难，在出现以下情况时可怀疑多小脑回畸形。

- 多层结构和皮质带的正常信号缺失。
- 大脑表面出现早期或异常的脑沟，这是在妊娠期所无法预测的（图 56-29）。
- 大脑半球表面不规则（跷跷板征）。

　　然而，初期的胎儿可能有必要在初次转诊后数周复查 MRI，以便通过识别以下征象获得更一致的诊断，如成团和锯齿状的微脑回、灰白质连接不规则、上覆蛛网膜下腔扩大（图 56-30）、脑沟异常、萎缩和白质异常。

　　与正常的对侧相比，皮质畸形下方的正在发育的白质在扩散加权成像可能显示低 ADC 值，这与正在发育的白质组织异常和细胞密度增加有关（尤其是异位神经元）。在 28 周以下的病例中，畸形的皮质在 FA 图上并没有显示出该年龄预期的高各向异性。

　　小头畸形是妊娠期间的一个诊断挑战。原发

性小头畸形被认为是继发于神经和胶质细胞异常增殖或凋亡的畸形。这些小头症可能与宫内生长迟缓、皮质畸形、脑室周围结节异位相关。通常的定义包括头围低于正常 3 个标准差。当严重时，可以及早描述。较轻的小头畸形通常在妊娠晚期被诊断出来，并可能在妊娠晚期发现，那时前额叶发育不全，脑室布置异常（图 56-31）。相反，移徙后小头畸形的患者出生时头部大小正常至稍小，但在前 1～2 年内发展为严重的小头畸形。因此，这些病例不在子宫内诊断。

　　蛛网膜囊肿是充满脑脊液的良性先天性病变。最常见的部位包括鞍上区、脑半球间背区和脑桥小脑三角。大多数囊肿很容易被超声诊断。MRI 可评估囊肿的范围和邻近的结构，寻找相关畸形或脑损伤。

　　血管畸形在超声上通常很好识别。

- 大脑大静脉瘤以多普勒正常或异常的低回声至高回声囊为特征。MR 检查可显示相关脑损伤（图 56-32），表现为出血、梗死、坏死、白质软化、脑室扩大和皮质畸形（特别是多

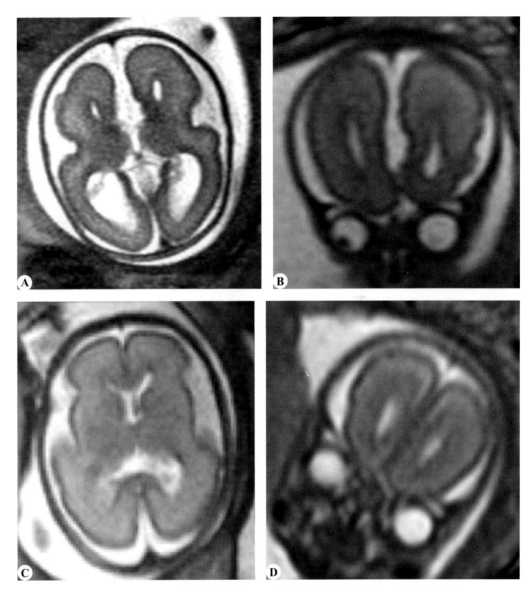

▲ 图 56-29　与正常人相比，妊娠 24 周时胼胝体发育不全与皮质异常相关

A 和 B. 轴位 T₂ HASTE 和冠状位 T₂ True FISP 图像；C 和 D. 轴位 T₂ HASTE 和冠状位 T₂ True FISP 图像的正常对照。注意大脑半球左侧额叶外表面的不规则外观（冠状位图像），右侧岛叶显示皮质带和白质之间的不规则连接，右侧下额叶区域呈凹凸状（轴位图像）。这些特征提示多微脑回。同时还应注意大脑半球左侧额叶内侧表面的伪多微脑回状外观（冠状位图像），这与大脑半球增大引起的轻度占位效应有关

小脑回）。当 MRI 上显示正常时，超声会持续随访直到分娩。在适当的药物治疗后，一旦不能耐受心功能不全，就可进行产后血管内治疗。

－ 硬脑膜窦畸形可出现自发性血栓形成，并随时间减少（图 56-33）。

十、颅脑损伤

造成颅脑损伤的原因有很多。脑损伤包括缺氧缺血、先天性感染（特别是弓形虫病和巨细胞病毒感染）、畸形引起的脑损伤，如血管脑畸形和心脏畸形，具有胎儿致死性脑损伤风险的妊娠，以及遗传性代谢性疾病，特别是线粒体疾病。脑损伤的原因可能如下。

－ 中毒性：如一氧化碳中毒、胎儿酒精综合征、可卡因暴露。

－ 与母体 / 胎儿凝血障碍有关：如血小板减少和异源免疫。

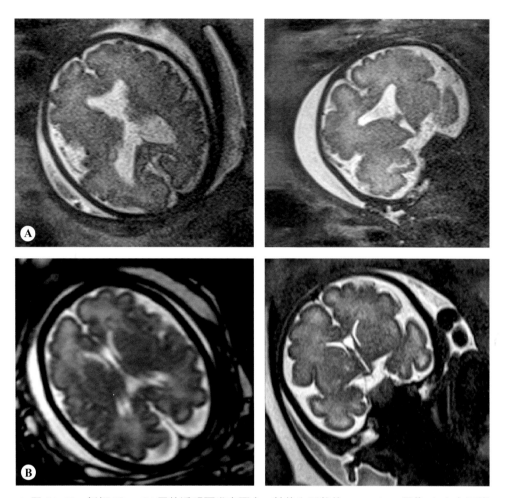

▲ 图 56-30　妊娠 33 ～ 34 周的透明隔发育不全，轴位和冠状位 T₂ HASTE 图像（A）与正常对照组相比（B）透明隔缺失

单侧岛周多微脑回的特征是成团和锯齿状的微脑回，不规则的皮质 – 白质交界处和扩大覆盖的蛛网膜下腔

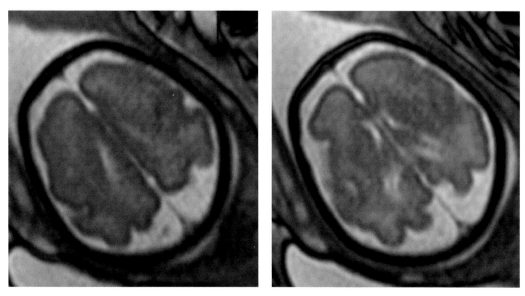

▲ 图 56-31　妊娠 32 周小头畸形，轴位 T₂ True FISP 图像

额叶呈球状，在胎龄时具有简化的旋转。注意侧脑室的倾斜

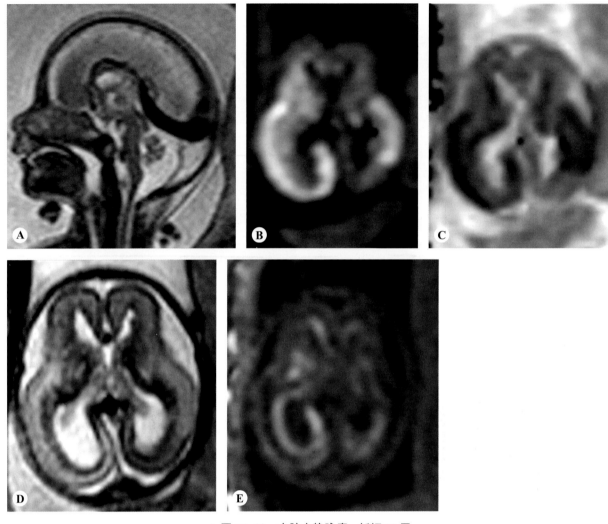

▲ 图 56-32　大脑大静脉瘤，妊娠 22 周

T₂ 矢状位（A）、Trace（B）和 ADC（C）图像，轴位 T₂（D）和 T₁（E）图像。血管畸形显示低 T₂ 信号，大脑前动脉扩张。颞区皮质带的正常低信号在 D 中未见，这是由于在扩散加权图像上识别为扩散受限的缺血性改变。在 T₁ 上还可以看到右侧脑室内壁的高信号，其扩散受限与缺血性出血的变化相吻合（图片由 Dr. Andrea Rossi 提供）

- 由于产妇缺氧相关的：如创伤、败血症、脑卒中、出血和心脏骤停。
- 前置胎盘、胎盘早剥、脐带意外等机械条件。
- 关于多胎妊娠，如单绒毛膜双胎妊娠伴双胎输血综合征、双绒毛膜双胎妊娠伴同胎死亡。

在妊娠末期，绒毛膜羊膜炎和长时间的膜破裂（胎膜早破）也会造成脑损伤，单独或联合出现脑室出血和室周白质变的风险与细胞因子介导的机制有关。

（一）缺氧缺血性损伤

超声胎儿缺氧的标准包括宫内生长迟缓、多普勒异常（尤其是脐部）、生物物理指标得分差等，这取决于胎儿心率、羊水量、胎儿呼吸运动、剧烈身体运动和胎音。胎儿脑损伤在 MRI 上可表现为急性或慢性损伤，也可合并出现。

- 胎儿脑的急性反应包括出血（脑室、脑实质内、生发基质和硬膜下间隙）（图 56-34）、白质信号异常（如水肿、年轻胎儿中间层丢失、白质软化、脓肿）（图 56-34）、梗死或弥漫性坏死（图 56-35）和静脉血栓形成。足月新生儿动脉分布区域的梗死在子宫内并不常见。

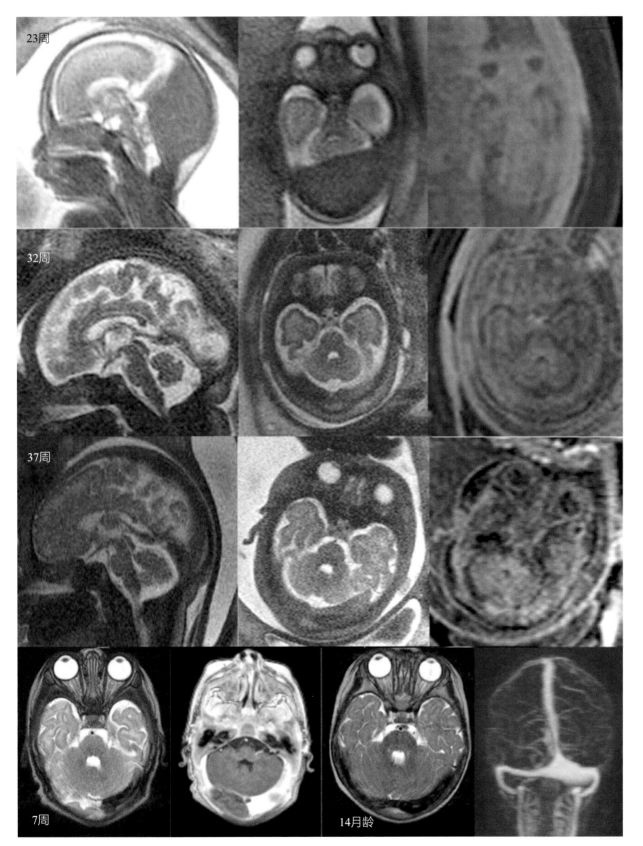

▲ 图 56-33　23、32 和 37 周静脉硬膜窦畸形

T$_2$ 矢状位和轴位图像，T$_1$ 轴向图像。产后 7 周 MRI（轴向 T$_2$ 和增强后 T$_1$ 图像）和 14 月龄 MRI（轴向 T$_2$ 图像和增强后 4D 血管成像图像），孕 23 周的窦汇和横窦扩大但没有潜在的脑损伤。血管囊袋样结构随时间逐渐缩小。14 月龄时，环状肌仍轻度增大

– 胎儿大脑的慢性反应更为常见，包括脑室扩张、生发基质增厚 / 不规则或脑室壁、白质胶质增生、萎缩、实质性囊腔、室管膜囊肿、钙化和畸形，特别是皮质畸形，如多微脑回和脑裂畸形。积水性无脑代表弥漫性坏死的最终阶段。

钙化在超声上表现得更好。通常表现为 T_2 低信号病灶，多数表现为 T_1 高信号病灶（图 56-36）。在脓肿、急性期白质软化、出血和结节硬化中可见类似的强度变化。病灶的解剖分布、T_2^* 图像和 DWI 有助于鉴别诊断。

子宫内的白质胶质增生是很难鉴别的。通常可见间接征象，如脑室扩张和脑室不规则，与室管膜损伤相对应。

急性和慢性反应的组合常见于胎脑的重复性损伤。胎儿颅后窝也可见脑损伤。小脑弥漫性坏死很容易鉴别，因为水肿通常在 T_1 显示低信号和在 T_2 显示高信号。诊断小脑发育不全是一个挑战，因为很难区分畸形和坏死。在这些病例中，在 T_2^*GE 或 SWI 图像上寻找陈旧性出血是至关重要的。

（二）感染

在产前感染的脑部病变有不同的发病机制。直

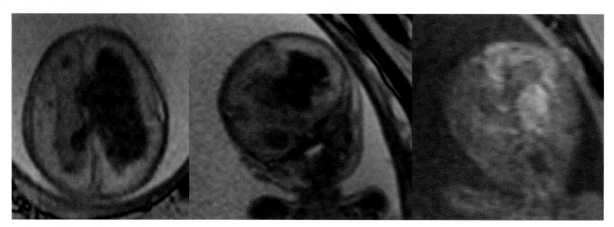

▲ 图 56-34　激光凝固后双胎输血综合征 25 周时脑室出血

供血者图像：轴位和冠状位 T_2 True FISP 图像和冠状位 T_1 图像。出血表现为 T_2 低信号和 T_1 高信号，导致脑积水。白质呈弥漫性 T_2 高信号

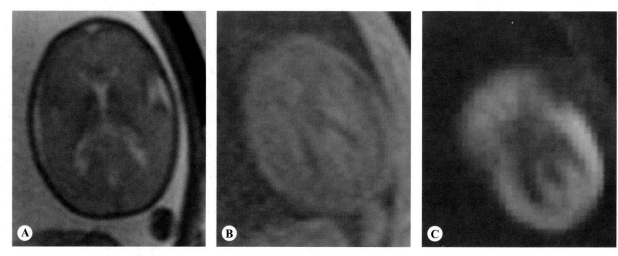

▲ 图 56-35　25 周双胎输血综合征激光凝固后

接受者图像：轴位 T_2（A）、T_1（B）、Trace（C）和 ADC（D）与正常对照组比较 [Trace 图像（E）和 ADC 图像（F）]，正常的大脑半球分层在 T_1 和 T_2 图像上未显示。与对照组相比，DWI 图像显示弥漫性细胞毒性水肿

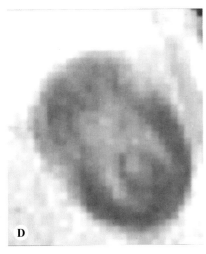
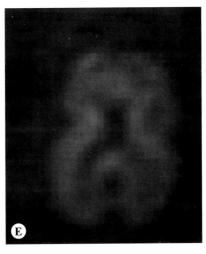
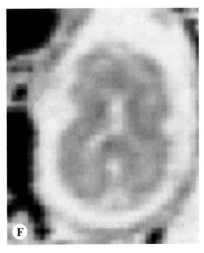

▲ 图 56-35（续） **25 周双胎输血综合征激光凝固后**
接受者图像：轴位 T_2（A）、T_1（B）、Trace（C）和 ADC（D）与正常对照组比较 [Trace 图像（E）和 ADC 图像（F）]，正常的大脑半球分层在 T_1 和 T_2 图像上未显示。与对照组相比，DWI 图像显示弥漫性细胞毒性水肿

接的细胞病理作用和细胞死亡导致细胞坏死。内皮病变引起缺血坏死。血流动力学障碍，如细小病毒 B19 感染也会引起缺血。胎盘功能不全可导致流产、宫内生长缓慢和胎儿缺氧。巨细胞病毒可与宿主细胞（神经或胶质系）的细胞核结合，引起潜伏性或持续性感染。

巨细胞病毒感染是最常见的先天性感染。诊断和预防胎儿感染的技术是基于羊水（病毒载量）的聚合酶链反应、胎儿血样（血小板减少）、超声和 MRI。然而，PCR 和胎儿血样不能提供严重程度的指征和有价值的预后指征来指导临床管理。影像学可以用于预测不良后果。MRI 的绝对适应证包括怀疑脑异常和（或）在超声上发现脑外异常（IUGR、肠高回声）。脑异常如皮质畸形、白质病变、小脑发育不全和颞叶病变，被认为是不良预后的强烈的预测因子。脑室增大、室间隔、室管膜囊肿、钙化和小头畸形属于非特异性表现，而颞极白质异常高度提示巨细胞病毒感染。最早的发现是颞角扩张，随后在 26 周出现 T_2 高信号，在 30 周出现囊性病变（图 56-37）。通常分布是对称的。这些异常可以被分离出来或与其他巨细胞病毒相关的病变相关。

（三）代谢性疾病

子宫内先天性代谢紊乱并不常见，由于这些疾病表达的高变异性，肯定会诊断不足。羊水过多和

IUGR 有高度的提示性。MRI 显示正常或有非特异性表现，如脑室扩大、蛛网膜下腔扩张、室管膜下囊肿、兴奋性毒性损伤、脑畸形（包括胼胝体发育不全、PMG、异位）、静脉血栓形成和白质海绵状外观。

十一、治疗监测：随访计划和发现 / 陷阱

治疗方案主要针对感染、脊髓脊膜膨出和双胎输血综合征。

弓形虫病：未经治疗的先天性弓形虫病会导致不良的眼部和神经系统后遗症。采用法国人的方法对胎儿先天性弓形虫病进行系统的产前筛查、诊断和治疗，可预防和限制不良后遗症。早期妊娠感染用螺旋霉素治疗以减少胎盘感染，如果羊水 PCR 阳性，则用乙胺嘧啶治疗。在 PCR 阳性的情况下，MR 检查脑损伤，如钙化和脑积水，可以建议终止妊娠。

巨细胞病毒：先天性巨细胞病毒是非遗传性感音神经性听力损失的主要原因，也是神经发育障碍、生长障碍和视力丧失的常见原因。它还可能导致胎儿和新生儿死亡。妊娠期间的原发性感染通常是无症状的（见于 75%～95% 的母亲），但可能表现为一种类似流感的综合征，伴有持续发热和疲劳。与非原发性巨细胞病毒感染相比，母亲在子宫

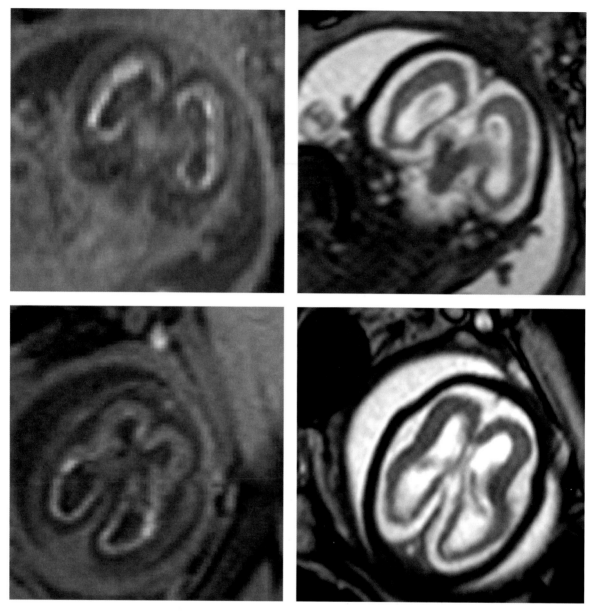

▲ 图 56-36　伴有巨细胞病毒感染的第 26 周 5 天胎头出现钙化

冠状位和轴位 T_1（左侧）和 T_2（右侧）图像。钙化表现为 T_2 低信号和 T_1 高信号，位于脑室壁和邻近的白质。在 T_1 图像上还可以看到脑室扩张，皮质带缺少正常信号

内传播的风险最高。后遗症的严重程度随着妊娠的进展而减少。相比之下，传播风险从妊娠前 2 个月的 40% 增加到妊娠晚期的 60% 或更多。母体潜伏病毒复活或母体感染另一病毒株可能是导致胎儿感染的原因。目前不建议在妊娠期间进行抗病毒治疗。然而，对有感染胎儿的母亲使用缬氨昔洛韦治疗可增加无症状新生儿的比例，降低胎儿巨细胞病毒载量。

脊髓脊膜膨出：开放性脊柱闭合障碍可能导致脑积水、后脑疝，以及由于暴露于羊水的毒性作用而导致神经元损伤。磁共振检查是选择符合手术条件的病例的一部分。开放性胎儿修复可以减少分流、逆转后脑疝和改善运动预后。然而，这种手术有早产的风险。剖宫产在开放胎儿修复期间可能增加子宫破裂风险。通过产妇剖腹手术进行胎镜修补是一种很有前途的胎儿修补方法，并且可以降低子宫破裂的风险。

双胎输血综合征：这种单绒毛膜双羊膜妊娠的

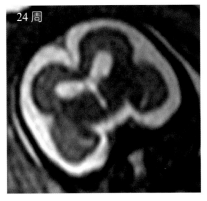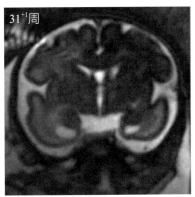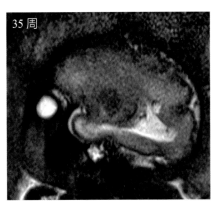

▲ 图 56-37 三个巨细胞病毒感染胎儿的不同类型颞极部病变

冠状位 T_2 True FISP 和矢状位 T_2 HASTE 图像发现 24 周时颞角轻微扩大。孕 31 周可见双侧囊性变。最后 1 例可见颞极明显的 T_2 高信号

并发症具有高死亡率和高发病率。受体和供体双胞胎都有因血容量失衡而发生脑缺血和出血的危险。脑异常包括皮质畸形如多微回，白质损伤（如脑软化），生发基质出血和囊肿，脑室内和脑实质内出血，脑室扩大和脑沟发育迟缓。治疗包括 26 周以下双胎间血管的激光消融（胎镜检查）和 26 周以上减少羊水。胎儿 MRI 主要用于外科手术后评估大脑。我们本地的指南包括选择性凝血后第 15 天系统进行的胎儿脑 MR 检查，以确定符合选择性终止妊娠条件的病例。随后，我们每周在胎儿医学中心进行随访。在所有病例中，在妊娠晚期出现胎儿缺氧症状则要求进行另一次 MR 检查，并在足月矫正年龄进行新生儿脑 MR 检查。

十二、病例报告及报告样本

（一）病例报告 1

1. 病史

一名 30 岁女性，正常妊娠，在妊娠中期（21 周）超声扫描时，活力良好的胎儿小脑半球出现局灶性高回声病变。巨细胞病毒、弓形虫病和细小病毒血清学检查都是阴性的。母亲和父亲的血样检查怀疑血小板异源免疫。患者被转到胎儿医学中心，由该中心的一名专职超声医生进行另一次超声检查，以获得诊断和随访建议。按规定需要进行脑部 MR 检查。

2. 胎儿脑 MRI 检查目的

评估小脑病变，评估蚓部受累情况，寻找额外

的缺血性或出血性病变。

3. 成像技术（图 56-38）

妊娠 31 周 1 天进行 MR 检查，包括轴位、冠状面和矢状面 T_2 图像，轴位易感度和 T_1 加权图像。

4. 影像学表现

右侧小脑半球小，局灶性陈旧性出血，敏感性图像显示低 T_2 信号和极低信号，T_1 图像无明显异常征象。颅后窝及大脑半球未见新的出血。注意蚓部未受累，脑桥桥前凸起部位清晰可见。

5. 解释

局灶性出血的影像学类型主要见于先天性感染（尤其是巨细胞病毒）和凝血障碍。由于怀疑来自母亲和父亲的血小板同种免疫血液样本，进行了胎儿血液取样，但没有显示胎儿抗体，因此原因仍然未知。由于病变仅限于小脑半球，未发现病因，儿科神经科医生告知母亲，没有强有力的证据预测严重的神经发育异常。每 2 周进行一次超声连续随访，至今无新的事件发生。

6. 此类案件的报告清单

- 蚓部是否受累（预后较差）。
- 脑桥有无萎缩。
- 有无巨细胞病毒感染并发的病灶（如颞部囊肿）。
- 具有破坏性或皮质畸形的相关脑损伤。

（二）病例报告 2

1. 病史

一位 30 岁的女性在妊娠前 3 个月经历了 3 次

流产，目前服用阿司匹林。妊娠前 3 个月和中期的超声波扫描被认为是正常的。妊娠 30 周时，超声扫描可见一个伴有小脑后囊肿的大枕大池。患者档案将被提交到胎儿医学中心进行诊断并给予随访建议。

2. 胎儿脑 MRI 检查目的

评测后窝囊肿。寻找相关的大脑畸形。

3. 成像技术（图 56-39 和图 56-40）

孕 31 周时的脑 MRI 包括轴位和矢状位 T$_2$ 加权图像。

4. 影像学表现

巨大枕大池有正常的第四脑室和蚓部，主要向右侧扩张。在大脑半球水平，虽然没有典型的多小脑回，右侧顶颞叶可见不规则皮质带。未见脑积水。

孕 33 周的 MRI 随访显示一个稳定的颅后窝囊肿。虽然在两个大脑半球之间可见不对称的旋转，但没有明确的皮质畸形。

5. 解释

颅后窝囊肿常伴有幕上畸形（尤其是胼胝体发育不全和皮质畸形）。在这个病例中，随访 MR 检查排除了严重的皮质畸形。对这对夫妇提出了羊膜穿刺术进行核型分析的建议，但遭到了他们的拒绝。这位母亲被儿科神经学家和遗传学家告知，没有强有力的证据证明严重的神经发育异常。继续妊娠，产期正常。在产科病房进行的超声波扫描没有显示脑积水。提出序贯临床预约以跟踪头围和评估发展。

6. 此类案件的清单

- 仔细评估小脑半球、蚓部、形状和第四脑室的位置，以排除 DandyWalker 畸形。
- 脑积水很少出现在子宫内。
- 任何类型的后窝囊肿都可能伴有幕上畸形，这意味着不同的产前咨询。

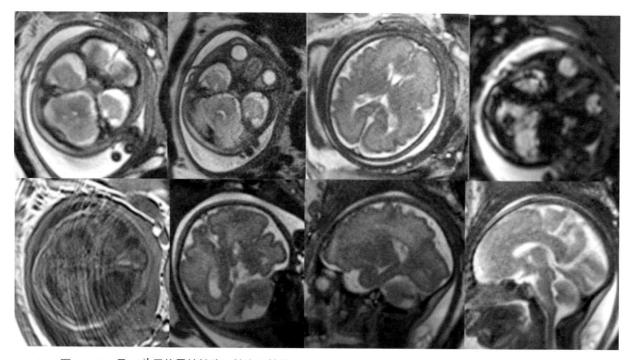

▲ 图 56-38　孕 31^{+1} 周的局灶性陈旧性出血轴位 T$_2$、T$_2$* 图像（顶部）、轴位 T$_1$ 图像、冠状位和矢状位 T$_2$ 图像（底部），可见右侧小脑半球 T$_2$* 低信号，T$_2$ 冠状位和矢状位图像与陈旧性出血相符，T$_1$ 图像无亮信号。注意脑桥桥前隆起的部位清晰可见，蚓部未受影响

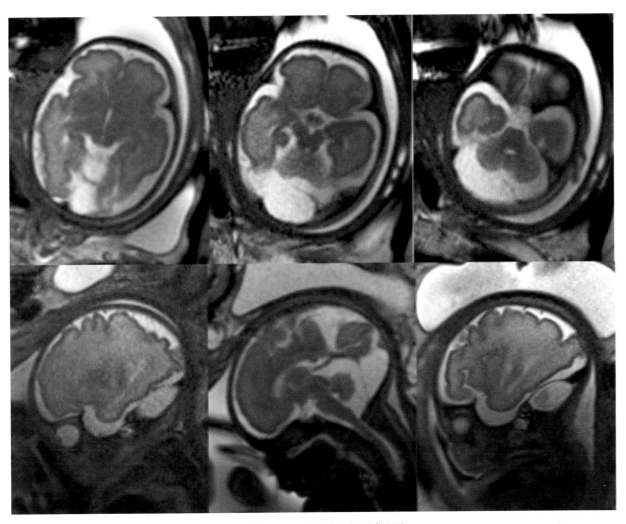

▲ 图 56-39 孕 31 周颅后窝囊肿

T_2 轴位（上排）和矢状位（下排）图像可见巨大枕大池，伴右侧小脑后液体增多。可见正常的蚓部和第四脑室，没有脑积水。值得注意的是，右侧顶颞区的皮质带看起来略不规则，没有典型的多微脑回

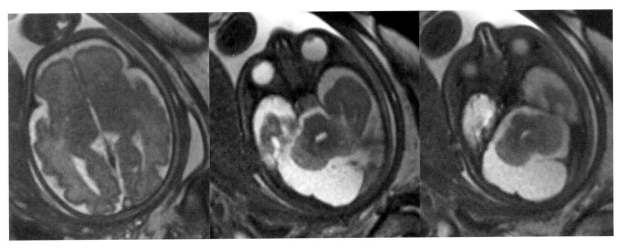

▲ 图 56-40 随访 33 周 MRI

T_2 轴位（上排）和矢状位（下排）图像，后窝囊肿是稳定的。顶颞区的旋转不对称，无皮质多微脑回出现

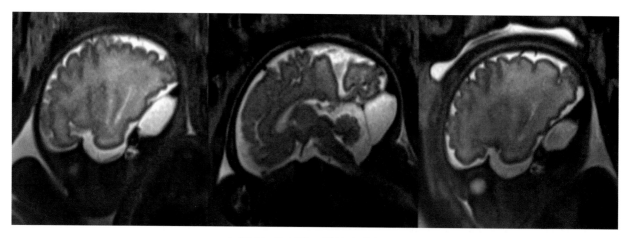

▲ 图 56-40（续） 随访 33 周 MRI

T_2 轴位（上排）和矢状位（下排）图像，后窝囊肿是稳定的。顶颞区的旋转不对称，无皮质多微脑回出现

参考文献

[1] Davis NL, King CC, Kourtis AP. Cytomegalovirus infection in pregnancy. Birth Defects Res. 2017;109(5):336–46.

[2] Falip C, Blanc N, Maes E, Zaccaria I, Oury JF, Sebag G, Garel C. Postnatal clinical and imaging follow-up of infants with prenatal isolated mild ventriculomegaly: a series of 101 cases. Pediatr Radiol. 2007;37(10):981–9.

[3] Gilles FH, Gomez IG. Developmental neuropathology of the second half of gestation. Early Hum Dev. 2005;81(3):245–53.

[4] Girard NJ, Chaumoitre K. The brain in the belly: what and how of fetal neuroimafing? J Magn Reson Imaging. 2012;36:788–804.

[5] Girard N, Fogliarini C, Viola A, Confort-Gouny S, Fur YL, Viout P, Chapon F, Levrier O, Cozzone P. MRS of normal and impaired fetal brain development. Eur J Radiol. 2006;57(2):217–25.

[6] Girard NJ, Dory-Lautrec P, Koob M, Dediu AM. MRI assessment of neonatal brain maturation. Imaging Med. 2012;4(6):613–32.

[7] McLeod R, Kieffer F, Sautter M, Hosten T, Pelloux H. Why prevent, diagnose and treat congenital toxoplasmosis? Mem Inst Oswaldo Cruz. 2009;104(2):320–44.

[8] Moldenhauer JS, Adzick NS. Fetal surgery for myelomeningocele: after the Management of Myelomeningocele Study (MOMS). Semin Fetal Neonatal Med. 2017;22(6):360–6.

[9] Stadlbauer A, Prayer D. Fetal MRI at higher field strenght. In: Prayer D, editor. Fetal MRI. Berlin/Heidelberg: Springer; 2011. p. 33–47.

[10] Triulzi F, Parazzini C, Righini A. Magnetic resonance imaging of fetal cerebellar development. Cerebellum. 2006;5(3):199–205.

拓展阅读

[1] Calzolari E, Pierini A, Astolfi G, Bianchi F, Neville AJ, Rivieri F. Associated anomalies in multi-malformed infants with cleft lip and palate: an epidemiologic study of nearly six million births in 23 EUROCAT registries. Am J Med Genet A. 2007;143A(6): 528–37.

[2] Cannie MM, Jani JC, Van Kerkhove F, Meerschaert J, De Keyzer F, Lewi L, Deprest JA, Dymarkowski S. Fetal body volume at MR imaging to quantify total fetal lung volume: normal ranges. Radiology. 2008;247(1):197–203.

[3] Das S, Basu A. Viral infection and neural stem/progenitor cell's fate: implications in brain development and neurological disorders. Neurochem Int. 2011;59(3):357–66.

[4] Doneda C, Parazzini C, Righini A, Rustico M, Tassis B, Fabbri E, Arrigoni F, Consonni D, Triulzi F. Early cerebral lesions in cytomegalovirus infection: prenatal MR imaging. Radiology. 2010;255(2):613–21.

[5] Glenn OA, Norton ME, Goldstein RB, Barkovich AJ. Prenatal diagnosis of polymicrogyria by fetal magnetic resonance imaging in monochorionic cotwin death. J Ultrasound Med. 2005;24(5):711–6.

[6] Glenn OA, Quiroz EM, Berman JI, Studholme C, Xu D. Diffusion-weighted imaging in fetuses with unilateral cortical malformations and callosal agenesis. AJNR Am J Neuroradiol. 2010;31(6):1100–2.

[7] Huisman TA. Fetal magnetic resonance imaging of the brain: is ventriculomegaly the tip of the syndromal iceberg? Semin Ultrasound CT MR. 2011;32(6):491–509.

[8] Kasprian G, Langs G, Brugger PC, Bittner M, Weber M, Arantes

M, Prayer D. The prenatal origin of hemispheric asymmetry: an in utero neuroimaging study. Cereb Cortex. 2011;21(5):1076–83.

[9] Katorza E, Gat I, Duvdevani N, Meller N, Pardo N, Barzilay E, Achiron R. Fetal brain anomalies detection during the first trimester: expanding the scope of antenatal sonography. J Matern Fetal Neonatal Med. 2018;31(4):506–12.

[10] Kiserud T, Johnsen SL. Biometric assessment. Best Pract Res Clin Obstet Gynaecol. 2009;23(6):819–31.

[11] Kostovic I, Judas M, Rados M, Hrabac P. Laminar organization of the human fetal cerebrum revealed by histochemical markers and magnetic resonance imaging. Cereb Cortex. 2002;12(5):536–44.

[12] Kyriakopoulou V, Vatansever D, Davidson A, Patkee P, Elkommos S, Chew A, Martinez-Biarge M, Hagberg B, Damodaram M, Allsop J, Fox M, Hajnal JV, Rutherford MA. Normative biometry of the fetal brain using magnetic resonance imaging. Brain Struct Funct. 2017;222(5):2295–307.

[13] Miller E, Widjaja E, Blaser S, Dennis M, Raybaud C. The old and the new: supratentorial MR findings in Chiari II malformation. Childs Nerv Syst. 2008;24(5):563–75.

[14] O'Gorman N, Salomon LJ. Fetal biometry to assess the size and growth of the fetus. Best Pract Res Clin Obstet Gynaecol. 2018;49:3–15.

[15] Poretti A, Limperopoulos C, Roulet-Perez E, Wolf NI, Rauscher C, Prayer D, Muller A, Weissert M, Kotzaeridou U, Du Plessis AJ, Huisman TA, Boltshauser E. Outcome of severe unilateral cerebellar hypoplasia. Dev Med Child Neurol. 2010;52(8):718–24.

[16] Tilea B, Alberti C, Adamsbaum C, Armoogum P, Oury JF, Cabrol D, Sebag G, Kalifa G, Garel C. Cerebral biometry in fetal magnetic resonance imaging: new reference data. Ultrasound Obstet Gynecol. 2009;33(2):173–81.

第57章　新生儿缺氧缺血

Neonatal Hypoxia-Ischemia

Maria I. Argyropoulou　Vasiliki C. Mouka　Vasileios G. Xydis　著

刘春雨　施　昭　**译**　孙志远　张龙江　**校**

摘　要

围产期缺血性脑损伤可能出现在早产儿和足月婴儿中，包括全脑缺氧缺血性脑病（HIE）和围产期脑卒中。症状相似且无特异性，临床神经影像学在确定诊断、随访患者及确定其对成熟和预后的影响方面起着重要作用。影像学技术包括先进的脑超声波与彩色多普勒相结合的初始诊断方法和磁共振成像包括（T_1 和 T_2 加权序列、扩散加权或扩散张量成像）。在可疑的病理学基础上，磁敏感加权成像和使用动脉自旋标记的灌注成像也可应用。足月婴儿的轻度至中度 HIE 包括动脉分水岭区矢状窦旁皮质 – 皮质下病变，而早产儿则表现为局灶性或弥漫性脑室周围白质软化。在足月和早产儿的严重 HIE 中，在年龄最成熟的区域会出现中心病变模式，在最严重的 HIE 病例中，整个大脑都会受到影响。脑出血主要发生在非常早产儿，包括室管膜下出血和脑室内出血。也可能发生出血性脑积水和脑室周围出血性梗死。围产期脑卒中分为动脉缺血性脑卒中（AIS）和脑窦静脉血栓形成（CSVT）。AIS 发生于足月和近期婴儿，主要累及左侧大脑中动脉区域。CSVT 主要影响浅表静脉系统，并伴有出血性梗死。

关键词

缺血；脑卒中；脑室周围；脑出血；生发基质出血；脑室出血；静脉梗死；出血后的脑积水

缩略语

ADC	apparent diffusion coefficient	表观扩散系数
AIS	arterial ischemic stroke	动脉缺血性脑卒中
ASL	arterial spin labeling	动脉自旋标记
ATP	adenosine triphosphate	三磷酸腺苷
BHD	brain hemorrhagic disease	脑出血病
CBF	cerebral blood flow	脑血流量
CSF	cerebrospinal fluid	脑脊液

CSVT	cerebral sinovenous thrombosis	脑静脉窦血栓形成
DMV	deep medullary veins	深髓静脉
DTI	diffusion tensor imaging	扩散张量成像
DWI	diffusion-weightecl imaging	扩散张量成像
ELBW	extremely low birth weight	出生体重极低
GABA	gamma-aminobutyric acid	γ-氨基丁酸
GMH	germinal matrix hemorrhage	生发基质出血
HIE	hypoxic-ischemic encephalopathy	缺氧缺血性脑病
MCA	middle cerebral artery	大脑中动脉
MRA	magnetic resonance angiography	磁共振血管成像
MRI	mognetic resonance imaging	磁共振成像
OL_p	oligodendroglia precursors	少突神经胶质前体细胞
PC	phase contrast	相位对比
PHI	periventricular hemorrhagic infarction	脑室周围出血性梗死
PLIC	posterior limb of the internal capsule	内囊后肢
PVL	periventricular leukomalacia	脑室周围白质软化
RI	resistive index	阻力指数
SWI	susceptibility-weighted imaging	磁敏感加权成像
T_1W	T_1 weighted	T_1 加权成像
T_2W	T_2 weighted	T_2 加权成像
TOF	time-of-flight	时间飞跃
US	ultrasound	超声
VLBW	very low birth weight	出生体重过低

一、围产期缺血性脑损伤

围产期缺血性脑损伤分为全脑缺氧缺血性脑病（HIE）和围产期脑卒中，围产期脑卒中进一步分为动脉缺血性脑卒中和脑窦静脉血栓形成。HIE 和围产期脑卒中的临床表现往往相似，影像学技术，特别是脑超声波和磁共振成像，在鉴别诊断中发挥重要作用，指导适当的治疗以改善长期预后。

成像技术和推荐方案

脑超声是一线检查方法，包括脑的灰度成像和彩色/脉冲多普勒血管。应采用最先进的技术，使用分段式（5～8MHz）和线性阵列式（5～12MHz）换能器和多声窗（前、后、乳突囟门和枕骨大孔）技术。通过前囟门用扇形换能器评估整个大脑，应进行 5～7 次冠状面扫描和 5 次矢状面扫描。为了对中线结构进行更详细的评估，除了使用线阵换能器外，还可以进行一次冠状面和一次矢状面扫描。通过后囟门可以更好地评价侧脑室的枕叶和枕角。通过乳突囟门可以更好地评估颅后窝结构，并且至少需要使用线性阵列换能器进行一次冠状面和一次轴向扫描。彩色/脉冲多普勒应用于评估脑前、中动脉和静脉窦的光谱和抵抗指数（RI），以及极低出生体重（VLBW）早产儿的内部静脉。新生儿出血性脑积水可以通过△RI来评估分流器放置的必要性，△RI来源于囟门压迫基线RI/基线RI。△RI＞45%的患者需要放置脑室分流术。彩色多普勒对蛛网膜下腔出血的早期发现也很有用，它可描绘出脑导水管内交替的蓝色和红色回声。对于足月婴儿，第一次超声检查应在出现症状时进行，并随后进行1周超声随访。对于早产儿，特别是出生体重过低的早产儿，应在24～78h内进行第一次脑超声联合彩色多普勒检查，以寻找脑出血性疾病并评估终末静脉血流。第1周结束前应进行第二次超声检查，以寻找非均匀的脑室周围高回声和（或）囊肿形成情况。

MRI应被用来进一步描绘在超声上发现的病变，并评估其对脑成熟的影响。MRI可以在镇静或自发睡眠时使用"喂养和束缚"技术。应始终使用与MRI兼容的设备来检查生命体征（心电图、血氧计）。与MRI兼容的保温箱为插管通气早产儿提供了理想的环境。成像协议包括 T_1 加权和 T_2W 加权序列与扩散加权成像或扩散张量成像，并且它还提供了关于大脑成熟程度的信息，包括神经元的迁移、旋转和髓鞘形成。根据检测到的异常情况，一些其他序列如磁敏感加权成像、动脉自旋标记灌注成像和磁共振血管成像也可以被采用，MRA可使用时间飞跃法或相位对比法。SWI可用于检测出血、非血红素铁和钙化，并可用于评估依赖于血氧合程度的静脉信号强度差异。ASL评估脑血流无创，并

且无须注射对比剂（表57-1）。

二、全脑缺血性脑病

根据HIE的严重性，已经建立了一个临床评分系统，采用三个亚组：轻度（1级）、中等（2级）和严重（3级）。影像学检查结果取决于HIE的严重程度、脑成熟程度（足月、早产儿）及损伤和影像学检查之间的间隔时间。

三、早产儿缺血性脑病

（一）轻度至中度HIE

1. 流行病学

轻至中度HIE的早产儿包括两种主要情况：脑室周围白质软化（PVL）和脑出血病（BHD），其中包括生发基质出血、脑室出血、脑积水和脑室周围出血性梗死。HIE多见于VLBW（＜1500g），以PVL为主要损伤形式的早产儿发生在50%的病例中，而BHD出现在仅有5%的病例中。较轻的弥漫性PVL占90%，较重的局灶性PVL占5%。PHI在极低出生体重早产儿（＜750g）的发病率增加20%～30%。

2. 临床表现

在急性期，大多数婴儿无症状，但有些可能出现轻微的意识、运动、音调和呼吸异常。更少的情况是，特别是在那些有BHD的患者中，主要症状为癫痫发作、四肢瘫痪、麻木和昏迷。5%～10%的早产儿会发展成严重的运动障碍（脑瘫）和感觉障

表57-1 评估新生儿大脑的 MRI 方案			
序 列	方 向	层厚或间隔（mm）	注 释
3D T1W SPGR	轴位	1/0	
T_2 TSE	轴位	3/0.3	高重复时间 (如 3500)
SE EPI DWI	轴位	3/0	b 值：0，700 mm2/s
可选序列			
3D FFE SWI	轴位	3/0	评估出血、缺氧缺血性脑病、急性缺血性脑卒中
MRA：TOF	轴位	0.6	怀疑动脉闭塞
MRA：PC	矢状位	0.9	怀疑窦静脉闭塞
ASL	轴位	6	缺血缺氧性脑病、脑卒中

碍（视觉和听觉问题）和智力迟钝。25%～50% 的早产儿可能会出现较轻的缺陷，如认知、行为和注意力问题。

（二）室周的白质软化

1. 病理生理学

PVL 的发生与许多相互作用的危险因素有关，主要与早产相关。最重要的危险因素是动脉血管床的不成熟，存在短的和长的贯穿动脉，即末端动脉，白质低 CBF < 5.0ml/100g（正常成人 CBF 是 50ml/100g），脑血管自动调节受损（压力 - 被动血流或狭窄血压超过了 CBF 的维持范围），以及少突胶质前体对缺氧缺血和母胎感染的脆弱性。短的和长的穿透动脉为末端动脉，对应的实质为分水岭区域。缺氧和缺血发生在脑血管自身调节受损的背景下，导致长、短穿透动脉末端和它们之间的血流受损。长穿透动脉末端的缺血会导致 PVL 更严重的局灶缺血形式，而短穿透动脉末端和长穿透动脉之间的缺血会导致弥漫性的、不那么严重的缺血形式。两种形式的 PVL 可以共存：局灶性表现为侧脑室周围所有细胞成分死亡，弥漫性表现为少突胶质细胞前体（OL_p）凋亡。成熟的少突胶质细胞提供髓磷脂，导致 OL_p 死亡，白质体积减少。缺血再灌注引起的氧化应激使 OL_p 对自由基非常脆弱。自由基与高铁含量相关，可导致 OL_p 细胞凋亡。弥漫性 PVL 发病率的增加已被报道与 BHD 有关，认可的原因是铁从血红蛋白降解中释放。最后，母胎感染可通过影响血管床和 CBF 及对 OL_p 的毒性作用促进 PVL 的发展。在 PVL 的背景下，除了白质参与外，位于白质内的短暂神经元群也受到低氧缺血的影响。PVL 患者中，位于皮质下白质的板下神经元和位于中央白质的晚迁移 GABA 神经元均有减少的报道。PVL 患者丘脑、基底神经节和顶枕皮质的体积缺陷与这些神经元群的参与有关。最近的新生儿期后发生的迟发性局灶性 PVL 也有病毒感染（轮状病毒、人类副胆囊病毒）后的报道。

2. 影像表现

在局灶性 PVL 中，第 1 周超声显示室周白质不均匀高回声，主要影响三角周围区（图 57-1A）。在第 1 周结束前，到第 25 天，微囊肿和大囊肿增大，逐渐合并（图 57-1b）。观察到脑室增大并不规则轮廓，特别是在侧脑室的后部，并发生枕顶白质变薄。弥漫性 PVL 在第 1 周末未见异常，但随后出现进行性脑室扩大，脑室轮廓规则，室周 WM 变薄。MRI 上，局灶性 PVL 的囊性成分在 T_1 和 T_2W 图像上分别表现为低信号和高信号，而 DWI 显示为自由扩散。ASL 显示皮质和基底神经节灌注不足。在晚期，侧脑室扩大且轮廓不规则，同时胼胝体和顶枕部白质变薄，并伴有室周白质信号异常（图 57-1C）。也有报道更广泛的病变影响额叶白质见于晚发性局灶性 PVL（图 57-2）。

容积 MRI 可显示基底神经节、丘脑和枕旁皮质变小。在 T_1W 图像上，1—2 月龄矫正婴儿的内囊后肢双侧缺乏高信号被认为是运动预后不良的先兆。校正年龄的 6 个月后，这些婴儿表现出 PLIC 髓鞘缺失，在 T_2W 表现为高信号（图 57-3）。

弥漫性 PVL 在晚期表现明显，T_1W 和 T_2W 图像显示脑室扩大，轮廓规则，脑室周围白质变薄（图 57-4）。

四、脑出血性疾病

（一）病理生理学

BHD 以生发基质出血开始，生发基质是位于侧脑室室管膜下尾状核头部附近的高度血管聚集的神经胶质细胞。胚基质血管的特征是缺乏内细胞和未成熟的基板。生发基质血管脆弱度的增加，以及 CBF、血小板和凝血异常被认为是生发基质出血的原因。室管膜破裂导致脑室出血。出血性脑积水导致在生发基质下的末梢静脉受到压迫。白质的静脉引流是通过一个由短髓静脉和长髓静脉组成的扇形束带进行的，这些束带依次流入末梢静脉。这些静脉的闭塞可导致脑室周围出血性梗死。进入脑脊液中的血液会引发蛛网膜炎和脑积水。

（二）影像学表现

超声联合彩色多普勒对脑出血的评估非常有用，并建立了一套分级系统。

- Ⅰ级对应纯 GMH。
- Ⅱ级对应 GMH 伴 IVH，无脑室扩张。
- Ⅲ级对应 GMH、IVH 和脑室扩张。

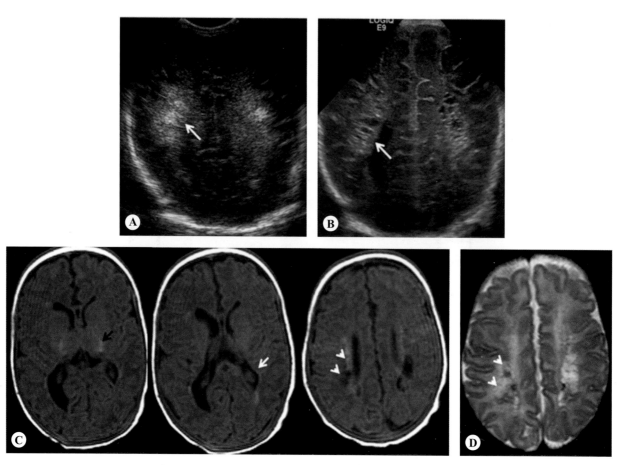

▲ 图 57-1　孕 31 周出生的早产儿

A. 第 4 天冠状面 US 扫描显示脑室周围白质回声不均匀增加（箭）；B. 第 9 天冠状面 US 扫描显示多发囊肿（箭）；C 和 D. T_1（C）和 T_2（D）第 58 天扫描显示脑室增大，轮廓不规则（白箭），脑室周围白质变薄，信号异常（箭头），内囊后肢高信号保留（黑箭）

- Ⅳ级对应于 PHI。

GMH 表现为位于尾丘脑沟的一种回声透镜状病变。进行性液化导致室管膜下囊肿的形成（图 57-5）。脑室的回声物质提示 IVH（图 57-6）。

PHI 表现为一个指向侧脑室的额顶叶高回声三角形病变（图 57-7）。GMH 和 IVH 之间的鉴别有时会很困难。在彩色多普勒上的中脑导水管中存在蓝色和红色交替的现象提示 IVH（图 57-8）。

彩色多普勒也可用于检测终端静脉内的血流，缺流提示室周静脉梗死（图 57-9）。65% 的病例出现出血性脑积水。使用 △ RI 可以评估分流器放置的必要性。△ RI ＞ 45% 患者需要脑室分流安置。MRI 包括 T_1W 和 T_2W 序列评估不同级别的出血，并根据出血程度出现血红蛋白副产物显示不同的信号强度（图 57-10）。SWI 有助于更好地显示血液副产物不同的信号强度。

（三）深度窒息

深度窒息的早产儿与足月婴儿的窒息模式相似，其主要区别是缺乏无髓鞘的结构，如小脑蚓上部、网膜周围皮质和皮质。

五、小脑

出生体重过低早产儿的小脑病变可分为破坏性病变（出血、梗死）和小脑发育不全。破坏性病变较常见，以一侧脑半球为主。

1. 病理生理学

小脑发育在妊娠第 24～30 周迅速发生，表层颗粒层起关键作用。后者起着生发基质的作用，不仅参与了内部颗粒层的发育，而且还为小脑回路的发育建立了必要的联系。低氧缺血和脑血管自身调节受损导致小脑幕上窝出血也是小脑 GMH 的原因。低氧－缺血、感染－炎症、糖皮质激素暴露和

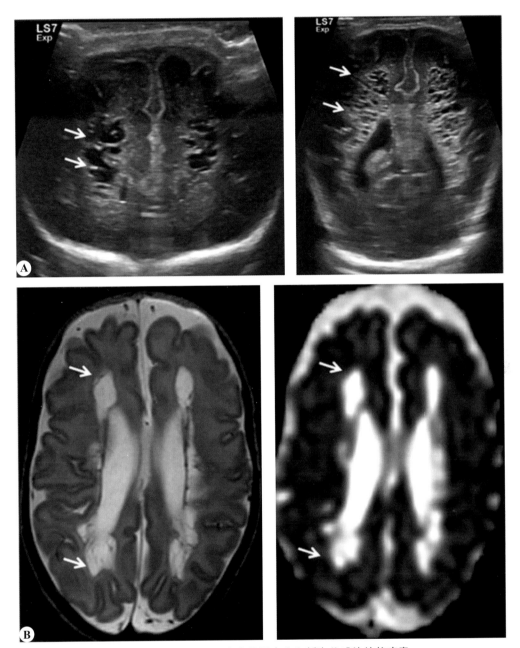

▲ 图 57-2　孕 29 周出生的早产儿和新生儿感染轮状病毒

A. 3 周时冠状面超声扫描见多发脑室周围囊肿，从额叶延伸至枕叶脑室周白质（箭）；B. 9 周时 MR 检查，轴位 T_2W 扫描及表观扩散系数图像显示多发脑室周围囊肿，从额叶延伸至枕叶脑室周白质（箭）

含铁血黄素沉积在小脑表面可干扰表层颗粒层的增殖和生存能力，导致小脑发育不全。幕上 PVL 和 PHI 可能通过远端跨突触效应进一步促进小脑发育不全。

2. 出血

小脑出血通常是单侧的，累及小脑一侧半球的浅表颗粒层。当第四脑室顶部的生发基质开始出血时，也可发生蚓状出血。发病率随出生体重的减少而增加，在 750g 以下的婴儿中发病率为 17%，在 > 750g 婴儿中为 2%。小脑出血（77%）常伴有幕上病变，主要是出血。诱发因素与幕上出血（即脑血管自身调节功能受损、动脉导管未闭等）相一致。

3. 影像学表现

经乳突囟门的颅骨超声显示为高回波反射区的小脑出血，可以导致进行性小脑萎缩。MRI 显示亚急性小脑出血，T_1W 和 T_2W 表现为高信号，晚期由

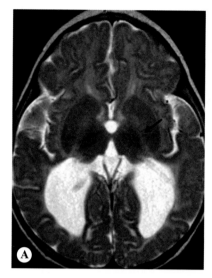
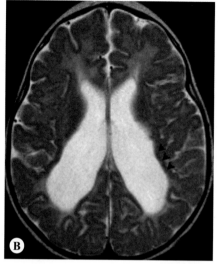

▲图 57-3　孕 29 周出生的早产女婴

校正年龄为 1 岁时进行脑部 MRI 和 T_2W 扫描，表现与年龄不匹配的异常，内囊高信号（箭），脑室增大，轮廓不规则，脑室周围白质变薄（箭头）

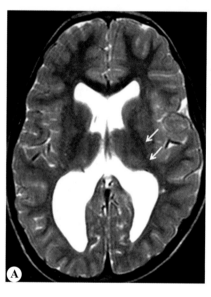
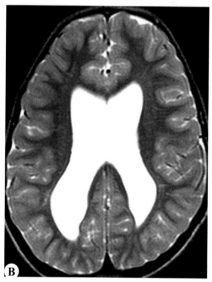

▲图 57-4　孕 32 周出生的早产儿，7 岁时的 MR 检查

轴位 T_2W 图像显示脑室增大，侧脑室轮廓规则，室周白质变薄。在 PLIC 可观察到符合年龄的正常低信号（箭）

于含铁血黄素的存在，可见受影响的脑叶萎缩，T_2^* 和 SWI 信号消失。

4. 小脑发育不全

小脑发育不全被定义为初生婴儿大脑中正常大小的小脑逐渐变小。它被证明与幕上出血有关，导致蛛网膜下腔出血和有毒血液产物沉积在小脑表面。低氧缺血伴有严重低血压和大的未闭动脉导管也与小脑发育不全有关。脑超声和 MRI 显示早期正常小脑的进行性萎缩。使用 T_2^* 和 SWI 可以在小脑表面检测到低信号，与先前出血引起的铁的存在相匹配（图 57-11）。

5. 早产儿 HIE 的解释清单

- 检查出生体重：VLBW 婴儿更容易发展为

HIE，ELBW 婴儿更容易发展为 PHI。

(1) US 超声：具体如下。

- 出生时检查胎龄：早产儿比足月婴儿显示较低的旋转模式，基底节区比 WM 高回声。
- 检查脑室周围 WM 是否不均匀高回声。
- 检查脑室系统是否有室管膜下出血、IVH 和出血性脑积水，并测量 △ RI。
- 用彩色多普勒检查流入终末静脉的血流。用彩色多普勒检查中脑导水管中是否存在蓝、红交替色。
- 检查是否存在 PHI。
- 检查小脑是否逐渐缩小和出血。

(2) MRI：具体如下。

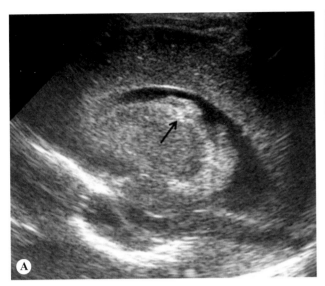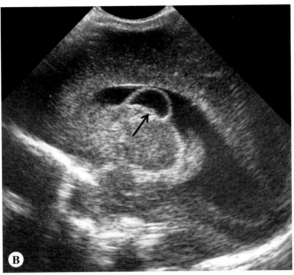

▲ 图 57-5 孕 26 周出生的 VLBW 早产儿

A. 第 4 天矢状面超声显示高回声室管膜下出血（箭）；B. 第 25 天超声矢状面显示室管膜下出血液化及囊肿形成（箭）

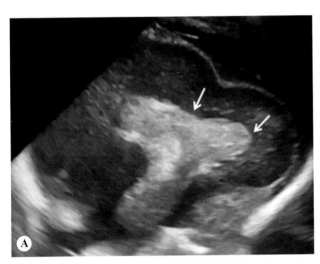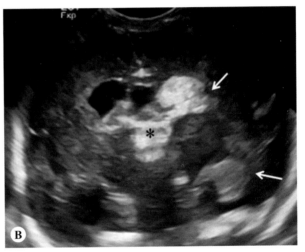

▲ 图 57-6 孕 26 周出生的 VLBW 早产儿，第 2 天的脑超声

A. 后囟门矢状面显示左侧脑室高回声性脑室出血（箭）；B. 冠状面扫描显示左侧脑室（箭）高回声性脑室出血延伸至第三脑室（星号）

- 在出生时检查胎龄：早产儿比足月婴儿显示较低的旋转模式。
- 检查 T_1W 和 DWI PLIC 的信号强度。
- 检查 T_1W、T_2W 和 DWI，以发现脑室周围 WM 的信号异常。
- 检查侧脑室是否增大。
- 检查侧脑室的轮廓（局灶性 PVL 不规则，弥漫性规则 PVL）。
- 检查胼胝体和脑室周围 WM 是否变薄，是否有信号异常。
- 检查在 T_2^* 和 SWI 上是否存在血液副产物。

- 用超声检查 ASL 的脑灌注。
  (3) 后续调查结果和缺陷：具体如下。
- 在出生后第 1 周结束时的脑部超声检查正常，并不能排除后续发展的弥漫性 PVL。
- 注意检查的时间，以避免误解 DWI 上的"伪正常化模式"。
- 6 月龄后，检查 T_2W 图像上 PLIC 的信号强度。高信号强度提示运动预后不良。
- 出生时正常的小脑逐渐缩小可在 BHD 中看到。
- 用 T_2^* 和 SWI 检查小脑表面、脑实质和脑室壁是否有血液副产物。

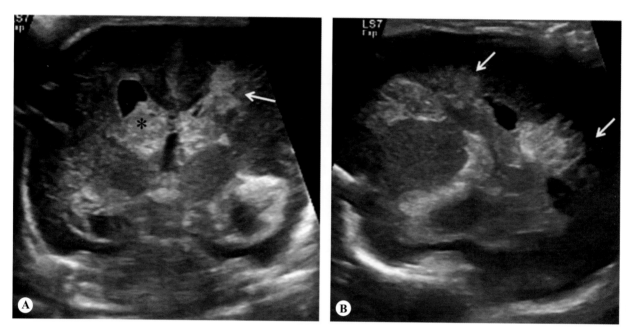

▲ 图 57-7 孕 25 周出生的超低体重早产儿，第 1 天的超声

A. 冠状面扫描显示高回声 IVH（星号）和高回声 PHI（箭）；B. 矢状面显示广泛左侧 PHI（箭）

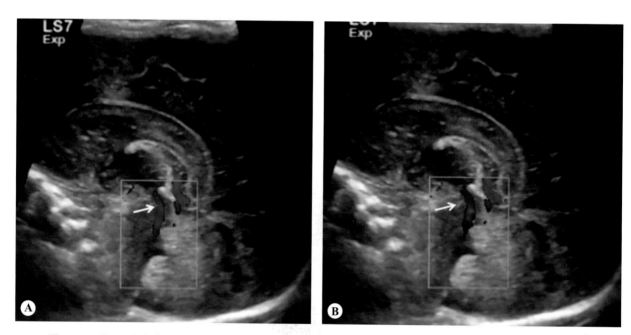

▲ 图 57-8 孕 34 周出生的早产儿，第 3 天的中线矢状面超声扫描，包括彩色多普勒，显示在中脑导水管水平上蓝色（A）和红色（B）交替出现，提示存在移动的血液微粒

六、足月婴儿的 HIE

（一）流行病学

由于围产期护理的改善，HIE 的发病率显著下降，目前为（1～6）/1000。HIE 是新生儿死亡的第三大常见原因（23%），而危险因素有孕前的（产妇年龄＞ 35 岁、产妇甲状腺疾病、癫痫发作史、不孕治疗）、产前产后的（子痫前期、基因异常、宫内生长限制、臀位、孕龄＞ 41 周、膜破裂时间延长、心电图异常、胎粪厚、肩难产、颈脐带紧、真空抽提、低血糖、血浆同型半胱氨酸升高）。

（二）病理生理学

引起 HIE 的主要机制是产前或产后脑血流量

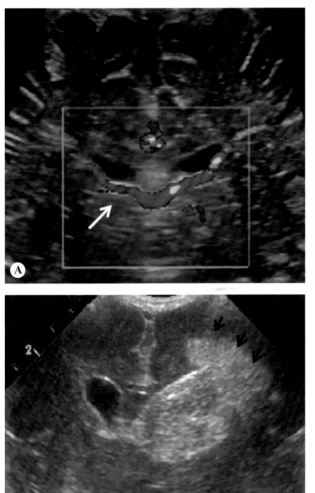

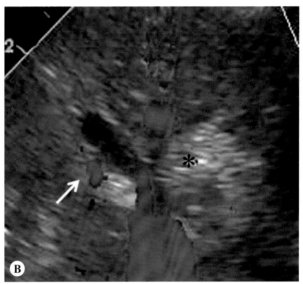

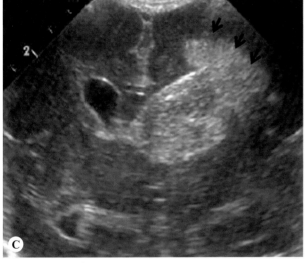

▲ 图 57-9 **A.** 孕 33 周出生的早产儿，脑彩色多普勒显示末端静脉的正常血流；**B.** 孕 28 周出生的早产儿，大脑超声与彩色多普勒显示正确的终端静脉，左脑室内出血（星号），以及左末梢静脉血流不足；**C.** 与图 **B** 周一患者，大脑超声在 1 天后进行了检查，显示左侧 PHI 进展（箭）

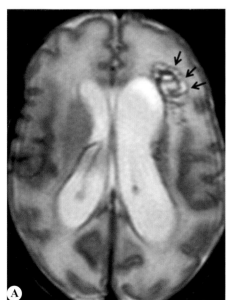

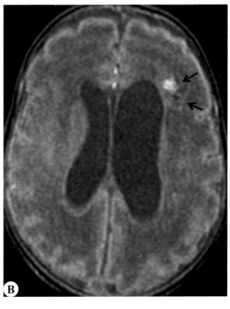

◀ 图 57-10 孕 33 周出生的早产儿，第 7 天进行大脑 MR 检查

A. 轴位 T_2W 扫描显示出血性脑积水和静脉梗死，由于血液副产物引起信号不均匀（箭）；B. 轴位 T_1W 扫描示出血性脑积水和 PHI，并伴有由血液副产物引起的不均匀信号强度（箭）

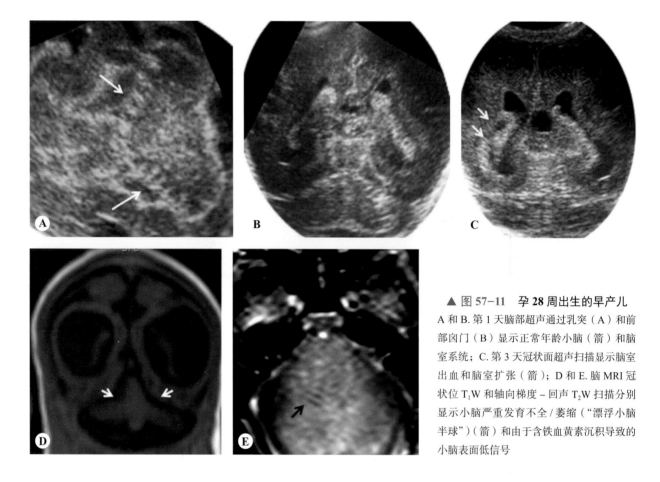

▲ 图 57-11 孕 28 周出生的早产儿

A 和 B. 第 1 天脑部超声通过乳突（A）和前部囟门（B）显示正常年龄小脑（箭）和脑室系统；C. 第 3 天冠状面超声扫描显示脑室出血和脑室扩张（箭）；D 和 E. 脑 MRI 冠状位 T_1W 和轴向梯度 – 回声 T_2W 扫描分别显示小脑严重发育不全 / 萎缩（"漂浮小脑半球"）（箭）和由于含铁血黄素沉积导致的小脑表面低信号

和供氧功能障碍。脑灌注不足在细胞水平上引起有氧代谢（能量高效）向无氧代谢（能量低效）的转变，导致高能量磷酸化化合物的迅速减少，包括三磷酸腺苷、磷酸肌酸和乳酸的积累。细胞膜去极化和胞外离子泵失效诱导细胞内 Na^+、Ca^{2+} 和水的积累、脂质过氧化和一氧化氮等无毒自由基的产生是导致细胞毒性水肿和细胞死亡的最重要的有害生化事件。复苏后恢复时，可发生二次能量衰竭，表现为线粒体功能障碍导致核碎裂。早期诊断和在初级和次级能量衰竭阶段的治疗干预对于改善长期神经发育的结果是至关重要的。

（三）临床表现

临床表现无特异性，有癫痫发作和意识水平的改变，从高度警觉到嗜睡到昏睡和昏迷。

（四）影像学表现

1. 轻度至中度窒息

这与 HIE 的轻到中度临床亚组（1～2 期）相对应。观察到脑损伤的"外周模式"，影响大脑前、中动脉，大脑后、中动脉之间的"分水岭"或"旁区"的大脑皮质和皮质下白质。基底节和脑干的脑血流未受影响。在脑超声中，回声增强多见于皮质下白质"分水岭"区域，在最严重的情况下可能影响相应的皮质（图 57-12）。

有时异常回声可延伸至"分水岭"区域，伴进行性脑软化，高回声区域发展为多发性囊肿（图 57-13）。

在 MRI 上，出生后 24～48h 的扩散成像显示，在皮质下白质和皮质中扩散受限"分水岭"区域（图 57-12）。在第 6 天和第 10 天之间观察到"伪正常化"模式，随后扩散增加。

T_2WI 图像呈高信号，T_1WI 图像呈低信号。可见受影响的大脑皮质具有典型的瘢痕性脑回模式，即脑沟深处的大脑皮质明显萎缩，这可能是由于与顶部相比灌注较低所致。ASL 显示低灌注，SWI 显示髓静脉和脑沟静脉磁敏感性增加。

2. 深度窒息

深度窒息即缺氧缺血性脑病临床最严重的第 3

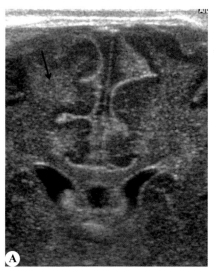

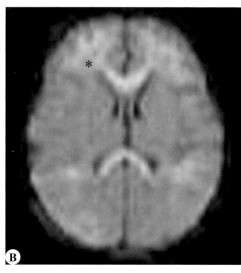

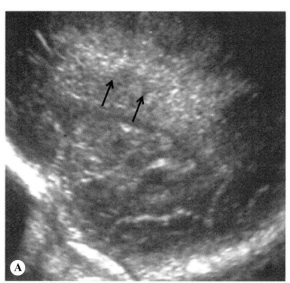

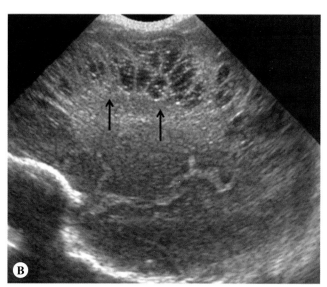

▲ 图 57-13 足月女婴，中度窒息
A. 第 2 天的矢状面超声扫描显示"分水岭"或"矢状窦旁"区域的皮质下白质回声增强；B. 第 9 天的矢状面超声扫描显示皮质下白质区域有多个囊肿（箭）（图片由 Dr. C Veyrac 提供）

期。损伤的"中心模式"常累及壳核、丘脑腹外侧部、周围运动区皮质、脑干背侧、小脑上蚓部和海马。这些区域代谢最活跃，因为它们在髓鞘形成、灌注、葡萄糖利用和突触活动方面最成熟。超声显示所有受累区域的回声增强，但以基底节区、丘脑和周围运动区皮质的回声增强最明显（图 57-14A）。与早产儿相比，足月儿基底节区通常是低回声的，因此回声增强被认为是异常的（图 57-14）。在 MRI 上，DWI 最初显示受影响区域扩散受限，随后是假正常化模式和扩散增加。在内囊后肢可见早期华勒变性相关的扩散受限。在 T₁WI 和 T₂WI 图像上，信号异常出现在壳核、丘脑腹外侧部、周围运动区皮质、脑干背侧、小脑上蚓部和海马（图 57-15）。在 T₁WI 图像上，内囊后肢高信号丢失是早期缺氧缺血性脑病的敏感标志。在更严重的情况下，可见更广泛的伴有囊性脑软化症病灶（图 57-16）。

七、围产期脑卒中

围产期脑卒中被定义为"经神经影像学或神经病理学检查证实，在胎儿期 20 周至出生后第 28 天，继发于动脉或脑静脉血栓或栓塞性闭塞，脑血流局灶性破坏的一组异质性疾病"。

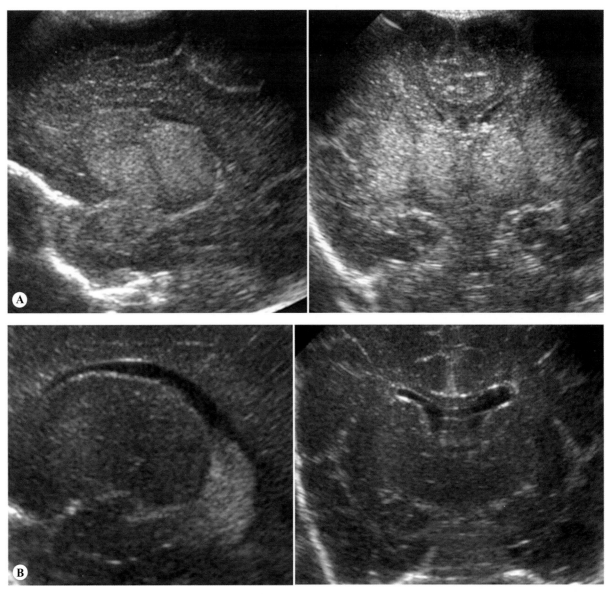

▲ 图 57-14 **A.** 足月婴儿重度窒息：矢状面和冠状面超声扫描显示基底节区回声增强；**B.** 正常足月婴儿：矢状面和冠状面超声扫描显示基底节区回声正常（图片由 **Dr. C Veyrac** 提供）

（一）动脉缺血性脑卒中（AIS）

AIS 是儿童脑卒中最常见的原因，仅次于成人脑卒中。它发生在足月和孕晚期早产儿，但也可发生在宫内期。新生儿动脉梗死发病率为 1/5000～1/2300，其中左侧大脑中动脉是最常见的受累血管。男婴比女婴更容易受到影响，黑人比白人更容易受到影响。AIS 的危险因素包括胎盘栓塞、创伤、感染、窒息、急性失血、体外膜氧合和血栓前状态。长期并发症包括偏瘫性脑卒中、癫痫和语言发育延迟。

1. 病理生理学

危险因素与 AIS 的因果关系尚不清楚。妊娠期正常的高凝状态和与获得性危险因素相关的促炎状态可能与 AIS 的发生有关。

2. 临床特征

AIS 表现为非特异性体征，包括癫痫（最常见的表现）、非对称性虚弱和过早的利手形成。

3. 影像表现

可观察到近端大脑中动脉闭塞伴广泛梗死，但也可观察到外周大脑中动脉闭塞影响皮质和豆状核纹状体的分支伴多发梗死。超声显示梗死为回声增

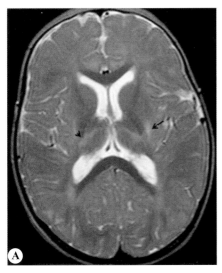
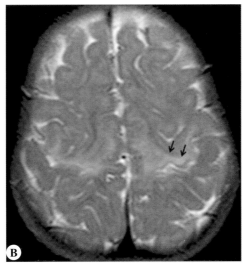

◀ 图 57-15 足月婴儿严重窒息

A. T₂WI轴位图像显示壳核（左侧，黑箭）、丘脑腹外侧部（左侧，箭头）；B. 周围皮质（右侧，箭）信号增强

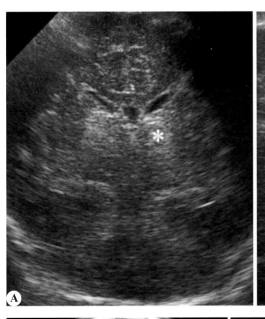
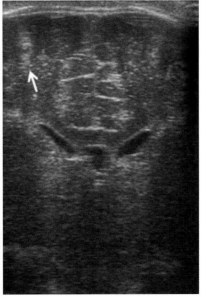

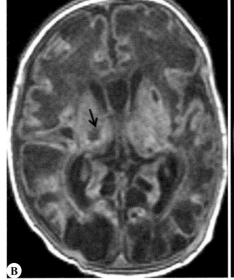
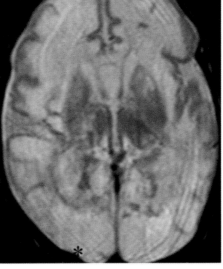

◀ 图 57-16 围产期有严重窒息的足月儿

A. 第 1 天的脑超声冠状面扫描显示基底节区（星号）和皮质回声增强（箭）；B. 脑 MRI T₁WI 和 T₂WI 图像显示基底节区（箭）和脑白质中的多发性囊性病变。在枕叶皮质（星号）可观察到"皮质缺失"的征象

强的区域。非出血性梗死与脉络丛呈低或等回声，出血性梗死呈高回声。累及大脑中动脉全血管的广泛梗死或累及基底节区的穿支梗死在超声上更容易看到（图 57-17）。

我们需要进行冠状面和矢状面扫描。矢状窦旁图像显示尾状核、壳核、内囊后肢前的苍白球和内囊后肢后的腹外侧丘脑梗死。超声经常无法检测到浅层皮质梗死。同侧大脑中动脉的彩色多普勒超声可以显示与迟发的脑软化和偏瘫相关的血管扩张、血流增加和 RI 降低，也可以是与正常结局相关的正常表现（图 57-17A）。

MRI 是详细评估 AIS 的首选检查方法。DWI 于第 3 天显示扩散受限，在第 4~21 天出现伪正常化。T₂WI 图像显示第 2 天皮质带丢失（皮质征缺失），

第 7 天皮质信号非常低，这与点状出血、髓鞘脂质和钙化有关（图 57-17B）。从第 7 天到 1 个月，在 T₁WI 图像上可以观察到皮质信号强度的增加，可能与富含脂质的小胶质细胞有关（图 57-17C）。已有报道在患有急性动脉脑卒中的新生儿中发现内囊后肢和大脑脚皮质脊髓束在 T₂WI 图像上信号增强和 DWI 扩散受限（图 57-18），提示亚急性华勒变性。大脑中动脉脑卒中的 MRA 可以是正常的，也可以在 62% 的患者中显示动脉异常（闭塞、血栓样血流、岛叶动脉扩张）（图 57-19）。运动后遗症的后续发展是由于华勒变性和传入神经阻滞导致同侧大脑脚、内囊后肢、背侧丘脑、胼胝体体部和放射冠处的皮质脊髓束萎缩。

在癫痫发作的新生儿中，早期进行的 ASL 和

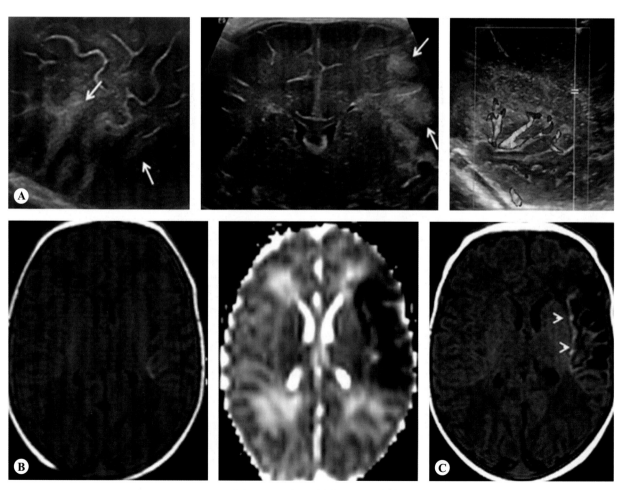

▲ 图 57-17　足月女婴孕 38 周出生

A. 第 6 天的矢状面、冠状面超声和彩色多普勒显示主要位于左侧大脑中动脉（箭）区域的皮质高回声和同侧岛叶动脉分支血流增加；B. 第 7 天头颅 MRI：轴位 T₁WI 扫描显示左侧大脑中动脉区域皮质高信号，ADC 图像显示扩散受限；C. 2 周时的脑 MRI：轴位 T₁WI 图像显示左侧大脑中动脉区域多囊性脑软化和皮质层状坏死（岛叶高信号）（箭头）

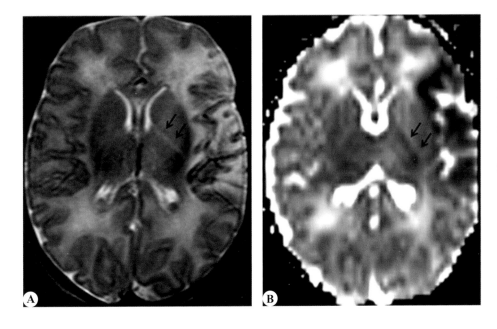

◀ 图 57-18 与图 57-17 为同一患者，第 7 天的磁共振成像

A. 轴位 T₂WI 扫描显示左侧 PLIC 高信号强度（箭），左侧大脑中动脉区域皮质带状结构丢失；B. 轴位 ADC 图像显示相应区域的扩散受限（箭，表示左侧 PLIC）

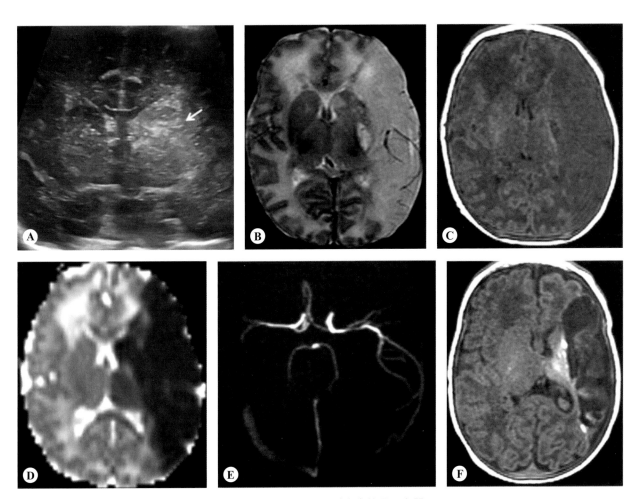

▲ 图 57-19 孕 40 周时出生的足月女婴

A. 第 3 天的冠状面超声扫描显示左侧大脑中动脉（箭）区域内有高回声；B 和 C. 第 3 天的 MRI：左侧大脑中动脉 T₂WI（B）和 T₁WI（C）轴位扫描分别显示高信号和低信号；D. 显示相同区域的扩散受限的 ADC 图像；E. MRA 显示左侧岛叶动脉扩张；F. 3 周随访 MRI：轴位 T₁WI 扫描显示左侧大脑中动脉区域多囊性脑软化，基底节区信号异常

SWI 可分别显示髓内静脉和脑沟静脉在扩散受限区域的高灌注和磁敏感性降低。观察到的高灌注被认为与癫痫活动和（或）再灌注有关。随后，ASL 表现为低灌注，SWI 表现为磁敏感性增加，髓内静脉和脑沟内静脉更加突出。

（二）脑静脉窦闭塞

每年静脉梗死的发病率约为 1/10 万儿童，其中 43% 是新生儿。浅静脉系统内的血栓形成更为常见，上矢状窦从顶部开始受累，可能是由于引流静脉斜行所致。

1. 病理生理学

与遗传（主要是 G20210A 凝血酶原基因突变和因子 V Leiden 的存在）或获得性疾病（抗磷脂综合征）相关的血栓前状态是危险因素。静脉血栓形成会导致静脉压力升高和水肿，这是由于静脉和毛细血管壁渗漏造成的，通常是可逆的。当静脉压超过局部动脉灌注压时，动脉收缩，进一步导致局部缺血。缺血的动脉单元可能解释为什么大多数梗死位于消失的脑膜动脉、穿髓动脉和深部侧支血管的矢状窦旁皮质下区域。

2. 临床表现

临床表现通常是非特异性的，早期出现血栓形成，并伴有其他并发症，如呼吸窘迫、肌张力差、胎儿窘迫、窒息；晚期（48h 后）可出现癫痫、嗜睡、呼吸暂停和喂养不良。

脑部超声结合彩色多普勒是通过前、后和乳突穹窿位置进行的。静脉性梗死表现为回声增强的区域，比出血区域的脉络丛回声更强。血栓表现为形成血栓的窦内的一个回声结构，而彩色多普勒显示缺乏血流（图 57-20）。

在第 1 周，MRI 显示血栓血管内 T_2WI 低信号和 T_1WI 高信号（图 57-20）。静脉结构阻塞引起的间质水肿在 T_1WI 图像上表现为低信号，在 T_2WI 图像上表现为高信号。大多数静脉性梗死是出血性梗死，在受影响的矢状窦旁皮质下区域可看到由血红蛋白副产物引起的病灶信号增高或信号减低。据报道，近 50% 围产期的 CSVT 存在脑室内出血和丘脑出血性病变。静脉梗死在 DWI 上表现不一，当以组织间水肿为主时，扩散增加；当动脉血管狭窄并

存时，扩散受限。DWI 显示出血区信号混杂。MR 静脉成像（2D TOF 或 3D PC）可用于评估静脉窦通畅程度。

在髓深静脉区域，可有线状、放射状的病灶，T_1WI 呈高信号，T_2WI 呈低信号，并伴有更多的周围囊性区域。这些病变被认为代表静脉充血或血栓形成。在慢性期，囊性区域消失，可见高信号，同时额角和枕角周围的白质变薄。ASL 多表现为梗死区低灌注。在 SWI 上，由于磁敏感性增加，在受累区域显示明显的髓静脉。SWI 能更好地显示出血性梗死的血液副产物。

3. 脑静脉窦闭塞的解释清单

（1）超声：具体如下。

- 检查出生时胎龄：正常足月婴儿比早产儿表现出更高级的旋转模式，基底节与白质几乎等回声。
- 检查分水岭区域皮质下白质回声增强。
- 检查深层灰质是否回声增强。
- 检查大脑皮质是否回声增强。
- 检查 MCA 区域内灰质和白质的回声是否增加。
- 检查大脑动脉环内是否有血流。
- 检查主要静脉窦的血流情况。
- 检查静脉窦区域是否有高回声病变（回声高于脉络丛）。

（2）MRI：具体如下。

- 检查出生时胎龄：正常足月婴儿比早产儿表现出更高级的旋转和髓鞘形成模式。
- 检查 T_1WI 图像上 PLIC 中是否存在正常的高信号强度。
- 检查 T_1WI 图像上的低信号和 T_2WI 图像上的高信号，以及分水岭区域、深部灰质和 MCA 动脉区域的扩散增加。
- 检查 T_1WI 和 T_2WI 图像是否有"皮质缺失征象"。
- 检查静脉窦区域有无出血性病变。
- 用 MRA 检查动脉和静脉的通畅性。
- 检查 ASL 的灌注（高或低灌注）。
- 检查 T_2^* 和 SWI 上是否存在血液副产品。
- 用 SWI 检查髓静脉。

（3）随访结果和缺陷：具体如下。

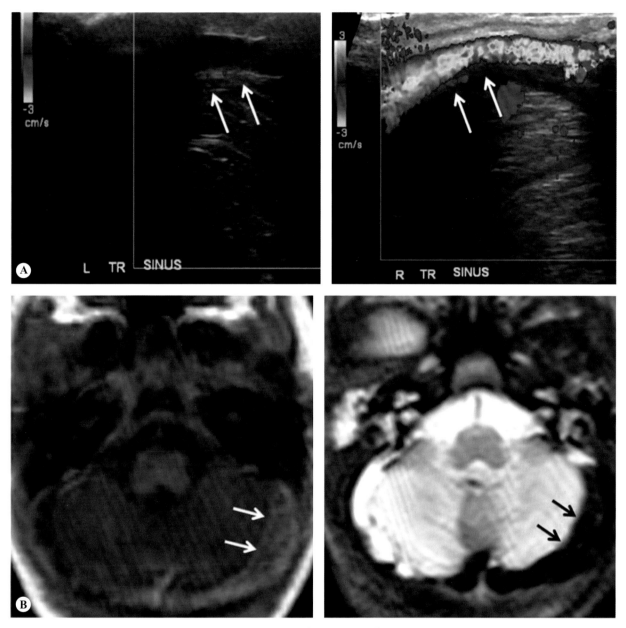

▲ 图 57-20 出生 3 周的足月新生儿

A. 彩色多普勒超声（乳突穹窿作为声学窗）显示右侧有血流，左侧横窦（箭）无血流；B. T_1WI 轴位扫描和 T_2WI 轴位扫描分别显示左侧横窦（箭）的高信号物质和低信号物质

- 检查分水岭区域、白质和深部灰质，以及 MCA 区域是否存在多囊性脑软化症。
- 检查 T_1WI 和 T_2WI 图像上 PLIC 的信号强度。
- 了解病史和之前的检查，避免曲解 "伪正常化" 模式。
- 在 DWI 上，避免误解与出血性副产物相关的信号强度。
- 静脉梗死的扩散受限与动脉血管收缩有关。

4. 病例报告

病史：胎龄 26 周、低出生体重的女婴 1 例。

临床诊断：无特异性。

MRI 研究目的：在生命前 72h 和生命第 1 周结束时用脑超声进行系统评估。

成像技术：出生后 72h 进行脑超声检查，然后每周扫描一次，直到足月龄（40 周）。

在足月龄时进行脑 MRI 扫描，包括 3D 快速自旋回波 T₁W、轴位 T₂W、SWIP 和 DTI。

影像学表现：大脑超声在生命 72h 时相对于其年龄来说属于正常。孕 36 周时的脑部超声显示脑室增大，没有其他异常。

脑部 MRI 显示脑室增大，脑室轮廓规则，脑室周围白质变薄，与弥漫性 PVL 相一致。

解释：与弥漫性 PVL 相一致的影像表现（图 57-21）。

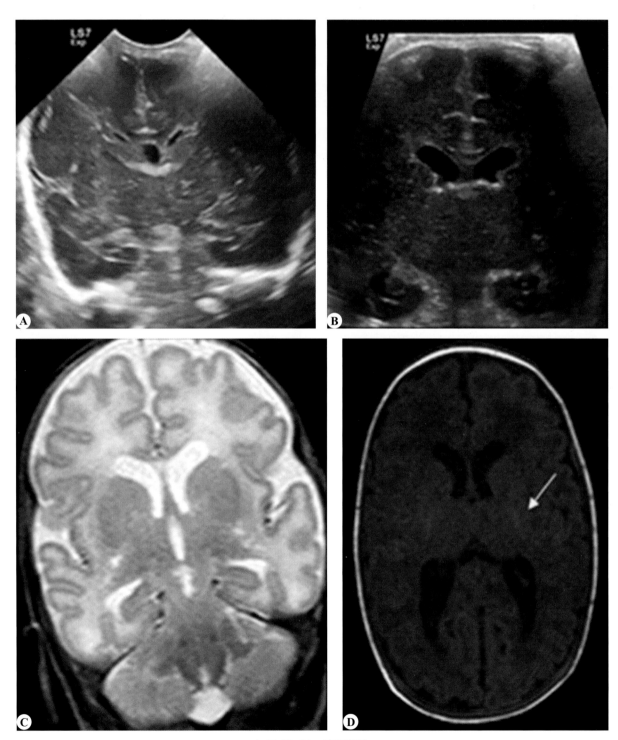

▲ 图 57-21　病例报告

A. 出生 72h 后的脑超声，脑部表现正常；B. 出生后 7 周的脑部超声显示侧脑室扩大，颞角清晰可见。脑室周围白质正常；C 和
D. 出生后 12 周（相当于足月）的头颅 MRI（T₂WI 冠状位和 T₁WI 轴位）显示侧脑室增大，轮廓规则。PLIC 的正常高信号（箭）

参考文献

[1] Argyropoulou MI. Brain lesions in preterm infants: initial diagnosis and follow-up. Pediatr Radiol. 2010;40:811–8.

[2] Argyropoulou MI, Veyrac C. The rationale for routine cerebral ultrasound in premature infants. Pediatr Radiol. 2015;45:646–50.

[3] Argyropoulou MI, et al. MRI measurements of the pons and cerebellum in children born preterm; associations with the severity of periventricular leukomalacia and perinatal risk factors. Neuroradiology. 2003;45:730–4.

[4] Badve CA, Khanna PC, Ishak GE. Neonatal ischemic brain injury: what every radiologist needs to know. Pediatr Radiol. 2012;42:606–19.

[5] Couture A, Veyrac C, Baud C, Saguintaah M, Ferran JL. Advanced cranial ultrasound: transfontanellar Doppler imaging in neonates. Eur Radiol. 2001;11:2399–410.

[6] Cowan FM, de Vries LS. The internal capsule in neonatal imaging. Semin Fetal Neonatal Med. 2005;10:461–74.

[7] Hagberg H, David Edwards A, Groenendaal F. Perinatal brain damage: the term infant. Neurobiol Dis. 2016;92:102–12.

[8] Husson B, et al. MR angiography findings in infants with neonatal arterial ischemic stroke in the middle cerebral artery territory: a prospective study using circle of Willis MR angiography. Eur J Radiol. 2016;85:1329–35.

[9] Lee S, et al. Pathways for neuroimaging of neonatal stroke. Pediatr Neurol. 2017;69:37–48.

[10] Ramenghi LA, Govaert P, Fumagalli M, Bassi L, Mosca F. Neonatal cerebral sinovenous thrombosis. Semin Fetal Neonatal Med. 2009;14:278–83.

[11] Volpe JJ. Cerebellum of the premature infant: rapidly developing, vulnerable, clinically important. J Child Neurol. 2009a;24:1085–104.

[12] Volpe JJ. The encephalopathy of prematurity – brain injury and impaired brain development inextricably intertwined. Semin Pediatr Neurol. 2009b;16:167–78.

[13] de Vries LS, Groenendaal F. Patterns of neonatal hypoxicischaemic brain injury. Neuroradiology. 2010;52:555–66.

拓展阅读

[1] Daneman A, Epelman M, Blaser S, Jarrin JR. Imaging of the brain in full-term neonates: does sonography still play a role? Pediatr Radiol. 2006;36:636–46.

[2] De Vis JB, Petersen ET, Kersbergen KJ, Alderliesten T, de Vries LS, van Bel F, Groenendaal F, Lemmers PM, Hendrikse J, Benders MJ. Evaluation of perinatal arterial ischemic stroke using noninvasive arterial spin labeling perfusion MRI. Pediatr Res. 2013;74(3):307–13.

[3] Lequin MH, Dudink J, Tong KA, Obenaus A. Magnetic resonance imaging in neonatal stroke. Semin Fetal Neonatal Med. 2009;14:299–310.

[4] Nikas I, Dermentzoglou V, Theofanopoulou M, Theodoropoulos V. Parasagittal lesions and ulegyria in hypoxic-ischemic encephalopathy: neuroimaging findings and review of the pathogenesis. J Child Neurol. 2008;23:51–8.

[5] Raju TN, Nelson KB, Ferriero D, Lynch JK, Participants N-NPSW. Ischemic perinatal stroke: summary of a workshop sponsored by the National Institute of Child Health and Human Development and the National Institute of Neurological Disorders and Stroke. Pediatrics. 2007;120:609–16.

[6] Tortora D, Mattei PA, Navarra R, Panara V, Salomone R, Rossi A, Detre JA, Caulo M. Prematurity and brain perfusion: arterial spin labeling MRI. NeuroImage Clin. 2017;15:401–7.

[7] Uchino A, Sawada A, Takase Y, Egashira R, Kudo S. Transient detection of early Wallerian degeneration on diffusion-weighted MRI after an acute cerebrovascular accident. Neuroradiology. 2004;46:183–8.

[8] Verboon-Maciolek MA, et al. Development of cystic periventricular leukomalacia in newborn infants after rotavirus infection. J Pediatr. 2012;160:165–168 e161.

[9] Veyrac C, Couture A, Saguintaah M, Baud C. Brain ultrasonography in the premature infant. Pediatr Radiol. 2006;36:626–35.

[10] Watson CG, Dehaes M, Gagoski BA, Grant PE, Rivkin MJ. Arterial spin labeling perfusion magnetic resonance imaging performed in acute perinatal stroke reveals hyperperfusion associated with ischemic injury. Stroke. 2016;47(6):1514–9.

第58章 脊柱和脊髓发育畸形的影像学表现

Imaging in Spine and Spinal Cord Developmental Malformations

Andrea Rossi 著

刘春雨 祖梓悦 施 昭 译　孙志远 张龙江 校

摘 要

脊髓发育经历原肠胚、初级神经胚和次级神经胚三个连续的时期，包括妊娠第 2～6 周。这三个胚胎发育阶段任一阶段的缺陷都会导致先天性脊髓异常，也称为脊髓闭合不全。

根据其外观，脊柱闭合不全可分为两个亚型。在开放性脊柱闭合不全（OSD）中，基板（非神经性神经组织）通过儿童背部的皮肤缺损暴露在环境中。OSD 主要包括脊髓脊膜膨出、脊髓膨出 / 脊髓裂和半脊髓脊膜膨出，通常与 Chiari Ⅱ 型畸形有关。脊髓脊膜膨出是此类畸形中最常见的一种；由于蛛网膜下腔同时扩张，基板通过后部缺损突出并隆起到皮肤表面以上。闭合性脊柱闭合不全（CSD）完全被皮肤覆盖，通常带有暴露其存在的皮肤瘢痕。大的皮下肿块提示 CSD 伴肿物，包括伴有硬膜缺损的脂肪瘤（脂肪脊髓膨出 / 裂和脂肪脊髓膜脊膜膨出）、脊膜膨出和脊髓囊肿。无肿物的 CSD 包括多种不同的情况，有些表现为脊髓和脊髓畸形的复杂关联（包括脊索分裂综合征、脊髓纵裂、尾部退缩综合征和节段性脊髓发育不全），而有些主要表现为脊髓拴系（包括终丝紧密、持续性继发性神经管、细丝和硬膜内脂肪瘤）。

临床神经影像学在怀疑脊髓畸形患者的诊断中起着重要作用。在现有的影像学技术中，MRI 是识别和描述先天性脊髓异常的重要手段。与常规序列（包括 T_1 和 T_2 加权图像）一起，高分辨率重 T_2 加权序列（如驱动平衡——DRIVE 或其等效序列）对异常病变提供非常精细的描绘，对于诊断和手术计划及手术并发症的评估都极其有用。

关键词

脊髓脊膜膨出；神经管缺陷；脊柱裂；脊髓闭合不全；脊髓拴系

缩略语

CNS	central nervous system	中枢神经系统
CRS	caudal regression syndrome	尾部退行性综合征
CSD	closed spinal dysraphisms	闭合性脊柱闭合不全
CSF	cerebrospinal fluid	脑脊液

CT	computerized tomography	计算机断层扫描
DRIVE	driven equilibrium	驱动平衡
DWI	diffusion-weighted imaging	扩散加权成像
MRI	magnetic resonance imaging	核磁共振成像
NTCD	neural tube closure defects	神经管闭合缺陷
OEIS	omphalocele, exstrophy of the bladder, imperforate anus, spinal anomaly	脐膨出、膀胱外翻、肛门闭锁、脊柱畸形
OSD	open spinal dysraphisms	开放性脊柱闭合不全
SSD	segmental spinal dysgenesis	节段性脊柱发育不全
STIR	short-tau inversion recovery	短焦反转恢复序列
T	tesla	特斯拉（磁通量单位）
VACTERL	vertebral abnormality, anal imperforation, cardiac malformations, tracheoe-sophageal fistula, renal abnormalities, limb deformities	椎体畸形、肛门闭锁、心脏畸形、气管食管瘘、肾脏异常、肢体畸形

一、疾病概述

先天性脊柱和脊髓畸形（脊柱闭合不全）。

二、疾病定义

脊柱和脊髓的先天性畸形包括由脊髓发育过程中的胚胎缺陷引起的一系列异常，这些异常发生在孕期第 2~6 周的时间窗内。它们也被泛指为脊髓闭合不全，这个术语隐含着神经管闭合缺陷，因此严格地说，应该只适用于由神经形成缺陷引起的开放性缺陷（如脊髓脊膜膨出）。在本章中，我们将采用更广泛的定义，包括所有脊髓和终丝发育异常的畸形。

三、基础流行病学 / 人口学 / 病理生理学

脊柱闭合不全在产前胎儿异常筛查中经常被发现。通常情况下，产前超声可以通过直接识别脊柱缺陷或通过间接的显示与脊柱缺陷相关的颅骨异常（尤其是 OSD 的 Chiari Ⅱ 序列）来检测到大多数大体异常。胎儿 MRI 可用于确诊和评估整体颅脊髓轴，但由于胎儿脊柱经常难以评估，因此有局限性，特别是在中期妊娠的早期。然而，在某些情况下，由于许多因素，脊柱闭合不全只在出生时或甚至在出生后才被发现，那时神经并发症（主要是由于脊髓拴系）接踵而至。在极少数情况下，它们可能仍未被发现，并在成人其他成像检查中被发现。据估计，脊柱闭合不全活产儿的发病率为（1~3）/ 1000，而在过去的几十年里，由于母亲营养的改善、叶酸的补充和产前诊断的改善，患病率有所下降。近年来，胎儿手术被认为是治疗 OSD 的有效方法。

四、胚胎学

脊椎和脊髓的发育是一个高度协调的过程，由妊娠早期的几个连续阶段组成。

- 原肠胚形成：由外胚层和下胚层组成的双层胚盘随着中间第三层（中胚层）的形成而转变为三层盘。这一过程从第 14 天或第 15 天开始，那时原始条纹，即由全潜能细胞组成的加厚的外胚层条纹，沿着胚胎背侧的中线排列。外胚层细胞开始向原始条纹两侧迁移，并在 Hensen 结部向内传递，这是它的旋钮状的头端；在那里，它们进入外胚层和下胚层之间的界面，取

代下胚层，形成内胚层；随后的几波迁移细胞在内胚层上方两侧移动，形成中胚层。沿中线迁移的细胞形成脊索。颅骨、脊柱和脑膜起源于神经管和脊索周围的中胚层，脊索本身是外胚层进一步发育成神经外胚层形成神经管所必需的。

- 初级神经胚形成：沿胚胎背侧中线覆盖脊索的神经外胚层最初由一层柱状细胞组成，构成神经板。在第 18 天，神经板开始弯曲，形成成对的神经皱褶，这些皱褶的大小逐渐增大，彼此近似，直到它们最终沿着中线合并，形成神经管。这一过程以拉链的形式双向发生，从菱形脑开始，同时进行头尾两部分。当神经管封闭时，神经外胚层两侧的皮肤外胚层与后者分离，并封闭其上的皮肤（分离）。管的头端在前神经孔的第 30 天闭合，尾端在后神经孔的第 31 天闭合，相当于第 32 个体节（未来的 S_3）。

- 次级神经胚形成：它由一根神经管组成，在初级神经管的尾部，也就是在第 32 体节下面。这个过程始于尾芽的形成，尾芽是一团全潜能细胞，通过内部空化（通道化）的方式发育成次级神经管。二次神经管与一次神经分化形成的神经管合并，形成连续结构。然后，它倒退（倒退分化）并最终形成圆锥的尖端（包括终脑室、室管的局灶性扩张）和终丝，这是一种几乎没有神经元件的纤维连接结构。

- 脊柱的发育：脊索两侧的旁轴干中胚层发育为体节，体节是一列两侧的上皮球体，向头尾方向逐渐排列。每个体节进一步发育成皮肤节（背部）、肌节（中间部）和生骨节（腹侧部）。生骨节将分化为椎骨、椎间盘和韧带的软骨细胞，以及脊膜。生骨节从最初的腹侧位置扩散到包裹整个神经管。在此过程中，它形成了背侧中胚层，在神经管和表面外胚层分离后，该中胚层嵌入到神经管和表面外胚层之间。随后，每个生骨节水平分成两半，一个生骨节的下半部分与另一个生骨节的上半部分融合形成椎体，而脊索残留物最终在椎间盘内形成髓核。

脊柱闭合不全可以根据每个给定异常产生的假定胚胎学阶段和产生它的假定形成机制来分类（表58-1）。

五、病理特征

根据畸形脊髓是通过先天性皮肤缺陷暴露在环境中还是被皮肤覆盖，脊髓闭合不全可以细分为开放和封闭两类。在此方法基础上，根据脊髓的外观将患者进一步分成更细的亚组（图58-1）。

OSD 通常不会引起放射科医生的重点关注，至少在出生后的评估中是这样，因为诊断通常是在产前做出的。绝大多数 OSD 表现为脊髓脊膜膨出，其中神经胎盘由于蛛网膜下腔扩张而隆起并突出于周围皮肤表面之上；更为罕见的形式是脊髓膨出（基板在周围皮肤内平展）和脊髓裂（基板被压低）。一种更为罕见的形式是半脊髓脊膜膨出，本质上是一种脊髓纵裂（即脊髓分裂），在这种情况下，两个半髓中的一个不能形成神经元，因此暴露在外。

CSD 比 OSD 具有更多的异质性，并且包含更多的疾病，这些疾病在胚胎学、影像学及临床上都有显著差异。最初的分类步骤是根据患者背部皮下肿块的存在而确定的，肿块通常位于腰骶椎水平。在这种情况下，鉴别诊断局限于很少的疾病，其中伴有硬脑膜缺陷的脊髓脂肪瘤（脂肪脊髓膨出/脂肪脊髓裂和脂肪脊髓脊膜膨出）更为常见，而其余（脑膜膨出和脊髓囊肿样突出）则非常罕见。

在患者背部没有皮下肿块的情况下，脊柱闭合不全可以根据脊髓的影像学表现进一步分类。

- 低位脊髓：当脊髓圆锥的位置低于正常水平（即 $L_{2\sim3}$ 椎间盘间隙）时，通常出现拴系异常；通常表现为终丝紧密、丝状或硬膜内脂肪瘤。在这一类别中，应该积极寻找相关的骶尾部发育不全，将病例纳入尾部退化综合征中。

- 脊髓纵裂：当脊髓横向分裂成两个截然不同的两半或半髓时，使用术语"脊髓纵裂"。这个术语仍然存在争议，但在我们看来，它更好地描述了在这些患者中发现的脊髓分裂成两个不同结构的不同程度。如果两个半髓中的一个不能形成神经元，就会产生一种非常罕见的情况，称为半脊髓脊膜膨出，属于 OSD 的范畴。涉及脊柱劈裂的更复杂的形式被分组在分裂脊

表 58-1 脊柱闭合不全的胚胎学分类		
脊柱闭合不全的胚胎学分类		
原肠胚形成（2～3周）	初级神经胚形成（3～4周）	次级神经胚形成（4～6周）
	缺失神经形成	
	脊髓脊膜膨出	
节段性脊索形成	脊髓膨出 / 裂	造管
	半脊髓脊膜膨出	终末段脊髓囊肿
尾部退化综合征		永存末端脑室
节段性脊柱发育不全	分裂	丝状囊肿
	非终末段脊髓囊肿	
中线脊索整合	脑脊髓脊膜膨出	退行性分化
	皮毛窦	
脊索裂开综合征		永存次级神经管
		终丝牵拉
	背侧诱导	
脊髓纵裂	脂肪脊髓脊膜膨出	终丝脂肪瘤
	脂肪脊髓膨出 / 脂肪脊髓裂	
	硬膜内脂肪瘤	

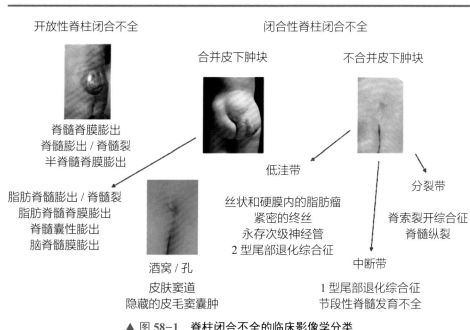

▲ 图 58-1 脊柱闭合不全的临床影像学分类

索综合征头部内。

- 脊髓中断：脊髓节段缺失最常见的是尾部部分（即圆锥和下胸脊髓），并与骶尾骨的发育不全的严重程度有关，有时还与腰骶部甚至胸腰椎发育不全有关，属于尾部退化综合征的范畴。许多罕见的病例涉及节段性发育不全，即节段性脊柱发育不全，它是脊柱和脊髓的一个中间的、同源异位的节段性发育不全。

- 背部凹陷或开口：位于臀间皱纹上方的真皮窦应被认为侵犯蛛网膜下腔，除非被证明为其他情况。它们可能与其他形式的 CSD 有关，如典型的皮下肿块。值得注意的是，位于臀间皱褶内的皮肤凹陷与骶尾部囊肿或瘘管有关，通常不需要进一步的诊断性研究。

六、临床表现和影像学适应证

在 OSD 中，胎盘溃疡和感染导致未经治疗的新生儿死亡率升高；此外，脑脊液丢失导致颅内压降低，最终导致 Chiari II 型畸形，后脑移位进入颈管，最终导致脑积水。因此，在大多数中心，这些患者需要在出生后立即进行早期手术干预。随后的临床表现包括感觉运动障碍、大小便失禁、后脑功能障碍、智力和心理障碍等。最近，胎儿外科修复手术在逆转后脑下降、减少脑积水分流的发生率和改善精神运动结果方面被证明是有效的；然而，据报道早产和子宫破裂的发生率有所增加。

CSD 经常出现"脊髓拴系"的迹象，这是一种进行性神经恶化的临床综合征，包括各种相关的运动和感觉功能障碍、肌肉萎缩、反射减少或过度活动、尿失禁、痉挛性步态和矫形畸形，如脊柱侧弯或足部和髋部畸形，这些畸形是由脊髓的受限运动和牵引引起的代谢紊乱。这种牵引（"拴系"）发生在大多数脊髓闭合不全中，因为脊髓异常发育而与硬膜囊或皮下组织异常连接。在手术矫正后，由于手术部位的瘢痕现象经常还会发生拴系。在这些情况下，使用术语"重新拴系"。

从影像学的角度来看，拴系可分为典型和非典型两种类型。

- 典型形态：脊髓圆锥低于正常位置终止（即低于 L_2 椎间盘间隙）。

- 非典型形态：脊髓圆锥位置正常，拴系发生在沿脊髓长度的其他水平。

这并不罕见，尤其是在脊髓分裂畸形（即脊髓纵裂）的情况下，沿脊髓的纵向长度存在多个脊髓拴系位点。

在脊髓拴系的表现中，脊柱侧弯尤其相关，因为它在一般人群中患病率很高，尤其是青少年（2%～3%）。虽然绝大多数（> 80%）的脊柱侧弯病例是特发性的，但必须排除结构性原因，因为手术矫正可能会稳定甚至逆转脊柱侧弯的进展。在脊髓拴系的情况下，如终丝过紧或丝状脂肪瘤，脊柱侧弯可能会发展为抵消脊髓拴系，因为脊髓将沿着与较短距离相对应曲率的凹侧塌陷。然而，在患有脊柱闭合不全的患者中，脊柱侧弯也可能是由脊柱畸形（如半椎体、蝴蝶椎体等）引起的，这些畸形可能累及与闭合不全不同的脊柱节段。

七、成像技术和推荐协议

在绝大多数情况下，疑似存在脊柱畸形的儿童的脊柱和脊髓成像最好通过 MRI 来完成，而其他方式在选择适应证方面起着补充作用。MRI 固有的多平面成像、空间分辨力和对比度分辨力，以及无电离辐射，为脊柱闭合不全的分类提供了依据，对诊断和治疗计划都有很大帮助。由于 CT 脊髓造影敏感性不足、辐射问题和有创性，CT 基本上已经被放弃。原则上，CT 应用于阐明特定特征，并应始终根据可能的最小视野进行调整，以将不必要的辐射暴露降至最低。在新生儿期，超声检查是研究不完全骨化脊柱的一种非常有用的技术，它提供了可视化的非常详细的脊髓和尾部结构，但除了个别操作者的专业知识外，还受到脊柱神经弓的骨化程度的限制。

一般来说，儿科 MRI 的一个重要问题是小患者是否有足够长的时间和足够好的合作来获得高质量的成像。一般说来，孩子在 5 岁时已经可以很好地合作，尽管特殊情况，如急性疾病或精神运动迟缓，可能会改变这一情况。年龄较小或病情严重的儿童通常需要镇静药，根据各个中心的方案，镇静药的给药方式不同。在新生儿期可选择在自然睡眠期间使用喂食和包裹技术进行成像，并且在这个年龄段消除了对镇静药的需求。专为患者准备和随后苏醒的专用房间极大地提高了在没有镇静的情况下对小婴儿进行成像的成功机会。最近 MRI 的技术进步对儿童和老年人群的脊柱成像的可能性产生了巨大的影响。多通道相控阵线圈的使用和将多个图像组合到单个全视场中的应用极大地改善了矢状面上整个脊柱的可视化，使得在合理的时间内获得包括颅颈交界处和骶尾骨在内的全脊柱成像成为可能。1.5T 扫描仪仍然是最广泛用于儿童临床磁共振成像的扫描仪。然而，几个中心越来越多地使用 3T 场强。与低场扫描仪相比，3T MRI 的优势包括更好的图像质量（这要归功于更高的空间分辨力和对比度分辨力），以及提高临床效率（这要归功于更高的时间分辨力）。然而，3T MRI 扫描仪更昂贵，而且由场不均匀性、磁化率、血管搏动和化学位移引起的各种伪影更大。脊髓成像在 3T 仍然特别具有挑战性，尽管技术调整可能会显著抵消这些缺点。对于疑有脊柱闭合不全的患者，MR 检查方案（表 58-2）应始终包括高分辨率矢状位 T_1 和 T_2 加权图像，覆盖整个脊柱和至少一个全景冠状面序列；此外，如果有特殊情况需要研究脊柱的具体情况，最好包括全脊柱矢状面扫描，以获得全景评估，排除其他的共存异常和正确编号椎体节段。轴位序列 T_1 或 T_2 加权成像可根据临床适应证或矢状位图像所证实的结果来研究特定区域。这些序列的最佳层厚应为 3mm 或更小。高分辨率重 T_2 加权图像可通过不同的技术模式（如驱动平衡等）获得，可提供对脊髓/根/脑脊液界面的精准描述，对于寻找细微的结构异常（如脊柱闭合不全中常见的结构异常）特别有用。脊椎闭合不全患者通常不需要扩散加权成像序列或注射钆对比剂，但可能有助于选择适应证，如识别和评估发育不良的肿块。

八、主要疾病

（一）脊髓脊膜膨出

脊髓脊膜膨出是目前为止 OSD 最常见的形式。其特征是神经基板通过背部中线缺损暴露，并伴有

表 58-2 建议的脊柱闭合不全 MR 检查方案

序 列	方 向	最小参数	说 明
所需序列			
T_1W TSE	矢状位	3mm 层厚	整个脊柱
T_2W TSE	矢状位	3mm 层厚	整个脊柱
T_2W	冠状位	脂肪抑制（STIR 或相应序列）	全脊柱（含椎旁全景评估）
T_2 DRIVE（或相应序列）	矢状位	0.6mm 层厚	以疑似异常为中心的三维各向同性体素重组为轴向面和冠状面
T_1 TSE	轴位	3～4mm 层厚	圆锥/骶尾椎区
可选序列			
T_2 TSE	轴位	3～4mm 层厚	跨越脊髓的异常区域
T_1 TSE	冠状位	3mm 层厚	以骶骨为中心，并沿骶骨长轴方向（如怀疑骶骨异常）
T_1	矢状位	脂肪抑制	确认疑似脂肪瘤
DWI	矢状位或轴位	3～4mm 层厚	如怀疑有发育异常（如表皮样瘤等）
增强后 T_1 TSE	矢状位、轴位和（或）冠状位	3mm 层厚	如怀疑发育异常（如表皮样瘤等），或其他肿块病变，特别是骶前

蛛网膜下腔扩张，导致基板挤压到周围皮肤表面以上。脊髓脊膜膨出是由初级神经管的一段神经突起缺失所致，这段神经管通常累及腰骶区，胸部或颈区少见。一种广泛形式的开放性脊柱缺损，其神经形成沿神经管的全长几乎完全缺陷，称为颅脊柱裂。缺失的神经形成导致神经基板的一段存留于未融合的皮肤外胚层边缘之间，从而解释了中线皮肤缺损的必然性。因此，基板的外表面，对应于未来脊髓的室管膜表面，在检查时是直接可见的，并被一种半透明的、血管化的脑脊膜所包围，称为髓质血管膜。神经和皮肤外胚层分离失败也会损害神经管后面的间充质迁移，导致后部肌肉骨骼结构的缺陷。基板的腹面朝向椎管，实际上是神经根起源的脊髓的外表面。这些神经根通常比正常神经根短，斜行穿过蛛网膜下腔到达相应的神经孔。

胎儿 MR 检查显示脑膜膨出向后突出到羊膜囊内，脊髓进入缺损处。周围的皮肤和皮下组织出现中断；Chiari Ⅱ 型畸形在产前研究中也得到了很好的描述。在出生后 MRI（图 58-2）上，可充分显示缺损的范围和大小、脊髓的异常走行和暴露的基板。高分辨 T_2 加权序列还可以识别起源于基板腹面的脊神经根，并向前穿过脑膜膨出，进入广泛扩张的椎管蛛网膜下腔。缺损周围可见裂开的皮下脂肪。后方缺损的大小有明显的个体差异，可能累及一个或多个椎体。基板可位于脊髓尾端（即末端）或沿着中间段（即节段）分布，在中间段以下脊髓可恢复正常形态和结构。

术后需长期随访以评估各种可能的并发症。脑室大小的评估显然是最重要的，在脑积水的情况下，经常需要行脑室腹腔分流术。先前稳定的神经

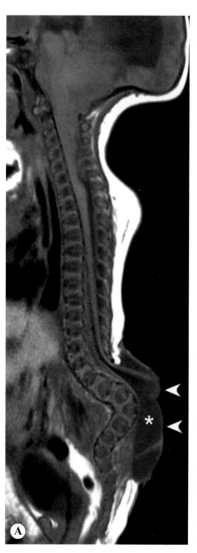
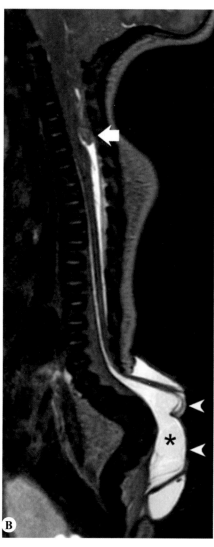

◀ 图 58-2 脊髓脊膜膨出
A. 矢状位 T_1 加权图像；B. 矢状位 T_2 DRIVE 图像。腰骶部缺损，露出节段性基板（箭头）。由于其腹侧蛛网膜下腔扩张（星号），基板升高。注意缺损水平的局灶性后凸。同时有严重的 Chiari Ⅱ 型畸形和后脑疝（B，箭头）

功能随后恶化可能是由于瘢痕致脊髓与膜囊后壁的重新连接造成的。MRI 可以识别的其他并发症包括发育不良的肿块（主要是表皮样瘤或皮样瘤），这些肿块起源于手术缝合缺损时无意中包含了皮肤外胚层、脊髓空洞症和脊柱侧弯。长期的脊髓复栓常常导致复杂的图像，其特征是严重的脊柱侧弯，明显的脊髓变薄，以及类似脊髓空洞的管道。

（二）脊髓膨出与脊髓裂

在这些罕见的变异中，蛛网膜下腔不扩张，神经基板不高于皮肤表面；相反，基板与周围皮肤表面齐平（脊髓膨出）或凹陷（脊髓裂）。由于这些条件的罕见性及其定义的自然属性，这两个术语经常被用作同义词（图 58-3）。Chiari Ⅱ 型畸形和脑积水的关联与脊髓脊膜膨出相当，而且手术和管理问题也没有什么不同。事实上，脊髓脊膜膨出、脊髓膨出和脊髓纵裂应被认为是一个连续的异常谱系，唯一的判别标准是蛛网膜下腔的扩张程度（或缺乏），而蛛网膜下腔的扩张程度又取决于围绕着基板的髓血管带的范围和完整性（或缺乏）。

（三）半脊髓脊膜膨出

半脊髓脊膜膨出是一种非常罕见的情况，脊髓裂开（即脊髓纵裂）合并一侧半轴神经形成失败。蛛网膜下腔的扩张程度会产生半基板突出的各种图像，类似于脊髓脊膜膨出 – 脊髓膨出 – 脊髓纵裂序列表现。临床上，神经损害与脊髓纵裂患者相似，但明显不对称。在视觉上，在暴露基板的一侧成簇毛发是一个强有力的指征。在胚胎学上，这种异常是由中线脊索整合失败（产生分裂的脊髓）和单侧半心轴初级神经形成的叠加失败造成的。

在 MRI 上，脊髓分裂是可变拉长的；如果不使用高分辨率轴向 T_2 加权图像，可能很难识别。将硬脑膜管分成两半的隔膜可能存在，也可能不存在。膨出的半索通常不对称地位于脑膜膨出内，其体积在个别情况下是不同的（图 58-4）。

（四）伴有硬脊膜缺损的脂肪瘤：脂肪脊髓脊膜膨出、脂肪脊髓膨出和脂肪脊髓裂

伴有硬脊膜缺损的脂肪瘤的特征是通常有一个由脂肪组织组成的大的皮下肿块，位于臀间皱褶上方，通常不对称地延伸到半侧臀部。由于肿块在出生时临床上就很明显，通常在早期就做出诊断，因此可以在神经系统明显恶化之前进行手术矫正。组织学上，肿块由胶原束分隔的成熟脂肪细胞簇组成，通常混杂有不同的组织束，包括横纹肌、软骨、骨、神经细胞、室管膜和异常的神经胶质组织；因此，这些脂肪瘤确实更适合描述为成熟畸胎瘤。有时，脂肪瘤的实质中描述了明确的结构，如异常的肋骨。先天性脂肪瘤的大小可能随着脂肪组织的正常增加而增大，在整个儿童时期，特别是在婴幼儿早期或接近青春期时，除了肥胖或怀孕等特殊情况外，这种情况下尤为明显。

脊髓脂肪瘤的胚胎学起源尚有争议。一种主要的理论认为，皮肤外胚层和神经外胚层局部过早分离，导致初级神经细胞形成缺陷，这反过来又允

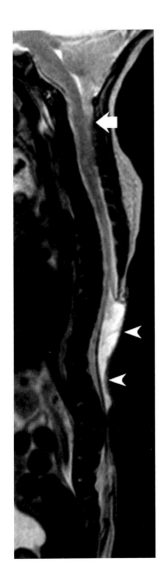

◀ 图 58-3　脊髓膨出 / 脊髓裂

矢状位 T_2 加权图像。胸腰椎可见大的缺损，基板暴露（箭头）。由于腹侧蛛网膜下腔扩张不足，基板没有高于周围皮肤，而且部分是凹陷的。注意严重的 Chiari Ⅱ 型畸形合并后脑疝（箭）

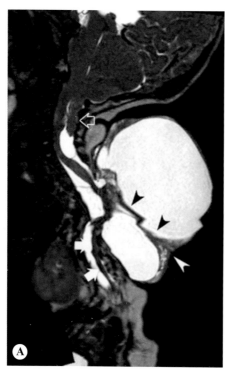
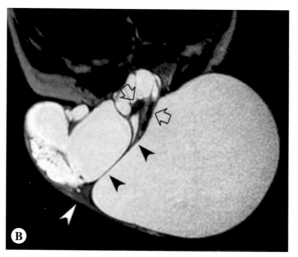

▲ 图 58-4　半脊髓脊膜膨出

A. 矢状位图；B. 轴位 T_2 DRIVE 图像。巨大的胸段脊膜膨出合并严重的 Chiari Ⅱ 型畸形合并后脑疝（A，空箭）。脊髓有明显的变形，在脊膜膨出的口部，脊髓被分成两个半髓（B，空箭）。左半髓突出到膨出的脊膜内（A 和 B，黑箭头），成为一段暴露的半基板（A 和 B，白箭头）。右半髓重新进入畸形下方的椎管（A，白箭）

许间充质进入神经管内部，接触室管膜衬里，并发育成脂肪组织，这是一种主要的理论。这一理论要求存在神经基板（即脊髓中不完全神经元形成的区域），但尚未得到实验的最终证明。此外，脊髓脂肪瘤与其他正常神经支配的脊髓的外表面交织在一起，其表现如异常水平的室管膜管道。这一结果表明，脊髓脂肪瘤不是初级神经形成的异常，应是神经管顶板诱导背侧中胚层的缺陷。

值得注意的是，与 OSD 非常相似的是，伴有硬膜缺损的脂肪瘤应该被看作是一系列连续的异常，其中主要的鉴别因素是脊髓 – 脂肪瘤界面的位置，要么在脊髓外（脂肪脊髓脊膜膨出），要么在椎管边缘（脂肪脊髓脊膜膨出），或者在椎管内（脂肪脊髓劈裂）。鉴于不同的手术入路，这种区分很重要，但并不是唯一提出的分类。此外，需要注意的是，由于脂肪组织的增生（即使在残余脂肪瘤水平的手术矫正后也可能进展），畸形的外观可能会随着年龄的增长而发生显著变化，脑膜膨出的程度也可能增加。

（1）脂肪性脊髓脊膜膨出：它的特征是皮下脂肪瘤包含皮肤覆盖的后脑膜膨出，脊髓在此过程中与脊膜膨出的脂肪瘤壁相连。换句话说，脊髓 – 脂肪瘤交界处位于椎管外。这种连接可能累及终索或中间部分，但通常在较低的脊髓圆锥水平；在这种情况下，短而粗的终丝通常共存。脊髓 – 脂肪瘤交界处可能位于中线，或者更常见的情况是，一侧脊髓伸展和旋转，另一侧普遍存在脊膜疝。

在 MRI（图 58-5）上，矢状位和轴位 T_1 加权图像用于显示脂肪瘤的位置和范围。起源于扭曲脊髓的神经根通常较短（引起拴系）或脊膜突出异常长且波动，高分辨率轴向 T_2 加权像（如 DRIVE）或类似图像上可很好地显示这些异常走行。在畸形水平，椎管由于腹侧蛛网膜下腔同时扩张而扩大。

（2）脂肪脊髓膨出与脂肪脊髓纵裂：在这些情况下，皮下肿块完全是脂肪瘤，不含脊膜突出物。在脂肪瘤穿透椎管时经常有后神经弓缺损；因此，脊髓 – 脂肪瘤界面要么位于相邻神经弓的后方（即脂肪脊髓膨出），要么位于椎管深处（即脂肪脊髓

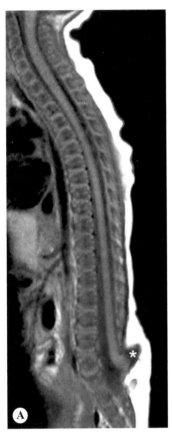
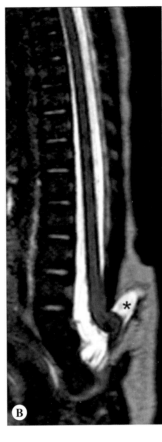
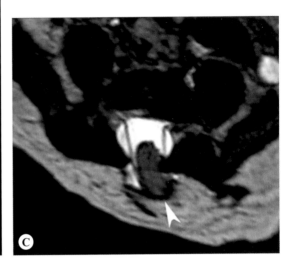

◀ 图 58-5 脂肪脊髓脊膜膨出
A. 矢状位 T_1 加权图像；B. 矢状位；C. 轴位 T_2 DRIVE 图像。脊髓低位并进入脊膜膨出（A 和 B，星号），可见附着于脊髓上的皮下脂肪瘤（C，箭头）。因此，脊髓 - 脂肪瘤界面位于椎管外。注意脊髓腹侧腰骶水平的蛛网膜下腔扩大

裂）。后一种情况更为常见，但由于可能存在明显的脊髓延伸，而且脊髓 - 脂肪瘤界面的长度可能跨越多个椎体水平，这两种情况彼此之间不能清楚地区分，而且这两个术语经常互换使用（非常类似于脊髓膨出和脊髓裂，见上文）。

在 MRI（图 58-6）上，T_1 加权图像通常显示脂肪组织的连续性，这些脂肪组织从皮下肿块通过大小不一的后神经弓缺损延伸到椎管内。脂肪瘤与椎管相通的硬脑膜缺损的位置通常在后方且较大，但大小和位置可能不同（个别病例位于侧方），并可能延伸至多个椎体水平。根据脂肪瘤的大小，椎管的口径可能会增加，但脊髓腹侧的蛛网膜下腔的大小始终不会扩大，实际上，往往是由于脂肪瘤产生的占位效应导致脊髓前移而缩小。使用高分辨率轴位 T_2 加权图像可以更好地分辨脊髓和脂肪瘤之间的界面；在大多数情况下，该界面是不规则的，并且脊髓明显变形。

（五）脊髓囊肿样突出

脊髓囊肿样突出罕见，定义为脊髓髓鞘积水部

分疝入后部脊膜膨出。在这些相当罕见的病例中，这种情况累及到脊髓的末端，因此被定义为终末段脊髓囊肿样突出。其他罕见的病例累及脊髓的中间部分，被称为非终末段脊髓囊肿样突出。无论位置如何，其共同的特征是通过后神经弓缺损将脊髓中央管（"空洞性脊髓突出"）疝出到后部膨出的脊膜，而脊髓中央管和脊膜膨出彼此之间不沟通。

终末段脊髓囊肿样突出常见于 OEIS 综合征（脐膨出、泄殖腔外翻、肛门闭锁和脊柱畸形），受影响的患者通常有相当严重的神经症状，肠道或膀胱控制不良，下肢功能障碍。

在胚胎学上，它们被通常认为是次级神经形成的异常，具体地说，是在椎管化的过程中，（通常）空洞化的继发性神经管持续性吹气球样形成囊肿并破坏覆盖其上的间充质。在 MRI（图 58-7）上，终末脊髓囊肿表现为累及腰骶区的囊性病变，低位脊髓的终末部分表现为中央管（"空洞性脊髓突出"）的喇叭样扩张，同时在后部膨出的脊膜内穿行至其圆顶。

非终末性脊髓囊肿的特征是位于颈胸段脊柱的

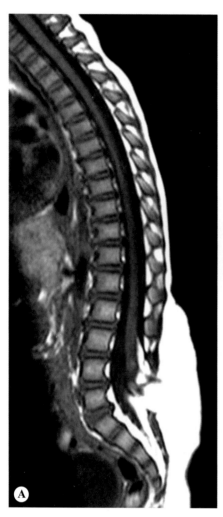

◀ 图 58-6　脂肪脊髓膨出 / 脂肪脊髓裂

A. 矢状位 T_1 加权图像；B. 轴位 T_2 DRIVE 图像，可见一巨大的腰骶部皮下脂肪瘤，通过后神经弓缺损穿透椎管，连接到低位的脊髓。脊髓脂肪瘤界面（B，箭头）位于椎管内，腹侧蛛网膜下腔未扩张

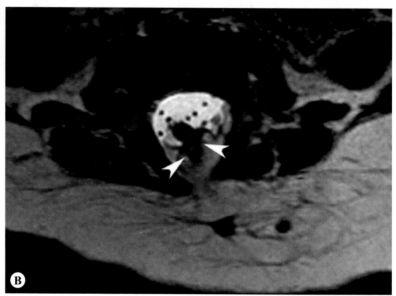

后部脑膜膨出，表现为一系列变异，具体如下。

- 完整型：局限性脊髓空洞症气囊向脑膜膨出。
- 不全型：起源于脊髓后方的纤维神经柄向后穿过脑膜膨出，与其圆顶相连。

在胚胎学上，它们被认为是由一种被描述为"局限性背部脊髓纵裂"的现象引起的；这是一个有限的不完全神经元形成区域，它在脊髓顶板和上覆外胚层之间留下一个连接，通过该连接发生后部气球样变，同时不妨碍外胚层皮肤的闭合。

在影像上（图 58-8），畸形变异表现为从脊髓背侧发出的神经柄，穿过狭窄的后部骨性脊柱裂，然后穿过后部脊膜膨出附着在其穿顶的内侧。完整型显示一个髓腔被切开进入柄内，将其转化为脊膜膨出内的第二个"囊肿"。同时发生的异常包括紧邻后柄起始处的局限性脊髓积水和轻度 Chiari Ⅱ 型畸形。

（六）脊膜膨出

脊膜膨出是由硬脑膜和蛛网膜衬里的充满脑脊液的囊的椎管外疝，根据定义，它不包含任何脊髓节段。在有皮下肿块的 CSD 的情况下，所谓的后部脊膜膨出起源于通过后部骨性脊柱裂的脊膜疝，并被持续的皮肤覆盖遮住；皮肤营养不良、血管瘤或尾状突起常常与此相关。它们的胚胎起源尚不清楚，但它们可能是由于脑膜原基从皮肤外胚层分离失败所致，导致脑膜后部脱出，通过后部脊柱裂气球般鼓出，伴有持续的脑脊液搏动。大多数后部脑膜膨出位于腰部或骶部，但也可发生于颈胸段。根据定义，脊髓不会突出，尽管它可能被拴在脑膜膨出的颈部。

在影像上（图 58-9），囊内内容物与脑脊液等信号；高分辨率 T_2 加权图像显示囊内可能存在多余的神经根。在高分辨率的 T_2 加权图像中，能很好

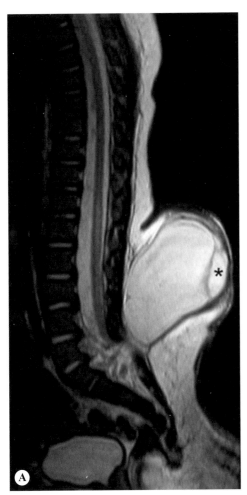

◀ 图 58-7　终末段脊髓囊肿样突出
A. 矢状位 T_2 加权图像；B. 轴位 T_1 加权图像。脊髓处于低位，进入膨出的脊膜。脊髓的末端为一膨大的积水的囊腔，空洞性脊髓突出（星号）；膨大的脊髓壁（星号）形成喇叭状的膨大

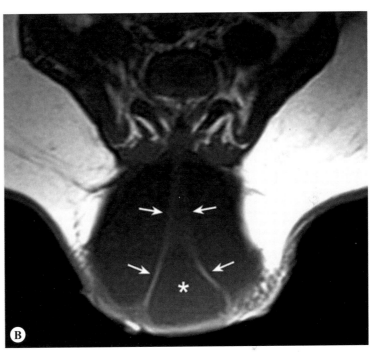

地观察到将脊髓连接到脊膜膨出穹顶内表面的系带的存在。将这种异常定义为流产的脊髓囊肿样突出（见下文）。据推测，真正的脊膜膨出，与脊髓缺乏任何联系的是极其罕见的。

（七）硬膜内脂肪瘤

硬膜内脂肪瘤不同于有硬膜缺损的脂肪瘤，因为它们位于硬膜下的完整硬膜囊内。它们位于与脊髓背侧表面接触的中线上，并可能在蛛网膜下腔向后凸出，抬高软脊膜。较大的脂肪瘤可能会使脊髓向外侧移位，导致脊髓与脂肪瘤交界面偏离中线。在极少数情况下，脂肪瘤广泛浸润脊髓，因此与脊髓的界面不易辨认。硬膜内脂肪瘤通常位于腰骶水平，通常有脊髓拴系的迹象，而颈胸段脂肪瘤通常会产生脊髓受压的隐匿迹象。

在 MRI（图 58-10）上，脂肪瘤在所有序列中都表现为与脂肪相等信号的肿块，包括那些脂肪抑制技术序列。椎管内脂肪瘤与皮下脂肪组织之间有明显的分隔。

（八）终丝脂肪瘤

在未经选择的 MRI 研究中，正常成人人群终丝内夹杂脂肪的发生率估计为 1.5%～5%。当观察到终丝变短、增厚和脂肪瘤样的终丝时，可以恰当地描述终丝脂肪瘤，通常伴有低位的脊髓圆锥（即在 L_2 中段以下）。胚胎学上，异常的逆行分化和持续的细胞成熟成脂肪细胞是一个可能的机制。

MRI 在 T_1 加权图像上检测到增厚的终丝内的脂肪组织为高信号条带（图 58-11）。在某些情况下，脂肪瘤可沿着胚胎学次级神经管的整个长度延伸到脊髓圆锥后侧。

（九）终丝牵拉

终丝牵拉以短的、肥大的终丝为特征，导致脊髓拴系和脊髓圆锥的上升受限，导致圆锥的位置较

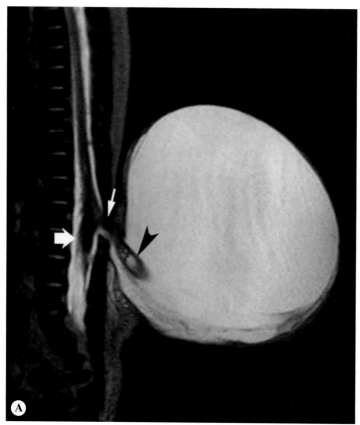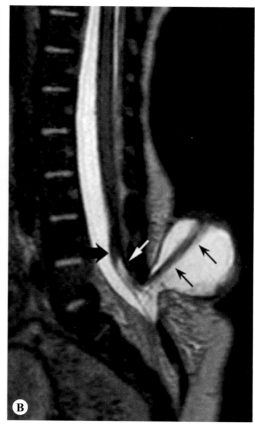

▲ 图 58-8　非终末段脊髓囊肿

A. 矢状位 T₂ DRIVE 序列。在这个完整的形态中，一个神经柄从脊髓背侧发出（白细箭）穿过一个大的后部脊膜囊肿，并被脊髓积水（箭头）分开；脊髓圆锥较低（白粗箭），不参与挤压。B. 矢状位 T₂ DRIVE 序列。在这种畸形状态中，神经柄起源于脊髓的后部（白箭），并穿过脊膜膨出（黑细箭）连接到它的穹顶。同样，虽然脊髓末端很低（粗箭），但并未直接受累

低，即低于 L₂ 中部水平。孤立的病例很少见，而在其他畸形的患者中，如脊髓纵裂、脊髓脂肪瘤或真皮窦道，这种异常更为常见。胚胎学上，终丝牵拉是次级神经管的异常逆行分化，产生了较粗和较短的丝状体导致的。在 MRI（图 58-12）上，主要的异常位于脊髓圆锥的低位，圆锥延长并附着在膜囊后方。在正常人，终丝直径不应超过 2mm，但即使使用重 T₂ 加权序列（如 DRIVE），也很难测量终丝的确切厚度。在伴有神经体征的脊髓拴系综合征而圆锥位置没有明显降低的患者中，俯卧位 MRI 序列已被认为是一种有用的辅助手段，显示在隐匿性拴系的情况下终丝缺乏重力前移；然而，在不合作或服用镇静药的患者俯卧位成像可能很难实现，它在常规临床实践中的真正有效性受到质疑。

（十）永存次级神经管

这种异常也称为"异常延长的脊髓"或"保留的髓索"，在胚胎学上与次级神经管完全缺乏逆行分化有关。它可以单独发生或与其他 CSD 相关，如真皮窦或硬膜内脂肪瘤，临床上与脊髓拴系征有关。

在影像上（图 58-13），脊髓圆锥缺乏正常的锥形，脊髓没有明显的直径变化，一直到骶骨，形成一个粗壮的长条结构，连接到鞘囊的底部。

（十一）永存末端脑室

永存的末端脑室表现为位于脊髓圆锥内的卵圆形囊状空腔，占据中心位置，并经常向前或向后凸出。在所有 MR 序列中，充满囊肿的液体与脑脊液等信号，使用钆对比剂无强化。高分辨率 T₂ 加权序列（即 DRIVE 或类似序列）特别适合观察。与脊

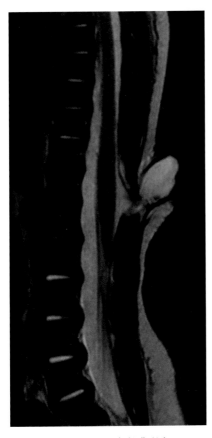

▲ 图 58-9 **脑脊膜膨出**

矢状位 T_2 加权图像。胸腰段后脊膜突出处充满脑脊液。脊髓是正常的，没有连接到脑脊膜膨出的颈部，也没有向脑脊膜膨出的颈部牵拉

髓空洞症的鉴别点是它是基于圆锥的位置，而髓内肿瘤由于没有钆对比剂的强化而被排除。在后续扫描中，"囊肿"的大小通常保持不变，但当球瓣结构允许脑脊液从脑室上方的室管进入而不流出时，囊肿可能会变大（图 58-14）。

（十二）脊索裂开综合征

脊索裂开综合征是一种严重的疾病，比较罕见，是由原肠形成过程中中线脊索整合失败引起的。脊索分成两半，可能是由于神经肠管的持续存在导致脊柱节段性裂开，肠段通过节段性裂隙延伸到椎管内。分为完全性（背侧肠源性瘘）和局限性（神经管原肠囊肿）变异。

(1) 背侧肠源性瘘：在这种极其罕见的情况下，由胃肠道或呼吸道上皮组成的瘘管形成一种结构，它及其内容物横穿椎前软组织、椎体和椎管；有时它可能通过开放的脊椎缺损向后外置，产生完全的胃肠内容物突出。

在 MRI 上（图 58-15），背侧肠源性瘘表现复杂，主要累及脊柱裂的结合部，管状结构从椎管内间隙（通常伴随着脊髓分裂）延伸到胸部或腹部。脊髓裂（即脊髓纵裂）可能有多种相关危险因素。

(2) 神经管原肠囊肿：这与残留在裂开的脊索

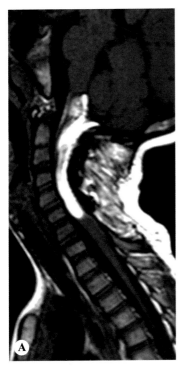

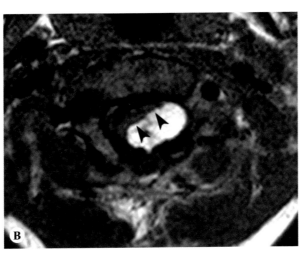

◀ 图 58-10 **硬膜内脂肪瘤**

A. 矢状位；B. 轴位 T_1 加权图像。硬膜内有一个大的颈髓脂肪肿块，移位并压迫脊髓（箭头）。脂肪瘤完全在椎管内，与皮下脂肪无关

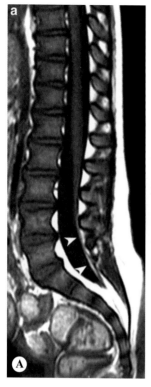

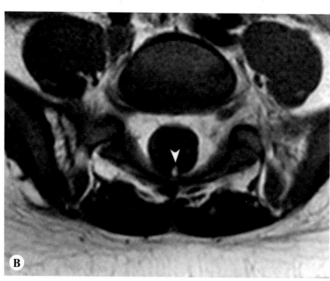

◀图 58-11 终丝脂肪瘤

A. 矢状位；B. 轴位 T_1 加权图像。终丝增厚且变短，呈高信号，与脂肪浸润一致（箭头）。脊髓圆锥伸展延长，终止于 L_4 的低位

之间的原始条纹残留物的内胚层分化有关；因此，它们可以被视为一种局限型的背侧肠样瘘，在这种情况下，肠管的任何部分都会内卷或变成纤维状，从而导致瘘管或囊肿。它们内衬着类似消化道的分泌黏液的立方或柱状上皮。

在 MRI（图 58-16）上，椎管内肠源性囊肿好发于脊髓前方的颈胸段硬膜内，通常与椎体畸形密切相关；也可发生于腰椎，甚至颅后窝，在 T_1 和 T_2 加权图像上表现为囊状结构，与脑脊液等信号到高信号，取决于它们的蛋白质含量。

（十三）脊髓纵裂

脊髓纵裂的定义是指脊髓被分隔、牵拉成不同长度的两半，通常是对称的，但并非绝对。通常包含一系列异常，从具有 4 个柱和节段神经根的完全重复的脊髓到包含在单个硬脊膜管内的部分脊髓裂开的不完全型。有人建议用"脊髓纵裂畸形"一词来描述这一疾病谱，但我们更偏向于被广泛认可和接受的传统名称。

胚胎学上，脊索中线整合失败导致两个成对的脊索突起被中间的原始条纹细胞隔开。每半个脊索诱导一个单独的半神经板，因此形成两个"半索"。

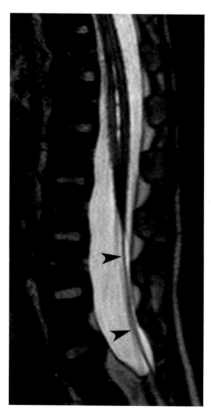

▲图 58-12 终丝牵拉

矢状位 T_2 DRIVE 图像。终丝（箭头）很短，将脊髓拴系在一个较低的位置，$L_{3\sim4}$ 水平。合并脊髓空洞，在手术剥离后消失（未显示）

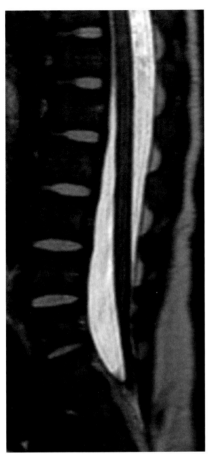

▲ 图 58-13　永存次级神经管

矢状位 T$_2$ DRIVE 图像。脊髓向下延伸，没有明显的锥形连接到脊膜囊的底部

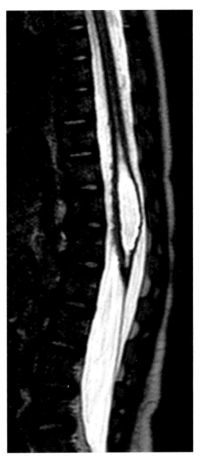

▲ 图 58-14　永存末端脑室

矢状位 T$_2$ DRIVE 图像。髓内囊肿位于脊髓圆锥，后方有轻微隆起

这里的"半索"这一术语有误导性，因为每个"半索"都有一个相对保存较好的外侧面，由此发出一对前、后神经根；还有一个发育不良的内侧面，这一面可能没有神经根，或发出不规则起源的神经根，走势随意，并可能会产生脊髓拴系。

因此，脊髓纵裂作为一个整体可以被视为"复制不完全的脊髓"，而不是"分裂的脊髓"畸形。由此产生的异常本质上取决于介于其间的原始条纹组织的发育情况，这些原始条纹组织可能会持续存在并分化成骨组织，也可能会被重新吸收、消退，据此将脊髓纵裂分为两型。

- Ⅰ型：两个半侧脊髓，分别在两个独立的硬脊膜囊中，中间被骨性或软骨中隔索分隔。
- Ⅱ型：两个半侧脊髓，位于一个共同的硬脊膜管内。

Ⅰ型脊髓纵裂由两个半侧脊索组成，包在各自独立的硬脊膜管内，中间被从椎体延伸到神经弓的骨性或软骨中隔隔开。中隔完全是硬膜外的，不一定完整。患者通常有脊柱侧弯和脊髓拴系；通常，儿童的背部会出现一簇毛茸茸的东西，有时以牧羊人尾巴的形式出现。此外，Ⅰ型脊索纵裂往往伴随椎体畸形，包括椎板二裂、椎弓根间距增宽、半椎体、椎体二裂、融合椎体和椎间盘间隙变窄。脊柱侧弯也很常见，占 30%～60%。该型的标志是骨软骨间隔和由此产生的双硬膜管，每个硬膜管包含一个"半索"。虽然在大多数情况下，分隔是骨性的，并沿着正中矢状面将椎体与神经弓连接起来，但斜行和（或）不完整的"非典型"分隔并不少见。在大多数情况下，分隔位于胸椎或腰椎水平。脊髓积水常见，可能累及分裂上方和下方的正常脊髓，也可能累及一侧或双侧半索。单侧半索神经胚发育失败会导致半侧脊髓脊膜膨出。

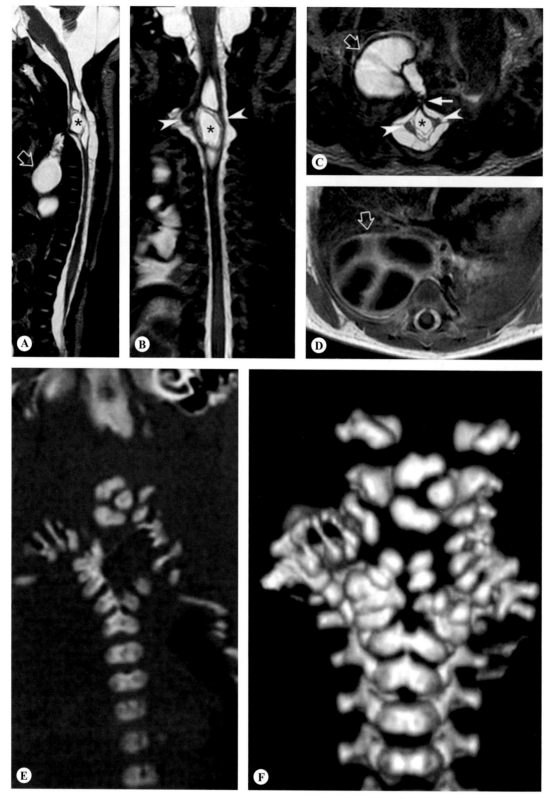

▲ 图 58-15　背侧肠源性瘘

A 至 C. 矢状位（A）、冠状位（B）和轴位 T$_2$ DRIVE（C）图像；D. 对比增强的轴位 T$_1$ 加权图像；E. 冠状位重建图像；F. 3D CT 图像。有一个囊状结构（A 至 C，星号）通过前脊裂（C，白箭）与一个大的多囊肿块（A、B 和 D，空箭）相通，其强化囊壁由与肠道一致的胃肠上皮组成（手术病理报告）。并发脊髓纵裂（B 和 C，箭头）。CT 扫描显示脊柱重复并多发性脊椎畸形

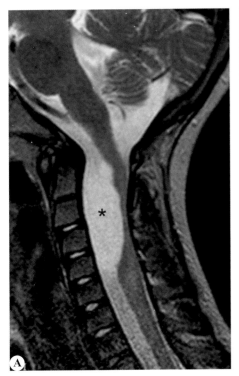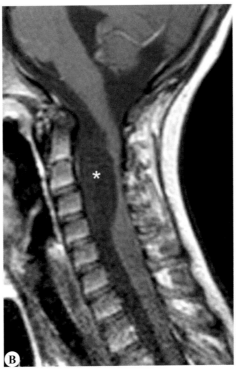

◀图 58-16 神经肠源性囊肿

A. 矢状位 T_2 加权图像；B. 后矢状位 T_1 增强加权图像。在 $C_{2\sim4}$ 节段可见硬膜内囊肿（星号）导致脊髓受压，囊肿在两个序列中均无强化且与脑脊液等信号

MRI（图 58-17）可以显示头尾向序列部分分裂、单硬脊膜管完全性脊髓纵裂、双硬脊膜管脊髓纵裂，以及两个半索在隔下融合成单根脊索。重 T_2 加权序列，如 DRIVE，对于描述神经根的走行非常有用，尤其是对半索和间隔之间的关系，此处是脊髓拴系自异常内侧神经根的常见位置。局部 CT 扫描可能有助于显示间隔内的骨性成分。通常可见一个紧密的终丝伴低位脊髓圆锥。

Ⅱ型脊髓纵裂的特点是两个半侧脊髓被包在同一硬脊膜管内。虽然在轴位和冠状位 MR 图像上诊断相对简单，但这种形式的脊髓纵裂在矢状位 MR 图像上可能很难辨认，特别是当两个半索被部分或不完全分隔时。在这种情况下，唯一能说明问题的征象是脊髓明显变薄，这是由于两个半索之间的蛛网膜下腔挤压造成的。高分辨轴位 T_2 加权图像特别适合显示脊髓不完全分离的轻度变异（图 58-18）。在这种情况下，脊髓空洞症和绷紧的终丝相关；脊椎畸形通常比Ⅰ型轻，有时仅限于棘突部裂。

（十四）尾部退化综合征

尾部退化综合征泛指包括脊柱完全或部分发育不全、肛门闭锁、生殖器异常、双侧肾发育不良或发育不全、肺发育不良和下肢异常等一系列异常。

最严重的变异型是并肢畸形，以下肢极度发育不良为特征，并伴有不同程度的不分离。从词源上看，术语 CRS 意味着胚胎尾部过度退化的概念，不能充分应用于无尾动物，如人类；因此，它是一个相对不合适的术语，可以用"尾部发育不全综合征"来替代；但是，尾部退化综合征的概念使用非常广泛，因此保留这一说法。CRS 与母体糖尿病（糖尿病母亲的后代中有 1%）有明确的关联。CRS 可能是综合征候群的一部分。

- OEIS（泄殖腔膨出、泄殖腔外翻、肛门闭锁和脊柱畸形）。
- VACTERL（椎体异常、肛门闭锁、心脏畸形、气管食管瘘、肾异常、肢体畸形）。
- Currarino 综合征是在某些情况下，由染色体 7q36 上的 HLXB9 同源基因杂合突变引起的一种特殊的形式，由三组组成。
  - 骶骨发育不全伴不对称的半骶骨和完整的第一骶椎（"镰刀状骶骨"）。
  - 骶前肿块：前脑膜膨出和（或）畸胎瘤。
  - 肛门直肠畸形。

Currarino 三联征的患者通常是年龄较大的儿童或成年人，主诉为下腰痛、尿失禁或便秘，MR 检

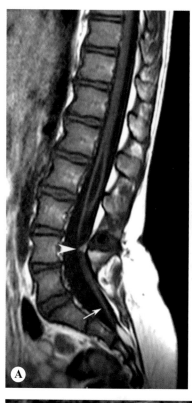

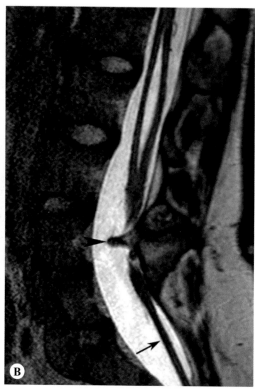

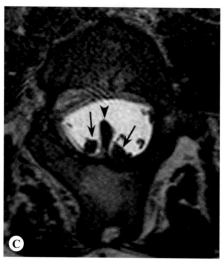

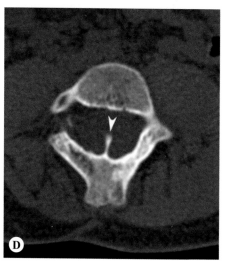

◀ 图 58-17　Ⅰ 型脊髓纵裂

A. 矢状位 T₁ 加权像；B 和 C. 矢状位和轴位 T₂ DRIVE 序列图像；D. 轴位 CT 扫描。脊髓末端较低，次级神经管持续存在（A 和 B，箭）。不完整的隔膜（A 至 C，箭头）自异常神经弓处向前突出，将硬脊膜管分成两部分，每部分包含一个半索（C，箭）。隔膜有骨性成分（D，箭头）。注意椎管内并发脊髓积水空洞症（A 和 B）

查显示与部分骶尾部发育不全有关的骶前充满脑脊液的肿块。实性结节的畸胎瘤样成分通常位于脊膜膨出的壁上。

胚胎学认为，CRS 起源于脊索尾段的异常形成，进而影响脊柱和脊髓，以及依赖脊索作为诱导体的其他器官的正常发育。具体地说，将导致广泛的脊椎畸形，主要包括脊柱尾部发育不全或发育不良，并且由于缺乏神经诱导，神经管也将同样发育停滞。CRS 的先天性脊椎异常可从尾骨发育不全到骶椎、腰椎和下胸椎缺失，但绝大多数仅累及骶骨

和尾骨。骶骨可能完全或部分缺失，个别病例存在 S₁₋₄ 的全部缺失。

根据脊髓圆锥的位置和形状及椎体发育不全的程度，CRS 可分为两种类型（图 58-19）。

- Ⅰ 型：脊髓终末高位、陡峭，椎体发育不全程度较大。
- Ⅱ 型：脊髓终末低位、拴系，脊椎发育不全程度较轻。

两者之间关键的胚胎学分水岭在于初级和次级神经分化之间的界面，对应于后神经孔，即 S₃₋₅。

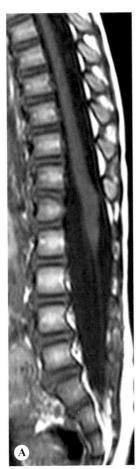
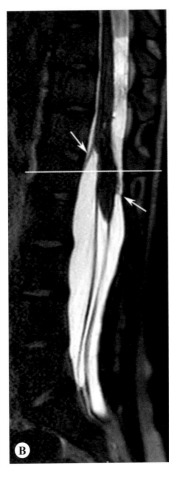

◀ 图 58-18　Ⅱ型脊髓纵裂

A. 矢状位 T_1 加权图像；B. 矢状位；C. 轴位 T_2 DRIVE 序列图像。脊髓在 T_1 加权像上稍微向后弯曲，但并不严重。矢状位 T_2 DRIVE 序列图像显示，隐蔽的系带（B，箭）将脊索连接到鞘囊的前部和后部，但脊髓本身并未出现其他异常。图 C 为图 B 水平白线显示的相应脊柱水平。在轴位影像上，清晰可见脊髓纵裂不完全分离成两个半索（C，箭头）

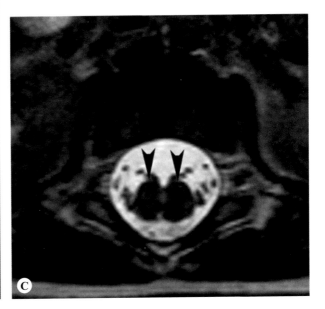

脊髓发育不全的程度与脊髓畸形的严重程度密切相关，Ⅰ型比Ⅱ型更严重，尽管可能存在个体差异。

(1) Ⅰ型 CRS：椎体再生发育不全的程度从尾骨和下骶骨缺如到所有尾骨、骶骨、腰椎和下胸椎的再生发育不全。临床上，大多数患者存在与脊髓再生发育不全程度相关的稳定的神经系统缺陷。然而，狭窄的硬膜囊内的硬膜神经根的收缩可能产生进行性神经体征。

大多数患者脊柱末端的椎体是 $L_5 \sim S_2$。然而，在颈部和上胸椎上也可以发现异常椎骨，包括块状或蝶形椎骨、半椎体，甚至是多余椎骨。因此，在矢状面检查整个脊柱是至关重要的。骶骨发育不全可能表现为明显的不对称，伴有不同程度的骶骨缺损。沿骶骨长轴的冠状位序列是充分显示病变所必需的；在某些病例中，可能从小视野螺旋 CT 扫描获取更多有价值的信息。

在 MRI 上，脊髓圆锥呈交叉状甚至难以显示，其突起基本都是棒状或楔形的。大多数情况下，脊髓末端的位置较高（通常与 $T_{1\sim2}$ 相对，也有很多病例高于 $T_{1\sim2}$，但也有少数与 L_1 相对）。

在矢状位图像上，鞘囊内的神经根可分为前后束（"双束"状），而在脊髓末端以下的轴面，由于尾神经根之间脊髓圆锥缺失而表现出所谓的魔鬼圆锥征。硬膜囊在脊索末端以下逐渐变细，并终止在异常高的水平。

(2) Ⅱ型 CRS：椎体发育不全的程度较Ⅰ型轻，最后一节椎体最高为 S_4，多表现为末节骶椎和尾椎发育不全。MRI 显示，只有圆锥顶端（对应于次级神经形成的膜）缺失。然而，在大多数情况下，圆锥的部分发育不全很难辨认，因为圆锥本身在尾部是伸展的，并与如终丝变紧或尾部脂肪瘤等异常联系在一起，这就证明了脊髓拴系综合征的临床表现是合理的。骶尾部发育不全常见于皮下肿块患者，包括终末脊髓囊肿、脊髓脂肪瘤或骶前脊膜膨出。Currarino 综合征患者表现为骶前充盈脑脊液的肿块，这与骶尾骨部分发育不全有关。实性、结节性

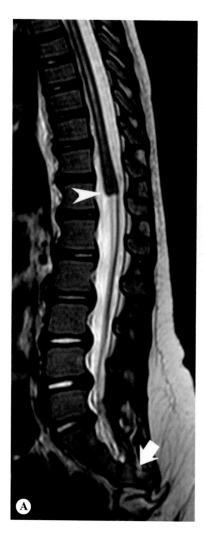
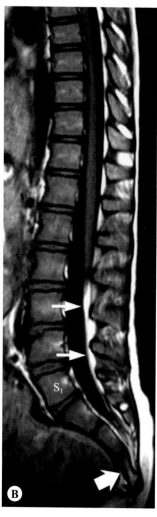

◀ 图 58-19　尾部退化综合征

A. 矢状位 T_2 加权图像。在这例 I 型病例中，骶尾部发育不全，S_3 是最后可见的骶骨成分（箭）。由于脊髓圆锥发育不全，脊髓在 $T_{1\sim2}$ 处突然终止（箭头）。
B. 矢状位 T_1 加权像。在这例 II 型病例中，骶尾部发育不全的程度较不明显，S_4 是最后的可见骶骨成分（粗箭）（注意 S_1 完全腰椎化）。该患者还并发终丝脂肪瘤（细箭）

畸胎瘤成分常位于脑膜膨出的壁，可表现为扩散受限（表皮成分），应用钆对比剂后可出现强化；脂肪抑制技术显示的强化效果更佳。

（十五）节段性脊柱发育不良

节段性脊柱发育不良与 CRS 在胚胎学上有相似之处，即脊索中间段（而不是尾段）的异常发育而导致的一系列表现，并伴有相应节段脊柱和脊髓发育不全。患者有典型的骨性驼背，出生时即表现为截瘫或至少是严重的下肢瘫痪，并且无一例外地表现出下肢营养不良和畸形，并伴有马蹄内翻足。

临床影像学的定义如下。
- 腰椎或胸腰椎节段性发育不全或功能障碍。
- 脊髓和神经根节段性异常。
- 先天性截瘫或下肢轻瘫。
- 先天性下肢畸形。

MRI 显示胸腰椎、腰椎或腰骶椎的节段性椎体异常（图 58-20），在最严重的情况下，会导致脊柱完全断成两个节段，相互碰撞，产生短角后凸。在这一水平，椎管严重狭窄，脊髓局灶性再生障碍或发育不全。因此，脊柱和脊髓似乎被分成两部分，上段脊髓终止迟钝，下段脊髓臃肿和低洼。马蹄形肾通常位于后凸的凹陷中。

（十六）皮毛窦道

皮毛窦道是一种内衬上皮的瘘管，从皮孔延伸至不同深度的皮下结构，常止于硬膜囊内，与脊髓相连。病变最常位于腰骶部，但也可见于胸部、颈部和枕部。临床检查发现脊柱中线存在凹陷或针尖样小孔，常伴有毛痣、毛细血管瘤或色素沉着斑。小孔的位置多位于臀间裂上方，可与单纯的尾骨凹陷相鉴别。皮毛窦的并发症包括局部感染、脑膜炎

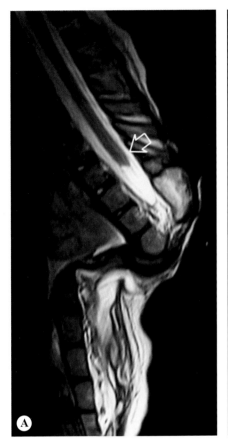

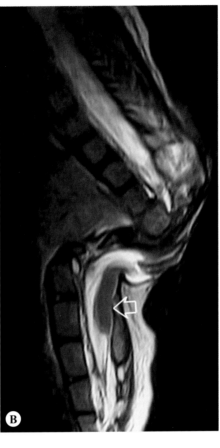

◀ 图 58-20　节段性脊柱发育不全

矢状位 T_2 加权图像。脊柱完全分离为两个独立的节段。脊髓也被分成两段（箭），分别位于脊柱后凸顶点的上方和下方。注意并发的马蹄形肾嵌在后凸的凹处

和脓肿，可能是细菌沿窦道侵入中枢神经系统造成的。胚胎学上，皮毛窦道是神经外胚层与皮肤外胚层局灶性不完全分离的结果；因此，它们可被视为局限性背脊髓裂连续体的一种变异，后者还包括非终末性脊髓囊肿和可能的脊膜膨出。

皮毛窦道在正中矢状面 T_1 加权像上很容易被识别，表现为穿过皮下脂肪的一条细的低信号条纹。窦道的硬膜下部分在高分辨率重 T_2 加权像，如在 DRIVE 序列上显示良好（图 58-21），但其他常规序列可能无法显示。皮毛窦道可能被包裹并形成表皮样囊肿，在 DWI 上表现为高信号，并发感染时表现为增强后强化。

九、结论

脊柱闭合不全的 MRI 表现，即使是对于有经验的阅片者，也可能是复杂且令人困惑的。然而，结合临床、胚胎学和神经影像学可对绝大多数病例做出诊断。高分辨率 MRI 序列对于显示病变的详细特征至关重要，有助于疾病的准确诊断和分型，为制

订手术计划提供关键信息。

十、影像报告流程

- 行 MR 检查操作前，肉眼检查患儿背部，识别并记下可能的胎记。
- MR 检查的矢状位视野应始终包含脊柱的整个纵向长度。分别从颅颈交界处和骶尾骨开始计数椎骨，并找出可能的变异（如移行椎、阻滞椎等）。应尝试给肋骨编号识别胸椎，还可以确认患儿是否已行脊椎 X 线检查，以此辅助进行脊椎节段编号。
- 确认脊髓圆锥尖端的位置。脊髓圆锥尖端位于 $L_{2\sim3}$ 椎间盘间隙水平或以下都是异常的，并应开始寻找可能的脊髓拴系异常。
- 所有患者都应该加扫矢状位重 T_2 加权序列（DRIVE 或类似序列）。使用各向同性体素（0.6mm × 0.6mm × 0.6mm）来获取高质量的正交重建图像。对疑似病例，使用相同参数在可疑病变区域加扫轴位序列。

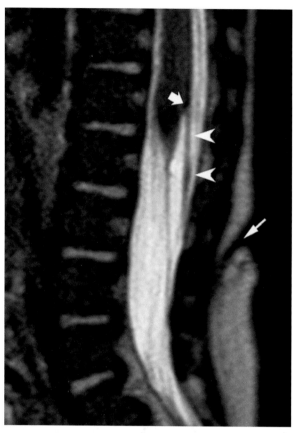

▲ 图 58-21　皮毛窦道

矢状位 T₂ DRIVE 序列图像，可见窦道起自一个皮孔（细箭），还可见窦道的硬膜下部分（箭头），插入到被轻微牵拉的脊髓圆锥上（粗箭）

- 有序描述影像学发现。畸形是开放的还是闭合的？患儿的背部是否有皮下肿块？脊髓是否处于低位？是否有裂隙或中断？患儿的背部是否有凹陷或小孔？

- 只有在基线扫描发现肿物（即疑似表皮样肿块、乳房前肿块）或怀疑感染（即脓肿）时，才注射对比剂。

- 不用常规行 CT 扫描。CT 可作为第二步检查，来确认特定的骨性异常，特别是在脊髓纵裂病例中观察中隔。将视野缩至最小，以免不必要的辐射。

- 对于报告，使用如下方案。
  - 适应证：总结患者的临床表现和外观检查结果。
  - 成像技术：按空间方位和权重列出所用扫描序列；若使用对比剂，则报告对比剂的类型、剂量和是否发生不良反应。
  - 结果：描述影像特征，记录圆锥水平和任何异常（主要对象的描述见上文）。
  - 结论：得出最终诊断，或者至少列出一系列鉴别诊断。指出是否需要进一步检查，包括其他专家会诊。指出是否需要 MRI 随访及随访时间间隔。

十一、病例报告

（一）病例报告 1

1. 病史

1 例 1 岁男婴，既往有"肛门直肠闭锁"病史，新生儿期行手术矫正，当前出现下肢运动障碍和马蹄内翻足（图 58-22）。

2. 临床诊断

疑似脊髓拴系。

3. MRI 检查目的

评估脊髓和骶区是否有可能的脊髓拴系。

4. 成像技术

矢状位 T₁ 加权图像（图 58-22A），矢状位 T₂ DRIVE 序列图像（图 58-22B），轴位 T₁ 加权图像（图 58-22C 和 D），轴位扩散加权图像（图 58-22E）。

5. 对比剂及剂量

未使用对比剂。

6. 影像学表现

骶骨次全发育不全，S₁ 可见，呈镰刀状骶骨。脊髓低位，由一根绷紧终丝（图 58-22B，黑箭）拴系，附着于硬膜囊底部的脂肪瘤（图 58-22A 至 C，箭头）。有一个并发的空腔（图 58-22B，空箭）。有一个相关的主要脂肪成分的骶前肿块（图 58-22A，黑细箭），其中包含结节状结构（图 58-22A、B 和 D，粗箭），扩散受限（图 58-22E，粗箭）与表皮样囊肿一致。

7. 解释

肛门直肠闭锁、部分骶骨发育不全（保留 S₁）和骶前肿块，符合 Currarino 综合征的诊断。

8. 结论

患有肛门直肠畸形的新生儿应行 MR 检查以明确是否并发 Currarino 综合征的其他特征，否则这些特征可能在相当的时间内被遗漏（有时直到成年），

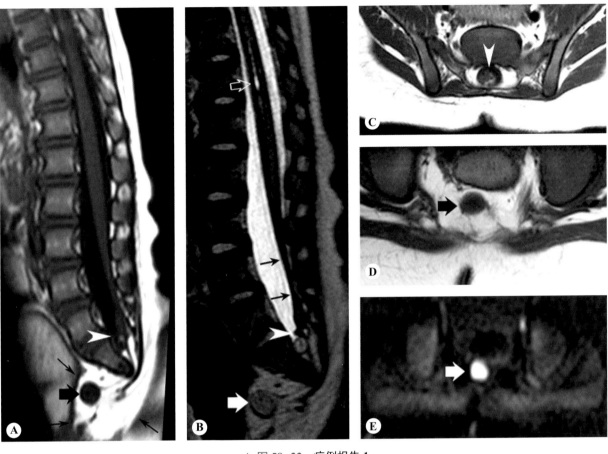

▲ 图 58-22 病例报告 1

并确定脊髓拴系的原因。一旦诊断确立，需要检查是否存在 Currarino 综合征相关的肾、输尿管和子宫异常。应当实施手术来松解脊髓拴系并切除骶前肿块，以缓解便秘并切除发育不良的组织，这些组织在某些病例中还发现有侵袭性的改变。最后需要进一步行遗传学调查，来寻找 *MNX1* 基因的因果突变，并确定家族性病例。

（二）病例报告 2

1. 病史

男性新生患儿。合并非溃疡性开放性脊柱闭合不全，病变由半透明的脑脊髓膜和小的结节状基板组成（图 58-23A，箭）。

2. 临床诊断

疑似脊髓脊膜膨出。

3. MRI 检查目的

评估脊髓畸形以制订手术方案，并排除合并 Chiari Ⅱ 畸形。

4. 成像技术

患婴腰部的照片（图 58-23A），矢状位 T_1 加权图像（图 58-23B），矢状位 T_2 DRIVE 序列图像（图 58-23C），轴位 T_1 加权图像（图 58-23D），轴位 T_2 DRIVE 序列图像（图 58-23E）。

5. 对比剂及剂量

未使用对比剂。

6. 影像学表现

矢状位图像可见患儿腰骶部存在一较大脊膜膨出，囊内充以脑脊液（图 58-23）。脊髓拉长，达硬膜囊底部（图 58-23C，开口箭），腰段可见多发空洞（图 58-23C，星号）。伴轻度 Chiari Ⅱ 型畸形（图 58-23B，箭）。轴位图像显示脊髓纵裂（图 58-23D 和 E，箭头）；左半索被拉伸（图 58-23C，箭头），突入脊膜膨出（图 58-23D 和 E，细箭），终止于图 58-23A 对应的外露的终端基底（图 58-23D 和 E，箭）。

7. 解释

半侧脊髓脊膜膨出的定义是脊髓裂开畸形（即

脊髓纵裂）并发某一半索神经胚形成缺陷。伴有 Chiari Ⅱ型畸形，如开放性脊柱闭合不全的其他形式。

8. 结论

开放性椎管闭合不全的手术修复应该在出生后紧急进行，以防止随后的神经功能恶化和（或）感染。手术前应尽可能对整个神经轴进行 MR 检查，从而辅助制订手术方案及识别相关的畸形，如脊髓纵裂。

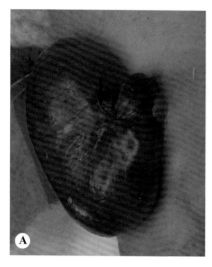
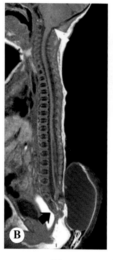
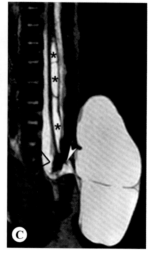
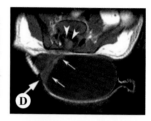
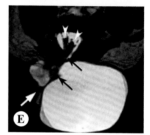

▲ 图 58-23 病例报告 2

参考文献

[1] Adzick NS, Thom EA, Spong CY, Brock JW 3rd, Burrows PK, Johnson MP, Howell LJ, Farrell JA, Dabrowiak ME, Sutton LN, Gupta N, Tulipan NB, D'Alton ME, Farmer DL, MOMS Investigators. A randomized trial of prenatal versus postnatal repair of myelomeningocele. N Engl J Med. 2011;364:993–1004.

[2] Barutçuoğlu M, Selçuki M, Umur AS, Mete M, Gurgen SG, Selcuki D. Scoliosis may be the first symptom of the tethered spinal cord. Indian J Orthop. 2016;50:80–6.

[3] Kucera JN, Coley I, O'Hara S, Kosnik EJ, Coley BD. The simple sacral dimple: diagnostic yield of ultrasound in neonates. Pediatr Radiol. 2015;45:211–6.

[4] Li YC, Shin SH, Cho BK, Lee MS, Lee YJ, Hong SK, Wang KC. Pathogenesis of lumbosacral lipoma: a test of the "premature dysjunction" theory. Pediatr Neurosurg. 2001;34:124–30.

[5] McLone DG, Knepper PA. The cause of Chiari II malformation: a unified theory. Pediatr Neurosci. 1989;15:1–12.

[6] Nakanishi K, Tanaka N, Kamei N, Nakamae T, Izumi B, Ohta R, Fujioka Y, Ochi M. Use of prone position magnetic resonance imaging for detecting the terminal filum in patients with occult tethered cord syndrome. J Neurosurg Spine. 2013;18:76–84.

[7] Nievelstein RAJ, Valk J, Smit LME. Vermeji-Keers C. MR of the caudal regression syndrome: embryologic implications. AJNR Am J Neuroradiol. 1994;15:1021–9.

[8] Pang D, Zovickian J, Wong ST, Hou YJ, Moes GS. Limited dorsal myeloschisis: a not-so-rare form of primary neurulation defect. Childs Nerv Syst. 2013;29:1459–84.

[9] Rossi A, Piatelli G, Gandolfo C, Pavanello M, Hoffmann C, Van Goethem JW, Cama A, TortoriDonati P. Spectrum of nonterminal myelocystoceles. Neurosurgery. 2006;58:509–15.

[10] Sewell MJ, Chiu YE, Drolet BA. Neural tube dysraphism: review of cutaneous markers and imaging. Pediatr Dermatol. 2015;32:161–70.

[11] Singh S, Kline-Fath B, Bierbrauer K, Racadio JM, Salisbury S, Macaluso M, Jackson EC, Egelhoff JC. Comparison of standard, prone and cine MRI in the evaluation of tethered cord. Pediatr Radiol. 2012;42:685–91.

[12] Tortori-Donati P, Fondelli MP, Rossi A, Raybaud CA, Cama A, Capra V. Segmental spinal dysgenesis. Neuroradiologic findings with clinical and embryologic correlation. AJNR Am J Neuroradiol. 1999;20:445–56.

[13] Warder DE, Oakes WJ. Tethered cord syndrome and the conus in a normal position. Neurosurgery. 1993;33:374–8.

拓展阅读

[1] Huisman TA, Rossi A, Tortori-Donati P. MR imaging of neonatal spinal dysraphia: what to consider? Magn Reson Imaging Clin N Am. 2012;20:45–61.

[2] Rossi A, Biancheri R, Cama A, Piatelli G, Ravegnani M, Tortori-Donati P. Imaging in spine and spinal cord malformations. Eur J Radiol. 2004;50:177–200.

[3] Schwartz ES, Rossi A. Congenital spine anomalies: the closed spinal dysraphisms. Pediatr Radiol. 2015;45 (Suppl 3):S413–9.

[4] Tortori-Donati P, Rossi A, Cama A. Spinal dysraphism: a review of neuroradiological features with embryological correlations and proposal for a new classification. Neuroradiology. 2000;42:471–91.

[5] Tortori-Donati P, Rossi A, Bianchieri R, Cama A. Congenital malformations of the spine and spinal cord. In: Tortori-Donati P, Rossi A, editors. Pediatric neuroradiology. Berlin: Springer; 2005. p. 1551–608.

第59章 脑白质病变和遗传性代谢疾病的神经成像方法

Leukodystrophies and Inherited Metabolic Conditions: A neuroimaging approach

Saipriya Ramji　Frederik Barkhof　Kshitij Mankad **著**

祖梓悦　李俊灏　施　昭 **译**　孙志远　张龙江 **校**

摘　要

脑白质病变包括一大群罕见的疾病，它们往往发病机制不明确，并且在临床表现上差异很大。尽管每种异常都很少见，但它们作为一个整体并不少见。早期诊断在一些特定情况下是至关重要的，在这些情况下，早期干预可能有助于防止对发育中的大脑造成进一步的神经代谢损害。临床神经影像学在认识脑白质病变的发病过程中起重要作用，随后通过分析影像学和临床线索以帮助缩小差异，从而为后续的实验室或遗传学研究提供依据。特定的成像模式促进新疾病和基因突变的发现。生化测试和广泛的基因测试，尽管它们昂贵且耗时，但也并不一定能够产生这些家庭迫切需要的答案。有先天代谢障碍的儿童中有很大一部分从未得到最终诊断。甚至一些确诊的病例，预后也可能很差，因为往往已经开始出现不可逆转的脑损伤，治疗选择通常也很有限。

本章提供了一个系统的方法来识别和检查遗传性脑白质营养不良和白质脑病。我们讨论了影像学技术，并概述了评估儿童脑白质病变和白质脑病的一种系统、循序渐进的临床和影像学方法。最后，我们讨论了影像学的相似疾病。

关键词

髓鞘形成；脑白质病变；脑白质病；神经代谢紊乱

缩略语

AMN	adrenomyeloneuropathy	肾上腺脊髓神经病
CADASIL	cerebral autosomal dominant arteriopathy with subcortical infarcts and leukoencephalopathy	常染色体显性遗传性脑动脉病伴皮质下梗死和白质脑病
CNS	central nervous system	中枢神经系统
CT	computer tomography	计算机断层扫描

GA	glutaric aciduria	戊二酸尿症
H-ABC	hypomyelination with atrophy of the basal ganglia and cerebellum	髓鞘化低下伴基底节和小脑萎缩
HCC	hypomyelination with congenital cataracts	髓鞘化低下伴先天性白内障
HDLS	hereditary diffuse leukoencephalopathy with axonal spheroids	遗传性弥漫性白质脑病伴轴突球形
LBSL	leukoencephalopathy with brain stem and spinal cord involvement and lactate elevation	白质脑病伴脑干、脊髓受累和乳酸升高
MELAS	mitochondrial encephalomyopathy, lactic acidosis, and stroke-like episodes	线粒体脑肌病、乳酸酸中毒和脑卒中样发作
MLC	megalencephalic leukoencephalopathy with subcortical cysts	巨脑性白质脑病伴皮质下囊肿
MRI	magnetic resonance Imaging	磁共振成像
MRS	magnetic resonance spectroscopy	磁共振波谱学
MS	multiple sclerosis	多发性硬化症
MSUD	maple syrup urine disease	枫糖尿病
NBIA	neurodegeneration with brain iron accumulation	神经退行性变伴脑铁积聚
NCL	neuronal ceroid lipofuscinosis	神经元蜡样质脂褐素沉积病
ODDD	oculodentodigital dysplasia	眼齿指发育不良
PMD	Pelizaeus-Merzbacher disease	佩－梅病
POLD	pigmented Orthochromatic Leukodystrophy	色素性正色性脑白质营养不良
VMN	vanishing white matter disease	消失性白质病
WM	white matter	白质
X-ALD	X-linked adrenoleukodystrophy	X染色体连锁肾上腺脑白质病变
4H syndrome	hypomyelination with hypodontia and hypogonadotrophic hypogonadism	髓鞘化低下伴牙髓鞘低下和性腺激素减退症

一、疾病（定义和术语）

神经代谢紊乱可根据灰质或白质的主要受累程度分类如下（图 59-1）。

脑白质病变：遗传异常导致的中枢神经系统白质原发性受累。

白质脑病：由于全身性疾病（遗传性或获得性）继发性累及中枢神经系统白质。

脊髓灰质病变：主要累及中枢神经系统灰质。

延髓病变：中枢神经系统白质和灰质混合受累。

在 2017 年对脑白质病变的定义进行了更新，以将所有主要影响中枢神经系统的遗传性白质疾病包括在内，无论累及的结构性白质成分、受影响的分子过程和病程如何。

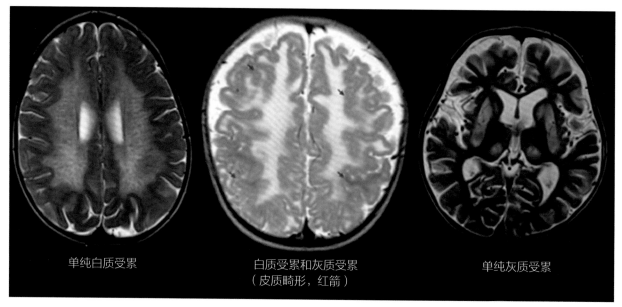

单纯白质受累　　　　　白质受累和灰质受累　　　　单纯灰质受累
　　　　　　　　　　　（皮质畸形，红箭）

▲ 图 59-1　神经代谢紊乱的主要受累区域

二、流行病学

虽然有许多研究评估了特定的脑白质病变或白质脑病的发病率，但可能因为各种原因（发病年龄范围广，每种疾病单独存在的罕见程度，缺乏诊断或误诊），只有少数几项研究试图评估这类疾病的总体发病率。脑白质病变的发病率在不同人群中存在差异，在近亲婚姻盛行的文化中更高，因为许多疾病都有常染色体隐性遗传模式。

关于儿童脑白质病变 / 白质脑病总发病率的研究报道不一，每 100 000 名活产中有 1.2～2 名患儿发病。这一数字还在上升，可能是因为神经成像的普遍使用及基因测试的进步。

三、病理生理学

概述每一种白质脑病的病理生理学超出了本章的范围。对潜在致病机制的简要总结在本章一些选定的疾病中进行阐述。

脑白质及其重要性

白质约占人类大脑的一半。脑白质纤维束连接灰质结构，提供支持大脑复杂组织的基本网络连接。表 59-1 概述了各种细胞成分及其功能和影响它们的疾病。脑白质（干重）占髓鞘的 50%，它促进电脉冲通过轴突的传导，同时节省空间和能量。它还支持神经网络的结构完整性和可行性。

有几个不同而独特的病理过程会导致脑白质信号异常。

- 髓鞘化延迟：髓鞘成熟延迟，即髓鞘成熟滞后于预期年龄。髓鞘形成延迟是一种常见的、非特异性的发现，可由多种疾病引起，包括系统性和神经性疾病，并且在潜在过程得到纠正的情况下可能是可逆的。

- 髓鞘化低下：是一种髓鞘持续缺乏或髓鞘形成过程中停滞的现象，特征是脑白质的正常（或接近正常）T$_1$ 加权信号与弥漫性异常 T$_2$ 加权信号不匹配。

- 髓鞘形成障碍：由组成异常的易碎髓鞘沉积所致，很容易分解。

- 空泡性脊髓病：由错乱的离子和水稳态引起的这些情况可以引起慢性脑水肿，如巨脑性白质脑病，或者由于髓鞘板层间隙的水受困而在枫糖尿病中表现出严重受限的和潜在的可逆性扩散改变。

- 脱髓鞘：髓鞘继发性丢失，可能是正常的，也可能是异常的。因此，这是许多不同过程的终末阶段，包括髓鞘形成障碍或其他脱髓鞘情况，髓鞘受到有毒物质（可能是内源性或外源性产生，即中毒性白质脑病）、炎症、缺血或创伤的损害。

表 59–1 脑白质的细胞成分及其功能

成　分	功　能	疾病进程示例
髓鞘少突胶质细胞	形成髓鞘，实际上是修饰过的质膜的延伸	• 髓鞘化不良疾病，如佩－梅病 • 脱髓鞘／髓鞘功能障碍，如异染性白质疾病和 Krabbe 病 • 髓鞘空泡化疾病，如 Canavan 病
NG2 胶质细胞	也称为少突胶质前体细胞，这些细胞分化为少突胶质细胞	• 与胶质瘤、阿尔茨海默病和癫痫等疾病过程有关
星形胶质细胞	对脑发育、维持离子和水平衡、血脑屏障和血脑脊液屏障的完整性至关重要	• 亚历山大病 • 巨脑性脑白质病伴皮质下囊肿 • 消失性白质病
小神经胶质细胞	免疫中枢神经系统细胞参与损伤后的修复，维持内稳态，并指导髓鞘形成	• 遗传性弥漫性白质脑病伴轴突球形 • 色素性正色性脑白质病变
神经轴突	轴突与形成和支持髓鞘所需的成鞘胶质细胞之间的双向信号转导	• 婴儿起病的溶酶体神经元储存障碍 • 神经元蜡样脂褐素沉着症 • Zellweger 综合征 • 婴儿癫痫障碍中的早髓化
血管	对于支持神经结构的生存能力和代谢废物的快速清除是必不可少的	• 血管病变，如 CADASIL 和脑淀粉样血管病

四、临床表现

神经遗传／神经代谢紊乱的临床表现形式多种多样，往往含糊不清且旷日持久。症状取决于发病年龄、遗传方式、发病时大脑的发育成熟度及神经轴内选择性的易感部位。

患有神经遗传或神经代谢障碍的患者可能出现以下情况之一。

- 在新生儿期早期有非特异性的一些症状，如呕吐、易怒、喂养不良、低眼压或癫痫发作。框 59–1 汇总了有关新生儿期出现的神经代谢紊乱的情况。

- 发病较晚、急性、反复发作的全身性症状，如共济失调、呕吐、酸中毒或明显昏迷。

- 慢性进行性神经症状（发育迟缓、运动症状、认知倒退、癫痫、精神症状）出生到成年任何时期都可能出现。框 59–2 简要总结了成年期出现的神经代谢紊乱。

- 其他系统的受累（如心血管、皮肤科、内分泌科、眼科等）。

髓鞘形成不足往往在生命早期出现。神经代谢紊乱的表现通常是非特异性的，但各种检查可能会有助于为疾病的诊断提供线索（表 59–2）。

影响白质束的疾病通常会导致运动功能受累，在儿童早期表现为低张力，以后逐渐进展为痉挛。表现的严重程度可从轻度痉挛性双侧麻痹到重度痉挛性四肢瘫痪，也可表现为锥体外系受累（肌张力障碍／运动障碍）、共济失调、癫痫发作或认知功能延迟／改变。运动迟缓更常见于髓鞘减退，而不是运动退化，后者更典型地见于脱髓鞘性白质营养不良。其他需要评估的相关非特异性特征包括不断哭泣、头围增大和皮肤表现。

临床上轻度的病程或病程中一定程度的改善可能是某些脑白质营养不良的特殊特征，例如那些与 HEP ACAM/GlialCAM 和 EARS2 突变相关的疾病。主要影响神经元的疾病，即那些有额外的灰质受累而非胶质细胞受累的疾病，往往表现为小头畸形、认知能力下降和癫痫发作。例如，在主要影响神经细胞的白质消失的疾病中，患者在发热或头部创伤后可能会出现急剧恶化。线粒体疾病中会出现类似脑卒中的发作。

框 59-1　新生儿期出现的神经代谢紊乱

新生儿神经代谢紊乱的临床表现十分特异性。新生儿可能出现嗜睡、喂养不良、呕吐、肌肉低张、易怒、癫痫、代谢性酸中毒、低血糖及心脏和肝脏疾病。但事实上，这些症状更常见于缺氧缺血性损伤、脓毒症和先天性心脏病，因此神经代谢障碍往往被忽视，除非临床和放射科医生对婴儿在无症状间歇后出现的不明原因昏迷和迅速的神经恶化保持高度警惕和怀疑。如肝脾肿大、畸形和血缘性双亲病史等，也能提示潜在的神经代谢紊乱。

新生儿神经代谢紊乱实际上分为以下几组。

中毒性紊乱（氨基酸和有机酸代谢紊乱）：这类都是中毒性白质脑病，存在先天的代谢障碍，导致内源性毒性化合物在代谢途径阻滞部位近端积聚。这些上调的毒性化合物会导致器官，包括大脑的损伤。损害模式可能非常特别，并且可以为潜在疾病（如 1 型 GA 中的纹状体损伤和扩大的侧裂）和枫糖尿病中特征性的有髓白质扩散受限提供线索。这些代谢紊乱不会阻碍胎儿的发育，并且通常在出生后几小时或几天内会有一段最初的无症状期，因为毒素在胎儿时期会被母体胎盘清除，出生后需要一段时间才能重新积累。急性加重可能是由发热、间发性疾病和进食引起的。中毒性白质脑病包括尿素循环障碍、MSUD（图 59-2）、苯丙酮尿症和 1 型戊二酸尿症（图 59-3）。

能量产生障碍：能量生产 / 利用不足，通常表现为多系统受累（通常影响心脏、大脑和骨骼肌）。这类障碍的例子包括丙酮酸脱氢酶缺乏症、线粒体氧化磷酸化紊乱、亚硫酸盐氧化酶缺乏症和钼辅因子缺乏症。

复杂分子的生物合成和分解代谢障碍：指在溶酶体或过氧化物酶体等细胞器中堆积的复杂分子的异常产生或分解。它们往往会导致缓慢但不可逆的症状进展，通常不会在围产期出现，但通过特定的检查，可以在围产期检出。过氧化物酶体障碍的一个典型例子是 Zellweger 综合征（图 59-4），其特征也是皮质畸形，表明过氧化物酶体功能正常是皮质发育所必需的。另一个例子是 Krabbe 病（图 59-5）。

神经递质疾病：这是一类罕见疾病，包括吡哆醇和吡哆醛 -5- 磷酸酶缺乏症及非酮症高血糖，往往表现为新生儿严重的脑病和药物屈光性癫痫。

框 59-2　成年时期出现的脑白质营养不良

成人起病的脑白质营养不良相对少见，可能是因为之前相关的认知和影像学进展较少而被低估。也经常被误诊为其他累及白质的疾病，如多发性硬化症或小血管疾病（脑白质疏松症）。因为影像技术和基因技术的进步，其发病率正在不断上升。

成人起病的脑白质营养不良患者的病程通常与儿科患者不同，而且要温和许多。家族史通常是可以提供关键信息，并且有助于阐明该疾病的遗传情况。该病大多为常染色体隐性遗传，因此母体、X 连锁或常染色体显性遗传的存在有助于缩小鉴别诊断的范围。

通常诊断为成人发病的白质营养不良有以下情况。

- CADASIL。
- X 染色体连锁肾上腺脑白质病变与肾上腺脊髓神经病。
- 视网膜血管病合并脑白质脑病（*TREX* 突变）。
- *Col4A*₁ 相关疾病。
- 家族性脑淀粉样血管病。
- Krabbe 病。
- 异染性脑白质营养不良。
- 线粒体疾病（Leigh 病、Kearns Sayer、MELAS 等）。
- 成人型白质脑病伴轴突球形和胶质细胞色素沉着。
- 脑腱黄瘤病。
- 陈旧性白质病。

在影像方面，成人起病的脑白质营养不良也像儿童起病的表现一样，有相当大的多样性和重叠性。由于多发性硬化症是成人需主要鉴别诊断的疾病，某些特征，如具有占位效应的大病灶和对称性病变，应该排除多发性硬化。脊髓成像很重要，因为局灶性脊髓病变在多发性硬化症中更为常见。

近几十年来，因小血管病（微血管变）的患病率升高，脑白质信号的广泛改变也非常常见。然而，如果发现患者出现广泛的白质受累，而不累及基底神经节或脑干，放射科医生应警惕潜在的脑白质营养不良。淀粉样血管病也可引起广泛的白质改变，通常在磁敏感成像序列上可见弥漫性的微出血灶。

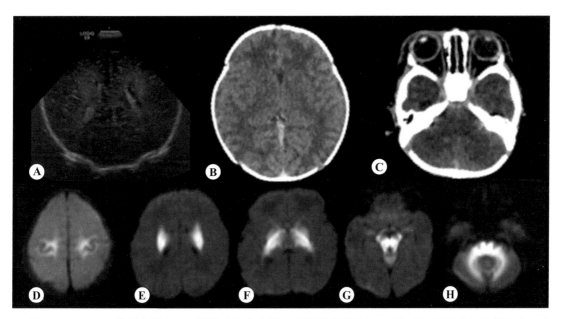

▲ 图 59-2　**MSUD** 的影像学表现：该婴儿于出生第 4 天因喂养不佳和昏睡入院。检查发现患有脑病，并在入院后不久出现癫痫发作

头颅超声（A）显示脑室周围白质呈高回声。急诊 CT 显示弥漫性脑肿胀和脑水肿。随后的 MR 扩散加权成像（D 至 H）显示双侧皮质脊髓束、苍白球、内囊、脑干和小脑白质扩散受限

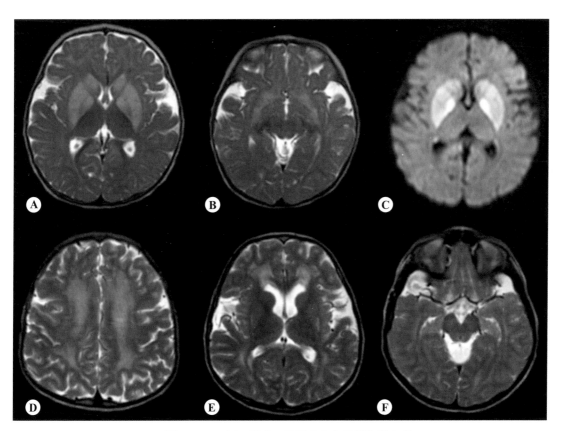

▲ 图 59-3　**2 例 1 型戊二酸尿症患者的影像学表现**

第 1 例患者（A 和 B，轴位 T₂WI；C，DWI）显示双侧尾状核和豆状核肿胀，以及部分额颞叶发育不良。第 2 例患者（D 至 F，轴位 T₂WI）的图像显示更多的慢性表现，双侧壳核内可见更多的局灶性信号异常，以及广泛的脑白质营养不良和脑体积的萎缩。两侧大脑侧裂也可见特征性的突起

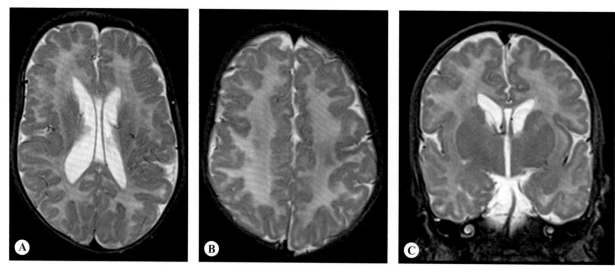

▲ 图 59-4　1 例 5 月龄患儿 Zellweger 综合征的影像表现

双侧额叶、外侧裂区和顶叶多小脑回（箭）（A 和 B，轴位 T₂WI；C，冠状位 T₂WI），伴轻度髓鞘形成延迟

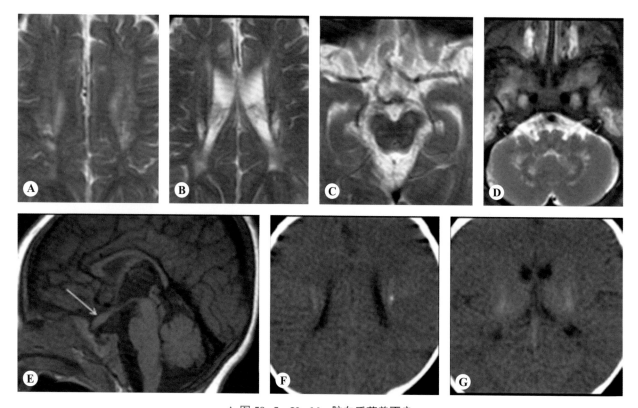

▲ 图 59-5　Krabbe 脑白质营养不良

轴位 T₂WI（A 至 D）显示以皮质脊髓束为中心的信号异常，并伴有齿状和齿周高信号。矢状位 T₁WI 显示视神经（E，箭）和视交叉（未显示）增粗。CT 显示沿皮质脊髓束有营养不良性钙化。血液检查证实没有半乳脑苷酯酶，证实了疾病诊断

　　深部灰质受累可能出现运动症状，如肌张力障碍或编舞运动障碍（图 59-6）。震颤是一种非特异性发现，可见于多种白质脑病。小脑受累时表现为共济失调，在某些情况下这可能是唯一的发现。

五、遗传模式

　　详细的家族史对于评估患有代谢紊乱的儿童可以提供至关重要的线索。应询问并记录阳性家族史，包括血缘关系。

表 59-2 特征性的临床表现和相关诊断

特征性的检查结果	相关诊断
畸形巨颅	Canavan 病 亚历山大病 伴有皮质下囊肿的巨颅骨白质营养不良症 L-2 羟基戊二酸尿症 GM_2 神经节苷脂沉积症 1 型戊二酸尿症
畸形 / 粗糙的面相	Zellweger 综合征 黏多糖病 岩藻糖代谢病 先天性糖基化障碍
眼科异常	
白内障	脑白质病、早发性过氧化物酶体病、脑腱黄瘤病 髓鞘化低下症伴先天性白内障、18q 综合征、Cockayne 综合征 Canavan 病
眼球震颤	佩 – 梅病、PMD 样病、VWM 病 伴有钙化和囊肿的脑视网膜微血管病（CRMCC/Labrune 综合征）
晶状体脱位	眼齿指发育不良 Cockayne 综合征 亚硫酸盐氧化酶缺乏症 钼辅因子缺乏症 高胱氨酸尿
视网膜血管缺损	CRMCC
樱桃红斑	溶酶体疾病（Tay-Sachs 病） 尼曼 – 皮克 C 型病 GM_1 和 GM_2 神经节苷脂沉积症
角膜云翳	黏多醣症 黏脂贮积症
Kayser-Fleischer 环	肝豆状核变性
视神经萎缩	Canavan 病、VWM 病
牙齿异常	眼齿指发育不良 Cockayne 综合征 Pol III 相关性脑白质营养不良
听力受损	Kearns-Sayre 综合征 SOX-10 相关疾病 18q 综合征 Cockayne 综合征

（续表）

特征性的检查结果	相关诊断
内分泌异常	
肾上腺功能衰竭	X 连锁肾上腺脑白质营养不良 / 脊髓神经病、过氧化物酶体生物功能障碍
甲状腺功能减退	Aicardi-Goutieres 综合征
生长激素缺乏症	早发性过氧化物酶体病
卵巢衰竭	血管性脑白质病
卵巢发育不全、促性腺激素减退、性腺功能减退	早发性过氧化物酶体病 4H 综合征
肌肉骨骼异常	
侏儒症	黏多糖病、Cockayne 综合征
并趾	眼齿指发育不良
黄色肌腱瘤	脑腱黄瘤病
皮肤病	
皮肤光过敏	Cockayne 综合征
血管角质瘤	乳涎腺病
鱼鳞癣	毛发硫性营养不良
冻疮	Aicardi-Goutieres 综合征
胃肠道异常	
腹泻	脑腱黄瘤病、过氧化物酶体病
呕吐	亚历山大病
肝功能障碍	Aicardi-Goutieres 综合征、过氧化物酶体病、岩藻糖苷沉着症
肝脾肿大	黏多糖病
先天性巨结肠	SOX-10 相关疾病（Waardenburg-Hirschsprung 综合征）
心脏异常	
传导阻滞	Kearns-Sayre 综合征
心脏肥大	褐藻糖苷病、18q 综合征
周围神经受累	下髓鞘化合并先天性白内障和低髓鞘化 伴有牙髓鞘减少和性腺激素低减的性腺功能低下症（4H 综合征） 偶有 PMD

常染色体显性性状可在连续世代中不同程度地表现出来，而常染色体隐性性状不会在连续的世代中表现出来，但可能会出现在兄弟姐妹中。X 染色体隐性性状往往累及家庭中的男性成员。线粒体疾病通常表现为母系遗传模式；然而，孟德尔遗传也是可能的。

大多数脑白质病变是常染色体隐性遗传。然而，常染色体显性遗传、X 染色体遗传和线粒体遗传模式也有阐述（表59-3）。

（一）成像策略

1. 何时行影像学检查以及影像学手段。

2. MRI 扫描参数。

3. 解读。

（二）扫描参数

MRI 是评估神经代谢紊乱的基本影像手段，具

有敏感而实用的优点。超声辅助作用有限。在非代谢性脑损伤，如感染或缺氧缺血损伤中，可清晰显示超声表现，如脑室扩张、溶芽囊肿、豆状纹状血管病变或强回声的白质。CT 对某些疾病的诊断也很有价值，特别是对钙化的评估（图59-7）。

MRI 可以帮助放射科医生指导生化 / 基因测试，甚至 MRI 本身就可以诊断。

- 我们推荐以下标准 MR 序列：T_1W SE（或翻转 –

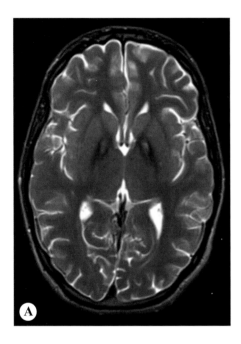
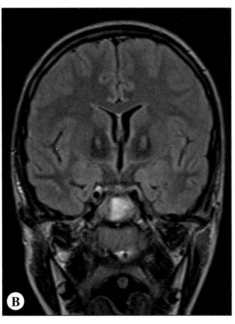

◀ 图 59-6　**NBIA**

苍白球内典型的 T_2WI（A）和 FLAIR（B）改变，高信号的中心病灶被低信号的边缘包围，导致特征性的"虎眼"外观，在 PKAN 中可见

表 59-3　伴有遗传异常的髓鞘化低下性疾病遗传方式和主要研究结果总结		
髓鞘化低下性疾病的名称	**遗传异常与遗传方式**	**主要（临床或影像学）特征**
佩 – 梅病	• *PLP1* • X 染色体遗传	• 发育障碍、肌张力减退、进食问题、反射缺失 • 同质性重度脊髓灰质炎
佩 – 梅样病	• GJC_2 • 常染色体隐性遗传	• 临床类似佩 – 梅病 • 同质性髓鞘减少
Pol Ⅲ 相关性脑白质病变（如 4H 综合征）	• *POLR3A* 和 *POLR3B* • 常染色体隐性遗传	• 同质性髓鞘减少，小脑萎缩 • GP 和丘脑 T_2 高信号
髓鞘化低下症伴先天性白内障	• FAM_126A • 常染色体隐性遗传	• 先天性双眼白内障（不是必要发现，可能出现较晚），异质性 • MRI 显示髓鞘化低下，脑室周围白质含水量增加，进行性萎缩
眼齿指发育不良	• GJA_1 • 常染色体显性或散发性	• 眼睛、牙列和手畸形的特征性相貌 • MR 上均质性髓鞘化低下，小脑萎缩，GP T_2 高信号

（续表）

髓鞘化低下性疾病的名称	遗传异常与遗传方式	主要（临床或影像学）特征
髓鞘化低下性白质病变伴基底节和小脑萎缩	• *TUBB4A* • 散发性	• 伴有壳核、小脑、尾状核和大脑白质萎缩的髓鞘化低下
TUBB4A 相关的髓鞘化低下症	• *TUBB4A* • 散发性	• 仅同质性髓鞘化低下
髓鞘化低下症伴脑干和脊髓受累	• *DARS* • 常染色体隐性遗传	• 大脑白质、脑桥、小脑下脚、皮质脊髓束、背侧脊柱的髓鞘化低下
RARS 相关的髓鞘化低下症	• *RARS* • 常染色体隐性遗传或常染色体显性遗传	• 同质性髓鞘化低下和小脑萎缩
18q 综合征	• *18q0* • 散发性	• 异质性髓鞘化低下和小脑发育不良
光敏性毛发硫代营养不良	• *ERCC₂*、*ERCC₃*、*GTF2H5*、*MPLKIP* • 常染色体隐性遗传	• 毛发粗糙，易碎，鱼鳞病，身材矮小，畸形相 • 同质性髓鞘化低下和小脑发育不良
Cockayne 综合征	• *CSA/CSB* • 常染色体隐性遗传	• 侏儒症和特殊的畸形相 • CT 上钙化（基底节和皮质） • 萎缩（一个显著特征是比小脑 / 脑干更像大脑）

恢复）轴位、矢状位：评估髓鞘形成的程度和数量。

• T₂W 轴位：评估和量化 1 岁以上儿童髓鞘形成的程度，并评估局灶性病变。
  - 螺旋桨 T₂ 序列，有时用于防止焦躁不安的新生儿或儿童的运动伪影，但因为白质对比度很差，不太适合检测和分类 LD，应该避免。
• FLAIR：出现白质稀疏和囊肿，提示疾病诊断。T₂W 和 FLAIR 成像对评估血管周围间隙的增大也很有用。
  - 质子密度作为 FLAIR 的替代方案可能有助于诊断。
  - 由于髓鞘尚未成熟，2 岁以下儿童首选双回波 STIR。
• DWI 和 ADC 图：有助于识别有扩散受限的急性炎症或细胞损伤区域，还可提供水肿类型（血管源性 / 细胞毒性或髓鞘内）的信息。

以下序列可供选择，有助于在特定病例中提供进一步的线索。

磁共振波谱：可能为代谢产物积聚或紊乱疾病提供重要诊断线索，如肌酸缺乏症、线粒体疾病、Canavan 病（有关在神经代谢病中使用 MRS 的更多信息，请参见框 59-3）。

SWI 或 CT：标准的 MR 成像对钙化或矿化的检测灵敏度较低，而有钙化或矿化可能有助于缩小鉴别诊断的范围。在某些情况下，CT 可对疾病诊断提供帮助。SWI 还有一个优势，就是能够显示微出血灶。

增强后 T₁WI：增强后 MR 可能对某些疾病的诊断有价值，如亚历山大病和 X 连锁肾上腺白质营养不良（图 59-8），还有助于排除相似的疾病，如急性脱髓鞘。

（三）进行影像检查的时间

对于脑白质营养不良或神经代谢性疾病，目前还没有固定的影像学方案。基于疾病进展的阶段不同，神经代谢性疾病可以有不同的影像学表现。大脑在发育中也会出现动态变化，如髓鞘形成，这也

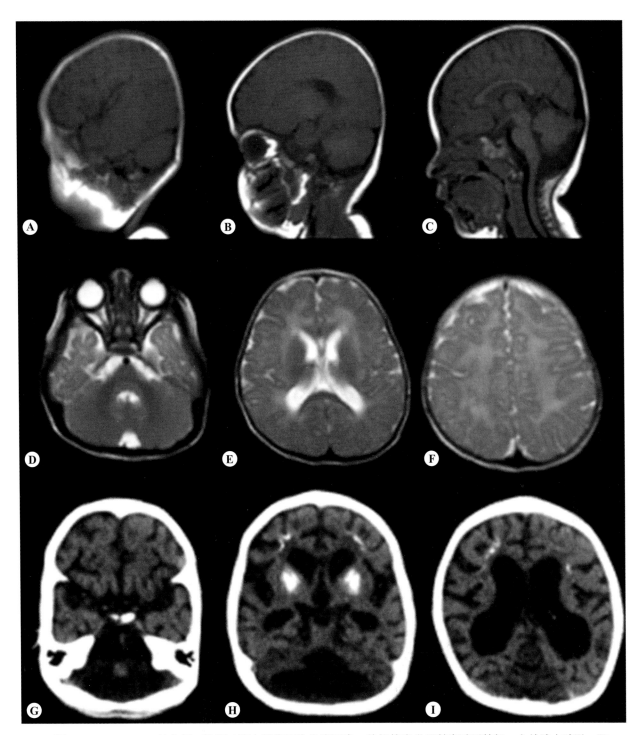

▲ 图 59-7　Cockayne 综合征：这例 4 岁女婴表现为发育不良。体格检查发现其有畸形特征，合并脑小畸形，既往还有白内障病史。行 MR 扫描

矢状位 T$_1$WI 图像（A 至 C）和轴位 T$_2$ 图像（D 至 F）显示明显但非特异性的大脑半球髓鞘减少和白质缺乏。7 年后的随访 CT 显示明显的全脑萎缩并伴有不成比例的更重的小脑萎缩。两侧基底节和皮质下白质可见钙化。这些影像学特征结合临床表现，是 Cockayne 综合征的典型表现

<table>
<tr><td colspan="2">框 59-3　神经代谢紊乱的波谱研究</td></tr>
</table>

框 59-3　神经代谢紊乱的波谱研究

目前，利用 MRS 可以无创地监测大脑生化改变。在某些神经代谢状况下，MRS 可能为诊断提供有价值的线索。建议对所有原因不明的脑白质病变/脑病病例，至少进行一次 MRS 检查，进行单体素和（或）多体素采集。单体素采集对于病变范围容易识别的患者是理想的扫描方式，而多体素采集可能更适合于弥漫或多灶性异常。代谢产物的异常程度与潜在疾病的严重程度成正比，因此也是评估疾病进展和治疗效果的指标。

一些 MRS 可能具有直接诊断价值的疾病。

肌酐缺乏：肌酐峰值低（3.0ppm），治疗后趋于改善。注意结构成像可能完全正常（图 59-9）。

线粒体脑病：乳酸峰值升高（双峰为 1.35ppm）。

L-2 羟基戊二酸尿症：NAA 减少，Cho 增加，mI 正常，乳酸升高，峰值在 2.10～2.50ppm（归因于谷氨酰胺/谷氨酸或 L-2 羟基戊二酸本身）。

半乳糖血症：未行干预时，半乳糖醇升高，峰值为 3.7ppm。

Canavan 病：NAA 峰值显著升高（2.0ppm），以此可以确诊。但是需强调的是，通过血液和尿液生化检验更容易获得诊断（图 59-10）。

枫糖尿病：可见 0.9ppm 处的支链氨基酸峰，急性失代偿期可出现乳酸峰。

丙酮酸和琥珀酸脱氢酶复合物缺陷：存在丙酮酸和琥珀酸峰（约在 2.4ppm）+/- 乳酸（1.3ppm）和丙氨酸峰值（1.48ppm）。

非酮症高血糖：甘氨酸峰值为 3.55ppm。

会引起影像的改变。对于大多数代谢性疾病，疾病过程的早期和随后的急性加重期的影像对疾病的诊断是非常有用的。许多神经代谢性疾病在终末期的表现非常相似，大多数都表现为弥漫性脑实质丢失和残余组织的水分增加。

当遇到疑似低髓鞘化异常的影像表现时，由于大部分髓鞘化发生在婴儿出生后第 1 年之内，并且大部分婴儿在第 2 年年底就会完成，所以，如果在早期进行影像学检查，就不能诊断为髓鞘化过低。若要诊断低髓鞘性白质营养不良，至少应连续进行两次脑部 MR 检查，两次间隔 6 个月，其中一次应在出生 1 年后进行。

前后对比观察的目的是排除髓鞘发育迟缓，这种情况可能会出现在有系统性疾病、营养紊乱的儿童中。髓鞘发育迟缓的患儿，随着时间的推移和潜在病因的逆转，最终会完成髓鞘化。低髓鞘化的白质营养不良的患儿，髓鞘不能达到成熟状态。第二次影像检查也可能会有进一步的发现，为诊断提供线索，如囊肿（伴皮质下囊肿的巨脑性白质脑病 MLC）或局灶性萎缩（如伴基底节和小脑萎缩的低髓鞘化）（图 59-11）或全脑萎缩（神经元样蜡样脂褐变、早发的 GM_1/GM_2 或白质消失病）（图 59-12）。

在髓鞘发育的早期，由于少突胶质细胞髓鞘化过程中胆固醇和半乳糖脑苷含量的增加，髓鞘形成

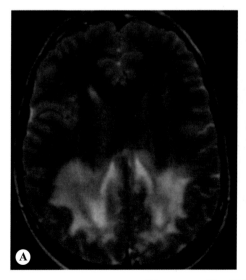
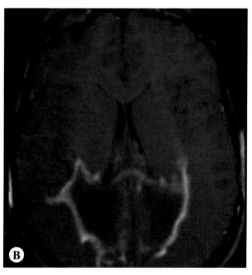

▲ 图 59-8　1 例 X 连锁肾上腺脑白质营养不良

在双侧顶枕叶脑白质区可见成片的信号改变（A，轴位 T_2WI），T_1WI 增强后可见外周强化（B）

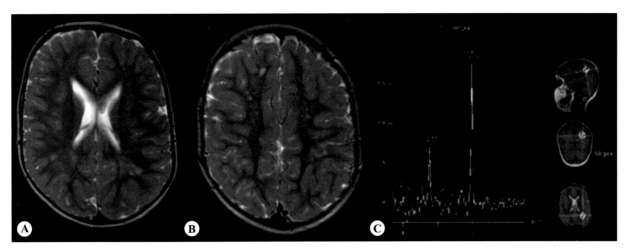

▲ 图 59-9　肌酸缺乏：一位 3 岁儿童，发育迟缓伴有先天性球麻痹

MRI 显示脑白质体积普遍缩小，脑室周围和皮质下脑白质异常，这些表现不特异，提示为脑白质营养不良的可能。MRS 检查显示肌酸峰非常低。经生化检验确诊为脑白质营养不良

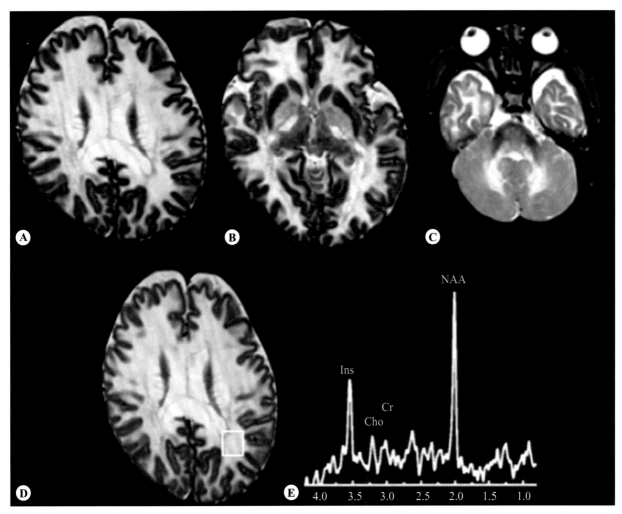

▲ 图 59-10　Canavan 病的典型影像学表现

T₂ 轴位上显示白质弥漫性高信号异常，白质的 MRS 检查显示 NAA 和 NAA：肌酸比值显著升高。这些婴儿在临床上表现为大头畸形，常伴有嗜睡和肌张力减退，进而发展为痉挛、失明和癫痫

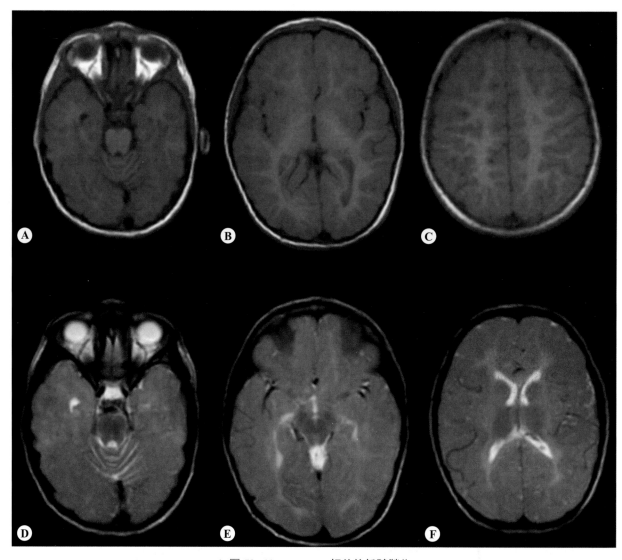

▲ 图 59-11　TUBB4A 相关的低髓鞘化

在发育迟缓和表现出显著锥体外系症状的儿童中，轴位 T₁WI（A 至 C）和 T₂WI（D 至 F）可见弥漫性低髓鞘化，丘脑、苍白球和红核内有异常信号，小脑和壳核有轻度萎缩。这些表现提示 H-ABC（一种微管蛋白病）的可能性。基因检测发现了一个 TUBB4A 基因的新突变。H-ABC 是一种微管蛋白病，可能会导致 TUBB4A 基因突变

的早期阶段以 T₁ 信号变短最具特点（即 T₁ 加权图像上为高信号）。在髓鞘发育的后期，由于自由水普遍减少，T₂ 信号逐渐降低。因此，在出生后第 1 年行 MR 检查，T₁ 加权成像的信息量更大，而在之后 T₂ 加权成像则更有诊断价值。

髓鞘化的进展是可预测的，一般髓鞘形成的顺序如下。

- 从中心到外周。
- 从尾部到头部。
- 从背部到腹部。
- 感觉运动前区。

六、MRI 解读方法

在评估白质疾病时，首要目标是尽量缩小鉴别诊断的范围，以尽可能指导有针对性的基因 / 生化检测。有时仅根据影像学特征也可以做出明确的诊断。下面的步骤可以为诊断思路提供一个非常简单的指导（图 59-13）。

七、第一步：排除髓鞘发育迟缓

了解患儿的胎龄是至关重要的，因为白质的成熟是由年龄决定的。在 1 岁的时候，髓鞘在 T₁ 加权

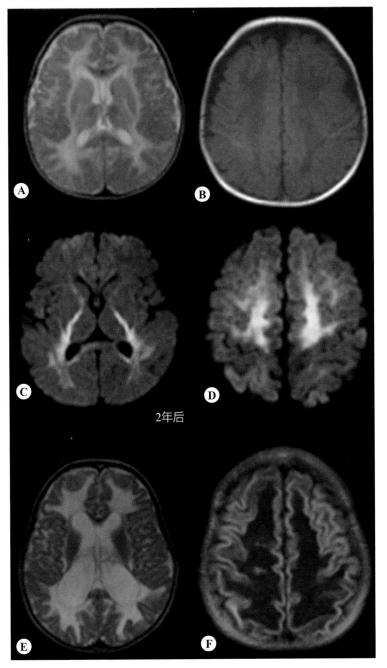

◀ 图 59-12　白质消失病
在随访影像中可见广泛对称的脑白质信号异常
（A，轴位 T$_2$WI；B，轴位 T$_1$WI），同时伴有扩散
受限（C 和 D，DWI）；2 年后的影像图示脑白质
大量缺失，表现为与脑脊液相似的信号强度（E，
轴位 T$_2$WI；F，轴位 T$_1$WI）

2年后

序列上呈现出发育成熟的表现，而在 T$_2$ 加权序列上
需要到 2 岁才表现出发育成熟。髓磷脂化在早产儿
中可能出现延迟。

需要注意的是，在出生后的第 1 年中，正常成
熟的白质将在 T$_1$WI 上出现逐渐的"亮化"表现，
而在第 2 年后期将在 T$_2$WI 上表现出白质的"暗化"。
因此，如果髓鞘的成熟较晚，并且 T$_1$ 和 T$_2$ 加
权序列一致，则应诊断为髓鞘发育迟缓。

髓鞘化的正常进展和 MR 信号特征见框 59-4。

八、第二步：排除低髓鞘化

T$_2$WI 在低髓鞘化时，白质的信号较灰质轻度增
高。白质在 T$_1$WI 上的表现取决于髓鞘的数量，即
低髓鞘化障碍的严重程度。它可表现出低 / 等 / 高
信号，但总的来说，与正常白质在 T$_1$ 和 T$_2$ 加权信
号上有明显的不一致。

典型的低髓鞘化疾病是由 *PLP1* 基因突变引起
的佩 - 梅病。在 MR 上，PMD 表现为 T$_1$WI 的弥漫
性低信号和 T$_2$WI 的高信号，伴有不同程度的脑实

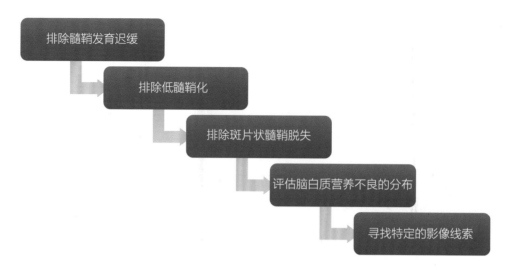

▲ 图 59-13　逐步评估儿童白质信号异常的方法

框 59-4　正常的髓鞘形成

1. T₁ 髓鞘形成的时间表

出生时（足月）：脑干、后肢内囊、视神经束、周围区域。

3 月龄：内囊前肢，小脑白质。

4 月龄：胼胝体压部。

6 月龄：胼胝体膝。

12 月龄：大脑在 T_1WI 上达到"成人"样表现。

2. T₂ 髓鞘形成的时间表

出生时（足月）：脑干、小脑内囊后肢，视神经束，中央沟周围区。

6 月龄：胼胝体压部。

8 月龄：胼胝体膝。

11 月龄：内囊前肢和半卵圆中心。

15 月龄：枕部的绝大多数白质。

18 月龄：枕叶的皮质下 U 形纤维。

2 岁：几乎所有的脑白质，包括额叶和顶叶皮质下区域（动脉周围终末带可能在 20 岁前仍保持高信号）（图 59-14 至图 59-16）。

改编自 Barkovich 等，1988

质体积缩小（图 59-17）。

目前其他几种低髓鞘化疾病已被我们所知，而绝大多数的低髓鞘化疾病的 MR 特征相似，尽管有些可能具有特定的鉴别特征（图 59-18）。表 59-3

列出了低髓鞘化疾病的影像表现。

一些婴儿退行性脑疾病也可能破坏髓鞘。由于髓鞘形成需要少突胶质细胞、星形胶质细胞和神经元之间的相互作用，任何这些细胞发生病变都可能影响髓鞘形成。特别是影响少突胶质细胞的疾病（如 Krabbe 病）、星形细胞功能障碍性疾病（亚历山大病 / 伴有皮质下囊肿的巨脑白质脑病）或神经元细胞的疾病（溶酶体贮存障碍、神经元样蜡脂褐变、GM_1/GM_2 神经节核苷病）通常都具有髓鞘退化。

九、第三步：评估白质营养不良的类型，排除斑片状脱髓鞘

下一步是区分白质的成片融合性和多灶性斑片状病变（图 59-19），后者有助于将大多数遗传性白质营养不良区分开来。遗传性白质营养不良通常表现为融合和双侧对称的白质受累，而获得性疾病中更常见的是多灶性不对称的斑片状白质异常。但这并不能作为充分的证据完全将遗传性和获得性白质营养不良区分开来，也有一些例外，如海洛因相关白质改变 - 吸食毒品、HIV 脑病、线粒体疾病（图 59-20）和迟发性缺氧后脱髓鞘脑病。

获得性白质营养不良通常会引起多灶性病变，然而，当病变进展并变得更严重时（无论是否有医学干预），病变很可能会融合，越来越多的白质受到侵犯，变得"弥漫和对称"，从而表现出遗传性白质营养不良的征象。因此，影像学检查的时机、

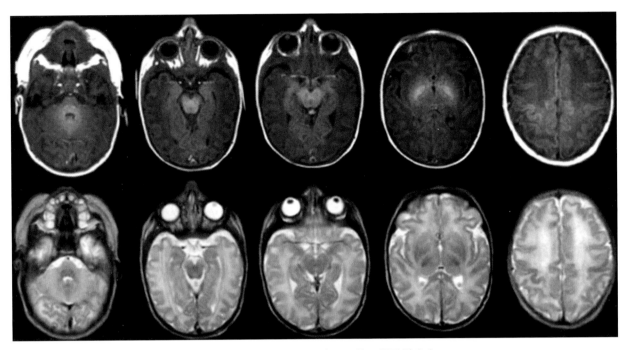

▲ 图 59-14 孕 39 周出生婴儿的正常髓鞘发育

上排是 T_1W 图像，下排是对应的 T_2W 图像。请注意脑干（基底部除外）、内囊后肢、视神经束和中央沟周围区的髓鞘化。胼胝体未有髓鞘形成且薄

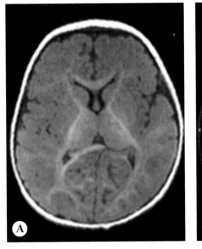
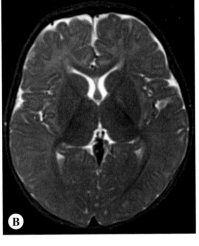

◀图 59-15 6 月龄婴儿的正常髓鞘发育 T_1WI（A）和 T_2WI（B）

此时，在 T_1WI 上可见内囊前肢、脑桥桥前、海马、中央沟旁白、胼胝体膝和压部均髓鞘化，并且部分额叶白质也有髓鞘化。在 T_2WI 内囊后肢和胼胝体压部髓鞘化的信号变化尚未完成，部分内囊前肢开始髓鞘化

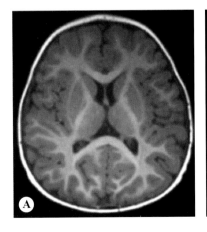
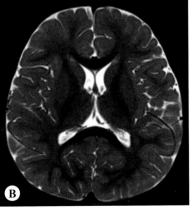

◀图 59-16 1 岁后，除皮质下白质和 U 形纤维外，在 T_1WI 上显示大部分白质出现髓鞘化。在 T_2WI 上信号改变再次出现滞后，在该阶段，皮质和中央灰质的信号通常与白质相等。髓鞘化通常在 24 月龄时完成，大脑影像与"成人"相似

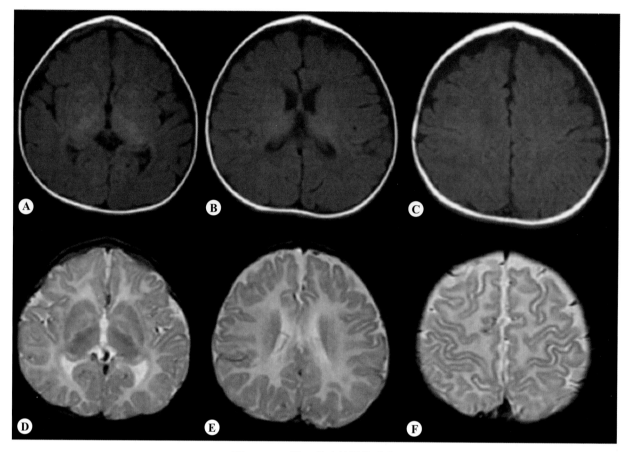

▲ 图 59-17　佩－梅病的影像学表现

1 例 7 月龄男婴在 6 个月时出现发育迟缓，吧嗒吧嗒的马达样声调，眼球运动异常，伴有窒息。影像学显示，在 T_1WI（A 至 C）和 T_2WI（D 至 F）上显著且广泛的髓鞘缺失

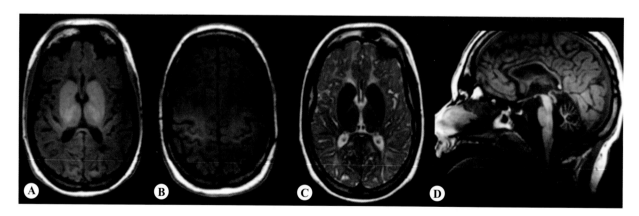

▲ 图 59-18　26 岁男性 4H 综合征的 MRI 表现

轴位 T_1 加权像（A 和 B）显示了严重程度的髓鞘减退。在 T_2 加权成像上，在前外侧丘脑内有相对的低信号，显示髓鞘化的锥体束异常显著。矢状位 T_1 加权像（D）显示严重的、不成比例的小脑萎缩。4H 综合征的诊断是基于 MRI 上的髓鞘功能减退、促性腺功能减退和牙齿发育不全。该患者的基因检测显示 POLR3B 基因发生了突变（图片由 Dr. Nicole Wolf，VUMC，Amsterdam 提供）

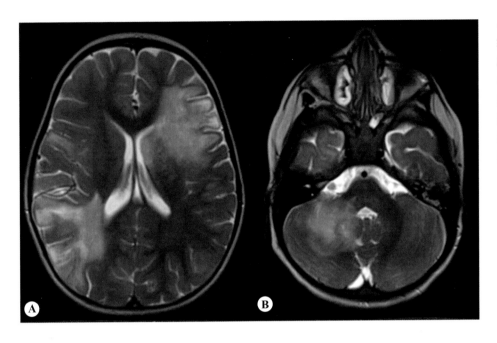

◀ 图 59-19　14岁儿童的轴位 T_2WI 显示，双侧额叶、右侧顶叶、右侧小脑中脚和右侧小脑半球内斑片状不对称白质高信号。通过影像学检查和血清学检测，诊断为 MOG 抗体阳性相关脱髓鞘

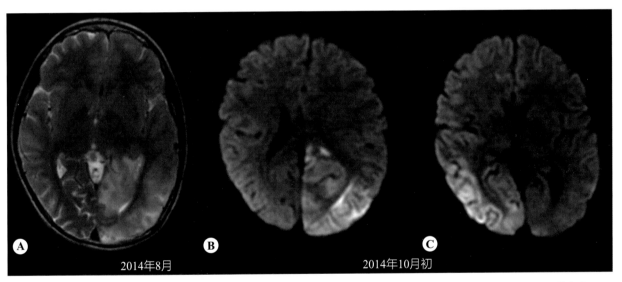

2014年8月　　　2014年10月初

▲ 图 59-20　12岁男孩脑病发作时的磁共振成像（A，T_2WI；B，$DWI\ b_{1000}$）显示广泛的左半球梗死样病变，在随后的扫描（C，$DWI\ b_{1000}$）中原病变消退，在右侧出现新的脑卒中样病变。这些发现与线粒体肌病脑病伴乳酸中毒及脑卒中样发作的诊断一致

临床的表现和疾病的自然进展至关重要。

　　多灶性白质累及的遗传疾病包括黏多糖病、半乳糖血症和某些线粒体疾病。

十、第四步：评估脑白质营养不良累及的区域

　　评估白质异常的主要位置。主要确定是位于额部、枕部、脑室周、皮质下、颅后窝还是弥漫性。表 59-4 中根据白质异常的主要分布进行了鉴别诊

断。但请记住，任何脑白质营养不良在晚期均可以是弥漫性的，图像也不具有特异性。

十一、第五步：寻找额外的具体线索

　　最后，一些诊断的关键线索的存在，包括灰质的累及，可能有助于进一步缩小鉴别诊断的范围，有时指向单一诊断，见表 59-5。

　　灰质受累可分为深部灰质受累和皮质灰质受累。当深部灰质受累时，CT 上可见密度减低，MR

上可见异常 T$_2$/FLAIR 信号强度。急性期可表现为灰质消退、肿胀和扩散减低，慢性期可表现为皮质变薄和异常信号强度。单纯灰质累及的神经代谢性疾病罕见。通常灰质和白质受到不同程度影响。

十二、生化检验及基因测试

如果 MR 图像诊断明确，则应进行适当生化检查或单基因检测确定疾病。然而，当 MR 图像异常但非特异时，则应进行广谱基因检测（如全外显子

表 59-4　按白质异常的部位对白质营养不良进行分类

额叶受累的脑白质营养不良

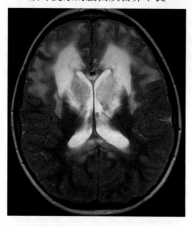

- 亚历山大病（也可表现为额叶囊肿）
- X 连锁肾上腺脑白质营养不良额叶变异型
- 类球状细胞型脑白质营养不良

顶枕叶受累的脑白质营养不良

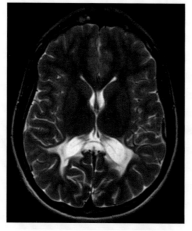

- 经典型 X 连锁肾上腺脑白质营养不良
- Krabbe 病
- 早期发生的氧化物酶体疾病（图片示例，尚未进行讨论）
- 新生儿血糖引起的脑损伤
- 类似表现：新生儿低血糖，常表现为顶枕部出现白质囊变

脑室周围受累的脑白质营养不良

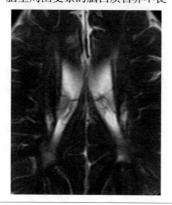

- 异染性脑白质营养不良
- Krabbe 病
- 伴有脑干和脊髓受累及乳酸升高的白质脑病
- Sjogren-Larsson 综合征（鱼鳞癣样红皮病）
- 晚期神经元类蜡样脂褐变（寻找相关的脑萎缩）
- 类似表现：脑室周围白质软化，多发性硬化症

皮质下受累的白质营养不良

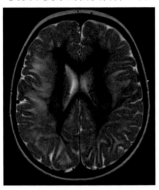

- Kearns-Sayre 综合征
- 丙酸血症
- 尿素循环障碍
- L-20- 羟基戊二酸尿症

弥漫性受累的白质营养不良

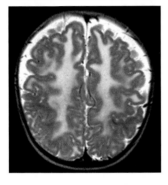

- 伴有皮质下囊肿的巨脑性白质脑病
- 白质消失病
- 先天性肌营养不良
- 某些线粒体缺陷病
- 钼辅因子缺乏，亚硫酸盐氧化酶缺乏
- 脑白质营养不良的晚期

颅窝 / 脊髓受累的白质营养不良

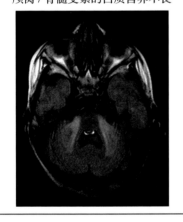

- 伴有脑干受累和乳酸升高的白质营养不良
- 髓鞘化低下伴脑干、脊髓受累及下肢痉挛的白质脑病
- 小脑中脚受累的脆性 X 综合征和常染色体显性遗传脑白质营养不良
- 类似表现：脱髓鞘（包括 NMO 谱紊乱和 MOG 抗体相关的脱髓鞘），亚急性联合脱髓鞘，铜缺乏，氧化亚氮中毒

组测序）。对于很多疾病，包括遗传性白质脑病和神经代谢性疾病而言，很难设计一套"一应俱全"的生化检查和遗传测试。然而，一些基本测试可以帮助和提供诊断检查的线索（表 59–6 ）。

神经系统代谢紊乱的治疗

尽管我们对儿童白质营养不良和代谢紊乱的诊断能力有所提高，但这些疾病中大多数都无法治愈。然而旨在提高他们的生活质量的姑息治疗手段在其医疗护理中发挥着重要作用。姑息治疗也适用于未确诊的白质营养不良。对症治疗旨在改善肌张力障碍、共济失调、易怒、睡眠及控制癫痫发作等。

在先天性代谢缺陷中，基因突变导致人体代谢物积累或有毒副产物合成。克服这些负面影响的方法是改变饮食。下面的一些例子能为相应的疾病带来好处。

表 59-5　特殊的影像线索

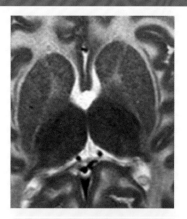

丘脑受累
- Krabbe 病
- GM$_1$ 和 GM$_2$ 神经节苷脂贮积症
- 神经元蜡样脂褐变病（如巴顿病）（图片示例）
类似影像：病毒性脑炎、新生儿重度低血压脑病（核黄疸）、肝豆状核变性

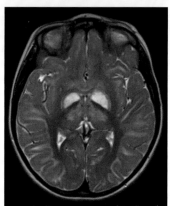

苍白球受累
- Canavan 病（海绵状脑白质营养不良）
- Kearns-Sayre 综合征（图片示例）
- 甲基丙二酸血症
- 枫糖尿症
- 岩藻糖苷贮积症（巴顿病）
- 脑铁沉积的神经变性病，如泛酸激酶依赖型神经退行性疾病
- 尿素循环障碍
类似影像：毒素 –CO/ 氰化物中毒、核黄疸

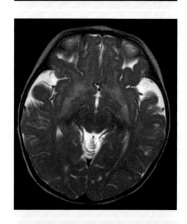

纹状体受累
- Leigh 综合征
- MELAS（伴皮质受累）
- 乙基丙二酸血症
- 丙酸血症
- 丙二酸血症
- 1 型戊二酸尿症（伴有前颞叶发育不全）（图片示例）
- 生物素酶缺乏症
- 钼辅因子缺乏症
类似影像：中毒、缺氧缺血性脑损伤

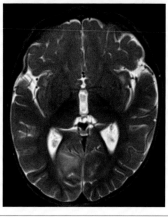

皮质灰质受累
伴骨质正常
- 神经元蜡样脂褐质沉积症
- Rett 综合征
- 婴儿进行性脑灰质营养不良（图片示例）
- Menkes 病
- MELAS
伴骨质异常
- 黏多糖病
- 脂质贮存障碍，如尼曼 – 皮克病
- 过氧化物酶体异常，如 Zellweger

（续表）

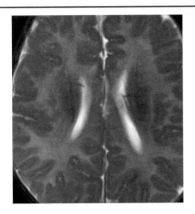

异常脑回
- Zellweger 综合征（图片示例）
- 先天性肌营养不良和其他鹅卵石样皮质畸形

类似影像：先天性巨细胞病毒感染

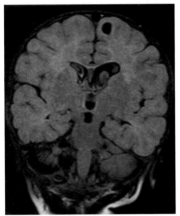

白质囊肿

线粒体疾病也可表现为白质囊变，单发，边界清晰

囊性白质变性也可能发生在患有 Aicardian-goutieres 综合征或线粒体脑病的婴儿，或发生在弥漫性缺氧损伤或局灶性梗死后

囊肿也是 CRMCC（伴有钙化和囊肿的脑视网膜微血管病）和伴有皮质下囊肿的巨头白质脑病（MLC_1）的特征（图片示例）

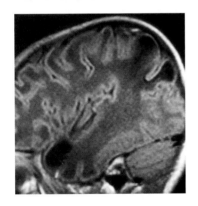

白质稀疏

弥漫性白质稀疏常见于 VWM，即白质"溶解"，仅留下组织条索

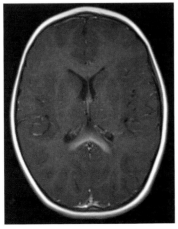

增强扫描

除了 X-ALD（图片示例）和亚历山大病的活动期外，病灶强化在大多数白质营养不良症中不常见

（续表）

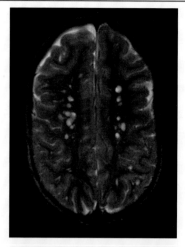

累及血管周围脑组织
伊藤色素减少症、黏多糖病（图片示例）、Lowe 综合征

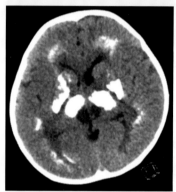

钙化
科克恩综合征（图片示例）和 Aicardi-Goutieres 综合征
CRMCC，线粒体疾病
Col4A₁ 基因突变
类似影像：TORCH 感染，如先天性巨细胞病毒感染和弓形虫病
必须排除这些疾病

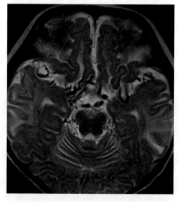

脉管系统迂曲
Menke 病（卷发综合征）

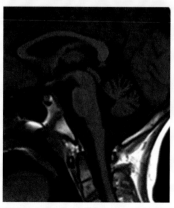

脑实质体积减小
H-ABC 中，基底神经节和小脑实质体积减小（图片示例）
NCL 中，广泛的脑实质体积减小

表 59-6 推荐的疾病生化检查项目	
检查项目	检测疾病
腰椎穿刺（细胞计数、蛋白、脑脊液新蝶呤、干扰素、乳酸、甘氨酸）	脱髓鞘的非特异性标志物 Aicardi Goutieres 综合征 / 线粒体疾病的标志物是否阳性 非酮性高血糖症
血乳酸、丙酮酸、氨基酸	线粒体疾病
尿液检测	
硫脂	异染性白质营养不良，多发性硫酸酶缺乏
有机酸	检测 L-2- 羟基戊二酸钠，NAA 用于诊断 Canavan 病，Krebs 循环中间体（线粒体疾病）
GAG	黏多糖病 II 型
游离唾液酸	游离唾液酸贮存障碍
寡糖	溶酶体障碍疾病
乳清酸	遗传性乳清酸尿症
新生儿代谢检查	生物素酶缺乏症
溶酶体酶（白细胞）	异染性白质营养不良、Krabbe 病、多发性硫酸酶缺乏症、半乳糖醛酸症、唾液醛酸症
血清乳酸、丙酮酸、氨	线粒体疾病、尿素循环障碍、部分有机酸血症
高效液相色谱法	氨基酸中毒、线粒体疾病、尿素循环疾病
尿液有机酸	Canavan 病、线粒体疾病、有机酸血症（如甲基丙二酸血症）
血清中极长链脂肪酸	X 连锁肾上腺白质营养不良 / 肾上腺白质营养不良
血清胆固醇	脑腱黄瘤症
血清铜和铜蓝蛋白	门克斯病、肝豆状核变性
血清溶血鞘磷脂	C 型尼曼 - 皮克病 I 型
血清肌酸磷酸激酶	先天性肌肉萎缩症
神经生理测试	检测受累的脑神经和周围神经

改编自 Parikn 等，2015；Ashrafi 和 Tavasoli，2017

- 尿素循环紊乱：限制蛋白饮食。
- 有机酸血症：减少有害氨基酸摄入量。
- GA₁ 型：减少赖氨酸摄入量。
- 钼辅助因子缺乏症：减少硫的摄入量。

特殊的饮食补充有助于对病程产生积极的影响。例如，GA₁ 型患者在饮食中补充肉碱可以加快戊二酸的清除，降低并发症的发生率。

在某些疾病，一些特定的药物可以直接针对突变受阻的过程。酶替代治疗就是一个例子，并且溶酶体替代治疗已较完善（如 Gacher 病、Fabry 病、庞贝病、黏多糖病）。患者可以通过静脉注射摄入活性酶。然而，这种酶不能穿透血脑屏障或骨 / 软骨。在溶酶体疾病中，特异的酶会被载脂蛋白 LDLR 的结合结构域修饰，使中心静脉系统成为靶点。

另一种方法是使用药物伴侣治疗。这是针对因蛋白质折叠缺陷而导致蛋白质功能丧失的突变引起的疾病而开发的。药理伴侣蛋白是一种能够降低蛋白质错折率并稳定其结构的小分子，能够恢复蛋白质残余的活性，如用于 PKU。

基因或细胞疗法等特殊疗法有望改善受影响患者的病情。"治疗基因"被递送到患病组织。这种疗法已应用于 X 连锁肾上腺白质营养不良（体外基因治疗）。体内基因疗法也已应用于几种代谢疾病中（如肾上腺白质营养不良、卡纳万病、黏多糖病）。

尽管治疗方法取得了新进展，但这些疾病的治疗在全世界仍然存在重大障碍。Afroze 等提出了发展中国家面临的各种困难：①患者负担不起昂贵且繁多的诊断测试；②即使在被诊断为可治疗的患者中，许多人仍可能无法获得这些治疗，原因是当地无法获得、药物难以进口和维持终生的供应，以及根本负担不起的治疗费用。

十三、鉴别诊断和相似疾病

1. 缺氧缺血性脑损伤

- 低氧缺血事件发生后影像上可以有明显的变化，并可以在动脉周围、边界区或基底神经节或脑室周围区域出现局灶性病变（图 59-21）。
- 当损伤发生在脑室周围时，有时会被误认为是

脑室周围的白质营养不良。一个有效的区别特征是发现一个小的有髓鞘的正常白质带，其在 T_2 上呈低信号。

2. 低血糖症

- 新生儿低血糖常发生在患病的新生儿中。
- 常常会引起选择性神经坏死，包括大脑皮质、海马、尾状核和脊髓。新生儿低血糖往往累及枕叶旁区域。
- 低血糖时脑干和小脑均未受影响，有时会有助于与缺氧缺血性损伤相区别。

3. 脱髓鞘疾病

- 多发性硬化的表现可能开始于儿童时期（高达 10%）。
- MR 上最常见的表现为 T_2WI 高信号、T_1WI 低至中等信号的多发病灶，多为双侧。病变可能是分散的，也可能是融合的。
- 分散的病灶很容易与白质营养障碍区分，但在多发性硬化终末期，白质可能呈弥漫性和融合性受累（图 59-22）。

4. 中毒性白质脑病

- 白质脑病也可由外源性（环境、治疗、药物滥用）白质毒素制剂、辐射引起。表 59-7 对外源性白质毒素进行了总结。

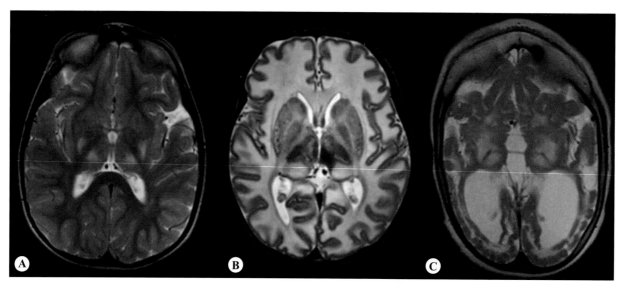

▲ 图 59-21 HIE 的影像学表现

轻度 HIE（A）：双侧对称的局灶性异常信号，累及丘脑及豆状核后部。重度 HIE（B）：双侧丘脑和壳核可见广泛异常信号，尾状核受累较少，表现符合弥漫性严重缺氧缺血性损伤。重度部分 HIE（C）：小头畸形，白质明显减少。残留的脑室周围白质、纹状体和丘脑有异常信号。广泛的瘢痕性脑回以顶叶受累最为突出

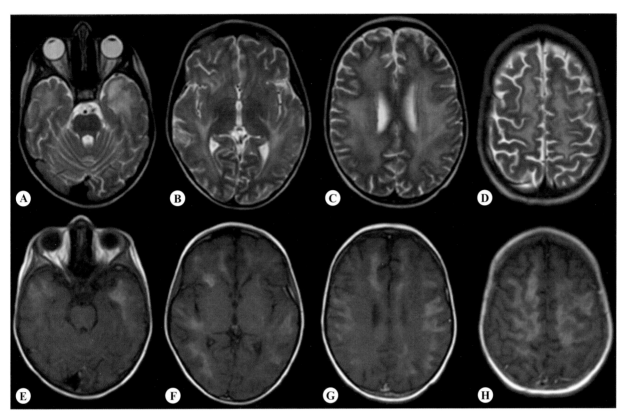

▲ 图 59-22 甲氨蝶呤中毒。1 例 7 岁儿童在接受骨髓移植后 AML 复发，随后在鞘内注射甲氨蝶呤治疗

表 59-7 儿童白质毒素的清单（不全）

治疗药物

- 癌症治疗药物
  - 甲氨蝶呤（图 59-20）、卡莫司汀、顺铂、阿糖胞苷、氟尿嘧啶、白细胞介素 -2、干扰素

- 免疫抑制药
  - 环孢素、他克莫司

- 抗真菌药
  - 两性霉素 B、甲硝唑

- 抗癫痫类药物（胎儿乙内酰脲综合征、胎儿丙戊酸钠综合征）

- 药物滥用
  - 海洛因、吗啡、可卡因、安非他命、冰毒、大麻和草药

- 环境毒素
  - 一氧化碳、砷、铅、汞、有机溶剂

- 当参与高级大脑功能的白质束受到累及时，患者会出现注意力不集中、健忘和性格改变的症状。

先天性 / 围产期巨细胞病毒感染：典型的 CT/MR 图像显示颅内多发钙化、脑室增大、白质信号异常和白质迁移异常（图 59-23）。

5. 血管炎

一种异质性的血管炎症性疾病。通常伴有梗死，但也可能伴有非特异性白质病变。

十四、影像报告清单

1. 在报告时是否有详细的病史和检查结果。

2. 评估 T_1 和 T_2 序列的髓鞘化程度：是否与年龄匹配。

3. 如果不匹配，排除髓鞘延迟发育，这可能需要比较两个不同时间点的扫描结果。

4. 区分低髓鞘化和白质营养不良。

5. 评估异常的分布以缩小鉴别诊断的范围。

6. 寻找相关的灰质累及和其他特定的影像线索。

十五、病例报告

（一）一份正常影像的报告

病史：1.5 岁儿童，轻度发育迟缓。

影像学表现：采用常规的小儿头颅序列扫描，外加单体素磁共振波谱扫描。无以前的检查结果可供比较。中线解剖正常，可见正常的脑沟和脑回形态，浅表和深部灰质结构未见信号异常。髓鞘化程度与年龄相匹配。脑实质体积在正常范围内。脑室口径正常。正常的大血管流空效应存在。磁共振扫描未见局灶性 / 急性病变。

MRS 检查显示，包括肌酸在内的代谢峰均正常，没有乳酸峰值。

结论：影像正常。

（二）低髓鞘化（图 59-24）

病史：5 岁女童，有严重发育迟缓史，出生时就即患双侧白内障。

影像学报告：采用常规小儿头颅序列扫描。无以前的检查结果可供比较。中线和脑回解剖结构正常。T_1WI 呈弥漫性白质等信号，T_2WI 呈弥漫性轻度高信号，提示髓鞘严重缺失。没有相关的局灶或灰质信号异常。

结论：影像特征与重度低髓鞘化一致，考虑到患儿有双侧白内障病史，提示低髓鞘化合并先天性白内障。

（三）脑白质营养不良（图 59-25）

病史：2.5 岁女童，出生约 20 个月后开始出现

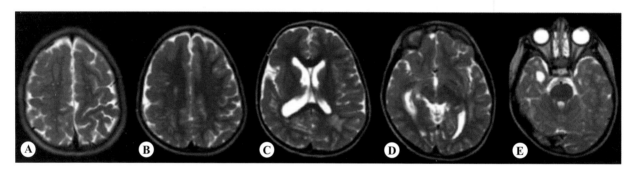

▲ 图 59-23　先天性巨细胞病毒感染的影像表现

轴位 T_2W 图像显示广泛的多小脑回，累及右颞叶、额叶、脑岛和顶叶。双侧大脑半球内白质不对称性改变，包括双侧颞骨的不对称性，以及右侧颞叶局部扩大，与局灶性囊性改变一致，所有这些表现为 TORCH 感染提供了证据

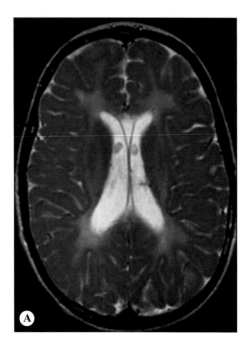

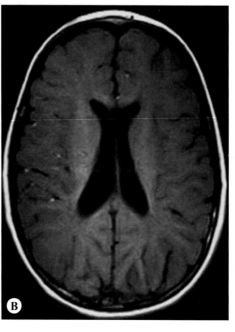

◀ 图 59-24　5 岁儿童，患有先天性白内障的影像表现

运动能力逐渐下降。家族史阴性。

影像学表现：采用常规小儿头颅序列扫描。无以前的检查结果可供比较。中线和脑回解剖结构正常。幕上白质出现弥漫性和融合性的异常高信号，呈典型的"斑纹状"表现。未见局灶性/急性病变。脑室口径正常。未见结构异常。无灰质累及。

结论：提示异染性白质营养不良。

（四）脑白质营养不良（图 59-26）

病史：女，8 岁，无明显家族史，出生后 7 个月内表现正常。此后，她迅速出现了意识活动退

化。代谢检查显示血浆乳酸和丙酮酸水平高。

影像学表现：MRI 显示白质弥漫性异常高信号。FLAIR 显示脑室后部周围和深部白质出现部分囊变和空化。小脑、脑干和基底节外观正常。MRS（图59-26C）显示乳酸峰和 NAA/ 肌酸比值降低。影像特征与白质营养不良一致，结合病史和影像学表现，应考虑线粒体疾病。

经基因检测发现一种累及线粒体复合物 I 的突变。

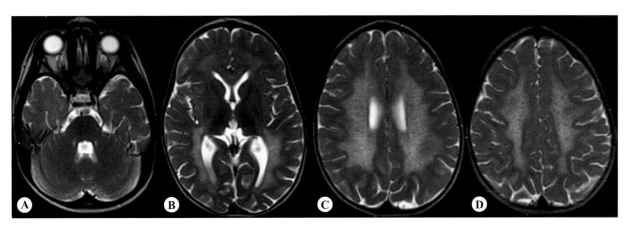

▲ 图 59-25 一名 2.5 岁女童的 MR 成像

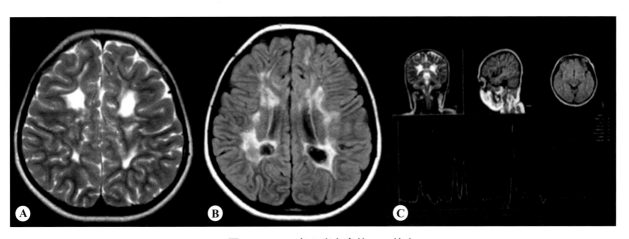

▲ 图 59-26 一名 8 岁女童的 MR 检查

图片由 Dr. Prasad Hanagandi，Sidra Medical Research Centre, Doha 提供

拓展阅读

[1] Ahmed RM, Murphy E, Davagnanam I, Parton M, Schott JM, Mummery CJ, Rohrer JD, Lachmann RH, Houlden H, Fox NC, Chataway J. A practical approach to diagnosing adult onset leukodystrophies. J Neurol Neurosurg Psychiatry.

2014;85(7):770–81.

[2] Afroze B, Lakhani L, Naz F, Somani S, Yunus ZM, Brown N. Challenges identified in the management of patients with inherited metabolic disorders–A five year experience from Pakistan. Egypt J Med Hum Genet. 2016;17 (3):259–64.

[3] Ashrafi MR, Tavasoli AR. Childhood leukodystrophies: A literature review of updates on new definitions, classification, diagnostic approach and management. Brain Dev. 2017;39(5):369–85.

[4] Barkovich AJ, et al. Normal maturation of the neonatal and infant brain MR imaging at 1.5 T. Radiology. 1988;166:173–80.

[5] Charzewska A, Wierzba J, Iżycka-Świeszewska E, Bekiesińska-Figatowska M, Jurek M, Gintowt A, Kłosowska A, Bal J, Hoffman-Zacharska D. Hypomyelinating leukodystrophies – a molecular insight into the white matter pathology. Clin Genet. 2016;90(4):293–304.

[6] Kevelam SH, Steenweg ME, Srivastava S, Helman G, Naidu S, Schiffmann R, Blaser S, Vanderver A, Wolf NI, van der Knaap MS. Update on leukodystrophies: a historical perspective and adapted definition. Neuropediatrics. 2016;47(6):349–54.

[7] Parikh S, Bernard G, Leventer RJ, van der Knaap MS, van Hove J, Pizzino A, McNeill NH, Helman G, Simons C, Schmidt JL, Rizzo WB. A clinical approach to the diagnosis of patients with leukodystrophies and genetic leukoencephalopathies. Mol Genet Metab. 2015;114(4):501–15.

[8] Patay Z, Blaser SI, Poretti A, Huisman TA. Neurometabolic diseases of childhood. Pediatr Radiol. 2015;45(3):473–84.

[9] Schiffmann R, van der Knaap MS. Invited article: an MRI-based approach to the diagnosis of white matter disorders. Neurology. 2009;72(8):750–9.

[10] Steenweg ME, Vanderver A, Blaser S, Bizzi A, de Koning TJ, Mancini GM, van Wieringen WN, Barkhof F, Wolf NI, van der Knaap MS. Magnetic resonance imaging pattern recognition in hypomyelinating disorders. Brain. 2010;133(10):2971–82.

[11] van der Knaap MS, Bugiani M. Leukodystrophies: a proposed classification system based on pathological changes and pathogenetic mechanisms. Acta Neuropathol. 2017; 134:351–82.

第60章 斑痣性错构瘤病的神经影像和临床表现

Phakomatoses: Neuroimaging and Clinical Findings

Vanessa Pfahler　Birgit Ertl-Wagner **著**

刘通源　施　昭 **译**　　唐玉霞　孙　晶 **校**

摘　要

斑痣性错构瘤是一组疾病，通常累及胚胎外胚层的结构（中央和周围神经系统、皮肤和眼睛），但也可能累及其他结构。一些斑痣性错构瘤病也被称为神经皮肤综合征或神经眼皮肤综合征。许多斑痣性错构瘤病的临床特征是表现为错构瘤、先天性畸形或更容易患良性或恶性肿瘤。

最常见的斑痣性错构瘤病有神经纤维瘤病1型、神经纤维瘤病2型、结节性硬化症、von Hippel-Lindau综合征和Sturge-Weber综合征。此外，还有许多少见的斑痣性错构瘤病，本章将作简要介绍。神经纤维瘤病1型的常见特征包括儿童和青少年颅内出现局灶性信号异常、视神经和视神经通路胶质瘤，还有神经纤维瘤。神经纤维瘤病2型的主要特征是出现前庭神经鞘瘤，神经鞘瘤也可发生在其他脑神经和脊神经中。另外，神经纤维瘤病2型患者脑膜瘤、脑干和脊髓室管膜瘤的概率会增高。结节性硬化症患者的神经影像表现为皮质/皮质下结节和室管膜下结节；患者可发展为室管膜下巨细胞星形细胞瘤。von Hippel-Lindau综合征的典型神经影像特征是血管母细胞瘤，最常见于小脑，但也可发生在脊髓和幕上；另外，内淋巴囊肿瘤的风险也会增加。Sturge-Weber综合征是一种三叉神经区血管瘤病。除了软脑膜强化和脉络丛肥大外，在婴儿期神经影像特征表现通常还包括脑实质水肿和受累区髓鞘加速形成。随后会出现双轨样钙化和脑实质萎缩。

临床神经影像学：影像在斑痣性错构瘤病的诊断和随访中起着关键的作用。MRI是最首选的检查手段，CT仅在特殊情况下使用。不同的疾病应使用不同的扫描序列。经典成像包括轴向FLAIR和T_2加权序列、扩散加权成像和常规的T_2^*加权序列或SWI序列。钆对比剂的使用需根据个人状况而定，并取决于疾病本身。

关键词

斑痣性错构瘤病；神经皮肤综合征；神经眼皮肤综合征；神经纤维瘤病1型；神经纤维瘤病2型；结节性硬化症综合征；von Hippel-Lindau综合征；Sturge-Weber综合征

缩略语

3D	3-dimensional	三维
CNS	central nervous system	中枢神经系统

CT	computed tomography	计算机断层扫描
DTI	diffusion tensor imaging	扩散张量成像
DWI	diffusion weighted imaging	扩散加权成像
ELST	endolymphatic sac tumor	内淋巴囊肿瘤
FASI	focal area of signal intensity	局灶性信号异常
FCD	focal cortical dysplasia	局灶性皮质发育不良
LAM	lymph angioleio myomatosis	淋巴管肌瘤病
MPNST	malignant peripheral nerve sheath tumor	恶性周围神经鞘瘤
MRI	magnetic resonance imaging	磁共振成像
MRS	magnetic resonance spectroscopy	磁共振波谱
NF1	neurofibromatosis type 1	神经纤维瘤病 1 型
NF2	neurofibromatosis type 2	神经纤维瘤病 2 型
NIH	National Institutes of Health	美国国立卫生研究院
SEGA	subependymal giant cell astrocytoma	室管膜下巨细胞星形细胞瘤
SWI	susceptibility weighted imaging	磁敏感加权成像
TSC	tuberous sclerosis complex	结节性硬化症
VHL	von Hippel-Lindau syndrome	von Hippel-Lindau 综合征
WHO	World Health Organisation	世界卫生组织

一、疾病

斑痣性错构瘤病（包括神经皮肤综合征和神经眼皮肤综合征）。

二、定义

Phakomatosis（斑痣性错构瘤病）这个词来源于希腊语 phakos（φακός），翻译过来就是"斑"或"镜片"。1920 年，Jan van der Hoewe 根据疾病表现出来的皮肤症状将其命名为斑痣性错构瘤病。

斑痣性错构瘤病是指一组神经皮肤疾病，其特征是累及胚胎外胚层的结构，如中枢神经系统、皮肤和眼睛。其他器官也可能累及。斑痣性错构瘤病有时也被称为神经皮肤综合征或神经眼皮肤综合征。总的来说，斑痣性错构瘤病的命名并不完全一致。五种最常见的综合征如下。

- 结节性硬化症。
- 神经纤维瘤病 1 型。
- 神经纤维瘤病 2 型。
- von Hippel-Lindau 综合征。
- Sturge-Weber 综合征。

在这五大疾病中，von Hippel-Lindau 综合征是一个例外，因为它通常没有皮肤症状。常见的神经皮肤综合征是由其他四种疾病组成的。

同样属于斑痣性错构瘤病，但不太常见的疾病如下。

- 毛细血管扩张症。
- 色素失禁症。
- 基底细胞痣综合征（Gorlin-Goltz 综合征）。
- Wyburn-Mason 综合征（Bonnet-Dechaume-Blanc 综合征）。

- 脑颅皮肤脂肪过多症。
- 伊藤色素减少症。
- 表皮痣综合征。
- 神经皮肤黑变病。
- 进行性面偏侧萎缩症（Parry-Romberg 综合征）。
- PHACE 综合征。
- Cowden 病 /COLD 综合征。

总的来说，随着这些疾病的分子基础进一步阐明，更多罕见的斑痣性错构瘤病被发现，而且，一些疾病也将重新分组或分类。

三、基础流行病学 / 人口学 / 病理生理学

不同的斑痣性错构瘤病的发病率和流行程度因疾病而异。虽然有些斑痣性错构瘤病是相当常见的，但其他的非常罕见，有的只有在文献中描述少数病例。

在斑痣性错构瘤病中，最常见的是神经纤维瘤病 1 型，估计 1∶2500～1∶3300 活体生产。第二常见的是结节性硬化症，估计 1∶8000 活体生产。其他"常见"的斑痣性错构瘤病的发病率较低，神经纤维瘤病 2 型的发生率估计约为 1∶60 000，von Hippel-Lindau 综合征的发生率估计约为 1∶35 000，Sturg-Weber 综合征的发生率估计约为 1∶50 000。

四、胚胎学

斑痣性错构瘤病的胚胎学高度依赖于个体疾病。一些斑痣性错构瘤病可能会干扰神经元干细胞增殖、神经元迁移和皮质组织，另一些斑痣性错构瘤病可能会影响血管或骨的发育。此外，许多斑痣性错构瘤病的患儿在出生后，无论是中枢神经系统内还是外，均会有较高的概率发生错构瘤及良恶性肿瘤。

五、病理特征

不同的斑痣性错构瘤病的病理特征差异很大，我们将在下文中与不同的诊断一起讨论。

六、临床表现和影像学特征

临床表现和影像学特征根据疾病不同而不同。

常见的需要进一步做影像学检查的临床表现包括发育迟缓和（或）癫痫（如结节性硬化症）或关注肿瘤的生长（如神经纤维瘤病 1 型患者的神经通路胶质瘤）。不同的临床表现和影像适应证及鉴别诊断将在下文中讨论。

七、影像技术和推荐扫描方案

影像技术和推荐扫描方案因疾病和患者个别临床情况而不同。在斑痣性错构瘤病主要的神经影像检查是 MRI，常规的序列如下。

- 轴向 FLAIR（或 3D FLAIR）。
- 轴向 T_2 加权。
- 矢状面（3D）T_1 加权。
- 轴向扩散加权成像。
- 轴向 T_2^* 加权或 SWI。

钆对比剂的使用需要根据个人的状况而做决定，并取决于疾病本身。有一系列的疾病需要使用钆对比剂，以明确诊断。然而，对于肿瘤的长期随访来说，如视神经胶质瘤，并不一定需要使用对比剂。

八、主要疾病

（一）结节性硬化症

1. 疾病

结节性硬化症（TSC）。

2. 定义

结节性硬化症是一种以癫痫、多器官肿瘤和错构瘤为特征的多系统疾病。

3. 流行病学

TSC 的发病率约为 1/8000。TSC 可通过常染色体显性方式遗传。在大约 70% 的病例中，是由于两种基因中任何一种"新生"偶发突变而引起。

- 9q34 染色体的 TSC_1。
- 16p13.3 染色体的 TSC_2。

4. 病理特征

TSC 最初的症状是"Vogt 三联征"，包括认知障碍、癫痫和皮脂腺瘤。然而，整个三联征只出现在一小部分 TSC 患者中。皮脂腺瘤通常只发生在儿童晚期甚至青春期。在所有 TSC 患者中，高达 60%的患者存在神经认知障碍。

TSC 患者可以出现特征性的低色素病变，以前称为"灰叶斑"；这些征象通常在婴儿期就会出现，特别是当使用伍德灯照射时，孩子的皮肤会发亮。其他皮肤表现包括面部血管纤维瘤（皮脂腺瘤）、指甲周纤维瘤或多发性牙釉质小凹。

其他颅外器官也可能受累。TSC 患者中，血管平滑肌脂肪瘤和肾囊肿的发病率较高。

心脏横纹肌瘤通常在产前就可以被诊断，通常在产后会自行复发。一些 TSC 患者可有肺淋巴管肌瘤病。

TSC 可能包括不同的颅内表现如下。

- 皮质结节。
- 室管膜下结节。
- 白质异常。
- 室管膜下巨细胞星形细胞瘤。

通常在皮质 / 皮质下发现结节，但也可能是异位的。结节中含有大的气球样嗜酸性细胞。在神经影像学上，结节在 FlAIR 上通常表现为皮质 / 皮质下高信号病变，并有轻微"肿胀"（图 60-1 和图 60-2）。结节最常见于额叶，其次是顶叶、枕叶和颞叶，最后是小脑。到 10 岁时，大约一半的结节会出现钙化，这可以在 T_2^* 或 SWI 序列上观察到。有人认为结节的数量和位置可能与神经认知结局有关，然而该观点仍存在争议。

囊性结节与更有侵袭性的癫痫类型相关。此外，ADC 值越高似乎提示有更多的致痫性结节。少数情况下，结节在使用对比剂后可出现强化。

局灶性皮质发育不良 Ⅱb 型在组织学上与 TSC 患者的结节相同，但也可能含有通道状的迁移成分。然而，FCD Ⅱb 型通常不钙化。如果诊断有困难，寻找 TSC 的其他特征表现是很重要的，如室管膜下结节或皮肤表现。

脑白质放射状移行线通常呈线状和曲线状病变。这些可以在迁徙路径中找到。这些线性信号改变可能与神经认知表现有关。在白质中也能发现囊样结构。这些病变的起源尚不清楚。

室管膜下结节或错构瘤是形状不规则的结节。随时间推移，通常会钙化，但一般不会发生在 1 岁之前。这些结节的主轴垂直于脑室壁，并突出于脑室。与室管膜下灰质异位相比，TSC 中室管膜下结节与皮质的信号不相等，可有强化（图 60-2）。

室管膜下巨细胞星形细胞瘤（SEGA）是一种颅内肿瘤，世界卫生组织将其列为 I 级星形细胞瘤。结节性硬化症患者中有 15%～20% 患有 SEGA，好发于室间孔。典型的 SEGA 呈圆形，在 MRI 上呈明显的强化。肿瘤随着生长，脑脊液通道受阻，可导致同侧侧脑室的扩张。SEGA 的诊断可基于大小、位置和生长程度判断，即一个不断增大的且有强化的、直径在 1.3cm 或以上的肿块通常会认为是 SEGA。

5. 临床表现和影像学特征

典型的临床表现是婴儿出现癫痫和发育迟缓，

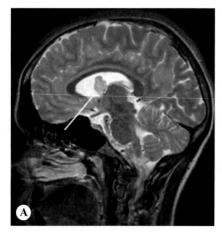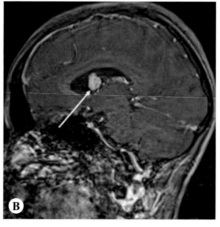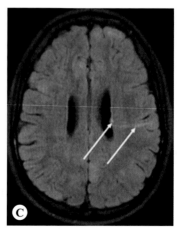

▲ 图 60-1　15 岁女性，结节性硬化症

矢状位 T_2WI（A）、矢状位 T_1WI 对比增强图像（B）、轴位 FLAIR 图像（C）显示结节、室管膜下结节、放射状移行线和在特征性位置室间孔处发生的室管膜下巨细胞星形细胞瘤（图片由 University Hospital LMU Munich，Department of Radiology 提供）

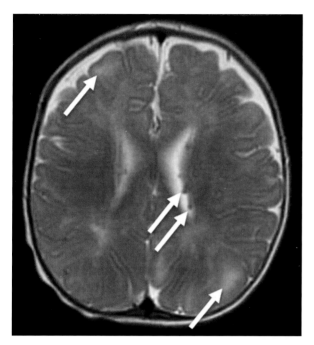

▲ 图 60-2　15 月龄男童，在轴位 T₂WI 上显示结节和室管膜下结节

图片由 University Hospital LMU Munich，Department of Radiology 提供

检查发现 TSC 的典型影像学特征。有时候，在产前可通过影像发现心脏横纹肌瘤和（或）大脑影像的结节和室管膜下结节而被确诊为 TSC。这些儿童通常会进行 MRI 随访。另一个影像学检查指征是对室间孔附近的大结节进行随访，或在治疗中对 SEGA 进行影像学评估。

6. 影像技术和推荐扫描方案

TSC 的主要影像学检查手段是 MRI。扫描序列通常包括轴向 FLAIR 和 T₂ 加权图像、矢状位 T₁W 的三维重组、轴位 T₂* 或 SWI 及扩散加权图像。根据需要决定是否要使用钆对比剂，但 SEGA 的诊断基于大小、位置和随时间改变的增大程度，而不是依靠增强检查。

（二）1 型神经纤维瘤病

1. 定义

1 型神经纤维瘤病是一种具有多变基因表型的常染色体显性遗传的复杂疾病；其致病点为位于 17 号染色体编码胞质蛋白——神经纤维蛋白基因。患者通常表现为特征性的皮肤和眼部改变，如牛奶咖啡斑、腋窝雀斑、Lisch 结节（虹膜错构瘤）、皮肤

或皮下神经纤维瘤，以及各种肿瘤的发病率增加，如视路胶质瘤。

2. 流行病学

NF1 是一种常染色体显性遗传染色体微缺失综合征，由位于 17 号染色体长臂（17q11.2）的基因突变引起，该基因被称为神经纤维蛋白 1 基因，可编码合成神经纤维蛋白，它是一种复杂、多功能的细胞质蛋白。NF1 发病率很高，全世界发病率为 1/2500～3300，是最常见的斑痣性错构瘤病和遗传性肿瘤综合征。约有 50% 的 NF1 患者表现出新发突变。

3. 病理特征

NF1 最早的临床表现之一通常是皮肤牛奶咖啡斑。

NF1 的诊断标准包括以下两项或两项以上。

- 1 型神经纤维瘤病患者的一级亲属。
- ≥ 6 处牛奶咖啡斑（儿童＞0.5cm，成人＞1.5cm）。
- 腋窝或腹股沟雀斑。
- ≥ 2 个 Lisch 结节（虹膜错构瘤）。
- ≥ 2 个皮肤 / 皮下神经纤维瘤或 ≥ 1 处丛状神经纤维瘤。
- 视路胶质瘤。
- 特征性骨病变（如蝶骨大翼发育不良、长骨弯曲或假关节）。

通常在儿童和青少年的脑部 MRI 中能观察到局灶性高信号，常出现在儿童期，青春期到成年早期消失。这些"高信号区"在 T₂WI 和 FLAIR 序列上呈高信号（图 60-3），在 T₁WI 上呈等信号，周围无水肿和占位效应，多位于内囊、胼胝体、脑干和小脑。在扩散张量成像中，病变表现为信号异常伴各向异性分数降低。磁共振波谱显示 NAA/Cr 比值降低，丘脑区 NAA/Cho 比值降低。

NF1 患者中枢神经系统内、外患不同肿瘤的风险都有增加。NF1 患者所有中枢神经系统肿瘤中，66% 位于视神经通路，17% 位于脑干，7% 位于大脑半球，4% 位于小脑，1% 位于脊髓。

高达 15%～20% NF1 患者中会发生视路胶质瘤，发病高峰为 4—5 岁。这类胶质瘤常无症状或仅表现为视力下降，大多数病例属于 WHO Ⅰ级毛细胞

星形细胞瘤（图 60-4），但也存在高度恶性的亚型。视路胶质瘤可以广泛生长，也可自发消退。强化方式多样，视路胶质瘤患者随访中是否使用钆对比剂需要个体化决策。然而，一般来说，钆对比剂在预测肿瘤进展方面的价值有限。

NF1 患者视神经通路外胶质瘤的发生率也会增加，可为任何组织学分级。NF1 患者患高级别胶质瘤的风险是普通患者的 5 倍。有症状者和成年患者的死亡率更高。脑干胶质瘤可呈弥漫性或局灶性。在 NF1 患者中，弥漫性脑干胶质瘤通常比无此综合征患者进展要慢。

神经纤维瘤起源于周围神经鞘神经内膜结缔组织（图 60-5），可以发生在椎管内、椎管旁和周围部位。神经纤维瘤在 T₂ 加权成像上表现出不同的信号强度，增强后通常会强化。要警惕神经纤维瘤恶变为恶性周围神经鞘瘤的可能，有时也称为神经纤维肉瘤。NF1 患者一生中发生恶性周围神经鞘瘤的风险高达 8%～13%。FDG-PET 可预测其恶性转化。

丛状神经纤维瘤是 NF1 的特征性表现，具有局部侵袭性，沿神经弥漫生长，典型者会过度增生和导致变形。很少转移，但可能会转化为恶性周围神经鞘瘤。

在 NF1 患者中，硬脑膜扩张（指脑膜的发育不良性增宽并向外侧膨出）和脊柱后凸畸形（图 60-6）更为常见。硬脑膜扩张的部位更容易受脑脊液搏动的影响。

血管异常也与 NF1 相关，可出现大脑动脉环动脉闭塞，导致"烟雾病"样血管并侧支循环形成。也可表现为动脉扩张、动脉瘤、肾动脉狭窄、主动脉狭窄及颈动脉狭窄/闭塞。

4. 临床表现和影像学适应证

典型临床表现是儿童期出现皮肤牛奶咖啡斑和视力下降。儿童期较为常见的临床表现也包括下肢长骨弯曲，甚至出现假关节。

神经影像学主要用于视路胶质瘤的评估或随访。此外，神经纤维瘤的进展或可疑的丛状神经纤维瘤或恶性周围神经鞘瘤也是常见的影像检查指征。

5. 成像技术和推荐方案

NF1 患者的主要影像检查方法是 MRI。如果怀

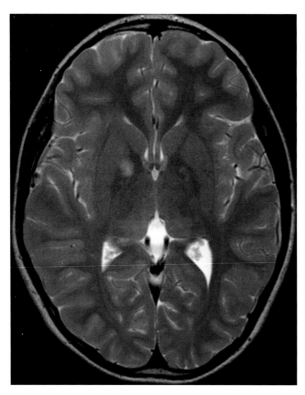

▲ 图 60-3　14 岁女性 NF1 患者，轴位 T₂WI 图像显示局灶性高信号

图片由 Hospital for Sick Children，Department of Diagnostic Imaging 提供

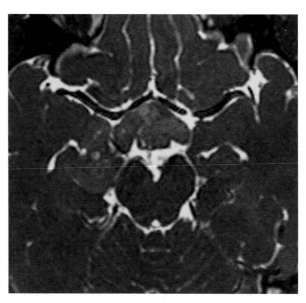

▲ 图 60-4　12 岁女性 NF1 和视路胶质瘤患者，轴位 T₂WI 显示视交叉弥漫性增厚

图片由 Hospital for Sick Children，Department of Diagnostic Imaging 提供

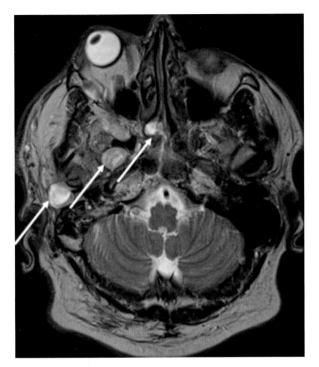

▲ 图 60-5 5 岁男童，神经纤维瘤病 1 型患者，轴位 T_2WI 显示多发神经纤维瘤

图片由 University Hospital LMU Munich，Department of Radiology 提供

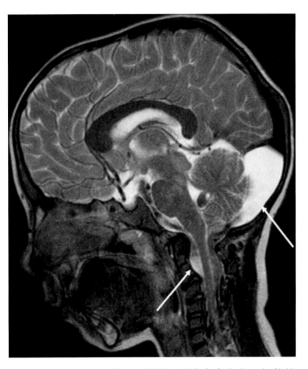

▲ 图 60-6 5 岁男童，1 型神经纤维瘤病患者，矢状位 T_2WI 显示 C_1/C_2 硬脑膜扩张和小脑后方蛛网膜囊肿

图片由 University Hospital LMU Munich，Department of Radiology 提供

疑或已知视路胶质瘤，成像参数通常包括轴位薄层 FLAIR 和 T_2WI、矢状位和冠状位 T_2WI 及矢状位三维 T_1WI。是否增强检查需要个体化决策。然而，视路胶质瘤的随访并不一定需要增强检查。

评估丛状神经纤维瘤或恶性周围神经鞘瘤的影像学检查参数取决于受累的区域。对于 MPNST 患者，肿瘤分期检查也需要进行。

（三）2 型神经纤维瘤病

1. 定义

2 型神经纤维瘤病是一种遗传性肿瘤综合征，为常染色体显性遗传，由神经纤维蛋白 2 基因突变引起的。其常见特征有听神经鞘瘤（常为双侧）、脑膜瘤和室管膜瘤。

2. 流行病学

NF2 是一种由位于 22 号染色体长臂（22q12.2）上的神经纤维蛋白 2 基因突变引起的染色体微缺失综合征，发病率为 1/60 000，明显低于 NF1。约 60% 的病例为新发突变。

NF2 一般到青年期才出现症状。与 NF1 患者相比，皮肤神经纤维瘤和牛奶咖啡斑较为少见。该病也可导致特征性的后囊膜下白内障。

3. 病理特征

NF2 的影像学特征是听神经鞘瘤，可单侧也可双侧，最常发生在神经上支。NF2 中的神经鞘瘤比自发型神经鞘瘤生长速度快。当评估 NF2 患者的脑图像时，密切评估内耳道是至关重要的。神经鞘瘤也可累及其他脑神经，如三叉神经、动眼神经或面神经（图 60-7 和图 60-8）。

双侧听神经鞘瘤是 NF2 诊断标准之一。其他标准包括：NF2 患者一级亲属伴有 30 岁以下单侧听神经鞘瘤或以下任意两种。

- 脑膜瘤。
- 室管膜瘤。
- 神经鞘瘤。
- 胶质瘤。
- 白内障。

然而，值得注意的是，双侧听神经鞘瘤的患者中 50 岁以上者多达 25%，70 岁以上患者多达 50%

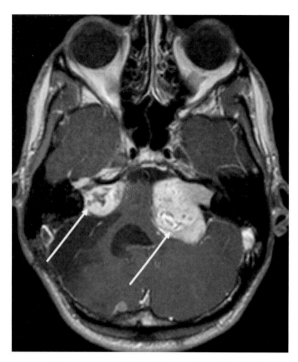

▲ 图 60-7　25 岁男性患者，双侧听神经鞘瘤

图片由 University Hospital LMU Munich，Department of Radiology 提供

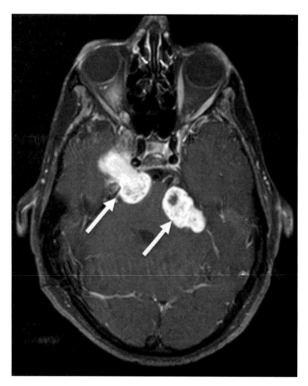

▲ 图 60-8　25 岁男性患者的增强 T_1WI 图像显示听神经和三叉神经鞘瘤

图片由 University Hospital LMU Munich，Department of Radiology 提供

没有 NF2 相关的突变，因此可能表现为自发性。

此外，在儿童和青少年中，即使是单侧听神经鞘瘤或孤立性脑膜瘤也应怀疑 NF2 可能。脑膜瘤可发生在多个部位，有时也可发生于脑室内。

此外，NF2 患者脑干和脊髓的室管膜瘤发生率明显增加。

当检查已知的或可疑 NF2 的患者时，应仔细检查整个神经轴，包括脊髓椎管内或椎旁病变，如脊髓神经鞘瘤、脊膜瘤或室管膜瘤，以及脊髓病和脊髓空洞症等相关异常（图 60-9）。椎管内肿瘤与颅内多发脑膜瘤、神经鞘瘤及移码突变有关。

4. 临床表现和影像学指征

典型临床表现为年轻患者出现单侧或双侧听力损失，也可能出现其他脑神经和脊髓受累症状。

感音神经性听力障碍的评估对影像学诊断有重要提示作用，而最先怀疑诊断可能是神经放射科医生。影像学检查也适用于已知神经鞘瘤、脑膜瘤和（或）室管膜瘤患者的随访。增强检查与否通常取决于患者的临床和影像表现。

5. 成像技术和推荐方案

NF2 患者最主要的影像检查是 MRI。脑 MRI 参数通常包括大脑轴位 FLAIR 和（或）T_2WI、脑桥小脑三角的高分辨、薄层重 T_2WI、脑桥小脑三角薄层脂肪抑制 T_1WI 平扫及增强，以及矢状位 3D T_1WI 增强扫描。脊髓 MR 成像通常包括矢状位 T_2WI、T_1WI 平扫及增强，以及已确定的兴趣区域的轴位 T_2WI 和 T_1WI。

（四）VHL 综合征

1. 定义

VHL 综合征是一种小脑 – 视网膜 – 血管瘤病。它是一种遗传性疾病，与中枢神经系统及中枢神经系统外的多种良、恶性肿瘤相关。

2. 流行病学

VHL 综合征是由于 VHL 抑癌基因突变所致的常染色体显性遗传病，该基因位于 3 号染色体短臂（3p26-p25），其外显率高，表现形式多变。自发突变率高达 20%，发病率为 1/53 000～1/31 000。

3. 病理特征

VHL 综合征患者全身各部位肿瘤发病率较高。

视网膜和中枢神经系统血管母细胞瘤是本病的显著特征。肾透明细胞癌、嗜铬细胞瘤及附睾和输卵管系膜的乳头状囊腺瘤在 VHL 综合征患者中发病率也有所增加。肾透明细胞癌是 VHL 综合征患者过早死亡的最常见原因。红细胞增多症也可发生，可能与血管母细胞瘤分泌促红细胞生成素有关。在没有家族史的患者中，至少患有两种肿瘤才能诊断 VHL 综合征。

几乎 2/3 的血管母细胞瘤位于小脑（图 60-10），通常表现为囊性病变伴强化的壁结节；然而 1/3 的血管母细胞瘤也可表现为实性肿块。血管母细胞瘤可产生促红细胞生成素，并可导致脑积水。约有 30% 的血管母细胞瘤发生于脊髓，因此观察整个神经轴是非常重要的。使用对比剂有利于提高灵敏度。脊髓空洞症可能是脊髓血管母细胞瘤的间接征象。

内淋巴囊肿瘤与 VHL 综合征高度相关（图 60-11）。ELST 是一种罕见的乳头状上皮肿瘤，起

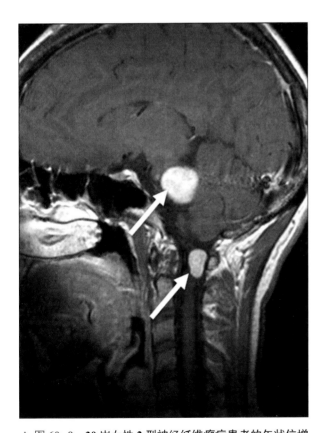

▲ 图 60-9　30 岁女性 2 型神经纤维瘤病患者的矢状位增强 T_1WI 图像显示听神经鞘瘤和颈椎水平神经鞘瘤

图片由 University Hospital LMU Munich，Department of Radiology 提供

源于内淋巴囊或导管，位于颞骨的后内侧面。内淋巴囊肿瘤可侵入迷路，并可导致眩晕、耳鸣和感音神经性听力障碍等症状。即使切除后，内淋巴囊肿瘤仍有复发的倾向。对于有听力丧失、耳鸣和（或）眩晕症状的 VHL 综合征患者，应进行颞骨 MR 检查。总之，即使是针对不同适应证进行的脑神经影像学检查，VHL 综合征患者应始终密切观察内淋巴囊区域。

4. 临床表现和影像学指征

VHL 综合征患者的早期临床症状通常包括青春期或青年期由于视网膜脱离或玻璃体积血引起的视觉障碍，这通常提示需要对患者进行 VHL 综合征的诊断评估。

小脑血管母细胞瘤通常会导致继发于梗阻性脑积水的头痛，而脊髓血管母细胞瘤则可能引起脊髓病的症状，通常在成年后才表现为临床症状。

内淋巴囊肿瘤患者常表现为耳鸣、眩晕和（或）感音神经性听力障碍。

5. 成像技术和推荐方案

成像方案应包括增强扫描，因为小的血管母细胞瘤平扫时很容易漏诊。脑部 MR 成像序列通常包括 T_2WI 和（或）FLAIR 及 T_1WI 平扫及增强。TOF-MRA 序列有助于评估较大的血管母细胞瘤的血流动力学情况。

脊髓 MR 成像通常包括矢状位 T_2WI、T_1WI 平扫及增强，以及已确定的兴趣区域的轴位 T_2WI 和 T_1WI。

眩晕、耳鸣和（或）感音神经性听力障碍应进行颞骨增强 MR 检查。成像应包括大脑的轴位 FLAIR 和（或）T_2WI、颞骨的高分辨率、薄层重 T_2WI、颞骨的薄层、脂肪抑制的 T_1WI 平扫及增强，以及矢状位增强 3D T_1WI。

（五）Sturge-Weber 综合征

Sturge-Weber 综合征又称 Sturge-Weber-Dimitri 综合征、脑三叉神经血管瘤病。

1. 定义

Sturge-Weber 综合征是一种三叉神经血管瘤病，在颜面部和脑表面区域持续存在的胚胎血管和静脉淤滞。

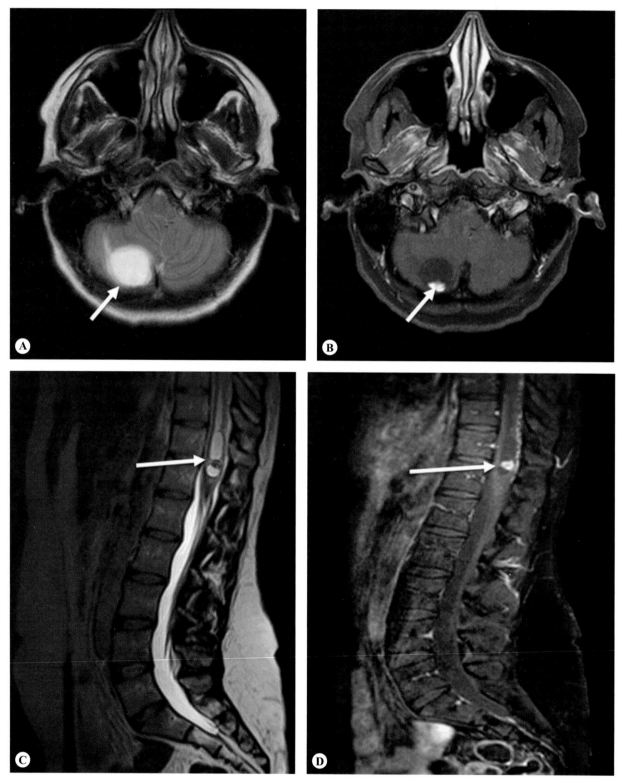

▲ 图 60–10 **35 岁女性 VHL 综合征患者**
A 和 B. 小脑血管母细胞瘤的轴位 T_2WI（A）和轴位增强 T_1WI（B）图像；C 和 D. 脊髓血管母细胞瘤的矢状位 T_2WI（C）和矢状位增强 T_1WI（D）图像（图片由 University Hospital LMU Munich，Department of Radiology 提供）

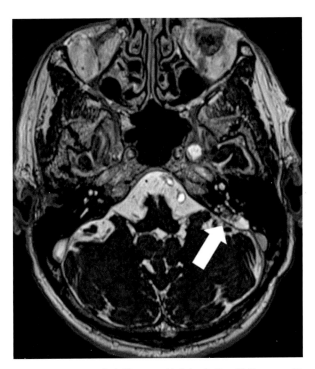

▲ 图 60-11　54 岁女性 VHL 综合征患者，轴位 T₂WI 显示左侧内淋巴囊肿瘤（箭）

图片由 University Hospital LMU Munich，Department of Radiology 提供

2. 流行病学

Sturge-Weber 综合征是一种相对罕见的疾病，发病率约为 1/50 000。最近研究发现一种鸟嘌呤核苷酸结合蛋白 GNAQ 的体细胞突变可以导致 Sturge-Weber 综合征和孤立的葡萄酒色痣。

3. 病理特征

Sturge-Weber 综合征患者通常在三叉神经支配区（如前额和上眼睑区域）出现面部毛细血管瘤（葡萄酒色痣）。常为单侧，但双侧发生的概率约 20%。上睑毛细血管瘤可能与脉络膜 - 视网膜血管瘤有关，可导致青光眼。口腔内同侧牙龈也可发生血管瘤，常累及上颌骨或下颌骨，并可能导致出血。其他临床表现可能包括癫痫发作和发育延迟。没有毛细血管瘤并不能排除 Sturge-Weber 综合征。

1922 年，首次在 Sturge-Weber 综合征患者的颅骨 X 线图像中描述了"轨道"样钙化。这是由软脑膜静脉 - 毛细血管畸形伴静脉淤滞导致的沿脑回分布的皮质 / 皮质下钙化。

由于缺乏正常的皮质静脉引流，在 MRI 和 CT 上可观察到静脉淤滞及流向深部血管、扩张髓静脉和基底静脉的血流重分布。早期肿胀、髓鞘化加速及局部灌注和皮质代谢改变是新生儿和婴儿的典型表现。软脑膜血管瘤病通常会表现为脑回样强化。常可观察到增大的脉络丛。增强 FLAIR 序列是检出异常区域最敏感的方法。随着病程进一步发展，通常伴有病变区域局灶性萎缩，同时伴有胶质增生和钙化（图 60-12）。额窦常过度充气和扩大。

4. 临床表现和影像检查适应证

患者通常在三叉神经支配区出现葡萄酒色痣，并可能出现癫痫发作和（或）发育迟缓。患者偶尔会出现脑卒中样发作或偏头痛。

婴儿期 MR 成像常表现为三叉神经支配区出现的葡萄酒色痣及颅内结构受累，如软脑膜血管瘤病。葡萄酒色痣 / 毛细血管瘤可以单独存在，不一定累及颅内。一旦儿童年满 2 岁，MR 成像未发现软脑膜血管瘤或出现相关神经体征，很可能毛细血管瘤是孤立的，没有颅内受累。

由于葡萄酒色痣并不一定存在，所以影像特征也包括无皮肤表现时的神经症状，如癫痫发作和（或）发育迟缓。

5. 成像技术及推荐方案

MRI 是 Sturge-Weber 综合征患者的主要影像检查方法。偶尔行 CT 检查，可更清楚地显示皮质 / 皮质下的钙化。

MR 成像方案常包括增强检查，特别是在疾病早期。增强 FLAIR 成像通常是检出相关病变最敏感的序列。病变早期可观察到病变区域沿脑回分布的软脑膜强化，晚期强化程度减弱。根据临床表现，后期可能不需要增强扫描。MR 成像方案通常应包括 SWI 或 T₂*WI 以检测钙化。

Sturge-Weber 综合征的 MR 检查方案通常包括 T₂WI、SWI（或 T₂*WI）、脂肪饱和 T₁WI 平扫和增强及增强 FLAIR 成像。

九、罕见的斑痣性错构瘤病

以下简要讨论罕见的斑痣性错构瘤病，包括罕见的以色素沉着障碍为特征黑色素斑痣性错构瘤病、以血管异常为特征的血管性斑痣性错构瘤病及各种其他罕见的斑痣性错构瘤病。

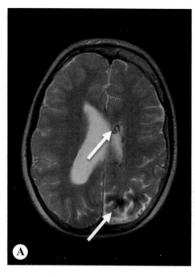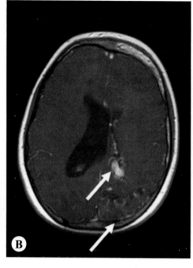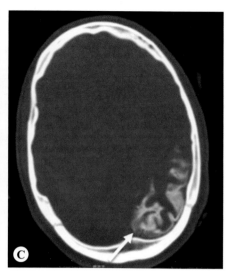

▲ 图 60-12　9 岁女性 Sturge-Weber 综合征患者

轴位 T_2WI（A）和增强 T_1WI（B）图像显示静脉淤滞、静脉扩张和局灶性萎缩，伴有软脑膜强化和脉络丛肥大，以及 CT（C）上显示钙化（图片由 University Hospital LMU Munich，Department of Radiology 提供）

如在常见的斑痣性错构瘤病描述的一样，罕见的斑痣性错构瘤病涉及重要的细胞信号通路，这些通路可能影响基因转录或蛋白质翻译，从而可能导致肿瘤形成、过度生长或发育异常。随着对这些罕见疾病的分子基础了解越来越多，现有的一些观点正在被重新描述或组合。为简短起见，这里不作赘述，而且也不可能对这一复杂且不断演变的疾病群进行完整或详尽的描述。

（一）共济失调毛细血管扩张综合征

共济失调毛细血管扩张综合征又名 Louis-Bar 综合征，是一种相对罕见的多系统疾病，其特征是多发性毛细血管扩张、小脑共济失调、肺部感染和免疫缺陷。

共济失调毛细血管扩张症是一种常染色体隐性遗传病，活产儿发病率约为 1/（40 000～300 000）。它是由位于染色体 11q22-23 的共济失调毛细血管扩张基因突变所致。除中枢神经系统的表现外，各种恶性肿瘤，包括白血病、淋巴瘤及乳腺癌和胃癌的发病率增加。

MR 成像常表现为小脑萎缩和第四脑室代偿性扩张（图 60-13）。通常小脑蚓部先受累，随后是小脑半球。不过，幼儿期 MR 成像也可表现正常。脑桥通常不受影响。

除小脑萎缩外，MR 成像通常可见多发性毛细

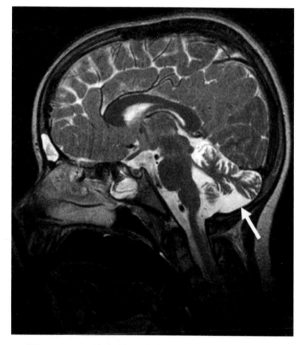

▲ 图 60-13　8 岁女性共济失调性血管扩张综合征患者

矢状位 T_2WI 图像显示小脑萎缩（图片由 University Hospital LMU Munich，Department of Radiology 提供）

血管扩张，在 SWI 或 T_2^*WI 上表现为局灶性低信号，在增强 T_1WI 上变现为轻度局灶性强化。此外，T_2WI 和 FLAIR 成像上可显示脱髓鞘和胶质增生的区域，这可能是由于缺血和白质变性引起的。

MR 成像方案通常包括矢状位 T_2WI 和（3D）

T_1WI、SWI 或 T_2^*WI 和增强 T_1WI。

（二）色素失禁症

色素失禁症，又称 Bloch-Sulzberger 综合征，是一种非常罕见的影响皮肤的疾病，但也可涉及许多其他器官系统，包括大脑、牙齿、骨骼和眼睛。色素失禁症与位于 Xq28 染色体长臂的核因子 NF-κB 基因调节体（NEMO）基因突变有关，通常是显性遗传。该病对男性通常是致死性的，所以女性患者占绝大多数。

皮肤症状的进展分四个典型阶段，可能是伴随的或连续的。躯干和四肢可能有囊泡和线状炎性水泡、角化过度、疣状及线状斑块、棕色或灰蓝色色素沉着过度和（或）色素脱失的线状斑点，不含皮肤附件。

高达 70%～80% 的患者可出现皮肤外的表现，常累及大脑。患者可能出现癫痫、发育迟缓、瘫痪或共济失调。此外，患者还常出现眼部异常、牙列缺损或畸形、肌肉骨骼系统异常，包括并指畸形、颅骨畸形、四肢半萎缩或缩短等。

神经影像学表现多样。在有急性症状的新生儿中，信号异常主要见于脑白质，但也可出现在基底节区和丘脑，表现为扩散受限及 SWI 低信号。也可观察到脑萎缩或小头畸形、胼胝体发育不全、脑室周围白质损伤、异位、局灶性皮质发育不良、脑积水或颅内囊肿。然而，MRI 表现也可完全正常的，尤其是在无神经异常的患者中。

除常规序列外，磁共振成像方案还应包括扩散加权成像和 SWI 或 T_2^*WI。

（三）基底细胞痣综合征

Gorlin-Goltz 综合征或基底细胞痣综合征是一种遗传性肿瘤综合征，也称痣样基底细胞癌综合征。其特征是多发性牙源性角化囊肿、基底细胞上皮瘤 / 基底细胞癌、掌跖坑、硬脑膜钙化及明显增加的髓母细胞瘤发病率。

大约 1/60 000 活产儿中出现基底细胞痣综合征。该病为常染色体显性遗传，具有完全外显率，但表达率不一。35%～50% 的病例是新突变，可能是由于 9 号染色体上的抑癌基因 *PTCH1* 突变所致，该基因编码 sonic hedgehog（SHH）受体。在没有

PTCH1 突变的患者中，*SUFU* 突变者具有更高的髓母细胞瘤患病风险。

基底细胞痣综合征诊断或者分期，必须满足两个主要标准或一个主要及两个次要标准。

主要标准如下。

- 两个或更多（或一个但年龄 < 30 岁）基底细胞癌。
- > 10 个基底细胞痣。
- 牙源性角化囊肿或多发性骨囊肿（年龄 < 20 岁）。
- 手掌 / 足底凹坑。
- 大脑镰层状钙化。
- 儿童早期髓母细胞瘤（促结缔组织增生）。
- 家族史阳性。

次要标准如下。

- 肋骨或脊椎异常。
- 巨颅 / 前额突出。
- 心脏或卵巢纤维瘤。
- 肠系膜囊肿。
- 面部裂孔（5%～13%）。
- 手部异常（手指长、第四掌骨短、多指）。
- 眼部异常。
- 蝶鞍鞍桥（即蝶鞍床突间韧带钙化）。

绝大多数 GorlinGoltz 综合征患者都有牙源性干酪样囊性肿瘤。CT 表现为边界清晰的单房或多房囊肿，内含未萌出的牙齿。常见明显的硬脑膜钙化，包括大脑镰、小脑幕、脉络丛、基底节和床突周围韧带。牙源性角化囊肿在 T_1WI 呈低信号，在 T_2WI 呈高信号（图 60-15），有时在 T_1WI 和 T_2WI 上可见一低信号区，为未萌出的牙齿（图 60-15）。硬脑膜钙化在 MRI 上可能很难观察到，但在 CT 上很容易辨别（图 60-14）。增强扫描囊肿可呈周边强化（图 60-15）。要注意有无髓母细胞瘤可能，尤其是有 *SUFU* 突变的患者。

（四）Wyburn-Mason 综合征

Wyburn-Mason 综合征，又称 Bonnet-Dechaume-Blanc 综合征，是一种非常罕见的疾病，归为非遗传性先天性斑痣性错构瘤病。

Wyburn-Mason 综合征的特点是单侧血管畸形，

主要累及大脑、眼眶和面部结构。患者可表现为面部血管痣、视觉通路、眼眶动静脉畸形或颅内动静脉畸形。这些血管畸形的大小不定，通常较大。

临床表现包括癫痫发作、发育迟缓、面部不对称或视力障碍。通常没有皮肤表现。在神经影像方面，使用 MRA（或 CTA）技术评估血管是很重要的。时间分辨 MRA 有助于更好地了解血流动力学情况。

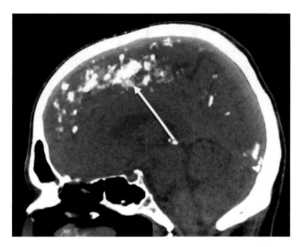

▲ 图 60-14　51 岁男性 **Gorlin-Goltz** 综合征患者，CT 图像显示大脑镰钙化

图片由 University Hospital LMU Munich，Department of Radiology 提供

（五）颅脑皮肤脂肪增多症

颅脑皮肤脂肪增多症，也称 Haberland 综合征，是一种罕见的病因不明的先天性疾病，以同侧头皮、眼睛和大脑异常为特征。神经影像的显著特征是与头皮痣同侧的大脑半球萎缩。这种痣是位于头皮脂肪瘤之上的脱发病灶。颅内和脊髓脂肪瘤也很常见。在 T_1WI 上头皮和（或）颅内或脊髓脂肪瘤通常很容易辨认（图 60-16）。此外，通常能观察到受累大脑半球的多小脑回畸形和同侧弥漫性软脑膜强化。

偶尔可见巩膜迷离瘤（即正常组织的异位生长），呈局灶性不均匀高信号。在 SWI 或 T_2^*WI 可以看到皮质钙化。

MR 成像方案应包括脑和脊柱的 T_1WI、大脑（包括眼眶）高分辨 T_2WI 和 SWI 或 T_2^*WI。是否需要增强检查应个体化决策。若有动脉扩张和动脉瘤发生则应加扫 MRA 成像。

（六）伊藤色素减少症

伊藤色素减少症，也称脱色性色素失禁症，是一种与皮肤、皮肤外表现及良性肿瘤相关的神经皮肤疾病。

皮肤损害可能包括边界不规则的色素减退区、

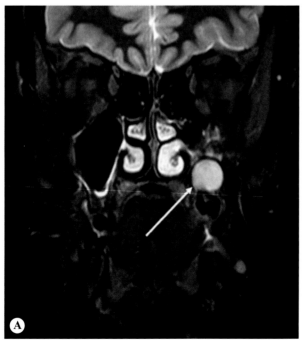
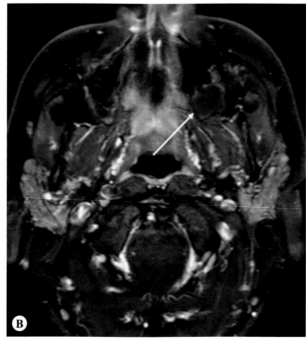

▲ 图 60-15　10 岁男性 **Gorlin-Goltz** 综合征患者，图像显示左侧牙源性角化囊肿

图片由 University Hospital LMU Munich，Department of Radiology 提供

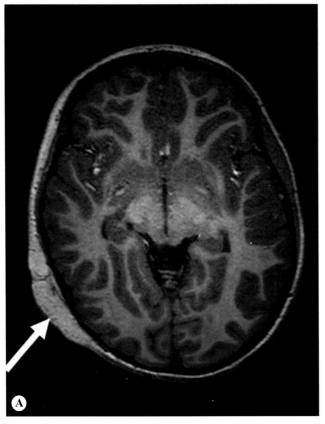
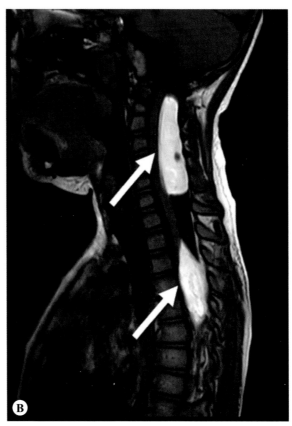

▲ 图 60-16 5 岁男童，轴位 T₁WI 脑成像显示右侧颅顶皮下脂肪瘤（A），矢状位 T₁WI 脊髓成像（B）显示巨大椎管内脂肪瘤

图片由 University Hospital LMU Munich，Department of Radiology 提供

牛奶咖啡斑、大理石样皮肤、鲜红斑痣、蒙古斑和太田痣（由于真皮上 1/3 的黑色素细胞滞留导致面部蓝色色素沉着）。该病还可导致发色改变、弥漫性脱发或结节性脆发症。这些皮损的严重程度与疾病程度无关。伊藤色素减少症患者还可有眼部病变、牙齿畸形、骨骼肌肉疾病（如张力减退）和良性肿瘤（如成熟囊性畸胎瘤）。

患者常表现为发育迟缓、认知障碍和癫痫，应提示行神经影像检查。伊藤色素减少症患者的影像学表现差异很大。有的患者脑部 MRI 可完全正常或仅显示血管周围间隙扩大。常见的皮质发育障碍包括多小脑回畸形、灰质异位、无脑回畸形或半侧巨脑畸形，也可见萎缩或偏侧萎缩以及白质改变。

（七）表皮痣综合征

表皮痣综合征是一组以错构瘤性表皮病变和中枢神经系统、眼睛和（或）骨骼系统的异常为特征的独特疾病。表皮痣通常在出生时出现，多发生在面部或头皮及躯干或四肢。表皮痣本身很常见，发病率在新生儿中约为 1/1000，然而，这其中仅有一小部分（约 10%）与该综合征相关。

头面部的表皮痣常与大脑、眼睛和颅骨的畸形相关，而躯干部的错构瘤常与脊髓、髋关节异常及四肢畸形有关。

对于表皮痣综合征分子基础的认识在过去几年中迅速发展，并将持续。表皮痣综合征根据特征性诊断线索可分为以下几种类型。

• Schimmelpenning 综合征。
  – 皮脂腺痣。
• 色素性角化性斑痣性错构瘤。
  – 皮脂腺痣和流行性斑痣并存。
• 黑头粉刺样痣综合征。
  – 同侧白内障。
• 安哥拉毛痣综合征。

– 柔软白色毛发。
- Becker 痣综合征。
  – 乳腺发育不良。
- Proteus 综合征（图 60-17）。
  – 足底脑回样改变。
- 2 型节段性 Cowden 病。
  – PTEN 突变。
- FGFR3 表皮痣综合征。
  – Mosaic R248C 突变。
- CHILD 综合征。
  – 单侧性与 NSDHL 突变。

表皮痣综合征患者常累及大脑和（或）眼眶。患者可表现为癫痫发作、发育迟缓及运动和（或）神经认知障碍。神经影像学表现因病变而异。半侧巨脑畸形是表皮痣综合征的一个特征性神经影像学表现，但不一定存在。其他皮质发育畸形包括一侧大脑半球萎缩、白质信号改变、颅内或椎管内脂肪

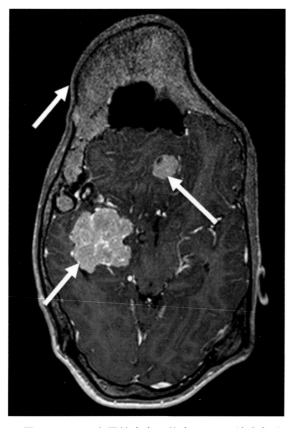

▲ 图 60-17　20 岁男性患者，伴有 Proteus 综合征和右侧额骨畸形，轴位增强 T₁WI 显示颅内多发脑膜瘤
图片由 University Hospital LMU Munich, Department of Radiology 提供

瘤和血管畸形也可发生。

（八）神经皮肤黑变病

神经皮肤黑变病是一种先天性斑痣性错构瘤病，其特征是皮肤多发黑素细胞痣，大小不等，可从很小到很大甚至巨大，与中枢神经系统的黑色素病变有关。新生儿发病率约为 1/50 000，约 1/3 患者会出现症状。

神经皮肤黑变病患者中较为常见的皮肤表现是覆盖背部的巨大黑色痣（又称"兽皮痣"），多达 2/3 的患者中可出现。

神经症状常表现为癫痫发作、脑神经症状或颅内压升高。大约 20% 的患者脊髓可受累，导致脊髓病变或神经根症状。

有神经症状的患者预后较差，中枢神经系统黑色素瘤或黑色素细胞过度增殖导致的死亡率很高。

在 MRI 上，中枢神经系统黑变病中，受累区域在平扫 T₁WI 为高信号。这些通常在未髓鞘化的大脑中能更好地发现，因此当怀疑神经皮肤黑变病时，婴儿期筛查黑色素沉积可能更有利。脑干、小脑和颞叶前部最常受累。患者常有小脑和脑干发育不良。当中枢神经黑变病广泛存在时，通常会出现脑积水。

黑色素病变的恶性征象包括进行性生长、周围水肿、占位效应、中央坏死和强化。黑色素沉积通常不强化，除非发生恶变。

（九）Parry-Romberg 综合征

Parry-Romberg 综合征，又称进行性单侧面部萎缩，是一种罕见的进行性颅面疾病。这种非常罕见的疾病的流行病学及病因学尚不明确。其特征是缓慢进展的单侧面部萎缩，包括皮肤、皮下软组织、软骨结构和骨骼（图 60-18）。病程往往持续 2～10 年，之后进入稳定期。如果患者有神经症状，常表现为癫痫发作，提示需行神经影像学检查。

MRI 通常显示面部特征性单侧萎缩，包括皮下组织、骨骼和颅骨。此外，还可能存在皮质钙化、白质信号改变、微出血和同侧侧脑室扩大。

（十）PHACE 综合征

PHACE 综合征的特点是巨大的婴儿颅面血管瘤合并以下一个或多个特征畸形。

的动脉瘤。

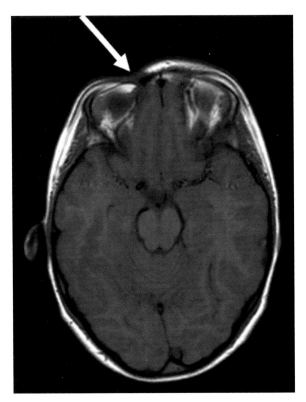

▲ 图 60-18　**7 岁男童，患有 Parry-Romberg 综合征和半侧面部萎缩**
图片由 University Hospital LMU Munich，Department of Radiology 提供

- 颅后窝畸形（posterior fossa malformations）。
- 节段性血管瘤（segmental hemangiomas）。
- 动脉异常（arterial anomalies）。
- 心脏缺陷（cardiac defects）。
- 眼部异常（eye abnormalities）。
- （胸骨或腹部缺陷）（sternal or ventral defects）。
  PHACE 是一种罕见的综合征，好发于女性。

Sturge-Weber 综合征患者存在导致皮质静脉引流障碍和静脉淤滞的毛细血管 - 静脉畸形，而 PHACE 综合征患者则是颅内大动脉缺失或发育不良和（或）永存原始动脉。患者患颅内动脉瘤的风险增加，应行 MRA 筛查。

此外，患者通常伴有脑实质异常，特别是小脑，如小脑发育不全（影响半球或蚓部）（图 60-19）。PHACE 综合征的患者也可有皮质发育畸形，如多小脑回畸形或灰质异位，以及胼胝体或透明隔发育异常。

MRI 成像应包括颅内 MRA，以筛查可能存在

（十一）Cowden 综合征

Cowden 综合征也称为多发性错构瘤综合征。"COLD 综合征" 指的是 Cowden 综合征和 Lhermitte-Duclos 病。Cowden 综合征的特征是可发生在身体任何地方的多发性错构瘤，并大大增加了罹患几种癌症的风险。

Cowden 综合征是由染色体 10q22–23 上的 PTEN 基因突变所致，为常染色体显性遗传，具有可变的外显率，高达 44% 是新突变。由于其遗传特征，Cowden 综合征是 PTEN 相关疾病家族的一员，该疾病家族包括 Lhermitte-Duclos 病和 Bannayan-Riley-Ruvalcaba 综合征。大多数 Lhermitte-Duclos 病患者同时也患有 Cowden 综合征。

Lhermitte-Duclos 病是一种良性小脑病变，又称小脑发育不良性神经节细胞瘤，表现为典型的条纹状"斑马样"基质伴发育异常的回状条纹（图 60-20）。病灶通常边界相对清晰，增强扫描表现多样。

小脑发育不良性神经节细胞瘤可为偶然发现，患者也可出现头痛、共济失调、呕吐或脑神经麻痹症状。当 MR 检查发现 Lhermitte-Duclos 综合征时，需要对 Cowden 综合征 / 多发性错构瘤综合征进行基因检测。患者应筛查各种恶性肿瘤，包括乳腺癌、子宫内膜癌和甲状腺癌。相反，如果患者被诊断为 Cowden 综合征，也应筛查是否存在小脑异常。

十、影像报告清单

- 熟悉患者的潜在疾病（如果已知）和临床病史。
- 在评估和书写报告时考虑患者的年龄和生理性髓鞘形成。例如，结节在白质大量未髓鞘化的新生儿中可能表现不同。
- 不要常规使用 CT。MRI 是几乎所有斑痣性错构瘤病的主要成像技术。
- 不要常规使用钆对比剂。根据斑痣性错构瘤病患者的个体情况来决定是否使用对比剂。通常增强扫描是不必要的。
- 书写报告应遵循一个模板：陈述临床症状并简要总结临床病史、说明使用的影像技术、描述影像学特征，并根据影像学表现做出诊断。说

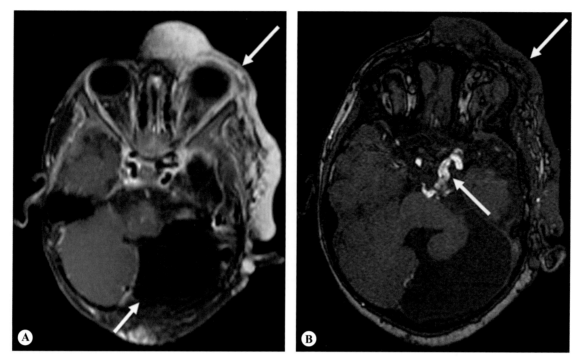

▲ 图 60–19 患有 PHACE 综合征的 2 岁女童，增强 T₁WI（A）和 TOF MRA（B）显示单侧小脑萎缩、永存三叉动脉和左侧面部大血管瘤

图片由 University Hospital LMU Munich，Department of Radiology 提供

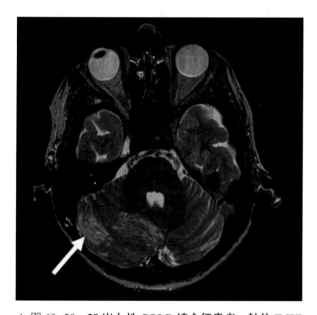

▲ 图 60–20　38 岁女性 COLD 综合征患者，轴位 T₂WI 成像显示典型的小脑发育不良性神经节细胞瘤

图片由 University Hospital LMU Munich，Department of Radiology 提供

明是否需要随访，如需随访请注明随访周期，以及是否需要进一步检查。

- 对于患有结节性硬化症和大部分有髓白质的儿童，FLAIR 序列非常适合检出结节和放射状白质迁移线。

- 当在孟氏孔处出现直径 ≥ 1.3cm 的强化病变时，应怀疑室管膜下巨细胞星形细胞瘤。不要将强化的小结节或室管膜下不同部位的结节称为"SEGA"。

- 在 1 型神经纤维瘤病患者中注意丛状神经纤维瘤和恶性周围神经鞘瘤。

- 局部高信号是儿童和青少年 NF1 患者的常见表现，常在青春期后期 / 成年早期消失。应注意与胶质瘤鉴别。

- 对于 NF1 和视路胶质瘤患者，增强扫描并非必要。

- 双侧听神经鞘瘤是 2 型神经纤维瘤病的显著特征。神经鞘瘤也可影响其他脑神经，需要注意观察。

- 神经放射医师可能最先发现可疑的 NF2。

- NF2 患者中脑干和脊髓室管膜瘤的发病率显著增加。

- von Hippel-Lindau 综合征患者中，脊髓积水可能是脊髓血管母细胞瘤的间接征象。

- 如果 von Hippel-Lindau 综合征患者出现听力丧失、耳鸣和（或）眩晕，应行颞骨 MR 检查是否存在内淋巴囊肿瘤。

- 增强 FLAIR 序列通常是检查 Sturge-Weber 综合征患者颅内病变最敏感的序列。

- 共济失调性毛细血管扩张症患者通常表现为小脑蚓部和小脑半球体积减小，而脑桥通常不受影响，可与桥小脑发育不全相鉴别。

- Gorlin-Goltz 综合征患者罹患髓母细胞瘤的风险显著增加。

- 在绝大多数 Gorlin-Goltz 综合征患者中可发现牙源性干酪样囊性肿瘤。

- PHACE 综合征患者中应注意寻找颅内动脉异常和动脉瘤。

- 小脑发育不良性神经节细胞瘤 /Lhermitte-Duclos 综合征患者必须筛查潜在的 *PTEN* 基因突变，其患各种恶性肿瘤的风险可能会增加。

十一、病例报告和报告样本

（一）病例报告 1

1. 病史

7 岁男童，表现为视力下降，左耳前和颞区肿胀，伴数个牛奶咖啡斑和腋窝雀斑。

2. 临床诊断

可疑 1 型神经纤维瘤病。

3. 成像技术

轴位 FLAIR 序列（图 60–21A 和 B），冠状位 T_2WI（图 60–21C 和 D）、DWI、TOF MRA、轴位和冠状位抑脂 T_1WI 平扫及增强（图 60–21E 和 F）。

4. 影像学表现

小脑半球（图 60–21A 和 B，箭）及内囊两侧（未显示）有局部高信号，提示 1 型神经纤维瘤病中的局灶性高信号。

此外，视神经和视交叉明显增粗，左侧更明显

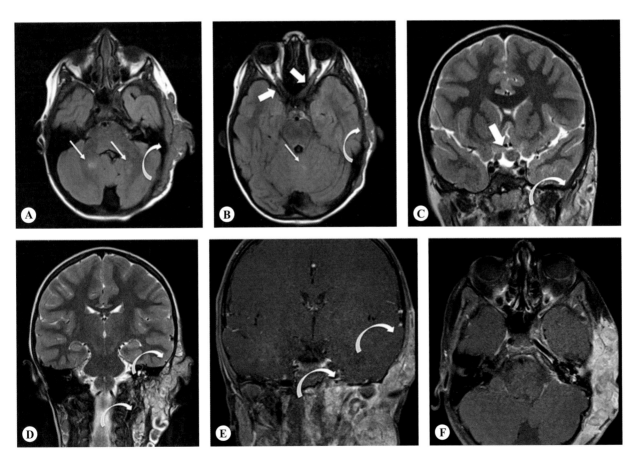

▲ 图 60–21 7 岁男孩，1 型神经纤维瘤病

轴位 FLAIR 成像（A 和 B）和冠状位 T_2WI（C 和 D）显示视神经和视交叉明显增厚，提示视路胶质瘤（粗箭），以及多发局灶性异常信号（箭）。冠状位（E）和轴位（F）抑脂 T_1WI 增强图像显示左侧颞部和耳周区的丛状神经纤维瘤（弯箭）

（图 60-21B 和 C，粗箭），这些特征符合儿童 1 型神经纤维瘤病的视路胶质瘤表现。

另外，左耳、颞部一直延伸到颈部深处可见一较大的颅外肿块（图 60-21A 至 F，弯箭），该肿块累及多个部位并且明显强化（图 60-21E 和 F，弯箭），提示丛状神经纤维瘤。

5. 解释

结合影像学表现和临床病史，高度怀疑 1 型神经纤维瘤病伴局灶性高信号、视神经和视交叉处的视路胶质瘤（左侧为著）、左侧颞肌、耳前区及更远部位的丛状神经纤维瘤。

建议在临床查房时进行病例讨论，并在 6 个月后行眼科检查及 MRI 随访。

（二）病例报告 2

1. 病史

15 岁男孩，癫痫和头痛。

2. 临床诊断

可疑结节硬化症。

3. 成像技术

轴位 FLAIR（图 60-22A 至 C）、冠状位 T_2WI、DWI、SWI、轴位和冠状位 T_1WI 平扫及增强（图 60-22D 和 E）。

4. 影像学表现

双侧大脑半球皮质 / 皮质下多发局灶性高信号，累及全脑叶（图 60-21A 和 B，箭），提示多发结节。其中一个病灶（图 60-22C，粗箭）信号强度明显减弱，提示囊性结节。

此外还有多个室管膜下结节。左侧孟氏孔区可见一明显强化结节（图 60-22D 和 E，弯箭），最大径约 17mm，提示室管膜下巨细胞星形细胞瘤可能，并左侧侧脑室轻度扩张。

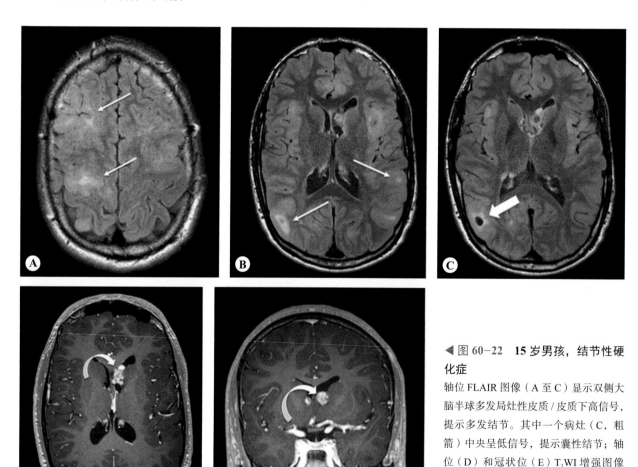

◀ 图 60-22　15 岁男孩，结节性硬化症

轴位 FLAIR 图像（A 至 C）显示双侧大脑半球多发局灶性皮质 / 皮质下高信号，提示多发结节。其中一个病灶（C，粗箭）中央呈低信号，提示囊性结节；轴位（D）和冠状位（E）T_1WI 增强图像显示室管膜下多发结节，左侧 Monroi 孔区可见一较大明显强化结节，提示室管膜下巨细胞星形细胞瘤（弯箭）

5. 解释

影像表现及临床病史提示结节性硬化症。

多发皮质 / 皮质下结节和室管膜下结节，符合该病诊断标准。

左侧 Monroi 孔区结节的大小和位置提示室管膜下巨细胞星形细胞瘤；建议结合既往影像学检查进行对比，以评估病灶是否增大。左侧侧脑室轻度扩张，提示脑脊液循环受阻。

建议在临床查房时进行病例讨论，并根据治疗决策和临床病程进行 MRI 随访。

参考文献

[1] Chittiboina P, Lonser RR. Von Hippel-Lindau disease. Handb Clin Neurol. 2015;132:139–56.

[2] Crist J, Hodge JR, Frick M, Leung FP, Hsu E, Gi MT, Venkatesh SK. Magnetic resonance imaging appearance of schwannomas from head to toe: a pictorial review. J Clin Imaging Sci. 2017;7:38.

[3] Evans DG. Neurofibromatosis type 2. Handb Clin Neurol. 2015;132:87–96.

[4] Guillamo JS, Creange A, Kalifa C, Grill J, Rodriguez D, Doz F, Barbarot S, Zerah M, Sanson M, Bastuji-GarinS, Wolkenstein P, Reseau NFF. Prognostic factors of CNS tumours in neurofibromatosis 1 (NF1): a retrospective study of 104 patients. Brain. 2003;126 (Pt 1):152–60.

[5] Happle R. The group of epidermal nevus syndromes Part I. Well defined phenotypes. J Am Acad Dermatol. 2010;63(1):1–22; quiz 23-24.

[6] John AM, Schwartz RA. Basal cell naevus syndrome: an update on genetics and treatment. Br J Dermatol. 2016;174(1):68–76.

[7] Lin AW, Krings T. Characteristic imaging findings in encephalocraniocutaneous lipomatosis. Neurology. 2015; 84(13):1384–5.

[8] Lin DD, Barker PB, Lederman HM, Crawford TO. Cerebral abnormalities in adults with ataxia-telangiectasia. AJNR Am J Neuroradiol. 2014;35(1):119–23.

[9] Lo W, Marchuk DA, Ball KL, Juhasz C, Jordan LC, Ewen JB, Comi A, Brain Vascular Malformation Consortium National Sturge-Weber Syndrome. Updates and future horizons on the understanding, diagnosis, and treatment of Sturge-Weber syndrome brain involvement. Dev Med Child Neurol. 2012;54(3):214–23.

[10] Maloney E, Stanescu AL, Perez FA, Iyer RS, Otto RK, Leary S, Steuten L, Phipps AI, Shaw DWW. Surveillance magnetic resonance imaging for isolated optic pathway gliomas: is gadolinium necessary? Pediatr Radiol. 2018;48(10):1472–84.

[11] Mester J, Eng C. Cowden syndrome: recognizing and managing a not-so-rare hereditary cancer syndrome. J Surg Oncol. 2015;111(1):125–30.

[12] Reilly KM, Kim A, Blakely J, Ferner RE, Gutmann DH, Legius E, Miettinen MM, Randall RL, Ratner N, Jumbe NL, Bakker A, Viskochil D, Widemann BC, Stewart DR. Neurofibromatosis type 1-associated MPNST state of the science: outlining a research agenda for the future. J Natl Cancer Inst. 2017;109(8):1–6.

[13] Shirley MD, Tang H, Gallione CJ, Baugher JD, Frelin LP, Cohen B, North PE, Marchuk DA, Comi AM, Pevsner J. Sturge-Weber syndrome and port-wine stains caused by somatic mutation in GNAQ. N Engl J Med. 2013;368(21):1971–9.

[14] Smith AB, Rushing EJ, Smirniotopoulos JG. Pigmented lesions of the central nervous system: radiologicpathologic correlation. Radiographics. 2009;29(5):1503–24.

[15] Soltirovska Salamon A, Lichtenbelt K, Cowan FM, Casaer A, Dudink J, Dereymaeker A, Paro-Panjan D, Groenendaal F, de Vries LS. Clinical presentation and spectrum of neuroimaging findings in newborn infants with incontinentia pigmenti. Dev Med Child Neurol. 2016;58(10):1076–84.

[16] Umeoka S, Koyama T, Miki Y, Akai M, Tsutsui K, Togashi K. Pictorial review of tuberous sclerosis in various organs. Radiographics. 2008;28(7):e32.

[17] Varshney N, Kebede AA, Owusu-Dapaah H, Lather J, Kaushik M, Bhullar JS. A review of Von Hippel-Lindau syndrome. J Kidney Cancer VHL. 2017;4(3):20–9.

第61章 儿童脑卒中与影像学
Pediatric Stroke and Radiological Approach

Richard Roger Warne Saipriya Ramji Wui K. Chong 著

施佳倩 施 昭 **译** 唐玉霞 孙 晶 **校**

摘 要

儿童脑卒中是儿童期的一种重要疾病，是儿童和青年人死亡的主要原因之一，随着重症监护技术的进步，这一情况将有所改善，但仍有约一半的幸存者会遗留某些后遗症。儿童脑卒中的预后远差于成人，因其面对的挑战因素更多，如诊断延误、影像检查的协调问题、需要进行更广泛的鉴别诊断及儿童超急性期干预证据较少等。

本章旨在为放射科医生提供儿童缺血性和出血性脑卒中及脑静脉窦血栓形成的简要概述，内容涉及病因和相关因素、成像技术、方案、影像学解读及当前治疗方案的更新。胎儿和新生儿脑卒中和出血将在单独章中另行讨论。

关键词

儿科脑卒中；缺血性脑卒中；出血性脑卒中；硬脑膜静脉窦血栓形成

一、动脉缺血性脑卒中（AIS）

（一）定义

- 动脉供血区缺血导致的急性局灶性神经功能缺损。
- 儿科国家健康研究所脑卒中量表≥4且≤24。
- CT 已排除颅内出血。
- MRI 在 DWI 上提示急性缺血。

（二）流行病学和病理生理学基础

脑卒中终生均可发病，但儿童期发病临床关注点与成人有很大不同。成人脑卒中的主要危险因素，如动脉粥样硬化和相关疾病，如高血压和血脂异常，均与儿童期发病无关。

儿童的发病年龄不同，临床需要考虑的也不相同。胎儿期、新生儿期和儿童期脑卒中各有其独特的问题。儿童期缺血性脑卒中的发病率约为每年 1.6/100 000（图 61-1），围产期脑卒中的发病率较高，在新生儿中约为 1/3500。

（三）病理特征

关于儿童脑卒中有几个误解。小儿脑卒中常被错误地认为是特发性的，其预后好、复发率低、无明显的并发症、运动和认知功能恢复良好，因此研究较少。最近的研究表明有许多病因与儿童脑卒中有关，而且通常一次发病可能是多因素的（表 61-1）。

1. 脑动脉病变

脑动脉病变已成为儿童脑卒中的主要危险因素，在发达国家中高达 80%。动脉病变也是脑卒中

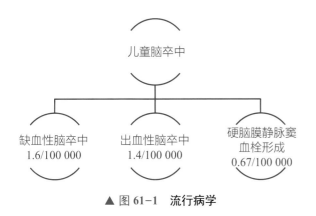

▲ 图 61-1 流行病学

复发的最大预测因素（表 61-2）。

动脉病变主要有两种形式：①健康儿童感染 / 创伤引起的获得性急性动脉疾病；②慢性动脉疾病，这些疾病往往与潜在的遗传疾病或全身疾病有关。

儿童最常见表现为单侧暂时性脑动脉病（TCA）。

－ 典型的局灶性和单相性。

－ 常与基底节脑卒中有关。

感染最常见的是水痘 – 带状疱疹病毒，称为水痘后动脉病。其他病原体包括细小病毒、巨细胞病毒、疏螺旋体、肠道病毒和幽门螺杆菌等。这种疾病还有其他几种名称（如局灶性脑动脉疾病、非进展性血管造影和儿童原发性脑血管炎）。

TCA 是一个基于最初影像学表现而不是病理基础的暂时性诊断，只有在进一步随访成像时才能与慢性脑动脉疾病（进行性）相鉴别（图 61-2）。

它与烟雾病的鉴别在于病程、单侧定位、缺乏软脑膜侧支、消退或无长期进展。另一种较难与动脉病综合征鉴别的是肌纤维发育不良。

2. 先天性心脏病

患有先天性心脏病，特别是发绀型心脏病的患儿，罹患栓塞性脑血管意外的风险较高。在欧洲，患有心脏病的儿童占动脉缺血性脑卒中患儿的 10%～29%。这种风险在接受搭桥手术的儿童中会增加。即使没有已知潜在先心病的缺血性脑卒中的儿童也应行心脏超声检查来评估是否存在卵圆孔未闭。

3. 烟雾病 / 综合征

烟雾病是一种动脉进行性闭塞性血管病，继发

表 61-1 儿童动脉缺血性脑卒中的危险因素 [#]

1. 动脉病变
• 儿童局灶性脑动脉病变
• 烟雾病
• 动脉夹层
• 中枢神经系统血管炎

2. 先天性心脏病

3. 心脏手术 / 介入治疗

4. 镰状细胞贫血

5. 感染
• 水痘 – 带状疱疹
• 上呼吸道感染
• 多系统感染或同时感染多种病原体
• 脑膜炎 / 脑膜脑炎
• 结核（基底节梗死的危险因素）

6. 遗传性疾病
• 血栓形成倾向
• 遗传性：第 V 凝血因子、PT20210、MTHFRc677、C 反应蛋白缺乏、脂蛋白（a）增加
• 获得性：抗磷脂综合征
• 代谢性疾病
• 斑痣性错构瘤病
• 纤维肌发育不良
• PHACES 综合征
• 其他：*ACTA2* 突变、*Notch3* 突变（CADASIL）、*COL4A1* 突变、*ABCC6* 突变（弹力纤维性假黄瘤）、*ELN* 基因突变（Williams-Bueren 综合征）、*JAG1* 突变（Alagille 综合征）、*SAMHD1* 突变（Aicardian-Goutieres 综合征）、*ATP7A* 突变（Menke 病）、*SLC2A10*、*GLA* 突变（Fabry 病）

7. 其他
• 缺铁性贫血
• 放疗
• 高 α 抗胰蛋白酶
• 创伤
• 疫苗接种不足

#. 改编自 Paediatric Stroke Working Group 2017

侧支循环血管形成。因其在血管造影上扩张的豆纹穿支动脉像"一团朦胧的烟雾"的特征性改变而得名。典型病例通常会影响颈内动脉，但超过一半的患者也可有大脑后动脉受累。

表 61-2 复发性 AIS 的危险因素
动脉病变（感染后 / 炎症）
镰状细胞贫血相关动脉病
烟雾病 / 综合征
先天性心脏病
中枢神经系统血管炎
血栓形成倾向
潜在的遗传 / 代谢疾病
低出生体重

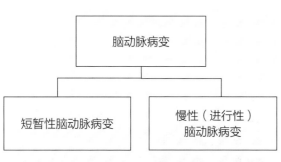

▲ 图 61-2 儿童脑动脉疾病

这种情况可能是特发性的（烟雾病），或与其他情况有关（烟雾综合征）。常见的相关情况包括唐氏综合征和 1 型神经纤维瘤病。患者有反复发作的动脉缺血性脑卒中、短暂性脑缺血发作、颅内出血、痴呆和头痛。有文献发现一些烟雾病相关的潜在异常基因，如 *RNF213* 基因。

4. 镰状细胞贫血

镰状细胞贫血是儿童缺血性脑卒中的重要危险因素，不论是临床发作性脑卒中还是静止性脑卒中。SCD 患者常反复发作脑卒中。对 39% 缺血性脑卒中患儿来说，镰状细胞贫血是危险因素。

镰状细胞贫血也与烟雾综合征有关，可引起颈内动脉床突段及其分支的进行性闭塞性血管病变。脱水也可引发血管闭塞并导致脑卒中。

5. 动脉夹层

这是儿童脑卒中的常见原因，但报道较少。这也是一个可治疗的脑卒中病因，在后循环脑卒中患儿中应考虑到该病因。可能之前有过轻微外伤史。颈动脉疾病可能有其他更罕见的病因，更广泛累及分叉附近区域，如结缔组织疾病，如马方综合征、Ehlers-Danlos 综合征 IV 型、成骨不全症 I 型、常染色体显性遗传多囊肾、纤维肌发育不良或其他可导致动脉中膜囊性坏死及 Menke 病。

6. 中枢神经系统血管炎

儿童中枢神经系统血管炎可能是孤立性的（仅累及中枢神经系统）或继发于系统性血管炎。复发性脑卒中、脑病的出现、发热或皮疹、并发肾血管病变或炎性指标升高都应怀疑血管炎的可能。

7. 凝血障碍

蛋白 C、蛋白 S、纤溶酶原、抗凝血酶、凝血酶原、纤维蛋白原缺乏和抗心磷脂抗体的存在都是儿童脑卒中的危险因素，但其具体的风险尚不明确。红细胞增多、贫血和血小板紊乱也会增加患病风险。通常，这些因素与其他系统性或环境因素相互作用从而引发高危儿童脑卒中。

8. 高胱氨酸尿症

这是一组由于特定酶缺乏导致血液和尿液中同型半胱氨酸水平升高的疾病。任何有脑卒中、智力迟钝、晶状体向下脱位和马方综合征特征的儿童都应考虑这种情况。饮食中维生素 B_{12} 或叶酸缺乏会导致同型半胱氨酸血症。

9. 线粒体肌病

线粒体肌病、脑病、乳酸酸中毒和脑卒中样发作是一种与脑卒中样发作相关的综合征，通常发生在儿童或成年早期。患者也可有其他表现，如痴呆、肌无力和耳聋发作。

10. 其他

与儿童缺血性脑卒中相关的遗传和代谢性疾病越来越多（表 61-3）。

（四）临床表现和影像适应证

儿童动脉缺血性脑卒中的典型表现与成人相似，但表现形式可能更加多样。

儿童出现新发局灶性癫痫发作、新发头痛、

表 61-3	与脑卒中相关的各种基因突变及相关影像学表现
ACTA2 突变	肌动蛋白聚合破坏导致平滑肌细胞增殖，从而使多系统受累，包括闭塞性血管病变。神经影像学表现特殊，包括近端 ICA 扩张，终末 ICA 闭塞，颅内动脉"拉直"
Notch3 突变（CADASIL）	参与 Notch 信号通路。其突变导致血管壁增厚，主要累及小血管，相关儿童大动脉疾病也有报道，但相关研究较少
ABCC6 突变（弹性纤维性假黄瘤）	弹性纤维的碎裂及钙化导致皮肤异常；患者可表现为一系列脑部异常，包括缺血性脑卒中、小血管病和动脉瘤
COL4A1 突变	编码基底膜的一种成分，该成分在血管组织中也有表达，可导致稳定性降低；患者可有多种表型，包括小血管病、动脉闭塞和动脉瘤
JAG1 突变（Alagille 综合征）	也参与 Notch 信号通路，该综合征的成人和儿童患有缺血性和出血性脑卒中
ATP7A 突变（Menke 病）	一种可影响铜转运的 X 连锁隐性遗传疾病（头发稀疏、易碎是患者的一个特征，也称"卷发综合征"），缺血性和出血性脑卒中均有报道
SLC2A10 突变（动脉迂曲综合征）	一种导致闭塞性动脉病的常染色体隐性疾病
GLA 突变（Fabry 病）	一种可导致三聚己糖神经酰胺积累的 X 连锁溶酶体疾病，可导致内皮损伤和大动脉病变
ELN 基因（Williams-Bueren 综合征）	ENL 基因编码弹性蛋白。大多数患者有主动脉瓣狭窄。部分患儿也可能因平滑肌细胞增殖而发生闭塞性脑血管病
NF1 基因突变（1 型神经纤维瘤病）	NF1 基因突变可致 RAS 信号通路调节缺乏，导致平滑肌细胞过度增殖和血管闭塞；影像学表现为弥漫性脑动脉病变，伴血管闭塞和动脉瘤

精神状态改变（包括短暂的意识丧失）或行为改变、新发共济失调、眩晕或头晕、突发颈部疼痛或僵硬、甚至急性短暂局灶性神经功能缺损症状都高度提示急性梗死可能（病例报告 1）。儿童甚至可能表现为非特异性症状，如恶心、呕吐或发热（表 61-4）。弥漫性症状在出血性脑卒中更常见。

- 病例报告 1：基底动脉血栓。

急性基底动脉血栓患者的不典型表现：15 岁男孩，临床表现为意识模糊、GCS 评分减低和癫痫发作，最初怀疑为病毒性脑炎。轴位 CT 图像（图 61-3A），显示脑桥稍低密度灶，该区域因线束硬化伪影密度减低。基底动脉内有稍高密度灶。MR 的 ADC 图像（图 61-3B）证实脑桥内有急性梗死，TOF 图像（图 61-3C 和 D）显示基底动脉内有较大血栓。椎动脉的组织学检查（未显示）显示肌纤维发育不良。

癫痫发作在幼儿常见，弥漫性特征和头痛更常见于 6 岁以上儿童。然而研究表明，诊断往往会被延误，从症状出现到诊断的中位时间为 24.3h。这些患儿中仅有 72% 接受了随后的脑血管成像检查，有几个还可能漏诊了脑动脉疾病。Mallik 等的研究

表 61-4	儿童脑卒中的影像适应证

对出现下列一种或多种症状的儿童，应行急诊脑影像检查：

- 急性局灶性神经功能缺损
- 失语
- 意识水平下降（发作时适龄 GCS 评分 < 15 分或者 AVPU 低于 A 级）

儿童出现以下脑卒中可能征兆应考虑行急诊影像检查：

- 新发局灶性癫痫
- 新发严重头痛
- 精神状态改变（短暂性意识丧失或行为改变）
- 新发共济失调、眩晕或头晕
- 突发性颈部疼痛或僵硬
- 已恢复的局灶性神经功能缺损

脑卒中儿童可出现以下非特异性症状：

- 恶心或呕吐
- 发热

引自 RCPCH guideline for Stroke 2017

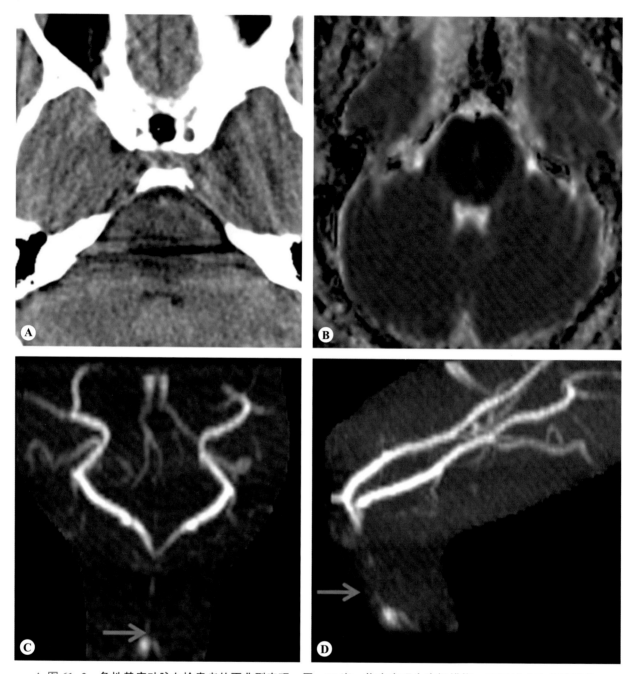

▲ 图 61-3　急性基底动脉血栓患者的不典型表现。男，15 岁，临床表现为意识模糊、GCS 减少和癫痫发作，最初怀疑为病毒性脑炎

A. 轴位 CT 图像，显示脑桥轻微低密度灶（尽管该区域因硬化伪影密度减低），基底动脉内有轻微的高密度灶；B. MR ADC 图像证实脑桥急性梗死；C 和 D. TOF 图像显示基底动脉内有较大血栓。椎动脉的组织学检查（未显示）证实纤维肌发育不良

表明，即使在有影像学检查的儿童中，从症状出现到诊断 AIS 的中位时间为 44h。

儿童脑卒中影像学检查的目的，除了明确诊断外，也是为了排除其他可治疗的病变并评估潜在的病因，指导治疗和监测疾病的进展。对于出现急性局灶性神经功能障碍、失语症或意识水平降低（＜ 15 分）或 AVPU（警觉、声音、疼痛、无反应）指数低于 A 级（清醒）的儿童，应安排急诊神经影像学检查。

（五）影像学表现

儿童脑卒中的影像学表现与成人相似，主要

区别在于幼儿中扩散受限可能出现的时间更短，而"假正常化"（标志着脑梗死由亚急性期向慢性期演变的过程）发生的时间可能较成人更早。血管异常较常见，并且多见于颅内而非颅外，前循环多见，典型表现为近端大动脉闭塞，如大脑中动脉、大脑前动脉和颈内动脉末端。

（六）成像技术和推荐方案

儿科脑卒中工作组制订了以下指南。如果怀疑儿童急性动脉卒中，应在症状出现 1h 内行头颅 CT 扫描，并应包括 CT 血管成像（如果没有颅内出血，则行主动脉弓水平 – 颅顶范围内血管成像；如果有出血性脑卒中，则需限制颅内血管成像）。

影像检查结束后应立即查看原始图像，如有必要，可请儿科神经科中心专家会诊。

最好能在发病 1h 内行包括 MRA 在内的 MR 检查。如果初次 CT 检查结果阴性，应在 24h 内进行 MR 检查。

如果 CT/MRA 发现闭塞性动脉病变，并且考虑对儿童进行外科手术重建，如直接血管吻合或间接血管重建术，则应行介入血管造影检查。对缺血症状轻微的儿童，如头痛或学习成绩欠佳，手术干预的指征尚不明确。在这类患者，使用乙酰唑胺激发的 SPECT/MR 灌注成像评估脑血流动力学变化有助于提示脑储备减少。术后 1 年应复查 MRA。

（七）注释列表及结构化报告

神经影像检查的目的如下。

- 确认脑卒中的诊断。
- 排除出血。
- 帮助阐明病因。
- 预测 / 指导治疗。
- 监测进展。

儿童脑卒中的影像学表现与成人类似。临床医生可前瞻性或回顾性的使用美国国立卫生研究院脑卒中量表，作为评估脑卒中严重程度的指标。

AIS 预后不良的影像学指标如下。

- 较大的梗死面积，与出血性转化的较高风险相关。
- 动脉病变或后循环脑卒中均提示脑卒中复发风险高。

（八）诊断特异性影像特征

1. 短暂性脑动脉病

TCA 通常发生于颈内动脉远端、大脑中动脉近端和大脑前动脉近端交界处，血管造影显示管壁不规则（病例报告 2 和病例报告 3）。在最初的 3～6 个月病变逐步进展，随后随访图像提示病变趋于稳定或改善。在此之前，TCA 仍然是一种临时诊断（病例报告 4）。

血管壁成像可能有助于提高 TCA 和其他动脉病变的诊断。

- 病例报告 2：短暂性动脉病。

局灶性短暂性动脉病。MR 轴位 T_2WI 图像（图 61-4A）和轴位 DWI（b_{1000}）（图 61-4B）显示左侧放射冠、尾状核体部急性梗死。TOF（图 61-4C）显示左侧颈内动脉末端、大脑中动脉 M_1 段和大脑前动脉 A_1 段（图 61-4C，蓝圈）狭窄。1 年后随访图像示病变均有改善。

- 病例报告 3：水痘后动脉病。

水痘后动脉病。6 岁男孩，伴有突发笨拙、右侧偏瘫和言语不清。6 周前有水痘阳性病史。

轴位 T_2WI（图 61-5A 至 C）和 ADC 图像（图 61-5D 至 F）显示左侧纹状体内囊和顶枕叶皮质区急性梗死。TOF MRA 图像（图 61-5G）显示左侧大脑中动脉 M_1 段局限性狭窄，1 年后随访图像（图 61-5H）示狭窄消失。

- 病例报告 4：慢性动脉疾病

慢性脑动脉疾病。轴位 T_2WI（图 61-6A）和 DWI（b_{1000}）（图 61-6B）显示纹状体内囊急性梗死。TOF MRA 成像（图 61-6C）显示右侧大脑前动脉 A_1 段和大脑中动脉 M_1 段狭窄（图 61-6C）。

4 年后随访图像显示陈旧性梗死灶（图 61-6D，轴位 T_2WI）及稳定存在的动脉狭窄（TOF MRA：图 61-6E，轴位 MIP；图 61-6F，冠状位 MIP，黄箭）。

2. 中枢神经系统血管炎

影像学上弥漫性（多灶性）分布的梗死灶是提示血管炎病程潜在进展的线索，尽管这些表现在镰状细胞贫血和烟雾病 / 综合征中也可看到。也可见

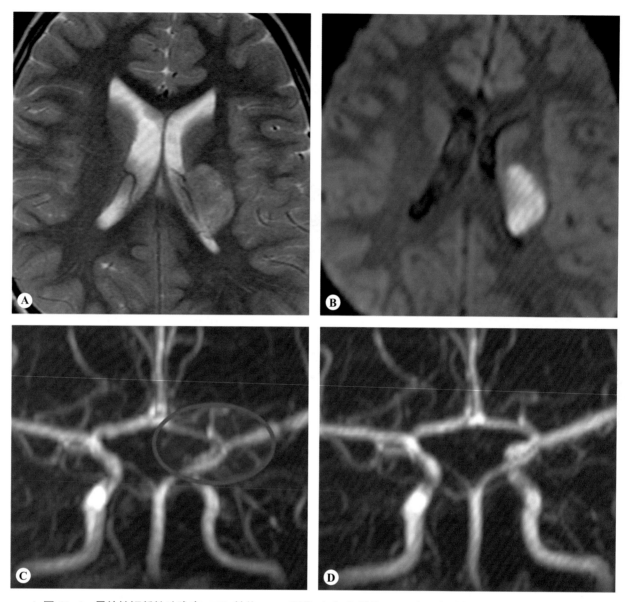

▲ 图 61-4 局灶性短暂性动脉病。MR 轴位 T_2WI 图像（A）和轴位 DWI（b_{1000}）（B）显示左侧放射冠、尾状核体部急性梗死。TOF 成像（C）显示左侧颈内动脉末端、大脑中动脉 M_1 段和大脑前动脉 A_1 段（蓝圈）狭窄。1 年后随访图像显示病变均有改善

陈旧性梗死灶。尽管 CT 或 MRI 上可无明显异常，但 CTA 和 MRA 可显示病变部位血管壁不规则，此时行脑血管造影或脑组织 / 软脑膜活检更具有诊断意义。

　　动脉管壁强化支持血管炎的诊断。典型病例血管壁呈环形增厚并强化，但实际工作中更多见的是血管炎中较为少见的偏心性强化模式。随访研究发现，尽管持续进行免疫抑制治疗，中枢神经系统血管炎的血管壁强化仍可稳定持续数月。

　　3. 镰状细胞贫血

　　镰状细胞贫血的典型影像学表现为分水岭梗死（病例报告 5）。约 1/5 患者表现为出血性脑卒中。横断面成像可显示因板障间隙内红骨髓增生而导致的弥漫性颅骨增厚。

　　• 病例报告 5：镰状细胞贫血。

　　镰状细胞贫血典型影像学表现为分水岭梗死。轴位 T_2WI（图 61-7A 至 D）和 DWI（b_{1000}）（图 61-7E 至 H）显示多发急性深部分水岭梗死。此外，在前分水岭区域存在双侧额叶急性皮质梗死，胼胝

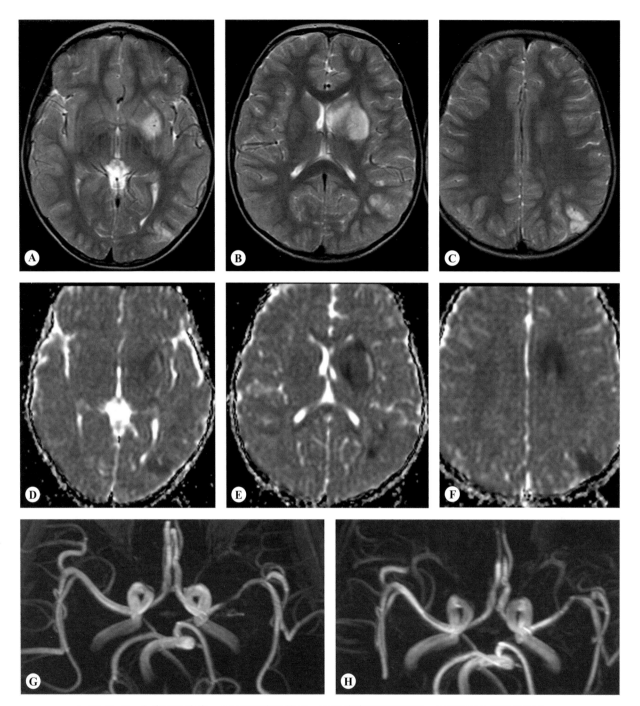

▲ 图 61-5 水痘后动脉病。6 岁男孩突发笨拙、右侧偏瘫和言语不清。6 周前有水痘阳性病史

轴位 T₂WI（A 至 C）和 ADC 图像（D 至 F）显示左侧纹状体内囊和顶枕叶皮质区急性梗死；G. TOF MRA 图像显示左侧大脑中动脉 M₁ 段局限性狭窄；H. 1 年后的随访图像显示狭窄消失

体压部有缺血性改变，双侧皮质下白质也应注意。

4. 烟雾病/烟雾样表现

烟雾病主要累及双侧颈内动脉远端和大脑基底动脉环，也可累及大脑后循环动脉。MR 影像特征表现为包括大脑动脉环的进行性狭窄或闭塞，以及侧支血管的代偿性扩张。扩张的侧支血管多是小而弯曲的豆纹动脉和丘脑穿支动脉，在常规血管造影上呈现特征性的"烟雾样"表现。MR FLAIR 可见沿脑沟分布的软脑膜高信号，即常春藤征，其病理生理学基础可能是由于软脑膜血管血流缓慢所致；

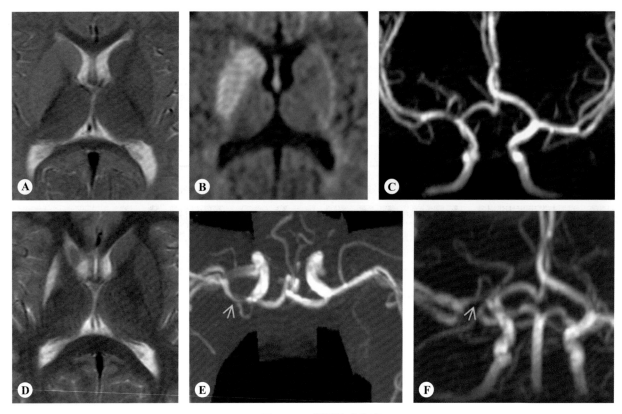

▲ 图 61-6　慢性脑动脉病

A 和 B. 轴位 T_2WI（A）和 DWI（B，b_{1000}）显示纹状体内囊急性梗死；C. TOF MRA 显示右侧大脑前动脉 A_1 段和大脑中动脉 M_1 段狭窄；D 至 F. 4 年后随访图像显示陈旧性梗死灶（D，轴位 T_2WI）及稳定存在的动脉狭窄（TOF MR 成像；E，轴位 MIP；F，冠状位 MIP，黄箭）

常春藤征象越明显，说明灌注损伤越严重。同时还应行 MRA 以确定烟雾病的诊断（病例报告 6）。烟雾病还可表现为髓静脉和软脑膜强化，可同时出现动脉瘤和小的动静脉畸形。

5. 镰状细胞贫血患儿的烟雾综合征

• 病例报告 6：烟雾病。

轴位 T_2WI（图 61-8A 至 C）和 DWI（b_{1000}）（图 61-8D 至 F）图像显示，左侧大脑前动脉和大脑中动脉供血区急性和亚急性混合性梗死。患儿同时伴有额叶和基底节区陈旧性梗死灶（未展示）。TOF MRA 图像（图 61-8G，矢状位 MIP；图 61-8H，冠状位 MIP）显示双侧颈动脉远端和大脑前动脉 A_1 段狭窄，以及大脑中动脉 M_1 段流空效应，同时伴有较多的软脑膜侧支血管。

在此之前，应行脑灌注成像检测扩散 - 灌注（DWI/PWI）不匹配，以评估严重缺血区和（或）优先治疗高危区（病例报告 7）。

6. 唐氏综合征患儿的烟雾综合征

• 病例报告 7：唐氏综合征伴发的烟雾综合征。

5 岁女孩，表现为急性右侧偏瘫。轴位 T_2WI（图 61-9A 至 C）和 ADC 图像（图 61-9D）显示左侧大脑中动脉区域急性梗死，以及脑室周围和左侧深部脑白质（分水岭区）陈旧性梗死。TOF MRA 显示双侧大脑中动脉狭窄并伴有多发侧支血管开放。该患者随后接受了双侧 EC-IC 搭桥术。常规血管造影图像（图 61-9F 和 G）显示双侧旁路通畅。

7. 动脉夹层

对于所有儿童脑卒中患者，建议使用无创性 MR 和 MRA（颈部和颅内）成像诊断动脉夹层（包括脂肪饱和抑制 T_1WI 显示壁内血肿）。

椎动脉夹层最常见，因为椎动脉出 C_2 横突孔继续向上穿过 C_1 后外侧进入枕骨大孔。而颈内动脉夹层常发生于颈动脉分叉上方。

诊断动脉夹层的影像学标准是明确的内膜片

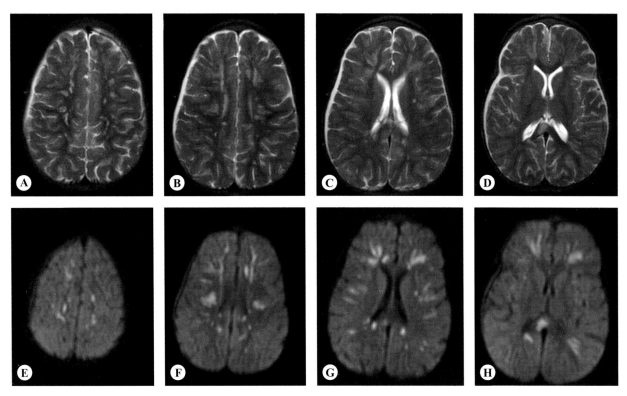

▲ 图 61-7　镰状细胞贫血继发梗死

轴位 T_2WI（A 至 D）和 DWI（b_{1000}）（E 至 H）显示多发急性深部分水岭梗死。此外，在前分水岭区域存在双侧额叶急性皮质梗死，胼胝体压部有缺血性改变，双侧皮质下白质也应注意

或者动脉管壁呈双腔改变，但这些典型病理征象在成人仅见于不到 10% 的病例。锥形动脉狭窄闭塞、"线样征"或"鼠尾征"、动脉瘤样扩张和偏心性附壁血栓均为较不典型的征象（病例报告 8 至病例报告 10）。

• 病例报告 8：动脉夹层。

椎动脉夹层。轴位双回波 STIR 图像（图 61-10A）显示破裂孔下方的左侧颈内动脉颈段可见新月形附壁血栓及血流减慢。TOF MRA（图 61-10B）显示右侧颈内动脉颈段内膜撕裂及血流异常。

• 病例报告 9：动脉夹层。

6 岁男童，既往体健，拔牙后第二天早上出现一过性右侧偏瘫。首次 CT 扫描（图 61-11A，轴位）显示基底动脉内稍高密度影（图 61-11A，箭）。MR 图像（图 61-11B，DWI b_{1000}；图 61-11C，轴位 T_2WI）显示左侧丘脑急性脑梗死。数月后随访 MR 图像（图 61-11D，T_2WI）显示双侧丘脑陈旧性脑梗死。CT 和 MRA 显示双侧椎动脉 V_3 段血管壁不规则，确诊双侧椎动脉夹层（未显示）。

• 病例报告 10：动脉夹层。

动脉夹层继发梗死。轴位 T_2WI（图 61-12A 至 C）提示舌回、右侧丘脑和左侧小脑半球慢性梗死。DWI 图像（b_{1000}）（图 61-12D）显示左侧胼胝体压部亚急性梗死。T_1WI 增强（图 61-12E 和 F）和 TOF MRA 显示左侧椎动脉管壁增厚，管腔广泛狭窄，V_2 段可见闭塞性腔内血肿。

8. MELAS

MELAS 是一种以"脑卒中样发作"为特征的线粒体疾病，常发生在儿童或成年早期。患者表现为类似于脑卒中的局灶性神经症状。影像学上，病变区不按血管解剖分布，梗死区在图像上可表现为不同的发展阶段，即所谓的"游走性"分布。MELAS 好发于后顶叶和枕叶（病例报告 11）。DWI 上病变区表观扩散系数增加，提示血管源性水肿而非细胞毒性水肿。

• 病例报告 11：MELAS。

7 岁儿童 3 次不同时间点的 DWI 图像（b_{1000}）。图 61-13A 显示累及左枕叶和颞叶后部的广泛梗死

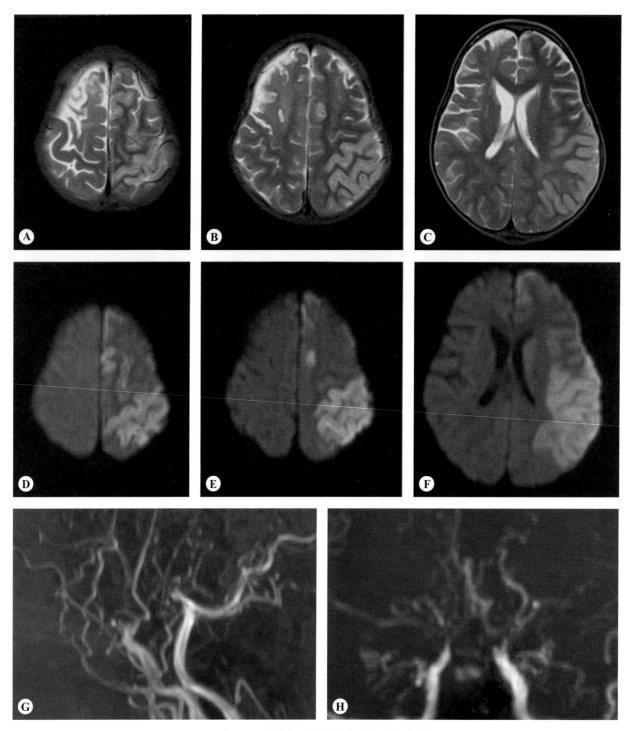

▲ 图 61-8　镰状细胞贫血患儿的烟雾综合征

轴位 T_2WI（A 至 C）和 DWI（b_{1000}）（D 至 F）显示左侧大脑前动脉和大脑中动脉供血区急性和亚急性混合性梗死。患儿同时伴有额叶和基底节区陈旧性梗死灶（未展示）。TOF MRA 图像（G，矢状位 MIP；H，冠状位 MIP）显示双侧颈动脉远端和大脑前动脉 A_1 段狭窄，以及大脑中动脉 M_1 段流空效应，同时伴有较多的软脑膜侧支血管

样病变，3 个月后随访（图 61-13B）显示右侧大脑中动脉和大脑后动脉供血区广泛梗死样病变，图 61-13C 显示基底节和脑干进一步受累。

9. 伴皮质下梗死和白质脑病的常染色体显性遗传性脑动脉病

CADASIL 是最常见的遗传性脑卒中疾病，由

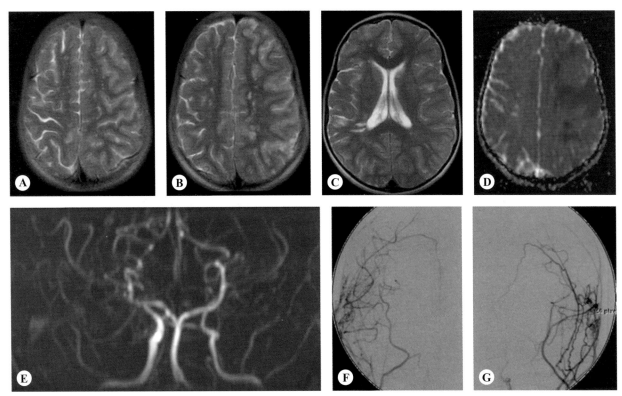

▲ 图 61-9　唐氏综合征患者中的烟雾综合征。5 岁女孩，表现为急性右侧偏瘫
轴位 T_2WI（A 至 C）和 ADC 图像（D）显示左侧大脑中动脉区域急性梗死，以及脑室周围和左侧深部脑白质（分水岭区）陈旧性梗死。TOF MRA 显示双侧大脑中动脉狭窄并伴有多发侧支血管开放。随后接受了双侧 EC-IC 搭桥手术，常规血管造影图像（F 和 G）显示双侧旁路通畅

NOTCH3 基因突变引起。尽管这是一种典型的成人疾病，但儿童病例也有报道，最小者年仅 3 岁。MR 是首选的影像检查，因为 CT 表现是非特异性的。MR 图像可见广泛融合的白质高信号，典型病变累及前颞叶和外囊。

10. ACTA2 突变

$ACTA_2$ 突变与多个器官的平滑肌功能障碍有关，包括导致脑卒中的脑动脉病。特征性表现为颅内血管近端僵硬、狭窄，颈部血管扩张和 M_1 段闭塞。与烟雾病鉴别点在于缺乏纹状体侧支循环血管（病例报告 12）。

- 病例报告 12：*ACTA2*。

继发于 *ACTA2* 突变的脑卒中。

6 岁女孩，有脑卒中和 TIA 病史，MR 图像示脑白质广泛的、斑片状的深分水岭区及脑室周围脑梗死（图 61-14A 和 B，轴位 T_2WI，FLAIR 成像）。近端颈内动脉扩张，末端颈内动脉严重狭窄伴周围血管减少。后循环血管也可见轻微不规则改变。

（九）治疗监测：随访计划和影像表现/诊断难点

由于无电离辐射，MR 成像是 AIS 患者随访中评估脑实质和脑循环永久性结构损伤程度的首选检查方法。脑实质损伤在 T_2 加权成像上显示最佳。随访的频率和时间因潜在疾病诱因而异。

在考虑进行血运重建的慢性闭塞性动脉病的儿童中，术前行 CTA 或常规血管造影（无法获得高质量 CTA 的情况下），有助于术前显示血管解剖。由于分辨力较低，MRA 对手术方案价值不大。

术后可在 1 年或更短时间内进行 MRI 和 MRA 以防病情恶化。

在接受 EC-IC 搭桥治疗的烟雾病患儿中，术后 MRA 和灌注成像可显示吻合口血流和大脑中动脉远端分支侧支血流增加。在灌注成像中，可显示脑血容量增加并流向血运重建的大脑半球。"常春藤征"的逆转或改善也是一个好的征象。评估手术成功的最佳指标是 MR 成像上梗死灶数量没有进展。

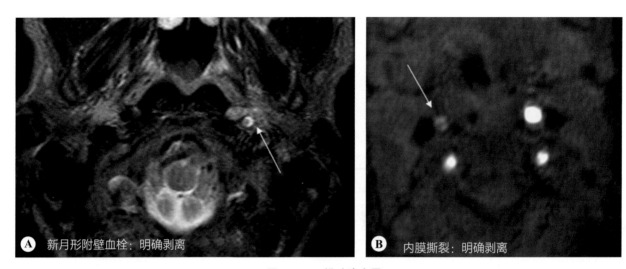

▲ 图 61-10 椎动脉夹层

轴位双回波 STIR（A）显示破裂孔下方的左侧颈内动脉颈段可见新月形附壁血栓及血流减慢。TOF MRA（B）图像显示右侧颈内动脉颈段内膜撕裂及血流异常

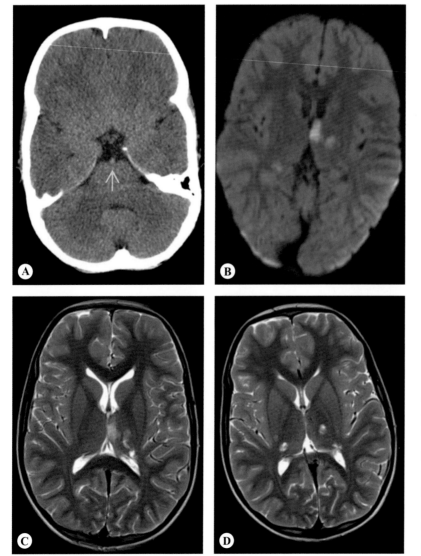

◀ 图 61-11 6 岁男童，既往体健，拔牙后第二天早上出现一过性右侧偏瘫

首次 CT 扫描（A，轴位）显示基底动脉内稍高密度影（箭）。MRI 图像（B，DWI b_{1000}；C，轴位 T_2WI）显示左侧丘脑急性脑梗死。数月后随访 MR 图像（D，T_2WI）显示双侧丘脑陈旧性脑梗死。CT 和 MR 血管成像示双侧椎动脉 V_3 段血管壁不规则，确诊双侧椎动脉夹层（未显示）

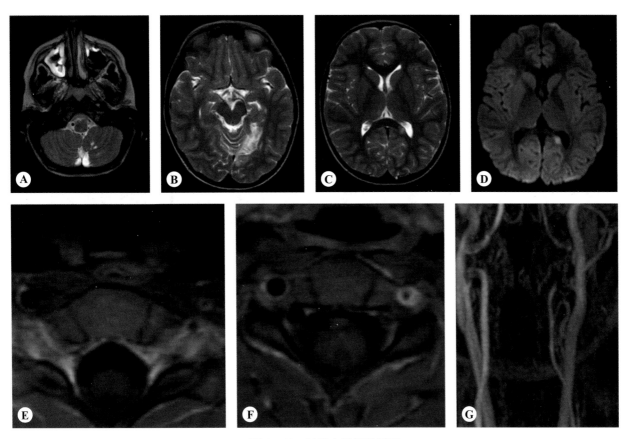

▲ 图 61-12　动脉夹层继发梗死

轴位 T_2WI（A 至 C）提示舌回、右侧丘脑和左侧小脑半球的慢性梗死。DWI（b_{1000}）图像显示左侧胼胝体压部亚急性梗死。T_1WI 增强（E 和 F）和 TOF MRA 图像显示左侧椎动脉管壁增厚，管腔广泛狭窄，V_2 段可见闭塞性腔内血肿

（十）儿童急性缺血性脑卒中的血管内治疗

目前对 AIS 的患儿进行超急性干预仍缺乏证据。指南制订小组与德尔福专家组一起提出了以下指南。

对于患有急性颈内动脉、M_1 段或基底动脉闭塞的儿童，在以下情况应考虑血管内治疗。

• 儿童 NIHSS 评分在 6 分以上。

• 已证实存在可挽救的脑实质，发病后 12h 内治疗可能是合理的。

目前，有一种趋势是把儿童当作年龄小的成年人来进行血管内治疗。但是，这种方法是不明智的，并且需要在著名的中心进行更高质量的研究以增加儿童脑卒中干预治疗的依据。

二、出血性脑卒中

出血性脑卒中是临床医生和儿科文献中广泛使用的术语，用于描述非创伤性颅内出血（脑实质出血、脑室出血或蛛网膜下腔出血），不包括创伤性颅内出血、原发性硬膜下、硬膜外或缺血性脑卒中的出血性转化。因此，在本章按临床惯例沿用术语出血性脑卒中。

（一）流行病学与病理生理学基础

出血性脑卒中是儿童死亡和致死性脑卒中发病的重要原因，约占儿童脑卒中的 50%，年发病率为 1.4/10 万。与成人相比，儿童出血性脑卒中有不同的危险因素，常与潜在的血管疾病有关，如动静脉畸形、脑动脉瘤、海绵状血管畸形、烟雾病和镰状细胞贫血。出血性脑卒中也可能是潜在的儿童凝血障碍的表现。

降低复发风险是靶向治疗和介入治疗的主要关注点。

在 75% 的出血性脑卒中病例可发现一个致病

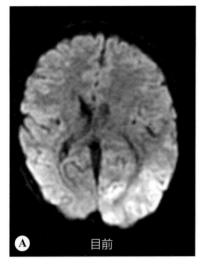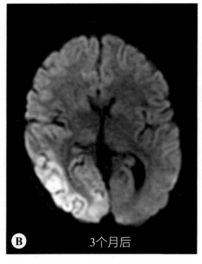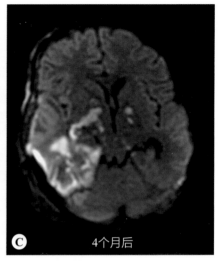

▲ 图 61-13　MELAS。7 岁儿童的 3 次不同时间点的 DWI（b₁₀₀₀）图像

A. 显示累及左枕叶和颞后区的广泛梗死样病变；B.3 个月随访图像显示右侧大脑中动脉和大脑后动脉供血区广泛梗死样病变；C. 颅骨切除术后图像显示基底节和脑干进一步受累

因素，其中大部分是由潜在的结构性病变引起的（表 61-5）。

表 61-6 将儿童出血性脑卒中的危险因素及与发病高风险相关的情况进行了大致分类，其中血管损伤破裂是儿童脑出血的最常见病因，动脉瘤是非创伤性蛛网膜下腔出血的最常见病因。男性、黑人和 15—19 岁等人口学特征与初次出血性脑卒中发病的风险增加相关。

1. 动静脉畸形

动静脉畸形是指动脉和静脉之间异常沟通，缺乏中间毛细血管床，从而导致易破裂的高血流量血管病变。AVM 大多位于幕上，少部分位于颅后窝。是最常见的血管病变，占脑实质出血的 46%，终生出血风险为每年 2%。AVM 易再出血，发生率高达 23%。

CT/CTA 可见到迂曲的蛇形血管，伴有钙化、供血动脉、中央血管团和引流静脉。MR 成像可显示扩张静脉的特征性流空信号，梯度回波序列上的含铁血黄素染色区，液体衰减反转恢复序列，以及 T₂ 加权成像上的胶质增生。

提示再出血高风险的影像学特征包括瘤巢内或带蒂动脉瘤、深静脉引流、引流静脉狭窄、病灶位于脑室周围 / 脑室内。

动静脉瘘与动静脉畸形的不同之处在于缺乏异常沟通动、静脉之间的中央病灶。虽然较为罕见，但占儿童脑血管畸形的 4%，出血率为每年 1.5%（病例报告 13）。

• 病例报告 13：自发性出血性脑卒中。

自发性出血性脑卒中。9 岁男孩自发性颅内出血。头颅 CT 平扫显示左侧丘脑 / 基底节出血伴局部占位效应（图 61-15A）、早期脑积水（图 61-15B）。头颅 CTA（图 61-15C）未见明显的 AVM/AVF。颅脑 MRI 轴位 T₂WI（图 61-15D）、DWI（图 61-15E）和 3D TOF MRA 轴位（图 61-15F）图像显示丘脑 / 基底节出血的演变，伴周围脑实质信号异常，余未见明显病变，DSA 未见明显异常。

2. 海绵状血管畸形

儿科 CM 占所有 CM 的 1/4，在儿童中发病率约 0.53%。CM 由扩张的血管窦组成，其内衬无平滑肌的内皮细胞，不含神经组织。据估计，CM 占儿童脑实质出血的近 25%，术后再出血率为 0.5%~5.25%。

CM 的死亡率较低，仅为 2.5%。据报道，CM 不造成永久性的损伤，仅有暂时性的神经功能障碍。

根据 Zambramski 分类，CM 在不同阶段可能有不同的影像学表现。典型的海绵状血管畸形在平扫 CT/ 增强 CT 为圆形低密度病灶，伴钙化，无强化，

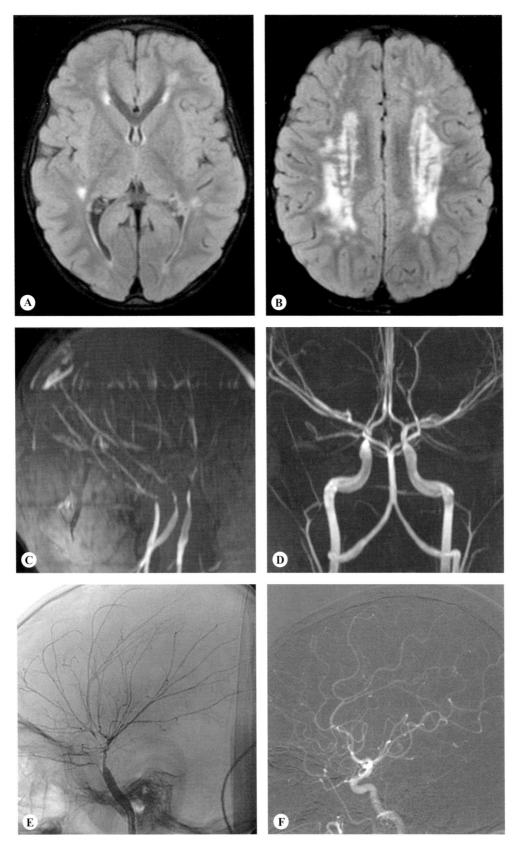

▲ 图 61-14 继发于 *ACTA2* 突变的脑卒中

MR 图像显示广泛的、斑片状的深分水岭区及遍布脑白质的脑室周围梗死（A 和 B，轴位 T₂WI 和 FLAIR 成像）。近端颈内动脉扩张，末端颈内动脉严重狭窄伴周围血管减少。后循环血管内也可见轻微不规则改变

要点总结

1. 30%~50% 脑卒中儿童会有潜在的可识别的病因或风险因素。

2. 儿童脑卒中可能会以非特异性方式出现，而及时诊断的关键是影像学。

3. 发病 1h 内应行急诊头颅 CT 和 CTA 检查，以便此后尽快行 MR 扫描（24h 内）。如果 MRI 可在发病 1h 内完成且患儿配合，则可取代 CT 检查。

4. 儿童脑卒中的磁共振成像方案包括：标准 T_1WI 和 T_2WI、扩散加权成像、磁敏感加权成像、颈部和颅脑增强 MRA。

5. 发达国家 AIS 的主要病因是动脉病，即短暂性脑动脉病或慢性进行性动脉病。一开始，TCA 仅是一种临时诊断。

6. 急诊血管内介入治疗的作用尚未明确。

7. MRI 是 AIS 随访的最佳成像方式。

8. 随访频率受潜在危险因素的影响，这些因素易导致脑卒中复发（表 61-1）。

表 61-5　儿童 HS 发病风险增加的相关因素 [a]

1. 血管病变
   血管瘤
   动静脉畸形
   海绵状血管畸形
   烟雾病
2. 凝血障碍
   血小板疾病
   遗传性出血性疾病
   抗凝
   维生素 K 缺乏症
3. 镰状细胞贫血
4. 药物
   安非他命
   可卡因

a. 改编自 Paediatric Stroke Working Group，2017

占位效应的程度取决于近期是否有出血。MR 显示特征性的"爆米花"外观，SWI 可见含铁血黄素环（图 61-16）。根据出血阶段的不同，T_1/T_2WI 信号会有所变化，但其内部可见液 - 液平面。

磁敏感加权成像序列还有助于检出其他病变，提示潜在的家族性多发性海绵状血管畸形综合征。遗传学上这是由一组常染色体显性基因（*CCM1*、*CCM2* 和 *CCM3*）突变所致，其中 *CCM1* 突变约占这些家族性病例的 70%。CM 在常规血管造影上通常不能显示，并与发育性静脉异常有关（病例报告 14）。

- 病例报告 14：出血性脑卒中合并海绵状血管畸形。

出血性脑卒中合并海绵状血管畸形。2 岁女童，表现为呕吐、轻度发热和嗜睡。

头颅 CT 平扫轴位图像（图 61-17A 和 B）显示左侧额顶部巨大血肿，局部占位效应明显。轴位增强 T_1WI（图 61-17C），轴位 T_2WI（图 61-17D）显示左侧额顶叶巨大血肿，未见明显的 AVM/AVF，

冠状位 T_1WI 平扫（图 61-17E）显示左侧额顶叶血肿及海绵状血管畸形（术中可见）清除术后。

3. 动脉瘤

儿童动脉瘤很少见，病理上与成人不同。其往往体积较大，巨大动脉瘤的发生率较高，并且更有可能与其他先天性疾病相关，男童更为多见。

动脉瘤是儿童和青少年非创伤性蛛网膜下腔出血最常见的原因。动脉瘤破裂也可导致脑实质和脑室内出血（图 61-18）。

大多数动脉瘤位于大脑动脉环前部，呈囊状，约 20% 为巨大动脉瘤（> 2.5cm）。在影像上，CT 可显示伴囊壁钙化的部分血栓形成的动脉瘤出血、分布及并发症。CTA 显示动脉瘤有很高敏感性（> 95%），但 DSA 仍是诊断金标准。巨大动脉瘤的 MR 表现具有异质性，搏动伪影可能有助于排除其他潜在肿块（病例报告 15）。

- 病例报告 15：出血性脑卒中合并脑动脉瘤。

出血性脑卒中合并脑动脉瘤。9 月龄女婴出现癫痫症状。MRI 轴位 T_2WI（图 61-19A）、TOF MRA（图 61-19B）、矢状位 T_1WI 平扫显示左侧颞叶 / 外侧裂区出血，以偏侧为主，并伴有左侧大脑中动脉瘤。DSA 图像分别显示栓塞前（图 61-19D）和栓塞后（图 61-19E）侧位成像。

分类	诊断	发病率	危险因素	HS
	动静脉畸形	1/10 万	供血动脉动脉瘤（瘤内 / 瘤周型），引流静脉狭窄，初次出血部位再出血	40%～50%
血管病变	海绵状血管畸形	0.37%～0.53%（成人 0.56/10 万）	Zabramski 分类 1 型和 2 型	5%～10%
	动脉瘤	0.18/10 万	巨大动脉瘤	10%～15%
	烟雾病			

表 61-6 儿童复发性 HS 的风险因素

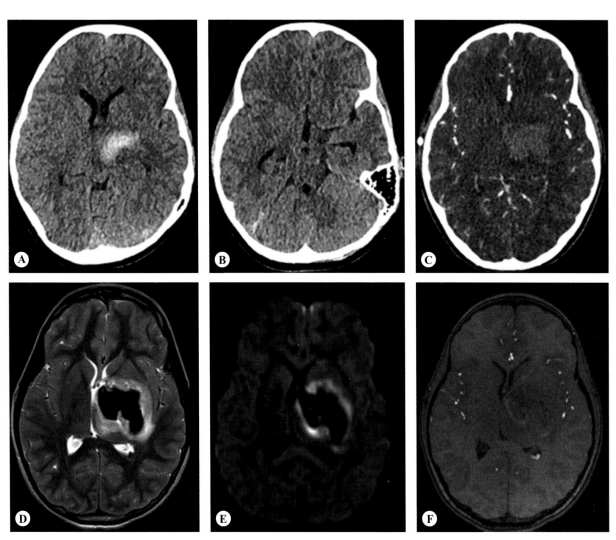

▲ 图 61-15 自发性出血性脑卒中。9 岁男孩自发性颅内出血

头颅 CT 平扫显示左侧丘脑 / 基底节出血伴局部占位效应（A）、早期脑积水（B）。头颅 CTA（C）未见明显的 AVM/AVF；颅脑 MRI 轴位 T$_2$WI（D）、DWI（E）和 3D TOF MRA（F）轴位图像显示丘脑 / 基底节出血的演变，伴周围脑实质信号异常，余未见明显病变，DSA 未见明显异常

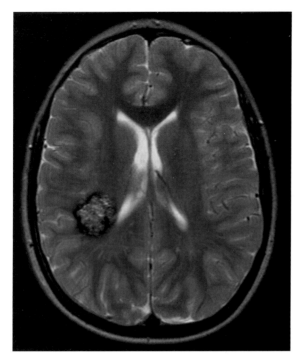

▲ 图 61-16 海绵状血管畸形

8 岁男童，轴位 T_2WI 显示右侧顶叶类圆形病灶，具有特征性的"爆米花"表现，伴周围含铁血黄素环

4. 血液学异常

镰状细胞贫血、血友病和特发性血小板减少症占出血性脑卒中的 10%～30%；与血友病（3%～12%）和 ITP（1%）相比，SCD 导致出血性脑卒中风险最高。

（二）临床特征和表现

在年龄较小的儿童中，HS 临床表现缺乏特异性，包括易怒、精神状态改变、呕吐和癫痫，而较大的儿童可出现特征性的表现，如头痛、恶性 / 呕吐和局灶性神经功能障碍。临床表现多样，可能与病因、出血的大小和位置、脑室扩张及继发脑积水有关。脑实质出血引起的占位效应可因局部血管压迫、蛛网膜下腔出血引起的血管痉挛或可能存在的血管病变而使患者容易发生缺血性脑卒中。

任何血液系统异常都需儿科血液病专科会诊，以防需要进一步特异性检查（表 61-7）。有三种罕见的严重隐匿性出血疾病不能通过常规筛查排除，即凝血因子 XIII 缺乏症、Glanzmann 血小板无力症和血浆 α_2- 抗纤溶酶缺乏症。这些疾病应具有相关家族史。

如果没有明确的病因，则需在 6 个月时进行 MRI/MRA 随访，此后再进行常规血管造影检查（表 61-8）（病例报告 16）。

● 病例报告 16：出血性脑卒中合并 AVM。

出血性脑卒中合并 AVM：15 岁男童，以头痛、呕吐急性起病。

头颅 CT 平扫轴位（图 61-20A）和冠状位（图 61-20B）图像显示左枕叶出血伴局部占位效应。常规血管造影前后位图像（图 61-20C）显示左枕叶 AVM 伴小的 PCA 和单支 M_1 动脉供血，图 61-20D 引流至左侧横窦。图 61-20E 和 F 为治疗后第 4 天和 1 年时的头颅 CT 平扫，未见再出血。

（三）成像技术与推荐方案

1. 头颅 CT 平扫对急性出血、出血范围、局部占位效应和脑积水高度敏感。CTA 可以评估潜在的血管病变。CT 通常是急诊首选，因其较普及，不需要镇静，并且对急性出血高度敏感。MRI 磁敏感加权 / 梯度回波序列对急性出血的敏感性与 CT 相当，但对慢性出血的敏感性高于 CT。由于 MR 应用不如 CT 普遍且需要镇静，对于急诊不稳定患者首选 CT。如果患者病情稳定，考虑到无辐射且对脑实质显示更清晰，MRI 可作为首选检查方式。

2. MR 成像应包括常规 MRI、MRA 及梯度回波序列。

3. DSA 可排除未明确显示的隐匿性 AVM/AVF，或对病变进行分层以便早期治疗。

（四）治疗方案

1. 病情稳定患者：控制血压，纠正凝血障碍，急诊医学处理应包括儿童血液科对治疗凝血障碍及监测颅内压的相关检测结果的会诊意见。

2. 如有颅内动脉瘤破裂出血，则需用最有效的方式进行多学科小组讨论后续治疗。血管内介入治疗或外科手术夹闭应考虑在内。

3. 通过急诊血管内 / 外科手术干预治疗部分高危血管畸形（如静脉曲张、巢内型动脉瘤）以早期预防破裂 AVM 的再出血。

4. 破裂 AVM 的最终治疗应通过多学科团队讨论。这种治疗可能涉及血管内 / 外科 / 立体定向放射外科技术（可在 10 岁后进行）（表 61-9）。

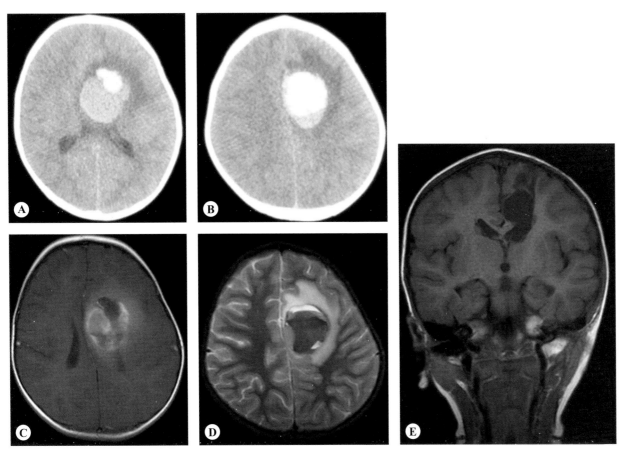

▲ 图 61-17　出血性脑卒中合并海绵状血管畸形。**2 岁女童表现为呕吐、轻度发热和嗜睡**

头颅 CT 平扫轴位图像（A 和 B）显示左侧额顶部巨大血肿，局部占位效应明显。MR 脑成像轴位增强 T_1WI（C）、轴位 T_2WI（D）显示左侧额顶部巨大血肿，未见明显的 AVM/AVF，冠状位 T_1WI 平扫（E）显示左侧额顶部血肿及海绵状血管畸形（术中可见）清除术后

三、硬脑膜静脉窦血栓形成

硬脑膜静脉窦血栓形成是一个在文献中公认的术语，然而按照儿科临床惯例，"脑静脉窦血栓"被广泛接受。为了与神经影像学文献一致，本章节使用术语"硬脑膜静脉窦血栓形成"。

DVST 是一种少见的脑血管疾病，对儿童有潜在的生命威胁。特征是颅内静脉血栓形成，至少累及以下三个系统中的一个。

- 浅静脉系统（硬脑膜皮质静脉、下吻合静脉 –Labbe 静脉、上吻合静脉 –Trolard 静脉）。
- 深静脉系统（大脑内静脉、基底静脉、大脑大静脉）。
- 硬脑膜静脉窦（分布于硬脑膜的上矢状窦、下矢状窦、横窦和乙状窦）（图 61-21）。

临床表现多样，极易被接诊医生忽视，因

此放射科医生必须警惕（病例报告 17 至病例报告 19）。

- 病例报告 17：深静脉系统血栓。

8 周龄女婴，深静脉系统血栓。轴位 T_2WI（图 61-22A）显示双侧丘脑水肿，DWI（图 61-22B）显示双侧丘脑内侧扩散受限（ADC 未提供），SWI（图 61-22C）显示相应大脑内静脉血栓形成，矢状位 T_1WI（图 61-22D）显示左侧横窦血栓。

- 病例报告 18：急性乳突炎合并硬脑膜静脉窦血栓形成。

19 月龄男婴，急性乳突炎。轴位 CTV（图 61-23A）显示右侧乳突急性乳突炎合并骨膜下脓肿，右侧横窦可见血栓（图 61-23B），右侧乳突气房混浊并融合（图 61-23C），DWI（图 61-23D）显示右侧横窦血栓扩散受限，冠状位 FLAIR（图

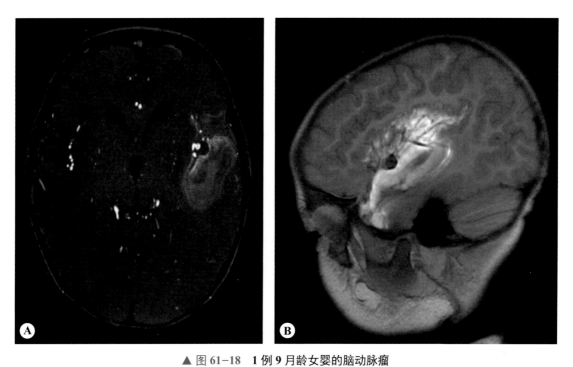

▲ 图 61-18　1 例 9 月龄女婴的脑动脉瘤

轴位 TOF 图像（A）显示左侧大脑中动脉（M₂ 段）动脉瘤伴外侧裂周围出血，矢状位 T₁WI（B）显示左侧 M₂ 段动脉瘤

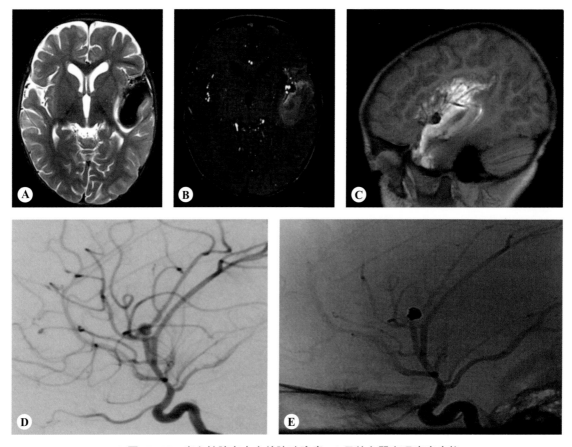

▲ 图 61-19　出血性脑卒中合并脑动脉瘤。9 月龄女婴出现癫痫症状

MRI 轴位 T₂WI（A）、颅脑 TOF MRA（B）、矢状位 T₁WI 平扫（C）显示左侧颞叶 / 外侧裂区出血，以偏侧为主，并伴有左侧大脑中动脉瘤。DSA 图像分别显示栓塞前（D）和栓塞后（E）侧位成像

表 61-7 HS 检查内容	
类 别	**检 查**
凝血检查	活化部分凝血活酶时间、凝血酶原时间、纤维蛋白原、全血计数、血红蛋白病变
影像学	CTA/MRA 和常规血管造影
已知 SCD	经颅多普勒超声、扩大的红细胞表型检测

表 61-8 血管畸形治疗后随访	
AVM	**治疗和随访频率**
血管内治疗	• 栓塞后 3~6 个月行导管常规血管造影 • 16—18 岁行常规血管造影
手术切除	• 术后 3~6 个月行 MRI/MRA 和常规血管造影
立体定向放射治疗	• 治疗 2 年内行 MRI/MRA 检查 • 如果 MR 显示不清，需行常规血管造影确认 • 如果病变明显，3 年时行 MRI/MRA 和常规血管造影

61-23E）、TOF MRV（图 61-23F）和 MIP MRV 冠状面重建（图 61-23G）确认右侧横窦累及范围。

• 病例报告 19：上矢状窦血栓形成。

上矢状窦血栓形成合并静脉梗死和出血转化。11 岁男童，临床表现为前额头痛和右侧偏瘫，既往有溃疡性结肠炎病史。头颅 CT 平扫轴位图像（图 61-24A 和 B）显示双侧额部矢状窦旁出血伴病灶周围水肿。轴位 T₂WI（图 61-24C）显示矢状窦旁出血伴后上矢状窦血栓，冠状位 T₁W 增强前后图像和 FLAIR 图像（图 61-24D 至 F）：证实广泛的硬脑膜静脉窦血栓形成，注意（图 61-24E）中特征性的 "DELTA 征或空三角征"。

（一）流行病学与病理生理学基础

DVST 在儿科中少见，约占所有儿童脑卒中的 20%。据报道，儿童每年发病率为（0.25~0.67）/10 万，新生儿最常见；神经系统后遗症的风险为 38%~48%，死亡率为 8%~19%。

与 DVST 相关的脑实质改变的病理生理学机制尚不清楚，可能是由于闭塞引起的静脉压升高所致。由于硬脑膜静脉窦是无瓣的，所以血液呈双向流动，可以建立侧支血管通路。如果受累脑组织不能通过这些静脉引流，特别是皮质静脉受累，则可能会发生脑实质充血性水肿。如果动脉灌注压降低，静脉压升高，则会继发细胞坏死。如果在细胞凋亡或出血前建立足够的侧支循环，脑实质的改变可能是可逆的。

（二）病理特征

DVST 几乎都能发现危险因素，不同年龄段存在不同的危险因素，如表 61-10 所示。例如，在儿童 / 青少年中，感染和慢性病为主要病因，而在新生儿中则以出生相关的创伤和产妇因素为主。

（三）临床特征

DVST 的症状和体征通常是非特异性的，因此较难诊断。儿童患者中可见易怒、头痛、局灶性癫痫、颅脑病变、脑神经麻痹和运动无力等症状。癫痫发作和发病时昏迷提示预后不良。

特定的症状和体征可提示血栓发生部位。例如，脑神经麻痹与海绵窦受累相关，运动症状与上矢状窦受累相关（表 61-11）。

累及静脉窦的位置和静脉受累数量及脑实质病变（脑水肿、静脉梗死和出血）的进展与更严重的综合征相关。

1. 正常变异

• 不对称横窦：右侧优势横窦占多数。发育不全时，乙状窦沟和颈静脉孔也对应较小（图 61-25）。

• 硬脑膜窦畸形（图 61-26）。

• 上矢状窦变异 / 上矢状窦分叉（伪空三角征）。

• 正常腔内充盈缺损：蛛网膜颗粒和小梁（大脑动脉索）可以引起上矢状窦、横窦充盈缺损，但不会引起乙状窦或颈静脉孔的充盈缺损。

• 位置可变的皮质静脉。

2. 神经影像学：MRI 与 CT

对怀疑有 DVST 的患者，建议进行包括 SWI 和 MRV 的 MR 检查以发现脑实质出血和静脉窦血栓。如果 MR 检查不可行，应行 CT 平扫及 CTV 检查。CT 是一种快速成像技术，能排除急性或亚急性脑

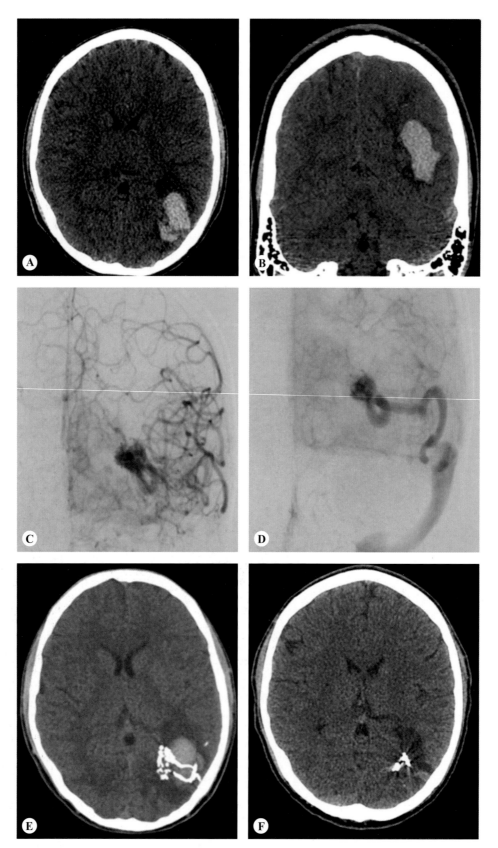

▲ 图 61-20　出血性脑卒中合并 AVM。15 岁男童头痛、呕吐急性起病

头颅 CT 平扫轴位（A）和冠状位（B）图像显示左枕叶出血伴小的 PCA 和单支 M₁ 动脉供血（C），引流至左侧横窦（D）。治疗后第 4 天和 1 年时的头颅 CT 平扫，未见再出血（E 和 F）

部疾病，但对于 30% 的 DVST 病例可表现正常。约 30% 的检查可表现为阳性的直接影像征象。

直接征象（图 61-27）如下。

- 高密度三角征：血栓在上矢状窦后部表现三角形高密度灶（敏感性 20%）。

表 61-9 动脉瘤治疗后的影像随访	
动脉瘤	治疗和随访频率
血管内治疗	每 3～6 个月进行一次 MRI/MRA 检查，连续 2 年，此后是否随访由治疗小组决定
手术	通常在入院同时进行常规血管造影以排除动脉瘤

要点总结

1. HS 占所有儿童脑卒中的近一半，通常与潜在的血管疾病相关，其中动静脉畸形、海绵状血管畸形和动脉瘤最为常见。

2. 凝血功能障碍也可导致 HS。

3. 巨大动脉瘤常见于较小年龄组儿童。

4. 临床表现可为非特异性，取决于出血的大小和位置。

5. 影像检查排除潜在的血管疾病至关重要，这将指导治疗和提示预后，如再出血风险。

6. 应行急诊 CT/CTA 检查确定是否存在颅内出血、相关并发症和潜在的血管病变。

7. 建议多学科联合诊治（神经内科、神经外科、神经放射科、血液科）。

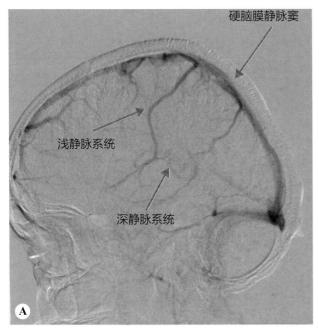
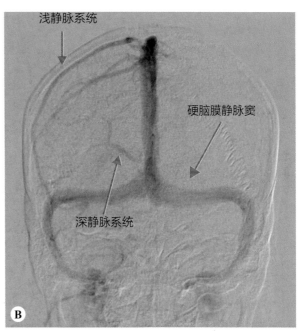

▲ 图 61-21 DSA 侧位（A）和前后位（B）显示硬脑膜静脉窦和静脉解剖

- 空三角征：增强 CT 上显示上矢状窦后部血栓周围呈三角形强化（敏感性 70%）。
- 条索征：平扫图像上由于皮质静脉血栓引起的大脑皮质高密度条索影（敏感性 5%）。
间接征象（图 61-28）如下。
- 出血性病变：脑实质出血、出血性梗死和蛛网膜下腔出血。
- 非出血性病变：充血性水肿或静脉梗死引起的

脑实质局灶性低密度，与动脉供血区无关。大脑镰和小脑幕异常强化，脑穿通髓静脉扩张和脑室变小。

3. CT 诊断难点

- 除了众所周知的颅底射线束伪影和使用校正窗位，可能会造成假性横窦血栓或掩盖血栓；掌握正确的儿科核心知识是必需的，因为它可减少伪影，因此必须适用于合适的年龄组。

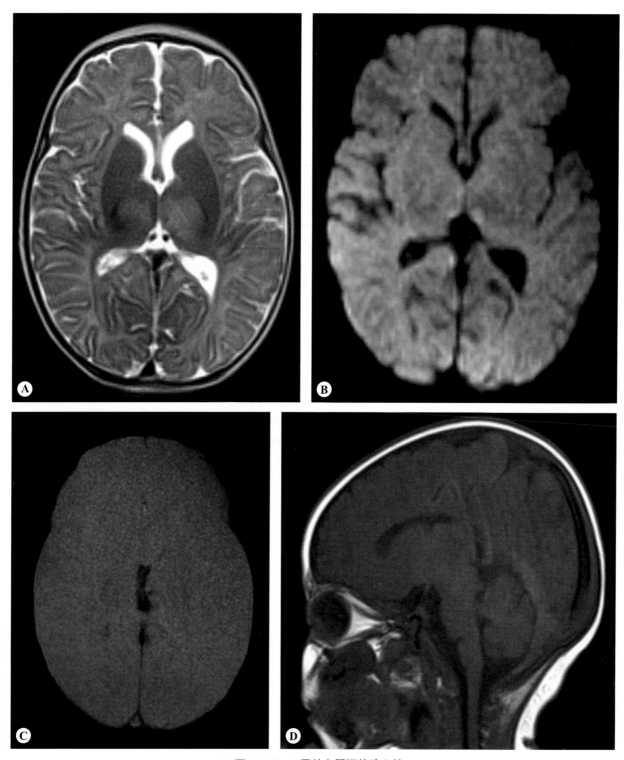

▲ 图 61-22　8 周龄女婴深静脉血栓

A. 轴位 T_2WI 显示双侧丘脑水肿；B. DWI 图像显示双侧丘脑内侧扩散受限（ADC 未展示）；C. SWI 显示相应的大脑内静脉血栓形成；D. 矢状位 T_1WI 显示左侧横窦血栓

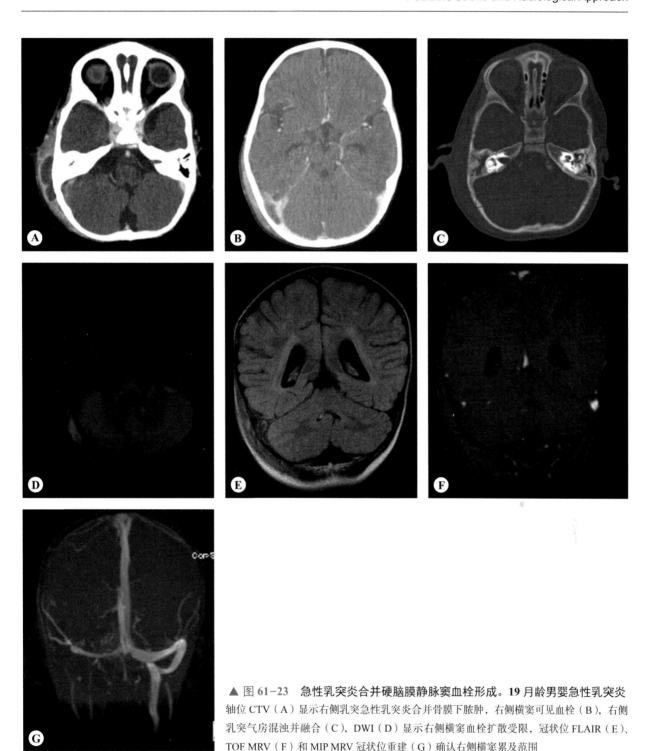

▲ 图 61-23 **急性乳突炎合并硬脑膜静脉窦血栓形成。19 月龄男婴急性乳突炎**
轴位 CTV（A）显示右侧乳突急性乳突炎合并骨膜下脓肿，右侧横窦可见血栓（B），右侧
乳突气房混浊并融合（C），DWI（D）显示右侧横窦血栓扩散受限，冠状位 FLAIR（E）、
TOF MRV（F）和 MIP MRV 冠状位重建（G）确认右侧横窦累及范围

- 新生儿生理性红细胞增多症和儿童红细胞
  增多症的表现也可类似于广泛的 DVST（图
  61-29）。
- 硬脑膜静脉窦和小脑幕周围的急性硬膜下出
  血在 CT 和 MRI 的表现可与血栓相似（图
  61-30）。

4. MR 诊断的难点

了解血液及其降解产物（从氧合血红蛋白到含
铁血黄素）在 MR 上的表现是诊断 DVST 的基础，
因为每个阶段在 MR 序列上表现不同。如有可能，
建议将 MR 序列与 CT 图像相关联。

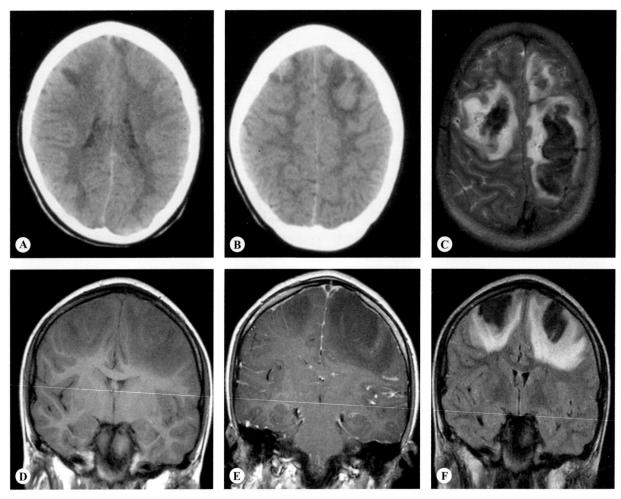

▲ 图 61-24　上矢状窦血栓形成合并静脉梗死和出血性转化。**11 岁男童，临床表现为前额头痛和右侧偏瘫，既往有溃疡性结肠炎病史**
头颅 CT 平扫轴位图像（A 和 B）显示双侧额部矢状窦旁出血伴病灶周围水肿。轴位 T$_2$WI（C）显示矢状窦旁出血伴后上矢状窦血栓。冠状位 T$_1$W 增强前后图像和 FLAIR 图像（D 至 F）证实广泛的硬脑膜静脉窦血栓形成，注意特征性的"DELTA 征或空三角征"（E）

5. T$_1$ 加权序列

急、慢性血栓在 T$_1$WI 呈等、低信号，因此可能难以鉴别。相反，静脉中慢血流可能表现为高信号，类似于血栓。

6. 液体衰减反转恢复序列和 T$_2$ 加权序列

该序列对晚期亚急性血栓显示最佳。除超急性血栓外，所有其他阶段的血栓都可能被误认为是正常血流。

7. 磁敏感加权磁共振成像

正常脑静脉系统由顺磁性的脱氧血红蛋白组成。SWI 在显示急性 / 亚急性血栓方面作用最大，而在检测慢性血栓方面则不太可靠。SWI 有助于检出微小的、常被忽视的皮质静脉血栓，还可发现小的实质性出血及静脉梗死并发症等。

8. T$_1$ 加权对比增强磁共振成像

急性血栓不强化，表现为充盈缺损，由于血凝块周围硬脑膜的环形强化形成"空三角征"（图 61-27E）。亚急性 / 慢性血栓的信号高，类似于闭塞血管中的正常血流，是潜在的诊断难点。慢性血栓和纤维化在 T$_1$WI 上都表现为低信号且也可强化，因此限制了其诊断效力。

9. 扩散加权成像

可能有助于区分水肿与梗死。与扩散受限相关的脑实质改变在 DVST 的背景中表现正常，因此，

表 61-10	DVST 的风险因素
年龄段	危险因素
新生儿	产伤、缺氧、胎膜早破、产妇感染、胎盘早剥、妊娠糖尿病、脱水
儿童 / 青少年	高凝状态；头颈部感染，如中耳炎、脱水；慢性疾病，如结缔组织镰刀细胞病、系统性红斑狼疮、肾病综合征
	贫血
	肿瘤，如急性淋巴母细胞白血病
	化疗，如左旋天冬酰胺酶
所有年龄段	血栓形成倾向，如凝血因子 V Leidn 位点基因突变、蛋白 C & S 缺乏症
	创伤
	外科手术，如脑室腹腔分流术、肿瘤切除术

表 61-11	静脉窦血栓形成部位与临床表现的关系
静脉窦的位置	临床症状
海绵窦	眼眶疼痛、眼球突出、动眼神经麻痹
矢状窦	运动障碍和局灶性癫痫
横窦	头痛
颅后窝静脉	脑神经麻痹
大脑内静脉	昏迷、运动障碍
皮质静脉	运动 / 感觉障碍和癫痫发作

扩散受限的意义还没有被完全理解。血管内血栓也可以表现为扩散受限（图 61-31）。

10. 时间飞跃磁共振静脉成像

TOF MRV 基于 T_1 加权序列，因此正常血流呈高信号。任何在 T_1WI 上高信号的病变，如亚急性血凝块，在该序列上也会表现为高信号，因此类似于"正常血流"。因此，将 MRV 序列与源数据及其他横断面 MR 序列进行比较是至关重要的。该技术很容易发现血流的缺失，因此对慢性血栓的随访非常有帮助。

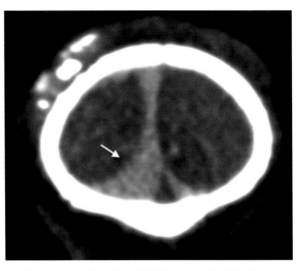

▲ 图 61-25　正常变异：冠状位 CTV 重组图像显示 2 月龄女婴的右侧优势横窦（箭）

11. 对比增强磁共振静脉成像

可以更好地显示较小的静脉和侧支血管，但存在慢性血栓强化的假象。

12. 相位对比磁共振静脉成像

亚急性血栓不影响该技术。操作者依赖和数据集采集时间限制了该技术的应用。

（四）成像技术和推荐方案

当怀疑 DVST 而无法进行急诊 MR 检查时，DVST 的快速诊断至关重要。在绝大部分患者中，CT 及 MRI 对出血性梗死的早期诊断都很敏感。CTV 在检测 DVST 方面与 MR/MRV 同样敏感，然而，由于 CTV 有电离辐射并且需要静脉注射对比剂，因此在条件允许的情况下，建议优先选用 MR/MRV。

静脉窦血栓的推荐成像方案如下。

- 颅脑 MRI：T_2^*、矢状位 T_1WI、冠状位 T_2WI、DWI 和 MRV。
- CT：平扫和 CTV。
- 常规 CTA（MR/MRV 上无法确诊的疑似皮质静脉血栓的患者）。

医疗管理

在没有颅内出血的情况下，通过儿科血液学检查判断是否有潜在的凝血性疾病，并开始抗凝治疗（低分子量肝素或普通肝素）。如未进行抗凝治疗，建议再次 MRV 或 CTV 成像以寻找血栓进展。

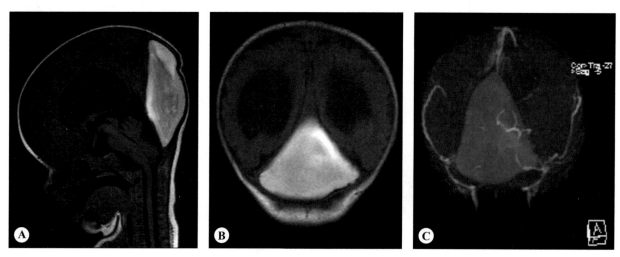

▲ 图 61-26 6 月龄女婴，硬脑膜窦畸形（血栓形成）

矢状位（A）和冠状位（B）T₁WI 显示硬脑膜内的高信号血栓延伸至后半球间裂，符合血栓形成的硬脑膜窦畸形。3D TOF MIP 平扫 MRV 冠状位图像（C）显示硬脑膜静脉窦畸形

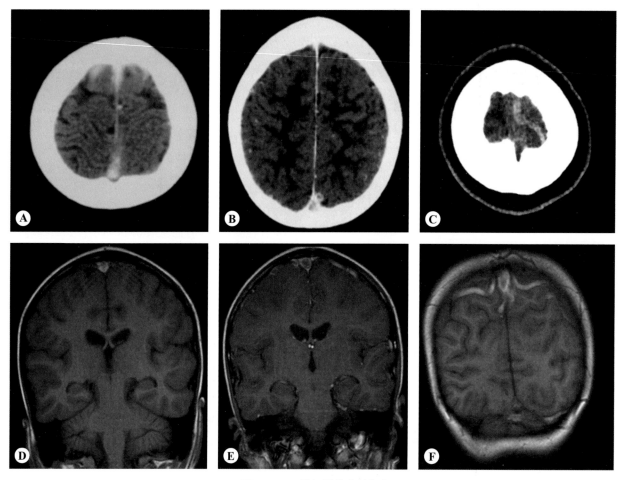

▲ 图 61-27 神经影像直接征象

头颅 CT 轴位图像（A 至 C）分别显示高密度三角征、空三角征和条索征。相应 MR 图像分别显示高密度三角征（D）、空三角征（E）和条索征（F）

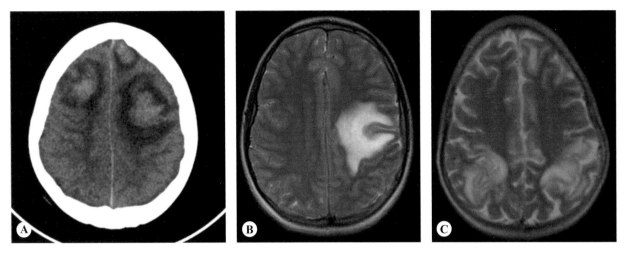

▲ 图 61-28　上矢状窦血栓形成

头颅 CT 平扫轴位图像（A）显示双侧矢状窦旁脑实质出血。颅脑 MR 轴位 T₂WI 图像（B 和 C）分别显示左顶叶和双侧顶叶实质异常信号，主要累及深部白质，少量累及皮质下

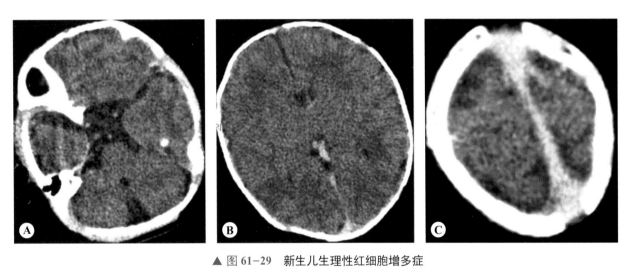

▲ 图 61-29　新生儿生理性红细胞增多症

出生 5 天的男婴，头颅 CT 平扫轴位图像显示致密的鞍上池血管（A）、深静脉系统（B）和硬脑膜静脉窦（C）

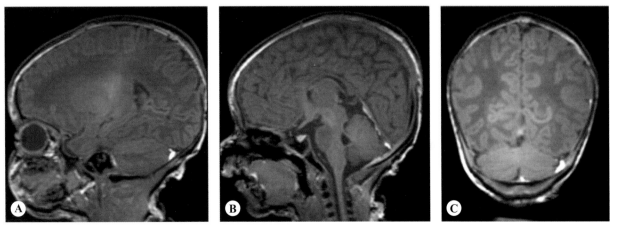

▲ 图 61-30　颅后窝硬膜下出血。11 日龄男婴，颅后窝硬膜下出血

平扫 T₁WI 矢状位图像（A 和 B）和冠状位图像（C）显示小脑周围和沿小脑幕下亚急性出血

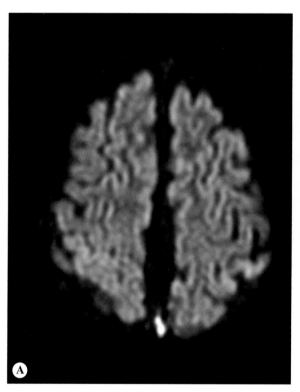
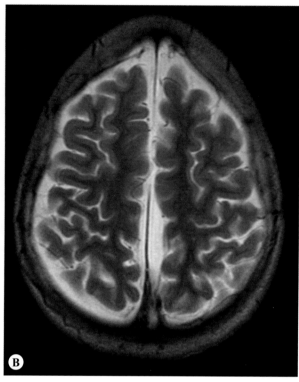

▲ 图 61-31　上矢状窦血栓

DWI（A）图像显示后上矢状窦扩散受限病灶（ADC 未提供）和轴位 T_2WI（B）显示相应的亚急性血栓

学习要点

注释列表和结构化报告

1. 由于临床表现不明确，因此对 DVST 需高度警惕、怀疑。
2. 显示血栓并描述其特征。
3. 确定受累静脉系统内血流受损的程度。
4. 排除并发症，如静脉梗死和出血。

成像要点

1. 注意正常变异。
2. 使用所有可用的序列评估血栓，如果可用，结合 CT 可能更有益。
3. CTV/MRV 对 DVST 均高度敏感，但需要注意每种技术的诊断缺陷。

参考文献

[1] Cooke D, Tatum J, Farid H, et al. Transvenous embolization of a pediatric pial arteriovenous fistula. J Neurointerv Surg. 2012;4:e14.

[2] Dowling MM, et al. International Paediatric Stroke Study: stroke associated with cardiac disorders. Int J Stroke. 2013;8(A100):39–44.

[3] Ganesan V, Prengler M, McShane MA, Wade AM, Kirkham FJ. Investigation of risk factors in children with arterial ischemic

stroke. Ann Neurol. 2003;53(2):167–73.

[4] Hedlund GL. Cerebral sinovenous thrombosis in pediatric practice. Pediatr Radiol. 2013;43:173–88.

[5] Jordan LC, Johnston SC, Wu YW, et al. The importance of cerebral aneurysms in childhood hemorrhagic stroke: a population-based study. Stroke. 2009;40:400.

[6] Kamada F, et al. A genome-wide association study identifies

RNF213 as the first Moyamoya disease gene. J Hum Genet. 2011;56(1):34–40.

[7] Kirton A. Paediatric stroke: pressing issues and promising directions. The Lancet Neurology. 2015;14(1):92–102.

[8] Lynch JK, Nelson KB. Epidemiology of perinatal stroke. Curr Opin Pediatr. 2001;13(6):499–505.

[9] Mackay MT, Wiznitzer M, Benedict SL, Lee KJ, Deveber GA, Ganesan V. Arterial ischemic stroke risk factors: the International Pediatric Stroke Study. Ann Neurol. 2011;69(1):130–40.

[10] Mallick AA, Ganesan V, Kirkham FJ, Fallon P, Hedderly T, McShane T, et al. Childhood arterial ischaemic stroke incidence, presenting features, and risk factors: a prospective population-based study. The Lancet Neurology. 2014;13(1):35–43.

[11] Mottolese C, Hermier M, Stan H, Jouvet A, SaintPierre G, Froment J-C, Bret P. C. Lapras Central nervous system cavernomas in the pediatric age group. Neurosurg Rev. 2001;24(2–3):55.

[12] Obusez EC, Hui F, Hajj-Ali RA, Cerejo R, Calabrese LH, Hammad T, Jones SE. High-resolution MRI vessel wall imaging: spatial and temporal patterns of reversible cerebral vasoconstriction syndrome and central nervous system vasculitis. Am J Neuroradiol. 2014;35(8):1527–32.

[13] Paediatric Stroke Working Group, Royal College of Physicians of London. Clinical Effectiveness, and Evaluation Unit. Stroke in childhood: clinical guidelines for diagnosis, management and rehabilitation. R College Phys. 2017.

[14] Tuckuviene R, Christensen AL, Helgestad J, et al. Paediatric arterial ischaemic stroke and cerebral sinovenous thrombosis in Denmark 1994–2006: a nationwide populationbased study. Acta Paediatr. 2011;100:543–9.

第 62 章　小儿肿瘤神经影像学
Pediatric Tumor Neuroradiology

Sotirios Bisdas　Felice D'Arco　**著**

陈欣桐　董　铮　黄蔚蔚　施　昭　**译**　　唐玉霞　孙　晶　**校**

摘　要

中枢神经系统肿瘤是儿童最常见的实体肿瘤。本章涵盖了全部小儿实体肿瘤谱，对现代临床神经影像学的分类、症状及诊断标准提供了具有临床意义的视角，重点描述了最合适成像技术的选择、影像表现的正确解读，以及如何将神经成像与最新的治疗策略实现最佳整合。实体肿瘤大致分为颅后窝肿瘤、松果体区病变、鞍区和鞍旁肿瘤、幕上肿瘤和脊髓肿瘤。本章还强调了一些临床上广泛应用成熟的先进影像技术上展示的关键影像学特征，这些技术提供了其他技术无法获得的病变的功能方面的信息。

关键词

脑肿瘤；神经肿瘤；磁共振成像；髓母细胞瘤；儿童脑肿瘤；毛细胞星形细胞瘤；室管膜瘤

缩略语

ADC	apparent diffusion coefficient	表观扩散系数
AT/RT	atypical teratoid/rhabdoid tumor	非典型畸胎样 / 横纹肌样肿瘤
CBF	cerebral blood flow	脑血流量
CBTRUS	Central Brain Tumor Registry of the United States	美国脑肿瘤注册中心
CBV	cerebral blood volume	脑血容量
Cho	choline	胆碱
CNS	central nervous system	中枢神经系统
CP	craniopharyngioma	颅咽管瘤
CPA	cerebellar pilocytic astrocytoma	小脑毛细胞星形细胞瘤
Cr	creatine	肌酸
CSF	cerebrospinal fluid	脑脊液

DDX	differential diagnosis	鉴别诊断
DMG	diffuse midline glioma	弥漫性中线胶质瘤
DNET	dysembryoplastic neuroepithelial tumor	胚胎发育不良性神经上皮肿瘤
DTI	diffusion tensor images	扩散张量成像
DWI	diffusion-weighted images	扩散加权成像
EPN	ependymoma	室管膜瘤
GCT	germ cell tumors	生殖细胞肿瘤
GRE	gradient echo sequence	梯度回波序列
HH	hypothalamic hamartoma	下丘脑错构瘤
ICP	increased intracranial pressure	颅内压增高
K27M+	histone H3-K27M mutations	组蛋白 H3–K27M 突变
LCA	large cell/anaplastic	大细胞 / 间变性
LCH	Langerhans cell histiocytosis	朗格汉斯细胞组织细胞增生症
MBL	medulloblastoma	髓母细胞瘤
MEN	multiple endocrine neoplasia	多发性内分泌肿瘤
MRA	magnetic resonance angiography	磁共振血管成像
MRS	magnetic resonance spectroscopy	磁共振波谱
NAA	N-Acetylaspartate	N– 乙酰天冬氨酸
NF1	neurofibromatosis type 1	1 型神经纤维瘤病
NGGCT	non-germinomatous germ cell tumors	非生殖细胞瘤生殖细胞性肿瘤
OPG	optic pathway glioma	视路胶质瘤
PHS	Pallister-Hall syndrome	Pallister-Hall 综合征
PMA	pilomyxoid astrocytoma	毛细胞黏液性星形细胞
PNET	primitive neuroectodermal tumor	原始神经外胚层肿瘤
PPTID	pineal parenchymal tumors of intermediate differentiation	中分化松果体实质肿瘤
PTPR	papillary tumor of the pineal region	松果体区乳头状瘤
PWI	perfusion-weighted images	灌注加权成像
PXA	pleomorphic xanthoastrocytoma	多形性黄色星形细胞瘤
RCC	Rathke cleft cyst	Rathke 囊肿
RES	reticuloendothelial system	网状内皮系统
SHH	Sonic hedgehog（molecular subtype medulloblastoma）	Sonic Hedgehog 型髓母细胞瘤

SWI/SNF	chromatin remodeling complex SWItch/sucrose nonfermentable	染色质重塑复合物 SWI/SNF
SWI	susceptibility-weighted images	磁敏感加权成像
WNT	Wingless（molecular subtype medulloblastoma）	Wingless 型髓母细胞瘤

一、概述

中枢神经系统肿瘤是仅次于血液系统的儿童第二常见恶性肿瘤，是儿童最常见的实体肿瘤，也是 0—14 岁儿童癌症死亡的主要原因。儿童 CNS 肿瘤的发病率因年龄、性别、种族和民族而异。据美国脑肿瘤了注册中心数据库报告，以下 CNS 肿瘤的年度年龄标化患病率（2008—2012 年）如下。

- < 1 岁：6.20/10 万。
- 1—4 岁：5.86/10 万。
- 5—9 岁：5.06/10 万。
- 10—14 岁：5.14/10 万。
- 15—19 岁：6.19/10 万。

男孩的发病率似乎比女孩高，而白人和亚太地区儿童的中枢神经系统肿瘤发病率最高。

临床症状可概括为头痛、恶心呕吐、共济失调和步态异常、脑神经麻痹、视力减退、癫痫发作、视盘水肿、大头畸形、发育迟缓、神经皮肤综合征和内分泌疾病。急性临床症状是由局部侵犯、邻近结构受压、颅内压升高和脑脊液流动受阻导致脑积水而引起的。在婴儿中，由于未闭合的颅缝可适应颅内压升高，因此巨头畸形是最常见表现。婴幼儿可能会表现出烦躁，因其无法表达症状，如头痛。恶心和呕吐是任何年龄和许多肿瘤都会出现的常见症状。年龄较大的儿童和青少年常出现头痛（幕上和中央部位的肿瘤）、步态异常（脑干或脊髓）、协调性差（颅后窝）、视盘水肿和癫痫发作。

磁共振成像中的先进成像技术是研究儿童 CNS 肿瘤的最佳技术，基线扫描如下。

- 平扫序列。
  - 3D T_1 多平面重组图像 1mm。
  - 轴位 T_2 SE 加权图像 4mm。
  - 冠状 FLAIR 图像 4mm。
  - 轴位扩散加权图像 4mm（用于检测肿瘤细胞密度，随着恶性程度增加而增加）。

- 增强序列。
  - 3D T_1 多平面重组图像 1mm。
  - 轴位 T_1 SE（提高实质强化病变的对比度分辨率，有助于排除 3D T_1 多平面重组图像的伪影）。

- 可选序列。
  - DSC 磁共振灌注成像和磁共振波谱（magnetic resonance spectroscopy，MRS）技术有助于区分高级别和低级别的胶质瘤，可用于活检前的"热点"成像，并为鉴别假性进展和肿瘤复发提供线索。
  - 扩散张量成像，用于术前计划的示踪成像和功能磁共振成像。
  - 功能磁共振成像（术前计划）。

- 脊柱成像。
  - 全脊柱矢状位 T_1 增强扫描。
  - 兴趣区域轴位 T_1 增强扫描。

- 可选脊柱成像序列。
  - 全脊柱矢状位 T_2 扫描（用于无强化肿瘤，如一些胚胎肿瘤）。
  - 兴趣区域轴位 T_2 扫描。
  - 圆锥和马尾神经根矢状位 CISS 扫描，用于观察沿马尾神经根的微小转移灶。

儿童 CNS 恶性肿瘤的影像学监测取决于治疗方案和临床新发症状。高级别肿瘤的可靠随访方案是在术后立即随访，并在术后前 2 年每 3 个月进行一次脑和脊柱成像，之后每 6 个月随访一次。对于完全切除后的低级别肿瘤，术后前 2 年每 6 个月随访一次，之后每年一次随访。

关于实体肿瘤临床特征、流行病学、最先进的成像技术和随访成像方案的更多细节，可参考本章中相应部分，包括颅后窝肿瘤、松果体区病变、鞍区和鞍旁肿瘤和幕上肿瘤。由于儿童脊髓肿瘤的影像学特征和组织学起源与成人有重叠，因此其影像学表现整合到成人脊髓肿瘤章节中。

最后，提供对每种肿瘤的注释列表，包括报告清单和示例报告。本章最后提出了诊断思路示意图，综合现有证据，系统地评估儿童颅内最常见的颅后窝病变。

二、颅后窝肿瘤

（一）髓母细胞瘤

1. 定义和临床要点

髓母细胞瘤（MBL）是高侵袭性、富细胞的胚胎性脑肿瘤，好发于第四脑室顶部的中线附近，生长迅速，占位效应明显，常导致脑积水。约40%的患者在诊断时出现脑脊液播散。

2. 基础流行病学 / 人口学 / 病理生理学

MBL是儿科最常见的神经肿瘤（占所有儿童脑肿瘤的15%～20%）和颅后窝肿瘤（占所有颅后窝肿瘤的30%～40%）。除了常用的具有临床应用价值的MBL组织学分型（如促纤维增生型/结节型、广泛结节型髓母细胞瘤、大细胞型/间变型）外，现在普遍认为MBL有四种基因（分子）亚型：WNT活化型、SHH活化型、Group3型和Group4型。不同的分子亚型具有不同的流行病学特征。具体来说，WNT常见于儿童和成人（婴儿罕见），并且无性别差异；SHH见于婴儿和成人（儿童罕见），无性别差异；Group3型肿瘤见于婴儿和儿童（成人罕见），并且男性多见；Group4型肿瘤常见于儿童（婴儿罕见），并且男性发病率稍高，男女发病比例约为2：1。整体来说，77%的MBL好发于19岁之前（平均年龄9岁）。成人MBL好发于30—40岁，不典型部位发病，但预后较好。

3. 病理特征

大体上，MBL质软易碎，常伴坏死。富含细胞，具有丰富的深染、圆形或椭圆形细胞核，几乎没有细胞质。它们可表现为广泛的结节，但也具有大细胞/间变性特征。有丝分裂率的增加是一种组织学标志，在高达40%的病例中可以见到神经母细胞Homer-Wright菊形团结构。MBL表达神经元标记物突触素和巢蛋白，这是原始神经上皮细胞的一种标记物，这与它们来源于大脑中神经元祖细胞一致。核β-连环蛋白染色可见于WNT亚型，p53免疫染色可用于鉴别p53蛋白（TP53）突变的肿瘤（图62-1）。

4. 临床表现和影像适应证

临床急性起病，表现为阻塞性脑积水导致的颅内压升高症状。约40%的患者在确诊时有脑脊液播散。头部横断面成像可用于初步评估。脊柱成像可用于排除脑脊液播散。

5. 成像技术和推荐扫描方案

颅脑对比增强CT。颅脑对比增强磁共振成像（轴位和冠状位 T_2WI/FLAIR、轴位 DWI/ADC、平扫及增强或增强后轴位、冠状位和矢状位 T_1WI）。脊柱矢状位和轴位增强 T_1WI。

可选序列：颅脑 MRS 和 PWI（DSC）成像。脊柱矢状位和轴位 T_2WI。

6. 注释列表

MBL常起自中线位置，向第四脑室生长。其他可能发病部位有小脑半球（有时类似于轴外肿块）、Luschka孔（第四脑室外侧孔）或脑桥小脑三角。发病部位可能是不同分子亚型的特征表现。

7. CT 表现

由于富含细胞，常表现为颅后窝（通常在第四脑室）高密度肿块（图62-2）。可合并钙化/出血（1/5的病例）和小的囊变/坏死区（高达50%的病例）。常伴有脑积水。

8. 磁共振表现

T_2WI：相对脑白质呈低信号（细胞密集），由

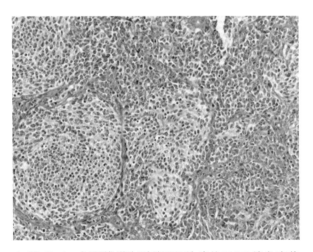

▲ 图 62-1　促纤维增生型髓母细胞瘤的 H&E 染色高倍图像，具有分化的"苍白岛"结构，周围是活跃增殖的富含网状蛋白的结节间区域

于出血 / 囊性 / 钙化成分可表现多样（图 62-3A）。

DWI：与细胞密集相关的扩散受限（低 ADC 值）（图 62-3B）。侵袭性较低的促纤维增生型可能表现为轻度或无扩散受限。

T₁WI 增强：大多数 MBL 明显强化（图 62-3C）；

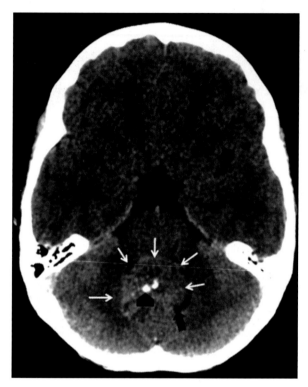

▲ 图 62-2　12 岁男孩，髓母细胞瘤

轴位 CT 平扫显示与周围的小脑实质（白箭）相比，病变呈高密度。第四脑室受压（黑箭），病变内可见钙化（黑箭头）

然而，无强化也不能排除 MBL（图 62-4）。脊柱成像是诊断脑脊液播散的必要手段。

MRS：Cho/Cr 和 Cho/NAA 升高。从 ADC 值来看，促纤维增生亚型的 MRS 变化可能不太明显。tau 蛋白升高（3.3ppm，短 TE MRS）。乳酸、谷氨酰胺和谷氨酸可能升高。在转移性 MBL 中，总 Cho 较高，这与肿瘤细胞的 Ki-67 指数相关（表明细胞增殖率高）。

PWI：渗透性和灌注表现多变。

9. 影像要点

特异性的影像表现形式（及不同的流行病学特征和预后）可能与 MBL 不同的组织学和（或）分子亚型相关。

- 组织学亚型。
  - 经典型：最常见的组织学亚型，符合上述影像学表现（图 62-3）。
  - 促纤维增生型：所有促纤维增生型都属于 SHH 亚组，但并非所有 SHH 亚型都是促纤维增生型。这是一种较少细胞亚型，因此与其他亚型相比，其 ADC 值较高，Cho/Cr 和 Cho/NAA 值较低。在常规图像上，可能存在多发强化结节和囊性成分（图 62-5）。
  - 广泛结节型：表现类似于促纤维增生型。
  - 间变型：具有高度侵袭性的亚型。由于高增殖指数，ADC 值低，内部可出现坏死区，

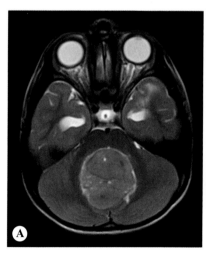
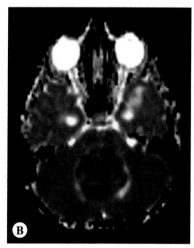
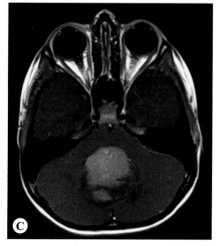

▲ 图 62-3　髓母细胞瘤，组织学类型为经典型，WHO Ⅳ级（分子亚型 Group3/4）

轴位 T₂WI（A）显示位于中线的较大肿块伴脑积水；ADC 图像（B）显示 ADC 值低，符合显著扩散受限（即细胞密集）；轴位增强 T₁WI（C）显示肿块明显强化，伴脑积水（侧脑室颞角扩张）

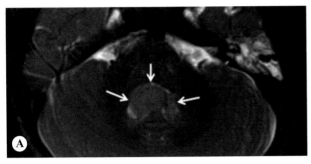
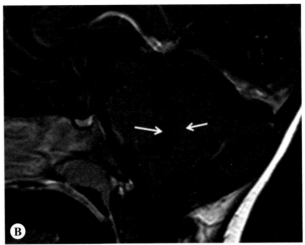

▲ 图 62-4 第四脑室可见较小的无强化的 MB

由于无强化，病灶在轴位 T_2WI 上（A，箭）比矢状位增强 T_1WI（B，箭）上显示得更清晰

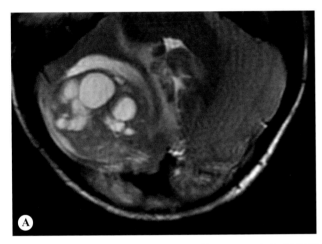
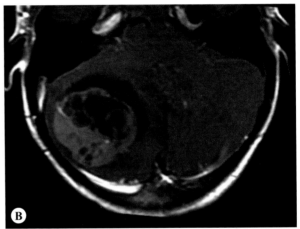

▲ 图 62-5 轴位 T_2WI（A）和增强 T_1WI（B）显示促纤维增生型组织学亚型。注意病变位于小脑半球，与 SHH 分子亚型一致

发病时有时可伴转移灶。

- 分子亚型。

 - WNT 型（10%）：大多数 WNT 型为经典组织学类型。当病变部位不在中线时，脑桥小脑三角、小脑中脚或 Luschka 孔是常见的发病部位（图 62-6 至图 62-8）。

 - SHH 型（30%）：因其起源于小脑的颗粒细胞而好发于小脑半球（周边位置）（图 62-9）。当起自小脑半球内侧时，也可发生在中线部位。它们具有促纤维增生型 / 广泛结节型、间变型或经典型特征。

 - Group3 型和 Group4 型（非 WNT/ 非 SHH 型）：经典组织学类型，典型发病部位为中线位置。

10. 治疗监测

主要治疗方式是手术切除，其次是化疗和全中枢放射治疗。全脑和脊柱的平扫及增强随访对于诊断转移或局部复发是必要的（图 62-10）。最新随访方案包括术前、术后（72h 内）和放疗后 6 周内的首次复查 MRI，在化疗期间每 12 周进行一次，此后每 4 个月随访一次。

11. 鉴别诊断

 - 非典型畸胎样 / 横纹肌样瘤：单纯影像无法区分 AT/RT 和 MBL，因为两者都具有较低的 ADC 值、显著强化及一定程度的异质性等特点。根据经验，AT/RT 患儿比 MBL 患儿年龄更小。

 - 颅后窝毛细胞星形细胞瘤：呈典型的囊伴结

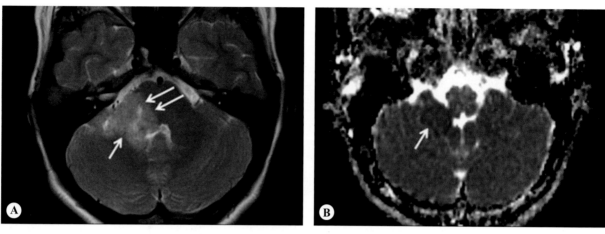

▲ 图 62-6 轴位 T₂WI（A）和轴位 ADC 图像（B）

病变位于右侧小脑中脚，为 MB WNT 亚型的典型发病部位（箭），部分延伸至脑桥小脑三角（B，箭）。注意，低 ADC 值与富含细胞保持一致（B）

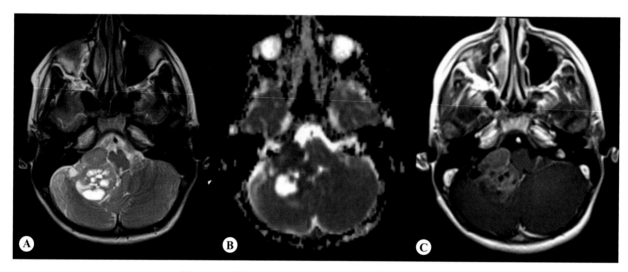

▲ 图 62-7 轴位 T₂WI（A）、ADC（B）和 T₁WI C+（C）

病变位于右侧脑桥小脑三角，为 MB WNT 型的典型位置。肿块不均质，可见多个囊性区，脑干受压变形

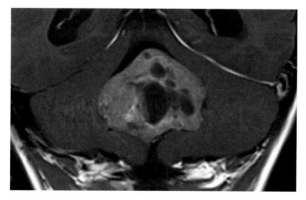

▲ 图 62-8 冠状位 T₁WI C+ 显示 MB WNT 型病变位于中线部位，与 Group3 型、4 型无法鉴别

节样表现。由于细胞密度较低，因此 ADC 值比 MBL 高。典型发病部位在小脑半球，而非第四脑室。

- 室管膜瘤：密度/信号更加不均匀（钙化、出血和坏死区域）。可沿第四脑室孔和枕骨大孔"塑形性"生长。ADC 值介于 PA 和 MBL 之间。

（二）非典型畸胎样/横纹肌样瘤

1. 定义及临床要点

非典型畸胎样/横纹肌样瘤（AR/RT）是一种罕见的高度恶性（WHO Ⅳ级）且相对耐药的肿瘤，

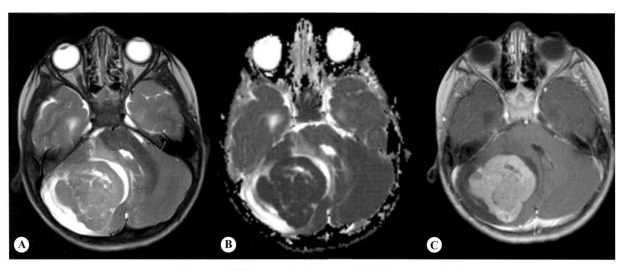

▲ 图 62-9　轴位 T₂WI（A）、ADC（B）和 T₁WI C+（C）

MB SHH 型的典型发病部位在小脑半球。病灶在 T₂WI 上为相对低信号（A），ADC 值很低（B），明显强化（C）

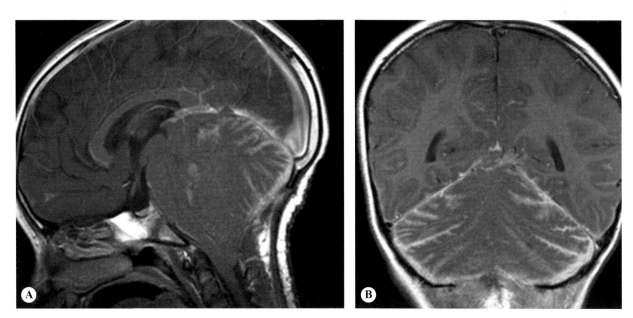

▲ 图 62-10　高风险髓母细胞瘤患者的矢状位（A）和冠状位（B）增强 T₁WI 图像，显示软脑膜弥漫性强化，累及小脑幕下，少部分累及幕上

绝大多数发生于在 2 岁以下，生存率较 MBL 低。

2. 基础流行病学 / 人口学统计 / 病理生理学

AT/RT 占出生后 1 年内所有胚胎性 CNS 肿瘤的 40%～50%。大多数报道平均发病年龄是 18 个月。所有报道均以男性多见，男女比例为（1.3～1.5）：1。AT/RT 是 1 岁以下儿童最常见的恶性 CNS 肿瘤。最近研究已确定染色质重塑复合物 SWI/SNF（最主要的是 SMARCB1，极少为 SMARCA4）成分的基因突变所致。在大多数病例中，肿瘤位于

小脑或第四脑室内，其次是包括基底节在内的大脑半球。发生于中脑、松果体区及脊髓的 AT/RT 很少见。脑脊液播散较为常见，有 20%～30% 的病例在诊断时可发现伴有脑脊液播散。

3. 病理特征

AT/RT 的病理特征类似于以横纹肌样细胞和原始神经外胚层肿瘤（PNET 细胞）为代表的其他蓝色小圆细胞肿瘤（高达 70% 的病例）。常见坏死和有丝分裂活性增加。生殖细胞标记为阴性。诊断

AR/RT 需要 INI1 缺失或 BRG1 核染色（图 62–11）。

4. 临床表现和影像适应证

临床表现为颅内压升高症状（头痛、呕吐、嗜睡和步态共济失调，以及婴儿常见的巨头畸形和发育停滞）和脑神经功能缺损。据报道，33%～52%的患者可出现继发于占位效应的脑积水。颅脑轴位成像可用于初步评估。对于怀疑 AT/RT 的患者，脊髓成像可用于排除脑脊液播散。

5. 成像技术和推荐扫描方案

颅脑 CT 增强扫描。颅脑 MRI 增强扫描（轴位

和冠状位 T₂WI/FLAIR，轴位 DWI/ADC，3D T₁WI 平扫及增强，或轴位、冠状位和矢状位 T₁WI 增强扫描）。脊柱矢状位和轴位 T₁WI 增强扫描。

可选序列：颅脑 MRS 和 PWI（DSC）。脊柱矢状位和轴位 T₂WI。

6. 注释列表

AR/RT 是具有侵袭性影像特征的异质性肿瘤。肿瘤的实性成分表现为低 ADC 值、增强后强化（90%）和 T₂W 低信号（细胞密集）。常见内部囊变、出血及软脑膜播散。

7. 位置

可发生在幕上和幕下。在颅后窝通常位于小脑半球或脑桥小脑三角，小脑蚓部不常见（图 62–12）；幕上可累及大脑半球或中线结构（即松果体区）。

8. CT 表现

表现为颅后窝或幕上的高密度肿块。病变在 CT 上的高密度灶反映了病灶的细胞密度高（图 62–13）。由于出血、囊变和钙化的存在，与 MBL 相比，AT/RT 可能显得非常不均匀（尽管有部分重叠）。

9. MR 表现

T₂WI：肿瘤相对于脑白质呈低信号（细胞密集），合并出血或囊变时则信号不均匀（图 62–12A 和图 62–14）。

DWI：实性成分有明显的扩散受限（低 ADC 值）（图 62–15A 和 B）。在无强化的 AT/RT 中，DWI 对早期诊断转移灶非常重要。

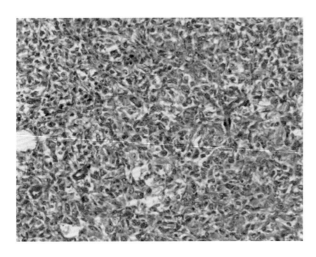

▲ 图 62–11 非典型畸胎样 / 横纹肌样肿瘤的 HE 染色高倍图像
细胞密集型肿瘤由多形性横纹肌样肿瘤细胞组成，并携带典型的 *SMARC B1* 突变

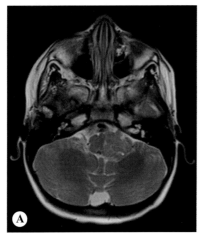
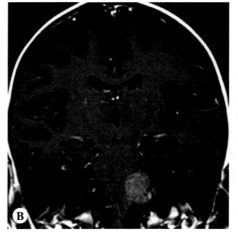
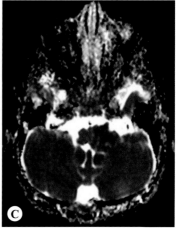

▲ 图 62–12　2 岁男童左侧脑桥小脑三角 AT/RT
轴位 T₂WI（A）、冠状位 T₁WI C+（B）和轴位 ADC 图像（C）显示肿瘤相对较小，表现为 T₂ 相对较低信号（A）、明显强化（B）和较低的 ADC 值（C）

　　增强 T₁WI：大部分 AT/RT 的强化方式多样（图
62-12B 和图 62-14D 至 F），10% 的病灶无强化。
发生脑和脊柱转移时软脑膜呈结节状强化。

　　MRS：Cho 峰升高，NAA 峰明显降低，脂质峰
突出（MRS 非特异侵袭性特征）（图 62-15B）。

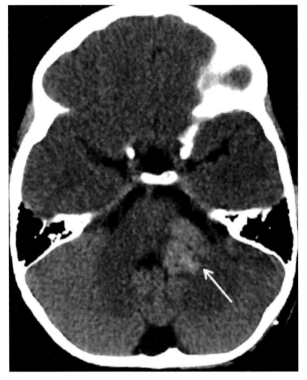

▲ 图 62-13　轴位 CT 平扫显示 AT/RT 密度增高（箭）

10. 诊断要点
– 儿童颅后窝侵袭性肿瘤：主要鉴别 MBL 与
AT/RT。若患者年龄 < 3 岁，肿块密度不
均，并且发病部位不在中线位置和（或）向
脑桥小脑三角延伸，则考虑 AT/RT。与非
中线的 MBL（如 WNT 型）在影像上有重
叠，但发病年龄不同（年龄较大患者考虑
WNT）。
– 在患有胚胎性肿瘤和 SMARC B1 突变（AT/
RT 或松果体母细胞瘤）的患者中，可能
与同时并发神经外横纹肌样肿瘤相关（图
62-16）。

11. 治疗监测
　　应积极手术切除加术后化疗/放疗。对全脑和
脊柱进行平扫或增强随访可用于诊断转移或局部
复发。

12. 鉴别诊断
– 髓母细胞瘤：影像学表现类似。MB 患儿往
往年龄稍大，肿块密度较均匀，常位于中线
部位。
– 畸胎瘤：位于幕上中线部位的肿块，伴钙
化、出血和脂肪成分。
– 室管膜瘤：通过第四脑室孔和枕骨大孔"塑
形"生长。实性成分的 ADC 值高于 AT/RT。

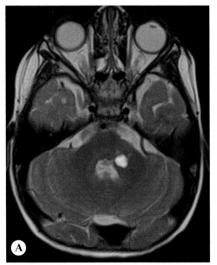
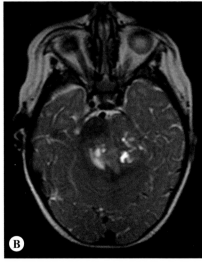
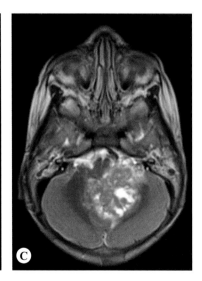

▲ 图 62-14　AT/RT 的异质性表现

轴位 T₂WI（A 至 C）和 T₁WI C+ 图像（D 至 F）显示了 3 个患者颅后窝 AT/RT 肿瘤典型的异质性特点，合并多发囊变区和实
性强化部分。图 F 显示小肿瘤中出现囊变。注意典型的 AT/RT 位于颅后窝偏离中线部位

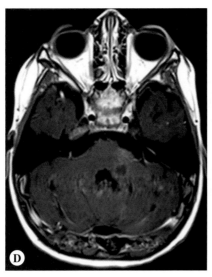
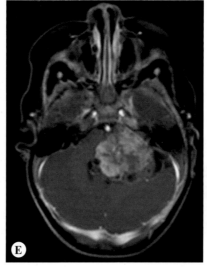
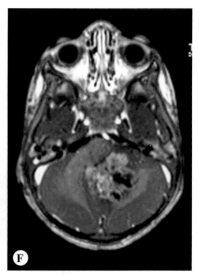

▲ 图 62-14（续） AT/RT 的异质性表现

轴位 T₂WI（A 至 C）和 T₁WI C+ 图像（D 至 F）显示了 3 个患者颅后窝 AT/RT 肿瘤典型的异质性特点，合并多发囊变区和实性强化部分。图 F 显示小肿瘤中出现囊变。注意典型的 AT/RT 位于颅后窝偏离中线部位

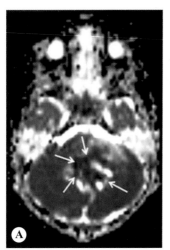
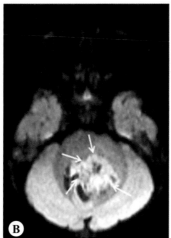
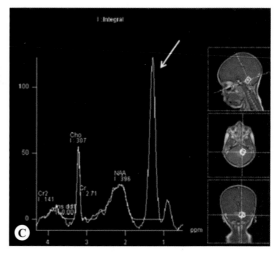

▲ 图 62-15　2 岁男童，颅后窝 AT/RT

轴位 ADC（A）和 DWI（B）显示病变区明显的扩散受限（A 和 B，箭）。MRS（单体素）显示在 1.3ppm 处有明显的脂质峰（C，箭）和 NAA 峰降低

（三）小脑毛细胞星形细胞瘤

1. 定义和临床要点

小脑毛细胞星形细胞瘤（CPA）是低级别、生长缓慢且边界相对清楚的星形细胞瘤，WHO 中枢神经系统肿瘤分类（2016 年版）中被认定为 I 级，预后相对较好。这类肿瘤有一系列特征性的影像学表现，主要表现为大的囊性病变伴有显著强化的壁结节。

2. 基础流行病学 / 人口学 / 病理生理学

儿童最常见的原发性脑肿瘤（23.5%），无性别差异，占所有小脑星形细胞瘤的 70%～85%。75% 的 PA 发生在 20 岁之前，通常在 9—10 岁。毛细胞星形细胞瘤生长缓慢，尽管大部分可通过手术切除治愈，但约 20% 发生于无法切除的部位，如视束和下丘脑，因此容易复发。

3. 病理特征

与纤维星形细胞瘤相比，PA 的特点是具有长突起的细长细胞形成致密的纤维背景与疏松的微囊状区域交替出现。常可见 Rosenthal 纤维，用于与

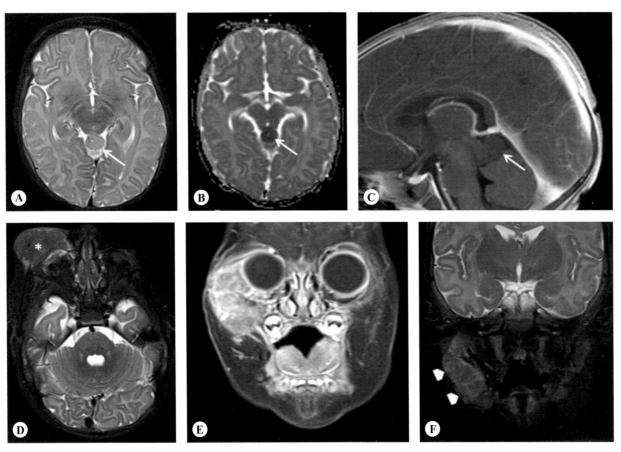

▲ 图 62-16 **10 周女婴，*SMARC B1* 突变患者**

轴位 T$_2$WI（A 和 D）、轴位 ADC（B）、矢状位 T$_1$WI C+（C）、冠状位 T$_1$WI C+（E）和冠状位 T$_2$WI STIR（F）图像显示幕上松果体区可见一扩散受限（B，箭）的胚胎性肿瘤（A，箭），增强扫描无强化（C，箭）。右侧眶周也可见病变，证实是横纹肌样肿瘤（D，星）伴有颈部转移淋巴结（F，箭头）

其他星形胶质细胞瘤区分。*KIAA$_1$549-BRAF* 基因融合是一种有效的诊断标记物，特别是对于 PA，它可以显示坏死和微血管增殖的神经病理学特征，在高级别胶质瘤中也可见到。年轻的小脑幕下颅后窝 PA 患者出现 *KIAA$_1$549-BRAF* 融合的频率较高，而幕上肿瘤该基因融合的阳性率较低，但致癌基因 *BRAF V600E* 突变频率较高。伴有 1 型神经纤维瘤病的毛细胞星形细胞瘤缺乏这种融合基因。

4. 临床表现和影像适应证

常表现为头痛、呕吐、精神变化、步态共济失调、震颤和测距障碍等隐匿性发展的症状。虽然 PA 自发性出血的概率很低，但也有相关症状性出血的报道。

5. 成像技术和推荐扫描方案

颅脑和脊柱的对比增强 MRI。因为 PA 有明显的血管生成，可出现脂质峰 / 乳酸峰和高灌注，可

类似高级别肿瘤表现，MRS 和 PWI 可能具有误导性。脊柱成像对于排除软脑膜转移很重要，尽管很少见。

6. 注释列表和结构化报告

小脑半球缓慢生长的肿瘤。典型的影像表现为扩散受限不明显、显著强化及合并囊性成分。没有囊性成分并不能排除 PA 的诊断。通常 PA 表现为边界清楚的肿块，但也有少数肿瘤呈浸润性生长，无明确边界，难以手术完全切除。

7. CT 表现

表现为囊实性肿块伴低密度的实性成分。实性成分和囊壁可有显著强化。梗阻性脑积水是颅后窝肿块压迫第四脑室最重要的间接征象。

8. MR 表现

T$_2$WI：实性成分信号略高于灰质（细胞少）。囊性成分与脑脊液信号相当（图 62-17A）。可合并出血。当囊液蛋白质含量较高时，囊性成分在 T$_1$WI

和 FLAIR 上信号可稍高于脑脊液（图 62-17B）。存在出血性改变时类似于高级别肿瘤表现，可能会造成误诊。

DWI：肿瘤的实性成分 ADC 值较低（无扩散受限，即低细胞性）（图 62-17C）。小部分 PA（＜10%）可由于丰富的细胞外基质而存在扩散受限。

T₁WI 增强：实性部分显著强化（图 62-17D），囊壁可有强化。当存在软脑膜播散时，可见明显强化（图 62-18）。

MRS：Cho 峰和乳酸峰 / 脂质峰升高（侵袭性表现）（图 62-19）。

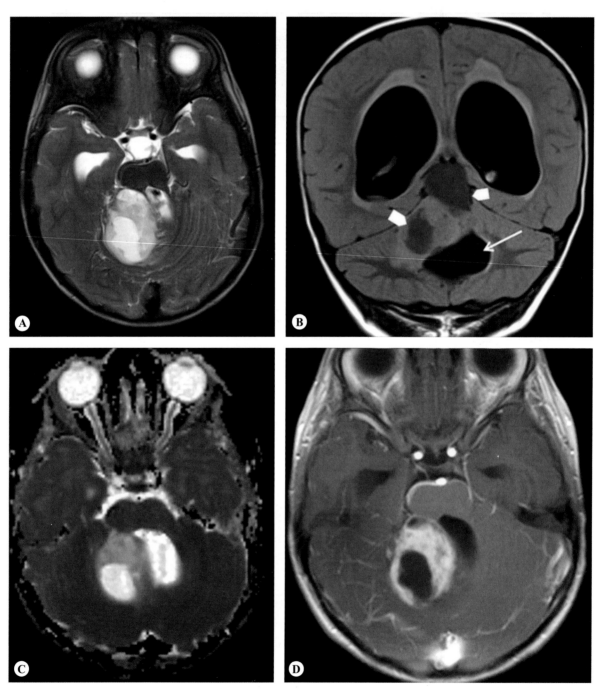

▲ 图 62-17　2 岁男童，颅后窝 PA

轴位 T₂WI（A）、冠状位 FLAIR（B）、轴位 ADC（C）和轴位增强 T₁WI（D）图像显示实性成分不均匀性强化，ADC 值较高（与低细胞性一致）。病变内可见囊性成分（B，短箭）和导水管阻塞继发第四脑室扩张（B，长箭）和幕上脑积水

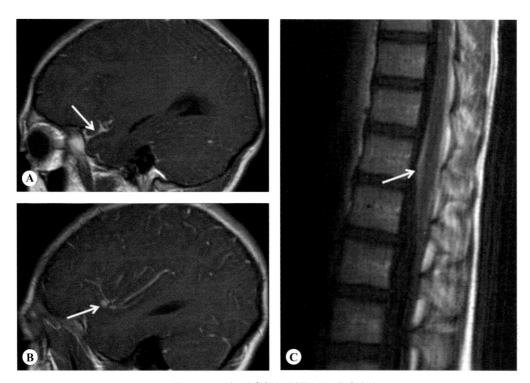

▲ 图 62-18　颅后窝低级别星形细胞瘤患者

脑（A 和 B）和脊髓（C）矢状位增强 T_1WI 显示沿颞岛区的病理性软脑膜强化（A 和 B，箭）和毗邻脊髓圆锥前部的转移性结节（C，箭）

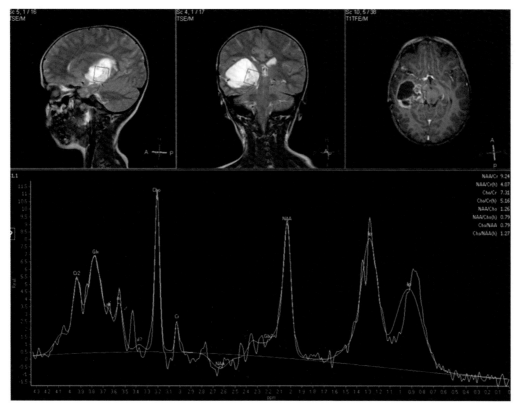

▲ 图 62-19　毛细胞星形细胞瘤（幕上）显示类似于高级别肿瘤的典型 MRS 表现（即在 1.3ppm 和 0.9ppm 之间的 Lac/Lip 峰）

PWI：表现多样，由于血管丰富，PA 可能表现为高灌注（图 62-20）。

9. 要点

PAs 可能具有类似高级别肿瘤的一些特征，包括高灌注、MRS 上 Cho 峰和脂质峰 / 乳酸峰升高、肿瘤内出血及罕见的一定程度上的扩散受限。

10. 治疗监测

治疗主要是手术完全切除。全中枢增强扫描成像随访是必要的。据报道，肿瘤完全切除后 PA 的 5 年生存率高达 100%。

11. 鉴别诊断

- 髓母细胞瘤：典型表现为 CT 上高密度，ADC 值低（细胞密集）。中线位置的 MBL 肿瘤填充而非推压第四脑室，PA 内部囊性区域较 MBL 小。

- 血管母细胞瘤：大囊小结节，结节与软脑膜相邻并显著强化。壁结节本身也可囊变，囊壁通常不会强化。肿瘤通常有明显的血管流空影，通常见于患有 VHL 综合征的成年患者。

- AT/RT：更具有侵袭性特征（类似于 MBL）且发生于更小的儿童患者。

- 室管膜瘤：通过第四脑室孔和枕骨大孔塑形生长。ADC 值介于 PA（高）和 MB 及 AT/RT（低）之间。

（四）幕下室管膜瘤

1. 定义和临床要点

幕下室管膜瘤（EPN）是儿童最常见的恶性脑肿瘤之一。由于放疗和化疗耐药，预后很差，尤其是在幼儿中；高达 50% 的患者可能死于该病。在过去的 20 年里，治疗方法没有明显改变。

2. 基础流行病学 / 人口学 / 病理生理学

EPN 是继星形细胞瘤和 MBL 之后儿童第三常见的脑肿瘤。它们占 3 岁以下儿童脑肿瘤的 33%。它发生于 CNS 的任何部位，但儿童主要见于颅后窝，成人则好发于幕上和脊髓。黏液性乳头状室管膜瘤，光镜下呈乳头状和黏液瘤样物质，好发于马尾区域。

3. 病理特征

组织学上，EPN 类似于排列在脑室系统中的室管膜细胞。EPN 分子亚型的确切数目并不完全确定，但至少有两种颅后窝亚型。与 B 组患者相比，A 组患者年龄较低，多位于偏中线部位，具有平衡的基因组，更容易出现复发、转移和死亡。A 组和 B 组

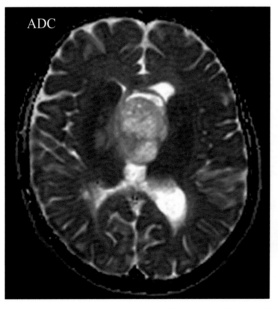
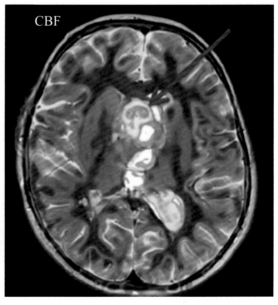

▲ 图 62-20　幕上 PA 轴位 ADC 图像（A）和 ASL 灌注 CBF 图像（B）

尽管 ADC 值高，但肿瘤的 CBF 值增高（红箭）（图片由 Dr. P. Hales，Institute of Child Health-University College of London-UK 提供）

中表达差异最大的基因揭示了区分这两组的候选标记基因，其中最显著的是 A 组中 LAMA$_2$ 和 B 组中 NELL2 表达上调。除了 2 型神经纤维瘤病，室管膜瘤往往局限于脊髓，没有与室管膜瘤相关的真正的易感综合征，大多数病例是散发的（图 62-21）。

4. 临床表现和影像适应证

临床常表现为颅内压升高，尤其是第四脑室的肿瘤。其他颅后窝症状包括共济失调。自发性出血较为罕见。头部横断位成像可用于初步评估。如果怀疑 EPN，应行脊髓成像排除脑脊液播散。

5. 成像技术和推荐扫描方案

钙化常见，CT 平扫可有助于诊断。大脑和脊髓对比增强 MRI，尤其是高分辨率矢状位 T$_2$WI，可区分第四脑室底部来源的病变。MRS 和 PWI 有助于诊断。肿瘤切除前必须进行脊髓成像。

6. 注释列表和结构化报告

颅后窝肿块通过第四脑室出口向脑桥小脑三角塑形生长。肿块通常是不均质的，可合并钙化、出血和囊变。与第四脑室底部分界不清是其特征，并可能有助于与中线部位 MB 的鉴别诊断。影像学上无法区分 II 级和 III 级室管膜瘤。

7. CT 表现

CT 平扫可显示钙化（50% 的 EPN 可出现）（图 62-22A），增强扫描呈不均匀强化。儿童的其他颅后窝肿块，可能会出现相关的脑积水。

8. MR 表现

T$_2$WI：信号不均匀。一般来说，实性成分较 MB 和 AT/RT 信号稍高；但不是所有的病例都表现如此，尤其是间变性亚型（图 62-22B）。可有囊性高信号区和由钙化或血液成分引起的局灶性低信号区（图 62-22 至图 62-24）。

T$_1$WI：信号不均匀。囊性成分信号稍高于脑脊液信号（高蛋白质含量）。局灶性高信号可能与出血或钙化有关（图 62-24B）。

DWI：ADC 值介于 PA 和 MBL 或 AT/RT 之间。虽然扩散受限区域更像是 III 级（间变性）EPN，但 II 级和 III 级 ADC 值之间存在重叠。此外，与 MBL

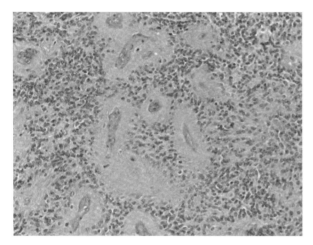

▲ 图 62-21 室管膜瘤的典型血管周围假菊形团排列 HE 染色高倍图像

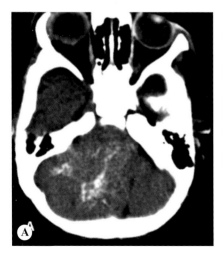
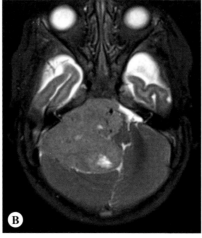
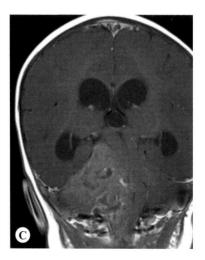

▲ 图 62-22 1 岁男孩，室管膜瘤

轴位平扫 CT（A）、轴位 T$_2$WI（B）和冠状位增强 T$_1$（C）图像。CT 可见肿瘤内的钙化，增强扫描轻度强化（C）。注意 T$_2$WI 上的非典型低信号

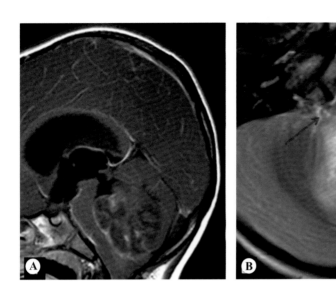

◀图 62-23 A. 矢状位增强 T₁WI 显示病变不均匀强化；B. 轴位 T₂WI 显示肿块通过右侧 Luschka 孔延伸（红箭），内部可见小的出血灶（蓝箭）

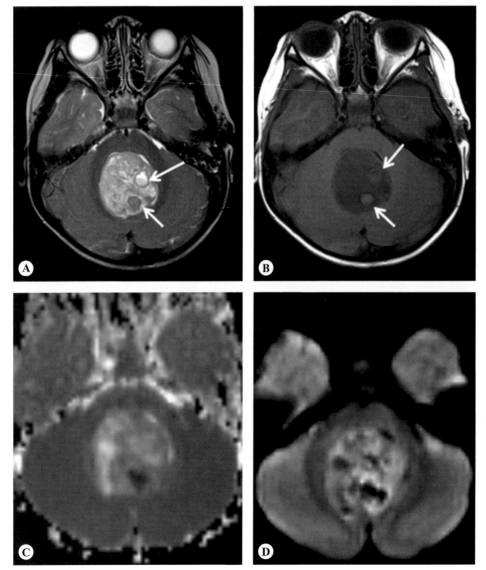

◀图 62-24 3 岁女童，间变性室管膜瘤
轴位 T₂WI（A）、轴位 T₁WI（B）、轴位 ADC（C）和 DWI（D）图像显示肿块呈典型的不均匀信号，内部见部分出血性囊变（A 和 B，箭），实性成分无扩散受限

也有某种程度的重叠。EPN 内出血或钙化会使 DWI 表现变得复杂（图 62-24C 和 D）。

T_2^* GRE/SWI：钙化或出血导致晕状伪影。

T_1WI 增强：不同程度的不均匀强化（轻度至中度）（图 62-22）。

MRS：在短 TE 有典型的高肌醇，还可以见到 NAA/Cho 比值降低，但比 MBL 表现的要高，对室管膜瘤无特异性。

PWI：rCBV 显著升高，时间信号强度曲线未完全恢复至基线。

9. 要点

不均质的"塑形"生长肿块，与第四脑室底部分界不清（图 62-25）。脑脊液播散很少见（约10%），这可能有助于与 MBL 鉴别。

10. 治疗监测

由于肿瘤组织对周围结构的浸润，手术完全切除可能具有挑战性；然而，切除任何小的残留区域对于提高生存率是至关重要的。切除术后需行放疗。首次复发的平均时间约为 1 年（3～65 个月）。年龄增长（成人 vs. 儿童）、脊髓定位和完全切除与生存率的提高有关。推荐的监测方案为术后24～48h，随后第 1 年 3～6 个月随访一次，之后每6 个月随访一次。

11. 鉴别诊断

- 髓母细胞瘤：CT 高密度，ADC 值低（细胞密集）。中线 MBL 起源于第四脑室的顶部（而非底部），肿块更均质。
- 毛细胞星形细胞瘤：实性成分密度更均匀。典型表现为囊伴壁结节有助于鉴别。钙化和出血罕见。
- AT/RT：密度可以很不均匀，实性成分具有侵袭性的影像学特征。
- 脉络丛乳头状瘤：颅后窝 CPP 在成人中更常见，在儿童中好发于侧脑室。有时可见显著强化的"菜花样"肿块，伴点状钙化。脑积水常见。
- 脑干胶质瘤：发病部位很关键；常见于脑干，并可能向后凸向第四脑室，可使第四脑室底部变平（"第四脑室平底征"），或者突入基底池和第四脑室。通常表现为均质肿瘤（在任何治疗前），可伴有局灶性坏死。

（五）脑干胶质瘤

弥漫中线胶质瘤（DMG）以前称为弥漫性内生型脑桥胶质瘤。

1. 定义和临床要点

根据 2016 年更新的中枢神经系统肿瘤 WHO 分类，综合考虑形态学和分子特征将肿瘤归类为弥漫中线胶质瘤，H3-K27M 突变型。DMG 是儿童脑肿瘤相关死亡的主要原因，平均生存期约为 10 个月，2 年生存率＜ 10%。在大多数情况下，诊断须结合临床和磁共振表现

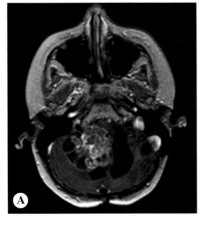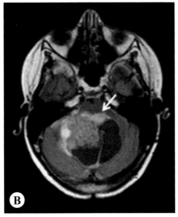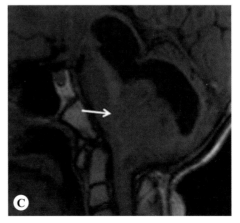

▲ 图 62-25　轴位增强 T_1 加权像（A）和轴位 FLAIR 加权像（B）显示肿瘤明显不均质，实性成分强化。在矢状位 FLAIR（C）上，脑干底部明显浸润，有助于与 MB 鉴别

2. 基础流行病学 / 人口学 / 病理生理学

DMG 通常发生于儿童期（3—10 岁），占儿童颅后窝肿瘤的 20%～30%。它们是最常见的脑干胶质瘤，占 60%～80%。与 I 型神经纤维瘤病有关，但随着病程的延长，预后会更好。

DMG 通常是高级别的星形细胞瘤，尽管高达 25% 与低级别的星形细胞瘤具有相同的组织学特征。值得注意的是，组织病理学分级与预后无关，侵袭性生物学行为提示预后不良。

在近 80% 的 DMG 中可发现互斥突变，分别是编码组蛋白 H3.3 变体的两个基因之一 *H3F3A*，或编码组蛋白 H3.1 的几个基因之一 *HIST$_3$BHI*。对组蛋白 H3-K27 M 突变（K27 M+）的 DMG 的基因组分析表明，这些肿瘤通常也携带 *TP53*（存在于 40%～77% 的病例中）和 *ATRX* 突变，但没有 *IDH1/2* 突变。K27 M+DMG 的一个子集中也发现存在 *ACVR1* 的错义突变（激活素 A 受体基因 1 型的复发性体细胞突变），而其他偶发突变包括 *PIK3CA* 突变、*PDGFRA*（血小板源性生长因子受体）突变或扩增、*PPM$_1$D* 突变和细胞周期基因的扩增，包括 *CCND1*、*CDK4* 和 *CDK6*。H3-K27M+DMG 也见于儿童和青年人的丘脑、脑桥和脊髓，并与预后不良有关。它们被定义为 WHO IV 级，尽管其组织学 / 影像学表现符合低级别胶质瘤（图 62-26）。

3. 临床表现和影像适应证

弥漫浸润性肿瘤可导致多发脑神经麻痹，其内生和可能的外生性生长可导致颅内压升高。常见的

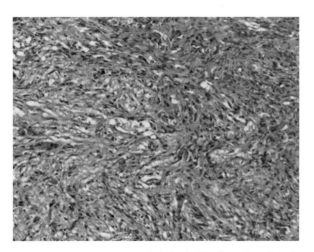

▲ 图 62-26 **H3-K27 M 突变的弥漫性中线胶质瘤的高倍 H&E 染色图。注意肿瘤细胞的星形细胞分化和多形性**

小脑症状包括共济失调、构音障碍、眼球震颤和睡眠呼吸暂停。

4. 成像技术和推荐扫描方案

颅脑和脊髓增强 MRI 是最佳成像方式，PWI、DTI 和 MRS 可以提高诊断灵敏性。应特别注意采集矢状位 T$_2$WI 图像。

5. 注释列表和结构化报告

肿瘤位于脑桥中央，脑桥扩大导致周围脑脊液间隙消失。基底动脉常被包绕（图 62-27A 和 B）。脑桥 DMG 通常不强化（图 62-27D 和 E）；然而，局部强化区域（与较低的 T$_2$ 信号和较低的 ADC 值相关）可能是病灶内间变区，如有必要可行活检。

6. CT 表现

脑干内膨胀性肿块，密度降低，周围脑池消失。在诊断时通常无脑积水表现（DDX 伴其他儿童颅后窝肿块）（图 62-27A）。

7. MR 表现

T$_1$WI：脑干扩大。肿块位于脑桥中央，呈稍低信号（图 62-28）。

T$_2$WI：高信号肿块。一些相对低信号区可能代表细胞较密集的区域，但需要与残存的白质束区分。在轴位 T$_2$WI 上基底动脉包绕（如有）清晰可见（图 62-27B 和 C）。

DWI：一般来说，脑桥 DMG 无扩散受限，然而，局部扩散受限区域与间变性区域相关（连同 T$_2$WI 相对低信号和（或）强化）（图 62-29A 和 C）。

T$_2$*GRE/SWI：内部出血可出现"开花"样表现。

T$_1$WI 增强：通常不强化。可能存在与高级别相关的局部强化区域（图 62-29B）。转移扩散可发生在幕下、幕上以及脊髓。

PWI：与肿瘤级别有关，通常为低灌注（图 62-27F）。局部高灌注区域提示可能更具侵袭性，可作为活检的靶点。

MRS：NAA/Cho 比值降低与预后不良和（或）疾病进展相关。枸橼酸盐水平降低可能与治疗（即放疗、类固醇）有关，也可能提示恶变。乳酸盐的存在提示坏死（图 62-29D）。

8. 要点

- 侵犯小脑中脚 / 小脑白质、中脑或延髓与更具侵袭性有关（图 62-30）。

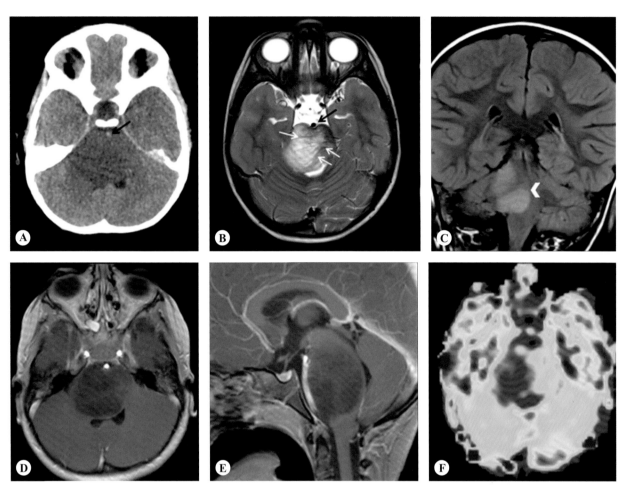

▲ 图 62-27　轴位 CT 平扫（A）、轴位 T₂WI（B）、冠状位 FLAIR（C）、轴位和矢状位增强 T₁WI（D 和 E），轴位 ASL 灌注 rCBF 图（F）。肿瘤的特征性浸润性很明显，可见基底动脉包绕（A 和 B，黑箭）。注意是否有残存的白质束（B，白箭）和无强化或病理性高灌注的区域（D 至 F）。中线位置有占位效应（C，箭头）。脑桥左侧灌注轻微增加的区域对应于残存的白质纤维，而不是细胞密集区域

- 在治疗期间，强化表现多样，并且意义不确定。
- 强化 / 灌注增加 /T₂WI 低信号区域（与残存的白质纤维无关）/ 扩散受限的区域应行活检。
- DMG 的确诊是基于 H3K27 M 突变是否存在，而不考虑发病部位（幕上或幕下）。儿童幕上胶质瘤的鉴别诊断需考虑 DMG（图 62-31）。
- 脊髓播散罕见，但在疾病晚期可以观察到。

9. 治疗监测

已证实 DTI、灌注成像和磁共振波谱成像对提示预后有意义。据报道，T₂WI 低信号区和（或）ADC 降低区和（或）灌注增加区对评估肿瘤反应最重要。

10. 鉴别诊断

主要鉴别诊断包括脑干低级别胶质瘤（非 DMG），通常位于髓质（多为毛细胞星形细胞瘤）和顶盖（图 62-32）。毛细胞星形细胞瘤增强后强化；顶盖低级别胶质瘤通常不强化，可能与脑积水有关。DTI 中的白质束破坏提示 DMG，而不是相对罕见的局灶性脑干胶质瘤，后者表现为界限清晰的肿块，通常会强化。

三、松果体区肿块

（一）生殖细胞肿瘤

生殖细胞瘤，也称为无性细胞瘤或性腺外精原细胞瘤。

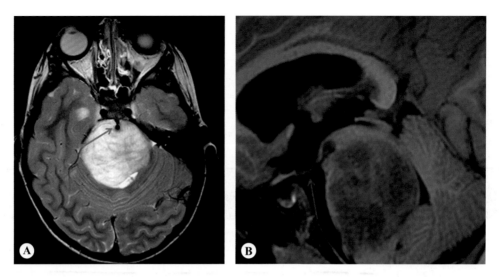

▲ 图 62-28　轴位 T₂WI（A）和矢状位 T₁WI（B）图像显示弥漫性中线胶质瘤位于脑桥，典型表现为脑桥扩大，基底动脉包绕（蓝箭），第四脑室阻塞继发脑积水（红箭，第三脑室底部隆起）

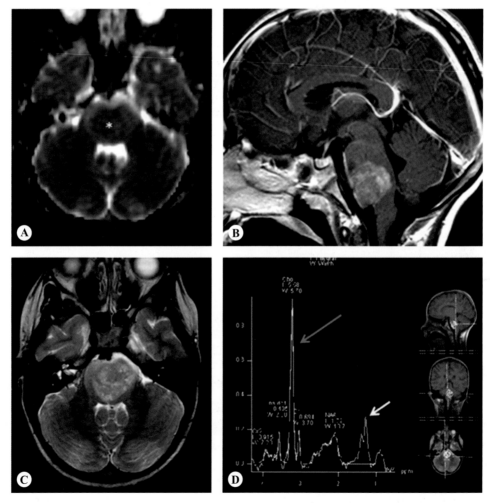

▲ 图 62-29　轴位 ADC 图（A）、矢状位 T₁WI C+（B）、轴位 T₂WI（C）、SV MRS（D）
活检证实高级别弥漫性中线胶质瘤，图中 ADC 值低的中心区域（A，星）呈明显的不均匀强化和 T₂WI 的低信号区（B 和 C），NAA/Cho 比值降低（D，蓝），并可见乳酸峰（D，白箭）

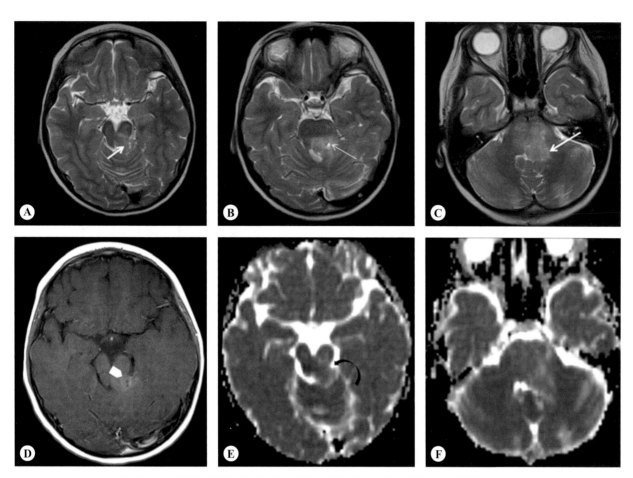

▲ 图 62-30 轴位 T₂WI（A 至 C）、轴位 T₁WI C+（D）、轴位 ADC 图像（E 和 F）

侵犯小脑中角 / 小脑白质，提示更具侵袭性（A 和 C，白箭）。图中可见囊性成分（B，细箭），轻度强化（D，箭头），与图 F 相比，肿瘤上部的 ADC 值有所降低（弯箭）。这些表现与侵犯脑干的间变性区域一致（活检证实）

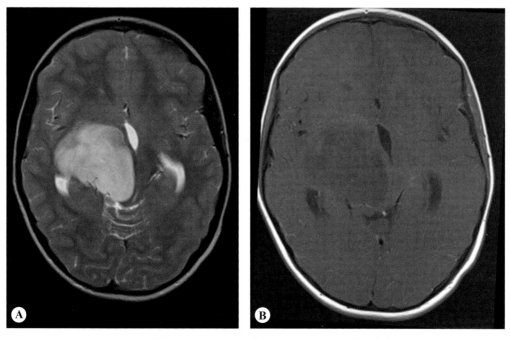

▲ 图 62-31 轴位 T₂WI（A）和增强 T₁WI（B）。活检证实幕上 DMG

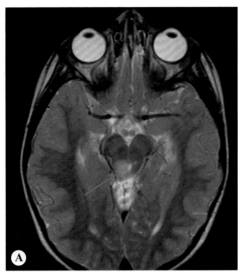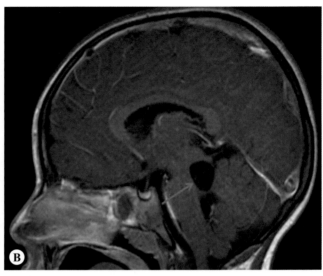

▲ 图 62-32　轴位 T_2WI（A）和矢状位增强 T_1WI（B）显示低级别顶盖胶质瘤（蓝箭）
注意肿瘤的外生性生长和中脑导水管下方囊性成分及占位效应

1. 定义和临床要点

一般来说，原发性松果体肿瘤可分为三类：①生殖细胞来源的肿瘤；②松果体实质来源的肿瘤（如松果体细胞瘤、松果体母细胞瘤）；③支持或邻近松果体组织的肿瘤（如脑膜瘤、神经胶质瘤）。生殖细胞瘤是一种生殖细胞肿瘤，主要见于儿童，生存率最高（5 年生存率超过 79%），是可治愈的颅内恶性肿瘤。

2. 基础流行病学 / 人口学 / 病理生理学

松果体生殖细胞肿瘤的确切发病率很大程度上是未知的。松果体肿瘤占儿童颅内肿瘤的 3%~5%，其中大多数（73%~86%）来源于生殖细胞。男性多见（> 90%），并且超过 72% 的患者是白种人。发病高峰在 10—19 岁，此后显著下降。生殖细胞正常位于卵巢或睾丸，但在胚胎发育过程中部分生殖细胞可迁移到其他位置。这种迁移的机制尚不清楚，但主要发现于中线部位，包括纵隔、骶尾部和第三脑室松果体区（80%~90% 的生殖细胞瘤好发于该部位）。生殖细胞瘤也可以发生于鞍上、基底节和丘脑周围的脑室旁区域。

3. 病理特征

病变边界清晰，以淋巴细胞和大的多边形原始生殖细胞为主要特征。生殖细胞瘤可分为两种亚型：单纯生殖细胞瘤和伴有合胞滋养细胞的生殖细胞瘤。含有合胞滋养细胞巨细胞的肿瘤复发率较高，长期生存率较低。此外，该类肿瘤脑脊液中 hCG 水平升高（图 62-33）。

4. 临床特点和影像适应证

临床表现取决于病变位置，病变压迫顶板导致梗阻性脑积水，伴有头痛、恶心、呕吐和 Parinaud 综合征；累及垂体漏斗可导致尿崩症，其次是垂体功能减退和邻近视交叉的损害。

5. 成像技术和推荐方案（适用于所有松果体区肿瘤）

成像应包括冠、矢、轴三个平面的 T_1WI、T_2WI、FLAIR 和轴位 DWI。矢状位图像对于中线病变（如松果体区）显示最佳。最佳选择是 3D T_1WI（增强前后），可在三个不同平面进行图像重组。高分辨矢状位 3D T_2WI 最适合用于显示解剖结构。PWI 和 MRS 适于评估肿瘤分级。T_2^*GRE 或 SWI 有助于评估病变内钙化的存在和类型。术前应行脊髓检查。

6. 注释列表和结构化报告

典型病例为年轻患者（常为男性）位于中线部位伴钙化的明显强化肿块，可累及松果体或垂体；20% 的病例可同时累及这两个部位（6%~13% 的病例并发生殖细胞瘤）。肿瘤无包膜，可侵犯周围脑实质或通过脑脊液播散。

7. CT 表现

肿块密度较高（富含淋巴细胞），伴中央"包绕性"钙化（与松果体实质肿瘤相鉴别）。垂体生殖细胞瘤可使垂体柄增粗。基底节受累的特点是早期 CT 扫描呈阴性或存在钙化灶（图 62-34A 和 62-35A）。

8. MR 表现

T_1WI：垂体受累时，垂体后叶（对应于神经垂体）正常的高信号"亮斑"消失（图 62-36）。肿块与松果体区灰质等信号。

T_2WI：较灰质呈相对低信号（提示细胞核/细胞质高）（图 62-34B）。可见小囊变。

DWI：由于富含细胞和高细胞核/细胞质比（大量的淋巴细胞）而扩散受限（图 62-34C）。

T_2^*GRE/SWI：由于钙化和出血而出现"开花征"。

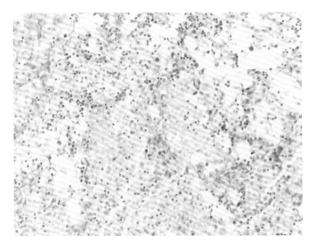

▲ 图 62-33　HE 染色高倍图像，显示生殖细胞瘤中有大的绒泡状肿瘤细胞和混杂的淋巴细胞

增强 T_1WI：中度至明显均匀强化（图 62-34D 和 62-35B）。增强 T_1WI 对诊断脑脊液扩散有重要意义。值得注意的是，基底节区生殖细胞瘤强化较弱。

MRS：Cho 非特异性升高，NAA 的非特异性降低。脂质和牛磺酸升高，但不能区分松果体母细胞瘤和生殖细胞瘤。

PWI：很少有数据表明生殖细胞瘤中 rCBV 和 rCBF 增加，可能与血脑屏障的缺失有关。

9. 要点

如果怀疑有松果体生殖细胞瘤，应检查是否有脑脊液播散和（或）是否累及鞍区（垂体柄增粗/鞍上区肿块和尿崩症）（图 62-37）。

基底节区受累虽然罕见但很重要：病变通常没有占位效应，伴有同侧脑萎缩；病变较大时也有可能出现占位效应（图 62-38）。

最初认为 ADC 值有助于鉴别生殖细胞瘤和松果体母细胞（松果体母细胞瘤中 ADC 值较低），但一直存在争议。

10. 治疗监测

85% 患者可进行长期的放射治疗。术中脑膜种植或溢漏与预后较差有关。ADC 值的增加与治疗反应和病变体积减小有关。

11. 鉴别诊断

非生殖细胞瘤性生殖细胞肿瘤包括畸胎瘤、卵黄囊肿瘤、胚胎癌、绒毛膜癌和混合生殖细胞肿瘤：这些肿瘤往往更不均一（如囊变、出血）。畸

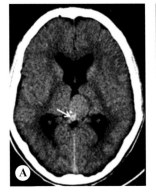
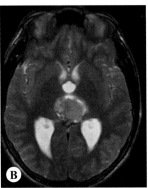
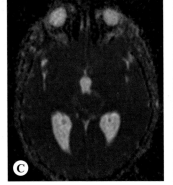
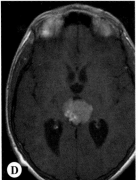

▲ 图 62-34　松果体区生殖细胞瘤

轴位平扫 CT（A）显示肿块后外侧可见钙化灶（白箭）。轴位 T_2WI（B）和 ADC 图像（C）显示 T_2 相对低信号和 ADC 值，与富细胞性一致。肿瘤呈中度均匀强化（D）

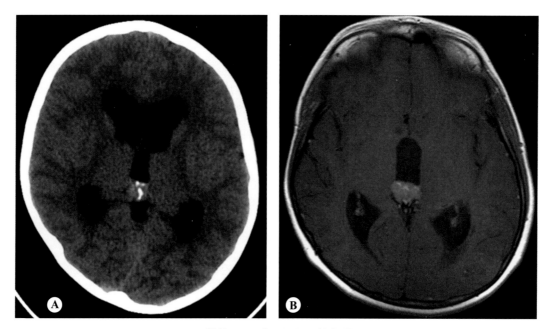

▲ 图 62-35 轴位 CT 平扫（A）和轴位增强 T₁WI（B）
典型的中央钙化松果体生殖细胞瘤，呈中度强化，伴脑积水

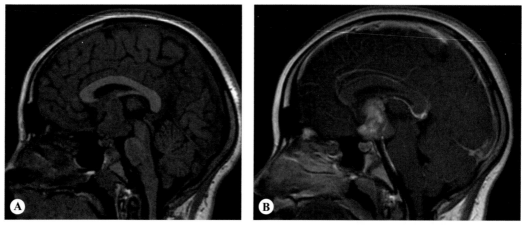

▲ 图 62-36 尿崩症患者孤立性鞍上生殖细胞瘤
矢状面 T₁WI（A）和 T₁WI C+（B），注意 T₁WI（A）平扫正常垂体后叶"高信号"消失

胎瘤中可以观察到混杂钙化、脂肪和实性成分。

松果体母细胞瘤 / 松果体细胞瘤：通常比生殖细胞瘤更大、更不均匀（常伴有脑积水）。钙化往往位于周边（相对于生殖细胞瘤的中央钙化）。松果体母细胞瘤，与生殖细胞瘤类似，ADC 显示扩散受限，并且可能不强化。

星形细胞瘤：肿瘤在 T₂WI 上较灰质呈相对高信号，伴或不伴强化。ADC 值通常较低。

（二）非生殖瘤性生殖细胞肿瘤

非生殖瘤性生殖细胞肿瘤包括畸胎瘤、卵黄囊肿瘤、胚胎癌、绒毛膜癌和混合生殖细胞肿瘤。

1. 定义和临床要点

常位于中线部位，很少发生在中枢神经系统。肿瘤由不同组织学成分组成，与生殖细胞瘤相比，由于出血和坏死往往更不均匀。预后因个体而异。

2. 基本流行病学 / 人口学 / 病理生理学

松果体肿瘤的总体发病高峰在 10—19 岁，而非生殖瘤性生殖细胞肿瘤的发病高峰稍早。其预后更差，生存率为 40%～70%。颅内胚胎癌是一种相对罕见的肿瘤（由具有胚胎性和间变性上皮外观的细胞组成），可伴有点状出血或坏死，并有全身转移的倾向。卵黄囊肿瘤的特征是由原始肿瘤细胞排列成疏松的网状结构。该肿瘤能产生甲胎球蛋白。绒毛膜癌仅由细胞滋养细胞和合胞滋养细胞组成，能产生 β– 人绒毛膜促性腺激素，瘤内出血和坏死很常见。畸胎瘤是一种罕见肿瘤（占胎儿脑瘤的 26%～50%），它含有来自三个胚层的成分：内胚层、中胚层和外胚层。这些肿瘤通常含有皮脂脂肪，是该肿瘤的特征，可通过影像学识别。其预后取决于分化程度（成熟与不成熟），进一步取决于分化成熟的肿瘤中的任何恶性转化。成熟畸胎瘤是惰性的，而不成熟畸胎瘤的生存率为 50%～70%。混合 GCT 的预后取决于预后最差的组分，也就是

说，如果包括少量绒毛膜癌，则预后取决于绒毛膜癌。

3. 病理特征

成熟畸胎瘤呈分叶状，含有来自三个胚层的成人型组织成分（外胚层来源的皮肤成分，中胚层来源的软骨、骨、脂肪和光滑的骨骼肌成分，内胚层来源的呼吸道或肠道上皮成分）。未成熟畸胎瘤包含类似胎儿组织的未完全分化的组织成分。

4. 临床特点和影像适应证

这些肿瘤，如生殖细胞瘤，很容易通过直接侵袭和软脑膜播散引起脑积水。若病变位于鞍上，则易引起性早熟和尿崩症，伴或不伴腺垂体功能障碍。少数情况下，当颅内皮样囊肿破裂时，可引起头痛和癫痫发作。

5. 注释列表和结构化报告

畸胎瘤的特征是存在脂肪、囊性和实性成分及钙化（图 62-39）。其他各种 nGGCT 之间及与生殖细胞瘤仅凭影像特点无法区分。

6. 要点

- 肿瘤标志物可以更好地区分不同的 nGGCT。
- β-hCG：在绒毛膜癌、混合 GCT 和合胞滋养细胞生殖细胞瘤中升高。
- AFP：在卵黄囊瘤、混合 GCT 和未成熟畸胎瘤中显著增加。
- PLAP：在胚胎癌、混合 GCT、卵黄囊瘤、绒毛膜癌和合胞滋养细胞生殖细胞瘤中显著增加。

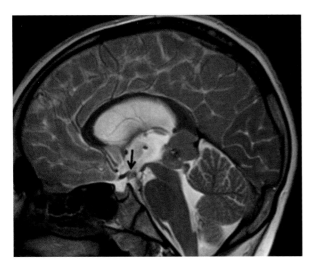

▲ 图 62-37 中线矢状位 T$_2$WI
松果体生殖细胞瘤伴第三脑室底部小的鞍上病变（黑箭）

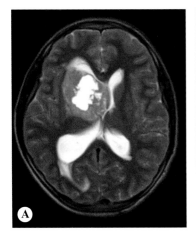
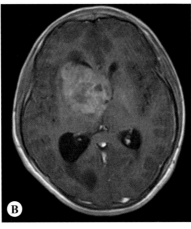
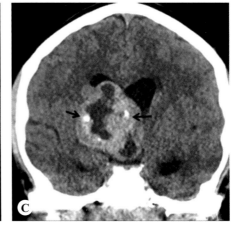

▲ 图 62-38 基底节区生殖细胞瘤
轴位 T$_2$WI（A）、T$_1$WI（C+）（B）、冠状位 CT 平扫（C），显示右侧基底节区巨大占位伴有囊性成分和内部钙化（黑箭）

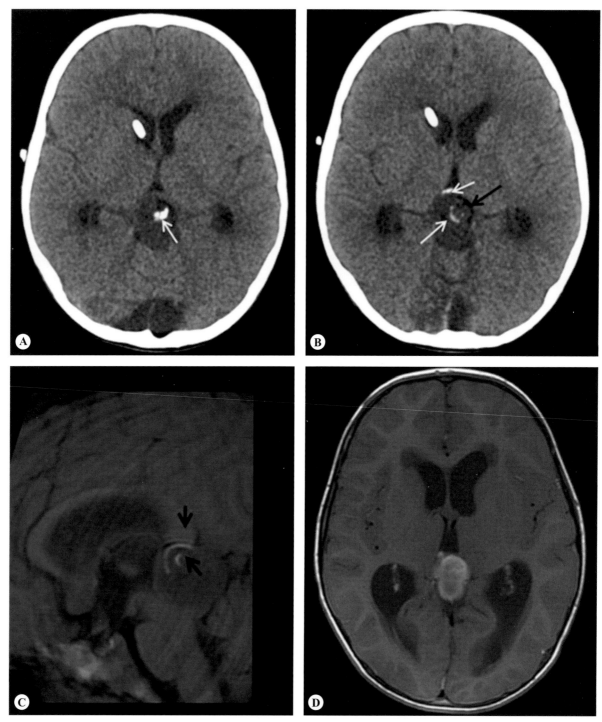

▲ 图 62-39　松果体畸胎瘤的典型 CT 和 MRI 影像表现

轴位 CT 平扫（A 和 B）：明显高密度的钙化灶（白箭）和低密度脂肪成分（B，黑箭）。矢状位 T_1WI 平扫显示高信号线样钙化灶（C，黑箭），增强 T_1WI（D）显示病变明显均匀强化

（三）松果体实质肿瘤：松果体母细胞瘤

1. 定义和临床要点

是松果体实质肿瘤中最具侵袭性和级别最高（WHO Ⅳ级）的肿瘤。与邻近脑实质边界不清，常常沿脑脊液播散，预后不良（平均生存时间约 2 年），但取决于手术切除的范围、早期发现和基于化疗的治疗方案（优选干细胞治疗的高剂量方案）。

2. 基础流行病学 / 人口统计学 / 病理生理学

松果体母细胞瘤很罕见，占所有原发性脑肿瘤的不到 0.1%。好发于儿童，成人发病在已报道的系列病例中只占不到 10%。松果体母细胞瘤在松果体实质瘤中也占很大比例（24%～50%）。与松果体生殖细胞瘤相反，松果体母细胞瘤女性多见（男女比例为 0.7∶1，类似于其他松果体实质肿瘤），侵袭性高，边界不清，常沿软脑膜扩散。与髓母细胞瘤和原始神经外胚层肿瘤非常相似，其特征是细胞密集和小的低分化细胞聚集成团，可见 Homer-Wright 假菊形团（也见于髓母细胞瘤、未分化型神经母细胞）、Flexner-Wintersteiner 菊形团，瘤内可见坏死。

3. 病理特征

为富细胞的胚胎性肿瘤，其特征类似于原始神经外胚层肿瘤。可见出血和（或）坏死。肿瘤细胞胞质稀少，呈弥漫性片状排列，可见 Homer-Wright 玫瑰花结（神经母细胞分化）或 Flexner-Wintersteiner 玫瑰花结（视网膜母细胞分化）。

4. 临床特点和影像适应证

由于顶盖受压和梗阻性脑积水引起的 Parinaud 综合征是松果体母细胞瘤的特征性临床表现，通常在诊断时体积较大。易发生脑脊液播散（约 15% 患者诊断时发现）。

5. 注释列表和结构化报告

年幼儿童发现大而不均质的松果体肿块，伴有脑积水和影像学侵袭征象提示诊断。典型的松果体母细胞瘤可见外周钙化，可有出血和囊变（图 62-40）。肿块常累及周围结构，脑脊液播散率较高（图 62-41）。呈不均匀性强化，强化程度不一（有时不强化）。

6. CT 表现

实性肿瘤呈中等高密度，伴典型的外周钙化（"爆米花样"钙化）。脑积水常见（图 62-41）。

7. 磁共振表现

病变为极不均匀的肿块（以下描述均指肿瘤的实性部分）。

T$_1$WI：与邻近脑实质相似，呈等或稍低信号。

T$_2$WI：信号多变。一般来说，实性部分的 T$_2$ 低信号更常见（富含细胞）（图 62-41），可出现瘤周水肿。

DWI：扩散受限（富含细胞和细胞核 / 细胞质比率高）（图 62-41）。

T$_2^*$SWI：有助于诊断钙化和出血。

T$_1$WI 增强：强化不均，程度不等（图 62-41），有时可不强化。

MRS：非特异性的 Cho 升高和 NAA 降低。较高的脂质峰和牛磺酸（类似于生殖细胞瘤），肌醇峰增高也有可能。

PWI：关于松果体母细胞瘤的灌注数据有限。曾有报道 rCBV 增加。

8. 要点

松果体母细胞瘤可与视网膜母细胞瘤同时发生（三侧视网膜母细胞），因此需要观察眼睛是否受累。

9. 治疗监测

与髓母细胞瘤和其他胚胎性肿瘤类似：前 3 年每 3 个月进行一次脑成像，此后 5 年每 6 个月进行一次脑成像。前 2 年每 3 个月做一次脊髓 MRI，之后每 6 个月随访一次，连续 5 年。

10. 鉴别诊断

– 生殖细胞肿瘤：①生殖细胞瘤含包裹性钙化，并且更均匀；②畸胎瘤含囊性、钙化和脂肪性成分；③其他 GCT 与其他侵袭性松果体肿瘤很难鉴别，肿瘤标记物有助诊断。

– 松果体瘤：成年人中更常见，WHO Ⅰ 级，没有侵袭性的影像学特征（即没有扩散受限或灌注增加）。病灶边界清晰且不会侵犯周围组织。

– 星形细胞瘤：相对于灰质 T$_2$WI 呈高信号，可有或无强化。ADC 值一般较低。

（四）中分化松果体实质肿瘤

1. 定义和临床特点

中分化松果体实质肿瘤属于 WHO Ⅱ～Ⅲ 级，其生物学行为介于高分化的 WHO Ⅰ 级（如松果体细胞瘤）和低分化的 WHO Ⅳ 级（松果体母细胞瘤）之间。

2. 基础流行病学 / 人口学 / 病理生理学

无好发年龄，多见于中年人（20—70 岁）（女性多于男性）。

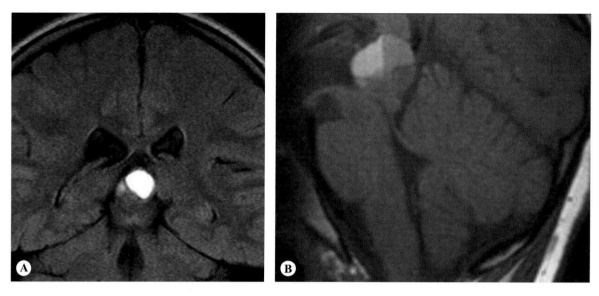

▲ 图 62-40　冠状位 FLAIR（A）和矢状位 T₁WI（B）

图像显示中线部位的复杂囊实性肿块伴内部出血（FLAIR 和 T₁WI 平扫呈高信号）

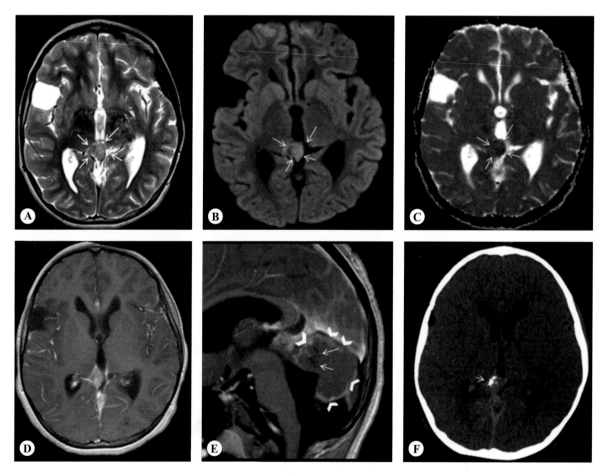

▲ 图 62-41　6 岁女童，播散性松果体母细胞瘤

轴位 T₂WI（A）、轴位 DWI（B）、轴位 ADC（C）、轴位 T₁WI C+（D）、矢状位 T₁WI C+（E）和轴位 CT 平扫（F）。图像显示松果体区一小肿块，T₂WI 呈相对低信号（A，箭），扩散受限（B 和 C，箭），增强扫描可见强化（D）。颅后窝处可见弥漫性软脑膜播散（E，箭头），继发小脑蛛网膜下腔陷入（E，细箭）。CT 平扫可见典型的周边钙化（F，箭）

3. 病理特征

在大体上与松果体细胞瘤相似。可见非坏死性弥漫均匀片状细胞和小玫瑰花结，特征介于松果体细胞瘤和松果体母细胞瘤之间。可见低到中度有丝分裂活性和核异型性。

4. 临床表现和影像适应证

与其他松果体实质肿瘤类似。

5. 注释列表和结构化报告

其影像学表现也介于中间型，但有时也表现出与分级不相关的侵袭性特征。肿块大小从很小到大于5cm不等，并且可侵犯周围组织。影像特征与松果体母细胞瘤相似。重要的是要区分Ⅱ级和Ⅲ级，这种分化是组织学上的，尽管ADC和灌注特征可能有帮助。虽然罕见但也有报道脑脊液传播的病例；因此，需要对全脑–脊髓进行成像。有报道MIB-1（增殖标记物）有助于区分两组。

6. 磁共振表现

边界清晰、外形类似于松果体细胞瘤、相对生长较快且ADC值较低的松果体肿瘤提示PPTID可能。

7. 治疗监测

最佳治疗方法仍有待确定，患者可以只行手术，而对于播散性肿瘤，建议采用与松果体母细胞瘤类似的术后治疗方法。目前关于PPTID放疗和化疗的研究有限。尽管PPTID可能具有侵袭性，但PPTID患者可长期存活，即使复发后仍可存活，因此建议术后优化放疗照射野和联合应用化疗。

（五）松果体细胞瘤

1. 定义和临床特点

松果体细胞瘤是生长缓慢WHO Ⅰ级肿瘤，预后相对较好。

2. 基础流行病学／人口学／病理生理学

占松果体实质肿瘤的14%～60%，可发生于所有年龄段（主要是中年人，无性别倾向），5年生存率为86%～100%，并且没有全切除术后复发的报道。脑脊液播散很少发生。

3. 病理特征

主要是类似松果体细胞的相对较小的、均质的成熟细胞。小叶结构和松果体玫瑰花结也很常见。

4. 临床表现和影像适应证

松果体区占位的症状和体征通常与肿块对邻近组织的影响有关。松果体细胞瘤常为偶然发现。

5. 注释列表和结构化报告

影像特征反映了肿瘤的低度恶性。因此，肿块通常较为均匀，边界清晰，相对脑灰质 T_2WI 呈等或高信号（细胞较少与低级别一致），低灌注，无扩散受限（图62-42）。此外，常可见周围钙化和均匀强化，有时可见内部囊变或出血区（图62-40）。脑脊液播散极为罕见。松果体细胞瘤可以是完全囊性的，类似松果体囊肿（图62-43）。

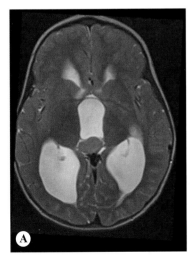
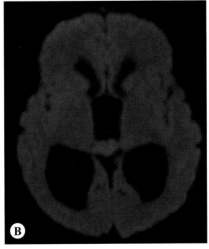
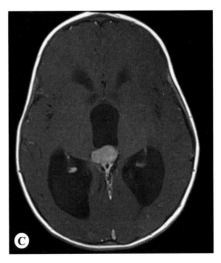

▲ 图62-42 3岁女童，罕见的经活检确诊的松果体细胞瘤（WHO Ⅰ级）

T_2WI 呈等信号（A），无扩散受限（B），强化均匀（C）。注意伴发的脑积水

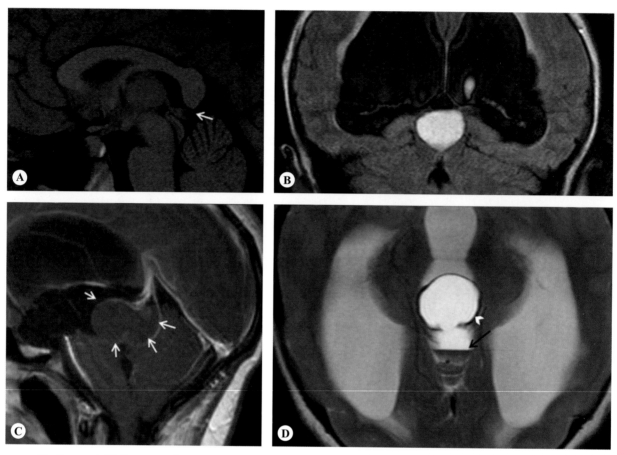

▲ 图 62-43 矢状位 T_1WI 平扫显示正常囊性松果体（A），内部可见典型小囊肿（箭）。另一位出血性松果体囊肿患者，冠状位 FLAIR（B）、矢状位增强 T_1WI（C）和轴位 T_2WI，其内部在 FLAIR 上为高信号（B），周围线性强化，内部无强化（C，箭），可见线样含铁血黄素沉积（D，箭头），T_2WI 上囊肿后部见液 - 液平面（D，黑箭）

6. 治疗监测

松果体细胞瘤手术完全切除后预后良好。患者 5 年生存率为 86%，复发及脑脊液播散极为罕见。如果切除不完全，一般建议长期随访。

（六）松果体区乳头状肿瘤

1. 定义和临床要点

松果体区乳头状肿瘤（PTPR）是 2007 版 WHO 分类中确立的新类型，起源于松果体区连合下器的室管膜细胞。PTPR 边界清晰，可达 5cm，可有囊性成分。

2. 基础流行病学 / 人口学 / 病理生理学

发生于儿童和成人（5—66 岁，平均年龄 31.5 岁）罕见的神经上皮肿瘤。

3. 病理特征

PTPR 表现为上皮样生长模式，具有乳头状特征及菊形团，可形成血管周围假玫瑰花结。由于较为罕见，组织学分级尚不明确，WHO 分级在 Ⅱ 和 Ⅲ 级之间。

4. 临床表现和影像适应证

症状和体征类似于其他松果体区肿块。

5. 注释列表和结构化报告

磁共振表现如下。

T_1WI：信号强度表现多样。病变呈高信号可能是由于含有糖肽类物质。

T_2WI：高信号。

T_1WI 增强：可见强化。

6. 治疗监测

据报道可有 7% 的病例出现脑脊液播散。5 年生存率和无进展生存率分别为 73% 和 27%。即使手术完全切除和放疗后也可出现局部复发，因此需要密切监测随访。

（七）松果体囊肿

1. 定义和临床特点

常见，通常无症状，典型的偶发病变。与囊性松果体肿瘤不易鉴别，特别是当松果体囊肿较大或存在非典型特征时，这是 MRI 随访时间较长的主要原因。

2. 基础流行病学 / 人口学 / 病理生理学

常见于青年人（20—30 岁，女 / 男 3 : 1）。据推测，激素水平变化在发病过程中起一定作用，因此女性多见。在女性中，随着年龄的增长，囊肿最初会增大，然后缩小；在男性则相对稳定。

3. 病理特征

病变由三层组成：内层含有含铁血黄素和纤维胶质组织，中层为有或无钙化的松果体实质，外层由薄的纤维结缔组织组成。

4. 临床表现和影像适应证

松果体囊肿大多无症状。当体积较大时，肿块可压迫中脑顶盖（导致 Parinaud 综合征）或压迫中脑导水管（导致梗阻性脑积水）。少数情况下，出血可导致松果体快速扩张，即所谓的松果体脑卒中。

5. 注释列表和结构化报告

松果体区液性、薄壁、< 1cm 的肿块。外观可能出现的变化：①多囊；②伴占位效应，偶有脑积水；③可能 > 1cm（据报道可达 4cm）。与松果体的其他部分一样，松果体囊肿壁没有形成良好的血脑屏障，因此囊壁常呈光滑强化，20%～25% 的松果体囊肿壁有钙化。

囊内可有出血，但非常罕见，并可导致诊断困难。FLAIR 可表现为高信号（囊液常含蛋白质成分）。在其他 MR 序列中，信号类似于脑脊液。

6. 要点

松果体囊肿较为常见，5% 的颅脑 MR 和 20%～40% 的尸检中可发现。典型的松果体囊肿不需要随访；当囊肿直径超过 10mm 时，应考虑随访，因为囊性松果体瘤在影像学上可能与囊肿难以区分。

7. 治疗监测

临床治疗存在争议，因为尚未完全了解其自然病史，其他研究也证实随访（0.5～9.1 年）中较为稳定，而那些病灶大小改变的与临床结果无关。一些学者主张松果体肿瘤与松果体囊肿相差较大，因此只需对无症状的松果体囊肿进行临床随访。对较大的松果体囊肿（≥ 10mm）进行影像随访以记录其稳定性。偶尔为了确诊也可进行手术干预。

四、鞍区和鞍旁肿瘤

（一）鞍区肿瘤

1. 颅咽管瘤

(1) 定义和临床特点：颅咽管瘤是相对良性病变（WHO Ⅰ级），占原发性脑肿瘤的 1%～5%。有两种亚型：①造釉型，起源于 Rathke 囊残余部分，好发于儿童和老年人（> 65 岁）；②乳头型，多发生在中年人，起源于腺垂体（结节部）。它们是否代表不同的病理类型或仅仅形态学特征不同仍存争议。约有 15% 的病例为混合病理类型。

(2) 基础流行病学 / 人口学 / 病理生理学：发病呈双峰分布，第一个高峰出现在 10—14 岁（几乎完全是造釉型），第二个较小的高峰出现在 > 50 岁成人（大多为乳头型），男女发病率相同。

(3) 病理特征：CP 来源于 Rathke 裂。造釉型为周围型，由网状上皮细胞组成，类似于发育中的牙釉质。表现为伴钙化的单囊或多囊病变，囊液可为富含蛋白质、血液成分和（或）胆固醇的油状液体（所谓的"机械油"）。也可见"湿"角蛋白结节。边界常不规则且呈浸润性，约有 95% 的病例可见 *BRAF V600E* 突变。

乳头型（具有菜花状乳头结构）几乎只见于成人，由分化良好的非角化鳞状上皮构成片状结构。肿瘤常呈实性，无"湿"角蛋白和钙化（图 62-44）。

(4) 临床表现和影像适应证：由于病变的位置和大小不同，临床表现也不同。常见症状包括视觉障碍（主要见于成人）、梗阻性脑积水、精神 / 性格改变（向额叶或颞叶的延伸）、高泌乳素血症（"垂体柄效应"）、尿崩症、闭经和其他激素失衡。

(5) 成像技术和推荐方案：此方案适用于所有鞍区和鞍旁病变。以鞍区为中心的冠状位和矢状位高分辨 T_1WI 和 T_2WI。鞍区冠状和矢状位增强 T_1WI（可选择动态增强以排除微腺瘤）。建议行颅

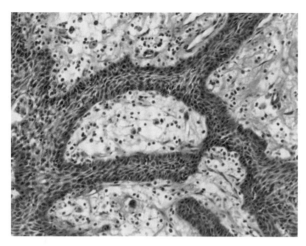

▲ 图 62-44 乳头状颅咽管瘤高倍 HE 染色，图像显示上皮细胞构成的疏松网状结构

脑轴位 FLAIR/T₂WI、DWI 和 3D T₁WI 增强扫描。CT 或 T₂*/SWI 序列有助于显示钙化（90% 的 CP 可见钙化）。

（6）注释列表和结构化报告：儿童分叶状、混合实性 / 囊性鞍上肿块，伴有钙化，实性部分强化。肿块可发生在漏斗部的任何位置（从第三脑室底到垂体），常侵犯多个颅窝并压迫视交叉。描述病变与视交叉、大脑动脉环、下丘脑和第三脑室的关系很重要（图 62-45 和图 62-46）。值得注意的是，CP 两种亚型的影像学表现有一些差异（造釉型和乳头型）。

（7）CT 表现：记住"90 法则"（适用于造釉型 CP），90% 的 CP 有内部钙化，90% 实性部分强化，90% 为混合囊实性病变（图 62-45A 和图 62-46A）。

（8）MR 表现：具体如下。

T₂WI：由多个实性和囊性成分引起的混合信号（图 62-45B）。囊肿在 FLAIR 上可为高信号。周围组织可能存在异常的 T₂ 信号，这可能是由于囊液溢出引起的浸润、水肿或炎症。

T₁WI：信号多变。最有用的征象之一是囊内由于含蛋白质或高铁血红蛋白而呈 T₁ 高信号（约 33% 的病例）（图 62-45C）（主要为造釉型）。在乳头型中囊性成分（若存在）信号同脑脊液。

DWI：信号可变且不均匀，主要与肿瘤囊腔内液体的密度有关。

T₂*/SWI：可显示出血和钙化，但 CT 显示钙化

更可靠，这有助于与其他鞍区病变相鉴别。

T₁WI 增强：实性成分和囊壁呈明显均匀强化。

MRS：囊内胆固醇成分含量较高而呈较宽的脂质峰。

（9）要点：造釉型 CP 具有上述影像特征。乳头型 CP 为圆形，大多为实性，囊内蛋白含量不高（类似于脑脊液信号）。请注意，有时候仅凭影像表现难以区分这两种亚型。

（10）治疗监测：关于术前计划，不同方案取决于病变和视交叉的关系：①鞍内型（CP 向鞍内和鞍上蔓延，但对视交叉无影响）；②视交叉前型（CP 位于视交叉前方，视交叉向后上移位）；③视交叉后型（CP 位于视交叉后方，视交叉向前方移位）（图 62-46）。病变大小和临床特征是 CP 随访的主要标准，CP 大于 5cm 时复发率更高。

（11）鉴别诊断：具体如下。

- Rathke 囊肿：起源于 Rathke 裂的良性囊肿，表现为 T₁WI 高信号。RCC 位于垂体前叶和垂体后叶之间，非常小，虽然随着时间的推移会增大。缺乏实性强化成分及位置和大小有助于与 CP 的鉴别诊断。

- 垂体腺瘤：青春期前不常见。当病变有出血时与 CP 相似，腺瘤中含脱氧或高铁血红蛋白而呈 T₂WI 低信号有助于鉴别诊断。此外，在 CP 中正常的脑垂体常可清楚显示。

- 下丘脑和视路胶质瘤：常见于 NF1 患者。强化方式多样，一般来说，比 CP 强化程度低。通常不含囊性成分或囊腔较 CP 小。这些肿瘤与视神经通路相连，而不是压迫视交叉。

- 生殖细胞瘤：表现为漏斗部增厚伴脑脊液扩散，可累及松果体区。

- 垂体增生：垂体非肿瘤性增大。青春期、怀孕或哺乳期增生是生理性的。病理性增生与内分泌紊乱有关，如原发性性腺功能减退或甲状腺功能不全。腺体弥漫性增大，无不对称或不均匀区域。正常垂体高度为 3～6mm，但在青春期、怀孕或哺乳期可达 12mm。

2. 垂体腺瘤

（1）定义和临床特点：根据定义，垂体微腺瘤直径小于 10mm，位于垂体内。大腺瘤直径＞

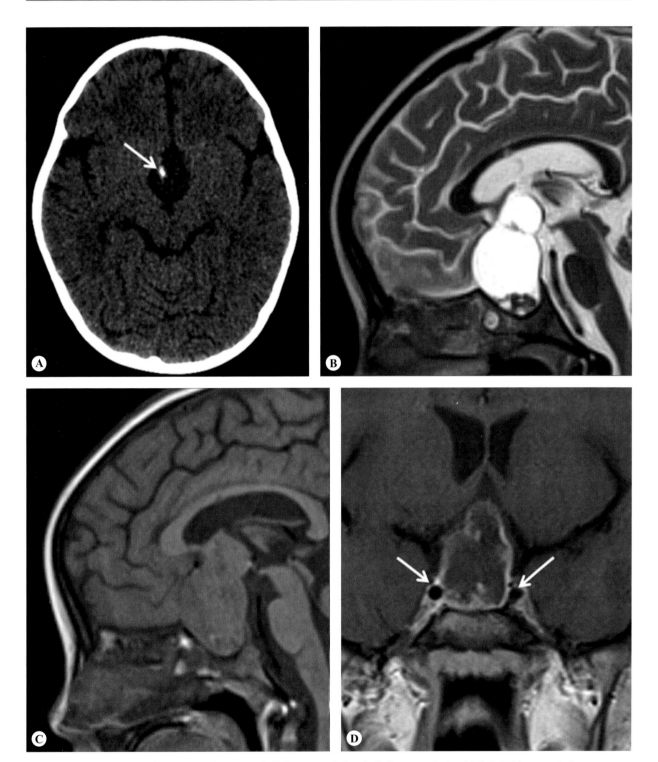

▲ 图 62-45 轴位 CT 平扫（A），矢状位 T_2WI（B），矢状位 T_1WI（C），冠状位增强 T_1WI（D）

造釉型 CP 的典型表现：CT 图像可见小的钙化灶（A，箭）；MR 可见混合性囊实性病灶，T_1WI 呈高信号，与高密度的囊液成分一致（C），可见囊壁强化（D）。与双侧颈动脉的关系密切（D，箭）

10mm，先使蝶鞍扩张，然后向上生长。

（2）基础流行病学 / 人口学 / 病理生理学：腺瘤是儿童和青少年垂体区域最常见的病变。垂体腺瘤占儿童幕上肿瘤的比例不超过 3%，在所有经手术治疗的垂体肿瘤中占 2.3%～6%。无性别或种族差异（发病率随年龄增长而增加），年轻女性泌乳

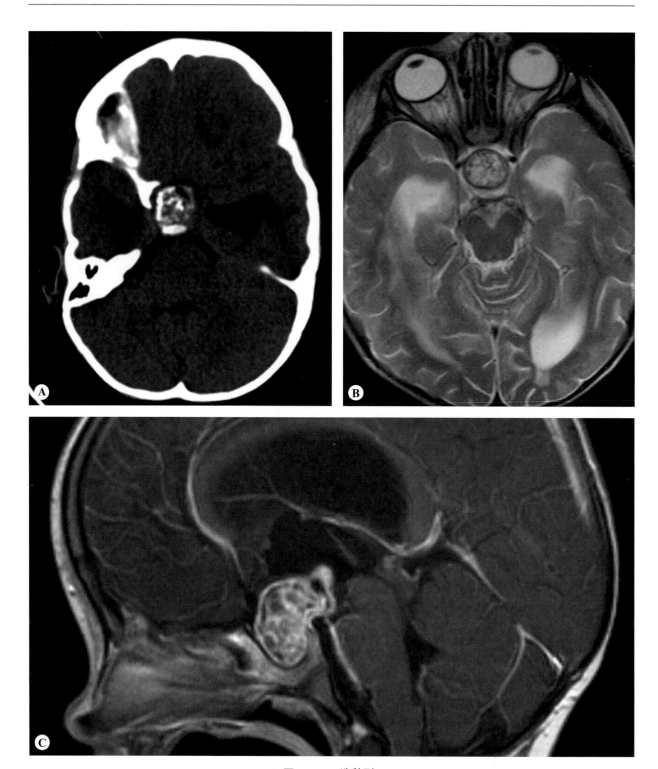

▲ 图 62-46 造釉型 CP
轴位 CT 平扫（A），轴位 T_2WI（B），矢状位增强 T_1WI（C）。肿块大部分为钙化，增强扫描明显强化，伴发脑积水并第三脑室扩张

素瘤发病率更高。垂体大腺瘤发病率约为微腺瘤的 2 倍。一小部分患者中，腺瘤与多发性内分泌腺瘤 I 型、多发性内分泌腺瘤 IV 型、Carney 复合体、

McCune-Albright 综合征和家族性孤立性垂体腺瘤相关。垂体癌在成人中很少见，在儿童中更罕见。

（3）病理特征：垂体腺瘤与其他内分泌腺腺瘤

具有相同的特征：颗粒状的细胞质、圆形细胞核、染色质分散，有多个不同的核仁；它们通常也表达神经内分泌颗粒（突触素、嗜铬粒蛋白）和上皮分化（细胞角蛋白）的标记物。

（4）临床表现和影像适应证：泌乳素瘤是儿童最常见的腺瘤类型，其次是促肾上腺皮质激素腺瘤和生长激素腺瘤。无功能垂体腺瘤、促甲状腺激素腺瘤和促性腺激素腺瘤在儿童非常罕见，仅占所有垂体肿瘤的3%～6%。ACTH腺瘤起病早，多发生在青春期前，而GH腺瘤则很少发生在青春期前。与成人相似，其症状一般与内分泌功能障碍有关，如发育迟缓和原发性闭经，而非占位效应（头痛、视觉障碍、侵入海绵窦、压迫中脑或第三脑室造成脑积水）。

3. 垂体微腺瘤

影像表现与成人相同。微腺瘤通常表现为延迟强化，在增强图像上表现为与其他正常腺体相比低强化的区域（动态对比增强成像在诊断微腺瘤方面特别有用）。大腺瘤常向鞍上生长，由于鞍膈水平狭窄，表现为典型的"雪人"征；也可向两侧生长侵及海绵窦区（图62-47）。大腺瘤信号更不均匀，若合并出血则可与CP表现相似。

治疗和监测如下。

治疗目的包括：①缩小肿瘤体积；②抑制泌乳素分泌。在没有需立即手术的并发症的情况下，首

选多巴胺激动药（如溴隐亭、喹高利特或卡麦角林）药物治疗。经蝶窦腺瘤切除术是儿童和青少年ACTH-腺瘤、TSH-腺瘤和GH-腺瘤的首选方法。大多数儿童手术切除是成功的，初期缓解率为70%～98%，长期治愈率为50%～98%。使用生长抑素类似物治疗GH分泌过量的患者非常有效。放疗很少用于儿童患者，因为辐射容易损伤周围正常的垂体组织，从而导致大多数患者在10年内会出现性腺、肾上腺或甲状腺功能减退。建议采用专门的T_1WI和T_2WI平扫进行长期随访，同时监测激素水平。

（二）漏斗部病变

朗格汉斯组织细胞增多症

（1）定义和临床特点：朗格汉斯组织细胞增多症以前称为组织细胞增多症X，是由三种罕见的骨髓源性树突状细胞系抗原呈递细胞（也被称为朗格汉斯细胞）异常增殖导致的疾病，可累及皮肤、骨骼、眼眶、肺和中枢神经系统（在诊断时只出现在6%的病例中）。肉芽肿是由组织细胞增生形成的。对于LCH否应该被归类为肿瘤还是炎症过程，目前还存在争议。这种肉芽肿见于下丘脑和漏斗部。据报道，5%～50%的LCH患者会出现尿崩症。

（2）基础流行病学/人口学/病理生理学：LCH

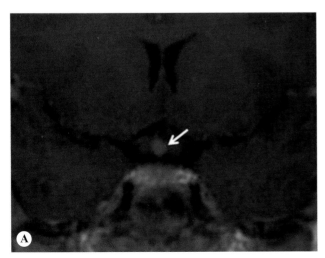
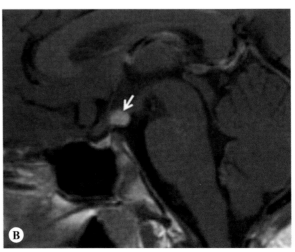

▲ 图62-47 10岁儿童垂体大腺瘤

冠状位T_2WI（A）和矢状位增强T_1WI（B）图像显示蝶鞍/鞍上肿块，呈典型的"雪人"征，并向两侧侵及海绵窦。由于内部囊变的存在，病变呈不均匀表现

在儿童中更为常见，但通常是一种罕见疾病，据报道 15 岁以下儿童发病率为每 10 万名儿童中有 0.2～2.0 例。LCH 由三种不同的临床综合征（嗜酸性肉芽肿、Hand-Schuller-Christian 病、Letterer-Siwe 病）组成，组织学无法区分。嗜酸性肉芽肿仅限于 5—15 岁的患者。Hand-Schuller-Christian 病的特点是多灶性骨骼病变，并累及网状内皮系统和垂体，好发于 1—5 岁的儿童。在 Letterer-Siwe 病中，2 岁以下儿童存在与暴发性临床病程相关的弥漫性 RES 累及。

（3）病理特征：典型表现为细胞具有丰富的嗜酸性细胞质和有凹沟的肾形（肾形或者咖啡豆形）细胞核。此外，胶原、胶质增生和周围中枢神经系统实质部分 T 细胞浸润或局限性肉芽肿也很明显。组织化学染色 S-100 和 CD1a 染色呈阳性。

（4）临床表现和影像适应证：LCH 通常是一种自限性疾病，临床和影像表现多样。最常见的中枢神经受累部位是下丘脑 - 垂体轴和小脑。累及漏斗部表现包括尿崩症、激素缺乏（最常见的是生长激素缺乏，其次是促性腺激素、ACTH 和 TSH 缺乏）和可能的梗阻性脑积水。以精神运动恶化和共济失调为特征的神经退行性变是第二常见的模式，尽管仍被认为是罕见的，影响 1%～3% 的 LCH 患者。

（5）成像技术和推荐方案：临床怀疑 LCH 的患者，检查应包括脊髓和全脑其他部位。CT 可以较好地显示颅骨或岩骨的 LCH 病灶（图 62-48）。

（6）注释列表和结构化报告：在 LCH 中，约 20% 的病例累及漏斗部（图 62-49）。漏斗柄 / 垂体柄明显增厚和强化是主要影像表现（正常值：近端 2mm，远端 3mm）。侵袭脑垂体较为罕见（10%）。LCH、生殖细胞瘤和淋巴细胞性垂体炎在鞍区的表现有明显重叠。

（7）CT 表现：对于鞍区的 LCH 诊断没有帮助。可发现颅骨内边缘尖锐且累及颅骨内板较明显的溶骨性病变。乳突可有广泛的单侧或双侧侵蚀。脊柱可出现典型的弥漫性椎体压缩变扁（扁平椎）（图 62-48、图 62-50 和图 62-51）。

（8）磁共振表现：具体如下。

T_1WI：正常垂体后叶高信号缺失（垂体"亮点"），垂体柄增粗。有时可见明显的软组织肿块（图 62-52）。

T_2WI：垂体柄增粗，呈高信号；血管周围间隙扩大，小脑和基底神经节区可见双侧对称性病变，信号多样，取决于病变的部位和进程（图 62-53）。

增强 T_1WI：垂体柄和相关软组织肿块强化（图 62-49），肿块可位于颅骨或乳突。软脑膜、脉

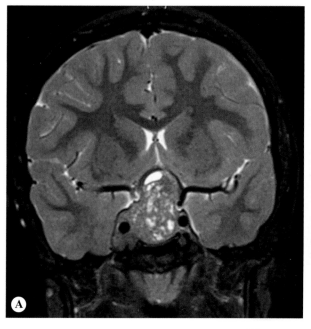
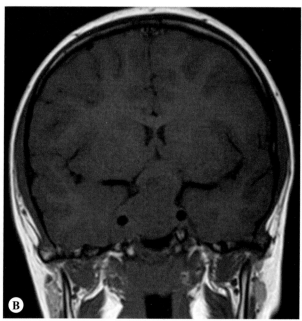

▲ 图 62-48 LCH 累及岩骨
图像显示左侧岩骨广泛破坏（A），冠状位增强 T_1WI 可见相应的强化的软组织肿块（B）（译者注：原著图片似有误）

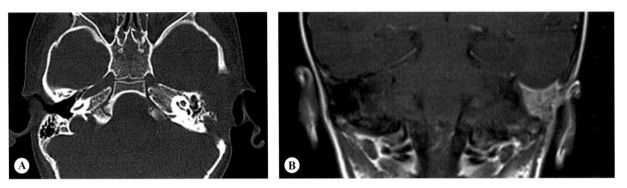

▲ 图 62-49 LCH 患者

鞍区冠状位 CT（A）和矢状位增强 T_1WI（B）图像显示强化的软组织肿块（箭）

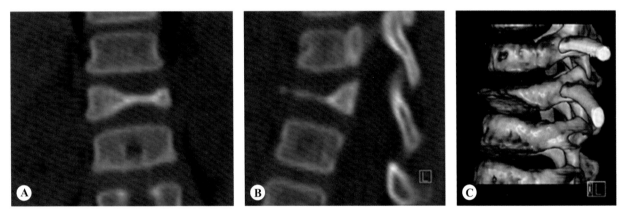

▲ 图 62-50 LCH 患者冠状位（A）、矢状位（B）和三维重组（C）CT 图像显示典型弥漫性椎体压缩变扁（"扁平椎"）

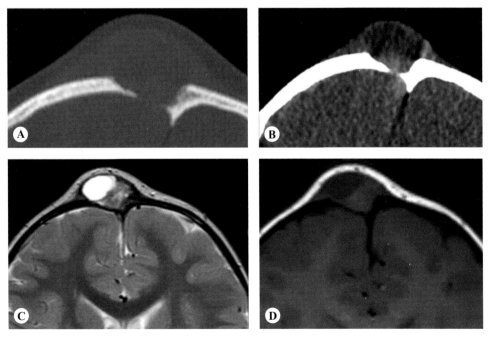

▲ 图 62-51 LCH 颅骨溶骨性病变的 CT 和 MRI 表现

CT 骨窗（A）、软组织窗（B）、MR T_2WI（C）和 T_1WI（D）

络丛、基底神经节和椎骨也可有异常强化区域。

(9) 要点：具体如下。

– 孤立性中枢神经系统受累少见；因此，患者一般会出现 LCH 的其他表现。为了诊断 LCH，必须通过骨骼影像学检查、颅骨、胸片和骨扫描来寻找 LCH 的颅外表现，以便对这些病变进行活检。

– 尿崩症、垂体柄增粗和垂体"亮点"消失提示 LCH、生殖细胞瘤或淋巴细胞性垂体炎。

(10) 治疗和监测：治疗包括泼尼松龙和化疗，包括去氨加压素治疗尿崩症。目前对 LCH 神经退行性变尚无明确有效的治疗方法。MRI 随访每 6 个月一次，连续 2 年，然后每年一次。有或无垂体柄增粗的尿崩症患者同样适用。垂体柄增粗（＞ 6.5mm）是活检的指征。

(11) 鉴别诊断：具体如下。

生殖细胞瘤：如果其他位置没有病变，可能很难与 LCH 鉴别。生殖细胞瘤中脑脊液播散和松果体区受累有助于鉴别。

神经系统结节病：伴脑膜增厚和结节样强化。其他常见表现包括血管炎、脑实质肿块和神经周围扩散。

淋巴细胞垂体炎：免疫介导的炎症性疾病，好发于产前、产后女性，可累及整个垂体，或仅累及腺垂体、垂体漏斗部和神经垂体。儿童中很少见。影像特征表现包括垂体"亮点"消失，垂体柄增粗，腺垂体中心的软组织强化，但无垂体柄偏移和颅骨累及，可有硬脑膜尾征和蝶窦黏膜炎症。

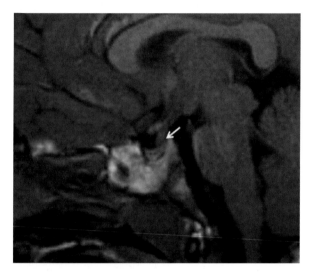

▲ 图 62-52　矢状位 T₁WI 平扫显示垂体柄增粗（箭），垂体后叶"亮点"缺失

（三）鞍上肿瘤

1. 下丘脑和视路胶质瘤

(1) 定义和临床特点：儿童视路胶质瘤（OPG）通常是低级别、惰性的胶质瘤，可累及视神经的前视路（25%～35%）、后视路（视交叉和交叉后）及下丘脑。OPG 是最常见的与 NF1 相关的中枢神经系统肿瘤（约 15% NF1 患者）。

(2) 基础流行病学 / 人口学 / 病理生理学：OPG 约占脑胶质瘤的 2%，通常生长缓慢，好发于儿童，75% 在 10 岁之前确诊。NF1 肿瘤多累及前视通路，而 NF1 阴性儿童肿瘤多见于后视通路。NF2 患者也可发生 OPG。病变可自行消退，尤其是在 NF1 患者中。

(3) 病理特征：OPG 主要包括以毛细胞型星形细胞瘤为代表的 WHO Ⅰ级肿瘤，其余为毛细胞黏液性星形细胞瘤（WHO Ⅱ级肿瘤）。肿瘤可呈光滑、

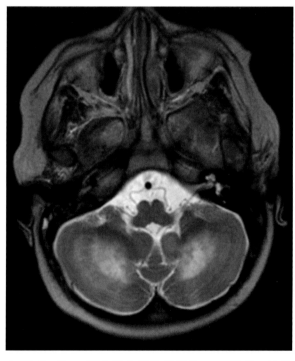

▲ 图 62-53　1 例小脑白质免疫异常 LCH 患者，轴位 T₂WI

梭形、偏心或分叶状。约 70% 的病例中发现 BRAF 重复。NF1 中的 OPG 表现出特有的神经纤维蛋白缺失（星形胶质细胞生长的负调节剂）和 RAS 激活增加。

(4) 临床表现和影像适应证：虽然很少导致死亡，但 OPG 会造成严重的视觉症状，包括眼球突出、进行性视力丧失及颅内压升高的症状。少数病例可出现内分泌疾病和下丘脑功能障碍，如间脑性综合征。通常情况下肿瘤在临床上表现为惰性。

(5) 成像技术和推荐方案：NF1 患者需在鞍区的特定序列中增加全脑肿瘤成像。对于这类患者，可考虑选择性使用 MRA 来诊断脑血管疾病。

(6) 注释列表和结构化报告：视交叉和（或）下丘脑梭状膨大，T_2WI/FLAIR 呈高信号，强化程度多变，无扩散受限。较大的 OPG 可发生囊变并向下延伸（图 62-54）。囊变在无 NF1 的患者中更为常见。

(7) CT 表现：视交叉和（或）下丘脑膨大。较大病灶中可见囊性低密度区。

(8) MRI 表现：具体如下。

T_1WI：相对脑实质呈等或稍低信号。若有与出血性改变一致的自发高信号区，要考虑毛细胞黏液性星形细胞瘤。

T_2WI/FLAIR：相对脑组织 OPG 呈高信号（图 62-54A 和 B）。

DWI：无扩散受限（细胞少）。

T_1WI 增强：强化表现多样，特别是 NF1 病例。在散发病例中，强化程度可从中度到明显强化（图 62-54C）。NF1 患者视神经胶质瘤常不强化。强化模式常随时间而变化，与临床结局无关。

PWI：由于肿瘤内部的血管分布而可能出现高灌注的区域并不代表细胞间变。然而，基线扫描通透性的增加提示肿瘤存在侵袭性。

MRS：胆碱 /NAA 比值增加。侵袭性病变基线扫描肌醇峰值明显低于稳定性病灶。

(9) 要点：具体如下。

– 毛细胞黏液性星形细胞瘤是一种比毛细胞型星形细胞瘤更具侵袭性的肿瘤，病变中心可位于下丘脑 / 视交叉区域，有较高的复发率和脑脊液播散率。瘤内出血、侵犯周围组织（如颞叶和基底神经节）、明显强化和发病年龄更小多见于 PXA 而不是 PA（图 62-55）。

– 眶内视神经受累可表现为增粗、扭曲。受累神经可呈弥漫性浸润，表现为 T_1WI 低信号和 T_2WI 高信号，强化均匀。如果蛛网膜下腔有浸润，但不影响视神经本身，则可以观察到 T_2WI 高信号和未受影响的神经周围环形强化。将其与 NF1 患者中常见的蛛网膜下腔增大而无强化相比，这种表现更像下丘脑错构瘤（图 62-57）。

– NF1 患者的其他影像学表现：① T_2/FLAIR 局灶性、边界不清的高信号区，主要位于基

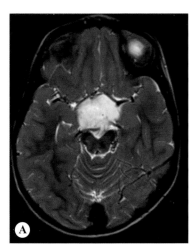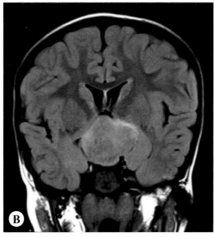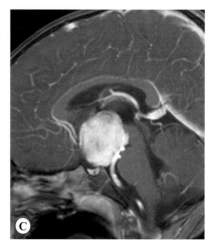

▲ 图 62-54 轴位 T_2WI（A），冠状位 FLAIR（B），矢状位 T_1WI 增强
图像显示典型的鞍上 OPG。肿块对周围组织有明显占位效应，未累及垂体，病灶明显强化

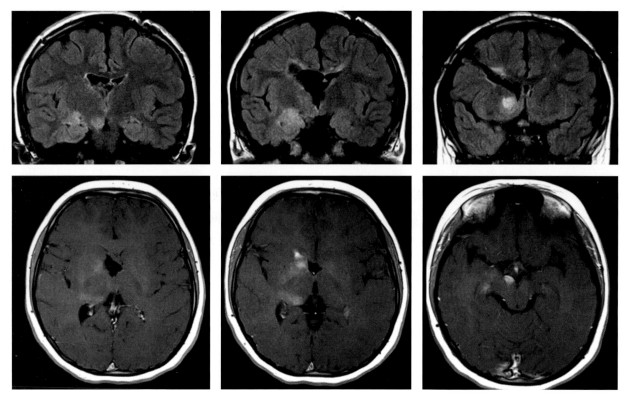

▲ 图 62-55　活检证实的毛细胞黏液性星形细胞瘤的浸润表现

冠状位 FLAIR（上排）和轴位增强 T_1WI。注意额叶之前肿瘤切除的术后区域

底神经节、小脑、海马和小脑白质；②蝶骨翼增生；③血管发育不良；④丛状神经纤维瘤（一种错构瘤）。

- 应用最广泛的是基于解剖定位的 Dodge 分型：第一阶段，肿瘤仅影响视神经；第二阶段，视交叉受累（有或无视神经受累）；第三阶段，累及下丘脑和（或）其他附近的结构。长期以来，这一分类被用于选择视神经肿瘤切除的患者，发生于视交叉的肿瘤预后较差。改进的 Dodge 分型强调了肿瘤逐步增大可能与进一步视觉损害有关的病变位置，以指导治疗。

(10) 治疗监测：如果病变局限于视神经而不累及视交叉，则手术切除是可治愈的。如果肿瘤延伸至视交叉或更靠后的地方，则保留性切除可作为缓解症状的方法。肿瘤大小和视觉症状用于 OPG 的随访。重要的是检查视神经的受累和相关的 NF1 脑部表现。增强扫描和灌注改变并不是肿瘤治疗反应的可靠指标。

(11) 鉴别诊断：具体如下。

- 颅咽管瘤：囊肿常见且较大，可有内部 T_1/FLAIR 高信号（33%）。CP 对视交叉挤压和推移，而 OPG 中不能将病变与视交叉区分。

2. 灰结节错构瘤（下丘脑错构瘤）

(1) 定义和临床特点：灰结节错构瘤或下丘脑错构瘤是一种良性非肿瘤性异位，通常发生在灰质结节区域，即位于乳头体和视交叉之间的下丘脑。有蒂的灰结节错构瘤通常伴有性早熟和癫痫发作，无蒂者典型表现是痴笑样癫痫发作。

(2) 基础流行病学 / 人口学 / 病理生理学：确切发病率尚不清楚，据估计高达 1/（50～10 万）。灰结节错构瘤的标志是神经元和星形胶质细胞构成的杂乱无章的网状结构，在某些方面与其他癫痫相关的结构性病变类似，如皮质发育不良和结节硬化症中发现的皮质结节。症状通常在婴儿早期开始，并逐渐发展，导致常见的认知功能障碍。继发性全身性癫痫通常在 4—10 岁发生，表现为多种癫痫类型，如复杂的部分癫痫发作，伴或不伴继发性、强直阵挛性发作和"跌倒"发作。

(3) 病理特点：灰结节错构瘤由分布异常但细胞学正常的成熟的不同大小的神经元和胶质细胞组成，包括纤维星形胶质细胞和少突胶质细胞。免疫组化显示病变含大量突触相关蛋白。与皮质发育不良相反，几乎不含非典型的大神经节样气球细胞。

(4) 临床表现和影像适应证：HH 的典型症状是癫痫、发育迟缓、中枢性性早熟、视力问题和行为障碍。痴笑样癫痫发作对 HH 不具有特异性，见于隐源性病例或与颞叶癫痫相关。成人患者往往表现为非痴笑样癫痫发作，癫痫症状较轻，表现为轻度学习困难和行为问题。患有 Pallister-Hall 综合征的患儿病程更为良性，这是一种常染色体显性遗传疾病，表现为 HH、中央多指趾畸形、肛门闭锁、会厌裂和垂体功能减退。

(5) 成像技术和推荐方案：中线部位为中心的高分辨率冠状面和矢状面 T_1WI 和 T_2WI 序列。T_1WI 增强有助于鉴别 HH 与胶质瘤。对于相关异常，如前脑无裂畸形，应行全脑扫描。

(6) 注释列表和结构化报告：下丘脑、灰结节或乳头体区的无蒂或有蒂的肿块。HH 大小不一，在 T_1WI 上与灰质等信号，T_2WI 上为稍高或等信号，无强化。较大的 HH 中可见囊变区（图 62-56 和图 62-57）。

(7) CT 表现：密度均匀的鞍上小肿块。

(8) MR 表现：具体如下。

T_1WI：相对灰质呈等或稍低信号。

T_2WI：相对灰质呈等或稍高信号。

T_1WI 增强：无强化。

MRS：NAA/Cr 比值降低，可能是由于与正常灰质相比，功能神经元数量减少和胶质组织增加有关。与杏仁核相比，肌醇和 Cho/Cr 增加也有相关报道。

(9) 要点：HH 的影像学特征明显缩小了鉴别范围，因为发生在该区域的其他大多数病变，要么具有明显不同的信号强度，要么病灶强化。

(10) 治疗监测：在药物治疗期间监测病灶大小，可能有 95% 以上的患者单纯药物治疗无效。在病变较大和（或）药物治疗无效的情况下，也可选择手术切除/分离。约 25% 的病例预后较好，无癫痫脑病的发展，并且认知能力保留。

(11) 鉴别诊断：具体如下。

- 视交叉/下丘脑星形细胞瘤：散在或见于 NF1 患者。T_2 呈高信号，强化方式多样。神交叉/视神经/下丘脑呈梭形增大。
- 颅咽管瘤：可见囊性成分、钙化，实性部分/囊壁强化可与 HH 鉴别。
- 朗格汉斯组织细胞增生症：临床表现（尿崩症）不同，垂体柄增粗。颅骨可见与 LCH 相关的病变。
- 脂肪瘤：在所有序列中可见脂肪信号。
- 神经垂体异位：沿垂体柄或第三脑室底部分布的小片 T_1 高信号，正常垂体后叶"亮点"缺失。

五、非弥漫性星型细胞肿瘤

（一）毛细胞型星形细胞瘤

1. 定义和临床特点

毛细胞型星形细胞瘤（PA）生长缓慢、边界清晰（WHO Ⅰ级），常呈囊性并伴明显强化的壁结节。

2. 基础流行病学/人口学/病理生理学

75% 的 PA 发生在 20 岁之前，没有性别倾向。NF1 与 PA 之间有明显的相关性，约 20% 的 NF1 患者在幼儿期就有 PA。

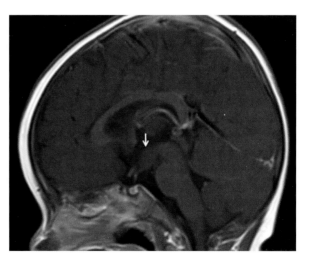

▲ 图 62-56 矢状面 T_1WI 增强图像显示宽基底、无蒂下丘脑错构瘤（箭），无强化

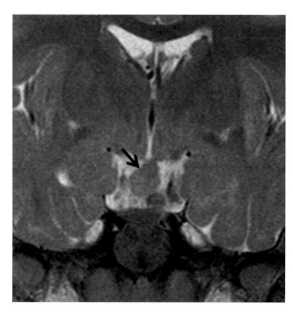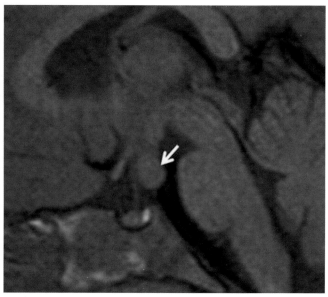

▲ 图 62-57　T₂WI（黑箭）和 T₁WI（白箭）显示典型的带蒂下丘脑错构瘤

3. 病理特征

PA 的特点是具有长突起的细长细胞形成致密的纤维背景，与疏松和微囊性区域交替出现。Rosenthal 纤维常用来与其他星形细胞瘤相鉴别。有些区域可能与弥漫性星形细胞瘤甚至是少突胶质细胞瘤相似。PA（免疫组化中 GFAP 和 S100 阳性）通常具有 7q34 染色体串联重复，与 *BRAF-KIAA* 融合基因（NF1 患者缺乏）相关，幕上 PA 可有 *BRAF V600E* 突变。

4. 临床表现和影像适应证

幕上 PA 在儿童少见，其临床表现因部位而异（如发生在颞叶则会出现癫痫发作）。

5. 成像技术和推荐方案

请参阅上文。

6. 注释列表和结构化报告

大多数幕上 PA 位于视路，常见于 NF1 患者（图 62-58 和图 62-59）。影像学表现反映了肿瘤的低级别，与位于颅后窝的其他肿瘤相似：多数病例无扩散受限、有强化、囊性成分和低灌注（图 62-60）。位于颅后窝的病变，可能存在误诊的是 MRS 上出现脂质 / 乳酸峰，PWI 上存在高灌注区。

7. 治疗和监测

完全手术切除后总体预后良好（5 年和 10 年生存率 > 95%），与囊性肿瘤相比，纤维型的预后略差。

（二）毛细胞黏液样星形细胞瘤

1. 定义和临床特点

毛细胞黏液样星形细胞瘤是一种新近描述的与 PA 有相似特征的肿瘤。WHO 认为 PMA 是 PA 的 2 级变异（尽管 2016 年的分类更新中没有正式分级），具有明显的组织学特征，预后较差。

2. 基础流行病学 / 人口学 / 病理生理学

PMA 常见于婴幼儿（平均年龄 10—18 月龄），然而，最近有报道显示 PMA 也可发生在成年人。由于它是一个相对较新的分类，其流行病学尚不清楚。

3. 病理特征

PMA 常边界清楚，组织学上与 PA 不同，缺乏 Rosenthal 纤维、钙化和嗜酸性颗粒体。PMA 也缺乏 PA 常有的双相表现（致密细胞区与疏松囊性区交替出现）。

4. 临床表现和影像适应证

参阅 PA。

5. 成像技术和推荐方案

参阅 PA。

6. 注释列表及结构报告

PMA 好发于视交叉和下丘脑，但在神经轴的任何地方都可发生。PMA 在 T₁WI 上呈等信号，在

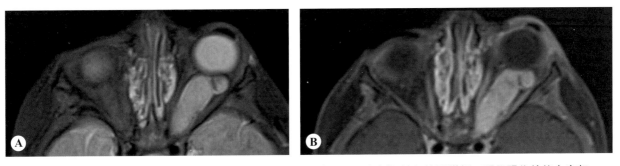

▲ 图 62-58 眼眶轴位 T₂WI（A）和 T₁WI 增强（B）图像，显示左侧视神经梭形增粗，明显强化并伴有突起，与视路胶质瘤一致

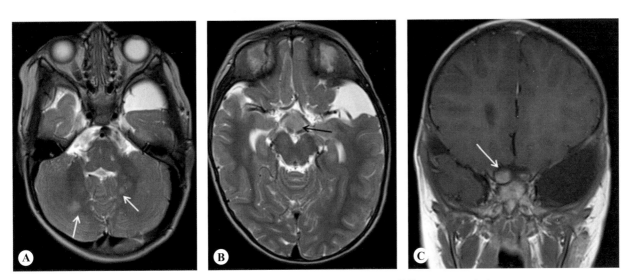

▲ 图 62-59 NF1 患者轴位 T₂WI（A 和 B）和冠状位 T₁WI C+（C）

小脑白质（A，箭）可见多个 NF1 相关的异常信号病灶（FASI），还有下丘脑胶质瘤（B，箭）和右侧 OPG（C，箭）

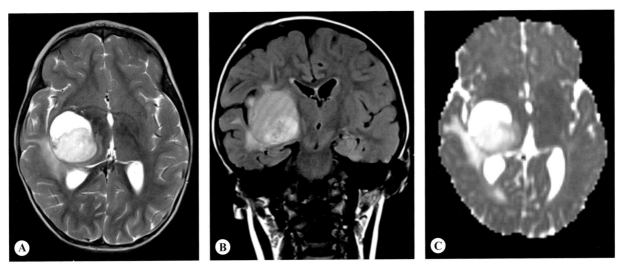

▲ 图 62-60 轴位 T₂WI（A），冠状位 FLAIR（B），轴位 ADC（C）、轴位 DTI FA 彩图（D），轴位 ASL rCBF
图像（E），轴位 T₁WI 增强（F）

毛细胞星细胞瘤典型 MR 表现为部分囊性，周围血管源性水肿较轻，无扩散受限，增强后实性部分均匀强化。注意肿瘤周围的
白质束移位但未浸润（D）且肿瘤呈低灌注（图 E 中为低信号）。影像学特征与右侧基底节及丘脑的低级别胶质瘤一致

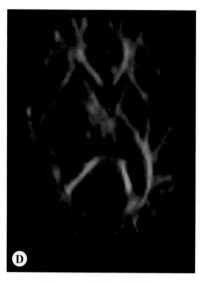
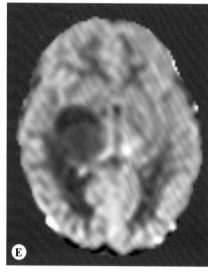
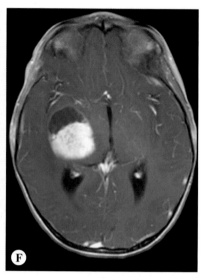

▲ 图 62-60（续） 轴位 T₂WI（A），冠状位 FLAIR（B），轴位 ADC（C）、轴位 DTI FA 彩图（D），轴位 ASL rCBF 图像（E），轴位 T₁WI 增强（F）

毛细胞星形细胞瘤典型 MR 表现为部分囊性，周围血管源性水肿较轻，无扩散受限，增强后实性部分均匀强化。注意肿瘤周围的白质束移位但未浸润（D）且肿瘤呈低灌注（图 E 中为低信号）。影像学特征与右侧基底节及丘脑的低级别胶质瘤一致

T₂WI 上呈高信号，增强扫描呈均匀或不均匀强化。ADC 值和 T₂ 信号强度均高于 PA，提示黏液样基质成分。PMA 常见出血和坏死（因此较 PA 更不均匀）（图 62-61）。没有可靠的影像学表现可对这两种疾病进行鉴别诊断。

7. 治疗和监测

PMA 的治疗存在争议，在肿瘤复发或部分切除的情况下倾向于推荐辅助治疗（如化疗或放疗）。手术全切是最有利的预后预测因子。鉴于复发和脑脊液播散的显著趋势，建议进行严格的随访。

（三）多形性黄色星形细胞瘤

1. 定义和临床特点

多形性黄色星形细胞瘤是一种罕见的低级别（WHO Ⅱ 级）星形细胞瘤，好发于年轻患者，常与颞叶癫痫相关。预后一般较好，但次全切除后可能复发，部分 PXA 会进展为高级别恶性胶质瘤（WHO Ⅲ 级）。

2. 基础流行病学 / 人口学 / 病理生理学

PXA 占原发性脑瘤的 1%，发病高峰在 20—30 岁。

3. 病理特征

PXA 的特征是明显的多形性细胞，含嗜酸性颗粒，显著的网状纤维沉积，位于脑膜及大脑表浅位置。BRAF V600E 突变常见，CDKN2A/B 缺失也可能存在。

4. 临床表现和影像适应证

典型（约 75% 病例）的多形性黄色星形细胞瘤患者表现为长期的部分复杂癫痫发作，其他症状包括头晕、头痛。

5. 成像技术和推荐方案

参阅 PA。

6. 注释列表和结构化报告

多形性黄色星形细胞瘤典型表现为幕上、浅表部位（位于皮质）的肿块，伴有囊性成分，强化结节和脑膜尾征。

7. CT 表现

长期生长的病灶可致邻近颅骨重塑。

8. MR 表现

T₁WI：实性部分与灰质一致呈等信号，囊性部分在所有序列与脑脊液信号相似。3D T₁WI 可显示罕见的邻近皮质发育不良。

T₂WI：脑脊液样囊性灶伴高信号壁结节。水肿少见（图 62-62A）。

T₁WI 增强：明显强化常伴有脑膜尾征。在少见病例中，多形性黄色细胞瘤可沿着脑和脊髓表面转

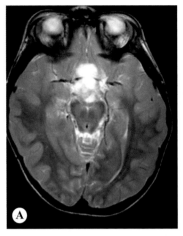
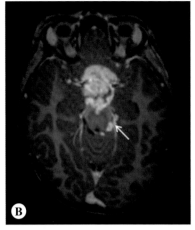
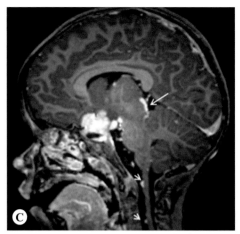

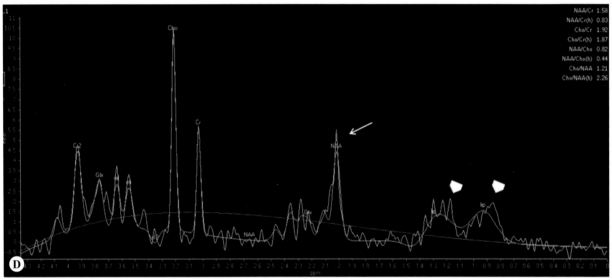

▲ 图 62-61　经穿刺病理证实的毛细胞黏液样星形细胞瘤 *BRAF V600* 突变阴性患者

轴位 T$_2$WI（A）、轴位和冠状位 T$_1$WI C+（B 和 C）和 MRS（D）图像显示鞍上区可见一较大的强化肿块，脑内（B 和 C，长箭）、脊柱（C，短箭）散在多发脑脊液信号。MRS 显示 NAA 峰下降（D，箭），乳酸峰双峰（D，箭头）

移，表现为多个强化结节。

DWI：无扩散受限（细胞密度低）（图 62-62B）。

9. 要点

年轻癫痫患者脑内浅表部位肿块伴有脑膜尾征强烈提示多形性黄色细胞瘤。

10. 治疗监测

可手术切除。随访需要包括脑和全脊髓增强扫描。

11. 鉴别诊断

– 毛细胞星形细胞瘤：常发生于视路而非皮质，无脑膜尾征。

– 神经节细胞胶质瘤：好发于皮质，无脑膜尾征，具有典型的囊伴壁结节结构（尽管并非

所有病例）。

– 胚胎发育不良性神经上皮肿瘤：可表现为多囊；强化程度较轻，低于多形性黄色星形细胞瘤；无脑膜尾征。

– 脑膜瘤：轴外病变，有脑膜尾征，但强化更均匀，病灶与脑表面呈钝角。老年患者没有癫痫症状。

（四）室管膜下巨细胞星形细胞瘤

1. 定义和临床要点

室管膜下巨细胞星形细胞瘤是一种良性、生长缓慢的肿瘤，通常起源于侧脑室壁。它是结节性硬化患者最常合并的脑肿瘤，也可能只发生于这类患

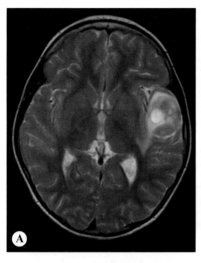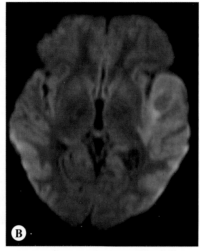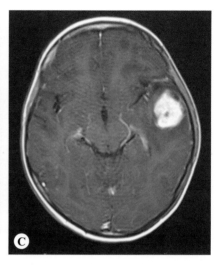

▲ 图 62-62　多形性黄色星形细胞瘤轴位 T₂WI（A）、轴位 DWI（B）和轴位 T₁WI C+（C）图像，显示位于颞叶的（最常见部位）混杂囊实性肿块，实性部分明显强化，无扩散受限

者。可以无症状，也可以有症状（因为梗阻性脑积水和顽固性癫痫）。

2. 基础流行病学 / 人口学 / 病理生理学

SEGA 是一种罕见的低级别脑肿瘤，好发于 20 岁以下的结节性硬化症患者（10%～20%）。TSC 特征为 SEGA、室管膜下结节、皮质结节和皮质移行束。SEGA 占所有儿童肿瘤的 1%～2%，通常发生于孟氏孔附近。SEGA 可以由 SEN 发展而来，但是其分子机制尚不明确。

3. 病理特征

SEGA 由梭形细胞、肥胖样细胞和巨细胞组成。根据目前 WHO 分类，SEGA 属于星形细胞瘤，尽管它们同时具有胶质和神经元的表达模式。

4. 临床表现和影像适应证

SEGA 通常无症状。若有症状，多数是由梗阻性脑积水导致的相关症状。

5. 成像技术和推荐方案

参阅 PA。

6. 注释列表和结构化报告

结节性硬化患者出现孟氏孔附近侧脑室内肿块 [> 1cm 和（或）随时间增长]（图 62-63）。

7. CT 表现

SEGA 可见瘤内钙化和相关的脑积水。

8. MR 表现

T₁WI：等或低信号，除非有明显钙化（T₁WI 信号增高）。

T₂WI：不均匀高信号，伴与钙化相关的局灶性低信号；脑积水和侧脑室旁水肿。

T₂*WI/SWI：与钙化相关的局灶性信号模糊。

增强 T₁WI：明显强化（与 SEN 相似）。

9. 要点

通过信号和强化的特点很难将 SEN 从 SEGA 鉴别出来。随着时间推移，肿块增大和孟氏孔位置有助于诊断 SEGA。

10. 治疗及监测

手术通常可治愈，但仍需随访观察。术后可能的并发症是脑室出血。肿瘤可能对雷帕霉素抑制药西罗莫司和依维莫司的治疗有反应。

11. 鉴别诊断

从理论上讲，SEGA 与所有其他儿童脑室肿瘤（如脉络膜丛乳头状瘤、中枢神经细胞瘤和脑室星形细胞瘤）不同。因其仅发生于结节性硬化症患者，因此诊断比较容易。

（五）弥漫性星形细胞肿瘤

根据 WHO 2016 年版最新分类，弥漫性星形细胞肿瘤根据分子异常和组织学分级 / 生长模式进行分类。对于儿童患者，诊断为 Ⅰ 级或 Ⅱ 级的肿瘤常称为低级别胶质瘤，诊断为 Ⅲ 级或 Ⅳ 级的肿瘤称为高级别胶质瘤。与成人不同，儿童低级别胶质瘤不太可能转化为高级别胶质瘤。弥漫性星形细胞肿瘤的主要分子分型为 IDH 突变型、IDH 野生型（各级

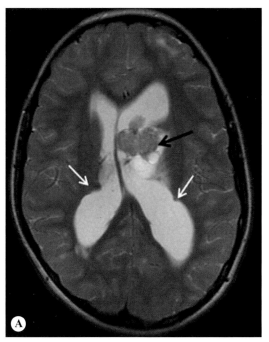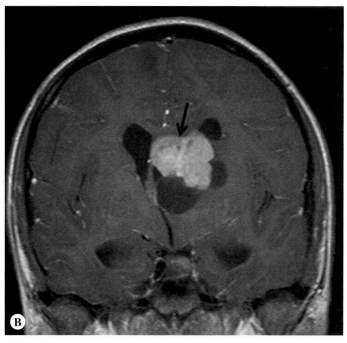

▲ 图 62-63　结节性硬化患者

轴位 T_2WI（A）和冠状位 T_1WI C+（B），左侧孟氏孔区（黑箭）可见一混杂囊实性强化肿块，伴脑积水。沿着侧脑室壁可见多个室管膜下结节，而且左侧额叶可见皮质 / 皮质下发育不良（结节）

别中 IDH 突变型星形细胞瘤的预后明显优于 IDH 野生型）、H3-K27M（如弥漫性中线胶质瘤）及 1p/19q 共缺失（典型的少突胶质细胞瘤，而且儿童中极为罕见）。

成像技术和推荐方案

颅脑和脊柱增强 MR、MR 灌注、MRS 和扩散序列有助于区分低级别和高级别肿瘤，以及 IDH 表型（DWI 和 MRS）。

（六）弥漫性星形细胞瘤（低级别和高级别）

1. 定义和临床要点

弥漫性星形细胞瘤在中枢神经系统内呈弥漫浸润性生长。肿瘤细胞可单独，也可以细胞群的形式入侵形成一个遍布神经中枢的网络，这使得肿瘤细胞聚集在神经元、血管周围和软脑膜下。Ⅱ级弥漫性星形细胞瘤多发生于大脑半球。

2. 基础流行病学 / 人口学 / 病理生理学

低级别弥漫性星形细胞瘤占所有 0—14 岁儿童肿瘤的 5%。高级别星形细胞瘤（WHO Ⅲ～Ⅳ级）较少见，间变性星形细胞瘤的发病率为 0.08，胶质母细胞瘤的发病率为 0.14。弥漫性 LGG 最常见于大脑半球，其次为间脑、脑干，小脑和脊髓最少见。儿童低级别弥漫性胶质瘤（大脑半球和小脑区域）患者的生存率很高，因为具有较高的全切率。深部中线部位肿瘤往往不能完全切除，因此生存率依赖于后继辅助治疗。

3. 病理特征

星形细胞瘤表现为深染的细胞核伸长或不规则，胞质呈嗜酸性、胶质纤维酸性蛋白阳性。值得注意的是,ODG 的细胞核是圆形的，常伴有核周晕、钙化和丰富精细的脉管系统。在组织学上，星形细胞瘤分级是根据其最明显的间变区（Ⅲ级病灶核异型性和有丝分裂活性增加，Ⅳ级肿瘤微血管增生和坏死）。弥漫性星形细胞瘤的细胞核较长，背景为致密的原纤维，而少突胶质细胞瘤的细胞核圆且均匀，典型的胞质清透，呈煎蛋状表现。

与组织学分级相比，IDH 突变状态是更强的预后因素。40%～80% 的成人弥漫性胶质瘤发生 *TP53* 突变（通常伴有 *IDH1/2* 突变）。*TP53* 突变在儿童弥漫性胶质瘤中少见（＜5%），而在儿童 HGG 中更为常见。在包括弥漫性星形细胞瘤在内的儿童低级别胶质瘤谱系中存在 BRAF 的改变（代表一种靶向治疗分子靶点）。*BRAF V600E* 突变在弥漫性星形细胞瘤中较为常见，大多数报道发生率约为 40%。*BRAF V600E* 突变肿瘤常伴有 *CDKN2A* 缺失（可能更具侵袭性的临床行为）。*CDKN2A* 是染色体 9p21 上的抑癌基因，具有 G1 细胞周期负调控的功能。

在 DIPG 和中线 HGG 中存在组蛋白变异型 H3.3 突变。27 位点突变仅在中线胶质瘤中可见，累及脑干和脊髓。在大脑半球 HGG（不在中线结构）中可见 34 位组蛋白交替突变（G34R），但在儿童 LGG 中没有。其他研究也发现了弥漫性中线 LGG 中存在 K27M 组蛋白 H3 突变。在所有中线肿瘤中检测 *K27M* 是有必要的，因为它比 *BRAF* 突变更具侵袭性（图 62-64）。

4. 临床表现和影像适应证

儿童星形细胞瘤患者可无症状，或者通常会出现头痛、疲劳、倦怠或癫痫发作。

5. 注释列表和结构化报告

影像学表现为脑白质内相对良性无强化的肿块。肿块常沿白质束浸润。

6. CT 表现

低密度、边界不清楚肿块，钙化或坏死少见。

7. MR 表现

T_1WI：沿白质束浸润的均匀低信号肿块。

$T_2WI/FLAIR$：均匀高信号，局部可见低信号区。$T_2WI/FLAIR$ 可更好地显示中线部位的肿块占位效应和累及范围（图 62-65A）。

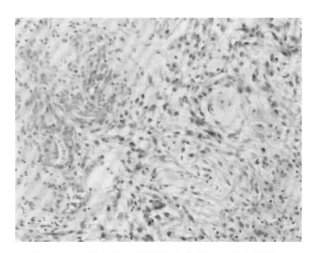

▲ 图 62-64　胶质母细胞瘤的高倍镜 HE 染色图像，可见多形性胶质肿瘤细胞和内皮细胞增殖

T_1WI 增强：通常无强化，肿瘤进展为高级别时可出现内部强化（图 62-65B）。

PWI：低级别星形细胞瘤表现为低灌注。灌注增加提示肿瘤间变可能（图 62-65C）。

DWI：低级别弥漫星形细胞瘤无扩散受限。间变区通常扩散减低（图 62-65D）。提示向高级别转化的区域应作为活检目标（图 62-65E 和 F）。

MRS：脂质峰和肌酸峰升高。NAA 峰下降、胆碱峰升高与较高的肿瘤分级相关。在评估肿瘤级别时，MRS 结果需要结合其他 MRI 表现（特别是 PWI）。2- 羟基戊二酸的 MR 波谱编辑有助于进一步寻找 IDH 突变肿瘤。

成人和儿童的 GBM 影像学特征相似，包括不规则边缘强化伴中央坏死。与成人相比，儿童有发生内部出血的倾向（图 62-66）；另外，分子特征不同（尽管组织学外观相似）。图 62-68 显示了 1 例出血型 GBM，其分子诊断为 H3-K27M 突变（弥漫性中线胶质瘤）。

8. 要点

- 大脑胶质瘤病这个术语已从最新 WHO 分类中删除，因为它不代表一个具体的肿瘤；然而，这个术语仍然可以用来描述肿瘤累及三个或更多脑叶的特定生长模式。尽管 GC 在影像上是一个低级别表现的肿块，但它临床行为具有侵袭性（图 62-67）。

- 对于不能切除的病例，也建议进行活检，以确定肿瘤的分子特征和组织学分级。

9. 治疗及监测

在儿童星形细胞瘤患者中，完全切除肿瘤是最重要的预后有利因素。弥漫星形细胞瘤很少能被完全切除，可以应用放射治疗（伴随长期不良影响）。目前，保守的低剂量化疗和减瘤术是无法切除的弥漫性星形细胞瘤治疗的主要策略。采用常规序列和高级磁共振技术（PWI、MRS）的多参数 MRI 提高了诊断高级别转化、区分治疗相关改变与肿瘤复发的敏感性。

10. 鉴别诊断

- 局部缺血：急性症状为主，影像学异常通常集中于一个血管区域（除非是代谢性的，但在这种情况下，通常会出现多个缺血区域）。

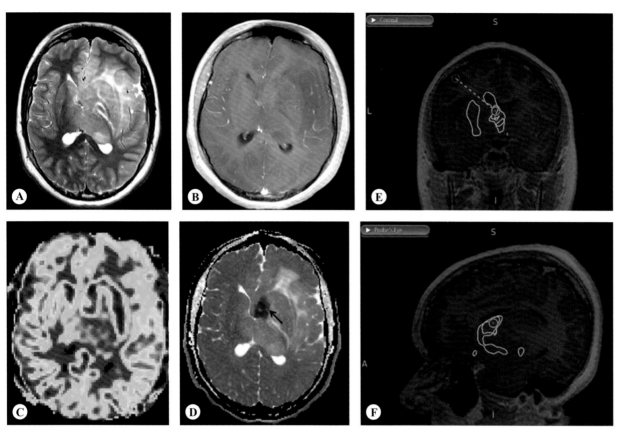

▲ 图 62-65 弥漫性星形细胞瘤

轴位 T$_2$WI（A）和 T$_1$WI C+（B）显示左侧额、颞叶和基底节浸润性、无强化肿块。该肿瘤在 ASL（C）上局部 rCBF 增多，ADC 局部受限（D，箭）。结合 rCBF 和 ADC 图像进行活检定位（E 和 F，蓝线代表 rCBF 升高区，黄线代表 ADC 降低区，绿色代表两区域重叠处的活检范围）

急性期，可有扩散受限。无或轻微占位效应，白质束无浸润。

- 少突胶质细胞瘤：儿童罕见，常见钙化。
- 脑炎：有时根据影像表现难以区分。但临床表现不同（如感染症状）。疱疹性脑炎累及颞叶和边缘系统的灰质，通常位于两侧，但分布不对称。
- 多形性胶质母细胞瘤：可见明显强化和中央坏死。

11. 注释列表和结构化报告

成人和儿童的 GBM 影像学特征相似，包括不规则边缘强化伴中央坏死。与成人相比，儿童有发生内部出血的倾向（图 62-66）；另外，分子特征不同（尽管组织学外观相似）。图 62-68 显示了 1 例出血型 GBM，其分子诊断为 H3-K27M 突变（弥漫性中线胶质瘤）。

（七）神经元及混合神经元 - 神经胶质肿瘤

1. 胚胎发育不良性神经上皮肿瘤

（1）定义和临床要点：胚胎发育不良性神经上皮肿瘤是一种良性幕上肿瘤，见于儿童和年轻人，有长期难治性局灶性癫痫病史，通常无其他神经症状。

（2）基础流行病学 / 人口学 / 病理生理学：男性稍多，可能与 Noonan 综合征有关。DNET 可发生于颞叶（主要）、额叶、尾状核、小脑（表现为共济失调）和脑桥。

（3）病理特征：特征包括皮质神经元包埋、局灶性皮质组织发育不良、多结节结构，以及垂直于皮质表面的柱状结构（特异性胶质神经元成分）。如果仅有 SGNE 存在，称为"单纯性"DNET。如果 SGNE 伴有多结节结构，称作"复杂性"DNET。

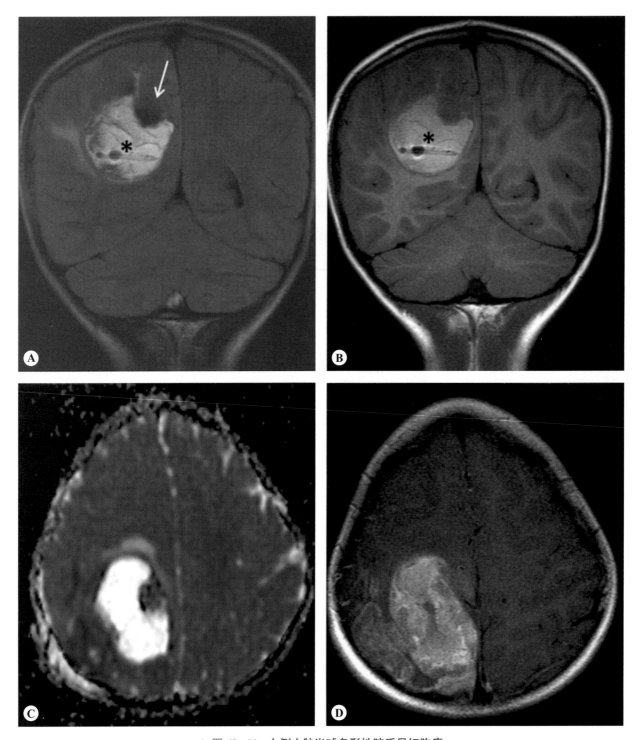

▲ 图 62-66　右侧大脑半球多形性胶质母细胞瘤

冠状位 FLAIR（A），冠状位 T₁WI（B），轴位 ADC（C）和轴位 T₁WI C+（D）。肿瘤含有高密度囊性成分（A 和 B，星号），近中面上部有出血（A，箭），实性成分扩散受限并强化

大多数肿瘤表达 S100 和 OLIG2，不同程度表达 CD34、NOGO-A 和髓鞘少突胶质细胞糖蛋白，常伴有 *BRAF V600E* 突变。DNET 的结构类似星形细胞瘤或少突胶质细胞瘤，但不存在 IDH1/2、TP53 突变或 1p 和 19q 的共缺失（图 62-69）。

（4）临床表现和影像适应证：儿童或青少年发病，主要症状为癫痫。

（5）成像技术和推荐方案：颅脑 MR 增强检查。

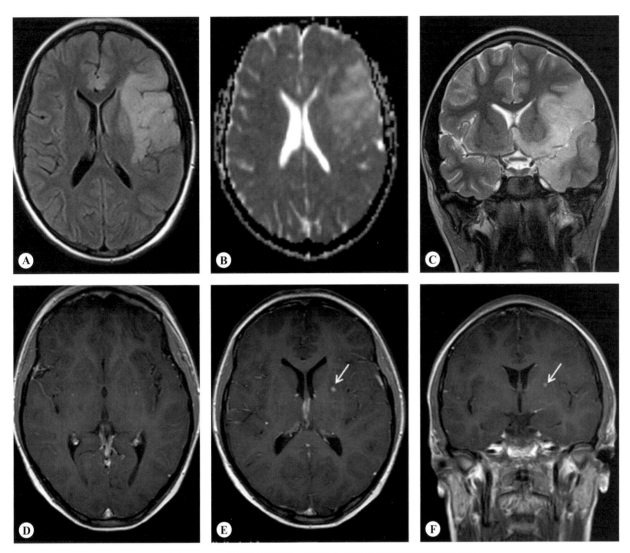

▲ 图 62-67 弥漫浸润性胶质瘤具有大脑胶质瘤病的影像学特征

轴位 FLAIR（A），轴位 ADC（B），冠状位 T_2WI（C），轴位及冠状位 T_1WI C+（D 至 F）。显示肿瘤大部分无强化，仅有局部点状强化（E 和 F，箭）

（6）注释列表和结构化报告：边界清楚、发生于皮质的外生性肿块，外观呈"泡状"，T_2 FLAIR 可见高信号环。

（7）CT 表现：脑外周低密度病变，1/3 的病例伴颅骨扇贝样改变（生长缓慢）和钙化。

（8）MR 表现：具体如下。

T_1WI：呈低信号肿块，可有微囊表现。

T_2WI：呈高信号肿块，伴有泡样外观，无或轻微瘤周水肿（图 62-70A 和图 62-71A）。

FLAIR：呈稍高信号，伴有典型的外周高信号环（图 62-70B 和图 62-71B）。

DWI：无扩散受限，除非合并罕见的内部出血。

T_1WI 增强：80% 病例没有强化，这可与神经节细胞胶质瘤鉴别。

（9）要点：病理上常与皮质发育不良有关。肿瘤很少复发或恶变，如果病灶影像学表现类似 DNET，但明显强化，要考虑是否为侵袭性肿瘤，并寻找转移灶（建议加做脊髓成像）。

（10）鉴别诊断：具体如下。

– 神经节细胞胶质瘤：多表现为结节样强化、钙化和囊状外观。

– 局灶性皮质发育不良：灰白质交界处模糊，无占位效应或颅骨扇贝样改变。Ⅲ b 型

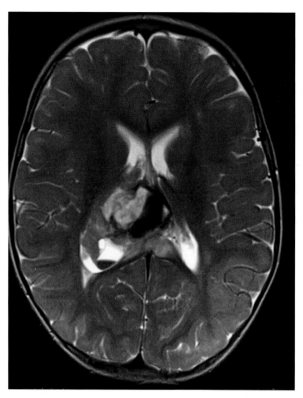

▲ 图 62-68 右侧丘脑胶质母细胞瘤向脑室内浸润，内部多发出血，并累及胼胝体压部

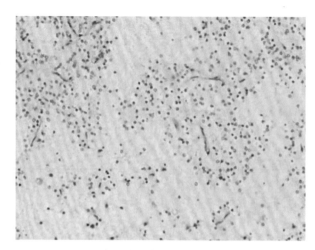

▲ 图 62-69 胚胎发育不良性神经上皮肿瘤的高倍镜 HE 染色图像，表现为相对松散的神经胶质肿瘤细胞网络和基质中所谓的漂浮神经元

（Blumcke 分型）可表现为皮质下 T_2/FLAIR 高信号病灶，但无高信号边缘。

- 多形性黄色星形细胞瘤：典型强化病灶，伴脑膜尾征。

(11) 治疗监测：手术适用于难治性癫痫发作，但功能区皮质病灶最好保守治疗。大多数患者术后癫痫症状消失，但癫痫的发生率随时间呈上升趋势，主要危险因素为年龄 > 10 岁和术前癫痫持续时间较长（ > 2 年）。

2. 神经节细胞胶质瘤和神经节细胞瘤

(1) 定义和临床要点：神经节细胞胶质瘤和神经节细胞瘤包括一系列低级别肿瘤（WHO Ⅰ级），特征是神经节细胞胶质瘤是具有肿瘤性神经胶质细胞的发育异常神经元群，神经节细胞瘤中为分化良好的大神经元。临床特征为癫痫发作和长期癫痫。

(2) 基础流行病学 / 人口学 / 病理生理学：发生于儿童及青少年，无性别差异。肿瘤可能出现在神经轴的任何地方，大多数位于幕上和颞叶。神经节细胞胶质瘤很少见（占儿童原发性脑肿瘤的 10%）。

神经节细胞瘤占所有脑肿瘤的 0.1%～0.5%。

(3) 病理特征：神经节细胞胶质瘤以下神经元标记呈阳性，包括突触素、神经丝蛋白、MAP2、嗜铬粒蛋白 –A、GFAP 和 CD34（70%～ 80%）。20%～60% 的 IDH 阴性的神经节细胞胶质瘤中可有 *BRAF V600E* 突变（标准治疗后复发风险更高）。中线低级别神经节细胞胶质瘤可能在胶质和神经元中都存在 *H3F3A* 和 *BRAF V600E* 突变。神经节细胞瘤与之病理密切相关，也可有小的成熟肿瘤神经元。鉴别神经节细胞瘤和神经节细胞胶质瘤的关键在于神经节细胞瘤缺乏肿瘤胶质细胞（GFAP 阴性肿瘤）。

(4) 临床表现和影像适应证：通常发生于有长期癫痫病史的儿童和青少年。神经节细胞胶质瘤和神经节细胞瘤临床表现无明显差异。

(5) 注释列表和结构化报告：位于颞叶或顶叶皮质的囊实性强化肿块。

(6) CT 表现：混杂囊实性病灶（约占 50%），伴邻近颅骨扇形改变，实性部分强化，1/3 病例可见钙化。

(7) MR 表现：具体如下。

T_1WI：伴有囊性成分的低或等信号肿块，内部钙化可为高信号。

T_2WI/FLAIR：实性成分信号不均匀，囊性部分与脑脊液信号相似，通常无瘤周水肿（图 62-72A 和 B）。

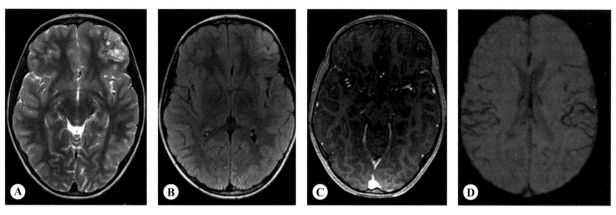

▲ 图 62-70 左额叶 DNET，典型的皮质 / 皮质下位置，囊泡样改变，无强化及内部钙化
轴位 T_2WI（A），轴位 FLAIR（B），轴位 T_1WI 增强（C），以及轴位 SWI（D）

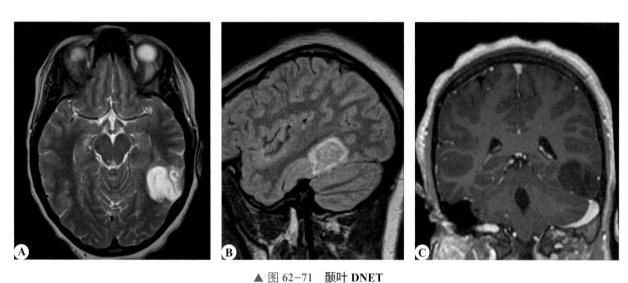

▲ 图 62-71 颞叶 DNET
轴位 T_2WI（A），矢状位 FLAIR（B），冠状位 T_1WI C+（C）。图 B 可见典型的 FLAIR 外周高信号环

T_2WI^*（GE/SWI）：钙化区域显示模糊信号减低。

T_1WI 增强：强化方式各异，可以无强化、明显强化、实性部分强化或边缘强化（图 62-72C）。

(8) 要点：少数神经节细胞胶质瘤（5%）可能表现为侵袭性生长行为和病理特征，称为间变性神经节细胞胶质瘤（WHO Ⅲ 级）。转化为高级别肿瘤通常是指胶质成分（转化为 GBM），很少指神经成分（变成神经母细胞瘤）。不要混淆神经节细胞瘤和小脑发育不良性神经节细胞瘤（Lhermitte-Duclos 病）。

(9) 治疗监测：首选手术切除（即使在次全切除后），预后良好，尽管晚期复发也可能发生（20 年后）。病灶发生于脊髓常不能完整切除，局部复发也很常见。完整切除后的患者不建议放疗。间变性神经节细胞胶质瘤需要积极的放疗和化疗。对于未发生间变性去分化的神经节细胞瘤，切除是有效的治疗方法。

(10) 鉴别诊断：具体如下。

– 毛细胞星形细胞瘤：非常相似的囊伴结节样表现，但发病位置不同（小脑和视觉通路），通常与癫痫发作无关。

– 胚胎发育不良性神经上皮肿瘤：强化和钙化少见。囊泡样外观是其特征，但并不总是存在。

– 胶质母细胞瘤：中央坏死，不规则环状强化和广泛的瘤周水肿。肿瘤内实性部分因为细胞密集而扩散受限。

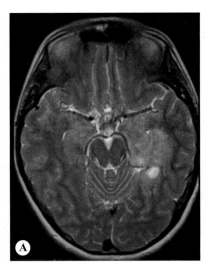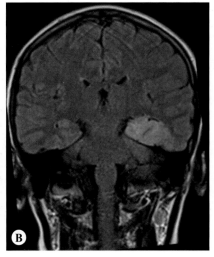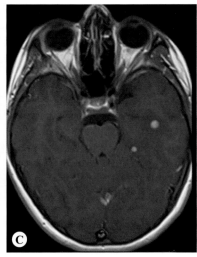

▲ 图 62-72　左侧颞叶神经节细胞胶质瘤

轴位 T₂WI（A）、冠状位 FLAIR（B）和轴位 T₁WI 增强（C）显示增强后可见两个结节样小强化灶

（八）婴儿型促纤维增生性星形细胞瘤 / 节细胞胶质瘤

1. 定义和临床要点

促纤维增生性星形细胞瘤和促纤维增生性节细胞胶质瘤以前被认为是独立的疾病，由于临床、影像及病理相似，2016 年版 WHO 中枢神经系统肿瘤分类中将其归为一类。

2. 基础流行病学 / 人口学 / 病理生理学

这类肿瘤最初认为只发生在 2 岁以下儿童，但在青年患者（＜ 25 岁）也有发病［男女比例（1.5～2）∶1］。

3. 病理特征

组织学上具有异质性，有分化的星形细胞和神经节细胞、明显的纤维间质，也有较多的低分化细胞。周围实性的促纤维增生成分由脑膜肿瘤细胞组成。大量的有丝分裂的特征与恶性星形细胞瘤相似。虽然少见，也可见到 *BRAF V600E* 突变。软脑膜促纤维增生成分表达波形蛋白、GFAP 和可变 SMA。如果存在神经节细胞，神经上皮成分 GFAP 和突触素可为阳性。

4. 临床表现和影像适应证

典型表现为出生后不久头围迅速增加，癫痫发作很少出现。

5. 注释列表和结构化报告

发生于婴幼儿的大囊性病变伴皮质实性结节。

肿瘤实性部分具有侵袭性影像表现，如 T₂WI 低信号和扩散受限。

6. CT 表现

CTA 可见大的囊实性肿块伴有明显供血动脉，无钙化，有占位效应，可有瘤周水肿。

7. MR 表现

T₁WI：与脑实质信号相同。

T₂WI/FLAIR：囊性部分呈脑脊液信号；实性部分在 T₂WI 上呈低信号。

DWI：富含细胞，实性成分扩散受限。

T₁WI 增强：实性结节及脑膜明显强化，有时可见脑膜尾征（图 62-73）。

8. 要点

大的囊性肿瘤，周围实性成分相邻并紧贴脑膜。发病高峰为 4—6 月龄，主要临床表现为头围增大。若要完整切除，术前评估肿瘤范围很重要。

9. 治疗监测

治疗包括手术、若不能完全切除则行术后化疗。大多数研究表明肿瘤全切除后可长期生存。通常在其他治疗无效后才会考虑放射治疗。

10. 鉴别诊断

– 多型性黄色星形细胞瘤：PXA 可能看起来与婴儿纤维增生性星形细胞瘤 / 神经节细胞胶质瘤相同，但患者发病年龄不同，PXA 在诊断时通常病灶较小。

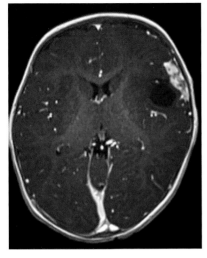 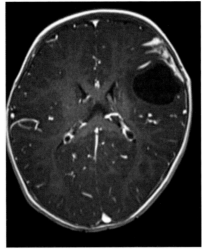 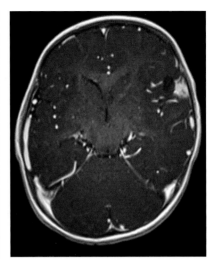

▲ 图 62-73 婴儿型促纤维增生性节细胞胶质瘤

轴位 T_1WI 增强图像显示巨大囊性病灶和典型的软脑膜受累

– 幕上多层菊形团胚胎性肿瘤：这些肿瘤中很少有明显的囊性成分，内部坏死常见。ETMR 的 ADC 值更低，通常不强化。

（九）弥漫性软脑膜胶质神经元肿瘤

1. 定义和临床要点

弥漫性软脑膜胶质神经元肿瘤（也曾称为原发性软脑膜少突胶质瘤病、儿童弥漫性少突胶质样软脑膜瘤）很罕见，2016 年版 WHO 中枢神经系统肿瘤分类中新增的病理类型，其特征为弥漫软脑膜强化、脑积水和囊性改变为特征。组织学上 DLGN 是低级别肿瘤，但由于脑积水治疗困难，预后较差。

2. 基础流行病学 / 人口学 / 病理生理学

平均发病年龄为 5 岁（5 月龄—45 岁），好发于男性。

3. 病理特征

主要特征为明显、广泛的软脑膜生长，少突胶质细胞样肿瘤细胞（促结缔组织纤维增生性反应伴细胞核周围晕和细胞质肿胀），部分病例可见神经元分化。典型细胞核呈圆形或卵圆形，染色质呈细颗粒状分散。无 IDH 突变，大多数肿瘤同时存在 *BRAF-KIAA*$_1$*549* 基因融合和 1p 缺失或 1p/19q 共缺失。DGLN 免疫组化神经微丝和 EMA 表达阴性，MAP2、突触素和 S-100 蛋白表达阳性。2016 年版 WHO 中枢神经系统肿瘤分类中尚未对 DLGN 分级。

4. 临床表现和影像适应证

大多数患者表现为因脑积水、脑神经病变和其他软脑膜病变而引起的急性颅内压升高的相关症状及体征。

5. 注释列表和结构化报告

脑膜弥漫性强化，尤其颅后窝结构中更明显，病灶可沿脊髓和大脑表面蔓延。

6. CT 表现

CT 表现类似于 MRI 的特征，但有其局限性。

7. MR 表现

广泛的软脑膜增厚、强化，通常沿脊髓、颅后窝和脑干突出，可见髓内及脑实质内强化结节。

8. 要点

特异性影像表现为软脑膜下无数个囊肿（T_2WI 高信号，T_1WI 低信号，FLAIR 信号减低），可能代表扩大的血管周围间隙（图 62-74）。尽管蛋白水平高，脑脊液细胞学检查通常为阴性的，诊断通常需要脑膜活检。

9. 鉴别诊断

– 结核性软脑膜炎：伴有发热、头痛、呕吐和颈部僵硬等感染性症状，常见脑神经麻痹。

– 软脑膜癌：已知或可疑原发性中枢神经系统肿瘤或远处肿瘤（血行播散）。常见症状包括脊柱或神经根 / 感觉异常、恶心和呕吐，无脑膜炎的局灶性神经功能障碍是主要症状。

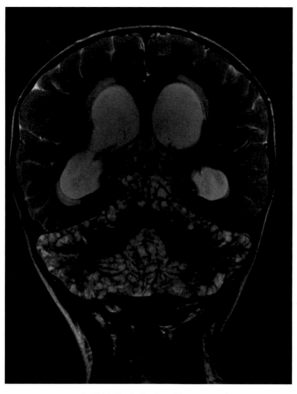

▲ 图 62-74 弥漫性软脑膜膜胶质神经元肿瘤主要累及颅后窝，伴脑积水

10. 治疗监测

最佳治疗方法尚不清楚，这类肿瘤的病程相对缓慢。化疗通常在放疗之前进行。有丝分裂活性、Ki-67 > 4% 和微血管增生提示生存率低。

（十）幕上室管膜瘤

1. 定义和临床要点

室管膜瘤通常被认为是 Ⅱ 级肿瘤，但部分组织学特征为富含细胞和有丝分裂活跃的称为间变性室管膜瘤（Ⅲ级）。在室管膜瘤中，发病位置是一个强有力的预后因素，儿童幕上室管膜瘤含有特征性的 RELA 融合染色体，与儿童颅后窝室管膜瘤相比，其预后较差。

2. 基础流行病学 / 人口学 / 病理生理学

幕上室管膜瘤占室管膜瘤的 30%，位于脑室内或邻近脑室，脑室内、脑实质内 / 仅皮质内（约 40% 的病例）均可发生。无性别倾向性，发病高峰在成人（平均年龄 18—24 岁）。

3. 病理特征

STE 是一种起源于室管膜细胞的原发性神经胶质肿瘤。组织病理学上与其他部位的室管膜瘤相似，表现为室管膜玫瑰花结丛状和血管周围假菊形团。幕上室管膜瘤中高表达神经丝光多肽 70 者预后更好。

4. 临床表现和影像适应证

脑实质内室管膜细胞最常见的临床表现是头痛、癫痫发作、局灶性神经障碍或步态障碍。脑室内肿瘤表现为颅内压升高。

5. 成像技术和推荐方案

颅脑和脊髓 MR 增强、灌注、MRS 和扩散技术可提供更多的细胞间变信息。DTI/ 纤维束成像有助于术前计划。

6. 注释列表和结构化报告

伴钙化、囊变和出血的儿童幕上肿块。

7. CT 表现

钙化和出血。

8. MR 表现

T_1WI：肿瘤信号不均匀，内可见囊变、坏死的低信号，钙化和出血可表现为高信号。

T_2WI/FLAIR：病灶呈高信号伴瘤周水肿，肿瘤与周围脑实质分界清晰（图 62-75B）。

DWI：表现各异，取决于组织学级别，如果间变成分较多可有扩散受限（图 62-75C）。

PWI：由于血管壁通透性增加及血脑屏障破坏，一般表现为高灌注，并且不能回复基线水平（图 62-75D）。Ⅲ级肿瘤的 rCBV 可增加约 5 倍。

MRS：胆碱峰升高，NAA 峰降低（非特异性）；短 TE MRS 可有谷氨酰胺和谷氨酸升高，MRS 是鉴别肿瘤复发和治疗相关反应的重要序列。

T_1WI 增强：不均匀轻度至明显强化（图 62-75A）。

9. 要点

不同部位的室管膜瘤，尽管在组织学上相似，但表现出完全不同的分子特征、组织学分级、年龄偏好和预后。据推测，STE 起源于大脑实质中的胚胎室管膜残留，好发于额叶、颞叶或顶叶。与幕下室管膜瘤相比，幕上病灶常表现为囊实性。

10. 治疗监测

STE 患者可能比颅后窝室管膜瘤患者有更高的生存率，因为幕上肿瘤通常可以完全切除。全

切后的 5 年生存率为 60%～80%，而次全切除为
10%～75%。早期术后评估病灶是否完全切除还是
残留非常重要。放疗通常是在肿瘤不完全切除或间
变性肿瘤时进行。值得注意的是，室管膜瘤分级的

预后意义还有有疑问。

11. 鉴别诊断
　– 毛细胞星形细胞瘤：好发于视路，实性成分
　　符合低级别肿瘤表现。

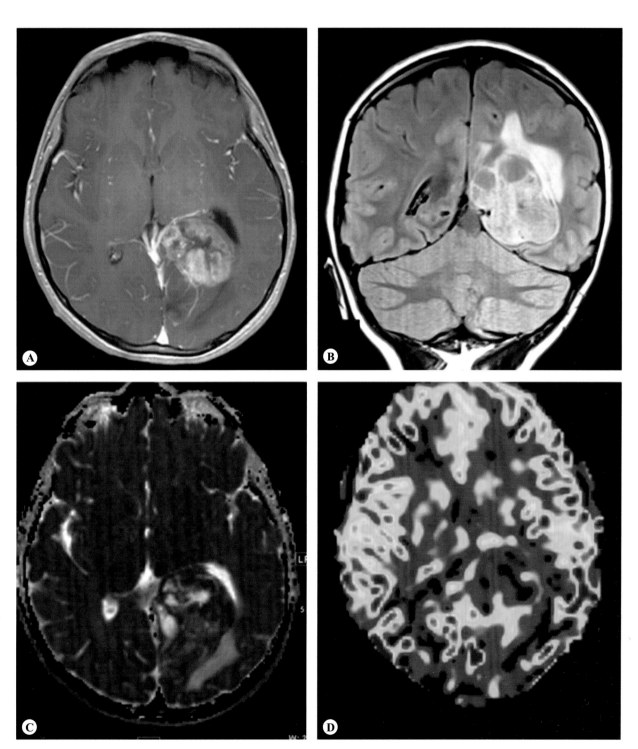

▲ 图 62-75　幕上间变性室管膜瘤

肿块的特征是不均匀强化（A），内部信号混杂，FLAIR 可较好显示瘤周水肿（B），实性成分扩散受限（C. ADC 值减低），外
周灌注为中等（D. ASL rCBF 图）

- 多层菊形团胚胎性肿瘤：通常具有侵袭性影像学表现（如较低灌注）。ETMR通常不强化。

- 胶质神经元肿瘤：集中在皮质，与癫痫相关，囊伴结节样外观，而不是内部坏死囊变区。

- 脉络丛肿瘤：位于脑室内，以神经丛为中心。罕见的幕上、脑室内室管膜瘤可有相似表现。

（十一）脉络丛肿瘤

脉络丛乳头状瘤：脉络丛癌

(1) 定义和临床要点：脉络丛乳头状瘤良性（WHO Ⅰ级）脑室内神经上皮肿瘤。组织学上，它们与正常脉络膜丛相似，被认为是局部错构瘤样增生。

脉络丛癌是侵袭性肿瘤，侵犯神经组织并向脑室外扩展侵犯脑实质。

(2) 基础流行病学/人口学/病理生理学：脉络丛乳头状瘤是一种少见的肿瘤，好发于儿童（占所有儿童肿瘤的2%～6%），成人少见（占所有脑肿瘤的0.5%）。1—5岁儿童中绝大多数发生在幕上，与Aicardi综合征和VHL病有关。

脉络丛癌也主要发生在5岁以内的儿童。脉络丛癌比脉络丛乳头状瘤少见。脉络丛癌可为Li-Fraumeni综合征（*TP53*抑癌基因突变）的一种表现。

(3) 病理特征：脉络丛乳头状瘤为WHO Ⅰ级，脉络丛癌有丝分裂活性增加（每高倍视野≥2个核分裂）属于不典型脉络丛乳头状瘤（WHO Ⅱ级）。脉络丛乳头状瘤大体呈菜花样肿块。它们含均匀的顶端微绒毛和散在的纤毛，类似于神经上皮细胞。Ⅰ级肿瘤的生长分数（MIB-1）小于2%。脉络丛乳头状瘤表达细胞角蛋白、波形蛋白、S100和KIR7.1。

脉络丛癌的特征是细胞密集、有丝分裂增加（每10个高倍视野＞5个）、核多形性、局灶性坏死、乳头状结构缺失和神经组织浸润。可出现微小钙化和出血。S100通常呈阴性，p53蛋白在*TP53*突变个体中呈阳性；KIR7.1阳性率约50%（图62-76）。

(4) 临床表现和影像适应证：80%以上的脉络丛乳头状瘤/脉络丛癌患者由于脑脊液分泌过剩和蛛网膜颗粒吸收减少而出现脑积水。症状包括头围增大和视盘水肿。脉络丛癌侵犯神经可导致局灶性神经功能障碍。

(5) 成像技术和推荐方案：颅脑及脊髓MR增强。

(6) 注释列表和结构化报告：脉络丛乳头状瘤以脉络膜丛（通常在三角区）为中心，明显强化，呈分叶状。

(7) CT表现：脉络丛乳头状瘤/脉络丛癌与脑实质相比通常呈低密度或等密度，1/5的病例有细小斑点状的内部钙化（图62-77A），可有脑积水。

(8) MR表现：具体如下。

T_1WI：分叶状肿块，最常位于侧脑室三角区。

$T_2WI/FLAIR$：信号各异，可以低信号，也可以高信号。T_2WI可见内部多发血管影（流空血管影）。脑实质内出现水肿提示恶性病变（图62-77B）。

DWI：表现各异，病灶内出血、钙化可能会影响扩散信号（图62-77C）。

T_2^*GRE/SWI：钙化或出血导致的晕染效应。

T_1WI增强：明显均匀强化（图62-77D），呈菜花样；因为脉络丛乳头状瘤和脉络丛癌都可以通过脑脊液扩散，因此采集脊髓T_1WI增强图像很重要。病变可能有囊性成分。

(9) 要点：从影像学上很难鉴别脉络膜丛乳头状瘤与脉络丛癌。若出现坏死、不均匀强化、囊性成分和大量水肿更提示脉络丛癌。脉络丛癌常见脑

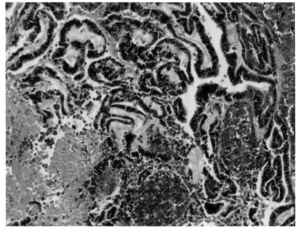

▲ 图62-76 脉络丛乳头状癌的高倍镜HE染色图像，伴坏死、出血和典型的乳头状肿瘤结构

脊液播散。

(10) 鉴别诊断：具体如下。

- 髓母细胞瘤：病灶位于颅后窝，DWI 扩散受限，T_2WI 呈低信号。

- 室管膜瘤：幕上室管膜瘤通常位于脑室外，更具有异质性。

- 脑室内室管膜瘤多位于第四脑室。

- 室管膜下巨细胞星形细胞瘤：通常与 TSC 综合征伴随，典型位置为孟氏孔。

- 脉络膜丛转移瘤：多灶性肿瘤，脉络膜丛正常，有原发性肿瘤史。

(11) 治疗及监测：肿瘤较大或有症状时应行手术切除；对于小的、无症状的可疑脉络丛乳头状瘤，可在不进行任何治疗的情况下保守随访，除非肿瘤增大。全切除后，只有不典型脉络丛乳头状瘤可能复发。部分切除的 CPP 预后也较好。不需要辅助放疗，但对不能手术的复发性肿瘤可能有用。组织学上良性肿瘤也可发生软脑膜种植。

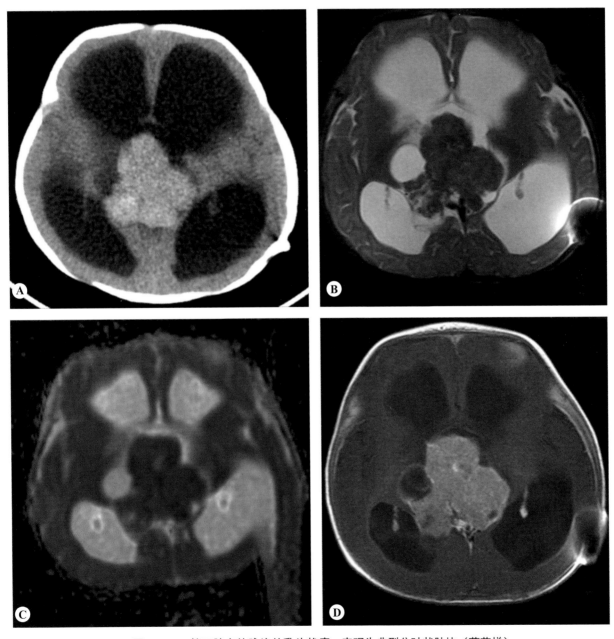

▲ 图 62-77　第三脑室的脉络丛乳头状瘤，表现为典型分叶状肿块（菜花样）
CT 呈高密度（A），T_2WI 呈低信号（B），ADC 值减低（C），以及明显强化（D）

乳头状癌具有侵袭性，肿块难以完全切除（约占 50% 的病例）。预后较差，中位生存期 2.5～3 年。如果部分切除，5 年生存率约 25%。TP53 突变、脑实质浸润及脑脊液种植常提示预后不良。辅助放疗似乎有益，但许多患者太年轻。还可应用多种药物联合化疗。

（十二）胚胎性肿瘤（幕上）

伴有多层菊形团的胚胎性肿瘤

(1) 定义和临床要点：多层菊形团样胚胎性肿瘤（2016 年版 WHO 分类）是具有不同胚胎组织学成分的高度恶性肿瘤（曾被认为具有丰富神经纤维和菊形团的胚胎性肿瘤、室管膜母细胞瘤、中枢神经系统原始神经外胚层肿瘤和髓上皮瘤）都具有 C_19MC 基因扩增，也表明这是具有不同生长模式的一种肿瘤。

(2) 基础流行病学 / 人口学 / 病理生理学：ETMR 是一种罕见的发生于幼童（中位年龄 2 岁）的肿瘤，与其他中枢神经系统胚胎性肿瘤（男女发病相同或男孩更常见）不同，女孩更常见。

(3) 病理特征：ETMS 是一种罕见的小圆蓝细胞肿瘤，具有混合的无细胞区和细胞密集区，由未分化的神经上皮细胞、高分化的神经上皮细胞和室管膜母细胞菊形团（无上皮样组织 – 髓母细胞瘤的特征）组成。荧光原位杂交技术可以检测到特征性 C_19MC 基因突变。

(4) 临床表现和影像适应证：患者临床表现包括颅内压升高、癫痫发作、偏瘫、小脑症状或局灶性神经症状及体征。

(5) 注释列表和结构化报告：ETMR 最常见于幕上，常发生在额叶或颞顶叶，30% 在小脑或脑干，伴周围水肿，常伴有明显占位效应。

(6) MR 表现：具体如下。

T_1WI：低信号肿块。

T_2WI/FLAIR：高信号肿块。

DWI：明显扩散受限。

T_2^*GRE/SWI：钙化或出血导致的晕染效应。

T_1WI 增强：斑片样强化或者不强化。

MRS：胆碱峰明显升高，胆碱 / 天门冬氨酸比值升高，与富细胞肿瘤一致。

(7) 要点：MR 上，细胞密集度使得 ADC 值减低，T_2WI 信号表现各异。不同于其他胚胎性肿瘤（如髓母细胞瘤），ETMR 的特点是轻微或者不强化（图 62-78）。

(8) 鉴别诊断：根据肿瘤的位置，鉴别诊断如下。

– 髓母细胞瘤。

– AT/RT。

(9) 治疗及监测：ETMR 预后较差，中位生存期 < 1 年。在某些病例中，最大范围的手术切除加化疗和（或）放疗可延长患者生存期。

六、AT/RT（见上文）

报告要点

1. 肿瘤定位（轴内 / 外，颅后窝 / 幕上，颅后窝肿块的准确位置对于鉴别诊断尤其重要）。

2. DWI 特征为 ADC 值减低，提示富细胞肿瘤。

3. 其他信号特点。

4. 对周围组织的影响（占位效应、浸润、血管受压）。

5. 有无远处转移（对于无强化的胚胎性肿瘤也要应用 DWI）。

6. 随访：影像学表现与转移、术后变化及治疗相关的变化相一致（重要的是观察肿块原始的信号特征及使用灌注来诊断假性进展）。

七、病例报告

1. 病史

8 个月女童癫痫发作并呕吐。当地医院急诊 CT 提示急性脑积水。建议行神经 MRI 增强检查寻找梗阻原因及是否存在脑脊液播散。影像表现见图 62-79 至图 62-81。

2. 影像学表现

颅脑 MRI：左侧脑桥小脑三角可见一较大混杂囊实性肿瘤，囊性成分位于周围，实性部分呈片状、轻度强化，扩散受限。具有明显占位效应，第四脑室几乎消失，导致幕上梗阻性脑积水。

肿块延伸至中脑水平，向前压迫脑桥，左侧环池受压消失。

肿瘤下部的囊性成分侵犯小脑延髓池和枕骨

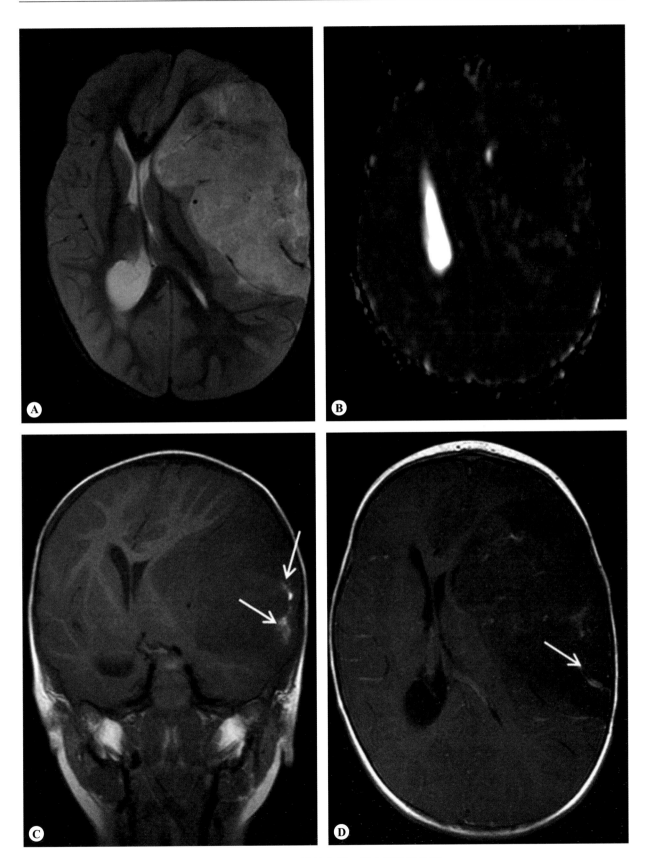

▲ 图 62-78 18 月龄女童，幕上胚胎性肿瘤

轴位 T_2WI（A）显示左侧大脑半球巨大肿块，伴有中线结构移位和侧脑室受压。ADC 图像可见部分扩散受限（B），无强化（C 和 D）。病灶内钙化表现为 T_1WI 高信号（箭）

大孔。

　脊髓 MRI：目前没有异常强化提示有转移病灶。

　3. 解释

　影像学表现与胚胎性肿瘤一致。鉴于年龄、肿瘤定位和周围囊性成分，最有可能的诊断是 AT/RT。

八、儿童颅后窝肿瘤的系统诊断流程图

　颅后窝肿瘤的影像学分类很大程度上取决于病变位置和 ADC 值（图 62-82）。特别是脑干肿瘤，鉴别诊断取决于肿瘤的位置、生长模式和 ADC 值（图 62-83）。

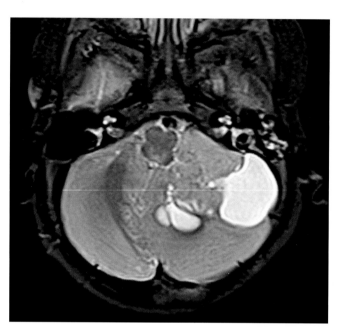
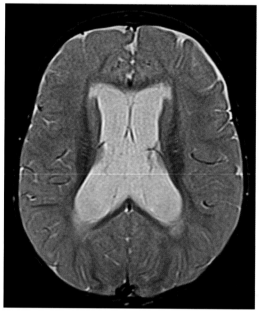

▲ 图 62-79　轴位 T$_2$WI 图像

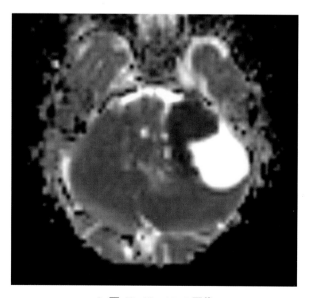

▲ 图 62-80　ADC 图像

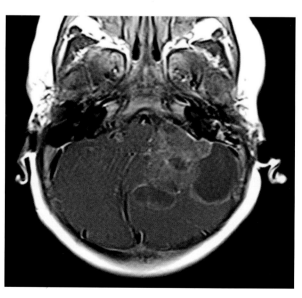

▲ 图 62-81　轴位 T$_1$WI C+ 图像

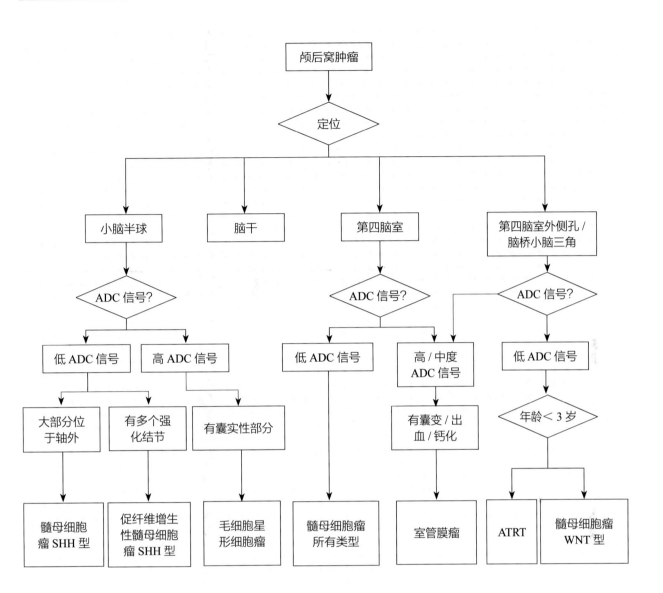

▲ 图 62-82 相对于脑灰质

经许可转载，引自 D'Arco F，Khan F，Mankad K，et al.Pediatric Radiology 2018 Dec；48（13）：1955-1963

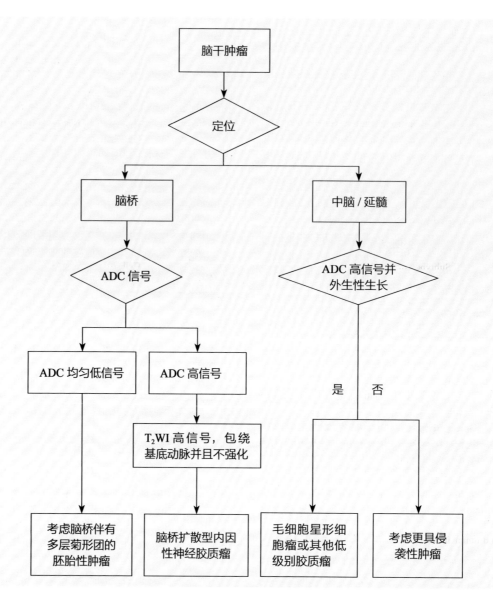

▲ 图 62-83 相对于脑灰质

经许可转载，引自 D'Arco F，Khan F，Mankad K，et al.Pediatric Radiology 2018 Dec；48（13）：1955-1963

参考文献

[1] Awa R, et al. Neuroimaging diagnosis of pineal region tumors-quest for pathognomonic finding of germinoma. Neuroradiology. 2014;56:525–34.

[2] Barboriak DP, et al. Serial MR imaging of pineal cysts: implications for natural history and follow-up. AJR Am J Roentgenol. 2001;176(3):737–43.

[3] Brandao LA, Young Poussaint T. Posterior fossa tumors. Neuroimaging Clin N Am. 2017;27(1):1–37.

[4] Calao AM. Pituitary adenomas in childhood. [Updated 2017 Dec 26]. In: De Groot LJ, Chrousos G, Dungan K, et al., editors. Endotext [Internet]. South Dartmouth: MDText.com, Inc.;2000.

[5] Cauter V, et al. Integrating diffusion kurtosis imaging, dynamic susceptibility-weighted contrast-enhanced MRI, and short echo time chemical shift imaging for grading gliomas. Neuro Oncol. 2014;16:1010–21.

[6] Claire Faulkner C, et al. KIAA1549-BRAF 15-9 fusions are more frequent in the midline than within the cerebellum. J Neuropathol Exp Neurol. 2015;74(9):867–72.

[7] D'Arco F, et al. Cerebrovascular stenosis in neurofibromatosis type 1 and utility of magnetic resonance angiography: our experience and literature review. Radiol Med. 2014;119(6): 415–21.

[8] Dumrongpisutikul N, et al. Distinguishing between germinomas and pineal cell tumors on MRI imaging. AJNR Am J Neuroradiol. 2012;33:550–5.

[9] Fang A, Mayer P. Magnetic resonance imaging of pineal region tumors. Insights Imaging. 2013;4:369–82.

[10] Ferry NB, et al. Embryonal tumor with abundant neuropil and true rosettes (ETANTR): a new distinctive variety of pediatric PNET: a case-based update. Childs Nerv Syst. 2010;26:1003–8.

[11] Fèvre-Montange M, et al. Prognosis and histopathologic features in papillary tumors of the pineal region: a retrospective multicenter study of 31 cases. J Neuropathol Exp Neurol. 2006;65(10):1004–11.

[12] Frühwald MC, et al. Atypical teratoid/rhabdoid tumors – current concepts, advances in biology, and potential future therapies. Neuro Oncol. 2016;18(6):764–78.

[13] Gibson P, et al. Subtypes of medulloblastoma have distinct developmental origins. Nature. 2010;468(7327):1095–9.

[14] Good CD, et al. Surveillance neuroimaging in childhood intracranial ependymoma: how effective, how often, and for how long? J Neurosurg. 2001;94(1):27–32.

[15] Hwang JH, et al. Proton MR spectroscopic characteristics of pediatric pilocytic astrocytomas. AJNR Am J Neuroradiol. 1998;19(3):535–40.

[16] Jaremko JL, et al. Value and limitations of diffusionweighted imaging in grading and diagnosis of pediatric posterior fossa tumors. AJNR Am J Neuroradiol. 2010;31:1613–6.

[17] Jin B, Feng XY. MRI features of atypical teratoid/rhabdoid tumors in children. Pediatr Radiol. 2013;43(8):1001–8.

[18] Koeller KK, Rushing EJ. From the archives of the AFIP: pilocytic astrocytoma: radiologic-pathologic correlation. Radiographics. 2004;24:1693–708.

[19] Koral K, et al. Imaging characteristics of atypical teratoid–rhabdoid tumor in children compared with medulloblastoma. AJR Am J Roentgenol. 2008;190:809–14.

[20] Larkin S, Ansorge O. Pathology and pathogenesis of pituitary adenomas and other sellar lesions. [Updated 2017 Feb 15]. In: De Groot LJ, Chrousos G, Dungan K, et al., editors. Endotext [Internet]. South Dartmouth: MDText.com, Inc.;2000.

[21] Linscott LL, et al. Pilomyxoid astrocytoma: expanding the imaging spectrum. AJNR Am J Neuroradiol. 2008;29:1861–6.

[22] Löbel U, et al. Quantitative diffusion-weighted and dynamic susceptibility-weighted contrast-enhanced perfusion MR imaging analysis of T2 hypointense lesion components in pediatric diffuse intrinsic pontine glioma. AJNR Am J Neuroradiol. 2011;32(2):315–22.

[23] Löbel U, et al. Discrepant longitudinal volumetric and metabolic evolution of diffuse intrinsic pontine gliomas during treatment: implications for current response assessment strategies. Neuroradiology. 2016;58(10):1027–34.

[24] Lyle MR, et al. Newly identified characteristics and suggestions for diagnosis and treatment of diffuse leptomeningeal glioneuronal/neuroepithelial tumors. Child Neurol Open. 2015;2:1–7.

[25] Mittal S, et al. Hypothalamic hamartomas. Part 1. Clinical, neuroimaging, and neurophysiological characteristics.

[26] Neurosurg Focus. 2013;34(6):E6.

[26] Moore W, et al. Pleomorphic xanthoastrocytoma of childhood: MR imaging and diffusion MR imaging features. AJNR Am J Neuroradiol. 2014;35:2192–6.

[27] Nicholas D'Ambrosio N, et al. Craniofacial and intracranial manifestations of Langerhans cell histiocytosis: report of findings in 100 patients. Am J Roentgenol. 2008;191(2):589–97.

[28] Parmar HA, et al. Fluid-attenuated inversion recovery ring sign as a marker of dysembryoplastic neuroepithelial tumors. J Comput Assist Tomogr. 2007;31:348–53.

[29] Patay Z, et al. MR imaging characteristics of wingless-type subgroup pediatric medulloblastoma. AJNR Am J Neuroradiol. 2015;36(12):2386–93.

[30] Patjer KW, et al. Molecular classification of ependymal tumors across all CNS compartments, histopathological grades, and age groups. Cancer Cell. 2015;27:728–43.

[31] Perreault S, et al. MRI surrogates for molecular subgroups of medulloblastoma. AJNR Am J Neuroradiol. 2014a;35(7):1263–9.

[32] Perreault S, Lober RM, Carret AS, et al. Surveillance imaging in children with malignant CNS tumors: low yield of spine MRI. J Neurooncol. 2014b;116(3):617–23.

[33] Poussaint TY. Pediatric brain tumors. In: Newton HB, Jolesz FA, editors. Handbook of neuro-oncology neuroimaging. New York: Elsevier; 2008. p. 469–84.

[34] Prayer D, et al. MR imaging of intracranial disease associated with Langerhans cell histiocytosis. AJNR Am J Neuroradiol. 2004;25(5):880–91.

[35] Pu Y, et al. High prevalence of pineal cysts in healthy adults demonstrated by high-resolution, noncontrast brain MR imaging. AJNR Am J Neuroradiol. 2007;28(9):1706–9.

[36] Rodriguez FJ, et al. Disseminated oligodendroglial-like leptomeningeal tumor of childhood: a distinctive clinicopathologic entity. Acta Neuropathol. 2012;124:627–41.

[37] Rossi A, et al. Neuroimaging of pediatric craniopharyngiomas: a pictorial essay. J Pediatr Endocrinol Metab. 2006;19(Suppl 1):299–391.

[38] Rumboldt Z, et al. Apparent diffusion coefficients for differentiation of cerebellar tumors in children. AJNR Am J Neuroradiol. 2006;27:1362–9.

[39] Ryall S, et al. A comprehensive review of paediatric low-grade diffuse glioma: pathology, molecular genetics and treatment. Brain Tumor Pathol. 2017;34:51–61.

[40] Sadeghi N, et al. Effect of hydrophilic components of the extracellular matrix on quantifiable diffusion-weighted imaging of human gliomas: preliminary results of correlating apparent diffusion coefficient values and hyaluronan expression level. AJR Am J Roentgenol. 2003;181:235–41.

[41] Saleem SN, et al. Lesions of the hypothalamus: MR imaging diagnostic features. Radiographics. 2007;27(4):1087–108.

[42] Schroeder JW, et al. Pediatric sellar and parasellar lesions. Pediatr Radiol. 2001;41(3):287–98.

[43] Seeburg DP, et al. Imaging of the sella and parasellar region in the pediatric population. Neuroimaging Clin N Am. 2017;27:99–121.

[44] Smith AB, et al. From the archives of the AFIP. Lesions of the pineal region: radiologic-pathologic correlation. Radiographics. 2010;30:2001–20.

[45] Tamburrini G, et al. Desmoplastic infantile ganglioglioma. Childs Nerv Syst. 2003;19:292–7.

[46] Tamrazi B, et al. Pineal region masses in pediatric patients. Neuroimaging Clin N Am. 2017;27:85–97.

[47] Taylor MD, et al. Molecular subgroups of medulloblastoma: the current consensus. Acta Neuropathol. 2012;123(4):465–72.

[48] Trehan G, et al. MR imaging in the diagnosis of desmoplastic infantile tumor: retrospective study of six cases. AJNR Am J Neuroradiol. 2004;25:1028–33.

[49] Vaghela V, et al. Advanced magnetic resonance imaging with histopathological correlation in papillary tumors of pineal region: report of a case and review of the literature. Neurol India. 2010;58:928–32.

[50] Watanabe T, et al. Pineal parenchymal tumor of intermediate differentiation: treatment outcomes of five cases. Mol Clin Oncol. 2014;2(2):197–202.

[51] Witt H, et al. Delineation of two clinically and molecularly distinct subgroups of posterior fossa ependymoma. Cancer Cell. 2011;20(2):143–57.

[52] Yuh EL, et al. Imaging of ependymomas: MRI and CT. Childs Nerv Syst. 2009;25:1203–13.

[53] Zamora C, et al. Supratentorial tumors in pediatric patients. Neuroimaging Clin N Am. 2017;27:39–67.

[54] Zimmer A, et al. Tumors of the sellar and pineal regions. Radiologe. 2014;54(8):764–71.

第63章　围产期感染的神经影像学
Perinatal Infections : Role of Neuroimaging

Vasileios G. Xydis　Vasiliki C. Mouka　Maria I. Argyropoulou　著

薛艺 施昭 **译**　　唐玉霞 孙晶 **校**

摘要

尽管产前诊断、药物治疗和疫苗计划有效性方面有了很大提高，围产期中枢神经系统感染仍然是大脑发育损伤的重要原因。关于先天性感染，首字母缩略词 TORCH 用于描述主要感染因素，其中 T 代表弓形虫，O 代表其他感染（包括梅毒、水痘 – 带状疱疹病毒和细小病毒 B19），R 代表风疹，C 代表巨细胞病毒，H 代表疱疹病毒。最近在南美爆发的 Zika 病毒感染作为一种先天性传染病受到人们越来越多的关注。出生时胎儿大脑所处的发育阶段比感染的潜在毒性和感染源更重要。胎儿早期发生的感染会导致先天性畸形，而妊娠晚期的感染会造成破坏性损伤。除疱疹病毒是在分娩过程中传播，其他感染都是通过母体感染后经胎盘途径进入胎儿大脑。

颅脑细菌性感染是新生儿中常见的严重事件。脑膜炎在新生儿期比其他任何时候都更常见。虽然死亡率在过去几十年有所下降，但发病率几乎保持不变。细菌性脑膜炎仍然是一种非常严重的疾病，幸存者会遗留严重的神经后遗症。细菌性脑膜炎的并发症取决于致病途径，包括积液和脓液、脑室炎症、脑积水、静脉血栓形成、动静脉梗死。脑膜炎可引起出血性坏死，继而脓肿形成。

新生儿时期最常见的真菌感染是念珠菌感染。念珠菌败血症在重症监护病房的新生儿中很常见，特别是在低出生体重的早产儿。其他真菌感染的危险因素包括长期使用广谱抗生素和类固醇、肠外营养、气管插管和血管置管。

临床神经影像学在胎儿及新生儿疾病的最初诊断和随访中起着重要作用。影像技术包括超声（最初评估和后续随访的首选成像方式）和 MRI（用于更好地观察病变并提供预后信息）。

关键词

脓肿；脑萎缩；积脓；脑炎；脑软化；脑积水；颅内钙化；豆纹血管病；小头畸形；室管膜下囊肿

缩略语

CMV	cytomegalovirus	巨细胞病毒
CNS	central nervous system	中枢神经系统
CRS	congenital rubella syndrome	先天性风疹综合征

CSF	cerebrospinal fluid	脑脊液
CT	computer tomography	计算机断层成像
DTI	diffusion tensor imaging	扩散张量成像
DWI	diffusion weighted imaging	扩散加权成像
FA	fractional anisotropy	各向异性
FLAIR	fluid attenuated inversion recovery	液体衰减反转恢复
HCMV	human cytomegalovirus	人类巨细胞病毒
HSV	herpes simplex virus	单纯疱疹病毒
MRI	magnetic resonance imaging	磁共振成像
MRS	magnetic resonance spectroscopy	磁共振波谱成像
PCR	polymerase chain reaction	聚合酶链反应
PVL	periventricular leukomalacia	脑室周围白质软化
RBC	red blood cell	红细胞
rCBV	relative cerebral blood volume	相对脑血容量
RT-PCR	reverse transcription polymerase chain reaction	逆转录聚合酶链反应
SNHL	sensorineural hearing loss	感音性耳聋
TORCH	toxoplasma gondii, other, rubella, cytomegalovirus, herpes	弓形虫、其他感染、风疹、巨细胞病毒、疱疹
US	ultrasound	超声
WBC	white blood cell	白细胞

一、先天性感染

（一）巨细胞病毒

1. 定义和临床要点

人巨细胞病毒属于疱疹病毒家族，是一种常见的病毒，可通过体液（如唾液、血液、生殖器分泌物、尿液和母乳）传播，并可以在单核细胞和粒细胞中终生潜伏，也可以被重新激活。先天性巨细胞病毒最常通过胎盘传播，发生在母体初次感染或复发性感染之后。CMV 无处不在，可终身潜伏感染，并且缺乏有效的疫苗来保护孕妇，因此成为先天性感染最常见原因。有症状的先天性巨细胞病毒感染增加了产生不良神经发育后遗症的风险。

2. 基础流行病学 / 人口学

发达国家的先天性感染发病率占所有活产儿的 0.6%～0.7%，使 CMV 成为先天性感染的最主要原因。据估计，大约 10% 的婴儿在出生后第 1 年就会被感染，病毒最常见的来源是母乳。出生后感染通常不明显，但低出生体重的早产儿除外，他们可能会出现呼吸暂停、心动过缓和肠道扩张。孕期原发性感染后，高达 40% 的胎儿会被感染，其中 10%～15% 的胎儿在出生时会出现症状，而在复发性感染的孕妇中只有约 1% 会传播给胎儿。在有症状的儿童中，约有一半的儿童发育小于实际胎龄，约 1/3 为早产。只有不到 10% 的有症状的婴儿最终会死亡。先天性巨细胞病毒感染有症状的患儿可有多种临床表现，累及多脏器，尤其易累及网状内皮系统和中枢神经系统，其中约有一半会出现永久性后遗症，最常见的是感音神经性耳聋。在出生时无症状的儿童中，约15%最终会出现永久性后遗症。

胎儿感染的诊断是基于羊水病毒培养或聚合酶链反应阳性。在新生儿中，可通过体液中的病毒检测和PCR或抗原检测（pp65抗原）检测先天性巨细胞病毒感染。

3. 病理生理学

先天性感染是由孕妇病毒血症引起的血液传播。母体抗体可通过胞吞作用穿过胎盘。中枢神经系统损伤的确切机制尚不清楚。病毒对快速生长细胞的生发基质和血管的亲和性可能会导致胎儿大脑的细胞崩解和灌注衰竭。

4. 临床表现和影像适应证

先天性巨细胞病毒感染中有症状的患儿可有广泛的临床表现，多脏器受累，尤其易累及网状内皮系统和中枢神经系统。感染的全身征象包括瘀点、黄疸、肝脾肿大、紫癜和宫内生长受限。神经系统症状包括小头畸形、SNHL、嗜睡、癫痫发作、肌张力减退和脉络膜视网膜炎。脑部病变包括颅内钙化、皮质发育畸形、脑萎缩、小头畸形、白质异常、脑室粘连、皮质纹状血管病变和脑室周围囊肿

（邻近颞角前部最常见）。后者与白质异常相关，被认为是巨细胞病毒感染的特异性表现。影像学表现与胎儿感染的时机相关。小头畸形、脑萎缩、脑室周围钙化和皮质异常与早期感染相关，而脑白质异常伴髓鞘形成延迟化与孕晚期感染相关（图63-1至图63-3）。

疑似先天性巨细胞病毒感染的主要影像学特征为：①孕妇血清由IgG阴性转为IgG阳性状态，或IgM阳性的低亲和力IgG；②产前超声或MRI发现脑部异常。神经影像学对出生后3周内血清学状态未知的无症状婴儿先天性巨细胞病毒的诊断和出生后CMV感染的诊断具有重要意义。

5. 成像技术和推荐方案

超声和MRI是评价中枢神经系统CMV感染的影像学方法。超声表现为脑室扩张、室管膜下囊肿、脑室粘连、白质异常回声增强、胼胝体发育不良、脑沟和脑回异常及小脑和枕大池异常。脑室周围钙化和血管矿化是先天性巨细胞病毒最常见的表现。这些异常表现为无声影的回声病灶。MRI可显示无脑回畸形、脑回增厚、弥漫性或局灶性多小脑回畸形、脑裂畸形、脑室扩张、脑白质异常（特征性T_1和T_2延长）、髓鞘形成延迟或缺失、颞极脑室周围囊肿和小脑发育不良。钙化在梯度回波T_2^*加权图像和SWI上显示得更好（图63-1至图63-3）。

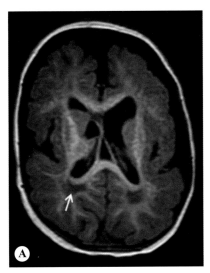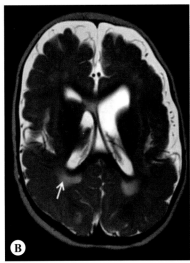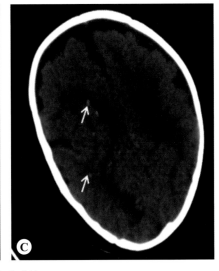

▲ 图 63-1　11 月龄女婴，先天性巨细胞病毒感染

A 和 B. 轴位 T_1WI（A）和 T_2WI（B）显示皮质增厚，皮质表面不规则，灰白质交界处有"斑点"，提示存在多小脑回，以及脑室周围白质异常（箭）；C. CT 平扫证实了脑回异常及室管膜下和皮质下钙化（箭）

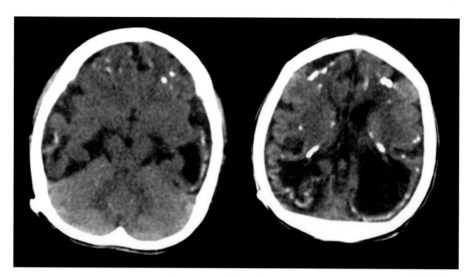

◀ 图 63-2　5 岁男童，先天性巨细胞病毒感染
CT 平扫显示小头畸形伴脑回异常、脑室扩张和广泛钙化

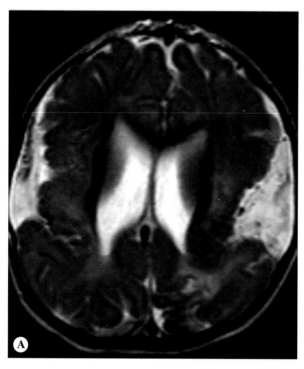

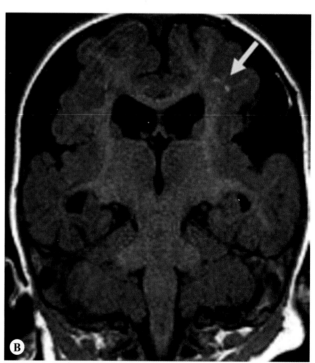

▲ 图 63-3　5 月龄女婴，先天性巨细胞病毒感染
轴位 T_2WI（A）和冠状位 T_1WI（B）显示脑回异常，伴有大脑外侧裂发育缺陷，与外侧裂区多小脑回一致，钙化表现为异常的 T_1 高信号（B，箭）

6. 注释列表
- 常规产前超声可以提供未知的先天性感染的重要信息。
- 如怀疑或确诊母体感染，应另行 MR 检查。
- 超声可显示细微的生发基质和脑室异常（室管膜下囊肿、脑室粘连）及细小的点状钙化。
- MRI 能更好地显示大脑解剖结构和脑实质异常。

（二）弓形虫病

1. 定义和临床要点

先天性弓形虫病是世界上大多数地区第二常见的先天性感染。弓形虫是一种世界范围内普遍存在的细胞内寄生虫，可感染多种哺乳动物和鸟类；人类感染的主要来源是家猫。大多数人类感染是无症状的。然而，先天性感染可能会导致严重的疾病，包括中枢神经系统和眼部表现。

2. 基础流行病学 / 人口学

孕妇原发性感染和寄生虫血症后可经胎盘感染胎儿导致先天性感染。母亲到胎儿的传播率从妊娠早期的 10% 以下到妊娠中期的 20%～40%，再到妊娠晚期高达 80%。相反，胎儿严重感染的发生率随着妊娠进展而下降，如果感染发生在妊娠早期，可能后果更严重。先天性感染的发病率为每 1000 名新生儿中有 0.1～1.0 人。超过 80% 的先天性弓形虫病在出生时没有症状，但进一步检查可能会发现视网膜和中枢神经系统异常。诊断依据是婴儿血清中检出弓形虫特异性 IgM 和 IgG。

3. 病理生理学

寄生虫增殖可引起强烈的炎症和肉芽增生，累及脑膜、室管膜和血管周围间隙，导致所有细胞成分坏死和畸形。钙化多发，好发于脑室周围、基底节区和皮质（图 63-4）。治疗后钙化可消失。

4. 临床表现和影像适应证

影像检查的适应证包括孕前或孕期发现母体感染，或者新生儿出现临床症状。新生儿症状可表现为肝脾肿大、黄疸、瘀点或紫癜性皮疹、血小板减少、血清转氨酶升高、高胆红素血症、脉络膜视网膜炎、小眼症和癫痫。预后与病变的严重程度有关。出生时有神经症状的患者预后不良，随访时只

有不到 10% 的患者是正常的。

5. 成像技术和推荐方案

影像表现与妊娠期间寄生虫感染的时间密切相关。超声可显示脑积水（主要累及侧脑室后部）、脑内囊肿、甚至无脑畸形。钙化可表现为局灶性无回声区。MRI 的 T₁WI、T₂WI 和 SWI 可用来评估颅脑病变（图 63-4）。

6. 注释列表

- 常规产前超声可为先天性感染提供重要信息。
- 如果怀疑或确诊母体感染，应进行 MR 检查。
- 超声可显示细微的生发基质和脑室异常（室管膜下囊肿、脑室内粘连和点状钙化）。

（三）单纯疱疹病毒性脑炎

1. 定义和临床要点

单纯疱疹病毒是人类疱疹病毒家族的成员，有两种不同类型：HSV-1 和 HSV-2。初次感染后，病毒基因组在感觉神经节中保持潜伏状态。生殖器疱疹是由 HSV-2 病毒引起的。在怀孕期间感染生殖器疱疹的女性中，约有 2/3 没有感染症状，约有 80% 将病毒传染给婴儿的女性没有已知的生殖器疱疹感染史。虽然新生儿 HSV 感染远不如巨细胞病毒常见，但几乎所有感染的婴儿都有症状，具有很高的发病率和死亡率。

2. 基础流行病学 / 人口学

在大约 85% 的病例中，新生儿是在通过感染的

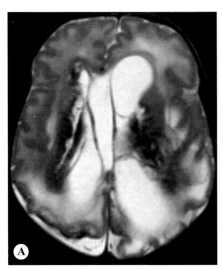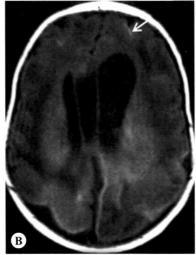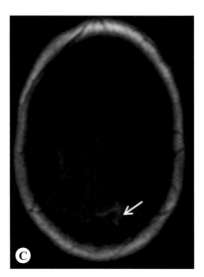

▲ 图 63-4　23 日龄女婴，先天性弓形虫病
轴位 T₂WI（A）和 T₁WI（B 和 C）显示脑回异常、脑积水和钙化（箭）

产道时被感染的；大约 10% 的感染发生在产后，而病毒通过胎盘传播的情况要少得多（估计为 5%）。早产儿比足月儿更容易感染。对有活动性生殖器官损伤或疑似原发性感染的孕妇，可采用剖宫产以降低婴儿感染风险。新生儿 HSV 感染可引起皮肤黏膜病变（皮肤、眼睛、口腔疾病），约占 45%，中枢神经系统疾病占 30%，播散性疾病（伴或不伴中枢神经系统受累）占 25%。播散性 HSV 感染可累及多个器官，包括中枢神经系统、肝脏、肺、肾上腺、眼睛、皮肤和口腔。当中枢神经系统受累时，症状会在出生后 2 周～1 个月内出现。新生儿 HSV 感染病例中约 55% 可有中枢神经系统受累。

3. 病理生理学

新生儿 HSV 感染累及中枢神经系统，包括炎症和破坏两部分。脑部病变的基本病理特征是脑膜和血管周围间隙的炎性细胞，脑内严重的多灶性和弥漫性坏死区（涉及所有细胞成分），以及星形胶质细胞和小胶质细胞反应性增生。这些发现通常与坏死区脑肿胀和出血性病变有关，并导致多囊性脑软化症。尽管进行了积极的抗病毒治疗，围产期中枢神经系统 HSV 感染仍有发生脑瘫、智力低下、失明、癫痫和神经发育迟缓的高风险。诊断需要检测血清或脑脊液中的 HSV-2 DNA。如果临床高度怀疑，则应谨慎对待阴性结果，因为高达 25% 的新生儿感染病例中 PCR 结果是不确定的。

4. 临床表现和影像适应证

先天性感染在出生时表现为皮肤病变、小头畸形、小眼症和囟门膨出。应高度怀疑感染的临床症状包括昏迷和易怒、癫痫发作（通常为局灶性）和昏迷。

5. 成像技术和推荐方案

在感染的最初阶段，超声表现并不明显，可表现为脑室大小正常和可能的脑实质回声增强。在随后的几天，超声可显示炎症和水肿导致的脑室受压，脑实质回声增强（图 63-5）。最后，随着脑实质破坏，超声可显示多囊性脑软化和脑室扩张。

MRI 是初步评估和随访的首选成像方式。在感染的早期阶段，常规序列成像可表现正常。然而，DWI 扩散受限可能是早期细胞坏死的一个有意义的征象。在接下来的几天中，受累的灰质和白质区域出现 T_1 和 T_2 信号延长，增强扫描脑膜可有轻度强化（图 63-5）。出血并不像年龄较大的儿童或成年人感染 HSV-1 那样常见。脑损伤在接下来的几周内迅速发生，MRI 可显示弥漫性脑萎缩和脑软化伴皮质变薄。MRS 可显示早期乳酸升高和 NAA 降低。

6. 注释列表

• 出生后即刻超声成像通常是"正常的"。
• 随访可能显示脑实质回声增强、多囊性脑软化

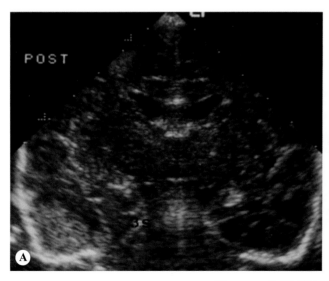
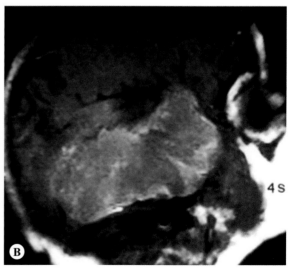

▲ 图 63-5 足月男性新生儿 HSV-2 型感染

A. 脑部超声冠状面扫描显示右颞叶高回声病变；B. 旁矢状位 FLAIR 图像显示右颞叶不均匀高信号（图片由 Prof. Nadine Girard，Marseille，France 提供）

和钙化。

- MRI 有助于更好地显示病变，可用于随访。

（四）风疹

1. 定义和临床要点

风疹病毒是 Togaviridae 病毒家族的一种有包膜的正链 RNA 病毒。在一般人群中，风疹感染可引起轻度发热和皮疹。胎儿感染，尤其是在妊娠早期，会增加自然流产、先天发育异常和长期后遗症的风险。这一系列疾病被称为先天性风疹综合征，包括白内障、先天性心脏病和感音神经性耳聋，还可存在脑部异常和胎儿生长受限。

2. 基础流行病学 / 人口学

在国家常规免疫计划中引入风疹疫苗，成功地减少了全球范围内的 CRS 病例。如今，在有效疫苗接种计划的国家中，CRS 是一种罕见的疾病。病毒以气溶胶形式经呼吸道传播。该病毒唯一已知的自然宿主和宿主是人类。从母亲到胎儿的传播率从妊娠前 8 周的 90% 到妊娠中期的 25%～35%，并在妊娠晚期再次上升。怀孕前 12 周被感染的胎儿中，高达 85% 会表现出某种先天缺陷。怀孕 12 周后，先天缺陷的风险明显下降。先天性风疹感染的诊断基于血清或唾液中检测风疹特异性抗体或分离病毒或在鼻咽拭子、尿液、唾液和脑脊液中用 PCR 检测风疹病毒 RNA。

3. 病理生理学

先天性风疹综合征主要是母体感染和病毒血症后经胎盘感染胎儿。CRS 脑部病变的基本病理特征是全身性血管炎和炎症反应，可导致缺血、坏死和钙化。血管病变是影响多器官的一个显著特征，是在脑白质和基底节区观察到的局部缺血性坏死的原因。风疹病毒对分裂细胞的直接损伤或对其分裂的阻滞可能是导致中枢神经系统损伤的机制。

先天性风疹感染可累及多个器官。中枢神经系统受累表现为小头畸形、髓鞘形成受损、智力和精神运动发育迟缓及感音神经性耳聋。脑室扩张可能与室间隔和室管膜下生发中心性溶解性囊肿有关。其他表现包括脑室周围和基底节区钙化、白质脱髓鞘和胶质增生、弥漫性脑白质水肿、室管膜下和皮质下颞叶囊肿。婴儿感染在出生时可能没有症状，直到后来才出现眼部缺陷、神经功能缺损和感音神经性耳聋。一般来说，缺陷的类型和严重程度与感染时间和类型有关。如果感染发生在妊娠前 12 周，预计会产生更严重的后果，而当感染发生在妊娠 16～18 周之后，先天性缺陷罕见。此外，母亲再次感染后出现缺陷的风险明显较低，估计不到 5%。

4. 临床表现和影像适应证

最常见的影像学表现是妊娠女性孕期出现风疹样疾病或常规产检发现病理结果。CRS 的影像学表现与先天性巨细胞病毒和弓形虫感染相似，包括钙化和白质受累；皮质畸形不像 CMV 那样常见。

5. 成像技术和推荐方案

超声是对感染新生儿进行初步评估的首选成像方式，可显示弥漫性实质高回声、钙化灶及深穿支动脉。超声在显示室管膜下生发中心性溶解性囊肿和脑室内间隔方面非常敏感。

MRI 是评估中枢神经系统异常最敏感的成像方法。MRI 对脑白质异常（特别是缺血性病变和髓鞘损伤）、脑水肿、室管膜下和颞叶皮质下囊肿显示得更好。SWI 可以提供有关钙化的信息。

6. 注释列表

- 超声是初步评估微小生发基质和脑室异常的首选成像方式。
- 磁共振成像有助于显示脑实质异常和随访。

（五）Zika 病毒

1. 定义和临床要点

Zika 病毒是一种黄病毒科的虫媒病毒。传播给人类的主要媒介是伊蚊。在大多数情况下，Zika 病毒感染是无症状的，但它也可能导致轻微的自限性发热疾病。在少数病例中，Zika 病毒感染可能会导致成人脑膜炎、脑膜脑炎和吉兰 - 巴雷综合征，其机制不明。胎儿期的感染与严重的大脑异常甚至死亡有关，其中小头畸形是最明显的特征。现有数据表明，如果 Zika 病毒感染发生在妊娠早期，那么 Zika 病毒相关出生缺陷的发生率会更高。

2. 基础流行病学 / 人口学

Zika 病毒最早于 1947 年在 Zika 森林（乌干达）的恒河猴身上发现，1954 年在尼日利亚的人类身上发现。此后，只有零星的 Zika 病毒感染病例报道。

截至 2017 年夏，Zika 病毒在美洲、西太平洋、东南亚和非洲仍在传播，仅在美洲就确认了 20 多万例感染和 3000 例先天性综合征。传播方式是通过被感染蚊子的叮咬。其他传播方式包括性传播、输血感染、围产期感染和宫内感染，后者在永久性神经后遗症方面是最主要的。尽管在母乳中检测到病毒颗粒，但尚未有通过母乳传播的报道。对于感染的诊断，最可靠的方法是对疾病急性期（<7 天）采集的样本进行分子检测（RT-PCR）。此外，Zika 病毒 IgM 和 IgG 与其他黄病毒的交叉反应限制了血清学检测的特异性。虽然血清和脑脊液是首选样本，但尿液检测已取得良好的结果。

3. 病理生理学

Zika 病毒可以穿过胎盘屏障。据估计，有 5%～15% 经实验室确诊感染的妊娠与出生缺陷有关，如果感染发生在妊娠前 3 个月，则发病率更高。受感染孕妇没有症状并不排除先天性发育异常的存在。该病毒主要针对发育大脑的神经元祖细胞，诱导细胞死亡。尸检发现了脑膜、生发基质和新皮质感染。在胎儿发育早期大脑快速发育时感染会导致增殖停滞和大脑畸形。胎儿感染的中枢神经系统表现包括小头畸形、小脑畸形、脑萎缩、多小脑回、巨回、胼胝体发育不全或发育不良、脑室扩大、室管膜下囊肿、弥漫性钙化（位于灰白质交界处、丘脑、基底节、皮质和脑室周围）、脑桥变薄、脊髓变细、小脑发育不良、小眼症和白内障。颅骨具有特征性外观，在枕骨区域有锯齿状的缝合线和覆盖骨。颅骨的"坍塌形状"被认为是由于后来脑室扩张然后减压和脑萎缩综合作用造成的。小头畸形症是最特异的表现（图 63-6）。

4. 临床表现和影像适应证

影像学检查的主要适应证是居住或旅行到 Zika 病毒活跃传播地区（无论是否有症状）和（或）表现疑似 Zika 病毒感染迹象（即皮疹、发热、关节痛、结膜炎）的孕妇。新生儿的临床症状是痉挛和易怒。

5. 成像技术和推荐方案

超声是胎儿产前评估的首选影像方法。在疑似感染的病例中，每隔 3～4 周进行连续胎儿超声检查可提供有关胎儿解剖和生长模式的有价值的信息。胎儿 MRI 在评价脑回异常、显示小脑和脑干发

育不良、颅骨和皮肤形态等方面优于超声，可作为一种辅助影像学检查方法，以更好地显示可疑的病理改变。

出生后，与顶骨"塌陷"相关的前囟"闭合"的发病率增加，这可能会使超声评估变得困难。MRI 是评估中枢神经系统最敏感的成像方法，可以详细显示脑回形态和相关的异常，如实质萎缩、胼胝体异常、脑室扩大和脑室间隔（图 63-6）。

6. 注释列表

- 利用超声对妊娠期疑似感染进行密切随访（每 3～4 周一次），以便早期诊断和发育随访。
- 增加 MR 检查以进行更详细的评估。
- 脑部超声是产后随访的极佳工具。
- 当颅骨异常阻碍超声检查可用 MR 检查替代。
- 可用 CT 评估钙化和颅骨异常。
- 可用 MRI 对软组织进行更详细的评估。

（六）病例报告 1（图 63-1）

1. 病史

11 月龄女婴，先天性巨细胞病毒感染。行头颅 CT 和 MR 检查对大脑进行初步评估。

2. 临床诊断

先天性巨细胞病毒感染并脑部受累。

3. 影像检查目的

评估脑损伤的存在、程度、类型和分布。

4. 成像技术

头颅 CT 和 MRI 平扫（T_1WI、T_2WI、FLAIR）。

5. 影像学表现

CT 显示脑实质和脑室周围钙化。MRI 显示脑回异常，伴有巨脑回和多小脑回（白箭）。

6. 解释

影像学表现符合胎儿早期感染。

二、细菌感染

（一）新生儿细菌性脑膜炎

1. 定义和临床要点

新生儿脑膜炎包括出生后 28 天内发生的脑膜、蛛网膜下腔和脑实质血管的炎症。尽管早期识别病原体在新生儿重症监护病房和新的治疗方法方面取得了进展，但在所有年龄段中，新生儿仍然面临更

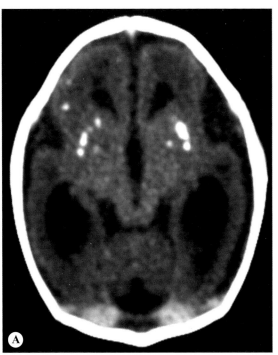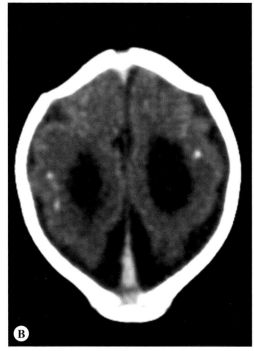

▲ 图 63-6 男性患者，先天性 *Zika* 病毒感染

CT 平扫显示脑室扩张，脑回发育异常，大脑外侧裂缺失，基底节区和皮质下白质有多发钙化（图片由 Dr. Cesar Alves，Sao Paulo，Brazil 提供）

高的脓毒症和脑膜炎发病风险。细菌性脑膜炎是一种破坏性疾病，会导致严重的后遗症，如听觉、视觉、神经运动和认知障碍或癫痫发作，影响多达 1/4 的幸存者。

新生儿脑膜炎被亚特兰大大都会发展残疾监测计划项目认定为导致发育障碍的主要产后原因。极早早产儿感染的风险更高，早产儿的死亡率是足月儿的 2 倍。

根据脑膜炎出现临床表现的时间或脑脊液培养中分离出病原体的时间，在出生 72h 之前或之后发现的脑膜炎为早发性脑膜炎和迟发性脑膜炎。快速诊断和治疗关系到更好的预后。

2. 基础流行病学 / 人口学

乙型链球菌（无乳链球菌）、大肠杆菌和单核细胞增生性李斯特菌是最常见的致病菌，前两种几乎占所有病例的 2/3。其他少见的病原体包括葡萄球菌、假单胞菌、肺炎克雷伯菌、肺炎链球菌、脑膜炎奈瑟菌、流感嗜血杆菌和革兰阴性菌，如柠檬酸杆菌、沙雷菌和肠杆菌属。革兰阴性菌更有可能引发更具破坏性的疾病。自 20 世纪 70 年代以来，

由于产妇筛查、产时抗生素预防和重症监护病房对新生儿早期评估，细菌性脑膜炎的发病率有所下降。目前发病率在每 1000 名活产儿中有 0.25～0.32 人。大约 15% 的菌血症婴儿会发生细菌性脑膜炎。

在患有乙型链球菌感染的婴儿中，5%～10% 的早期发病婴儿和 25% 的晚期发病婴儿出现脑膜炎。最常见的危险因素是低出生体重、早产、胎膜早破、脓毒症或创伤性分娩、胎儿缺氧、产妇围产期感染、神经管缺陷、尿路异常和半乳糖血症。死亡率目前不到 10%，但发病率仍然很高（20%～58%），幸存者仍然有很高的神经功能缺损和终身损伤的风险。

出生后前 3～6 天的感染提示产妇通过产道传播。李斯特菌可经胎盘传播。母体传播也可能是迟发性脑膜炎的细菌来源；然而，出生后第 1 周最常见的感染源是医院或社区获得性感染。早发性脑膜炎是一种暴发性全身性疾病，而迟发性脑膜炎表现为一种侵袭性较低的疾病。

3. 病理生理学

导致脑膜炎的机制是菌血症。细菌通过血源性

扩散或直接侵犯定植于脉络丛。脉络膜丛炎之后是脑室炎和蛛网膜炎。蛛网膜炎是新生儿脑膜炎的标志，50% 累及脑底，其余累及凸面。游离细菌、巨噬细胞和多形核白细胞聚集在血管周围间隙，从而进入脑实质。脑脊液缺乏细胞和体液免疫反应成分，因此细菌繁殖可能不受控制。淋巴细胞和浆细胞数量相对较少，这是新生儿脑膜炎的一个特征。渗出物还浸润脑神经根，尤其是第 Ⅲ～Ⅷ 脑神经。蛛网膜下腔炎症进一步延伸到动脉和静脉，炎症细胞浸润血管壁，使管腔变窄，导致血栓形成和完全闭塞。静脉血栓比动脉血栓更常见，多达 30% 的新生儿细菌性脑膜炎患者可出现脑梗死。细菌死亡释放内毒素，引发细胞因子反应，导致弥漫性脑水肿、颅内压升高和血脑屏障破坏，使病原体进一步进入大脑结构。在整个病程中，纤维蛋白脓性炎性渗出物积聚到脑室系统和基底池，导致增厚、粘连并最终导致脑积水。

4. 实验室检查

新生儿细菌性脑膜炎的主要生化检查特征包括：①通过培养和（或）革兰染色从脑脊液中分离出细菌病原体；②以中性粒细胞为主的脑脊液白细胞计数增加；③脑脊液蛋白浓度升高；④脑脊液葡萄糖浓度降低。

5. 临床表现和影像适应证

最常见的临床表现包括体温不稳定、嗜睡或易怒、喂养不良和呕吐、癫痫发作及囟门饱满或凸出。足月儿通常表现为发热，而早产儿则表现为体温过低。临床症状和体征结合腰椎穿刺结果通常足以诊断脑膜炎。影像学适应证包括：①临床诊断不明确；②治疗失败；③神经功能恶化；④颅内压升高的迹象；⑤持续性癫痫发作；⑥局灶性神经缺陷。

6. 成像技术和推荐方案

超声可以在疑似或诊断为脑膜炎的新生儿进行初步评估和监测潜在并发症方面发挥作用。然而，MRI 是显示脑膜炎的炎性改变和脑膜炎并发症的最敏感的成像技术。MRI 应包括 T_1WI 和 T_2WI。增强扫描可以检测脑膜内早期变化，如果使用脂肪抑制来降低白质和皮下组织的信号强度，可增加其敏感性。增强 FLAIR 图像在显示软脑膜强化方面可能更

敏感。DWI 在显示蛛网膜下腔脓性渗出物和急性脑损伤方面也非常敏感。扩散张量成像量化软脑膜 - 皮质 - 皮质下白质的平均分数各向异性也被用作炎症活动的指标。

7. 注释列表

- 只有在怀疑有并发症时才应进行影像学检查。
- 在超声上，评估脑脊液间隙的回声并检查袖套样蛛网膜下腔血管。
- 使用 FLAIR 成像评估脑脊液间隙的信号强度。
- 使用扩散成像检查急性脑损伤及化脓性渗出物进入蛛网膜下腔。

8. 影像征象

单纯脑膜炎的超声表现为脑沟增宽，充满高回声物质（图 63-7），蛛网膜下腔扩张，蛛网膜增厚 > 2mm（图 63-8）。

彩色多普勒有助于确定轴外积液的位置和显示增厚脑膜的充血。

在 MRI 上，急性脑膜炎的脓性渗出物在 T_1WI 与脑实质等信号，在 T_2WI 和 FLAIR 上呈高信号，表现为"脏脑脊液"征（图 63-9）。

注射对比剂后，在 T_1WI 和 FLAIR 图像上均可观察到脑膜强化。扩散成像显示脓性渗出物部位扩散受限，而 DTI 显示软脑膜 - 皮质 - 皮质下白质 FA 值升高（图 63-10）。

9. 治疗监测

在脑膜炎急性期或恢复期，影像学在监测可能的并发症方面非常重要。所有的检查方式都可用，但 MRI 是最敏感的。

（1）积液和积脓：积液是指从血管或淋巴管中逸出并聚集在解剖间隙内的液体，最常见的是蛛网膜下腔和硬膜下间隙，通常沿额叶、顶叶和颞叶凸面。通常与脑膜炎一起同时消退。积液的回声 / 信号强度几乎与脑脊液相同。尽管予以充分治疗，但持续发热和癫痫发作的新生儿应怀疑有脓肿形成。脓肿会表现为扩散受限及硬脑膜和软脑膜的强化（图 63-11）。

（2）脑室炎：脑室炎是细菌性脑膜炎常见的早期并发症，特征是脑室内碎屑和室管膜增厚（图 63-12）。碎屑显示扩散受限，病变区室管膜明显强化，脑室通常增大。脑室炎的一个破坏性并发

症是由于室管膜下静脉和脑室周围静脉阻塞或内毒素释放导致脑室周围白质坏死（图63-13）。

（3）脑积水：脑积水是浓厚的脓性渗出物引起的脑脊液循环或吸收障碍的并发症（图63-12B和C）。

（4）静脉血栓形成或梗死：皮质静脉、深静脉或静脉窦血栓形成并不常见，但可能是致命的。MRI能更好地显示血栓，尤其是在亚急性期，在T₁WI上表现为高信号。超声矢状位和旁矢状位图像

更适合显示矢状窦、直窦、Galen静脉、横窦和乙状窦的解剖结构，并借助彩色多普勒技术评估其通畅性。增强MRI既能显示静脉阻塞，又能显示静脉梗死，梗死大多是出血性的，可因血液降解副产物的不同信号强度不同（图63-14）。

（5）动脉梗死：动脉梗死是由动脉炎引起的，在超声上可引起局灶性实质异常（图63-15）。DWI是研究疑似缺血性脑卒中的首选方法。DWI显示受累动脉区域扩散受限。MRS可能通过揭示反映线粒体损伤、无氧代谢和坏死的NAA、乳酸和脂质峰的减少而进一步提供帮助。

（6）广泛的脑实质出血性坏死：广泛的脑实质出血性坏死是新生儿脑膜炎最严重的表现形式，通常由革兰阴性菌引起的大脑皮质和白质广泛坏死，细菌溢出血管并侵入脑实质（图63-16）。

10. 诊断难点

解读影像表现需结合临床情况，特别是出血可导致脑沟和脑池内的高回声/高信号物质（图63-17）。

（二）新生儿脑脓肿

1. 定义和临床要点

脑脓肿是脑实质局灶性感染的一种动态形式，始于脑炎的一个区域，然后汇聚成局部包裹的脓液。

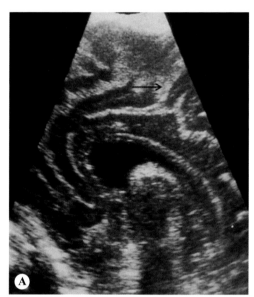

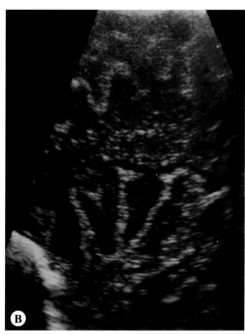

▲ 图 63-7　单纯乙型链球菌脑膜炎

矢状面（A）和旁矢状面（B）颅脑超声显示脑沟回声增宽（箭）

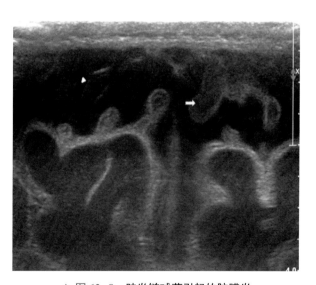

▲ 图 63-8　肺炎链球菌引起的脑膜炎

颅脑超声冠状面扫描显示蛛网膜下腔增宽，有血管（箭头）穿过，蛛网膜增厚超过2mm（图片由 Dr. Corinne Veyrac, Montpellier, France 提供）

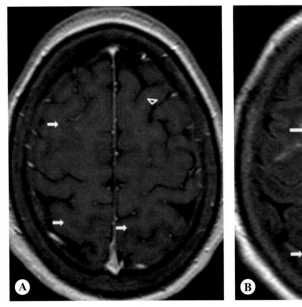
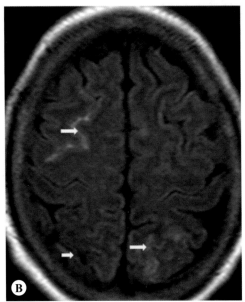

◀ 图 63-9 新生儿细菌性脑膜炎

A. 轴位 T₁WI 在脑沟内显示"脏"脑脊液（箭），与无渗出物的脑脊液的正常信号强度（箭）；B. 轴位 FLAIR 图像更清楚显示了"脏"脑脊液表现，受累的脑沟（箭）信号较高

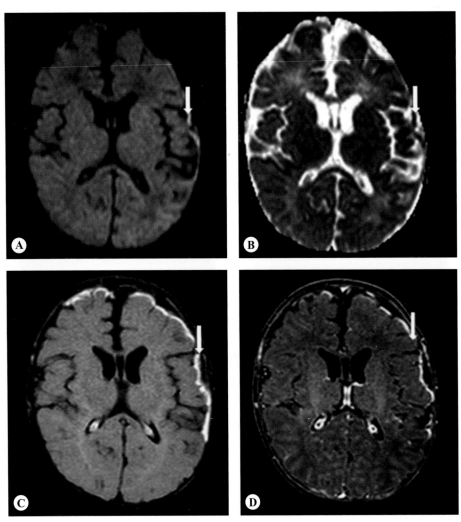

▲ 图 63-10 男性新生儿细菌性脑膜炎

轴位 DWI（A）、ADC（B）、增强 T₁WI（C）、增强 FLAIR（D）图像。脓性渗出物（箭）在 DWI 上呈高信号，ADC 呈低信号，两者均提示扩散受限。大脑凸面明显强化，符合蛛网膜炎表现（图片由 Dr. Andrea Rossi，Genoa，Italy 提供）

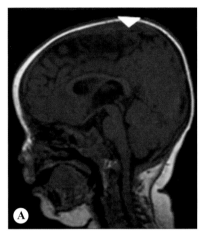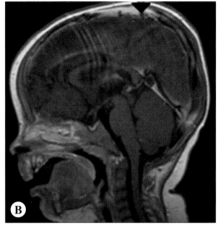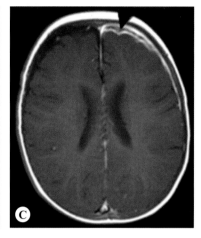

▲ 图 63-11　新生儿硬膜下积脓

A. 矢状位 T_1WI 显示顶部沿大脑凸面蔓延的高信号（白箭头）；B 和 C. 矢状位（B）和轴位增强 T_1WI（C）显示顶部硬脑膜和软脑膜明显强化（B，黑箭头），并在左侧额极水平（C，黑箭头）形成脓腔

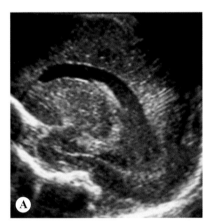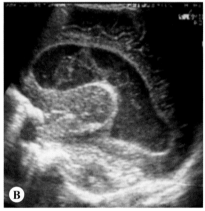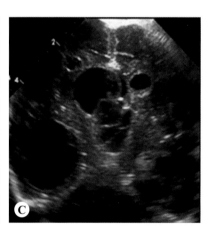

▲ 图 63-12　脑室炎患者的脑部超声检查

A. 矢状面扫描，单核细胞增多性李斯特菌引起的脑膜炎；B. 矢状面扫描，大肠杆菌引起的脑膜炎；C. 冠状面扫描，葡萄球菌性脑膜炎。所有病例均表现为室管膜增厚、回声增强，脑室扩张充满回声物质，在 A 中轻微，在 B 中加重，在 C 中表现为明显脑积水。B 和 C 中渗出液内有较厚的粘连（图片由 Dr. Corinne Veyrac，Montpellier，France 提供）

如果新生儿表现出急性或亚急性颅内压升高或可能的脑积水迹象，尤其是急性暴发性细菌性脑膜炎，应考虑这一诊断。在新生儿中，颅缝和穹窿仍然是广泛开放的，因此颅内病变可以在不引起颅内压显著升高的情况下进展，从而延缓症状的出现，使病症难以识别。如果已知患有脑膜炎的患儿对抗生素治疗没有反应，出现癫痫发作，或者当 CSF 成分与临床病程不相符时，应怀疑病变发展为脑脓肿。

2. 基础流行病学 / 人口学

第 1 例新生儿脑脓肿的报道于 1899 年。它是脑膜炎或菌血症的一种罕见并发症，占新生儿的 1.3%~4%。约 1/3 的病例不伴有脑膜炎。这是一种致死性高的疾病，死亡率为 15%。虽然有可能治疗，但认知缺陷和癫痫的不良结局分别约占 75% 和 60%。最常见的致病细菌是革兰阴性菌，如差异柠檬酸杆菌、奇异变形杆菌、铜绿假单胞菌、黏质沙雷菌和其他肠道细菌。

3. 病理生理学

细菌侵入神经组织，引起坏死性血管炎。脑实质的局部炎症改变导致了初期阶段的脑炎，其特征是血管通透性增加而无血管生成。随着血管在坏死的脑组织核心周围增殖，伴随着炎症细胞、网状蛋白和胶原蛋白沉积，就会形成一个包膜。脑脓肿的演变有四个阶段：①早期脑炎；②晚期脑炎；③早

期包膜形成；④晚期包膜形成。在新生儿人群中，脑炎可能在不超过 2 周的时间内迅速发展为明显的脓肿。脑皮质侧包膜通常比脑室侧厚，这可能与皮质侧血管增多，促使胶原生成有关。脓肿可破入脑

室系统或蛛网膜下腔，提示预后不良。顶叶和枕叶脓肿发生这种并发症的风险更大。新生儿脓肿通常是多发性大脓肿、包膜不良，大多位于额叶（图 63–18 ）。

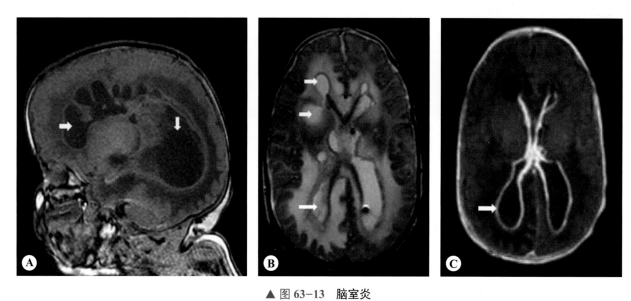

▲ 图 63–13 脑室炎
A 和 B. 矢状位 T_1WI（A）和轴位 T_2WI（B）显示脑室周围多房囊腔和扩张的脑室三角（箭）；C. 增强 T_1WI 显示室管膜增厚，明显强化（箭）（图片由 Dr. Nadine Girard，Marseille，France 提供）

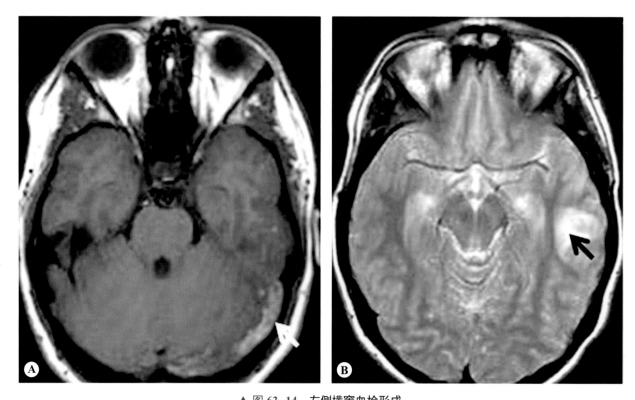

▲ 图 63–14 左侧横窦血栓形成
A. 轴位 T_1WI 显示沿左侧横窦信号增强，提示血栓形成；B. 轴位 T_2WI 扫描显示皮质下白质水肿（箭）与静脉梗死一致

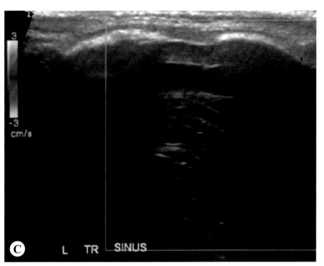
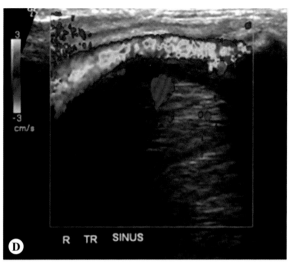

▲ 图 63-14（续）　左侧横窦血栓形成

C.彩色多普勒显示经乳突囟门的左横窦无血流；D.彩色多普勒显示右侧横窦血流正常

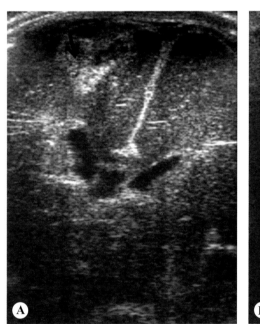
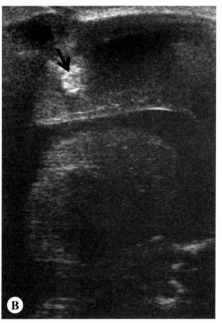

▲ 图 63-15　细菌性脑膜炎新生儿动脉炎合并梗死

脑超声冠状面（A）和旁矢状面（B）扫描显示楔形、高回声的皮质梗死（箭）

4. 实验室特征

新生儿脑脓肿的主要实验室特征包括：①外周血白细胞计数升高（18.000～34.000/dl）；②脑脊液细胞增多伴蛋白升高（75～150mg/dl）；③如果发生脑脓肿破裂，则脑脊液将溢出数以千计的多形核白细胞，同时患者病情恶化。

5. 临床特点和影像学适应证

新生儿出现急性暴发性或持续性脑膜炎，出现急性或亚急性颅内压升高的体征，如前囟门膨出、颅缝分离、呕吐、嗜睡、头围增大和痉挛，应怀疑脓肿形成。如果不合并脑膜炎，临床表现无发热。一旦怀疑脓肿，必须通过脑部影像学检查来确诊。此外，如果必须进行手术引流，MRI 有助于制订手术计划。

6. 成像技术和推荐方案

头部超声和 MRI 可有效地显示脑脓肿，MRI

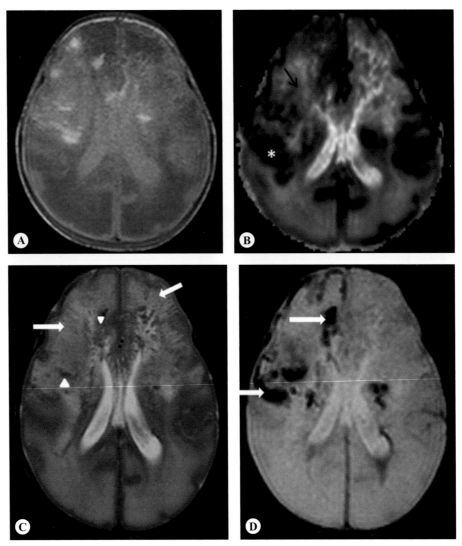

▲ 图 63-16　由黏质沙雷菌引起的早产儿细菌性脑膜炎演变为坏死性脑炎

A. 轴位 T₁WI 显示多个亚急性出血模糊区域；B. 轴位 ADC 图显示额叶扩散受限（星号）和自由（箭）扩散区；C. 轴位 T₂WI 显示额叶（箭头）不均匀高信号，局灶性低信号（箭头）表示出血；D. 轴位梯度回波 T₂*WI 证实弥漫性出血性坏死（箭）（图片由 Dr. Andrea Rossi，Genoa，Italy 提供）

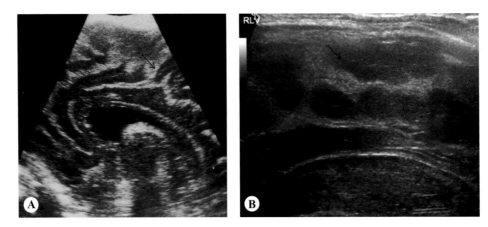

▲ 图 63-17　脑矢状面超声扫描显示脑沟回声扩张，充满脓性渗出物（A）和出血（B）：这两种情况彼此几乎无法区分

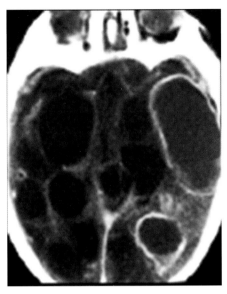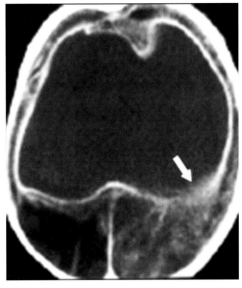

◀ 图 63-18 类杆菌引起的新生儿脓肿

轴位 CT 增强扫描显示多发大脓肿，局部包膜模糊不清（箭）（图片由 Dr. Andrea Rossi, Genoa, Italy 提供）

是首选检查方法。MRI 应包括常规序列和 DWI 序列。灌注成像和 MRS 可能有助于诊断。

7. 注释列表
- 确定病变位置。
- 超声检查中评估病变的回声。
- 在 MRI 上，识别病变中心的低扩散区，并评估 T_1WI 和 T_2WI 的信号强度。
- 评估包膜的强化。

8. 影像表现

早期脑炎在彩色多普勒上表现为回声增强、血管化增多的模糊区域；晚期表现为病灶中心低回声、边缘高回声。液化表现为病变内部的回声碎片，可随头部位置的改变而变化或出现分层（图 63-19）。

为了更好地描述病变并确定预后，MR 检查是必需的。早期脑炎表现为边界不清的肿块，T_1WI 呈低信号，T_2WI 呈高信号，增强后呈斑片状强化。在 T_1WI 和 T_2WI 图像上，晚期脑炎伴包膜形成表现为不均匀中心伴高、低信号的厚壁。脓肿壁明显强化，在延迟图像上，强化位于病变中心。影像上病变进展包括包膜变厚，边缘更加平滑，以及内容物信号强度随脓肿进展的变化。由于胶原组织、血液产物和自由基的产生，病程进一步进展包括 T_1WI 低信号、中心 T_2WI 高信号及 T_2WI 低信号、显著强化的包膜。DWI 典型表现为脓肿中心扩散受限（图 63-20），可与坏死性肿瘤鉴别。MRS 可以显示异常的丙氨酸、乳酸、亮氨酸、异亮氨酸和缬氨酸峰

值，可以进一步提高诊断准确性，并且脓肿中心内无生理性的胆碱、肌酸和 NAA 峰。

9. 治疗监测

扩散成像被认为是有效的治疗监测手段。当病变体积缩小，其内容物扩散增加时，考虑是对治疗的反应。

10. 诊断难点

脓肿应与伴有囊变坏死的肿瘤相鉴别。肿瘤坏死区 DWI 扩散增加可资鉴别。MR 灌注成像可以进一步显示肿瘤 rCBV 增加。

三、真菌感染

（一）定义和临床要点

新生儿真菌感染可能会导致脑膜炎并伴有微小脓肿。虽然报道有几种真菌可引起新生儿脑膜炎、脓肿或两者均有的病例（如曲霉菌、隐球菌和球孢子菌），但大多数病例是由念珠菌引起的。真菌感染的最易感人群是极低出生体重的早产儿。

（二）基础流行病学 / 人口学

病因尚未完全了解，但可能涉及宿主的免疫缺陷和在重症监护病房长时间使用血管导管、全肠外营养和气管插管，新生儿特别容易患系统性念珠菌病，特别是低出生体重早产儿（出生体重＜1500g），甚至极低出生体重儿（出生体重＜1000g）。长期使用广谱抗生素和皮质类固醇会改变正常的微生物菌

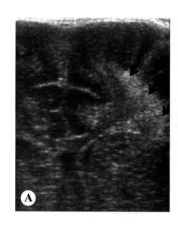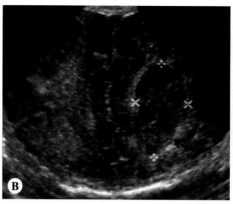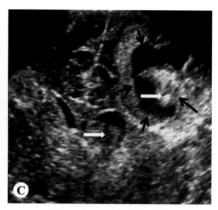

▲ 图 63-19 超声发现的脑炎和脓肿

A. 经前囟门冠状面扫描显示左额叶（箭）有一个界限不清的高回声病变，符合脑炎表现；B. 冠状面扫描显示病变进展为边缘高回声的低回声病变（箭）；C. 在明显脓肿阶段，冠状面超声显示病变进展为液化（黑箭），伴有回声（白箭）碎片。左侧脑室前角也可见回声碎片（白箭）（图片由 Dr. Corinne Veyrac，Montpellier，France 提供）

群，是真菌感染的严重破坏性因素。白色念珠菌是导致迟发性脓毒症（即出生 72h 后）的第三大常见病原体。也有报道假丝酵母菌败血症和热带念珠菌败血症病例。10%～25% 患有系统性念珠菌病的新生儿表现出中枢神经系统受累，而早产儿中这一数字上升至 70%。及时且有针对性的治疗可将死亡率降至 15%～30%，但约近 50% 的幸存者可有长期的神经发育障碍。

1. 病理生理学

念珠菌在血源性传播侵至大脑后可出现脑膜或脑血管炎症，导致周围脑实质血栓和梗死。小胶质细胞和巨噬细胞浸润梗死区，星形胶质细胞增生。梗死灶实质内可见真菌、坏死和出血，随后可见微小脓肿或肉芽肿形成。微小脓肿可融合形成较大的病变。

2. 实验室检查

当血液、尿液或脑脊液培养中检测出病原体时，可以确诊念珠菌感染。培养可能出血间歇性阳性，因此必须重复培养检测。明确念珠菌性脑膜炎的患者中脑脊液培养数据显示有细胞增多症，白细胞计数为 215 个 /mm³。然而，可疑的念珠菌性脑膜炎病例的白细胞计数可能较少，甚至可以正常。红细胞计数 > 3000 个 /mm³，蛋白质浓度 > 100mg/dl，个别情况下平均为 214mg/dl，葡萄糖浓度平均为 71mg/dl。在治疗过程中，持续性血小板减少可能表明治疗失败。

3. 临床表现和影像适应证

系统性念珠菌病可能会产生特殊的临床表现。突发呼吸恶化、呼吸暂停、心动过缓、体温不稳定、高血糖、糖尿、新发的血小板减少症、斑点样红斑性皮疹及坏死性小肠结肠炎的症状提示需要进一步实验室检查和治疗。即使是症状明显的念珠菌性脑膜炎患者脑脊液培养结果也可能正常，因此应行影像学检查。当怀疑系统性念珠菌病时，在新生儿的诊断中必须考虑临床神经影像学检查。

4. 成像技术和推荐方案

中枢神经系统参与真菌败血症的标志是微脓肿的形成。脑部超声是诊断脑部感染的极佳工具。MRI 在诊断念珠菌性脑膜炎和微小脓肿形成方面也起着重要作用，对显示颅后窝病变非常敏感。除了常规方案外，DWI 和增强扫描可提高脑实质改变的早期诊断。

5. 注释列表

- 确定病变范围。
- 在超声上评估病变的回声和分布。
- 在 MRI 上评估病变的扩散和强化。
- 检查病变的融合情况。
- 仔细查看分水岭区域的受累。
- 随访 MR 检查脑白质髓鞘形成进展。

6. 影像学表现

念珠菌感染的脑部超声可显示多个微小脓肿，表现为小而散在的回声灶，迅速进展表现为位于白

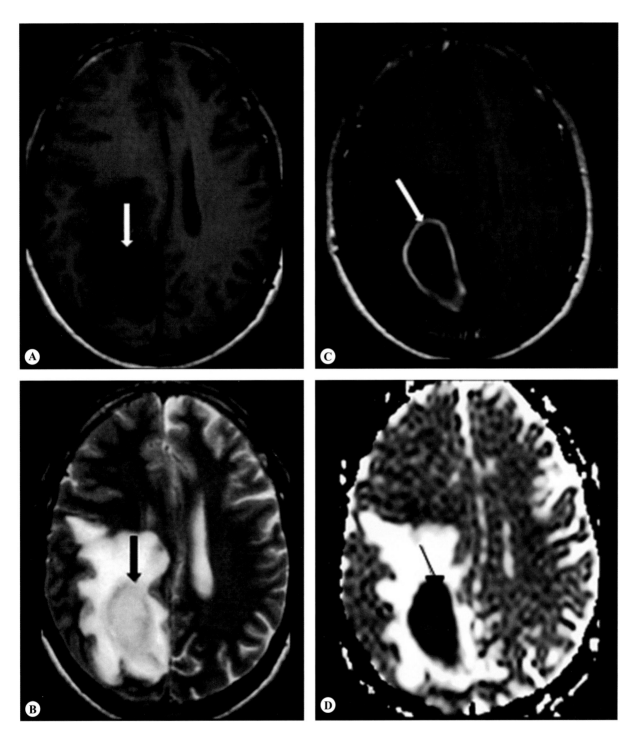

▲ 图 63-20　**A.** 轴位 T_1WI 显示低信号的脓肿中心被稍高信号的包膜包围；**B.** 轴位 T_2WI 显示高信号脓肿中心伴低信号脓肿壁；**C.** 轴位 T_1WI 增强显示脓肿壁明显强化；**D. ADC** 图像显示脓肿扩散受限。注意所有序列中均有血管源性水肿

质、基底节和小脑的低回声病灶（图 63-21）。

其他真菌种类，如曲霉菌，可在同侧大脑半球产生更大的回声区域。同时也可表现为脑室炎和脑室扩张，并伴有脑室间隔和脑室周围回声增强。增强 T_1WI 显示点状或边缘强化脓肿，主要位于分水岭区域。DWI 可见扩散受限。

7. 治疗监测

3 周后随访发现病灶液化，脑部超声呈低回声，

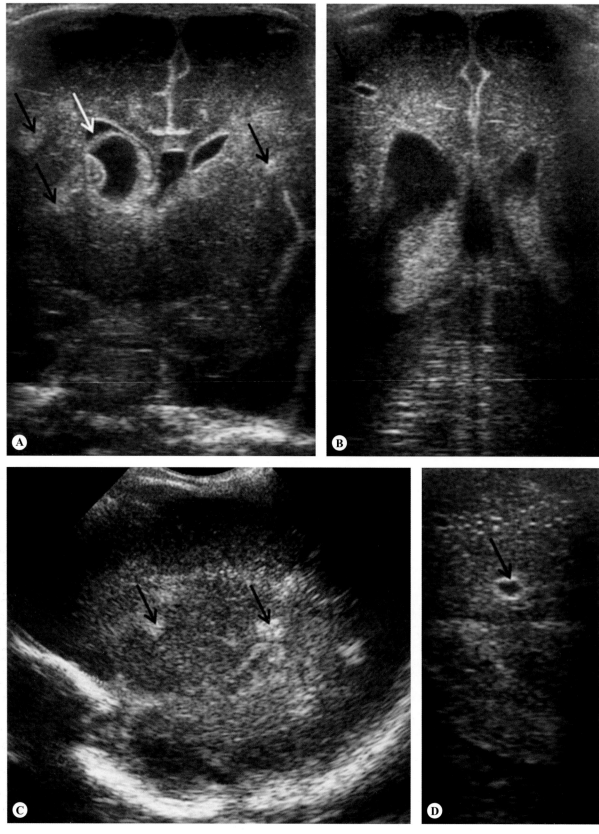

▲ 图 63-21　念珠菌脑炎新生儿的颅脑超声

冠状面（A）和矢状面（C）扫描显示双侧额叶和颞叶有多发高回声灶（黑箭）。右侧侧脑室扩张，额角有脑室间隔（白箭）。
冠状面（B）和矢状面（D）随访扫描显示病变液化

T_2WI 呈高信号，DWI 显示扩散不受限。之后病灶变小，最终转化为钙化肉芽肿。也有报道髓鞘形成延迟和胼胝体变薄。

8. 诊断难点

早产儿念珠菌微脓肿与脑室周围白质软化症的鉴别诊断是基于病变在脑室周围白质的分布和 PVL 缺乏强化。

（三）病例报告（图 63-21）

1. 病史

妊娠 26 周出生的早产女婴。生后第 16 天，突发体温不稳定、呼吸暂停、心动过缓和红斑皮疹。脑脊液、血液和尿液分析显示为白色念珠菌败血症。

2. 临床诊断

系统性念珠菌病伴中枢神经系统受累。

3. 影像学检查目的

评估大脑的受累程度。随访以评估病变的演变情况。

4. 成像技术

头颅超声。

5. 影像学表现

经前囟门冠状位（图 63-21A）和矢状位（图 63-21C）图像显示多个边界不清的高回声灶，散布在白质和基底节区，符合真菌微脓肿表现。右侧脑室扩张，额角有脑室间隔。随诊超声（图 63-21B 和 D）显示几处病变液化。

6. 解释

脑实质散在分布的棉絮状高回声病灶与临床和实验室检查结果相一致，符合血源性脓毒症真菌栓子表现，可导致微小脓肿的形成。

参考文献

[1] Averill LW, Kandula VV, Akyol Y, Epelman M. Fetal brain magnetic resonance imaging findings in congenital cytomegalovirus infection with postnatal imaging correlation. Semin Ultrasound CT MR. 2015;36:476–86.

[2] Barkovich AJRC. Pediatric neuroimaging. 5th ed. Philadelphia: Lippincott Williams & Wilkins; 2012.

[3] Baud D, Gubler DJ, Schaub B, Lanteri MC, Musso D. An update on Zika virus infection. Lancet. 2017;390:2099–109.

[4] Best JM. Rubella. Semin Fetal Neonatal Med. 2007;12:182–92.

[5] Cartes-Zumelzu FW, Stavrou I, Castillo M, Eisenhuber E, Knosp E, Thurnher MM. Diffusion-weighted imaging in the assessment of brain abscesses therapy. AJNR Am J Neuroradiol. 2004;25:1310–7.

[6] Cheeran MC, Lokensgard JR, Schleiss MR. Neuropathogenesis of congenital cytomegalovirus infection: disease mechanisms and prospects for intervention. Clin Microbiol Rev. 2009;22:99–126., Table of Contents.

[7] Huang CC, Chen CY, Yang HB, Wang SM, Chang YC, Liu CC. Central nervous system candidiasis in very-low-birth-weight premature neonates and infants: US characteristics and histopathologic and MR imaging correlates in five patients. Radiology. 1998;209:49–56.

[8] James SH, Kimberlin DW. Neonatal herpes simplex virus infection. Infect Dis Clin N Am. 2015;29:391–400.

[9] Jaremko JL, Moon AS, Kumbla S. Patterns of complications of neonatal and infant meningitis on MRI by organism: a 10 year review. Eur J Radiol. 2011;80:821–7.

[10] Kim KS. Neonatal bacterial meningitis. NeoReviews. 2015;16:e535–43.

[11] Kimberlin DW. Neonatal herpes simplex infection. Clin Microbiol Rev. 2004;17:1–13.

[12] Ku LC, Boggess KA, Cohen-Wolkowiez M. Bacterial meningitis in infants. Clin Perinatol. 2015;42:29–45, vii–viii.

[13] Lai PH, Ho JT, Chen WL, Hsu SS, Wang JS, Pan HB, Yang CF. Brain abscess and necrotic brain tumor: discrimination with proton MR spectroscopy and diffusionweighted imaging. AJNR Am J Neuroradiol. 2002;23:1369–77.

[14] Luthra G, et al. Comparative evaluation of fungal, tubercular, and pyogenic brain abscesses with conventional and diffusion MR imaging and proton MR spectroscopy. AJNR Am J Neuroradiol. 2007;28:1332–8.

[15] Mao J, et al. MRI-DWI improves the early diagnosis of brain abscess induced by Candida albicans in preterm infants. Transl Pediatr. 2012;1:76–84.

[16] Marcinkowski M, Bauer K, Stoltenburg-Didinger G, Versmold H. Fungal brain abscesses in neonates: Sonographic appearances and corresponding histopathologic findings. J Clin Ultrasound. 2001;29:417–21.

[17] Martin S. Congenital toxoplasmosis. Neonatal Netw. 2001;20:23–30.

[18] Oliveira CR, Morriss MC, Mistrot JG, Cantey JB, Doern CD, Sanchez PJ. Brain magnetic resonance imaging of infants with bacterial meningitis. J Pediatr. 2014;165:134–9.

[19] Plourde AR, Bloch EM. A literature review of Zika virus. Emerg Infect Dis. 2016;22:1185–92.

[20] Robert-Gangneux F, Darde ML. Epidemiology of and diagnostic

strategies for toxoplasmosis. Clin Microbiol Rev. 2012;25: 264–96.

[21] Severino M, Zerem A, Biancheri R, Cristina E, Rossi A. Spontaneously regressing leukoencephalopathy with bilateral temporal cysts in congenital rubella infection. Pediatr Infect Dis J. 2014;33:422–4.

[22] Soares de Oliveira-Szejnfeld P, et al. Congenital brain abnormalities and Zika virus: what the radiologist can expect to see prenatally and postnatally. Radiology. 2016;281:203–18.

[23] Volpe JJ. Neurology of the newborn. 5th ed. Philadelphia: Saunders/Elsevier; 2008.

[24] Yikilmaz A, Taylor GA. Sonographic findings in bacterial meningitis in neonates and young infants. Pediatr Radiol. 2008;38:129–37.

拓展阅读

[1] Bale JF Jr. Congenital infections. Neurol Clin. 2002;20:1039–60, vii.

[2] Barkovich AJ, Girard N. Fetal brain infections. Childs Nerv Syst. 2003;19:501–7.

[3] Coni E, Marcialis MA, Pintusa MC, Irmesi R, Masile V, Fanos V. Group B Stroptococcal meningitis: a description of six case reports. Int J Clin Pediatr. 2015;4:127–36.

[4] de Vries LS, Gunardi H, Barth PG, Bok LA, VerboonMaciolek MA, Groenendaal F. The spectrum of cranial ultrasound and magnetic resonance imaging abnormalities in congenital cytomegalovirus infection. Neuropediatrics. 2004;35:113–9.

[5] Foerster BR, Thurnher MM, Malani PN, Petrou M, CaretsZumelzu F, Sundgren PC. Intracranial infections: clinical and imaging characteristics. Acta Radiol. 2007;48:875–93.

[6] Levine D, Jani JC, Castro-Aragon I, Cannie M. How does imaging of congenital Zika compare with imaging of other TORCH infections? Radiology. 2017;285:744–61.

[7] Pahud BA, Greenhow TL, Piecuch B, Weintrub PS. Preterm neonates with candidal brain microabscesses: a case series. J Perinatol. 2009;29:323–6.

[8] Ribeiro BG, Werner H, Lopes F, Hygino da Cruz LC, Jr., Fazecas TM, Daltro PAN, Nogueira RA. Central nervous system effects of intrauterine Zika virus infection: a pictorial review. Radiographics. 2017;37:1840–50.

[9] Schneider JF. Neonatal brain infections. Pediatr Radiol. 2011;1(41 Suppl):S143–8.

[10] Yang M, Wang L, Xia C, Qiao Z. Neonatal meningitis: preterm and term infants evaluated by magneticimaging-based score analysis. Radiol Infec Diseases. 2018;5:102–9.

第十二篇　脊柱和脊髓

Spine and Spinal Cord

第 64 章　脊柱和脊髓影像解剖 ··· 1552

第 65 章　脊柱退行性病变影像学 ··· 1569

第 66 章　脊柱炎性及感染性疾病的成像方法 ·································· 1607

第 67 章　脊髓炎症和感染性疾病影像学 ·· 1633

第 68 章　骨质疏松症和代谢性脊柱疾病影像学 ······························ 1651

第 69 章　影像引导下的经皮脊柱介入治疗 ···································· 1670

第 70 章　脊柱和脊髓肿瘤的临床和影像学特征 ······························ 1699

第 71 章　脊柱和脊髓血管疾病的影像学 ·· 1729

第64章　脊柱和脊髓影像解剖
Spine and Cord Imaging Anatomy

Gianluigi Guarnieri　Mario Muto　Letterio Salvatore Politi　著

曹观美　译　　陈绪珠　校

摘　要

脊柱解剖是认识脊柱的正常功能和脊柱疾病及病理进程的基础。脊柱疼痛是最常见的临床表现之一，影响全世界超过80%的人口。这可能是某种与多因素相关的潜在疾病的一个表现。临床神经影像是了解脊柱疼痛来源的关键，可以通过影像技术显示骨骼、韧带、肌肉、神经和血管结构，从而阐述脊柱疼痛与病理的密切联系。

关键词

脊柱解剖；脊柱疼痛；脊柱成像；脊神经；椎间盘；背部疼痛；脊柱血管解剖；解剖变异；脊柱症状；脊髓综合征；扩散张量成像；扩散张量解剖；纤维示踪成像

缩略语

ADC	apparent diffusion coefficient	表观扩散系数
ALL	anterior longitudinal ligament	前纵韧带
CSF	cerebrospinal fluid	脑脊液
DTI	diffusion tensor images	扩散张量成像
DWI	diffusion-weighted imaging	扩散加权成像
GRC	gray ramus communicans	灰交通支
IDD	internal disc disruption	椎间盘内破裂
PLL	posterior longitudinal ligament	后纵韧带
PMA	progressive muscular atrophy	进行性肌肉萎缩
SIJ	sacroiliac joint	骶髂关节

一、脊柱解剖和脊柱疼痛的病理

脊柱分为五个部分：颈椎、胸椎、腰椎、骶椎和尾骨，共包括24块椎骨：7个颈椎（C）、12个胸椎（T）、5个腰椎（L）、骶骨（S）和尾骨。脊柱是可活动的组织，每一组成部分都至关重要，在保护脊髓、神经、血管组织的同时，可以维持运动、调节灵活性和稳定性。

每一块椎骨由前方的椎体和后方的椎弓（关节突、横突、棘突）组成。椎体是内部充满骨松质、周围环以薄层骨密质的圆柱形，两端表面轻微凹陷形成椎间隙。不同节段的椎骨形态相似，但是从 C_1 至末节腰椎的椎体重量和体积逐步增加，这是对机械性轴向负荷增大的一种生理性适应。每一个椎弓包括2个椎弓根、2个椎弓板和7个突起（1个棘突、4个关节突和2个横突）。

椎弓根附于椎体的后外侧，与一对弓形的骨板相延续。椎弓板向后发出的突起称棘突，横突是椎弓向两侧发出的突起。关节突（椎小关节）是成对的，上方突起的关节面直接朝前、下方突起的关节面直接朝后。椎小关节的方向自颈椎到胸腰椎水平从矢状方向逐渐变得更加倾斜，从而在脊柱轴向负荷增加时以保证稳定性。

椎弓峡部位于上、下关节突之间，接受前方上关节面平移的生物力学压力，而如果下关节面仍附于椎弓后部，则会引起所谓的峡部裂。脊柱生理弯曲的骨性组成部分、韧带和滑膜关节面共同保证了脊柱的稳定性和移动性。与笔直的圆柱形相比，脊柱的生理弯曲使脊柱对轴向负荷的抵抗力增加了17倍。

二、颈椎水平

颈椎（图64-1）相较于其他椎体形态更小、更薄。椎体的外侧有椎间孔，椎动脉自 C_6 水平横穿其中。椎体上面侧缘向上突起形成钩突。

C_1 没有椎体，由圆环形的骨组织构成。C_1 上面是椭圆形关节面，与枕髁相关节。C_1 下面是圆形关节面。横突较大，与前后的结节融合。

C_2 椎体是圆锥形，齿突向上延伸至斜坡的下面。有两个关节面：前方与寰椎前弓相关节，后方

紧贴横韧带。

$C_{0\sim2}$ 枕颈关节对于维持移动性和稳定性很重要，通过骨骼和韧带组织结构来保证，如横韧带、翼状韧带、十字韧带及齿突尖韧带。关节附以滑膜关节囊，不仅保证活动性，也解释了很多病理过程。后纵韧带（图64-2）与附于枕大孔前缘的覆膜相续，使得颈-枕关节可以完成某些特定动作，如屈伸、旋转和侧弯，而这在其他脊柱节段是不可能完成的。同时，也与视觉和听觉方向的准确性密切相关（图64-2）。

三、胸腰椎水平

在胸椎水平，椎体呈典型的正方形，尺寸增加（图64-3）。从上到下，椎板逐渐变宽、变厚，棘突变长，向后下方倾斜。由于肋骨的存在，肋椎关节对于在外伤和肿瘤性病变中维持脊柱节段的稳定性很有必要。

T_{12} 椎体的形态是过渡的，与腰椎体更像，虽然下关节面更趋向于横向。在腰椎水平，椎体更大、骨皮质更厚，肋椎关节消失；而棘突更粗大，直接伸向后方（图64-4）。

每一个上关节突朝向背内侧，彼此相对，而下关节突更向前和趋向横向。

脊柱弯曲和骨盆的关系对于保证正确的姿势和前后平衡很重要。这可以通过测量骨盆倾斜的角度来量化，即骨盆倾角和股骨头位置的比率。这是基因决定的个体发生率，不会随着生长发育而变化，这有助于理解脊柱疼痛和异常弯曲。

骶髂关节代表解剖结构上骶骨和骨盆的连接，倾斜成角，周围环以滑膜软骨。骶髂关节退变可以导致微观不稳定性和下背部疼痛。骶髂关节神经分布很复杂，涉及多节段。

四、椎间盘

各个椎体通过椎间隙相分离，椎间隙由三部分组成：软骨终板、纤维环和髓核。

从颈椎到腰椎，由于椎体增大及轴向负荷增加，椎间盘尺寸增加。纤维环包绕中央的髓核，由同心圆的胶原蛋白纤维构成。Ⅰ型胶原纤维存在于纤维环的边缘，Ⅱ型存在于纤维环内部。Sharpey

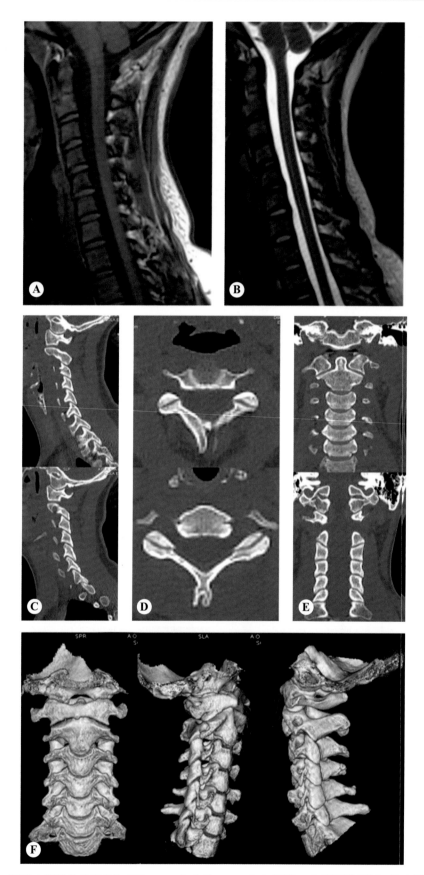

▲ 图 64-1　正常人颈椎的代表性矢状位 **T₁W**（**A**）和 **T₂W**（**B**）图像。正常颈椎解剖。代表性矢状位（**C**）、轴位（**D**）、冠状位（**E**）重组图像及 **3D VR** 图像（**F**），展现椎小关节的方向和横突孔

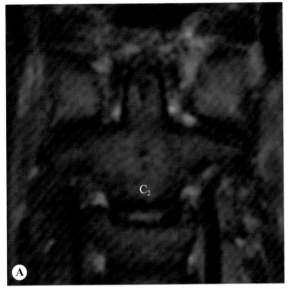

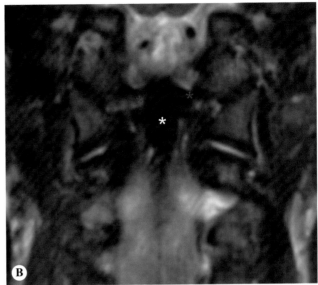

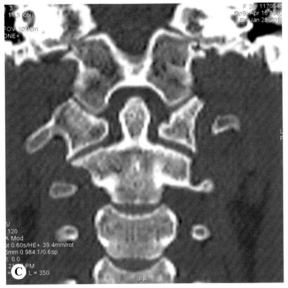

◀ 图 64-2 A 和 B. 正常人 $C_{0\sim2}$ 枕颈水平的代表性冠状位 T_2W 图像。白星为翼状韧带，红星为十字韧带。C. 正常人枕颈连接处的冠状位图像。注意 $C_{1\sim2}$ 的水平方向和 $C_{0\sim1}$ 相对于齿突的倾斜方向

纤维插入椎体皮质，附于前纵韧带和后纵韧带。椎间盘的核心即髓核，是脊索的残余，含有水化的蛋白多糖基质及少量软骨细胞。

约 90% 的椎间盘由水分子形成，椎间盘的血管主要是椎间盘动脉，在成人开始萎缩。自此，椎间盘的营养只由上下终板的胶质 - 渗透压提供。椎间盘的这种营养方式导致 20 岁以后开始出现早期脱水，以及所有 MR 检查可见的椎间盘退变。后纵韧带使得纤维环的中后面的正常轮廓限于中线，这解释了椎间盘突出最常见的位置是偏中线的。

五、神经及神经支配

脊神经有 31 对：8 对颈神经、12 对胸神经、5

对腰神经、5 对骶神经和 1 对尾神经（表 64-1）。由于不同节段脊柱的生长情况不同，在脊柱的低节段神经根更长、更加倾斜。7 对颈神经在相应的椎体上面穿出，下面的神经在相应的椎体下面出现（有 7 个颈椎和 8 对颈神经根）。因此，C_1 神经起源于 C_1 节段，在 C_1 上面穿出。C_8 神经起源于 C_7 节段，在 $C_7\sim T$ 穿出。胸椎神经和更低的神经根在相应的椎体下面穿出。T_6 神经起源于 T_5 节段，在 $T_{6\sim7}$ 穿出。T_{12} 神经起源于 T_8 节段，在 $T_{12}\sim L_1$ 穿出。L_2 神经起源于 T_{10} 节段，在 $L_{2\sim3}$ 穿出。S_3 神经起源于 T_{12} 节段，在 S_3 椎间孔穿出。所有其他的脊神经穿出于相应椎体的下面。

前 4 个骶神经通过相应的骶孔穿出。第 5 个，

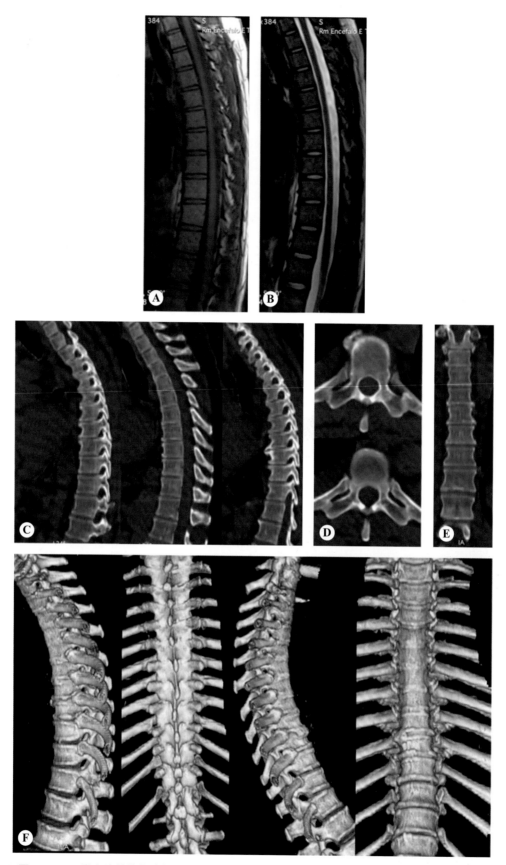

▲ 图 64-3　正常人胸椎的代表性矢状位 **T₁W**（**A**）和 **T₂W**（**B**）图像。正常胸椎解剖。代表性矢状位（**C**）、轴位（**D**）、冠状位（**E**）重组图像及 **3D VR** 图像（**F**），展现椎小关节的方向和横突孔

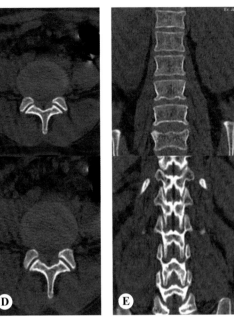

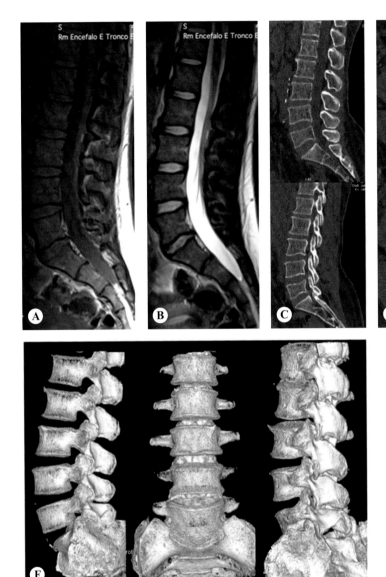

◀ 图64-4 正常人腰椎的代表性矢状位 T_1W（A）和 T_2W（B）图像。正常腰椎解剖。代表性矢状位（C）、轴位（D）、冠状位（E）重组图像及 3D VR 图像（F），展现椎小关节的倾斜方向

即最后一个在骶骨和尾骨之间出现。只有第一对尾神经的神经分配对骨盆结构重要，最后两对神经是退化的；在尾骨的侧面出现，在第一和第二尾骨之间穿出。

每一个脊神经包含两束，即后方的感觉支和前方的运动支。脊神经从脊髓发出后每6~8根很快融合，并有软膜包裹。后方的神经根起源于脊髓灰质的背（或后）角，前方的神经根起源于腹（或前）角。后方的神经束融合成一个神经节（后根神经节），位于相应的椎间孔前面，从侧下方发出两根，越往侧下、从颈神经到骶神经的活动范围越大。前方的神经束不形成神经节，与从神经节出来的后根相融合，形成脊神经，随后很快分成细的后支和三倍粗的前支。

神经节为脊柱疼痛的中转站，接受来自椎间盘、肌肉、硬膜囊、骨膜纤维、上下关节突的感觉纤维。这解释了关节突综合征的关节面双侧浸润原理。感觉纤维到达脊髓后继续向上穿过脊髓丘脑束，到达顶部皮质投射区，与双侧皮质和深部投射纤维形成脑部疼痛网络。神经节也接收胸腰椎水平的交感神经和副交感神经纤维束吻合。

六、肌肉

椎旁肌肉、肌腱和韧带是脊柱的重要结构，在生物力学过程中起关键作用，能够保证有效和被动的行为移动性、灵活性和抵抗力。如果没有肌肉和

表 64-1	脊神经的运动功能
$C_{1\sim6}$	颈部屈肌
$C_1\sim T_1$	颈部伸肌
C_3、C_4、C_5	膈的神经分布
C_5、C_6	肩的运动，上肢上举（三角肌），肘的弯曲（肱二头肌）；C_6 允许上臂外旋
C_6、C_7	肘和腕的伸展（三头肌和腕伸肌）；手腕的手掌向下
C_7、T_1	手腕的弯曲，手部的小肌肉
$T_{1\sim6}$	肋间肌，躯干肌
$T_7\sim L_1$	腹部肌肉
$L_{1\sim4}$	大腿的弯曲，包括髂腰肌
L_2、L_3、L_4	大腿的内收，腿至膝盖的伸展
L_4、L_5、S_1	大腿的内收，腿至膝盖的弯曲，足背屈，脚趾伸展
L_5、S_1、S_2	臀部至腿的伸展，跖弯曲，脚趾弯曲

韧带，在很多被动和主动情境下脊柱会很不稳定。在颈 - 枕水平和颈椎水平，肌肉运动也通过视力调整，以保证三个轴面的独立运动，这是由于肌肉的机械感受器的存在。在腰椎水平有屈肌和伸肌，这两部分的平衡对于维持正确的矢状平衡、脊柱退变，尤其是脊柱后部结构的退变很关键。

七、椎体血供

椎体血供主要来自主动脉、向椎体中间背外侧延伸的成对的节段动脉（肋间和腰动脉）（图 64-5）。

每一个节段动脉在横突分成侧支和后支。侧支供应背部肌肉系统，但是主要由后支供应。节段动脉发出分支供应孔、骨骼和椎管内容物、椎间盘和椎体、椎弓的内面、黄韧带和局部硬膜组织。后支进入神经孔，供应软脊膜、蛛网膜和脊髓，其中板后支跨过椎板供应肌肉系统，向骨发出分支。

八、脊膜

脊膜的三层结构覆盖脊髓全长，包括硬脊膜、蛛网膜和软脊膜。硬脊膜是外部较厚的一层，相当于硬脑膜外部的脑膜。蛛网膜是很薄的中间层，与脑的蛛网膜相延续。软脊膜是最里面的一层，邻近脊髓。这三层结构对于区分血流扩散和肿瘤定位都很重要。

九、脊髓解剖

脊髓是前后略弯曲的圆柱形，在颈椎（$C_4\sim T_1$）和腰椎（$T_{12}/L_1\sim S_2$）水平局部膨大，此处有神经元产生神经纤维分别支配上肢和下肢。脊髓宽度 20~22mm（女性略小）。脊髓延续自延髓，终于脊髓圆锥，通常位于第二腰椎体上缘。圆锥向下续为马尾终丝，止于尾骨的背面。马尾终丝伴随有形成尾神经的神经根。在脊髓的末端，有圆锥上段、$L_5\sim S_1\sim S_2$、圆锥节段 $S_3\sim S_4\sim S_5$、尾神经，形成椎管内终丝下面的一簇神经根。

在横断面，脊髓 H 形的灰质（图 64-6）被充满脑脊液的中央管分开，白质（相当于上行和下行束）位于灰质周围。

与脑相反，白质在外层，包裹中央的灰质。白质主要由神经纤维构成，纵向贯穿脊髓。白质包括下行（运动纤维）和上行（感觉纤维）纤维束，位于后束和前 - 侧束。侧束包括下行的皮质 - 脊髓（锥体）束。

十、正常解剖变异

有多种常见的解剖变异和病理情况很相似。

（一）颈椎假半脱位

通常来说，这种变异发生在 $C_{2/3}$ 水平，与头在弯曲位时 C_2 在 C_3 的前半脱位相似。在小儿中最常见，伴有上部颈椎的不完全骨化。正确解释的关键是无棘突椎板线破坏，虽然在老年人中应该排除真正的韧带损伤。

（二）不完整的 C_1、C_2 环

这是一种少见的先天性缺陷，反映了后弓（主要影响 C_1，虽然 C_2 和 C_3 也受影响）的不完全骨化，通常在 CT 检查时会偶然发现（图 64-7）。这不应该与外伤骨折混淆。

（三）颈肋

颈肋指的是 C₇ 水平小的残遗的肋骨或者 C₇ 横突的伸长。比较常见。通常无症状，但可能导致臂丛病变或者胸廓出口综合征。横突的方向对于鉴别颈肋和胸肋很关键。颈椎横突是偏尾部方向，而胸椎横突是朝向腹侧。

（四）移行椎

典型的发生于胸腰或者腰骶水平。最常见的变异包括 S₁ "腰化"、L₅ "骶化"、残存 L₁ 肋及 T₁₂ 肋发育不良。这对于术前从颈椎至骶骨节段椎体的正确计数很重要。这会导致变异水平上下可移动节段

的加速退变（图 64-8 ）。

（五）神经根联合畸形

当两个邻近的脊神经根共享一个硬膜包膜形成鞘膜囊时会发生这种变异，这与神经鞘肿瘤或者椎间盘突出表现很像。联合性神经上根占据了椎间孔下部，更容易在椎间盘突出时受压缩损害（图 64-9 ）。

（六）不完全的腰椎后部结构

最常见的是 L₅ 或 S₁ 后部结构的不完全融合。通常无症状，在没有皮肤畸形或者神经病学异常时被认为是一种正常变异（图 64-10 ）。

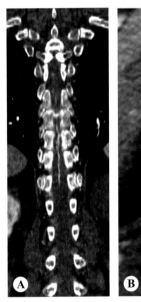
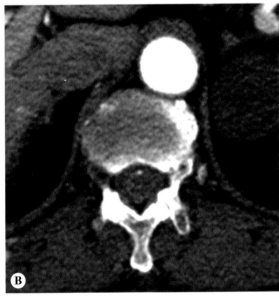

◀ 图 64-5　硬脊膜动静脉瘘患者胸椎节段的代表性冠状位（A）和轴位（B）多源 CT 和 MIP 重组图像，显示脊髓前动脉

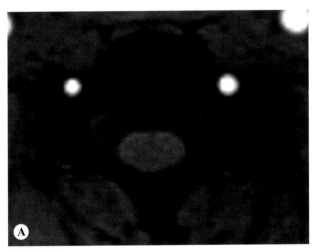
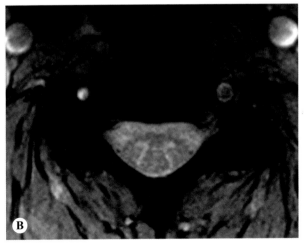

▲ 图 64-6　正常人颈髓典型 H 形灰质的代表性轴位 T₁W（A）和 T₂W（B）图像，在 T₂W 图像可以看到 H 形灰质的前角和后角

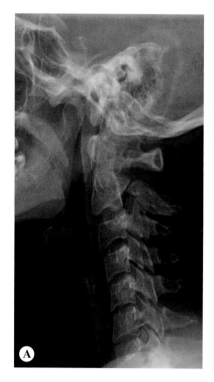
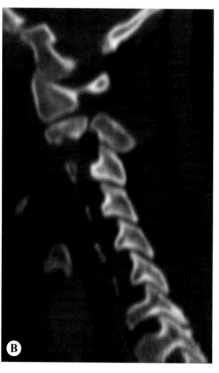

◀ 图 64-7　颈椎的侧位 X 线（A）和重建的矢状位 CT（B）图像。观察 C₂ 后弓的不完全融合，很像骨折

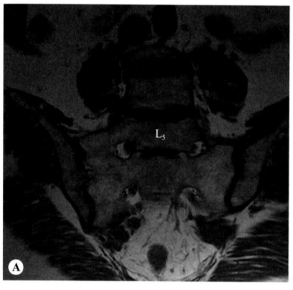
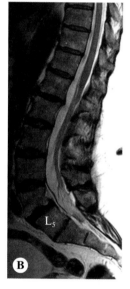

◀ 图 64-8　代表性的腰骶椎冠状位 T₁W（A）和矢状位 T₂W（B）图像

观察 L₅ 横突和骶骨的融合。L₅～S₁ 椎间盘发育不全，L₄～₅ 水平可见退变改变

十一、脊柱疼痛病理

脊柱疼痛通常是多因素的，可以是椎间盘内破裂导致的椎间盘性，可以由纤维环裂隙、椎间盘崩解及机械压力导致，而椎间盘外部形态并没有明显改变，伴有或不伴有终板改变；或者由椎间盘突出或椎管狭窄导致。椎小关节的神经分布很丰富，当发生退行性改变时，椎小关节可以通过压迫椎间孔和侧隐窝的神经根而直接引起疼痛。

疼痛症状可能是由压迫性或者脊柱化学炎症敏感性神经支配导致，包括躯体纤维（脊神经内部）和自主纤维（椎旁交感神经节和链），也可以是血管传递导致的。疼痛刺激由 C 型纤维（无髓鞘，负责持久性疼痛）、Aδ 纤维（有髓鞘，负责快速和尖锐疼痛）、Aγ 纤维（保护性的，可以产生疼痛神经递质）传导。

椎间盘和椎体周围受三丛（前、侧和后）神经支配。后丛最主要的是窦椎神经。窦椎 Luschka 神

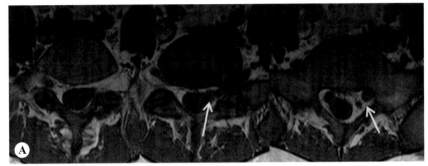

◀ 图64-9　腰骶椎轴位（A）和矢状位（B）T₁W 图像

观察左侧 L₅ 和 S₁ 神经根正常的硬膜鞘（A，箭）。左侧 L₅ 神经根占据椎间孔的下部（B，箭）

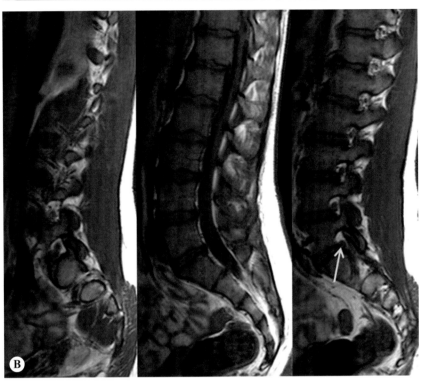

经是 GRC 和脊神经前支近端的小分支结合形成的返支。Luschka 神经有上升的和下降的吻合支，包括躯体和自主纤维，这两种纤维汇入纤维环后外侧、椎体和骨膜后部、腹侧脊膜和前部的硬脊膜血管。

ALL、椎体和骨膜前部、椎旁肌肉和筋膜及椎间盘的前外侧直接受交感神经干和神经节支配。椎小关节有双重神经支配，有躯体纤维和自主纤维。椎小关节由脊神经后支的中间支支配。每一个中间支供应相应水平及以下的骨突关节。每一个关节以这种方式接受双重的感觉神经支配。直接到达每一节段脊髓的躯体纤维介导局部疼痛，而自主纤维负责传入牵涉痛。

十二、脊髓病变的临床评估

脊髓会产生许多条件反射，也是感觉、运动和相关纤维的路径。因此，脊髓病变的临床表现清晰、准确地反映了相应解剖定位，并且根据病变的范围和程度而变化。综合的神经病学检查可以显示脊髓临床综合征、定位髓核水平、指导影像检查。

当评估脊髓时应该考虑到临床表现根据纵向上髓核病变水平而改变。因此，颈束病变和脊髓圆锥损伤的临床表现明显不同。

此外，不同的临床综合征根据横断面不同的受累结构而不同。为了充分理解这点，应该考虑到脊髓纤维的解剖分布。在横断面，脊髓的外周区包含神经元白质纤维束。

• 后柱（薄束、楔束），接受身体同侧的有意识

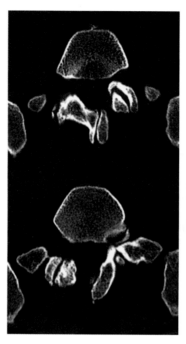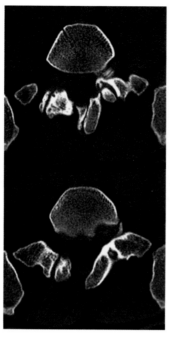

◀ 图 64-10　腰骶椎的轴位 CT 图像
观察 L_5 后弓的不完全骨化，与椎小关节和椎板的分离多形态相关

的本体感觉和精细触觉。

- 前外侧柱，传导身体对侧的无意识的本体感觉（脊髓小脑束）、原始痛觉（脊髓丘脑束）。
- 侧柱，传导身体对侧的下行椎体束。
- 前柱，传导身体同侧运动皮质直接下行的椎体束，以及其他几个参与椎体束外协调的下行运动束（红核脊髓束、网状脊髓束、前庭脊髓束和顶盖脊髓束）。

脊髓内部包含灰质，H 形分成三部分。前角包含脊髓运动神经元，轴突形成前根。后角包含感觉中间神经元和第二级的感觉神经元，接收来自背根的传入纤维，发出轴突到对侧的脊髓丘脑束。脊髓的中心区包含中央管；中央管是四脑室的延伸，包含脑脊液。

脊髓的血供是由脊髓前动脉供应前 2/3，成对的脊髓后动脉供应后 1/3。许多节段动脉（根动脉）加强脊髓的动脉循环。最主要的是胸腰水平的前根动脉。

根据受累组织的不同临床情况不同（表 64-2）。

十三、节段性病变

根据受累脊髓成分的不同，有几种不同的神经病学表现（表 64-2）。

- 前角综合征：当病变局限于前角，会形成脊髓运动神经元综合征，特点是病变节段的弛缓性瘫痪，如萎缩、肌张力减退、反射减弱和肌束震颤。前角综合征的急性发作见于脊髓灰质炎，或者是脊髓前动脉缺血的部分临床表现。慢性进展性前角综合征可能是由进行性肌萎缩（一种运动神经元病）引起。
- 后索综合征：局限于后角的病变（通常是髓内肿瘤）比较罕见，会引起病变节段痛觉迟钝和原始感觉迟钝，与脊髓空洞相关的感觉缺失很像。
- 脊髓中央部综合征：前角综合征和后索综合征的共同结果。根据病变范围的不同而临床表现不同，可能和皮肤营养状态有关（如溃疡）。脊髓中央部综合征的急性发作目前是最常见的不完全脊髓损伤综合征，约占创伤性脊髓损伤的 9%。通常是由于脊髓缺血导致。慢性的脊髓中央部综合征与脊髓中央管扩张引起的脊髓空洞症相关（表 64-3）。

十四、不完全的脊髓综合征

（一）前外侧脊髓综合征

脊髓前外侧病变通常影响椎体束、脊髓丘脑束和脊髓小脑束。因此，在病变水平以下会出现伴有身体同侧（或者双侧，取决于病变横向范围）痉

表 64-2　脊髓上行和下行纤维束解剖及相应功能

上行纤维束功能

脊髓白质	纤维束	功　能
后索	薄束和楔束	有意识的本体感觉和触觉，传递关于压力、震动、位置和运动信息
侧索	脊髓丘脑束侧束	温度觉和痛觉
侧索	脊髓小脑前束、脊髓小脑后束	无意识的本体感觉和皮肤敏感性的某些方面
前索	古脊髓丘脑束	脑干和间脑核团的温度觉和痛觉
前索	脊髓橄榄束	本体感觉和触觉
前索	脊髓网状束	关于疼痛的深部触觉信息
前索	脊髓顶盖束	温度觉、痛觉及痒觉

下行纤维束功能

纤维束	功　能	柱
皮质脊髓束	精确自主运动	侧柱
红核脊髓束	与皮质脊髓束功能相似	侧柱
内侧前庭脊髓束	颈部中轴肌和上背部肌肉的抑制	前柱
外侧前庭脊髓束	颈、背和四肢的伸肌和屈肌相应的兴奋性和抑制性	前柱
内侧脊髓网状束	躯干和四肢肌肉的兴奋	前柱和侧柱
外侧脊髓网状束	躯干肌的兴奋，颈部肌肉的抑制	侧柱
顶盖脊髓束	协调颈部肌肉	前柱

表 64-3　节段性病变

综合征	定　位	临床表现
前角综合征	前角	弛缓性瘫痪，如萎缩、肌张力减退、反射减弱和肌束震颤
后索综合征	后角	痛觉迟钝和原始感觉迟钝
脊髓中央部综合征	前角和后角	弛缓性瘫痪，如萎缩、肌张力减退、反射减弱和肌束震颤、痛觉迟钝和原始感觉迟钝

挛性瘫痪和反射亢进的锥体束综合征。而在病变节段以下的对侧会出现痛觉和原始感觉迟钝。如果病变范围大到破坏了侧面的脊髓丘脑束，那么就会出现双侧痛觉和触觉缺损。脊髓小脑束导致的共济失调症状相对少见。由于脊髓丘脑束纤维分布在躯体特定部位，延髓以外病变先影响远端，而近侧的稍晚。相反，延髓内的病变是先影响近端。此外，刺激性症状如灼痛，会比感觉缺失先出现。前外侧脊

髓综合征的原因可能是椎间盘或椎体病变导致脊髓受压迫。与前外侧脊髓综合征相关的髓内病变包括多发性硬化斑块或肿瘤。对慢性进展性、孤立、双边的椎体束综合征，要考虑到神经退行性疾病，如遗传性痉挛型瘫痪或者原发性侧索硬化。

（二）后索综合征

特点是病变节段以下身体同侧或双侧感觉迟钝、振动觉减退、运动感觉迟钝和反射减退。通常与 Lhermitte 征相关，即从颈曲向下传导的突然的电感或痛感。这是最少见的孤立性不完全脊髓损伤综合征，约占所有脊髓损伤的 1%。典型的脊髓痨性感觉分离是本体感觉缺失而保留痛觉和温度觉，这是由于脊髓后柱的损伤导致。脊髓痨，或者说梅毒性脊髓病，是脊髓后柱和背根的慢行退变，目前很少见。在梅毒首次感染（三期梅毒）后数十年起病，包括脊髓痨性共济失调步态（由于本体感觉的缺失，患者的脚掌拍击地面）、反射减退和脊髓痨性背痛（背部刺痛）。致病原因还可以是脊髓后动脉梗死、颈部外伤、肿瘤或者多发性硬化斑块。

（三）联合性侧后脊髓综合征

联合性侧后脊髓综合征也称作联合性脊髓变性，指的是脊髓后柱和侧柱同时脱髓鞘，这会导致与振动觉减退相关的双侧四肢痉挛性瘫痪。可能原因包括饮食缺乏或维生素 B_{12} 吸收不良、胃细胞分泌的内因子缺乏（恶性贫血）。在儿童最常见的

原因是维生素 E 缺乏，由囊肿性纤维化和 Bassen-Kornzweig 综合征相关的吸收不良导致。Bassen-Kornzweig 综合征的临床表现包括脊髓小脑共济失调，伴有脂肪泻、骨骼畸形、智力缺陷、色素性视网膜炎、低胆固醇血症和棘红细胞增多症。联合性侧后脊髓综合征也是 Friedreich 共济失调的部分临床表现（表 64–4）。

十五、相关的角和脊髓综合征

脊髓前角和脊髓侧角综合征的关系是皮质和脊髓运动神经元症状的结合。从临床角度来看，痉挛性瘫痪与肌萎缩、肌肉松弛、肌束震颤和反射减退具有一定关联。脊髓前角症状标志着第一运动神经元症状。这一临床表现与肌萎缩侧索硬化有关。

脊髓前动脉综合征：脊髓前动脉营养脊髓的前 2/3。脊髓前动脉闭塞时发生的缺血性损害通常累及前角、双侧皮质脊髓束和双侧脊髓丘脑束。临床上，病变节段以下会出现弛缓性瘫痪，并伴有痛温觉和触觉缺失及本体感觉的缺失（表 64–5）。

十六、横贯性脊髓综合征

（一）脊髓半切综合征（Brown-Séquard 综合征）

脊髓半横断损伤会导致前角、皮质脊髓束、脊髓丘脑束、后角、后柱的损害，约占所有脊髓损伤的 5%。从临床角度来看，前角的损伤会导致身体

表 64-4　不完全的脊髓综合征

综合征	定位	临床表现
前外侧脊髓综合征	脊髓前外侧	伴有身体同侧痉挛性瘫痪和反射亢进的锥体束综合征
后索综合征	后角	身体同侧感觉迟钝、振动觉减退、运动感觉迟钝和反射减退
侧后脊髓综合征	侧角和后角	与振动觉减退相关的双侧四肢痉挛性瘫痪

表 64-5　相关的角和脊髓综合征

综合征	定位	临床表现
脊髓前角和侧角综合征	脊髓前外侧	痉挛性瘫痪，肌萎缩、肌肉松弛、肌束震颤和反射减退
脊髓前动脉综合征	前角、双侧皮质脊髓束和双侧脊髓丘脑束	弛缓性瘫痪，痛温觉和触觉缺失及本体感觉缺失

同侧的弛缓性瘫痪、相应节段的肌束震颤和肌萎缩（表64-6）。在病变节段以下，椎体束和后柱的损害会分别导致身体同侧的痉挛性瘫痪、本体感觉的缺失。此外，由于前角的损伤，会出现身体同侧的触觉和痛觉缺失终止带。由于脊髓丘脑束的损害，在病变节段以下会出现对侧疼痛觉和原始感觉迟钝。Brown-Séquard综合征最常见的原因是外伤性损害，常伴有穿透伤。非创伤性原因有肿瘤（原发或转移）、多发性硬化斑块、椎间盘突出、硬膜外/下血肿、延髓出血和放射性损伤。

（二）完全性横贯性综合征

所有的结构都被破坏。因此在急性期，病变节段以下会出现完全的麻木，并伴有弛缓性瘫痪、肌张力减退、反射减退、大小便潴留、皮肤营养不良、血管舒缩紊乱、低血压、低体温。之后1～6周会演变成慢性期，会出现反射活动，如三倍屈曲反射、自动排便（失禁）。创伤性脊髓损伤仍是完全性横贯性综合征的主要原因，而横断性脊髓炎是非创伤性损伤的最常见原因。其他少见的机制包括有髓内出血、肿瘤和脓肿形成。

一旦诊断综合征，病变节段的确定对于指导影像学检查是最重要的。因此，节段性症状很重要，如肌节弛缓性瘫痪。然而对感觉的检查在定位诊断中更准确。

有体表病变图，一般来说，锁骨对应 C_4 髓节，双乳连线对应 T_5 髓节，脐线对应 T_{10} 髓节。对颈膨大以上的病变，例如 C_4 以上病变会导致四肢瘫痪伴颈根部感觉迟钝和括约肌功能失调。有时，胸锁乳突肌和膈的弛缓性瘫痪会引起呼吸困难。在颈膨大以下的病变，临床表现包括节段性弛缓性瘫痪、

上肢反射减退、下肢的痉挛性截瘫，并伴有自上肢向下的感觉迟钝。

对于穿过脊髓背侧的病变，肋间肌和腹肌会出现节段性弛缓性瘫痪，伴有下肢的痉挛性截瘫。然而对感觉的检查在定位诊断中更准确。脊髓圆锥的损伤会导致对称的、反射亢进的下肢远端轻瘫，伴有肌束颤动；膝跳反射仍保留，而足踝反射减弱；趋限于肛周区域的麻木，阳痿频繁，在疾病早期即会出现大小便失禁。最后，对于尾神经的病变，运动和感觉症状通常不对称，并且更趋向于单侧发病。在病变发展的后期，患者会出现不对称或单侧反射消失、萎缩性麻痹，伴有鞍区或下肢特定节段的麻木、剧烈的神经根痛、踝反射和膝反射缺失；在病变晚期会出现尿潴留。

十七、脊髓解剖、体量分析和横断面积、DTI影像解剖

脊髓从枕大孔的皮质延髓结合处向下延伸至脊髓圆锥，在成人总长度40～48cm（男性平均45cm，女性平均43cm）。脊髓分为颈髓、胸髓和腰椎节段。在成人，脊髓圆锥约平 L_1 椎体。从脊髓两侧发出31对神经根（8对颈神经、12对胸颈神经、5对腰颈神经、5对骶颈神经、1对尾神经）。

在脊髓的不同节段，脊髓的前后径和左右横径并不相同。在颈椎水平，脊髓的前后径约8.5mm，在胸椎水平约7mm。这是由于在脊髓不同节段灰白质的组成比不同，越向下白质纤维束越少。灰质位于脊髓的中间，腹侧角和背侧角形成H形。然而脊髓灰质的形状并不完全相同。在颈椎顶端和胸椎中央水平，灰质更接近M形，在颈椎下部和胸椎上部水平是呈 π 形，在圆锥上面的腰椎水平是呈 X 形。

表 64-6　横贯性脊髓综合征

综合征	定位	临床表现
Brown-Séquard 综合征	前角、皮质脊髓束、脊髓丘脑束、后角、后柱	身体同侧的弛缓性瘫痪、相应节段的肌束震颤和肌萎缩、身体同侧的痉挛性瘫痪、本体感觉的缺失、身体同侧的触觉和痛觉缺失终止带、对侧痛觉和原始感觉迟钝
完全性横贯性综合征	全脊髓（灰质和白质）	完全弛缓性瘫痪、肌张力减退、反射减退、大小便潴留、皮肤营养不良、血管舒缩紊乱、低血压、低体温

在脊髓的中央部分，由室管膜组成的、内部充填脑脊液的中央管周围环绕室管膜旁灰质。白质位于外周，分为前柱、侧柱和背柱。皮质脊髓束位于侧柱和前柱，感觉纤维束（如薄束和楔束）位于背柱。负责疼痛、温度、非精细触觉和压力的脊髓丘脑束主要位于前柱。

有几种病理情况会出现脊髓横截面的局部扩大（如髓内肿瘤、活动性脱髓鞘病变），脊髓也会局部或弥漫性变薄（如多发性硬化和神经退行性疾病的进展型，代谢性疾病如肌萎缩侧索硬化，Friedrich 共济失调和肾上腺脊髓神经病）。MR 对于脊髓弥漫性萎缩的识别可能并不明显。脊髓前后径在颈椎水平低于 7mm、胸椎水平低于 5.5mm 是属于病理情况。同样，脊髓左右横径在颈椎水平低于 10mm、胸椎水平低于 7mm 也是异常。

高分辨 T_1 和 T_2 3D MR 序列可以实现可重复性的脊髓体积测量（图 64-11A）。然而，通过重组平行于椎间盘横轴面的容积性矢状位图像这种简单的二维测量方法获得的总的横截面面积与脊髓体积具有很好的相关性，因此会优先评估横截面的面积（图 64-11B）。在正常成人，脊髓总的横截面积在颈椎水平是 79～91mm^2，在胸椎水平是 42～60mm^2。

十八、脊髓的灰白质区分

目前的 MR 技术可以区分开活体脊髓的灰质和白质。相位敏感反转恢复、多回波梯度回波序列等可以精确分割脊髓的灰质和白质（图 64-12）。新的软件能够通过轴位图像完成自动或半自动分割，提供不同水平灰白质横截面积的可靠测量。在颈椎水平灰质的横截面积范围是 18～22.5mm^2（占横截面总面积的 22%～25%），胸椎水平是 9～19mm^2（占横截面总面积的 21.5%～31.5%）。

十九、脊髓扩散张量成像和示踪成像

最新的 DWI 序列，如基于分段读出的平面回波成像采集方式和小视野技术的、需要双重射频发射系统的 DWI 序列，可以通过减少回波时间而缩短 DWI 和 DTI 扫描时间，同时减少失真和伪影。最新的序列比较适合 DTI 研究，因为 rFOV 技术在扫描仪内和扫描仪之间由较好的可重复性。因此可以获得可靠的 DWI 迹图、ADC 图和 FA 图（图 64-13）。对于脊髓 DTI 来说，b 值 0～800s/mm^2 和

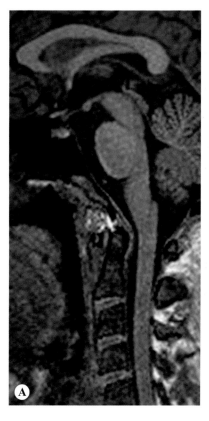

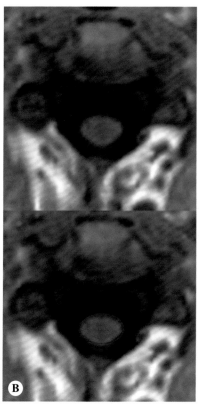

◀ 图 64-11　代表性颈髓的容积图
A. 正常人脊髓的 3D T$_1$WI 正中矢状位图像；B. C$_{2～3}$ 水平轴位重组图像，显示颈髓的横断面（红圈）。注意灰白质无法区分

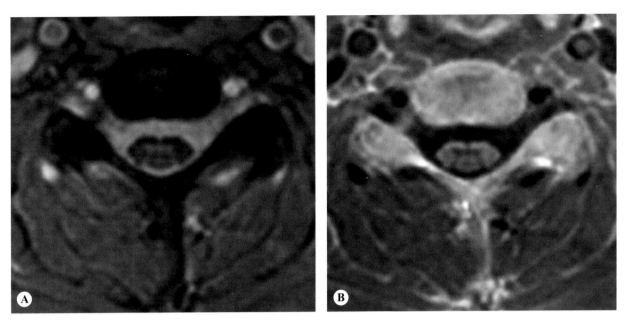

▲ 图 64-12　正常人 C$_{3\sim4}$ 水平代表性相位敏感反转恢复图像

A. 幅度图；B. 相位图。PSIR 相位图清晰显示脊髓的灰质（深色）和白质（亮色）

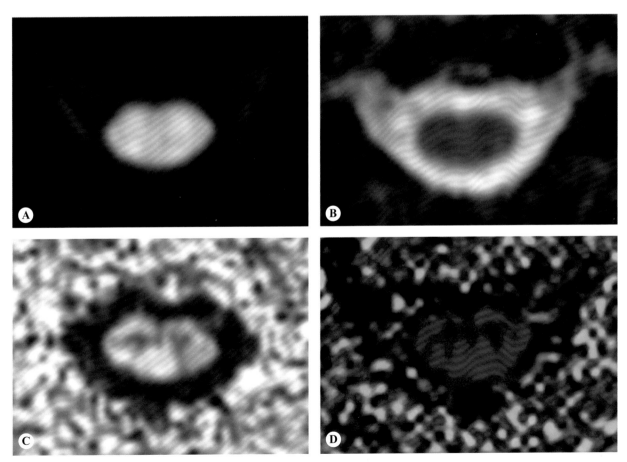

▲ 图 64-13　正常人脊髓 C$_{3\sim4}$ 水平代表性小视野扩散张量图像

A. 迹图；B. 表观扩散系数图；C. FA 图；D. FA 伪彩图。注意在 FA 图中可以区分部分灰白质

9～15 个非共线方向一般足够。脊髓白质的平均扩散率和部分各向异性在不同节段和不同年龄并不相同，即使在正常人也不同。一般来说，白质的平均扩散率 $1.00 \sim 1.2 \times 10^{-3} \mathrm{mm}^2/\mathrm{s}$、灰质平均扩散率 $0.9 \sim 1.0 \times 10^{-3} \mathrm{mm}^2/\mathrm{s}$、白质的部分各向异性 $0.6 \sim 0.7$、灰质的部分各向异性 $0.5 \sim 0.6$ 被认为是正常的。

脊髓的纤维示踪成像技术并不如在大脑的研究火热、应用广泛。原因可能是主要白质纤维束都是同一个方向（头尾向），因此分离神经收缩束很有挑战技术。此外，大部分纤维束在很多节段连接于脊髓灰质。临床上，脊髓的纤维示踪技术限于髓内占位性病变的术前评估。

参考文献

[1] Harnsberger HR, Salzman KL, Osborn AG, et al. Diagnostic and surgical imaging anatomy. Brain, head & neck, spine. Amirsys Inc.; 2006.

[2] Izzo R, Guarnieri G, Guglielmi G, Muto M. Biomechanics of the spine. Part I: spinal stability. Eur J Radiol. 2013a;82:118-26.

[3] Izzo R, Guarnieri G, Guglielmi G, Muto M. Biomechanics of the spine. Part II: spinal instability. Eur J Radiol. 2013b;82:127-38.

[4] Marelli C, Salsano E, Politi LS, Labauge P. Spinal cord involvement in adult-onset metabolic and genetic diseases. J Neurol Neurosurg Psychiatry. 2019;90:211-8.

[5] Muto M, Izzo R, Popolizio T, D'Aprile P. Spinal pain. Eur J Radiol. 2015;84:746-56.

[6] Papinutto N, Schlaeger R, Panara V, et al. Age, gender and normalization covariates for spinal cord gray matter and total cross-sectional areas at cervical and thoracic levels: a 2D phase sensitive inversion recovery imaging study. PLoS One. 2015;10(3):e0118576. eCollection 2015.

[7] Samson RS, Lévy S, Schneider T, et al. ZOOM or non-ZOOM? Assessing spinal cord diffusion tensor imaging protocols for multi-centre studies. PLoS One. 2016;11(5):e0155557. eCollection 2016.

拓展阅读

[1] Bosscher HA, Heavner JE, Grozdanov P, Warraich IA, Wachtel MS, Dertien J. The peridural membrane of the human spine is well innervated. Anat Rec (Hoboken). 2016;299:484-91.

[2] Devereaux MW. Anatomy and examination of the spine. Neurol Clin. 2007;25:331-51.

[3] Jinkins JR. Atlas of neuroradiologic embriologic anatomy and variants: Lippincott Williams & Wilkins; 2000.

[4] Johnson K. Review of "imaging anatomy of the human spine: a comprehensive atlas including adjacent structures," by Scott E. Foreseen and Neil M. Borden. Neurodiagn J. 2019;24:1-2.

[5] Muto M. Interventional neuroradiology of the spine. Milano: Springer; 2013.

[6] Ross J, Moore K. Diagnostic imaging spine. Philadelphia: Elsevier; 2015.

第65章　脊柱退行性病变影像学

Degenerative Disorders of the Spine: Radiological Imaging

Teresa Popolizio　Roberto Izzo　著

甘　露　译　　刘亚欧　校

摘　要

脊柱疼痛和腰痛在所有西方国家都普遍存在，是全世界致残的第二大原因。成人下腰痛和颈痛的估计终生患病率分别为91%和66.7%，与人口增长相比，其发病率呈不成比例的上升趋势。退行性椎间盘病变是累及椎间盘－椎体关节的综合多因素的复杂病变，涉及遗传、炎症、创伤和营养基础，并导致形态学和生物力学的脊柱重构。这是迄今为止最常见的急慢性脊柱疼痛的原因。

从病理来看，大约95%的病例都是潜在良性的病变，因此急性背痛最常表现为良性和自限性演化，大多数患者不需要影像学或侵入性操作。在临床缺乏潜在的系统性疾病（危险信号）及进行性或严重神经功能缺损的情况下，急诊影像学检查没有意义。慢性脊柱疼痛是一个主要影响国家经济的问题，占美国国家疾病相关支出补偿总额的70%～90%。影像学是至关重要的，但也只是评价脊柱疼痛的其中一个步骤，并且其发现必须始终与既往病史和体格检查相联系，才能做到正确评价。

在许多情况下，由于脊柱的解剖和功能复杂，并且无症状者和患者会发生类似的变化，因此影像数据的意义和疼痛来源的确定有一定难度。

术后影像学发现对了解治疗后持续性疼痛至关重要。

关键词

脊柱退变；椎间盘突出；退行性椎间盘病变；椎间盘源性疼痛；椎间盘内破坏；小关节痛；椎管狭窄；术后脊柱

缩略语

AF	annulus fibrosus	纤维环
ALIF	anterior lumbar interbody fusion	前路腰椎椎体间融合术
CSF	cerebrospinal fluid	脑脊液
DDD	degenerative disc disease	退行性椎间盘病变

DSL	degenerative spondylolisthesis	退行性椎体前滑脱
DWI	diffusion weighted imaging	扩散加权成像
FBSS	failed back surgery syndrome	背部手术失败综合征
FSE	fast Spin Echo	快速自旋回波
IASP	International Association for the Study of Pain	国际疼痛研究会
IDD	internal disc destruction	椎间盘内破裂
ISL	isthmic spondylolisthesis	峡部裂型椎体滑脱症
LBP	low back pain	下腰痛
MDCT	multi-detector computed tomography	多排螺旋 CT
MRI	magnetic resonance imaging	磁共振成像
MS	motion segment	运动节段
NP	nucleus pulposus	髓核
NPV	negative predictive value	阴性预测值
PF	posterior fusion	后融合
PLF	posterior lateral fusion	后外侧融合
PLIF	posterior lumbar interbody fusion	后路腰椎体间融合
PPV	positive predictive value	阳性预测值
SAC	space available for the cord	脊髓有效空间
SCS	spinal canal stenosis	椎管狭窄
XLIF	extreme lateral interbody fusion	极外侧椎体间融合

一、流行病学

脊柱疼痛在世界范围内普遍存在，是致残的第二大原因，大约 1% 的人口残疾，2%~3% 的人接受治疗。在西方国家，它的终生患病率可达 80%。

背痛的发病高峰为 45—65 岁，没有性别差异，到目前为止都是由退行性椎间盘病变引起的。

二、退行性椎间盘病变

病理、临床和影像学

正常的椎间盘既有韧带的抗拉性能，又有关节软骨的抗压性能。它作为轴向载荷的减震器，可以保持椎体终板的完整性，并像韧带一样控制每个脊柱运动节段以执行复杂的三维运动。根据由北美脊柱学会、美国脊柱放射学学会和美国神经放射学学会组成的联合工作组的系统命名，无论临床情况如何，正常椎间盘应达椎体终板和间隙的边缘，保持正常的体积和厚度，髓核和外部纤维环之间分界清楚。然而，正常椎间盘的成分和形态随着年龄的增长而变化，并且这种变化在生命的早期就开始了。

从童年开始，椎间盘黏液基质会逐渐失去蛋白多糖和水分，而被胶原取代。脱水过程主要累及髓核，使固体结构中的半流体发生转化，导致髓核和纤维环之间的界限模糊。同时受脱水影响，椎间盘也体积缩小。由于髓核脱水，静水压随之降低，使得压力载荷向纤维环转移，纤维环向内皱缩并承受更大的剪切应力，从而导致分层和内部裂隙形成。椎体终板的化学成分和结构与椎间盘的其余部分相似且相互平行。在靠近终板的骨质附近血管沟逐渐闭合，这会减少代谢物在椎间盘的交换。这种营养损失可导致椎间盘内的生化变化，并可能是椎间盘退变的额外推动力。终板骨折和椎体内椎间盘突出还能大大降低椎间盘内压力，加速纤维环变性和破坏。随着时间的推移，这种生物化学变化会导致结构和最终生物力学的变化，导致椎间盘功能的丧失。

退行性椎间盘病变是累及椎间盘 - 椎体关节的综合多因素的复杂病变，涉及遗传、炎症、创伤和营养基础，并导致形态学和生物力学的脊柱重构。这个过程可以是无症状的或表现为急慢性颈背部疼痛及伴或不伴有神经根病的根性疼痛、神经性跛行，罕见伴有神经功能缺损。在影像学的基础上，包括病理研究，很难区分正常衰老和随着时间的推移发生在所有受试者中的变化和真正的具有病理意义的退行性变化，这是由于衰老易发生退行性变化且两者易合并存在所致。单纯衰老和病理性变性与衰老过程的异常加速之间往往是不能区分的。

DDD 影像特征如下：传统 X 线只能显示在椎间盘脱水和退变的延迟阶段不同程度的椎间隙塌陷，椎间盘内气体积聚（真空），以及最终的钙化，在大多数情况下，包含终板的改变。

CT 对早期椎间盘变化的分辨率非常有限，但可显示随后的椎间盘塌陷、椎间盘膨出、钙化、真空和终板改变。

磁共振从疾病初始就可以准确反映椎间盘的生物化学和形态学变化。在 MRI 上，通过测量 T_2 弛豫时间可以客观且非常敏感地评价进行中的椎间盘老化和退化，Pfirrmann 5 级分类法是一个很好的可复制的工具（表 65-1）。

MRI 上年轻人椎间盘老化的早期征象为核内裂隙的出现，这是一种沿着椎间盘环周的带状胶原沉积，将其分为两面（图 65-1）；它的消失被认为是椎间盘退变的早期迹象。正常老化还包括同时累及所有脊柱节段椎间盘的信号丢失，但孤立的黑色椎间盘应被视为异常。椎间盘退变始于生命早期，据报道，在年轻人中，MR 征象的发生率从 13 岁的 21% 上升到 18 岁的 42%，在 20—22 岁的年轻人中，

Pfirrmann3 级及以上 MRI 改变的发生率超过 47%。

退变最先累及过渡运动椎体节段中受力最大的椎间盘，如 $C_{5\sim6}$、$C_{6\sim7}$、$L_{4\sim5}$ 和 $L_5\sim S_1$。

如下两个不同的过程累及椎间盘 - 椎体关节。

- 变形性脊椎病包括纤维环及纤维环向骺环内疝入。
- 累及髓核和邻近椎体终板的椎间骨软骨病。

表 65-1　Pfirrmann 量表	
1 级	椎间盘高度正常，髓核 / 内环均匀高亮信号，与外环分界清楚
2 级	不均匀高亮信号，髓核与纤维环分界清楚。偶见髓核裂隙（图 65-1）
3 级	不均匀中等信号，髓核与纤维环分界不清楚，可能开始出现椎间盘变薄
4 级	遍及整个椎间盘的不均匀低信号，椎间盘高度可正常或减低
5 级	塌陷的黑色椎间盘

引自 Pfirrmann 等，2001

变形性脊椎病是一种附着点病，始于纤维环破裂疝入椎体骺环和椎间盘前突出。Sharpey 纤维和前纵韧带附着处的拉力和异常张力导致反应性的骨刺形成。前外侧骨赘是在椎间盘纤维环老化过程中，通过关节面延伸，以应对由于老化发生进行性纤维化而导致纤维环局部压力增加的一种适应性应答反应。事实上，在 40 岁以上的受试者中，100% 都发现了这种现象。但后骨赘罕见，不是老化的自然结果。

颈椎退行性改变还涉及钩椎关节，导致所谓的"钩椎关节病"，这是椎管狭窄和神经卡压的重要原因。

骨软骨病表现为椎间盘高度减低、椎间盘内气体积聚（真空现象）、终板侵蚀硬化及椎间盘移位（图 65-2 和图 65-3）。骨软骨病被认为是真正的退行性病变，影像学上椎间盘信号和高度减低的程度具有临床意义。

退化的黑色和塌陷的椎间盘可能引起疼痛。MRI T_2 加权矢状位图像椎间盘信号减低可以预测

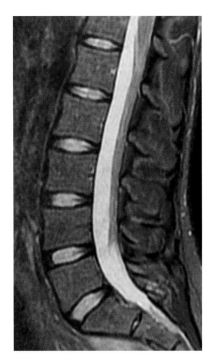

▲ 图 65-1　**MR Fast-STIR 矢状位图像**

34 岁男性脊柱，椎间盘的髓核和内环都可见横行线样低信号，提示髓核裂隙。它代表胶原沉积，这在 20 岁左右的年轻健康椎间盘中很常见，是衰老的初始迹象，但不是退化的迹象。髓核内裂隙对应于 Pfirrmann 量表 2 级

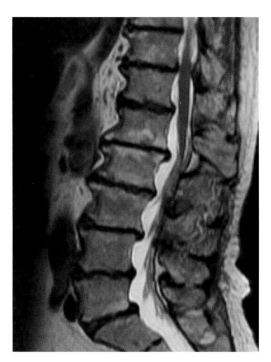

▲ 图 65-2　**MR FSE T₂WI 正中矢状位图像**

67 岁老年男性，慢性腰痛。所有腰椎间盘弥漫性塌陷呈低信号伴椎体周向重塑和变形型脊椎病。脱水和退化的椎间盘表现为髓核和纤维环完全无法区分（Pfirrmann 5 级）

椎间盘造影所见的痛性椎间盘，据报道，其敏感性为 90%～98%，特异性为 39%～77%。中度及重度椎间盘高度减低对痛性椎间盘预测的敏感性分别为 87% 和 73%，特异性为 69%～81%。MRI 上形态正常的椎间盘可不必行椎间盘造影，但严重塌陷的黑色椎间盘是椎间盘造影阳性的强力预测因子。

三、椎间盘退行性病变

病理、临床和影像学

　　只有一小部分背痛的病因为椎间盘突出。而非特异性背痛最常见的原因是 IDD 造成的椎间盘源性疼痛。椎间盘性轴向疼痛是机械性的，因负重和运动加重，躺卧休息可缓解。它可以是轴向和（或）指向远离脊柱来源的部位。痛性破裂的椎间盘的成分和结构与无症状的退化性椎间盘不同。IDD 包括纤维环裂隙、椎间盘塌陷和机械故障，伴或不伴有终板骨折，没有明显椎间盘轮廓改变或神经根受压。IDD 在慢性腰痛病例中占比为 26%～42%，是

与其他形式的疼痛或无症状性椎间盘病变不同的独立临床疾病。痛性椎间盘的组织学特征是纤维环的放射状撕裂，裂缝从椎间盘的中心部分沿矢状面、斜面或水平面多个方向向外延伸（图 65-4）。

　　沿着放射状撕裂的内部，在椎间盘轮廓外周可产生一个具有丰富新生血管和神经的反应性肉芽组织，进行损伤后的初步修复。通过放射状裂隙，促炎性代谢物可以致敏外纤维环的椎间盘伤害感受器，产生疼痛甚至生理负荷。此外，炎症反应可从放射状裂隙开始扩散到整个椎间盘，导致整个椎间盘基质的降解和蛋白水解，最终造成椎间盘机械失效（椎间盘吸收）。纤维环撕裂有三种组织病理学类型：放射状、同心圆状和横向撕裂。同心圆状撕裂包括相邻片层之间的分离，被认为是创伤起源（图 65-5）。横向或外周撕裂是椎体骺环附着处附近的 Sharpey 纤维损伤引起的水平分离。

　　虽然横向撕裂的临床意义尚不清楚，但放射状和同心圆状撕裂被认为是疼痛的潜在原因。在 MR 成像中，纤维环撕裂对应于高信号区，T₂ 加权图像上表现为亮点，等或高于 CSF 信号，这是由黏液和

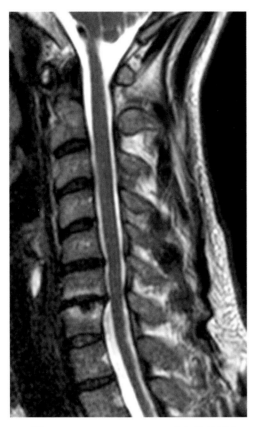

▲ 图 65-3 **MR FSE T₂WI 正中矢状位图像**

45 岁男性，长期颈椎疼痛。颈椎间盘弥漫性低信号。C₆₋₇ 椎间盘部分塌陷并疝入 C₇ 椎体上终板。C₆ 和 C₇ 上下相对缘椎体终板的软骨下水肿（Modic I 型改变）。椎间盘塌陷和 Schmorl 结节都是椎间骨软骨病的表现，代表了椎体间关节的真正退化

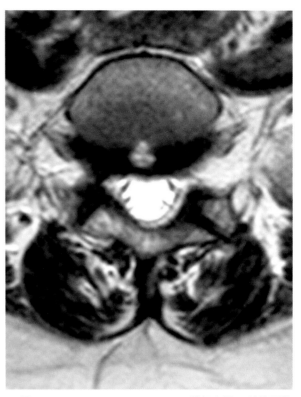

▲ 图 65-4 **MR FSE T₂WI L₅ ～ S₁ 椎间盘层面轴位图像**

显示沿后纤维环的放射状撕裂，撕裂表现为完全被低信号的纤维环包绕的明显高信号影，形成一个高亮信号区。高亮信号源于炎性肉芽组织和液体成分

反应性组织的存在而导致的，这些高信号完全为低信号的后部纤维环包绕，并且注射对比剂后出现强化（图 65-4 至图 65-6）。

目前，HIZ 的临床意义仍存在争议。大多数 MR 与侵入性椎间盘造影相关的研究发现，HIZ 对痛性破坏的椎间盘具有较高的 PPV（86%～87%）。而无症状人群 HIZ 的高发生率（25%）和 MR 成像的低敏感性（26.7%）限制了其临床价值。HIZ 必须与低信号区区分开来，如果由于缺乏炎性肉芽组织和液体，反应不活跃或保持"静默"，纤维环撕裂可能与周围纤维环相比呈低信号，那么临床上就不能明确诊断为 IDD。

IASP 提出的诊断标准如下。

- 通过椎间盘造影再现患者的典型疼痛。
- CT 或 MR 椎间盘造影发现纤维环撕裂。

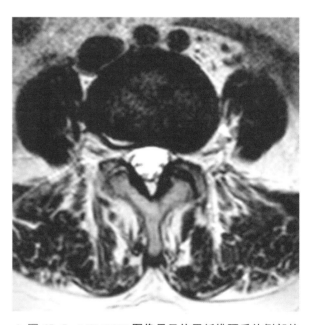

▲ 图 65-5 **MR T₂WI 图像显示位于纤维环后外侧部的高亮信号为低信号环完全包绕**，同心圆状撕裂为纤维环片层之间的分离，提示椎间盘退行性改变是疼痛的潜在原因。该患者诉持续腰痛

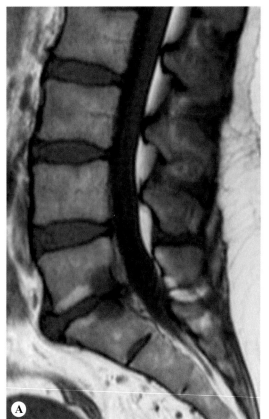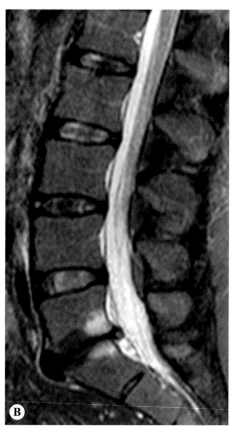

▲ 图 65-6 矢状位 FSE T_1WI（A）和 T_2WI（B）图像显示 L_5 ~ S_1 椎间盘膨出，为 MODIC Ⅰ 型和 Ⅱ 型改变，分别累及 L_5 和 S_1 终板的后半部分和前半部分。Modic 改变用于描述椎间骨软骨病，可共存于同一椎体间关节。大范围的 Modic Ⅰ ~ Ⅱ 型改变可引起疼痛，并与椎体节段不稳有关

- MR 上椎体终板的 Modic 改变。

椎间盘造影和 CT：椎间盘造影对 IDD 的特征显示具有很高的准确性。通过椎间盘造影，Peng 区分了两种不同形式的椎间盘疼痛，分别为纤维环破坏引起的 LBP 和终板破坏引起的 LBP，两者都依损伤程度进行了分级。Ⅰ级、Ⅱ级和Ⅲ级的放射状撕裂分别累及纤维环的内、中、外 1/3 的范围。Ⅳ级撕裂为Ⅲ级撕裂同时伴有对比剂在纤维环外环下的环周性扩散。Peng 的研究发现高达 70% 的Ⅲ级撕裂与疼痛有关，在所有痛性椎间盘中约 70% 显示为Ⅲ级及以上的撕裂。无撕裂或只有Ⅰ级或Ⅱ级撕裂的椎间盘一般无症状。

四、终板改变

病理、临床和影像学

椎间盘退行性和破坏性变化通常发生在终板改变之前或两者同时发生。甚至在正常的日常活动中，重复载荷也会造成终板的疲劳性微骨折。通过终板微骨折髓核的抗原蛋白暴露于椎体髓质的血管中，可能引起自身免疫性炎症反应，这种炎症反应可扩散到整个椎间盘，导致其发生炎性降解。此外，终板具有与纤维环相似的神经密度，这可能是疼痛的直接来源。终板相关 LBP 在慢性椎间盘源性 LBP 中的比例约 16.7%。

Modic 将 MRI 上发现的终板和软骨下骨的退变分为 3 型。

- Ⅰ 型病变终板下骨表现为 T_1WI 低信号，T_2WI 高信号，增强扫描有强化，这是由反应性增生的纤维血管组织向内生长和水肿引起的（图 65-6）。

- Ⅱ 型病变在 T_1WI 和 T_2WI 中表现出高信号，反映脂肪浸润。

- Ⅲ 型病变在所有序列上都表现为低信号，反映最终硬化。

随着时间推移，Ⅰ型改变可自然过渡到其他型。事实上，Modic 改变代表了为应对重复创伤或过载而发生在椎体终板上的一个独立反应过程的不同阶段，它们可以共存于同一椎间盘–椎体关节处。骨软骨病偶尔可以以更具侵略性、炎症和疼痛的形式出现，如伴有大范围水肿相关的终板侵蚀和对比增强（糜烂性骨软骨病），类似脊柱炎，但缺乏椎间盘周围软组织的改变（图 65-7）。

通过椎间盘造影，Peng 将终板病变分为 5 级（表 65-2）。痛性椎间盘的终板病变等于或超过 Ⅲ 级（软骨下骨中对比剂的局部扩散）。

随着年龄的增长，Modic 改变发生率更高，可全部或部分累及两个或仅仅一个终板，主要累及终板的前部。虽然 Modic 分型已被证明是可靠的并具

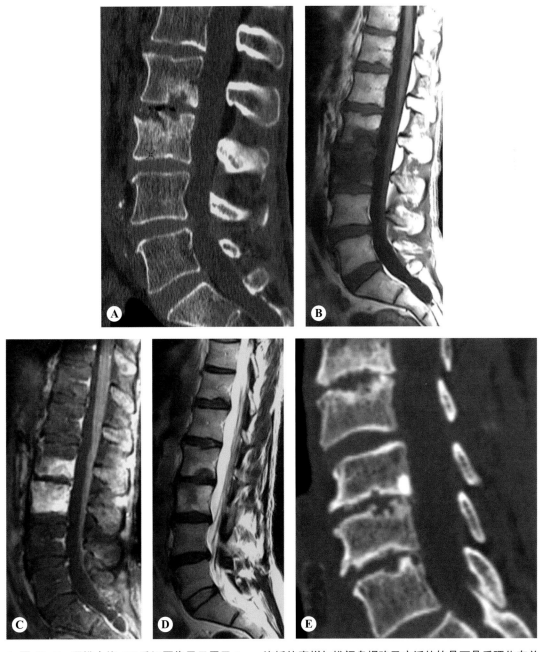

▲ 图 65-7　腰椎中线 CT 重组图像显示累及 $L_{2\sim3}$ 终板的糜烂与椎间盘塌陷及广泛的软骨下骨质硬化有关

A. 椎间盘内气体的存在提示脓毒性脊柱炎可能性较小，MRI 可明确排除后者的可能性；B 至 D. 矢状位 T_1、T_1 脂肪饱和和 T_2WI 显示广泛的骨髓水肿和对比增强，但无高信号，椎间盘无强化，椎体周围炎性软组织肿块完全缺失；E. 另一患者的 CT 矢状位重组图像显示与椎间隙变窄相关的颈椎终板多发糜烂。2 例患者血液炎症标志物及白细胞均正常

有良好的可重复性，但其临床意义一直存在争议。Modic Ⅰ型改变是一种反应性改变，在急慢性疼痛患者中发生率明显高于无症状者。约 73% 的 Ⅰ 型改变患者和 11% 的 Ⅱ 型改变患者有腰痛。一些基于椎间盘造影的研究发现，Modic 分型对于椎间盘源性疼痛的预测具有较高的特异性（87%～98%），但其敏感性相对较低（14%～48%）。而来自 Weishaupt 的研究发现，大多数大范围的 Ⅰ 型改变对椎间盘源性疼痛预测的 PPV 为 100%。Modic Ⅰ 型改变也与椎体节段不稳有关，高达 70% 的患者存在节段性运动过度。成功进行手术融合治疗的患者，其 Ⅱ 型改变可向 Ⅰ 型转化或由此完全消失，反之，假关节可导致其持续存在或再次出现。研究发现，与孤立性椎间盘退变或 Ⅱ 型改变椎间盘退变的受试者相比，Modic Ⅰ 型改变的患者融合手术的预后更好。

表 65-2　椎间盘造影的终板破坏分级表

0 级	无破坏
1 级	对比剂经撕裂处进入终板软骨
2 级	对比剂进入软骨下骨
3 级	对比剂进入软骨下松质骨，并局部扩散
4 级	对比剂在松质骨中广泛扩散

引自 Peng 等，2009

五、椎间盘突出

病理、临床和影像学

DDD 和 IDD 都可以进展为椎间盘突出。即使是在假设创伤所致情况下，不伴有其他脊椎退变征象的椎间盘突出也是罕见的。椎间盘突出是椎间盘成分、软骨和骨骺碎片的局灶性替代，超出正常椎间隙（排除骨赘），并通过纤维环内部裂隙或局部终板骨折处疝出（椎间盘突出或 Schmorl 结节）。

椎间盘突出和椎间盘膨隆不同，联合工作组定义椎间盘膨隆为广泛的，向四周对称或非对称的椎间盘移位超过周长一半的隆起。生理情况下可见于 L_5～S_1 和颈椎中部或表现为 DDD。依形状表现，椎间盘突出表现为一个突起，包括广基的（累及椎间盘周长的 25%～50%）或局灶性（<周长 25%）或

带蒂的脱出物，在任意平面上，均窄于移位的椎间盘高度，这表明纤维环完全失效，椎间盘物质进入硬膜外间隙，而隆起为不超过外部纤维环的局限性突出。

发生椎间盘突出的一个条件可能与髓核退化有关，髓核的内在聚合力减弱，内容为外移并伴有纤维环全层撕裂。急性和孤立性椎间盘突出罕见，因为实验性单纯压缩性创伤通常引起终板骨折，而不是纤维环撕裂。

在 CT 图像上，无论位置和大小，即使是游离的碎片，突出部分的密度都与母盘相似，即使是其中微小的钙化也能很好显示。

在 MRI T_2WI 图像上，由于液体吸收和炎症反应，大的突出或脱出相对于母盘往往表现为更高的信号。炎性反应可表现为周边和向心性对比增强（图 65-8）。

目前没有研究比较 MDCT 与 MR 的实际诊断准确性，CT 在椎间盘突出的检出上可能并不逊色。高分辨率重组矢状面图像可以改善轴位图像中几乎占据整个椎管面积的较大突出的检出。两种成像模式都有必要进行增强扫描，以排除硬膜外肿块或区分硬膜外纤维化和术后残余/椎间盘突出复发。增强扫描还可以区分突出或离断部分与周围的反应性组织，以反映突出或离断部分的真实尺寸。通常情况下，椎间盘突出只占据由反应性肉芽肿和充血扩张的硬膜外静脉形成的较大软组织肿块的小部分。

椎间盘突出特别是游离碎片与外科医生使用的解剖标志相关的精确空间定位，有助于防止手术错误或椎间盘切除不完全并可为手术提供指导。

- 横断面：椎间盘突出的位置可以位于中央、旁中央、关节下（椎小关节内侧缘和椎弓根之间）、椎间孔或外侧（椎弓根之间）、远外侧（椎间孔外）和前部。
- 矢状面：位置包括椎弓根、下椎弓根、椎间盘或上椎弓根水平。
- 椎间盘突出累及椎管的程度可分为轻度、中度和重度，轻度为累及其横截面积的 1/3，中度为 2/3，2/3 以上为重度。
- 旁中央型或关节下的突出通常压迫神经根向下

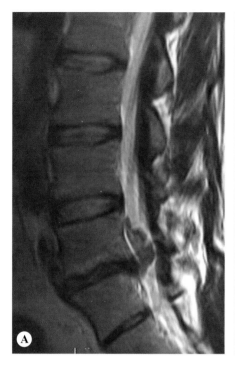
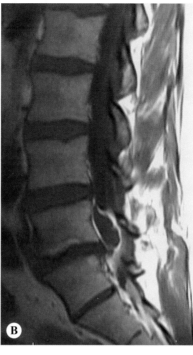

大的椎间盘脱出，从 L₅~S₁ 椎间盘脱出向头侧移动到 L₅ 椎体水平。大的椎间盘突出和游离与周围椎间盘相比呈高信号，并且因炎性反应存在，周边呈现环状强化。这种炎性反应有助于突出物的自然消退

部椎间孔移位。椎间盘突出移位至椎间孔或侧隐窝可造成在椎间盘同一水平上的横穿椎间孔的神经卡压（图 65-9 ）。

椎间盘膨出或突出很少在椎间孔水平侵犯神经根，也几乎从来不在椎间孔外部位侵犯神经根。一种类似椎间孔病变的椎间孔外椎间盘突出，可压迫传出神经，当神经根性疼痛患者的椎管内没有找到任何病变时，应注意探查是否存在这种椎间孔外椎间盘突出的情况。大的椎间盘突出可穿透后纵韧带，甚至硬脊膜。椎间盘突出与后纵韧带和硬膜囊的关系很难界定。提示韧带外椎间盘突出的 MR 征象如表 65-3 所示。总体来说，其手术报告的准确度为 76.1%（图 65-10 ）。

硬膜内突出罕见且呈进行性发展，这是由于椎间盘成分逐渐通过穿孔的纤维环、PLL 和硬脊膜进入硬膜下或蛛网膜下腔所致，这更多见于椎间盘突出、手术、创伤或炎症及椎管狭窄所致的致密粘连出现之前（图 65-11 ）。

硬膜内腰椎间盘突出在腰椎和 L₄~₅ 更常见，在所有腰椎间盘突出中所占比例不到 1%，但在胸部水平，高达 7% 的症状性椎间盘突出需要手术摘除。典型的硬膜内椎间盘突出表现为同侧蛛网膜下腔增宽，神经推压移位，但当病变过大时，这一征象没

有意义。在矢状位 MR 图像中，沿着突出可形成的分叶状形态，后纵韧带可能表现为连续性中断，而在轴位 T₂ 加权图像中可表现为"鹰嘴"征。注射对比剂后可出现为典型的周边环状强化。内部气体可作为诊断线索，尤其是在 CT 上。

硬膜内椎间盘突出的鉴别诊断包括神经鞘瘤、包涵囊肿、脑膜瘤、蛛网膜囊肿和转移瘤，而环形强化在这些病变中并不典型。硬膜内椎间盘突出的切除需要经硬膜入路，手术往往比较困难。在硬膜内椎间盘突出的手术中也可能找不到硬脊膜裂隙。通常存在粘连，特别是术中发现与术前影像发现不匹配的情况下，这种粘连可提示硬膜内椎间盘的存在。

超过 90% 的硬膜内椎间盘突出发生于腰椎，也可发生症状性巨大的胸椎椎间盘突出。巨大的椎间盘突出是指病变累及范围超过椎管的 40%，常表现为严重钙化，更易侵犯硬脊膜（图 65-12 ）。常见于 30—50 岁女性，90% 发生于 T₆~₁₁。突出的椎间盘可与母盘分离，形成游离体（图 65-13 ）。

椎间盘的运动通常被多种解剖屏障，包括硬脊膜、PLL、矢状中线分隔、侧翼膜、硬膜外脂肪和静脉丛及神经根，所阻挡而限制在硬膜外间隙的前外侧。椎间盘突出很少移动至硬膜外间隙的后部。

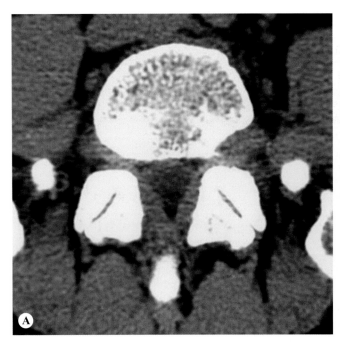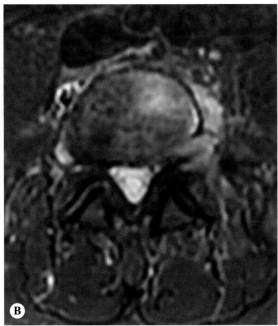

▲ 图 65-9　A. 经 $L_5 \sim S_1$ 椎间孔层面 CT 轴位图像，显示左侧椎间孔内高密度肿块，同时伴有椎间孔内脂肪消失、神经节受压和椎体左后外侧扇贝样改变。骨重构也可见于椎间盘突出相关的炎症反应中。B. MR FSE 对比增强 T_1WI 图像显示炎性强化组织中的椎间孔内椎间盘突出

表 65-3　韧带外椎间盘突出的 MR 征象
• 椎管累及范围超过 1/2
• 椎间盘突出的内部信号差异
• 内部黑线对应于受累和中断的 PLL
• 椎间盘成分呈出芽样改变
• 连续低信号线的中断代替突出

引自 Oh 等，2013

大多数向背侧移位的椎间盘突出发生于腰椎，以 $L_{3\sim4}$ 最常见。也有累及颈椎和胸椎的个例报道。在影像上，硬膜外后部的椎间盘突出表现为背侧硬膜外间隙的非特异性肿块，CT 上呈高密度，MRI 上信号混杂，更常见的表现为 T_2WI 高信号和 T_1WI 低信号（图 65-14）。注射钆对比剂后，病变周围强化，与其他部位椎间盘碎片表现相似。

　　背侧椎间盘突出应与发生于后部的硬膜外肿块相鉴别，包括滑膜囊肿、脓肿、血肿甚至肿瘤。一些胸椎间盘的突出可以表现为前外侧部分（椎间盘成分或肉芽组织），这可能是诊断的一个关键点，

但常被影像科和外科医生所忽略。滑膜囊肿与退化的小关节相连，可能含有气体，并表现为周围强化，类似背侧椎间盘碎片。硬膜外脓肿也表现为环状强化，而肿瘤一般为实性强化。在绝大多数报告中都进行了手术治疗，其部分原因是许多患者表现出急性症状或马尾神经症状。7%～10% 的病变位于椎间孔内外（图 65-15）。

　　椎间孔外（远外侧、极外侧、腹膜后和外侧）椎间盘突出也更常具有椎间孔内成分，但约 20% 仅发生于椎间孔外侧；最常累及 $L_{4\sim5}$ 水平。其确切定位及与神经孔的关系是外科医生关注的一个重要标准，由此可以决定行椎管旁入路，而不是经典的椎板切除术和小关节切除术。然而，远侧突出往往存在诊断不足的情况，这是因为矢状位 MR/CT 成像（通常局限于椎体宽度范围内）不能显示病变，不是其最佳的成像方式，而在轴位图像上，它们仍常常被忽视，这是因为该病罕见且与异常的神经根走行鉴别困难。

　　椎间孔远外侧椎间盘突出可引起神经根轴向疼痛，也可以是无症状和偶然发现的。有症状患者的椎间盘突出漏诊，不成功或错误的手术治疗都可能

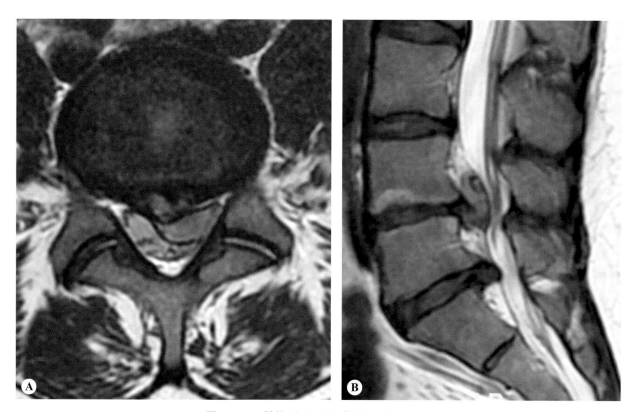

▲ 图 65-10　轴位（A）和矢状位（B）FSE T₂WI

巨大的椎间盘通过破裂的纤维环后部突出，这一征象提示病变跨韧带扩展，突出物中横行的黑线代表后纵韧带（表 65-3）。注意突出部分与周围椎间盘相比呈相对高信号

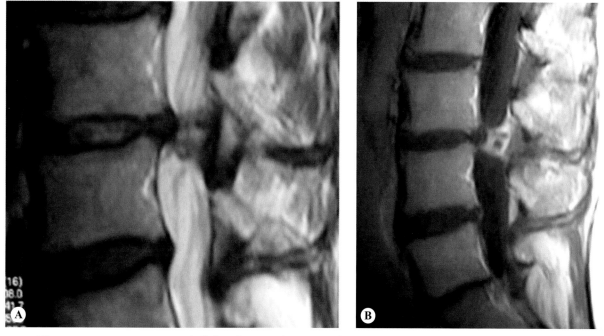

▲ 图 65-11　A. MR FSE T₂WI 矢状位图像显示双侧 L₃₋₄ 椎间盘突出，大部分椎管似乎被神经根占据；B. MR FSE T₁WI 矢状位对比增强图像显示硬膜内强化肿块，其中局灶性低信号对应于椎间盘碎片

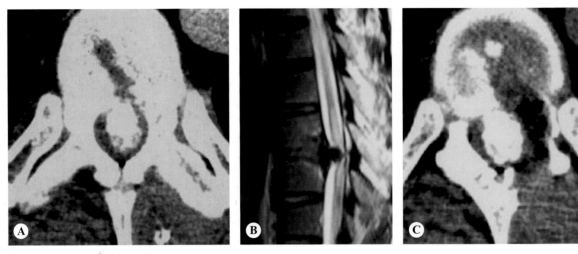

▲ 图 65-12　48 岁患者，患有长期背侧轴向疼痛，最近出现痉挛步态和下肢无力

A. 经 $T_{7\sim8}$ 椎间盘的轴位 CT 图像显示，一个大的致密钙化的椎间盘突出占据了大部分椎管。注意其与母盘呈锐角以窄基底相连，硬膜囊包围病变而非移位。B. FSE T_2WI 显示有明显位移和压迫性水肿的脊髓。C. 术后对照 CT 显示椎间盘突出仍存在。术中没有发现预期的硬膜外突出，也没有发现硬膜撕裂。外科医生认为该定位错误。手术过程中硬膜囊移位加重了椎间盘突出对脊髓的压迫，患者醒后出现全瘫

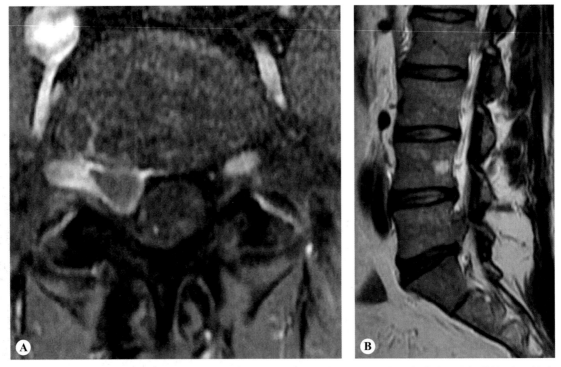

▲ 图 65-13　A. $L_5 \sim S_1$ 水平 MR FSE T_1WI 对比增强轴位图像，显示一个游离碎片向头侧移位到 L_5 的右侧侧隐窝，周围环绕着较厚的强化环；B. MR 矢状面 FSE T_2WI 图像，显示椎间盘碎片移动至椎弓根下水平的关节下区域

导致不良的后果。在 MR 成像中，诊断线索为椎间盘轮廓的局灶性隆起，最终导致椎管旁脂肪移位或闭塞、管径的变化和现有神经根的移位（图 65-15）。这四种表现并不总是同时存在，但即使只有一个表现，也应考虑诊断。与常见部位的椎间盘突出一样，对比增强成像呈现边缘型强化，炎性病变可任意延伸到邻近的脂肪和肌肉组织。在这种情况下，应注意与脓肿相鉴别。如果表现为更均匀的强化，

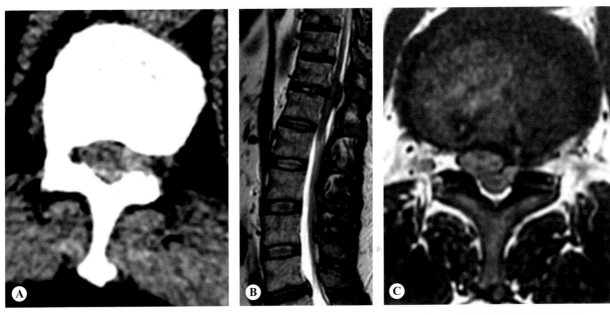

▲ 图 65-14 40 岁男性，打喷嚏后整个脊柱有放电感，并向下肢放射，24h 内出现进行性截瘫和马尾综合征

A. 急诊 CT 显示在 $T_{11\sim12}$ 水平的后外侧椎间盘突出。背侧硬膜外高密度最初被忽视；B 和 C. MR 矢状位和轴位 T_2WI 显示外后侧硬膜外肿块压迫硬膜囊，左侧硬膜外成分与母盘相连，提示背侧硬膜外移位的椎间盘压迫脊髓造成水肿

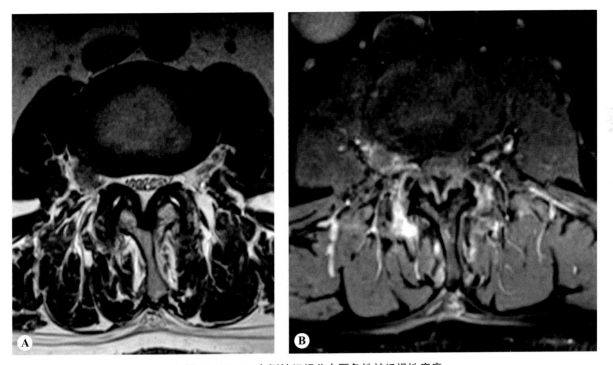

▲ 图 65-15 L_3 左侧神经根分布区急性神经根性疼痛

MR 轴位 FSE T_2WI（A）和 FSE T_1 脂肪饱和（B）图像显示极外侧完全性椎间孔外 $L_{3\sim4}$ 左侧椎间盘突出

则很难与转移瘤、腺病或神经肿瘤相鉴别。

椎间盘囊肿罕见，沟通椎间盘与硬膜囊，与椎间盘突出表现类似（图 65-16）。因其罕见，椎间盘囊肿可被误为其他椎管内囊肿，主要是与椎间盘相邻的滑膜或神经束膜囊肿。囊肿成分在 T_2WI MR 图像上通常呈高信号；T_1WI 图像上常呈低信号，内部有出血时可呈 T_1WI 高信号，如存在血 - 液平面，可提示诊断。邻近骨质侵蚀 CT 显示更佳。

在接受保守治疗的患者中，椎间盘突出有自发性消退的趋势。Modic 报道，约 1/3 的个体在 6 周左右出现显著消退或完全消失，2/3 的个体在出现症状后 6 个月内消退。Bozzao 报道约 68% 的患者在平均随访 11 个月期间出现消退。消退在更大程度上与椎间盘突出和游离碎片的程度有关（图 65-17），尤其是占椎管 50% 以上的巨大突出。

椎间盘突出消退的原因可以是脱水、巨噬细胞

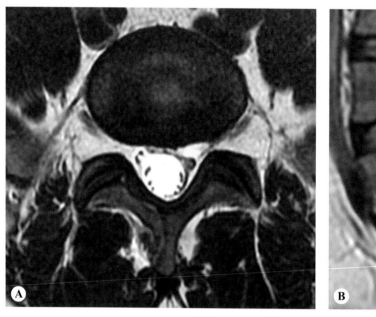
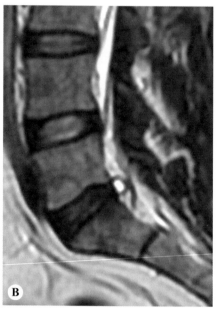

▲ 图 65-16　L₅ 左侧急性神经根病
MR 轴位和矢状位 FSE T₂WI 显示一个小囊肿与纤维环左后外侧紧密相连，内部为均匀液体信号

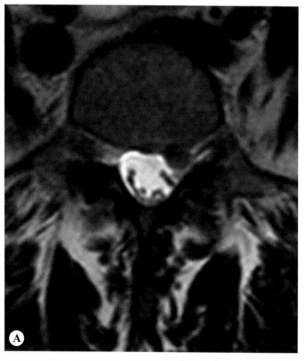
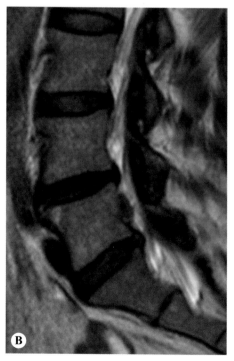

▲ 图 65-17　MR 轴位（A）和矢状位（B）FSET₂WI 图像，显示 L₅ ～ S₁ 椎间盘的游离碎片向头侧迁移至左侧硬膜外间隙腹侧，导致急性背痛和左侧 L₅ 神经根病。保守治疗 12 个月后，碎片完全被吸收。下肢疼痛消失

炎症反应重吸收或两者共同作用。炎症机制普遍存在，表现为硬膜外间隙较厚的环状强化，由充血的静脉和反应性组织组成。椎间盘膨出和局限于纤维环内的突出，不太可能随着时间的推移而改变，并对保守治疗做出反应。椎间盘突出的形态学改变并不总是与临床变化相关。

Modic 认为，椎间盘突出的类型、大小和位置及其随时间而变化与结果无关。因此，急诊早期成像并不能提供更多的信息，仅通过临床评估就可以修正治疗方案。即使对于大范围的腰椎间盘突出症，椎间盘体积减少的程度也与临床改善程度无关。手术的选择基本上是基于临床发现。

椎间盘突出是由于椎体终板软骨的局灶性破坏所致。终板或软骨下骨可因血管通道贯穿终板或退行性、代谢性、创伤、肿瘤和感染性病变而受损。反复性创伤可引起终板局部应力性骨折。慢性椎间盘突出是一种非常常见的脊柱并发症，年轻和老年个体发病率近似，主要见于胸腰段。陈旧稳定性病变在 T_1 和 T_2 加权 MR 图像上的信号强度类似母盘，并伴有周围硬化。而急性病变与 Modic Ⅰ 型改变有关，通常为同心圆型，有强化，临床表现为腰疼（图 65-18）。

结节周围 T_2 高信号环对肿瘤、感染和骨折的阴性预测值为 72%。随着许莫氏结节的活跃性逐渐降低，其信号和强化程度也随之减低。罕见的情况是，位于椎体周边的许莫氏结节可能会发生局部变形，甚至从椎体边缘游离形成碎片，形成一个坚硬的混合椎间盘 – 骨的突出或椎体后缘的剥离（图 65-19）。在青年时期，这种机制可形成椎缘骨。

椎间盘突出是神经根性疼痛最常见的原因。神经根性疼痛是由脊神经或神经根的刺激引起的，为闪痛或刺痛，局限于下肢皮下一个较窄的范围向下走行。当累及背侧神经节时，单纯的机械压迫也可引起持续的疼痛。除此以外，无症状人群可有压迫性椎间盘突出，或者即使影像上显示硬膜囊受压，患者仍无痛感，炎症机制假说可解释这一现象。

与神经根性疼痛一样，牵涉痛的疼痛部位与痛源也不一致，但两者性质和分布有所不同，牵涉痛呈持续性酸痛，定位不明确，分布于皮下深部组织中。牵涉痛起源于脊髓背角和丘脑内同一神经元的

两个不同初级感觉神经元的汇合处，产生疼痛感觉的虚假心理定位。不能区别神经根性疼痛与躯体牵涉痛可导致误诊，并因此造成处置错误。虽然影像通常可以确定神经根性疼痛和神经根病的病因，但对于大多数牵涉痛，则无法揭示疼痛的真正来源。混淆这两种类型的疼痛会造成假阳性的解读和采取不适当的手术治疗。

对于神经根性疼痛患者，影像上发现椎间盘突出或脱出压迫神经根的现象，可解释其临床表现，但在无症状人群中，椎间盘突出的发病率高达 28%，因此它不一定是疼痛的原因。与所有其他退行性脊柱疾病一样，对于影像的过度依赖都会导致不适当的治疗。发生在腰椎的硬膜内椎间盘突出通常表现为马尾综合征，而发生于颈胸椎节段时则表现为 Brown-Séquard 综合征或严重脊髓病。症状性胸椎间盘突出最常见的症状是局灶性或轴向疼痛。脊髓病伴有运动障碍、反射亢进和感觉障碍也很常见。膀胱功能障碍较少见，而急性脊髓病罕见。

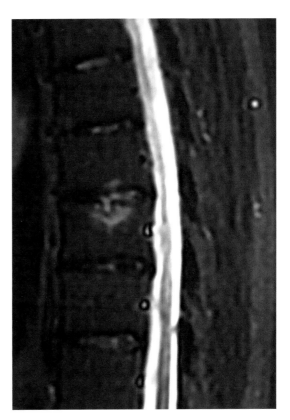

▲ 图 65-18 MR 矢状位 STIR 图像显示急性轴向疼痛患者的亚急性椎间盘突出。椎间结节被水肿环绕

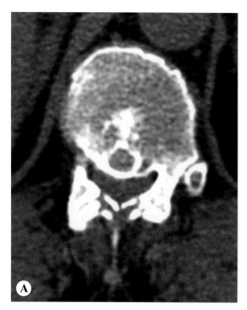
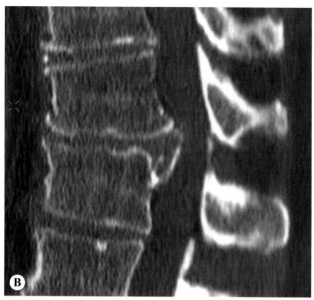

▲ 图 65-19　椎间盘向后突出

A. 轴位 CT 图像显示许莫氏结节位于上终板的后缘并有变形；B. CT 重组矢状位图像证实椎间盘突出引起椎体后缘皮质局灶性隆起。本例椎体后缘骨皮质无中断，无骨块游离

六、椎小关节变性

病理、临床和影像学

椎小关节控制脊椎节段运动的方向和幅度，并分担椎间盘 – 椎体关节的轴向载荷。作为独特的三关节复合体的一部分，椎间盘和椎小关节都随着年龄的增长而退化，并且这种生物力学改变随着时间的推移以离心的方式影响 MS 的所有关节。椎间盘退变可不伴有小关节的骨性关节炎，但反之单发的小关节骨性关节炎则不常见。

退行性小关节改变是轴向、神经根性疼痛或牵涉痛的另一个重要原因。这是因为滑膜和关节囊神经末梢分布丰富，小关节可以是疼痛的直接来源，但是它们常压迫椎管或椎间孔内的神经根。所有滑膜关节的小关节退行性改变的典型表现包括骨质增生、骨刺、骨质硬化、关节软骨溃疡伴关节间隙变窄、软骨下囊肿、滑膜囊肿、关节积液、关节囊和韧带增生和钙化。

在影像学上，关节增生表现为关节面增生肥大，皮髓质比例正常，骨赘是骨皮质边缘蘑菇样的骨性突起。两种病变常并存（图 65-20）。

肥胖、脊柱侧弯、方向不对称（趋向性）时，椎小关节退行性改变主要发生于椎体前凸节段。

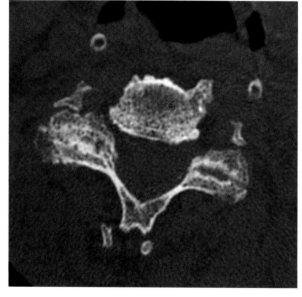

▲ 图 65-20　老年患者的轴位 CT 图像显示椎小关节明显退变和骨关节炎改变

Weishaupt 提出了 4 级量表，用于 CT 或 MR 对椎小关节改变的分级（表 65-4）。

平片不能准确评价椎小关节的复杂几何结构。CT 和 MR 的诊断一致性为中等到良好，MR 检查后完全没必要再行 CT 检查。虽然 CT 在显示关节面硬化方面优于 MR，但 MR 可直接评价软骨并显示关节积液。借助于常规使用的脂肪饱和 T$_2$ 加权图像

表65-4	CT或MRI椎小关节病分级量表
0级	关节间隙大小正常（宽2～4mm）
1级	关节间隙初步变窄（＜2mm）和（或）小的骨赘，轻度增生
2级	狭窄和（或）中等度骨赘/增生，轻度骨质侵蚀
3级	狭窄和（或）重度骨赘，严重的骨质侵蚀和（或）软骨下囊肿

引自 Weishaupt 等，1999

和对比增强脂肪饱和T₁加权图像，MRI可以显示关节内和关节周围的炎症反应、骨髓水肿和关节突的脂肪替代（图65-21）。但液体敏感序列对关节骨皮质和其中的骨质硬化不敏感。MR T₂加权序列显示的关节积液可提示椎体不稳。疼痛介入手术逐渐被接受，并且运动保留手术技术的发展重新激发了人们对椎小关节作为脊柱疼痛来源的兴趣。

椎小关节无形态学改变，仍可引起疼痛，而关节退变绝大部分情况下是无症状的。临床和影像学表现可靠度较低，这对选择关节内注射还是内侧支神经阻滞提出了挑战。小关节综合征的发病率报道差异较大。当以神经阻滞后疼痛完全缓解为诊断标准时，其发病率＜10%。椎小关节、关节囊和韧带的退行性改变在椎管和椎间孔狭窄的发生中起着重要的病理作用。

滑膜囊肿是由于创伤或退化，滑膜通过椎小关节囊缺损处突出形成的（图65-22）。在接受MR检查的背部或腿部疼痛患者中，其患病率约为10%，主要位于椎管外偏后部（7.3%）。滑膜囊肿不同于神经束膜囊肿，后者内部没有滑膜层且不与关节相通。椎管内囊肿（2.7%）可引起腰痛、神经根炎和神经根病，有时表现为神经源性跛行。如囊肿周围存在炎症，则症状会加重。

滑膜囊肿多发生于腰椎和 L₄～₅水平（60%～70%），主要受椎小关节运动增加和不稳定性的影响，也与类风湿关节炎和软骨钙质沉着症有关。颈部滑膜囊肿也可起源于C₁交叉韧带（图65-22）。

MR是首选的检查技术，它对囊肿的检出敏感性很高，表现为以椎小关节为中心位于硬膜外间隙后部的圆形肿块。囊肿内部信号随其内的液体成分而变化较大，在T₂加权上呈等于或略高于脑脊液信号，内部出血则表现为高信号，存在气体时则表现

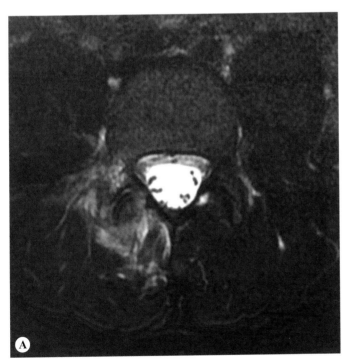
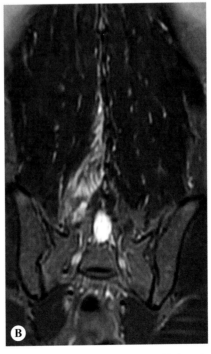

▲ 图65-21 轴位（A）和冠状位（B）MR STIR 图像显示关节内、骨与关节周围的炎性水肿沿椎管旁肌肉纤维延伸

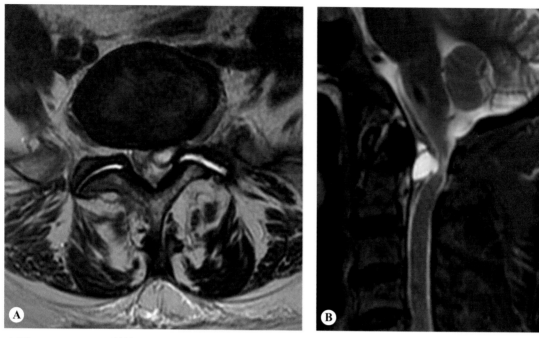

▲ 图 65-22　A. MR 轴位 FSE T_2WI 显示椎小关节的双侧关节积液，$L_5 \sim S_1$ 左侧椎小关节可见大的分叶状滑膜囊肿压迫硬膜囊；B. MR 正中矢状位 STIR 图像显示位于颈椎横韧带的滑膜囊肿压迫脊髓

为低信号。注射对比剂后周围低信号的囊壁可出现强化（图 65-22）。

CT 表现为含液体或气体的低密度肿块，周围囊壁可钙化（图 65-23）。鉴别诊断包括黄韧带囊肿（图 65-24）、椎间盘脱出的游离碎片和神经鞘瘤。

七、退行性和腰椎峡部裂椎体前滑脱

病理、临床和影像学

前滑脱是指椎体相对于下位椎体向前移动（前滑脱）。Wiltse 将椎弓峡部裂和退行性椎体前滑脱分别归为 2 型和 3 型，1 型为发育异常性椎体前滑脱，4 型为外伤性椎体前滑脱，5 型为病理性前滑脱。退行性滑脱是 50 岁以后最常见的滑脱原因，在老年人群的发病率高达 14%。DSL 常发生于 $L_{4\sim5}$，主要是在 L_5 退行性变的情况下，可见于女性。引起 DSL 的主要原因是与椎间盘退变有关的椎小关节的退变重构。神经反射弧保留完整可使滑脱自限（不超过终板前后直径的 1/3）并伴轻度椎间孔狭窄，而中央的椎管和两侧隐窝的狭窄可能比较严重，并且往往因黄韧带和关节囊的肥厚增生而更加严重。虽然前向半脱位主要是由后部关节引起的病变，但椎体后滑脱主要是椎间盘间隙结构紊乱，多见于

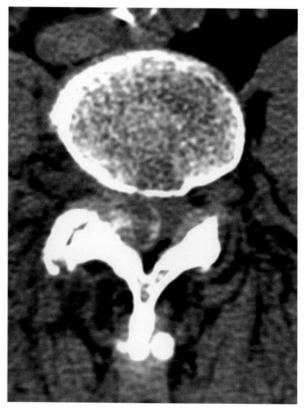

▲ 图 65-23　轴位 CT 图像显示起源于一个大的滑膜囊肿，起源于退变的右侧椎小关节，囊壁伴钙化，明显压迫硬膜囊

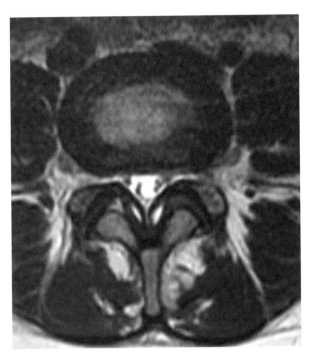

▲ 图 65–24　MR 轴位 FSE T₂WI
黄韧带内双囊肿，因黏液样变性和增厚呈现高信号

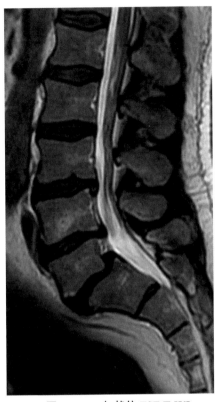

▲ 图 65–25　矢状位 FSE T₂WI
相对于 S_1 的 L_4 和 L_5 后脱位。椎体向后移位与下位椎体上关节面之间的 $L_{4\sim5}$ 椎间孔狭窄

$L_{3\sim4}$（图 65–25）。

在影像上，将相邻椎体终板分为四等份，相应的前滑脱的程度也分为四度，或者更精确的方法是测量椎体终板的前后径，计算两者的比例。在平片上，棘突的前移与椎体的前移一致，表示神经反射弧完整，从而可与椎体滑脱向鉴别。局限性缺损很难评价，因此这一征象在 MRI 上也是有意义的。

椎间盘退变还可导致冠状面的椎体移位（脊椎侧脱位）。脊椎侧脱位和成角可能与椎体一侧的楔形变和小关节的不对称变性有关，从而导致退行性脊柱侧弯。椎体后滑脱时，由于下位椎体的关节突相对向前移位从而造成椎间孔狭窄（图 65–25）。当小关节半脱位发生于一侧时，随着滑脱椎体在水平面上的旋转，椎体前滑脱可以是不对称的。狭窄主要累及旋转对侧的侧隐窝和神经孔。滑脱椎体也可以在矢状面旋转，侧位过伸过屈位显示椎间孔狭窄。

DSL 通常代表椎体不稳，可在运动或站立位（隐匿性 DSL）时加重或出现，需要行过伸过屈位动态 X 线片或动态 MR 检查。当关节积液超过 1mm 时，有必要怀疑隐匿性 DSL。DSL 不一定代表一定存在椎体不稳：进行性滑脱仅见于 30% 的病

例，而 65% 的患者也不会因保守治疗而出现病情恶化。随着时间的推移，关节囊纤维化、骨赘形成和椎间盘塌陷往往会使滑脱重新呈现稳定状态。椎间盘塌陷已被证明是一个强有力的稳定性变化，因此建议只有当术前椎间盘高度大于 2mm 时才进行椎体固定融合。

DSL 可能与轴向腰痛有关，同时也增加了椎管、侧隐窝或椎间孔狭窄的风险。与血管性跛行不同，神经源性跛行的疼痛是由站立引起的，在步行一段距离后出现，弯曲脊柱可缓解。获得性 ISL 也可作为退行性过程的并发症出现（图 65–25）。椎弓峡部骨质缺损削弱了后部结构对 MS 的稳定能力，造成椎体不稳。由于椎体崩裂，棘突相对于相邻的棘突发生后移，神经反射弧被韧带拉断。

ISL 所致椎管狭窄程度较轻，但会造成椎间孔的变形和缩小，这种改变必须在矢状面上进行观察，轴位图像可能低估其狭窄程度。椎间孔的狭窄通常是不对称的。在无症状人群中 ISL 是常见病，不一定产生疼痛的症状。在 32 600 个无症状个体中，约 7.2% 存

在部分骨质缺损。因此，仅凭 X 线检查不可认定它就是疼痛的根源。无论是在骨折部位，还是在关节与椎体分离并被肌肉牵拉时，疼痛都可由过度运动产生。在峡部缺损反复损伤后，疼痛的缓解是成功融合的良好预测因素。

八、椎管狭窄

病理、临床和影像学

在椎管中，神经元大小和可用空间之间的任何不对称都称为 SCS（图 65-26）。这一诊断描述的不是简单的解剖情况，而是一个复杂的尚未完全清楚的病理生理改变，SCS 具有一系列的临床特征，与影像数据关联性差。

骨、关节囊和韧带的退行性改变都可能导致如下类型的 SCS。

- 获得性（位于正常椎管内发育）。
- 混合性（先前存在的先天性狭窄的进行性恶化）（图 65-26）。

根据发生部位和严重程度，SCS 可分为以下类型。

- 中心型（矢状径减小）。
- 偏侧型（侧隐窝变窄）。
- 椎间孔型。
- 向心型（所有径线均缩小）。

位于中央或后部的骨赘及各种类型的椎间盘突出、脱出或膨出都会导致中央的 SCS。椎小关节增生和椎体后外侧骨赘可造成侧隐窝和椎间孔的狭窄。

在颈椎狭窄中，髓核退化导致纤维环膨出、黄韧带增厚、椎间盘骨赘形成及椎小关节增生肥大和钩椎关节改变。这一系列的退行性改变可导致颈椎中央、侧方和（或）椎间孔的狭窄。后纵韧带的骨化与弥漫性特发性骨肥厚症有关。

静态和动态因素都可加重脊髓型脊椎病的反复损伤，引起继发性缺血、炎症和凋亡，最终导致囊性空洞、中央灰质增生及脊髓中央管周围白质脱髓鞘。慢性轻度脊髓病患者可能不易察觉平衡和精细运动感觉的细微变化。神经根受累表现为感觉和（或）运动功能障碍。颈椎疼痛可以局灶或放射性的。

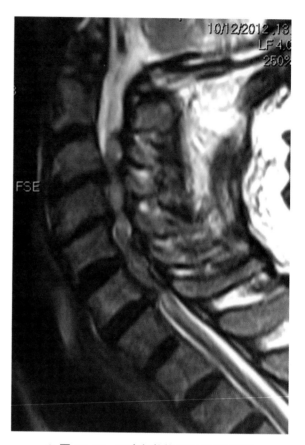

▲ 图 65-26 正中矢状位 FSE T$_2$WI 图像

多发重度椎管狭窄。脊髓位于椎间盘突出和肥厚增生的黄韧带之间，腹背侧同时受压。脊髓实质高信号是脊髓软化症的表现

平片诊断颈椎 SCS 的第一个指标是 Torg 比值，是指椎管矢状径与椎体矢状径的比值。这个比值小于 0.80 代表椎管狭窄程度显著，神经损伤风险增加。事实证明，Torg 比值是诊断椎管狭窄的准确指标，因为该比值消除了平片上常见的由于不同焦物距、物片距和放大误差而造成的测量差异。任何情况下，椎管狭窄的诊断标准为椎管前后径＜ 14mm（正常范围 15～25mm，平均 17mm）。

MRI 是研究颈椎和脊髓的金标准。短 τ 反转恢复图像对骨和髓内病变更敏感。FSE 或 TSE T$_2$WI 更适合于显示退行性椎间盘 - 骨赘和韧带异常。在 MRI 上，评价颈椎最常用的参数是 SAC，它是指椎管矢状径与脊髓矢状径的差。SAC 在颈膨大处存在生理性狭窄，其宽度为 2.5～10.4mm，在 C$_7$ 水平最宽。

椎间孔是斜行的，因此需要在轴位图像上观察其狭窄情况。颈椎动态 MRI 在过伸位上可以发现由于黄韧带折叠引起的 SCS 加重。虽然无症状患者的椎管狭窄和颈髓受压可同时存在，但严重的狭窄与临床表现密切相关。边缘模糊的轻度 T_2WI 高信号代表可逆性水肿，而边界清楚的 T_2W 高亮信号代表明确的胶质增生、囊变坏死和脱髓鞘。T_1 低信号代表不可逆的脊髓软化。

椎管狭窄最常见于腰椎，最常发生于 L_4 水平，其次是 L_3、L_5 和 L_1。最重要的因素包括椎间盘、椎小关节和黄韧带。推荐的腰椎管狭窄诊断标准众多，因此报道的发病率也存在很大的差异。腰椎硬膜囊的正常 AP 径为 $12 \sim 14mm$。最被接受的骨性椎管 AP 径界值为 12mm，椎间孔和侧隐窝的高度均为 3mm。AP 径 < 10mm 代表明显狭窄。在轴位 CT 和 MR 图像上，椎管横截面积小于 $100mm^2$ 代表严重狭窄，而 $100 \sim 130mm^2$ 代表轻度狭窄［正常关节囊面积为（18 ± 50）mm^2］。

神经根毛细血管和小静脉可在 $30 \sim 40mmHg$ 的压力下闭塞，当椎管狭窄处于过伸位时神经根鞘内的压力可升高至 100mmHg。腰椎管狭窄的界值标准为 $77mm^2$，低于这个界值，神经根鞘内的压力会持续上升，最终阻碍马尾的静脉回流，导致充血水肿和神经根缺血。然而，单一的定量指标并不足以诊断像腰椎管狭窄这样复杂的病变。

当老年患者伴有臀部或下肢疼痛或不适，并且站立或步行时加重，坐或向前弯曲脊椎疼痛缓解或消失时，应考虑是否存在腰椎管狭窄。神经源性跛行是椎管狭窄的标志，而神经根症状可能与侧隐窝或椎间孔狭窄有关或更多见。

一些研究表明，MR 成像与 MDCT 具有同等的诊断价值，其中 Modic 发现 MR、CT/CT 髓鞘造影和脊髓造影的准确性分别为 82%、83% 和 71%。MR 上椎管狭窄的三个征象如下。

- 神经根冗余，T_2 加权矢状位 MR 图像上表现为神经延长、增粗和迂曲走行，可能是由于通过狭窄水平的神经根在脊椎屈伸过程中受到了牵拉，而在中立姿势下无法恢复到正常位置造成的。在 85% 的病例中，冗余的神经根位于狭窄点以上。
- 沉积征，侧卧位时狭窄水平的马尾神经不能沉入硬膜囊下部。沉积征与严重狭窄高度相关。

- MR 增强成像神经根出现强化，提示充血和血液 – 神经屏障破坏。

CT 和 MRI 标准检查都是在患者仰卧屈膝的情况下进行的，这个体位矫正了腰椎前凸，椎管狭窄引起的症状也会因此减轻。如果患者仰卧且双腿伸直，腰肌会引起类似站立姿势的腰椎前凸。这个体位可以更准确地评价 SCS。

当轴位图像上，关节下区域变窄（正常直径为 $3 \sim 4mm$）时可诊断侧隐窝狭窄，致病原因可能是上关节突和（或）后外侧椎体骨赘和（或）椎间盘突出，或者滑膜囊肿。矢状位 MR 图像或矢状位 CT 重建图像可更好地评价腰椎背侧椎间孔狭窄（图 65-27）。

应力位轴位 CT 和 MR 成像及腰椎动态 MR 成像均可显示更多的腰椎退行性狭窄。站立过伸位椎管狭窄最重。从过屈位到过伸位，硬膜囊的横截面积可减少 16%，轴向负荷减少 19%。黄韧带是导致动态狭窄的最重要原因。动态检查通过观察动态

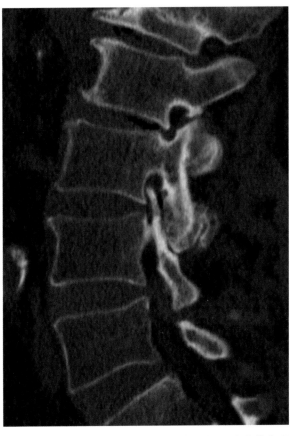

▲ 图 65-27 小关节退行性改变，表现为 L_4 上关节突明显增生，累及椎间孔

变化，可提高静态图像的敏感性。Lohman 认为患者术前应进行动态检查，以更好地评价狭窄部位和程度。

所有的测量和影像数据必须与临床特征密切相关。椎管狭窄的临床症状与其影像学表现之间的关系实际上尚不清楚。尽管有明显的 SCS，患者可仅表现出轻微症状或无症状：无症状受试者的患病率随年龄变化为 7%～21%。相反的情况也很常见。此外，患者接受减压手术后症状往往没有得到缓解。

胸椎狭窄：退变较少发生在胸椎背侧，这与该部位较少运动有关。黄韧带肥大和钙化 / 骨化是狭窄的常见原因，可伴发脊髓病和（或）神经根病。

九、脊柱不稳

病理、临床和影像学

脊柱稳定性是保护神经结构和防止脊柱成分自身早期退化的基本要求。退行性脊柱不稳被认为是疼痛和残疾的主要原因，也是手术的常见指征。退行性不稳是指运动节段内部和各节段之间矢量力关系的改变，从而产生异常的、不平衡的、自相矛盾的运动。最初的退行性改变，通常涉及椎间盘，造成运动障碍，引发骨和关节异常，并将进一步扩展到同一水平的其他关节（三关节复合体），最后扩展到邻近节段，随着时间的推移，形成在一个区域的节段性病变。因为椎间盘塌陷，纤维环和韧带变松弛和冗长，更容易导致椎管狭窄。椎体半脱位，并且椎间孔的下部关节面升高，直到与椎弓根形成新的关节。新关节促使小关节重塑和骨赘化，并加重椎间孔狭窄。

Kirkaldy-Willis 和 Farfan 发现到退化性不稳演变过程中三个生物力学和临床阶段，即所谓的"退化级联"：功能障碍、不稳定和再稳定。在功能障碍阶段，伴随着椎间盘和小关节的初始变化出现间歇性非特异性背痛。在不稳定阶段，影像可以显示脊柱前滑脱或后滑脱，但不稳定可能只存在于一个纯粹的运动综合征中，而没有明显的骨性病变（微不稳定），当在病变肌肉控制下出现一个或多个方向的异常运动时可产生症状。当椎体异常运动增加时，前纵韧带和 Sharpey 纤维椎体附着处的拉力也随之增加，从而形成牵引性骨刺。牵引性骨刺通常

突出于椎体边缘以外 2～3mm，水平走向。

退行性腰椎滑脱患者小关节积液最严重。与明显的和晚期病例相比，两者最显著的关联发生在具有移动性、间歇性和轻度前滑脱的受试者中，因为前者可导致站立位和卧位中关节运动增加。椎小关节积液 > 1mm 时应行动态 X 线或 MR 检查以发现隐匿性腰椎滑脱，静态成像可造成漏诊（图 65-28）。

如前所述，Modic Ⅰ 型改变也与节段性不稳有关，并可在成功的融合手术后转换为 Ⅱ 型。随着脊柱退化的进一步进展，关节囊纤维化、骨赘形成、明显的椎间盘塌陷及椎体的增大均可导致整体的灵活性降低而僵硬度增加。再稳定期，即退变过程的末期，出现功能限制和僵硬，而脊柱疼痛最终可能由于神经结构的刺激或损伤而消退或持续。在再稳定期，影像表现改变包括弥漫性椎间盘塌陷、椎体径向重塑、爪形骨赘、"保险杠"骨赘（图 65-29），终板和小关节硬化，以及棘突之间形成新关节。

十、影像的作用

在脊柱退行性疾病中，影像数据必须始终依据临床背景进行分析。为了使实际成像技术具有价值，它们必须有助于最终诊断并正确指导治疗方式的选择，不包括少数患有未知的全身性疾病的患者（约 5%）。急性脊柱疼痛的早期成像尚未证明能提供有用的信息来改善患者的预后，在这些受试者中，迟发性疼痛、持续或恶化的神经功能缺陷需要进行紧急干预。

公认的是，在典型的或急性背痛或神经根炎的情况下，患者等待 4～6 周后接受影像检查，在理论上没有风险，如为脊柱外疾病（如神经炎、肌肉扭伤或附着点炎，甚至是小的急性椎间盘突出），症状则有可能自发消退。因此，Carragee 对早期影像学评价的价值进行了一项基于大量无症状人群的前瞻性研究，其中对照组 MR 是在背痛出现时进行的，与初始基线 MR 相比，新的相关发现仅不到 5%。当受试者无症状时，所有其他阳性体征都可见于第一次 MR 检查。在没有基线 MR 的情况下，其中的一些发现被认为是有价值的。

对于保守治疗无效的患者，影像数据可以用于

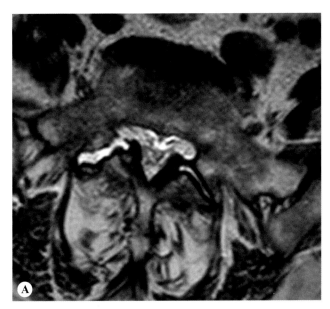
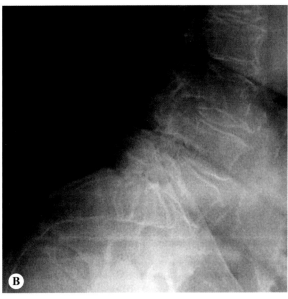

▲ 图 65-28　A. 轴位 FSE T_2WI 图像，双侧关节积液，$L_5 \sim S_1$ 椎小关节退行性肥大。关节积液导致关节间隙＞1mm，则需高度怀疑隐匿性间歇性椎体前滑脱。B. X 线侧位片，动态研究证实了这一假设，即屈曲时出现滑脱

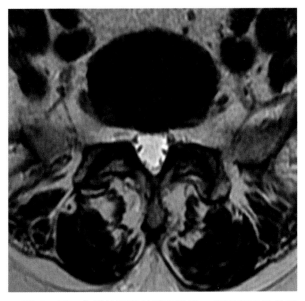

▲ 图 65-29　在椎体不稳的后期阶段，出现明显的骨质增生肥大和骨赘，以恢复运动节段的稳定，并可见保险杠型骨赘

诊断，并为最终的微创介入或手术治疗提供帮助。常规 X 线检查因其廉价、更普及、安全并能够提供显示骨结构细节和脊柱稳定性的全脊柱图像，在初步治疗中起到重要作用。评价颈椎和胸椎时接下来应选择 MRI。而对于腰椎，CT 被认为与 MR 同样敏感，但出于安全考虑多被用于聚焦已知病变并增加相关信息。

所有基于人群的研究表明，与症状性疾病的发病率相比，影像上发现的退行性改变更普遍。基于无症状受试者腰椎的 MR 研究中，Jensen 发现仅36% 的病例椎间盘完全正常，其余 2/3 存在单个或多个椎间盘退变。在影像学上，诊断脊柱不稳定的金标准并不存在；临床和影像数据之间的明确相关性是：无症状个体中经常存在异常运动。传统的影像发现只能提供脊柱不稳的间接征象，其特异性和临床相关性在不同的研究中差异较大，尚需进一步确定。开放式 MR 系统结合了传统 MRI 和动态 X 线的优势，可以在站立或坐位进行体位动力学的研究，这些研究可能揭示运动功能失调，而这些运动可加重或显示狭窄、椎间盘突出或间歇性或隐匿性脊柱滑脱（图 65-30）。

然而，动态 MRI 存在一些缺点，如低场强造成的信噪比降低，并且患者很难保持产生疼痛的体位。轴位负荷 CT 和 MR 都可模拟直立体位，并发现了几个被称为初级修饰的征象，它们可以单独出现或与各种模式相关联，称为复杂的动态修饰。异常的运动模式往往以一种非常刻板的方式演变，直到出现退变性滑脱。但轴向负荷不能再现与肌肉活动有关的姿势变化和沿脊柱尾侧方向增加的生理负荷。在术后和不稳定的后期阶段进行成像，AL-CT 优于 AL-MR，在这些阶段，预期异常运动会大范

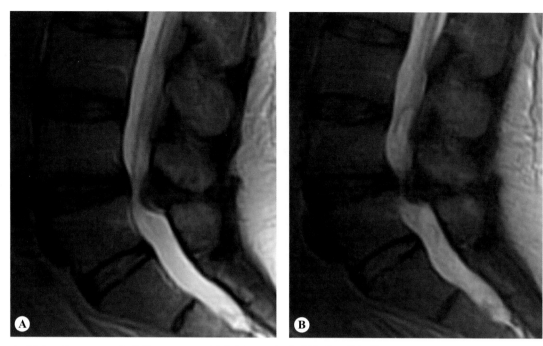

▲ 图 65-30　A. MR 矢状位 FSE T$_2$WI 卧位显示 L$_4$ 轻度前滑脱和黄韧带肥厚；B. MR 矢状位 FSE T$_2$WI 站立位显示前滑脱加重

围减少，3D 重建可更好地显示病变。AL-MR 更好地显示负荷情况下的液体改变和软组织改变，特别是椎间盘突出和黄韧带增厚，这往往加重椎管或椎间孔的狭窄。在微不稳定的情况下，狭窄只出现在 AL 后。

可疑椎管狭窄的患者可从 AL 或动态检查中获益，特别是考虑手术治疗时。虽然 AL 和体位 CT-MRI 有很大优势，但动态 X 线摄片因其简单，普及和廉价，仍是目前最常用的技术。因为缺乏标准化的操作流程和测量方法，并且有症状者和正常受试者之间的运动模式存在广泛重叠，所以普通功能 X 线摄片的价值仍然存在争议。展示腰椎最大运动的最佳体位也是有争议的，然而许多学者更喜欢使用坐位，但也有人使用侧卧位代替经典的站立位，以使异常运动最大化。功能平片最终只是显示 FSU 在最大屈曲和伸展位上的关系，但不能评价持续运动的质量。

脊柱不稳定往往存在过度诊断的情况，椎体融合手术也并不总是正确的选择。与其他负重关节一样，在许多情况下，脊柱疼痛是由于关节面间载荷的异常和不规则分布所致。严格的成功固定或意外解决，如假关节形成后，疼痛仍持续存在。

十一、术后表现

手术与保守治疗的价值仍然存在争议，因为尽管中期（1 年）随访证明手术优于非手术治疗，但两者的长期效果（4~10 年）是相似的。手术的作用本质上是更快的缓解疼痛和达到功能恢复。考虑到不可忽视的手术失败率，为 10%~40%，为了达到上述目标，必须严格选择患者。由于发生率较高，背部手术失败被认为是一种特殊的疾病，称为 FBSS。FBSS 的定义为明显的背痛和（或）神经根性疼痛和功能损害，脊柱疼痛可以在手术干预后持续存在或者出现在与原始疼痛相同的位置。

大多数 FBSS 病例和大多数术后研究都是针对因腰椎间盘突出而接受后入路手术的患者进行的。FBSS 存在术前和术后的危险因素。影响脊柱手术成功可能性的术前因素包括诊断的准确性、社会经济学因素（劳动补偿）、行为和心理因素（抑郁、焦虑）。术后再次出现症状的原因包括：硬膜外纤维化、椎间盘突出复发、节段性不稳定、节段性狭窄、错误水平的手术（图 65-31）、压力过大，或以上某些原因共存。FBSS 应包括准确的病史和体格检查及影像和诊断流程。临床第一个要关注的是与手术前部位相比，术后出现症状的位置，以及发病后的延迟时间，在此基础上，可鉴别早期或晚期并发症（表65-5）。

十二、影像在FBSS中的作用

常规成像方式不能显示软组织的变化。

MDCT适用于评价继发于椎间盘塌陷的椎管和椎间孔狭窄，还可用于寻找纱布瘤，但其分辨率不足以可靠地区分残余/复发性椎间盘突出和硬膜外纤维化，评估出血性或感染性并发症。CT脊髓造影是显示术后脑脊液漏的首选方法。

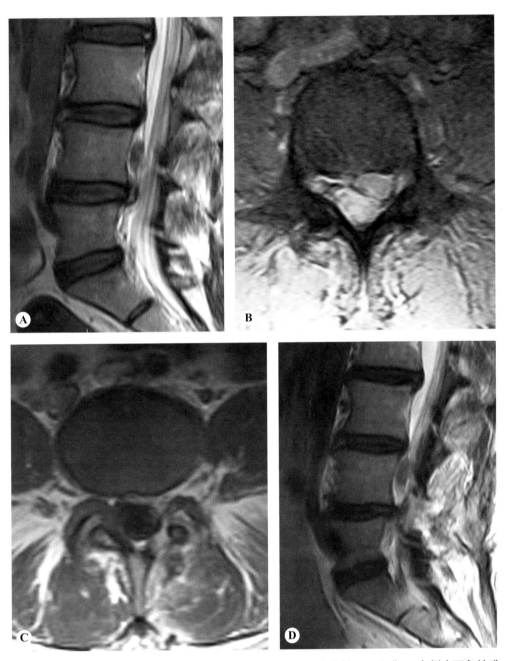

▲ 图 65-31　由于错误和不完全的手术而导致的 FBSS。41 岁女性，L₄ 而非 L₅ 左侧皮下急性难治性神经根性疼痛。术后疼痛持续存在，并且分布与术前相同

A 和 B. 术前左旁矢状位和轴位 FSE T₂WI 显示椎间盘碎片迁移到 L₄ 水平硬膜外间隙左前侧，椎弓根下及椎弓根水平。碎片压迫 L₃ 神经根出椎间孔前节段至椎弓根处，此外，L₃₋₄ 椎间盘显示旁中央型小的椎间盘突出，没有相关症状。C 和 D. 左旁矢状位 FSE T₂WI 和轴对比增强 FSE T₁WI 显示近期的手术入路征象：弥漫性对比增强并进入左硬膜外间隙前外侧。摘除发生突出的椎间盘，但椎间盘的游离碎片将持续存在

表 65-5　术后早期和晚期并发症

术后早期并发症	术后晚期并发症
出血	蛛网膜炎
感染	硬膜外纤维化
假性囊肿形成	再发椎间盘突出
椎间盘突出残留	椎管或椎间孔狭窄，脊柱不稳
	纱布瘤（异物）

磁共振成像因其优越的软组织分辨率，成为显示 FBSS 的金标准，对比增强还可以进一步提高其软组织分辨率。MR 扫描方案应包括增强前后 FSE 矢状位 T_1 及 T_2 加权和 STIR 图像及轴位 T_1 图像。脂肪抑制序列有助于区分平扫上的出血和硬膜外脂肪，术后增强扫描还可区分残余的硬膜外脂肪和强化的纤维组织。MRI 可以显示骨骼和软组织的改变。骨改变从传统的椎板切除术合并椎小关节切除术，到微创介入的方法，之前显微手术的征象可能很难识别。软组织的改变根据手术类型和时间而异。

（一）硬膜外纤维化与椎间盘突出

术后 4～8 周对脊柱的评价通常是特别困难的（图 65-32）。因为在高达 80% 的患者中，扩大和结构不清的硬膜外间隙和后纤维环内部存在水肿、出血和碎片，这都会被误为椎间盘结构持续存在（图 65-32）。随着时间的推移，当肉芽组织和随后的瘢痕形成时，占位效应逐渐减弱，并出现强化。强化最初发生在硬膜外具有丰富血管的反应性肉芽肿组织，随着时间的推移，瘢痕老化，强化逐渐消失。

硬膜外纤维化是任何脊柱手术后的一个恒定和可预期的特征，位于手术入路的同侧，前、外及后部间隙，也经常出现在无症状的受试者中（图 65-31）。一些学者认为，硬膜外纤维化是一个放射学术语，其数量与临床无关，当它与神经显著变形无关时，不应被认为是手术的并发症。MR 并不能发现所有的硬膜外瘢痕，对有症状个体进行的硬膜外腔镜检查可以发现 MR 阴性的硬膜外纤维化。因为一些硬膜外纤维化是恒定不变的，如果存在椎间盘突出残留或再发，则两者常并存（图 65-33）。

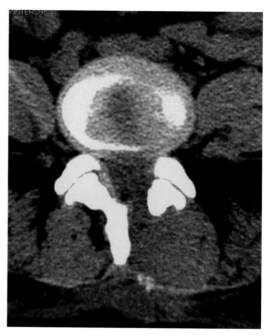

▲ 图 65-32　$L_{4～5}$ 椎间盘的术后轴位 CT 图像
硬膜外间隙和椎间盘的增大和模糊，提示存在残余的椎间盘突出

复发性椎间盘突出，临床定义为术后缓解至少 6 个月后，疼痛复发。在一项前瞻性研究中 23% 的患者出现复发，其中半数是有症状的（图 65-34）。

椎间盘突出与母盘直接相连，占位效应明显，并且边缘平滑。硬膜外纤维化形态更不规则，可造成牵拉，仅位于手术入路同侧，与椎间盘相邻但不相连。椎间盘突出在 T_1WI 上呈中等 – 低信号，在 T_2WI 上呈低信号（新发病变为高信号），而瘢痕组织在 T_1WI 上呈中等信号，在 T_2WI 上呈中等 – 高信号。但是 MR 平扫图像上常发生信号的重叠，因此必须进行快速对比增强成像（几分钟内），以区分硬膜外瘢痕肉芽组织与乏血管的椎间盘组织。鉴别诊断很重要，因为残余或复发的椎间盘突出可能需要另外干预，但硬膜外纤维化通常不需要。和硬膜外纤维化一样，残余或复发的椎间盘突出不一定是患者产生症状的原因，因为即使有明显的硬膜囊变形，残余或复发的椎间盘突出可见于多达 24% 的无症状个体中。如过术前神经根疼痛在手术后即刻持续存在，则可能意味着手术部位错误或椎间盘切除不完全（图 65-31）。

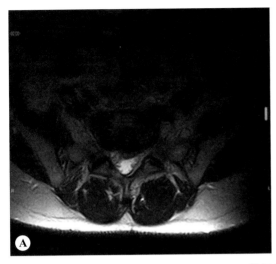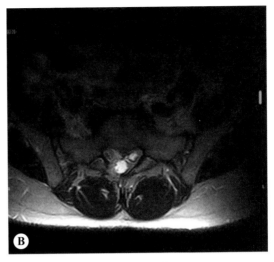

▲ 图 65-33　患者 L$_5$ ～ S$_1$ 椎间盘突出术后 1 个月，伴持续性腰痛

通过 L$_5$～S$_1$ 椎间盘和 S$_1$ 终板水平的轴位 FSE T$_2$WI 图像显示一个明显的残留中央型椎间盘突出。在传统椎板切除手术入路同侧的左侧硬膜外间隙，可见弥漫性新生瘢痕包绕 S$_1$ 神经根鞘，呈中等信号，明显区别于呈低信号的椎间盘

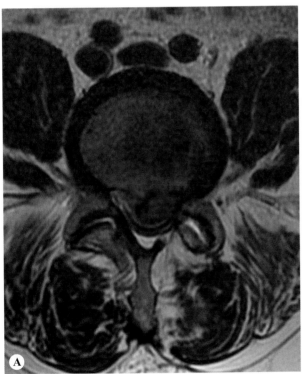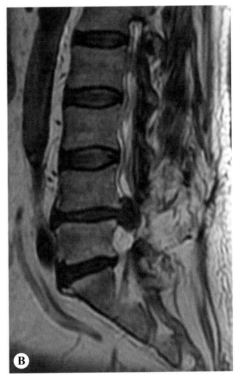

▲ 图 65-34　右椎板切除术后 9 个月。新发左侧难治性坐骨神经痛

轴位和矢状位 FSE T$_2$WI 显示一个大的复发性椎间盘突出，明显压迫硬膜囊

（二）败血症与无菌性盘炎

感染的发生率与手术的程度有关，开放面越大，感染概率越大。开放性手术的感染风险为 3%～13%，大多数病例由金黄色葡萄球菌和表皮葡萄球菌直接感染引起。无症状患者术后椎间盘内局灶信号的常规改变，包括呈 T$_1$WI 低信号和 T$_2$WI 高信号的机械性或化学性椎间盘炎，以及水肿、血管充血和由于手术刮除造成的局灶性小的终板不规则。如果没有

上述表现，则可排除感染，而这些征象存在时还应注意不要与脓毒性椎间盘炎混淆。在没有脓毒性并发症的情况下，炎症指标是正常的。脓毒性椎间盘炎表现为干预治疗后不久再发进行性疼痛。在影像上，椎间盘和终板的变化更明显和弥漫，后者的破坏更明显，椎旁和硬膜外软组织肿块与脓肿相邻（图65-35）。CRP 已被证明是一种有用的筛选手段，而临床表现、白细胞计数和红细胞沉降率并不可靠。

（三）无菌性神经根炎

另一个可预见的术后改变是无菌性神经根炎。通常使用常规剂量的钆对比剂时，马尾神经并不强化。鞘内神经根的短暂表面强化可能是术后血–神经屏障的反应性改变，或由于椎间盘突出持续压迫而造成的神经损伤，有时在椎间盘摘除后还会持续存在。神经根强化也可见于无症状患者，如术后6个月仍持续存在，则必须被认为是病理性。

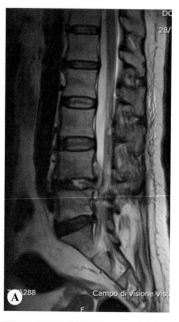
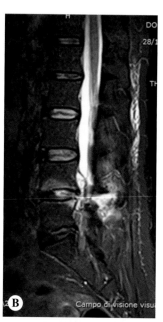
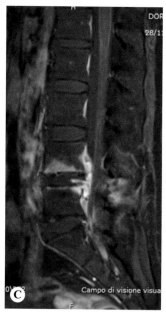
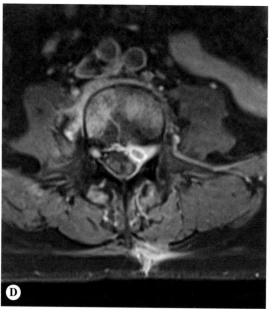

▲ 图 65-35　$L_{4\sim5}$ 椎间盘突出术后数天，再次出现疼痛、发烧和 CRP 升高
矢状位 FSE T_2、STIR 和对比增强 FSE T_1 脂肪饱和图像显示位于硬膜外间隙前部的炎性软组织肿块伴初期脓肿形成。椎间盘后部的高信号和强化是对近期手术的正常反应

（四）积液

积液可引起急性术后 FBS。积液、假性脑脊膜膨出、血肿和脓肿都能压迫鞘囊和（或）神经根。MR 可评价积液的部位和范围，特别是其椎管内的扩展和造成的压迫效应。与 CT 相比，MR 能很好地区分血肿和积液。血肿的发生率不到 1%，并可在术后数小时至数天内出现症状。血肿在 T_1WI 上呈高信号，不与硬膜囊沟通，与椎间盘内的异常无关。增强磁共振成像可以区分感染性和非感染性积液，而积液周围总有一些反应性强化的组织（图 65-36）。DWI 上液体成分呈高信号和骨质受侵破坏性有助于鉴别诊断。

偶尔，硬脑膜切除术最终可导致假性脑脊膜膨出或脑脊液瘘。假性脑脊膜膨出是指手术期间硬脊膜撕裂或闭合不全，造成 CSF 的囊性聚积。其囊壁为纤维组织，表面没有蛛网膜包裹（图 65-37）。少量积液可以无症状，但大的假性囊肿可因压迫产生背部或神经根性疼痛或偶见低颅压。假性脑脊膜膨出通过骨外科开口在椎旁间隙延伸，影像特点为无占位效应，呈均匀的 T_2 高信号、T_1 低信号，并与硬膜囊相通（图 65-37）。

脑脊液漏的发病率为 2%（图 65-38）。注意必须识别脑脊液漏以防止出现低颅压和脑膜炎。CT或 MR 脊髓造影可以区分交通性脑积水和积液。约20% 的 CT 脊髓造影阴性患者，在磁共振脊髓造影检查中可发现阳性改变。

（五）蛛网膜炎

无菌性蛛网膜炎是一种晚期并发症，占术后慢性症状的 6%～16%，易并发于硬膜内出血、既往感染或椎管内注射。马尾神经根可以缠结或成簇状黏着于硬膜上，形成一个空的硬脊膜囊或融合形成囊内无定形的软组织肿块。脑脑膜和神经根可有不同程度强化。

十三、椎体间融合手术

（一）适应证、临床和并发症

在退行性脊柱中，大多数不专门针对椎间盘突出的手术都是通过修复异常的骨韧带结构以减轻神经压迫，或者通过融合两个或多个椎体，以治疗节段性不稳或痛性椎间盘病变。后入路器械剥离椎间盘，可恢复正常椎间隙高度，并减轻椎间孔的神经压迫。清空的椎间盘空间被移植骨或含有自体移植骨的融合器所填充。

脊柱融合的目的是使脊柱的解剖对线和功能性生物力学尽可能恢复到接近正常。植入物不能取代骨成分，而只是用于提供术后即时的稳定并有利于移植骨的整合。如果不联合，任何器械都注定要失败。然而，椎间盘溶解术和退行性腰椎滑脱是唯一无争议的器械手术指征，但对于其他所有病变，附加植入物的真正优势还存在争议。根据 Denis 经典的脊柱稳定性三柱理论，脊柱稳定要求至少有两柱

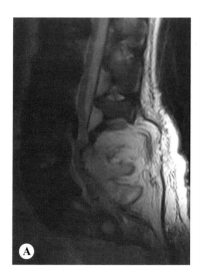 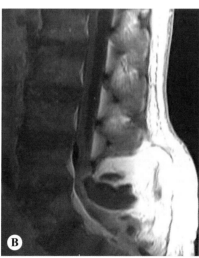 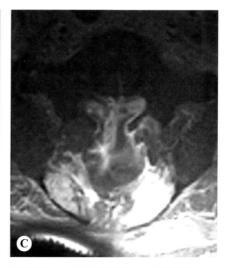

▲ 图 65-36　A 和 B. MR FSE T_2WI 和 FSE T_1WI 增强扫描显示术后椎旁大量积液，内部信号不均匀，周围明显强化；C. 在轴位脂肪饱和图像中显示更好。积液从手术开口延伸到皮下脂肪处，为术后脓肿

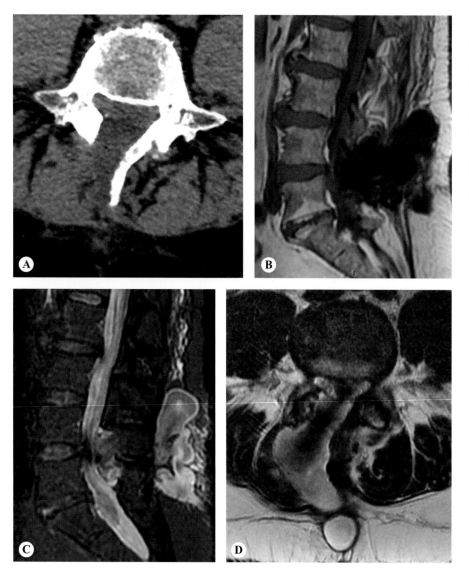

◀ 图 65-37　A. L₅ ～ S₁ 水平的术后轴位 CT 显示有少量液体聚集在手术切口处，1 个月后出现低颅压综合征并对照 MRI；B 至 D. 矢状位 FSE T₁WI 和 STIR WI 和轴位 FSE T₂WI 检测到与 LCR 等信号的椎旁大的液体聚集区，与鞘囊沟道，也被 CSF 脉动伪影证实

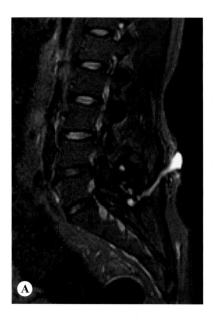

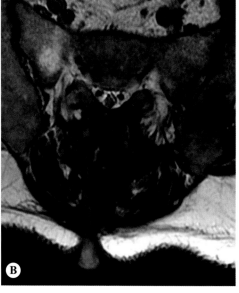

◀ 图 65-38　A. 椎间盘突出术后腰椎 MR 矢状位 STIR 图像；B. L₅ ～ S₁ 水平轴位 FSE T₂WI 图像。术后瘘管从椎管延伸到皮肤

保持完整。如果一个以上的柱因任何原因被破坏，包括退行性改变，则有必要进行器械手术。

手术方法和设备的选择取决于临床和周围结构以及外科医生的偏好。颈椎一般首选前入路手术（经口、前内侧、前外侧），因为后入路存在脊髓并发症的风险。前置器械包括螺钉－杆或接骨板－螺钉系统。胸椎手术的入路可以是前入路（经胸、经胸骨和胸腔镜）和后外侧入路。对于腰椎，这些技术包括 PF、PLF、PLIF、ALIF 和 XLIF，后者是横穿腰肌，放入一个矩形的宽大植入物，从而提供一个较宽的平面，以促进融合，后纤维环保持完整。前入路可经腹膜或腹膜后。腰椎前入路手术中腹部脏器和大血管并发症的发生率约 20%。

椎间盘源性疼痛可使用椎间盘假体，并经后入路或前入路放置。这是一种保留运动功能的关节置换术，其器械的放置需要很高的精度和技术要求。由于发病率较低，腰椎手术通常首选后入路。后置器械可分为三类：带钩螺杆或金属丝系统，带连杆或侧块的椎弓根螺钉，椎板或小关节螺钉。螺钉拧入椎弓根或小关节中，钩子锚定在椎板和椎弓根上，形成固定或动态的相互连接。

（二）影像在脊柱不稳中的作用

发现脊柱疼痛的致病原因对术前影像来说非常具有挑战性，而脊柱疼痛病因复杂（椎间盘源性、小关节介导的和肌筋膜源性的）很难确定，同时无症状受试者的异常表现也很常见。无症状患者退行性改变的发生率较高且随年龄增长而进一步增高，这一现象表明，目前大多数退行性椎间盘疾病的影像表现更多体现了椎体间关节的自然衰老。

术前影像能预测 DDD 和难治性持续性疼痛椎体融合的结果，因此可用于术前患者的选择。然而，虽然一系列的手术已经证明了融合手术在特定的患有难治性慢性轴向 LBP 和晚期 DDD 的患者中的疗效，但对于没有神经根性症状的慢性 LBP 患者，椎体融合手术的远期临床结果与一些多学科的保守治疗方案，包括强化康复治疗，所提供的结果之间没有显著性差异。目前可用的最佳科学证据不支持使用任何术前检查来为椎体融合手术选择患者。

最近的一项研究提出了一个面向手术的分级系统，即腰椎融合结果分级，主要基于三个术前影像学表现，包括核医学的终板摄取示踪剂、Modic 改变的存在，以及 MRI 上 Pfirrmann 量表的晚期退行性改变。对于持续难治性轴向 LBP 而无神经根病的患者，这个分级系统已被证实对腰椎融合后长期手术结果具有高度预测性。

术后影像检查的目的通常是为了评价骨融合的进展情况，确定定位正确和器械完整，同时发现可疑的并发症，以及新发病变或病变的进展。在评价任何器械手术后的脊柱时，放射科医生应全面分析整个脊柱的神经－血管结构的完整性，以及所有邻近结构，如大血管、肌肉、后纵隔和椎旁－椎前软组织。脊柱成像的方式和参数取决于位置、临床问题和器械类型，而用于融合手术的无创性影像评价实际上还缺乏参考标准。了解手术入路（前、后、外侧）对术后评价非常必要。

传统的成像方式因其应用比较普及，是检查脊柱曲度、矢状面平衡和脊柱畸形的理想方式，虽然动态检查并不能显示脊柱的 3D 机构，但可评价脊柱节段的不稳定性，并实现对正确定位和脊柱结构完整性的长期监测。MDCT 是评价脊柱器械植入的最佳方法，可对脊柱器械和周围骨组织进行详细评价。MDCT 具有各向同性的特性，因此其轴位和各个空间平面的重组图像都具有很高的分辨力，包括曲面重组和容积再现图像。通过选择恰当的参数可以减少线束硬化伪影，从而显示细微的骨折、螺钉松动和植入物位置。术中 CT 检查可在手术即刻评价器械位置，以防止错位引发的并发症。

CT 上的金属条纹伪影与器械尺寸和密度有关。钛材质的器械比不锈钢和钴铬合金的伪影少。一些采集参数可控制这种伪影，如高的管电压（120～140Kvp，而不是 80Kvp）、较低的螺距和较薄的层厚，以及在后处理中，采用更厚的层厚、软组织重建卷积核代替骨重建卷积核和加大窗宽。双能 CT 技术也可以减少金属伪影。

MRI 在脊柱器械评价中的作用仍然有限，主要用于排除其他并发症。开放式 MRI 系统可以实现直立位置或动态位置检查，从而提高显示椎管或椎间孔狭窄的特异性或揭示隐匿性腰椎滑脱。金属伪影仍然是 MRI 应用的主要限制。磁敏感伪影可能包括在相位编码方向上体素失相位造成的信号丢失，以及在频率编码和层面选择梯度中的空间错配。

在器械植入的脊柱中，钛合金设备由于磁性较小，在 MR 图像上产生的伪影比传统的不锈钢少。此外，存在金属器械时，要达到 MR 采集最优化可使用更宽的频带宽度，并选择快速 / 自旋回波序列，而不是传统的自旋回波和梯度回波序列，或者采用 STIR 序列而不是频率选择脂肪饱和采集。无论采用什么序列，都可以通过使用小视野、大矩阵、薄层来限制伪影，同时还可以将相位编码方向从头足方向（椎体上突出的伪影，保留椎管）变为到前后方向（遮蔽椎管，保留椎体和椎间盘）。即使在没有任何器械的情况下，微小的金属钻头碎片也可能造成 MRI 上的金属伪影。由惰性聚合物制成的新型融合器、接骨板和螺钉的逐步引入将使得 MRI 的应用更加广泛。

在后侧或后外侧融合中，自体移植物沿去掉骨皮质的关节面或椎板放置，其 X 线表现变化很大，有些可以形成粗糙的骨块，而另一些在 CT 上则显示不清。横突间融合肿块通常更明显。术后 1 年内可形成坚固的融合，融合可以是密实的，也可以是不规则和破碎的。在椎体间植入物中，无论什么类型，表现为手术后短期内边界清楚，随后边界逐渐模糊，直到消失。在平片上，融合器似乎是漂浮在椎间隙内（图 65-39），而 CT 因其优越的分辨力可以显示穿过融合器空洞的初期骨桥。

在器械放置中最常见的并发症是螺钉的角度或深度不当。后固定螺钉不得损害中间或下部的椎弓根皮质，并保持与终板平行走行，不能进入前部骨皮质（图 65-40）。

功能性融合的定义为屈伸位之间的运动幅度 < 3°，原因是非骨化的骨样组织存在，通常发生在干预后 6～9 个月，出现明显的融合之前。固定不充分和持续运动都可能导致骨移植物的重吸收而不是长入融合。Ray 定义了 6 条标准，用于在平片上评价移植物和器械的整合情况，虽然没有得到验证，但已被临床所接受（表 65-6）。

在动态检查中，尽管存在假关节，植入物产生

的僵硬度使运动受限。而正常的骨顺应性下脊柱运动幅度可达 2°～3°。在连续影像检查中，必须在水平和垂直平面上评价椎体垫片的位置。碳纤维等新材料消除了 CT 上的条纹伪影或 MRI 上的磁敏感伪影，从而更容易评价融合器的错位、外移或下沉（图 65-41）。

后移的定义为椎体垫片后部高密度标记小于 2mm，腹侧移位至椎体终板后缘。下沉是指融合器向椎体终板移位超过 3mm，使恢复高度减小并最终导致椎间孔狭窄。垫片下沉，如椎间盘切除，没有恢复椎间高度，可能导致椎间孔狭窄，原因是直接的高度损失和进行性半脱位的椎小关节退行性增生肥大和骨赘形成。

脊柱融合失败，术后 1 年的慢性不稳和运动持续存在被定义为假关节，它的融合复合体是纤维性而非骨性结构，其本身是疼痛的来源。诱发因素包括手术材料和技术，还有患者自身的风险因素，如脊柱侧弯、骨质疏松症和皮质类固醇的使用。后外侧和前侧腰椎体间融合中假关节的发生率分别为 3%～25% 和 3%～46%。假关节，特别是在疾病早期阶段，表现不明显。与手术探查相比，影像的准确性较低。临床数据非常重要，许多在影像上表现为未融合患者是无症状的。

CT 是首选的成像方式，影像表现的巨大差异性增加了诊断难度，特别是在后路融合术中。从具有良好准直的 CT 容积数据采集开始，通过研究多个平面上的融合位点，就有可能检测到异常的透亮影和周围的硬化或移植物 – 骨界面的皮质透亮影。然而，即使是 CT 也很难评价结构复杂的假关节。成像方式还包括骨扫描和 SPECT。放射性核素骨扫描比普通 X 线，有更高的敏感性，脊柱低摄取代表融合良好，但假阴性和假阳性的结果是非常常见的，只有局灶活性异常强烈摄取时才具有相关性，因为不明确的和中等度摄取可能只是代表融合部位骨代谢的正常增加。

MRI 对假关节症的诊断意义不大。在融合的情况下，Modic Ⅰ型改变可消失或向Ⅱ型进化。当存在假关节时，MRI 可以显示椎体骨和骨移植物之间的线性 T_1WI 低信号，T_2WI 高信号，该表现持续超过 6 个月则被认为有提示作用，并与表现为

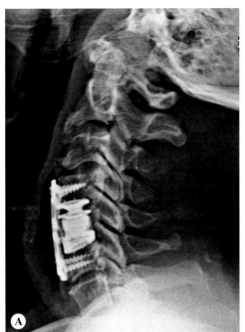 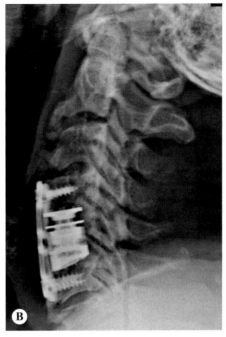

◀ 图 65-39　C₅ 切除术后平片对照
手术后的几个月内，移植物似乎漂浮，完全被低密度环包围。在最近一次对照片中，可以观察到低密度环减少，这标志着器械的良好整合

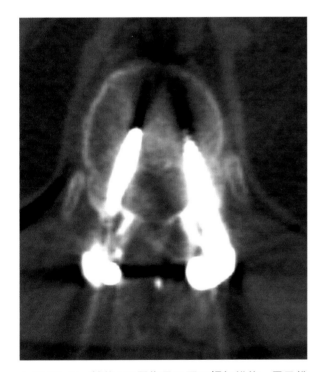

▲ 图 65-40　轴位 CT 图像显示两颗螺钉错位，累及椎弓根内侧皮质

表 65-6　骨融合的影像学标准	
1	动态检查中位移 < 3°
2	移植物周围无透光区
3	椎间盘高度轻度减低
4	器械、移植物和椎体无断裂
5	无硬化性改变
6	移植物内部及周围明显的骨形成

Modic Ⅰ 型的反应性骨髓改变、骨硬化和最终的强化有关。MRI 的主要作用是排除其他并发症。

　　假关节毗邻于松动、骨折脱落或移位的移植物。移植物松动表现为 2mm 的低密度环或位于骨 - 移植物交界面，甚至在后续的复查中表现为范围更大的透光区。

　　FBSS 可能是如下情况的并发症，包括不成功的脊柱融合手术，导致假关节形成；成功的脊柱融合手术，导致相邻运动节段的生物力学应力和运动增加，从而导致退变加速。相邻融合导致应力增加也会导致相邻椎间盘的反复微创伤，导致退变、椎间盘内破裂或新的椎间盘突出（图 65-42）。随着时间的推移，潜在的退行性改变会发生在邻近节段及共存的并发症（肥胖、骨质疏松症、帕金森病）有助于预测融合手术的并发症，并获得预期的诊断。

　　椎间盘假体和动态稳定装置，能够限制异常的节段运动，以减少邻近椎体节段变性的发生率，并可能用于替代椎体融合治疗。

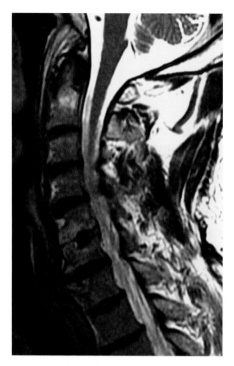

▲ 图 65-41　FSE T_2WI 矢状位图像显示既往 $C_{5\sim6}$ 前部椎间盘切除，垫片完全下沉到 C_6 上终板，椎间隙塌陷

十四、病例报告 1

病史：65 岁，背部疼痛，神经源性跛行 3 个月，伴近期右侧神经根病。

临床诊断：椎管狭窄和右侧坐骨神经痛。

MRI 检查目的：排除椎管狭窄。

成像技术：MR 扫描矢状位 T_1、T_2、T_2 STIR 和轴位 T_2，平扫。

影像学表现：评价的脊柱节段弥漫性退行性改变，伴骨软骨炎和关节粘连征象。软骨下低（T_1WI）和高（T_2 和 T_2 STIR）信号见于 $L_{4\sim5}$，$L_5\sim S_1$ 表现不明显，伴 $L_{4\sim5}$ 右侧椎间盘突出并向右侧椎间孔延伸（Modic I 型）。右侧 L_4、L_5 神经根受压水肿，同一水平硬膜囊轻度受压。$L_{3\sim4}$ 和 $L_5\sim S_1$ 中央型椎间盘突出（图 65-43）。

马尾 - 圆锥区信号或形态无异常。

其他椎体骨髓信号正常。

$L_{4\sim5}$ 水平椎管狭窄。

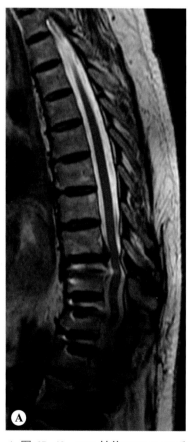

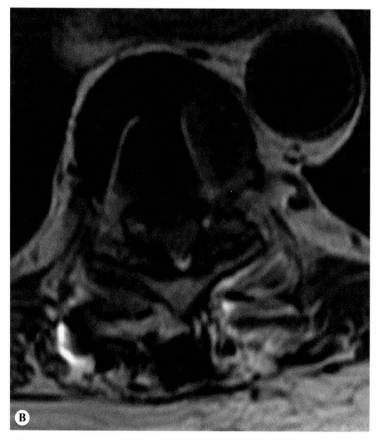

▲ 图 65-42　MR 轴位 FSE T_2WI 和矢状中线 FSE T_2WI 显示 $T_{7\sim8}$ 水平新的椎间盘突出压迫脊髓，手术后 9 个月脊柱僵硬固定

解释： 影像学表现和临床表现提示脊柱退行性改变的诊断，并有椎管狭窄和中央型和右旁中央型 $L_{4\sim5}$ HNP。

十五、病例报告 2

病史： 63 岁女性，急性背痛 4 周，不伴坐骨神经痛，治疗无效。

临床诊断： 背痛，无神经根病。

MRI 检查目的： 排除与背痛相关的脊柱异常。

成像技术： T_1、T_2 和 T_2 STIR 矢状位扫描（图 65-44 至图 65-46）。

影像学表现： 评价脊柱弥漫性退行性改变伴骨软骨病和椎间盘脱水，所有序列中均呈低信号，L_1 和 L_2 水平骨髓水肿呈 T_1WI 低和 T_2 和 T_2 STIR 高信号伴椎体压缩性骨折，L_2 椎体后缘轻度移位。

T_{11} 上部终板稳定型骨折，无骨髓异常证据。

$L_{4\sim5}$ 水平 Modic Ⅱ型异常。

马尾 – 圆锥区信号或形态无异常。

其他椎体骨髓信号正常。

无椎间盘突出的证据。

解释： 与临床表现相关的影像表现提示 L_1 和 L_2（几乎全部椎体关节面）急性椎体压缩骨折，进一步的临床评价建议考虑椎体成形术。

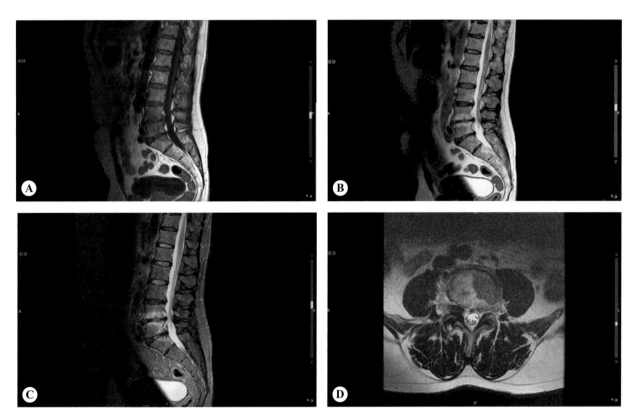

▲ 图 65-43　脊柱节段弥漫性退行性改变，伴骨软骨炎和关节粘连征象

软骨下低信号 FSE T_1WI（A）和高信号 FSE T_2WI（B）和 T_2 STIR（C）均存在于 $L_{4\sim5}$ 和较不明显的 $L_5\sim S_1$ 终板（Modic Ⅰ型），伴 $L_{4\sim5}$ 右侧椎间孔椎间盘突出。$L_{4\sim5}$ 右侧神经根受压水肿，同一水平硬膜囊轻度受压。请注意，$L_{3\sim4}$ 和 $L_5\sim S_1$ 中央型椎间盘突出

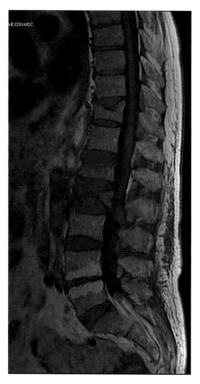

▲ 图 65-44　矢状位 T₁WI

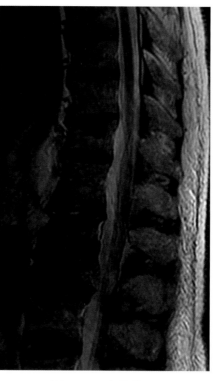

▲ 图 65-45　矢状位 T₂WI

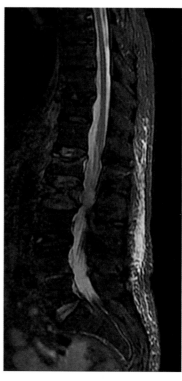

▲ 图 65-46　矢状位 T₂ STIR

参考文献

[1] Akbar JJ, Luetmer PH, Schwartz KM, Hunt CH, Diehn FE, Eckel LJ. The role of MR myelography with intrathecal gadoliniumin localization of spinal CSF leaks in patients with spontaneous intracranial hypotension. Am J Neuroradiol. 2012;33(3):535-40.

[2] Aprill C, Bogduk N. High-intensity zone: a diagnostic sign of painful lumbar disc on magnetic resonance imaging. Br J Radiol. 1992;65:361-9.

[3] Baber Z, Erdek MA. Failed back surgery syndrome: current perspectives. J Pain Res. 2016;9:979-87.

[4] Barz T, Melloh M, Staub LP, Lord SJ, Lange J, Röder CP, Theis JC, Merk HR. Nerve root sedimentation sign: evaluation of a new radiological sign in lumbar spinal stenosis. Spine. 2010;35(8):892-7.

[5] Benson RT, Tavares SP, Robertson SC, Sharp R, Marshall RW. Conservatively treated massive prolapsed discs: a 7-year follow-up. Ann R Coll Surg Engl. 2010;92(2):147-53.

[6] Bogduk N. On the definitions and physiology of back pain, referred pain, and radicular pain. Pain. 2009;147:17-9.

[7] Bogduk N. Low Back pain. In: Bogduk N, editor. Clinical and radiological anatomy of the lumbar spine. 5th ed. Churchill Livingstone Elsevier: Melbourne; 2012. p. 173-205.

[8] Bozzao A, Gallucci M, Masciocchi C, Aprile I, Barile A, Passariello R. Lumbar disk herniation: MR imaging assessment of natural history in patients treated without surgery. Radiology. 1992;185:135-41.

[9] Carragee EJ, Alamin T, Cheng I, Franklin T, van den Haak E, Hurwitz E. Are first-time episodes of serious LBP associated with new MRI findings? Spine J. 2006;6:624-35.

[10] Chaput C, Padon D, Rush J, Lenehan E, Rahm M. The significance of increased fluid signal on magnetic resonance imaging in lumbar facets in relationship to degenerative spondylolisthesis. Spine 2007;32(17):1883-1887.

[11] Cowley P. Neuroimaging of spinal canal stenosis. Magn Reson Imaging Clin N Am. 2016;24:523-39.

[12] D'Aprile P, Tarantino A, Jinkins JR, Brindicci D. The value of fat saturation sequences and contrast medium administration in MRI of degenerative disease of the posterior/perispinal elements of the lumbosacral spine. Eur Radiol. 2007;17:523-53.

[13] Diehn FE, Maus TP, Morris JM, Carr CM, Kotsenas AL, Luetmer PH, Lehman VT, Thielen KR, Nassr A, Wald JT. Uncommon manifestations of intervertebral disk pathologic conditions. Radiographics. 2016;36(3):1-23.

[14] Eun SS, Lee HY, Lee SH, Kim KH, Liu WC. MRI versus CT for the diagnosis of lumbar spinal stenosis. J Neuroradiol. 2012;39(2):104-9.

[15] Fardon DF, Williams AL, Dohring EJ, Murtagh FR, Gabriel Rothman SL, Sze GK. Lumbar disc nomenclature: version 2.0—recommendations of the combined task forces of the

North American Spine Society, the American Society of Spine Radiology and the American Society of Neuroradiology. Spine J. 2014;14(11):2525-45.

[16] Gallucci M, Puglielli E, Splendiani A, Pistoia F, Spacca G. Degenerative disorders of the spine. Eur Radiol. 2005;15(3): 591-8.

[17] Gallucci M, Capoccia S, Colajacono M. Spinal Stenosis. In: Van Goethem J, van den Hauwe L, Parizel PM (eds.) Spinal Imaging. Springer Verlag, Berlin, 2007; pp 185-209.

[18] Gill K, Blumenthal SL. Functional results after anterior lumbar fusion at L5-S1 in patients with normal and abnormal MRI scans. Spine. 1992;17:940-2.

[19] Izzo R, Guarnieri G, Guglielmi G, Muto M. Biomechanics of the spine. Part I: spinal stability. Eur J Radiol. 2013;82:118-26.

[20] Jarvik JG, Deyo R. Diagnostic evaluation of low back pain with emphasis on imaging. Ann Intern Med 2002;137:586-697

[21] Jensen MC, Brant-Zawadzky MN, Obuchowski N, Modic MT, Malkasian D, Ross JS. Magnetic resonance imaging of the lumbar spine in people without back pain. N Engl J Med. 1994;331:69-73.

[22] Jinkins JR. Acquired degenerative changes of the intervertebral segments at and superjacent to the lombosacral junction. A radioanatomic analysis of the nondiscal structures of the spinal column and perispinal soft tissues. Eur J Radiol. 2004;50(2):134-58.

[23] Kang DJ, Hanks S. Inflammatory basis of spinal pain. In: Slipman CW, Derby R, Simeone FA, Mayer TG (eds.) Interventional Spine. An algorithmic approach. Saunders Elsevier, Philadelphiapp 2008; pp 17-27.

[24] Kirkaldy-Willis WH, Farfan HF. Instability of the lumbar spine. Clin Orthop Relat Res. 1982;165:110-23.

[25] Kono K, Nakamura H, Inoue Y, Okamura T, Shakudo M, Yamada R. Intraspinal extradural cysts communicating with adjacent herniated disks: imaging characteristics and possible pathogenesis. AJNR Am J Neuroradiol. 1999;20(7):1373-7.

[26] Lebow RL, Adogwa O, Parker SL, Sharma A, Cheng J, McGirt MJ. Asymptomatic same-site recurrent disc herniation after lumbar discectomy: results of a prospective longitudinal study with 2-year serial imaging. Spine. 2011;36(25):2147-51.

[27] Lohman CM, Tallroth K, Kettunen JA, Lindgren KA. Comparison of radiologic signs and clinical symptoms of spinal stenosis. Spine. 2006;31(16):1834-40.

[28] Matsunaga S, Ijiri K, Hayashi K. Nonsurgically managed patients with degenerative spondylolisthesis: a 10- to 18-year follow-up study. J Neurosurg. 2000;93:194-8.

[29] Modic MT, Steinberg P, Ross J, Masaryk TJ, Carter JR. Degenerative disk disease: assessment of changes in vertebral body marrow with MR imaging. Radiology. 1998;166:193-9.

[30] Modic MT, Obuchowski NA, Ross JS, Brant-Zawadzki MN, Grooff PN, Mazanec DJ, Benzel EC. Acute low back pain and radiculopathy. Radiology. 2005;237:597-604.

[31] Muto M, Giurazza F, Guarnieri G, Senese R, Schena E, Zeccolini F, Diano A. Dynamic MR in patients affected by neurogenic claudication: technique and results from a single-center experience. Neuroradiology. 2016;58(8):765-70.

[32] Oh KJ, Lee JW, Yun BL, Kwon ST, Park KW, Yeom JS, Kang HS. Comparison of MR imaging findings between extraligamentous and subligamentous disk herniations in the lumbar spine. AJNR Am J Neuroradiol. 2013;34:683-7.

[33] Peng BG. Pathophysiology, diagnosis, and treatment of discogenic low back pain. World J Orthop. 2013;4(2):42-52.

[34] Peng B, Chen J, Kuang Z, Li D, Pang X, Zhang X. Diagnosis and surgical treatment of back pain originating from endplate. Eur Spine J. 2009;18:1035-40.

[35] Pfirrmann CW, Metzdorf A, Zanetti M, Hodler J, Boos N. Magnetic resonance classification of lumbar intervertebral disc degeneration. Spine. 2001;26(17):1873-8.

[36] Poureisa M, Daghighi MH, Eftekhari P, Bookani KR, Fouladi DF. Redundant nerve roots of the cauda equina in lumbar spinal canal stenosis, an MR study on 500 cases. Eur Spine J. 2015;24(10):2315-20.

[37] Prasad SS, O'Malley M, Caplan M, Shackleford IM, Pydisetty RJ. MR measurements of the cervical spine and their correlation to Pavlov's ratio. Spine. 2003;28:1263-8.

[38] Ray CD. Threaded fusion cages for lumbar interbody fusions: an economic comparison with 360 degrees fusions. Spine. 1997;22:681-5.

[39] Resnick D, Niwayama G. Degenerative disease of the spine. In: Resnick D, editor. Diagnosis of bone and joint disorders. 3rd ed. Philadelphia: Saunders; 1995. p. 1372-462.

[40] Schonstrom N, Hansson T. Pressure changes following constriction of the cauda equina. An experimental study in situ. Spine. 1988;13(4):385-8.

[41] Schwarzer AC, Wang SC, O'Driscoll D, Harrington T, Bogduk N, Laurent R. The ability of computed tomography to identify a painful zygapophysial joint in patients with chronic low back pain. Spine. 1995;20:1878-1883.

[42] Splendiani A, Perri M, Grattacaso G, Di Tunno V, Marsecano C, Panebianco L, Gennarelli A, Felli V, Varrassi M, Barile A, Di Cesare E, Masciocchi C, Gallucci M. Magnetic resonance imaging (MRI) of the lumbar spine with dedicated G-scan machine in the upright position: a retrospective study and our experience in 10 years with 4305 patients. Radiol Med. 2016;121(1):38-44.

[43] Splendiani A, D'Orazio F, Patriarca L, Arrigoni F, Caranci F, Fonio P, Barile A, Di Cesare E, Masciocchi C. Imaging of post-operative spine in intervertebral disc pathology. Musculoskelet Surg. 2017;101(suppl 1):75-84.

[44] Thomson S. Failed back surgery syndrome - definition, epidemiology and demographics. Br J Pain. 2013;7(1):56-9.

[45] Van Goethem JW, Parizel PM, Jinkins JR. Review article: MRI of postoperative lumbar spine. Neuroradiology. 2002;44(9):723-39. Epub 2002 Aug 10 Review.

[46] Weishaupt D, Zanetti M, Boos N, Hodler J. MR imaging and CT in osteoarthritis of the lumbar facet joints. Skelet Radiol. 1999;28:215-9.

[47] Weishaupt D, Zanetti M, Hodler J, Min K, Fuchs B, Pfirrmann CW, Boos N. Painful lumbar disk derangement: relevance of endplate abnormalities at MR imaging. Radiology. 2001;218:420-7.

[48] Willems PC, Staal JB, Walenkamp GH, de Bie RA. Spinal fusion for chronic low back pain: systematic review on the accuracy of tests for patient selection. Spine J. 2013;13:99-109.

[49] Wiltse LL, Newman PH, McNab I. Classification of spondylolysis and spondylolisthesis. Clin Ortop Relat Res. 1976;117:23-7.

拓展阅读

[1] Fujiwara A, Lim TH, An HS, Tanaka N, Jeon CH, Andersson GB, Haughton VM. The effect of disc degeneration and facet joint osteoarthritis on the segmental flexibility of the lumbar spine. Spine. 2000;25(23):3036-44.

[2] Park AL. Instability: clinical manifestations and assessment. In: Slipman CW, Derby R, Simeone FA, Mayer TG, editors. Interventional spine an algorithmic approach. Philadelphia: Saunders; 2008. p. 1109-19.

[3] Salgado R, Van Goethem JW, van der Hauwe L, Parizel PM. Imaging of the postoperative spine. Semin Roentgenol. 2006;41:312-6.

第66章 脊柱炎性及感染性疾病的成像方法
Inflammatory and Infectious Disorders of the Spine: Imaging Approach

Marcel Wolf Marc-André Weber 著

沈慧聪 译   刘亚欧 校

摘 要

脊椎关节病是一组侵及脊椎和骶髂关节的慢性炎性疾病。这组疾病表现为血清类风湿因子阴性，因此被称为血清阴性脊椎关节病，但与 HLA-B27 密切相关。脊椎关节病可分为强直性脊柱炎（Bechterew 病）、银屑病脊椎关节炎、反应性关节炎（既往称为 Reiter 综合征）、肠病脊椎炎（肠道感染相关性疾病）及未分类脊椎关节炎，其中，以强直性脊柱炎最为常见。由于每一分类并不以某一特定疾病为代表，各分类在临床表现、实验室检查及影像征象方面可出现重叠，故临床神经影像学检查可能无法得出确切诊断，但可得到确切的影像征象及可能的鉴别诊断。

脊椎关节炎是一类感染性疾病，常发生于老年人、丧失活动能力人群及免疫功能低下患者，特别是创伤或外科手术后。由于此类疾病临床征象、实验室检查不特异，故影像学检查在疾病的诊断中发挥着重要的作用。在某些病例中，影像引导下穿刺活检进行微生物学检测有利于诊断、针对性的抗生素治疗或对可疑征象评估。在疾病初期，X 线片及 CT 可表现正常，若已存在退行性改变时，则表现为非特异征象。MRI 作为可选择的影像检查技术，可反映疾病初期病理改变及潜在的椎旁组织受累情况。

关键词

血清反应阴性脊椎关节病；强直性脊柱炎；Bechterew 病；椎间盘炎；化脓性脊椎骨髓炎；弥漫性特发性骨质增生症；DISH；后纵韧带骨化；OPLL；影像学；放射学；MRI

缩略语

CRP	C-reactive protein	C 反应蛋白
DISH	diffuse idiopathic skeletal hyperostosis	弥漫性特发性骨质增生症
DMARD	disease modifying anti-rheumatic drug	疾病改良型抗风湿药
ESR	erythrocyte sedimentation rate	红细胞沉积率

HLA	human leukocyte antigen	人类白细胞抗原
NSAID	non-steroidal anti-inflammatory drug	非甾体抗炎药
OFL	ossification of flava ligament	黄韧带骨化
OPLL	ossification of the posterior longitudinal ligament	后纵韧带骨化
STIR	short tau inversion recovery	短时间反转恢复成像
TNF	tumor necrosis factor	肿瘤坏死因子

一、脊柱炎性及感染性疾病

脊柱可能发生多种类型炎性疾病。主要的两类炎性疾病为感染性和非感染性疾病。感染性疾病可发生于脊柱本身或周围结构。

血行播散是化脓性、非化脓性感染的常见途径，但直接感染亦可。脊柱非感染性炎症状态是系统性疾病，可分为两大类：风湿性疾病（包括风湿性关节炎）和血清反应阴性脊椎关节病。

肌腱起止点，即韧带和肌腱的骨插入处，是一些非化脓性炎性疾病累及的靶点。脊柱化脓性炎症可由血清反应阴性脊椎关节病引起，如强直性脊柱炎，导致韧带钙化，最终发展为脊柱、骶髂关节僵直。

早期诊断对病程初期恰当的抗感染治疗至关重要。鉴于本病没有单一、特异的诊断性检测，并且影像学征象存在重叠，血清反应阴性脊椎关节病的诊断基于临床、实验室及影像检查。因此，临床神经影像学不能提示确切诊断，但特定的影像征象可有助于鉴别诊断。

非炎性状态亦可导致脊柱韧带钙化，如弥漫性特发性骨质增生症累及前纵韧带、后纵韧带或黄韧带，可通过影像学检查进行可靠的诊断。尽管这些可能是在影像检查中偶尔发现，但当出现椎管狭窄、脊髓病或骨折相关症状时，则必须进行影像学检查。

二、血清反应阴性脊椎关节病

（一）定义及临床要点

脊椎关节病可分为强直性脊柱炎（Bechterew病）、银屑病脊椎关节炎、反应性关节炎（既往称为 Reiter 综合征）、肠病脊椎炎（肠道感染相关性疾病）及未分类脊椎关节炎，其中，强直性脊柱炎为目前为止最为常见的一种。由于不同脊椎关节病的影像征象相似且不具有特异性，本章将重点介绍最常见的血清反应阴性型脊椎病。强直性脊柱炎是一种 HLA-B27 相关、发生于中轴骨的慢性炎性疾病，表现为背痛，最终导致受侵关节强直，并伴有脊柱及骶髂关节僵直。除脊柱及骶髂关节僵直，亦可发生颈、腰部前凸曲度减小，胸部后凸加重，生理曲度的改变可由髋关节过伸代偿，但可能会导致矢状面失衡，失去正常体态。进行性脊柱僵直伴随骨质稀疏，更易发生骨折，即使仅受到轻微创伤时，亦可发生骨折。

（二）基础流行病学及人口学

在不同种族中强直性脊柱炎发病率不同。在某一特定人群中，强直性脊柱炎患病率与该人群中 HLA-B27 表达水平相关。5%～6% 的 HLA-B27 阳性者罹患强直性脊柱炎。强直性脊柱炎平均患病率在欧洲为 23.8/10 000，南美为 31.9/10 000，拉丁美洲为 10.2/10 000，亚洲为 16.7/10 000，非洲为 7.4/10 000。

强直性脊柱炎患者亲属的患病率亦增高：单卵双胞胎为 63%，一级亲属为 8.2%，二级亲属为 1.0%，三级亲属为 0.7%；亲子为 7.9%。男女比例为 2∶1～3∶1。

（三）病理生理学

强直性脊柱炎典型的临床症状为背痛及进行性脊柱僵直。即使在疾病的早期，骶髂关节亦可受累。强直性脊柱炎自身免疫炎性过程最初的靶组织为提供肌腱、韧带附着于骨的结构，即肌腱起止点、纤维及纤维软骨组织。附着点炎症伴随骨皮质的小范围侵蚀及皮质下反应性骨质硬化（骨炎）、骨质再吸收。随着病程进展，骨质增生可导致韧带、肌腱、关节囊骨化，甚至强直。骶髂关节炎可导致骨质吸收，进而发展为骶髂关节骨化强直。脊柱强直是由于钙化骨赘形成、椎旁韧带骨化、相邻椎体骨桥形成所致。此外，骨骼系统外疾病，如葡萄膜炎、炎性肠道疾病、银屑病、心血管疾病或肺部疾病亦可发生。最常见的骨骼系统外临床表现为单侧葡萄膜炎，发生于25%~40%的患者。约50%急性葡萄膜炎患者伴发强直性脊柱炎。由于葡萄膜炎可能为第一个需要进行医学评估的症状，可警示主管医师强直性脊柱炎伴发的可能。回肠、乙状结肠黏膜的组织学检查显示50%~60%强直性脊柱炎患者罹患肠道溃疡，然而，这些患者只有相对少数在临床上表现出明显的克罗恩病或溃疡性结肠炎等炎症性肠病。>10%的强直性脊柱炎患者患有银屑病。银屑病提示外周关节受侵犯风险增高及更严重的强直性脊柱炎病程。

（四）临床表现及影像检查适应证

骶髂关节炎导致的低位背痛是初期症状之一，可发生于儿童及年轻人，通常<45岁。在大多数病例中，脊柱被累及发生于疾病晚期。由于尚无单一、特异的诊断性检测，强直性脊柱炎及其他血清反应阴性脊椎病的诊断基于临床症状、体格检查、实验室检查（HLA-B27水平、C反应蛋白）及影像学检查的综合评估。因此，当疑诊强直性脊柱炎时，需要进行影像学检查。

1. MRI

MRI是适用于疾病早期的影像检查方法（图66-1）。MRI可用于诊断骶髂关节骶侧及髂侧骨髓水肿。滑膜强化与疾病活动相关，如实验室的炎性标志物检测。骶髂关节面皮质下边界不规则的骨质缺失，即骨侵蚀，亦可被MRI检出，但通常发生在疾病晚期。在脊柱MRI可见椎体前角的骨髓水肿（被称为"Romanus病灶"），提示韧带附着处的炎性病变，可导致桥样韧带骨赘形成（图66-2）。椎小关节亦可存在骨髓水肿。由于韧带骨赘薄，并且在所有脉冲序列中表现为低信号，故脊柱关节强直在

MRI图像上很难观察到。椎间盘相关的信号异常，特别是STIR加权图像上、未侵及终板前后部的中央高信号及相继出现的相应部位不规则侵蚀被称作"Andersson病灶"。

2. X线片及CT

通常X线片为推荐的首诊影像检查手段。当骶髂关节初期症状发生时，X线片甚至是CT可能不能显示相应的病理改变，特别是在不伴有关节退变的年轻患者。当X线片甚至是CT表现正常时，MRI可显示出病理改变。X线片及CT在疾病晚期可表现出相关病理改变。相比X线片，CT具有高分辨率和高的敏感性，即使是细微的皮髓质结构改变，CT亦能分辨。骶髂关节可表现为双侧骨侵蚀（图66-3），继发性骨质硬化，最终导致晚期关节完全融合（图66-4）。影像评分系统包括改良版纽约标准（表66-1），尽管此标准于1984年即被提出，目前仍被广泛采用。在疾病的相对早期，骨侵蚀及此后发生的椎体前角相邻的骨质硬化，被称为"亮角"征。强直性脊柱炎相关的特征性征象，即方椎，通常发生在腰椎。疾病进展期，骨化的韧带赘生物，椎间骨桥可能导致强直的脊柱过伸，在病程晚期，椎体被完全累及（竹节椎）。累及椎小关节及钩椎关节同样可导致骨侵蚀进而导致关节融合。在疾病的发展进程中，可发生骨质疏松，可在X线片及CT图像中观察到。局限于脊柱椎体或椎间盘、伴有骨侵蚀、不规则且位于中心、未侵及终板前后部被称为"Andersson病灶"，通常发生于强直性脊柱炎患者。X线片及CT可显示这种骨侵蚀及终板形态不规则，MRI对病程早期改变更敏感，可检测出椎间盘相关异常信号，在STIR加权图像上表现为特征性高信号。

罹患严重脊柱强直的患者，即使轻微的创伤亦可导致严重的不稳定性骨折（图66-5和图66-6）。MRI有助于X线、CT难于判断的、由骨质稀疏导致的隐匿性骨折的诊断。即使未发现直接的骨折征象，MRI亦可显示骨髓水肿。此外，MRI也是评估椎管及神经结构的理想检查手段。

（五）影像技术及推荐方案

疾病早期，MRI是首选检查方法。骶髂关节

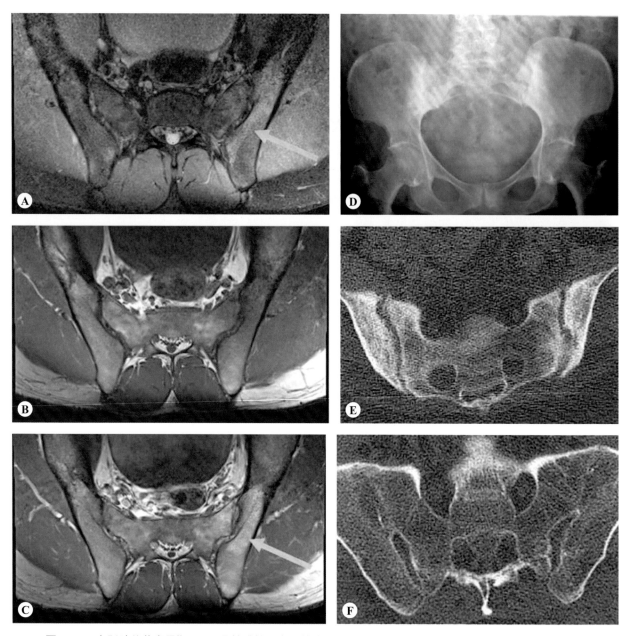

▲ 图 66-1　在骶髂关节炎早期，**MRI** 是敏感性最高的首选检查方法。关节相邻的骶骨及髂骨表现为骨髓水肿（**A**，箭）及对比强化（**C**，箭）。在疾病晚期，发生骨侵蚀（**E**）、骨质硬化（**D** 和 **E**）及最终关节融合（**F**），可在 **X** 线片上表现出来，**CT** 对此亦较敏感

A. 脂肪抑制轴位质子加权图像；B. 轴位非增强 T_1 加权图像；C. 轴位对比增强 T_1 加权图像；D. 前后位 X 线片；E 和 F. 轴位 CT 骨窗

检查序列应包括轴位和（或）冠状位抑脂序列（如 STIR 加权、脂肪饱和 T_2 加权序列或脂肪饱和质子密度加权序列），轴位和（或）冠状位平扫、脂肪饱和对比增强 T_1 加权序列（图 66-7）。骶髂关节 MR 检查需包括腰椎。脊柱检查序列应包括矢状位抑脂序列（如 STIR 加权、脂肪饱和 T_2 加权

序列）、T_2 加权序列、平扫及脂肪饱和对比增强 T_1 加权序列；轴位 T_2 加权序列及脂肪饱和对比增强 T_1 加权序列。表 66-2 归纳了 MRI 推荐脉冲序列。

（六）备忘录及结构性报告

通常为评价脊柱对位情况及潜在的退变。

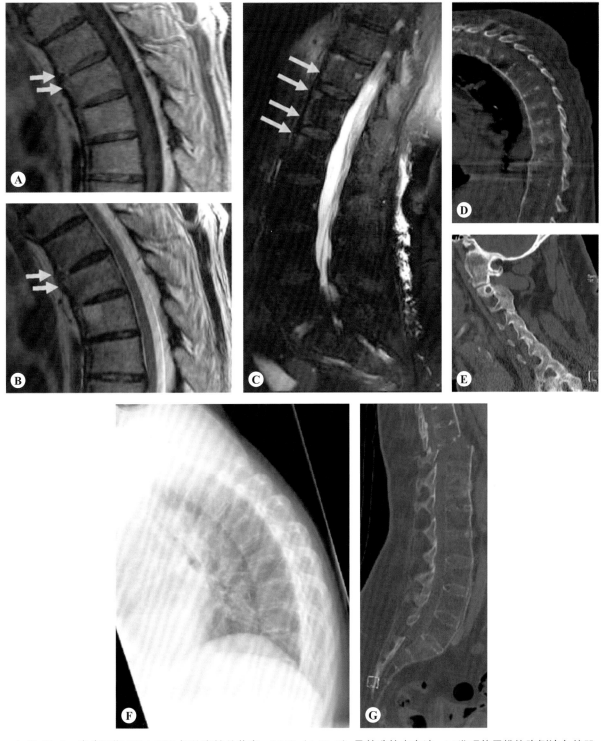

▲ 图 66-2　疾病早期 HLA-B27 相关脊柱关节炎，**MRI**（**A** 至 **C**）是首选检查方法，可发现位于椎体腹侧边角的肌腱骨起止点炎。这些细微的表现被称为"**Romanus** 病灶"，**T₁** 加权图像为低信号（**A**，箭），**T₂** 加权图像为高信号（**B**，箭），在水敏感序列中更为敏感（**C**）。**MRI** 中，"**Romanus** 病灶"在 **CT** 显示出韧带骨赘之前即可被观察到。随着疾病进展，韧带骨赘、韧带骨赘钙化、椎间韧带钙化、椎小关节及钩椎关节融合相继发生。这些改变继而导致 **X** 线片上可观察到的脊柱强直（**F**），且 **CT** 更为敏感（**D**、**E** 和 **G**）。由于韧带骨赘及钙化为低信号，故很难在 **MRI** 上诊断。严重的脊柱强直导致"竹节样"表现（**E** 和 **G**），并且轻微的创伤即可诱发高度不稳定性骨折（**G**）

A. MRI T₁ 加权矢状位图像；B. MRI T₂ 加权矢状位图像；C. MRI 脂肪饱和 T₂ 加权矢状位图像；D、E 和 G. CT 骨窗矢状位重组图像；F. X 线侧位片

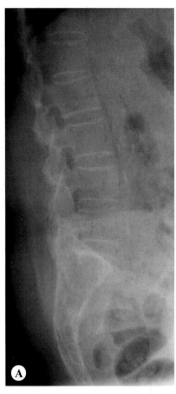
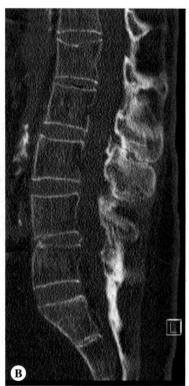
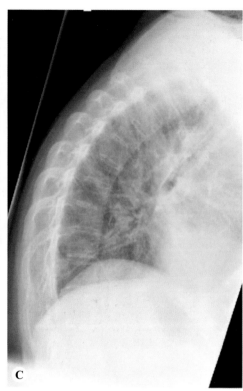

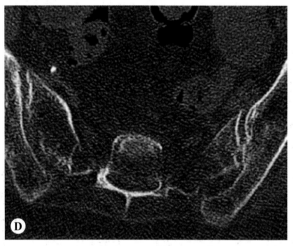

◀ 图 66-3　79 岁女性，强直性脊柱炎。侧位 X 线片（A）及矢状位 CT（B）显示腰椎椎体表现为方椎。当腰椎椎体表现出轻微韧带骨赘时（A 和 B），胸椎椎体表现为桥样韧带骨赘及脊柱后凸（C）。因此，骶髂关节 CT 可显示伴有轻微边缘硬化的骨侵蚀（D）
A. 腰椎侧位片；B. 腰椎 CT 骨窗矢状位重组图像；C. 胸椎侧位片；D. 骶髂关节 CT 骨窗轴位

1. X 线片及 CT

骶髂关节表现如下。

- 双侧骨质侵蚀，继发性骨质硬化，最终骶髂关节融合，高度提示强直性脊柱炎。
- 骨质稀疏，通常存在但非特异。

脊柱表现如下。

- 骨质侵蚀，椎体前角继发性骨质硬化（亮角征），高度提示强直性脊柱炎。
- Andersson 病变，椎间盘相关性侵蚀，中央部分不规则，终板前后端完好。

方椎表现如下。

- 起病隐匿，继发性骨桥、骨赘，是强直性脊柱炎非常特异的征象。
- 晚期，椎小关节及钩椎关节融合。
- 强直性脊柱炎终末期（"竹节椎"）伴随腰椎、颈椎脊柱前凸及胸椎脊柱后凸，连续性矢状位不稳。
- 骨质稀疏，通常存在但非特异。

2. MRI

骶髂关节表现如下。

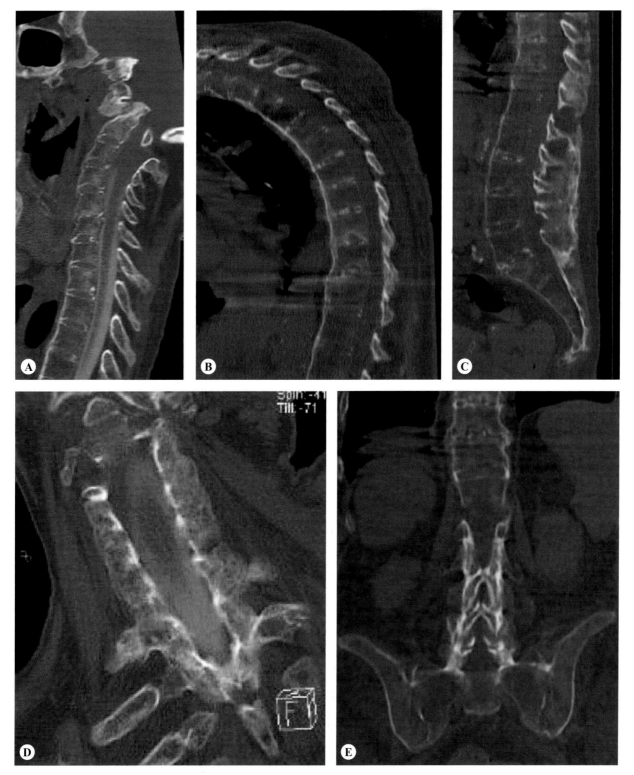

▲ 图 66-4　68 岁女性，严重强直性脊柱炎。脊柱 CT 表现为桥样韧带骨赘（A 至 C），钩椎关节及椎小关节融合（D 和 E），胸椎后凸（B）。方椎以腰椎为著（C）。骶髂关节亦融合（E）。应注意在横轴位，整个中轴骨骨质稀疏

A. 颈椎 CT 脊髓造影后矢状位重组图像；B. 胸椎 CT 矢状位重组图像；C. 腰椎 CT 矢状位重组图像；D. 颈椎 CT 脊髓造影后冠状位重组图像；E. 腰椎及骶髂关节 CT 冠状位重组图像

级 别	影像表现
	表 66-1 改良版纽约骶髂关节炎评分标准
0	无异常表现
1	可疑异常
2	轻微异常：小范围骨侵蚀或骨质硬化，不伴关节间隙宽度改变
3	明确异常：符合以下一个或多个表现 • 骨侵蚀 • 骨质硬化 • 关节间隙增宽或变窄，或部分关节强直
4	严重异常：完全强直

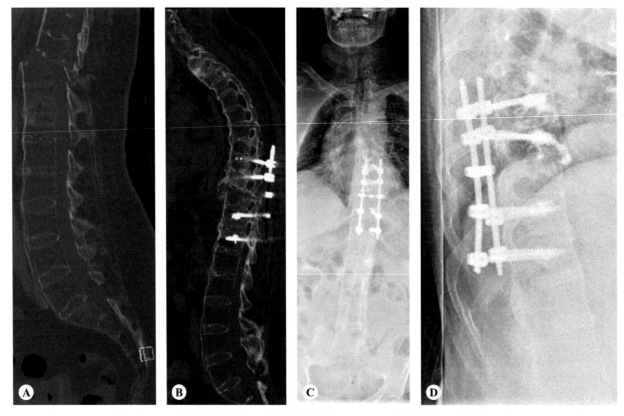

▲ 图 66-5 50 岁女性，严重强直性脊柱炎，轻微跌倒导致 T_9、T_{10} 不稳定性骨折。患者表现出强直性脊柱炎的典型征象，如桥样韧带骨赘、椎小关节及钩椎关节融合、骨质稀疏、"竹节椎"，CT 矢状位图像（A）显示 T_9、T_{10} 不稳定移位性骨折。此种不稳定性骨折通过 $T_{8\sim12}$ 水平内固定器进行固定，如 CT 矢状位图像（B）、X 线片前后位（C）及侧位（D）图像所示

A. 创伤后 CT 矢状位重组图像；B. 外科手术及背侧内固定器置入后 CT 骨窗矢状位重组图像；C. 术后前后位 X 线片；D. 术后侧位 X 线片

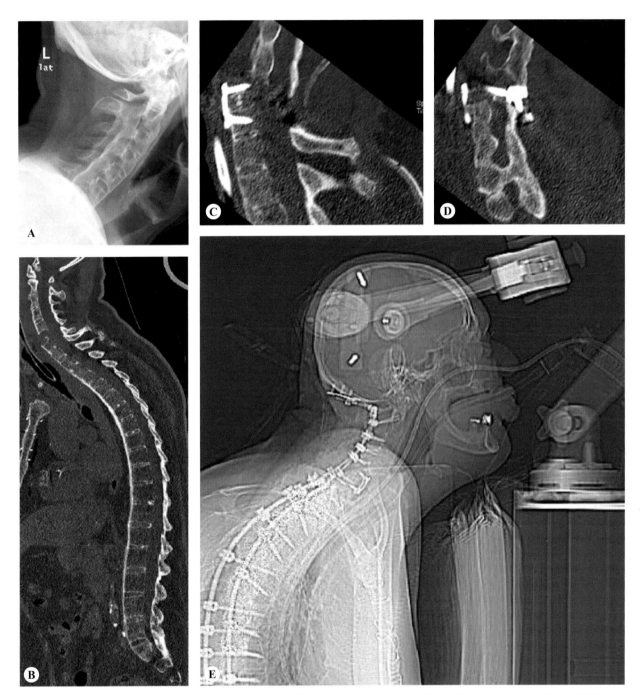

▲ 图 66-6 68 岁女性，严重强直性脊柱炎。外伤前颈椎 X 线片（A）显示进行性强直性脊柱炎，桥样韧带骨赘形成，钩椎关节、椎小关节融合。轻微跌倒后，CT 矢状位图像（B）显示除椎体全长呈竹节样外观外，C$_5$、C$_6$ 不稳定移位性骨折。应用腹、背侧固定器固定治疗（C 和 D），导致邻近节段生物力学压力增加，在再次轻微跌倒后，脊椎融合术的颅侧再次发生不稳定性骨折（C 和 D）。因此，再次进行了从颅颈交界到胸椎中段水平的背侧固定（E）

A. 颈椎侧位片；B. 脊椎全长 CT 骨窗矢状位重组图像；C 和 D. 颈椎 CT 骨窗矢状位重组图像；E. CT 术中定位侧位像

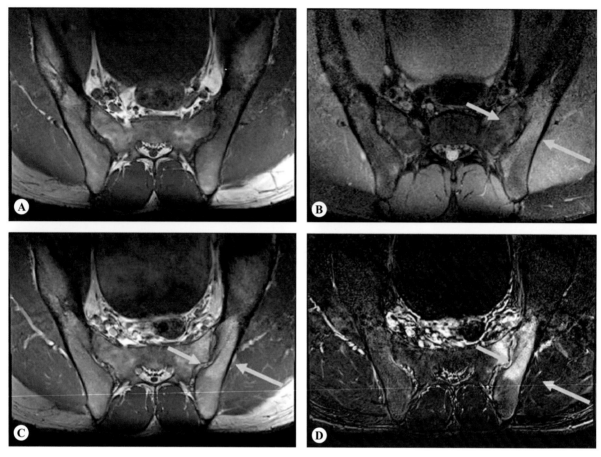

▲ 图 66-7   强直性脊柱炎。13 岁男性，骶髂关节炎，HLA-B27 阳性伴背痛。虽然 T₁ 加权平扫图像显示几乎正常，但脂肪抑制质子加权 MRI 图像显示左侧骶髂关节的骶侧、髂侧骨髓水肿（B，箭）。T₁ 加权对比增强图像及减影图像显示强化一致（C 和 D，箭）

A. 平扫轴位 T₁ 加权图像；B. MRI 轴位脂肪饱和质子加权图像；C. MRI 对比增强 T₁ 加权图像；D. MRI 对比增强前后 T₁ 加权图像

- 双侧骶髂关节炎强烈提示强直性脊柱炎：首先为骨髓水肿，继而骨侵蚀，最后关节融合。脊柱表现如下。
- 如果存在滑液强化，提示持续活动性炎症。
- 与 CT 和 X 线片相反，MRI 难以诊断韧带骨赘及椎小关节、钩椎关节融合。
- Andersson 病灶。
- Romanus 病灶。

（七）治疗监测：随诊计划及结果 / 误区

对于无恶性疾病病史及创伤史、临床表现为背痛的年轻患者，当怀疑强直性脊柱炎或其他血清反应阴性脊椎炎时，MRI 是首选检查方法。在 X 线片及 CT 仍表现为正常时，MRI 可发现疾病早期病理改变。当患者已确诊为强直性脊柱炎时，X 线片是重要的随诊影像检查技术。创伤后，由于强直性脊柱炎重症患者不稳定性骨折的风险增加，CT 和某些情况下额外的 MR 检查具有提示作用。

（八）治疗

强直性脊柱炎治疗方案的选择包括物理治疗、药物治疗及手术。强直性脊柱炎目前尚无法治愈，治疗目的为终止或至少延缓疾病进程。物理治疗包括运动，可保持运动灵活性。非甾体抗炎药可减轻疼痛及活动性炎症。疾病改良型抗风湿药有益于患有外周关节炎的患者，但对于中轴骨关节受累的患者效果甚微。TNF-α 受体阻断药（拮抗药）在临床及实验室检查中均可证实可减轻疾病的活动性。对于 TNF-α 拮抗药反应不充分的患者，白介素 -17A 抑制药是一种替代选择。

表 66-2　MRI 推荐脉冲序列		
脉冲序列	层面方向	层厚（mm）
STIR 加权	矢状位或冠状位	3
T_1 加权	矢状位	3
T_2 加权	矢状位及轴位	3
脂肪饱和对比增强 T_1 加权	矢状位及轴位	3

三、非感染性脊柱强直

非感染性椎旁韧带骨化同样可导致脊柱强直。最常见的非感染性强直病变为弥漫性特发性骨质增生症及后纵韧带骨化，但也可能发生黄韧带的单纯性骨化。不同椎旁韧带受累可能相互关联，或与其他骨化的起止点结构、肌腱和韧带相关。多见于老年人，并有一定种族倾向。例如，日本是 OPLL 发病率最高的国家。疾病的病理生理仍未知。虽然 DISH 和 OPLL 在影像学检查中为相对常见的偶然发现，而且通常是无症状的，但这些改变具有引发症状的潜质。当 OPLL 导致相关的椎管狭窄及脊髓病时，则需要手术脊髓减压。DISH 伴有广泛椎前骨质增生可导致吞咽困难等非特异症状。

弥漫性特发性骨质增生症（DISH）及后纵韧带骨化（OPLL）

1. 别名

亦称不对称性骨肥大、Forestier 病、老年强直性骨增生症。

2. 定义及临床要点

弥漫性特发性骨质增生症的脊柱表现为超过 4 个椎体节段的椎前连续线样骨化，不伴明确的椎间盘退行性改变，不伴椎小关节、骶髂关节关节炎。常见于颈椎，胸椎次之。脊椎的骨性肥大通常以右侧为著。DISH 通常在影像检查中偶然发现，但弥漫的骨性肥大可引发症状。

在 OPLL 中，条状钙化位于多个椎体的后方，由后纵韧带钙化形成，伴随相对轻度的椎间盘退行性改变，不伴椎小关节强直。这些异常的新生骨可导致重度椎管前后径狭窄，并可能导致脊髓压迫。

通常发生于颈椎，特别是颈椎中段水平。其次，OPLL 可发生于胸、腰椎中段。颈部脊髓病伴痉挛性麻痹，可进一步发展为瘫痪。

3. 基础流行病学 / 人口学

DISH 通常发生于中老年人，很少发生于 50 岁前。男女比例约 2：1。不同种族的发生率不同，高加索人高发。报道的发生率差异显著。

OPLL 的高发区为日本，其他亚洲国家发生率为 2%～4%，其他地区发生率明显降低。男女比例约 2：1。OPLL 通常发生于 > 50 岁的老年患者，很少发生于 < 30 岁的人群。

4. 病理生理学

DISH 相关的骨质过度增生的确切病因仍然未知。推测与糖尿病、血脂异常、高尿酸血症、骨关节炎、类风湿关节炎、痛风或焦磷酸钙沉积疾病有关，并且一些相关基因已经被确认。

OPLL 的病因学亦未知，但韧带细胞的机械性应力压迫被认为是影响因素之一，上调信号通路促进成骨细胞分化。相关的一些基因已被确认。

5. 临床表现及影像检查适应证

DISH 通常在影像检查中偶然发现，但弥漫性骨性肥大可引发症状。例如，颈椎腹侧的大片状骨化可导致吞咽困难，并且损伤后可导致不稳定性骨折。如无症状，不会进行影像学检查。

在没有相关椎管狭窄的病例中，OPLL 通常在无症状患者中偶然发现。当椎管进行性狭窄，伴脊髓持续压迫，OPLL 可表现出临床症状，如伴有四肢瘫或偏瘫相关神经症状的进行性脊髓病。当 OPLL 被认识或患者表现出提示脊髓压迫的临床症状，MRI 是评估压迫性脊髓病的首选检查方法。当有 MRI 禁忌证时，CT 脊髓造影后多平面重组可作为替代检查手段。CT 及多平面重建可在减压术前显示广泛骨化（图 66-8 至图 66-10）。

6. 影像技术及推荐方案

(1) DISH：X 线片或 CT 足以诊断 DISH。

(2) OPLL：由于病灶位于椎管内、腹侧，在侧位片上，OPLL 与椎小关节重叠，因此在 X 线片中表现可能不明显，很容易被忽略。因此，CT 及多平面重组是区分广泛骨化与椎管狭窄的最优检查工具（图 66-11）。轴位 CT 可显示特征性中线或偏侧、沿椎体后表面的骨化，即所谓的倒 T 征或"领结"征。MRI、CT 脊髓造影可显示脊髓压迫，但在脊髓病病例中，髓内水肿只能在 MRI 上显示。OPLL 典型地表现为各脉冲序列上的低信号，但广泛骨化的中央骨髓可在 T_1/T_2 加权序列上表现为高信号。在 T_2^* 加权梯度回波序列中，广泛的骨化及椎管狭窄可被磁敏感效应放大（图 66-12 和图 66-13）。尽管 MRI 可真实地显示相关的椎管狭窄，并为评价脊髓改变的最佳影像检查方法，CT 仍为减压术前推荐的影像检查方法（图 66-14）。

7. 备忘录及结构性报告

(1) DISH：具体如下。

- X 线片。
  - 足以诊断。

- 位于椎体腹侧的连续骨化。
- 相对轻的椎间盘退行性改变。

- CT。
  - 位于椎体腹侧的连续骨化。
  - 轴位 CT 显示右侧骨化加重。
  - 显示并发症，如创伤后。

- MRI。
  - 并非诊断必需的影像学检查，但可提示并发症或创伤相关的影像学表现。
  - 早期，小范围骨化在各脉冲序列上表现为低信号。
  - 广泛、块状骨化可含有骨髓，表现为骨髓信号（T_1/T_2 加权序列上信号增高）。

(2) OPLL：具体如下。

- X 线片。

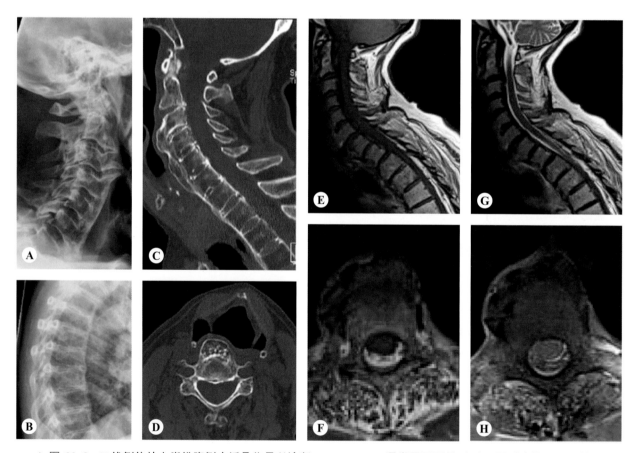

▲ 图 66-8　X 线侧位片上脊椎腹侧广泛骨化足以诊断 DISH。DISH 通常累及颈椎（A），同时胸椎（B），特别是腰椎显示无或少量骨化。MRI，特别是矢状位 MRI 图像，由于钙化在所有脉冲序列上表现为低信号，故很容易被忽视。应注意轻度椎间盘退变是 DISH 的典型征象

A. 颈椎 X 线侧位片；B. 胸椎 X 线侧位片；C. CT 骨窗矢状位图像；D. CT 骨窗轴位图像；E. MRI T_1 加权矢状位图像；F. MRI T_1 加权轴位图像；G. MRI T_2 加权矢状位图像；H. MRI T_2 加权轴位图像

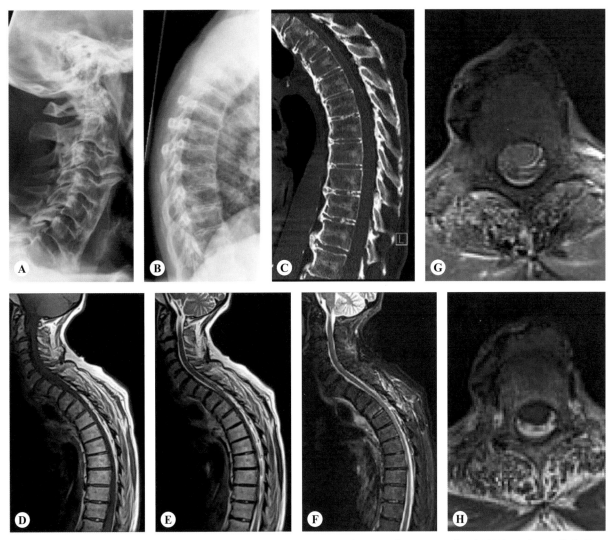

▲ 图 66-9　81 岁女性，DISH 患者。X 线侧位片显示广泛椎体腹侧赘生物，累及 4 个颈椎椎体（**A**），不伴有明显的椎间隙狭窄。胸椎椎体改变明显较轻，因此在 X 线片上不易观察（**B**），但在 CT 上明显显示。在 MRI 上（**D** 至 **H**），赘生物表现为低信号，或者当有骨髓时可表现为高信号。因此，在 MRI 上，DISH 易被忽略（**A** 和 **B**），特别是当饱和带位于椎体腹侧时

A 和 B. X 线侧位片；C. CT 骨窗矢状位重组图像；D. MRI T_1 加权矢状位图像；E. MRI T_2 加权矢状位图像；F. MRI STIR 加权矢状位图像；G. MRI T_1 加权轴位图像；H. MRI T_2 加权轴位图像

- 椎体后方连续多节段骨化：由于在侧位像上，OPLL 与椎小关节重叠；在正位像上与椎体、椎板及关节突重叠，易被忽略。
- 无椎小关节关节炎。
- 相对轻度椎间盘退行性改变。
- CT。
  - 轴位图像：倒 T 征或"领结"征。
  - 矢状位重组：后纵韧带连续多节段骨化。
- CT 脊髓造影。
  - 较平面 CT 扫描，能更好地显示脊髓受压

情况。
- MRI。
  - 椎体后方连续多节段骨化。
  - 轴位图像上显示倒 T 征或"领结"征。
  - 骨化在各脉冲序列上表现为低信号，广泛骨化可含有骨髓，表现为 T_1/T_2 加权序列上高信号的脂肪信号。
  - T_2 加权图像上显示脊髓水肿。
  - CAVE：在 T_2^* 加权梯度回波序列中，广泛的椎管狭窄可被夸大。

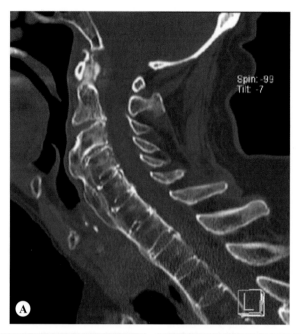

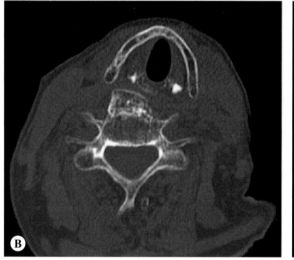
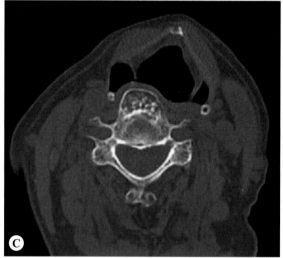

▲ 图 66-10　86 岁男性，脊柱 DISH。CT 显示前纵韧带连续骨化，累及 4 个以上椎体。$C_{3\sim 6}$ 广泛腹侧赘生物使咽喉部一定程度位移

A. CT 骨窗矢状位重组图像；B 和 C. CT 骨窗轴位图像

8. 治疗检测：随诊计划及结果 / 误区

长期无症状的偶发 OPLL 可被发现。一旦发生严重的椎管狭窄或脊髓压迫症，则需行减压术。目前有两种可行的外科手术方案，前路减压融合及后路减压椎板切除术。

四、椎间盘炎（化脓性椎体骨髓炎）

在老年人、丧失运动功能患者及免疫低下患者，罹患椎间盘炎的风险增高，特别是创伤或手术后。由于临床症状及实验室检查的非特异性，影像检查对诊断起到关键作用。在一些病例中，影像引导下组织活检有助于诊断、有针对性的抗生素治疗或可疑征象评估。在疾病早期，若存在退行性改变，X 线片及 CT 可表现正常或表现非特异。MRI 可反映疾病早期病理改变及潜在的椎旁组织侵犯，可作为首选检查方法（图 66-15）。CT 及 X 线片有助于评价脊柱的稳定性。因此，临床神经影像学检查对疑似或确诊椎间盘炎是必要的。

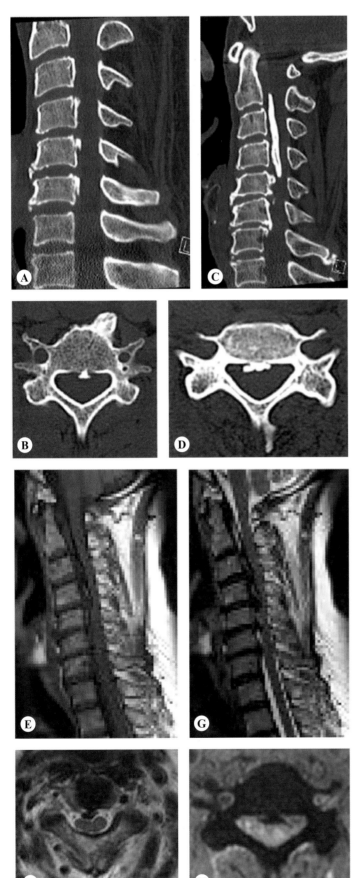

◀ 图 66-11 由于连续多节段后纵韧带骨化与小关节重叠，**OPLL** 在 **X** 线片上易被忽视。**CT** 是观察广泛骨化的最佳影像工具，但椎管狭窄及脊髓压迫在 **MRI** 上显示最佳（**E** 至 **H**）。T_2 加权序列可显示脊髓压迫及潜在的脊髓水肿。梯度回波脉冲序列对钙化最为敏感，但会夸大椎管狭窄的程度。应注意 **CT** 轴位（**B** 和 **D**）及 **MRI** 梯度回波序列（**H**）上的倒 **T** 征或"领结"征

A 和 C. CT 骨窗矢状位重组图像；B 和 D. MRI 梯度回波序列；E. MRI T_1 加权矢状位图像；F. MRI T_2 加权轴位图像；G. MRI T_2 加权矢状位图像；H. MRI T_2^* 加权轴位图像

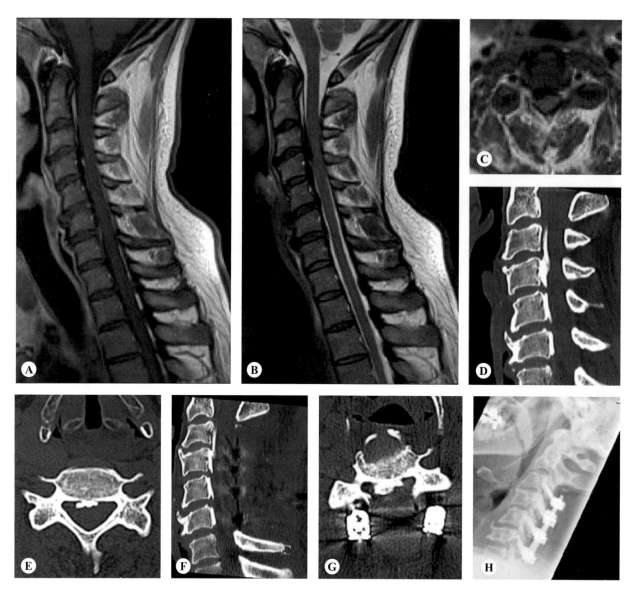

▲ 图 66-12 **42 岁男性，OPLL。MRI 可清晰显示椎管狭窄及脊髓受压，但连续多节段后纵韧带钙化在各脉冲序列上表现为低信号，故 CT 可更好地显示此征象（D 至 G）。CT 通常用于制订外科手术方案。由于广泛 OPLL 可导致症状性脊髓病，故行 C₃～₆ 椎板切除同时植入内固定器行背侧椎体融合减压术**

A. MRI T₁ 加权矢状位图像；B. MRI T₂ 加权矢状位图像；C. MRI T₂ 加权横轴位图像；D. CT 骨窗矢状位重组图像；E. CT 骨窗轴位图像；F. CT 骨窗矢状位重组图像；G. CT 骨窗轴位图像；H. X 线侧位片。A 至 E. 术前；F 至 H. 术后

（一）定义及临床要点

椎间盘炎（化脓性椎体骨髓炎）包括椎间盘化脓性感染（椎间盘炎）及邻近椎体化脓性感染（脊椎炎）。

（二）基础流行病学及人口学

总患病率约为 2.4/10 000。发病率随年龄增加。在 70 岁以上的老年人中，发病率约为 6.5/10 000 人，在小于 20 岁的年轻人中仅为 0.3/10 000。发病以男性为主，男女比例约为 2∶1。

（三）病理生理学

最常见的感染途径是血行播散，随后是脊柱手术中的直接感染，或邻近组织的播散感染。金黄色化脓性葡萄球菌为最常见的致病菌，约 50% 病例为此菌感染，其次为大肠埃希菌、铜绿假单胞菌和白色念珠菌。

成人中，椎间盘无血供，而在儿童，椎间盘富血

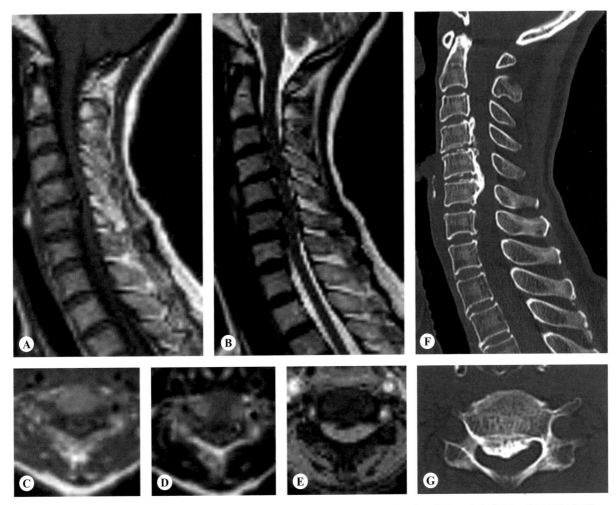

▲ 图 66-13　**65 岁男性，OPLL**。连续多节段后纵韧带钙化在 **MRI** 各脉冲序列中表现为低信号。脊髓压迫及潜在髓内水肿在 **T₂** 加权图像上可清晰显示。梯度回波序列为 **MRI** 序列中对钙化最敏感的序列。然而，行 **MR** 检查时，梯度回波序列可很好地观察钙化（**E**），但会夸大椎管狭窄的严重程度。**CT** 比 **MRI** 能更准确地显示骨化程度

A. MRI T_1 加权矢状位图像；B. MRI T_2 加权矢状位图像；C. MRI T_1 加权轴位图像；E. 梯度回波序列横轴位图像；F. CT 骨窗矢状位重组图像；G. CT 骨窗轴位图像

供，因此，原发血源性椎间盘炎仅发生于儿童，而成人多为脊椎炎导致的邻近椎间盘继发性感染。

（四）临床表现及影像检查适应证

临床症状多样且无特异性。局部疼痛为最常见的首发症状（86%）。严重刺痛可提示硬膜外脓肿。脊椎骨髓炎常见于腰椎（58%），其次为胸椎（30%）及颈椎（11%），硬膜外脓肿的好发部位相反，首先是颈椎（28%），其次为胸椎（22%）及腰椎（12%）。可出现发热，但并不是常见临床症状（35%～60%），可能由于常用非甾体抗炎药的解热作用。神经功能缺损，如触觉减退、轻瘫、神经根病可见于 1/3 患者。少于 1/5 病例报道叩诊时出现脊髓叩痛。

（五）影像技术及推荐方案

由于具有优越的软组织对比，MRI 为首选影像检查方法，可在疾病的早期阶段发现异常。在 X 线片甚至 CT 尚无病理改变时，MRI 可敏感地发现椎间盘及椎体、椎外及椎旁组织的炎性改变（图 66-16）。受累椎间盘及椎体在 T_2 加权图像上为高信号，在 T_1 加权图像上为低信号（图 66-17）。表 66-3 为推荐的 MRI 脉冲扫描序列方案，包括 T_1 加权矢状位、STIR 加权矢状位或冠状位、T_2 加权矢状位、脂肪饱和 T_1 加权增强矢状位及冠状位。

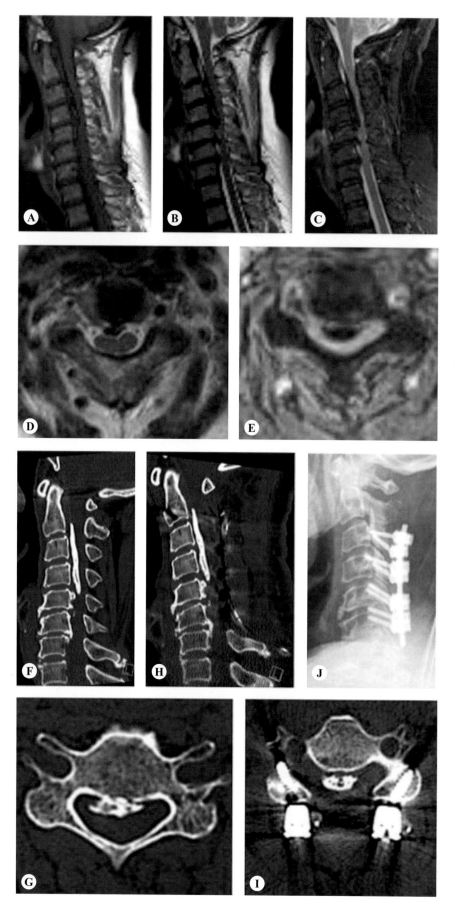

◀ 图 66-14　69 岁男性，OPLL。OPLL 通常在 MRI 各脉冲序列中表现为低信号，可见椎管狭窄、脊髓压迫及潜在的髓内水肿。由于 CT 可以显示骨化的确切范围，因此被作为症状性 OPLL 减压术前的首选检查。鉴于 OPLL 伴有严重的椎管狭窄及症状性脊髓病，故行背侧减压术及内固定器置入术稳定椎体

A. MRI T$_1$ 加权矢状位图像；B. MRI T$_2$ 加权矢状位图像；C. MRI STIR 加权矢状位图像；D. MRI T$_2$ 加权轴位图像；E. 梯度回波序列轴位图像；F. CT 骨窗矢状位重组图像；G. CT 骨窗轴位图像；H. CT 骨窗矢状位图像；I. CT 骨窗轴位图像；J. X 线侧位片。A 至 G. 背部减压术前；H 至 J. 背部减压术后

MRI 对化脓性骨髓炎的判别具有非常高的敏感性，包括椎旁或硬膜外炎症（敏感性 97.7%），椎间盘强化（敏感性 95.4%），T₂ 加权 MR 图像上高信号或与液体相等信号强度的椎间盘信号（敏感性 93.2%），椎体终板的破坏或塌陷（敏感度 84.1%），髓核破裂消失（敏感性 83.3%）（图 66–18）。

低敏感度指标包括椎间隙变量（敏感度 52.3%），以及椎间盘在 MRI T₁ 加权上的低信号（敏感度 29.5%）。

在病程前 2 周，骨质异常在 X 线片表现为阴性，X 线片不适合作为首选影像检查方法。在疾病早期，仅可发现椎旁软组织异常，如椎旁软组织密度的改变或脂肪层的消失。椎间隙高度减低、结构破坏、椎体

融合、骨质硬化、畸形发生于病程晚期，并且不能在病程前 2 周难以检出。

与 X 线片比较，CT 具有更高的空间分辨力。因此，即使是 X 线片难以发现的细微的椎体终板破坏亦可被检出。但是，在疾病的早期，难以将病理异常与退行性改变区分开来。在敏感度增高的增强 CT 图像上，可检出硬膜下及椎旁的炎性改变。

在疾病的早期，MRI 对于诊断椎体骨髓炎十分敏感，因此是首选的影像检查手段。在表 66–3 中列出了推荐的 MRI 脉冲序列方案。

（六）备忘录及结构性报告

通常需评估脊柱韧带、椎体及椎间隙高度、终板下骨质结构、椎体的完整性及椎旁软组织。

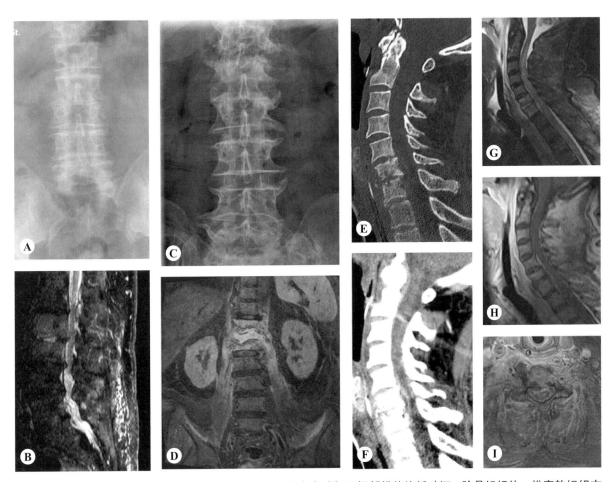

▲ 图 66–15　椎间盘炎。X 线片（A 和 C）显示椎间盘高度减低及相邻椎体终板破坏。除骨组织外，椎旁软组织亦会受累，如腰大肌含气脓肿可在 X 线片上显示（C）。在 MRI T₂ 加权 /STIR 加权图像上，受累椎间盘表现为高信号（B、D 和 G）。CT（E 和 F）表现为椎间隙变窄及相邻椎体终板受侵（E），对比增强 CT 可显示椎旁及硬膜外软组织炎性改变（F）。椎旁软组织炎性改变可在脂肪饱和对比增强 T₁ 加权图像上清晰显示（I）
A 和 C. 前后位 X 线片；B. MRI 脂肪饱和 T₂ 加权图像；D. MRI STIR 加权轴位图像；E. CT 软组织窗矢状位重组图像；F. CT 软组织窗矢状位重组图像；G. MRI 脂肪饱和 T₂ 加权矢状位图像；H. MRI T₁ 加权矢状位图像；I. MRI 脂肪饱和对比增强 T₁ 加权图像

- MRI。
  - 为首选方法，取决于优越的软组织对比度。
  - T_2 及 STIR 加权图像上，椎间盘高信号。
  - 椎间隙变窄。
  - 椎间盘弥漫性对比强化。
  - 水肿，继而发生骨质破坏及相邻椎体、终板结构破坏。
  - 相邻椎体弥漫性对比强化。
  - 椎旁及硬膜下脓肿后蜂窝织炎（图 66-19）。
  - 可能压迫脊髓。
- CT。
  - 等或低密度的椎旁软组织肿胀。
  - 椎旁软组织含气征。
  - 受累椎间盘、椎体及相邻椎旁软组织强化。
  - 椎间盘高度减低。
  - 椎体终板破坏或硬化，继而出现椎体结构破坏及潜在死骨形成。
  - 疾病后期可能发生脊柱畸形。

- X 线片。
  - 病程早期无病理异常征象。
  - 终板骨质溶解，继而出现椎体骨质溶解，骨质硬化。
  - 椎旁软组织密度改变，如由于水肿后气体聚集所致。
  - 病程晚期：脊柱畸形。

（七）治疗检测：随访计划及结果 / 误区

椎间盘炎病理性 MRI 表现可持续存在月余或者甚至在充分的抗生素治疗后增重。特别是与基线 MRI 对比，随访 MRI 更常显示椎体高度减低。硬膜下强化、硬膜下积脓及硬膜外间隙变窄在常规随访 MRI 中并不常见。但椎体及椎间隙钆增强及骨髓水肿常见，通常表现为与基线 MRI 程度相似甚或严重。因此，可观察到临床随访状态与 MRI 缺乏相关性。至少，临床症状恶化与 MRI 改善不相关。因此，常规随访价值有限，但当临床情况恶化时，通常需要复查 MRI。

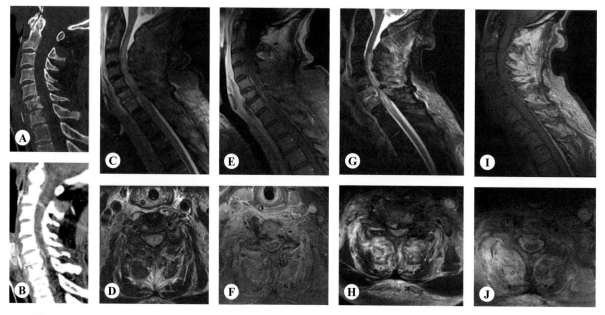

▲ 图 66-16　80 岁男性，$C_{6/7}$ 椎间盘炎。首诊 CT 已显示相邻终板受侵（**A**）及硬膜外积脓（**B**）。MRI T_2 加权图像上椎间盘及相邻椎体表现为高信号（**C** 和 **D**）。T_2 加权图像亦可见硬膜下积脓，但椎旁广泛软组织受累在脂肪饱和对比增强 T_1 加权图像显示更清晰（**F**）。即使开始抗生素治疗，患者临床状况依旧恶化，并于开始治疗后 **8 天行 MR 检查（G 至 J）**，表现为骨及软组织受累均有进展

A. CT 骨窗矢状位重组图像；B. CT 增强软组织窗矢状位重组图像；C. MRI 脂肪饱和 T_2 加权矢状位图像；D. MRI T_2 加权轴位图像；E. MRI T_1 加权矢状位图像；F. MRI 脂肪饱和对比增强 T_1 加权矢状位图像；G. MRI 脂肪饱和 T_2 加权矢状位图像；H. MIR T_2 加权轴位图像；J. MRI 脂肪饱和对比增强 T_1 加权矢状位图像；C 至 F. 初始 MR 检查；G 至 F. 抗生素治疗后临床情况恶化后再次 MR 检查

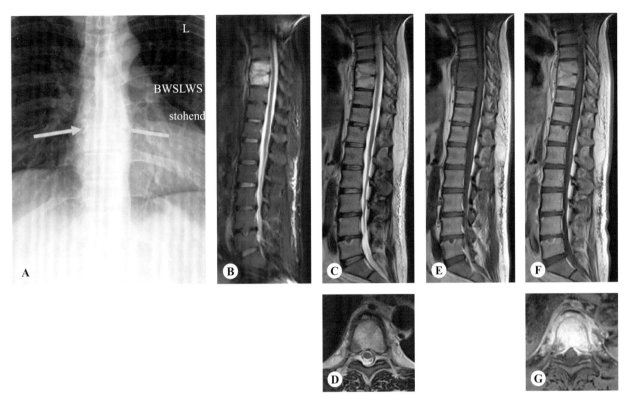

▲ 图 66-17　椎间盘炎。37 岁男性，胸痛伴炎性指标升高。初始 X 线片显示椎间隙变窄及 $T_{8/9}$ 轻微破坏（A，箭）。
MRI 表现为椎间隙、椎体、周围硬膜外及椎旁软组织广泛累及的炎性过程。CT 清晰显示相邻椎体终板破坏
A. 侧位 X 线片；B. MRI 脂肪饱和 T_2 加权矢状位图像；C. MRI T_2 加权矢状位图像；D. MRI T_2 加权轴位图像；E. MRI T_1 加权矢状位图像；F. MRI 对比增强 T_1 加权矢状位图像；G. MRI 脂肪饱和钆对比增强轴位图像

（八）鉴别诊断

结核性椎间盘炎

临床上，化脓性椎间盘炎与结核性椎间盘炎鉴别困难，影像学上亦是如此，但由于结核性椎间盘炎需要进行抗结核治疗降低发病率，故两者的鉴别对恰当的治疗方案的选择至关重要。尽管化脓性椎间盘炎与结核性椎间盘炎在临床表现、实验室检查及影像学表现上不尽相同（表 66-4），但所有上述参考因素的特异性非常低。化脓性椎间盘炎在临床上通常起病急，相比之下，结核性椎间盘炎起病慢、病程长。化脓性椎间盘炎的临床试验室标记物，特别是 C 反应蛋白、红细胞沉积率和白细胞计数明显升高，在大多数结核性椎间盘炎中它们相对较低，或仅中等升高。鉴于受累椎体节段的个数、椎间盘受累及由颈椎到腰椎水平的硬膜下积脓，影像上可观察到两者之间的明显不同。通常化脓性椎间盘炎仅累及一个脊柱节段，椎间盘同时受累，并

且椎旁受累表现出相当小的硬膜下脓肿，而结核性椎间盘炎则相反，通常累及多个脊柱节段，椎间盘受累发生较晚，并且广泛累及椎旁软组织，伴有大且易于钙化的椎旁脓肿（图 66-20）。在临床症状、炎性标志物、血培养及影像学检查均无法确定时，影像引导下活检可获得组织学甚至分子生物学检查所需的组织标本。

表 66-3　MRI 推荐脉冲序列

脉冲序列	层面方向	层厚（mm）
STIR 加权	矢状位或冠状位	3
T_1 加权	矢状位	3
T_2 加权	矢状位及轴位	3
脂肪饱和对比增强 T_1 加权	矢状位及轴位	3

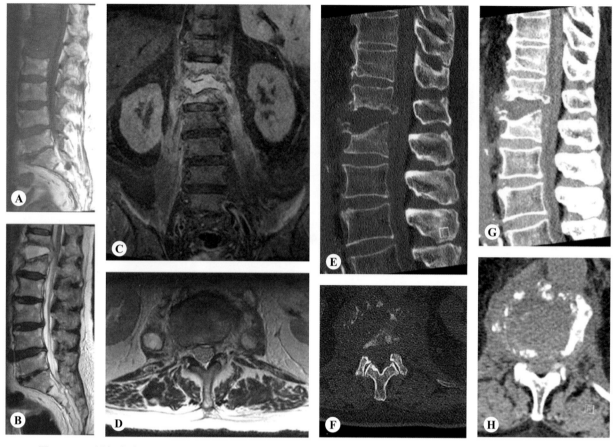

▲ 图 66-18　椎间盘炎。81 岁男性，腰痛伴炎性指标增高。可显示 T_{12}/L_1 椎间隙液化，表现为 T_2 高信号的椎间盘炎及椎体结构破坏（B 和 C）和双侧腰大肌脓肿（C 和 D）。CT 可显示椎体结构破坏（E 和 F）

A. MRI T_1 加权矢状位图像；B. MRI T_2 加权矢状位图像；C. MRI STIR 加权轴位图像；E. CT 骨窗矢状位重组图像；F. CT 骨窗轴位图像；G. CT 软组织窗矢状位图像；H. CT 软组织窗轴位图像

五、脊柱炎性疾病的影像学鉴别诊断

炎性疾病主要分类为感染性、非感染性。感染性疾病可定位于脊柱或周围结构。血型播散是化脓性、非化脓性感染最常见的感染途径，直接侵犯亦可。非感染性脊柱炎性病变为系统性疾病，主要可分为两类，即风湿性疾病（包括风湿性关节炎）和血清反应阴性脊椎关节病。

脊柱感染性、非感染性，甚至非炎症性、退行性疾病在临床表现、实验室检查及影像学表现方面存在重叠。因此，临床神经影像学可能不能难以确切诊断，但可提示肯定的影像学征象及可能的鉴别诊断。

血清反应阴性脊椎关节病可分为强直性脊柱炎（Bechterew 病）、银屑病脊椎关节炎、反应性关节炎（既往称为 Reiter 综合征）、肠病脊椎炎（肠道感染相关性疾病）及未分类脊椎关节炎，其中，强直性脊柱炎最为常见。不同类型的血清反应阴性脊椎关节病的影像学表现相似，通常不具有特异性。骨侵蚀、继而出现椎体前角骨质硬化，即"亮角征"，椎体前角 T_2 高信号，即所谓的"Romanus 病灶"，均高度提示强直性脊柱炎。"Andersson 病灶"、椎间盘相关性破坏及终板中间部分不规则、前后部完好亦常发生于血清反应阴性脊椎关节病。方椎为常见的影像表现，但无特异性。病程初期表现轻微，继而出现桥接韧带骨赘为强直性脊柱炎相对特异性表现。强直性脊柱炎病程晚期出现椎小关节及钩椎关节融合，终末期可发展累及全脊柱（竹节椎）伴颈腰椎前凸曲度减小、胸椎后凸曲度增加，继而使脊柱矢状面失稳。骨质稀疏常见于强直性脊柱炎，但非特异。

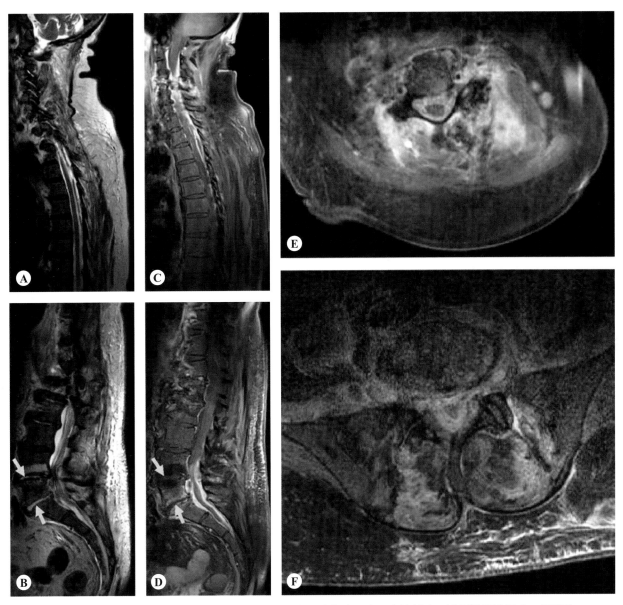

▲ 图 66-19　椎间盘炎。82 岁女性，金黄色化脓性葡萄球菌败血症。脊柱刺痛及进展性四肢轻瘫，行脊柱 MR 检查。诊断为 $L_{4/5}$、L_5/S_1 椎间盘炎（B 和 D，箭），伴有颈椎至腰椎水平广泛硬膜下积脓

A 和 B. MRI T_2 加权矢状位图像；C 和 D. MRI 脂肪饱和对比增强 T_1 加权矢状位图像；E 和 F. MRI 脂肪饱和对比增强 T_1 加权轴位图像

　　椎旁韧带骨化导致脊柱强直，亦可发生于非炎性病变，如弥漫性特发性骨质增生症、后纵韧带骨化或黄韧带骨化。

　　椎间盘炎、化脓性椎体骨髓炎的影像鉴别包括活动性骨软骨炎及结核性脊椎炎。由于优越的软组织对比，MRI 是椎间盘炎首选的影像检查手段。椎间隙变窄、水肿，继而出现骨质破坏、相邻椎体、终板结构破坏及相邻椎体弥漫性强化可发生于退行性病变，如活动性骨软骨炎，T_2/STIR 加权图像上

椎间盘高信号、弥漫性椎间盘强化及椎旁、硬膜外脓肿或蜂窝织炎强烈提示椎间盘炎。

　　在化脓性椎体骨髓炎中，通常仅累及单一脊髓节段，椎间盘的累及发生于病程早期，椎旁侵犯表现为相当小的硬膜外脓肿，与之相反，结核性椎间盘炎通常侵及多个脊髓节段，继而出现椎间盘侵犯及广泛椎旁软组织受累，常伴有大且易于钙化的椎旁脓肿。

　　椎间盘炎的影像学表现在抗生素治疗后仍可持

	化脓性	结核性
症状	急性	慢性
炎性临床试验室标志物	明显升高	相对低或仅中度增高
累及节段	通常单节段	通常多节段
累及椎间盘	早期	晚期
累及椎旁	小范围硬膜外脓肿	通常为大范围椎旁脓肿，易钙化

表 66-4　化脓性和结核性脊柱炎的临床、实验室指标和影像学差异

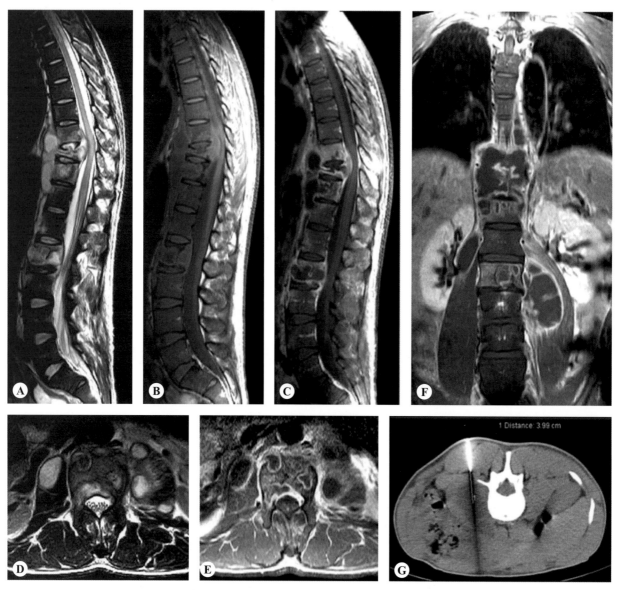

▲ 图 66-20　结核性椎间盘炎伴腰大肌脓肿。36 岁非洲籍男性，截瘫。多节段受累（A 至 C），椎旁软组织及腰大肌可见巨大脓肿（D 至 F），提示结核性椎间盘炎。CT 引导下腰肌脓肿引流术确定此诊断（G）

A. MRI T₂ 加权矢状位图像；B. MRI T₁ 加权矢状位图像；C. MRI 脂肪饱和对比增强 T₁ 加权矢状位图像；D. MRI T₂ 加权轴位图像；F. MRI 脂肪饱和对比增强 T₁ 加权轴位图像；G. CT 引导下腰大肌脓肿引流

续月余，但临床症状恶化与 MRI 改善无相关性。因此，化脓性椎体骨髓炎的常规 MRI 随访价值有限，但如临床情况恶化，通常需要 MR 检查。

因此，单独临床影像学可能不能得到确切的诊断，但可提示确切的影像征象及可能的鉴别诊断。所以，同时参考临床及实验室检查是恰当解释影像学检查的关键。

参考文献

[1] Baxi S, Malani PN, Gomez-Hassan D, Cinti SK. Association between follow-up magnetic resonance imaging and clinical status among patients with spinal infections. Infect Dis Clin Pract (Baltim Md). 2012;20(5):326-9.

[2] Brown MA, Laval SH, Brophy S, Calin A. Recurrence risk modelling of the genetic susceptibility to ankylosing spondylitis. Ann Rheum Dis. 2000;59(11):883-6.

[3] Byrd SE, Biggers SL, Locke GE. The radiographic evaluation of infections of the spine. J Natl Med Assoc. 1983;75(10):969-77.

[4] Carragee EJ. The clinical use of magnetic resonance imaging in pyogenic vertebral osteomyelitis. Spine (Phila Pa 1976). 1997;22(7):780-5.

[5] Chen D, Chen Y, Li T, Shi L, Pan M, Chen D. The role of Cx43-mediated NFκB signaling pathway in ossification of posterior longitudinal ligament: an in vivo and in vitro study. Spine (Phila Pa 1976). 2017. [Epub ahead of print]

[6] Dean LE, Jones GT, MacDonald AG, Downham C, Sturrock RD, Macfarlane GJ. Global prevalence of ankylosing spondylitis. Rheumatology (Oxford). 2014;53(4):650-7. Epub 2013 Dec 9.

[7] El Maghraoui A. Extra-articular manifestations of ankylosing spondylitis: prevalence, characteristics and therapeutic implications. Eur J Intern Med. 2011;22:554.

[8] Furushima K, Shimo-Onoda K, Maeda S, Nobukuni T, Ikari K, Koga H, Komiya S, Nakajima T, Harata S, Inoue I. Large-scale screening for candidate genes of ossification of the posterior longitudinal ligament of the spine. J Bone Miner Res. 2002;17(1):128-37.

[9] He H, Mao L, Xu P, Xi Y, Xu N, Xue M, Yu J, Ye X. Ossification of the posterior longitudinal ligament related genes identification using microarray gene expression profiling and bioinformatics analysis. Gene. 2014;533(2):515-9. Epub 2013 Sep 18.

[10] Koga H, Sakou T, Taketomi E, Hayashi K, Numasawa T, Harata S, Yone K, Matsunaga S, Otterud B, Inoue I, Leppert M. Genetic mapping of ossification of the posterior longitudinal ligament of the spine. Am J Hum Genet. 1998;62(6):1460-7.

[11] Kowalski TJ, Layton KF, Berbari EF, Steckelberg JM, Huddleston PM, Wald JT, Osmon DR. Follow-up MR imaging in patients with pyogenic spine infections: lack of correlation with clinical features. AJNR Am J Neuroradiol. 2007;28(4):693-9.

[12] Ledermann HP, Schweitzer ME, Morrison WB, Carrino JA. MR imaging findings in spinal infections: rules or myths? Radiology. 2003;228(2):506-14. Epub 2003 Jun 11.

[13] Pérez Alamino R, Maldonado Cocco JA, Citera G, et al. Differential features between primary ankylosing spondylitis and spondylitis associated with psoriasis and inflammatory bowel disease. J Rheumatol. 2011;38:1656.

[14] Pineda C, Espinosa R, Pena A. Radiographic imaging in osteomyelitis: the role of plain radiography, computed tomography, ultrasonography, magnetic resonance imaging, and scintigraphy. Semin Plast Surg. 2009;23(2):80-9.

[15] Ratcliffe JF. Anatomic basis for the pathogenesis and radiologic features of vertebral osteomyelitis and its differentiation from childhood discitis. A microarteriographic investigation. Acta Radiol Diagn (Stockh). 1985;26(2):137-43.

[16] Resnick D, Niwayama G. Radiographic and pathologic features of spinal involvement in diffuse idiopathic skeletal hyperostosis (DISH). Radiology. 1976;119(3):559-68.

[17] Rudwaleit M, Jurik AG, Hermann KG, Landewé R, van der Heijde D, Baraliakos X, Marzo-Ortega H, Ostergaard M, Braun J, Sieper J. Defining active sacroiliitis on magnetic resonance imaging (MRI) for classification of axial spondyloarthritis: a consensual approach by the ASAS/OMERACT MRI group. Ann Rheum Dis. 2009;68(10):1520-7. Epub 2009 May 18.

[18] Schueller-Weidekamm C, Mascarenhas VV, Sudol-Szopinska I, Boutry N, Plagou A, Klauser A, Wick M, Platzgummer H, Jans L, Mester A, Kainberger F, Aström G, Guglielmi G, Eshed I. Imaging and interpretation of axial spondylarthritis: the radiologist's perspective-consensus of the arthritis subcommittee of the ESSR. Semin Musculoskelet Radiol. 2014;18(3):265-79. Epub 2014 Jun 4.

[19] Stolwijk C, van Tubergen A, Castillo-Ortiz JD, Boonen A. Prevalence of extra-articular manifestations in patients with ankylosing spondylitis: a systematic review and meta-analysis. Ann Rheum Dis. 2015;74(1):65-73. Epub 2013 Sep 2.

[20] Sudoł-Szopińska I, Jurik AG, Eshed I, Lennart J, Grainger A, Østergaard M, Klauser A, Cotten A, Wick MC, Maas M, Miese F, Egund N, Boutry N, Rupreht M, Reijnierse M, Oei EH, Meier R, O'Connor P, Feydy A, Mascarenhas V, Plagou A, Simoni P, Platzgummer H, Rennie WJ, Mester A, Teh J, Robinson P, Guglielmi G, Åström G, Schueller-Weiderkamm C. Recommendations of the ESSR arthritis subcommittee for the use of magnetic resonance imaging in musculoskeletal rheumatic diseases. Semin Musculoskelet Radiol. 2015;19(4):396-411. Epub 2015 Nov 19.

[21] van der Linden S, Valkenburg HA, Cats A. Evaluation of diagnostic criteria for ankylosing spondylitis. A proposal for modification of the New York criteria. Arthritis Rheum.

1984;27(4):361-8.

[22] Zimmerli W. Clinical practice. Vertebral osteomyelitis. N Engl J

Med. 2010;362(11):1022-9. Review.

拓展阅读

[1] Braun J, Bollow M, Sieper J. Radiologic diagnosis and pathology of the spondyloarthropathies. Rheum Dis Clin N Am. 1998;24(4):697-735. Review.

[2] Ehara S, Shimamura T, Nakamura R, Yamazaki K. Paravertebral ligamentous ossification: DISH, OPLL and OLF. Eur J Radiol. 1998;27(3):196-205.

[3] Grigoryan M, Roemer FW, Mohr A, Genant HK. Imaging in spondyloarthropathies. Curr Rheumatol Rep. 2004;6(2):102-9.

[4] Hong SH, Choi JY, Lee JW, Kim NR, Choi JA, Kang HS. MR imaging assessment of the spine: infection or an imitation? Radiographics. 2009;29(2):599-612.

[5] Nascimento FA, Gatto LA, Lages RO, Neto HM, Demartini Z, Koppe GL. Diffuse idiopathic skeletal hyperostosis: a review. Surg Neurol Int. 2014;5 (Suppl 3):S122-5. eCollection 2014.

[6] Paparo F, Revelli M, Semprini A, Camellino D, Garlaschi A, Cimmino MA, Rollandi GA, Leone A. Seronegative spondyloarthropathies: what radiologists should know. Radiol Med. 2014;119(3):156-63. Epub 2013 Nov 22.

[7] Prodi E, Grassi R, Iacobellis F, Cianfoni A. Imaging in Spondylodiskitis. Magn Reson Imaging Clin N Am. 2016;24(3):581-600.

第67章　脊髓炎症和感染性疾病影像学

Neuroimaging in Inflammatory and Infectious Diseases of the Spinal Cord

Philippe Demaerel　Sarah Cappelle　著

段云云　译　刘亚欧　校

摘　要

随着对脊髓炎症和感染的认识不断深入，影像学在疾病诊断中发挥着越来越重要的作用。MRI 技术是唯一可以直观显示脊髓的影像技术，MRI 多序列成像对于疾病的定性和定量诊断十分重要。在临床神经影像学中，MRI 对鉴别多发性硬化症与表现为纵向长节段脊髓炎的视神经脊髓炎谱系疾病有极大帮助。MRI 增强扫描可用于拟诊肉芽肿性、自身免疫性和感染性疾病。

对于临床可疑的脊髓炎症或感染，首先要提供临床病史、血清学检查和 CSF 分析，某些情况下，需要进行脑 MRI 以确认或排除某些特定疾病。

关键词

自身免疫；脑膜神经根炎；脊髓炎；脊髓病；视神经脊髓炎

缩略语

Ab	antibody	抗体
ACE	angiotensin converting enzyme	血管紧张素转化酶
ADEM	acute disseminating encephalomyelitis	急性播散性脑脊髓炎
AQP4	aquaporin 4	水通道蛋白 4
CSF	cerebrospinal fluid	脑脊液
DIR	double inversion recovery	双回波反转恢复
LETM	longitudinal extensive transverse myelitis	纵向横贯性脊髓炎
MR	magnetic resonance	磁共振
MOG	myelin oligodendrocyte glycoprotein	髓鞘少突胶质细胞糖蛋白
MS	multiple sclerosis	多发性硬化

NMOSD	neuromyelitis optic spectrum disorders	视神经脊髓炎谱系疾病
PCR	polymerase chain reaction	聚合酶链反应
SLE	systemic lupus erythematosus	系统性红斑狼疮
SS	Sjögren syndrome	干燥综合征
STIR	short tau inversion recovery	薄层短反转恢复

一、定义和临床要点

急性和亚急性横贯脊髓病可以是炎症性、脱髓鞘性/自身免疫性、感染性、代谢性、中毒性、（副）肿瘤性和血管源性（见第 71 章）。

急性横贯性脊髓炎被定义为上行和下行通路的脊髓功能障碍，其症状在发病后 4h 内至发病后 21 天达到最大强度。患者出现两侧感觉、运动或自主神经功能障碍，通常有特定的感觉障碍水平。诊断应排除髓外疾病原因引起的脊髓压迫。CSF 检查发现脑脊液细胞增多和免疫球蛋白升高和（或）病理性的对比强化。

急性完全性横贯性脊髓炎和急性部分性横贯性脊髓炎的临床表现有所不同。从影像学的角度来看，急性完全性横贯脊髓炎通常表现为纵向广泛性横贯性脊髓炎（延伸至 3～4 个椎骨节段），而急性部分性横贯性脊髓炎病变范围通常少于 2 个椎体。后者通常见于多发性硬化。

炎性/感染性和脱髓鞘性脊髓病理通常表现为脊髓炎和（或）（脑膜）神经根炎。MS 和视神经脊髓炎谱系疾病是最常见的脱髓鞘疾病。脊髓炎的其他可能病因有系统性红斑狼疮、干燥综合征和包括 ADEM 在内的感染后疾病。尽管进行了大量探索，但仍有 15%～30% 的患者未发现疾病的任何致病原因，这类脊髓病被归为特发性疾病。

临床信息、血清学发现和 CSF 分析对于指导放射科医生解释影像学检查至关重要。

横贯性脊髓炎的典型病理发现包括淋巴细胞和单细胞的聚集，具有不同程度的脱髓鞘、轴突损伤和小胶质细胞激活。

二、脊髓炎症/感染性疾病的影像学技术和推荐方案

MR 成像是诊断此类疾病的首选检查，用于排除压迫性疾病、脊髓缺血及缩小脊髓炎鉴别诊断范围。该方案应包括矢状位和轴位 T_2 加权图像及增强前后的 T_1 加权图像。临床怀疑 MS 时，建议至少使用两个不同的 T_2 加权序列（如 T_2 和短 τ 反转恢复、质子密度/T_2 加权和 STIR 或 T_2WI 和 DIR），并且空间分辨率至少应为 3mm×1mm×1mm。双回波 T_2WI 序列参数应设定为最佳首次回波时间，以便在 CSF 和正常脊髓中获得相同的信号（图 67-1）。STIR 序列的特点在于具有更好的信噪比，但容易出现流动相关伪影，建议使用横断位二维梯度回波序列来定位脊髓中的 MS 斑块，因为此序列采集时间相对较短且不存在与流动相关的伪影。

扩散张量成像已被证明可提供关于脱髓鞘程度（分数各向异性降低）或轴索损伤（平均扩散系数增加）的额外信息，但日常临床实践中并未常规使用。

三、影像学指征

如果临床上怀疑有脊髓压迫或脊髓受累，则需要进行 MR 成像。

四、临床实例

（一）多发性硬化症

MS 是一种多时相疾病，好发于 20—30 岁。对 MS 的病理生理学机制进一步了解非常重要，病理学与影像表现之间的相关性有助于对患者的病情和治疗进展监测。

MS 的静脉周围炎可以通过对比增强成像和 T_2 加权成像显示，炎症可导致亚急性脱髓鞘和继发的

萎缩。据报道，脊髓表现正常的白质中有较强的小胶质细胞激活和髓磷脂水含量降低。脊髓病灶中也发现髓磷脂水含量的减少，并随时间进行性减少，细胞内体积分数和神经突密度的减少及扩散指数和各向同性的体积分数的增加，可能反映了脑和脊髓 MS 病变中纤维连接的破坏和细胞外体积的增加。对 MRI 在 MS 病理生理阐述中的作用更详细的讲解见第 27 章。

髓鞘少突胶质细胞糖蛋白抗体是脱髓鞘的标志物。抗 MOG 抗体已被证明出现在 MS 的早期阶段、急性播散性脑脊髓炎或临床孤立综合征的患者中，但也可以单独出现（NMOSD 的一部分）。

横贯性脊髓炎并非常见的首发症状，但在 MS 某些阶段的发生率可达到 90%。临床表现常为急性部分性横贯性脊髓炎。少数患者（＜10%）可以仅表现为脊髓病变，不伴脑内病变，这类患者中 20%～30% 会转化为 MS。

MS 患者 CSF 的寡克隆带很常见，而 NMOSD 患者不存在 CSF 的寡克隆带。

非脊髓型临床孤立综合征患者脑部表现不符合空间扩散标准时，则需要全脊髓 MR 成像，因为显示一个脊髓病灶能增加 MS 的临床确诊概率。脊髓 MR 成像在确定 MS 空间多发性标准上具有重要作用，但由于新发脊髓病灶的检测可靠性较低，并且检测到脊髓强化病灶的难度较大，脊髓 MR 成像证实时间多发性标准较为困难。新发的无症状脊髓病变是非常罕见。

以下情况提示 MS 患者需要进行脊髓成像：①临床孤立综合征，脑内未见病灶或非特异性脑改变；②部分性脊髓炎，用于排除非脱髓鞘性病变；③转化为进展型 MS。

以下 MR 特征可用于描述复发 – 缓解型 MS 中的脊髓病变（图 67-1）。

- 通常不止一个短节段病变（矢状位图像上约为椎体长度，轴位上不超过脊髓横截面积的一半）。
- 多数病灶位于颈髓内，常累及锥体束和脊髓丘脑束和（或）背柱系统（图 67-1）。急性期可以显示钆增强病灶，但目前强化病灶被认为是血脑屏障破坏的较不敏感的标志。急性期后，

病灶边界变清晰，呈椭圆形沿静脉系统的长轴分布（图 67-1）。

在原发 – 进展型 MS 中，脊髓可见弥漫异常。

在原发和继发 – 进展型 MS 中，均会发生广泛脊髓萎缩，这是临床残疾的有力预测指标。

脊髓病灶的数量增多和脊髓萎缩是两个提示临床预后较差的影像学表现。脊髓的 MR 定量成像显示残疾和疾病进展的新联系。

（二）感染性和感染后脊髓炎

急性横贯性脊髓炎是一种单相性疾病，通常表现为快速进展的截瘫、感觉障碍和直肠或膀胱功能障碍。它常与完全性横贯性脊髓炎相关（图 67-2）。

脊髓炎病因已报道与多种病毒有关。血清抗体滴度升高、脑脊液蛋白升高、脑脊液 PCR 检测病毒基因组阳性均可支持诊断，但仍有未做出病原学诊断的脊髓炎归为"特发性"。

HIV 脊髓炎相对少见，常累及胸髓，通常与 HIV 脑炎有关，反映中枢神经系统的病毒感染。重要的是将其与 HIV（空泡）脊髓病鉴别，HIV 空泡脊髓病是一种缓慢进展的疾病，在胸髓的背外侧具有对称的高信号。

小儿横贯性脊髓炎有多达 40% 是由病毒感染引起的，更多可能是免疫介导的（如 ADEM），进展为 MS 的风险非常低。疫苗接种后也会发生脊髓炎。大多数患有 ADEM 的患者都有广泛的大脑受累。胸髓优先受累，但也有整个脊髓受累的报道。通常没有强化。ADEM 和血清 MOG 抗体阳性的患者预后较好，通常脊髓受累的病灶多于 3 个椎体水平（LETM）。与 AQP4 抗体相比，青年患者或男性患者更容易检测到 MOG 抗体，而 AQP4 抗体在女性患者中更多见。

以下 MR 特征可用于描述感染后脊髓炎中的脊髓病变（图 67-2）。

- 通常病灶累及 3～4 个椎体节段（LETM），并且在颈段和（或）胸段水平占脊髓横截面积的 2/3 以上。
- 相较急性期，强化病灶通常多发在亚急性期，而亮斑样强化病灶非常罕见。

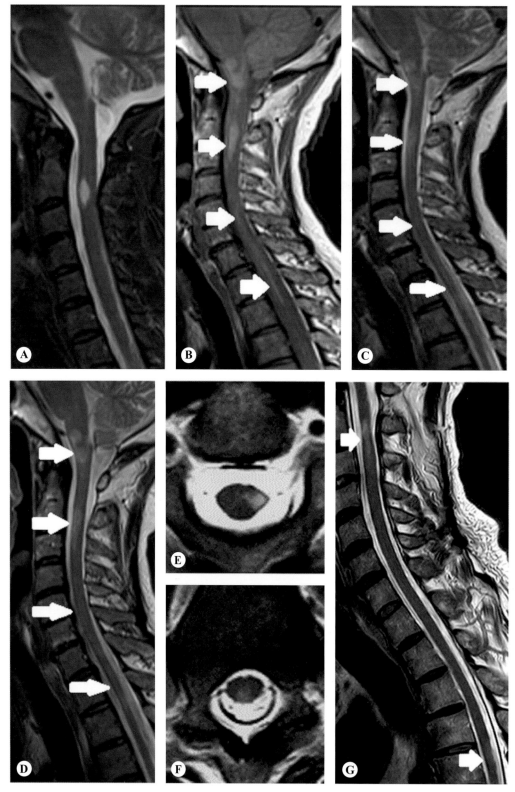

▲ 图 67-1 多发性硬化症

第一位患者矢状位 T_2 加权图像显示 C_2 水平（A）脊髓内"小静脉周围"走行病灶。第二位患者的自旋回波质子密度（B）、T_2 加权（C）和快速自旋回波 T_2 加权（D）图像显示脊髓多发病灶（箭）。需要注意的是质子密度加权图像（B）显示脊髓病灶有优势。第三位患者的轴位 T_2 加权梯度回波图像（E 和 F）显示病灶位于 MS 典型位置，即两侧（E）和背侧（F）的白质。第四位患者的矢状位 T_2 加权图像（G）显示 $C_{2\sim3}$ 水平和 T_5 水平脊髓病灶

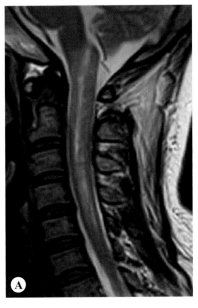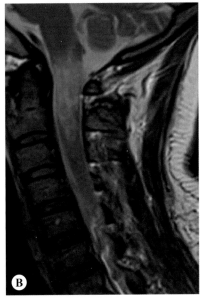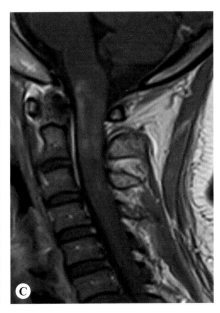

▲ 图 67-2　**Epstein-Barr 脊髓炎**

矢状位 T$_2$ 加权（A 和 B）和 T$_1$ 加权增强（C）图像。从延髓延至 C$_5$ 节段的颈脊髓中可见 LETM。随访 3 周后显示脊髓的渐进性肿胀，病变处有斑片状强化区域，已扩展至 C$_3$ 水平。迅速变化的病灶提示脊髓炎而非肿瘤

在某些急性脊髓炎病例中，病灶无强化的原因可能是静脉高血压的急性发作和灌注减少导致的缺血性改变。

寄生虫性脊髓炎在非洲、亚洲和南美洲以外的地区很少见。血吸虫病偶尔见于欧洲，好发于长途旅行的人。曼氏血吸虫是最重要的病原体，常累及下胸段脊髓和圆锥末端，并有斑片状或结节状强化（图 67-3）。血液和脑脊液血清学检查可确诊，在患者的粪便中可以找到卵细胞。

（三）视神经脊髓炎谱系疾病

视神经脊髓炎是一种脱髓鞘 / 炎症性疾病，病变部位在 AQP4 高表达区域：脊髓、视神经、脑室周围、脑干、丘脑和下丘脑（见第 28 章）。

靶抗原蛋白 AQP4 是一个跨膜通道，可促进水的跨膜运动，显微镜下可见在星形胶质细胞足突中表达。AQP4 抗体由血脑屏障通透性增加的区域进入中枢神经系统，并与 AQP4 通道结合。这种结合导致该通道功能紊乱，干扰水稳态激活，伴有少突胶质细胞损伤和血脑屏障破坏。当脊髓受累时，急性完全性横贯性脊髓炎比急性部分性横贯性脊髓炎更常见。NMO 的神经系统症状和残疾程度比 MS 更严重，预后差。

NMO 的主要标准包括：①（双侧）视神经炎主要累及视神经后部和视交叉；②横贯性脊髓炎累及超过 3 个椎体节段；③无结节病、血管炎、系统性红斑狼疮、干燥综合征的征象。

此外，还应存在以下情况之一：①脑部病灶不符合 Barkhof 标准；②血清或 CSF 中 AQP4 抗体阳性。

NMO 的非典型表现已有报道，因此在 2007 年引入了 NMOSD 的概念。NMOSD 包括：① NMO；②局限性 / 部分性 / 起始阶段的 NMO；③亚洲视神经脊髓炎；④与自身免疫性疾病有关的视神经炎或 LETM；⑤伴有 NMO 典型脑损伤的视神经炎或脊髓炎。

需要区分 AQP4 抗体阳性 NMOSD 和 AQP4 抗体阴性 NMOSD。AQP4 抗体阴性的 NMOSD 患者中，10%～15% 的患者 MOG 抗体阳性。男性患者通常预后较好。六个临床症候群包括急性脊髓炎、视神经炎、急性脑干综合征、极后区综合征、急性间脑综合征（伴 MR 异常）和症状性脑综合征（伴典型 MR 病变）。对于 AQP4 抗体阳性 NMOSD 的诊断标准要求至少一项临床特征，并且排除其他诊断。对于 AQP4 抗体阴性的 NMOSD，至少需要两种临床特征，其中至少一种是视神经炎、LETM 脊髓炎或

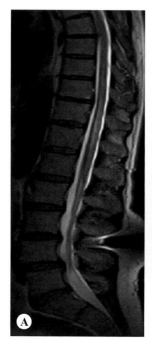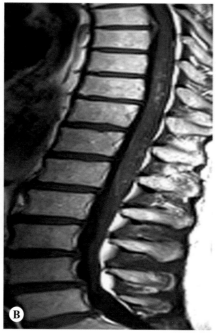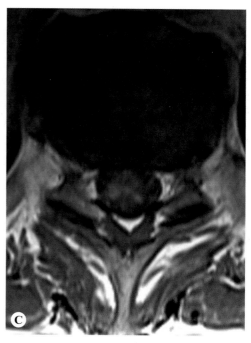

▲ 图 67-3　神经血吸虫病

矢状位 T_2 加权（A）、矢状位 T_1 和轴位 T_1 加权增强图像（B 和 C）。下胸椎和脊髓圆锥可见 LETM（A），脊髓表面可见散在的结节状强化灶，伴部分脊膜强化（B 和 C）

极后区综合征，并且发生空间传播。在单次发作的 LETM 中，多达 40% 的患者患有 NMOSD，而在复发的患者中，这一比例增至 70%。所有 LETM 患者中有 30%～50% AQP4 抗体阳性。AQP4 抗体和（或）LETM 的存在使患者预后变差，并且与复发风险较高相关。

影像学特征通常是急性脊髓炎表现。影像学检查在没有 AQP4 抗体的 NMOSD 中起着重要的作用，因为诊断标准要求有 MR 检查。

以下特征可用于描述 NMOSD 中的脊髓病变（图 67-4）。

- 病变通常累及 3～4 个椎体节段（LETM），并在颈段和（或）胸段水平上占脊髓横截面积的 2/3 以上。
- T_1 低信号，反映广泛的实质损害。
- 超过 50% 的患者可见亮点样 T_2 信号。
- 1/3 的患者可见环形强化，这助于 LETM 的鉴别诊断。

NMOSD 患者罹患其他自身免疫疾病（如类风湿关节炎、SLE、抗磷脂综合征）的风险较高（约 40%），在 AQP4 抗体阳性的患者中更常见（见后文）。

脊髓 MRI 对区分 MS 和 NMOSD 非常有帮助。NMOSD 的初期临床表现和 MS 中的临床孤立综合征相似。LETM 病变对于区分 NMO 和 MS 具有 98% 的敏感性和 83% 的特异性。多发的脊髓短节段病变几乎可诊断 MS，尽管 NMO 初期小病变也有报道。与 MS 鉴别很重要，因为 NMO 还可以使用其他治疗方法，如血浆置换术和静脉注射丙种球蛋白，而某些 MS 药物可能会使 NMO 加重（如芬戈莫德、那他珠单抗）。

目前对血清 AQP4 抗体阴性的 LETM 诊断是一个挑战。脊髓 MRI 无法区分血清阴性和 AQP4 抗体阳性的 LETM，而脑 MRI 在血清阴性 LETM 中通常表现正常。

（四）肉芽肿性疾病

结节病、肺结核、布鲁菌病和梅毒可伴发脑膜神经根炎或脊髓炎。

在不存在系统性结节病的情况下，约有 3% 的神经结节病可被视为一种孤立的疾病表现。在许多情况下，会累及身体其他部位。

神经结节病的潜在病理生理学机制仍存在争

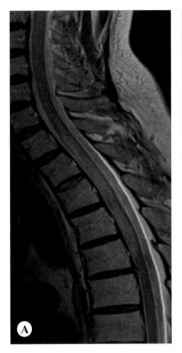
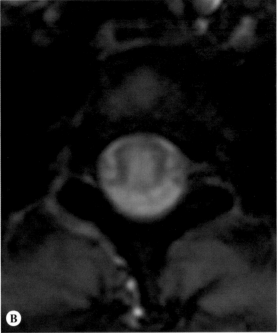
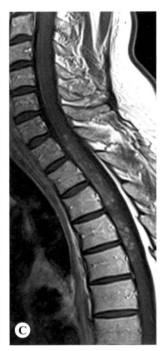

▲ 图 67-4　NMOSD

矢状位和轴位 T_2 加权（A 和 B），以及矢状位 T_1 加权增强图像（C）。$T_{1\sim5}$ 水平可见 LETM，主要累及灰质（A 和 B）。增强后，可见弥漫的斑块强化（C）

议。肉芽肿的形成被认为是代表具有遗传易感性并通过其他环境因素刺激抗原不完全降解，导致 CD4 阳性淋巴细胞的强烈激活，导致巨噬细胞分化为肥大细胞的免疫反应的放大。遗传突变，如涉及编码膜联蛋白 A11 蛋白和酪蛋白样 2 的基因似乎在发病机制中起作用。

其临床表现通常以提示脊髓病灶的亚急性发作性症状为特征。

约 10% 的结节病患者有中枢神经系统受累。脊髓原发性受累并不常见，多见于颈段和颈胸段（图 67-5）。静脉注射钆剂后，脊髓病变的特征是 T_2 加权图像上纵向广泛的高信号，并伴有脊膜下强化。有时，轴位影像中央管强化呈"三叉戟征"。在脑膜、垂体、下丘脑和脑神经中可见肉芽肿浸润。脑脊液异常是非特异性的，甚至在仅有脊髓受累的患者中也可以保持正常。血清和脑脊液血管紧张素转换酶升高可有助于诊断。FDG-PET 对检测胸部或纵隔淋巴结的炎症活动非常敏感。它有助于检查适合活检的淋巴结，并在治疗后监测疾病。神经结节病的治疗包括糖皮质激素或免疫抑制药作为二线治疗，以防止疾病程度加重或皮质类激素的毒

性，如甲氨蝶呤、氯喹、硫唑嘌呤或环磷酰胺作为英夫利昔单抗（一种抗肿瘤坏死因子 α 的单克隆抗体）。据报道，约有 50% 的患者在 MRI 上活动症状完全缓解，部分患者缓解率在 30%。已观察到约 75% 的临床改善（完全恢复约 25%，部分恢复 50%）。值得注意的是，根据已报道的治疗结果，中枢神经系统更容易发生不可逆损伤，治疗反应与肺或皮肤病变不同。

临床出现束带感的神经症状可怀疑神经结节病，尤其并发脑神经麻痹时，MRI 显示沿脊髓和马尾的软脑膜浸润。影像上四个连续阶段如下。

- 软脑膜强化。
- 脊髓向心性扩张伴肿胀。
- 脊髓肿胀减轻伴局部强化。
- 脊髓大小正常，无强化。

发生在肺或淋巴结的结节病病理比较明确，而对神经结节病的组织病理学表现知之甚少。尽管它们较小且含有较少的巨细胞，仍可观察到类似的表皮肉芽肿形成。影像上表现为小颗粒（粟粒状）或较大的肉芽肿团块（结节状 / 肿瘤状），后者在影像上看起来像脑膜瘤。大体病理显示病变的特征是

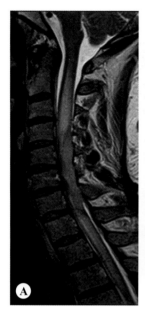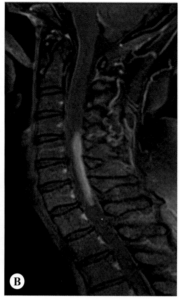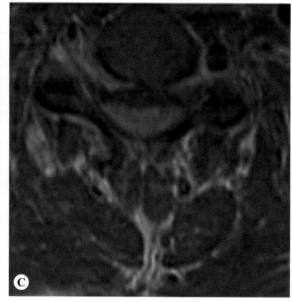

▲ 图 67-5　神经结节病

矢状位 T_2 加权（A），矢状位 T_1 和轴位 T_1 加权的增强图像（B 和 C）。可见 C_4～T_1 水平脊髓背侧高信号病灶伴周围水肿（A）。增强后图像（B 和 C）病变明显均匀强化

150～350μm 的上皮样组织细胞和淋巴细胞聚集，周围有一圈淋巴样细胞。神经结节病中，晚期肉芽肿变成无坏死性和干酪样的纤维化。

感染性肉芽肿性疾病，如结核和布鲁菌病，可产生类似的影像学发现，包括脊髓受累和（或）脑膜神经根炎（图 67-6）。

在神经梅毒性脊髓炎中，在增强图像上出现"蜡烛滴落征"，并将其归因于脊髓表面受侵。强化结节位于脊髓水肿区域的中央（图 67-7）。

（五）系统性自身免疫疾病

据报道，大量自身免疫性疾病，如系统性红斑狼疮、抗磷脂综合征、干燥综合征、白塞病、混合性结缔组织病、类风湿关节炎、强直性脊柱炎等偶尔会合并发生脊髓炎（1%～3%）。

据报道，20 多种自身免疫性疾病与 NMOSD 相关，发病机制尚未阐明。脊髓炎可能是与 NMOSD 共存，也可能是由于炎症和脊髓软化症引起的血管炎。潜在的血管形成过程与急性发作有关，并且预后比合并 NMO 的患者差。影像学检查可能会发现 LETM 及伴有对称灰质的多灶性小病变。

在 SLE 中，少于 2% 的患者可见脊髓受累。病变可为局灶性或广泛性，位于中心，通常有强化。

抗磷脂抗体或抗心磷脂抗体通常可以表达。

多达 30% 的患者 MRI 表现正常。对于这些患者，应在首次扫描后的数天内重复扫描 MRI。

在 SLE 中，已观察到灰质累及的脊髓炎与白质累及的脊髓炎之间的差异。在累及灰质的患者中，在 LETM 中经常出现脊髓水肿，而没有强化。这与下运动神经元体征，尿潴留和严重单相病程的临床模式相符合。在累及白质的患者中，LETM 并不常见，而强化则更为常见。临床上可见上运动神经元体征，这些患者常复发。

SLE 脊髓炎的组织病理学表现为血管周淋巴细胞浸润，局部缺血，坏死和血管炎。

治疗方法包括静脉注射皮质类固醇和环磷酰胺。

病变的存在、数量和范围可能会影响治疗效果。SLE 和 NMO 之间似乎存在某种联系，但仍不清楚它们是否代表两个不同的临床实例。95% 的 SLE 患者抗核抗体为阳性。

干燥综合征可以有几种不同的神经系统表现。大约 30% 的 SS 患者中可见脊髓受累，通常累及颈段脊髓。有脊髓病灶的患者中，SS 可能与 MS 相似，甚至可以与 MS 或 SLE（继发性 SS）共存（图 67-8）。

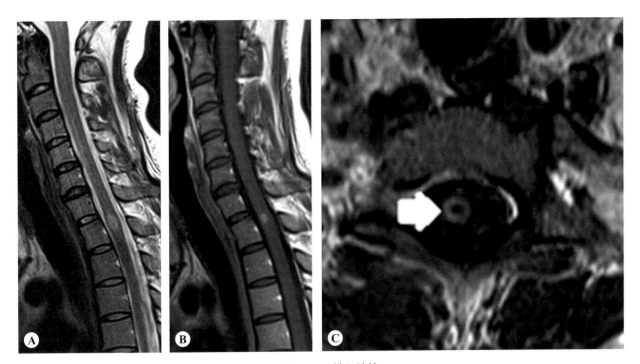

▲ 图 67-6 神经结核

矢状位 T_2 加权（A）、矢状位 T_1 和轴位 T_1 加权的增强图像（B 和 C）。在胸髓见结核瘤伴周围水肿（C，箭）

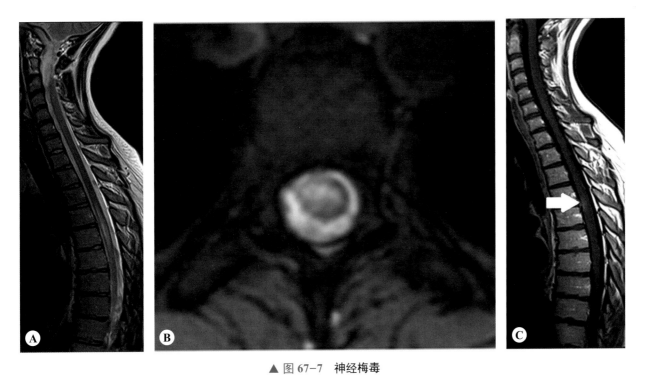

▲ 图 67-7 神经梅毒

矢状位和轴位 T_2 加权（A 和 B）和矢状位 T_1 加权的增强图像（C）。$T_{4\sim6}$ 水平可见中央脊髓病变（A 和 B）。在增强图像上，在脊髓的腹侧可见一个中央明显强化的"蜡烛沟槽"样病变（C，箭）

脊髓受累患者通常对类固醇无反应，建议静脉注射环磷酰胺。

SS 患者可表现为感觉神经节病，该病定位位于背根神经节的感觉神经元中，临床表现以关节位置丧失和感觉共济失调为特征。MRI 显示脊髓背侧对称性病变，表现为中枢感觉通路的退行性变，常伴有脊髓萎缩（图 67-9）。急性和慢性期的 MRI 结果相似。在发病早期，神经根传导可能显示正常。

治疗包括由利妥昔单抗和静脉内免疫球蛋白治疗，可见部分病灶消退。在其他自身免疫性疾病、病毒感染和遗传性疾病中已阐述过感觉神经节病。

副肿瘤性脊髓病与肺癌和乳腺癌有关，并可能与胃肠道和血液系统恶性肿瘤有关。大多数患者均能检测到神经元自身抗体。在一系列伴有副肿瘤性脊髓病的患者中，1/3 的患者 MRI 表现正常。约一半的患者白质和灰质可见对称性强化高信号（图 67-10）。

（六）中毒性和治疗相关脊髓病

维生素 B_{12} 缺乏或一氧化二氮中毒可导致亚急性联合变性。一氧化二氮是麻醉药，也是一种兴奋性药物，可以使维生素 B_{12} 钴胺素失活。作为兴奋性药物使用时，脊髓病通常在接触药物数周后发生，通常累及下颈段和胸髓的背侧和外侧白质（图 67-11）。

放射性脊髓病 / 脊髓炎作为一种晚期并发症，可发生在放疗后 2~3 个月甚至 10 年，表现为脊髓肿胀，脊髓内可见 T_2 高信号，并有局部强化。脊髓内高信号会随时间逐渐消失，遗留脊髓萎缩（图 67-12）。

放射性脊髓病是剂量依赖性的。如果累积剂量为 50Gy，则 0.2% 的患者可能会发展为放射性脊髓病，而 60Gy 时，增加到 6%；69Gy 时，增加到 50%。

克罗恩病患者在开始抗肿瘤坏死因子治疗（英夫利昔单抗）后，MRI 上可见 LETM，并在停药后迅速改善（图 67-13）。

（七）脑膜神经根炎

吉兰 - 巴雷综合征是涉及周围神经系统的急性免疫介导性疾病，分为急性炎症性脱髓鞘性多发性神经病、急性运动性轴突神经病、Miller Fisher 综合征和 Bickerstaff 脑干脑炎四种亚型。急性炎症性脱髓鞘性多发性神经病通常表现为伴有急性快速进展的对称性上行性肌无力和下肢麻痹，随后累及上肢和脑神经。潜在的发病机制很可能是外周神经对

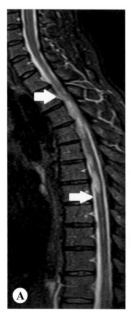 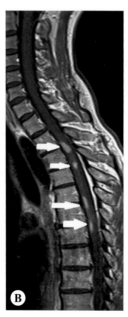 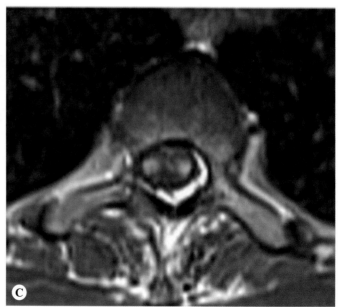

▲ 图 67-8　干燥综合征脊髓炎
矢状位 T_2 加权（A）、矢状位 T_1 和轴位 T_1 加权的增强图像（B 和 C）。$T_{2\sim7}$ 水平可见 LETM（A，箭）。斑片状强化主要见于白质（B 和 C，箭）

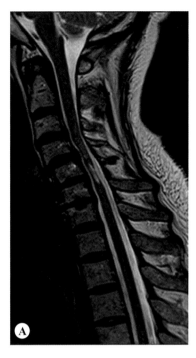
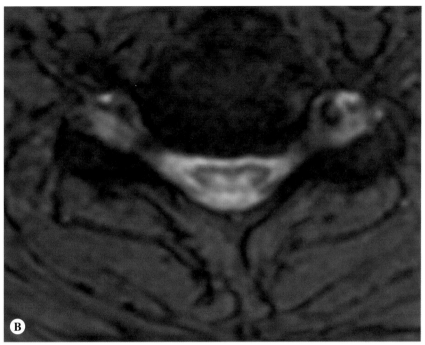

▲ 图 67-9 干燥综合征的背根神经节病

矢状位（A）和轴位（B）的 T_2 加权图像显示 $C_{4/6}$ 水平颈髓萎缩及背侧对称性高信号

髓磷脂的自身免疫反应：针对空肠弯曲杆菌荚膜抗原的免疫反应产生与髓磷脂交叉反应的抗体，这些抗神经节苷脂抗体会导致免疫损伤。吉兰 - 巴雷综合征早期常累及腹侧神经根，伴软脑膜和（或）神经根的强化（图 67-14）；后期也可见背侧神经根强化。尽管病理检查显示神经肿胀，但在 MRI 中马尾神经根通常没有或仅轻度增厚。在 Miller-Fisher 综合征、亚急性 / 慢性炎症性脱髓鞘性多发性神经病和遗传性多发性神经病中也可见类似的表现。

多种传染性和炎性疾病中可发现马尾神经元脑膜炎（图 67-15），有时与脑膜癌病、白血病和淋巴瘤难以鉴别。

（脑膜）神经根炎可与下胸段（脊髓圆锥）脊髓炎同时发生（图 67-16），称为 Elsberg 综合征。该急性感染综合征归因于 2 型单纯疱疹病毒感染的再激活。由于血清学检查的敏感性较差，因此提出在 MRI 上同时显示脊髓炎（中央或腹侧）和神经根炎［腹侧和（或）背神经根］用以支持该诊断标准。

（八）椎管内脓肿

感染性脊柱炎老年人很常见，慢性疾病者（肾功能不全、癌症和肝病）也较易感染；血源性扩散是最常见的发病机制，但与手术相关的直接或邻近感染器官的继发感染也很常见。在细菌 / 真菌性脊柱炎中，最先累及椎体和椎间盘（见第 66 章），继而累及椎旁软组织和椎管内硬膜外腔（图 67-17），硬膜外脓肿通常很难发现，但其发病率很高，因此应引起足够重视。

大多数患者会出现急性神经系统症状和感染征象。

原发于脊髓炎的髓内脓肿极为罕见，表现为脊髓肿胀，伴 T_2WI 高信号（图 67-18），增强图像显示病灶边缘不规则强化。脊髓脓肿可见于手术、外伤和复杂的脑膜炎后。

五、鉴别诊断

对于表现出脊髓功能障碍的患者，结合多种方法对于快速诊断至关重要。临床病史和临床检查及实验室检查（血清学和 CSF 分析）对于评估 MRI 表现很关键。脊髓 MRI 无论是局限于脊髓的一部分或覆盖整个脊髓 / 马尾神经都是证实病变的最佳方法。当怀疑多发性硬化症时，增加脑 MR 检查有助于确诊。

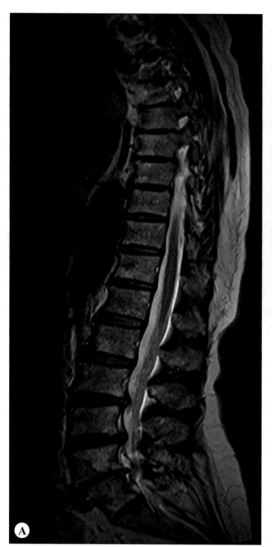

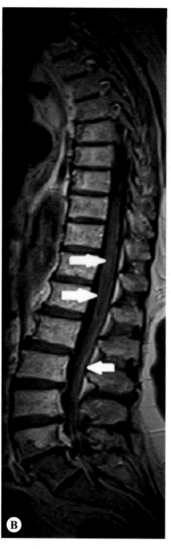

◀ 图 67-10　副肿瘤性脑膜神经根炎
患者患有神经内分泌肿瘤且抗 Hu 抗体阳性。矢状位 T_2 加权图像显示脊髓高信号（A），增强 T_1 加权图像显示脊髓和马尾神经强化（B，箭）

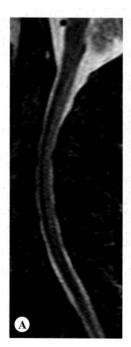

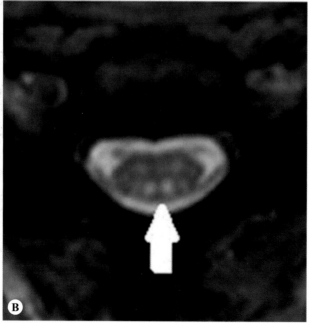

◀ 图 67-11　亚急性联合性变性
矢状位（A）和轴位（B）T_2 加权图像显示对称性脊髓背侧病变（B，箭）

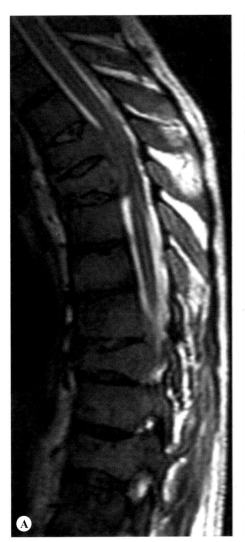

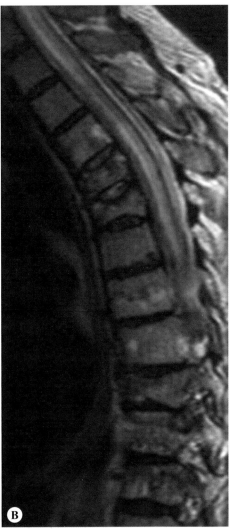

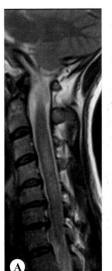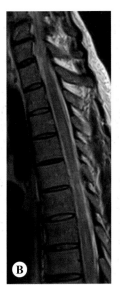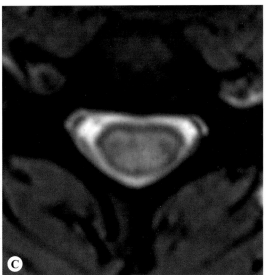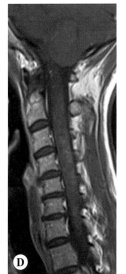

◀ 图 67-12 放射性脊髓炎

矢状位 T_2 加权（A）图像显示在 $T_{4\sim5}$ 水平可见骨转移瘤伴有脊髓压迫。5 个月后，矢状位 T_2 加权 MRI 显示 $T_{3\sim7}$ 水平脊髓高信号（B）

▲ 图 67-13 克罗恩病患者接受维多珠单抗治疗后的脊髓炎

矢状位 T_2 加权（A 和 B）、轴位 T_2 加权（C）和增强矢状位 T_1 加权（D）图像。在颈髓和胸髓可见 LETM。注意脊髓中央位置的灰白质受累（C）和模糊不清的斑片样强化（D）

急诊 MR 成像的适应证是排除脊髓压迫，因为 MRI 是准确定位病变、指导患者接受紧急外科手术或放射治疗的唯一检查方法。

在几分钟或几小时内出现的急性发作性症状时，应高度怀疑脊髓缺血或出血。MRI 可以表现为典型血管区域的病变，或应用某些特定序列（如 DWI）进行鉴别（见第 71 章）。急性期钆剂增强后无强化，但亚急性期可见强化，因此容易造成诊断的混淆，老年患者出现亚急性脊髓功能障碍，还应该考虑脊髓缺血的可能性，这些患者的脑脊液通常表现正常。

急性脊髓炎通常以亚急性发作为特征，但也可能以急性发作的形式出现。在这些患者中，病变通常位于颈髓（缺血少见）（见第 28 章）。在适当的临床情况下，也应考虑代谢性疾病。

脑脊液分析显示蛋白质增加和细胞增多。脊髓炎的脊髓肿胀有时可能与肿瘤难以鉴别（见第 70 章）。临床病史、CSF 分析及最终的快速随访影像通常可以解决该鉴别诊断难题。

在急性脊髓炎背景下，CSF 分析将有助于区分感染和脱髓鞘。寡克隆带通常在多发性硬化症中显示，而病毒性或自身免疫性脊髓炎通常不存在。有时可以在 CSF 中检测到病毒 DNA 和（或）抗体。影像在区分脱髓鞘斑块与感染性脊髓炎或 NMOSD 中起重要作用。

六、信息检查表和结构化报告

MRI 可以局限于颈椎、胸椎或腰椎 / 脊髓，也可以涵盖整个脊柱 / 脊髓，视神经科检查而定。

需要在图像上注意以下情况。

- 脊髓：信号（$T_2/T_1/T_2^*$）、形态（肿胀 / 萎缩）、病变部位［灰质和（或）白质］、占位效应、病变程度、模式和强化程度。
- 马尾：评估硬膜囊、神经根的大小和分布、神经根强化。
- 硬膜外腔：评估硬膜外脂肪，检查有无硬膜外肿块 / 脊髓压迫。
- 脊柱：骨髓信号、椎体形态、强化模式和程度。
- 软组织：检查脊椎韧带和肌肉。

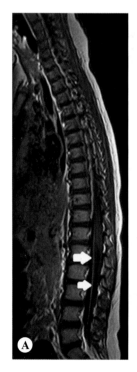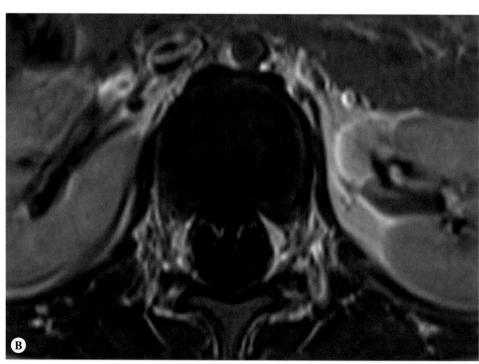

▲ 图 67-14　吉兰 - 巴雷综合征
矢状位（A）和轴位（B）的 T_1 加权增强图像，沿马尾的腹侧神经根可见明显强化（A，箭）

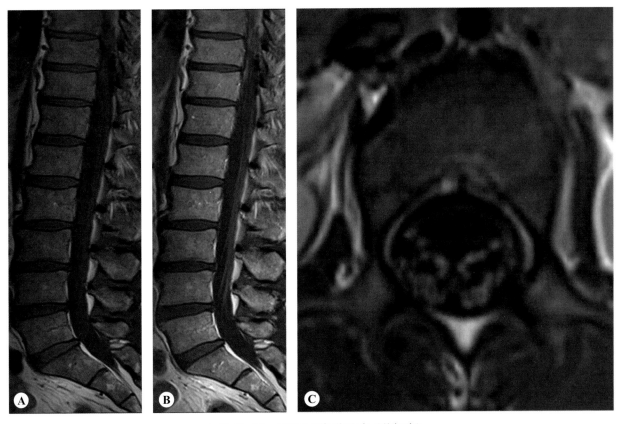

▲ 图 67-15 神经性疏螺旋体病（莱姆病）

矢状位 T_1 加权平扫（A）、矢状位（B）和轴位（C）增强图像。注意马尾的中度强化。最好通过并排比较增强前后的图像进行评估。在轴位图像上，腹侧和背侧神经根均有强化（C）

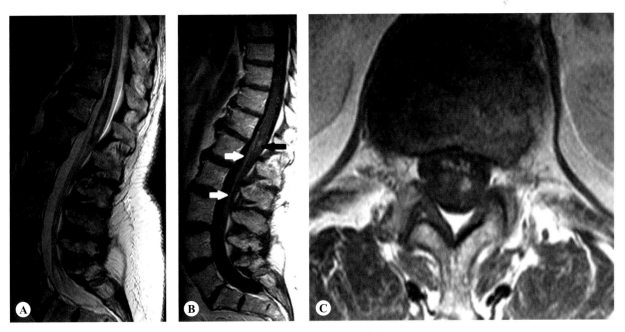

▲ 图 67-16 Elsberg 综合征

矢状位 T_2WI（A）、矢状位（B）和轴位（C）T_1WI 增强图像。脊髓圆锥可见 T_2WI 高信号区（A），增强扫描脊髓圆锥（黑箭）及马尾神经根（白箭）均可见强化（B 和 C）

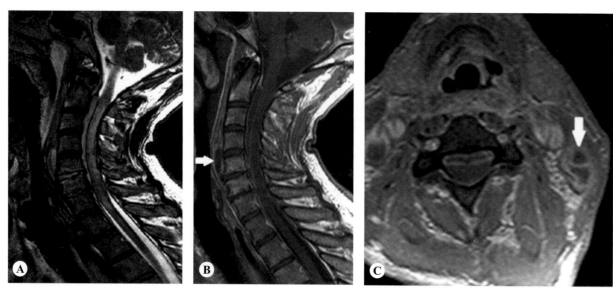

▲ 图 67-17　硬膜外脓肿

矢状位 T_2WI（A）、矢状位（B）和轴位（C）T_1WI 增强图像：颈椎前方可见广泛的硬膜外脓肿，累及 $C_{1\sim6}$ 水平，伴有脊髓压迫和脊髓水肿。注意椎前小脓肿（B，箭）和颈部肌肉脓肿（C，箭）

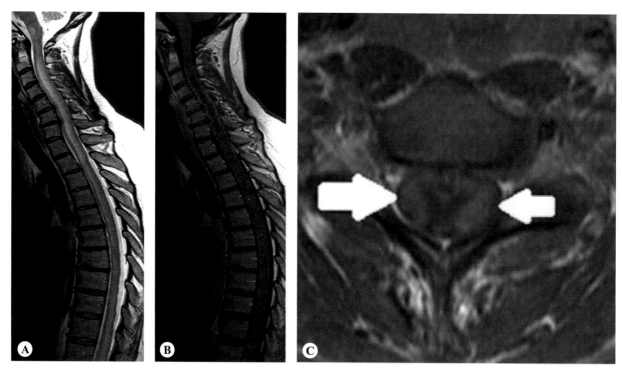

▲ 图 67-18　细菌性脊髓炎

矢状位 T_2WI（A）显示全脊髓肿胀和高信号，增强 T_1WI 矢状位（B）和轴位（C）显示脊髓白质强化（箭）

七、病例报告

（一）病例报告 1

病史： 4 岁男孩，临床表现为腹痛和站立困难，近两日出现进行性共济失调步态。查体有脑膜刺激征和轻度面部无力。

临床鉴别诊断： 小脑炎、颅后窝肿瘤、ADEM、吉兰 - 巴雷综合征。

MR 检查目的： 明确颅脑 CT 上可能出现的颅

后窝肿瘤，确认或排除其他可能的临床诊断。

成像技术：脑为轴位 T_2、矢状位 FLAIR。脊髓为矢状位和轴位 T_2、矢状位平扫 T_1、矢状状和轴位增强 T_1。

对比剂及剂量：0.2ml/kg 钆剂（0.1mmol/kg）。

影像学表现：脑部 MRI 显示大枕大池，没有颅后窝肿瘤。脊柱 MRI 显示中央管扩张，无脊髓空洞症。静脉注射钆后，马尾腹侧神经根明显强化。

解释：颅后窝的影像学表现是正常的解剖学变异。没有占位效应。根据前后大小（＜3mm）和脊髓内位置，可将中央管扩张与脊髓空洞区分开来。神经根强化表现为脑膜神经根炎和腹侧神经根的优先受累，提示吉兰–巴雷综合征。

结论：本例说明了 MRI 在这种困难的临床鉴别诊断中的作用。

重要的是了解和识别正常变异（枕大池、扩张的中央管）。强化模式可以非常明确地诊断吉兰–巴雷综合征。

脑脊液分析仅显示蛋白轻度升高。

肌电图显示急性脱髓鞘炎性多神经病，证实了该诊断。

给予静脉内免疫球蛋白治疗。

（二）病例报告 2

病史：28 岁女性患者出现全身疲劳、记忆力减退和精神错乱，既往曾有短暂的右侧面神经麻痹，无发热。入院前 1 个月曾患普通感冒。

临床诊断：根据临床表现和神经系统检查、腰穿脑脊液化验未发现明显异常。

MRI 检查目的：排除脑部异常。

成像技术：脑横断位 FLAIR、横断位、矢状位和冠状位增强 T_1。脊髓：矢状位 T_1（E），矢状位和横断位增强 T_1。

对比剂和剂量：0.2ml/kg 钆剂（0.1mmol/kg）。

影像学表现：内囊和丘脑可见局灶性强化病灶。沿视交叉可见脑膜强化，沿颈髓（D）可见多个结节。

需要注意的是，终丝高信号代表脂肪瘤，无病理学意义。静脉注射钆剂后，沿着脊髓圆锥可见数个强化结节。

解释：根据脑部 MRI，怀疑有软脑膜转移瘤。原发性肿瘤，如生殖细胞瘤、室管膜瘤和松果体母细胞瘤，可以通过 MR 检查排除。PET/CT 显示髂骨、下颌骨后、肺门和腹股沟均出现高代谢病灶，优先考虑淋巴瘤。

颈部淋巴结活检显示肉芽肿性淋巴结炎合并神经结节病。

结论：MR 成像在鉴别软脑膜强化方面起着至关重要的作用。

患有软脑膜弥漫性脑和脊髓病变的年轻成年人中，应首先考虑转移瘤，但也要考虑到肉芽肿性和炎症性疾病的可能。

为避免对终丝脂肪瘤的误诊，脊髓平扫图像必不可少。

参考文献

[1] Alper G, Petropoulou KA, Fitz CR, et al. Idiopathic acute transverse myelitis in children: an analysis and discussion of MRI findings. Mult Scler. 2011;17:74-80.

[2] Flanagan EP, McKeon A, Lennon VA, et al. Paraneoplastic isolated myelopathy: clinical course and neuroimaging clues. Neurology. 2011;76:2089-95.

[3] Iyer A, Elsone L, Appleton R, et al. A review of the current literature and a guide to the early diagnosis of autoimmune disorders associated with neuromyelitis optica. Autoimmunity. 2014;47:154-61.

[4] Junger SS, Stern BJ, Levine SR, Sipos E, Marti-Masso JF. Intramedullary pial sarcoidosis: clinical and magnetic resonance imaging characteristics. Neurology. 1993;43:333-7.

[5] Kirkpatrick JP, Van der Kogel AJ, Schultheiss T. Radiation dose-volume effects in the spinal cord. Int J Radiat Oncol Biol Phys. 2010;76:42-9.

[6] Lauria G, Pareyson D, Grisoli M, Sghirlanzoni A. Clinical and magnetic resonance imaging findings in chronic sensory ganglionopathies. Ann Neurol. 2000;47:104-9.

[7] Li XY, Xiao P, Xiao HB, et al. Myelitis in systemic lupus erythematosus frequently manifests as longitudinal and sometimes occurs at low disease acticvity. Lupus. 2014;23:1178-86.

[8] Murphy KJ, Brunberg JA, Quint DJ, et al. Spinal cord infection: myelitis and abscess formation. Am J Neuroradiol. 1998;19:341-8.

[9] Pittock SJ, Lucchinetti CF. Neuromyelitis optica and the evolving spectrum of autoimmune aquaporin-4 channelopathies: a decade later. Ann NY Acad Sci. 2015;1366(2015 Jun 10):20. [Epub ahead of print].

[10] Sartoretti-Schefer S, Blattler T, Wichmann W. Spinal MRI in vacuolar myelopathy and correlation with histopathological findings. Neuroradiology. 1997;39:865-9.

[11] Savoldi F, Kaufmann TJ, Flanagan EP, Toledano M, Weinshenker BG. Elsberg syndrome. Neurol Neuroimmunol Neuroinflamm. 2017;4:e355.

[12] Yonezu T, Ito S, Mori M, et al. "Bright spotty lesions" on spinal magnetic resonance imaging differentiate neuromyelitis optica from multiple sclerosis. Mult Scler. 2014;20:331-7.

[13] Zalewski NL, Morris PP, Weinshenker BG, et al. Ringenhancing spinal cord lesions in neuromyelitis optica spectrum disorders. J Neurol Neurosurg Psychiatry. 2017;88(3):218-25.

拓展阅读

[1] The transverse myelitis consortium working group members. Proposed diagnostic criteria and nosology of acute transverse myelitis. Neurology. 2002;59:499-505.

[2] Filippi M, Rocca MA, Ciccarelli O, et al. MRI criteria for the diagnosis of multiple sclerosis: MAGNIMS consensus guidelines. Lancet Neurol. 2016;15:292-303.

[3] Kearney H, Miller DH, Ciccarelli O. Spinal cord MRI in multiple sclerosis - diagnostic, prognostic and clinical value. Nat Rev. Neurol. 2015;11:327-38.

[4] Rossi A. Pediatric spinal infection and inflammation. Neuroimaging Clin N Am. 2015;25:173-91.

[5] Wingerchuk DM, Banwell B, Bennett JL. International consensus diagnostic criteria for neuromyelitis optica spectrum disorders. Neurology. 2015;85:177-89.

[6] DeSanto J, Ross JS. Spine infection/inflammation. Radiol Clin N Am. 2011;49:105-27.

[7] Mirbagheri S, Eckart Sorte D, Zamora CA, Mossa-BashaM, Newsome SD, Izbudak I. Evaluation and management of longitudinally extensive transverse myelitis: a guide for radiologists. Clin Radiol. 2016;71:960-71.

第68章 骨质疏松症和代谢性脊柱疾病影像学

Osteoporosis and Metabolic Spine Disease: Imaging Findings

Teresa Popolizio　Roberto Izzo　著

张 杰 译　侯欣怡 校

摘 要

骨质疏松症是一种以骨密度减少及骨微结构破坏导致骨折为特征的疾病，多见于女性和老年患者。骨折除了累及髋部和腕部外，还常累及脊柱。良性和恶性骨质疏松性椎体骨折的鉴别诊断具有挑战性。影像学技术，特别是 MRI，对鉴别诊断起到关键作用。

骨质疏松症可以是原发性疾病或继发于其他疾病，如内分泌和代谢性疾病，干扰正常骨代谢，引起骨强度下降，导致脊柱骨折和疼痛。临床神经影像学在病因分析中起重要作用。

关键词

骨质疏松症；MR；代谢性疾病；BS；脊柱疼痛；骶骨不全骨折

缩略语

ADC	apparent diffusion coefficient	表观扩散系数
BMD	bone mineral density	骨密度
BS	bone scintigraphy	骨闪烁成像
CKD	chronic kidneys disease	慢性肾脏病
CT	computed tomography	计算机断层扫描
DCE	dynamic contrast enhanced	动态对比增强
DEXA	dual-energy X-ray absorptiometry	双能 X 线吸收法
DWI	diffusion weighted imaging	扩散加权成像
ISCD	International Society for Clinical Densitometry	国际临床密度测定学会
MRI	magnetic resonance imaging	磁共振成像
PET	positron emission tomography	正电子发射断层扫描

PTH	parathyroid hormone	甲状旁腺激素
SIF	sacral insufficiency fractures	骶骨不全骨折
SPECT	single photon emission CT	单光子发射断层扫描
STIR	short t inversion recovery	短时间反转恢复序列
WHO	World Health Organization	世界卫生组织

一、定义

WHO 将骨质疏松症定义为"以 BMD 下降和骨组织微结构破坏而导致骨脆性增加和骨折风险增加为特征的骨骼疾病"。骨量是从出生到成年期建立的。一般来说，骨重建机制包括用新骨替换旧骨，用于修复无症状的微骨折（自然发生的），并防止微骨折变成明显的骨折。一些情况下，如老年和更年期骨吸收的机制增强，骨强度降低，从而增加骨折的风险。与骨质疏松症相关的危险因素可以是原发性的（与老年和性类固醇缺乏有关），也可以是特发性的（如长期服用药物）。

二、基础流行病学

随着年龄的增长，BMD 降低，骨质疏松症患病率增加。在美国、欧洲、日本，超过 7500 万人患有骨质疏松症，并且年龄在 80 岁以上，70% 的女性患有骨质疏松症，好发部位在髋部、腰椎或前臂远端。

骨质疏松症分为原发性和继发性。

原发性骨质疏松症进一步分为两种。

- Ⅰ型，也称绝经后骨质疏松症，主要影响 50—65 岁的女性，其骨量减少是由于雌激素缺乏引起的。
- Ⅱ型，也称老年性骨质疏松症，由于骨内膜和骨小梁的老化，它们按比例损失；这可能会导致重要的骨小梁变薄，从而增加骨折的风险。

继发性骨质疏松症主要与多种疾病、药物和生活方式的改变有关（表 68-1）。据估计，有 20%～30% 的绝经后女性以及 50% 以上的男性是由继发性原因所致的骨质疏松。常见的相关原因包括代谢、内分泌、胃肠道、肝脏疾病和糖皮质激素治疗。

三、临床情况

通常，脊椎骨质疏松患者临床表现不明显，直到突然出现与脊柱骨折有关的急性脊柱疼痛，而这不一定是由创伤事件引起的。脊椎骨折通常累及中段胸椎（T_7 和 T_8）和胸腰交界处（$T_{12} \sim L_1$）的前部。脊柱轴向负荷主要作用于椎体的前部，这将导致前部楔形骨折。脊椎骨质疏松性骨折可引起急性或慢性背痛，不过微骨折可无症状。区分良性和恶性椎体压缩性骨折的原因是主要挑战之一。后者在老年患者中也很常见，表现为无创伤或微创伤后的背部疼痛。在这种情况下，可能需要其他诊断检查进一步评估（活检、PET/CT）。

四、成像策略

（一）X 线

有中轴脊柱疼痛的老年患者首先需要使用标准的 X 线进行评估，以进行正确的全脊柱形态结构评估。根据临床情况和第一步成像，需要决定是继续进一步成像还是停止。标准后前位和侧位 X 线片是最常用的初步评估骨质疏松症的检查，因为 X 线检查成本低、实用性强，但敏感性和特异性较差。以下 3 项是骨质疏松症的主要影像学表现。

1. 骨小梁形态的改变

这种改变主要见于中轴骨和长骨的末端，这些地方有很多松质骨。在脊柱，骨吸收最初累及二级（横向）骨小梁，初级（纵向）骨小梁增粗。在后期，该过程还累及初级骨小梁：这会使椎体的射线透光度增加。

表68-1 继发性骨质疏松症			
生活方式改变	**遗传性疾病**	**内分泌紊乱**	**其 他**
维生素 D 不足	囊性纤维化	向心性肥胖	AIDS/HIV
高盐饮食	糖原贮积病	库欣综合征	淀粉样变性
吸烟（主动或被动）	Menkes 综合征	糖尿病（1 型和 2 型）	慢性阻塞性肺疾病
酗酒	成骨不全	甲状旁腺功能亢进	充血性心力衰竭
活动受限	Riley-Day 综合征	甲状腺功能亢进	慢性代谢性酸中毒
过度瘦身	Ehler-Danlos 综合征	性腺功能减退	抑郁症
频繁跌倒	血色沉着病	雄激素不敏感综合征	晚期肾脏疾病
钙摄入量低	马方综合征	运动性闭经	高钙尿症
体育锻炼不足	父母有髋部骨折史	早熟绝经（＜ 40 岁）	移植后骨疾病
摄入过量的维生素 A	戈谢病	高泌乳素血症	特发性脊柱侧弯
	高胱胺酸尿症	全垂体功能减退症	结节病
	低磷酸酯酶症	厌食症	减肥
	卟啉症	特纳综合征和 Klinefelter 综合征	
胃肠道功能紊乱	**血液疾病**	**神经和肌肉骨骼因素**	**风湿性和自身免疫性疾病**
乳糜泻	血友病	癫痫	强直性脊柱炎
胃旁路术	白血病和淋巴瘤	多发性硬化症	系统性红斑狼疮
胃肠道手术	镰状细胞病	肌营养不良症	类风湿关节炎
吸收不良	多发性骨髓瘤	系统性红斑狼疮	其他风湿病和自身免疫病
炎症性肠病	单克隆血友病	脊髓损伤	
胰腺疾病	系统性肥大细胞增多症	脑卒中	
原发性胆汁性肝硬化	珠蛋白生成障碍性贫血	近端肌病	
药物			

骨质疏松症的继发原因，引自 Sözen 等，2017

2. 射线透光度增加

骨钙含量的降低决定了骨密度的降低；在普通 X 线片上表现为透光度增加，这导致皮质的轮廓密度增加，形成"画框征"。通常当骨量下降至少 30% 时，这种表现会更明显。

3. 骨皮质变薄

骨皮质由如下 3 层组成。

- 骨内膜。
- 皮质内。
- 骨膜。

骨内膜的吸收决定了骨髓间隙的扩大（"扇贝征"）。这一征象并不是骨质疏松症的特异性诊断，因为骨内膜的吸收可以在任何其他骨转化增加的病理情况下看到。

似乎稍微更具体的一个征象是骨皮质的"隧道征"，它与皮质内的吸收有关。

骨膜吸收表现为骨外表面不规则，也可在其他一些骨转化增加的情况下发现。在脊柱中，与椎体射线透光度增加相比，骨皮质将更突出显示。

4. 脊椎骨折

脊椎骨折也称为脆性骨折，是骨质疏松症的常见并发症。虽然脊椎压缩性骨折通常发生在胸腰椎连接处（T_7 平面以下），但也可以发生在任何脊柱水平，并且有多节段椎体受累；此外，脊椎骨折的数量与骨质疏松的程度是一致的。根据畸形情况，脊椎骨折可分为以下几种。

- 楔形骨折（椎体前部高度低于后部高度）。
- 终板骨折（椎体中部高度低于后部高度）。
- 粉碎性骨折（与相邻椎体相比，椎体整体的高度降低）。

需要注意的是，通常椎体后部高度比前部高 $1\sim3mm$，因此椎体高度减少 $> 4mm$ 才被认为是真正的骨折。

脊椎骨折的严重程度可分为 4 个等级。

- 0 级，无骨折。
- 1 级，轻度骨折（与相邻正常椎体相比椎体高度减少 $20\%\sim25\%$）。
- 2 级，中度骨折（高度减少 $25\%\sim40\%$）。
- 3 级，严重骨折（高度减少 $> 40\%$）。

总得分可以计算为指定椎体的所有等级的总和除以被评估椎体的数量。

在骨质疏松性脊椎骨折中可以观察到的另一个重要发现是所谓的真空现象。这是椎体塌陷后血管坏死的结果，大约 2 周后，在常规的 X 线和 CT 上出现椎间的空气影。在大多数情况下，它是良性骨折的一个典型征象。

（二）DEXA

骨质疏松症可以通过 BMD 定量评估进行诊断，骨密度与骨强度和完整性有关，也可以通过非创伤情况下髋部或脊椎出现脆性骨折来进行诊断。

双能 X 线吸收法用于测量 BMD，即扫描每平方厘米骨内的矿物质克数。通常扫描的解剖部位是腰椎和髋部。测量值可能与骨质疏松症的诊断一致，并预测患者未来发生骨折的风险。测量值与参考总体进行比较，并以 T 评分或 Z 评分表示。

根据 WHO 的建议，如果年轻健康女性的 BMD 值为平均值 $\leq 2.5SD$（T 评 < -2.5），则存在骨质疏松症。骨量减少或"低骨量"定义为 T 评分在 $-1SD$ 和 $-2.5SD$ 之间。出现一个或多个脆性骨折可称为"严重"或"已确定"的骨质疏松症。

T 评分适用于绝经后的女性和 50 岁以上的男性。另外，根据 ISCD 的建议，Z 评分适用于绝经前女性、50 岁以下男性和儿童。

（三）CT

CT 扫描可以提供更多关于松质骨和病变边缘的信息（图 68-1）。该技术发现真空现象比传统的 X 线片更加灵敏，表现为椎体骨坏死，被认为良性脊椎骨折的征象，但也可能与多发性骨髓瘤或罕见的传染病有关。其他提示骨质疏松性骨折的是骨折线清晰，没有相关的溶骨性病变，并且有一小块骨碎片向后进入椎管内。

（四）MRI

正常的脊椎骨髓是由黄骨髓（大部分为脂肪）和红骨髓（水和脂肪含量相近）混合而成，这是不同序列的 MRI 信号强度不同的原因。在成年人的骨髓中，脂肪和水的含量几乎相同，但随着年龄的增长，脂肪的含量往往会增加，骨髓信号变得不均匀。

当发生骨质疏松性骨折时，松质骨的丢失通常被脂肪骨髓所取代；相反，当小梁网由肿瘤细胞浸润时，水质子的含量增加。

评估脊柱疾病，包括骨质疏松症患者，标准的 MRI 方案包括以下几种。

- 矢状位 T_1 加权图像。
- 矢状位 T_2 加权图像。
- 矢状位 STIR T_2 图像。
- 无伴脂肪抑制的轴位快速自旋回波 T_2 加权图像。

仅在怀疑有原发性或继发性病变或感染时，建议静脉注射顺磁性对比剂。

提示骨质疏松性脊椎骨折的常见表现为椎体不均匀骨髓水肿，在 T_1 加权图像上呈低信号，T_2 加

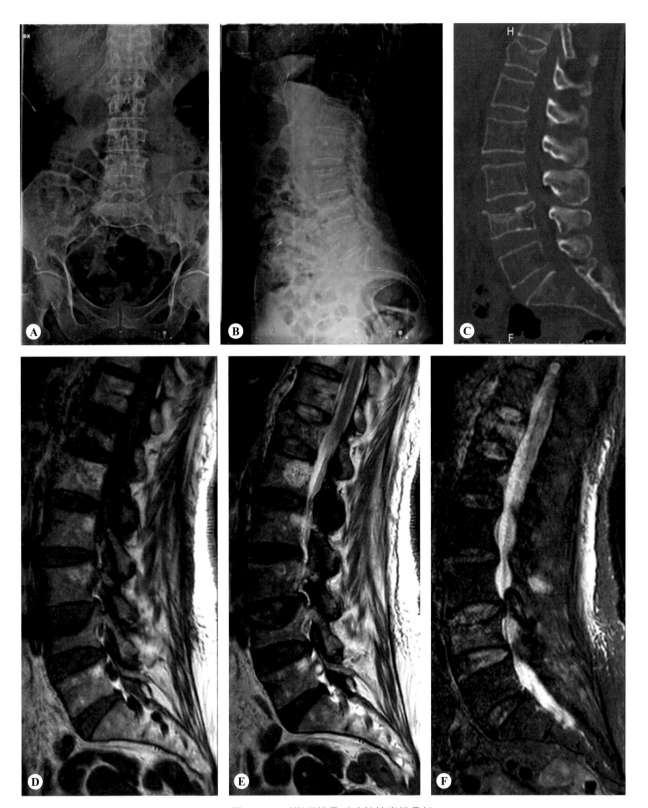

▲ 图 68-1 近期腰椎骨质疏松性脊椎骨折

X 线正位（A）和侧位（B）及 CT 矢状位（C）图像显示 T_{12} 和 L_4 椎体塌陷。在 MRI T_1 加权图像（D）和 T_2 加权图像（E）上，椎体上终板均呈低信号，由于椎骨水肿，在 STIR T_2 加权图像上（F）呈高信号

权图像上呈等 – 高信号，STIR T₂ 图像上呈高信号，可以累及整个椎骨或仅累及软骨下区域，正常骨髓出现在附件区（特别是在椎弓根和后部结构），存在多个椎体塌陷，以及所谓的"水样信号"（图 68-1 和图 68-2），这是由于急性骨折导致血肿形成所致。

在急性期，骨质疏松性脊椎骨折可以呈轻度强化。但是，强化的程度会随着时间的推移而降低（图 68-3 和图 68-4）。不应将其与感染混淆。

在可疑的情况下，可将功能序列加入标准 MRI 方案中，以更好地将骨质疏松性脊椎骨折与其他原因导致的骨折区分开。

- DWI 和 ADC 图像评估水分子的自由流动性（布朗运动），质子在细胞外间隙：在骨质疏松性骨折的初期，由于骨髓水肿，细胞外间隙扩大，导致水的运动增加。这导致了 DWI 呈低信号和 ADC 值增加，尽管对于区分这两个实体的 ADC 临界值没有共识。
- 动态对比增强 MRI 已被证实可以很好地鉴别正常骨髓和恶性肿瘤，但其在鉴别骨质疏松性骨折和转移性脊椎骨折中的应用仍存在争议。在急性期，骨质疏松性脊椎骨折可能表现出高灌注，这可能是与正在进行的修复机制相关的

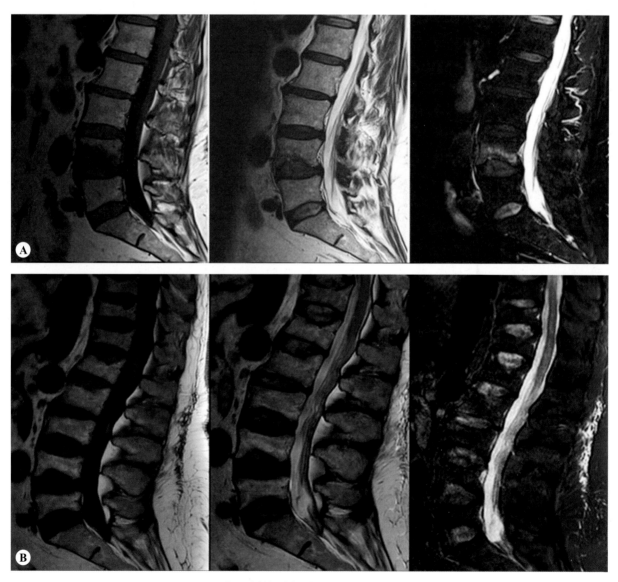

▲ 图 68-2　骨质疏松性脊椎骨折的 MRI 信号强度变化过程

　A. 急性 L₄ 椎体下终板骨折，T₁ 加权图像上呈低信号（左），T₂ 加权图像上呈等信号（中），STIR T₂ 像上呈高信号（右）；
B. 随访 1 年后，椎体信号强度恢复正常，椎体高度下降

供应血管增多有关。

五、核医学

放射性核素骨显像被广泛用于评估因血管或成骨细胞异常引起的骨组织病理改变，它相对成本低

和具有全身骨骼可视化。放射性示踪剂 ^{99m}Tc 标记的亚甲基二磷酸酯聚集在成骨细胞活性较高的区域，可以发生在骨质疏松性骨折的初期及转移性疾病；放射示踪剂的聚集不能显示病变的性质（良性或恶性），假阴性结果很常见（图 68-5）。行 MR 绝对禁

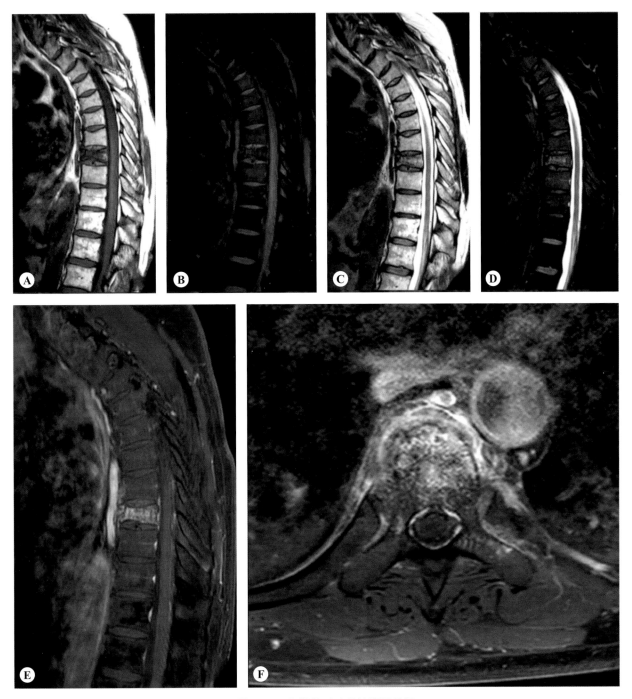

▲ 图 68-3　急性骨质疏松性脊椎骨折

T_1 加权图像（A）、脂肪抑制 T_1 加权图像（B）、T_2 加权图像（C）、脂肪抑制 T_2 加权图像（D）显示骨质疏松性骨折。增强后脂肪抑制 T_1 加权图像（E 和 F）显示强化

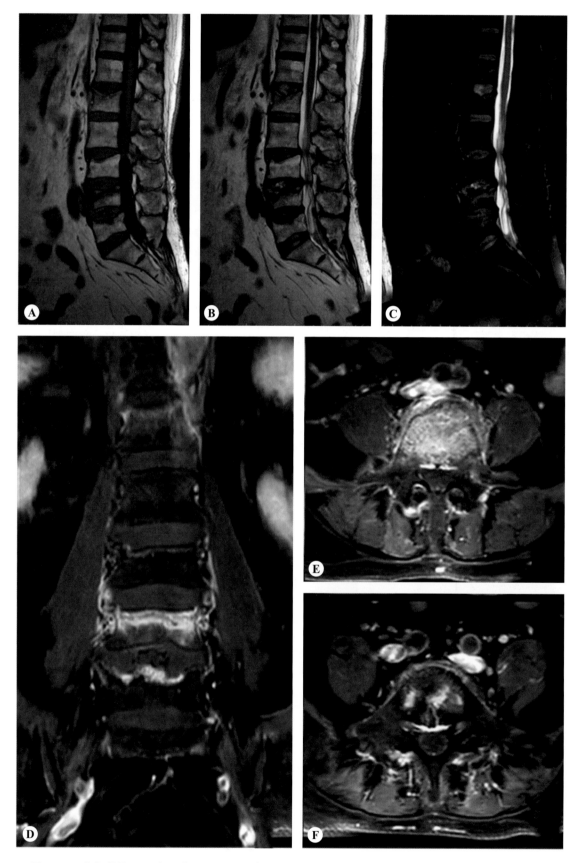

▲ 图 68-4 在矢状位 T_1 加权图像（A）、T_2 加权图像（B）、STIR T_2 图像（C）上可见 L_4 急性椎体塌陷伴线状液体征。增强后脂肪抑制 T_1 加权冠状位（D）和轴位（E 和 F）图像上显示明显强化

忌证的患者可以进行 BS，并在放射同位素吸收水平上进行 CT 检查，以确认骨质疏松性骨折或恶性骨折的临床诊断。

单光子发射型计算机断层成像可以获得改善的空间细节，而不是进行简单的闪烁扫描术。即使骨质疏松性骨折呈线状形态，通常用该技术也无法与恶性骨折进行鉴别。

在肿瘤学中，正电子发射型计算机断层经常使用，^{18}FDG 示踪剂由于敏感性高但特异性低，也可能在炎症过程中聚集。

六、骨质疏松性骨折的鉴别诊断

脊柱是转移性疾病的常见部位。尸检结果显示约 30% 的肿瘤患者有脊椎转移。脊椎病变可为溶骨性、混合性或成骨性，最终可导致病理性压缩性骨折。最常见的来源部位是肺、乳腺、前列腺、肾脏和甲状腺，但也有造血病变（多发性骨髓瘤、淋巴瘤）。

由于骨质疏松性骨折和恶性脊椎骨折有共同的特征，因此很难区分。事实上，老年患者的恶性（或病理性）脊椎骨折多发生在胸腰椎水平，临床表现为急性或慢性背痛，可能被错误地认为是脊

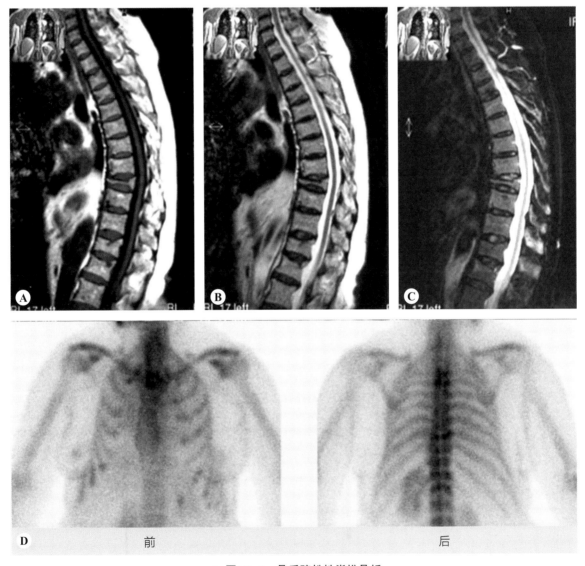

▲ 图 68-5　骨质疏松性脊椎骨折

MRI 显示 T$_9$ 严重楔形骨折，T$_1$ 加权图像（A）、T$_2$ 加权图像（B）、T$_2$ STIR 图像（C）、BS（D）显示放射性示踪剂在多个椎体内积聚

柱退行性改变。此外，已有研究表明，在肿瘤患者中，可能有 30% 的病例中发生骨质疏松性脊椎塌陷。

标准 X 线片对良性和恶性脊椎骨折的鉴别能力较差，在临床中发挥的作用较小；然而，一些影像学发现增加了对恶性肿瘤的怀疑：不对称的脊椎骨折、椎弓根可见度降低或无椎弓根，如皮质侵蚀，提示恶性骨折。

CT 能较好地显示骨质，并可显示与脊椎骨折相关的溶骨性病变；肿块也可累及椎弓根，椎体后缘向后凸出。椎骨旁或硬膜外的软组织肿块强烈提示肿瘤的存在。骨质疏松症和恶性骨折的 CT 表现见表 68-2（图 68-6）。

MRI 显示脊椎肿瘤组织在 T$_1$ 加权图像上呈低信号，可累及整个椎体，并可延伸至椎弓根和椎体后部；在 T$_2$ 加权图像上信号强度可能是不均匀的，而在 STIR T$_2$ 图像上通常表现为高信号。硬化性转移瘤（如前列腺癌）在所有序列上可能都是低信号。当累及硬膜外间隙时，向脊椎外延伸是常见的，可引起所谓的幕征（图 68-8）。

在静脉注射对比剂后，肿瘤组织通常表现为明显均匀强化，在脂肪抑制的 T$_1$ 加权图像上很容易看到。通常，多发性脊柱转移瘤可能同时出现。还可以看到椎管旁或硬膜外肿块，并可延伸至椎管内（图 68-7 和图 68-8）。

DWI 和 ADC 图像被认为可以区分良性和病理性的椎体骨折，因为后者水分子的平均扩散率更低。然而，已有报道称 ADC 值存在很大的重叠，仍需进一步改进（图 68-9）。

化学位移或反相位成像可以研究骨髓内水分和脂肪含量的关系，有利于发现肿瘤性骨浸润，在反相位图像中肿瘤性骨浸润缺乏信号抑制。表 68-3 总结了骨质疏松症和病理性骨折的一般 MRI 特征。

骶骨不全骨折

骶骨不全骨折（SIF）是老年人背部疼痛的常见原因。一般而言，据报道，该病在老年女性患者（平均 70—75 岁）中更为常见；只有 1/3 的病例有轻微创伤事件，其他则没有外伤史的报道。与 SIF 相关的主要危险因素是骨质疏松症、既往的放射治疗、皮质类固醇治疗、炎症性疾病（如风湿性关节炎）和代谢性疾病（如肾性骨营养不良、甲状旁腺功能亢进）。

骨折通常发生在骶骨翼水平，神经孔外侧和骶髂关节中间，骨折可为单侧或双侧；此外，骨质疏松症会导致骨松质内小梁网的不对称丢失，而这种情况可能会增加骶骨外侧骨折的风险。也可出现骨盆其他部位骨折，主要累及耻骨支和耻骨联合旁（估计有 88% 的病例共存）；髋臼上翼和髂骨翼也可能受到影响（图 68-10）。

根据临床和影像学发现，SIF 可能会与恶性疾病混淆。临床上，SIF 可表现为腰痛，辐射至臀部、髋部或腹股沟；骶神经根病的神经系统症状很少发生（5%～6%）。

影像学在评估 SIF 时是必需的。通常 X 线片作为首选检查，但发现 SIF 的概率不到 40%。结果往往是非特异性的，骨折线可表现为矢状位方向的线性硬化带，有时伴有骨皮质硬化和骨膜反应的侵袭性表现可解释为恶性病变。与常规 X 线片相比，

CT	骨质疏松症	转移瘤
形态学	边界清晰的骨折完全没有骨溶解（拼图征），真空现象	皮质或松质骨有骨溶解，一些转移瘤可能表现为骨硬化（如前列腺癌）
椎弓根	未累及	可累及
后壁	小骨碎片进入椎管内	弓形后凸
椎旁肿块	无	可有

表 68-2　骨质疏松性骨折和恶性脊椎骨折的 CT 特征

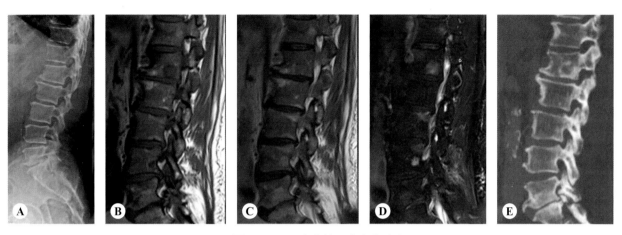

▲ 图 68-6　60 岁女性，患有乳腺癌

标准 X 线片（A）显示椎体未见病变。MRI 显示 L_1 和 L_4 有两个圆形病灶，T_1 加权图像（B）上呈低信号，T_2 加权图像（C）上呈等信号和高信号，在 STIR T_2 图像（D）上呈高信号。与溶骨性转移瘤结果一致。CT（E）显示只有 L_1 出现溶骨性病灶

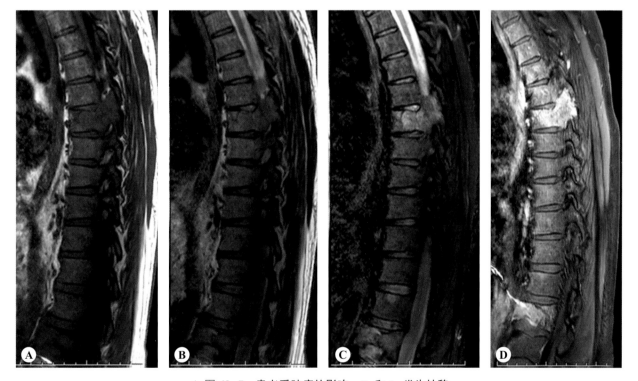

▲ 图 68-7　患者受肺癌的影响，T_7 和 L_2 发生转移

在 T_1 加权图像（A）、T_2 加权图像和 STIR T_2 图像（C）上可以看到病变。增强后脂肪抑制 T_1 加权图像上显示病变强化，病变的椎体和 T_7 左侧椎弓根均受累

CT 扫描具有更高的灵敏度（60%～75%），但仍低于核素骨显像和 MRI。CT 还提供了更多关于骨皮质破坏和神经孔受累的信息。此外，CT 可详细显示骨骼结构细节，帮助区分 SIF 和转移瘤。

^{99m}Tc 标记的 MDP 核素骨显像是诊断 SIF 最准确的诊断工具之一（灵敏度 96%）：在骶部，放射性示踪剂摄取呈 H 形（"Honda" 征），在适当的临床环境下，这对 SIF 是高度特殊的。这种特殊的聚集模式代表了通过骶骨的双侧垂直和水平骨折。然而，BS 在区分骶髂关节炎和转移瘤中缺乏特异性。

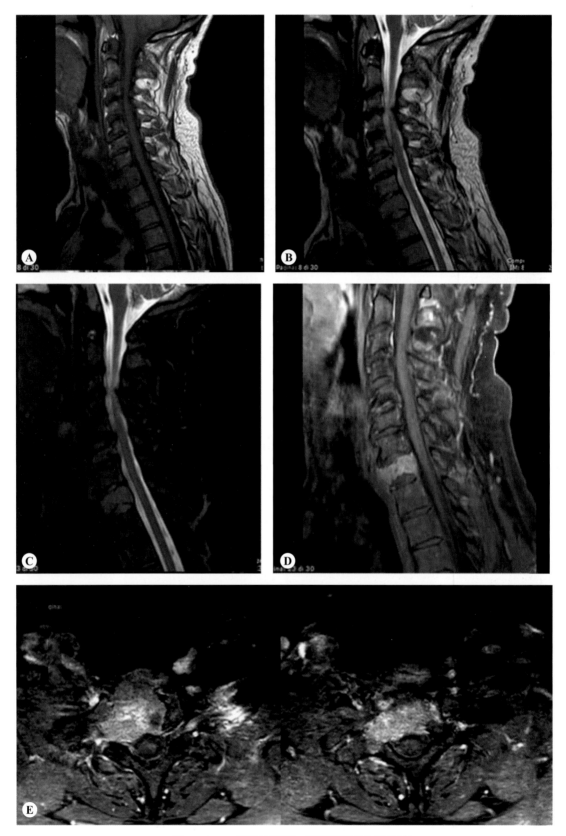

▲ 图 68-8　T_1 椎体转移瘤，累及硬膜外和椎体旁

病灶在 T_1 加权图像（A）上呈低信号，T_2 加权图像（B）上呈等信号，STIR T_2 图像（C）上呈高信号。增强后脂肪抑制 T_1 加权图像显示左侧强化的病变，并向左侧椎弓根、周围组织和椎管内扩散

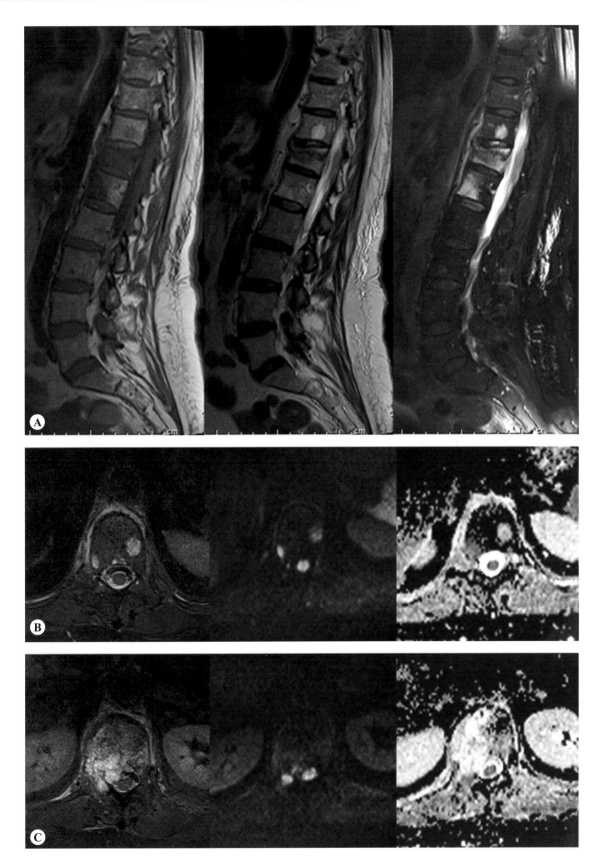

▲ 图 68-9 57 岁女性患者，T_{11} 和 L_1 椎体转移瘤。T_{12} 椎体发生急性楔形骨折

常规 MR 检查（A，从左至右依次为 T_1、T_2、STIR T_2 图像）显示 T_{11}、L_1 有圆形病变。在轴位图像上（B 和 C），肿瘤显示硬膜外扩张（幕征），在 DWI 和 ADC 图像（中间和右侧）上显示病变呈高信号，ADC 提示肿瘤活跃

MRI	骨质疏松症	转移瘤
信号强度	T_1 和 T_2 呈带状低信号	T_1 呈弥漫低信号，向椎体后部延伸
形态学	后壁骨碎片向后脱落 其他脊柱塌陷	后壁凸出 其他脊椎发生转移瘤
强化方式	可能与恶性肿瘤相似 随时间强化程度降低	在脂肪抑制的 T_1WI 上呈明显强化
DWI & ADC	扩散率增加	扩散率降低
化学位移	180° 反相位图像上呈低信号	180° 反相位图像上呈高信号
椎旁肿块	无	有

表 68-3　骨质疏松性骨折和病理性脊椎骨折的一般 MRI 特征

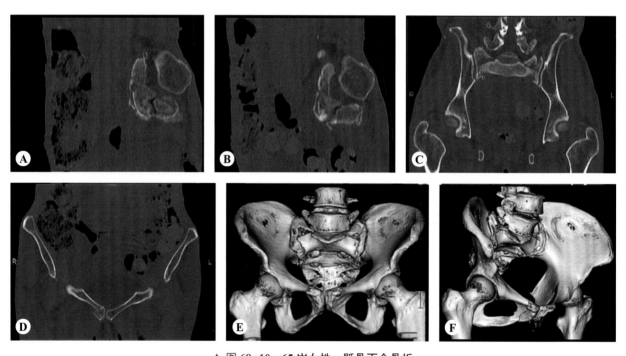

▲ 图 68-10　65 岁女性，骶骨不全骨折

CT 显示双侧骶椎椎板骨折，L_4、L_5 双侧横突骨折，右侧耻骨支骨折；容积再现图像（E 和 F）提供了三维图像

MRI 是诊断 SIF 的首选方式，特异性接近 100%。骨折继发的骨髓水肿很容易被发现，在 STIR 图像上呈高信号，在 T_1 图像上呈低信号。为了检查垂直方向的骨折线，需要在斜冠状位方向采集：在 T_1 图像上，表现为线性垂直低信号，但有时可能被忽略，约见于 7% 的病例。

七、骨代谢性疾病

骨密度和骨髓含量，特别是脂肪骨髓，受多种刺激的影响，如内分泌和代谢。各种激素对骨骼代谢活动的作用已经被确定，这也可以影响骨骼本身的脂肪量。

甲状旁腺激素、维生素 D 和相关疾病的作用已被广泛研究。甲状旁腺产生甲状旁腺激素，以应对低血钙：在骨内，甲状旁腺激素促进钙吸收，提高血钙和血清磷酸盐水平。在肾脏，甲状旁腺激素促进肾小管对钙的吸收，激活维生素 D（1,25-D_3）。维生素 D 来自饮食中植物（麦角钙化固醇，D_2）或动物（胆钙化醇，D_3）成分，或可以由 7- 脱氢胆固醇产生内源性维生素 D，在阳光照射下皮肤中的 7- 脱氢胆固醇转化为胆钙化醇。维生素 D 负向调节 PTH。

降钙素由甲状腺的滤泡旁细胞产生，是另一种参与骨代谢的重要激素，有利于骨基质的生成，刺激成骨细胞的活性。

维生素 D 缺乏与两个重要条件有关：佝偻病和软骨病。两者的特征都是使正常骨矿化减少：当骨骼还在形成时，维生素 D 缺乏出现佝偻病，佝偻病也可累及软骨，干扰软骨细胞凋亡，而不是过度生长。临床症状包括骨畸形和骨折。此外，缺乏分泌甲状旁腺激素的负反馈可能导致继发性甲状旁腺功能亢进，并可能出现与此相关的骨改变。

甲状旁腺功能亢进是以血清甲状旁腺激素高水平为特点的病变。甲状旁腺激素分泌增多可由甲状旁腺原发疾病（如增生、腺瘤或癌症）引起，或由于慢性肾脏疾病失去自我调节而引起的慢性刺激，或由于某些肿瘤分泌异位甲状旁腺激素。对骨的共同作用是刺激成骨细胞的活性，导致骨吸收增加，主要发生在骨膜下，从而使 BMD 减少。

临床上，患者可出现骨痛、骨折和畸形（后者多发生于原发病）。CKD 是继发性 HPT 发展的一个重要原因。最近用于指代这种情况的术语是慢性肾脏病 - 矿物质和骨代谢紊乱（CKD-MBD），它最好地描述了包括骨形成、矿化和骨容积相关的骨异常：这些异常会降低 BMD 和增加骨折的风险。CKD-MBD 的其他重要临床表现是钙化，这是高磷血症的结果，细胞外钙质和磷酸盐沉积在眼睛、血管、软骨、关节周围和内脏组织；β_2 微球蛋白淀粉样变性与关节结构（肌腱、滑膜和韧带）增厚和破坏性关节病有关。

糖皮质激素除了具有抗炎作用外，还对骨组织发挥作用，特别是对松质骨。事实上，在生理条件下类固醇参与正常的骨发育，但过量的类固醇使骨形成减少，在长期暴露下，成骨前体细胞减少和细胞凋亡增加。这将导致骨小梁网的质量下降，增加骨折的风险。相比之下，对破骨细胞的影响就不那么明显。骨坏死也可能是骨细胞凋亡的结果，但也可考虑其他原因（脂肪栓塞，血管血栓形成）。患

者骨折的风险较高，主要影响脊柱：开始治疗时，这种风险较高；随着时间的推移，风险会逐渐降低。影像学表现与其他类型的椎体功能不全性骨折相似，MRI 可以帮助肿瘤患者区分良性骨折和恶性骨折（图 68-11 和图 68-12）。

雌二醇（E_2）水平对骨代谢的维持也起到重要作用，其作用在脊柱上更为明显。E_2 水平低（低于 40pmol/L）与骨吸收时血液标记物升高和骨量下降有关。

骨代谢障碍也可能是胃肠道疾病的结果，其特征是吸收不良和慢性黏膜炎症。乳糜泻是一种自身抗体攻击十二指肠黏膜的自身免疫性疾病，它引起几种胃肠道症状；其中，乳糜泻患者钙吸收减少，导致低钙血症，从而刺激甲状旁腺激素分泌。结果，骨转化增加，使骨基质流失和骨折风险增加。此外，潜在的慢性炎症状态可能让这种情况加剧。

胃肠道慢性炎症疾病，由于多种原因（炎症状态、吸收不良、糖皮质激素治疗），如炎症性肠病（克罗恩病和溃疡性结肠炎）也与骨质减少有关，并且与骨折风险增加有关。

乙醇与 BMD 降低之间的相关性已经建立，并且在酗酒者中发现血清骨钙蛋白（骨形成的标志物）水平降低。大量的乙醇及其代谢物乙醛聚集可能会干扰骨形成，进而降低 BMD。酒精影响骨质形成的另一种方式是减少饮食摄入和日晒而导致维生素 D 代谢受损，继发性甲状旁腺功能亢进可能使这种情况恶化。

八、骨质疏松症的治疗

脆性脊柱骨折的药物治疗和经皮治疗是治疗骨质疏松症的两个不同方法。在急性期，患者受疼痛影响，卧床休息、矫形器和药物疼痛治疗往往没有反应；在亚急性 - 慢性期，需要刺激或激活骨代谢，避免邻近或远端椎体或骶骨出现新的骨折。

在急性期，建议的治疗包括卧床休息、矫形器和疼痛治疗。如果患者在出现临床症状后 4～6 周内对这种疗法没有反应，建议使用经皮治疗椎体成形术或辅助技术，这些选择在相关章节中有描述。

然而，考虑到骨质疏松症频繁的复发，必须进行药物治疗，以加强骨结构，避免新的脊柱骨折。

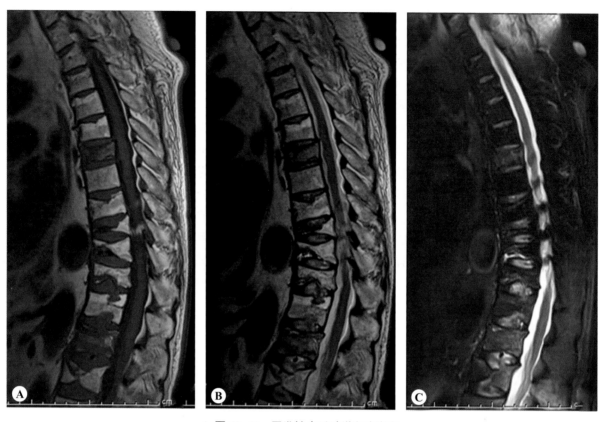

▲ 图 68-11　原发性皮质醇增多症患者
MR 检查在 T₁（A）、T₂（B）、STIR T₂（C）图像上显示弥漫性多发性骨质疏松性骨折，注意椎体呈液体信号

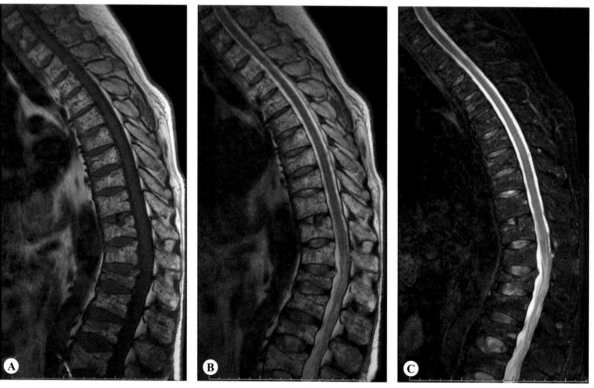

▲ 图 68-12　长期类固醇治疗的 LES 患者
注意由于部分骨髓转化，图中可见斑片状不规则的骨髓信号

目前骨质疏松症的药物治疗可以增加骨密度，降低骨折风险，但这些药物的作用机制各不相同。抑制骨吸收的药物（双膦酸盐和地诺单抗）主要通过增强骨内膜吸收坑的矿化来增加皮质内骨，从而增加皮质厚度和减少皮质孔隙。合成代谢的药物（特立帕肽、阿巴洛肽）可增加骨膜和骨内膜的周长，而皮质厚度不会发生大的变化，从而使骨骼更大且结构更牢固。双能 X 线吸收法显示测定这两种药物都能增加脊柱和髋部的 BMD，且脊柱的 BMD 增幅最大。

脊柱中 BMD 增加的程度可能是由富小梁的椎体表面积较大的结果所致。根据具有里程碑意义的 FIT、VERT、BONE 和 Horizon 试验报道，使用双膦酸盐治疗 12 个月后，脊柱 BMD 增加了约 4%，髋关节 BMD 增加约 2%。每天、每周、每个月口服和每年静脉注射双膦酸盐药物的疗效相似，对口服双膦酸盐缺乏依从性是患者治疗无效的一个共同因素。

对于骨质疏松症的目标导向治疗已被提倡为是一种更好的治疗决策，而不是仅仅根据 DEXA T 评分做出的治疗决策。治疗骨质疏松症而不是任意建议口服双膦酸盐 5 年或 10 年或静脉注射双膦酸盐 3～6 年，根据 T 评分判断患者骨折风险是高还是低，理想的治疗时间应该基于达到特定骨折风险的阈值。由于各种药物的作用机制不同，根据患者独特的骨结构和骨减少方式来选择治疗可能会受益。

九、病例报告

1. 病史

65 岁女性，急性背痛 4 周，没有神经损伤或坐骨神经痛，药物治疗有抵抗。

2. 临床诊断

怀疑近期脊椎骨折。

3. MR 检查目的

排除良性或恶性椎体骨折。

4. 成像技术

矢状位 T_1、T_2、STIR 和轴位 T_2 扫描平扫，没有以前的检查进行比较。

5. 影像学表现

评估的脊柱节段出现弥漫性退行性改变，在 $L_5 \sim S_1$ 水平有骨软骨病和脊椎病的征象，在 $L_{3\sim4}$ 水平上出现轻度椎间盘突出。L_4 水平有急性骨髓水肿，在 T_1（图 68-13A）上呈低信号，T_2（图 68-13B）和 T_2 STIR（图 68-13C）上呈高信号。椎管有轻度狭窄。在所有的层面上均可以看到轻度的关节面退化（图 68-13D）。骨髓信号强度在其余的椎体水平是正常的。圆锥 - 马尾部位未见异常。

6. 解释

影像学和临床结果提示诊断为在 L_4 水平有急性脊椎骨质疏松性骨折并伴有急性骨髓水肿。

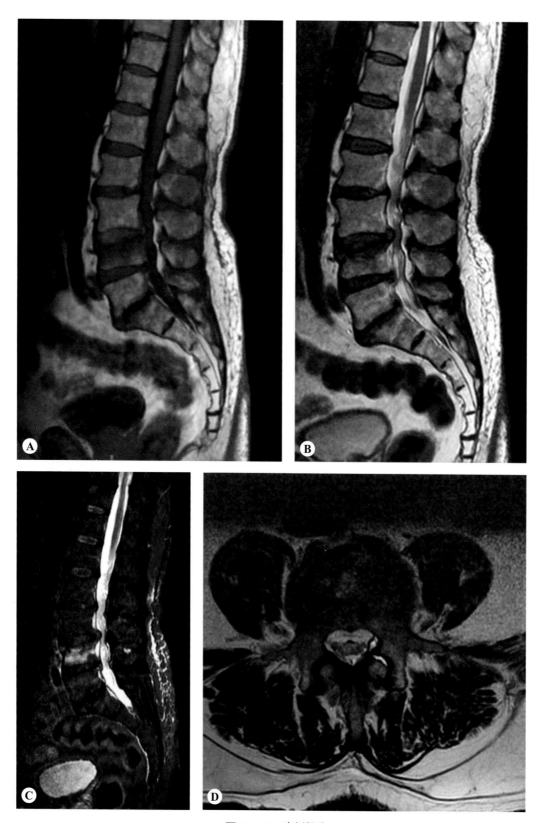

▲ 图 68-13　病例报告

参考文献

[1] Ballane G, Cauley JA, Luckey MM, El-Hajj Fuleihan G. Worldwide prevalence and incidence of osteoporotic vertebral fractures. Osteoporos Int. 2017;28(5):1531-42.

[2] Baur A, Stäbler A, Arbogast S, Duerr HR. Acute osteoporotic and neoplastic vertebral compression fractures: fluid sign at MR imaging. Radiology. 2002;225(3):730 -5.

[3] Bencardino JT, Stone TJ, Roberts CC, Appel M, Baccei SJ, Cassidy RC, Chang EY, Fox MG, Greenspan BS, Gyftopoulos S, Hochman MG, Jacobson JA, Mintz DN, Mlady GW, Newman JS, Rosenberg ZS, Shah NA, Small KM, Weissman BN. ACR appropriateness criteria ® stress (fatigue/insufficiency) fracture, including sacrum, excluding other vertebrae. J Am Coll Radiol. 2017;14(5):S293 -306.

[4] Biffar A, Sourbron S, Dietrich O, Duerr HR, Reiser MF, Baur-Melnyk A. Combined diffusion-weighted and dynamic contrast-enhanced imaging of patients with acute osteoporotic vertebral fractures. Eur J Radiol. 2010;76:298 -303.

[5] Cho WI, Chang UK. Comparison of MR imaging and FDG-PET/CT in the differential diagnosis of benign and malignant vertebral compression fractures. J Neurosurg Spine. 2011;14:177 -83.

[6] Cicala D, Briganti F, Casale L, Rossi C, Cagini L, Cesarano E, Brunese L, Giganti M. Atraumatic vertebral compression fractures: differential diagnosis between benign osteoporotic and malignant fractures by MRI. Musculoskelet Surg. 2013;97(2):169 -79.

[7] Geith T, Biffar A, Schmidt G, Dürr HR, Reiser M, Baur-Melnyk A. Quantitative analysis of acute benign and malignant vertebral body fractures using dynamic contrast-enhanced MRI. Am J Roentgenol. 2013;200:635-43.

[8] Genant HK, Jergas M, Palermo L, Nevitt M, Valentin RS, Black D, Cummings SR. Comparison of semiquantitative visual and quantitative morphometric assessment of prevalent and incident vertebral fractures in osteoporosis. The study of osteoporotic fractures Research Group. J Bone Miner Res. 1996;11(7):984 -96.

[9] Gnanasegaran G, Cook G, Adamson K, Fogelman I. Patterns, variants, artifacts, and pitfalls in conventional radionuclide bone imaging and SPECT/CT. Semin Nucl Med. 2009;39(6):380 -95.

[10] Krestan CR, Nemec U, Nemec S. Imaging of insufficiency fractures. Semin Musculoskelet Radiol. 2011;15(3):198 -207.

[11] Lyders EM, Whitlow CT, Baker MD, Morris PP. Imaging and treatment of sacral insufficiency. AJNR Am J Neuroradiol. 2010;31(2):201 -10.

拓展阅读

[1] Fan YL, Peh WC. Radiology of osteoporosis: old and new findings. Semin Musculoskelet Radiol. 2016;20(3):235-45.

[2] Guglielmi G, Muscarella S, Bazzocchi A. Integrated imaging approach to osteoporosis: state-of-the-art review and update. RadioGraphics. 2011;31:1343-64.

[3] Schwaiger BJ, Gersing AS, Baum T, Krestan CR, Kirschke JS. Distinguish benign and malignat vertebral fractures using CT and MRI. Semin Musculoskelet Radiol. 2016;20(4):345-52.

[4] Sözen T, Özışık L, Başaran NC. An overview and management of osteoporosis. Eur J Rheumatol. 2017;4:46-56.

第69章　影像引导下的经皮脊柱介入治疗

Percutaneous Image-Guided Spine Treatment

Mario Muto　Francesco Giurazza　Gianluigi Guarnieri　Stefano Marcia　著

张　甜　译　段云云　校

摘　要

经皮脊柱介入治疗目前是一项临床常规操作，需要全面的技术和对脊柱良恶性病变的全面认识。

疼痛是患者症状的一部分，介入治疗的主要目的之一是减轻或消除疼痛。绝大多数腰背痛和神经痛的患者疼痛症状是由椎间盘或小关节面的病变导致神经根压迫和继发的炎症引起的。

同样，对于轻至中度的椎间盘突出患者，经皮椎间盘减压术通过减少髓核体积已被国际公认为替代手术治疗或药物、物理治疗的有效方法，临床评估效果良好。

在骨质疏松和骨质疏松性骨折中，长期卧床、长期固定和药物治疗是唯一能保持患者健康状态的方法。微创治疗（包括椎体成形术）椎体骨折的辅助技术（骨水泥成形术）在20年前已经被介绍为有效且广为接受的治疗方法，可在经皮治疗后3周内缓解疼痛和正常活动。

脊柱肿瘤的处理相对比较复杂，最常累及中轴骨，包括原发性肿瘤和转移瘤。这些患者的治疗方案包括经皮介入治疗、手术、化疗和（或）放疗，或为患者制订的个体化治疗方案。

本章旨在概述所有目前公认的脊柱经皮穿刺手术。

关键词

突出；临床神经影像学；疼痛；椎间盘；硬膜外；类固醇；注射；小关节；消融；椎体病灶；转移瘤；骨水泥；椎体成形术；辅助技术；低血压；自体静脉血注射

缩略语

ABC	aneurysmal bone cyst	动脉瘤样骨囊肿
AT	assisted technique	辅助技术
BKP	ballsoon kyphoplasty procedure	球囊后凸成形术
CHT	chemotherapy	化疗
CT	computed tomography	计算机断层扫描
ESI	epidural steroid injection	硬膜外类固醇注射

FDA	Food and Drug Administration	美国食品药物管理局
GCT	giant cell tumor	巨细胞瘤
MRI	magnetic resonance imaging	磁共振成像
NSAID	nonsteroidal anti-inflammatory drugs	非甾体抗炎药
OB	osteoblastoma	成骨细胞瘤
ODI	Oswestry disability index	Oswestry 残疾指数
OPM	optimal pain medication	最佳镇痛药物治疗
PDPH	post dural puncture hypotension	硬膜穿刺后低血压
PMMA	poly（methylmethacrylate）	聚甲基丙烯酸甲酯
RFA	radio-frequencyablation	射频消融
RMD	Roland-Morrisdisabilityscale	Roland-Morris 功能障碍量表
RT	radiotherapy	放疗
SM	spinemetastasis	脊柱转移瘤
ST	spinetumor	脊柱肿瘤
STIR	shorttauinversionrecovery	短时反转恢复序列
VAS	visualanalogicscale	视觉模拟量表
VCF	vertebralcompressionfracture	椎体压缩性骨折
VH	vertebralhemangioma	椎体血管瘤
VP	vertebroplasty	椎体成形

一、硬膜外类固醇注射及治疗

（一）定义

慢性腰痛是一种多因素疾病，可能的病因有很多，椎间盘、小关节、韧带、筋膜、肌肉和神经根硬脑膜病变均可引起腰痛。其中椎间盘和小关节病变是慢性腰痛的主要病因。

虽然腰痛和神经痛的发病率很高，但通常很难根据临床检查和影像学研究得出明确诊断。

（二）流行病学／人口学

腰痛和神经痛是疼痛综合征的主要组成部分，造成重大的社会和经济负担，是最常见的致残原因，其中脊柱退行性变很常见，可伴或不伴有下肢疼痛。脊柱病理性疼痛的终生患病率为 54%～80%，年患病率为 15%～45%，是 45 岁以下患者最常见的致残原因。在无椎间盘突出的中轴性腰痛和慢性颈痛病例中，小关节受累分别占 15%～45% 和 40%～55%。

（三）病理学及发病机制

坐骨神经痛的电生理基础已被证实以神经根动作电位的异位放电为特征，常见原因是由机械损伤引起的腰椎间盘突出或椎间孔狭窄。脊神经根性疼痛的病理生理学机制正在研究中并存在争议，除了更具体的椎间盘突出病因以外，椎间盘源性疼痛也是非特异性腰痛的主要原因。椎间盘突出症与纤维环断裂后髓核突出有关，而椎间盘源性疼痛的病理生理学机制包括机械性压迫效应、炎症反应和新生血管形成。机械效应既可以是由于椎间盘突出的直接压力造成的，也可以是由于对传入小动脉的压力和静脉淤滞造成的缺血的间接效应。炎症反应是一种细胞介导的自身免疫反应，与磷脂酶 A2、前列腺素、白三烯和基质金属蛋白酶的产生有关。

腰腿痛最常见的基本诊断如下。

- 椎间盘突出症。
- 椎管狭窄。
- 无椎间盘突出的椎间盘退变。
- 退行性腰椎滑脱伴狭窄。
- 腰椎手术后综合征。

（四）临床特征

影像学检查的适应证是背部疼痛，伴有或不伴有以感觉异常和刺痛为特征的腿部受累。临床检查应在影像学检查之前进行 Lasegue 试验。外伤、肥胖、久坐的生活方式、高龄、不适当的姿势，上述任何一种情况都会引起神经根性疼痛。

（五）成像技术及推荐方案

磁共振成像是放射诊断的金标准，它能正确诊断椎间盘退变和脊髓病变，并伴有相应的神经根损伤。标准方案是对疼痛区域进行矢状位和轴位 T_1 和 T_2 加权和短时反转恢复序列，诊断不明确的可以进行冠状面扫描，椎间盘病变常规情况下不需要增强。

CT 用来检测组织钙化，在不能进行 MR 检查的患者中，CT 是首选的替代检查方法。

（六）治疗

1. 硬膜外类固醇注射

在美国，硬膜外注射是治疗慢性腰痛最常用的干预措施。这种方法在过去几十年中稳步增长。硬膜外注射用于治疗腰骶神经根性疼痛，也用于腰椎间盘突出症患者椎管狭窄和其他退行性改变。

2. 硬膜外类固醇注射的基本原理

有症状的椎间盘突出症患者的首选治疗方法应是至少 4～6 周的标准保守治疗，包括非甾体抗炎药、镇痛药、物理治疗，可同时采取支撑固定。经皮注射可作为保守治疗、经皮减压术和手术治疗的中间步骤。

对于非手术治疗的有症状患者，ESI 注射可与保守治疗相结合，旨在减轻疼痛和改善炎性活动。经椎间孔入路给药适用于单侧症状的患者或接受过脊柱手术的患者。

近期的综述支持硬膜外注射治疗椎间盘突出症及椎管狭窄所致的神经根炎效果很好，在所有病例中，有证据表明类固醇混合使用比单独使用局部麻醉药更优越。

ESI 的适应证包括神经根病变或退行性、感染性或创伤性神经根炎、椎管狭窄和伴有中轴性疼痛的脊柱强直。ESI 注射是在门诊进行的操作，根据所用局部麻醉剂的类型，应在康复室对患者进行 15～60min 的监测，患者在 1h 之内不能驾车，须由家属陪同回家，因为局部麻醉剂可能导致迟发的反应。

常用注射药物是局麻药和类固醇合并用药或类固醇单独使用。局麻药会阻碍痛觉感受器的传输并中断疼痛 – 痉挛周期，而类固醇通过抑制促炎性介质的合成或释放来减轻炎症反应。

类固醇和局麻药硬膜外注射的作用机制是神经阻滞，它改变或阻断痛觉的输入、传入纤维的反射机制、神经元的自我维持活动及中枢神经元的活动模式。皮质类固醇也通过抑制多种促炎介质的合成或释放，并通过引起可逆的局部麻醉效应来减少炎症反应。

根据最近发表的来自多学科工作组和国家机构的共识，所有腰椎硬膜外注射应在影像学指导下进行，并使用试验剂量的对比剂。用于指导硬膜外注射的成像方式包括 X 线、CT 和 MRI。在没有任何影像学指导的情况下，盲目进行硬膜外注射可导致 25% 的病例出现定位错误。

3. 硬膜外腔的入路途径

操作的先决条件是严格的无菌操作并签署知情同意。绝对禁忌证包括患者不接受手术和局部或全身感染性病变。如果有活动期出血，根据国际指南需要终止抗凝治疗。

进入硬膜外腔有三种可能的途径：①经椎板间入路；②经椎间孔入路；③经尾侧入路。选择哪一种入路方式，目前尚无统一的标准。经椎板间入路和经椎间孔入路的使用频率几乎相同，大约占所有研究的 3/4。

经椎板间硬膜外注射（图69-1）是非特异性的，因为注射的药物［通常是局部麻醉药和（或）类固醇］可以在硬膜外后间隙内自由延伸，可能向前、头侧和尾侧流动。到达多个区域和神经根，当有硬膜外韧带或瘢痕组织时，可能阻碍注射药物的扩散。这种途径的局限性包括硬膜外穿刺针的位置异常（很少在透视引导下操作）、药物优先流向非目标的方向、穿刺针偏向非目标侧、难以进入硬膜外腔，并且有潜在的出血风险等。少数情况下，硬膜外穿刺会发生硬膜外血肿或脊髓损伤。椎板间入路的并发症有感染性并发症，如硬膜外脓肿、骨髓炎或椎间盘炎、脑膜炎等和硬膜外血肿。

经椎间孔硬膜外注射（图69-2）适用于有局部神经根压迫症状的走行于椎间孔的特定神经根。这种注射方法可以使药物直接作用于选定的神经，将消炎药物放置在尽可能靠近神经根压迫点的位置，因此易于被理解和接受。经椎间孔入路注射的局限性包括穿刺针错位、血管内注射，以及在没有影像引导的情况下，有主动脉或输尿管损伤的风险，另外还可能发生脊髓损伤、截瘫等严重并发症。

最不常用的硬膜外注射方法是尾侧入路，因为药物注射水平在非常低的骶骨水平，通常使用大剂量药物。经尾侧注射允许到达多个区域，有利于避免多次注射，但该入路方法的局限性包括穿刺针错位、注射药物优先流向非目标方向、难以进入硬膜外间隙及造成硬膜外血肿或脊髓损伤等，而且注射药物可能无法达到所需的高度。

三种途径均有辐射暴露感染（硬膜外）、脓肿、脑膜炎、骨髓炎、椎间盘炎、类固醇的不良反应或毒性反应、出血、麻痹、头痛和疼痛的风险。随时间的推移，临床对于注射入路方式的选择在变化。过去经尾侧入路是最常用的注射途径，而经椎间孔入路是目前最常用的注射途径。总之，最常用的硬膜外药物注射的途径是经椎板间入路和病变水平的经椎间孔入路。近年来，经椎间孔入路的应用频率越来越高。

4. 微粒类固醇与非微粒类固醇

注射剂中使用的类固醇可分为微粒型和非微粒型，这两种药物目前都未通过美国FDA的批准。2011年，美国FDA公布了曲安奈德的安全警告，称其"不适用于硬膜外用药，并增加了不推荐硬膜外使用的警告"，进一步列出2014年ESI提出的潜在重大不良反应，"包括视力丧失、脑卒中、瘫痪和死亡"。美国FDA发出这些警告是由于一些病例报道将类固醇硬膜外激素与术后瘫痪联系起来，这些ESI后严重残疾的报道全部使用微粒类固醇。不良

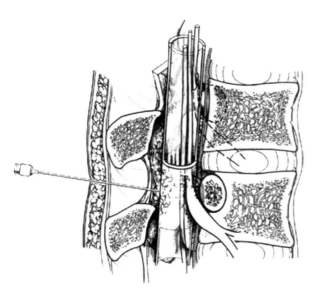

▲ 图69-1　解剖图显示腰椎经椎板间入路的硬膜外注射（矢状位）

改编自 Andreisek 等，2013

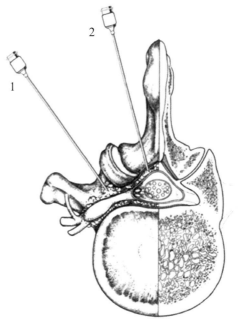

▲ 图69-2　解剖图显示腰椎经椎间孔硬膜外注射（1）和经椎板间硬膜外注射（2）（轴位）

改编自 Andreisek 等，2013

反应的确切原因也是存在争议的，有些与血管痉挛继发的缺血、合并使用的药物［如苯甲醇（曲安奈酮和甲泼尼龙的组成部分，但不是地塞米松）］的神经毒性有关，或者可能是类固醇微粒栓塞有关。研究表明，类固醇微粒可以聚集在一起，其聚集的大小足以导致缺血。

根据微粒类固醇不良结局的报道和栓塞形成的假设可能性，学者们认为可溶性或非微粒类固醇是更安全的选择，但这些化合物的功效存在不确定性。微粒型类固醇的支持者认为，非微粒状类固醇的可溶性导致其在椎管内的时间减少，从而减少了将其抗炎特性传递给神经根的时间。然而，目前尚未证明微粒效应带来的任何优势；非微粒类固醇药物，在有效疼痛评分上显示出与其微粒型同类药物相当的降低疼痛的功效，并且没有与微粒类固醇药物相关的未经证实的不良事件担忧。

因此，有必要与患者讨论可用于 ESI 的类固醇药物选择和与微粒类固醇相关的潜在危险。由于非微粒物缓解疼痛的效果并不逊于微粒物，因此转为应用非微粒物不会损害患者的治疗。与非微粒类固醇相比，微粒类固醇在缓解疼痛方面并没有明显的优势。考虑到对微粒类固醇安全性的担忧，改用非微粒类固醇有可能是相对合理的选择。

5. 并发症

并发症有两种类型：与针头放置有关的并发症和药物管理有关的并发症。感染性并发症包括硬膜外脓肿、脑膜炎和骨髓炎／椎间盘炎。硬膜外血肿可能是最严重的硬膜外注射并发症。即使没有出血、抗凝或外伤性针头插入的表现，表皮血肿也会自发形成。罕见的并发症有神经损伤。其他并发症包括疼痛加重、癫痫发作、化学性脑膜炎、硬脑膜穿刺、硬膜下积气、气胸、暂时性失明、视网膜坏死、脉络膜视网膜病变、打嗝、潮红和动脉气体栓塞。

与类固醇给药有关的不良反应通常归因于类固醇的化学或药理学。皮质激素治疗的主要理论并发症包括垂体－肾上腺轴抑制、皮质亢进、库欣综合征、骨质疏松、骨缺血性坏死、类固醇肌病、硬膜外脂肪增多、体重增加、液体潴留和高血糖。

在美国神经阻滞药物中最常用的类固醇有醋酸甲泼尼龙、醋酸曲安奈德、醋酸倍他米松和磷化混合物，在临床和实验研究中都被证明在硬膜外治疗剂量下是安全的。研究表明，在硬膜外给予治疗剂量的类固醇时，没有发现并发症。

最后，辐射暴露也是一个潜在的问题，损害眼睛、皮肤和性腺。

6. 颈痛

颈部疼痛在成年人群中很常见，可致残并造成沉重的社会负担。据报道，颈部疼痛的终生患病率为 26%～71%，年患病率估计为 30%～50%。对慢性颈痛患病率及其对健康影响的研究表明，14% 的颈痛患者报告 2～4 级高强度疼痛，伴有残疾。颈痛的发生与经济、社会和健康影响显著相关，这一点与腰痛相似，但程度不同，事实上，颈部疼痛已被公认为残疾的一个根源。引起颈上肢疼痛和头痛的多个结构包括颈椎间盘、颈椎小关节、寰枢椎和寰枕关节、韧带、筋膜、肌肉和神经根硬脑膜，这些结构能够传递疼痛。

硬膜外注射治疗慢性颈痛是美国常用的干预方法之一。颈椎硬膜外注射已被用于治疗椎间盘突出、椎管狭窄、化学性椎间盘痛、继发于颈椎术后综合征的慢性疼痛和椎间盘源性慢性颈痛。颈椎硬膜外注射可通过椎板间入路或经椎间孔入路进行。

颈椎间硬膜外注射对缓解慢性顽固性颈源性疼痛有显著效果，并对 Ⅱ-1 级疼痛有长期缓解作用。但硬膜外注射普遍会遇到的问题就是穿刺针的位置不准确，导致注射的位置不准确。因此，提倡使用透视引导下 ESI 来确保药物到达适当和理想的椎间隙。

（七）小关节治疗

1. 病理学与发病机制

每个小关节由背根神经节主要分支的内侧小分支支配，每个关节接受来自至少两个脊柱层面的神经支配，包括小关节层面的分支和相邻层面的一部分。当小关节面病变引起疼痛时，一般不是单个关节受累。据报道，70% 的病例双侧受累，许多患者包括三个关节。众所周知，关节突关节退行性变可由与椎间盘退行性变和关节炎相关的异常运动引起，与其他滑膜关节类似。疼痛机制包括关节囊拉伸、关节面间滑膜绒毛压迫、骨赘冲击神经和炎症因子释放。

2. 临床特点

关节突病变患者一般引起腰部疼痛，可辐射至大腿、髂骨嵴，很少累及腹股沟。压力、过度伸展、扭转和侧弯时疼痛加剧，或从床上醒来或久坐后试图站立时疼痛更严重。小关节综合征的特征是下腰痛伴单侧臀部和（或）大腿后外侧放射性疼痛，伸展时疼痛加重，屈曲时疼痛减轻。小关节疼痛通常在静止期后更严重，并因运动而改善。查体时过度伸展和倾斜试验可引出症状，拍片过程中对关节突关节的直接按压也有助于确定症状水平。

3. 神经阻滞试验

影像引导下的诊断性内侧分支神经阻滞具有最令人信服的证据（Ⅰ级），可确定产生疼痛的小关节。诊断之前首先应检查患者的基线疼痛水平，关节突关节用C臂系统通过透视确定，覆盖的皮肤用通常的无菌方式标记、预处理和覆盖，利多卡因用于麻醉皮肤和皮下组织。然后经皮插入一根22Ga的脊柱针，在透视引导下通过背侧、侧侧和斜向投影到上关节突和腰椎横突的连接处推进。对于颈椎，解剖目标是关节突外侧缘的中点。第三枕神经位于C_2小关节的下缘，与C_2小关节相邻。在注射少量（0.2ml）2%利多卡因之前，应进行抽吸，不得回流。然后重新审视评估患者应对阻滞试验的反应，当腰背痛明显改善超过50%并持续至少3h，该测试被认为是阳性的。尽管会存在心理并发症等混杂因素，但据报道对内侧分支阻滞的反应与治疗结果是相关的。

4. 成像技术和推荐序列

影像上小关节最好在斜位片上评估，以避免结构重叠。CT对评估更敏感，能显示退行性异常，如骨赘形成，关节突肥大，关节软骨变薄，真空关节现象或关节囊钙化（图69-3）；薄层CT重建可以多方位评估每个关节。MRI也可以评估骨质增生，关节间隙变窄和小关节间隙的液体，MRI扫描序列应始终包括矢状面和轴面的T_1和T_2加权和STIR序列。CT和MRI不常规使用对比剂增强。脊柱的退行性改变随年龄增长而发生，在45岁以下的成年人较少见。

目前临床上提出许多评分系统，但影像学表现的严重程度尚未被证明是特异性的或与症状的严重程度相关的，任何影像学异常的存在都应该与患者的检查和症状相关。虽然影像学检查的结果并不敏感或特异，但影像学检查确实起到了重要的作用，可评估非神经根性脊柱疼痛，排除其他病变，如感染、肿瘤、压缩性骨折、椎间盘疾病或相关疾病（如滑膜囊肿），这些需要替代治疗。

5. 小关节干预的理由

对于持续3个月的非根性轴向脊柱疼痛或颈源性头痛的患者，伴有功能残疾，对保守的药物治疗或物理治疗无效时，可以考虑进行小关节干预。

(1) 关节内小关节注射：Mooney 和 Robertson 在1976年首次描述关节突注射类固醇和麻醉药的混合作为疼痛缓解技术。可在透视或CT引导下进入小关节突关节。荧光透视具有实时反馈和多平面相关性的优点，经验丰富的人可以将对患者的辐射剂量降至最低。

CT引导需要使用扫描仪；然而，它可以帮助成功接近关节陡峭的角度或大的突出骨赘。

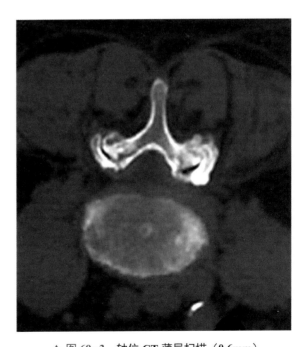

▲ 图 69-3　轴位 CT 薄层扫描（0.6mm）

64岁女性，主诉单侧腰痛、放射性大腿痛，按压关节面和转动时加重，非神经根性轴性疼痛，关节面的病变表现为骨赘等退行性异常关节突、假关节形成、肥大，关节囊出现真空和钙化

使用影像技术确定目标之后，无菌方式标记，准备和覆盖上方的皮肤，并麻醉皮肤和皮下组织，之后使用图像引导将 3.5 英寸 22Ga 的脊髓针推进小关节，并使用少量的对比剂（0.2ml）确认位置。确定关节内通路之后以注射麻醉药和类固醇的混合溶液。最常见的长效类固醇包括甲泼尼龙、曲安西龙和倍他米松。与所有类固醇注射一样，应注意 12 个月内患者的类固醇总剂量，特别是在胰岛素依赖型糖尿病患者中。

最近的文献综述得出结论，小关节类固醇注射的益处有限（Ⅲ级），可能是无效的，或没有益处。由北美脊柱协会、国际脊柱干预学会、美国麻醉师学会、美国疼痛医学学会、美国物理医学和康复学会、介入放射学学会、美国神经外科医生协会、神经外科医生大会、美国放射学会、美国脊柱放射学会、美国神经放射学会和美国矫形外科医师学会代表组成的多学科工作组的总结认为，如果患者 3 个月持续缓解 50%，并且禁止或拒绝使用射频消融，按照节段受累水平每年每一个受影响的水平进行一次治疗性小关节注射是合理的。

对于先前有后路融合的患者，如果两侧内侧分支神经的通路受到硬件或骨移植材料的限制，也可以考虑关节面内类固醇注射。

(2) 内侧支神经消融：小关节去神经支配表现为对保守治疗（NSAID 和镇痛药、物理治疗）无效果或无反应的症状患者，并且对内侧分支上进行的诊断阻滞（局部麻醉药）有反应且疼痛的小关节。鉴于对内侧分支麻醉阻滞的疼痛缓解至少 50%，可考虑内侧分支神经的射频消融。小关节去神经支配的理想适应者是关节内或内侧分支浸润显著疼痛缓解（甚至短暂）的患者。

该流程患者应俯卧，在透视下确定水平，皮肤无菌方式进行标记、准备和覆盖。利多卡因用于皮肤和软组织的局部麻醉，为患者提供中度镇静作用，并在整个过程中通过护理进行监测。在每个节段上，将 22Ga 5～15cm 绝缘的 5～10mm 有源尖端射频套管经皮插入，并在透视引导下通过背侧、侧面和斜向底部伸出来推进在上关节突的过程中，在腰椎水平，椎间孔和乳突副韧带之间的相应内侧分支神经的位置。颈椎水平靶向治疗与前述的内侧神

经阻滞手术相同。进行抽吸以排除血液回流或 CSF 或诱导性感觉异常。还可通过运动和（或）感觉刺激来确认针的放置。然后在每个节段水平使用不含防腐剂的 2% 利多卡因和类固醇的混合物注射针头，以在加热过程中提供局部镇痛作用。一些操作者赞成在宫颈和胸腔区域使用地塞米松，以最大限度地减少与颗粒相关的栓塞的风险。然后将射频探针通过针插入并以射频方式（80℃，持续 1.5min）或脉冲模式（42℃，持续 2min）以串行方式加热。加热周期结束后，取下针头并用无菌绷带包扎。

该水平的神经纤维被热（RF 消融）或冷（冷冻消融应用）破坏。通过破坏这些纤维，神经信号传导中断，从脊柱向大脑发出疼痛信号。由于给定小关节的双神经供应，RF 电极或冷冻探针被放置在两个随后的水平中。患者平均可经历 1～2 年的显著疼痛减轻，1 年时疼痛缓解成功率为 55%～85%。进行术后检查和镇静后监测并记录。并发症很少见，包括出血、感染或疼痛缓解不完全。

如果耐受再治疗，建议的再治疗间隔为 6～12 个月或更长时间，连续治疗后也有缓解的报道。在复发性损伤或颈椎源性头痛的情况下，可以考虑重复射频消融治疗。随着对结果和治疗成本效益的日益关注，关于如何最好地使患者受益、诊断药物所需的成本和时间是否为更好选择的讨论仍在继续。详细清楚记录治疗前后的疼痛感，功能评估及镇痛/阿片类的需求至关重要。

（八）检查清单

- 慢性腰背痛，可通过经皮技术治疗。
- 硬膜外注射类固醇代表一种经济有效的方法，用于治疗与椎间盘病变和椎管狭窄相关的疼痛。
- 详细的综合临床评估和影像检查至关重要（排除非退行性疾病）。
- 透视引导下的内侧分支神经阻滞已成为一种标准治疗，证实小关节是疼痛来源。

二、椎间盘内治疗

（一）定义

腰椎间盘突出症是腰痛的重要原因。椎间盘突

出的髓核可以有包含和不包含两种情况，前者显示髓核位于外环内，而非包含髓核则破坏了椎间盘的外壁。其发生可因神经节受压、韧带和纤维环的痛觉感受器受到刺激、硬膜囊神经纤维和神经根受到拉伸而引起疼痛，另外，静脉功能不全、水肿可以引起神经营养损害。

（二）病理学和发病机制

椎间盘源性腰痛由于椎间盘内部结构（髓核和纤维环）改变引起的疾病。髓核由蛋白多糖和胶原蛋白的细胞外基质组成，含水量高，它能够承受轴向力。由胶原纤维组成的纤维环是髓核的坚固外壳，可使上下椎体一定程度的运动。纤维环的后1/3 厚度较薄，经常引起后环撕裂。椎间盘还包含神经纤维，特别是交感神经纤维。与放射状裂隙相关的髓核脱水导致内部椎间盘破坏。在这种病理环境中，神经末梢暴露于酶和分解产物中引起疼痛。

（三）流行病学 / 人口学

最近的研究报道，腰椎间盘突出症和椎间盘源性腰痛的平均年龄为 41 岁，女性比男性少（43% vs. 57%）。腰痛有几个危险因素：个体、职业和遗传。腰椎间盘突出症可能与体重指数升高及糖尿病和高脂血症等其他并发症有关。流行病学研究证实，吸烟也可能与腰椎的高风险有关。职业风险因素是众所周知的，遗传因素也可能发挥作用。

（四）临床特点

腰椎间盘突出症或椎间盘源性腰背临床特征如下。

- 腰部疼痛，向四肢放射。
- 腰部僵硬。
- 严重者四肢无力。

这些特征可以单独出现，也可以相互关联，临床检查可显示几种体征，特别是 Lasegue 征、Wasserman 征和直腿抬高试验阳性，此为临床诊断，但影像学检查是必要的，以确定突出是否累及脊髓。

影像

如果腰痛持续、伴有僵硬则应对患者进行腰椎X 线检查，但如果有其他神经系统症状，则需要进行腰椎 MR 检查评估脊髓。有 MR 检查禁忌可以进行 CT 扫描。CT 扫描是评估骨骼最重要的检查，并可与其他技术结合使用。

（五）治疗

在药物（皮质类固醇）和物理治疗失败后，可以通过外科手术或微创方法治疗椎间盘突出症。多年来，传统的外科手术主要是开放式椎间盘切除术，可以快速缓解疼痛和减少残疾，适用于椎间盘脱出、突出，可以避免因椎间盘突出而造成神经根受压。手术指征是进行性运动轻瘫或马尾综合征。经皮微创的新技术方法通过减少髓核体积进行椎间盘减压，通常用于小到中型突出。通过化学、热学或机械技术处理髓核，纤维环的完整性至关重要。

目前可进行的经皮技术如下。

- 经皮激光椎间盘减压。
- 经皮椎间盘减压。
- 椎间盘髓核成形术。
- 用氧气 - 臭氧或乙醇凝胶进行化学分解。
- Ho 的高温分解：YAG 激光。
- 放射性电热疗法。
- 连续或脉冲射频（CRF、PRF、PDRF）。
- 量子分子共振盘减压。

经皮手术的适应证为椎间盘突出（Pfirrmann 1～3 级），药物和物理治疗失败至少持续 6 周。

禁忌证包括非持续性椎间盘突出、药物和物理治疗有效、凝血功能异常、局部和全身感染、椎管狭窄、脊椎滑脱、不稳定、骨折、马尾综合征等。患者基于临床病史、临床评估和 MR 检查进行选择，如有疑问，可行肌电图检查。

所有这些操作都可以在透视或 CT 指导下进行，并在日间手术入院。在手术前进行短期抗生素治疗。患者为俯卧位。在透视引导下的斜位图像可以很好地显示穿刺针，关节突前有平行的终板。所选的位置避免了神经根损伤，并有利于正确的角度到达髓核中部。由于解剖学原因，对于 L_5～S_1 的入口点由一个三角形组成，该三角形的侧面是回肠、关节突和 L_5 的下关节突。利多卡因通常在引入针头之前和沿其假定的过程经皮（4ml）皮下注射。使用 17Ga 的 Crawford 针（图 69-4）用于 NP、

PDD、QMR 和 IDET，18Ga 或 21Ga 的 Chiba 针用于 PLDD，18Ga 的 Chiba 针用于用乙醇凝胶和 YAG 激光化学溶解，以及 21Ga Chiba 针用于与氧气中的臭氧进行化学溶解。

当针头处于正确位置时，如在透视引导下通过前后和后外侧视图像（图 69-5）进行评估，需进行椎间盘造影以评估纤维环的完整性，并针对不同技术插入专用设备。

经皮椎间盘减压术（图 69-6 至图 69-8）需利用一次性使用设备。根据 Archimedes 泵的物理原

理，该装置可去除一小部分髓核达到立即减压。

量子分子共振盘减压（图 69-9 和图 69-10）是一种结合了不同频率的新方法：交流电与通过双极电极分配的高频波相结合（4MHz 的基本波，然后是 8MHz、12MHz、16MHz 的波）。

频率的目的是在不使邻近组织过热的情况下破坏髓核的分子键。

核成形术也称为消融，通过射频机制对髓核进行消融和凝结。连接到射频发生器的电极针引起渗漏，在髓核中形成离子等离子体（图 69-11 和图 69-12）。

经皮激光椎间盘减压术是通过引入髓核的激光纤维进行的，激光能量会导致一小部分髓核气化，从而减小其体积和压力。

用乙醇凝胶进行化学溶解：不透射线的乙醇是一种黏性溶液，其中包含乙醇和与对比剂（钨）相关的纤维素衍生物。在髓核中，臭氧会导致蛋白聚糖和糖胺糖罐的分子分裂，从而使这些组分的降解并失去其保水能力，导致椎间盘脱水和化学分解（图 69-13 和图 69-14）。此外，乙基纤维素会沉淀并应在注射部位形成假体。

Ho：YAG 激光热溶提取髓核碎片，不影响残余成纤维细胞的活力，这是避免椎间盘塌陷的关键；然后，代偿性增生形成后，消除高压氧压力。成纤维细胞的活力可以在髓核周围平均温度低于 45℃ 的情况下保持，结合脉冲热能，在负压下高度的水选择性（图 69-15 和图 69-16）。细胞核的流体部分也可以提取。与采用非选择性激光进行气化的常规 PLDD 相比，它提供的能量更少。二极管激光

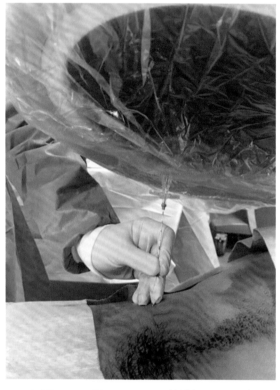

▲ 图 69-4　用 17Ga Chiba 针进行 PDD 手术

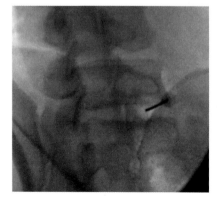
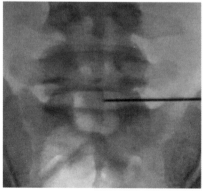
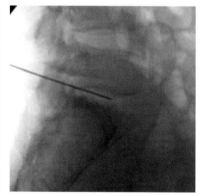

▲ 图 69-5　在斜位、前后位和侧位透视指导下检查针的正确位置在 L_5/S_1 间隙

器（980nm）传递 2000～7000J 的激光能量，以蒸发 1g 椎间盘核，该技术则提供（191±50）J。

用氧气臭氧进行化学溶解：目前正在研究氧气 – 臭氧的作用机制，其中包括：①由于对疼痛产生介质的氧化作用，增强了氧的生成并减少了疾病部位的炎症；②臭氧对构成髓核的黏多糖的直接影响导致椎间盘水分子破裂和椎间盘收缩对神经根施加压迫；③由于对椎间盘的机械压缩和椎间盘向血

管方向突出而导致静脉淤滞的消退和缺乏含氧的血液供应，改善了微循环。此外，将臭氧注入椎间孔腔内可抑制藻精分子的合成和分泌，从而迅速缓解疼痛。

放射性电热疗法：此程序可有效治疗椎间盘源性下腰痛。IDET 的基本原理是椎间盘退化，尤其是环的径向裂隙累及神经末梢并引起疼痛。施加在椎间盘后环上的热量可能引起胶原纤维变性，从而导致瓣环愈合。该过程通过导引针放置在后环中的热导管进行，将连接到发生器的导管加热至 90℃，持续 17min，并导致神经纤维和伤害感受器的热凝结。

射频：该过程的目的是产生能够通过升高温度获得靶组织坏死的电流。在连续射频中，脉冲的恒定输出通过放置在病理组织上的电极递送。

脉冲射频是作为连续射频的替代方案引入的一种最小介入方法。该技术包括在目标区域施加短暂的 RF 脉冲，并具有间歇间隔，从而使温度低于 42℃（组织坏死温度）。PRF 已被有效地用于治疗疼痛，脉冲剂量射频是 PRF 的发展。尤其是在 PRF 中，脉冲的幅度和宽度取决于组织温度。在 PDRF 中，发生器分配具有相同幅度和宽度的脉冲，因为如果温度升高到 42℃ 以上，可以停止发射。生物学作用尚不知，但可能无线电波会影响免疫细胞，从而导致抑制产生促炎性细胞因子，然后缓解疼痛。

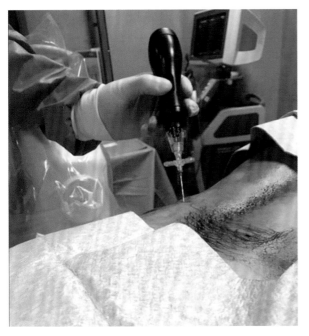

▲ 图 69-6　PDD 操作：机械装置

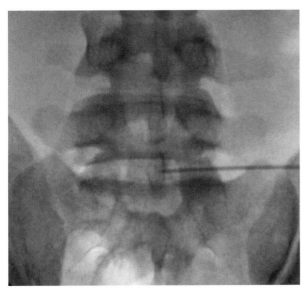
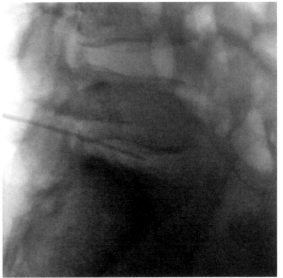

▲ 图 69-7　前后位和侧位图像显示穿刺针的正确位置

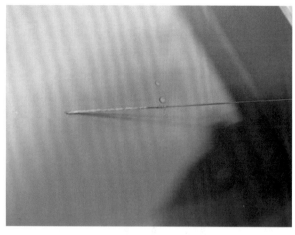

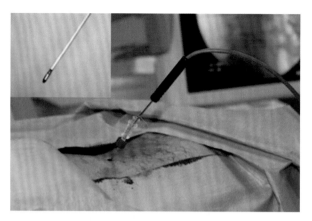

▲ 图 69-9　QMR：探针

▲ 图 69-8　经皮椎间盘减压术移除的部分椎间盘

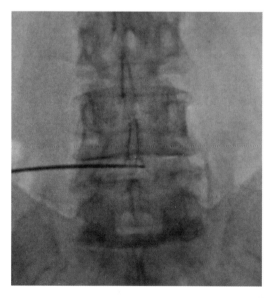

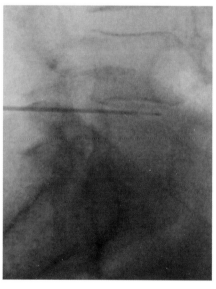

◀ 图 69-10　前后位和侧位图像确认 QMR 探针的正确位置在 $L_{4\sim5}$ 椎间隙

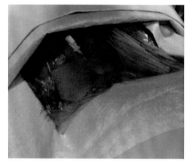

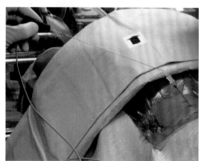

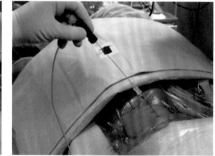

▲ 图 69-11　用于核成形术的电针导入

连续或脉冲的射频通过带有两个电极的发生器进行，有源电极位于光盘的中央，并将分散电极放置在患者的皮肤上（图 69-17 和图 69-18）。放置在病变椎间盘中心的套管主轴被取下并用 RF 探针替换。

所用脉冲的顺序和数量取决于操作医师。

　　有效性和安全性

　　文献报道以上这些微创手术的成功率相似，为70%～80%，临床治疗效果包括疼痛的立即缓解或

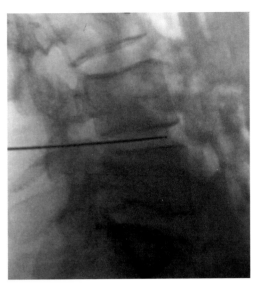
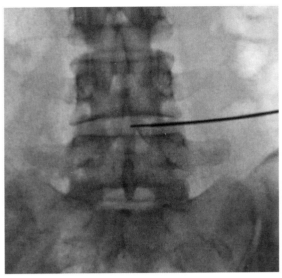

▲ 图 69-12　前后位和侧位图像确认核成形术电针的正确位置

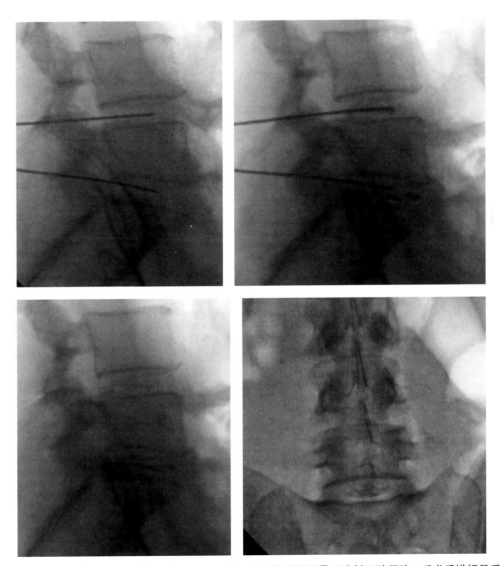

▲ 图 69-13　L$_{4\sim5}$ 和 L$_5$ ～ S$_1$ 置入 18Ga Chiba 针，在连续透视引导下注射乙醇凝胶，手术后进行最后检查

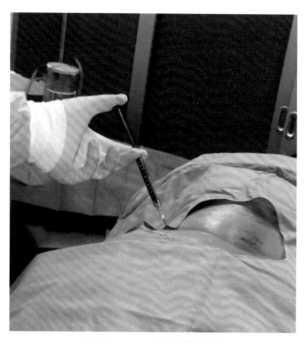

▲ 图 69-14　乙醇凝胶注射

持续性缓解、功能改善及生活质量的改善。而且所有操作都是安全的，很少出现并发症。最常见的并发症可能是感染性椎间盘炎和神经根损伤，但是使用抗菌药物和专业的操作都可以防止这些情况，因此临床较少发生。神经损伤的风险在热疗过程中相对多见，但是整体发生率低；热无菌性椎间盘炎和热源性椎体坏死均很少发生。文献中也描述了少数因针头外伤导致血肿的病例。

经皮椎间盘减压术：研究表明，经皮椎间盘减压术在选定的人群中临床效果良好，并且在治疗椎间盘源性疼痛方面也很有效，成功率高达 75%。其他研究也显示良好的临床结果（67.5%），并发症发生率低（1%）。

量子分子共振椎间盘减压术：关于 QMR 治疗腰椎间盘突出症的研究很少，但是在 CIRSE 和美国脊柱放射学大会上提出的初步研究表明，疼痛的减轻与功能的增加可能有关。

髓核成形术：几项研究报道 NP 成功率达到

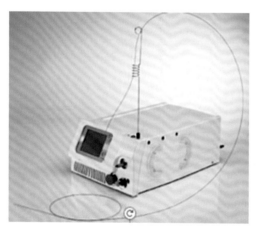
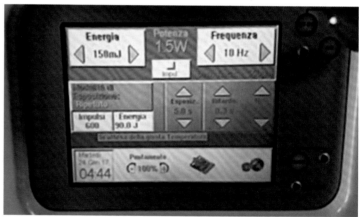

▲ 图 69-15　热溶 Ho：发生器

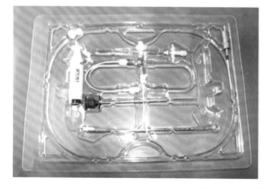
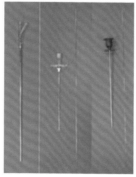
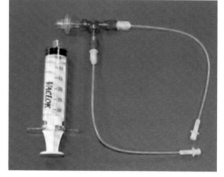

▲ 图 69-16　热溶 Ho 专用套件（纤维、针、针筒）

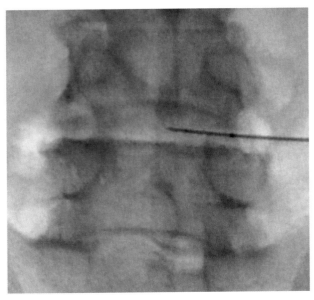
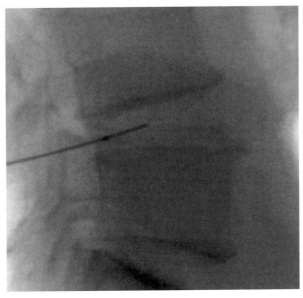

▲ 图 69-17　PDRF 手术时，电极针正确放置于椎间盘中心

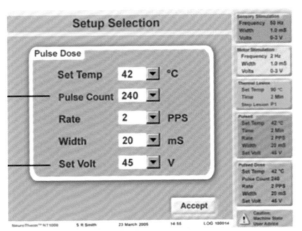
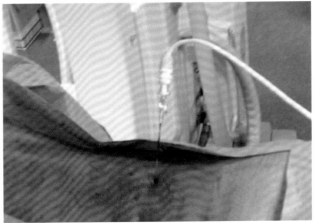

▲ 图 69-18　PDRF 操作：发电机和电极针功效和安全

80%，并且这种方法在封闭性颈椎间盘突出症中比保守方法更有效。该过程也相对安全，有大量研究报道约有 1.8% 的不良事件（2%）。并发症未作描述。

经皮激光椎间盘减压术：已报道成功率高（78%），并且在手术结束几分钟后功能得到改善。Gangi 的研究还表明，PLDD 在大量病例中均有效，并且可立即持续缓解疼痛，在 53 个月的随访中，缓解率约为 71%。

乙醇凝胶化学溶解疗法：乙醇凝胶化学溶解疗法治疗的患者临床效果良好。据报道 107 个腰椎间盘突出症中用乙醇凝胶治疗后，症状明显改善，仅

19 例患者发生了不透射线的凝胶状乙醇在周围组织的渗漏，但无任何临床不良反应。

使用 Ho：YAG 激光进行的热溶解：相对安全有效，可减轻疼痛并改善生活质量。特别推荐年轻且仅伴有一个病理性椎间盘的患者使用，多个椎间盘病变功效会降低。Muto 等调查了该方法在 2200 例腰椎间盘突出症患者中的疗效，结果显示成功率为 80%，失败率为 20%，随访 18 个月结果相似。

椎间盘内电热疗法：仅在选定的椎间盘源性疼痛病例中是一种有效的方法，在这些患者中成功率约 81%，不良事件 2%。

射频消融：PRF 似乎比 CRF 更有效，在研究

中 PRF 与 CRF 进行结合，显示出良好的效果（82%的疼痛缓解）。PRF 对椎间盘源性下腰痛疗效降低，随访期间（从 6 个月的 22.9% 上升到 12 个月的 13.1%）。其他研究报道了 PRF 在慢性坐骨神经痛中有良好的疗效。关于 CRF（短暂性疼痛和感觉异常）的描述少见。PRF 治疗的患者未见明显不良反应。

（六）检查清单

- 治疗椎间盘突出症的微创方法是一种有效的手术干预或药物和物理的替代疗法。
- 不同的策略具有很高的安全性和有效性，因此选择取决于操作者或病理性椎间盘类型。即使临床实践显示出良好的临床效果，但是缺乏临床试验限制了所有这些治疗方法的有效性。
- 从临床实践的角度，PLDD 似乎是侵入性较小的技术，仅使用 21Ga 或 18Ga 的针头；但是在手术过程中使用的高温（90℃）导致病理性椎间盘部位的蒸气保留数天。PDD 使用 17Ga 针具更具侵入性，热椎间盘炎的风险极低，因此建议在其椎间盘突出部位较大的情况下使用。NP 提供了大量的临床试验，其功效和安全性似乎与其他程序相似。
- 选择适当的经皮途径在良好的临床结果中起关键作用。

三、经皮治疗骨质疏松症

（一）定义

骨质疏松症和骨质疏松性骨折是世界范围内常见的公共卫生疾病，也称为"无声流行病"。这种代谢性骨病涉及所有骨骼系统，其特征在于骨量减少和骨组织微结构重吸收，以及随之而来的骨脆性增加。骨质疏松性脆性骨折可发生在所有骨骼系统中，老年人发病率不断增加，女性为 40%～50%，男性为 13%～22%。最典型的骨质疏松性骨折位于股骨近端、椎骨和桡骨远端。

（二）流行病学 / 人口学

椎骨骨折主要发生在绝经后的女性，由于雌激素缺乏引起，可对所有类型骨细胞有影响，雌激素缺乏会导致骨转换增加。欧洲女性的发病率在斯堪的纳维亚半岛最高（26%），在东欧最低（18%）。北美 50 岁白人女性的患病率为 20%～24%，白人 / 黑人比率为 1.6。拉丁美洲 50 岁女性的患病率总体上低于欧洲和北美（11%～19%）。在亚洲，65 岁以上女性的发病率在日本最高（24%），在印度尼西亚最低（9%），在中东的黎巴嫩为 20%。

1. VCF 经皮治疗

20 年前就已经引入了一种微创的椎骨骨折治疗方法，它是有效且广为接受的治疗方法，其中包括 VP 或 AT。VP 是对有症状的 VCF 的经皮微创治疗，在 20 世纪 80 年代后期开发，在过去的 15 年中广泛传播。Galimbert 和 Deramond 于 1987 年在法国引入了这种治疗方法，作为 C_2 症状性椎管血管瘤的替代治疗方法。

VP 的目标是获得一种镇痛和稳定的效果，这是将一种惰性物质（如 PMMA），通过针经椎体、足梗旁或经体入路简单注射进入骨折椎体来缓解疼痛的技术。VT 在 VP 后几年发展起来，第一个是球囊后凸成形术，它结合了 PMMA 的镇痛作用和使用不同的设备放置在椎体内恢复塌陷椎体的高度。AT 包括球囊后凸成形术、脊柱 Jack 系统、椎体系统和其他椎体内设备，具有两个主要目标：恢复椎体高度以减少后凸畸形，形成空腔以减少骨水泥渗漏的风险。两种手术均在患者俯卧位，透视导引下，局部麻醉或神经束镇痛下进行。

2. 患者选择标准

对于 VP 和 AT 之间的治疗决策选择，必须进行临床及其与 MRI 的严重相关性评估。

3. 疼痛的评估

患者应受症状性渗出性 VCF 的影响，并且背痛综合征至少在 4 周内无法接受药物和物理治疗。脊柱疼痛是由于骨小梁和皮质微骨折的运动使骨膜神经纤维沿皮质骨拉伸造成的。患者在开始时接受药物治疗；疼痛通常在 2/3 的患者出现临床症状后 4～6 周内趋于改善，而其余 1/3 的患者则趋于恶化。疼痛必须是强烈的、非根性的，定义为中轴椎体疼痛，对常规药物治疗（支撑、镇痛和卧床休息）耐受，在临床评估中，触诊患椎的棘突通常会严重加重病情。VAS、ODI 和 RMD 量表用于疼痛等级。

4. 影像学

如果有 MR 禁忌证，可以进行骨核素显像以检测出与 MDCT 相关的椎体异常浓聚。推荐将 MDCT 与 MPR 重组和 MR 结合用于鉴别良性骨质疏松性骨折与新发骨折，寻找椎骨内真空征或软组织异常，软骨下信号强度异常，硬膜外是否存在硬膜外 – 椎旁软组织肿块，脊髓或神经根受压等。如果 MDCT 或 MR 形态或信号强度的模式不确定，必须在进行 VP 或 AT 前进行骨活检以了解病变的性质。进行脊柱骨活检很有必要，特别是在患者的再治疗过程中，以排除多发性骨髓瘤或其他疾病，因为骨质疏松患者新发椎体塌陷会在与骨质疏松症相邻或相距远的部位出现。

5. VP 或 AT：如何选择

与 VP 相比，AT 适用于椎高损失至少为正常解剖形态的 30% 或更多，并且使用了这种装置可以达到椎骨修复，对脊柱的生物力学很重要。该治疗的第二个目的是减少由于骨水泥注入前形成空洞而造成静脉或椎间盘漏出的风险。受多种 VCF 影响的患者最好用 VP 进行治疗，以减少对患者、操作者和专业人员的照射时间和手术费用。

6. 排除标准

- 患者在临床评估中受到无痛 VCF 的影响。
- 在无骨髓水肿的 MR T_2 STIR 序列上无高信号的 VCF。
- X 线或 MDCT 上可见有骨硬化的 VCF。
- 脊柱或全身感染患者。
  相对禁忌证如下。
- 椎体后壁破坏或破坏。
- 椎体完全塌陷（椎骨平面）。
- 患有未纠正的凝血病患者。

7. VP 结果

几项试验比较了 VP 与保守治疗（卧床休息、固定、药物处方和最佳镇痛药）的短期和长期临床预后，证明了支持 VP 治疗的患者缓解疼痛并改善生活质量和功能的患者高达 87%（图 69-19 和图 69-20）。

（三）椎体成形术并发症和局限性

VP 的主要并发症是骨水泥渗漏和椎体压缩性骨折。在 PMMA 注射过程中，骨水泥渗漏可能发生在椎间盘或椎旁水平或引流静脉至肺栓塞，这通常与所注射材料的黏度有关。为防止这种并发症，建议使用高黏度骨水泥，并在连续的透视下缓慢注入。如果出现静脉渗漏，则强烈建议等待几分钟后再继续注射，使 PMMA 聚集。Vertos II 研究表明 25% 的患者发生了较小且临床上没有症状的肺静脉渗漏。小的骨水泥栓子是惰性的，没有炎症性肺反应且无症状。通常，接受 VP 的患者中，有 23% 的患者发生肺静脉 PMMA 栓塞，特别是在远端至三级肺动脉。通过射频系统注入更多黏性的 PMMA 或调制骨水泥可降低静脉渗漏的风险。

在 VP 治疗中，椎体压缩性骨折仍然是骨质疏松症患者治疗中的一个严重问题。远处或邻近的新发骨折在骨质疏松症患者频繁发生，特别是在没有抗疏松药治疗的患者中。在接下来的几年中，受首次 VCF 影响的患者中有 19.2% 由于骨质疏松症而不是 VP 治疗而有发生新骨折的风险。

生物力学的改变推测 VP 可能是新发 VCF 的原因，特别是在相邻椎体。这一数据与 Vertos IV 研究相矛盾，在 Vertos IV 研究中比较 VP 组和对照组的骨水泥注射不会引起新的骨折。对于 VP 后仍有背痛且无改善的患者，建议采用 T_2 STIR 序列行新的 MR 检查，排除新的 VCF。

辅助技术

在过去的 10 年中，AT 手术是椎体成形术的发展，超过了骨质疏松患者的 VP 限制和并发症。基本原理是使用放置在椎体中的各种可扩展的骨植入系统，将 VP 镇痛作用与塌陷椎体的高度恢复结合起来。AT 与 VP 相似，但由于气囊或金属放置在椎体中，保证了持久的后凸矫正效果，从而保证了持久的增强效果，并且骨水泥渗漏的风险很小。与 VP 不同的是，这些程序始终需要抗精神病药物和透视检查对照下进行双支入路。

球囊后凸成形术是 1998 年发展起来的第一种替代手术，它包括在透视下用专用的填塞物在椎体内形成空腔，然后将骨水泥（PMMA 或其他类型的骨水泥）送入骨折处的致密的小梁骨。

在短期和长期随访中，BKP 在疼痛缓解和质量改善方面与 VP 具有相似的疗效和安全性。

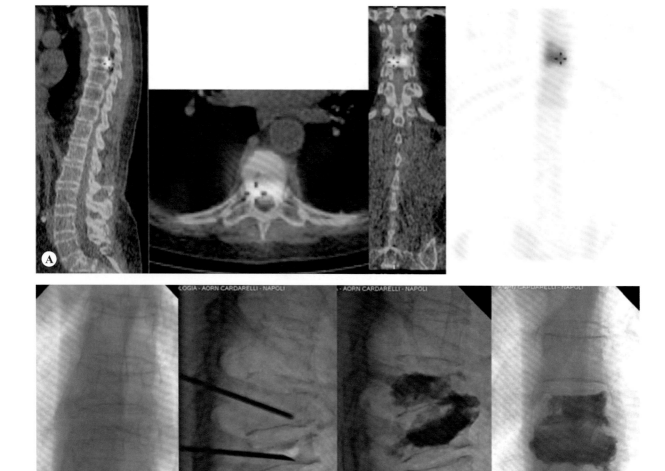

▲ 图 69-19　女性，82 岁，胸痛，药物治疗无效
A. 骨显像显示 T_8 椎体多发骨折、外突；B. 在 $T_{7\sim8}$ 进行 VP 作为镇痛治疗，骨水泥分布良好且无渗漏

BKP 比 VP 持续时间更长、费用更高，但它的骨水泥渗漏时间更少。在 50%～60% 的患者中，BKP 也能改善椎体高度和后凸畸形。

简单球囊降温装置获得骨折复位的持久性是 BKP 的一个重要限制；球囊在终板上偏转后骨折复位，第二次失去后凸矫正。

椎体支架置入术是在透视引导下，双足弓入路将其双侧插入椎体。它是为了防止在 BKP 过程中气球放气后高度损失而研制的。该系统使用一个金属支架置入椎体，这得益于一个预加载的气球系统。该装置的目的是获得更高和更持久的脊椎强化效果。

90% 的患者可获得了疼痛缓解，VAS 评估降低了 4 分，ODS 得分降低了 40%。平均椎体后凸矫正度约为 3.2°，节段性后凸为 5°，椎体后凸畸形减少 0.8°，节段性后凸矫正 2.1°。

Spine Jack 是一种为改善椎体终板的解剖修复而研制的新型器械。据报道，治疗后 48h 内腰痛显著改善，平均 VAS 评分从基线时的（6.6±2.6）cm 降至（1.4±1.3）cm，随访 3 个月，平均 ODI 评分从基线时的 76.2±20.0 降至 14.2±16.6（图 69-21）。与 BKP 相比，Spine Jack 系统没有显示出任何术中高度的损失或骨折复位的持久性。它演示了比 BKP 更好的高度恢复，超过 300%。

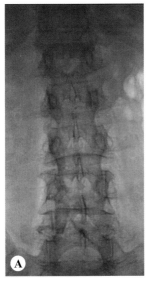
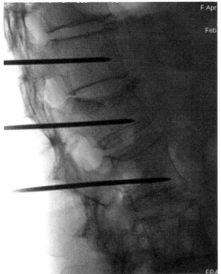
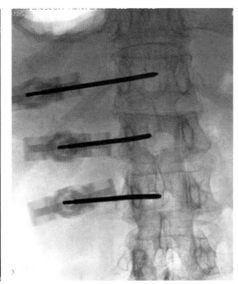
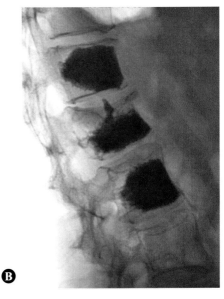
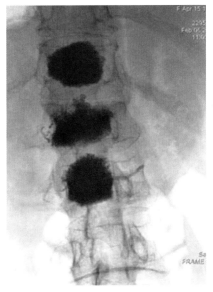

◀ 图69-20　男性，78岁，背部疼痛耐药

在 L_1、T_{12} 和 L_2（A）进行 VP（预防性 VP 治疗）作为镇痛治疗，骨水泥分布良好，无渗漏（B）

Kiva 系统是治疗疼痛性椎体骨折的椎弓根矫正装置，它被用于减少和治疗 $T_6 \sim L_5$ 的胸椎和（或）腰椎的脊柱骨折，是一种生物相容性聚合物，旨在为椎体和储层提供结构支撑，以在椎体增大过程中引导并容纳骨水泥。植入物是经皮输送到椎体内的螺旋环。但尚未发表用 KIVA 系统治疗创伤性骨折的论文。然而，KAST（Kiva 安全性和有效性试验）研究是一项关键的、多中心的、随机对照试验，用于评估疼痛性骨质疏松性椎体压缩骨折患者治疗的安全性和有效性，该研究证实 Kiva 系统在基于骨质疏松所致 VCF 治疗的器械相关的、在综合疼痛、功能和设备方面严重不良事件上并不劣于 BKP，报道称 7 天后疼痛 VAS 评分减轻至 69.5 分（VAS 评分为 0～100），ODI 评分显著改善。

（四）检查清单

* 通过微创技术治疗骨质疏松性椎体骨折是对部分患者药物治疗的有效替代方法。

* 必须对脊椎骨质疏松性骨折的患者进行短期临床和影像学随访（自愈或进行微创治疗的指征）。

* 对于微创治疗后仍持续疼痛的患者，必须在治疗后 1 个月进行影像学检查以排除新发骨折的发生。

四、微创方法治疗原发性和继发性脊柱肿瘤

（一）定义

常见为原发性脊柱肿瘤，可累及椎体的不同部位。根据定义，脊柱肿瘤分类（表 69-1）包括良性病变（血管瘤、动脉瘤性骨囊肿、骨软骨瘤、OB、嗜酸性粒细胞性溃疡、血管周膜瘤、GCT）或恶性病变。它们可以是单发的（脊索瘤、软骨肉瘤、尤因肉瘤、浆细胞瘤）或多发的（多发性骨髓瘤、淋巴瘤、白血病）。

最常见的原发性恶性肿瘤是浆细胞骨髓瘤（占所有病例的 9.8%），其次是脊索瘤（占所有病例的 8.5%）。最常见的原发性良性脊柱肿瘤是椎管血管瘤（28.1%），其次是 GCT（15.7%）、成骨细胞瘤（4.4%）和 ABC（1%）。

（二）流行病学 / 人口学

SM 是最常见的恶性骨病变。乳腺癌、肺癌和前列腺癌会引起椎体和附件的骨转移，产生持续的疼痛，并且常常引起肿瘤的不稳定。它们中的大多数溶骨性（70.9%），混合型占 20%，只有 8% 成骨性。

（三）临床特点

脊柱轴向疼痛（54.4%）、神经根病变（12.9%）、脊髓压迫（9.2%）、占位效应（5.7%）、病理性骨折（4.7%）、畸形（2.1%）和体重减轻（1.9%）是原发性或继发性椎体肿瘤患者最常见的症状。脊柱疼痛是由有 / 无病理性骨折的赘生性组织拉伸或由赘生性组织的硬膜外或椎间孔内 / 椎间孔内延伸引起的骨膜神经纤维拉伸引起的最重要症状。椎源性疼痛是由直接刺激受疾病影响的结构（皮质骨、骨膜、软骨下）的神经末梢引起的。

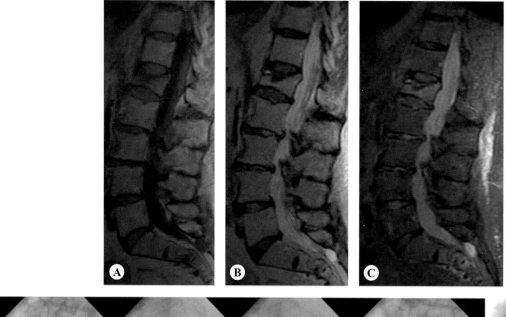

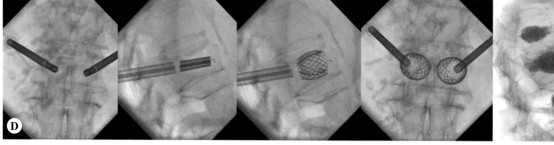

▲ 图 69-21　女性，76 岁，背部疼痛药物治疗无效

矢状位 T_1W（A）和 T_2W（B）MRI 序列显示 L_1 椎体压缩骨折，STIR MRI（C）显示 L_1 压缩性骨折伴骨髓水肿；在 L_1 行椎体支架 –AT 术（D），在 T_{12} 和 L_2 行预防性 VP 作为镇痛和椎体增强治疗，骨水泥分布良好，无椎体间渗漏

表 69-1 脊柱肿瘤分类

脊柱肿瘤分类	
良 性	**恶 性**
• 海绵状血管瘤	• 单发
• 骨样骨瘤	– 脊索瘤
• 动脉瘤样骨囊肿（ABC）	– 软骨肉瘤
• 骨软骨瘤	– 尤文氏肉瘤
• 骨母细胞瘤	– 浆细胞瘤
• 嗜酸性肉芽肿	
• 血管周细胞瘤	• 多发
• 巨细胞瘤	– 多发性骨髓瘤
	– 淋巴瘤
	– 白血病
	– 转移瘤

（四）影像学

脊柱病变应考虑以下临床和影像学特征。

• 患者年龄。

• 单发或多发。

• 原发性肿瘤。

• 形态和分布。

• 边缘。

• 基质。

• 膨胀性。

• 软组织。

• 密度 / 信号强度。

• 病变部位。

（五）治疗

原发性或继发性脊椎肿瘤的治疗是复杂和多学科的。肿瘤患者的治疗选择包括经皮治疗、手术、CHT 和（或）放射治疗或联合治疗。

1. 适应证

各种治疗的适应证和局限性取决于患者的症状和年龄、病变的类型及其扩展、肿瘤的性质。建议采用多学科方法为每例患者量身定制最佳治疗方案。

2. 继发性脊柱肿瘤

治疗的选择取决于临床症状、患者年龄及肿瘤的性质和疾病分期。最好的治疗方法是量身定制的治疗方法，结合以下几种不同的选择：手术、放疗、冠心病、单药治疗、放射代谢治疗、双膦酸盐治疗、血管内栓塞（用于肾细胞癌 – 甲状腺）、射频冷冻消融或 VP 的微创方法。仅在 13% 的情况下涉及单结构，而在大多数情况下，涉及两个或多个结构。脊髓患者需要手术治疗，压迫和神经功能缺损仅占不到 8%。

3. 椎体成形术的微创方法

VP 是一种微创手术，包括在透视下通过经椎板、椎板旁或经椎体入路将骨水泥 PMMA 注射到受肿瘤影响的椎体。可以用射频消融抗肿瘤。

采用 RF 和 VP 的微创方法治疗继发性脊柱肿瘤的三个不同目标。

• 疼痛治疗，将骨水泥注入椎体中可以减少小梁和皮质微骨折在椎骨水平上的运动。

• 稳定性治疗，注骨水泥可以重新建立因骨破坏而改变的脊柱生物力学，从而在病理性骨折发生前降低脊柱的承受能力。

• 由于 RF 消融装置的细胞坏死作用而对原发或继发性恶性病变进行抗肿瘤治疗。

射频消融和 VP 适用于遭受常规治疗抗性疼痛的患者，无神经功能缺损和脊髓压迫（图 69-22 至图 69-24）。

（六）检查清单

• 可以治疗继发性溶骨性或恶性混合性病变，并取得良好的效果，从而延长患者的生活质量。

• 除受病理性骨折影响的患者外，成骨细胞继发性恶性肿瘤无法进行 VP 治疗。

• 建议使用具有 T_2WI STIR 序列的 MRI 进行骨成像，以观察治疗方法和椎体数目；建议使用 CT 评估混合或是否有硬化。

• 在没有脊髓压迫的情况下，椎体后壁侵蚀和破坏不是 VP 的禁忌证。

• 注入椎体内的骨水泥量应足以在不过度填充的情况下对称地扩散到椎体内。

• 可以治疗没有症状性脊髓或根部受压的溶骨性病变，无任何重大并发症。

• RF 和 VP 的绝对禁忌证是脊髓受压、局部感染（骨性脊髓炎、椎间盘炎或硬膜外脓肿）和无法纠正的凝血障碍。

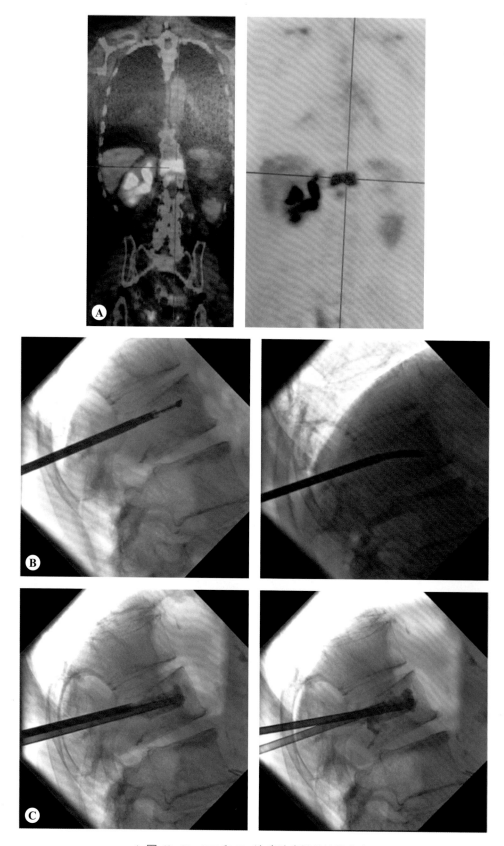

▲ 图 69-22　RF 和 VP 治疗肺癌椎骨转移患者

A. 骨扫描显像显示，肺癌患者的椎体转移瘤在 T_{12} 处出现高摄取区；B. 透视引导下侧位图像显示射频针入路的正确位置在 T_{12}；C. 骨水泥进入 T_{12} 椎体后的 X 线片

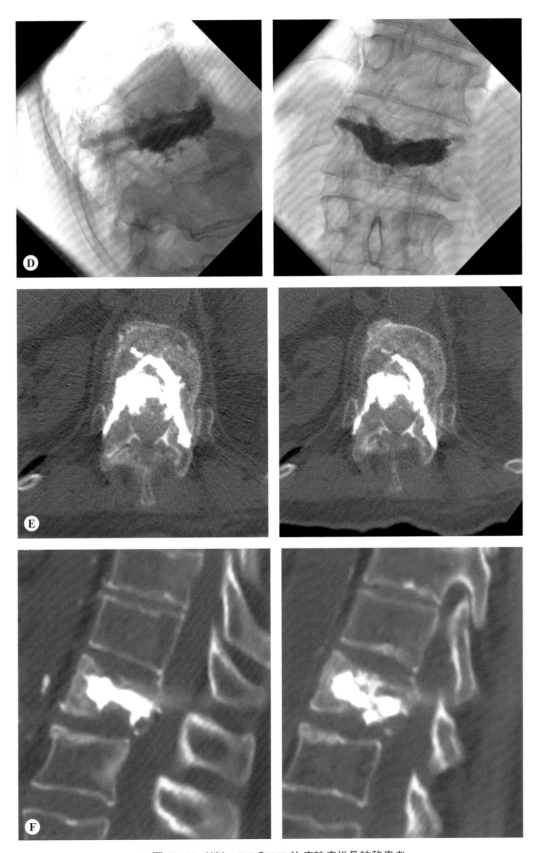

▲ 图 69-22（续） **RF 和 VP** 治疗肺癌椎骨转移患者

D. 骨水泥进入 T_{12} 椎体后的 X 线片；E 和 F. RF-VP 后的 MPR MDCT 轴位和矢状位重组图像显示 PMMA 在椎体中的正确分布，无渗漏

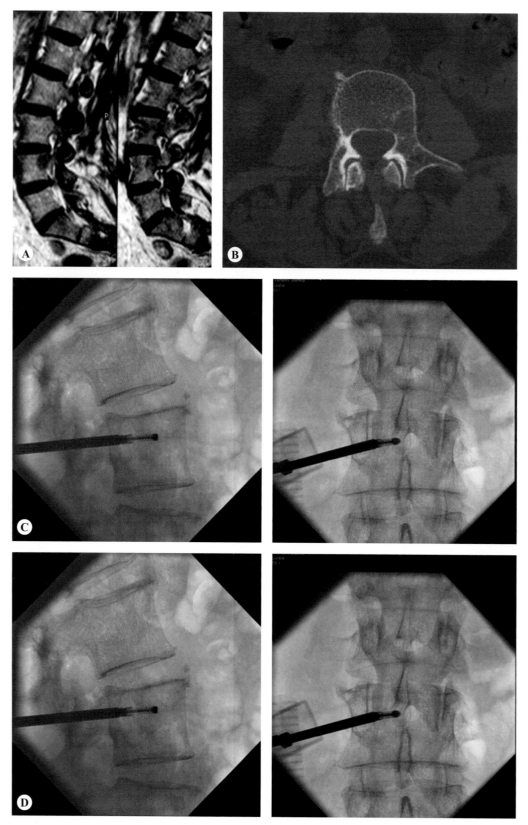

▲ 图 69-23 RF 和 VP 治疗示例

A. T₂W 矢状位 MRI 示乳腺癌患者 L₄ 溶骨性转移瘤；B. 轴位多层螺旋 CT 证实 L₄ 左侧椎体溶骨性病变；C. 侧位和前后位 X 线片显示 VP 术前射频针的正确位置；D. X 线显示射频灌注后 L₄、L₅ 病变的骨水泥分布

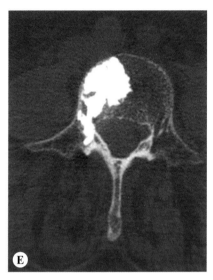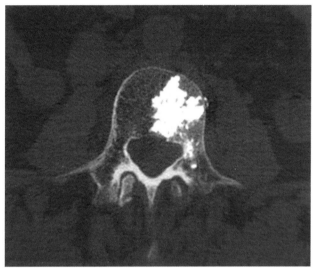

▲ 图 69-23（续）　**RF 和 VP 治疗示例**
E. RF-VP 术后横断位 MDCT 显示骨水泥局限于病灶区，无渗漏

1. 骨样骨瘤

骨样骨瘤是一种良性骨病变，好发于 10—20 岁的青春期男性，脊柱仅占 1%：59% 发生在腰椎，颈部占 27%，胸部占 12%，骶骨占 2%。肿瘤的特征是病灶直径 < 1.5cm，由组织良好的小梁骨和血管纤维结缔组织间质组成，周围有反应性皮质骨，70%～100% 的病例累及椎骨后部，只有 7% 位于椎体。疼痛是降低生活质量的最重要症状。自发性进展、药物治疗、外科整块切除或射频消融微创经皮手术是治疗的选择。射频消融术是在 CT 引导下进行的，由于将 RF 探头放置在病变内以便获得病变的热坏死，从而具有减轻疼痛的作用。

2. 椎体血管瘤

症状性和（或）侵袭性椎体血管瘤是良性脊柱病变，可通过经皮穿刺获得疼痛和稳定效果。

这是最常见的椎体肿瘤，12% 位于成年人。多发性病变占 25%～30%，一般发生在胸部。以毛细血管 - 静脉海绵状瘤为特征，在骨基质和脂肪组织之间可有成熟的血管间隙。在 CT 上为椎体低密度病变，有或没有血管软组织，而在 MR 上，典型的血管瘤在 T_1 和 T_2WI 序列上呈高信号。非典型或侵略性，由于脂肪成分少，T_1WI 上可以为低信号，有或没有硬膜外椎旁软组织侵犯，10%～15% 病例可以延伸到后部。

通常椎管血管瘤都是无症状的，但是侵袭性可能会有症状。症状性和（或）侵袭性椎管血管瘤甚至硬膜外扩张受累的患者可进行 VP 治疗，并作为一种有价值的、微创和快速的方法，可以彻底持久地解决疼痛症状，并且无相邻或相距较远的椎体骨折（图 69-25）。

另一种治疗方法是在减压椎板切除术前的急性期用胶水或 ONYX 行血管内入路，或经皮注射纯酒精以获得静脉硬化，从而获得硬膜外血管减少。

3. 动脉瘤样骨囊肿

动脉瘤性骨囊肿是起源不明的良性病变。30%～50% 与软骨母细胞瘤、成骨细胞瘤、巨细胞瘤、纤维异常增生、骨梗死或创伤有关。由于存在胶原蛋白，因此它们是血管化囊性病变。常见为多房囊肿。属于少见病变，占原发骨肿瘤的 1%。80% 的 ABC 患者小于 20 岁，女性发病率低。20% 的 ABC 发生在脊柱，大部分位于颈椎和胸椎，可能会有疼痛和急性脊髓压迫症状。以溶骨性病变为主，皮质变薄，内部可见液平面。

治疗方案如下。
- 经常复发者行手术治疗。
- 通过胶黏剂注入或酒精注入进行血管栓塞。
- VP 使用生物活性物质在脊柱水平注射到动脉瘤性骨囊肿中，由于其具有骨传导作用，可立即缓解疼痛，并具有稳定作用和骨形成作用（图 69-26）。

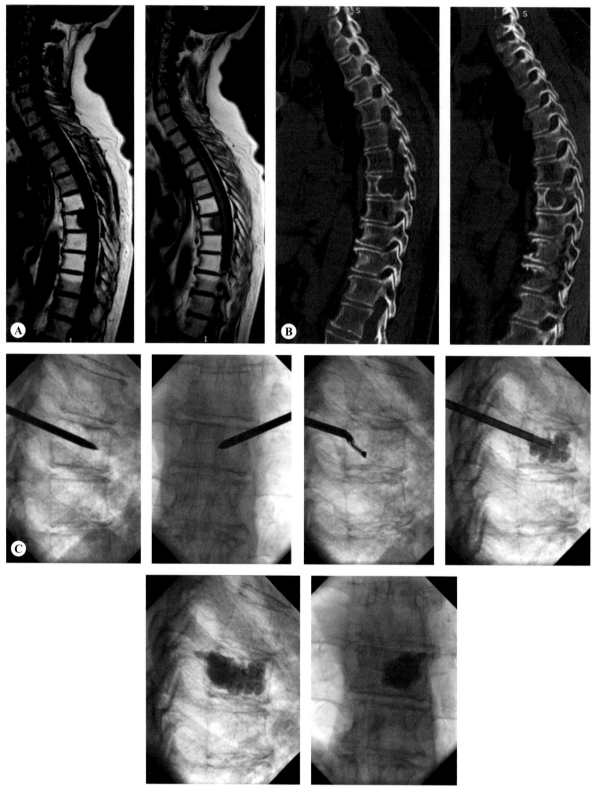

▲ 图 69-24　A. T₁W 矢状位 MRI 显示乳腺癌患者 T₇ 溶骨性病变；B. 矢状位 MPR MDCT 重组图像证实 T₇ 椎体骨质破坏；C. RF-VP 期间 X 线透视示 RF 针位置正确，PMMA 在病灶内分布良好，无渗漏

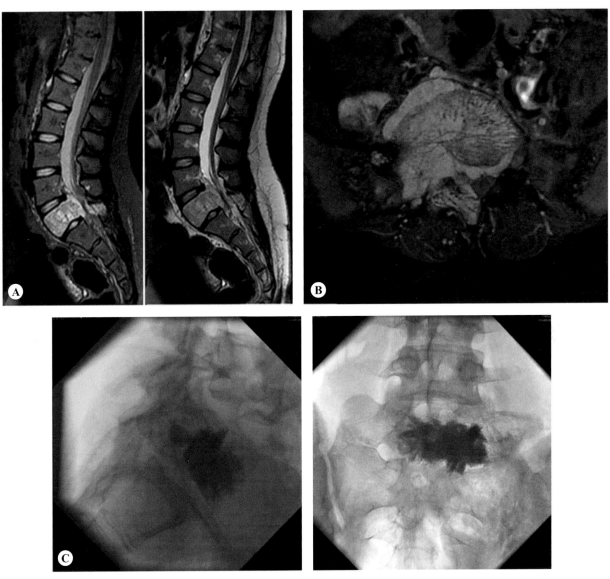

▲ 图 69-25　A. 矢状位 T_2W MRI 和轴位 T_1W 伴脂肪抑制；B. MRI 显示 L_5 处有侵袭性和症状性椎体血管瘤，药物治疗无效；C. VP 后 LL、PA X 线图像显示 PMMA 在 L_5 椎体内分布良好，无渗漏

4. 成骨细胞瘤

OB 是一种罕见的良性骨肿瘤，多见于年轻人，约有 1/3 的病例累及脊柱，脊柱 OB 占所有脊柱病变的 4.4%，可导致难治性疼痛。CT 表现为膨胀性骨质破坏，骨皮质呈薄壳状，可见肿瘤基质的骨化或广泛硬化，增强后可强化。极少数情况下，肿瘤可能具有侵袭性，表现为骨质破坏，骨皮质不连续，较宽的交界区，以及骨和软组织的特征性病灶周围水肿，因此导致膨胀性改变。尽管手术可能会导致脊柱不稳定，需要采取其他干预措施以稳定所累及的节段，并可能诱发关节炎或其他退行性疾病

的发作，但边缘切除或大范围切除 / 刮除术是一种治疗选择。使用射频微创治疗脊柱 OB，CT 引导下的射频消融是一种并发症少的选择疗法，可以完全缓解疼痛症状（图 69-27）。

5. 结果

根据 CAFE 研究报告（唯一公开的随机对照试验，包括欧洲、美国、加拿大和澳大利亚的 22 个中心，入组患者包括了癌症患者和 1～3 个疼痛性 VCF，主要终点是比较后凸成形术与非手术治疗组及对照组的差异），接受微创治疗的患者在随访 1 个月后疼痛明显缓解，平均 RDQ 评分从基线的

17.6 变为 9.1，并改善了生活质量。对照组的平均得分从 18.2 变为 18.0。

症状性椎体血管瘤（伴或不伴侵袭性）患者，甚至当病灶累及硬膜外时，都可以选择 VP 术，这是一种有价值的、微创和快速的方法，可以彻底持久地解决脊柱的疼痛症状，而不会引起邻近及远侧椎体的骨折。

6. 并发症

关于骨质疏松症 VCF 的治疗，VP 治疗的两种

主要并发症是静脉渗漏和椎间盘注入物的渗漏。与骨质疏松相比，肿瘤性病变有新的静脉血管网，增加静脉渗漏的风险。椎间盘注入物的渗漏取决于注入物黏度和形态。更高的黏度和更长的操作时间意味着可以在连续透视下缓慢注入，从而降低渗漏的风险。如果开始出现静脉渗漏，强烈建议停止注射，等待几分钟使 PMMA 发生聚合。

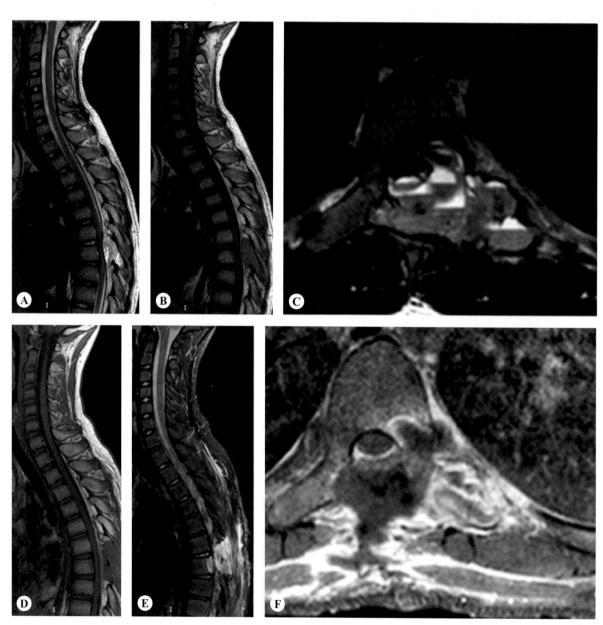

▲ 图 69-26　VP 治疗动脉瘤样骨囊肿

矢状位 T_2W（A）、矢状位 T_1WI（B）和轴位 T_1W（C）MRI 显示 T_7 椎体后部动脉瘤样骨囊肿，压迫脊髓。矢状位 T_1WI（D）、矢状位压脂 T_1WI（E）和轴位压脂 T_1WI（F）术后对比增强图像显示 T_7 的 ABS 对脊髓没有质量影响

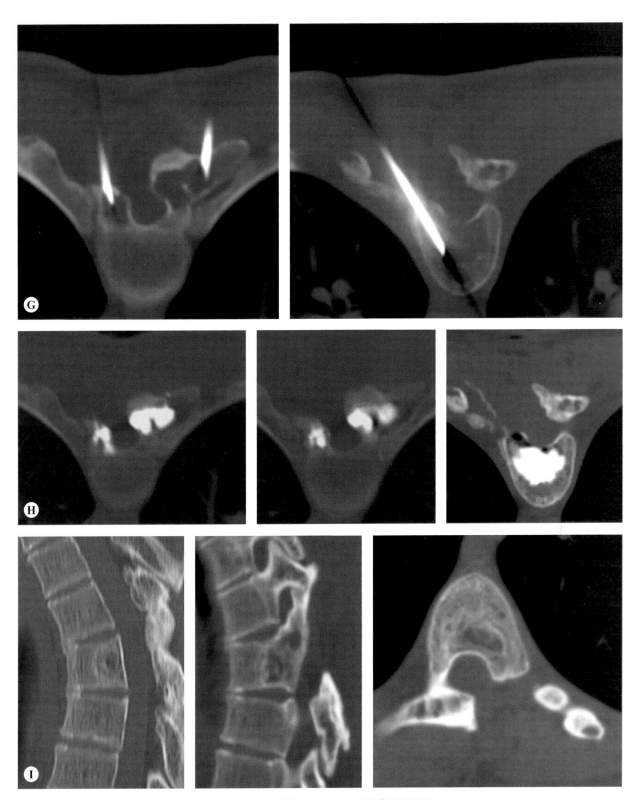

▲ 图 69-26（续） **VP 治疗动脉瘤样骨囊肿**

VP 术中轴位 MDCT 图像显示使用 CERAMENT 将针插入 T$_7$ 后部和椎体的正确位置（G）。轴位 MDCT 图像显示 VP 术中 CERAMENT 骨水泥进入 ABC 内（H）。随访 3 个月时的 MDCT 图像显示使用生物活性骨水泥后 ABC 病灶区的硬化反应（I）

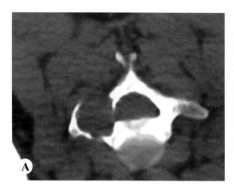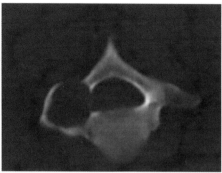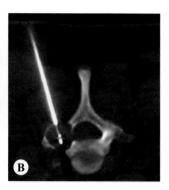

▲ 图 69-27　A. 多排螺旋 CT，患者俯卧位扫描，C₅ 水平成骨细胞瘤表现为一侧附件的囊状病灶；B. MDCT 显示射频穿刺针的正确位置

参考文献

[1] Andreisek G, Jenni M, Klingler D, Wertli M, Elliott M, Ulbrich EJ, Winklhofer S, Steurer J. Access routes and reported decision criteria for lumbar epidural drug injections: a systematic literature review. Skelet Radiol. 2013;42:1683-92.

[2] Clark W, Bird P, Gonski P, Diamond TH, Smerdely P, McNeil HP, Schlaphoff G, Bryant C, Barnes E, Gebski V. Safety and efficacy of vertebroplasty for acute painful osteoporotic fractures (VAPOUR): a multicentre, randomised, double-blind, placebo-controlled trial. Lancet. 2016;388(10052):1408-16.

[3] Filippiadis DK, Kelekis A. A review of percutaneous techniques for low back pain and neuralgia: current trends in epidural infiltrations, intervertebral disk and facet joint therapies. Br J Radiol. 2016;89:20150357.

[4] Gangi A, Dietemann JL, Ide C, Brunner P, Klinkert A, Warter JM. Percutaneous laser disk decompression under CT and fluoroscopic guidance: indications, technique, and clinical experience. Radiographics. 1996;16(1):89-96.

[5] Georgy BA. Comparison between radiofrequency targeted vertebral augmentation and balloon kyphoplasty in the treatment of vertebral compression fractures: addressing factors that affect cement extravasation and distribution. Pain Physician. 2013;16(5):E513-8.

[6] Hecker B, Waldmann G, Mangold W. Multisociety facet task force consensus response. 2009. http://www.spine. org/Documents/task_force_facetFINAL.pdf.

[7] Muto M, Andreula C, Leonardi M. Treatment of herniated lumbar disc by intradiscal and intraforaminal oxygenozone (O2-O3) injection. J Neuroradiol. 2004;31(3):183-9.

[8] Voormolen MH, Mali WP, Lohle PN, Fransen H, Lampmann LE, van der Graaf Y, Juttmann JR, Janssens X, Verhaar HJ. Percutaneous vertebroplasty compared with optimal pain medication treatment: short-term clinical outcome of patients with subacute or chronic painful osteoporotic vertebral compression fractures. The VERTOS study. AJNR Am J Neuroradiol. 2007;28(3):555-60.

拓展阅读

[1] Fisher CG, Ryken TC, Al BSH e. A novel classification system for spinal instability in neoplastic disease. Spine. 2010;35(22):1221-9.

[2] Kobayashi T, Arai Y, Takeuchi Y, Nakajima Y, Shioyama Y, Sone M. Phase I/II clinical study of percutaneous vertebroplasty (PVP) as palliation for painful malignant vertebral compression fractures (PMVCF). Ann Oncol. 2009;20(12):1943-7.

[3] Mastrantuono D1, Martorano D, Verna V, Mancini A, Faletti C. Osteoid osteoma: our experience using radio-frequency (RF) treatment. Radiol Med. 2005;109(3):220-8.

[4] McConnell CT Jr, Wippold FJ 2nd, Ray CE Jr, Weissman BN, Angevine PD, Fries IB, Holly LT, Kapoor BS, Lorenz JM, Luchs JS, O'Toole JE, Patel ND, Roth CJ, Rubin DA. ACR appropriateness criteria management of vertebral compression fractures. J Am Coll Radiol. 2014; 14: S1546-1440 (14)00216-6.

[5] Rodallec MH, et al. Diagnostic Imaging of solitary tumors of the spine: what to do and say. Radiographics. 2008;28:1019-41.

[6] CH W, Ma JZ, Zhang CC, Nie L. Comparison of highviscosity cement vertebroplasty and balloon kyphoplasty for the treatment of osteoporotic vertebral compression fractures. Pain Physician. 2015;18(2):E187-94.

第70章 脊柱和脊髓肿瘤的临床和影像学特征

Tumors of the Spine and Spinal Cord: Clinical and Radiological Features

Majda M. Thurnher 著

陈绪珠 译　　刘亚欧 校

摘　要

脊膜瘤和神经鞘瘤是最常见的髓外硬脊膜下肿瘤，而室管膜瘤和星形细胞瘤是最常见的脊髓肿瘤。磁共振成像是诊断硬膜下肿瘤的最佳成像模式。临床资料，如患者年龄、症状、病史、实验室检查结果有助于鉴别诊断，包括感染性脊髓炎、自身免疫性疾病（视神经脊髓炎，NMO）、脊髓神经类肉瘤病、血管病变（脊髓缺血、脊膜动静脉瘘）。脊髓肿瘤的治疗取决于组织病理学分级和临床表现。本章主要回顾脊髓肿瘤的临床和影像特征。

关键词

磁共振成像；脊髓；肿瘤

缩略语

ADEM	acute disseminated encephalomyelitis	急性播散性脑脊髓炎
ATM	acute transverse myelitis	急性横贯性脊髓炎
DTI	diffusion tensor imaging	扩散张量成像
DWI	diffusion-weighted imaging	扩散加权成像
FT	fiber tractography	纤维束成像
HIV	human immunodeficiency syndrome	人类免疫缺陷病毒
MRI	magnetic resonance imaging	磁共振成像
MS	multiple sclerosis	多发性硬化症
NMO	neuromyelitis optica	视神经脊髓炎
SCD	subacute combined degeneration	亚急性联合变性
sDAVF	spinal dural arteriovenous fistula	硬脊膜动静脉瘘
WHO	World Health Organization	世界卫生组织

一、临床特征

临床特征包括背部疼痛、放射性症状、慢性进行性神经功能障碍，如虚弱、感觉异常、步态异常、阳痿、肠道和膀胱功能障碍。也可出现由蛛网膜下腔出血造成的急性头痛。小儿硬脊膜下肿瘤患者，可出现骨骼异常，如脊柱后侧凸或椎体受压。由于症状无特异性且见于疾病的晚期阶段，硬脊膜下肿瘤的诊断常被延误。

二、成像策略和推荐方案

脊髓病变的诊断首选 MR 检查，序列如下。

必　选	可　选
• 矢状位 T_2WI • 矢状位 T_1WI • 矢状位 STIR • 轴位 T_2WI • 增强 T_1WI 并脂肪抑制	• DWI（脊髓缺血、皮样囊肿） • DTI（脊髓肿瘤） • MRA（sDAVF）

三、室管膜瘤

（一）定义

来自脊髓中央管的室管膜，也是病变位于脊髓中心的原因。

（二）流行病学 / 人口学

男性稍多，多见于 30 岁和 60 岁。与 Ⅱ 型神经纤维瘤病有关。

（三）病理与发病机制

室管膜瘤有 4 种组织学类型：细胞型、黏液乳头型、透明细胞型和伸长细胞型。在 2016 年 WHO 的中枢神经系统肿瘤分类中，基于恶性程度，室管膜瘤被分为 3 个级别：Ⅰ 级包括黏液乳头型和室管膜下瘤，Ⅱ 级包括经典型、乳头型、透明细胞型和伸长细胞型，Ⅲ 级为间变性室管膜瘤。Ⅱ 级 "经典的" 室管膜瘤占脊髓病变的 55%～75%。其病理生理学行为为良性，压迫邻近脊髓室管膜。

大部分室管膜瘤位于颈胸段椎管；脊髓圆锥的室管膜瘤罕见，并且常为黏液乳头型。

基因研究表明在脊髓和颅内室管膜瘤间有几处明显的差别，由于基因的差别，脊髓的室管膜瘤预后较好。分子生物学分析研究表明，脊髓室管膜瘤常见 22q 染色体缺失。在所有类型室管膜瘤中黏液乳头型基因异常最常见，尤其是 7 号染色体的突变（图 70-1）。

（四）临床特征

成年患者通常表现为脊髓病或感觉异常。常见的症状包括运动无力、皮肤感觉异常、疼痛和括约肌功能障碍。小儿脊髓内室管膜瘤患者常表现为非特异性和一般性症状。临床症状常较轻或无特异性，病变确诊相对较晚（15 月龄）。

（五）影像学特征

仅凭影像学不能确定脊髓室管膜瘤的组织学级别。脊髓室管膜瘤在 MRI 上表现为中央位置的病变（85%）伴脊髓水肿和增粗。大部分为 T_1WI 等、低和 T_2WI 高信号。常见囊性成分，可位于病变的腹侧 / 末端，也可位于瘤内（图 70-2）。出血常见，形成 "帽征"（T_2WI 上肿瘤两端含铁血黄素形成的极低信号环），发生率约 30%。约 10% 伴脊髓空洞症。不论其 WHO 级别如何，室管膜瘤有均匀或不均匀强化。

增强 T_1WI 有助于鉴别肿瘤内外囊腔；肿瘤内囊腔边缘强化，而非肿瘤囊腔无强化。肿瘤囊腔表面有线样排列的瘤细胞，应该同肿瘤一起切除（图 70-3）。非肿瘤囊腔不包含瘤细胞，常位于实体瘤的腹侧和尾侧，系对肿瘤的反应性结果（图 70-3），不需手术切除。如术后未消失，可引流或抽吸。

间变性室管膜瘤（WHO Ⅲ 级）可有弥漫性软脊膜转移。

NF2 患者的髓内室管膜瘤常为低级别，最常见于颈髓和 CMJ（85%）。多发性室管膜瘤（所有组织学类型）也可见于 NF2 患者，有时在脊髓内呈 "珍珠串" 征。通常情况下，肿瘤生长缓慢，只要无症状不需手术。

黏液乳头型室管膜瘤

仅见于脊髓圆锥和马尾神经。来自脊髓圆锥或终丝的室管膜。典型的 MRI 表现为分叶状、不均质的病变，T_1WI 等信号，T_2WI 高信号。增强扫描肿瘤，常见明显均匀强化，边界清晰（图 70-4）。可见椎体受压吸收（图 70-5）。

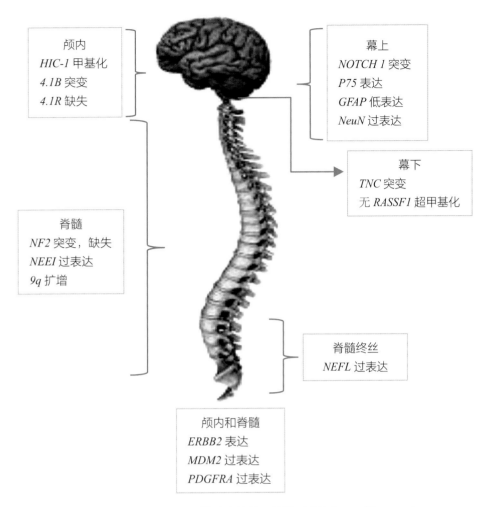

▲ 图 70-1 颅内和脊髓内室管膜瘤的基因差异（改编自 Lee 等，2016）

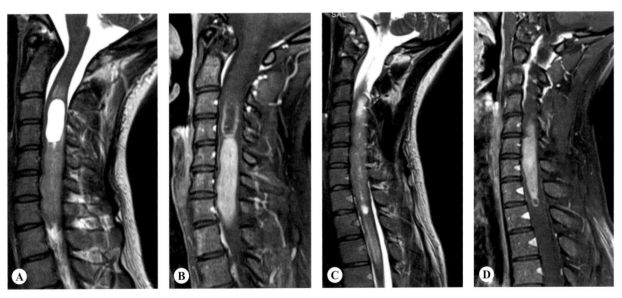

▲ 图 70-2 23 岁女性，室管膜瘤

A 和 C. 在矢状位 T₂WI 上，颈髓内强化肿块由数部分组成：较大的等信号部分（实性肿瘤），头侧较大的囊腔（A），尾侧较小的囊腔（C）；B 和 D. 增强后脂肪抑制 T₁WI，肿瘤实性部分均匀强化，瘤内囊壁亦强化

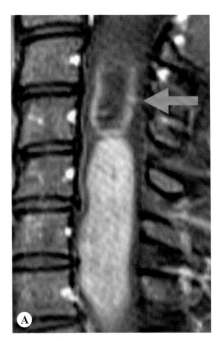 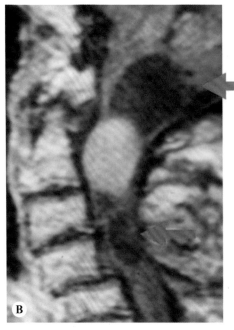

◀ 图 70-3　2 例脊髓肿瘤内外囊腔的鉴别

A. 实性肿瘤头侧外周强化的囊腔提示为室管膜瘤内的囊腔；B. 强化肿瘤头侧和尾侧无强化的两处囊腔，与血管网织细胞瘤的非肿瘤囊腔相一致

（六）治疗

首选的治疗手段是手术切除。当不能全切时，放疗也是一项有效的选择，而化疗的效果不明确。成人脊髓的高级别室管膜瘤预后较低级别肿瘤患者差。在小儿患者则无此差别。Ki-67 是重要的预后因素，其表达水平越低，预后越好。

（七）影像学要点

- 脊髓室管膜瘤是成人最常见的脊髓肿瘤。
- 位于脊髓中央，边界清晰。
- 常见瘤内、瘤外囊腔和出血。
- 明显强化。
- 可见椎体受压凹陷。
- 与 NF2 有关。

（八）病例报告

病史： 57 岁女性患者。

临床诊断： 颈髓病变。

MR 检查目的： 明确脊髓病变性质。

成像技术： 矢状位 T_2WI、矢状位 T_1WI、矢状位增强 T_1WI、DTI。

影像学表现： 矢状位 T_2WI（图 70-6A）示脊髓内不均匀信号肿块。注意肿块下部出血的低信号环形成"帽征"。T_1WI（图 70-6B）可见等信号及囊性部分。增强 T_1WI（图 70-6C）示肿瘤实性部分明显强化，而囊性部分无强化。DTI 示纤维束破坏（大部分位于中央区），外周纤维束仍存在（图 70-6D）。

解释： 临床（成人）和影像学上脊髓中央的肿块伴出血（帽征）、囊变和强化，提示室管膜瘤。DTI 显示纤维束破坏提示为室管膜瘤而非星形细胞瘤。

四、星形细胞瘤

（一）定义

脊髓内星形细胞瘤占所有原发脊髓肿瘤的 6%～8%。

（二）流行病学 / 人群特征

星形细胞瘤是成人第二常见的脊髓肿瘤（30%～50%），见于 30—50 岁，男性稍多。该病是小儿最常见的脊髓肿瘤（90%）。75% 的小儿脊髓星形细胞瘤是毛细胞星形细胞瘤，见于 1—5 岁的儿童。年龄稍大（约 10 岁）的患者纤维型星形细胞瘤常见。脊髓胶质母细胞瘤很罕见，占所有胶质母细胞瘤的 0.2% 和脊髓胶质瘤的 1.4%。星形细胞瘤与神经纤维瘤病有关。

（三）病理和发病机制

星形细胞瘤由肿瘤样变的星形细胞组成，包

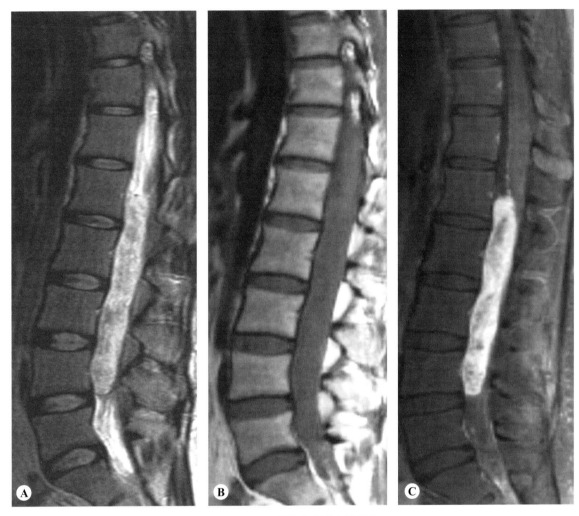

▲ 图 70-4　黏液乳头型室管膜瘤

矢状位 T_2WI（A）显示脊髓内不均匀低信号肿块，长度达数个椎体节段。在 T_1WI 上呈等信号（B），明显强化（C）

括分化良好的和间变的星形细胞瘤。WHO 将其分为 4 个级别：毛细胞性（Ⅰ级）、弥漫性或低级别（Ⅱ级）、间变性（Ⅲ级）和胶质母细胞瘤（Ⅳ级）。小儿脊髓星形细胞瘤大部分为良性，而成人多为 WHO Ⅲ级和Ⅳ级。脊髓胶质母细胞瘤（Ⅳ级）可见于颈髓、胸髓和脊髓圆锥，其中以胸髓最常见。25% 的成人星形细胞瘤为恶性。

脊髓内星形细胞瘤可多发，可以是原位，也可沿中央管播散，也可位于蛛网膜下腔。

（四）临床特征

星形细胞瘤生长缓慢，自出现症状到确诊需数月至数年。初始症状多为弥漫性背部疼痛，卧位或夜间加重，导致夜间痛。小儿患者也可出现腹部疼痛。

（五）影像学特征

星形细胞瘤多边界不清，偏于脊髓侧方。T_1WI 等或低信号，T_2WI 高信号。两端可见囊腔，可有硬膜下出血，但室管膜瘤更常见，其影像学表现取决于出血时间的长短。增强 T_1WI 上，60%～70% 的脊髓星形细胞瘤可见强化，与病变的 WHO 级别有关（图 70-7A 至 C）。然而，无强化的髓内星形细胞瘤不常见（20%～30%）（图 70-7D 至 F）。其强化可为结节状、片状及不均匀弥漫性强化（图 70-8 至图 70-10）。

1. 星形细胞瘤与室管膜瘤的鉴别

与星形细胞瘤相比，室管膜瘤患者年龄更大，肿瘤实性成分更多，肿瘤位于脊髓中央，有弥漫性强化，脊髓空洞症，多见出血及帽征。

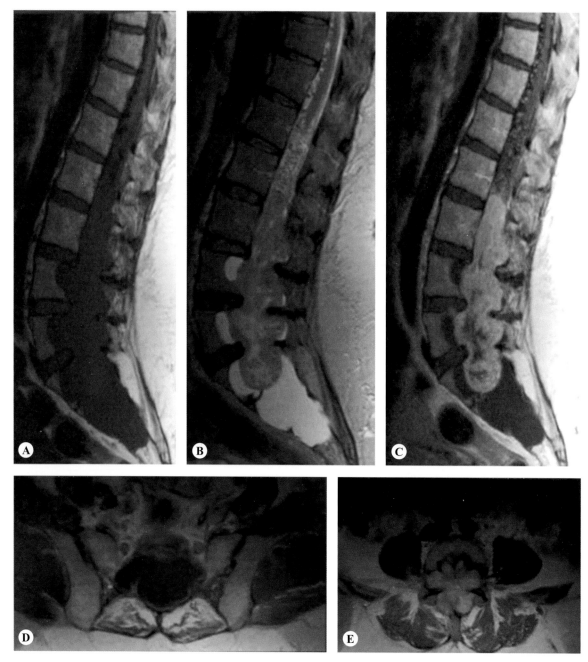

▲ 图 70-5　黏液乳头型室管膜瘤

矢状位 T₁WI（A）显示腰椎内低信号肿块，骶椎和 L₃₋₅ 椎体受压，边缘光滑。肿块信号不均匀，在 T₂WI 上可见低信号（B），增强 T₁WI 显示明显强化（C）。注意肿块头侧受压扩张的髓周静脉。轴位 T₁WI（D 和 E）显示分叶状肿块，边界清晰

最近的多因素分析研究表明，在这些不同的影像学特征中，脊髓空洞症是鉴别室管膜瘤和星形细胞瘤的唯一重要征象（表 70-1）。扩散张量成像和纤维束成像有助于鉴别室管膜瘤和星形细胞瘤。后者的 FA 值常降低，ADC 值升高。DTI 有助于鉴别毛细胞和高级别星形细胞瘤，但不能鉴别星形细胞瘤和室管膜瘤。

2. 治疗

手术是低级别星形细胞瘤的治疗标准。对高级别或进展性病变尚需其他治疗。总的来说，患者的总生存期和无症状生存期主要取决于其病理特征。

3. 影像学要点

- 脊髓星形细胞瘤是小儿最常见的脊髓肿瘤。
- 偏心性生长，边界不清。

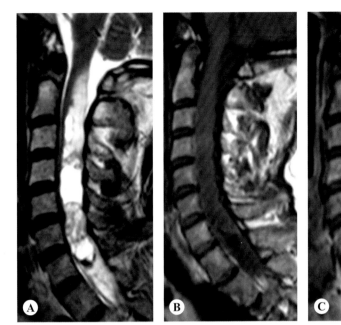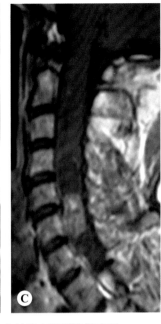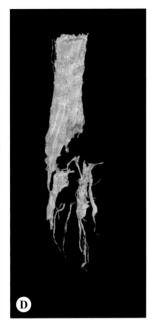

▲ 图 70-6　57 岁女性患者的影像学表现

A. 矢状位 T_2WI 显示脊髓内不均匀信号肿块，注意肿块下部出血的低信号环形成"帽征"; B.T1WI 可见等信号及囊性部分；C. 增强后 T_1WI 显示肿瘤实性部分明显强化，而囊性部分无强化；D.DTI 显示纤维束破坏（大部分位于中央区），外周纤维束仍存在（译者注：原著疑有误，已修改）

- 强化形态不一，可为局灶性、片状或弥漫性。
- 30% 不强化（与 WHO 级别无关）。

4. 病例报告

病史：60 岁男性患者，左侧胸痛。数月后，左下肢感觉异常，进行性加重至左半身瘫痪和步态异常。

临床诊断：脊髓肿瘤。

MRI 检查目的：排除脊髓肿瘤或脊髓炎。

成像技术：矢状位、冠状位、轴位 T_2WI、矢状位 T_1WI、矢状位和轴位增强 T_1WI、DTI。影像学表现见图 70-11。

影像学表现：矢状位 T_2WI（图 70-11A）上，胸段脊髓可见长的 T_2 高信号病变，无囊腔及扩张的中央管。矢状位增强 T_1WI（图 70-11B），强化边界不清，DTI 显示神经纤维的弥漫性受侵，无破坏（图 70-11C 和 D）。

五、血管母细胞瘤

（一）定义

中枢神经系统血管母细胞瘤是罕见的良性肿瘤，富血供，可见于整个神经轴。散发的血管母细胞瘤总是单发，而与 von Hippel-Lindau 相关的常多发且伴随其他肿瘤。脊髓的血管母细胞瘤占所有脊髓肿瘤的 1.6%～5.8%。

（二）流行病学 / 人群特征

血管母细胞瘤常见于成人，典型症状出现的平均年龄在 VHL 病（30—40 岁）小于散发患者（40—50 岁）。在小儿极其罕见，并且与 VHL 病高度相关（约 60%）。

（三）病理和发病机制

血管母细胞瘤是良性血管性肿瘤，在 WHO 中枢神经系统肿瘤分类（2016 年版）中被视为 I 级肿瘤。脊髓的血管母细胞瘤为髓内病变，常达柔脊膜背侧。常有髓内外成分。

血管母细胞瘤有异常密集血管性肿瘤实质，壁薄，血管排列紧密，间以大的基质细胞。

（四）临床特征

常见症状包括感觉或运动障碍、疼痛、触痛、肠道和泌尿道功能障碍。感觉障碍是最常见的初始症状。

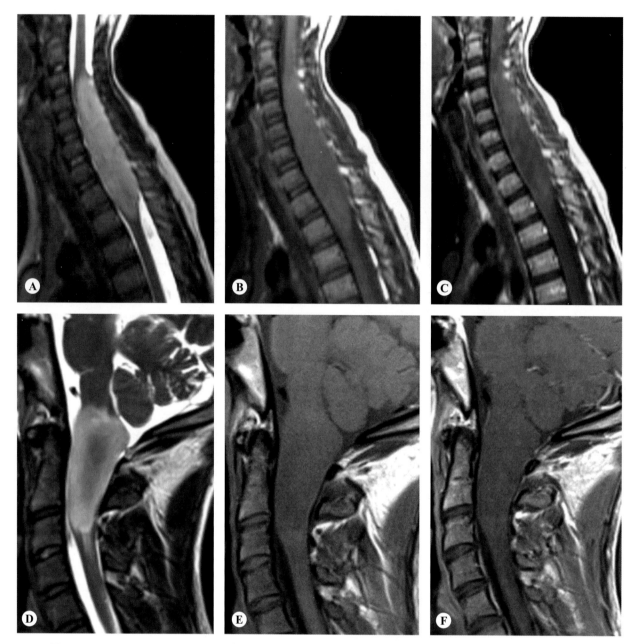

▲ 图 70-7　**2 例脊髓星形细胞瘤：5 岁女童毛细胞星形细胞瘤 WHO Ⅰ 级（A 至 C）和 5 岁男童弥漫性星形细胞瘤 WHO Ⅱ 级**

A. 矢状位 T_2WI 显示 $C_4 \sim T_3$ 水平脊髓明显增粗，内见局灶性病变，呈高信号。B 和 C. 相应的 T_1WI 上（B），病变为等信号，增强扫描矢状位 T_1WI（C），不均匀 / 片状强化。注意无瘤周水肿。D 至 F. 第 2 例患者矢状位 T_2WI（D）显示肿大的高信号肿块自枕大孔向下延伸达 C_3 水平。肿块在矢状位 T_1WI 为等信号（E），无强化（F）

（五）影像学特征

　　血管母细胞瘤的实性部分在 T_1WI 呈等信号，T_2W 为高信号，明显强化。常伴脊髓内水肿，蔓延至数个椎体节段（即使肿瘤较小）（图 70-12）。水肿可以是静脉淤血，也可以是动静脉分流。

　　基于在椎管内的位置，血管母细胞瘤被分为

3 个类型：①局灶性；②雪人征；③光滑型（图 70-13 和图 70-14）。当表现为髓内外肿瘤且有大量的髓外肿瘤成分时，会压迫脊髓，则髓内外肿瘤难鉴别。

　　血管母细胞瘤的独特征象是脊髓增大，超出强化肿瘤的边缘，与脊髓空洞症不同。这一征象对血管母

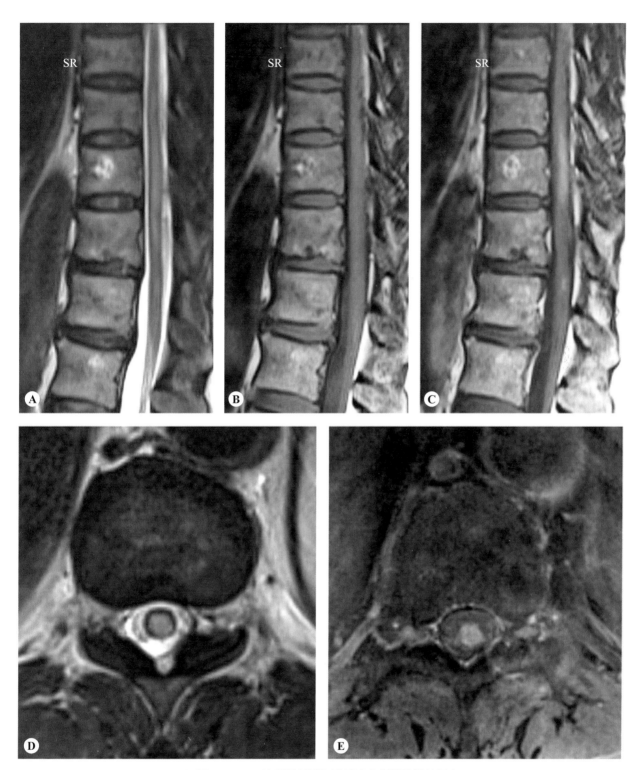

▲ 图 70-8　60 岁男性星形细胞瘤患者慢性进行性无力

矢状位 T_2WI（A）下胸段数个椎体节段可见高信号病变，无脊髓肿胀，异常信号位于脊髓中央（D）。病变在矢状位 T_1WI 为等信号（B），增强后显示病变多灶性强化（C 和 E）。基于成人下胸段脊髓内长 T_2 信号，多灶性强化的 MRI 特点，鉴别诊断包括横贯性脊髓炎和星形细胞瘤。临床表现为慢性进行性无力支持肿瘤的诊断

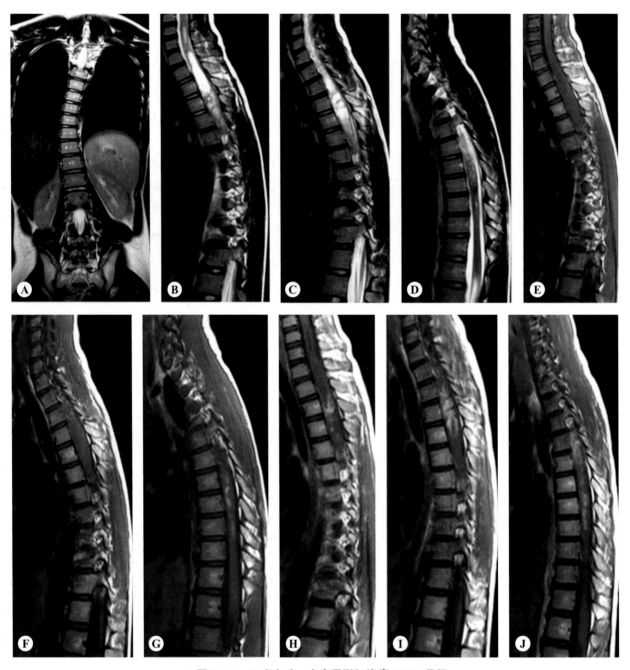

▲ 图 70-9 10 岁女孩，少突星形细胞瘤 WHO Ⅱ级

临床表现为进行性脊柱侧弯、空间障碍和下肢瘫痪。冠状位 T_2WI（A），脊柱向右侧弯曲。矢状位 T_2WI（B 至 D）显示胸段脊髓内病变，部分低信号，多发囊变。矢状位 T_1WI（E 至 G），病变尾侧可见等低及高信号（出血）。增强 T_1WI（H 至 J）可见不规则强化。MRI 显示脊髓内长而不规则的强化病变伴囊变、出血提示脊髓肿瘤，最可能的诊断是星形细胞瘤

细胞瘤是特异性的，不会见于脊髓其他肿瘤。

在大的血管母细胞瘤，T_2WI 可见局灶的肿瘤内血管流空。其出现取决于病变的大小，当肿瘤 < 15mm 时不会出现血管流空，当 ≥ 25mm 时会出现该征象。

囊腔和脊髓空洞症见于 50%～100% 的病例。

空洞可以很小或囊腔样，可超出脊髓的长度。出血罕见，常为蛛网膜下腔出血。然而，髓内出血（出血性脊髓炎）亦见报道。

（六）治疗

脊髓血管母细胞瘤的显微手术具有较低的死亡

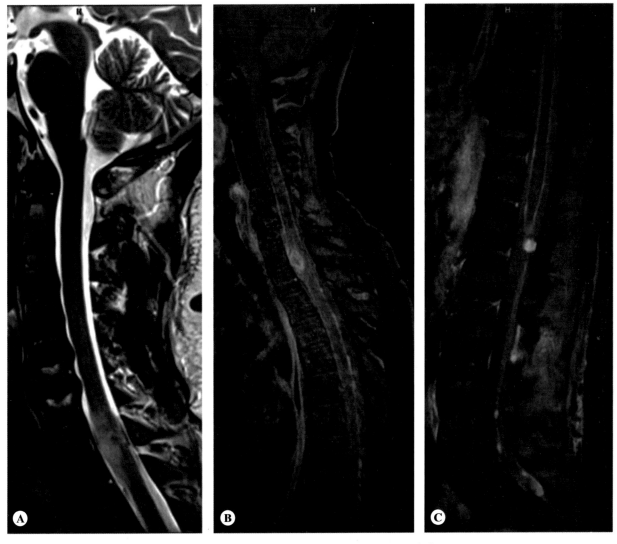

▲ 图 70-10　**26 岁男性，脊髓原发胶质母细胞瘤**
矢状位 T_2WI（A），颈髓腹侧外生性生长的病变。增强扫描脂肪抑制图像（B 和 C），病变呈环形强化。注意脊髓表面的柔脑膜强化，在 L_1、L_4 和 L_5 水平的结节状强化，系柔脑膜播散

率，术后效果好。VHL 综合征者无症状的脊髓病变可 MRI 随访。出现临床症状时需手术切除，复发罕见，并且常见于 VHL 综合征患者。

（七）影像学要点

• 脊髓血管母细胞瘤可以是髓内，也可为髓内外、髓外。

• 位置表浅者最常见于脊髓后部（柔脊膜下）。

• 与髓内肿瘤相比，脊髓空洞相对较大。

• 中等 – 大的肿瘤内或周围可见血管流空。

• 脊髓肿胀距结节较远，脊髓空洞是该病的特异表现。

• 多发的血管母细胞瘤提示 VHL 病。

（八）病例报告

病史：28 岁男性。

临床诊断：脊髓病。

MR 检查目的：排除硬脊膜下肿瘤。

成像技术：矢状位 T_2WI，矢状位 T_1WI，矢状位和轴位增强 T_1WI，矢状位和轴位 DTI/FT。

影像学表现：矢状位 T_2WI（图 70-15A）可见颈髓长条形高信号。注意在 C_3 水平的低信号区域（肿瘤）。矢状位增强 T_1WI 上（图 70-15B）示脊髓内边界清晰的结节状明显强化灶。病变在脊髓内的

表 70–1　脊髓室管膜瘤和星形细胞瘤的 MRI 表现		
	室管膜瘤	星形细胞瘤
部位		
颈	60%～90%	60%
胸	15%	30%
圆锥	0%～5%	5%
水肿	常见（85%）	少见（30%）
肿瘤在脊髓的位置	中央（＞90%）	偏心 70%，中央 30%
实性部分的 T_2 信号	低（细胞密度高）	等 – 高（细胞密度低）
出血		
帽征	30%～45%	10%
出血	12%	10%
囊腔		
瘤内	25%	10%～20%（高级别常见）
头侧 / 腹侧	4%	5%（常见于毛细胞星形细胞瘤）
中央管扩张	83%	10%（常见于低级别）
强化	100% 增强	60%～70% 增强
无	0%	30%（低级别和高级别）
均匀	42%	0%
不均匀	30%	50%（低级别和高级别）
环形	20%	
结节状	8%	30%（低级别）

改编自 Kim 等，2014

位置在轴位增强 T_1WI（图 70–15E）上显示较好。此外，在 $C_{4～5}$、$T_{1～2}$ 及 $T_{2～3}$ 水平脊髓背侧可见小的强化结节。

　　DTI 和 FT（图 70–15C、D 和 F）显示病变周围纤维移位，提示病变为良性。

　　解释：多发结节，明显强化的脊髓内病变伴明显的脊髓水肿和脊髓周围的浅表静脉扩张均提示血管母细胞瘤。

六、脊髓内转移瘤

（一）定义

最常见于恶性病变的晚期，颈髓是最常见的部位。原发肿瘤最常见于肺，其次是乳腺癌、黑色素瘤、淋巴瘤和肾癌。

（二）流行病学 / 人群特征

脊髓转移瘤罕见，发病率为 0.9%～2.1%。

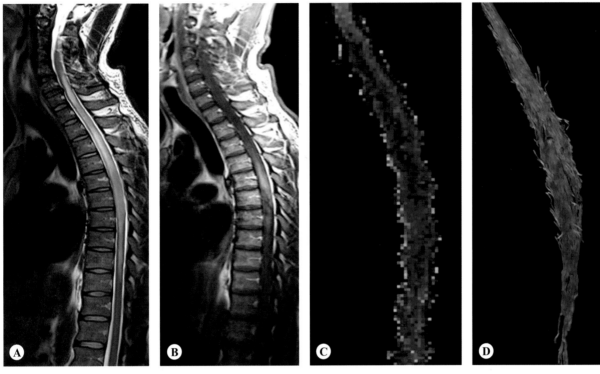

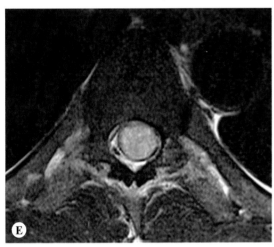

◀ 图 70-11 60 岁男性患者的影像学表现

（三）病理和发病机制

有 3 种病理机制：①大多数为血源性播散；②与脑膜癌有关；③自邻近结构的直接侵袭（脊髓硬膜外腔、神经根）。

（四）临床特征

最常见的症状时无力（90%），其次是麻木、感觉缺失、括约肌功能障碍、背部或颈部疼痛、放射痛。脑脊液检查无特异性，常表现为蛋白质水平升高，但很少有恶性细胞。

（五）影像特征

无特异性，大范围的 T_2 高信号和结节，环形（图 70-16）或不均匀强化。出血性转移瘤可见 T_2WI 低信号，似海绵状血管瘤（图 70-17）。

（六）治疗

治疗方式取决于病变部位、系统性疾病的情况、预期寿命和功能情况。

（七）影像学要点

• 脊髓转移瘤是少见病变。
• 环形、结节状或不均匀强化伴明显水肿。

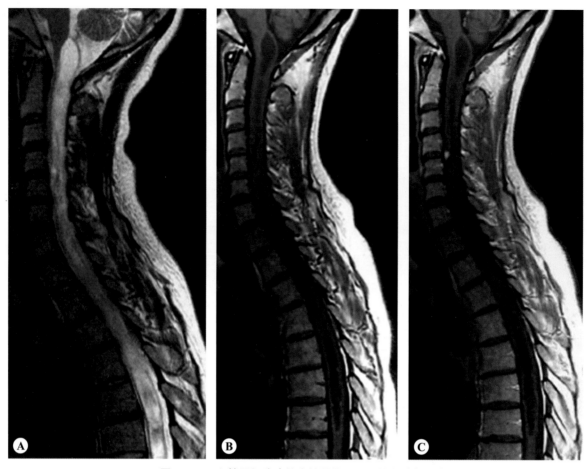

▲ 图 70-12　血管母细胞瘤伴小的强化及明显的脊髓空洞症

颈髓矢状位 T_2WI（A）和 T_1WI（B）显示脊髓明显囊性变，自延髓至 T_7 水平。增强 T_1WI（C），于 $C_{4\sim5}$ 水平可见一小的强化结节位于脊髓腹侧

- 查找脑部或椎骨转移瘤。
- 对出血性转移瘤，考虑黑色素瘤。

（八）病例报告

病史：30 岁女性患者，有乳腺癌病史。

临床诊断：怀疑脊髓转移瘤。

MR 检查目的：排除脊髓病变。

成像技术：矢状位和轴位 T_2WI，矢状位和轴位增强 T_1WI。

影像学表现：矢状位 T_2WI（图 70-18A）示 C_2 水平局灶性高信号病变，脊髓增粗。病变位于脊髓侧方（图 70-18B）。增强图像显示病变结节状强化（图 70-18B 和 D）。

解释：根据 MRI 表现，髓内异常信号与转移瘤相符合，但也与急性脱髓鞘病变相一致。临床病史支持髓内转移瘤。

七、脊髓内黑色素细胞瘤

（一）定义

源自柔脊膜黑色素细胞的肿瘤，分化良好。最常见于髓外硬膜下，但是罕见情况下也可位于髓内。可以弥漫，也可局灶分布。

（二）流行病学 / 人群特征

原发黑色素瘤很罕见，发病率为 1/1000 万，文献报道的脊髓黑色素瘤不超过 30 例，常见于女性，典型年龄为 40 岁。然而，在一篇较大样本的文献中（16 例），男性多见。

弥漫性病变、黑色素细胞增多症及高度恶性黑素瘤病见于皮肤病综合征，如神经皮肤黑素沉着病。

（三）病理和发病机制

本病源自柔脊膜的散在黑色素细胞，多分布在脑

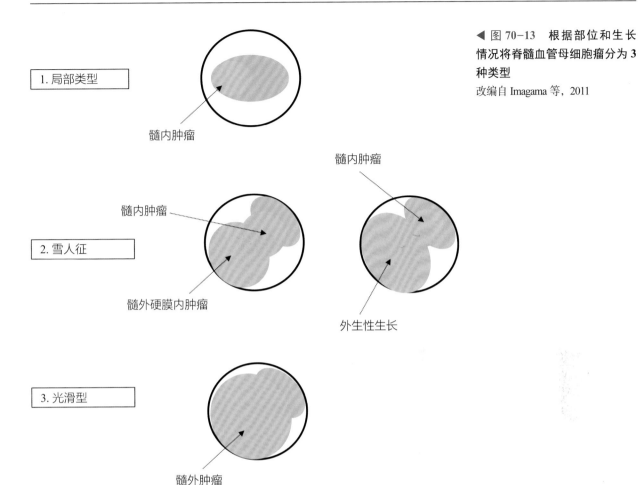

◀ 图 70-13 根据部位和生长情况将脊髓血管母细胞瘤分为 3 种类型

改编自 Imagama 等，2011

基底部、颅后窝及上颈段脊髓周围。通常被认为是生长缓慢的良性肿瘤，病理级别为 WHO Ⅰ级。

中度恶性病变表现为有丝分裂活动增加和（或）CNS 侵袭，但无明显的细胞异型性。术中可见局灶性、柔软、实性的富血供肿块伴脊膜粘连。

（四）临床特征

患者表现为慢性进行性加重的脊髓或神经根病变。

（五）影像学特征

脊髓黑色素瘤最常见的部位是胸髓（75%），其次是颈髓（25%）。T_1WI 呈等或高信号，T_2WI 呈低信号，均匀明显强化（图 70-19）。脊髓空洞症或水肿少见。

（六）治疗

手术切除是主要的治疗手段，中度恶性的髓内黑色素瘤复发率较高（即使肿瘤全切后），因此 MR 随访非常重要。

（七）影像学要点

- 脊髓原发的黑色素瘤罕见。
- 脊髓旁中央明显强化的肿块，T_1WI 高信号高度提示该病。

八、脊髓内表皮样囊肿

（一）定义

表皮样囊肿（外胚层包含囊腔，胆脂瘤）罕见，生长缓慢（0.6%～1.1%）。脊髓表皮样囊肿的典型位置是腰骶部（90%），也可见于其他部位。

（二）流行病学 / 人群特征

文献共报道 65 例。可见于任何年龄。

（三）病理和发病机制

源自神经管闭合期间（妊娠第 3～5 周）移位的上皮组织。获得性发病系单次或多次腰穿或脊髓

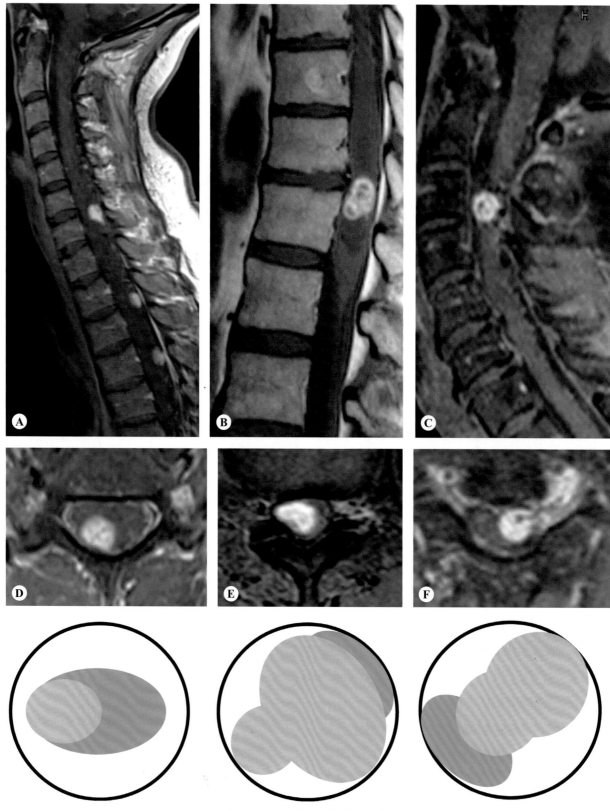

▲ 图 70-14　3 例脊髓血管母细胞瘤

VHL 患者多灶性血管母细胞瘤（A 和 D）（Ⅰ型）。脊髓圆锥外生性生长的血管母细胞瘤呈"雪人征"（B 和 E）。"雪人征"的血管母细胞瘤蔓延至左侧神经孔（C 和 F）

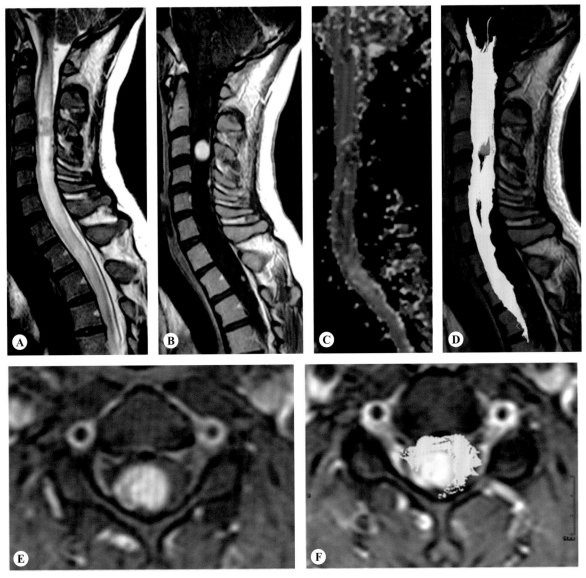

▲ 图 70-15　**28 岁男性患者的影像学表现**

脊膜突出修补后皮肤碎片的医源性穿刺引起。术中表现为白色肿块，常被称为"珍珠瘤"。

（四）临床特征

临床症状包括无力、感觉异常、后背痛、神经根痛、肠道和膀胱功能异常。若肿瘤破裂入蛛网膜下腔，可出现急性、化学性脑膜炎。

（五）影像学特征

T_1WI 为低信号，T_2WI 高信号，增强扫描无强化。罕见情况下，囊腔外周可见强化，系慢性炎症和纤维增生所致（图 70-20）。多无瘤周水肿。DWI 常为高信号（如同其他部位的表皮样囊肿）（图

70-21）。CT 可见椎管扩大，椎体受压吸收。

（六）治疗

手术切除。

（七）影像学要点

• 原发脊髓表皮样囊肿罕见。

• 髓内病变无强化，DWI 高信号，提示该病。

• 可有环形强化。

九、髓内淋巴瘤

（一）定义

髓内脊髓淋巴瘤可能是原发性的，起源于脊髓

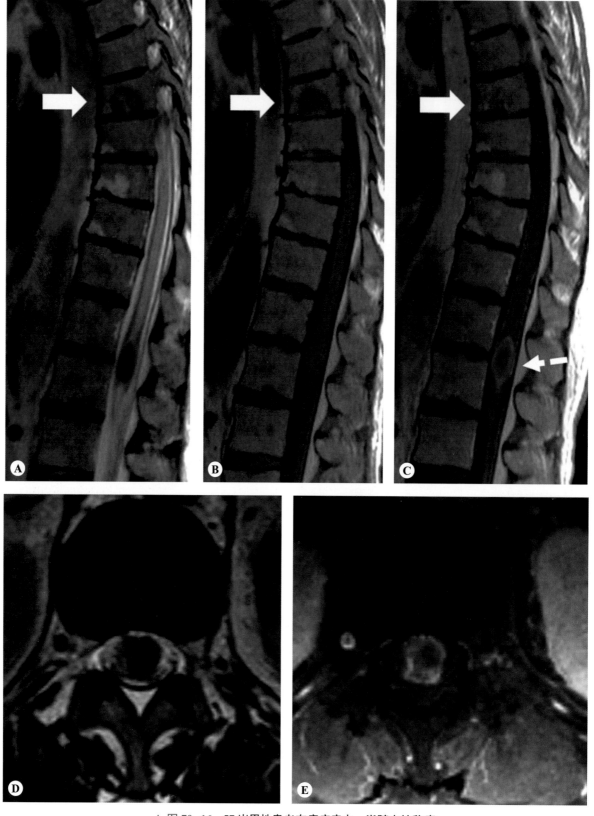

▲ 图 70-16 57 岁男性患者有癌症病史，脊髓内转移瘤

病变位于脊髓圆锥内，呈 T_2WI 低信号（A 和 D），T_1WI 等信号（B）。增强 T_1WI 显示环形强化（箭）（C 和 E）。注意脊髓内的瘤周水肿蔓延至病变头侧的数个节段（A）。此外，椎体内见强化病变（箭），提示骨转移瘤

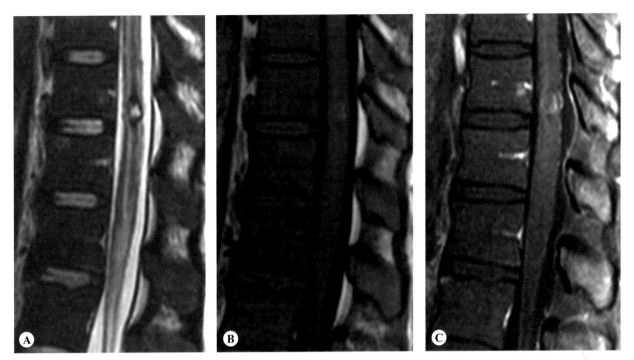

▲ 图 70-17 25 岁男性脚底血管肉瘤患者，脊髓内出血性转移瘤

矢状位 T_2WI（A）显示局灶性，中央高信号病变，边缘低信号。脊髓轻度增粗，病变头侧和尾侧水肿。矢状位 T_1WI（B）可见高信号，增强 T_1WI 轻度强化（C）

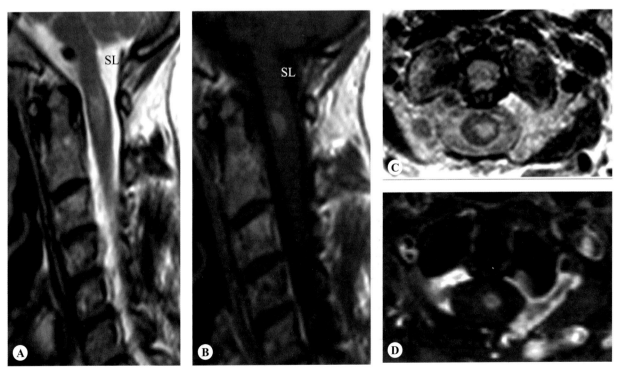

▲ 图 70-18 30 岁女性患者的影像学表现

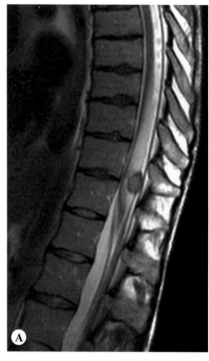
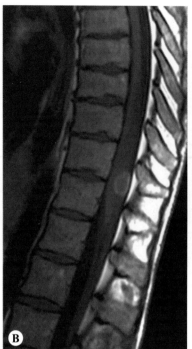
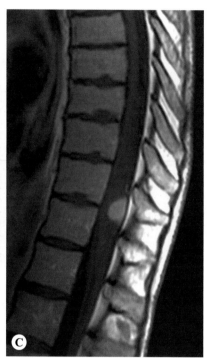
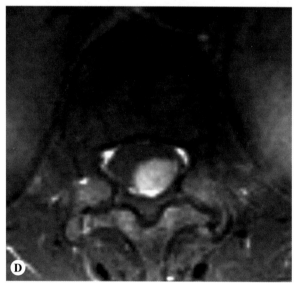

◀ 图 70-19　35 岁男性患者脊髓内黑色素瘤

矢状位 T$_2$WI（A）显示脊髓圆锥内局灶性边界清晰的低信号髓内病变。注意无明显脊髓水肿。病变 T$_1$ 高信号（黑色素瘤）（B）。增强扫描矢状位（C）和轴位（D），病变明显均匀强化，位于柔脊膜下

或继发于全身性淋巴瘤。

（二）流行病学 / 人群特征

脊髓内原发淋巴瘤罕见，仅占 CNS 淋巴瘤的 1%。常见于 50—60 岁男性。危险因素包括人免疫缺陷病毒感染、慢性免疫抑制和器官移植。

截至 2017 年，仅报道了 30 例脊髓内原发淋巴瘤，对该病的特征和进展情况所知甚少。

（三）病理和发病机制

最常见的组织学类型是弥漫性大 B 细胞淋巴瘤，其次是滤泡淋巴瘤。

（四）临床特征

患者有背痛和感觉症状。CSF 分析显示蛋白质明显升高，无寡克隆带，白细胞计数也升高。

（五）影像学特征

脊髓淋巴瘤可为单发、局灶性或多灶性病变。在 MRI 上，脊髓内淋巴瘤呈 T$_1$WI 低信号，T$_2$WI 高或低信号。常有强化（图 70-22）。在 MR 随访中病变持续强化有助于与 MS 鉴别。FDG-PET 显示脊髓

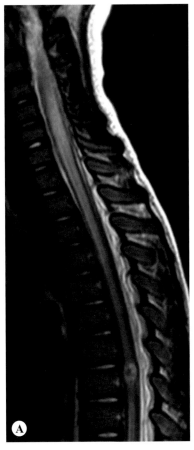
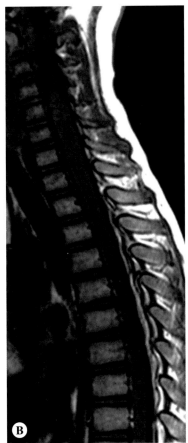
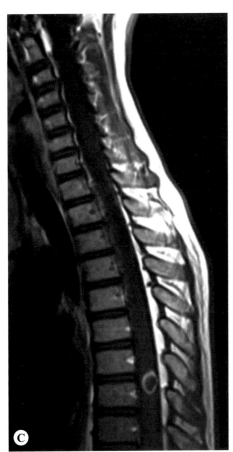
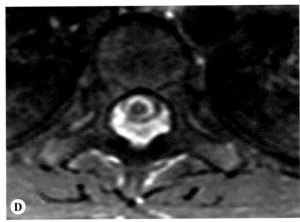

◀ 图 70-20 **20 岁女性脊髓内表皮样囊肿患者**
矢状位 T_2WI（A）显示脊髓内单发肿块，信号混杂。矢状位 T_1WI（B）可见少量高信号，增强后矢状位（C）和轴位可见环形强化（D）

内高代谢病变，有助于鉴别诊断。

（六）治疗

对于原发性 CNS 淋巴瘤，高剂量氨甲蝶呤为基础的化疗是其主要治疗方案。

（七）影像学要点

- 脊髓内淋巴瘤可以原发，也可继发。
- 局灶性或多灶性。
- 总是强化。
- 在免疫抑制人群（HIV、移植）要想到淋巴瘤。

十、脊髓内海绵状血管瘤

（一）定义

海绵状血管瘤（海绵状血管畸形）是 CNS 少见的血管畸形。仅 5% 的发生于脊髓。

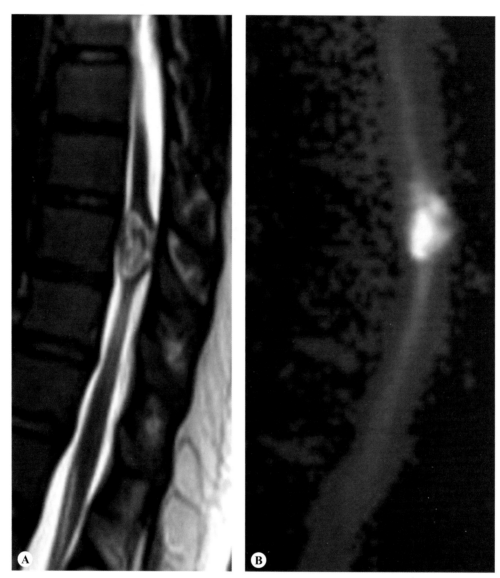

▲ 图 70-21　**25 岁妊娠女性，腰疼，排尿不连续，臀部和生殖器区域感觉异常，手术证实为脊髓内表皮样囊肿**
矢状位 T₂WI（A）显示下胸段脊髓不均质肿块，无水肿。DWI（B）显示典型的高信号（无相应的 ADC 变化），提示表皮样囊肿

（二）流行病学 / 人群特征

每年发病率为（0.15~0.56）/10 万，出血率为 0.6%~11%/ 患者·年。可为散发病变，与放疗及家族史有关（10%）。有 3 个基因位点与家族性病变有关，拉美裔更常见。

（三）病理和发病机制

由异常扩大的、薄壁血管结构构成，血管间无脑实质。可与发育性静脉异常有关。多发海绵状血管瘤是家族性海绵状血管瘤病的特征表现，有

50%~85% 的家族性病例表现为多发。

脊髓的海绵状血管瘤可位于脊髓后部，突出于脊髓表面；然而，也可完全包埋在脊髓实质内。

（四）临床特征

慢性进行性感觉异常，下肢轻瘫及膀胱功能障碍。小儿可表现为急性严重的神经功能障碍，并因脊髓出血而快速恶化。

（五）影像学特征

海绵状血管瘤的典型 MRI 表现是"爆米花"或

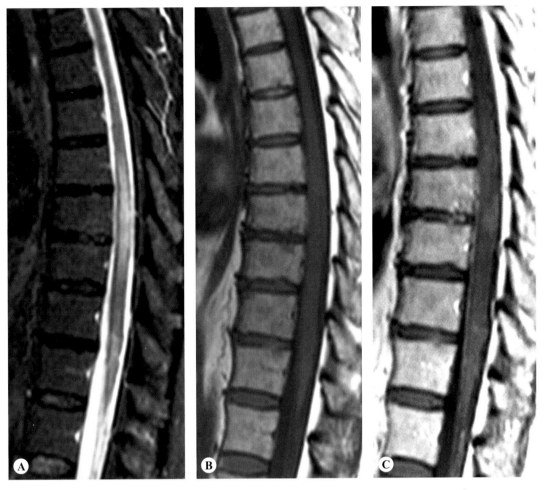

▲ 图 70-22　**60 岁男性患者，继发性髓内柔脊膜淋巴瘤**
矢状位 T_2WI（A），下胸段脊髓内见长 T_2 信号病变，于圆锥可见小的异常信号。在矢状位 T_1WI（B）病变未显示。增强 T_1WI（C）可见边缘模糊的片状强化。此外，马尾区柔脊膜可见强化

"桑葚"样，边界清晰的分叶状病变，在 T_1WI 和 T_2WI 上，病变中央信号混杂，外周可见低信号环（图 70-23）。中央的混杂信号系钙化、血液成分、纤维和栓塞。血液成分在不同阶段影响病变的 MR 信号特征（图 70-24）。常无或轻微强化。小病变在 T_2WI 和（或）SWI 呈黑点。

（六）治疗

有症状的脊髓内海绵状血管瘤的治疗是手术全切。

（七）影像学要点

- 海绵状血管瘤在脊髓的影像学表现与脑部的相同。
- "爆米花"病变，T_2WI 周围低信号。

脊髓肿瘤的鉴别诊断

临床表现和影像学特征无特异性，组织学诊断困难，导致脊髓病变的诊断难度增大。MRI 表现的解读需要脊髓解剖和病理方面的许多知识。认识脊髓 MRI 病变的类型，尤其是强化类型，有助于诊断（图 70-25 至图 70-30）。

（1）视神经脊髓炎：视神经脊髓炎为纵向蔓延的横贯性脊髓炎，脊髓内长 T_2 信号至少累及 3 个椎体节段。急性期脊髓水肿，异常信号位于脊髓中央（常呈 H 形）。强化（见于 30%～70% 的病例）形态多样，呈片状、弥漫性、环形、结节状。30% 的颈髓病变呈蓬松的环形强化。当怀疑脊髓 NMO 时，建议行视神经和脑部 MR 检查。单侧或双侧视神经增粗、强化和（或）脑部病变更有助于该病的诊断。

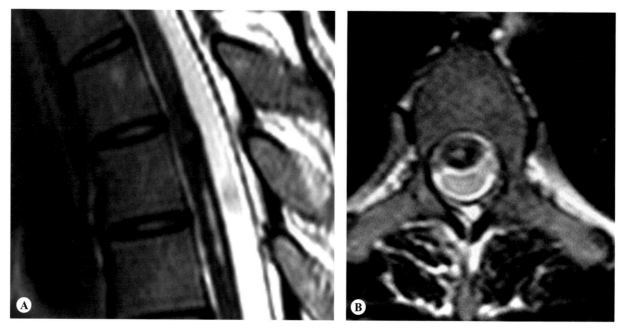

▲ 图 70-23　脊髓海绵状血管瘤

矢状位（A）和轴位（B）T₂WI，脊髓内病变呈典型的海绵状血管瘤表现，中央高信号，周围低信号。无脊髓肿胀，注意病变下方有脊髓空洞

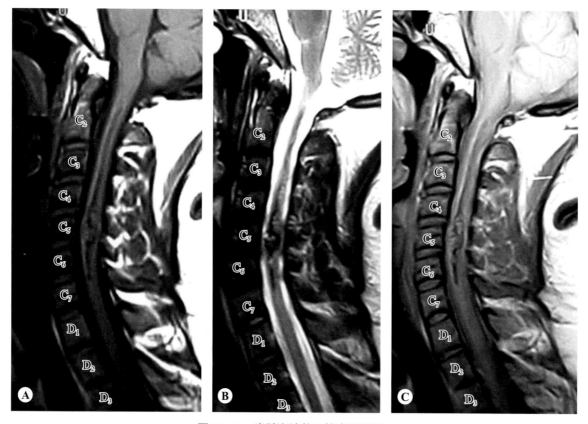

▲ 图 70-24　脊髓海绵状血管瘤并脊髓出血

在 C₅ 水平脊髓内典型的"爆米花"样病变，周围环形 T₂WI 低信号（A 至 C）。注意线样异常低信号沿着肿块腹侧和尾侧延伸，提示出血（B）（图片由 Post MJD 提供）

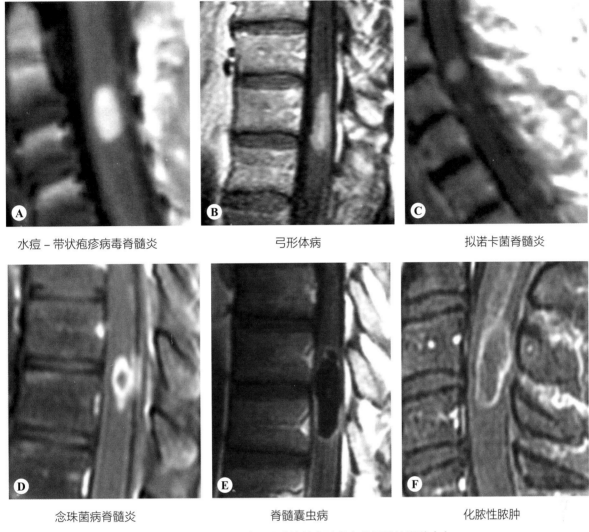

水痘－带状疱疹病毒脊髓炎	弓形体病	拟诺卡菌脊髓炎
念珠菌病脊髓炎	脊髓囊虫病	化脓性脓肿

▲ 图 70-25　不同病因的感染性脊髓炎中的局灶性脊髓病变

结节性强化髓内病变（短病变）的鉴别诊断包括脱髓鞘病变、感染性脊髓炎和肿瘤。MS 患者不会出现广泛水肿；然而，这是感染性脊髓炎的共同特征。血管母细胞瘤是一种结节性强化病变，伴有空洞或广泛的脊髓水肿。在环状强化脊髓病变（D 至 F）中，应考虑局灶性 MS 病变或感染性病变。MS 病变在急性期可能有水肿，而感染性病变表现为广泛的局灶周围水肿（未显示）。另一个重要线索是 T_2 信号强度，T_2 高信号包括 MS 病变和化脓性脓肿。真菌脓肿（D）通常显示 T_2 低信号（未显示）

（2）急性播散性脑脊髓炎：MRI 上该病最常见的表现是 T_2 高信号并脊髓肿胀，无强化。有些病例可见灶性 T_2 高信号并强化。小儿患者，急性发病同时有呼吸系统疾病或疫苗接种史更有助于诊断，而慢性进行性病程则提示为无强化的星形细胞瘤。

（3）脊髓神经结节病：脊髓受累发生率高达 25% 的神经结节病患者，而孤立的脊髓神经结节病是极其罕见的。在 MR 影像上，梭状脊髓增大伴局灶性或弥漫性髓内病变最为常见。增强模式是与其他脊髓病变最重要的区别。描述了三种类型的增强：

①单独的中心增强；②中央强化加背侧亚强化（"三叉戟征"）；③腹侧次脑膜增强（"穗带状"标志）。

（4）脊髓硬脑膜动静脉瘘（sDAVF）：在 sDAVF 中，长 T_2 髓内异常伴脊髓水肿被认为是静脉压升高的结果。T_2WI 上异常的血管流动空洞是 sDAVF 与其他脊髓型疾病的主要影像学特征。8% 的患者表现出一种被称为"缺片征"的独特增强模式，最近被认为是 sDAVF 的特异性。

（5）感染性脊髓炎：感染性脊髓炎的 MR 影像特征取决于感染类型。通常可见脊髓增大和高 T_2 信号。在对比后图像上，可以检测到病灶或环形增强

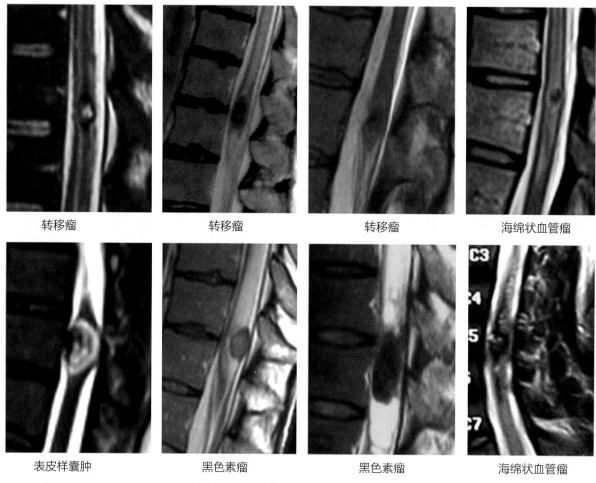

转移瘤　　　　　转移瘤　　　　　转移瘤　　　　　海绵状血管瘤

表皮样囊肿　　　　黑色素瘤　　　　黑色素瘤　　　　海绵状血管瘤

▲ 图 70-26　T₂ 低信号脊髓肿瘤的鉴别诊断

脊髓 T₂ 低信号强度病变提示转移瘤（检查脑部 MRI 和椎体是否存在脑和骨转移瘤）。黑色素瘤转移或黑色素细胞瘤在 T₂WI 上呈低信号。脊髓海绵状细胞瘤表现为"爆米花样"病变，中心高信号，周围 T₂ 低信号边缘有 / 无血髓炎。脊髓表皮样囊肿信号不均匀（检查 DWI）

（图 70-25）。主要的挑战是鉴别转移性病变或小结节性室管膜瘤。其他器官（大脑）通常同时受累。

在 30% 的 NMO 病例中，检测到边界模糊的外周增强（"蓬松环"）。

在横贯性脊髓炎中可以看到斑片状强化（缓慢进展的星形细胞瘤）。应将神经鞘瘤病考虑在脊膜强化病变中［最常见的是背侧脊膜强化，也可看到腹侧脊膜强化（"穗带状"）］。脊髓结节性强化局灶性病变（检查腋窝部位）提示多发性硬化症。急性脊髓型颈椎病在狭窄下方显示"煎饼状强化"。"缺块征"高度提示硬膜动静脉瘘。

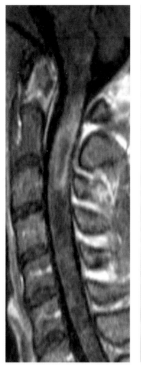

"披肩征"
视神经脊髓炎

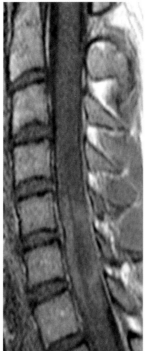

斑片状
横贯性脊髓炎

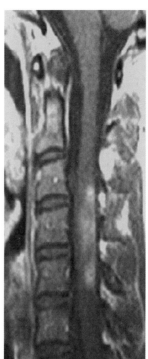

背侧索脊膜强化
结节病

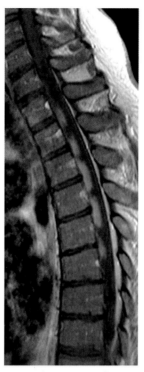

"穗带状强化"
结节病

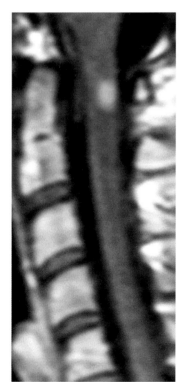

结节状强化
多发性硬化

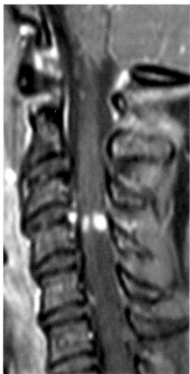

"烙饼样"
急性强直性脊髓病

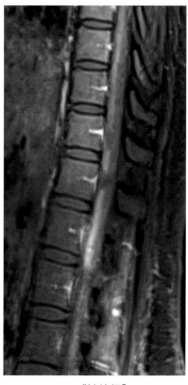

"缺片征"
脊髓动脉瘘

▲ 图 70-27 脊髓病变的不同强化类型

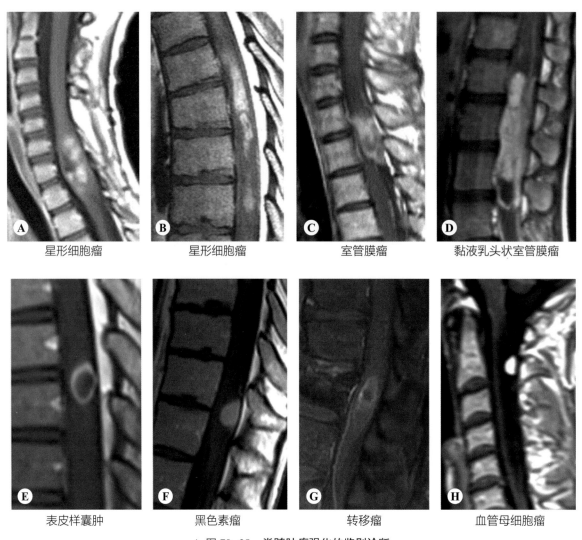

▲ 图 70-28　脊髓肿瘤强化的鉴别诊断

A 至 C. 片状，不规则髓内强化，考虑星形细胞瘤和室管膜瘤；D. 明显的强化和实性强化部分伴囊腔提示室管膜瘤；E. 罕见情况下为表皮样囊肿（DWI 检查）；F. 脊髓外周的均匀强化考虑黑色素瘤（注意 T_1WI）；G. 环形强化的髓内病变伴明显水肿最常见于转移瘤（骨质有无骨性转移）；H. 结节状强化伴大范围的脊髓空洞或水肿提示血管母细胞瘤

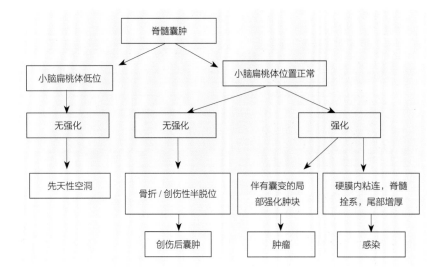

◀ 图 70-29　脊髓囊肿的诊断法则

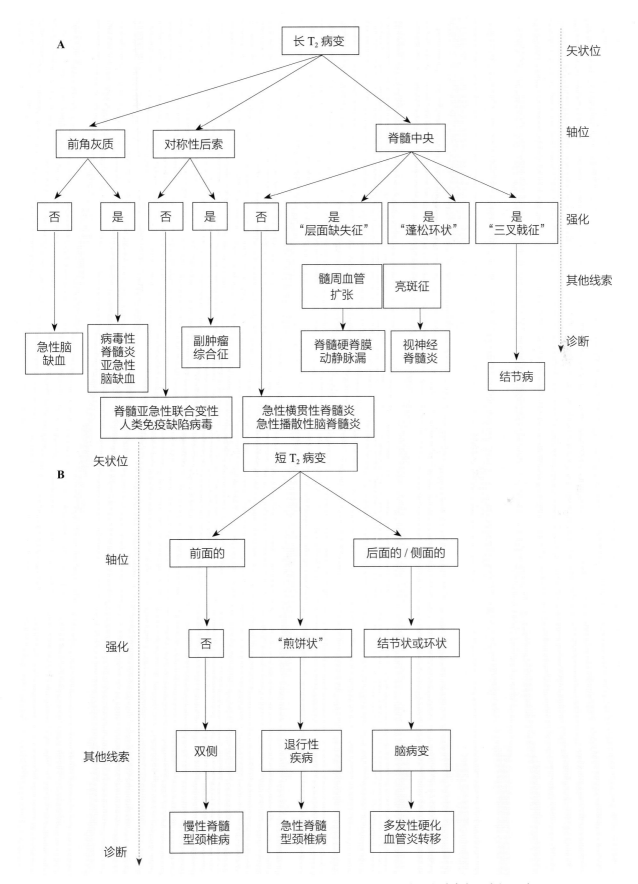

▲ 图 70-30　A. 长 T_2 信号脊髓病变和诊断原则；B. 短 T_2 信号脊髓病变和诊断原则

参考文献

[1] Baker KB, Moran CJ, Wippold II FJ, et al. MR imaging of spinal hemangioblastoma. AJR. 2000;174(2):377-382.

[2] Beechar VB, Zinn PO, Heck KA, et al. Spinal epidermoid tumors: case report and review of the literature. Neurospine. 2018;15:117-22.

[3] Boban J, Thurnher MM. Ventral-subpial enhancement in spinal cord sarcoidosis: a braid-like sign. Neurology. 2018; Dec 28.

[4] Celano E, Salehani A, Malcolm JG, Reinertsen E, Hadjipanayis CG. Spinal cord ependymoma: a review of the literature and case series of ten patients. J Neuro-Oncol. 2016;128(3):377-86.

[5] Ciccarelli O, Cohen JA, Reingold SC, Weinshenker BG. Spinal cord involvement in multiple sclerosis and neuromyelitis optica spectrum disorders. International conference on spinal cord involvement and imaging in multiple sclerosis and neuromyelitis optica spectrum disorders. Lancet Neurol. 2019;18(2):185-97.

[6] Flanagan EP, O'Neill BP, Porter AB, Lanzino G, Haberman TM, Keegan BM. Primary intramedullary spinal cord lymphoma. Neurology. 2011;77(8):784-91.

[7] Flanagan EP, Kaufmann TJ, Krecke KN, et al. Discriminating long myelitis of neuromyelitis optica from sarcoidosis. Ann Neurol. 2016;79:437-47.

[8] Imagama S, Ito Z, Wakao N, et al. Differentiation of localization of spinal hemangioblastomas based on imaging and pathological findings. Eur Spine J. 2011;20:1377-84.

[9] Kalayci M, Çagavi F, Gül S, Yenidünya S, Acikgöz B. Intramedullary spinal cord metastases: diagnosis and treatment-an illustrated review. Acta Neurochir. 2004;146(12):1347-54.

[10] Kobayashi K, Ando K, Kato F, et al. MRI characteristics of spinal ependymoma in WHO grade II. Spine (Phila Pa 1976). 2018;43(9):E525-E530.

[11] Kim DH, Kim JH, Choi SH, et al. Differentiation between intramedullary spinal ependymoma and astrocytoma: comparative MRI analysis. Clin Radiol. 2014;69:29-35.

[12] Ryu SJ, Kim JY, Kim KH, et al. A retrospective observational study on the treatment outcomes of 26 patients with spinal cord astrocytoma including two cases of malignant transformation. Eur Spine J. 2017;25:4067.

[13] Santoro A, Piccirilli M, Frati A, et al. Intramedullary spinal cord cavernous malformations: report of ten new cases. Neurosurg Rev. 2004;27:93-8.

[14] Thurnher MM. Diffusion-weighted MR imaging (DWI) in two intradural spinal epidermoid cysts. Neuroradiology. 2012;54(11):1235-6.

[15] Wostrack M, Ringel F, Eicker SO, et al. Spinal ependymoma in adults: a multicenter investigation of surgical outcome and progression-free survival. J Neurosurg Spine. 2018;28:654-62.

[16] Yang C, Fang J, Li G, et al. Spinal meningeal melanocytomas: clinical manifestations, radiological and pathological characteristics, and surgical outcomes. J Neuro-Oncol. 2016;127(2):279-86.

[17] Zalewski NL, Rabinstein AA, Brinjikji W, et al. Unique gadolinium enhancement pattern in spinal dural arteriovenous fistulas. JAMA Neurol. 2018;75(12):1542-1545

[18] Zhao M, Shi B, Chen T, et al. Axial MR diffusion tensor imaging and tractography in clinical diagnosed and pathology confirmed cervical spinal cord astrocytoma. J Neurol Sci. 2017;375:43.

拓展阅读

[1] Balériaux DLF. Spinal cord tumors. Eur Radiol. 1999;9:1252-8.

[2] Eskandari R, Schmidt MH. Intramedullary spinal melanocytoma. Rare Tumors. 2010;2:e24.

[3] Ferrara P, Costa S, Rigante D, et al. Intramedullary epidermoid cyst presenting with abnormal urological manifestation. Spinal Cord. 2003;41:654-48.

[4] Graillon T, Rakotozanany P, Meyer M, Dufour H, Fuentes S. Intramedullary epidermoid cysts in adults: case report and updated literature review. Neurochirurgie. 2017;63:99-102.

[5] Lee CH, Chung CK, Ohn JH, Kim CH. The similarities and differences between intracranial and spinal ependymomas: a review from a genetic research perspective. J Korean Neurosurg Soc. 2016;59(2):83-90.

[6] Luksik AS, Garzon-Muvdi T, Yang W, Huang J, Jallo GI. Pediatric spinal cord astrocytomas: a retrospective study of 348 patients from the SEER database. J Neurosurg Pediatr. 2017;6:711-719.

[7] Otten M, McCormick P. Natural history of spinal cavernous malformations. Hand Clin Neurol. 2017;143:233-9.

[8] Ottenhausen M, Ntoulias G, Bodhinayake I, et al. Intradural spinal tumors in adults-update on management and outcome. Neurosurg Rev. 2018; Feb.

[9] Plotkin SR, O'Donnell CC, Curry WT, et al. Spinal ependymomas in neurofibromatosis type 2: a retrospective analysis of 55 patients. J Neurosurg Spine. 2011;14:543-7.

[10] Sadashivam S, Abraham M, Kesavapisharady K, Nair SN. Long-term outcome and prognostic factors of intramedullary spinal hemangioblastomas. Neurosurg Rev. 2018; Aug 31.

[11] Samartzis D, Gillis CC, Shih P, O'Toole JE, Fessler RG. Intramedullary spinal cord tumors: part I—epidemiology, pathophysiology, and diagnosis. Global Spine J. 2015;5:425.

[12] Wagner F, Berezowska S, Wiest R, et al. Primary intramedullary melanocytoma in the cervical spinal cord: case report and literature review. Radiol Case Rep. 2015;10(1):1010.

[13] Yanamadala V, Koffie RM, Shankar GM, et al. Spinal cord glioblastoma: 25years of experience from a single institution. J Clin Neurosci. 2016;27:138.

[14] Yang W, Garzon-Muvdi T, Braileanu M, et al. Primary intramedullary spinal cord lymphoma: a populationbased study. Neuro-Oncology. 2017;19(3):414-21.

第71章　脊柱和脊髓血管疾病的影像学

Imaging of Vascular Disorders of the Spine and Spinal Cord

Civan Islak　Naci Kocer　著

侯欣怡　译　　刘亚欧　校

摘　要

脊柱和脊髓的血管疾病常合并不同的临床表现，如急性或慢性进展性瘫痪和疼痛，大多数是因为静脉或动脉缺血和（或）出血导致。临床神经影像学在疾病的早期诊断和进行有效的血管内治疗中起着重要的作用。对于特异性炎性疾病，影像学检查方法，如 MRI、CTA 和血管造影术对于诊断和制订治疗计划都是有用的。本章将在回顾正常的固有和外在脊柱脊髓血管，简要综述常见脊髓血管疾病相关的临床问题，然后着重介绍不同类型的血管疾病、鉴别诊断和血管内治疗方法。

关键词

脊髓；动静脉畸形；硬脊膜动静脉瘘；脊髓缺血；海绵状血管畸形

缩略语

ARMA	anterior radiculomedullary artery（radiculomedullary artery）	前根髓动脉（根髓动脉）
ARMV	anterior radiculomedullary vein	前根髓静脉
ASA	anterior spinal artery	脊髓前动脉
ASV	anterior spinal vein	脊髓前静脉
AVF	arteriovenous fistula	动静脉瘘
AVM	arteriovenous malformation	动静脉畸形
CBCTA	cone-beam computed tomography angiography	锥形束 CT 血管成像
CM	cavernous malformat	海绵状血管畸形
CTA	computed tomography angiography	CT 血管成像
DSA	digital subtraction angiography	数字减影血管造影术
DWI	diffusion-weighted imaging	扩散加权成像

MRA	magnetic resonance angiography	磁共振血管成像
PRMA	posterior radiculomedullary artery（radiculopial artery）	后根髓动脉（根软膜动脉）
PRMV	posterior radiculomedullary vein	后根髓静脉
PSA/PLSA	posterior/posterolateral spinal artery	后侧 / 后外侧脊髓动脉
PSV	posterior spinal vein	脊髓后静脉
SCI	spinal cord infarction	脊髓梗死

一、概述

脊柱和脊髓的血管病变如果不及时处理，将是罕见但是高致病性疾病。该疾病的临床表现与脊髓病变的发展速度有关，而治疗依赖于及时准确的诊断。对脊柱和脊髓血管的透彻理解及对血管疾病的充分认识在临床神经影像学中至关重要。因此，本章首先描述脊柱和脊髓的正常血管形态，然后讨论脊髓血管疾病患者的临床表现。同时还介绍了脊髓血管疾病的神经影像学表现和它们的血管内治疗方案。

二、脊柱和脊髓的正常血管形态

正常的脊柱有几条动脉分节段供血。所谓节段动脉来源于邻近的动脉，包括椎动脉、颈动脉的颈段水平，降主动脉背段和腰段水平。在骶椎水平，髂内动脉、骶正中动脉也会发出小分支参与供血。这些动脉通常形成分支血管，如供应椎管骨质结构的椎管前、后动脉，以及供应椎旁肌肉的其他分支。此外，在每一节段，都有一些动脉供应硬脊膜和神经根。一些神经根分支动脉也会为脊髓供血。重要的是，骨质动脉和肌肉动脉之间有一些吻合支。

（一）外来血管

从延颈交界处到终丝，整条脊髓由一条不成对但有时开窗的前中线血管（称为脊髓前动脉）（图71-1A）和成对但是不对称或有时不完整的后侧或后外侧脊髓动脉（图 71-1B）供血。神经根分支动脉节段性供给脊髓前动脉和后动脉。这些神经根分支动脉沿着前根到达脊髓前动脉，称为前根髓动脉（或简称根髓动脉），而那些沿着后根并供应脊髓后

动脉系统的动脉则称为后根髓动脉（或根软膜动脉）。来自邻近动脉的多个前和后根髓动脉同时给脊髓供血。在颈段水平，这些分支来源于椎动脉和颈动脉。在胸段水平，脊髓前动脉来源于几支节段动脉，其中最著名的叫作 Adamkiewicz 动脉（根髓大动脉）（图 71-2）。该动脉来源于 $T_5 \sim L_5$，通常为 $T_{9 \sim 12}$ 的任意水平。在上胸段，来自颈部的降支血管和来自胸部的升支血管相汇，从而形成脊髓前动脉不连续的分水岭区域。脊髓前动脉、脊髓后动脉与髓周动脉形成密集的血管网称为"动脉冠"或髓周软脊膜网（图 71-1B 和图 71-3）。在脊髓的前外侧表面，脊髓前动脉的环形软膜分支和脊髓后动脉弓之间的网状结构更加稀疏，形成了另一个潜在的分水岭区域。

脊髓的静脉引流依靠脊髓前静脉和脊髓后静脉。这些静脉收集来自脊髓固有静脉的血液形成前部（脊髓前静脉）和后部（脊髓后静脉）脊髓静脉轴（图 71-4）。脊髓前静脉位置固定，位于脊髓前正中裂，而脊髓后静脉多是丛状或成对分布。

两个静脉网之间通过髓周和髓内静脉形成丰富的吻合支。脊髓前静脉引流至前根髓静脉，脊髓后静脉引流至后根髓静脉。有好几个前根髓静脉和后根髓静脉引流系统。前、后根髓静脉在通过硬膜后（桥静脉通道）都引流入硬膜外静脉丛。

（二）固有血管

从本质上讲，脊髓是由以离心方式起源于脊髓前动脉（图 71-5）的沟连合动脉和以向心方式穿过髓周动脉网络的放射状分支动脉提供营养。沟连合动脉负责滋养脊髓前 2/3 部分。离心和向心血管之

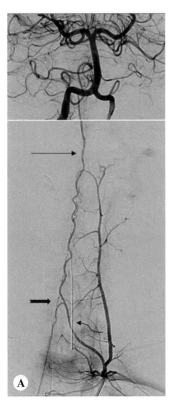 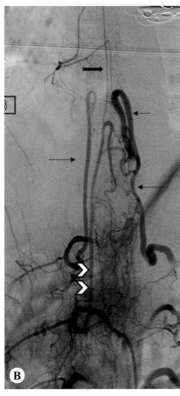

◀ 图 71-1 **A.** 重建图像显示右侧椎体（上图）和右侧颈深动脉（下图）完全填充 ASA（细箭）。请注意 ARMA（弯箭）供应 ASA 的下部，在发夹弯连接水平显示出不完整的窗孔（粗箭）。**B.** 左侧 T_8 肋间动脉造影显示其发出 ARMA（箭头）供应 ASA（粗箭）。双侧 PRMA（细箭）也通过椎管动脉与肌肉分支的吻合支和动脉冠供血

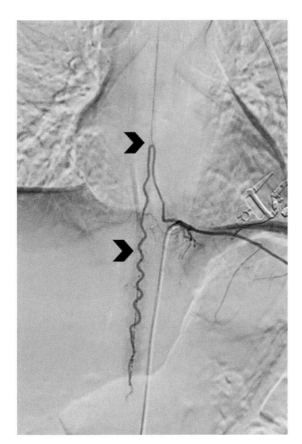

▲ 图 71-2 左侧 T_{10} 肋间动脉 DSA 显示 ARMA 供应 ASA（根髓大动脉或 Adamkiewicz 动脉）（箭头）

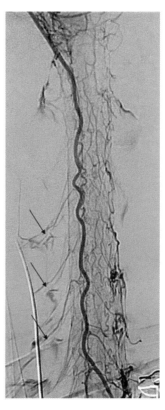

▲ 图 71-3 右侧颈深动脉造影显示动脉晚期 ASA 充盈及脊髓周围大量血管网。多支 ARMV 和 PRMV 向硬膜外静脉丛引流（箭）

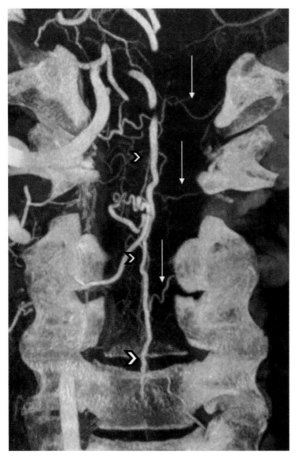

▲ 图 71-4 右椎动脉 CBCTA 冠状位重建

髓周静脉曲张患者的一个大的中线静脉结构（白箭头）通过几个 ARMV（箭）引流入硬膜外静脉网

间的平衡取决于脊髓不同层面。越靠近脊髓尾段，离心系统供血范围越大。在向心性和离心性穿支血管之间，有一些固有血管的吻合支，通常是在灰白质交界处。这些固有的吻合支在前方通常较少，这就形成了另一个潜在的分水岭区。

三、临床情况

脊髓血管疾病的患者会表现为某种形式的脊髓病或疼痛。脊髓病可以是急性、亚急性或慢性进展性。根据脊髓受损的平面，在神经系统查体中可表现为四肢瘫痪或截瘫伴有感觉缺失，以及括约肌功能障碍。脊髓血管疾病的患者可表现为以下四种模式：①发病突然，进展迅速（如脊髓缺血）；②急性发作，症状轻微并逐渐进展；③神经系统损害反复发作伴间歇性好转（如海绵状血管瘤）；④慢性进展性神经系统损害（如硬脊膜动静脉瘘）。临床资料如既往病史、患者年龄、近期手术情况和疾病表现形式可能提示脊髓病的潜在病因（表 71-1）；尽管如此，最终的诊断仍依赖于神经影像学表现。例如，对于主动脉瘤术后的患者，新发病的急性脊髓病需要紧急影像检查，以排除脊髓缺血的可能性，因为任何治疗的延误都会导致永久性的神经功能丧失。

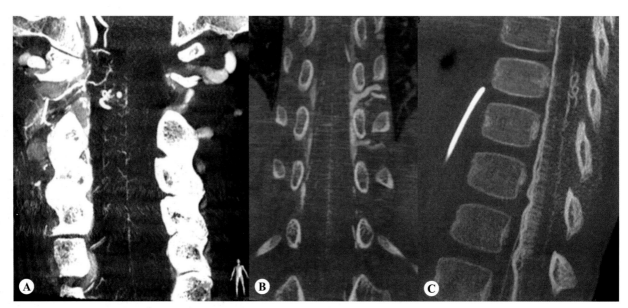

▲ 图 71-5 A. 右椎动脉 CBCTA 冠状薄层图像（200μm）。数条沟连合动脉，每条供应脊髓的一半。在右上角，可见一个大的髓周静脉引流髓周动静脉瘘。5 岁男孩，进行性截瘫，胸腰椎 CBCTA。B 和 C. 薄层冠状位（B）和矢状位（C）重建显示不明原因的下背段脊髓沟连合动脉明显扩张

表 71-1　脊柱血管疾病流行病学资料			
疾　病	病　因	发病年龄	病理生理学
脊髓动脉缺血	继发	50—85 岁	主髂动脉闭塞性疾病手术、主动脉夹层、血管炎、血栓 / 栓塞、潜水员病、腰动脉压迫、心搏骤停、全身性低血压、凝血障碍、对比剂毒性作用
海绵状血管畸形	先天 / 继发	20—60 岁	出血
AVM	先天		IPH 或 SAH，占位效应，静脉淤血
髓周瘘		20—40 岁	
血管团型		20 岁	
青少年型		< 15 岁	
硬脊膜 AVF	继发	40—60 岁	静脉淤血

AVM. 动静脉畸形；AVF. 动静脉瘘；IPH. 实质内出血；SAH. 蛛网膜下腔出血

（一）影像征象

对于怀疑有脊髓血管疾病的患者，首选检查方式为 MRI。优越的软组织分辨率和多平面成像使 MRI 成为评估脊髓的理想检查方式。MR 检查包括 T_1 加权和 T_2 加权的矢状位和轴位图像，必要时还可以有冠状位图像，层厚 2～3mm。T_2^* 梯度回波图像可以帮助鉴别出血。脂肪抑制序列和增强扫描能够更好地显示占位和血管病变。如果怀疑脊髓动脉缺血，应加做 DWI（图 71-6）。脊髓检查 DWI 矢状位和轴位图像是在自由呼吸而不用触发的情况下扫描的。在脊髓检查中最好使用自旋回波型平面回波序列平行成像形式。高场强特别是 3T 核磁，因为对人工制品更敏感而使用受到限制。由于常规 ss-EPI 序列对人工制品的敏感性和伪影、低信噪比和空间模糊，建议采用多次激发分段采集平面回波扩散方法，或者选择聚焦 / 变焦 EPI 方法。这些新技术能够更快地获取图像，并对脊髓病变进行更详细的分析。值得注意的是，MRI 在疾病早期可能表现为正常，如果缺血延伸到长段脊髓，由于缺乏正常组织进行对比，可能难以发现病变。所以当临床高度怀疑脊髓缺血时，需要复查 MRI。

一旦常规 MRI 怀疑脊髓血管畸形，增强 MRA 或时间分辨的 4D MRA 可显示血管畸形并明确诊断（图 71-7）。动态 MRA 的主要挑战是脊髓血管过于细小和这一序列的动态方面。这也是高场强 MR 更有优势的主要原因，因为它有较高的信噪比。动态 MRA 扫描有两种技术：时间分辨率约为 1min 的动态 3D 序列（三个阶段：动脉期、静脉期和延迟期）和真 4D 成像。后者也被称为随机轨迹时间分辨血管成像或带锁孔的 4D 时间分辨 MR 血管造影（4D TRAK），空间分辨率为 1mm，时间分辨率约为 1.3s。最近的技术（如压缩感知技术）可以进一步

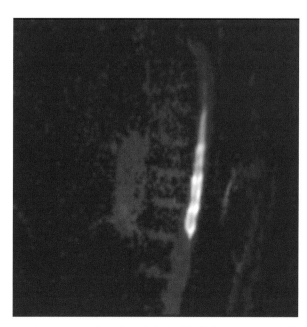

▲ 图 71-6　74 岁患者，背段脊髓矢状位 DWI 显示在较低的背段和圆锥层面的扩散受限

提高动态增强 MRA 的空间和时间分辨力。对于不能做 MR 检查的患者，替代的解决方案是椎管内注射对比剂 CT 检查（CT 脊髓造影）或 CTA 多平面重组。CTA 也可用于确诊或指导 DSA（图 71-8）。

一旦确诊或高度怀疑，应做 DSA 检查。DSA 可能作为一个简单的诊断方法，也可能联合血管内

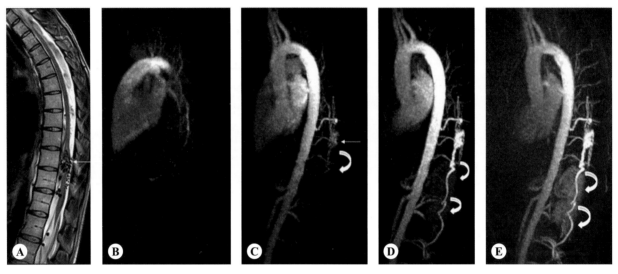

▲ 图 71-7　34 岁男性，矢状位 T₂W（A）和 4D MRA（B 至 E）矢状位图像显示髓内管状结构，提示血管巢（箭）和血管畸形伴早期静脉充盈（弯箭）（图片由 Prof. Dr. Ercan KARAASLAN 提供）

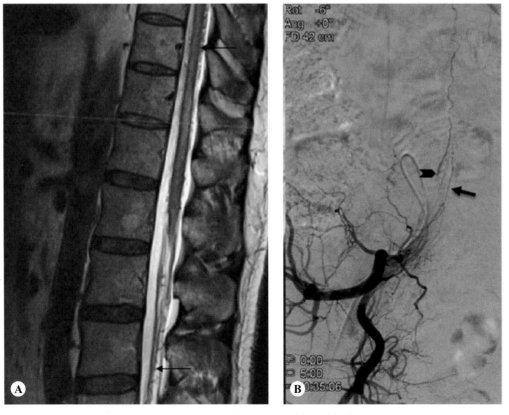

▲ 图 71-8　52 岁男性，表现为下肢轻瘫
矢状位 T₂W MRI 显示脊髓中央水肿，脊髓周围及马尾部见迂曲低信号影（箭）。首次完整的 DSA 检查和非选择性盆腔造影正常。第二次检查为选择性髂内动脉造影，显示骶骨水平硬脊膜 AVF（箭头）由右侧骶外动脉（粗箭）供血

治疗。它通常在全身麻醉下进行，因为感兴趣的血管在1mm左右，精确减影需要更好的固定，有时甚至需要屏气。脊髓DSA检查应尽可能完整，覆盖所有可能的节段动脉。

- 颈段：颈外动脉、椎动脉、颈升动脉和颈深动脉都要在颈部水平进行检查。
- 胸/腰段：每条肋间动脉和腰动脉都应序贯造影，以免遗漏任何一条血管。
- 骶尾段：应包括髂内动脉和骶正中动脉，因为畸形可能在骶骨水平（图71-8）。

用于筛查的话，后前位投影就足够了。如果有血管畸形，就必须进行侧位和斜位投影。如果该设备能够进行锥形束CTA，则应以选择性或超选择性方式进行检查。在高度怀疑脊髓血管畸形且血管造影检查正常的情况下，应行CTA或MRA，甚至4D MRA检查，因为这些无创技术可显示脊髓静脉异常的早期充盈。然后，第二次DSA针对可疑水平和动脉检查时，可能会发现之前由于主动脉弯曲或严

重钙化而漏掉的血管畸形（图71-9）。在脊髓血管造影中，应该找到前根髓动脉，包括Adamkiewicz动脉的起源。所有的脊髓后动脉也应该检查到。如果畸形发生在圆锥水平，则要确定圆锥动脉篮的完整性。

（二）影像表现

要仔细观察脊髓和硬膜囊，注意髓周的迂曲结构，可发现与扩张的髓内和髓外血管相对应的髓内流空信号。这些征象大小不一，从极其微小到大的动脉瘤样扩张。虽然人们更喜欢观察矢状位图像，但是轴位图像可以更精确地显示血管与脊髓的关系。当脊髓移位或被大的血管结构压迫时，很难定位病变是髓内还是髓外。脊髓肿胀伴有 T_2 图像上中心高信号边缘低信号是脊髓血管病变最常见的表现。

髓内出血是脊髓受累的另一个主要表现。急性髓内血肿伴周围水肿提示髓内或髓外血管畸形或海绵状血管瘤。在 T_1 加权图像上，血肿在急性期表现

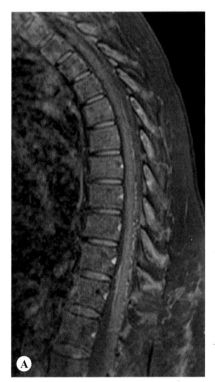
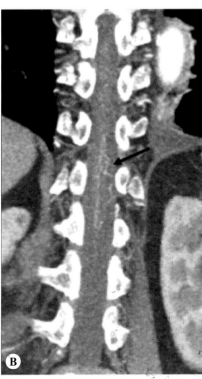
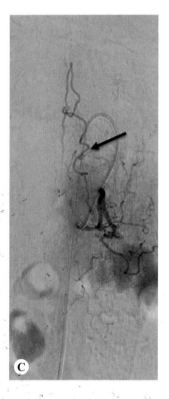

▲ 图71-9　67岁男性，患有渐进性行走困难

矢状位 T_1W 胸椎 MR 图像（A）显示多个髓周血管结构（箭），提示为硬脊膜 AVF。由于第一次脊髓血管造影正常，所以进行了 CTA 检查（B），结果显示在右侧 T_{11} 水平有一个扩张的静脉（粗箭）。第二次血管造影重点观察 T_{11} 水平显示了瘘管（C）

为等信号至低信号。随着时间的推移，信号逐渐升高。如果病灶在 T_2 加权序列上具有边缘低信号和中心混杂高信号的爆米花样结构，则考虑为海绵状血管瘤。T_2 加权图像上的边缘低信号是由于含铁血黄素沉积导致的磁敏感伪影。中心混杂信号具有典型的树莓状花纹，对应不同时期的出血。

特别是在急性期病例中，蛛网膜下腔出血可能是第一个表现。对于那些位于颈段或上胸段的病变，蛛网膜下腔出血可能类似于颅内血管病变，因为颅脑 CT 可显示 SAH 主要位于颅后窝（图 71-10）。特别是当没有伴随的神经症状甚至疼痛时，提示可能是脊髓受累的表现。在脊髓 MRI 上，SAH 在 T_1 和 T_2 加权图像上都显示高信号。信号的改变可能是不对称的或局限于脊髓神经根周围。如果可能存在血管畸形，应注意椎旁结构，如椎体和（或）肌肉，因为脊髓血管畸形可能是一个复杂问题，如节段性脊髓血管畸形综合征的一部分。与血管畸形相关的影像学表现可在 MRI 平扫或 MRA 上显示。在 4D MRA 上，可以看到供血动脉，可以看到早期静脉充盈，也可以看到静脉囊样扩张，代表静脉瘤。

在增强的脂肪抑制 T_1 加权图像上，如果潜在的静脉高压长期存在并导致脊髓静脉性梗死或广泛静脉血栓形成，如在 Foix-Alajouanine 综合征中所见，则可以观察到显著强化。同时伴有代表着扩张的髓周静脉的髓周强化结构时，就能诊断脊髓静脉性脊髓病，并应寻找潜在的病因，如硬膜外、硬膜或脊髓血管畸形。

（三）鉴别诊断

某些疾病的病理表现可能很像脊髓血管疾病，特别是脊髓炎和髓内肿瘤。当出现脊髓肿胀，并在 T_2WI 呈高信号时，以下几个征象有助于鉴别诊断。

- 病变的定位和生长方向。
- 病变周围的低信号环。
- 增强扫描病变的强化情况。
- 髓外血管结构。

在累及脊髓的炎性疾病中，病灶一般较短，很少延伸至 3 个椎体以上（视神经脊髓炎谱系疾病除外），并且呈偏心性生长，而在脊髓静脉高压中，病灶通常跨越多个椎体，并位于脊髓中心。脊髓最外层的低信号环支持血管源性疾病。在炎症性脊髓炎中增强扫描可以看到偏心的强化病灶。在静脉性脊髓病中，强化并不常见。强化病灶多为较长节段，并且位于脊髓后方。

脊髓肿胀可见于髓内肿瘤。通常，病变不是太长并且是偏心的，呈不同程度强化。血管母细胞瘤可能很像脊髓血管畸形，因为它们都是富血管病变；扩张的血管结构为肿瘤的引流静脉，可能误认为血管畸形，除非磁共振增强扫描，否则很小的肿瘤可能是看不见的。在 DSA 上，血管母细胞瘤也

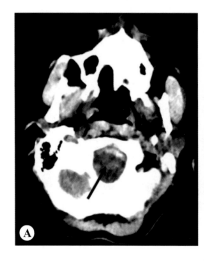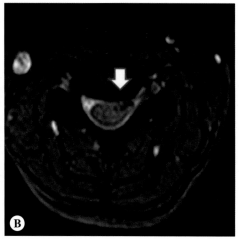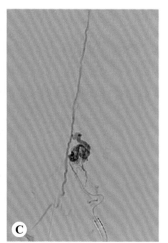

▲ 图 71-10　17 岁女性，表现为剧烈头痛

枕骨大孔平面 CT（A）显示延髓前部有明显的蛛网膜下腔出血（箭）。因为头痛之前有颈部疼痛，所以做了颈部 MR 检查（B）。T_2W 轴位图像显示左侧髓内流空信号（箭头），DSA 证实诊断（C）

可能被误认为是动静脉畸形，因为它们有动静脉分流和早期静脉显影。此外，肿瘤本身可能看起来像血管团。

髓周迂曲而拥挤的强化管状结构高度提示血管畸形。在 3T MR 上，注射对比剂后常见脊髓后方的髓周管状结构，这是正常的脊髓静脉，但这些静脉往往较直且单一。在炎性疾病中，进行头颅 MR 检查可发现另外其他的（脱髓鞘）病变。

四、脊髓血管畸形

（一）定义

动静脉畸形的定义是动脉和静脉之间缺乏正常的毛细血管床，而存在异常的血管通道导致血液快速沟通，而动静脉瘘代表一个或多个直接动静脉连接（图 76-11）。

（二）流行病学 / 人口学

脊髓的血管畸形是相当罕见的病变。在所有的中枢神经系统血管畸形中，它们的发病率为 2%～4%。

（三）病理学和发病机制

脊髓血管畸形可以累及硬膜外和椎旁结构，如椎旁动静脉畸形、硬脊膜动静脉瘘，或脊髓动静脉畸形或动静脉瘘。这些畸形可能是单独的病变或作为更广泛的临床综合征的一部分。在 COBB 综合征中可以看到脊髓畸形以节段的形式出现（皮肤脊髓血管瘤病合并节段性皮肤血管瘤和脊髓血管瘤 / 动静脉畸形），其中髓内和硬膜外血管畸形恰好存在于同一节段内（图 71-12）。在 CLOVES 综合征（先天性脂肪瘤过度生长、血管畸形、表皮痣、脊柱 / 骨骼畸形 / 脊柱侧弯综合征，可能由 PIK3CA 基因突变引起）中，大的椎旁 / 硬膜外动静脉畸形是其中的一部分（图 71-13）。髓周动静脉瘘可发生在 Klippel-Trenaunay-Weber 综合征中，并伴有其他非节段性的肌肉血管畸形（图 71-14）。

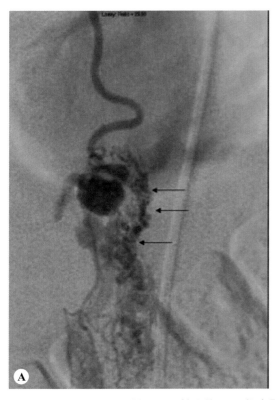
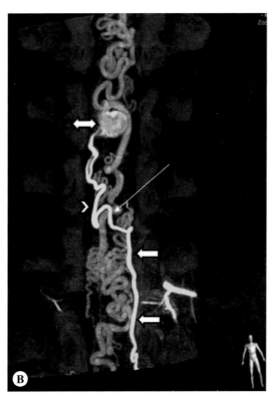

▲ 图 71-11　A. 23 岁男性，明显扩张的 ASA 供应异常血管（箭），伴有早期静脉显影，这是 AVM 伴髓内血肿的典型表现；B. 左侧 T$_8$ 肋间动脉 CBCTA 显示由右侧 PSA（箭头）供血的单孔 AVF（双头箭），通过左侧 PSA（粗箭）的动脉冠（长箭）显影。通过突然的管径变化和对比剂稀释，可以精确地找到瘘管位置

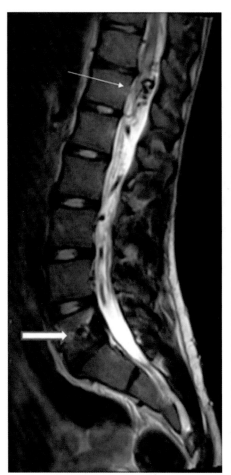

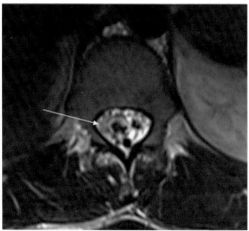

◀ 图 71-12 正中矢状位 T₂WI（A）、圆锥水平（B）和 L₅ 水平（C）的轴位 T₂WI 显示圆锥髓内 AVM（箭），以及硬膜外和 L₅ 椎体骨质 AVM（粗箭）

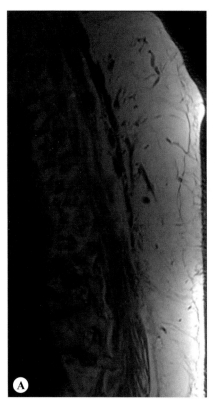

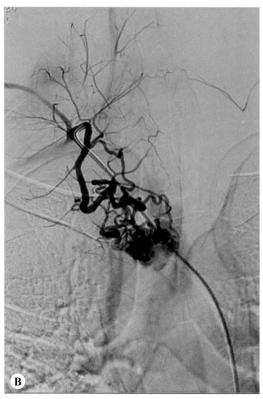

◀ 图 71-13 矢状位 T₁WI（A）显示在上背部水平厚的脂肪瘤伴几个管状结构。右侧最高的肋间动脉 DSA（B）显示大的椎旁动静脉畸形

（四）影像表现

MRI 是筛查任何类型髓内血管畸形的主要方式。在常规的 MR 成像中，最常见的是脊髓或蛛网膜下腔内的异常曲线结构，通常在 T_1WI 和 T_2WI 上显示为流空信号（图 71-15A）。这些病变可能包含大的圆形流空信号，反映动脉瘤样扩张（图 71-14A）。为了将其与脑脊液流动伪影区分开，尤其是在胸段，需要采用具有血流补偿的 T_2 加权序列。一些迂曲结构，如血流缓慢的静脉结构，在注射对比剂后可能强化（图 71-16B）。此外，MRI 显示肿胀的脊髓在 T_2 加权序列上表现为高强度，伴或不伴局灶性信号改变，如髓内血肿。髓内血肿在 MRI 上可以反映其发展阶段。急性期在 T_1 加权图像上可能表现为低到等信号，而随后在 T_1 和 T_2 加权图像上则表现为高强度。例如，海绵状血管瘤反复出血，典型表现为 T_2 加权序列上中心高信号伴边缘由于含铁血黄素沉积导致的低信号环。脊髓 T_2 高信号伴或不伴有出血征象，合并髓外和（或）髓内流空信号，是提示脊髓血管畸形最可靠的 MR 影像学表现。MRI 通常不能直接做出最终诊断。虽然髓内血管成分的存在可能提示病灶，从而提示动静脉畸形，但髓周动静脉瘘也可能出现穿髓静脉，类似髓内血管畸形。

数字减影血管造影术可以分析供血情况，是一个必要的诊断方法。动静脉瘘位于脊髓表面，由髓周血管（如动脉冠）供血，而动静脉畸形位于软膜下腔（在髓内），始终由固有动脉（穿支动脉）供血，如沟连合动脉和（或）髓周动脉冠的穿支。微导管造影是非常有用的，特别是当结合锥形束 CT 血管造影术时（图 71-15）。

（五）脊柱血管畸形的分类

已经使用了几种分类方法，但对指导治疗最有

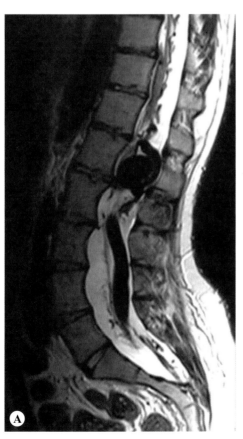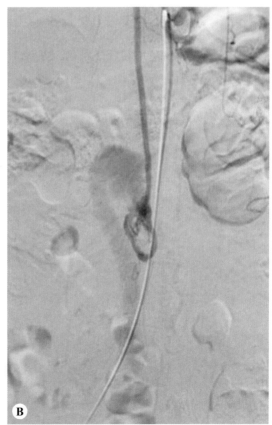

▲ 图 71-14　**26 岁男性，Klippel-Trenaunay-Weber 综合征**
矢状位 T_2W MR（A）显示巨大的静脉结构，伴脊髓圆锥周围动脉瘤。左侧 T_9 肋间动脉（B）造影显示由 ASA 供血的圆锥水平的高流量 AVF

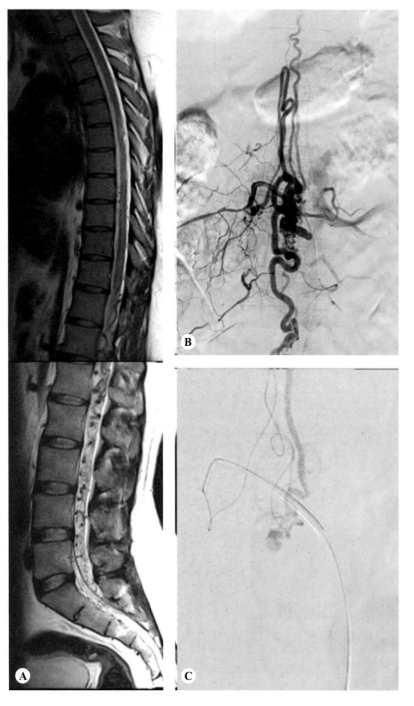

◄ 图 71-15　32 岁男性，排尿困难

矢状位 T_2W 重建 MR（A）显示了扩张的血管结构。右侧 L_1 动脉 DSA（B）显示血管异常类似 AVM。微导管造影（C）证实畸形是动静脉瘘，已经栓塞治疗（未显示）

用的分类方法见表 71-2。作者将 V 型分为 A 型和 B 型，以区分有无髓静脉引流的椎管旁和硬膜外动静脉畸形，这对治疗计划至关重要。

1. Ⅰ型（硬脊膜动静脉瘘）

硬脊膜动静脉瘘通常被认为是一种后天性病变，好发于中年男性，约占脊髓血管畸形的 80%。由于其病因是脊髓静脉性缺血，因此无论其定位在哪个水平，临床表现都是相似的。由于向髓周静脉丛的静脉引流被阻断，故分流区位于根静脉（桥静脉）经硬膜通路，并向髓静脉引流。它们几乎总是出现在后根周围，因此位于神经孔的后上半部，并流入后髓静脉（图 71-16）。在腰椎水平，它们偶尔出现在前根周围，从而流入脊髓前静脉（图 71-17）。这有时可能容易混淆，应该与脊髓前动脉和脊髓后静脉区分开来。需要 DSA 侧位投影进行验证。甚至在后前位投影上，也有一些脊髓前静脉引流的线索。首先，ASV 比 PSV 更大，弯曲更少。其次，在 ARMV 和 ASV 之间的静脉系统转弯不锐利。最后，ASV 的分枝与 ASA 完全不同。这些征象更加提示前静脉引流的可能。这一信息不仅对手术非常重要，而且对血管内治疗也非常有价值，因为在栓塞过程中，ASV 必须得到保护。在一些病例中，瘘管可同时通过 ARMV 和 PRMV 引流（图 71-18）。在这种情况下，在血管内治疗或手术治疗时，两个静脉引流都应该阻断。

影像表现：在平扫 MRI 上，脊髓尤其是下胸段和圆锥，在 T₂ 加权序列上可见由中央脊髓水肿导致的脊髓肿胀和高信号，边缘有低信号环，以及多发细小的髓周管状结构，代表扩张的髓周脊髓静脉。这种信号变化很少出现在心脏水平以上（图 71-14 和图 71-18A、B）。唯一的例外是枕骨大孔区的硬脑膜动静脉瘘，在上胸段甚至颈段可见高信号（图 71-19）。在增强扫描图像上，脊髓可能没有强化，或者根据静脉缺血的程度有不同程度的强化（图 71-19B）。除此之外，髓周静脉表现为在脊髓周围通常在其后方多发强化的曲线结构。在 4D MRA 图像上，如果分流区是在扫描范围内（如果扫描范围不能覆盖整个椎管，则要进行两个节段的 4D MRA 扫描），可以看到至脊髓静脉的引流静脉，这样非常有助于指导 DSA 检查。

为了得到正确的诊断和决定治疗方案，一个完整的脊柱血管造影检查是必要的。应该明确找到

表 71-2 脊柱血管畸形的分类

分 型	定 义
Ⅰ型	硬脊膜 AVF
Ⅱ型	髓内血管团型 AVM
Ⅲ型	髓内青少年型 AVM
Ⅳ型	髓周 AVF
Ⅳa型	单一动脉供血的单纯髓外动静脉瘘
Ⅳb型	中型瘘管伴单支或双支供血动脉和扩张的引流静脉
Ⅳc型	巨大瘘管伴大口径多支动脉供血和显著扩张的引流静脉
Ⅴ型	硬膜外 / 椎旁动静脉畸形 / 动静脉瘘
Ⅴa型	伴有髓静脉引流
Ⅴb型	不伴有髓静脉引流

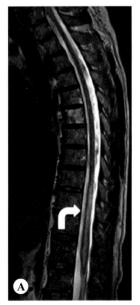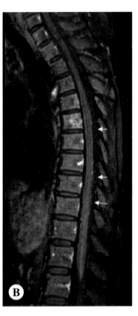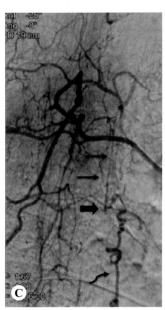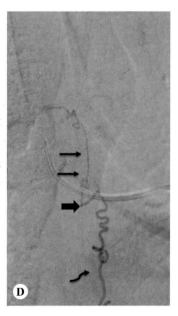

▲ 图 71-16 矢状位 T₂W（A）和增强 T₁W（B）MR 图像显示明显的脊髓中央水肿（弯箭），伴下段脊髓周围多个迂曲结构（箭）。右侧 T₆ 肋间动脉（C）和微导管造影（D）显示一个由硬脊膜分支动脉（箭）供血并通过 PRMV（弯箭）引流至髓后静脉网的硬脊膜 AVF（大箭）

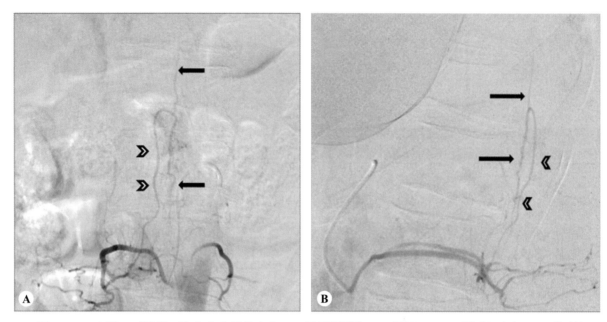

▲ 图 71-17　右侧 L₂ 动脉的正位（A）和侧位（B）DSA 显示硬脊膜 AVF 通过 ARMV（箭头）流向 ASV（粗箭），在侧位投影上 DSA 证实为位于前方的静脉结构

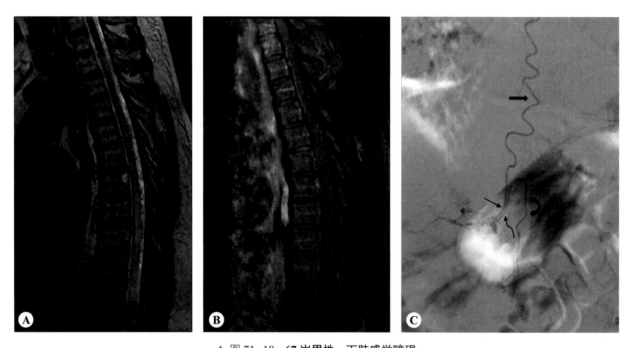

▲ 图 71-18　67 岁男性，下肢感觉障碍

T₂W（A）和增强 T₁W（B）背段矢状位 MR 图像显示脊髓背侧水肿，伴髓周血管扩张。右侧 T₁₁ 肋间动脉硬脊膜分支微导管造影 DSA（C）清楚地显示了一种罕见的双静脉引流的硬脊膜 AVF。PRMV（箭）和 ARMV（曲箭）分别填充 PMV（粗箭）和 AMV（粗弯箭）

所有可能参与供血的硬脊膜动脉，以及脊髓前动脉和脊髓后动脉。在获得所有信息后，可确定合理的治疗方案，如血管内栓塞或手术切断根髓静脉（图 71-20）。

2. Ⅱ型和Ⅲ型（血管团型和弥漫型动静脉畸形）这些血管畸形位于髓内，因此也位于软膜下腔（图 71-21）。它们表现为急性发作或快速进展的神经功能缺失。某些形式的疼痛可能预示着神经系统

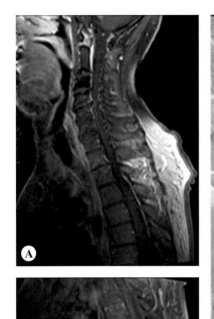

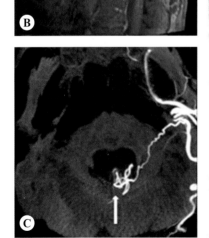

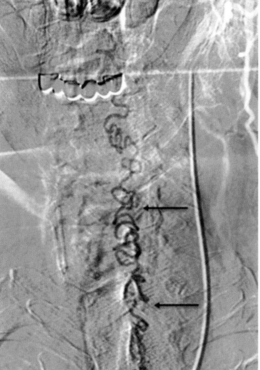

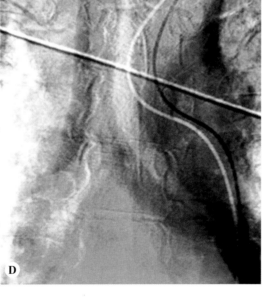

◀ 图 71-19 67 岁男性，进行性下肢无力和感觉障碍

颈段（A）和背段（B）水平的正中矢状位 T₁W 增强图像显示扩张的前、后髓周血管结构，代表 AMV 和 PMV。由于长期的静脉高压，脊髓强化集中在下胸段水平（箭）。3D DSA 的轴位重建 MIP 图像（C）显示枕骨大孔区硬脊膜 AVF（粗箭）引流至 PSV，在 2D DSA（箭）上显示病变向下一直延伸到圆锥水平（D）

疾病的发生。一般来说，其潜在的病理生理机制是脊髓出血。根据病灶的致密性和可能存在的功能性神经组织，可以区分毛球瘤型和青少年（弥漫性）型。毛球瘤型脊髓动静脉畸形通常比青少年型更小且更致密。它们可能位于脊髓的任何位置，由沟通裂或后穿支，或两者同时供血，以及由 ASA 和

PSA 供血（图 71-22）。供血动脉可能显示动脉瘤样扩张，这可能是出血的来源。

影像表现：在 MRI 上，这两种类型的畸形具有明确的病灶，在脊髓内和（或）周围显示出多个曲线信号空洞结构，在 T1 和 T2WI 上可见。青少年型或弥漫型可能比毛球瘤型跨越更长的脊髓节段，

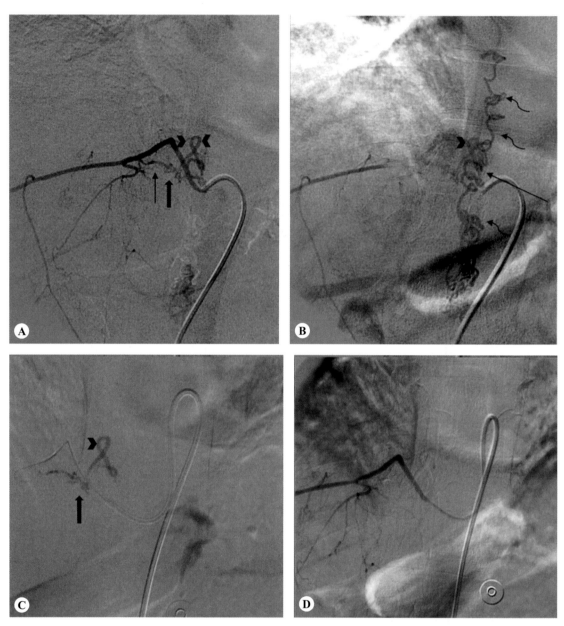

▲ 图 71-20　右侧 T$_{10}$ 肋间动脉造影早期（**A**）和晚期（**B**）斜位图。椎管动脉后的硬脊膜分支（箭）供应硬脊膜 **AVF**（粗箭），然后通过根髓静脉（箭头）流入髓周静脉网（弯箭）。请注意 **RMV** 与髓周静脉的交界处（长箭）。通过硬脊膜供血动脉的微导管造影（**C**），显示出瘘口（箭）和 **RMV** 近端部分。同一肋间动脉的 **DSA** 检查明确了瘘管和 **RMV** 的完全闭塞，后者被视为一个充满 **12%** 液体胶的鬼影

并且病灶边界更难以描述（图 71-23）。它们不仅可以由于静脉高压引起髓内水肿，还可以在症状明显时引起脊髓内外出血。根据 MRI 中髓内出血信号强度可能随时间发展。4D MRA 可以清晰显示病灶和引流静脉，尽管供血动脉将更难以确定。鉴别诊断通常需要 DSA，显示由沟通裂动脉和起源于前、后脊髓动脉的血管冠穿孔支的解剖异常，并通过前/后脊髓静脉引流，将其定义为动静脉畸形。仔细分析供血动脉将揭示出两种动脉的穿透支参与其中，并伴有不同程度的增生，导致血管扩张和扭曲。静脉引流总是涉及前脊髓静脉或后脊髓静脉。但在大多数情况下，除非畸形非常小，两组静脉都会受到影响。引流静脉通常表现为静脉曲张，可能是压迫性脊髓病的原因，供血动脉和（或）引流静脉可见动脉瘤样扩张（图 71-24）。

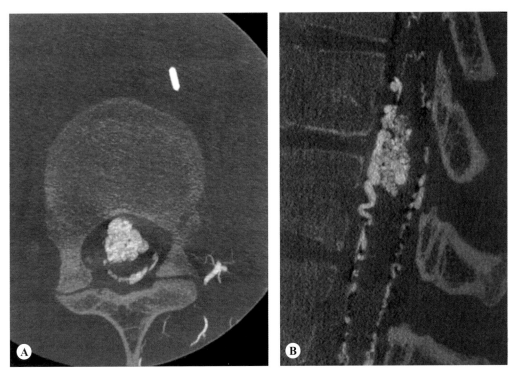

▲ 图 71-21　17 岁男性，以右侧突发性截瘫为主，伴有尿潴留

轴位（A）和矢状位（B）左侧 T$_{12}$ 肋间动脉 CBCTA 图像，显示支配右侧肢体的脊髓内（软脊膜下间隙）有一个密集的血管网，位于血管巢内有一个小动脉瘤，因此该血管疾病为血管团型 AVM

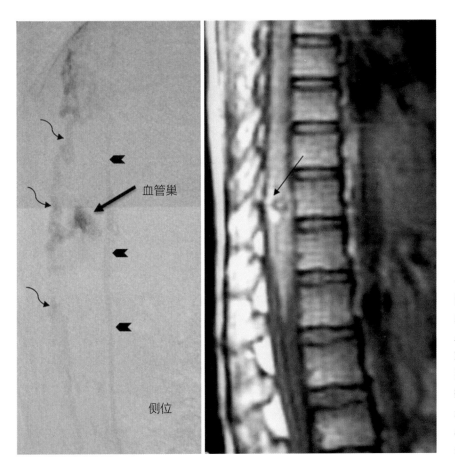

血管巢

侧位

◀ 图 71-22　7 岁女孩，血管团型髓内 AVM，表现为完全性截瘫和感觉缺失

ASA 侧位 DSA 和正中矢状位 T$_1$W MR。下段脊髓有髓内血肿（箭头）。同时，DSA 清晰地显示，伴有动脉瘤（箭）的非常小的血管巢（粗箭）是由轻度扩张的沟连合动脉供血。AVM 通过 PMV（弯箭）和 AMV（箭头）引流

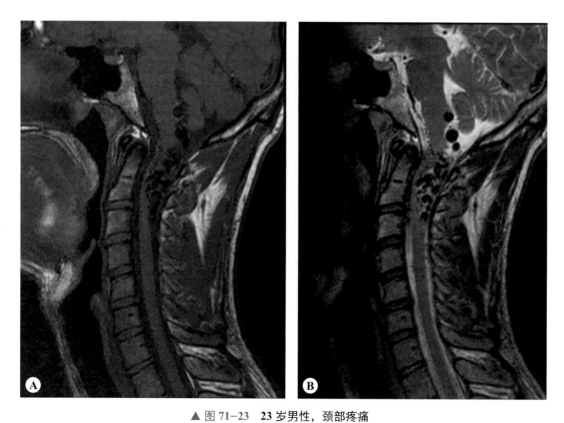

▲ 图 71-23　23 岁男性，颈部疼痛

颈椎 T_1W（A）和 T_2W（B）MR 图像显示一个巨大的血管畸形延伸到上段颈髓后部。血管巢由一团血管网组成，几乎累及整个脊髓

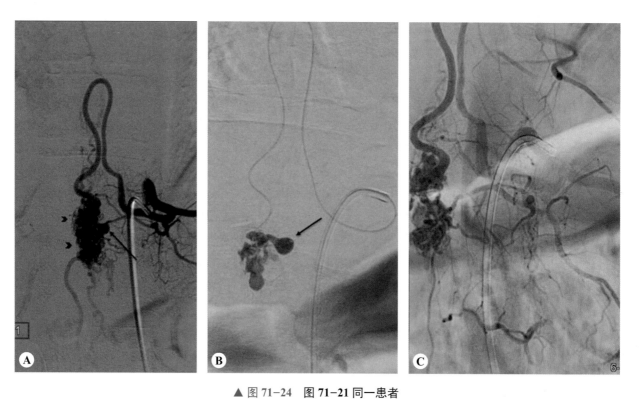

▲ 图 71-24　图 71-21 同一患者

左侧 T_{12} 肋间动脉 DSA（A）显示髓内血管型团 AVM（箭头）。通过动脉冠穿支血管的微导管造影（B）可见供血动脉的动脉瘤（箭）的穿支来确定。用 50% 液体胶栓塞，栓塞后用 DSA（C）确认血管闭塞

3. Ⅳ型（髓周动静脉瘘）

这些动静脉瘘发生在脊髓的软脊膜表面，位于传导动脉和静脉之间，通常见于年轻患者。与髓内动静脉畸形一样，Ⅳ型动静脉瘘由于疼痛或急性神经功能缺损也备受临床关注。解剖上，穿通动脉，如沟连合动脉，不提供这些异常的动静脉连接。髓周动脉冠是典型的供血动脉，因此 ASA 或 PSA 都可参与畸形血管的供血。它们可能出现在脊髓的前部、外侧或后部。髓周动静脉瘘是真正的瘘管，没有任何异常血管床病灶。这一特征有助于将其与真正的 AVM 区分开来，尽管这常常需要通过 DSA 甚至微导管造影来证明（图 71–12）。根据孔的数量、通过瘘管的流量和引流静脉的扩张程度，髓周动静脉瘘分为三个亚组。

- 单一动脉供血的单纯髓外动静脉瘘（A 型）（图 71–25）。
- 中型瘘管伴单支或双支供血动脉和扩张的引流静脉（B 型）（图 71–26）。
- 巨大瘘管伴多支粗大动脉供血和显著扩张的引

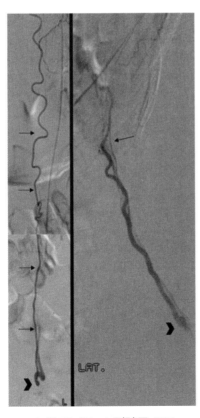

▲ 图 71–25　A 型髓周 AVF
在正位和侧位投影上，ASA（箭）供血一个简单的单孔瘘（箭头）

流静脉（C 型）（图 71–27）。

影像表现：MRI 通常显示脊髓肿胀，在 T₂ 加权像上表现为高信号和（或）不同时期的髓内血肿，以及畸形血管，如扩张的髓周血管，这通常比硬脊膜动静脉瘘更显著。如果畸形是一种慢血流型，髓周动静脉瘘难以与其他类型的瘘区分。根据 MRI 表现，髓周动静脉瘘与髓内动静脉畸形很难鉴别，因为髓周动静脉瘘也可以看到髓内血管成分，尤其是穿髓血管结构类似髓内病灶时。因此，为了明确诊断，需要 DSA 检查。在 DSA 上，这些畸形可以见到动脉冠与髓周静脉之间直接的动静脉连接，之间没有任何血管床结构。在供血动脉直径突然变化的地方可以发现瘘管。这在超选择性血管造影上，尤其是锥形束 CTA 上更为明显（图 71–28）。

4. Ⅴ型（硬膜外 / 椎旁动静脉畸形 / 动静脉瘘）

硬膜外血管畸形是真正的动静脉畸形或动静脉瘘，可能伴有脊髓症状。当这些畸形由于巨大的病灶和（或）静脉曲张导致髓静脉通过根静脉反流或压迫神经时，就会引起神经系统症状（图 71–13B）。这些畸形可以是孤立性病变，也可以是复杂疾病，如 CLOVES 综合征的一部分。

影像表现：在常规 MRI 上，硬膜外血管畸形可能非常明显，可以很快做出诊断；但在某些病例中，除非进行 DSA 或 4D MRA 检查，否则无法确诊。与其他类型脊髓畸形一样，可以看到脊髓肿胀伴髓周血管结构扩张（图 71–29），或确切地说是大的静脉曲张导致脊髓受压。由于静脉缺血或脊髓受压，脊髓本身可能显示 T₂ 高信号，但很少见到出血。需要 DSA 来明确供血动脉、血管巢和引流静脉。治疗的方法取决于疾病表现。有静脉反流的患者可通过血管内栓塞或外科手术夹闭引流的根髓静脉，而有压迫症状的患者应对血管巢完全或部分栓塞后再行手术切除（图 71–29C 和 D）。

五、治疗

（一）Ⅰ型（硬脊膜动静脉瘘）

任何治疗的目的都是阻断异常的静脉引流，以缓解静脉性脊髓病。因此，只需要针对畸形的根髓静脉引流进行治疗（图 71–20D）。血管内治疗或手术切除髓周静脉时应避免广泛的静脉栓塞，以免

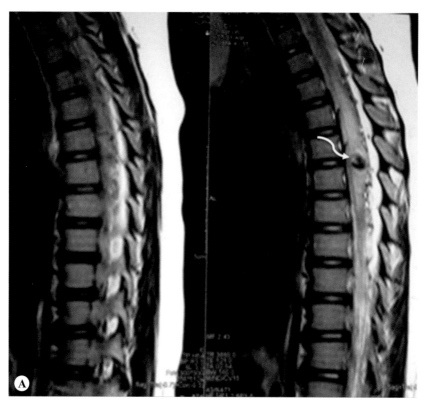

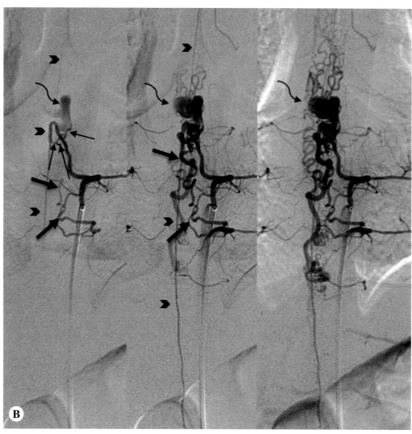

◀ 图 71-26 4 岁儿童，急性截瘫和尿潴留

背段脊髓的两个连续 T_2WI（A）显示了明显的脊髓中央水肿和髓内血肿（弯箭）。三张左侧 T_7 肋间动脉 DSA 图像（B）显示伴有静脉囊的 B 型髓周 AVF（弯箭），由 PSA（粗箭）和 ASA 的动脉冠（箭头）供血

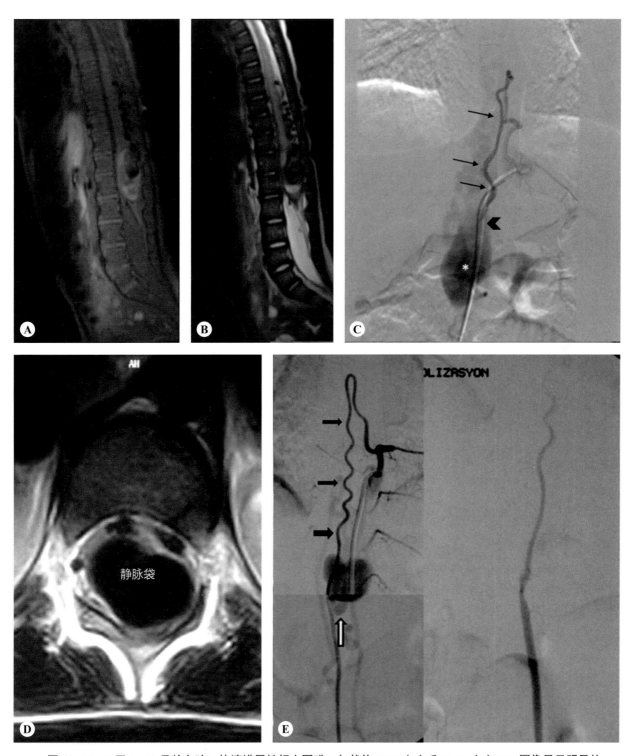

▲ 图 71-27　**A 至 C. 13 月龄女孩，快速进展性行走困难。**矢状位 **T₁W（A）**和 **T₂W（B）MR** 图像显示明显的脊髓中央水肿和髓内血肿，以及大的血管囊。左侧 **L1DSA（C）**显示一个单孔髓周 AVF（箭头），伴有巨大的静脉瘤（扑翼样震颤）**C** 型，由左侧 PSA（箭）供血。**D 至 E. 7 岁女孩，C 型 AVF。**轴位 **T₂W MR** 图像可见大的静脉囊（**D**）。血管巢由扩张的 ASA（粗箭）的大动脉冠（空箭）供血。用纯胶栓塞，完全闭塞（**E**）

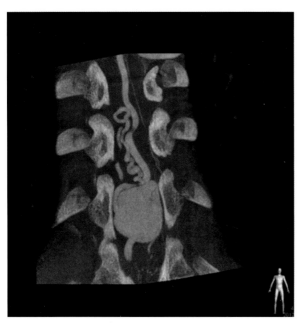

▲ 图 71-28　左侧 T_{10} 肋间动脉 CB CTA 薄层冠状重建，显示由 ASA 动脉冠供血的单孔髓周 AVF

干扰脊髓的正常静脉引流。即使成功治疗后，患者也可能会因继发性静脉血栓而出现继发性病情恶化。因此，那些可能有继发性静脉血栓的患者应长期接受抗凝治疗（2～4 周），最好使用低分子肝素。

（二）Ⅱ型和Ⅲ型（血管团型和弥漫型动静脉畸形）

髓内动静脉畸形的治疗相当困难，尤其是对于青少年型。血管内治疗、外科手术甚至放射治疗，都有导致神经系统疾病的高风险。需要目的明确且谨慎地制订治疗计划，以便最大限度地减少发病风险的同时获得最大的益处。完全治愈是相当困难的，但靶向栓塞可防止患者将来（再）出血，前提是先前出血的病因明确且可治愈，如供血动脉的动脉瘤（图 71-24）。

（三）Ⅴ型（硬膜外 / 椎旁动静脉畸形 / 动静脉瘘）

治疗的目的取决于疾病表现。因此，在有静脉回流的患者中，静脉高压可通过血管内栓塞术或外科手术夹闭引流的根髓静脉来治疗，对于有压迫症状的患者，应在对血管巢进行完全或部分栓塞后再手术切除（图 71-29C 和 D）。

六、海绵状血管畸形

（一）定义

海绵状血管畸形是一种低压力、血流缓慢的血管畸形，通常累及大脑和脊髓。也被称为海绵状血管瘤、隐匿性血管畸形或血管造影发现的隐匿性血管畸形。

（二）流行病学 / 人口学

患病率为 0.4%～0.6%，MRI 的广泛应用导致这些脊髓血管异常的检出率增加。脊髓 CM 占所有 CM 的 5%，占脊髓血管异常的 5%～12%。脊髓 CM 患者的发病年龄为 30—60 岁，男女比例相等。

（三）病理学和发病机制

病变的位置可能是硬膜外、硬膜下髓外或髓内。胸髓是脊髓 CM 最常见的部位，其次是颈髓。腰髓和脊髓圆锥是最不常见的部位。CM 的特点是致密而扩张的毛细血管窦结构，其间不含神经组织。脊髓 CM 是一种罕见的血管畸形，是一种极为罕见但可治愈的脊髓病。

脊髓 CM 与颅内海绵状血管畸形具有相似的影像学和组织病理学特征，可能是孤立性病变或家族性海绵状血管瘤病的一部分。周围通常有不同程度的胶质增生。与颅内海绵状血管畸形一样，脊髓海绵状血管瘤可能在放射治疗后数年出现，可能继发于与辐射有关的静脉栓塞。如有必要，手术治疗似乎是最合理的选择。

（四）临床特征

临床表现多样，从缓慢进展到急性四肢瘫痪，但典型的临床特征是感觉和运动神经功能缺损，通常发生在疼痛发作数小时后。

（五）影像表现

在 MRI 上，根据血肿的时期，其表现不同。在急性期，海绵状血管瘤的血肿表现类似其他血管异常而导致的血肿，鉴别诊断很困难。只有在慢性期，由于其典型的影像学表现而很容易和其他畸形区分，如边界清晰的爆米花样病变，即 T_2 加权序列上中心不均匀高信号伴边缘低信号环，并且没有占位征象（图 71-30）。与颅内病变相反，它们不常伴有其

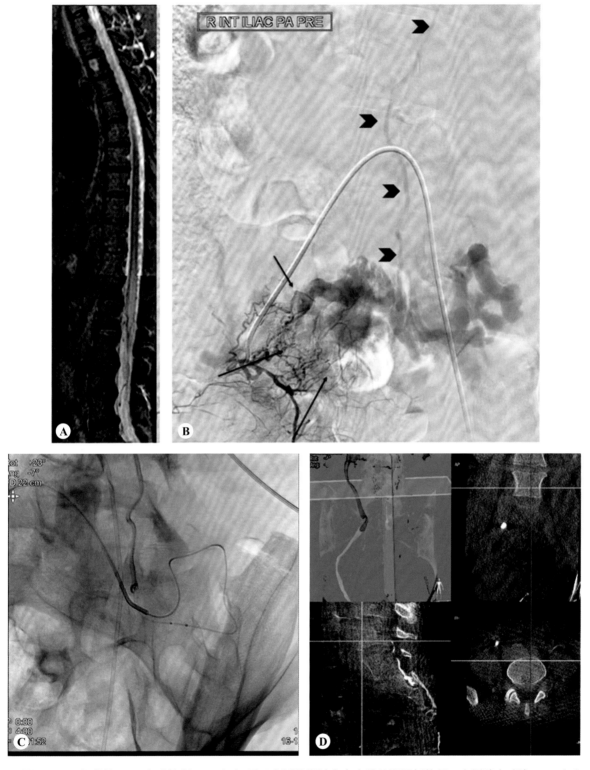

▲ 图 71-29 矢状位 T₂W 脂肪抑制 MR（A）显示广泛的脊髓中央水肿伴周围低信号。右侧髂内动脉 DSA（B）显示骶骨水平硬膜外 AVM（箭）通过根静脉（箭头）引流至髓周静脉网，导致髓静脉高压。经静脉的微导管造影（C）可精确定位根静脉的起源，在多平面重组的 CBCT 图像可见用 50% 的液体胶栓塞

他类型的静脉畸形，如毛细血管扩张或发育性静脉畸形。

七、脊髓梗死（动脉性缺血）

（一）定义

脊髓梗死是一种罕见但严重的急性脊髓病，占所有脑卒中的 1%，不到所有急性脊髓病的 10%。导致脊髓梗死的病理改变在成人和儿童患者中是不同的。在成人，过去的主要病因是梅毒性动脉炎，但现在主要是由于动脉粥样硬化性疾病、血管内治疗或主动脉瘤手术、脊柱手术或外伤（图 71-31）。还有其他不太常见的原因，如动脉炎、硬膜外麻醉和减压病。另外，外伤、心脏畸形、感染和血栓栓塞性疾病是儿童患者最常见的病因。

（二）临床概述

脊髓梗死常表现为急性病程。临床表现与缺血部位和程度有关。患者典型表现为神经疾病的突然恶化，在疼痛期过后的 12h 内，通常在几分钟到几小时内迅速发展。临床表现可从轻瘫到完全性截瘫不等。虽然缺血好发于胸髓，但任何部位均可受累。脊髓梗死可分为脊髓前动脉综合征和脊髓后动脉综合征，临床表现取决于受累水平、缺血类型和

受影响的动脉。上颈段病变可因膈神经受累（$C_{3\sim5}$）引起呼吸窘迫，而中胸段脊髓梗死可表现为直立性低血压（$T_{4\sim9}$）。在 ASA 综合征中，对称性运动无力伴随脊髓丘脑束感觉缺失，并保留后索功能。如果供应脊髓前半部分的单一沟颈连合动脉受到影响，则可以看到典型的脊髓半切综合征（也称为 Brown-Séquard 综合征），其特征是同侧运动障碍伴对侧感觉障碍。PSA 闭塞相当罕见，此时的临床表现是由后索病变引起的。

（三）病理学和发病机制

脊髓梗死可能是由于脊髓前、后动脉闭塞或脊髓低灌注所致。如前所述，脊髓的血管分布有几个分水岭。第一个是在上胸段，从颈段下行的 ASA 与来自背段上行的 ASA 汇合。另一个是在圆锥水平，PSA 由 ASA 经圆锥动脉篮供血。另外一个分水岭区位于脊髓前外侧表面，这是动脉冠与灰质前角周围 PSA 和 ASA 穿支（沟连合动脉）之间的分水岭。这些是脊髓梗死好发区域。如果潜在的病理生理学改变是脊髓低灌注，则没有 ASA 和 PSA 闭塞。低灌注是因为严重的低血压或者主要的前根髓动脉或其供血动脉（节段分支血管）闭塞。在这种情况下，上述分水岭区域受到影响，如上胸段（图 71-31）。

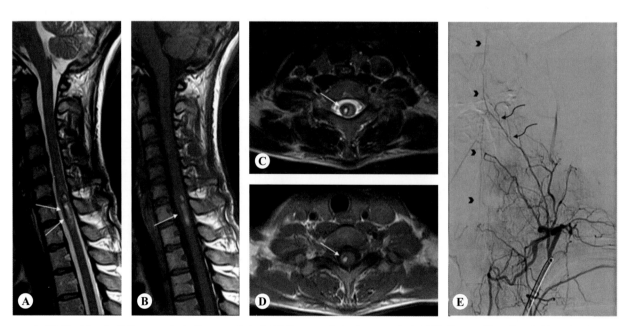

▲ 图 71-30　矢状位 T_2W（A）和 T_1W（B）及轴位 T_2W（C）和 T_1W（D）图像显示下段颈髓亚急性血肿，伴边缘轻度低信号环（箭）。病灶周围脊髓有轻度肿胀。左侧颈升动脉 DSA（E）可见 ARMA（弯箭）流入 ASA（箭头）正常显影，此为隐匿性血管畸形

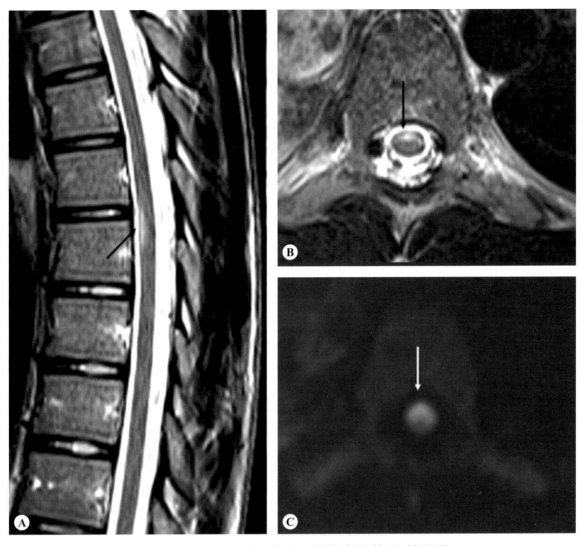

▲ 图 71-31　35 岁男性，腹部手术期间有长时间严重低血压

矢状位和轴位 T_2W（A 和 B）MR 图像显示上背段脊髓有轻度高信号病变。患者出现截瘫，轴位 DWI（C）证实为缺血性病变（箭）

这就可以解释为什么在将近 70% 的病例中，胸腰椎区域受到影响。下文还会解释为什么缺血会影响中央灰质从而导致轴位 MRI 上的"猫头鹰眼"征。颈部中段是第二常见受累部位（图 71-32）。

（四）影像表现

对于任何怀疑脊髓梗死的患者，必须进行包括 DWI 序列在内的急诊 MR 检查。MRI 在早期可能表现正常，如果高度怀疑脊髓梗死，则需要复查。在梗死早期，常规 MRI 可显示细微的改变，如轻度脊髓肿胀和 T_2 加权序列轻度高信号（图 71-32）。DWI 显示扩散受限，尤其是当缺血延伸到相当长的脊髓节段时（图 71-6）。晚期典型影像学表现为明显的脊髓 T_2 高信号病灶，脊髓肿胀，延伸至一个或多个椎体节段，该表现在脊髓前表面更为突出，但也可影响病变中段的整个脊髓。

脊髓梗死在 MRI 上表现多样。最经典的是轴位图像上的"猫头鹰眼"征（图 71-33B），这是由于灰质最先受累。其他表现包括矢状位图像上的前部铅笔样病变（图 71-31B）和轴位图像上的全灰质、全脊髓型及不完全性病变，其形状取决于缺血的类型和程度。当潜在的病理生理学改变是血流动力学缺血时，除非使用个性化的序列进行细致检查，否则早期影像检查很难显示受累的脊髓。如前所述，

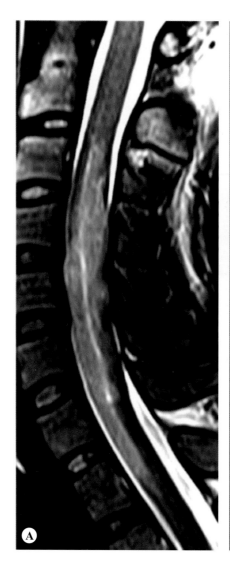
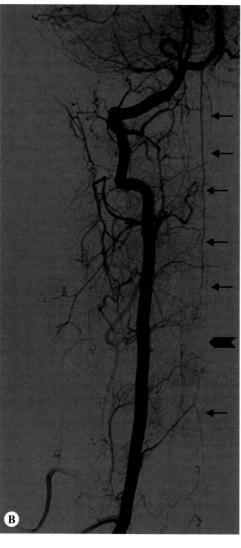

◀ 图 71-32 矢状位 T_2W 颈椎 MR（A）显示下段颈髓长节段高信号病变，在前部更为突出。右侧椎动脉 DSA（B）显示 ASA 节段性闭塞（箭头）。在动脉闭塞节段的边缘有不规则的轮廓。病因不明（图片由 Prof. Dr. Hatem Hakan SELÇUK 提供）

所谓的脊髓分水岭区可出现缺血性改变。由于脊髓梗死的后果严重，可导致残疾，所以应尽力来明确诊断。为了确诊脊髓梗死和显示潜在的病理学改变，应进行 DSA 检查。

脊髓梗死的鉴别诊断包括炎性、感染性和创伤性病变。炎性病变，如脊髓炎，可能为亚急性病程，多发病变，增强扫描一般表现为明显强化。

（五）脊髓血管疾病的 MRI 观察内容列表

- 信号强度（高信号伴或不伴边缘低信号环、扩散受限、血管的流空信号等）。
- 脊髓形态（肿胀、萎缩）。
- 髓周或蛛网膜下腔的迂曲结构 [扩张的动脉和（或）静脉，或动脉瘤]。
- 脑脊液信号强度（蛛网膜下腔出血）。

- 硬膜外间隙异常。
- 椎体和椎管其他骨质结构。
- 椎旁肌肉结构。
- 椎旁静脉系统。

八、病例报告

（一）病例报告 1

病史：突发性下肢无力麻木，右侧明显。

临床诊断：背段脊髓病变？

MRI 检查目的：排除脊髓炎或出血。

成像技术：血流补偿标准矢状位 T_1 和 T_2WI、层厚 3mm 的轴位 T_2WI，以及矢状位、轴位和冠状位增强 T_1WI。

影像学表现：T_4 水平可见一髓内病变，T_1 加权

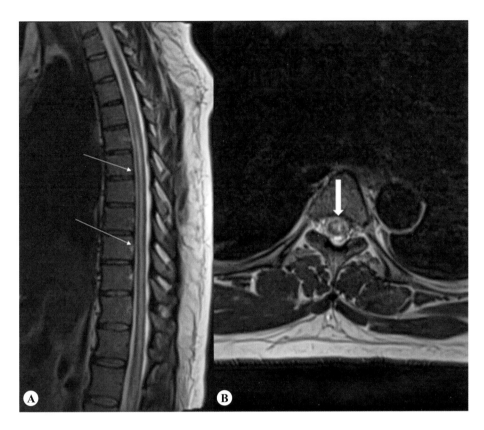

◀ 图 71-33　**35 岁 女 性，
硬膜外麻醉后立即出现对称
性截瘫**
矢 状 位（A）T_2W MRI 显 示
中央高信号病变（细箭），轴
位图像显示为"蛇眼"征（粗
箭）（B）

图像中央高信号，周围有低信号区，T_2 加权图像显示高信号灶周水肿区。增强扫描可见轻度强化。节段性脊髓增粗。

结论：考虑海绵状血管畸形。强烈建议行脊髓 DSA 检查除外可能的小动静脉畸形。

（二）病例报告 2

病史：主动脉瘤修补后发生急性截瘫。第一次 MR 检查正常。

临床诊断：脊髓缺血？

MRI 检查目的：排除脊髓缺血。

成像技术：血流补偿标准矢状位 T_1 和 T_2WI、层厚 3mm 的轴位 T_2WI、矢状位 DWI，以及三轴增强 T_1WI。

影像学表现：圆锥肿胀。脊髓圆锥中央可见 T_2 高信号，DWI 扩散受限。增强扫描无强化。

结论：圆锥损伤合并脊髓缺血

建议：建议主动脉和髂动脉 CTA 检查。

（三）血管畸形的 DSA 观察内容列表

- 供血动脉及其来源血管。
- ASA 的完整性。

- 圆锥动脉篮的完整性。
- 病灶类型和定位。
- 病变周围可能存在的动脉吻合。
- 畸形血管的静脉引流。
- 脊髓正常的静脉引流。

（四）动静脉瘘的 DSA 病例报告

病史：进行性下肢无力和麻木。MR 显示背段脊髓中央高信号，髓周强化的迂曲结构，提示脊髓血管畸形。

临床诊断：脊髓血管畸形所致背段脊髓病变。

MRI 检查目的：明确血管情况。

成像技术：全身麻醉，右侧（右）股动脉插管，5F 导引器，5F 眼镜蛇导管，0.035 英寸导丝。

影像学表现：双侧椎动脉和颈外动脉、$T_1 \sim L_4$ 节段分支动脉、双侧髂内动脉和骶正中动脉造影。多次造影证实右侧骶骨水平有硬脊膜动静脉瘘，由右侧骶外动脉供血。静脉引流通过右侧 PRMV 向弯曲的后髓静脉丛引流，并伴有明显的静脉淤血。ASA 有 左 侧 T_{10}（Adamkiewicz 动 脉）和 右 侧 T_7 ARMA 双重供血。供应 PSA 的少数根髓后动脉源

自右侧 T_4、T_{11} 和 L_2。

结论：右侧骶骨水平硬脊膜 AVF 向 PMV 引流，并伴有明显的静脉淤血。

建议：考虑到病变部位，强烈建议血管内治疗。

九、结论

不同的脊柱和脊髓血管疾病可能具有相同的临床表现。因此，及时的鉴别诊断至关重要。应尽力使用所有神经影像设备，根据具体的解剖学和临床知识对获得的数据进行细致分析。

参考文献

[1] Amarouche M, Hart JL, Siddiqui A, Hampton T, Walsh DC. Time-resolved contrast-enhanced MR angiography of spinal vascular malformations. AJNR Am J Neuroradiol. 2015;36:417-22.

[2] Badhiwala JH, Farrokhyar F, Alhazzani W, Yarascavitch B, Aref M, Algird A, et al. Surgical outcomes and naturalhistory of intramedullary spinal cord cavernous malformations: a single-center series and meta-analysis of individual patient data. J Neurosurg Spine. 2014;21:662-76.

[3] Krings T. Vascular malformations of the spine and spinal cord. Clin Neuroradiol. 2010;20:5-24.

[4] Lu DC, Lawton MT. Clinical presentation and surgical management of intramedullary spinal cord cavernous malformations. Neurosurg Focus. 2010;29:E12.

[5] Rubin MN, Rabinstein AA. Vascular diseases of the spinal cord. Neurol Clin. 2013;31:153-81.

[6] Sandson TA, Friedman JH. Spinal cord infarction. Report of 8 cases and review of the literature. Medicine (Baltimore). 1989;68:282-92.

[7] Takai K. Spinal arteriovenous shunts: angioarchitecture and historical changes in classification. Neurol Med Chir (Tokyo). 2017;57:356-65.

拓展阅读

[1] Bosmia AN, Hogan E, Loukas M, Tubbs RS, Cohen-Gadol AA. Blood supply to the human spinal cord: Part I. Anatomy and hemodynamics. Clin Anat. 2015;28:52-64.

[2] Clark AJ, Wang DD, Lawton MT. Spinal cavernous malformations. Handb Clin Neurol. 2017;143:303-8.

[3] Krings T, Lasjaunias PL, Hans FJ, Mull M, Nijenhuis RJ, Alvarez H, et al. Imaging in spinal vascular disease. Neuroimaging Clin N Am. 2007;17:57-72.

[4] Krings T, Mull M, Gilsbach JM, Thron A. Spinal vascular malformations. Eur Radiol. 2005;15:267-78.

[5] Krings T. Vascular malformations of the spine and spinal cord*. Clin Neuroradiol. 2010;20:5-24.

[6] Nasr DM, Rabinstein A. Spinal cord infarcts: risk factors, management, and prognosis. Curr Treat Options Neurol. 2017;19:28.

[7] Ozpinar A, Weiner GM, Ducruet AF. Epidemiology, clinical presentation, diagnostic evaluation, and prognosis of spinal arteriovenous malformations. Handb Clin Neurol. 2017;143:145-52.

[8] Singh R, Lucke-Wold B, Gyure K, Boo S. A review of vascular abnormalities of the spine. Ann Vasc Med Res. 2016;3(4). pii: 1045. Epub 2016 Dec 21.

[9] Takai K. Spinal arteriovenous shunts: angioarchitecture and historical changes in classification. Neurol Med Chir (Tokyo). 2017;57:356-65.

第十三篇 周围神经系统和神经肌肉疾病

Peripheral Nervous System and Neuromuscular Disease

第 72 章 营养不良性肌病 ··· 1758

第 73 章 中毒及药物性肌病的临床和影像表现 ··························· 1779

第 74 章 非营养不良性肌病的神经影像学检查 ························· 1791

第 75 章 炎性肌病的影像表现 ·· 1826

第 76 章 周围神经磁共振成像 ·· 1836

第72章 营养不良性肌病
Dystrophic Myopathies

Leroy ten Dam　Marianne de Visser　著

徐文达　陈　谦　译　　刘　嘉　程晓青　校

摘　要

本章关注影像技术在营养不良性肌病中的应用。在这组疾病中，将讨论传统（CT、MRI、超声）和先进的影像技术（扩散张量成像、磁共振波谱）的使用，以显示肌肉组织损伤的程度和分布。影像技术有助于区分不同类型的营养不良性肌病，并可用于辅助指导肌肉活检。本章将讨论影像技术的适应证，提出系统的成像和评估骨骼肌的建议以及标准化的成像技术，将其作为自然史研究和治疗试验中能够可靠替代生物标志物的影像表征。

关键词

营养不良肌病；肌营养不良；骨骼肌成像；MRI；CT；超声

缩略语

BMD	Becker muscular dystrophy	贝克肌营养不良
CMD	congenital muscular dystrophy	先天性肌营养不良
DM1	myotonic dystrophy type 1	1 型肌强直性营养不良
DM2	myotonic dystrophy type 2	2 型肌强直性营养不良
DMD	Duchenne muscular dystrophy	杜氏肌营养不良症
FSHD	facioscapulohumeral dystrophy	面肩肱型肌营养不良症
LGMD	limb-girdle muscular dystrophy	肢带型肌营养不良
MMD	Miyoshi distal myopathy	Miyoshi 远端肌病
OPMD	oculopharyngeal muscular dystrophy	眼咽型肌营养不良
TMD	tibial muscular dystrophy/Udd myopathy	胫骨肌营养不良 /Udd 肌病
UCMD	Ullrich congenital muscular dystrophy	Ullrich 先天性肌营养不良症
WMD	Welander distal myopathy	Welander 远端肌病

一、同义词

肌营养不良症。

二、营养不良性肌病的定义和临床要点

"营养不良性肌病"包括一大类相对罕见的遗传性疾病（表72-1）。这些肌肉疾病大多以肌肉无力为首发症状，肌痛、肌强直、痉挛、横纹肌溶解或无症状的肌酸激酶活性升高（高碳酸血症）也可以出现。有时营养不良性肌病甚至会出现心脏表现。在这些疾病中，发病的年龄、肌无力的遗传分布模式、相关心脏或呼吸肌肉的受累及疾病进展的概率存在较大的异质性。此外，这些疾病通常存在家族间的差异性，即患有相同营养不良性肌病的患者可表现出广泛的临床特征，具有相同基因缺陷的家庭成员之间临床表现也可不同。

到目前为止，这些疾病还没有治愈的方法。目前有一些正在进行的临床试验，在寻找治疗方案。

营养不良性肌病的命名是较为混乱的，因为其中的一些是根据症状出现的年龄进行分类（如先天性肌营养不良），而另一些是根据受累部位的分布进行分类（如肢带型肌营养不良、远端肌病、面肩胛型肌营养不良和眼咽型肌营养不良），还有一些根据特征性的临床特征表现进行分类（如肌强直性营养不良），或者根据致病基因的名称进行分类（如GNE肌病、肌营养不良症），而另一些是根据最初描述疾病的医生进行命名（即杜兴和贝克尔肌营养不良症或Bethlem肌病），或以完全不同的方式进行细分（即根据其遗传方式和发表顺序命名的肢带型肌营养不良症的亚组）（表72-1）。随着基因检测的出现，一些由同一基因突变引起的但被认为是不同疾病的营养不良性肌病被发现。因此，2B型肢带型肌营养不良症（LGMD2B）和eerder staat Miyoshi远端肌病（MMD1）现在被认为是临床疾病谱的一部分，LGMD2L和Miyoshi型远端肌病（MMD3）也是如此。

在过去的几十年中，神经肌肉成像已经成为医疗机构诊断的重要工具，近年来，影像成像作为替代生物标志物被越来越频繁地用于评估疾病进展和治疗疗效。虽然常规需要肌肉活检和基因检测来确定遗传性肌肉疾病的最终诊断，但是除了临床检查和偶尔的神经生理学（如肌电图）之外，肌肉成像也可以支持临床诊断。肌肉成像还可以帮助区分不同的疾病，指导基因检测，尽管随着下一代测序的引入，这似乎不太有吸引力。更实际的应用是识别受累的肌肉，通过肌肉成像有针对性地进行肌肉活检。

三、流行病学 / 人口学 / 病理生理学

在儿童期发病最常见的营养不良性肌病是杜氏肌营养不良症，男性的患病率为5/10万。成人中，强直性肌营养不良是最常见的肌病［（5～20）/10万］，其次是面肩胛肌营养不良（10/10万），贝克肌营养不良症（2.38/10万）和肢带型肌营养不良（0.8/10万）。较少见的是Emery-Dreifuss肌营养不良、远端肌病、先天性肌营养不良和眼咽肌营养不良（< 0.1/10万）。

营养不良性肌病有不同的遗传方式，包括X连锁隐性（如肌营养不良病、X连锁EDMD病）、常染色体显性（如由层粘连蛋白A/C突变引起的EDMD2、LGMD1亚型、Bethlem肌病、OPMD、FSHD、DM1和DM2）或常染色体隐性（如由层粘连蛋白A/C突变引起的EDMD3、LGMD2亚型、Miyoshi远端肌病）。X连锁遗传性肌病见于男性携带者，尽管有症状的DMD被认为是肌肉中肌萎缩蛋白的镶嵌表达。其他营养不良性肌病在两性中都可以发现，但在一些人中可以看到性别优势（如女性在LGMD2L中较少受影响）。这些疾病的发病年龄有很大区别，从新生儿期（如先天性肌营养不良症）到幼儿期（如杜氏肌营养不良症、肌聚糖病）再到成年期（如OPMD）。此外，一些类型的营养不良性肌病发病年龄范围很广（如肌强直性营养不良和Bethlem肌病可从婴儿至成人期间发病）。

深入讨论营养不良性肌病的临床特征超出了本章的范围，因为疾病会有多种临床症状。表72-1总结了最显著的临床特征。

营养不良性肌病的病理生理学存在很大的异质性。肌肉营养不良是由编码肌肉的细胞核、肌节和肌膜及细胞外基质中蛋白质的基因发生突变（缺失、重复、点突变）引起的，这些突变都可能导致

表 72-1 营养不良性肌病主要类型的特征					
营养不良性肌病	基 因	发病年龄（岁）	肌无力	早期挛缩	心脏受累
抗肌萎缩蛋白病					
杜氏肌营养不良症	DYS	3—5	近端		+
贝克肌营养不良症	DYS	> 7	近端		+
肢带型肌营养不良症					
LGMD2A	CAPN3	2—45	近端	+	
LGMD2B	DYSF	10—39	近端		+
LGMD2C	SGCG	5—6	近端		+
LGMD2D	SGCA	2—15	近端		+
LGMD2E	SGCB	儿童或青少年	近端		+
LGMD2F	SGCD	2—10	近端		+
LGMD2I	FKRP	0.5—27	近端		+
LGMD2L	ANO5	11—51	近端		偶尔
核蛋白病					
肌萎缩侧索硬化症	EMD	0—40		+	+
椎板病	LMNA	10—20	肩胛带和腓骨	+	+
远端肌病					
Welander 远端肌病	TIA1	20—77	远端		
Udd 肌病	TTN	40—80	远端		+
声带和咽远端肌病	MATR3	30—57	远端、吞咽困难、呼吸		
VCP- 突变远端肌病	VCP	> 35	远端		偶尔
远端伴肌动蛋白肌病	NEB	儿童或成人	远端		
远端伴肌动蛋白肌病 1	DYSF	青少年至 38 岁	远端		
远端伴肌动蛋白肌病 3	ANO5	20—40	远端		偶尔
先天性肌营养不良					
UCMD	COLVI	新生儿	近端，脊柱侧弯	+	
Bethlem 肌病		新生儿至成人	近端	+	
	POMT1	新生儿或幼儿期			
糖营养不良症	POMT2	新生儿			
	ISPD	新生儿			
眼咽型肌营养不良					
OPMD	PABPN1	20—60	上睑下垂，吞咽困难		
面肩肱型肌营养不良症					
FSHD	DUX4	新生儿至 40 岁	近端、远端、脸		
肌强直性营养不良					
DM1	DMPK	新生儿至成人	近端、远端、脸		+
DM2	ZNF9	青少年和成年人	近端、远端、脸		+

LDMD. 肢带型肌营养不良；OPMD. 眼咽型肌营养不良；FSHD. 面肩肱型营养不良；DM. 肌强直性营养不良

肌肉纤维出现缺陷，并最终导致肌肉组织被脂肪替代，从而导致肌无力。1型肌强直性营养不良是由DMPK基因中三核苷酸序列CTG重复扩增引起的。重复次数越多，临床表型越严重。这些序列重复扩增可能发生在导致遗传早现的传播过程中，这与更严重的疾病和随后几代人更早出现症状相关。2型肌强直性营养不良是由ZNF9基因中四核苷酸序列CCTG重复扩增引起的。重复次数与疾病的严重程度没有相关性，没有或轻微遗传早现。OPMD病是由PAPBN1基因中的三核苷酸GCG重复扩增引起的。

四、组织病理学特征

在大多数肌病中，肌肉组织发生形态学变化，导致肌肉被结缔组织和（或）脂肪替代。

肉眼观察中，可见肌肉体积减小（消耗或萎缩）或由真正的肥大或所谓的假肥大引起的肌肉增大，后者是由于肥大肌肉中的脂肪沉积所致（如患有肌营养不良症的患者的小腿肌肉）（图72-1）。这些变化必须区别于随年龄增长肌肉组织的生理变化（如肌肉减少症），并且对于原发性肌肉疾病不是特异性的，因为慢性失神经肌肉也可以表现肌肉组织的减小和脂肪的浸润，甚至肌肉肥大（如脊髓灰质炎后综合征）。

营养不良性肌病的肌肉活检标本在光学显微镜下，可以看到广泛的组织病理学变化。非特异性肌病改变是多样的，包括肌肉纤维的大小（萎缩或肥大），圆形肌纤维，纤维断裂、退化、坏死和再生的肌纤维，内部细胞核的纤维增加。炎症细胞最常见于获得性肌病，但在一些营养不良性肌病中也可以很显著，如Dysferlin肌病。淀粉样沉积物也可以一定比例在Dysferlin肌病或ANO5相关肌病患者中发现。免疫组化分析可以检测特异性肌肉蛋白（如抗肌萎缩蛋白、质膜修复蛋白、肌聚糖蛋白、伊默菌素、VI型胶原、α-肌营养不良蛋白聚糖）的异常，这强烈提示特定类型的遗传性肌病（图72-2）。

五、影像学指征

肌肉成像用于显示骨骼肌组织形态变化的性质、程度和模式。营养不良性肌肉疾病中肌肉受累

的分布模式有很多种。分布模式的识别可能有助于区分不同的疾病（图72-3）。然而，除了Dysferlin肌病和FSHD之外，这些模式通常基于有限数量的肌肉成像研究。此外，基因检测仍然是诊断的金标准，专注于肌营养不良症的下一代测序正变得更加容易获取和更经济有效。

肌肉成像也可用于指导肌肉活检，以进一步确诊。然而，在病程晚期，肌肉成像作用有限，几乎所有的肌肉都会在一定程度上被脂肪所替代（脂肪变性）。

肌肉成像可以准确显示肌肉组织的脂肪变性。一般来说，肌肉组织的脂肪变性和肌力之间有很好的相关性。然而，与临床检查相比，肌肉成像可能会显示更多的异常。在肌无力呈肢带型分布的肌病中，腰椎旁肌和程度较轻的小腿后部肌肉也会出现变化，而肌力被认为是正常的。这种亚临床受累对于疾病和治疗的监测是有用的。肌肉成像同样可以显示肌内水肿，这被认为是许多营养不良性肌病中肌肉组织脂肪变性的前兆。

肌肉成像可能在自然史研究和治疗试验中用作

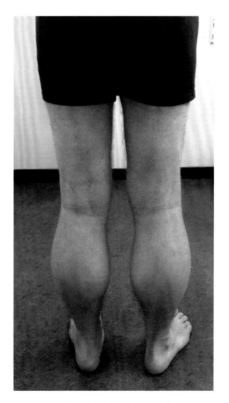

▲ 图72-1 小腿肥大
贝克肌营养不良症患者的小腿肥大

替代的生物标志物，特别是骨骼肌中脂肪变性或肌肉水肿的定量测量越来越多地用于研究营养不良性肌病的病程。

六、成像技术和参数推荐

（一）CT 成像

骨骼肌的 CT 成像显示了脂肪替代肌肉组织的分布和严重程度，并评估了肌肉的大小（图 72-4）。然而，与其他成像方式（如 MRI 和超声）相比，肌肉 CT 检查具有许多缺点，包括电离辐射和较差的软组织对比度。因此，只有当有充分理由不能行 MR 检查时，才进行 CT 检查，如存在心脏起搏器、自动心律转复除颤器、中枢神经系统中的铁磁性止血夹、眼睛中的金属片及其他可被磁场激活的植入物。肌肉 CT 扫描可以作为幽闭恐惧症患者和那些不能长时间安静平躺患者的替代检查方法。儿童不宜做 CT。大多数关于肌肉受累模式的数据是使用下肢骨骼肌 CT 获得的。肌肉 CT 可用于评估临床上难以评估的肌肉的脂肪浸润，如躯干和椎旁的肌肉。

（二）常规肌肉磁共振成像

目前，MRI 是肌肉成像的首选方式，因为与 CT 相比，MRI 具有实现更高的软组织对比度的优势，并且可以更准确地显示脂肪替代肌肉组织的分布。另一个优点是可以根据使用的 MRI 序列获得特定的信息。在非增强 T_1 加权 MR 序列成像上，肌

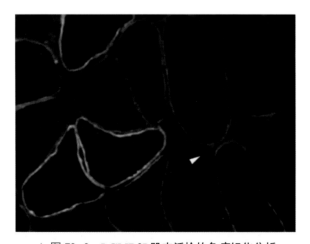

▲ 图 72-2　LGMD2I 肌肉活检的免疫组化分析
一例 41 岁 LGMD2I 男性患者，骨骼肌中 α- 肌张力障碍蛋白的免疫组化分析显示大多数肌纤维（箭头）中的蛋白减少

肉组织的脂肪变性可以被准确评估（图 72-5）。使用脂肪抑制的 T_2 加权成像，如短时反转恢复序列，可以看到分散在骨骼肌中的呈局灶性或弥漫性高信号的肌肉水肿（图 72-6）。然而，总体来说，肌内水肿是一种相对非特异性的发现，并且在各种病理生理机制导致肌肉疾病肌肉损伤的前兆。它可以出现在肌肉损伤或肌肉过度使用后、感染 / 炎症、肿瘤、横纹肌溶解和近期血管事件中，甚至出现在急性和慢性的失神经支配情况下。已经开发了几种视觉等级量表，允许对肌肉脂肪变性和肌肉水肿的程度和模式进行半定量评估。然而，由于缺乏图像采集（如重新定位），这些等级量表的使用有一定的局限性。对于脂肪变性，最常用的等级量表是 5 分 Mercuri 等级量表，范围从 0 级（正常外观）到 4 级 [脂肪和（或）结缔组织完全替代肌肉组织]。对于肌肉水肿的评估，使用 3 分等级量表，0 分表示无，1 分表示轻度，2 分表示明确的肌肉水肿。但是，这些量表的可靠性尚未研究，如观察者的一致性评估。

肌肉水肿的量化可以在 T_2WI 上实现，脂肪变性的量化可以通过不同的方式实现，例如在传统的 T_1 加权成像（快速自旋回波）上或使用 Dixon MRI。对于 Dixon MRI 的图像，脂肪和水的成分是分开的，允许计算脂肪含量。量化脂肪变性具有更高的可靠性，与视觉等级量表相比，对观察者的依赖性更小，更容易重复。此外，脂肪变性的量化可以检测到微量脂肪变性，这些脂肪变性尚未导致肌力的丧失或功能状态的降低，使得量化脂肪变性成为自然病程研究和治疗试验中作为纵向结果测量有用的生物标志物。为了在纵向研究中实现定量 MRI 最好的可重复性，使用一致的肢体定位十分重要，可在距离定位像上显示的标志物（如下肢肌肉成像中的膝关节）的固定距离处选择成像位置。定量磁共振成像允许评估一个平面内的所有肌肉，包括深层肌肉。

大多数研究集中在下肢受累的肌肉。然而，最近的成像也包括骨盆和肩带或全身 MRI，显示营养不良性肌病肌肉受累的特定模式，可用于仅对下肢成像时没有发现的肌肉受累。最近，热图（一种合成大量肌肉成像的图像技术）已被用于显示那些在

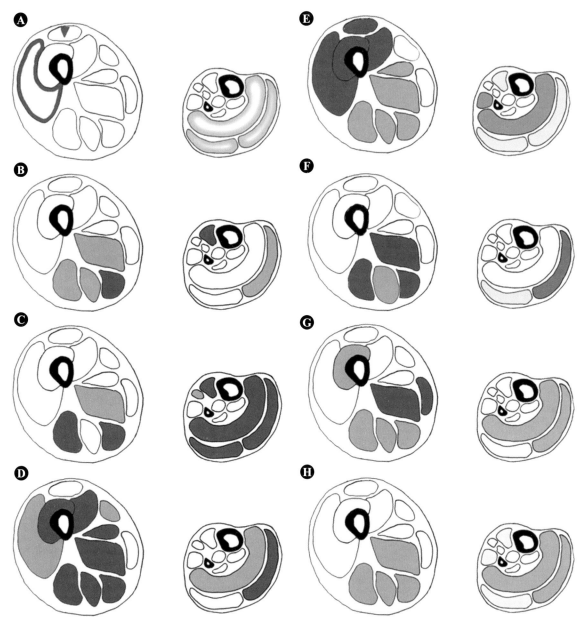

▲ 图 72-3 肌肉受累特定模式的示意图

Bethlem 肌病（A）、FSHD（B）、Dysferlin 肌病（C）、肌萎缩侧索硬化症（D）、肌聚糖病（E）、抗肌萎缩蛋白病（F）、LGMD2A（G）、LGMD2I（H）肌肉受累的具体模式。肌肉组织（部分）被脂肪替代，反映在灰色的肌肉上。深灰色代表更多的肌肉组织被脂肪替代。第一列显示大腿水平的横断面示意图，第二列显示了小腿的横断面示意图

特定的肌肉疾病中通常受累的肌肉，以获得肌肉受累的特定模式。

　　缺乏依据标准化方案评估疑似肌肉疾病患者的专家指南。尽管所有的肌肉成像研究都应该包括椎旁肌、腹部、骨盆带肌及大腿和小腿肌肉的轴向 T_1WI（涡轮/快速自旋回波），以正确评估肌肉的脂肪变性和肌肉大小。可以加上轴位 STIR 或脂肪抑制的 T_2WI 来评估肌肉水肿。如有需要，扫描参数可扩展至包括肩带、躯干、手臂、颈部和舌的轴向图像（全身 MRI 参数）（表 72-2）。

（三）肌肉超声

　　肌肉超声可以评估肌肉结构的萎缩和变化，显示肌肉受累的模式。回声增强与肌肉组织被脂肪和纤维组织的替代有关。肌肉超声具有非常高的空间分辨率，可实时评估，无电离辐射，非常适合儿科

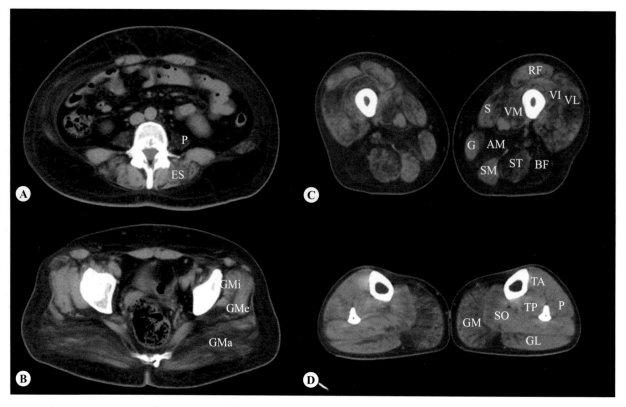

▲ 图 72-4 **LGMD2I 的肌肉 CT 扫描**

一名患有 2I 型肢带型肌营养不良症的 41 岁患者的腰椎（A）、骨盆（B）、大腿（C）和小腿（D）的 CT 扫描。腰大肌有明显的脂肪变性，在腰椎水平的竖脊肌（ES）有一些受累。臀大肌（GMa）和更大范围的臀中肌（GMe）受累，在骨盆水平臀小肌（GMi）未受累。在大腿水平，大腿的后室腔肌，即大收肌（AM）、半腱肌（ST）和股二头肌（BF）有脂肪变性，半膜肌（SM）、股薄肌（G）和缝匠肌（S）相对未受累。前室腔肌显示股内侧肌（VM）、股中间肌（VI）、股外侧肌（VL）和股直肌（RF）部分受累。在小腿水平，主要累及内侧腓肠肌（GM）和比目鱼肌（S）

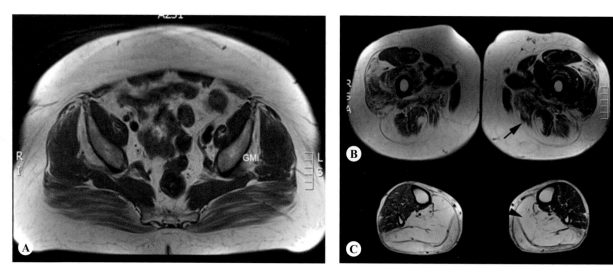

▲ 图 72-5 ***ANO5*** **相关的肌营养不良的肌肉 MRI**

一名 63 岁男性患者的 T_1 加权图像，他患有因 *ANO5* 基因突变引起的 Miyoshi 样远端肌病（MMD3）。在骨盆水平的臀肌脂肪变性，特别是臀小肌（GMi）完全被脂肪替代（A），大腿水平后部和前部肌肉受累（B，箭），小腿肌肉脂肪变性（C，箭头）（经 Wiley publications 许可转载，引自 ten Dam 等，2016）

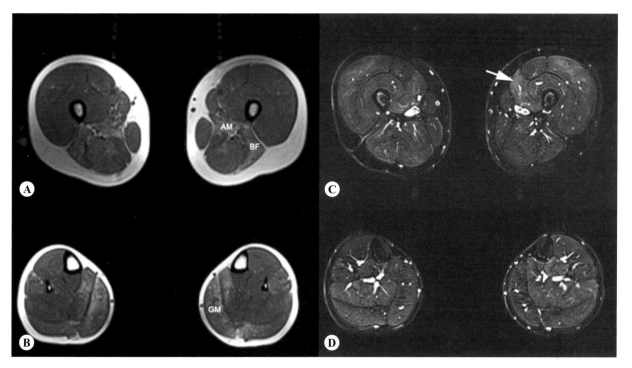

▲ 图 72-6　LGMD2I（*FKRP*）的肌肉 MRI

一名 14 岁 LGMD2I 患者的 T₁ 加权图像。大腿水平的大收肌（AM）和股二头肌（BF）有轻微的脂肪变性（A），腓肠肌（GM）的内侧头有受累（B）。T₂ 加权图像显示大腿水平前室腔的肌肉水肿（C，箭）

患者和需要镇静剂的患者。超声也可用于评估隔膜的运动。然而，对于肌肉超声，显示和量化肌肉水肿及显示深层肌肉是很困难的。此外，肌肉超声是一种相对依赖于操作者的成像技术。值得注意的是，超声的设置和不同的传感器会影响肌肉的显示。考虑到这一点，可以使用定量灰度分析和定量反向散射分析来量化肌肉回声。超声对脂肪变性的量化优于视觉评估，可以准确鉴别儿童有无神经肌肉疾病，以及鉴别肌病和神经源性疾病（图 72-7）。已经发布了标准化超声推荐方案，用于评估可疑肌肉疾病患者，目前国际指南正在制定中（表 72-2）。

（四）扩散张量成像

最近的一项进展是在肌肉疾病中使用 DTI。DTI 可评估肌肉的生物结构，并能显示尚未导致形态学变化的组织结构改变。磁共振示踪成像是一种通过 DTI 评估的三维结构描述，对检测正常组织结构（如肌肉纤维）的变化特别有用。在 DMD 研究中，发现 DTI 的各向异性分数和表观扩散系数值与肌肉的脂肪变性相关，可用于评估疾病的严重程度。

（五）功能磁共振成像

使用磁共振波谱的功能成像可以显示肌肉的代谢。主要用于线粒体肌病，最近关于 ³¹P-MRS 的报告显示，在常规肌肉成像上脂肪浸润还不明显时，BMD 患者骨骼肌中 PDE/ATP 比率升高，FSHD 患者骨骼肌中 PCr/ATP 比率升高。使用 ¹H-MRS 定量脂肪分数显示，使用皮质类固醇的 DMD 患者肌内脂肪沉积较少。

七、解释清单和结构化报告

对疑似或确诊为营养不良性肌病的患者进行的所有检查都需要书面的影像学报告。该报告应准确且以临床为重点，以便协助患者进一步诊疗。影像报告的结构没有公认的规则，但为了更好给神经科医生提供最有价值的信息，应该考虑几个因素。

- 技术：需要对所使用的技术进行简要描述，如覆盖的解剖区域（头、颈、肩带、上臂和下臂、胸/腰椎、骨盆带、大腿和小腿）、场强和所扫描的序列类型。提及肌肉受累是半定量还是定量分级，以及使用何种量表或技术来量化肌肉受累。所有这些数据都允许对不同时间点的检查进行适当的比较分析，特别是在不同的影像中心进行的检查。

- 检查：这一部分应该使用标准化的术语，从所有与特定临床情况有联系的相关影像检查进行系统和全面的描述开始。相关检查发现的示例如下。
  - T_1 加权图像上的高信号、CT 上的低密度或肌肉超声上的高回声代表肌肉组织的脂肪变性。
  - 肌肉肥大或萎缩。
  - 脂肪变性的特征模式，如图 72-3 描述的一些疾病。
  - 检查小腿肌肉、大腿前部肌肉或腓肠肌内侧头与外侧头相比是否存在显著的脂肪变性，这可以指示特定类型的肌病（图 72-8）。
  - T_2 加权图像上的高信号表示肌肉水肿，这可能是脂肪变性的前兆。
  - 新受累的肌肉，肌肉受累严重程度的变化（用于后续检查）。

- 结论：最终结论应始终包含在报告中。目的是简要传达与临床问题特别相关的影像学解释，例如识别与营养不良性肌病一致的肌肉脂肪变性及鉴别与诊断相关的肌肉受累模式。显著的骨骼水肿在营养不良性肌病中不太常见，可能需要对炎性肌病进行进一步研究。

（一）受累模式识别

鉴于营养不良性肌病的异质性，在营养不良性肌病不同亚组的诊断中，受累模式识别的可靠性和准确性还没有达成共识。肌肉成像的模式识别在诊断以脊柱僵硬为表现的肌营养不良症［与硒蛋白 N，1（*SEPN1*），层粘连蛋白 A/C（*LMNA*），胶原 6（*COLVI*），钙蛋白酶 -3（*CAPN3*）相关的肌营养不良症］中具有很高的敏感性（90%）。除了 *COLVI* 相关的 Bethlem 肌病和程度较轻的 Becker 肌营养不良症外，鉴别边缘带肌营养不良症［与肌聚糖蛋白病和 fukutin 相关蛋白（*FKRP*）、anoctamin5（*ANO5*）、LMNA、CAPN3 相关的肌营养不良症］的受累模式

表 72-2 肌肉成像方案

肌肉 MRI 方案

MRI 序列	检查	扫描类型	评估的肌肉
T_1WI	高信号：代表肌肉组织被脂肪替代 脂肪变性模式	标准	脊椎旁、骨盆带、大腿和小腿肌肉的轴向图像
STIR/T_2WI 脂肪抑制	肌肉大小的变化 高信号：代表肌肉水肿	全身（根据适应证）	通过舌、咀嚼肌、颈部、肩带、腹部和手臂的额外轴向图像。额外冠状图像

肌肉超声筛查方案

传感器选择	检查	评估的肌肉
浅表肌肉 儿童和成人为 7.5MHz	病灶变化的视觉评估肌肉内回声强度分布的均匀性	上肢和下肢的近端和远端肌肉：肱二头肌、前臂屈肌、股四头肌和胫骨前肌
深层肌肉 成人为 5MHz	定量分析肌肉厚度。定量灰度分析和（或）定量反向散射分析	根据鉴别诊断，可以添加其他肌肉，或者引导肌肉活检
或者具有至少 7~12MHz 范围的宽带换能器	全身肌肉受累的模式	

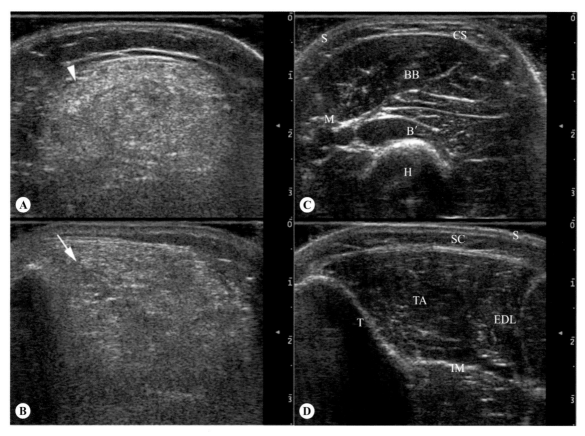

▲ 图 72-7　一名患有 Emery-Dreifuss 肌营养不良症患者的肌肉超声

一名因层粘连蛋白 A/C 突变导致 Emery-Dreifuss 肌营养不良的 12 岁儿童（A. 肱二头肌；B. 胫骨前肌）与年龄匹配的健康对照者（C. 肱二头肌；D. 胫骨前肌）。手臂（箭头）和腿部（箭）的肌肉显示回声增强。肱二头肌的测量是从肩峰到左臂肘前折痕距离的 2/3。胫骨前肌的测量是从髌骨下缘到左腿外踝距离的 1/4。B′. 肱肌；BB. 肱二头肌；EDL. 趾长伸肌；H. 肱骨；IM. 骨间膜；M. 正中神经；SC. 皮下组织；S. 皮肤；T. 胫骨；TA. 胫骨前肌（图片由 Dr. C. Verhamme 提供）

不太准确：发现整体敏感性差（40%），同时观察者间评分一致性差。

（二）抗肌萎缩蛋白病

由肌营养不良蛋白基因突变引起的 X 连锁抗肌萎缩蛋白病包括杜氏肌营养不良症、贝克肌营养不良症和显性携带者。导致肌营养不良蛋白基因大小异常的突变，造成肌营养不良蛋白的数量异常。在 DMD 中，几乎没有肌营养不良蛋白；在 BMD 中，肌营养不良蛋白的数量减少或大小改变。显性携带者在免疫组织化学中可能有马赛克状的肌营养不良蛋白。DMD 在儿童早期即发病，并迅速发展，导致在青春期或青春期前丧失行走能力。从这时开始，呼吸肌变得无力，导致肺活量减少。在辅助通气发明之前，大多数患者在 15—20 岁死于呼吸衰竭。自从引入通气支持和脊柱侧弯手术以来，寿命

至少延长了 10 年。在 BMD 中，肌肉症状和体征比在 DMD 中更具异质性的，从非常轻微的（如运动引起的肌痛或痉挛）到严重的进行性肌肉无力。股四头肌无力和废用可能是长期的唯一症状。通常在后期，上肢也会受到影响。

肌肉 CT 和 MR 成像已经在 DMD 和 BMD 中得到了广泛应用，可以显示两者类似的肌肉受累模式，大腿和腓肠肌中后部的脂肪浸润及缝匠肌、股薄肌、半腱肌、腓肠肌和股直肌的肥大（图 72-9）。类似的模式在 DMD 显性携带者表现近端肌肉无力时被发现。在 BMD 中，髂腰肌一直不受累直到病程晚期。

和 DMD 脂肪变性的视觉评级相比，脂肪量化已经被发现更精确，允许检测脂肪分数细微变化，从而证明可以有效监测疾病进展，这使它在未来治

疗试验中可成为潜在的替代生物标志物。定量 MRI 显示，与使用皮质类固醇的初期患者相比，从未使用皮质类固醇治疗的 DMD 患者的肌肉水肿和脂肪分数降低，这意味着它可以延缓疾病的进展。肌肉超声显示成年 DMD 患者的腓肠肌萎缩。定量超声是年轻 DMD 患者脂肪浸润纵向随访的精确工具，可显示亚临床疾病进展。

（三）肌萎缩侧索硬化症和椎板病

肌萎缩侧索硬化症 / 椎板病由各种肌营养不良症组成，通常表现为肩胛肌无力或呈肢带分布、挛缩和心脏传导缺陷。这些肌萎缩侧索硬化症是根据遗传模式和基因突变分类的。层粘连蛋白 A/C（*LMNA*）基因的突变导致常染色体显性 EDMD2、LGMD1B 和常染色体隐性 EDMD3，而 EDMD 的

X 连锁隐性变异是由 Emerin（*EMD*）基因的突变引起的。LMNA 和 EMD 患者均表现出大腿和小腿后室腔肌肉的脂肪变性，选择性累及腓肠肌的内侧头（图 72-7 和图 72-10）。LMNA 相关营养不良的全身 MRI 显示肩带受累伴有肩胛下肌、胸椎竖脊肌和前锯肌，以及骨盆水平臀中肌和臀小肌脂肪变性。在大腿水平，股薄肌和缝匠肌经常出现萎缩。在小腿，胫骨后肌有选择性不受累。

（四）肢带型肌营养不良症

肢带型肌营养不良症是一个由 30 多种不同疾病组成的遗传异质性群体，具有常染色体显性（LGMD1）或常染色体隐性（LGMD2）遗传模式。两者的临床特征有一些差异，但都导致臀部和肩带肌肉无力，一部分伴有心脏受累（表 72-1）。

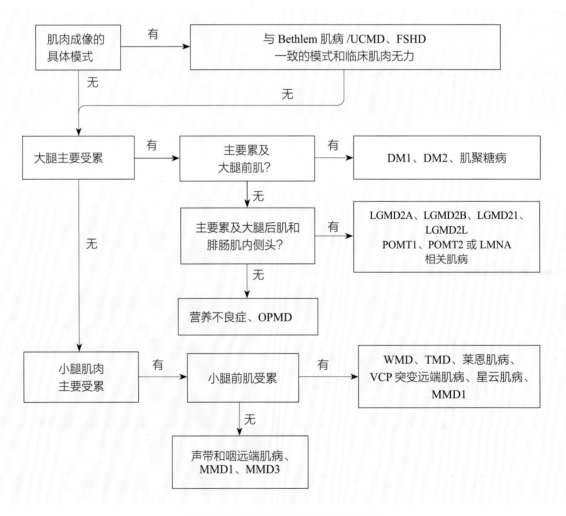

▲ 图 72-8　营养不良性肌病诊断流程图

基于营养不良性肌病患者小腿骨骼肌的脂肪变性进行鉴别诊断的流程图

在几乎所有的 LGMD 中，肌肉受累的 MRI 模式已被描述。然而，这些都是基于少的病例报道，往往显示非特异性的脂肪变性模式。最常见的 LGMD 包括 LGMD2A（*CAPN3* 基因）、LGMD2B（*DYSF* 基因）、LGMD2I（*FKRP* 基因）和 LGMD2L（*ANO5* 基因），它们都主要显示出大腿水平的后肌退化、腓肠肌内侧头的选择性受累及股薄肌的相对不受累。在这些 LGMD 类型中，股薄肌和缝匠肌在没有显示脂肪变性时，最有可能显示肥大的迹象。虽然使用肌肉成像来识别有肢带无力的肌营养不良症仍然很麻烦，但还是可显示一些具体的受

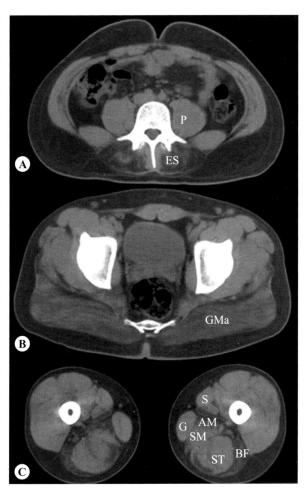

▲ 图 72-9 肌营养不良症的肌肉 CT。一名患有贝克肌营养不良症的 23 岁男性的 CT 图像（肌营养不良蛋白基因第 45～47 外显子缺失）

A. 在腰椎水平，示有竖脊肌（ES）受累，而腰肌（P）未受累；B. 在骨盆水平，示臀大肌（GMA）受累；C. 后室腔主要的脂肪变性，即大收肌（AM）和股二头肌（BF），而半腱肌（ST）、股薄肌（G）和缝匠肌（S）相对不受累。可见半腱肌（ST）和股薄肌（G）的肥大

累模式。在 LGMD2A 中，通常有选择性地累及大收肌，当累及前室腔时，主要累及股中间肌（图 72-11）。在 LGMD2B 中，大收肌也可能有特定的受累。在 LGMD2B 和 LGM2I 中，可能累及小腿的腓骨肌和胫骨前肌（图 72-12）。四头肌的斑片状受累可见于 LGMD2B 和 LGMD2L（图 72-5）。患有肌糖尿病（LGMD2C-F）患者的肌肉成像显示大腿前部肌肉的脂肪变性及小腿水平的比目鱼肌和腓骨肌的受累。

（五）远端肌病

有 20 多种远端肌病，始于小腿或手的肌无力。临床上可根据发病年龄和遗传方式对其进行分类。肌肉活检有助于鉴别肌原纤维肌病、营养不良肌病和任何其他类型的远端肌病。使用肌肉 MR 成像可以进一步区分，主要基于小腿前部肌肉的受累来区分疾病，这是一些远端肌病的特征，而在其他肌病中少见。胫骨肌营养不良症（Udd 肌病 TMD）（*TTN* 基因）、VCP 突变远端肌病（*VCP* 基因）、远端 Welander 肌病（*NEB* 基因）、Laing 肌病（*MYH7* 基因）和 Welander 远端肌病（*TIA1* 基因）显示小腿前部肌肉的脂肪变性，而声带和咽远端肌病（*MATR3* 基因）、Miyoshi 远端肌病（*DYSF* 基因）和 Miyoshi 远端肌病 3（*ANO5* 基因）主要是小腿后肌受到影响。在 MMD1 中，胫骨前肌和腓骨肌可以受累，这在 MMD3 中很少见到（图 72-5 和图 72-12）。一些远端肌病，如 MMD1 和 MMD3，在疾病的早期也显示近端受累，特别是臀小肌，其次是大腿后肌受累。*DYSF* 和 *ANO5* 的突变导致远端和 LGMD 表型（分别为 LGMD2B 和 LGMD2L），现在被认为是一系列铁代谢障碍和变态反应性疾病的一部分，主要是基于 MMD1 和 LGMD2B 及 MMD3 和 LGMD2L 中类似的肌肉影像表现。

（六）先天性肌营养不良

先天性肌营养不良症包括多种疾病，通常与先天性挛缩有关。并不是所有 CMD 都是先天性发病，一些已经被证明是更广泛的表现型的一部分。常染色体显性遗传 Emery-Dreifuss 肌营养不良症是 LMNA 相关肌营养不良症的一部分，包括家族性脂肪代谢障碍和 LGMD1B。同样，Ullrich 先天性肌

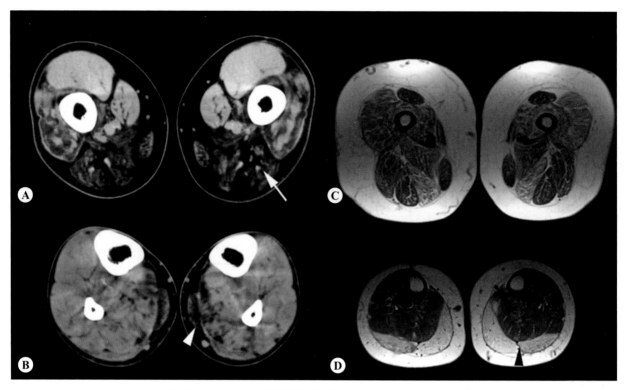

▲ 图 72-10　LMNA 相关肌营养不良症的肌肉 CT 和 MRI 图像

一名 39 岁 LGMD1B 男性患者的 CT 图像显示，病变主要累及大腿后部肌肉（A，箭）和选择性累及腓肠肌内侧头（B，箭头）。一名有 30 年病程的 55 岁 LGMD1B 患者大腿轴位 T_1 加权像，显示大腿肌肉弥漫性受累(C)和腓肠肌双头受累(D，箭头)

营养不良症是 COLVI 相关性肌营养不良症的一部分。在这组胶原病变中，出现了过度松弛和挛缩，尤其是手指屈曲挛缩，发生在伸展腕关节和肘部。有趣的是，在这些疾病的先天性和迟发性变异中，MRI 上的肌肉受累模式是相似的。COLVI 相关的肌肉营养不良，如 Bethlem 肌病，显示股直肌中央部分的脂肪变性和比目鱼肌和腓肠肌之间的边缘受累，这是一个可能有助于确立诊断的特殊征象（图 72-13）。

全身 MRI 显示脂肪变性带，导致 COLVI 相关肌营养不良症中肱三头肌、三角肌和臀肌及脊柱伸肌的虎斑状表现。MRI 和超声之间的明确相关性已在 COLVI 相关的 Bethlem 肌病的病例报道中显示。

LMNA 相关的先天性肌营养不良症在胸腰椎水平显示弥漫性肌肉受累和上下肢皮下脂肪组织减少。在小腿水平，主要涉及后室腔，腓肠肌外侧头相对不受累。全身 MRI 在显示先天性 LMNA 肌营养不良症患者前臂肌肉、咀嚼肌和舌肌的选择性不受累具有额外价值。

没有足够的数据表明肌肉影像在肌球蛋白缺乏的 CMD 中的应用。

抗肌萎缩相关糖蛋白病是一组遗传和临床上具有异质性的疾病。关于肌肉成像的多是小样本病例报道。蛋白质 O- 甘露糖基转移酶基因（POMT1 和 POMT2）突变的抗肌萎缩相关糖蛋白病可能显示出与 LGMD2I（FKRP）相似的脂肪浸润模式。

（七）面肩肱型肌营养不良症

面肩肱型营养不良症（DUX4 基因）在临床检查中经常表现出肌肉无力的特征性模式，面部和肩带肌肉的不对称无力，而肌肉成像在诊断过程中的作用较小。FSHD 已经有一些关于肌肉成像研究的报道。临床检查中发现的一种肌肉受累的特殊不对称模式，在 FSHD 的肌肉成像中进行了描述，首先是胸椎旁肌和胫骨前肌的显著退化，然后是腓肠肌（图 72-14）。在大腿水平，后室腔选择性地受累与相对保留的股肌肉有关。肩带受累显示斜方肌和前

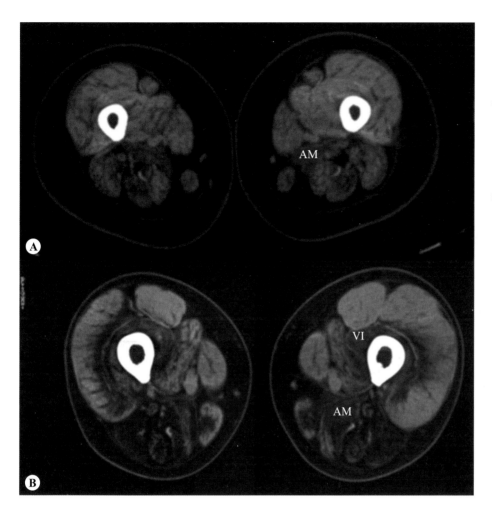

◀ 图 72-11 **LGMD2A 的肌肉 CT 图像**

患有 LGMD2A 的一例 11 岁儿童（A）和一例 40 岁男子（B）的 CT 扫描。选择性累及大腿后间隙肌群，主要累及大收肌（AM）（A 和 B）。如果前筋膜室受到影响，通常股中间肌特定受累（VI）（B）

锯肌早期脂肪浸润，其次是背阔肌和胸大肌。脊柱肌和肩胛下肌几乎不受累。躯干的肌肉经常受累，尤其是背部伸肌和腹部肌肉。在肌肉成像中，肌肉力量与脂肪变性之间存在良好的相关性，但肩外展肌除外。FSHD 肌肉定量超声和定量 MRI 的比较显示了量化脂肪变性的良好相关性。使用 Dixon 技术在 MRI 上对脂肪变性进行重复定量测量，可以准确地观察疾病进展，使其成为自然病程纵向研究或未来治疗试验中有效的影像学标志物。

（八）强直性肌营养不良

强直性肌营养不良的发病年龄有着很大的变化，从婴幼儿到成人均可发病。除了肌强直（即先天性肌强直不存在的收缩后肌肉延迟松弛）外，1 型肌强直性营养不良患者的面部（肌病性脸）、咽部和远端肌肉几乎总是无力。强直性肌营养不良 2 型与 DM1 非常相似，但肌无力为近端。在 DM1（*DMPK* 基因）和 DM2（*ZNF9* 基因）心脏受累的

病例中，可早期出现白内障和认知障碍。由于 DM1 的具体临床特征，即肌强直和肌病性脸，肌肉成像通常不是获得准确诊断所必需的。DM2 无这些具体的临床特征，因此基于近端肌无力很难将 DM2 与肢带型肌营养不良区分开来。

然而，和 FSHD 一样，DM1 和 DM2 的肌肉成像也有典型的受累模式。肌肉 MRI 显示大腿和小腿前室腔的脂肪浸润，最明显的是腓肠肌的内侧头，这与临床上 DM1 的肌无力密切相关。DM1 患者的全身 MRI 显示食管扩张。这些营养不良性肌病的肌肉受累模式相似，主要累及大腿和小腿肌肉的前室腔。DM2 最常见的受累肌肉是竖脊肌和臀大肌。与 DM1 相比，DM2 的脂肪变性不太严重。咀嚼肌的肌肉 MRI 显示 DM1 中这些肌肉体积减小，但 DM2 没有。

（九）眼咽型肌营养不良

眼咽型肌营养不良（*PAPBN1* 基因）是一种发

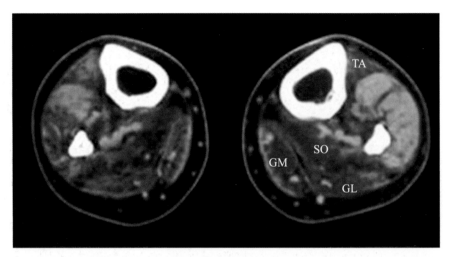

◀ 图 72-12　DYSF 相关肌营养不良的肌肉 CT 图像

一例 31 岁的肌营养不良症患者的 CT 图像显示，除了比目鱼肌（SO）和腓肠肌（GM，GL）受累外，还累及胫骨前肌（TA）

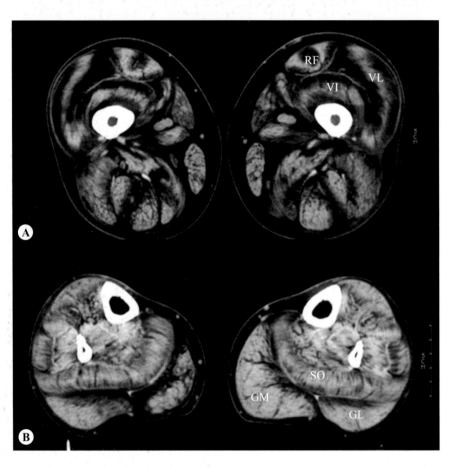

◀ 图 72-13　Bethlem 肌病的肌肉 CT 图像

一名 37 岁的 Bethlem 肌病患者的 CT 图像。Bethlem 肌病有一种特殊的肌肉受累模式，脂肪变性累及股直肌（RF）的中央部分、股外侧肌（VL）和中间肌（VI）的边缘（A），以及比目鱼肌（SO）和腓肠肌（GM，GL）之间的边缘（B）

病年龄较晚的肌营养不良症，通常表现在 50 岁或 60 岁左右。主要症状是进行性上睑下垂、轻微的外眼肌麻痹和吞咽困难，这使得很难将 OPMD 与线粒体肌病区分开来。在晚期阶段，臀部和肩带肌肉会出现肌无力。关于这种疾病的肌肉成像的报道很少，现有的成像数据显示大腿和小腿的后腔室肌肉受累的非特异性模式。肌肉脂肪分数的定量评估已用于监测 OPMD 患者的疾病进展。

八、治疗监测：随访方案和检查 / 缺陷

为解决特定的临床问题选择正确的成像模式至关重要。

使用 T₂ 加权图像评估骨骼肌水肿的能力使得常规肌肉 MRI 成为无 MRI 禁忌证患者的首选方法。

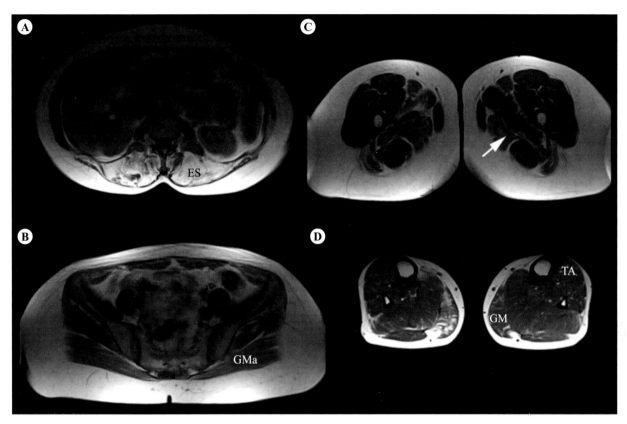

▲ 图 72-14 **FSHD 的肌肉 MRI**

一名 44 岁面肩肱型营养不良女性患者的 T_1 加权图像，显示竖脊肌（ES）（A）、臀大肌（GMa）（B）、大腿后肌（箭）（C）和腓肠肌内侧头（GM）（D）的显著受累。通常胫骨前肌早期也有受累，但在这个患者身上是看不到的

定量骨骼肌超声对疑似神经肌肉疾病的儿童有较高的诊断价值。骨骼肌 CT 主要用于有 MRI 禁忌证的成年人。

肌肉成像的模式识别在肌营养不良症和 FSHD 已经被广泛研究。然而，其他营养不良肌病的肌肉受累模式相关研究较少。为了准确获得这些罕见疾病的受累模式，需要对成像的所有阶段进行标准化，从参与者的选择（即报告症状发作的年龄、症状的分布、突变的类型、性别和年龄）和成像序列，到对收集的图像进行评分和报告。标准化的方法将有助于跨多个研究者群体进行提取和总结研究结果。

为了使 MRI 和超声成为肌肉疾病（如 DMD）进展跟踪的有用工具，并作为营养不良性肌病患者治疗试验中的重要影像学指标用于替代生物标志物，使用标准化的图像采集方案同样重要（表72-2）。该方案可根据适应证进行扩展，例如，如果下肢成像缺乏特定的受累模式，则进行全身 MRI。

虽然半定量量表通常用于评估脂肪变性和骨骼

肌水肿，但在肌肉疾病的纵向研究中，应考虑使用 MRI 和超声对脂肪变性进行定量测量，因为与视觉评定量表相比，这种方法对观察者的依赖性更小，可重复性好。大多数关于自然病程的观察性研究使用每年一次的肌肉 MR 检查，但对于随访方案还没有达成共识。如果有以肌肉 MRI 为生物标志物的治疗试验，肌肉成像研究之间的持续时间应考虑自然病程、干预的预期效果和预期的临床相关效果。

当评估连续的肌肉成像数据时，重要的是要注意肌肉超声部分依赖于操作者的成像技术，而肌肉磁共振图像则是基于肢体相同定位位置上获得的。

TREA T-NMD 神经肌肉网络及其相关项目 MYO-MRI 最近做出了努力，以协调不同中心之间的 MRI 扫描方案，目标是在未来的治疗试验中使用定量肌肉 MRI 作为非侵入性结果测量。MYO-MRI 还研究了新的成像技术，并努力通过以不同的肌肉营养不良建立特定的肌肉受累模式来改善营养不良性肌病的诊断，并开发了一个公开获取的不同肌肉疾病的肌肉 MRI 图谱。

九、疑似营养不良性肌病的肌肉成像清单

1. 存在提示营养不良性肌病的异常

- 肌肉组织脂肪变性。
  - 骨骼肌 T_1 加权像的高信号。
  - 在 CT 上骨骼肌可见密度减低的区域。
  - 肌肉超声显示骨骼肌的高回声。
  - 骨骼肌肥大或萎缩。

2. 脂肪变性模式

- 脂肪变性的特征模式（图 72-3）。
- 基于脂肪变性模式的鉴别诊断（图 72-8）。

3. 存在非典型营养不良性肌病的异常

- 明显的骨骼肌水肿。
  - T_2 加权图像上的高信号。
  - 如果出现炎症性肌病、肌肉损伤、肌肉过度使用、感染、肿瘤、横纹肌溶解、近期血管事件、急性或慢性失神经支配。

4. 随访

- 新受累的肌肉。
- 脂肪含量增加。
  - 定量 T_1 加权图像（快速自旋回波）或 Dixon MRI。
- 肌肉超声的定量灰度分析或定量背向散射分析。

十、典型病例报告

（一）病例报告 1（图 72-15）

1. 病史

一名 52 岁男性，肌酸激酶活性升高（正常上限的 10 倍）。无肌无力、肌痛或痉挛症状。高肌酸磷酸激酶血症最初归因于他汀类药物的使用，但是停用这种药物并没有导致 CK 的显著降低。无相关家族史。多次的病史记录表明，由于腿僵硬，他从未进行过长距离奔跑。

检查发现他有小腿肥大和左侧四头肌局部萎缩。无肌无力表现。

肌肉活检显示非特异性结果。各种肌膜标记物的免疫染色均正常。白细胞中酸性麦芽糖酶的评估没有显示缺乏。

2. 临床诊断

缺乏症状的持续高肌酸磷酸激酶血症。鉴别诊断包括各种肌营养不良症。

3. MR 检查目的

检查骨骼肌脂肪变性的程度和模式，以帮助特

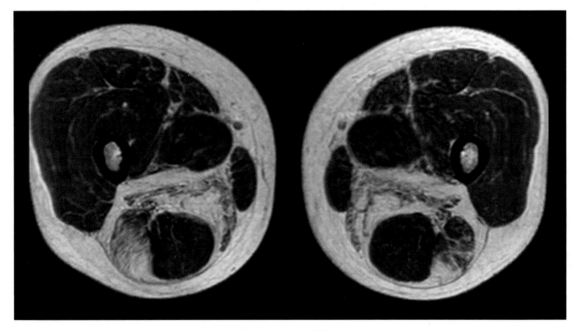

▲ 图 72-15 病例报告 1

定的基因检测。

4. 成像技术

大腿肌肉的骨骼肌 MRI，轴位 T_1 加权成像。

5. 影像学表现

在大腿水平的 T_1 加权成像上，大收肌完全脂肪变性。股二头肌和半膜肌的长头部分被脂肪替代。股薄肌和半腱肌肥大。

6. 点评

MRI 结果符合贝克肌营养不良症。

7. 评论

基于 MRI 表现，对肌肉组织进行肌营养不良蛋白数量检查。发现肌营养不良蛋白数量减少。随后对肌营养不良蛋白基因的 DNA 分析显示了一个框内缺失（外显子 2～7），这可确定贝克肌营养不良症的诊断。

（二）病例报告 2（图 72-16）

1. 病史

一名 18 岁的女性患者因疑似遗传性心肌病伴骨骼肌受累而接受评估。她的母亲在 30 多岁时死于扩张性心肌病的并发症，外祖父也因不明原因在年轻时去世。患者诉说身体无力，运动耐力下降，尽管她直到最近才开始体育锻炼。青春期前后，其臀部和腿部明显缺乏皮下组织。她的母亲也有这些临床特征。患者有一个健康的姐姐。神经学检查显示脂肪营养不良，但没有肌无力或挛缩。实验室调查显示甘油三酯含量高。心脏检查显示扩张型心肌病。

2. 临床诊断

扩张型心肌病、脂肪营养不良、运动耐量降低和甘油三酯计数升高很可能是由于常染色体显性遗传的层粘连蛋白 A/C 突变。

3. MR 检查目的

评估亚临床骨骼肌受累情况。

4. 成像技术

骨骼肌 CT 和肌肉 MR 成像，骨盆、大腿和小腿的 T_1 加权成像轴位图像。

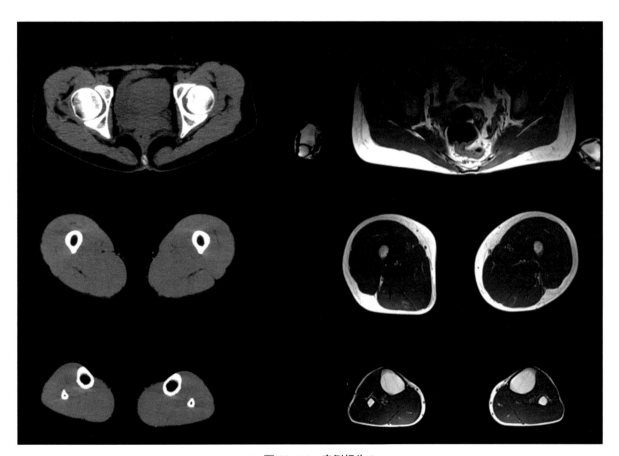

▲ 图 72-16　病例报告 2

5. 影像学表现

大腿和小腿皮下组织明显减少。肌肉 MR 检查显示所有肌肉的正常外观（0 期）。

6. 结论

骨盆和腿部没有骨骼肌受累。

7. 点评

本例患有扩张型心肌病、脂肪营养不良、运动耐力下降和主观肌无力的患者，肌肉成像的目的用于排除骨骼肌受累。临床特征提示有核纤层蛋白病，基因检测显示 *LMNA* 基因突变。核纤层蛋白病的范畴从严格意义上的心肌受累到伴有挛缩的严重骨骼肌无力不等。脂肪营养不良也可以出现在核纤层蛋白病中。由于扩张型心肌病的进展，患者于 26 岁去世。

致谢

感谢 Prof. E.Aronica、Dr. W.C. G.Plandsoen、Dr. C.Verhamme 和 Dr. A.J. van der 提供了图 72-2、图 72-6、图 72-7 和图 72-11。

参考文献

[1] Andersen G, Dahlqvist JR, Vissing CR. MRI as outcome measure in facioscapulohumeral muscular dystrophy: 1-year follow-up of 45 patients. J Neurol. 2017;264: 483–47.

[2] Arpan I, Willcocks RJ, Forbes SC, et al. Examination of effects of corticosteroids on skeletal muscles of boys with DMD using MRI and MRS. Neurology. 2014;83: 974–80.

[3] Bönnemann CG, Wang CH, Quijano-Roy S. Diagnostic approach to the congenital muscular dystrophies. Neuromuscul Disord. 2014;24:289–311.

[4] Burakiewicz J, Sinclair CDJ, Fischer D. Quantifying fat replacement of muscle by quantitative MRI in muscular dystrophy. J Neurol. 2017;264:2053–67.

[5] Carboni N, Mura M, Marrosu G, et al. Muscle imaging analogies in a cohort of patients with different clinical phenotypes caused by LMNA gene mutations. Muscle Nerve. 2010;41:458–63.

[6] Dahlqvist JR, Vissing CR, Thomsen C, et al. Severe paraspinal muscle involvement in facioscapulohumeral muscular dystrophy. Neurology. 2014;83:1178–83.

[7] Drakonaki EE, Allen GM. Magnetic resonance imaging, ultrasound and real-time ultrasound elastography of the thigh muscles in congenital muscle dystrophy. Skelet Radiol. 2010;39:391–6.

[8] Fatehi F, Salort-Campana E, Le Troter A, et al. Long-term follow-up of MRI changes in thigh muscles of patients with Facioscapulohumeral dystrophy: a quantitative study. PLoS One. 2017;12:e0183825.

[9] Fischer D, Bonati U, Wattjes MP. Recent developments in muscle imaging of neuromuscular disorders. Curr Opin Neurol. 2016;29:614–20.

[10] Fischmann A, Gloor M, Fasler S, et al. Muscular involvement assessed by MRI correlates to motor function measurement values in oculopharyngeal muscular dystrophy. J Neurol. 2011;258:1333–40.

[11] Fischmann A, Hafner P, Fasler S, et al. Quantitative MRI can detect subclinical disease progression in muscular dystrophy. J Neurol. 2012;259:1648–54.

[12] Fischmann A, Morrow JM, Sinclair CD, et al. Improved anatomical reproducibility in quantitative lower-limb muscle MRI. J Magn Reson Imaging. 2014;39:1033–8.

[13] Fleckenstein JL, Watumull D, Conner KE, et al. Denervated human skeletal muscle: MR imaging evaluation. Radiology. 1993;187:213–8.

[14] Franc DT, Muetzel RL, Robinson PR, et al. Cerebral and muscle MRI abnormalities in myotonic dystrophy. Neuromuscul Disord. 2012;22:483–91.

[15] Gómez-Andres D, Dabai I, Monpoint D. Pediatric laminopathies: whole-body magnetic resonance imaging fingerprint and comparison with Sepn1 myopathy. Muscle Nerve. 2016;54:192–202.

[16] Hafner P, Bonati U, Fischmann A, et al. Skeletal muscle MRI of the lower limbs in congenital muscular dystrophy patients with novel POMT1 and POMT2 mutations. Neuromuscul Disord. 2014;2014:321–4.

[17] Hicks D, Sarkozy A, Muelas N, et al. A founder mutation in Anoctamin 5 is a major cause of limb-girdle muscular dystrophy. Brain. 2011;134:171–82.

[18] Hollingsworth KG, de Sousa PL, Straub V, et al. Towards harmonization of protocols for MRI outcome measures in skeletal muscle studies: consensus recommendations for two TREAT-NMD NMR workshops, 2 May 2010, Stockholm, Sweden, 1–2 October 2009, Paris, France. Neuromuscul Disord. 2012;22:S54–67.

[19] Janssen BH, Pillen S, Voet NB, et al. Quantitative muscle ultrasound versus quantitative magnetic resonance imaging in facioscapulohumeral dystrophy. Muscle Nerve. 2014a;50:968–75.

[20] Janssen BH, Voet NB, Nabuurs CI, et al. Distinct disease phases in muscles of facioscapulohumeral dystrophy patients identified by MR detected fat infiltration. PLoS One. 2014b;9:e85416.

[21] Joyce NC, Oskarsson B, Jin LW. Muscle biopsy evaluation in neuromuscular disorders. Physical medicine and rehabilitation clinics of North America. 2012;23 (3):609–31.

[22] Kornblum C, Lutterbey G, Bogdanow M, et al. Distinct

neuromuscular phenotypes in myotonic dystrophy types 1 and 2. J Neurol. 2006;253:753–61.

[23] Laroche M, Cintas P. Bent spine syndrome (camptocormia): a retrospective study of 63 patients. Joint Bone Spine. 2010;77:593–6.

[24] Leung DG. Magnetic resonance imaging patterns of muscle involvement in genetic muscle diseases: a systematic review. J Neurol. 2017;264:1320–33.

[25] Leung DG, Carrino JA, Wagner KR, et al. Whole-body magnetic resonance imaging evaluation of facioscapulohumeral muscular dystrophy. Muscle Nerve. 2015;52:512–20.

[26] Li GD, Liang YY, Xu P. Diffusion-tensor imaging of thigh muscles in Duchenne muscular dystrophy: correlation of apparent diffusion coefficient and fractional anisotropy values with fatty infiltration. Am J Roentgenol. 2016;206:867–70.

[27] Liewluck T, Winder TL, Dimberg EL, et al. ANO5-muscular dystrophy: clinical, pathological and molecular findings. Eur J Neurol. 2013;20:1383–9.

[28] Mercuri E, Cini C, Counsell S, et al. Muscle MRI findings in a three-generation family affected by Bethlem myopathy. Eur J Paediatr Neurol. 2002a;6:309–14.

[29] Mercuri E, Counsell S, Allsop J, et al. Selective muscle involvement on magnetic-resonance imaging in autosomal dominant Emery-Dreifuss muscular dystrophy. Neuropediatrics. 2002b;33:10–4.

[30] Mercuri E, Lampe A, Allsop J, et al. Muscle MRI in Ullrich congenital muscular dystrophy and Bethlem myopathy. Neuromuscul Disord. 2005;15:303–10.

[31] Mercuri E, Pichiecchio A, Allsop J, et al. Muscle MRI in inherited neuromuscular disorders: past, present, and future. J Magn Reson Imaging. 2007;25:433–40.

[32] Mercuri E, Clements E, Offiah A, et al. Muscle magnetic resonance imaging involvement in muscular dystrophies with rigidity of the spine. Ann Neurol. 2010;67:201–8.

[33] Morrow JM, Matthews E, Raja Rayan DL, et al. Muscle MRI reveals distinct abnormalities in genetically proven non-dystrophic myotonias. Neuromuscul Disord. 2013;23:637–46.

[34] Paradas C, Llauger J, Diaz-Manera J, et al. Redefining dysferlinopathy phenotypes based on clinical findings and muscle imaging studies. Neurology. 2010;75: 316–23.

[35] Pillen S, van Alfen N, Zwarts MJ. Ultrasound of muscle. In: Walker F, Cartwright MS, editors. Neuromuscular ultrasound. 1st ed. Philadelphia: Elsevier; 2011. p. 37–56.

[36] Quijano-Roy S, Avila-Smirnow D, Carlier RY, et al. Whole body muscle MRI protocol: pattern recognition in early onset NM disorders. Neuromuscul Disord. 2012;22: S68–84.

[37] Rijken NH, van der Kooi EL, Hendriks JC, et al. Skeletal muscle imaging in facioscapulohumeral muscular dystrophy, pattern and asymmetry of individual muscle involvement. Neuromuscul Disord. 2014;24:1087–96.

[38] Schedel H, Reimers CD, Vogl T, et al. Muscle edema in MR imaging of neuromuscular diseases. Acta Radiol. 1995;36:228–32.

[39] Shkylar I, Geisbush TR, Mijialovic AS, et al. Quantitative muscle ultrasound in Duchenne muscular dystrophy: a comparison of techniques. Muscle Nerve. 2015;51: 207–13.

[40] Straub V, Carlier PG, Mercuri E. Treat-NMD workshop: pattern recognition in genetic muscle disease using MRI: 25-26 February 2011, Rome, Italy. Neuromuscul Disord. 2012;22:S42–53.

[41] Tasca G, Monforte M, Iannaccone E. Muscle MRI in Becker muscular dystrophy. Neuromuscul Disord. 2012a;22(Suppl 2):S100–6.

[42] Tasca G, Monforte M, Iannaccone E. Muscle MRI in female carriers of dystrophinopathy. Eur J Neurol. 2012b;19:1256–60.

[43] ten Dam L, van der Kooi AJ, van Wattingen M, et al. Reliability and accuracy of muscle imaging in limb-girdle muscular dystrophies. Neurology. 2012;79:1716–23.

[44] ten Dam L, van der Kooi AJ, Rövekamp F, et al. Comparing clinical data and muscle imaging of DYSF and ANO5 related muscular dystrophies. Neuromuscul Disord. 2014;24:1097–102.

[45] ten Dam L, van der Kooi AJ, Verhamme C, de Visser M. Muscle imaging in inherited and acquired muscle diseases. Eur J Neurol. 2016;23:688–703.

[46] Udd B. Distal myopathies. Curr Neurol Neurosci Rep. 2014;14:434.

[47] Wattjes MP, Kley RA, Fischer D. Neuromuscular imaging in inherited muscle diseases. Eur Radiol. 2010;20:2447–60.

[48] Willis TA, Hollingsworth KG, Coombs A, et al. Quantitative magnetic resonance imaging in limb-girdle muscular dystrophy 2I: a multinational cross-sectional study. PLoS One. 2014;9:e90377.

[49] Wokke BH, Hooijmans MT, van den Bergen JC, et al. Muscle MRS detects elevated PDE/ATP ratios prior to fatty infiltration in Becker muscular dystrophy. NMR Biomed. 2014;27:1371–7.

[50] Wren T, Bluml S, Tseng-Ong L, et al. Three point technique of fat quantification of muscle tissue as a marker of disease progression in Duchenne muscular dystrophy: preliminary study. Am J Roentgenol. 2008;190:W12.

[51] Zaidman CM, Malkus EC, Connolly AM. Muscle ultrasound quantifies disease progression over time in infants and young boys with Duchenne muscular dystrophy. Muscle Nerve. 2015;52:334–8.

拓展阅读

[1] Bönnemann CG, Wang CH, Quijano-Roy S, et al. Diagnostic approach to the congenital muscular dystrophies. Neuromuscul Disord. 2014;24(4):289–311.

[2] Burakiewicz J, Sinclair CDJ, Fischer D, et al. Quantifying fat replacement of muscle by quantitative MRI in muscular dystrophy. J Neurol. 2017;264:2053–67.

[3] Fischer D, Bonati U, Wattjes MP. Recent developments in muscle imaging of neuromuscular disorders. Curr Opin Neurol. 2016;29(5):614–20.

[4] Leung DG. Magnetic resonance imaging patterns of muscle involvement in genetic muscle diseases: a systematic review. J Neurol. 2017;264:1320–33.

[5] Myo-MRI.eu

[6] Neuromuscular.wustl.edu

[7] Pillen S, van Alfen N. Skeletal muscle ultrasound. Neurol Res. 2011;33(10):1016–24.

[8] Quijano-Roy S, Avila-Smirnow D, Carlier RY, et al. Whole body muscle MRI protocol: pattern recognition in early onset NM disorders. Neuromuscul Disord. 2012;22 (Suppl 2):S68–84.

[9] Wattjes MP, Fischer D. Neuromuscular imaging. Berlin: Springer; 2013.

[10] Udd B. Distal myopathies. Curr Neurol Neurosci Rep. 2014;14(3):434.

第73章 中毒及药物性肌病的临床和影像表现
Toxic and Drug-Induced Myopathies: Clinical Scenario and Imaging

Soeren Androw Peters Rudolf Andre Kley 著

李新宇 陈 谦 译 刘 嘉 程晓青 校

摘 要

肌肉组织由于代谢水平较高，并且是能量产生通路容易被破坏的潜在场所，因此对毒素及药物的毒性作用非常敏感。

中毒及药物性肌病包括了由广泛的治疗性药物、娱乐和毒品或环境、职业暴露所导致一系列的临床表现。中毒性肌病的发病机制几乎与致病物质一样多种多样。

如果不能及时意识到持续接触药物或毒素导致的医源性中毒性肌病，可能会导致患者病程不必要的延误甚至导致患者死亡。

中毒性肌病的诊断主要依靠患者的药物或环境接触史、实验室检查（尤其是血清肌酸激酶）和电生理检查。临床神经影像诊断依靠MRI，该检查不会显示不同毒性物质导致中毒性肌病的特异性表现，但是在确定病理活检的部位、解释并发症（如肌肉坏死）及疾病监测方面可以起到至关重要的作用。因为无法在此阐明所有中毒性肌病的神经影像学表现，本章将重点介绍三类中毒性肌病，分别为他汀类肌病、糖皮质激素性疾病和酒精性肌病。

关键词

中毒性肌病；他汀类肌病；糖皮质激素性肌病；酒精性肌病；MRI

缩略语		
AIM	alcohol-induced myopathy	酒精性肌病
CK	creatine kinase	肌酸激酶
GIM	glucocorticoid-induced myopathy	糖皮质激素性肌病
SIM	statin-induced myopathy	他汀类肌病
STIR	short tau inversion recovery	短时反转恢复序列
TDIM	toxic and drug-induced myopathy	中毒及药物性肌病
ULN	upper limit of normal	正常上限

一、中毒及药物性肌病

缩写为 TDIM。

（一）定义

顾名思义，TDIM 包括了由药物治疗、违禁药物/毒品或环境/职业毒素引起的任何形式的肌病。由于致病物质及其发病机制范围广泛（表73-1），因此本章无法涵盖所有类型。本章重点介绍三种最常见的 TDIM：他汀类肌病、糖皮质激素性肌病及酒精性肌病。

病理类型	组织病理学	临床特征	主要致病物
坏死性肌病	散在的肌纤维变性坏死，被巨噬细胞吞噬	急性近端肢体无力、肌痛、横纹肌溶解、肌酸激酶升高	酒精、毒品、环孢素、ε-氨基己酸、贝特类药物、拉贝洛尔、异丙酚、他汀类药物、蛇毒
感染性肌病	T 淋巴细胞和巨噬细胞浸润肌束膜、肌内膜和血管周围，MHC-1 表达	急性或渐进性近端和远端肢体无力、肌痛、吞咽困难、肌酸激酶升高、心肌炎、传导阻滞	α-干扰素、西咪替丁、D-青霉胺、羟基脲、伊马替尼、肌肉基因治疗、左旋多巴、左旋色氨酸、拉莫三嗪、苯妥英钠、普鲁卡因酰胺、他汀类药物、米诺环素、有毒油类
Ⅱ型肌纤维萎缩	Ⅱ型肌纤维萎缩	近端肢体无力、萎缩、肌酸激酶正常	皮质醇类
粗丝丢失肌病	肌肉纤维萎缩、散在坏死纤维、粗丝的局灶性或扩散性丢失	急性四肢麻痹肌病/危重型肌病、呼吸衰竭、肌酸激酶正常或升高	皮质醇、神经肌肉阻滞药（维库溴铵、阿曲库铵）
线粒体肌病	"粗糙的红色纤维""粗糙的蓝色纤维"、细胞色素 C 氧化酶阴性纤维、脂质堆积、线状杆体、包浆小体、坏死、纤维大小变异、炎症	急性或渐进性近端和远端肢体无力、肌痛、痛性感觉运动神经病、横纹肌溶解、肌酸激酶正常或升高	氟尿苷、锗、齐多夫定和其他核苷类似物三氯乙烯
抗微管肌病	溶酶体堆集、自噬空泡/包涵体、MHC Ⅰ类阳性肌纤维、肌原纤维紊乱	急性或渐进性近端和远端肢体无力、肌痛、感觉运动神经病、肌酸激酶正常或升高	秋水仙碱、长春新碱
双亲药物肌病	溶酶体中的髓样储存、自噬空泡、酸性磷酸酶强染色	急性或渐进性近端和远端肢体无力、肌痛、感觉运动神经病、肌酸激酶升高	胺碘酮、氯喹、依米丁/吐根碱、羟氯喹、奎纳克林、哌克西林、阿霉素、氯苯乙胺、氯环嗪、曲帕拉醇、依普利多、局部麻醉药
依米丁肌病	肌丝断裂、肌原纤维蛋白堆积、线粒体变性、肌纤维坏死和再生、虫噬样肌纤维	急性或渐进性近端和远端肢体无力、肌痛、僵硬、肌酸激酶升高、横纹肌溶解	依米丁或吐根碱
透明质酸肌病	肌膜下包涵体	急性或逐渐发作的近端和远端肢体无力、肌痛、肌酸激酶升高	他汀类

表 73-1　中毒及药物性肌病的病理学、临床特征及主要致病物

（续表）

病理类型	组织病理学	临床特征	主要致病物
低血钾性肌病	散在的坏死纤维和空泡	急性发作近端肢体或全身无力、肌痛、低钾、肌酸激酶升高、肌红蛋白尿	酒精、两性霉素、皮质类固醇、利尿药、泻药、甘草、甘珀酸钠、锂、钡、甲基黄嘌呤（咖啡因，茶碱）、甲苯、棉籽油
筋膜炎	肌肉周围和血管周围的炎症（巨噬细胞）、筋膜增厚	近端肢体无力、肌痛、痉挛、嗜酸性粒细胞增多	L- 色氨酸、中毒油综合征
局灶性肌病	炎症、纤维大小变异、肌内膜纤维化	肌肉僵硬、僵直、轻度肌肉无力	注射海洛因、青霉素、哌替啶、喷他佐辛、苯海拉明、吡咯酰胺、曲安奈德

（二）流行病学/人口学

TDIM 的患病率大于 2000/100 000，是获得性肌病的最常见病因。除了与毒品有关的病例外，工业及环境因素也是 TDIM 的致病因素。尤其是在已有肌病的患者中，TDIM 会产生协同作用，并导致个别患者出现严重的临床衰退症状。例如，这种现象在既往存在的皮肌炎和获得性糖皮质激素性肌病患者中得到了很好的认识。

（三）病理生理学/病理学特征

TDIM 的病理生理学是复杂多样的，包括对肌肉细胞器的直接作用、自体免疫介导的炎症反应对神经肌肉传导和周围神经功能的损害，以及电解质失衡对肌肉组织或功能产生的继发性影响。

（四）临床表现及影像特征

TDIM 的临床表现包括无症状性高肌酸血症，四肢瘫痪性肌病或伴有肌红蛋白尿的急性横纹肌溶解和肾衰竭，严重的可能会出现致命的多器官衰竭。

通常，TDIM 的临床症状，表现为不同程度的近端肢体逐渐加重的肌无力，轻度至重度肌痛和（或）痉挛，从而导致运动不耐受。通常在接触毒素后数周到数月出现症状。一般伴有肌酸激酶一定程度的升高，还可能会出现肌红蛋白尿。

TDIM 的诊断通常是根据临床上药物/毒素接触史。事实上，如果症状在停药或停用毒素后随着时间的推移而消失，在监测临床症状和血清肌酸激酶的同时，尽可能结合电生理检查，可以合理地建立因果联系。

临床神经影像学有助于在不明确的病例中确定（中毒或药物引起的）肌病的诊断，检测可能的并发症，选择合理的活检部位，并监测疾病的活动性。

TDIM 的神经肌肉影像学特征可分为急性期和慢性期。

1. 急性期：肌肉细胞水肿在脂肪抑制 T_2 加权图像（如 STIR）显示最佳。如果考虑进行组织活检，肌肉水肿可作为目标区。

2. 慢性期：水肿变为脂肪变性和肌肉萎缩，最好使用为非脂肪抑制的自旋回波 T_1 加权（快速）序列。

急性期，肌肉水肿倾向于近端（大腿）肌肉群，在横纹肌溶解症中尤为明显。相对于其他肌病，慢性病例倾向于表现为轻度至中度的变化，表现为弥漫性网状脂肪变性。但在横纹肌溶解症中，坏死肌肉组织的脂肪退化更为明显。然而，慢性 TDIM 病例在 T_1WI 和 STIR 图像上也可能完全不明显。

MRI 可以用于检测并发症并且进行随访，尤其是横纹肌溶解症和可能伴有肌坏死的骨筋膜室综合征的发展。横纹肌溶解症表现为肌肉组织肿胀，在脂肪抑制 T_2 加权图像/STIR 上呈均匀高信号及均匀强化，肌坏死在 STIR 上呈更不均匀高信号，边缘强化。一般呈斑片状和不对称分布，并以深肌群为中心。

（五）成像技术及推荐扫描方案

除禁忌证外，MRI 是研究 TDIM 的首选成像方法，它相对安全，无电离辐射，具有较好的软组织对比度，并且能够根据不同序列检测不同病理成分。

对于 MRI 禁忌证的患者（如起搏器、严重幽闭恐惧症），也可以考虑使用 CT 检查。除了有电离辐射，CT 在肌肉水肿的检测方面也受到限制。但是，CT 可以充分显示脂肪变性和肌肉萎缩。X 线片在 TDIM 中应用不多。

肌肉超声可用于浅表肌群，充分显示水肿、脂肪变性和肌肉萎缩，但不适用于深层肌群。

核医学在心肌研究中有了很好的基础。虽然 FDG-PET 在炎症和肿瘤疾病中有潜在的应用价值，但其在 TDIM 中的作用尚不清楚，必须权衡辐射暴露。

由于 TDIM 几乎总是（并且通常最先）累及下肢肌肉，因此一般对盆底、大腿和小腿肌肉进行成像即可。

轴位 / 横断面最适合用于 TDIM 检查，因为该平面可以最清晰地勾画出肌肉及肌群的解剖结构。

简单的 T_1WI 自旋回波和脂肪抑制 T_2WI（如 STIR）序列分别充分显示解剖结构和脂肪变性和（或）肌肉萎缩（T_1WI：慢性变化），显示肌肉水肿（脂肪抑制 T_2WI/STIR：急性变化）。

对比剂不应常规使用，因为它提供的额外信息很少，除非鉴别诊断考虑感染性或肿瘤性原因。横纹肌溶解症可见均匀强化或边缘强化（肌肉坏死病例）（见上文）。

高级或创新成像技术，如 ^{31}P 磁共振波谱或 DTI，可能会在未来发挥作用，但目前仅限应用于学术研究中。

（六）解释清单和结构化报告

TDIM 中的影像解释非常简单，影像报告模板可以参考表 73-2。

1. 寻找肌肉或肌肉群分布，分布是否对称。近端肢体肌肉群是否易于受累（对于 TDIM 敏感性较强，但特异性不强）。某些肌肉或肌肉群（大腿的髋屈肌、内收肌、腘绳肌；小腿的前侧、外侧、背侧、深肌群）是否特异受累。

2. 在脂肪抑制 T_2WI 图像上是否主要为水肿。这将提示 TDIM 为活动 / 急性期。如果临床医生考虑进行肌肉活检，则尽量选取有明显水肿的肌肉，有助于组织病理学诊断。

3. 在 T_1WI 图像上是否主要为脂肪变性 / 肌肉萎缩。这将表明是慢性疾病。但是需要注意的是，慢性病例在 MRI 上可能表现为完全正常。

4. 是否有任何并发症的征象（横纹肌溶解症 / 骨筋膜室综合征伴有肌坏死）。横纹肌溶解症表现为明显的肢体近端肌不对称的肌肉水肿和肿胀，不均匀的 T_2 信号伴有边缘强化的肌坏死。

5. 是否有相同的发现。不要沉迷于"搜索的满足感"。

（七）治疗及疗效监测

TDIM 的治疗非常简单：停止使用诱发 TDIM 的药物或毒物。临床症状的改善可能需要数周至数月。物理治疗起辅助作用。

可以考虑辅助药物治疗，如他汀类肌病使用辅酶 Q_{10} 或糖皮质激素性肌病中使用肌酸。

减少剂量或改用同类替代药物是可行的（参见他汀和类固醇肌病）。

临床监测和连续血清肌酸激酶检查是非复杂性 TDIM 监测疗效的主要手段。

复杂性 TDIM（如伴发横纹肌溶解、骨筋膜室综合征、急性肌病）需要 ICU 或支持措施（补液、电解质监测和平衡、碳酸氢盐输液、利尿、透析、筋膜室压力监测等）。

如果症状持续时间较长（＞ 6 个月）（例如在糖皮质激素减少或停用期间检测到自身免疫性肌病发作）或疑似并发症（横纹肌溶解症、骨筋膜室综合征），肌肉影像学检查可用于监测治疗疗效。

MRI 可以充分显示 T_1WI 上的慢性病变的分布（即脂肪变性 / 肌肉萎缩），并且可以观察到持续性活动性（即水肿），为诊断不明确的病例制订活检计划（在 STIR 上的活动性病灶）。

二、他汀类肌病

他汀相关性肌病，也称他汀肌病（STIM）。

表 73-2　**MRI protocol in suspected TDIM**

序　列	检查平面	检查位置	预期表现
T₁WI	横断面	大腿：盆底到膝盖	肌肉高信号（对应于慢性病例的肌肉脂肪变性）
		腿部：膝盖到脚踝	肌肉萎缩（见于慢性病例）
STIR/T₂WI 伴脂肪抑制序列	横断面	大腿：盆底到膝盖	肌肉高信号（对应肌肉水肿，尤其是急性病例）
		腿部：膝盖到脚踝	肌肉萎缩（见于慢性病例）

（一）定义

尽管监管越来越严格，他汀类药物仍被广泛使用。他汀类药物治疗导致的 TDIM 已被广泛认识，是所有 TDIM 中研究和宣传最广的。

（二）流行病学 / 人口学

在他汀类药物中，亲脂性他汀类药物（阿托伐他汀、氟伐他汀、洛伐他汀、辛伐他汀）比亲水性他汀类药物（普伐他汀、瑞舒伐他汀）具有更强的肌毒性。辛伐他汀具有最高的肌毒性。

在单一他汀类药物治疗中，明显的肌病［定义为肌肉疼痛或酸痛，肌无力和（或）痉挛，血清肌酸激酶水平增加＞ 10 倍］的患病率为 0.1%～0.5%。接受贝特类多药治疗患者 TDIM 的患病率上升至 1%～7%。观察性研究结果显示，10%～15% 的他汀类药物使用者会出现他相关的肌肉不良反应，55% 的横纹肌溶解症发生在接受辛伐他汀多药治疗的患者中。

CYP3A4 抑制药，如大环内酯类抗生素、唑类抗真菌药、钙通道阻滞药、SSRI 和葡萄柚汁可加剧他汀类药物的肌毒性。

SIM 的高发人群为老年人、糖尿病患者、高剂量他汀类药物和贝特类药物联合治疗的患者，以及甲状腺功能低下、慢性肾衰竭或肝胆疾病的患者。

（三）病理生理学 / 病理学特征

他汀类药物的药效作用包括竞争性抑制 3- 羟基 -3- 甲基戊二酰辅酶 A（HMG-CoA）还原酶，抑制胆固醇的生成。因此，甲羟戊酸酯、泛醌和辅酶 Q_{10} 的合成减少，从而损害呼吸酶链中氧化磷酸化过程中的电子传递。

SLC01B1 基因功能降低单核苷酸多态性，有助于调节肝脏对他汀类药物的摄取，已被证明在 SIM（特别是在阿托伐他汀、普伐他汀和辛伐他汀相关的 SIM）中发挥作用。CYP_{450} 系统的基因多态性也被认为会影响个别患者对 SIM 的易感性。

组织病理学在不太严重的 SIM 患者中无明显的特异性，主要表现有内核、纤维分裂、纤维萎缩、轻度肌内膜纤维化、少量坏死性纤维和伴有肌膜下包涵体的透明肌病。他汀类药物伴发的周围神经病变表现为神经源性改变，呈纤维样成组，纤维呈小角状。罕见的是，SIM 表现为免疫介导的炎症性肌病，类似多发性肌炎。横纹肌溶解症是一种坏死性肌病（图 73-1）。

（四）临床表现及影像特征

他汀类药物治疗的患者中约有 5% 发生无症状的高肌酸激酶血症，高达 10% 的患者出现相关的肌肉症状，尤其是肌痛和近端肢体肌无力，这些症状可能会在停药后持续数月之久。

0.02%～0.04% 服用他汀类药物的患者会发生横纹肌溶解症，每 500 万患者中就有 1 人出现致死性病程。与贝特类药物联合治疗其患病率增加至 0.22%。横纹肌溶解症的临床症状是剧烈疼痛、肌肉肿胀，还可能导致骨筋膜室综合征，患者在 2 天内出现亚急性肌肉无力，肌酸激酶升高至 2000×ULN，并伴有肌红蛋白尿，可导致少尿性肾衰竭。

如概述中所言，SIM 影像学检查的适用范围包

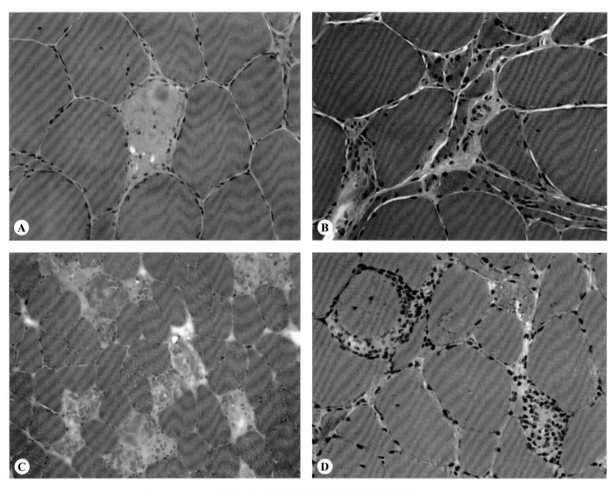

▲ 图 73-1　他汀类肌病的组织学病理表现

A. 纤维坏死、纤维萎缩和纤维分裂；B. 纤维坏死、纤维变性和再生，以及肌内膜坏死；C. 横纹肌溶解伴散在纤维坏死；D. 少见的炎症细胞浸润。均为 HE 染色［经 Springer Science+Business Media New York 2013 许可转载，引自 S.Peters and R.Kley. "Toxic and Drug-Induced Myopathies" in M.P.Wattjes and D.Fischer（Eds.），"Neuromuscular Imaging"，Springer.］

括确定肌病类型，评估活检的部位、检测并发症，以及监测治疗。

与其他 TDIM 相比，SIM 患者大腿内收肌和小腿背侧骨筋膜室肌肉的受累更为明显（图 73-2A、E 和 F）。脂肪抑制 T_2WI/STIR 可清楚显示 TDIM 的急性期，即信号增高与肌肉水肿相关（图 73-2A）。没有肌肉水肿的情况下发生急性 TDIM 的可能性极小。

T_1WI 可以显示肌肉的轻度至中度弥漫性网状脂肪变，也可以表现为阴性。

在横纹肌溶解症中，肌肉水肿通常表现为不对称的斑片状异常信号，先累及深部肌肉群并伴有肌肉肿胀（图 73-2C 和 D）。增强检查为均匀明显强化，出现坏死时呈边缘强化。

（五）疗效监测

在轻症患者中，可以考虑采用随访观察的方法，轻微症状可以在几周后消失。

可以考虑换用毒性较小的同种药物或亲水性他汀类药物，另外也可以隔日甚至 1 周给药一次。如果停止治疗后症状持续存在，可以补充辅酶 Q_{10}（每天最多 600～800mg）。

对于炎症性肌病，应使用类固醇或静脉注射免疫球蛋白。

在严重的横纹肌溶解症中，必须立即停止他汀类药物的使用，并在重症监护下进行支持治疗，包括监测肾功能和电解质平衡。

关于影像学检查在治疗疗效监测中的作用，请参见 TDIM 的概述。

三、糖皮质激素性肌病

又称类固醇性肌病，糖皮质激素 / 类固醇相关性肌病（GIM）。

（一）定义

Harvey Cushing 在 1932 年首次描述了 GIM。糖皮质激素会导致剂量依赖性的肌毒性作用，这意味着在任何个体使用足够累积剂量的糖皮质激素都会产生 TDIM，类似随机作用。导致 TDIM 的其他物质在少数人群中也会发生，这表明存在个体差异。

（二）流行病学 / 人口学

长期接受糖皮质激素治疗的患者中，高达 20% 的患者会发展为 GIM，特别是每日泼尼松剂量超过 30mg。癌症患者、女性和年轻患者似乎较易患GIM。开始治疗后的 1 个月内即可出现症状。

9-α- 氟糖皮质激素（地塞米松、倍他米松、曲安奈德）的肌毒性潜力高于非氟代糖皮质激素（如氢化可的松、泼尼松）。

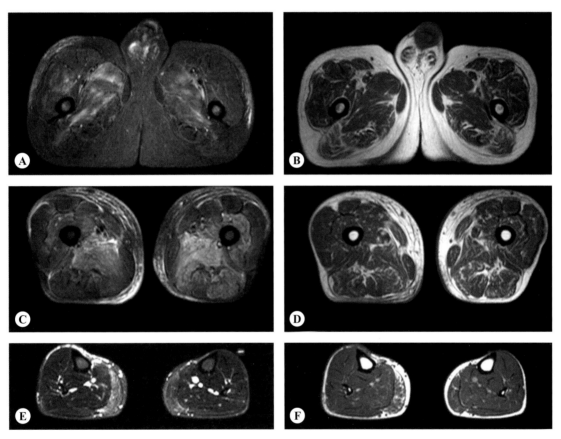

▲ 图 73-2 他汀类肌病

A 和 B. 男，56 岁，辛伐他汀治疗 12 个月后肌痛。大腿近端 MR 图像。STIR 图像（A）显示内收肌不对称水肿（右侧更明显），右侧股中间肌和外侧肌及腘绳肌轻度水肿，为非特异性皮下水肿。T$_1$WI（B）显示无相关性的、中度脂肪变（伴发神经病），但水肿肌肉组无脂肪变。这些影像表现与他汀类药物肌病的活动性一致。C 和 D. 男，67 岁，在辛伐他汀治疗后不久出现肌痛，近端肢体肌无力，肌红蛋白尿和肌酸激酶明显升高。大腿中部 MR 图像。STIR 图像（C）显示内收肌、腘绳肌和股中间肌广泛的非对称性水肿，左侧更明显一些，并伴有皮下水肿。T$_1$WI（D）显示不相关的（年龄相关）内收肌和腘绳肌轻度脂肪变。临床和影像学表现与横纹肌溶解症相符，并根据组织病理学诊断为坏死性肌病。E 和 F. 男，62 岁，接受依替米贝和辛伐他汀联合治疗 24 个月后伴有肌痛，CK 轻度升高持续 20 个月。小腿中部 MR 图像。STIR 图像（E）显示腓肠肌内侧头不对称水肿，右侧更明显，右侧比目鱼肌水肿程度较轻。T$_1$WI（F）显示相应的腓肠肌内侧头轻度至中度脂肪变，伴有浅表静脉曲张，尤其是右侧，伴皮下水肿。影像表现符合他汀类药物引起的慢性肌病伴轻度活动性（经 American Roentgen Ray Society 许可转载，改编自 Peters SA et al.MRI in lipid-lowering agent-associated myopathy：a retrospective review of 21 cases.AJR Am J Roentgenol.2010；194：W323-8.）

（三）病理生理学 / 病理学特征

因为糖皮质激素参与多种代谢途径，GIM 的病理生理学表现多样。但是，最重要的机制可能是诱导蛋白质降解和蛋白质合成受损。主要的肌肉病理特征是选择性 2 型肌纤维萎缩（图 73-3）。

（四）临床表现及影像特征

GIM 通常表现为近端肢体无力和肌肉萎缩，尤其是股四头肌。肌痛和肌酸激酶显著升高并不常见，提示肌病的病因不同。

有时糖皮质激素治疗后恶化的特发性炎性肌病与 GIM 难以鉴别。通常，肌酸激酶水平升高、肌电图中的自发活动及肌肉影像学中肌肉水肿提示 IIM 加重。

急性四肢瘫痪肌病是 GIM 的严重变异，特别是在危重患者中。临床症状包括严重的肌无力、腱反射减弱或消失及呼吸肌受累。后者可能会使机械通气患者的撤机复杂化。

在慢性糖皮质激素治疗下，任何新出现的或加重的肌病症状的患者均需进行神经肌肉影像检查。同样，在所有其他类型的 TDIM 中，MR 影像表现是非特异的。在急性四肢瘫痪肌病中，可以发现与横纹肌溶解相似的影像表现（图 73-4C 至 E）。

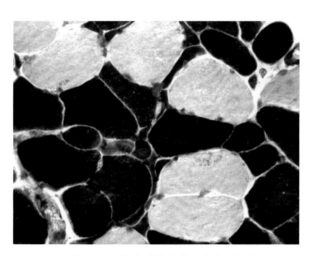

▲ 图 73-3　糖皮质激素类肌病病理表现

2 型肌纤维选择性萎缩（2 型纤维染成深色，1 型纤维染成浅色）。ATPase 9.4 染色剂［经 Springer Science+Business Media New York 2013 许可转载，引自 S.Peters and R.Kley. "Toxic and Drug-Induced Myopathies" in M.P.Wattjes and D.Fischer（Eds.），"Neuromuscular Imaging"，Springer.］

慢性 GIM 病例可能表现为弥漫性网状脂肪变性和广泛性肌肉萎缩，股四头肌可以明显受累。

（五）疗效监测

治疗上特殊的挑战是由于原发性炎性肌病和由糖皮质激素治疗引起的继发性 GIM 可能同时发生，后者是由类固醇治疗引起。神经肌肉 MR 检查有助于监测疾病的活动性，即 STIR 成像上显示水肿倾向于原发性炎症肌病加重。停药可以帮助鉴别这两种疾病，继发性 GIM 可使症状缓解 1～6 个月，而原发性炎症性肌病加重则症状加重。否则，需要考虑从活动性（水肿）肌肉进行活检。

关于神经肌肉成像在治疗监测中的作用，请参见文中其他部分。

四、酒精性肌病

酒精相关性肌病，简称酒精肌病（AIM）。

（一）定义

由于酒被社会广泛接受，AIM 是一种相对常见的肌病。

（二）流行病学 / 人口学

AIM 是最常见的肌肉疾病之一，据估计每 10 万人中有 2000 例。40%～60% 的酗酒者会发生 AIM，在该人群中，AIM 比肝硬化、神经疾病、肠道疾病或心肌病更常见。

（三）病理生理学 / 病理学特征

AIM 有不同的发病机制，如加速蛋白质降解、氧化应激、激活细胞凋亡和糖原分解障碍等。AIM 没有特异的组织病理学表现。

（四）临床表现及影像特征

疾病的严重程度与终生饮酒量有关。临床表现多种多样，一方面是无症状的高肌酸激酶血症、肌肉痉挛（25%）和无力（50%），另一方面是急性坏死性肌病，可由酗酒引发，表现为急性肌肉疼痛和肿胀、横纹肌溶解和肌红蛋白尿。

影像学特征是非特异性的，在急性期倾向于累及近端肢体。伴发的酒精性神经病变可能与独立的远端肢体退行性肌肉改变混淆（图 73-5A 至 D）。

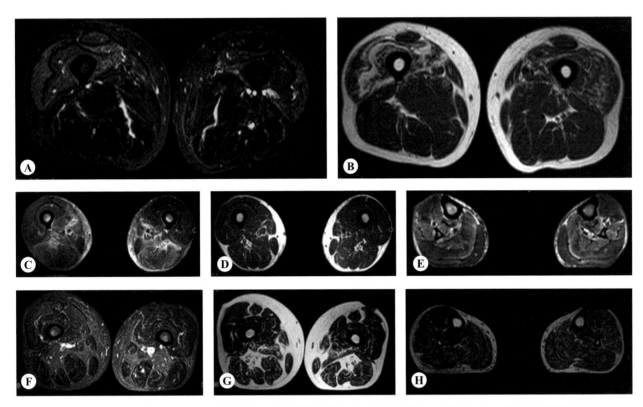

▲ 图 73-4　**A 和 B.** 男，**66 岁**，包涵体肌炎 / 肌萎缩侧索硬化症长期接受糖皮质激素治疗，表现为近端肢体无力，大腿腹侧消瘦和血清肌酸激酶水平正常。大腿近端的 **MR** 图像。**STIR** 图像（**A**）显示大腿腹侧肌群轻度不对称肿胀，右侧较明显，其他肌肉群未见水肿。**T₁WI**（**B**）显示相应的晚期脂肪变性和肌肉萎缩。尽管该表现可能与 **IBM** 一致，但也可能与长期使用糖皮质激素导致的 **GIM** 特异性 II 型肌纤维萎缩一致。该病例说明在区分新的中毒性肌病和潜在的炎症性肌病时存在困难。**C 至 E.** 男，**54 岁**，慢性炎性脱髓鞘性多发性神经病，近期开始接受糖皮质激素类药物治疗，表现为全身无力，肌痛和血清 CK 水平显著升高。大腿中部（**C 和 D**）和小腿（**E**）的 **MR** 图像。**STIR** 图像（**C 和 E**）显示广泛的皮下和肌肉水肿（右侧大腿、股内侧肌、长收肌和大收肌、缝匠肌等，左侧股二头肌和半膜肌等）；小腿广泛受累，腓肠肌和胫骨前肌相对无水肿。**T₁WI**（**D**）未见明显异常。尽管考虑与 **CIDP** 表现重叠，但影像学检查结果与急性四肢瘫痪性肌病相符合。**F 至 H.** 男性，**50 岁**，患有肺部疾病长期接受糖皮质激素治疗，主诉下肢无力，血清肌酸激酶正常。大腿近端（**F 和 G**）和小腿中段（**H**）的 **MRI**。**STIR** 图像（**F**）没有发现水肿。**T₁WI**（**G 和 H**）表现为弥漫性网状脂肪变，以背侧和小腿为著。该表现符合慢性中毒性肌病

慢性 AIM 通常表现为更广泛和更细微的网状肌肉脂肪变。

斑片状和不对称的肌肉水肿，尤其是大腿深部肌肉的水肿，是急性坏死性肌病的标志，提示横纹肌溶解症（图 73-5E 至 H）。

（五）疗效监测

戒酒是治疗 AIM 最有效的方法。急性 AIM 的临床症状通常在数天至数周内消退，慢性 AIM 的临床症状通常在数月内消退。神经肌肉影像的表现也是可逆的，尤其是酒精引起的横纹肌溶解症。持续性脂肪性肌肉改变可以用由酒精引起的周围神经病变来解释。

（六）疑似中毒或药物性肌病 /TDIM 的 MRI 报告模板

1. 是否存在肌肉水肿

• STIR/T₂WI 脂肪抑制显示肌肉高信号。

– 提示急性 TDIM。

– TDIM 的肌肉水肿无特异性。

– TDIM 一般先累及近端肢体（大腿）肌肉群。

– 大腿内收肌和腿背肌肉群在他汀类肌病 /SIM

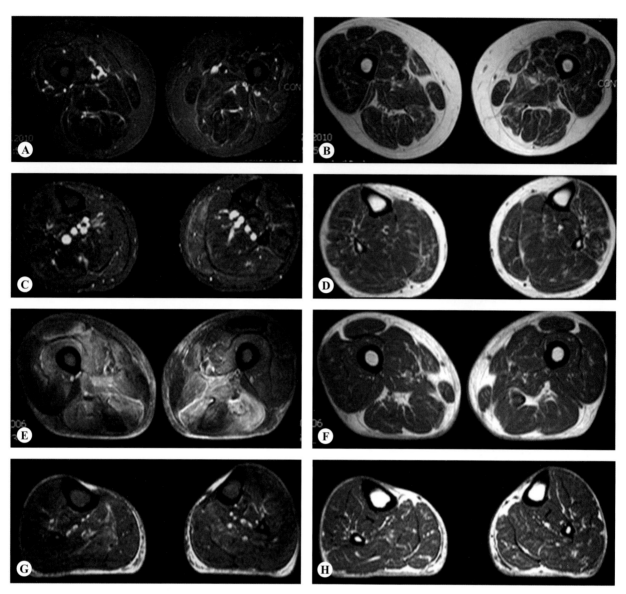

▲ 图 73-5　酒精性肌病

A 至 D. 男，59 岁，慢性酒精中毒。大腿中部（A 和 B）和小腿近端（C 和 D）的 MRI。STIR 图像（A 和 C）显示左腓肠肌明显水肿，以及左股外侧肌和大收肌散在水肿。T_1WI（B 和 D）显示肌肉轻度弥漫性网状脂肪变，该表现符合轻度活动性的慢性酒精性肌病。但是，也必须考虑酒精相关的神经病变的影响。E 至 H. 男，41 岁，暴饮后出现肌痛，逐渐加重的近端肢体肌无力，血清肌酸激酶水平明显升高。大腿近端（E 和 F）和小腿（G 和 H）的 MRI。STIR 图像（E 和 G）显示广泛的肌肉水肿，尤其是大腿和腘绳肌（半膜性肌肉相对无水肿）、内收肌、股内侧肌、股中间肌和股直肌，尤其是右侧，比目鱼肌少许水肿。T_1WI（F 和 H）无明显异常。结合病史和影像学表现符合酒精性横纹肌溶解症［经 Springer Science+Business Media New York 2013 许可转载，引自 S.Peters and R.Kley."Toxic and Drug-Induced Myopathies" in M.P.Wattjes and D.Fischer（Eds.），"Neuromuscular Imaging"，Springer.］

中先受累。

2. 是否存在肌肉脂肪变性 / 肌肉萎缩

- T_1WI 的肌肉高信号。
- 提示慢性 TDIM。
- TDIM 的脂肪变性不具有特异性。
- T_1WI 未见明显异常不能排除慢性 TDIM。

3. 随访

- 3～6 个月后的随访，取决于临床表现，实验室检查（肌酸激酶）和神经生理检查。
- 如果病情恶化，应尽早随访。
- 水肿是否消退。
- 提示临床好转。
- 是否持续性或进行性水肿。
  - 指示临床进展。
  - 其他可能的诊断，应考虑进行活检。
- 进展为脂肪性肌肉变性 / 肌肉萎缩。
- 提示疾病慢性进程。

4. 活检方案制订

- 在 TDIM 中非常必要。
- 如果可能为其他诊断。
- 选择有明显或进行性水肿的肌肉群。
- 避免选择脂肪变性或萎缩的肌肉群（诊断率低）。

5. 并发症

- 横纹肌溶解。
  - 不对称分布，优先累及近端肢体（大腿）肌肉群。
  - STIR/T_2WI 脂肪抑制肌肉明显肿胀 / 水肿。
  - T_1WI 可能为高信号。
  - 均匀强化。
- 肌坏死。

- STIR/T_2WI 脂肪抑制不均匀水肿。
- T_1WI 可能为高信号。
- 边缘强化。

（七）病例报告

1. 病史

女，60 岁阿托伐他汀治疗 6 个月后，出现大腿和小腿肌痛，高 CK 血症（＜ $10 \times ULN$）。无相关家族史或已知并发疾病。无停药。

2. 临床表现

腓肠内侧肌肉触诊有压痛，无明显虚弱，无皮疹，无肌肉肥大、萎缩或淋巴结肿大。

3. 临床诊断

他汀类肌病 /SIM。

4. MR 检查目的

排除其他诊断并确定活检部位。

5. 成像技术

大腿和小腿 MRI、轴位、T_1WI 及 STIR。

6. 影像学表现

T_1WI 上大腿和小腿肌肉无脂肪肌肉变性或萎缩（图 73-6A 和 B）。

STIR 显示右侧股内侧肌和大收肌轻度水肿（图 73-6C），腓肠肌中度水肿，特别是腓肠肌内侧头和右侧肌群，左侧比目鱼肌和腓骨长肌轻度水肿（图 73-6D）。

无相关同期病理；双腿非特异性筋膜积液，尤其是在右侧（如心脏功能不全）。

7. 点评

虽然表现非特异性，但符合中毒 / 药物性肌病。

8. 结论

约停药 2 个月后肌痛和高肌酸激酶血症缓解，未行影像学随访或活检。

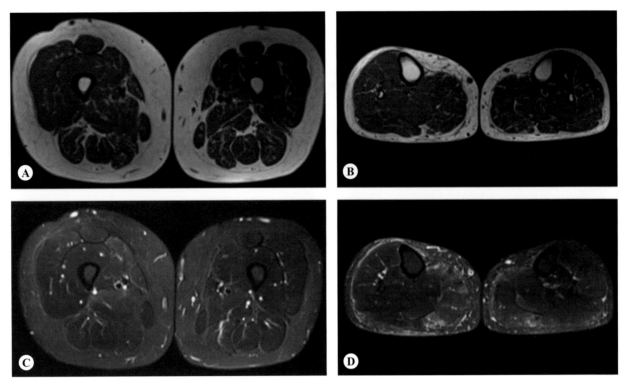

▲ 图 73-6　临床病例。女，60 岁，服用阿托伐他汀后 SIM

参考文献

[1] Abd TT, Jacobson TA. Statin-induced myopathy: a review and update. Expert Opin Drug Saf. 2011;10(3):373-87.

[2] Christopher-Stine L. Statin myopathy: an update. Curr Opin Rheumatol. 2006;18:647-53.

[3] Godlee F. Lessons from the controversy over statins. Lancet. 2017;389:1100-1.

[4] Pereira RMR, de Carvalho JF. Glucocorticoid-induced myopathy. Joint Bone Spine. 2011;78:41-4.

[5] Peters SA, Kley R, Tegenthoff M, et al. MRI in lipid-lowering agent-associated myopathy: a retrospective review of 21 cases.

AJR Am J Roentgenol. 2010;194:W323-8.

[6] Preedy VR, Ohlendieck K, Adachi J, et al. The importance of alcohol-induced muscle disease. J Muscle Res Cell Motil. 2003;14:55-63.

[7] Schakman O, Gilson H, Thissen JP. Mechanisms of glucocorticoid-induced myopathy. J Endocrinol. 2008;197(1):1-10.

[8] SEARCH Collaborative Group, Link E, Parish S, et al. SLCO1B1 variants and statin-induced myopathy - a genome-wide study. N Engl J Med. 2008;359:789-99.

拓展阅读

[1] Dalakas MC. Toxic and drug-induced myopathies. J Neurol Neurosurg Psychiatry. 2009;80:832-8.

[2] Jain KK. Drug-induced myopathies. MedLink Neurology. Assessed Dec 2017.

[3] Mastaglia FL. Drug induced myopathies. Pract Neurol. 2006;6:4-13.

[4] Mor A, Mitnick HJ, Pillinger MH, et al. Drug-induced myopathies. Bull NYU Hosp Jt Dis. 2009;67(4):358-69.

[5] Simon L, Jolley SE, Molina PE. Alcoholic myopathy:

pathophysiologic mechanisms and clinical implications. Alcohol Res. 2017;38(2):207-17.

[6] Valiyil R, Christopher-Stine L. Drug-related myopathies of which the clinician should be aware. Curr Rheumatol Rep. 2010;12:213-20.

[7] Walsh RJ, Amato AA. Toxic myopathies. Neurol Clin. 2005;23(2):397-428.

第74章 非营养不良性肌病的神经影像学检查
Neuroimaging in Non-dystrophic Myopathies

Susana Quijano-Roy　Robert Yves Carlier　著

邱连丽　吴浩光　陈　谦　译　刘　嘉　程晓青　校

摘　要

本章将介绍非营养不良遗传性肌病，并展示临床神经影像学方法对其诊断的优势。此类疾病有很大的临床和遗传异质性，主要根据发病年龄（先天性肌无力综合征）、受累部位（远端型肌病）及肌肉活检中是否存在特殊的结构或超微结构标志物（肌原纤维性肌病）分类。影像学，特别是肌肉 MRI 技术，已经成为这类疾病临床工作中的首选补充诊断工具。出于诊断目的，因为大多数先天性肌病，会累及舌、咀嚼肌、颈部或躯干肌肉，当病变是中轴性或弥漫性时，首选全身成像技术。肌原纤维性肌病和远端型肌病更常见于下肢肌肉。MRI 使用 T_1 加权序列和 STIR 序列可以分别检测纤维脂肪或炎症 / 水肿的变化，现被广泛地用于识别肌肉信号、体积或质地的异常。其中许多遗传性肌病都已经确定了可识别的特征。使用热图和自动化算法的图像可视化可以比较不同肌病的模式和识别关键特征，成为指导基因诊断或解释下一代测序结果的重要工具。传统的 T_1WI 和 STIR 序列正逐渐替换为 Dixon 技术，该技术不仅提供了相似的定性诊断信息，而且还为随访研究（结果测量）提供了定量数据。目前还没有针对这些肌病的根治方法，但影像学提供了一种无创、无辐射的有效评估工具，有望在未来的治疗试验中发挥重要作用。

关键词

模式识别；先天性肌病；肌肉 MRI；肌原纤维性肌病；远端型肌病

缩略语

ACTA1	α（alpha）-1 actin	α_1 肌动蛋白
AD	autosomal dominant	常染色体显性遗传
AL	adductor longus muscle	长收肌
AM	adductor magnus muscle	大收肌
AR	autosomal recessive	常染色体隐性遗传
BAG3	BCL2-associated athanogene 3 or Bag3 protein	BCL2 相关抗凋亡基因 3 或 Bag3 蛋白

BF	biceps femoris short head	股二头肌短头
BIN1	amphiphysin 2 encoding gene	双载蛋白 2 编码基因
BL	biceps femoris long head	股二头肌长头
BM	Bethlem myopathy	Bethlem 肌病
CACNA1S gene（protein coding）	calcium voltage-gated channel subunit alpha1 S	电压门控钙通道 α_1 S 亚基基因（蛋白编码）
CCD	central core disease	中央轴空病
CFTD	congenital fiber-type disproportion	先天性肌纤维类型比例失调
CK	creatine kinase	肌酸激酶
CM	congenital myopathy	先天性肌病
CMD	congenital muscular dystrophy	先天性肌营养不良
CNM	centronuclear myopathy	中央核肌病
COL6	collagen 6	胶原 6
COX	cytochrome oxidase	细胞色素氧化酶
CPEO	chronic progressive external ophthalmoplegia	慢性进行性眼外肌麻痹
CRYAB	αB-crystallin	αB– 晶状体蛋白
DES	desmin	结蛋白
DM	dystrophic myopathies，muscular dystrophies	营养不良性肌病、肌营养不良
DMD	Duchenne muscular dystrophy	Duchenne 型肌营养不良
DMRV	distal myopathy with rimmed vacuoles	伴镶边空泡远端肌病
DNM2	dynamin 2	动力蛋白 2
EDMD	Emery-Dreifuss muscular dystrophy	Emery-Dreifuss 型肌营养不良
EM	electron microscopy	电子显微镜
EMG	electromyography	肌电图
EPL	extensor pollicis longus muscle	拇长伸肌
FHL1	four-and-a-half LIM domain 1 protein	四个半 LIM 结构域蛋白 1
FLNC	filamin C	细丝蛋白 C
FSHD	facioscapulohumeral dystrophy	面肩肱型肌营养不良
GAA	acid α（alpha）-glucosidase	酸性 α 葡萄糖甘酶

GL	gastrocnemius lateral head	腓肠肌外侧头
GM	gastrocnemius medial head	腓肠肌内侧头
GMa	gluteus maximus muscle	臀大肌
GMe	gluteus medius muscle	臀中肌
GMm	gluteus minimus muscle	臀小肌
GNE	UDP-N-acetylglucosamine 2-epimerase/ nacetylmannosamine	UDP-N- 乙酰氨基葡萄糖 2- 异构酶 /N- 乙酰甘露糖胺
GR	gracilis muscle	股薄肌
GSD	glycogen storage disease	糖原贮积病
H&E	hematoxylin and eosin	HE 染色
HIBM	hereditary inclusion body myopathy	遗传性包涵体肌病
HMERF	hereditary myopathy with early respiratory failure	遗传性肌病伴早期呼吸衰竭
IDEAL	iterative decomposition of water and fat with echo Asymmetry and Leastsquares	不对称与最小二乘法估计的利用回声水脂分离迭代技术
IL	iliacus muscle	髂肌
KSS	Kearns-Sayre syndrome	Kearns-Sayre 综合征
LD	latissimus dorsi muscle	背阔肌
LGMD	limb girdle muscular dystrophy	肢带型肌营养不良
LPt	lateral pterygoid muscle	翼外肌
MELAS	mitochondrial encephalomyopathy，lactic acidosis，stroke-like episodes	线粒体脑肌病、乳酸中毒、脑卒中样发作
MERFF	myoclonic epilepsy with ragged red fibers	肌阵挛性癫痫伴破碎红纤维综合征
MFM	myofibrillar myopathy	肌原纤维肌病
MH	malignant hyperthermia	恶性高热
MmD	multi-minicore disease	多微小轴空病
MRI	magnetic resonance imaging	磁共振成像
MRS	magnetic resonance spectroscopy	磁共振波谱成像
MTM1	myotubularin 1 gene	肌管蛋白 1 基因
MYH7	myosin heavy chain 7，slow/β-cardiac MyHC gene	肌球蛋白重链 7，慢 /β- 心脏 MyHC 基因

MYOT	myotilin	肌收缩蛋白
NB	nemaline bodies	线状体
NEB	nebulin	伴肌动蛋白
NM	nemaline myopathy	线状体肌病
PAM	protein aggregate myopathies	蛋白聚集性肌病
RSMD1	rigid spine syndrome type 1	脊柱强直综合征 1 型
RSS	rigid spine syndrome	脊柱强直综合征
RYR1	ryanodine receptor type 1	兰尼碱受体 1 型
SA	sartorius muscle	缝匠肌
SCM	sternocleidomastoid muscle	胸锁乳突肌
SEPN1	selenoprotein 1 gene	硒蛋白 1 基因
SG	sarcoglycan	肌聚糖
SM	semimembranosus muscle	半膜肌
SO	soleus	比目鱼肌
ST	semitendinosus muscle	半腱肌
STIR	shosrt-tau inversion recovery	短时间反转恢复
T_1W	T_1-weighted	T_1 加权
T_2W	T_2-weighted	T_2 加权
TA	tibialis anterior muscle	胫骨前肌
TFL	tensor fasciae latae muscle	阔筋膜张肌
TP	tibialis posterior muscle	胫骨后肌
TPM2	tropomyosin 2	原肌球蛋白 2
TPM3	tropomyosin 3	原肌球蛋白 3
TSE	turbo spin echo	快速自旋回波
TTN	titin	肌联蛋白
UCMD	Ullrich type congenital muscular dystrophy	Ullrich 型先天性肌营养不良
ULN	upper limit of normal	正常值上限
VI	vastus intermedius muscle	股中间肌
VL	vastus lateralis muscle	股外侧肌
VM	vastus medialis muscle	股内侧肌

WBMRI	whole-body MRI	全身 MRI
WDM	Welander distal myopathy	Welander 远端肌病
XLMTM	X-linked myotubular myopathy	X 连锁肌管性肌病
ZASP	Z-band alternatively spliced PDZ-motif protein	Z 线选择性剪切 PDZ 蛋白
3T	3 Tesla	3 特斯拉

一、非营养不良性肌病

非营养不良性肌病是一组肌肉的静态组织化学和（或）超微结构特征性改变的遗传性肌病。肌肉活检缺乏典型的营养不良特征，如结缔组织增多、坏死和再生，并显示一个或多个特征性的组织学特征。20 世纪，在病理描述的基础上，结合发病年龄和结构或超微结构标记物介绍了主要的非营养不良性肌病（图 74-1）。先天性肌病（轴空病、中央核肌病、蛋白聚集）在出生时或儿童期发病（图 74-2）。相反，肌原纤维肌病（结蛋白病、CRYB 肌病、ZASP 病、肌收缩蛋白病、细丝蛋白病、BAG3病）和其他非营养不良性肌病（Laing、Welander 和 GNE 肌病）最常见于成人，很少见于儿童，许多主要表现为远端型，从脚或手开始慢慢发展到其他肌肉群（远端型肌病）（图 74-3）。非营养不良性肌病的综合分类见表 74-1。此类疾病有很大的遗传异质性，到目前为止已发现 30 多种不同的基因。某些基因，特别是那些较大的基因（*TTN*、*RYR1*、*NEB*），可能具有不同的临床表现及组织表型，因此可以根据基因对相关的肌病进行分类。为了增加复杂性，还用一些罕见结构的组织学标记（球状体、还原体、透明小体、指纹体、柱状螺旋体、细胞质小体、管状聚集）命名了不同肌病，虽然不清楚它们是否属于不同的基因疾病，但是对这类肌病的分类是有挑战的。某些肌病到成年发病，并非先天性，如由肌钙蛋白突变引起的包涵体肌病（遗传性肌病伴早期呼吸衰竭 /HMERF）。其他表现出病程快速进展的病例，都不是典型的先天性肌病。还原体肌病的一种情况是由于 *FHL1* 的突变，可能在儿童期发病并导致非常严重的无力、呼吸功能不全和心力衰竭。管状聚集性肌病仍然很难分类，在最近

报道的患者的肌肉中观察到大量基因突变，与以前的肌病（STIM1、ORAI1、CASQ1）或肌无力综合征（GFPTD1）有关。

目前有一些肌病被归类为其他非营养不良或营养不良肌病。由 *myotilin* 基因突变引起的球状体肌病现在被归类为肌原纤维肌病。由 *TRIM32* 基因突变引起的肌质管性肌病是一种肌带型肌营养不良。成人散在发病的线状体肌病起病晚，进展快，并且大多数病例与单克隆肌病有关。

最后，了解其他可能类似非营养不良性肌病的遗传性肌病是有用的。某些代谢和线粒体肌病，可能会表现为特有的选择性肌肉无力，但对这些疾病的描述超出了本章的范围。然而，至少有 3 个病需要进行考虑，即庞贝病、糖原贮积症 Ⅱ 型和 TK2 相关线粒体 DNA 耗竭肌病，因为它们可能表现为先天性或迟发性非营养不良性肌病，可表现为特殊的肌肉影像异常，且是可治疗的。

二、不同亚型非营养不良性肌病的定义及临床要点

（一）先天性肌病

这类肌病通常于婴儿期或早期发病，具有不同的特征和严重程度。最严重的情况下，患者表现为胎儿动作迟钝、先天性关节挛缩、出生时需要呼吸和胃肠支持的严重的松软婴综合征，在最初几个月内动作发展指标很差或没有，也可以表现为不太严重的运动延迟或肌肉无力的症状（图 74-1）。虽然此类疾病基本上被认为是儿童疾病，但也可能在成年发病，特别是由骨骼肌兰尼碱受体 Ⅰ 型（*RYR1*）、动力蛋白 2（*DNM2*）、双载体蛋白 2 基因（*BIN1*）及 Kelch 重复序列和 BTB/POZ 结构域包含蛋白质

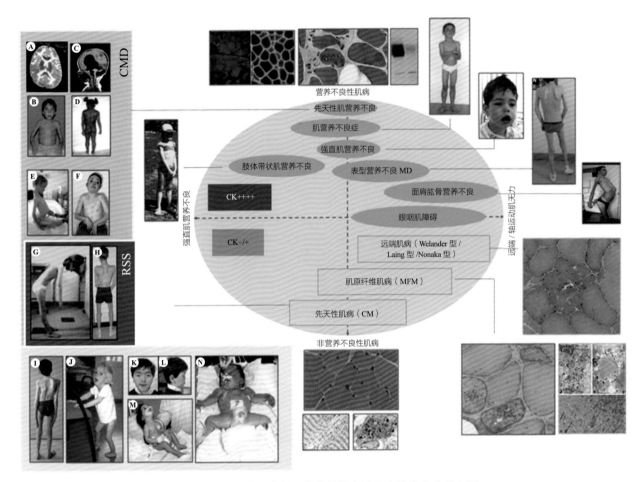

▲ 图 74-1 营养不良性和非营养不良性肌病的临床病理表现

图片上部分是营养不良性肌病，在肌肉活检中有营养不良的特征，许多患者表现为关节挛缩或肌酸激酶水平升高，根据发病年龄、临床和免疫组织化学特征分类。图片下部分是非营养不良性肌病，通过肌肉结构和超微结构的异常来区分。通常需要电子显微镜来确定肌病的类型，也可以根据发病年龄或身体主要受累区域进行分类。A 至 F. 先天性肌营养不良症；G 和 H. 伴有 *SEPN1* 基因突变的脊柱强直综合征；I 至 N. 具有不同严重程度和表型的先天性肌病 [改编自 Modified from Mathis et al.Journal of the Neurological Sciences 384（2018）50–54.]

13（*KBTBD13*）基因的显性突变所致。CM 不像肌营养不良那样有进行性。在大多数患者病程中可能观察到中轴性无力和进行性脊柱畸形，并会导致某些形式的选择性脊柱僵硬，也称为"脊柱强直综合征"（图 74-1 和图 74-4）。肌酶水平通常正常或轻度升高，但是最近认为，引起 CM 最常见的基因（*RYR1*）突变也被认为是导致终生（劳力性）横纹肌溶解症的常见原因。

根据主要结构或超微结构标志物（图 74-2），CM 可分为三大类：有核的 CM（中央轴空病和多微小轴空病），有蛋白聚集体的 CM（线状体肌病、帽状体肌病和肌球蛋白储积病），有中心核的 CM（X 连锁肌管性肌病、AD 中央核肌病、AR 中央核

肌病、项链纤维肌病、AR 中央核肌病伴肌原纤维组织紊乱）。已经介绍了重叠的亚型（轴空 – 杆状体肌病、先天性肌纤维类型比例失调）。这类疾病有很大的遗传异质性，到目前为止发现了 20 多个基因与骨骼肌钙稳态、兴奋收缩偶联、细 – 粗丝组装和相互作用等他机制有关的蛋白（表 74-1）。

CM 临床严重程度不同，表现形式多样：胎儿动作失常（关节挛缩或出生挛缩），肌张力低下（松软婴综合征），运动停止或动作发展指标迟缓（头部或躯干支撑缺失或延迟，坐姿晚或不能坐，行走晚或不能行走），肌无力（Gowers 征，不能跑步，爬楼困难），呼吸肌功能障碍（限制性呼吸功能不全，膈肌功能衰竭，胸部发育不良或僵硬），胃肠

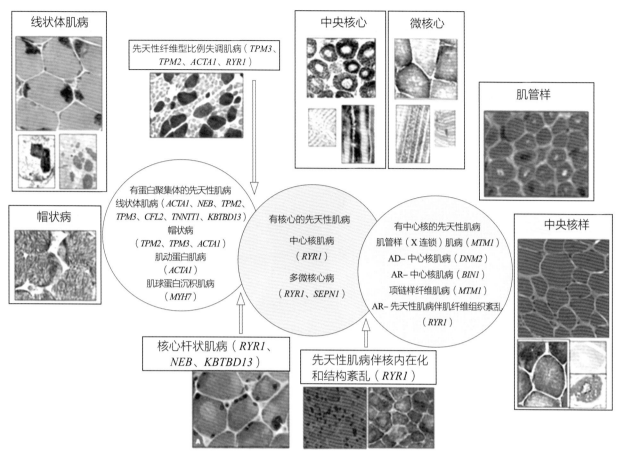

▲ 图 74-2 按结构和超微结构特征分类的先天性肌病

三种主要的先天性肌病（蛋白聚集体、轴空病、中央核肌病）已经有了很好的介绍。最近增加了许多被认为是重叠存在的其他形式肌病（先天性肌纤维类型比例失调、杆状体肌病、先天性肌病伴核内化和结构紊乱）。在经典分类中已经确定了不同的组织亚型［改编自 NB Romero & N Clarke（Handbook of Clinic Neurology）2013；113：1321-1336.］

和口面部肌肉功能障碍（双侧面瘫，吞咽困难，吞咽障碍，胃食管反流，便秘），以及眼球运动障碍（眼球麻痹，斜视）。症状的严重程度通常不能指导基因诊断，几乎所有基因都表现范围广，从严重的张力减退到轻微的延迟表现。相反，症状和体征在某些个体中可能是非常典型的。关节挛缩是线状体肌病和连接素病（钛病）及某些肌球蛋白相关肌病（MYH3 和 MYH8 基因突变）的共同特征。与眼球麻痹相关的面部无力在中央核肌管性肌病（DNM2、BIN1、MTM1）、隐性 RYR1 相关肌病和 MYH2 肌病中非常常见。由于 MTM1 基因突变，出生时面部和眼部运动（双侧瘫和眼肌麻痹）完全缺失通常出现在严重的 X 连锁肌管性肌病中，其中男孩会出现严重的呼吸衰竭和肌张力低下，通常出生后早期死亡。在线状体肌病（图 74-5）和隐性 RYR 肌病中，

常可观察到保留眼球运动功能的面部 - 延髓无力。RYR1 基因突变的患者（King-Denborough 综合征）和关节挛缩表型的（TPM3、STAC3 肌病）患者可能会出现畸形。保留行走能力，但夜间低通气需要通气支持是线状体肌病和 SEPN1 相关肌病的典型表现（图 74-4）。弥漫性关节松弛和先天性髋关节脱位是 RYR1 肌病常见的临床表现。MYH7 基因突变引起的肌球蛋白储积病的典型特征是，儿童后期或成年出现跨阈步态的远端肌肉无力。然而，在检查中除了远端症状，还经常发现某种程度的中轴性无力和僵硬（图 74-6）。线状体肌病和中央核肌病（分别表现为先天性马蹄内翻足和下腔静脉畸形）也可观察到远端受累。除了与 MYH7 和 TTN 相关的肌病，以及最近报道的由 SPEG 基因突变引起的中央核肌病，先天性肌病的心脏原发性功能障碍是罕见的。

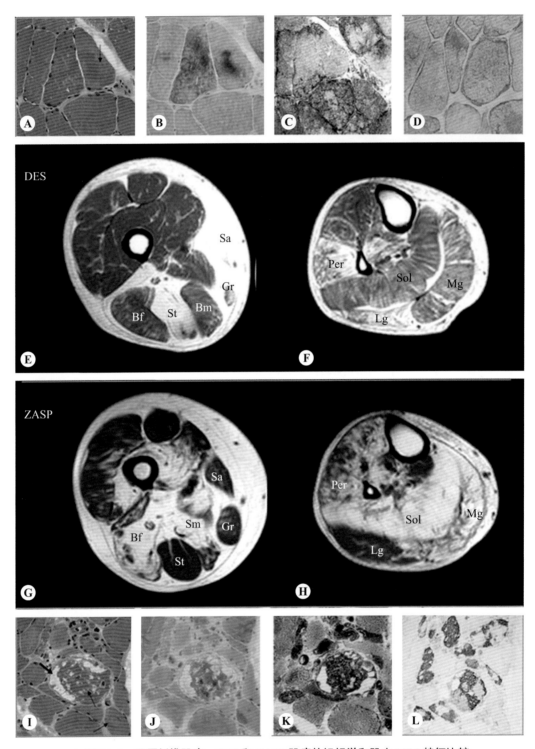

▲ 图 74-3　肌原纤维肌病，DES 和 ZASP 肌病的组织学和肌肉 MRI 特征比较

A 至 F. DES 肌病：最典型的组织学病变（A 至 D）是在细胞质中形成弥漫网状的嗜酸性物质（A，箭），弥漫性网络。这些包涵体在三色染色（B）上显示效果最好，并且不含氧化酶（C）。在细胞膜下和细胞质内可见结蛋白（D）免疫反应增强。下肢的肌肉 MRI T$_1$W 序列（E 和 F）显示半腱肌（St）、股薄肌（Gr）、缝匠肌（Sa）、腓肠肌（Per）和腓肠肌外侧（Lg）有明显的选择性受累。G 至 L. ZASP 肌病：肌肉活检（I 至 L）与 MYOT 肌病相似，HE 染色显示嗜酸性透明包涵体（I，细箭），许多纤维含有无边缘的液泡（I，粗箭）。在 NADH 染色（K）中，有氧化酶活性缺失的区域，也有氧化酶活性增强的区域，可见明显的肌动蛋白免疫反应聚集体和包涵体（L）。小腿的肌肉 MRI 与 DES 肌病相反，半腱肌、缝匠肌和股薄肌明显不受累，这些表现与 MYOT 肌病相似。G 和 H. 最异常的肌肉是股二头肌（Bf）、大腿半膜肌（Sm）和小腿比目鱼肌（Sol）（H）
［图片由 M. Olivé 提供，改编自 M. Olivé；modified from Olivé et al.Neuromuscul Disord 2011 Aug；21（8）：533–542.］

肌病（分组）	病理学（分组）	结构标志物	疾　病	基　因
先天性肌病	核心（核心肌病）	核心	中央轴空病	*RYR1*
		微核心	多微轴空病	*SEPN1*
			MmD 合并心脏病	*TTN*
		可变的，包括偏心核		*MYH7*
		其他		*MYH2*、*ACTA1*、*KBTBD13*、*CFL2*、*DNM2*
	内核（中心核 / 肌管性肌病）	肌管样，颈部	肌管样（X 连锁）肌病	*MTM1*
		中心核，颈部	中心核显性肌病	*DNM2*
		肌管样，中心核	中心核隐性肌病	*BIN1*
		中心核及结构紊乱，肌纤维紊乱	CNM 伴肌纤维组织紊乱	*CACNA15*、*SPEG*、*CCDC78*、*TTN*、*PYROXD1*
	蛋白聚集体（线状体肌病）	杆状（线状体）	线状体肌病	*NEG*、*ACTA1*、*CFL2*、*TPM2*、*TNNT1*、*KBTBD13*、*KLHL40*、*KLHL41*、*MYOP*、*LMOD3*
		杆状和核心	核心和杆状体肌病	*NEB*、*ACTA1*、*RYR1*、*KBTBD13*、*CFL2*、*TTN*
		帽状结构	帽状病	*TPM2*、*TPM3*、*ACTA1*、*NEB*、*MYPN*、*ZAK*
	蛋白聚集（线状体肌病）	杆状和聚葡聚糖体	杆状和聚葡聚糖肌病	*GYG1*
		透明小体	肌球蛋白沉积性肌病	*MYH7*
	先天性纤维型比例失调肌病	以纤维型 1 型为主	先天性纤维型失衡肌病	*TPM2*、*TPM3*、*ACTA1*、*RYR1*、*SEPN1*、*STAC3*、*MYH7*、*HACD1*
管状聚集体肌病	管状聚集体肌病	管状聚集体	管状聚集体肌病	*STIM1*、*CASQ1*、*GFPT1*（*MYASTHENIA*）、*ORAI*
还原体肌病	还原体肌病	还原体透明小体	还原体肌病	*FHL1*
肌原纤维肌病	肌原纤维组织紊乱（肌原纤维肌病）	Z 盘状肌纤维组织紊乱和边缘空泡	肌原纤维疾病	*DES*、*CRYAB*、*MYOT*、*ZASP*（或 *LDB3*）、*FLNC*、*BAG3*
		细胞质小体，肌原纤维组织紊乱	遗传性早期呼吸衰竭	*TTN*
		球形小体	球体肌病	*MYOT*
		重叠肌病	具有肌原纤维特征的肌病	*FHL1*、*PLEC*、*ACTA1*、*HSPB8*、*DNAJB6*

表 74-1　非营养不良性肌病和重叠肌病的遗传学

（续表）

肌病（分组）	病理学（分组）	结构标志物	疾病	基因
远端非营养不良性肌病	透明体肌病	可变的（核心、透明体等）	Laing 病	*MYH7*
	远端边缘空泡肌病	边缘空泡	Nonaka 病（隐性）	*GNE*
		边缘空泡	Welander 病	*TIA1*
		伴有 MFM 的边缘空泡	MFM 远端肌病	*DES*，*MYOT*，*ZASP*
		边缘空泡	有边缘空泡的肌病	*MTMRI4*，*HACD1*，*PTPLA*，*CCDC78*，*MYH2*，*EPG5*，*VMA21*，*SYNE2*，*HSPB8*，*PIROXD1*
		伴有边缘空泡和炎性改变的肌病	hIBM 隐性	*GNE*
	营养不良重叠远端肌病	营养不良重叠远端肌病	营养不良重叠远端肌病	*VCOM ANO*，*MATR3*，*DYSF*，*TTN*，*MYOT*，*TCAP PABPN1*，*EMD*
	肉管性肌病	扩张的肌管系统伴空泡、营养不良改变	肢带型肌营养不良症 2H	*TRIM32*
			伴关节紊乱的肌病	
重叠肌病	关节性肌病	可变（核心、杆状等），淀粉样变性	多发	*TPM3*，*RYR1*，*NEG*，*TTN*，*BICD2*
		可变（核心、杆状等），淀粉样变性	伴有远端关节紊乱综合征的肌病（可能累及轴心）	线状体肌病基因（*TPM2*，*TPM3*，*NEB*，*ACTA1*，*TNNT1*，*TTN*），*plus TNNT12*，*TNNT3*，*MYHB*，*MYH3*，*ECEL1*
	线状肌病基因糖原沉积性肌病	PAS 染色（Ⅱ），正常（Ⅲ，Ⅴ），IHC 分析酶缺乏	庞贝病（Ⅱ），Coriforbes（Ⅲ），McArdle（Ⅴ）Tarui（Ⅶ）	*GAA* 或麦芽糖酶（Ⅱ），脱支酶（Ⅲ），*PPL* 或肌磷酸化酶（Ⅴ），*PFK*（Ⅶ）
	脂质储存肌病	脂质增高（红油、苏丹黑），正常（CPT 缺乏）	CPT Ⅱ型、PCD、β-氧化型肌腺苷酸缺乏症	*CPTII*，*PCD*，*VLCAD*，*LCAD*，*MCAD*，*SCAD*，*LCHAD*，*MADO*
	线粒体肌病	RRF、COX 阴性呼吸链复合物缺乏症	线粒体耗竭综合征 TK2 相关肌病、MERRF、MELAS、CPEO、KSS	*TK2*，*Cytb*，*POLG1*，*TyMP*，*RRM2B*，*OR PEO1/twinke*，线粒体和核基因

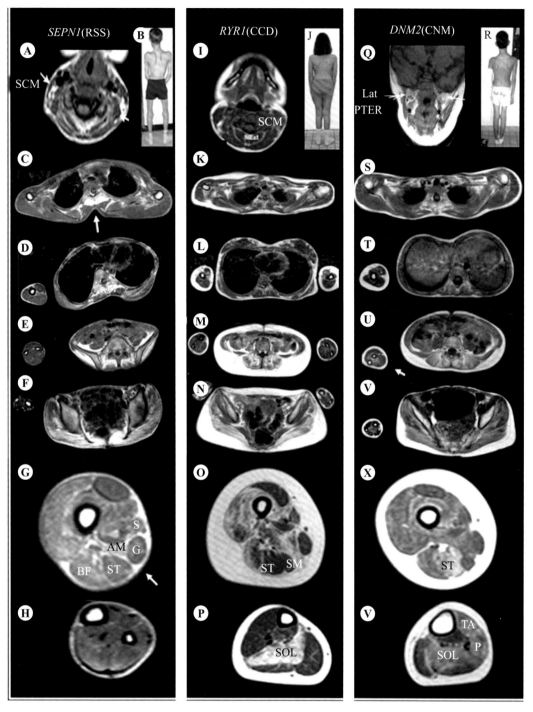

▲ 图 74-4 SEPN1（A 至 H）、RYR1（I 至 P）和 DNM2 相关肌病（Q 至 Y）的全身 MRI T_1 TSE 轴位和冠状位图像（A 至 G），RYR1 突变的 p52（H 至 N）和 DNM2 突变的 p35（O 至 U）。在上肢（A 和 B，H 和 I，O 和 P），二头肌受累最多的是 RYR1 肌病（H），DNM2 肌病累及前臂深部肌肉（P）。在下肢（C 和 D，J 和 K，Q 和 R），SEPN1 和 RYR1 肌病在大腿（C 和 J）受累相似，弥漫性受累但不累及股直肌、股薄肌和半腱肌，而 DNM2 肌病严重侵害半腱肌（Q）。RYR1 肌病小腿表现为选择性比目鱼肌高信号（K），DNM2 肌病弥漫性受累，仅保留腓肠肌和腘肌（R）。在肩部，SEPN1（E）和 DNM2（S）肌病可观察到明显的选择性背侧椎旁肌高信号，而 RYR1 肌病有轻度弥漫性受累。腰椎和骨盆（F 和 G，M 和 N，T 和 U），在腰椎旁和臀部肌肉中表现出相似的异常分布，而在 DNM2 肌病（T 和 U）中没有那么严重。注意 SEPN1 患者（A 至 G）的弥漫性皮下脂肪萎缩
改编自 Quijano-Roy et al.Neuromuscul Disord 2012 Oct 1；22 Suppl 2：S68–84.

周期性麻痹是 CACNA1S 肌病的特征。*CACNA1S*、*RYR1*、*STAC3* 基因突变可能与恶性高热易感性相关。TTN 相关性肌病具有更多的表型谱（关节挛缩、先天性肌张力低下、回缩表型、心肺功能衰竭），在肌肉活检中，表现显现出与 CM（轴空、杆状体或两者）或 MFM 的不同诊断特征。

在 CM 及与先天性肌营养不良症没有增加 CK 水平（Ullrich CMD、先天性核纤层蛋白病）的患者，尤其是在关节挛缩症状出现之前的疾病早期阶段，临床鉴别诊断可能很困难（图 74-1）。先天性强直性肌营养不良（*DMPK* 基因缺陷引起的 Steinert 病）的婴儿可能表现出与肌管性肌病相似的病理特征。代谢性肌病（线粒体、糖原贮积病或脂质沉积性肌病）也可能与先天性肌病相似，临床表现为松软婴综合征、眼肌麻痹、进行性肌无力或 RSS 和呼吸衰竭。

（二）肌原纤维肌病

肌原纤维肌病是一组具有常见组织学表现的遗传异质性的疾病（图 74-3）。典型的 MFM 是由 6 个基因（*DES*、*CRYAB*、*MYOT*、*ZASP*、*FLNC* 和 *BAG3*）的突变所致。它们编码存在于 Z 盘或与 Z 盘相关的蛋白：结蛋白（*DES*）、αB 晶状体蛋白（*CRYAB*）、肌收缩蛋白（*MYOT*）、Z 线选择性剪接 PDZ 蛋白（*ZASP*）、细丝蛋白 C（*FLNC*）和 BCL2 相关抗凋亡基因 3 或 Bag3 蛋白（*BAG3*）。MFM 亚型根据受影响的蛋白而命名，如结蛋白病、αB 晶状体蛋白病或 Bag3 病。MFM 中 CK 水平正常至中度升高。肌电图检查通常显示与自发活动（正相波、颤动、重复或肌强直放电）相关的肌病征象，并可在某些情况下发现神经源性特征，包括异常神经传导检查，特别是在 BAG3 肌病中，它通常与轴突神经病、重叠遗传性神经病（CharcotMarie-Tooth 病）相关。这些疾病的共同特征是显性遗传、成人发病和远端无力。只有一小部分 MFM 患者的最初表现为近端肌肉无力，导致站立、爬楼梯或举起手臂困难，更常见的情况是，症状开始于脚，然后慢慢发展到包括上肢在内的其他肌群。这对于 MYOT 和 ZASP 肌病尤其如此。在这些肌病中，疾病通常发现于出现足下垂的第 50 年（迟发的远端 MFM）。

相反，BAG3、DES 和 CRYAB 可能为婴儿或青少年发病（早发性 MFM）。此外，它们可能表现出比 MYOT 和 ZASP 肌病更快、更严重的病程，常常表现为颈部屈肌和躯干肌肉、呼吸和心脏 ［心肌病和（或）节律异常］受累，这些都可能导致致命的并发症。*BAG3* 基因突变的儿童可能表现出快速进展的病程。晶状体混浊是 αB 晶状体蛋白病的一个显著特征。

其他基因突变也可能显示出肌原纤维肌病的组织学特征，但它们没有被归类为典型的 MFM，因为它们具有其他更重要的组织学标记（FHL1 有还原体，MYH7 有透明小体）或特殊的临床表现，如与早期呼吸衰竭相关的连接素病。最近发现，*PLEC*、*ACTA1*、*HSPB8* 和 *DNAJB6* 的突变也与 MFM 表型相关。

（三）还原体肌病

还原体肌病是由编码四个半 LIM 结构域蛋白 1 的 *FHL1* 基因突变所致。这是一种 X 连锁肌病，具有特征性的组织病理学表现（见下文）。临床上，患者在婴儿或儿童期发病，通常病程进展迅速，伴有严重的呼吸系统和心脏并发症。远端和近端肌肉都有可能受累。肌无力和肌肉萎缩可能是非常不对称的，特别是在女性携带者身上。某些患者表现为 Emery-Dreifuss 表型（肘关节挛缩、脊柱强直和心脏症状），典型的表现为快速进展的中轴和关节僵硬及呼吸功能受限（图 74-7），甚至在轻度肌肉受累的患者中也可能会出现心功能障碍。肌酸激酶水平可能会适度升高。与其他 X 连锁肌病一样，女性患者的病情没有男性严重，但成年后可能会出现危及生命的心脏症状或进行性局部消瘦和无力。同一家族的患者可能会出现不同的表型（严重的肌张力低下和肌无力伴呼吸衰竭、非收缩性、心源性、Emery-Dreifuss）。此类疾病的鉴别诊断是广泛的，它可能和 CM 的非收缩表型重叠，但不对称、快速进展的肌无力或心脏受累不是 CM 的典型表现。在进行性收缩图像中，导致先天性肌营养不良和 Emery-Dreifuss 表型的基因可能会有相似的特征，特别是 LMNA 突变的肌病。有呼吸衰竭症状的门诊患者，特别是如果还有脊柱强直综合征，可

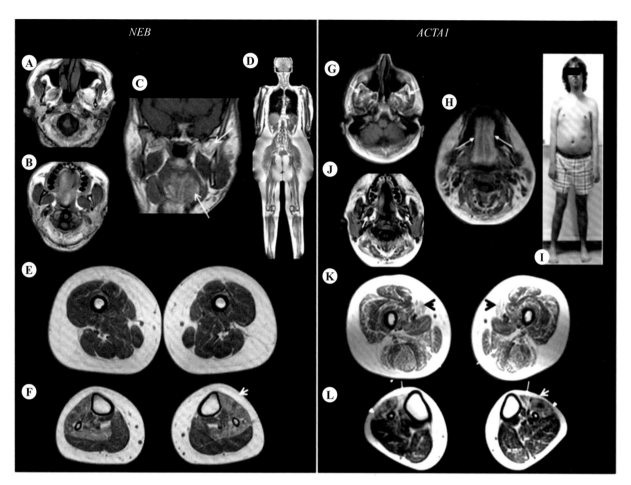

▲ 图 74-5　***NEB* 基因突变（左，A 至 F）和 *ACTA1* 突变（右，G 至 L）引起的线状体肌病的全身 T₁WI MRI**
NEB 和 ACTA1 肌病共同浸润到舌（C 和 H，斜向上白箭）、翼外肌（A、C 和 G，斜向下白箭），以及胫前肌和趾长伸肌（F 和 L，白箭头）。然而，ACTA1 患者显示下肢以近端受累为主，大腿［缝匠肌（K，黑箭头）和大腿后部肌肉］有明显浸润。相反，NEB 肌病受累更远端，除了腓肠肌外小腿弥漫性浸润［图片由 C.Castiglioni 提供，改编自 Castiglioni et al.Muscle Nerve 2014 Dec；50（6）：1011–1016.］

能会类似因酸性麦芽糖酶缺乏（*GAA*）引起的庞贝病、SEPN1 肌病和 HMERF（*TTN*）。

（四）遗传性肌病伴早期呼吸衰竭

这是一种罕见的疾病，典型表现为成年早期出现四肢远端、颈部屈肌和呼吸肌功能不全。最初报道于北欧国家的患者。肌动蛋白（*TTN*）是这种表型的致病基因，突变位于 A 带区域。疾病的早期阶段有明显的呼吸衰竭，与肢体无力的程度不成比例。通常表现为膈肌无力，因此特别不能忍受仰卧位。翼状肩、腹肌无力和一定程度的不对称表现常见。偶尔，患者可能会出现头部下垂和脊柱僵硬。在 HMERF 患者的足背屈肌中观察到的远端肌肉无力，有助于和其他类似呼吸受累的肌病（酸性麦芽

糖酶庞培病，SEPN1 肌病）鉴别。肌电图可能显示神经源性 / 肌病的混合模式。

（五）远端型肌病

除了由 *DES*、*CRYAB*、*MYOT*、*ZASP* 或 *FLNC* 基因缺陷引起的远端 MFM 外，其他众所周知的非营养不良性远端型肌病还有由 *MYH7* 突变引起的 Laing 肌病、Welander 肌病（*TIA1*）和 GNE 肌病。Laing 肌病可能始于儿童时期，而 Welander 肌病和 GNE 肌病较晚发病，始于腿部（GNE 肌病）或手部（Welander 肌病）。由于 *DYSF*（Miyoshi 肌病）、*TTN*（胫骨肌营养不良或 Udd 肌病）、*ANO5*、*VCP* 和 *MATR3* 的突变，现在还有一些其他的远端肌病被归类为营养不良性肌病，将在第 72 章中进行介

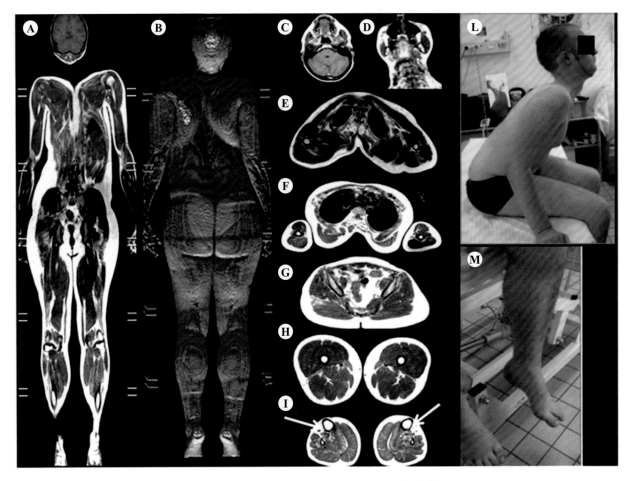

▲ 图 74-6　**MYH 肌病患者的全身 MRI（A 至 I）和临床特征（L 和 M）**

冠状位（A、B 和 D）和轴位 T₁W 序列及三维重建（B）显示胸椎椎旁肌和胫前肌的严重选择性浸润。临床上，胸椎和颈椎明显僵硬，过度伸展，足背屈肌无力［改编自 Dabaj et al.2018 Muscle Nerve Apr 6.（Epub ahead of print）］

绍。远端肌病除 GNE 肌病为隐性遗传外，其余均为显性遗传。

Laing 肌病（*MYH7*）在 0—10 岁或 10—20 岁出现典型的踇趾伸肌无力（"大脚趾下垂"），中轴性受累是常见的，但通常症状很轻。偶尔，也有患者表现出明显的颈胸部无力，导致脊柱过度前凸和僵硬（图 74-6）。在病程中可观察到心脏受累。GNE 肌病，以前被称为 Nonaka 肌病，20 岁起病，肌无力首先影响足背屈肌，然后肌无力会很快扩散到小腿和大腿后部，出现了近端 – 远端的表型（跨阈步态和典型的摇晃的步态）。即使在病程最晚期，大腿前部的功能仍然能够被保留，因此即使患者丧失行走能力后，大腿仍然可以伸展（图 74-8）。坐轮椅的患者可能会发生上肢受累、翼状肩和呼吸衰竭。Welander 肌病（*TIA1*）出现症状的时间晚于之

前的形式（40—50 岁中期），通常开始于手和手指的长伸肌，扩散到前臂伸肌，小腿远端起病并不常见。即使是疾病晚期，通常也不会累及近端肢体。血清肌酸激酶水平正常或轻度升高，肌电图可检测到自发活动，以及肌病或肌病 / 神经病混合募集模式。

（六）类似非营养不良性肌病的代谢性肌病

庞贝病是由于酸性麦芽糖酶或 α– 葡萄糖苷酶（*GAA*）基因突变引起的一种糖原贮积病，该酶参与溶酶体糖原降解有婴儿型、青少年型和成人型。致死性婴儿型的特点是起病早，伴有严重的肌病、巨舌症、心肌病和呼吸衰竭。迟发表型表现为缓慢进行性的近端肌无力和呼吸受累，并可能出现脊柱强直综合征（图 74-9）。除了 GSD Ⅱ，其他糖原

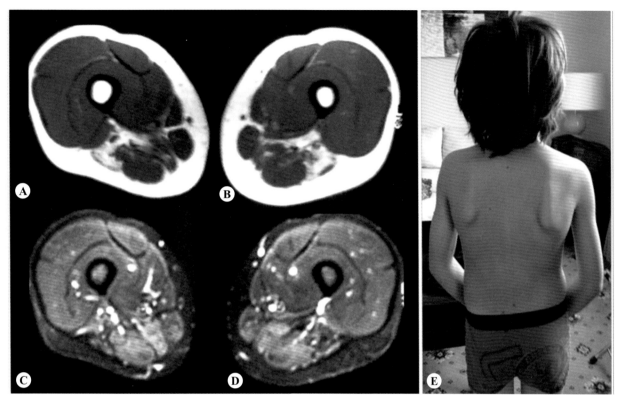

▲ 图 74-7　FHL1 肌病的肌肉 MRI：具有 Emery-Dreifuss 临床表型的 10 岁男孩

肌肉 MRI（A 至 D）为 T_1 加权 MR 图像（A 和 B）显示大腿后方明显萎缩和肌肉浸润，股二头肌和大收肌受累更严重。半腱肌、股薄肌和缝匠肌显示良好。大腿同层的 STIR 序列（C 和 D）显示小腿后方扩散异常，T_1W 显示部分未累及肌肉（半横肌、股薄肌）出现水肿和炎症征象。受累肌肉的质地通常不规则，像虫蚀状病变。临床特征（E）为翼状肩、脊柱和颈部僵硬，以及肘关节挛缩

增多症也会导致肌病，但肌无力和肌张力低下通常与 CK 水平升高和其他提示代谢起源的症状有关，如耐力型活动中的早期疲劳或疼痛。运动不耐受是 GSD Ⅲ（脱支酶缺乏症）和 GSD Ⅶ 的典型临床表现。肌肉痉挛主要发生在 GSD Ⅴ（McArdle 病）中，这种疾病的典型特征还表现为"继减现象"，即运动几分钟后，从非有氧糖原代谢（不足）转变为替代性的通过脂肪酸作为能量来源的有氧代谢，运动耐力得到提高。

TK2 相关性肌病是一种由胸苷激酶 2（TK2）基因突变引起的线粒体 DNA 耗竭综合征。与其他线粒体疾病不同的是，肌病是多系统综合征（MELAS、MERFF、CPEO、KSS）的一部分，TK2 相关性肌病具有独特的肌病表型。肌无力可能出现在婴儿出生后的前几个月或几年内，因呼吸衰竭而导致快速进展、致死性的病程。迟发型也存在这些表现，但比较轻微。肌酸激酶升高和乳酸升高是线粒体肌病有用的生化标志物。

几种脂肪沉积症可能表现为肌肉受累，但临床表现可与非营养不良肌病相鉴别，表现为运动引起早期疲劳、僵硬、肌痛和肌红蛋白尿。禁食或感染也可能引起此类疾病发作。它们与长链脂肪酸或肉碱转运、内源性甘油三酯代谢或 β- 氧化缺陷有关。诊断可能需要进行显示酶活性降低的特异性检测。在危象期，可能出现低血糖、高钾血症、肌酸激酶和酰基肉碱升高。肉碱棕榈酰转移酶 Ⅱ 缺乏所致的原发性肉碱缺乏症可出现在任何年龄，新生儿和婴儿表现严重，通常会由于阵发性心律失常而致命，并可能与肝性脑白质病有关。肌腺苷酸脱氨酶缺乏症临床表现为选择性颈部无力。

三、遗传学基础

非营养不良性肌病有不同的遗传方式。X 连锁遗传不常见（MTM1、FHL1）。常染色体显性遗

传在 MFM 和远端肌病（*DES*、*CRYAB*、*MYOT*、*ZASP*、*BAG3 FLNC*、*MYH7*）中非常常见。在 GNE 和 SEPN 肌病及罕见的 DES 或 CRYAB 突变的病例中可以观察到隐性遗传。有趣的是，可变遗传（显性或隐性）也是可能的，特别是在大多数 CM（*RYR1*、*NEB*、*ACTA1*、*TPM2*、*TPM3*、*TTN*）的基因中。此外，在其中几种肌病（*TTN*、*RYR1*、*TPM2*）中观察到了一种表现为半隐性/显性的基因突变。在这种情况下，对遗传结果的正确解释还需要更明确的临床、病理和补充发现，以及家族遗传结果的一致性。如果一个可识别的模式能确定一个遗传个体，那么肌肉成像可能成为一种主要诊断工具。表 74-2 总结了不同遗传性非营养不良肌病在肌肉成像上最重要的特征和关键肌肉。

代谢性肌病大多为隐性遗传。线粒体肌病可能是由于细胞核常染色体基因的缺陷或由线粒体 DNA 携带的基因缺陷所致，线粒体 DNA 只在母子之间传递（MELAS、MERFF）。

四、流行病学和统计学

非营养不良性肌病比营养不良性肌病发病率低，先天性肌病比肌原纤维和其他远端型肌病（患病率低于 1/100 000）更常见。最常见的先天性肌病是"轴空病"，尤其是由于 *RYR1* 突变（患病率 0.4/100 000），其次是线状体肌病（患病率 0.2/100 000）。在肌原纤维肌病中，结蛋白最常见（0.17/100 000），其次是肌收缩蛋白（0.07/100 000），但其相对发病率在不同的地区存在差异。远端型肌病的患病率尚不清楚。Laing 肌病被认为是世界上最常见的远端型肌病，在大多数人群中都有报道。GNE 远端隐性肌病的患病率为 0.1/100 000，并且在日本（Nonaka 最早报道）及伊朗、以色列、美国和保加利亚更为常见。这是由于在不同人群（波斯犹太人、亚洲人和印欧人/罗马尼亚人）祖先基因突变的传播。Welander 肌病在北欧国家更为普遍，尤其是在瑞典和芬兰。FHL-1 肌病（还原体肌病、EDMD、肌原纤维 FHL1 肌病）非常罕见，患病率估计不到 1/100 万。Titin 肌病的患病率尚不清楚，但由于难以分析和解释该基因（363 个外显子）的突变，诊断可能仍被低估。TTN 的解释仍然复杂（健

康的个体可能携带一个或多个 *TTN* 改变），由于大多数专业研究中心普遍使用新的分子技术，TTN 肌病的患病率在未来可能会增加。

最常见的代谢性肌病是 GSD，总体发病率为 1∶20 000。GSD Ⅱ 型（庞贝病）和 Ⅲ 型是婴儿期最常见的形式，而 Ⅴ 型（McArdle 病）则在成年期最常见。脂质沉积和线粒体肌病的发病率非常低。

五、病理特征

（一）先天性肌病

中央轴空病在光镜下以位于 1 型纤维中"中央轴空"图像为特征。"轴空"结构对应于肌纤维中心区域，因缺乏线粒体而没有酶氧化活性。中心核心沿纤维的全部或大部分纵轴延伸（图 74-2）。轴空可以是单个或多个，位于中央或侧面。经常观察到 1 型纤维占优势和萎缩，这可能是在幼儿中唯一的异常。已报道了一些脂肪组织替代和纤维化的病例。在电子显微镜下，核心区边界清晰，无线粒体，结构紊乱。CCD 有遗传异质性，尽管大多数病例是由于 *RYR1* 突变造成，通常是显性遗传。

多微小轴空病具有特征性的组织病理学表现，包括多个小区域的肌节结构破坏和（或）氧化活性降低（被称为微小核心）。这种肌病最常见的基因是 *SEPN1*，具有常染色体隐性遗传。与在 RYR1-CCD 中可见的典型中央轴空相比，微小核心的长度较短，在纤维纵轴上仅跨越几个肌节（图 74-2），可在 1 型和 2 型纤维中观察到。微小核心不是肌病所特有的，在正常肌肉和失神经肌肉中都可以观察到。

其他肌病可表现为肌节破坏或"核心样"病变（MYH7、TTN、MYH2、ACTA1、KBTBD13、CFL2 和 DNM2 肌病）。

肌管肌病在肌肉活检中呈肌管样表现，其特征是在氧化和 ATP 酶反应下，中央核被透明的光晕包围（图 74-2）。这些特征在严重的 X 连锁 MTM1 肌病中尤为明显，在 *DNM2* 突变的婴幼儿和由于 *DMPK* 基因缺陷的 Steinert 强直性肌营养不良中也见报道。

中央核肌病表现为显著的细胞核中心化和内化，轮辐状肌浆网伴有氧化染色，1 型纤维占优势

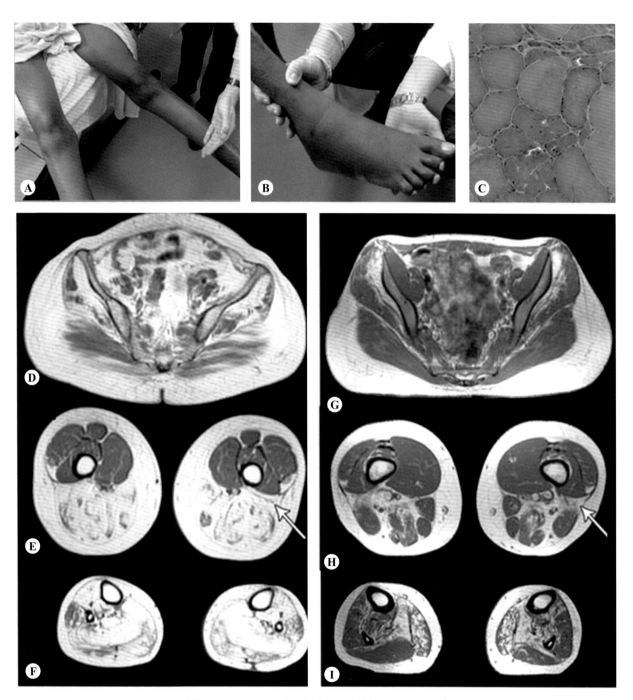

▲ 图 74-8 GNE 肌病：临床、组织学和肌肉 MRI 特征

临床（A 和 B）：足背屈肌无力（足下垂）和明显的大腿伸展功能保留是 GEN 肌病（远端 Nonaka 肌病）的典型临床表现。
组织学（C）：HE 染色或 Gomori 三色染色法可见有边缘的空泡。肌肉成像（D 至 I）：2 名受累程度不同的患者（D 至 F，
较重；G 至 I，较轻）骨盆和下肢的轴位 T_1 加权 MR 图像显示大腿后部明显受累，始于股二头肌短头肌（箭）和胭绳肌。
臀小肌、比目鱼肌和腓肠肌内侧头也有不同程度的选择性受累。即使在更严重的情况下，也可以观察到股外侧肌的特殊
保留（A 至 C 改编自 J Urtizberea and A Behin，Cahiers of Myology，2015；D 至 I 改编自 Tasca et al.J Neurol 2011）

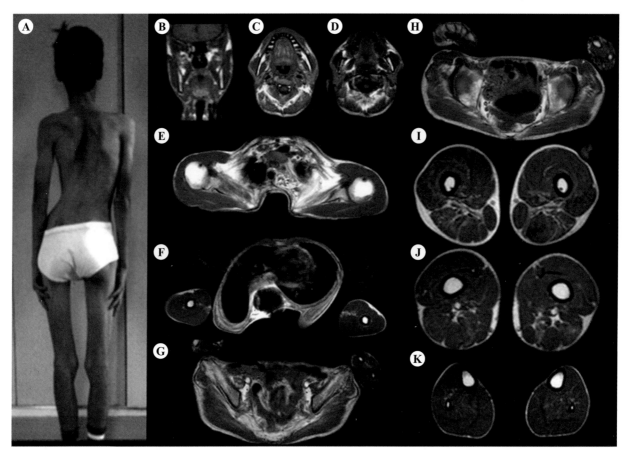

▲ 图 74-9　庞培病（GSD Ⅱ）：患者 16 岁时的临床特征（A）和 35 岁时的全身 MRI（B 至 K）
A. 临床特征为脊柱强直伴弥漫性肌萎缩和胸脊侧凸。B 至 K.35 岁时的 T₁ TSE MRI。头部：冠状位（B）和轴位（C 和 D）显示舌脂肪浸润（B 和 C）。肩部：肩胛带的横断位图显示肩胛下肌肉（E）和胸肌选择性受累，三角肌和冈下肌基本不受累。躯干：带金属脊柱植入物的横断位图，椎旁肌肉显示不清。上肢：手臂、前臂和手的肌肉未受累（F 至 H）。骨盆：臀肌相对未受累，臀大肌相对萎缩，臀中肌和臀小肌轻度浸润（G 和 H）。下肢：大腿水平的内收肌、半膜肌和股二头肌浸润（J），远端小腿未受累（K）［引自 Cavassa et al.Med Sci（Paris）.2016 Nov；32 Hors série n° 2：14-16.］

和萎缩（图 74-2）。集中化是指肌纤维中心存在一个核，而内化是指在肌浆中任何地方都存在一个或多个核。这种肌病具有遗传异质性，显性遗传是由于 DNM2 突变引起的，隐性遗传见于 BIN 突变。最近，认为这种肌病的罕见原因有 RYR1 隐性突变，MTM1 轻症患者和女性携带者，SPEG 隐性突变（CNM 相关扩张性心肌病），以及 CACNA1S 或 TTN 突变。某些中央核肌病（MTM1 肌病、DNM2 肌病的轻症患者或女性携带者）可能会出现项链纤维，这是一种细小、萎缩的纤维，在肌纤维膜下呈嗜碱性环或"项链"样，沿细胞轮廓排列。

线状体肌病以肌内蛋白聚集沉积为特征，如典型的线状体，它是骨骼肌肌浆或细胞核内的棒状包涵体。NB 在 HE 染色上通常很难看到，但使用改良的 Gomori 三色染色可将其染成红色或紫色（图 74-2）。这种肌病有很大的遗传异质性（NEB、ACTA1、CFL2、TPM2、TPM3、TNNT1、KBTBD13、KLHL40、KLHL41、MYPN、LMOD3），其中许多基因可能为显性或隐性遗传。

Cap 病是一种最近报道的疾病，被认为是线状体肌病的变异，具有相似的遗传异质性（TPM2、TPM3、ACTA1、NEB、MYPN）。它的名字来源于肌肉纤维中外周蛋白（肌动蛋白、辅肌动蛋白、原肌球蛋白、肌钙蛋白、结蛋白）聚集的形状类似帽状（图 74-2）。帽状由蛋白质包涵体组成，它们表现为部分不规则和异常粗大的网格结构，在电子显微镜下可见正常的肌节结构，部分细丝结构紊乱、部分粗丝缺失。

肌球蛋白贮积性肌病是由于 *MYH7* 基因编码慢 /
β- 心肌 MYHC 蛋白的显性突变所致，它是一种与
肌球蛋白积聚相关的蛋白质聚集性肌病。肌肉活检
显示，1 型纤维中的肌膜下蛋白聚集物与肌球蛋白
抗体发生反应，但不与结蛋白抗体产生反应。在电
子显微镜下观察到颗粒状和部分丝状结构，可能是
肌纤维紊乱、纤维大小的变异、间质结缔组织增加
和镶边空泡。

先天性纤维型比例失调的特征是 1 型纤维比 2
型纤维减小至少 12%，有时 1 型纤维占优势（图
74-2）。在患有这种疾病的患者中已经描述了不同
的 基 因（*TPM2*、*TPM3*、*ACTA1*、*RYR1*、*SEPN1*、
STAC3、*MYH7*），临床表现不同，从关节挛缩到不
能伸缩和可伸缩表型。

（二）肌原纤维肌病

MFM 在形态学上定义为始于 Z 带的进行性肌
原纤维解体和异常的蛋白聚集。在三色染色的冰冻
切片上可以观察到无定形、透明或颗粒状物质，并
且边界清晰。电镜显示 Z 带解体和自噬镶边空泡。
通过 HE 染色和改良的 Gomori 三色染色可以鉴别
出镶边或非镶边空泡（图 74-3）。超微结构异常有
助于区分不同的 MFM。Z 带和镶边空泡的解体并
不只在 MFM 中观察到。其他肌病，遗传性（远端
肌病、还原体肌病）或非遗传性（包涵体肌炎）均
可见镶边空泡。

（三）还原体肌病

肌纤维胞质内含有异常的包涵体（透明小体），
经特殊的组织化学染色可突出显示，其含有 FHL1
蛋白。透明质体是一种非膜结合的包涵体，可还原
氯化硝基四氮唑蓝，因此被称为"还原体肌病"，
它们通常靠近退化的细胞核。电子显微镜显示包涵
体由细小的电子致密管状颗粒物质组成，免疫组化
分析显示存在类似异常蛋白包涵体的蛋白。肌肉活
检可能未发现特征性异常，提示为肌病或营养不
良，或显示肌原纤维紊乱和指纹体、丝状团块和镶
边空泡，因此也会考虑为 MFM。

（四）遗传性肌病伴早期呼吸衰竭

这种 Titin 病的特征是存在胞质。

（五）远端型肌病

Laing 远端肌病表现为纤维大小变异性，细胞
核内化，常出现小的 1 型纤维。其他相关的改变有
营养不良、微小核心、偏心核、镶边空泡、蛋白
质聚集体、管状纤维或胞质体。由相同基因缺陷
（*MYH7*）引起的肌球蛋白沉积性肌病以透明小体的
存在为特征，这与肌膜下缓慢沉积的肌球蛋白相对
应。GNE 肌病以三种类型的组织学异常为特征：镶
边空泡、蛋白质沉积物堆积和丝状包涵体。尽管是
非特异性的，但在远端肌无力和保留股四头肌的临
床背景下，镶边空泡是其诊断的标志。偶尔也可观
察到不典型的组织学特征（炎症、营养不良、坏死
或退行性特征、HLA1 型增强），有时难以与自身
免疫性疾病或包涵体肌炎相鉴别。活检的部位很重
要，因为诊断标记物可能在保存完好或在正常发育
的肌肉中不明显。肌肉成像对于选择活检部位可能
特别有用。Welander 肌病肌肉活检显示多种变化（肌
病、营养不良、神经源性），可能与在 IBM 中观察
到的相似。空泡在其他远端肌病中较少见。

（六）代谢性肌病

糖原贮积病表现为肌纤维中糖原含量增加，空
泡与糖原标记物 PAS 反应和溶酶体特异性标记物酸
性磷酸酶呈阳性反应。晚发患者的空泡化程度和残
留的 GAA 活性差异很大。在成人庞贝病的表型中，
肌肉活检可能只显示非特异性改变，甚至正常。肌
肉 Gomori 三色染色，线粒体肌病可显示出破碎红
色纤维。受损的 mtDNA 通常会导致细胞色素氧化
酶活性降低或缺失。脂质沉积性肌病的肌活检病理
可能显示脂质含量（刚果油）增加或正常。

六、临床场景和成像适应证

关于影像学检查的适应证已经在第 72 章中说
明，非营养不良的肌病也是如此。肌肉活检部位的
选择可能与寻找关键诊断标志有关。肌肉成像已被
越来越多地用于研究患者和寻找非营养不良肌病的
病因。虽然大多数出版物只统计了有限数量的患
者，但在这些疾病中已经发现了许多可识别的异常
类型模式（表 74-2）。不同基因突变肌病的神经影
像学上的同质性与其巨大的遗传异质性和临床病理

表 74-2 肌肉成像在遗传性非营养不良肌病诊断中的应用（身体不同部位的成像技术及关键肌肉）

基因	最佳序列	头颈	肩带	手臂	小臂	躯干	骨盆带	大腿	小腿	关键肌肉	其他
SEPN1	T_1WI（或 Dixon 脂肪含量）	胸锁乳突肌（萎缩）	非选择性	非选择性	非选择性	椎旁 胸椎→腰椎	臀大肌	半膜肌（萎缩、缺失）其他：缝匠肌、大收肌，股二头肌	腓肠肌（脂）	胸锁乳突肌（萎缩）中轴和臀大肌（脂肪）半膜肌（萎缩）	脂肪萎缩（皮下和腹腔内）
RYR1	T_1WI（或 Dixon 脂肪含量）	非选择性 Pter 外侧肌	非选择性	肱二头肌→肱三头肌	非选择性	椎旁 腰椎→胸椎	臀大肌	Vastii 和大腿后方（脂肪），除了股直肌，长收肌，半腱肌	比目鱼肌（脂肪）	比目鱼肌（脂肪）整个大腿（脂肪），除了股直肌，长收肌，半腱肌	髋关节发育不良
DNM2	T_1WI（或 Dixon 脂肪含量）	舌头（脂肪）胸锁乳突肌（萎缩）	非选择性	非选择性	内侧肌（脂肪）	椎旁 胸椎→腰椎	臀小肌	半腱肌	比目鱼肌，腓骨前肌（脂肪）	Pter 左外侧肌（脂肪）臀小肌；比目鱼肌-胫骨前肌（脂肪）	眼肌瘫痪
MTM1	T_1WI（或 Dixon 脂肪含量）	Pter 外侧肌（脂肪）	未知	未知	未知	未知	臀中肌	Vastii 和大腿后方（脂肪），除了股直肌，长收肌，半腱肌	比目鱼肌，胫骨前肌（脂肪）	与 RYR1 小腿相似	眼肌瘫痪
ACTA1	T_1WI（或 Dixon 脂肪含量）	舌头（脂肪）	非选择性弥漫	非选择性弥漫	非选择性弥漫	非选择性弥漫	非选择性弥漫	缝匠肌，大收肌，大腿后部	腓肠肌，大腿后部，胫骨前肌，腓骨肌	舌，Pter 外侧肌（脂肪）下肢：近端→远端 缝匠肌，胫骨前肌（脂肪）	面部延髓无力 呼吸衰竭
NEG	T_1WI（或 Dixon 脂肪含量）	Pter 外侧肌（脂肪）舌	非选择性	非选择性	非选择性	非选择性	臀大肌（萎缩）	萎缩而不是脂肪浸润	胫骨前肌，腓骨，比目鱼肌（脂肪）	舌，Pter 外侧肌（脂肪）下肢：远端→近端-比目鱼肌（脂肪）胫骨前肌-腓骨肌-腓肠肌	面部延髓无力
TPM2 和 TPM3	T_1WI（或 Dixon 脂肪含量）	颞部	可变	可变	可变	可变	可变	缝匠肌	比目鱼肌 趾长伸肌	异质性颞侧-远端（脂肪）腿	异质性（无力与收缩表型

（续表）

基因	最佳序列	头颈	肩带	手臂	小臂	躯干	骨盆带	大腿	小腿	关键肌肉	其他
MYH7	T₁WI（或 Dixon 脂肪含量）	舌	非选择性	非选择性	趾长伸肌（脂肪）	颈-胸椎旁	非选择性	缝匠肌，除了大收肌，长收肌	胫骨前肌，除了大收鱼肌（肌肉信号），比目鱼肌高	胫骨前肌，缝匠肌（脂肪），比目鱼肌："COL6 倒置征" 可能是中轴性（脂肪）	足下垂脊柱强直心脏症状
FHL1	STIR（或 dixon 水含量（T₁WI-脂肪之前）	未知	未知	未知	未知	未知	可变	可变，主要见于大腿后部由蚀状病变	可变，主要见于大腿后部	T₁W（脂肪）之前 不对称 STIR（水含量）	不对称心肺衰竭
GNE	T₁WI（或 Dixon 脂肪含量）	未知	未知	未知	未知	未知	臀小肌	大腿后部（股二头肌）短头、半腱肌、半膜肌、长收肌、大收肌）	比目鱼肌、腓肠肌内侧头	股四头肌正常的大腿、小腿后方	远端无力
TIN	T₁WI（或 Dixon 脂肪含量）	颈部伸肌	前锯肌	可变	可变	可变	臀小肌、臀中肌、腹部	半腱肌、缝匠肌（脂肪）、股薄肌（萎缩）	胫骨前肌、后肌、腓骨肌	大腿后部部分（半腱肌）、臀小肌、臀中肌、前锯肌	可变（收缩性，心、肺衰竭）
DES CRYAB	T₁WI（或 Dixon 脂肪含量）	未知	未知	未知	未知	未知	未知	选择性半腱肌、股薄肌、Vastii、股直肌	胫骨前肌、腓骨肌、腓肠肌外侧头、除了比目鱼肌	半腱肌、缝匠肌、薄肌、腓骨肌、腓肠肌外侧头	远端无力、心力衰竭、晶状体混浊（CRYAB）
ZASP MYOT FLNC	T₁WI（或 Dixon 脂肪含量）	未知	未知	未知	未知	未知	未知	与 DES 模式相反了半腱肌、缝匠肌、股薄肌弥漫性浸润	与 DES 相反（除了腓骨肌腓肠肌外侧头和腓肠肌弥漫性浸润）	与 DES 模式相反（弥漫性，除了半腱肌、缝匠肌、股 FLNC）、腓骨肌、腓神经病变（ZASP）	远端无力肢

AL. 长收肌；AM. 大收肌；Ant. 前侧；BF. 股二头肌；Ext digitorum. 趾长伸肌；Gastroc. 腓肠肌；Glu M. 臀大肌；Glu Med. 臀中肌；Glu Min. 臀小肌；L. 外侧；LL. 下肢；M. 内侧；NS. 非选择性；Per. 腓骨肌；RF. 股直肌；SCM. 胸锁乳突肌；SM. 半膜肌；ST. 半腱肌；TA. 胫骨前肌

学重叠形成对比。对于某些肌病（MFM、RYR1、远端肌病），下肢的异常可能是非常容易识别的（图74-3、图74-4、图74-6和图74-8），而另一些人则需要扫描身体的远端区域（舌、颈部、中轴肌、上肢或骨盆肌肉）来发现更确切的特征，因此全身扫描技术往往更有帮助。这是大多数先天性肌病的情况，特别是那些出现 SEPN1、DNM2、ACTA1 和 NEB 突变的患者（图74-4和图74-5）。在临床表现为脊柱强直综合征的患者中，诊断可能包括一些营养不良、非营养不良和代谢性肌病。对于晚发性庞贝病，由 SEPN1、RYR1、LMNA、MYH7 基因突变引起的肌病，以及由 LAMA2 和 COL6 基因缺陷引起的 TTN（MERRF）和 CMD 尤其如此。与此相关的是，这些基因中的某些基因非常大（NEB、TTN、RYR1），对解释基因测序或使用新的分子技术获得的结果存在很大困难。然后，肌肉成像可以指导和（或）完善通过其他方式获得的信息，从而提供非常有用的和补充的信息。由于所有这些原因，肌肉成像正在成为一线诊断工具。除了对感兴趣区肌肉的探索外，全身技术还可以检测非肌肉相关性异常，这种异常可能在某些罕见的肌肉疾病（STIM1 无脾综合征，TPRV4 骨骼体系发育异常、椎体、结构性骨畸形）中具有指向性或显示假性肌肉症状的非肌肉肌病（副肿瘤性肌无力、超重儿童的 Perthes 骨坏死）。

七、成像技术和推荐方案

在第72章描述了不同技术，肌肉 MRI 仍然是在合理的时间内获得良好对比的肌肉成像的首选技术，并且没有辐射。全身 MRI 技术信息最为丰富，因为它们可以从头到脚对肌肉进行冠状位和轴位扫描。一般来说，WBMRI 对于弥漫性受累的非营养不良肌病（先天性肌病）特别有用。局限于下肢的 MRI 所能提供的信息有限，但对于以下肢远端为主要症状的疾病和大多数肌原纤维肌病可以提供足够的信息。1.5T 和 3T 磁共振均可以用于临床研究，用以检测一个或一组疾病的特定类型模式。为了覆盖全身，需要使用线圈网（头颈、扫描床的线圈和患者上方的表面线圈）。3T 磁共振信号增高，从而减少采集时间或增加平面内分辨率。为了探索是否

存在纤维脂肪浸润和肌肉含水量异常的存在，扫描方案应以获得良好的组织对比为目的。为了评估肌肉体积和信号，T_1 TSE 加权图像仍然是最常用的序列。在过去的几年里，越来越多地使用 Dixon 技术。有趣的是，用 Dixon 获得的仅含脂肪的图像与 T_1 加权图像非常相似，提供了同等的定性信息（诊断目的），但同时允许对信号变化进行定量。这为测量肌肉内的脂肪含量提供了可能，脂肪含量在这些疾病的病程中可能会增加，因此在后续研究或提出治疗方案时非常相关。STIR 序列仍然是用于检测肌肉内水分含量增加（水肿、炎症）的最常用序列，这是某些非营养不良肌病（GNE、FHL1）的关键鉴别点的异常（图74-7）。同样，用 Dixon 技术获得水像图像也可以提供类似的信息。目前，有可能在单一序列（IDEAL T_2 序列）中使用等同于 T_1 加权和 STIR 序列的组合信息（图74-10），可以大大缩短采集时间。

八、解释清单和结构化报告

当进行图像分析时，放射科医师必须考虑不同的方面，以便：①研究肌病的可能性；②系统地评估肌肉和其他器官；③对检查中包括的肌肉和其他器官进行完整的描述。为了进行这一系列的过程，重要的是从临床医生那里获得主要的表型信息，如果可能的话，获得一些对所考虑的遗传性肌病的可疑类型的线索。这样就可以将重点放在最有可能的肌病类型上进行比较，创建更有意义的报告。对此，临床讨论或标准表格对此很有用（图74-11）。

疑似神经肌肉疾病的全身肌肉 MRI 清单如下。

- 按标准表格评分（图74-12）。
  - 信号（Mercuri：1分正常到4分最严重）。
  - 萎缩（0/+/++/+++）。
  - STIR 或同等的（亮度）。
- 肌肉受累分布。
  - 最多保留的肌肉。
  - 受累最严重的肌肉。
- 对称和不对称。
- 对特定脂肪替代物或"肌肉质地"的描述。
- 缺失的肌肉。
- 肌肉以外异常的报告。

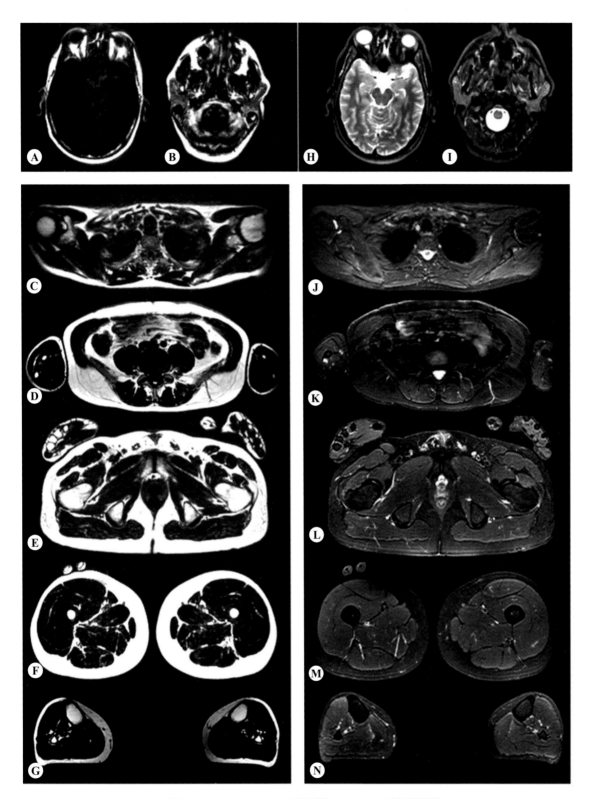

▲ 图 74-10　3T GEMRI 上得到的 IDEAL T₂ 序列的图像

头部线圈，表面线圈和镶入 MRI 中的线圈组成的网络通过连续 6 个连续的模块体可以从头到脚覆盖整个身体，而无须对患者进行重新定位，其空间分辨率和信噪比都很好。没有必要为了发现脑白质异常而进行脑部检查［对先天性肌肉营养不良（如抗肌萎缩相关糖蛋白病和 Merosin 病）很有用］。检查时间为 35min，约 300 幅 5mm 层厚的图像。左侧的脂像图像（A 至 G）与 T₁ 加权图像具有相同的特征，右侧的水像图像（H 至 N）与 STIR 具有相同的特征，可以进行定性分析；通过脂像图像可以测量脂肪含量

肌肉 MRI 评价

标准表型 – 基因型特征

1）肌病或者诊断疑似肌病类型

先天性肌病，CMD，先天性肌营养不良，进展型先天性肌营养不良，肢带型肌营养不良，代谢型肌病，远端型肌病，肌原纤维肌病，面肩肱型肌营养不良，眼咽型肌营养不良，肌病⋯⋯

评论：＿＿＿＿＿＿＿＿＿＿＿＿＿＿＿＿

2）补充材料

• 有无家庭成员患病？

• 水平＿＿＿＿＿＿＿＿＿＿＿EMG

• 肌肉活检＿＿＿＿＿＿＿遗传学＿＿＿＿＿

• 临床特征：

　－发病年龄

　－运动发育（2 岁前行走？）

　－认知症状

　－脊柱侧弯

　－关节痉挛

　－心脏受累

　－其他特征：＿＿＿＿＿＿＿＿＿＿＿

表型特征和局部解剖

▲ 图 74-11　肌肉成像问卷表

• 结论（包括以往检查的比较）。

必须对不同的肌肉和肌肉群进行系统和标准化的评分。在肌肉中观察到的信号强度、质地和体积异常应加以识别、评分或描述。为了临床实践和研究目的已经建立了不同的半定量视觉评分量表。就肌肉信号强度而言，T_1W 序列（或等效的 Dixon 脂像图像）可通过显示异常高信号检测不同程度的纤维脂肪浸润（脂肪变性）。在我们看来，4 分制评分足够鉴别，在临床实践中比文献中提出的用于研究目的的经典的 5 分制更容易执行。评估肌肉体积比评估肌肉信号强度更具挑战性。一般来说，萎缩似乎比肥大（未受累肌肉的代偿现象）更具诊断性，并且应该注意特定区域或不同区域之间肌肉体积的明显异常。肌肉萎缩甚至缺失在一些非营养不良肌病中可能具有很高的诊断价值，并且可能比轻症患者的信号异常更具有指示性（如 SEPN1 肌病中半膜肌萎缩或缺失）。萎缩的 4 分制评分似乎足够鉴别（正常、轻度、中度、重度）。质地可能提供有趣的

信息，并可在综合报告中进行描述（条带、烤瓷样、柔软、虫噬样）。最后，如果已经包含轴位 STIR 或等效序列（Dixon 水像），也可以评估是否存在炎症和水肿。所有这些评分可以以标准化的形式采集（图 74-12）。对于最终报告，各部分的系统顺序很重要，包括适应证、技术、结果和结论（图 74-13 和图 74-14）。除了肌肉外，扫描视野中包含的其他系统和器官（脑、脊柱、关节、骨骼）也要进行系统的分析和报告。

九、非营养不良肌病的类型识别

根据我们对这组肌病的经验，在之前发表的研究中，与考虑某种肌病类型（临床或组织学表型）相比，MRI 上的肌肉模式在考虑突变基因时更容易识别。因此，在简要描述相关肌病的类型之后，类型描述将考虑到所涉及的基因（表 74-2）。

当对临床诊断未知的患者进行类型分析时，重要的是观察患者的严重程度，以便寻找最能提供信息的肌肉。早期受影响的肌肉在轻症患者中更有用（阳性类型），而那些保存较好的肌肉对晚期患者更有用（阴性类型）。此外，通过收集临床和组织学信息并识别那些更有可能与肌病相关的基因，可能有助于减少比较类型的数量。因此，临床神经影像学方法及临床医师与放射科医师之间的跨学科合作可能有助于更好地使用肌肉成像设备。利用中心的图像数据库或已发表的病例，搜索相似的特征并进行比较也是有用的，其他数据库正在建设中（COST Action BM1304，MYO-MRI）。当对分子变化的致病性有疑问时，也可以在获得遗传结果后进行肌肉显像。在这种情况下，肌肉 MRI 是为了寻找与突变基因一致的模式。

到目前为止，大多数肌病类型都是基于有限数量的病例来描述的。通过对大量在同一基因中发生突变且处于疾病不同阶段的患者进行半定量或自动肌肉评分的分析，可以更好地定义肌病类型。识别不同肌病的"成像指纹"可能是类型识别技术的重要一步。最近，我们发现使用统计软件进行热图表征可以获得一系列患者 MRI 肌肉半定量评分精确的全局视图。通过这种方法，可以一目了然地比较不同的检查结果。可将候选患者的结果与一系列疑似

会诊临床医师: 姓名: 出生日期: 日期:		T_1 信号		T_1 信号		T_2 FS ZHS		STIR ZHS	
		左	结构	右	结构	左	右	左	右
	肌肉		萎缩 / 质地		萎缩 / 质地				
面部	颞肌								
	咬肌								
	翼内肌 / 翼外肌								
	舌肌								
颈部	胸锁乳突肌								
	颈部伸肌								
	肩胛提肌								
	颈长肌								
肩部	背阔肌								
	斜方肌								
	三角肌								
	冈上肌								
	冈下肌								
	肩胛下肌								
	胸大肌 / 胸小肌								
	前锯肌								
	大菱形肌 / 小菱形肌								
上臂	前室（肱二头肌）								
	后室（肱三头肌）								
前臂	前室（屈肌）								
	内长收肌 / 短收肌								
	后室（伸肌）								
躯干	肋间肌								
	躯干伸肌								
腰 / 腹部	腰伸肌								
	腰大肌 / 髂肌								
	腹带肌								

▲ 图 74-12 全身 MRI 评分表

骨盆	臀大肌									
	臀中肌和臀小肌									
	会阴肌									
	大收肌、长收肌									
	耻骨肌 / 短内收肌									
	阔筋膜张肌									
大腿	股直肌									
	股外侧肌									
	股内侧肌									
	股中间肌									
	股薄肌									
	缝匠肌									
	半膜肌									
	半腱肌									
	股二头肌短 / 长头									
小腿	腓肠肌外侧 / 内侧头									
	比目鱼肌									
	胫骨前肌 / 后肌									
	趾伸肌 / 屈肌									
	腓骨肌									

评分					
信号	萎缩		区域	高信号	（STIR/T_2 FS/water-IDEAL）
1：Sugbak 和 Asect 正常 T_1 TSE（fat-IDEAL）	0：正常	1	分散的肌内高信号		
2：轻微损害	＋轻度	2	网状的肌内高信号		
3：中度损害	＋＋中度				
4：严重损伤	＋＋＋重度				

▲ 图 74-12（续） 全身 MRI 评分表

1. 征象

10 岁男孩，怀疑早发性肌病，除脊柱外不可伸缩，2 岁可行走，面部无力和眼肌瘫痪，营养不良活检，CK 为 1000。

需特别关注的肌病类型：眼球受累可发生于 Merosin 缺乏型 CMD、中央核肌病、肌无力综合征和线粒体肌病。

2. 技术

采用 1.5T PHILIPS、T_1 TSE 序列（冠状位和轴位）和 STIR 轴位序列全身肌肉扫描。

3. 结果

• 大脑

在分辨率范围内，未见形态异常，T_1 或 STIR（或等同序列）幕上或幕下未见信号异常。无 Chiari 畸形。

• 脊髓

脊髓中线在位。

无低附髓质。

当前图像分辨率无脊髓空洞。

• 脊柱

椎体形态及信号未见异常。

• 其他骨骼

长骨、肩胛骨和骨盆骨无形态或信号异常。

无关节厚度或体积增加。

• 胸部

无胸腔积液。

没有心脏增大。

纵隔结构未见异常。

胸腺的体积和信号与年龄相符。

• 腹部骨盆

在分辨率范围内，腹部和盆腔未发现异常。

• 肌肉运动训练的研究

*STIR/T_2 水像：所有扫描肌肉无异常信号（无水肿、炎症征象）。

*T_1 序列（或 T_2 脂像）：肌肉信号和体积异常

−信号：最常见的具有脂肪浸润征象的异常肌肉是咀嚼肌（翼外肌）、胸椎旁和小腿远端肌肉（比目鱼肌 − 腓骨前肌 − 胫骨前肌）。大腿相对较重（半膜肌除外）。前臂内侧肌肉受到中度影响。

−萎缩：呈弥漫性，大腿、颈部（胸锁乳突肌）和肩胛周围肌肉明显萎缩，无脂肪浸润征象。

−质地：质地平滑。

4. 结论

全身 MRI 显示选择性肌肉受累与遗传性肌病相符。没有观察到白质异常，不可能是角蛋白缺乏型 CMD。头部肌肉脂肪浸润（翼状肌）在先天性肌病中比在先天性肌营养不良中更为常见。在中央核肌病患者中，特别是由于 DNM2 基因的参与，咀嚼肌、小腿肌肉、半腱肌和前臂内侧受累已描述。

▲ 图 74-13 肌肉 MRI 报告（正常）

1. 征象（从临床医生或调查问卷获得的补充数据）

怀疑晚期发病的肌病（成人）弥漫性受累，主要发生在上肢近端。肌原性肌电图。

2. 技术

全身肌肉多线圈轴位检查，T_2 IDEAL 序列。

3. 结果

- 大脑

  在分辨率范围内，未见形态异常，T_1 或 STIR 幕下未见信号异常。无 Amold Chiari 畸形。线状白质高信号符合扩大的血管周围间隙。

- 脊髓

  脊髓中线在位。

  无低附髓质。

  目前图像分辨率没有脊髓空洞。

- 脊柱

  椎体形态及信号未见异常。

- 其他骨骼

  长骨、肩胛骨和骨盆骨无形态或信号异常。

  无关节厚度或体积增加。

- 胸部

  无胸腔积液。

  没有心脏增大。

  纵隔结构未见异常。

  胸腺脂肪的体积和信号与年龄相符。

- 腹部骨盆

  在分辨率范围内，腹部和盆腔未发现异常。

  肝脏形成 T_2 高信号，符合囊肿或神经节血管瘤。

- 肌肉运动训练的研究

  *STIR/T_2 水像序列：所有扫描肌肉无异常信号（无水肿、炎症征象）

  *T_1 序列（或 T_2 脂像）：所有被扫描肌肉均无明显纤维脂肪浸润征象。

4. 结论

全身 MR 检查的不同肌肉未见体积异常、肌肉脂肪浸润或炎症征象。肝脏图像符合囊肿或神经节血管瘤，有待进一步研究。

▲ 图 74-14　肌肉 MR 检查报告（异常）

肌病患者的热图进行比较。我们确定了至少两种有用类型的热图表现形式，即"区域热图"和"等级热图"（图 74-15）。在"区域热图"中，肌肉是通过身体的不同部位（头、颈、肩、上肢、躯干、骨盆、大腿、小腿）列出的，所以这种方法在临床实践中非常直观和有用，它可以代表肌病的"指纹"，也可以在视觉上比较不同的病例。"等级热图"根据相似点或不同点对肌肉进行排序。虽然不太明显和直观，但这种类型的热图提供了考虑不同肌肉异常之间关系的可能性，并可能揭示和量化隐藏的关系、趋势和概况。等级热图可以对大量肌肉进行处理和分类，这对于进一步定义和识别不同肌病中的肌肉受累类型至关重要。此外，基于包括机器学习技术在内的大数据分析结果，自动化算法的开发是

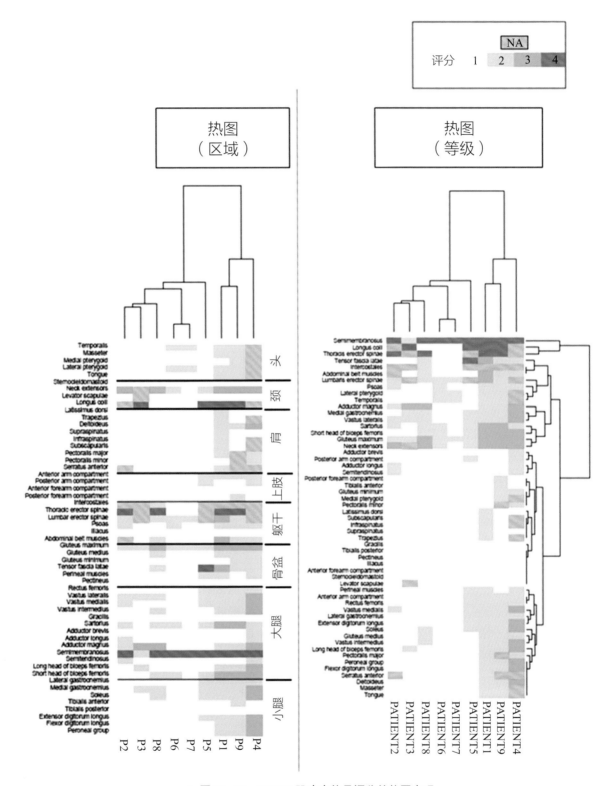

▲ 图 74-15 SEPN1 肌病中信号评分的热图表现

"区域" 热图（左）和 "等级" 热图（右）。在 "区域热图" 中，肌肉按从头到脚的解剖位置以预先设置的方式从上到下列出，并按身体各部分（头、颈、肩、上肢、躯干、骨盆、大腿和小腿）排序。由于它是按解剖结构分的，不同的病例可以进行比较，因此在临床实践中很有用的。"等级热图" 根据肌肉受累的相似性（近）或差异性（远）在图形中对肌肉进行排序。这种类型的热图基于所检查的区域提供了不同肌肉之间异常的关系的可能性，并可能揭示和量化因此隐藏的关系、趋势和概况（图片由 D. Gomez-Andrés 提供）

可行的，从而识别关键肌肉以鉴别疾病。

（一）RYR1 相关肌肉疾病

Ryanodine 受体 1 型蛋白负责从肌浆网释放钙，这是骨骼肌和心肌兴奋收缩偶联所必需的。*RYR1* 的突变与多种 CM 和恶性高热有关。与 RYR1 相关的 CM 包括中央轴空病、多微小轴空病、中心核肌病、先天性纤维类型比例失调、杆状体肌病。已描述了常染色体显性和隐性突变。*RYR1* 突变患者的肌肉活检结果差异很大，甚至在家族内部和同一患者身上也是如此。

RYR 肌肉 MRI 模式：即使是症状轻微的患者，下肢模式也可能非常容易被识别。在大腿上，弥漫性累及股薄肌、长收肌、股直肌（至少与股骨有关）和半腱肌。缝匠肌可能受到不同程度的影响。在小腿，比目鱼肌受到明显和选择性的影响。使用全身成像技术，*RYR1* 突变患者经常表现出咀嚼肌减小（颞肌、翼外肌、翼内肌和咬肌）和颈部伸肌，肱二头肌，腰椎旁肌肉和臀大肌的脂肪浸润（图 74-4）。与眼肌麻痹相关的隐性 *RYR1* 突变患者可能不会显示这种典型的模式。临床观察，其与其他先天性肌病和先天性肌营养不良有重叠，特别是 *SEPN1*、*DNM2*、*CACNA1S* 突变的患者（模式见下文）、*LMNA* 和 *COL6* 基因突变的患者（见第 72 章）。有趣的是，轻度 3 型脊髓性肌萎缩患者可能具有假肌病表型，在大腿水平上与 *RYR1* 模式表现相似，尽管常存在长收肌选择性肥大。关于肌肉活检，其他情况，如失神经支配疾病、恶性高热、MYH7 或 TTN 肌病也可能显示轴空。然而，影像特征是不同的，这指出了神经影像学鉴别与 RYR1 的潜在可能性（见下文模式）。

（二）SEPN1 相关肌病

硒蛋白 N 是一种定位于内质网的糖蛋白，参与多种抗氧化防御系统和几种代谢途径，包括氧化还原调节的钙稳态。已有研究表明，硒蛋白 N 在胚胎发育过程中起重要作用，可能是骨骼肌组织中卫星细胞功能的关键调节因子。*SEPN1* 突变最初见于表现为选择性脊柱强直的先天性肌营养不良患者（脊柱强直综合征 1 型）。后来，在临床表现相同但组织学特征不同（微小轴空、类马洛里小体、CFTD）的患者中也报道了 *SEPN1* 突变。

SEPN1 肌肉 MRI 模式：SEPN1 肌病 "指纹" 已用热图描述。它的特点是有选择的中轴受累，系统分析了大量的患者发现了半膜肌明显受累，可能是严重萎缩甚至缺失。椎旁、肋间、腹部、臀部肌肉纤维脂肪浸润，胸锁乳突肌（颈部）体积减小。在下肢，半膜肌可能是轻症患者唯一受影响的肌肉，但常有缝匠肌、股二头肌和大收肌的脂肪浸润（图 74-4 和图 74-15）。小腿仅在晚期受累，表现为腓肠肌浸润。当股外侧肌在后期受累时，SEPN1 型在大腿上可能与 RYR1 型相似，但中轴和下肢的特征有所不同。由于存在 "隐匿" 的危及生命的呼吸系统并发症的风险，因此在鉴别诊断任何中轴显著无力或脊柱僵硬的患者时，必须考虑到这一点。这种特殊的表型（RSS 和门诊患者的呼吸衰竭）也可以在酸麦芽酶缺乏引起的庞贝病和 HMERF（*TTN*）中观察到。当表型为中度并且儿童能够行走时，在脊柱侧弯的线状体肌病患者和由于 *LMNA*、*LAMA2* 或 *COL6* 基因突变导致的先天性肌营养不良的早期阶段也可以观察到这种情况。神经肌肉成像，特别是使用全身技术，显示了所有这些肌病中肌肉受累的清晰轮廓，因此是进行 *RSS* 基因诊断的非常有用的工具（图 74-4、图 74-6 和图 74-7）。

（三）MTM1 相关肌病

大多数患者是较严重的 X 连锁型肌病的男婴，但它也可能影响不那么严重的男性和患有中央核肌病的女性携带者，并可能显示项链纤维。

MTM1 肌肉 MRI 模式：目前还没有关于重症男性新生儿的影像学报道。轻症男性和女性患者下肢 CT 和 MRI 成像表现为臀肌明显异常，大腿和小腿后部（股二头肌和半膜肌）、大收肌、股中间肌和股内侧肌广泛受累，股薄肌、缝匠肌、股直肌和股外侧肌相对较少受累。然而，这一模式仍有待充分确定。在小腿，比目鱼肌似乎是受影响最大的肌肉，因此 RYR1 模式有部分重叠。

（四）DNM2 肌病

DNM2 是常染色体显性遗传性中央核肌病的致病基因。DNM2 是一种 GTP 酶，可与肌动蛋白和微管网络相互作用，参与胞吞作用和细胞内的膜运输。DNM2 肌病在严重的早期病例中可能表现出与 MTM1 肌病相同的组织学特征，因此，如果受影响的对象是男孩，则影像学有助于鉴别诊断。

DNM2 肌肉 MRI 模式：全身肌肉 MRI 很有用，因为它选择性累及咀嚼肌（翼外肌和颞肌）、中轴（颈和腰椎旁）和远端肢体肌肉（前臂深筋膜和比目鱼肌、腓骨肌和胫骨前肌）。除了骨盆带中的臀小肌和大腿中的半膜肌以外，腰带和近端肌肉保留得更多（图 74-4）。

（五）ACTA1 相关肌病

肌动蛋白是细胞内骨架的重要组成部分。它形成了细肌丝的核心，与肌球蛋白（粗肌丝的主要成分）和许多其他相关蛋白相互作用，形成收缩器。ACTA1 突变患者的肌肉活检可能显示多种异常（CFTD、线状体肌病、杆状体肌病、核样、帽状病）。

ACTA1 肌肉 MRI 模式：资料有限。一位门诊患者的全身 MRI 显示头部和中轴近端和远端区域弥漫性受累（图 74-5）。在舌、胸肌、背阔肌、臀大肌、缝匠肌和胫前肌等几块肌肉中有选择性和明显的浸润似乎有助于识别这种模式。与比目鱼肌相比，腓肠肌往往没有受累。胸锁乳突肌可能有严重的体积缩小。

（六）NEB 相关疾病

伴肌动蛋白是一种肌动蛋白结合蛋白，位于骨骼肌肌节的细肌丝。它是一种非常大的蛋白质（600～900kDa）。伴肌动蛋白作为细肌丝的"尺子"，在肌节组装过程中调节细肌丝的长度。伴肌动蛋白也被证明可以调节肌动蛋白 – 肌球蛋白的相互作用。大多数被称为伴肌动蛋白肌病的患者在肌肉活检中都显示了线状体棒，但也有一些轴空、杆状体和 Cap 病的病例已经发表。

NEB 肌肉 MRI 模式：资料有限。考虑到观察到的临床异质性和很少已发表的描述，其可能存在几种影像学特征。大部分的描述可在下肢显示。短序列全身 MRI 显示头部和远端肢体肌肉受累。选择性的和明显的浸润舌、侧翼肌、臀大肌，腓肠肌小腿弥漫性受累。这种模式可能与 ACTA1 肌病相似，尽管在本例中，似乎出现更弥漫的和早期的脂肪浸润，并且异常的分布在下肢似乎相反，ACTA1 患者主要是近端受累，而在 NEB 突变的病例中，远端受累更为明显（图 74-5）。

（七）TPM2 和 TPM3 相关肌病

原肌球蛋白是卷曲蛋白的二聚体，为肌动蛋白细丝提供稳定性并调节其他肌动蛋白结合蛋白的通路。TPM2 和 TPM3 的突变在临床表现差异很大的患者中被报告，从关节挛缩综合征和伸缩性肌病到松软婴儿和假性肌无力表型。肌肉活检显示线状体肌病最常见的特征，还报道了 Cap 病和 CFTD。

TPM2 和 TPM3 肌肉 MRI 模式：数据有限，尤其是 TPM3。一系列 TPM2 突变患者使用全身 MRI 发现可识别的模式，这可能是由于临床异质性较大，提示存在多种 MRI 模式。然而，咀嚼肌（颞肌和翼状肌）和小腿远端肌肉（比目鱼肌、趾屈肌和胫骨前肌）大多受影响。近端肌肉较多保留（除了缝匠肌、股直肌、股外侧肌和半膜肌）。

（八）TTN 相关肌病

肌联蛋白是一种巨型蛋白质，由已知的最大基因（363 个外显子）编码，负责肌肉的被动弹性和僵硬度。肌联蛋白在横纹肌组织的收缩中起重要作用，并有助于力量传递。肌联蛋白变异几乎与早期肌肉疾病或营养不良观察到所有表型相关，包括关节挛缩和伸缩表型（儿童青少年起病没有心肌病的 Emery-Dreifuss 样表型），远端无力（迟发性常染色体显性遗传胫骨肌营养不良或 TMD 或 Udd 远端肌病），呼吸衰竭（HMERF），早期心肌病（伴有致命心肌病的早发性多微小轴空病，或者 MmDHD 或 Salih 肌营养不良），严重四肢腰带无力（LGMD2J），甚至孤立性心力衰竭（扩张型或肥厚型心肌病）。组织学表现也非常多样（MFM、杆状体、微小轴空、中央核、指纹体肌病、胞质小体）。

TTN 肌肉 MRI 模式：由于该基因的巨大体积，目前，对 Titin 病的基因诊断在技术上仍非常困难，因此 MRI 数据相当有限。轴位 T_1W MRI 扫描常表现为全或无纹理（未受累肌肉为正常信号，受累肌肉为重度浸润或均匀的高信号）。与表型无关的是，半腱肌似乎在 Titin 病中受累更为严重。此外，在 HMERF 中，通常累及前锯肌（躯干）、股薄肌和缝匠肌（大腿）、臀小肌、臀中肌和闭孔肌（骨盆）、胫骨前肌和腓骨肌（小腿）。

（九）CACNA1S 肌病

该基因编码了骨骼肌细胞中缓慢失活的 L 型电压依赖性钙通道的五个亚基之一。该基因的突变与低钾性周期性麻痹、甲亢性周期性麻痹、恶性高热易感性及与最近伴眼肌麻痹的中央核肌病有关。

CACNA1S 肌肉 MRI 模式：从单一出版物获得的数据有限。患者表现为轻度信号异常或优先累及小腿腓肠肌。

（十）肌原纤维肌病

在组织学和临床上，肌原纤维肌病的肌肉成像表现出两种类型的受累模式（结蛋白病和 αB- 晶状体病，MYOT 和 ZASP）。

DES 和 CRYAB 肌肉 MRI 模式：半腱肌是受累最早也是最严重的肌肉，其次是缝匠肌和股薄肌（半膜肌除外）。在小腿，腓骨肌和胫骨前肌较早受累，随后扩散至后室（比目鱼肌和腓肠肌）（图 74-3）。下肢的这种模式与 HMERF 患者观察到的非常相似。扫描身体其他部位可能有助于鉴别诊断（见上文）。临床特征如 HMERF 早期呼吸受累，频繁心脏受累的 DES 和 CRYAB 肌病频繁心脏受累，可将这些肌病区分开来。

MYOT、ZASP 和 FLNC 肌肉 MRI 模式：DES 和 CRYAB 模式中受累最严重的肌肉在 MYOT、ZASP 和 FLNC 肌肉疾病中保留最好（图 74-3）。半膜肌、髋内收肌和股二头肌在大腿最先受累（半腱肌除外），比目鱼肌和腓肠肌内侧在小腿最先受累。之后，它扩展到胫骨前肌和腓肠肌。

（十一）MYH 相关肌病

MYH7 基因编码慢 /β 心肌肌球蛋白重链（*MyHCI*），在慢肌纤维（1 型）和心室肌中表达。MyHCI 是肌肉的分子动力，形成肌节粗肌丝的主干。肌球蛋白重链 7（*MYH7*）相关的肌病是近年来出现的一组重要的儿童期和成人期肌肉疾病。头部和颈部区域的突变是肥厚性心肌病的一个公认的原因，而远端区域的突变与一系列伴或不伴心脏受累的骨骼肌病相关，包括 Laing 远端肌病和肌球蛋

沉积性肌病。肌肉活检可显示不同的特征（透明小体、偏心轴空、MFM 或非特异性特征）。除了其他远端肌病和遗传性神经病外，MYH7 相关肌病可能表现为中轴受累，并且存在与 *SEPN1* 和 *RYR1* 基因重叠的脊柱强直综合征表型（图 74-6）。

MYH7 肌肉 MRI 模式：远端表型主要累及小腿的前室（胫骨前肌和趾长伸肌），然后累及比目鱼肌。在手臂，前臂前室（指伸肌）有脂肪浸润。在受累更弥漫的患者中，其他部位也可能受累，包括舌、中轴肌（颈部、胸伸展肌、胸锁乳突肌）、骨盆（臀小肌和阔筋膜张肌）、大腿（长收肌、缝匠肌、股薄肌和股二头肌短头）（图 74-6）。在相对完好的组织中，可见明显的纤维脂肪浸润带，尤其是在比目鱼肌中，表现为"倒转 Ⅵ 型胶原征"。此外，某些肌肉表现出肌肉内脂肪浸润分布不均，似乎部分保留在边缘（长收肌、股薄肌）。

（十二）FHL1 相关肌病

FHL1 是四个半 LIM（*FHL*）结构域蛋白家族的成员之一，在成人骨骼肌和心肌中高度表达。*FHL1* 基因突变与多种 X 连锁肌肉疾病有关。谱系可大致分为两类：影响所有三种 FHL1 亚型（错义突变）的还原体肌病（RBM）和肌肉活检没有还原体的类 Emery-Dreifuss 肌营养不良（截断蛋白丢失突变），影响一种或两种 FHL1 亚型。这两种类型主要表现为肩胛肌无力、中轴僵硬和选择性肌肉肥大或假运动。女性携带者可能表现出明显的不对称肌肉萎缩和无力。

FHL1 肌肉 MRI 模式：最容易识别和初步的发现是肌肉的含水量异常，可通过 STIR 或 T_2W（或 Dixon 水像）检测到（图 74-7）。随后，使用 T_1W（或 Dixon 脂像）检测到相关肌肉的变性和脂肪浸润。主要累及大腿水平的后内侧肌肉和小腿水平的比目鱼肌。臀大肌未受累且肥大被认为是这组肌病的特征性表现。该受累可能是不对称的，尤其是对于女性携带者。

（十三）GNE 相关肌病

GNE 编码双功能酶 UDP-N- 乙酰氨基葡萄糖 2- 差向异构酶 /N- 乙酰甘露糖氨激酶，该酶是唾液酸生物合成途径中的关键酶。GNE 相关肌病是少数

具有隐性遗传的远端肌病（Nonaka 远端隐性肌病）。肌肉组织病理学典型表现为镶边空泡和特征性的丝状包涵体。

（十四）GNE 肌肉 MRI 模式

有选择性地累及大腿后部肌肉；首先是股二头肌、短头肌和腘绳肌，然后是小腿的比目鱼肌、胫骨前肌、腓肠肌内侧和骨盆带的臀小肌。最初 STIR T_2 序列显示信号增加，随后是 T_1 高信号（纤维脂肪替代）。即使在晚期，股四头肌仍有明显的保留（图 74-8）。

（十五）TIA1 相关肌病（Welander 肌病）

WDM 是基于显性致病机制的 *TIA1* 突变引起的。WDM 肌肉活检的免疫染色显示 TIA1 和应激颗粒蛋白在细胞内包涵体附近聚集，这是 WDM 的典型表现。综合研究结果强烈表明，*TIA1* 突变导致 RNA 剪接紊乱和细胞应激，从而导致 WDM。肌肉活检显示胫骨前肌和比目鱼肌的病理变化从轻到重不等，但股外侧肌未见异常。

TIA 肌肉 MRI 模式：小腿远端前后室包括腓肠肌、比目鱼肌、胫骨前肌、趾长伸肌及大腿腘绳肌均有信号异常。大腿前肌群、腓骨肌群或胫骨后肌群中通常观察不到 MRI 异常。

（十六）代谢性肌病

除了庞贝病，在大多数代谢性肌病中没有发现特定的模式。需要更大系列的深入研究。

GAA（庞贝病）肌肉 MRI 模式：全身技术显示比仅限于下肢检查有更好的诊断效能，因为大腿受累比最初认为的更具多样性和异质性。据报道，选择性累及脊柱伸肌和骨盆带，以及舌和肩胛下肌明显的脂肪浸润是鉴别性异常（图 74-9）。至于下肢，前室或后室的改变并不占优势，值得注意的是，小腿和一些大腿肌肉（股直肌、股薄肌、缝匠肌）直到晚期都未受累。

十、治疗观点

目前，对于非营养不良性肌病还没有特定的治疗方法。某些遗传性肌无力综合征中增强神经肌肉连接的药物，如沙丁胺醇（舒喘灵）在一些先天性肌病（RYR1、TMP2、TPM3、STAC3、DNM2 肌病）中显示出积极的疗效。促进我们对非营养不良性肌病病理生理机制的理解，以及对不同基因异常导致这些疾病动物模型概念的理解，可能会识别出具有治疗潜力的分子成为可能。例如，氧化应激在 SENP1 和 RYR1 肌病中的影响是已知的，使用抗氧化药物（N- 乙酰半胱氨酸）的试验正在进行中。此外，L- 酪氨酸被认为是一种潜在的治疗线状体肌病的药物，在严重 ACTA1 线状体肌病的小鼠模型中显示出肌肉力量的改善。据报道，在患有此病的个体中，对延髓功能障碍和运动耐量有积极影响。唾液酸的合成减少和糖蛋白与糖脂结合的减少已经被证明是 GNE 肌病的主要原因。唾液酸或其前体已用于 GNE 老鼠模型中，目的是预防或阻止远端肌病的发展。类似的补充剂和 IVIG（作为唾液酸的一种来源）已经在人类中进行了评估，但是，由于 GNE 肌病进展缓慢，没有观察到肌力量的明显变化，因此这种进展缓慢的肌病可能需要长期治疗研究。由于量化肌肉成像的系列检查可能比临床工具更早发现这种和其他肌病的有益变化，因此该领域正在进行深入的研究。

与非营养不良性肌病相比，对代谢性肌病中代谢阻滞的认识已经开始开发新的治疗方案。重组 GAA 酶替代疗法使早发性庞贝病的治疗发生了革命性的变化。核黄素、肉碱和蔗糖的补充分别给核黄素反应性多酰基辅酶 A 脱氢酶缺乏症、原发性肉碱缺乏症和 McArdle 病的患者带来了希望。使用由三庚酸甘油酯提供的柠檬酸循环中间体治疗糖原贮积病患者似乎很有前景，并且对 McArdle 病患者的研究正在进行中。非常有趣的是，幼童 TK2 线粒体肌病的灾难性病程对核苷酸或核苷显示出明确的反应。

成像技术已被证明有助于监测疾病和对治疗的反应，如通过测量成年庞贝病患者异常脂肪浸润的减缓。在肉碱棕榈酰转移酶 II 缺乏症中，静脉注射葡萄糖显示了一定的疗效，波谱分析（^{1}H-MRS）对诊断和治疗反应的随访有重要意义。

参考文献

[1] Astrea G, Schessl J, Clement E, Tosetti M, Mercuri E, Rutherford M, Cioni G, Bönnemann CG, Muntoni F, Battini R. Muscle MRI in FHL1-linked reducing body myopathy. Neuromuscul Disord. 2009;19(10):689-91.

[2] Carlier RY, Laforet P, Wary C, Mompoint D, Laloui K, Pellegrini N, Annane D, Carlier PG, Orlikowski D. Whole-body muscle MRI in 20 patients suffering from late onset Pompe disease: involvement patterns. Neuromuscul Disord. 2011;21(11):791-9.

[3] Carlier PG, Azzabou N, de Sousa PL, Hicks A, Boisserie JM, Amadon A, Carlier RY, Wary C, Orlikowski D, Lafôret P. Skeletal muscle quantitative nuclear magnetic resonance imaging follow-up of adult Pompe patients. J Inherit Metab Dis 2015;38(3):565-2.

[4] Dabaj I, Carlier RY, Gómez-Andrés D, Abath Neto O, Bertini E, D'Amico A, Fattori F, Péréon Y, Castiglioni C, Rodillo E, Catteruccia M, Guimarães JB, Oliveira ASB, Reed UC, Mesrob L, Lechner D, Boland A, Deleuze JF, Malfatti E, Bonnemann C, Laporte J, Romero N, Felter A, Quijano-Roy S, Moreno CAM, Zanoteli E. Clinical and imaging hallmarks of the MYH7-related myopathy with severe axial involvement. Muscle Nerve. 2018;58:224-34. Apr 6. [Epub ahead of print]

[5] Fischer D, Kley RA, Strach K, Meyer C, Sommer T, Eger K, Rolfs A, Meyer W, Pou A, Pradas J, Heyer CM, Grossmann A, Huebner A, Kress W, Reimann J, Schröder R, Eymard B, Fardeau M, Udd B, Goldfarb L, Vorgerd M, Olivé M. Distinct muscle imaging patterns in myofibrillar myopathies. Neurology. 2008;71 (10):758-65.

[6] Gómez-Andrés D, Dabaj I, Mompoint D, Hankiewicz K, Azzi V, Ioos C, Romero NB, Ben Yaou R, Bergounioux J, Bonne G, Richard P, Estournet B, Yves-Carlier R, Quijano-Roy S. Pediatric laminopathies: whole-body magnetic resonance imaging fingerprint and comparison with Sepn1 myopathy. Muscle Nerve. 2016;54(2):192-202.

[7] Hankiewicz K, Carlier RY, Lazaro L, Linzoain J, Barnerias C, Gómez-Andrés D, Avila-Smirnow D, Ferreiro A, Estournet B, Guicheney P, Germain DP, Richard P, Bulacio S, Mompoint D, Quijano-Roy S. Whole-body muscle magnetic resonance imaging in SEPN1-related myopathy shows a homogeneous and recognizable pattern. Muscle Nerve. 2015;52(5):728-35.

[8] Klein A, Jungbluth H, Clement E, Lillis S, Abbs S, Munot P, Pane M, Wraige E, Schara U, Straub V, Mercuri E, Muntoni F. Muscle magnetic resonance imaging in congenital myopathies due to ryanodine receptor type 1 gene mutations. Arch Neurol. 2011;68 (9):1171-9.

[9] Quijano-Roy S, Avila-Smirnow D, Carlier RY, WB-MRI Muscle Study Group. Whole body muscle MRI protocol: pattern recognition in early onset NM disorders. Neuromuscul Disord. 2012;22(Suppl 2):S68-84.

[10] Romero NB, Lehtokari VL, Quijano-Roy S, Monnier N, Claeys KG, Carlier RY, Pellegrini N, Orlikowski D, Barois A, Laing NG, Lunardi J, Fardeau M, Pelin K, Wallgren-Pettersson C. Core-rod myopathy caused by mutations in the nebulin gene. Neurology. 2009;73 (14):1159-61.

[11] Susman RD, Quijano-Roy S, Yang N, Webster R, Clarke NF, Dowling J, Kennerson M, Nicholson G, Biancalana V, Ilkovski B, Flanigan KM, Arbuckle S, Malladi C, Robinson P, Vucic S, Mayer M, Romero NB, Urtizberea JA, García-Bragado F, Guicheney P, Bitoun M, Carlier RY, North KN. Expanding the clinical, pathological and MRI phenotype of DNM2-related centronuclear myopathy. Neuromuscul Disord. 2010;20(4):229-37.

[12] Tasca G, Ricci E, Monforte M, Laschena F, Ottaviani P, Rodolico C, Barca E, Silvestri G, Iannaccone E, Mirabella M, Broccolini A. Muscle imaging findings in GNE myopathy. J Neurol. 2012;259(7):1358.

[13] Tordjman M, et al. Muscular MRI-based algorithm to differentiate inherited myopathies presenting with spinal rigidity. Eur Radiol. 2018;28(12):5293-303. (In Press)

拓展阅读

[1] Batonnet-Pichon S, Behin A, Cabet E, Delort F, Vicart P, Lilienbaum AJ. Myofibrillar myopathies: new perspectives from animal models to potential therapeutic approaches. Neuromuscul Disord. 2017;4(1):1-15.

[2] Carlier RY.Whole-body muscleMRI (Imagerie musculaire corps entier) (French). Cahiers de Myologie. 2014;10:22-32.

[3] Hackman P, Udd B, Bönnemann CG, Ferreiro A, Titinopathy Database Consortium. 219th ENMC International Workshop Titinopathies International database of titin mutations and phenotypes, Heemskerk, The Netherlands, 29 April-1 May 2016. Neuromuscul Disord. 2017;27(4):396-407.

[4] Jungbluth H, Dowling JJ, Ferreiro A, Muntoni F; RYR1 Myopathy Consortium. 217th ENMC International Workshop: RYR1-related myopathies, Naarden, The Netherlands, 29-31 January 2016. Neuromuscul Disord 2016;26(9):624-633.

[5] Mathis S, Tazir M, Magy L, Duval F, Le Masson G, Duchesne M, Couratier P, Ghorab K, Solé G, Lacoste I, Goizet C, Vallat JM. History and current difficulties in classifying inherited myopathies and muscular dystrophies. J Neurol Sci. 2018;384:50-4.

[6] North KN, Wang CH, Clarke N, Jungbluth H, Vainzof M, Dowling JJ, Amburgey K, Quijano-Roy S, Beggs AH, Sewry C, Laing NG, Bönnemann CG, International Standard of Care Committee for Congenital Myopathies. Approach to the diagnosis of congenital myopathies. Neuromuscul Disord. 2014;24(2):97-116.

[7] Olivé M, Odgerel Z, Martínez A, Poza JJ, Bragado FG, Zabalza RJ, Jericó I, Gonzalez-Mera L, Shatunov A, Lee HS, Armstrong

J, Maraví E, Arroyo MR, Pascual-Calvet J, Navarro C, Paradas C, Huerta M, Marquez F, Rivas EG, Pou A, Ferrer I, Goldfarb LG. Clinical and myopathological evaluation of early- and late-onset subtypes of myofibrillar myopathy. Neuromuscul Disord. 2011;21(8):533-42.

[8] Palmio J, Udd B. Myofibrillar and distal myopathies. Rev Neurol (Paris). 2016;172(10):587-93.

[9] Quijano-Roy S, Avila-Smirnow D, Carlier RY, Bevilacqua JA, Romero NB, Fischer D. In: Wattjes MP, Fischer D, editors. Congenital myopathies. New York: Neuromuscular Imaging (Springer); 2018.

[10] Romero NB, Clarke NF. Congenital myopathies. Handb Clin Neurol. 2013;113:1321-36.

[11] Tasca G, Udd B. Hereditary myopathy with early respiratory failure (HMERF): still rare, but common enough. Neuromuscul Disord. 2017;12

第75章　炎性肌病的影像表现
Imaging of Inflammatory Myopathies

Umesh A. Badrising　Hermien E. Kan　著

李新宇　梁静静　陈　谦　译　刘　嘉　程晓青　校

摘　要

本章介绍特发性炎性肌病，即皮肌炎、多发性肌炎、坏死性肌病和包涵体肌炎的影像学表现和影像学方案。临床医生应对肌炎的各种表现充分的了解，提供常规影像检查的工具。本章简要介绍了不同疾病的临床和流行病学特征、组织病理学和病理生理学。重点关注 MR 影像表现，详细描述 MR 在这些疾病神经肌肉成像重要的适应证，用于诊断和疾病／治疗监测。本章还讨论了不同疾病的肌肉病变模式、疾病严重程度及肌肉异常的定性和定量诊断，如脂肪浸润、水肿或炎症；介绍了可用于评估肌肉受累的不同成像技术，并提供了进一步阅读的建议。

关键词

皮肌炎；多发性肌炎；坏死性肌病；包涵体肌炎；肌肉成像

一、定义

炎症性肌病的病因很多，例如可能与感染（由细菌、寄生虫、病毒和真菌引起）或药物（如干扰素或青霉胺）有关。本章将仅关注特发性炎症性肌病，重点介绍最常见的四种类型：皮肌炎、多发性肌炎、包涵体肌炎和坏死性肌病。IIM 不包括 IBM 和轻度的 NM，有时是结缔组织疾病重叠综合征的一部分，通常是系统性硬化或混合性结缔组织疾病，并累及多个其他器官，例如肺（间质性肺病）或在特定病例中可能累及心脏（心肌炎）。DM、PM 和 NM 可能与不同形式的癌症有关，因此在一定程度上是副肿瘤疾病。有关 IIM 的这一章中，我们将专门讨论这些疾病中骨骼肌肌肉受累的影像学检查，重点将放在磁共振成像在 IIM 的日常临床实践中的应用。

二、定义及临床特点

IIM 的诊断和分类基于共识标准，该标准随着时间的推移而改变，并且需要结合特征性临床表现、组织病理学表现［即皮肤和（或）肌肉］和实验室检查（如血清肌酸激酶、血清抗体、肌电图、MRI）使用。IIM 使用最广泛的标准是由 Dalakas 制订的，敏感性为 77%，特异性为 99%，是欧洲神经肌肉中心（ENMC）的标准，以及国际肌炎评估和临床研究联盟（IMACS）的标准。Lundberg 标准的灵敏性为 93%，特异性为 88%。区别不同类型的 IIM 在临床上非常重要，因为诊断和治疗方法可能有所不同。

皮肌炎：成年人的 DM 通常先表现为皮肤变化，伴随或之后出现肌肉无力。在少数患者中，肌力可能保持正常，这在临床上称为无肌病性皮肌炎或皮肌炎正性肌炎。但是，肌肉通常是亚临床症状。皮肤常受累的部分为暴露在阳光下的部位，其中包括眶周变为蓝紫色（日光浴疹），常有眶周肿胀；面部、颈部、前胸和上背部(V字征和披肩征)、肘部、膝盖、内踝和指关节背侧（Gottron征）的红斑疹，伴有鳞状苔藓样丘疹（Gottron丘疹）。甲床可见扩张的毛细血管，伴有周围充血水肿。其他皮肤临床特征包括皮肤溃疡、指尖龟裂、脱发、网状青斑症和脂肪营养不良。DM有时会在抗合成酶综合征(抗合成酶抗体、ILD、雷诺现象、关节痛、机械手和肌炎）的情况下发生。DM中与肌无力相关的症状通常先累及近端肢体，在数周至数月内发展。患者表现为难以举起物体高于肩膀，爬楼梯困难或无法从椅子上站起来。颈部伸肌无力可导致头部下垂，颈部屈肌无力可导致无法将头部从枕头上抬起。常见的咽喉肌无力会导致吞咽困难。一些患者会出现与运动有关的肌肉疼痛。癌症相关的肌炎通常定义为在诊断癌症3年内发生的肌炎。在DM患者中，血清肌酸激酶通常升高（20%～90%成年患者小于正常值上限的10倍），但在某些病例中可能是表现正常的，可能存在肌炎特异性或肌炎相关的抗体。肌炎特异性抗体是抗合成酶抗体，如抗Jo、抗PL7、抗PL12、抗EJ、抗OJ和抗KS。抗核基质蛋白（抗NXP-2）和抗转录中介因子（抗TIF-1Y）与成人癌症的发生高度相关，而抗黑素瘤分化相关基因（抗MDA-5）与DM肌病相关。抗Mi2抗体与标志性皮肤病相关，预后良好。8%的DM患者存在抗小泛素样修饰物激活酶（抗SAE），该抗体与皮肤病的发生有关，并发展为肌炎，包括吞咽困难。

青少年型DM：JDM与DM类似，但与成人DM相反，肺、胃肠道和心脏受累较少，与癌症无相关性。与成年患者相反，一些JDM患者表现为广泛的皮下钙化和挛缩。

多发性肌炎：多发性肌炎患者的临床表现与成年皮肌炎患者相似，但没有皮肤病变。多发性肌炎也发生在抗合成酶综合征的情况下。PM患者被认为罹患癌症相关性肌炎的概率更高，但是这种联系缺乏明确的证据。这在一定程度上与误诊为PM文献有关，如IBM还没有被认为是一个独立疾病时。

PM患者可以合并MSA（40%）。通常，患者只有一种抗体。

坏死性肌病：NM是一种特殊的疾病，占IIM患者的19%，比PM更常见。NM最初的临床症状会在几天或几周内亚急性发作，或者在数月内缓慢出现，表现为近端肌肉严重无力、吞咽困难及血清肌酸激酶水平显著升高。自身免疫性NM患者血清中可检测到3-羟基-3-甲基戊二酰辅酶A还原酶抗体（抗HMGCR）或信号识别颗粒抗体（抗SRP）。NM是一种自身免疫性疾病，可以在病毒感染后或服用他汀类药物后发生，甚至在停止他汀类药物治疗后继续恶化。抗HMGCR的NM患者癌症患病率呈上升趋势，而抗SRP的NM患者则没有。但是，由于队列相对较小，到目前为止，没有一项研究具有统计学意义。NM也可以表现为副肿瘤性肌病或中毒性肌病。

如果不进行治疗，（J）DM、PM和NM的肌肉无力通常是进行性的。病程可以是单相的、复发-缓解的（35%），但从长远来看，许多患者由于长期虚弱而有残疾。大多数恶性肿瘤是在PM/DM/NM诊断后1年内确诊，约17%的DM/PM/NM患者在3年内发生了恶性肿瘤。

包涵体肌炎：IBM肌无力发作隐匿，较易累及股四头肌、指深屈肌、咽肌和足伸肌。肌无力大多呈不对称，最常见的临床症状是难以从坐姿站起来，因膝盖屈曲而经常跌倒或由于足下垂而绊倒，以及吞咽困难致食物卡在咽喉和误吸。临床上，肌肉无力最明显的是前部肌肉，较少在后部肌肉，而在参与侧向运动的肌肉中最少，如肩部肌肉和髋部外展肌或骨间肌。肌无力是缓慢进展的，最终患者需要辅助设备，如轮椅，有时需要经皮胃造瘘术，最终大多数患者死于呼吸功能不全和恶病质。但是，患者之间及患者内部肌肉群之间的进展存在相当大的差异。IBM与其他自身免疫性疾病有关，如Graves病、类风湿性关节炎和Sjögren病。IBM与恶性肿瘤无关。没有任何证据表明IBM会累及心脏。在IBM患者中，血清肌酸激酶水平可以是正常的，95%患者血清肌酸激酶值低于正常上限的12倍。30%～70%的患者中存在抗5'-胞质核苷酸酶1A的抗体。

三、流行病学、人口学和病理生理学

皮肌炎：成人 DM 的发病高峰为 30—50 岁，但可以在任何年龄发病。女性多见（女∶男为 2∶1）。DM 与多种类型的癌症相关，包括肺癌、结肠癌、直肠癌、乳腺癌和卵巢癌。在 DM 患者的癌症患病率在前 3 年为 20%～25%。皮肌炎的死亡风险增加了 3～10 倍以上。儿童中，JDM 是最常见的特发性炎症性肌病（占儿童 IIM 的 85%），每年每百万名儿童中有 2～3 名发病。

多发性肌炎：PM 在女性中更常见，但作为一个单独的疾病，没有相关的结缔组织疾病或抗合成酶综合征，这种情况很少见。20 岁之前的患者诊断 PM 应谨慎考虑。某些出现症状的遗传性营养不良（如面肩肱型肌营养不良、铁代谢障碍）在临床上会被误诊为 PM，由于肌肉活检中出现了类似 PM 组织病理学的继发炎性浸润。

坏死性肌病：NM 可发生在任何年龄，但在成年人更常见。NM 并不总是一种免疫介导的肌病，如他汀类药物中毒后也可能发生 NM。

包涵体肌炎：IBM 的男女发病比例为 2∶1。IBM 是 50 岁以上人群中最常见的肌病，通常在 40 岁之前不会出现症状。据估计该病的患病率为每百万居民 25 名患者。与 PM 和 DM 一样，IBM 与自身免疫的 HLA8.1 单倍型密切相关。所有 IIM 的病因尚不明确，因此，人们对命名中的"特发性"存疑，认为其与自身免疫相关。在 DM 中，临床症状对应的病理过程是血管炎导致局部缺血最终肌肉丢失，而在 NM 坏死和在 PM 和 IBM 中，肌肉的炎症导致肌肉丢失。在 IBM 中，退变过程在发病机制中也起着一定作用。

四、病理特征

皮肌炎：DM 肌肉活检可以表现为典型的束周萎缩，这是由于免疫复合物病理性沉积，如毛细血管膜攻击复合物，导致这些区域的内膜毛细血管密度降低，以及局部缺血继发坏死。炎症浸润以 B 细胞和浆细胞样树突状细胞为主。因此，微血管病主要是体液性免疫。皮肤活检显示皮炎、真皮表皮交界处和真皮血管壁炎症。毛细血管似乎是 DM 的首要靶点。

多发性肌炎：PM 的组织病理学特征包括肌内膜单核炎性浸润，以细胞毒性 T 细胞为主。肌膜细胞 MHC Ⅰ 阳性，提示针对肌纤维的抗原驱动免疫反应。这些病理表现与 IBM 无明显区别。

坏死性肌病：在 NM 中可见散在的坏死肌纤维伴有巨噬细胞吞噬，炎症稀少。CD8 阳性细胞或边缘空泡的存在不是 NM 的特征。在小血管中可能存在膜攻击复合物沉积物。

包涵体肌炎：IBM 的肌肉活检组织病理显示，CD8 阳性的细胞毒性 T 细胞浸润肌内膜的肌肉炎症，类似 PM，位于肌内膜，部分浸润了肌纤维。MHC Ⅰ 染色呈阳性。根据染色方法不同，表现不同，HE 染色或 Gomori 三色染色可以观察到退变，如肌肉纤维呈红色或蓝色空泡。另外可以观察到肌肉萎缩，有时表现为分型，COX 阴性纤维和破碎红色纤维。嗜酸性包涵体很少见于细胞质或细胞核中。在肌肉纤维中可以发现大量异常堆积的蛋白质，包括泛素、β- 淀粉样蛋白、TDP-43、过度磷酸化的 tau 蛋白和许多其他蛋白。电子显微镜可观察到直径 15～21nm 的管状丝状结构。

五、临床表现及影像特征

在 DM、PM 和 IBM 中，肌肉影像学表现并不是确诊标准的关键部分，而是支持临床诊断的辅助手段。根据为试验制定的 ENMC 标准，MRI 异常表现可用于可疑诊断多发性肌炎皮肌炎、皮肌炎无菌性皮炎及 NM。IMACS 联盟的最新诊断标准没有纳入 MRI 影像结果。关于炎症的检出，使用 STIR 序列的 MRI 具有较高的敏感性（89%～100%），而肌肉活检的敏感性为 66%。文献研究显示，并不是所有活检异常的患者 MRI 均表现为肌肉信号异常。然而，近年来 MRI 的敏感性有所提高，MRI 对炎症的特异性为 80%～88%，而肌肉活检为 100%。

如果怀疑患有 IIM 或 IIM 复发（例如患者出现皮肤异常），但肌肉力量正常、血清肌酸激酶正常，则肌肉 MR 检查有助于发现亚临床炎症，特别是在成人 DM 和 JDM 中。这可以帮助临床医生决定是否开始治疗。另外，在怀疑 IIM 但 MR 检查并没有表现任何炎症的患者中，则不太可能诊断 IIM。

MRI 还可以显示特定的肌肉受累模式，从而做出 IIM 以外的其他诊断。

对于计划进行肌肉活检的患者，可以先进行肌肉 MR 检查来增加肌肉活检标本中组织病理学异常的检出率，并定位于容易穿刺的有炎症且脂肪浸润较少的肌肉。STIR 图像上受肌肉组织比没有炎症信号的肌肉在活检中阳性率更高。活动性 IIM 患者盲法活检的假阴性率为 10%～45%。在 48 名疑诊 IIM 的患者中，肌肉活检的假阴性率为 23%，而 MRI T_2 高信号肌肉活检的假阴性率为 19%。盲法活检通常选择有临床症状的肌肉群，通常是股四头肌（所有 IIM）、三角肌（除了 IBM 以外的所有 IIM）或胫前肌（IBM）。假阴性通常是由于样本问题导致，因此需要进行连续的肌肉活检或对患者进行经验性治疗。

MRI 可用于记录治疗前疾病的范围和严重程度（炎症、脂肪变化和肌肉含量），作为随访中纵向检查的对照。在进行免疫抑制药物治疗的随访中，MRI 上炎症减轻较肌肉活检中炎症减轻出现得早。

当临床评估和肌肉活检后仍然存在疑问时，MR 检查有助于鉴别 PM 与 IBM。

六、成像技术及推荐方案

与 CT 相比，MRI 是一种无电离辐射的无创检查。由于 MRI 具有较好的软组织对比度，大部分神经肌肉系统可以较好地显示。与超声相比，MRI 不依赖操作者的技术，并且能够显示浅表和深层肌肉结构的细节，以更高的对比度显示更大的范围。但是，超声检查更简便，患者更易接受，尤其是在儿童中，具有较高的时间和空间分辨率，没有明显的禁忌证。

肌肉组织内部或邻近存在液体提示存在由炎症引起的水肿，应在脂肪抑制 T_2WI（如 STIR）上评估。T_2 高信号表示水肿，而正常肌肉则显示较低的信号。脂肪在脂肪抑制 T_2WI 中呈明显低信号，而在 T_1WI 和 T_2WI 呈高信号，因此可以区分脂肪浸润与水肿。静脉注射钆对比剂对于在脂肪抑制 T_2WI 上鉴别肌肉水肿无明显意义。

T_1WI 可以用来评估是否存在萎缩、肌肉含量减少、脂肪浸润或结缔组织增加，通常是不可逆的

肌肉损害，其中脂肪表现为高信号，水肿与肌肉的信号相近。由于个体之间的肌肉体积差异很大，因此在某个时间点的 MR 检查只能主观评估肌肉萎缩，但是 MRI 随访可以前瞻性地评估肌肉含量的减少。对于脂肪浸润的定量测量，Dixon 方法是最合适的（见拓展阅读）。

在既往大多数研究中，常规 MRI 仅适用于近端肢体肌肉，尤其是下肢。最近，研究发现可以通过 STIR 序列对全身进行 MR 成像，选择优化视野，具有全身肌肉可视化的优势，尤其对于躯干肌肉，是常规 MRI 扫描无法显示的部分。但是研究发现，通过全身 MRI 的技术包括躯干肌肉对 PM/DM 患者进行扫描，其敏感性和特异性相较于不扫描躯干肌肉的全身 MRI 无明显差异。无论是仅扫描下肢的 MRI 或全身 MRI，肌肉信号异常最常见于大腿。另外，全身 MRI 的优势是可以发现肌外病变，如间质性肺疾病、癌症或筛查骨坏死（长期使用类固醇的并发症）。全身 MRI 扫描需要 15～20min，在识别 ILD 的敏感性与 CT 相近。

文献中描述的 IIM 患者 MRI 扫描方案是不同的，MRI 包含多种成像技术，如脉冲序列参数、空间分辨率、磁场强度和患者（重新）定位。此外，为儿童开发的扫描方案是否也适合成人仍然存在疑问。对于基于共识推荐的神经肌肉成像协议的概述，请参考拓展阅读。

在有 MRI 禁忌证的情况下，可以采用 CT 对目标肌肉群进行扫描，主要观察脂肪变化和（或）肌肉萎缩。该检查方式最适用于 IBM，而不适用于疾病初期的其他类型 IIM，因为后者的脂肪变化很少甚至没有。

七、解释清单和结构化报告

对于可疑特发性炎症性肌病，T_2 脂肪抑制图像上出现高信号病变也应慎重分析。由于这类病变是非特异性的，可出现在经常运动的健康人身上，但尤其容易出现在横纹肌溶解症、创伤后、间质液体过多和急性、亚急性失神经疾病中（神经根病、脊髓性肌萎缩症、遗传性感觉运动神经病）。这类病变通常微小、局灶性、不均匀、边界不清，偶见弥漫分布。其他肌肉疾病，如肌营养不良、代谢性肌

病、中毒性肌病、感染性肌病、先天性肌病和肌肉通道病，也会出现 T_2 信号增加，但除了代谢性肌病外，T_2 信号增高的发生率和范围通常小于 IIM。此外，其中许多疾病也会出现肌酸激酶升高。因此，当根据 MRI 表现报告炎症性肌病时，必须结合临床，特别是组织病理学图像。

临床工作中区分正常和发生炎症的肌肉组织常采用 T_2 脂肪抑制图像来主观判断水肿和（或）炎症。阅片者可通过半定量评分快速完成肌肉炎症和脂肪浸润的测量，但这依赖于评分者的经验，并且存在主观性强和易于高估脂肪浸润范围，有时还可能由于图像伪影而导致对炎症评估困难。目前，已经发表了多种半定量的视觉评估标准来评价脂肪浸润的程度。这些评分表显示出良好的评分者内部和评分者之间的可重复性。但这些评级量表主要开发来针对遗传性肌肉疾病的患者，尚未在 IIM 中得到验证。与传统成像技术相比，定量水脂的成像方法可测量脂肪信号强度分数，在检测随访过程中出现的微小变化更具优势。Dixon 方法是一种基于化学位移的水脂分离方法，它利用水和脂肪之间的相位差来区分这些成分。通过使用脂肪分数图代替 T_1 加权图像，并根据脂肪浸润程度进行彩色编码图像，可以更轻松、更客观地进行分级。因为不再必须扫描 T_1 加权图像，所以也减少了扫描时间。炎症也可以进行半定量评分，通常使用 3 分法评分：0 分为无肌肉信号异常，1 分为轻至中度信号异常，2 分为高度信号异常。皮下和肌筋膜异常通常采用 2 分法评分，0 分为无异常，1 分为异常信号强度。如果有需要，也可对 T_2 加权图像进行测量，用来定量评估肌肉炎症（见拓展阅读）。

皮肌炎：在糖尿病患者中（图 75-1 和图 75-2），最常见的特征是 T_2 脂肪抑制加权图像上高信号的区域，尤其是股四头肌和小腿腹侧肌肉。闭孔肌、股薄肌、腓肠肌、大腿内收肌、比目鱼肌和腓肠肌外侧头相对不受累。炎症可以是弥漫性的，也可以是局灶性的。受炎症影响最大的肌肉是股四头肌、胫前肌和腓肠肌内侧头。受炎症影响最小的腿部肌肉包括腓肠肌、胫骨后肌、指屈伸肌、拇长屈肌和股薄肌。

在青少年皮肌炎患者中，STIR 图像上出现弥漫均匀高信号被认为较片状分布的高信号病情更严重，但是由于患者数量太少，还无法明确得出结论。

多发性肌炎：由于 PM 文献中的研究并未明确排除包涵体肌炎患者，因此应该谨慎解读多发性肌炎的数据。炎症和脂肪改变是 PM 研究中最突出的发现。炎症和脂肪浸润都好发于近端肌肉，多呈对称分布，但上肢和下肢的累及的范围和程度不同。无力与 MRI 上的炎症无关。脂肪浸润优先出现在股肌、腘绳肌和腓肠肌，而股直肌、股薄肌、胫后肌和比目鱼肌中最少，但其中一些研究可能包括 IBM 患者。PM 患者可能只有炎症，没有任何脂肪浸润。这与 IBM 患者对比，IBM 患者的炎症总是伴随着脂肪的改变（见下文）。

坏死性肌病：NM 的水肿比 PM 或 DM 更为突出（图 75-3）。平均病程持续近 2 年后接受大腿 MR 检查的抗 SRP 抗体阳性患者大多数情况下股外侧肌、股直肌、股二头肌和大收肌都有炎症，而股中肌、长收肌、股薄肌和缝匠肌炎症相对较少。最明显的表现是股外侧肌和股中间肌之间的疼痛差异。与股四头肌前部相比，脂肪浸润在大腿后间隙更为明显，包括大收肌、股二头肌、长头肌、半腱肌和半膜肌。1/4 的患者有不对称的脂肪浸润。病程长短与脂肪浸润的程度相关。

包涵体肌炎：IBM 的主要表现是脂肪浸润，以及少量炎症和肌肉萎缩（图 75-4 和图 75-5）。脂肪浸润的程度取决于病程和疾病严重程度。身体受影响最严重的部位通常是腿。由于肌肉质量下降和脂肪浸润，大腿比小腿受影响更大。大腿的前筋膜受影响最大，相对受影响较小的是股直肌，特别是膝盖正上方的远端部分，向近端肌肉影响逐渐加重。小腿的所有肌肉都会受到影响，最明显的是腓肠肌内侧头，通常没有明显的临床症状，腓肠肌外侧头相对受影响较小。以股四头肌远端萎缩、股中间肌和股内侧肌受累、缝匠肌和股薄肌全面受累、STIR 图像上脂肪区被高信号替代为标准，对大腿肌肉 MRI 图像进行视觉评估，诊断 IBM 的准确率为 100% 和 97%。手指深屈肌是前臂第一块出现脂肪改变的肌肉，这些脂肪变化可能先于肌无力临床症状的出现。没有明显的模式，肩带比上臂更少受到

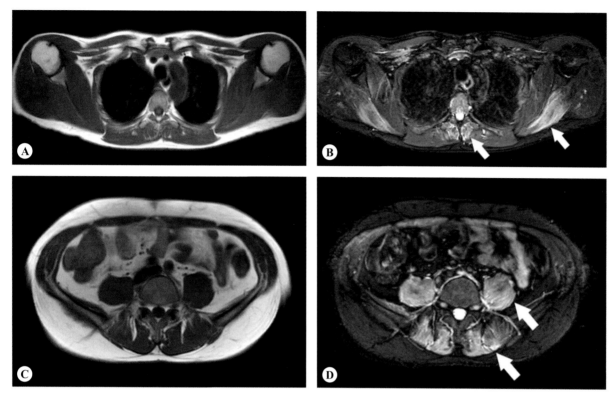

▲ 图 75-1 皮肌炎

A. T$_1$ 加权图像显示肩部肌肉未见明显异常；B. 对应于 A 的 STIR 图像，显示棘下肌（外侧箭）和勃起棘肌（中间箭）出现大致对称高信号，代表水肿；C. 骨盆 T$_1$ 加权图像未见明显异常；D. 对应于 C 的 STIR 图像，显示髂腰肌肌（外侧箭）和竖脊肌（中间箭）出现大致对称高信号，代表水肿

影响，肩胛下肌肉是肩带中最常受到影响的肌肉。T$_2$ 脂肪抑制图像上的水肿无特定模式但总是不规律地出现。炎症最常见于前臂、尺侧腕伸肌和小腿后段。臀肌、闭孔肌和松果体肌的炎症不应被认为是 IBM 的特征。

八、治疗监测

DM、PM 和 NM 的治疗主要在于尽快发现相关的肿瘤，如发现肿瘤存在需切除肿瘤，从而有可能自发或部分恢复肌炎症状。根据症状和体征的严重程度，JDM 有时在发现或切除肿瘤前就开始使用波尼松作为一线药物的免疫抑制治疗。如果无效，可以进行二线治疗，如甲氨蝶呤或硫唑嘌呤。其他选择包括静脉注射免疫球蛋白。因为缺乏证据表明 IBM 对肌力有影响，尽管在一些国家地区的患者仍会接受治疗，但 IBM 患者通常不接受免疫抑制或免疫调节治疗。

有报道指出 MRI 上的炎性改变在治疗后可消失。当临床医生有疑问时，可以使用肌肉 MRI 来评估患者是否接受了最佳治疗，是否有不可逆转的肌肉质量丢失，或者是否处于临床和影像学缓解阶段，以支持逐步尝试停止免疫抑制药物治疗，特别是对于肌酸激酶不能用作疾病活动程度的可靠指标，或患者由于缺乏合作而无法进行肌力测试的情况。在疾病过程中，大腿无力的出现需要与非感染性的 IIM 复发、类固醇肌病的无力表现做鉴别诊断，这两种疾病在皮质类固醇剂量方面具有相反的治疗方案。在这些情况中，肌肉 MRI 可能有助于区分这些疾病，因为类固醇肌病并不会出现炎症改变。

九、病例报告 1

67 岁男性，出现进行性捡拾掉落在地上的硬币困难，并且右手部分指尖失去了抓握能力。患者为右利手。检查发现双臂深指屈肌无力，有轻微的不对称，左侧肌肉受累较重。其他肌肉力量正常。无其他伴随的疾病。血清肌酸激酶正常。初步诊断为

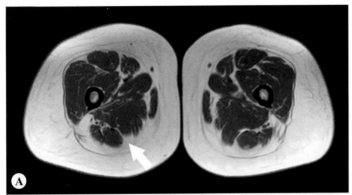

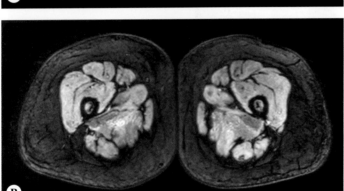

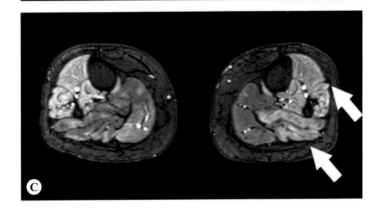

◀ 图 75-2 皮肌炎

A. 大腿的 T₁ 加权图像，可见萎缩和脂肪变化，尤其位于后间室（箭）；B. 与 A 相对应的大腿的 STIR 图像，所有肌群均呈弥漫性高信号，代表炎症；C. 小腿的 STIR 图像，两侧胫前肌、胫后肌、腓肠肌和指伸肌均呈高信号（上方箭），腓肠肌小头外侧呈高信号，主要位于左侧（下方箭）

IBM，并对右股四头肌进行了肌肉活检，对包涵体肌炎进行了初步诊断，并对右股四头肌进行了肌肉活检。右侧股四头肌是一种容易获取的肌肉，也是 IBM 中经常早期受累的肌肉。然而，活检未显示任何与 IBM 相匹配的任何异常来确诊。随后进行了肌肉 MRI（图 75-5B）检查。根据 MR 图像显示，右侧胫前肌相对于左侧胫前肌出现轻微高信号，并且临床上可触及邻近腓肠肌出现疼痛，对胫前肌进行了第二次活检。这次活检证实了 IBM 的诊断。

十、病例报告 2

60 岁女性，出现经常摔倒和爬楼梯困难 5 年。

症状开始于服用治疗高胆固醇和他汀类药物后。停用他汀类药物后，症状没有改善，跌倒更加频繁。在检查时，她的手臂和腿部近端肌无力，血清肌酸激酶为 800U/L。肌肉活检前肌肉 MRI 显示多个肌群出现了脂肪浸润（图 75-3）。股四头肌的肌肉活检证实了坏死性肌病的诊断，血清 HMGCR 抗体呈阳性。经每天服用泼尼松 60mg，后来加入硫唑嘌呤 50mg，每天 3 次治疗后，肌无力症状部分恢复。在逐渐减少泼尼松的剂量后，患者每天联合使用 10mg 泼尼松和硫唑嘌呤，临床症状保持稳定。血清肌酸激酶降到了 400U/L 以下。然而 6 个月后，患者开始出现劳累性呼吸困难和进行性肌无力。在

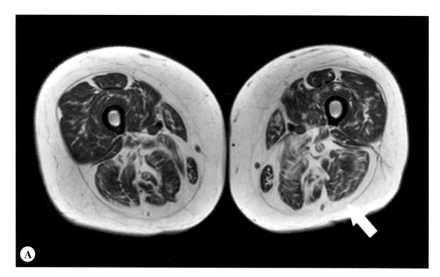

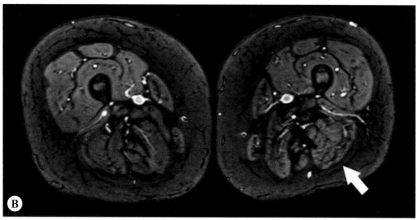

◀ 图 75-3 A. 抗 HMGCR 阳性的自身免疫性坏死性肌病，慢性期大腿的 T₁ 加权图像显示脂肪浸润，尤其是后间室（箭）；B. 抗 HMGCR 阳性的自身免疫性坏死性肌病。STIR 图像对应（A）大腿的图像显示没有炎性征象，后间室也无（箭）

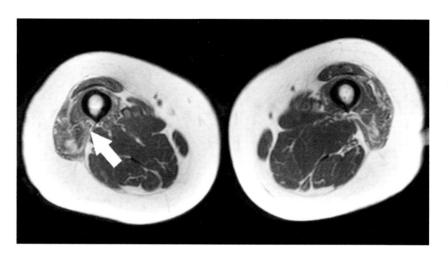

◀ 图 75-4 包涵体肌炎
大腿的 T₁ 加权图像显示脂肪浸润，尤其是股四头肌（箭），而股直肌相对不累及，肌肉质量不对称

泼尼松剂量增加到每天 30mg 后，新出现的症状开始停止和缓解。在泼尼松减量至每天 15mg，6 个月后，患者再次开始出现呼吸困难，但没有明显的肌无力，血清肌酸激酶在低于 400U/L 正常范围内。再次进行肌肉 MRI 显示，小腿近端的肌肉在 STIR 图像上呈现高信号，符合患者坏死性肌病复发的诊断，因此再次增加了泼尼松的剂量。

十一、病例报告 3

51 岁女性，眼睑处出现紫色皮疹 6 个月后，小

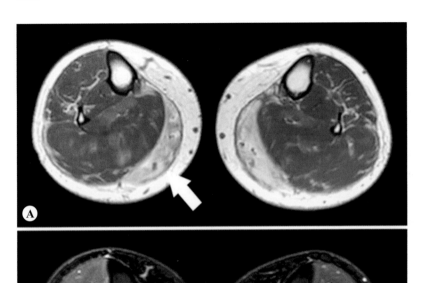

◀ 图 75-5　包涵体肌炎
A. 小腿的 T_1 加权图像。腓肠肌内侧头高信号 [箭，对应于 STIR 图像上的低信号（B）]，代表脂肪浸润；B. STIR 图像对应（A）的小腿图像。腓肠肌外侧头（下方箭）和腓肠肌（上方箭）高信号代表炎症

腿和大腿出现步态不稳和肌肉疼痛症状。检查发现患者有近端肌无力、皮疹，符合皮肌炎的诊断。血清肌酸激酶在 600U/L 左右，开始进行局部药物治疗皮疹，泼尼松治疗肌无力。血清肌酸激酶值恢复到正常范围内，步速和下肢稳定性也得到恢复。在降低泼尼松治疗剂量期间，患者肌无力症状复发，随后进行每天 20mg 泼尼松联合甲氨蝶呤治疗。经过一段时间的稳定期后，在泼尼松和甲氨蝶呤治疗期间，患者开始出现进行性站立困难的症状。患者皮疹没有恶化。血清肌酸激酶仍然正常。肌肉 MRI 表现为炎性改变，而不是类固醇肌病（图 75-1D）。随后开始对患者的皮肌炎进行更积极的治疗。

十二、疑似炎症性肌病 MRI 报告检查表

T_2 脂肪抑脂加权图像上高信号病变

1. 影像表现
- 局灶性。
- 弥漫。
- 均匀。
- 不均匀。
- 轮廓清晰。
- 边界不清。
- 增强后出现强化。

2. 分布
- 单个肌肉。
- 局限于一个解剖区域（如一个肢体）的肌群。
- 弥漫分布并影响多个解剖区域的肌群。

3. 相关的其他成像发现
- 肥大（如水肿）。
- 萎缩或营养不良。
- 脂肪变性。

参考文献

[1] Badrising U, Maat-Schieman M, van Duinen S, Breedveld F, van Doorn P, van Engelen B, et al. Epidemiology of inclusion body myositis in the Netherlands: a nationwide study. Neurology. 2000;55(9):1385-8.

[2] Barsotti S, Zampa V, Talarico R, Minichilli F, Ortori S, Iacopetti V, et al. Thigh magnetic resonance imaging for the evaluation of disease activity in patients with idiopathic inflammatory myopathies followed in a single center. Muscle Nerve. 2016;54(4):666-72.

[3] Dalakas MC. Inflammatory muscle diseases. N Engl J Med. 2015;372(18):1734-47.

[4] Hoogendijk JE, Amato AA, Lecky BR, Choy EH, Lundberg IE, Rose MR, et al. 119th ENMC international workshop: trial design in adult idiopathic inflammatory myopathies, with the exception of inclusion body myositis, 10-12 October 2003, Naarden, The Netherlands. Neuromuscul Disord: NMD. 2004;14(5):337-45.

[5] Lundberg IE, Tjarnlund A, Bottai M, Werth VP, Pilkington C, Visser M, et al. European League Against Rheumatism/American College of Rheumatology classification criteria for adult and juvenile idiopathic inflammatory myopathies and their major subgroups. Ann Rheum Dis. 2017;76(12):1955-64.

[6] Malattia C, Damasio MB, Madeo A, Pistorio A, Providenti A, Pederzoli S, et al. Whole-body MRI in the assessment of disease activity in juvenile dermatomyositis. Ann Rheum Dis. 2014;73(6):1083-90.

[7] Rose MR. 188th ENMC International Workshop: inclusion body myositis, 2-4 December 2011, Naarden, The Netherlands. Neuromuscul Disord: NMD. 2013;23(12):1044-55.

[8] Tasca G, Monforte M, De Fino C, Kley RA, Ricci E, Mirabella M. Magnetic resonance imaging pattern recognition in sporadic inclusion-body myositis. Muscle Nerve. 2015;52(6):956-62.

[9] Tomasova Studynkova J, Charvat F, Jarosova K, Vencovsky J. The role of MRI in the assessment of polymyositis and dermatomyositis. Rheumatology. 2007;46(7):1174-9.

[10] Van De Vlekkert J, Maas M, Hoogendijk JE, De Visser M, Van Schaik IN. Combining MRI and muscle biopsy improves diagnostic accuracy in subacute-onset idiopathic inflammatory myopathy. Muscle Nerve. 2015;51(2):253-8.

[11] Zheng Y, Liu L, Wang L, Xiao J, Wang Z, Lv H, et al. Magnetic resonance imaging changes of thigh muscles in myopathy with antibodies to signal recognition particle. Rheumatology. 2015;54(6):1017-24.

拓展阅读

[1] Baudin P, Marty B, Robert B, Shukelovitch A, Carlier R, Azzabou N, et al. Qualitative and quantitative evaluation of skeletal muscle fatty degenerative changes using whole-body Dixon nuclear magnetic resonance imaging for an important reduction of the acquisition time. Neuromuscul Disord. 2015;25(10): 758-63.

[2] Burakiewicz J, Sinclair C, Fischer D, Walter G, Kan H, Hollingsworth K. Quantifying fat replacement of muscle by quantitative MRI in muscular dystrophy. J Neurol. 2017;264(10):2053-67.

[3] Cox F, Reijnierse M, van Rijswijk C, Wintzen A, Verschuuren J, Badrising U. Magnetic resonance imaging of skeletal muscles in sporadic inclusion body myositis. Rheumatology. 2011;50(6):1153-61.

[4] Fujino H, Kobayashi T, Goto I, Onitsuka H. Magnetic resonance imaging of the muscles in patients with polymyositis and dermatomyositis. Muscle Nerve. 1991;14(8):716-20.

[5] Hollingsworth K, de Sousa P, Straub V, Carlier P. Towards harmonization of protocols for MRI outcome measures in skeletal muscle studies: consensus recommendations from two TREAT-NMD NMR workshops, 2 May 2010, Stockholm, Sweden, 1-2 October 2009, Paris, France. Neuromuscul Disord. 2012;22:S54-67.

[6] http://neuromuscular.wustl.edu/

[7] https://radiopaedia.org/

[8] Huang Z, Gao B, Chen H, Yang M, Chen X, Yan R, et al. An efficacy analysis of whole-body magnetic resonance imaging in the diagnosis and follow-up of polymyositis and dermatomyositis. PLoS One. 2017;12(7):e0181069.

[9] Pinal-Fernandez I, Casal-Dominguez M, Carrino J, Lahouti A, Basharat P, Albayda J, et al. Thigh muscle MRI in immune-mediated necrotising myopathy: extensive oedema, early muscle damage and role of anti-SRP autoantibodies as a marker of severity. Ann Rheum Dis. 2016;76(4):681-7.

第76章 周围神经磁共振成像
Magnetic Resonance Imaging of the Peripheral Nerve

Roberto Gasparotti　Michela Leali　著

李苏豫　陈　谦　译　　刘　嘉　程晓青　校

摘　要

传统对周围神经疾病的诊断依靠患者的临床病史、体格检查和电生理检查。然而，这些诊断工具在显示精确位置和治疗计划所需的解剖细节方面仍存在局限。技术的进步正在迅速改变周围神经疾病的临床和治疗方法，除了如神经生理学之类的诊断方法外，神经超声和磁共振神经成像等影像学技术正越来越多地用于研究周围神经系统。磁共振成像系统的设计和图像采集技术（如脉冲序列）的最新进展可以提供高分辨力的周围神经成像，并且可以对神经大小、形态和内部结构提供良好评估。临床神经影像学在改善周围神经损伤的诊断、治疗和预后方面起着至关重要的作用。

本章回顾了新的成像技术及其在主要类型的周围神经疾病（如神经损伤、卡压、肿瘤和弥漫性神经病变）中对患者诊断和治疗策略的影响，并讨论了最有潜力的研究成果在临床实践中的作用。

关键词

扩散张量成像；卡压；MRI；MR 神经成像；神经肿瘤；周围神经疾病；创伤性神经损伤

一、周围神经的解剖学研究

周围神经由多个轴突组成，这些轴突被分为三个束，由三个不同的结缔组织鞘维持。每个轴突都被神经内膜所包围，它包裹着施万细胞 - 轴突复合体，其内缘为施万细胞基底膜，外缘为第二结缔组织鞘，即神经膜。

每个神经束内的神经内液通过紧密粘连的神经膜上皮样细胞与普通的细胞外间隙隔开，并通过神经内毛细血管内皮细胞之间的紧密连接从循环血液中排出。

神经外膜是最外层的结缔组织鞘，由致密、不规则的结缔组织组成，有厚的胶原和弹性蛋白纤维。它包裹着神经并有内部延伸部分，包围着每一个沿神经膜排列的神经束，为轴突提供机械支撑。较大的神经内含有数量不等的束间脂肪组织。

内膜和外膜共同作用形成有功能的、相对不通透的屏障，称为血 - 神经界面，调节神经内微环境，保护周围神经系统免受有毒和感染性物质的侵袭。

周围神经的大小为 1～20mm，包含数量不等的神经束（1～100 束），具体取决于神经的大小和长度。

二、磁共振神经成像

由于神经、肌肉和血管之间对比度低、信号强度不同、搏动性伪影和组织尺寸小，常规 MRI 技术在显示周围神经方面有很大的局限性。

磁共振神经成像的发展克服了这些局限，MR神经成像（MRN）放大了完整神经的信号强度与肌肉信号强度之间的差异。

MRN 是一种组织选择性成像技术，基于脂肪抑制的高分辨力 T_2 加权序列，通过表面线圈选择性地采集神经形态的特定特征，如内部束状分布、信号强度和直径及与其他神经或神经丛的连接关系。

脂肪抑制的最有效方法是使用 STIR 序列，该序列使用反转恢复脉冲（1.5T 150ms 或 3T 220ms）选择性地抑制脂肪信号（图 76-1）。然而，这些序列有一些缺点，如相对较低的信噪比和较高的由血管脉动引起的伪影。脂肪抑制的替代方法是 T_2 光谱绝热反转恢复成像或 Dixon 脂肪抑制序列，尽管对比度相对较低，但这两种方法均具有较高的信噪比。

为了在空间分辨力和采集时间之间获得最佳折中方案，需要根据解剖区域具体设计 MRN 序列。特别是选择正确的回波时间，因为神经的信号强度对微小变化非常敏感，需要在神经和肌肉之间获得满意的区分度。

最近 MR 采集方面的技术进步，如并行成像、

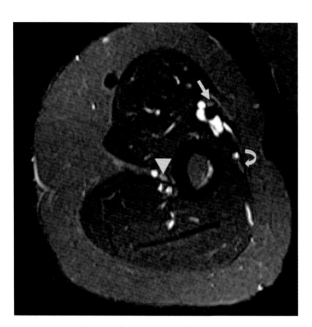

▲ 图 76-1 磁共振神经成像，健康受试者右臂肱骨中部的 T_2 STIR 轴位图像

正中神经（箭）、尺神经（弯箭）和桡神经（箭头）呈中度高信号，与邻近的肌肉和血管界限清楚

新的线圈设计和新的序列，再加上 3T MRI 扫描仪的日益普及和使用，促进了高分辨力 MR 周围神经成像方案的发展，显著提高了对周围神经结构的显示（图 76-2）。

基于脂肪抑制的 3D T_2 加权序列的 3D MRN 代表了传统 MRI 神经成像的进一步改进，可提供神经和肌肉高对比度的图像。3D 序列通常用各向同性体素采集，因此具有使用多平面重组和最大强度投影生成神经根、周围神经和神经丛的斜面和曲面重组图像的优势（图 76-3 和图 76-4）。

为了在某些解剖位置（如腕管、肘管或踝管）获得更高的空间分辨力图像，需要使用特定的联合接收线圈（表 76-1 和表 76-2）。添加一个表面柔性弯曲线圈可评估较长距离的神经。对于臂丛和腰骶丛神经成像，通常将体部前方线圈与后部线圈相结合以获得更均匀的信号（表 76-3 和表 76-4）。

3T MRI 较 1.5T 相比检查周围神经具有优势，这是因为提高的信噪比允许以更高的空间及时间分辨力进行扫描。

在 3T MRI 扫描时，应在靠近磁共振孔径中心的位置检查上肢和下肢神经，以减少伪影。对于上肢和下肢周围神经的评估，SPAIR 通常被认为是 MRN 序列的首选，因为它提供了比 STIR 更均匀的脂肪抑制和更好的 SNR。应提醒患者在 MRN 采集过程中，应尽可能保持静止，尤其是在 3T 机型，因为这项技术对运动特别敏感，从而导致伪影。

周围神经疾病的标准化 MR 检查方案应包括轴位 2D MRN 和 T_1 加权序列，这些序列首先针对周围神经与邻近的血管、动脉和静脉进行识别和勾画。动脉的特点是在 T_2 和 T_1 加权序列中显示为血管流空信号，静脉在 T_2 加权图像上显示为明显高信号。

根据临床需要，应尽可能缩小 FOV 以保证高分辨力图像。

为最大限度地显示 T_2 信号的异常并将魔角效应降至最低，建议回波时间大于 60ms。

血管的搏动伪影会掩盖神经显示，或使其显示为异常高信号，从而可能导致误诊。较短的回波间隔和重新调整相位编码梯度可以帮助减轻这种伪影。有必要采用射频饱和脉冲减少邻近血管造成的

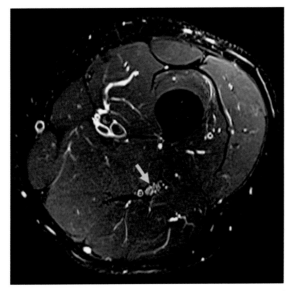

▲ 图 76-2　磁共振神经成像（3T），健康受试者大腿中部的高分辨力 T_2 SPAIR 轴位图像

与邻近肌肉相比，右侧坐骨神经（箭）呈中度高信号。横筋膜可清晰显示

伪影。

对于神经丛成像，3D MRN STIR 序列是首选序列，因为它们能更均匀地抑制脂肪信号。

由于血 – 神经屏障的原因，正常的神经在注射钆对比剂后不会强化。因此，对比剂的使用仅限于某些适应证，如疑似肿瘤或炎症性多发性神经病变。

三、正常神经与病理性神经

在 MRN 研究中，正常神经在轴位像上可识别为圆形或卵圆形结构；根据神经的大小、神经内液体量和脂肪抑制的程度，它们在 T_2 加权图像上呈等信号到稍高信号，而在常规 T_1 加权图像上，它们与相邻肌肉等信号。

神经外膜呈细的低信号环。

在 T_1 加权图像中，周围神经通常沿着直线走

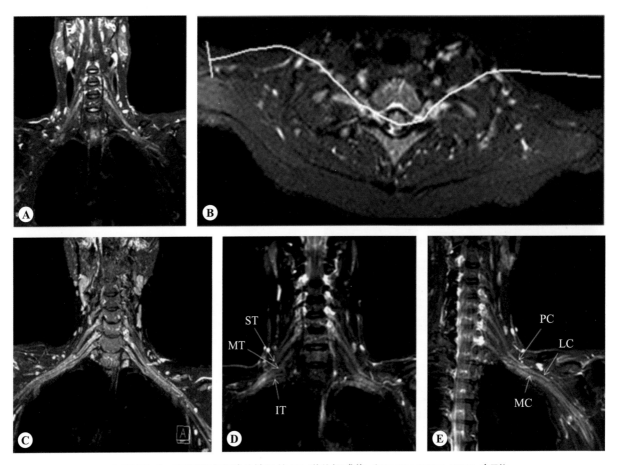

▲ 图 76-3　正常受试者臂丛神经的 3D 磁共振成像（3D SPACE T_2 STIR 序列）

A.3D 容积图像的单层图像；B. 追踪臂丛为参考进行轴位图像重组；C. 曲面重组同时显示臂丛的上段和锁骨下段（薄 MIP 12mm）；D 和 E. 双斜位图像重组显示上、中、下主干，以及后、外侧和内侧索（薄 MIP）

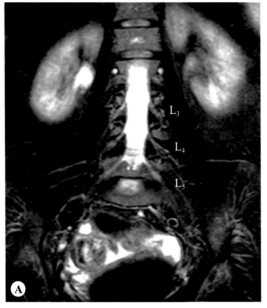

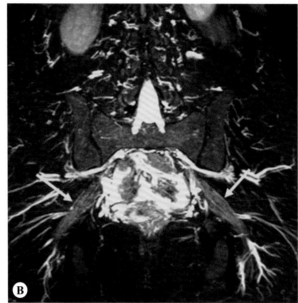

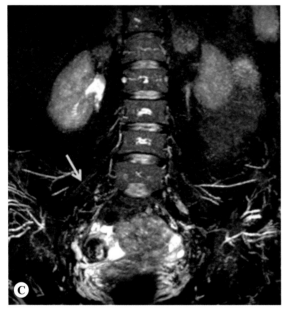

◀ 图 76-4　正常人腰骶丛的 3D MRN（3D SPACE STIR T_2 序列）

A. 冠状位 MPR 图像，显示 $L_{3\sim5}$ 神经根；B 和 C. 冠状位 MIP 图像，显示两条具有典型纵束状结构的坐骨神经（B，箭）及右侧股神经（C，箭）

表 76-1　上肢磁共振成像方案

	线　圈	平　面	TR（ms）	TE（ms）	FOV（mm）	层厚（mm）
T_2 STIR（T_2 SPAIR）		轴位	4000	70	180～200	3
TES T_1	体表线圈 柔性线圈 / 关节线圈	轴位	500～600	6～10	180～200	3
可选 3D MRN（SPAIR）		轴位（矢状位）	3000	180	200	1～1.5，各向同性

表 76-2　下肢磁共振成像方案

	线圈	平面	TR（ms）	TE（ms）	FOV（mm）	层厚（mm）
2D T₂ SPAIR（T₂ STIR）	体表线圈（大腿和腿部）关节线圈（膝关节 – 脚踝）	轴位	4000	70	340（双侧）200（单侧）	4
2D T₁ TSE		轴位	500～600	6～10	340（双侧）200（单侧）	4
可选 3D MRN（SPAIR）		轴位（矢状位）	3500	180	250	1～1.5，各向同性

表 76-3　臂丛磁共振成像方案

	平面	TR（ms）	TE（ms）	FOV（mm）	层厚 mm
3D T₂ STIR	冠状位	3500	180	300～350	0.8，各向同性
2D T₁ TSE	冠状位	500～600	6～10	300～350	3
2D T₂ STIR	矢状位	4000	70	250	3
可选 2D T₂ STIR	轴位	4000	70	250	3
增强后可选 T₁ 脂肪抑制（Dixon）	冠状位	500～700	10	300	3

表 76-4　腰骶丛磁共振成像方案

	平面	TR（ms）	TE（ms）	FOV（mm）	层厚 mm
3D T₂ STIR	冠状位	3500	180	300～500	0.8，各向同性
2D T₁ TSE	冠状位	500～600	6～10	300～350	3
2D T₂ STIR	轴位	4000	70	340	3
增强后可选 T₁ 脂肪抑制（Dixon）	冠状位	500～700	10	300～350	3

行，没有分支，不显示流空血管信号，并被周围的高信号环包围，代表神经外膜脂肪。

在较大的神经，如坐骨神经或腕管水平的正中神经，由于存在神经内液，其信号强度比神经周围和神经外膜组织略高，因此很容易被识别明显的束状特征。

正常神经的信号强度受神经膜和内神经膜中胶原纤维的含量及其磁性的影响，而胶原纤维的磁性又取决于与磁场主向量的夹角。

为了最大限度地减少与魔角效应相关伪影所致的信号增加，应将所检查部位的纵轴与 B0 磁场方向以 ≤ 10° 的角度对齐。

受累的神经相对于肌肉呈相对高信号，可局灶性或整体增大（表 76-5）。不管潜在的病因是什么，信号强度的改变都是由于血 – 神经屏障损伤、轴浆流动受阻、炎症和远端 Wallerian 变性而导致的神经外膜间隙含水量增加所致（图 76-5）。

不同病因的神经病变不能根据信号强度的变化进行常规区分，到目前为止尚未建立并验证基于信号强度评估正常和异常神经的可靠的定量方法。然而，根据不同解剖位置（如三头肌、胸锁乳突肌或股四头肌），根据参考肌肉手动勾画 ROI 的简单方法估计周围神经的相对信号强度异常：神经 – 肌肉的对比噪声比 =SI$_{神经}$－SI$_{肌肉}$/SD 背景噪声。

MRN 具有同时检测神经和邻近肌肉的优点，失神经导致的肌肉细胞水肿是周围神经疾病的有用的 MR 征象。

在肌肉失神经的急性期，早在神经损伤后 24h 就可以在 T$_2$ 加权序列上观察到信号强度增加，并持续 2 个月以上（图 76-5A）。这些与失神经相关的信号异常是可逆的，代表毛细血管床的扩大和液体向细胞外间隙的转移。在亚急性期，信号强度的进行性降低与最初的脂肪替代有关，而在慢性期，肌肉出现萎缩和严重的脂肪替代，在 T$_1$ 加权图像上显示得更好。

观察到的 MR 变化早于失神经的最早的肌电图表现，肌电图直到第 2 周才能被检测到；因此，MR 成像可能有助于缩小这一诊断差距。

对周围神经进行全面的 MR 检查应包括 MRN（提供有关神经和肌肉失神经的结构和功能信息），T$_1$ 加权序列（有助于神经的精确解剖识别和肌肉萎缩的识别），以及对比剂注射后的 T$_1$ 加权序列（用于评估血 – 神经屏障的完整性）。

有报道指出，MRN 可有效诊断创伤性神经损伤、神经卡压综合征和神经肿瘤。最近，MRN 已被提出用于评估遗传性和免疫介导的周围神经疾病。

四、扩散张量成像

扩散张量成像是近年来应用于研究周围神经疾病的一种新技术。与周围组织相比，神经具有更大的水扩散各向异性，这是由于轴突的髓鞘形成的水扩散障碍的存在。轴突束提供了沿纤维扩散的途径，而扩散受限出现在整个纤维上。

这项技术对组织微结构的细微变化很敏感，并且可以基于定量参数，如部分各向异性、表观扩散系数、平均扩散率、轴向扩散率和径向扩散率来测量神经完整性。在周围神经 DTI 中，最明显的伪影包括磁场不均匀、运动、脂肪抑制不完全、混叠和变形。

扩散张量纤维束成像越来越多地用于周围神经的选择性可视化。DTI 数据可以重建为 3D 显示的各向异性神经纤维。在 DTT 中，具有相似主纤维方向场的相邻体素自动连接邻近各向异性结构。

使用与脑白质束确定性纤维束成像相同的方法，借助覆盖的参考解剖图像，沿周围神经的路径手动绘制种子点，从而可以成功追踪主要的周围神经（图 76-6）。

DTT 的可视化及 FA 和 ADC 的表征可以评估周围神经损伤、卡压、变性和再生。

DTI 已被广泛应用于研究腕管正中神经，最近还用于评估臂丛、腰丛和坐骨神经，尽管其在临床常规中的总体诊断价值仍有待确定。

五、超声

由于技术的进步和经济的高频探头开发，超声已成为周围神经疾病治疗的一种有价值的诊断工具。高空间分辨率（目前低于 1mm）超声能够对神

表 76-5 正常神经和病变神经的 MR 表现		
正常神经	**病变神经**	**病理生理学**
T$_2$WI 呈等至略高信号	较肌肉高信号	神经外膜间隙含水量增加
低信号环（神经外膜）束状结构（较大的神经）	束状肥大、弥漫性或稀疏性束状形态丢失	血 – 神经屏障损伤轴浆流动阻断
大小可与相邻动脉类似	局部或整体增大	水肿、纤维化、轴突变性和髓鞘丢失
无对比强化	对比强化（炎症性多发性神经病和肿瘤）	血 – 神经屏障破坏

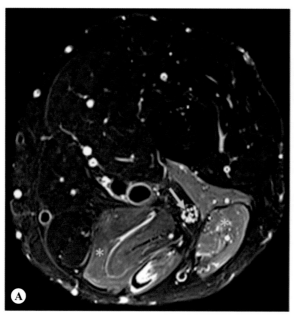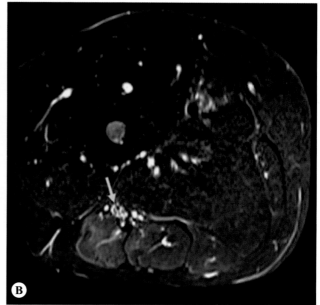

▲ 图 76-5　病变神经的 **MRN** 表现。两种不同基础疾病中，坐骨神经相对高信号和增大（箭）
A. 坐骨神经损伤伴失神经相关肌肉细胞水肿，累及大腿后室肌肉（星号）；B. 慢性炎性脱髓鞘性多发性神经根病。在这两种情况下均可发生弥漫性束状肥大

经形态、大小和回声纹理（包括神经束、神经外膜和神经外膜）及周围结构（如肌肉、软组织和血管）的解剖细节进行评估，从而也可准确识别较小的神经，如指神经。

最重要的超声测量是神经横截面积，当神经形状不规则时，使用"椭圆法"或"示踪法"在神经外膜的高回声边缘内计算。另一个通常用于评估的指标是病理性损伤的神经束横截面积与正常的神经束横截面积之间的比率，这在卡压综合征、创伤损伤及获得性和遗传性神经病中特别有用。

除了常规的神经超声可视化检查外，神经内血管血流的评估也是一项新兴的补充技术。它基于多普勒和能量多普勒技术（后者对显示小血管血流特别有效），可以显示神经循环系统及其异常。通常在健康的神经中，目前的探针不能显示血管化，而在嵌顿性或炎症性神经病变中可以看到神经内血管化的增加。

在超声图像中，健康的神经呈索状结构，由低回声束和围绕神经外膜的高回声组成。在横断面扫描中，它们具有近似圆形的形状和典型的蜂窝状外观，在高回声背景（神经膜）上有小的暗区（束状区）。纵向扫描表现为平行的低回声（束状）和高回声（神经膜和神经外膜）线条。

六、周围神经损伤

在创伤性神经损伤中，基本诊断信息包括神经损伤的定位、神经损伤的类型和原因及轴突丢失程度的量化，这对于进行适当治疗和确定预后是非常重要的。EMG 和 NCS 可提供有关神经功能的信息，但不能区分神经中断和轴突中断。此外，轴突损伤的程度可能在伤后 1 个月内不明显，因为针状肌电图上的失神经征象仅在 3～4 周后才出现，而 NCS 的变化可能需要 10 天就能发生。

超声可以根据早期区分轴突传导和神经传导的能力，为治疗策略提供相关信息，并确定病变的准确位置，特别是在需要手术修复的神经连续性丧失的情况下。

MRI 还可对受损神经的特征进行综合评估（表 76-6），典型的表现为神经肿胀伴随纵向大小变化、信号强度增加，以及伴随着肌肉信号强度异常，从而将神经性失用与轴突中断、神经中断相鉴别，反映急性或亚急性失神经变化。

MRI 为患者的预后提供了有用的信息，可用于臂丛神经和坐骨神经损伤的诊断评估。

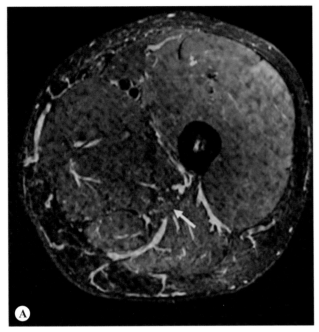
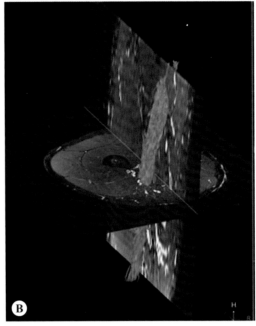

▲ 图 76-6　正常人左侧大腿中段坐骨神经 DTI 纤维束成像（3T）

A. 轴位 T_2 STIR 上叠加 FA 图像：坐骨神经纤维（箭）按水分子沿头足方向优先扩散，用蓝色编码显示；B. 以轴位和矢状位作为参考，坐骨神经束的 3D 图像显示

表 76-6　Seddon 分类周围神经损伤的 MRI 表现	
MR 表现	
神经失用症	T_2 神经高信号（创伤后 24h 内） 无肌肉失神经
轴突损伤	T_2 神经高信号伴束状突起，伴或不伴连续性神经瘤 肌肉失神经
神经损伤	神经不连续伴球端神经瘤 肌肉失神经

（一）臂丛神经损伤

神经影像学对损伤平面的定位很重要，因为预后和治疗计划在很大程度上取决于从感觉神经节远端（节后）病变中辨别完整的（节前）神经根撕脱伤。损伤的潜在机制是神经根和周围脑膜的拉伸和撕裂。随后，脑脊液渗入邻近组织，并被一层膜包围，导致假性脊膜膨出。如果神经位于背根神经节远端，使用腓肠神经移植修复神经对于恢复运动功能仍然是一个可行的选择。相反，如果病变在背根神经节的近端，神经修复不常使用，而神经移位（神经化）成为更有用的策略。伴有或不伴有假性

脊膜膨出的完全或部分颈神经根撕脱可使 70% 以上的外伤性臂丛神经损伤复杂化，可以通过 3D MR 脊髓造影很好地显示（表 76-7）。

使用来自 3D MR 脊髓成像数据集进行轴向层面重建可以提高诊断的准确性，从而更好地显示神经与脊髓的连接。

应在多个层面上确定神经根束，并将其与健侧完整的神经根束进行比较，以避免肩部创伤引起的异常姿势而导致假阳性结果。局部撕脱的特点是腹根或背侧根部缺失伴随神经根袖轻度或没有异常。

在牵张损伤中，臂丛神经水肿和纤维化可以

表 76-7 臂丛神经损伤的 MR 表现	
臂丛神经损伤	MR 表现
完全性撕脱	外伤性假性脊膜膨出 缺失的腹根和背根 后方脊旁肌失神经水肿
部分撕脱	MIP 成像神经根数量减少 轴位上缺少腹侧或背侧神经根伴有神经根袖轻度异常
节后病变	受损伤的臂丛神经根、干和索肿胀和信号增加 锁骨下臂丛的扭曲和信号增加 沿主干走行的创伤后神经瘤

表现为受损神经肿胀，在相当长的时间内呈曲折外观，并在相当长的时间内神经信号强度弥漫性增高，这在 3D MRN 很容易显示。

在神经节后病变中，创伤后神经瘤也可以沿着主干显示为一个圆形，切除的远端缩进神经的边缘，形成了"神经缩回球"。

受伤后 1 个月内不应进行 MR 检查，因为急性出血会影响鞘膜的显示，而且假性脊膜膨出需要一定时间才能出现。

DTI 纤维成像也可用于臂丛神经损伤的评估，因为它对神经根性撕脱伤有很高的诊断准确性（图 76-7）。然而，在将这项技术纳入常规成像方案之前，还需要进一步评估。

对有 MRI 禁忌证的患者可以做 CT 脊髓造影术。

由于锁骨后和脊柱内的盲区，超声提供的臂丛神经损伤的信息有限。尽管它不能代替 MRI 评估颈根性撕脱伤，但它对早期识别神经节后牵拉性损伤很有用。

（二）腰骶丛、坐骨神经、腓神经和股神经损伤

腰椎丛神经根撕脱是严重创伤的少见并发症。大多数患者都有骨盆或髋部骨折和脱位，通常会导致与拉伸或牵引相关的部分神经丛病变，少数情况下会导致神经撕脱。与臂丛神经损伤一样，3D MR 脊髓成像和 3D MR 神经成像相结合可提供有关损伤类型的信息，从而帮助制订治疗计划。

腰骶神经根撕脱通常累及 L_4、L_5 和 S_1 神经根，这些神经根在脊髓外侧撕裂但常发生在背根神经节的近端。由于腰骶神经根受到骨盆和腰椎的保护，避免过度伸展，因此创伤性撕脱的发生率要比臂丛神经少得多，并且通常与骨盆骨折或脱位有关（图 76-8）。

外伤性坐骨神经损伤也可以是髋关节置换术的并发症之一，其中最常累及的是腓骨部的运动分布区域。高分辨率 MRN 可以定位损伤的程度，并提供有关束状病变的分布和目标肌肉失神经信息。治疗方法取决于损伤的类型：神经被压迫，被瘢痕包围或者撕裂。对连续性神经损伤进行神经松解术（图 76-9），修复神经，并对撕裂的神经进行移植。

由于坐骨神经的位置较深且有邻近骨骼的影响，超声在评估坐骨神经方面的作用有限。

腓骨骨折、膝关节脱位及习惯性腿交叉或运动员的反复运动可损伤腓神经。高分辨力 MRN 和超声有助于区分轻中度的神经异常（如神经失用 – 轴索中断）和可能需要手术治疗的严重神经损伤（如神经中断）。从 3D MRN 获得的多平面重组对于评估神经连续性和神经束异常的程度特别有用，并且可以制定治疗决策（图 76-10）。

股神经损伤通常发生在髂骨室，继发于髂腰肌疾病，如血肿或脓肿，或发生在腹股沟。最常见原因是医源性损伤，包括股动脉穿刺插管或搭桥手术，以及骨盆、髋部和妇科手术引起的血肿或假性动脉瘤压迫神经。

股神经损伤导致膝关节伸展无力（股四头肌）和髋屈曲无力（髂腰肌），以及膝关节前内侧、小腿内侧和脚的感觉丧失。

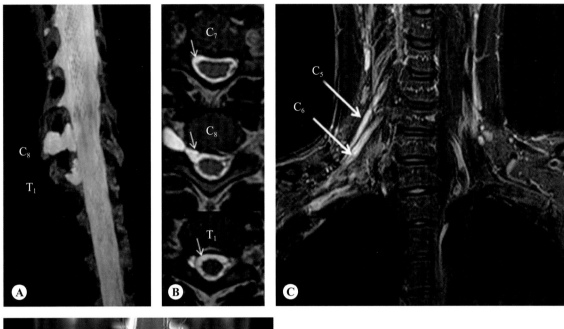

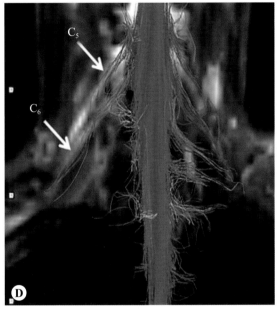

◀ 图 76-7　1 例 33 岁的外伤性右下臂丛麻痹患者臂丛神经的 MR 检查
A 和 B. 3D MR 脊髓造影、MIP 冠状位（A）和 MPR 沿颈神经根轴位重组图像（B）；C.3D MRN；D.3D MRN 上的 DTI 示踪成像。2 例创伤性假性脊膜膨出伴右侧 C₇、C₈ 和 T₁ 神经根完全撕脱（节前病变）（B，箭）。右侧 C₅ 和 C₆ 神经根节后牵引性损伤（C，箭）。脊髓和 BP 的 DTI 示踪成像证实右侧 C₇、C₈ 和 T₁ 神经根完全撕脱，右侧 C₅ 和 C₆ 神经根的显著性减少（D，箭）（与对侧正常 BP 相比）

　　MRI 可以检测到骨盆内股神经因占位效应表现为信号和增粗及走行偏移。但大腿神经的异常更难以检测。

　　骨盆内股神经损伤后，髂腰肌可能出现失神经信号改变，而如果损伤发生在腹股沟韧带远端，则可能影响到耻骨肌、缝匠肌和股四头肌（图 76-11）。

七、嵌顿性神经病

　　虽然神经可能在其走行的任何地方受到损伤，但周围神经受压或嵌顿发生在特定的解剖位置，通常靠近四肢关节，如在神经穿过纤维骨或纤维肌肉通道或穿透肌肉的部位（表 76-8）。MRN 和高分辨力超声可以直接显示被压迫的神经解剖，有时还可以识别压迫的原因。

　　与 MRN 相比，超声具有动态评估的优势，这对神经卡压的研究至关重要，可显示病变典型的表现，如受压部位最近端的神经梭形肿胀，神经突然扁平，有时伴有正常束状形态的丧失和回声降低。

　　MRN 能够显示神经内部本身的信号异常，表现出不同程度的信号强度变化，通常位于卡压部位

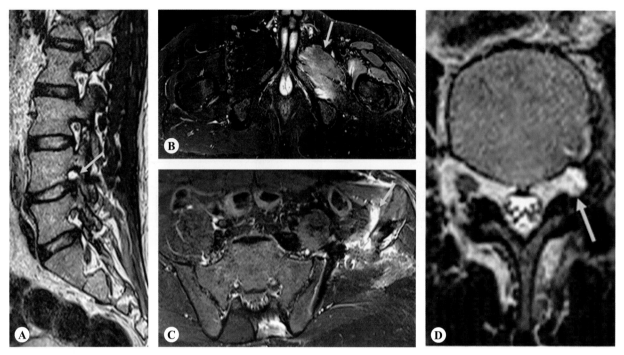

▲ 图 76-8 男性，32 岁，创伤性骨盆带骨折，左下肢严重运动障碍，接受骨科手术治疗

矢状位（A）和轴位（D）T₂ 图像显示左侧 L₄ 假性脊膜膨出伴完全性神经根撕脱（箭）。轴位 MRN（B 和 C）显示左侧大内收肌、外闭孔肌和髂腰肌（箭）急性失神经水肿

近端较高的位置，以及出现与肌肉失神经相关的征象。随着神经病变程度的加重，近端神经增大、束状肥大和远端变扁平均可发生。

（一）腕管综合征

腕管综合征是最常见的周围神经卡压综合征。

腕管综合征年发病率为 50/10 万～150/10 万，大多数的病例是特发性的，患者的第 1～3 根手指及第 4 指的桡侧可能会出现手腕灼痛，感觉异常或麻木，可由多种病因引起，包括反复创伤、代谢和激素变化相关及神经节囊肿。

超声已经广泛应用于腕管正中神经压迫的研究，提供了对神经卡压的诊断标准，Meta 分析显示超声在诊断腕管综合征的敏感性为 77.6%，特异性为 86.8%。据报道，MRN 的敏感性高于 90%，异常神经信号的长度和桡骨远端关节的 CSA 是严重程度的最佳预测因子。但是，MRN 相对较低的特异性及 US 较高的敏感性和特异性限制了 MRN 在腕管综合征患者管理中的应用。当怀疑组织占位或腕管松解后持续出现症状时，MRN 可在非典型 CTS 评估中发挥作用。

在 CTS 患者中，典型的 MR 表现为豌豆骨水平近端腕管内的正中神经水肿。在梨状骨水平腕管远端，神经因屈肌支持带弯曲而变得扁平，并且经常在 T₂ STIR 图像上观察到神经的高信号、神经束肥大、神经表面及周围水肿，进而导致轴突和神经受损。MR 成像显示正中神经的平均横截面积为 10～11mm²。腕管综合征的 MR 征象已被很好地描述，轴位图像证明是提示腕管综合征变化最有效的图像（图 76-12）。

DTI 纤维束成像在 CTS 中的应用越来越受到关注，最近报道了腕管正中神经 DTI 测量值与电生理学之间的相关性，提示 DTI 作为一种在体工具评估轴突和髓鞘完整性的潜在作用。

已证明 CTS 患者的 FA 显著降低，FA 诊断的总体敏感性为 82.8%，特异性为 77.8%。AD 已被证明与复合肌肉动作电位相关，显著反映了轴突的完整性，而 RD 和 FA 可能与感觉神经传导速度相关，反映了髓鞘的完整性。

但是，尽管有令人鼓舞的初步结果，由于相对较小的数据和不同研究中使用的 DTI 阈值的差异性，目前，腕管正中神经的 DTI 仍处于实验阶段。

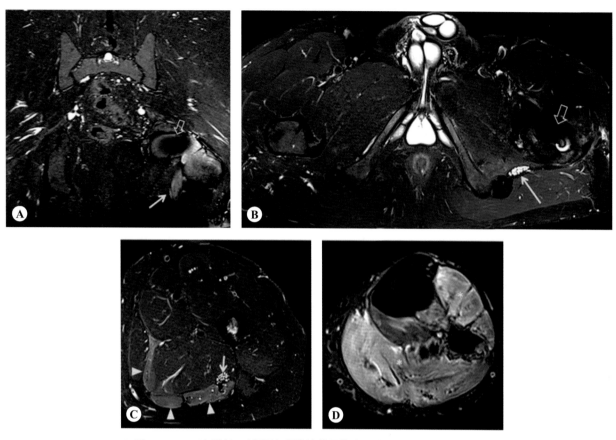

▲ 图 76-9 **62 岁男性，近期接受髋关节置换术，左脚足底和背屈运动障碍**

A. 3D MRN，冠状位 MIP 切面；B 至 D. 轴位 2D MRN。磁敏感伪影可在 A 和 B（空箭）中显示。左侧坐骨神经增大，臀部（A 和 B）和大腿中部（C）有高信号和束状增大（箭）。由胫神经支配的大腿后室肌肉（星号）和由腓神经支配的腿前外侧室肌肉失神经水肿引起的信号强度增加

（二）肘关节处的尺神经病变（肘管综合征）

肘管尺神经卡压是第二常见的神经压迫疾病，表现为手外侧感觉异常和尺侧腕屈肌、拇指屈肌及第四、五指内部肌群无力，在肘部弯曲、伸展过程中进行超声动态评估对于显示尺神经的半脱位、脱位及与周围结构关系的改变至关重要，尺神经的肿胀可以在肘部压迫部位近端检测到。有报道指出，超声对尺神经卡压诊断的敏感性比神经传导检查要高。

3T 高分辨力 MRN 也能高度准确地区分症状性肘部尺神经卡压和无症状者。由于肘部正常尺神经信号强度变化大，尺神经信号强度异常的大小和纵向延伸的综合定量评估可优先用于识别神经内水肿的发生。在患有电生理异常和临床症状明显的尺神经压迫的患者中，DTI 可显示肘管神经局部 FA 降低，并且与症状的严重程度相关（图 76-13）。

（三）其他卡压综合征

桡神经和正中神经卡压综合征可以通过超声准确评估，尤其当累及其主要分支时，即后骨间神经和骨间前神经。

相比于超声，MRN 的高对比分辨力在评估卡压部位受累神经的束状结构时可能具有重要的临床价值。

后骨间神经压迫可继发于外伤、占位性病变或者在旋后肌腱弓处的纤维束。缺乏手指外伸和手腕关节径向偏曲为特点的运动神经病变是 PIN 的标志性特征。高分辨力 MRN 可表现出后骨间神经高信号，伴有或不伴有去神经性水肿，这与前臂伸肌的去神经水肿相关。

前骨间神经综合征是一种罕见的正中神经运动分支压迫性神经病变，之前一直被认为是从旋前圆肌深或浅头至肱骨筋膜的纤维束被机械压迫导致，

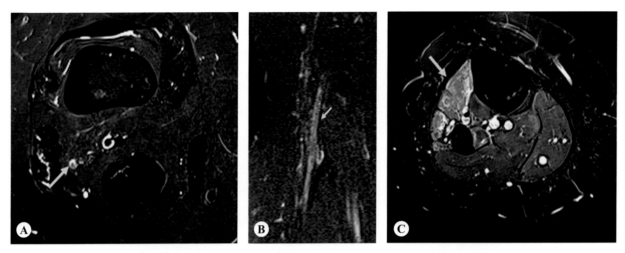

▲ 图 76-10　24 岁男性，交通事故后膝关节变形，出现右腓神经麻痹

轴位 2D MRN（A 和 C），3D MRN（B）。腓神经增粗和高信号（A，箭），3D MRN 数据集获得的斜矢状位重组图像（B，箭）很好地显示了神经的连续性。失神经水肿，小腿前外侧室胫骨前肌、指伸肌、腓骨长肌和短肌信号增高（C，箭）。出现神经增粗、信号增高和肌肉失神经提示可能是轴突断裂

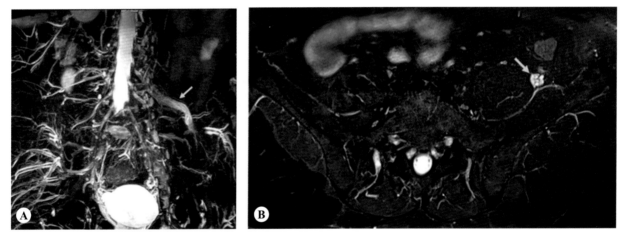

▲ 图 76-11　50 岁男性，左髂窝脂肪瘤切除术后股神经麻痹

A. 3D MRN（3T），冠状位斜向 MIP；B. 轴位 2D MRN。左侧股神经梭形扩大（A，箭），伴有假囊性束状肥大（B，箭），说明存在连续性神经瘤

3T 的 MRN 显示选择性束状异常在压迫点上方，提示多灶性免疫介导的单神经病，而不是机械性压迫的结果。

从坐骨切迹到脚踝，MR 在评估坐骨神经卡压方面的作用在临床上具有重要意义。

下肢最常见的压迫性神经病变累及腓总神经，发生在腓骨头水平或随着神经伸入腓骨长肌的起始部。在外在压迫的不同原因中，包括挤压伤、骨软骨瘤和肌肉异常，3D MRN 特别适用于神经节的识别，神经节可从胫腓骨近端延伸至腓总神经的关节分支，并且经常发生潜在的神经损伤（图 76-14）。

最近有报道指出，高分辨力 3T MRN 显示底板吊带处的胫神经卡压与手术操作中的发现之间有很好的一致性，由于此处神经位置较深，NCS 难以操作。

由神经节囊肿、腱鞘炎、附属或肥厚的肌肉、足部畸形等引起的胫后神经在跗骨管处的卡压，利用 MRN 可以可靠地进行诊断。

相反，超声在跗管综合征中的诊断作用尚不清楚，因为它在大多数情况下无法确定明确的神经异

表 76-8 常见的神经卡压综合征

	受累神经	受压位置
腕管综合征	正中神经	腕管处，在钩骨水平，豆状骨近端改变
尺神经病	尺神经	肘管
腓神经卡压	腓神经	在腓骨头或腓骨长肌起源的深处
胫神经卡压	胫神经	跗管
梨状肌综合征	坐骨神经	坐骨神经凹
感觉痛	股外侧皮神经	髂前上棘

常，这很可能是由于该综合征主要是轴突受累。

基于影像学诊断梨状肌综合征是有争议的，并且在坐骨神经切迹处诊断坐骨神经异常的作用可能有限。

高分辨力 MRN 可用于识别诱发因素，如梨状肌的解剖变异及肌肉纤维内坐骨神经的走行异常。据报道，与正常对照相比，MRN 可识别有典型症状的患者，可在坐骨神经切迹处伴坐骨神经高信号的不对称梨状肌，该征象具有 93% 的特异性和 64% 的敏感性（图 76-15）。

盆腔外子宫内膜异位症可导致坐骨切迹处坐骨神经卡压，与影像表现一致。患者通常有长时间的月经周期性坐骨神经痛，但是腰椎 MR 检查未见异常（图 76-16）。MRN 可显示严重的坐骨神经病变，其特征是神经增粗、信号增高、束状肥大、神经外膜和神经内部对比强化，这是由炎性纤维组织压迫神经或子宫内膜腺体、间质侵犯周围神经和神经内部引起的。

坐骨神经周围或内部的含铁血黄素沉淀物在 T_2^* 图像上可以更好地显示。坐骨神经远端肌肉可观察到肌肉去神经支配。据报道，周期性坐骨痛经激素治疗后可以逐渐改善。

感觉异常肌痛是股外侧皮神经卡压的一种常见综合征，股外侧皮神经是股神经的一个分支，其特征是沿大腿近侧外侧出现灼痛和感觉异常。诱因包括肥胖、妊娠、穿紧身衣或神经的解剖异常，进而导致神经周围水肿和纤维化。

尽管最近已证明 3T 高分辨力 MRI 能够识别与临床症状一致的信号变化，但是由于神经细小，难以在 MRI 看到 LFCN 的异常（图 76-17）。

八、非创伤性臂丛神经病变

尽管 MRN 对临床影响的证据主要是基于病例和小样本报道，但由于其软组织分辨力能够显示解剖细节的特点，可以为不同病因的臂丛神经病变提供有用的诊断信息。

近期有单中心研究回顾性分析 121 例 MRN 图像，包括炎症性、创伤性和肿瘤性臂丛神经病变，有 75.2% 的受试者在成像前的临床影像发生了改变，其中 28 名受试者出现了明显变化。

特发性神经痛性肌萎缩症又称 Parsonage-Turner 综合征，急性发作的剧烈疼痛通常先于臂丛神经麻痹的发生，在急性 – 亚急性期，MRN 可进行临床确诊，MRN 表现为近端臂丛肿胀、信号增高，主要累及 C_5、C_6 神经根和上干，伴有冈上肌和冈下肌失神经性水肿（图 76-18）。

鉴别 INA 与颈椎海绵状神经根病可能存在挑战。在急性期，3T MRN 可以显示颈神经根扩大及信号增高与椎间孔狭窄及肌无力分布的关系。

MR 能可靠地识别糖尿病性颈神经根性神经病引起的臂丛神经信号异常，因此 MRI 为该综合征的诊断做了重要的贡献。

放射治疗后数月至数年的放射性神经病变，MRN 表现为与辐射野密切相关的臂丛神经弥漫性肥大、信号增高，无或轻微强化，臂丛占位侵犯以局灶性或弥漫性肿块为特征，并有明显的强化（图 76-19）。

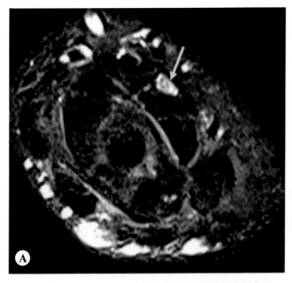

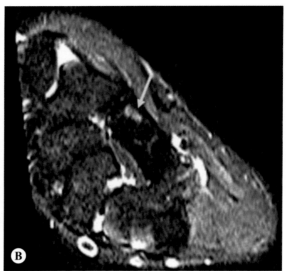

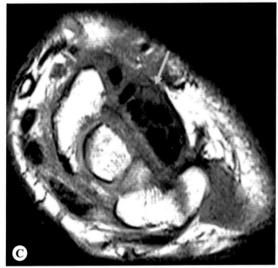

◀ 图 76-12　腕管正中神经卡压
A. 轴位 T_2 STIR；B. 梨状骨水平的轴位 T_1；C. 钩骨的水平轴位 T_2 STIR。梨状肌水平正中神经增粗和强化（18mm²）（A 和 B，箭）。钩骨水平正中神经远端变得更平（C，箭）

胸廓出口综合征（TOS）包括三种神经血管束跨肩胛间三角肌和肋锁间隙的疾病：经典 TOS、血管 TOS 和非特异性 TOS。典型的 TOS 或神经源性 TOS 是影响中年成人，尤其是女性的最常见形式。临床表现为颈部和锁骨上区向手臂放射性的慢性疼痛，手臂抬高时加剧并伴有感觉异常，C_8 和 T_1 层面皮肤麻木，大鱼际、小鱼际隆起和尺侧手部固有肌肉进行性无力和消瘦。

在神经源性 TOS 的诊断中，电生理和临床激发试验可能提供非特异性的诊断。

MRI 已成功用于显示由于静态或动态的结构异常造成的臂丛神经受压，如颈部或异常的第 1 肋骨、C_7 横突过长、肌肉异常或肋锁间隙狭窄。

九、非创伤性腰骶神经丛病

腰骶神经根性神经病（LRPN）是一种罕见的亚急性疾病，主要是影响腰骶神经丛、神经根和远端神经的多个层面的下肢运动性异常，其特征是大腿近端肌肉衰弱、无力和萎缩。这种综合征通常是单侧发病，并且常见于糖尿病患者（DLRPN）。

在非糖尿病患者（非糖尿病性腰骶神经根性病变）中也发现了类似的临床特征、病程和症状部位。发病机制尚不清楚，但可能是免疫介导的炎症微血管病变导致继发性缺血引起。类固醇治疗可以改善临床状况。

LRPN 的诊断主要依靠临床和电生理检查。

MRI 可显示腰骶丛多个神经根和末梢支的高信号和轻微的非对称性强化，从而支持临床诊断。

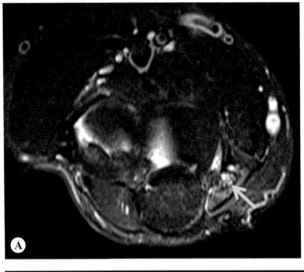

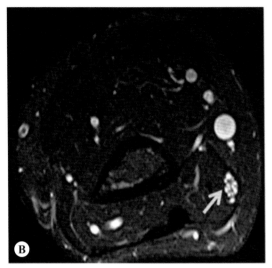

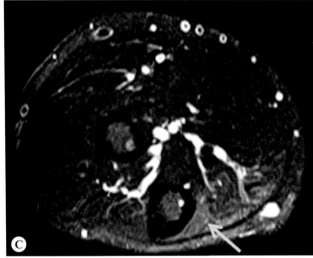

◀ 图 76-13　48 岁男性，肘管内尺神经卡压，醒后急性发作的右前臂疼痛和感觉异常

A 至 C.2D MRN 轴位图像显示右肘（A）、远端臂（B）和前臂（C）。肘部中等程度的高信号和尺神经肿胀（A，箭）（CSA 12mm²）。尺神经向压迫部位靠近并明显强化，伴束状肥大（B，箭）（CSA 21mm²）。尺骨前臂近端显示尺骨腕神经的去神经性水肿（C，箭）

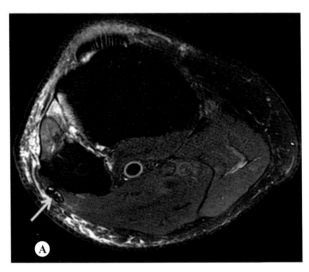

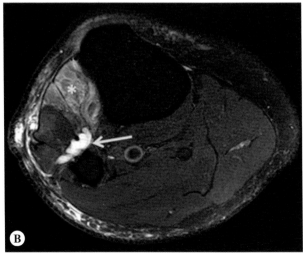

▲ 图 76-14　63 岁男性，腓神经内神经节囊肿伴有右侧腓神经麻痹

A 和 B.2D 磁共振周围神经成像，胫腓关节的轴位截面。靠近腓骨的右腓骨神经肿胀，以神经外膜增厚为特征（A，箭），在腓骨头外侧轮廓和腓骨肌肉之间发现不规则的高信号囊性病变（B，箭），与神经内神经节相对应。胫前肌去神经性水肿和萎缩的趾伸肌（B，星号）

在单独肌肉中可观察到弥漫性高信号代表失神经支配改变，提示近期发生 LRPN 病变（图 76-20）。

十、炎性神经病变

（一）吉兰 - 巴雷综合征

吉兰 - 巴雷综合征是一种包括脊神经和脑神经在内的周围神经炎症性疾病，据报道发病率为（0.6~4）/100 000，其特征是快速进行性双侧对称性肢体无力伴反射丧失，呈单相病程。诊断主要依靠临床诊断，包括脑脊液中伴有蛋白细胞分离的蛋白升高及脱髓鞘，伴或不伴电生理检查中轴突受累。

在西方国家最常见的形式是急性炎性脱髓鞘性多发性神经病，而轴突亚型、急性运动轴索神经病和急性运动和感觉轴索神经病在亚洲和日本最为常见。

MRI 对诊断不是必需的，尽管其可对患者进行彻底的医学评估以排除表现类似的其他疾病。

尽管神经传导研究和脑脊液分析可以帮助临床确诊 GBS，但 NCS 在症状出现后的几天内对患者进行检查时可能没有发现，脑脊液分析在发病的第 1 周也可能是正常的。

在吉兰 - 巴雷综合征的早期，血液 - 神经屏障的破坏是其特征性的病理改变，可导致 MR 检查中的神经根强化（表 76-9）。

虽然鞘内神经根的强化并不特异，在肿瘤形成和其他炎症过程中都能出现，但只有前脊髓神经根

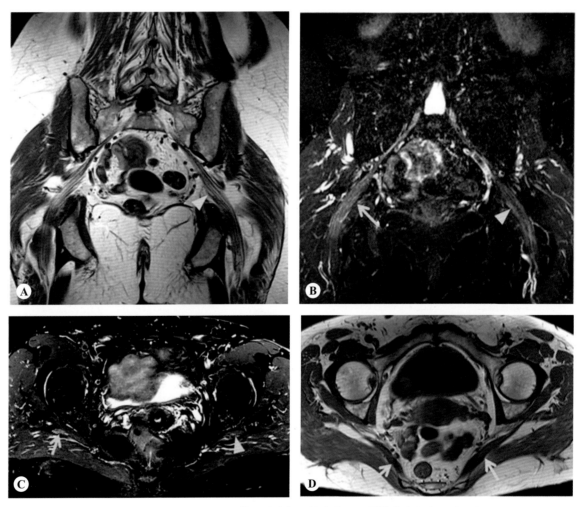

▲ 图 76-15　55 岁女性，梨状肌综合征，伴有右臀肌慢性疼痛和右下肢无力

坐骨切迹处的 T₁ 冠状位（A）和 3D MRN 冠状位 MIP 图像（B），2D MRN（C），臀大肌处的轴位 T₁ 图像（D）。与对侧（箭头）相比，右侧坐骨神经轻度高信号（B 和 C，箭）。梨状肌轻度不对称（右＜左）（D，箭）。在 CT 引导下向右侧梨状肌注射利多卡因和类固醇，治疗有效

的强化强烈提示 GBS。

最初诊断为 GBS 的患者中约有 5% 是慢性炎症性脱髓鞘性多神经根神经病（A-CIDP）的急性发作。

在复发前鉴别急性发作的 A-CIDP 和 GBS 在起病时具有挑战性，对治疗和预后都有价值。电生理检查可能将 A-CIDP 与 GBS 区分开来，而 MRI 上显示马尾增大可能有助于鉴别诊断（图 76-21）。

（二）慢性炎性脱髓鞘性多神经根神经病

慢性炎性脱髓鞘性多神经根神经病是一种免疫介导的神经病，其特征是近端和远端对称无力，伴有感觉丧失、平衡受损和无反射。

CIDP 具有多种临床表型，包括具有单纯运动、感觉障碍或远端、多灶或局灶分布等非典型表现。

CIDP 的诊断基于临床、电诊断和实验室检查的综合结果，主要目的是检测脱髓鞘；然而，CIDP 在临床实践中可能难以诊断，尤其是在非典型病例中。

尽管目前的电生理指标整体具有良好的敏感性和特异性，但约 20% 的患者不符合这些标准。

受 CIDP 病影响的患者中最常见的 MRI 表现为双侧对称性臂丛和腰骶丛肥大，同时伴有不同程度信号增高（表 76-9），MRN 能更好地显示这一表现（图 76-22）。

3D MRN 已经成为全面评估疾病对称性和纵向范围的一种有效工具。使用 3D MRN 详细评估臂丛和腰骶丛肥大和信号异常，可以无创地显示非典型 CIDP 患者的影像特征，通常累及不同分布的长节

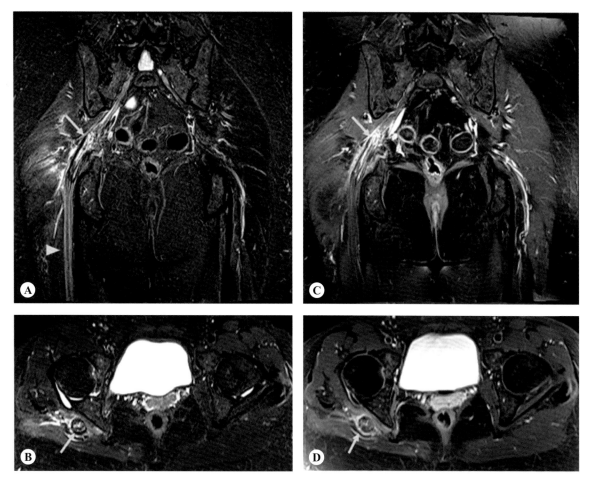

▲ 图 76-16　**42 岁女性，盆腔外子宫内膜异位伴有长期的右侧月经周期性坐骨痛病史**
冠状位（A）和轴位（B）的 2D 磁共振周围神经成像，冠状位（C）和轴位（D）T_1 脂肪抑制成像显示右侧坐骨切迹处的坐骨神经被炎性纤维组织卡压。神经增粗且信号明显增高，伴有神经内含铁血黄素沉淀物相对应的细线状低信号带（A，箭）和延伸至大腿近端的纵向束状结构（A，箭）。右侧坐骨神经外膜增厚，右侧臀大肌水肿（B，箭）。右侧坐骨神经因炎症引起的神经外膜和分支强化明显（C 和 D，箭）

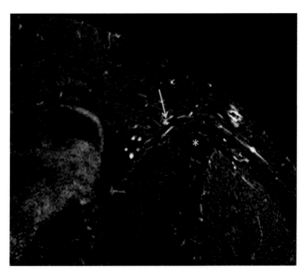

▲ 图 76-17　1 例感觉异常肌痛患者的 3T MRN

在髂前上棘水平处的左侧股外侧皮神经 LFCN（箭）增粗，靠近腹股沟韧带近端呈明显高信号（星号）

段，对称或非对称、弥漫性或多灶性。

Lewis-Sumner 综合征或者多灶性获得性脱髓鞘感觉和运动神经病的特征是不对称，表现为多灶性多发性单神经病，最常见于上肢，占 CIDP 患者的 6%～15%。典型 CIDP 神经肥大的分布是对称的，并且主要表现在神经根，向远端的近侧臂段逐渐正常化，而在外周神经干中，神经肥大通常是不对称的和多灶性的（表 76-9）。

以感觉异常为主要表现的 CIDP 出现于 5%～35% 的患者，通常开始于下肢麻木。诊断通常依靠运动神经电生理诊断为脱髓鞘，尽管患者可能在以后出现无力，但也可能在没有运动症状的情况下发生。

年轻人刚出现症状时 CIDP 可能被漏诊，与典型的 CIDP 类似，3D MRN 显示臂丛和腰骶丛对称性肿胀可能是一个有用的诊断标志。

与其他周围神经疾病一样，DTI 越来越多地用于检测 CIDP 患者的神经显微结构异常。不同患病时间患者胫神经的 FA 可显著降低，与复合运动动作电位的振幅相关，因此代表了轴突损伤相关，而 RD 可能代表脱髓鞘性神经病的特定生物标志物，与神经传导速度呈负相关。

DTI 可显示坐骨神经中的低 FA，其与皮下免疫球蛋白治疗的 CIDP 患者的临床损害相关，MRN 无

法识别这些患者的异常。

这些初步结果表明 DTI 作为一种研究工具在识别显微结构异常的定量测量中的作用，还需要进一步的测试来验证该方法的有效性。

（三）多灶性运动神经病

多灶性运动神经病是一种慢性、发展进程缓慢的免疫介导性神经病变，其特征是进行性、以远端为主的不对称肢体无力，主要累及上肢，表现为轻度或无感觉障碍，运动神经上多部位出现持续性部分传导阻滞。抗神经节苷脂 GM_1 的血清 IgM 抗体水平升高是该病的另一个典型特征。

欧洲神经学会联合会 / 周围神经学会关于 MMN 的最新修订版也将 MRI 作为与其他神经病（如 CIDP、LSS 综合征和运动神经元疾病）鉴别诊断的支持性标准。

40%～50% 的 MMN 患者在臂丛神经 MRI 显示不对称性肿胀、信号异常或对比强化（表 76-9），并且信号改变的模式与肌肉无力的分布密切相关（图 76-23）。

T_2 加权像上受累神经表现为弥漫性神经肿胀和高信号，通常出现在预期的压迫性神经病范围之外的区域，反映了脱髓鞘和近端传导阻滞。

MMN 的临床表现可能类似运动神经元疾病，尤其是在主要表现为下运动神经元损伤患者中，因此鉴别诊断十分重要，因为这些疾病的预后和治疗是不同的。

MRI 可以用来帮助区分 MMN 和 MND，臂丛神经 MRI 在 MND 是正常的。

轴突多灶性运动神经病是一种罕见的疾病，最早于 2002 年被提出，其特征是缓慢进行的多灶性运动表型，不伴有传导阻滞及脱髓鞘等其他特征。

MRN 可能帮助诊断 MMN 轴突的形态变化，显示手臂处受累神经信号增高和轻度增大。

十一、遗传性神经病

Charcot-Marie-Tooth 病是最常见的遗传性神经肌肉疾病，发病率为 1/2500，其特征为病理和遗传性异质性运动和感觉神经病，表现为缓慢进行性肌肉无力和感觉障碍，主要发生在远端腿部肌肉。

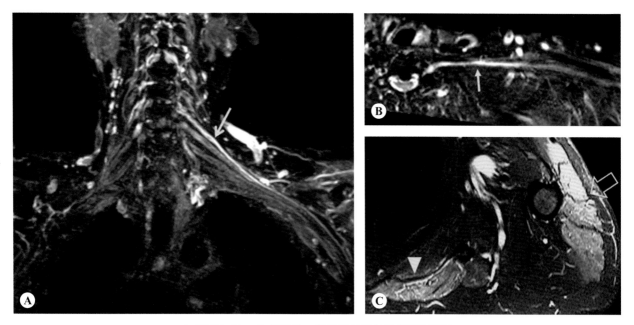

▲ 图 76-18　62 岁男性，急性特发性神经痛性肌萎缩

A 和 B. 臂丛 3D MRN，冠状位 MIP 图像（A）和近轴斜位重组图像（B）显示左侧 C₅ 根、主干和后索肿胀和信号增加（箭）；C. 轴位 2D 磁共振图像显示左三角肌（空箭）和冈下肌（箭头）失神经水肿

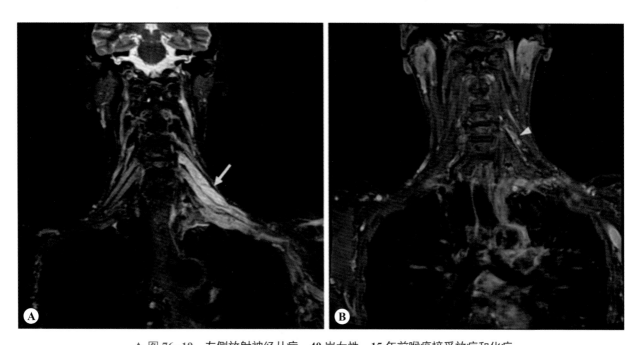

▲ 图 76-19　左侧放射神经丛病。40 岁女性，15 年前喉癌接受放疗和化疗

冠状位 2D MRN（A）和对比增强 T₁ 脂肪抑制序列图像显示弥漫性左臂丛肿胀和高信号（A，箭），轻度局灶性强化（B，箭头）

　　根据主要病理过程影响髓鞘或轴突，常染色体显性 CMT 被细分为 CMT1 或 CMT2。CMT 最常见的表现是脱髓鞘，CMT1A 约占 CMT1 病例的 70%，由包含外周髓鞘蛋白 22（PMP22）基因的 17p11.2-p12 染色体的复制引起。由线粒体融合蛋白 2 突变引起的 CMT2A 是 CMT2 最常见的形式。

　　遗传性压力易感性周围神经病是一种常染色体显性疾病，也称为"创伤性神经病变"。其特征为继发于轻微创伤或压迫的急性、无痛性和复发性单神经病，由与 CMT1A 相同的 *PMP22* 基因缺失引起。

CMT 和 HNPP 的诊断依靠临床、家族史、体检、神经传导研究和基因检测的综合信息。

阴性家族史并不少见，患者可能会反复接受电生理检查、基因检测，有时还会进行神经活检。

超声检查已被证明是鉴别诊断 CMT1A 和 HNPP 可靠的工具。在 CMT1A 中，多根神经的肥厚和神经束扩大是多灶性的，而在 HNPP 仅限于受卡压部位。

在脱髓鞘的 CMT 患者中，MRN 可显示双侧臂丛和腰骶丛的肥大，以及周围神经肥大伴或不伴马尾的弥漫性对称扩大，这代表了脱髓鞘型 CMT1A 的典型表现。大多数外周神经均受到影响，表现为弥漫性神经束肥大和 MRN 信号显著升高，这与脱

髓鞘－髓鞘再形成的长期进程有关。在大腿中部用 MRN 测量的坐骨神经横截面积在 CMT 显著大于 CIDP，可用于鉴别诊断（图 76-24）。

据报道，HNPP 的 MRI 能够显示肘管和腓神经处尺神经单个神经束的不对称肿胀、高信号及神经增粗。

十二、淀粉样神经病

淀粉样神经病发生在遗传性或获得性淀粉样变性的背景下。它们通常表现为严重的进行性多发性神经病变，累及感觉、运动和（或）自主神经纤维，并且预后不良。

获得性淀粉样神经病变几乎都发生在免疫球蛋

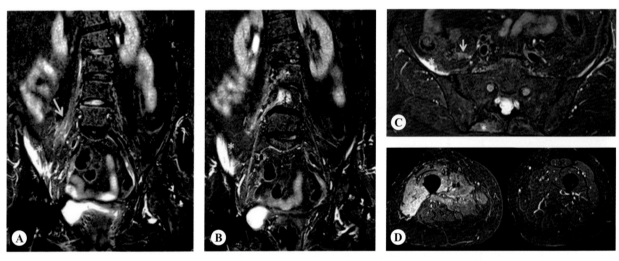

▲ 图 76-20　75 岁，女性。非糖尿病性腰骶神经根性肌萎缩患者，右腹股沟剧烈疼痛后出现髋关节屈曲不足，近端肌肉萎缩

A 和 B. 冠状位 2D MRN 图像，C 和 D. 轴位 2D MRN 图像；示右股神经（A 和 C，黄箭）和右侧闭孔神经（B 和 C，红箭头）增粗和高信号；右髂腰肌（C，黄星号）、股四头肌（D，黄星号）、内收肌（D，红星号）、右髂腰肌（C，白星号）失神经性水肿和营养不良

表 76-9　炎性神经性病变的磁共振影像表现		
	磁共振影像表现	分　布
多发性急性炎性脱髓鞘神经病	脊神经根强化	双侧且对称
多发性慢性炎性脱髓鞘神经病	臂丛和腰骶神经根肥大和 T_2 高信号，远端神经逐渐恢复正常	双侧且对称
多灶性获得性脱髓鞘性感觉运动神经病	周围神经干肥大与 T_2 高信号	多发且不对称
局灶性运动神经病	臂丛神经肥大、T_2 高信号及强化	不对称

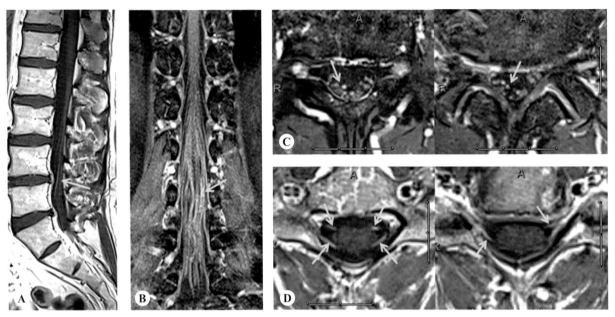

▲ 图 76-21　**56 岁男性，吉兰 - 巴雷综合征。感觉症状出现后快速进展的远端四肢运动障碍**
A 和 B. 腰骶椎增强的矢状位和冠状位 T_1 脂肪抑制序列；C 和 D. $L_{3\sim4}$（C）和 $C_{5\sim6}$（D）增强后 T_1 脂肪抑制序列显示马尾（A 至 C，箭）和腹侧及背侧神经根（D，箭）的对比强化

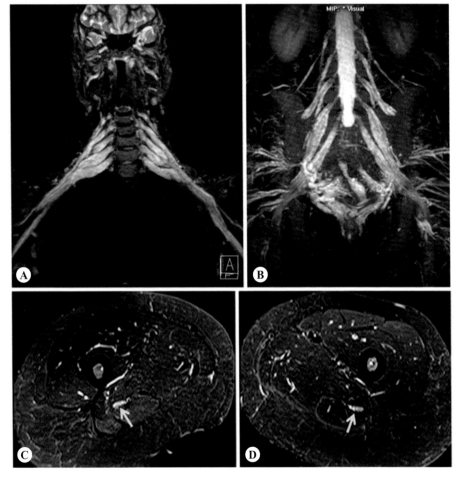

◀ 图 76-22　**慢性炎性脱髓鞘多神经根神经病**
臂丛（A）和腰骶丛（B）的 3D MRN，右（C）和左大腿中部（D）的 2D MRN 图像。臂丛和腰骶丛弥漫性对称高信号和肥大，主要在神经根，向远端近端肢体段逐渐正常化。大腿中部右侧（C）和左侧（D）坐骨神经的轴切面（箭），显示中度高信号和肥大的坐骨神经（箭）

白轻链淀粉样变性，常常有肾脏表现和血清或尿液中存在单克隆蛋白。周围神经病变发生在大约 35% 的 AL 病例中，但是很少表现出症状。

已经报道了局灶性淀粉样瘤和伴有多灶性病变的单侧或双侧神经在 MRI 上表现为弥漫性肿大。这些病变通常累及腰骶丛或坐骨神经的节段，其特征是受影响神经不同程度的强化。

甲状腺素运载蛋白家族性淀粉样蛋白多发性神经病（TTR-FAP）是遗传性淀粉样变性最常见的形式。TTR-FAP 的流行区是葡萄牙、日本、瑞典和巴西。FAP 患者可有不同类型的神经病变，包括局灶性神经病、感觉运动性多发性神经病、自主神经病或三者的结合。腕部正中神经是 FAP 常见的早期受累部位。

诊断依赖于阳性家族史，并且 TTR 基因分析显示 *Met30TTR* 突变和淀粉样变性的唇涎腺活检阳性。

早期诊断 TTR-FAP 对于患者开始疾病治疗至关重要。

最近研究表明，高分辨力 3T MRN 能够识别和量化 TTR-FAP 患者外周神经异常的分布，包括从近端到远端的坐骨神经束，甚至在无症状基因携带者出现症状性之前，影像诊断可能先于临床和电生理诊断（图 76-25）。

十三、糖尿病多发性神经病变

糖尿病周围神经病变是 1 型或 2 型糖尿病最常见的糖尿病神经病变，两者发生率相似。DPN 是一种常见的糖尿病晚期并发症，最近被定义为一种对称性、长度相关的感觉运动性多发性神经病变，可归因于慢性高血糖发作和心血管风险协变量导致的代谢和微血管改变。

最近，高分辨率 3T MRN 已应用于少数远端对称多发性神经病的糖尿病患者，目的是检测坐骨神经内部信号异常。在神经病变缺陷评分较高的患者中检测到近端神经干内坐骨神经的胫骨近端和腓骨近端部分的多灶性束状病变，表明高分辨力 MRN 在糖尿病性神经病变评估中的可能发挥作用。

DPN 还包括神经根丛神经病，主要影响神经根、丛，以及颈、胸或腰骶段的个别神经。

糖尿病性腰骶神经根丛神经病变是研究得最好的亚型，其特征是衰弱性疼痛、无力、大腿近端肌肉萎缩和脑脊液中蛋白质含量异常。

最近研究表明糖尿病神经根丛神经病与 DLRPN 有许多相同的临床和病理特征。

十四、周围神经肿瘤

高对比分辨力和对血－神经屏障破坏的敏感性使 MRI 成为诊断和表征周围神经肿瘤的最有用的成像工具。

神经源性肿瘤通常显示为与神经连续的梭形或圆形软组织病变，称为"尾征"。它们的特点是 T_2 加权序列上的外周高信号和低中信号影（"靶征"），反映黏液样物质和纤维组织的分布及不同程度的对比强化。

尽管在 T_2 加权像上代表神经外膜的低信号包膜在施万细胞瘤可能比神经纤维瘤更典型，但是传统的 MRI 不能可靠地将局限性或孤立性神经纤维瘤与施万细胞瘤区分开。

随着 3D MRN 的出现，多平面神经重组可以精确地显示神经鞘瘤的解剖关系，施万细胞瘤通常起源于单个神经束的鞘，使神经主干附着在肿瘤上（图 76-26）。

相反，神经纤维瘤不与正常神经分离（表 76-10）。

MRN 特别适用于显示臂丛或腰骶丛在神经皮肤综合征中的弥漫性受累，如丛状神经纤维瘤或丛状施万细胞瘤。

良性和恶性周围神经鞘肿瘤之间的鉴别可能存在挑战。MPNST 在 1 型神经纤维瘤病患者的患病率较高，并可发展为放射治疗的长期不良反应。据报道，MRI 征象（如生长迅速、周围强化、瘤周水肿、病变内囊肿）诊断 MPNST 的敏感性为 61%，特异性为 90%。

^{18}F-FDG PET 可以作为 MRI 的有效诊断工具，特别是用于识别具有侵袭性行为的肿瘤（图 76-27）。

全身 MRN 最近被引入临床实践中，用于评估 NF1、NF2 和神经鞘瘤病患者的肿瘤负荷。它使用多个表面线圈对臂丛和腰骶神经丛和四肢神经干进行综合评估，并识别病变类型（如局灶性或丛状）、

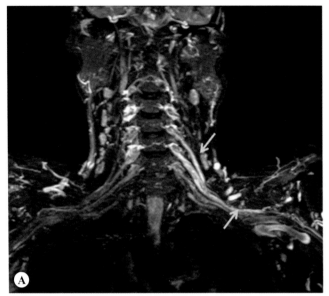
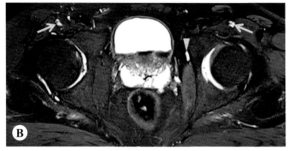
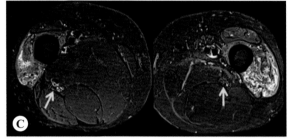

▲ 图 76-23 一名 54 岁男性患者患有多灶性运动神经病，该患者患有进行性不对称肢体无力且无感觉缺陷

A. 臂丛神经的 3D MRN 冠状面 MIP 图像；B. 骨盆的 2D MRN 图像；C. 大腿近端的 2D MRN 图像。左侧 C_5 和 C_6 神经根和上、中初级干的不对称肥大和高信号（A，箭）。双侧和对称的股神经（B，箭）、左闭孔神经（B，箭头）轻度高信号和坐骨神经肥大（C，箭）。双侧股四头肌失神经和萎缩（星号）

数量、分布和大小。

神经束膜内神经瘤是一种罕见的生长缓慢的良性神经肿瘤，起源于周围神经纤维周围的神经束膜细胞，最常见于青少年，无性别差异，表现为进行性肌无力。

临床表现可能非常隐蔽，常导致诊断延迟。

神经束膜瘤具有典型的 MRI 表现：长节段神经肿胀，梭形，MRN 序列信号轻度增高，T_1 加权图像呈等信号，中度至重度强化（表 76-10）。束样结构通常出现在轴向和纵向 MRN 图像上，并且单个束样均匀增大，具有"蜂窝状"外观，T_1 脂肪抑制增强序列能更好地显示病变（图 76-28）。

在神经束膜瘤中，肿瘤通常只累及单个神经的一部分，这可以与免疫介导的炎性脱髓鞘神经病相鉴别，该病的特征是多个神经干的对称或不对称肿胀。多发性神经束膜瘤非常罕见。

由于这些肿瘤是稳定的或缓慢进展的，局限于其原发部位，并且致残率低，同时考虑到神经重建不能改变疾病的自然史，因此这类肿瘤常规不手术切除。

当临床和影像学诊断标准已经充足时，就不需要进行靶向束状活检。

当传统 MRI 序列不能显示受累神经的走行或区分可能的神经浸润时，DTI 纤维成像可提供非神经源性软组织肿瘤和邻近神经相关的局部解剖信息。

十五、病例报告 1

病史：女，15 岁，右下肢无力，右脚渐进性下垂；无外伤史。

临床诊断：右侧腓神经运动神经病。

成像技术：下肢 MRI 扫描：轴位 T_1 和 T_2 STIR，冠状 T_2 FSE，轴向和冠状 T_1 脂肪抑制增强序列。所有序列层厚 3.5mm（0.35mm 层间距）。

对比剂及剂量：单剂量（0.1mmol/kg）大环类钆剂（0.1mmol/kg）。

MRI 表现：坐骨神经长节段梭形增大，T_2 加权呈高信号，T_1 加权呈等信号，有明显强化（图 76-29A 和 B，箭）。右侧坐骨神经单个神经束均匀增大，呈蜂窝状外观（图 76-29C 和 D，箭）。腓神经支配的右腿前外侧室肌肉慢性去神经支配，伴有脂肪萎缩变性（图 76-29E，空箭）。

结论：右侧坐骨神经的神经内神经束膜瘤。

点评：选择性累及右侧坐骨神经和弥漫性均匀强化可排除多发性神经病，如脱髓鞘性炎性多发性

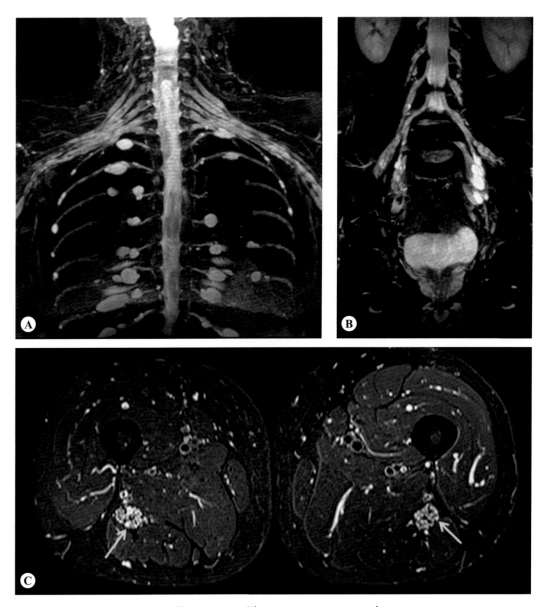

▲ 图 76-24 1A 型 Charcot-Marie-Tooth 病

A 和 B. 肱丛（A）和腰骶丛（B）的 3D MRN 图像；C. 大腿中部的 2D MRN 图像。臂丛和肋间神经（A）和腰骶丛（B）的弥漫性对称性肥大和高信号。双侧坐骨神经高信号和肥大，伴有弥漫性肿大的神经束（C，箭）

神经病，并确诊为神经源性肿瘤。鉴别诊断为其他神经鞘肿瘤，如神经鞘瘤，其 T_2 加权图像信号更高，特点是无束状结构，无肌肉去神经表现。神经束膜瘤是一种良性神经肿瘤，通常出现在儿童和年轻成人，可导致神经功能的逐渐丧失。

十六、病例报告 2

病史：男性，48 岁，右膝缓慢疼痛，行走不稳，右脚跖屈功能障碍。

临床诊断：经电生理检查证实胫神经麻痹。

成像技术：下肢 MRI 扫描：轴位 T_1 和 T_2 STIR，3DMRN 和 MIP 重组，3D 扩散加权 MRN，轴位 T_1 脂肪抑制增强序列。

对比剂及剂量：单次剂量（0.1mmol/kg）大环类钆剂（0.1mmol/kg）。

MRI 表现：腘窝处右侧胫神经肿胀，明显高信号，呈囊样外观，T_1 低信号（图 76-30A 和 B，箭）。增强后胫神经部分束强化（图 76-30C，箭）。多分叶囊性病变，与胫腓骨上关节相连，具有液体信号强度，以逆向方式浸润右侧胫神经（图 76-30E 和 F，

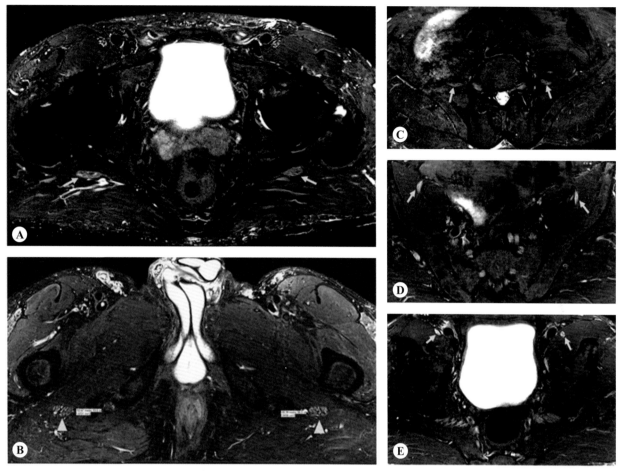

▲ 图 76-25 甲状腺素运载蛋白家族性淀粉样多发性神经病

A 和 B.臀部坐骨神经的轴向 2D MRN；C 至 E.骨盆内股神经的轴向 2D MRN 图像。T_2 双侧对称性坐骨神经增粗和高信号（A，箭），测量横截面积（B，箭头）（右侧 =152mm^2，左侧 =158mm^2，参考值 60mm^2）。腰大肌后（C，箭）、沿髂腰肌（D，箭）和腹股沟韧带（E，箭）的双侧股神经对称增粗和高信号

箭）。右胫骨后肌失神经水肿（图 76-30D，星号）。

结论： 右侧胫神经神经节囊肿。

评论： MRI 是排除其他导致胫神经卡压肿块的金标准。MR 检查后，患者回忆之前有外伤史，这可能是导致神经节囊肿形成的原因。

十七、报告清单

1.提示周围神经异常的 MR 检查结果。

- T_2 高信号强度。

- 重点或全部扩张。

- 束的可视化程度增加或减少。

- 强化。

2.创伤性损伤。

- 周围神经。

- T_2 高信号。

连续性神经瘤 / 终球神经瘤。

肌肉去神经。

- 臂丛 / 腰骶丛。

- 假性脑膜膨出。

- 神经根减少 / 缺失。

- 神经根肿胀和 T_2 高信号。

- 肌肉去神经。

3.非创伤性神经丛疾病。

- 神经根肿胀和高信号。

- 肌肉失神经水肿。

- +/- 对比强化。

4.炎性神经病。

- 神经根肥大和 T_2 高信号。

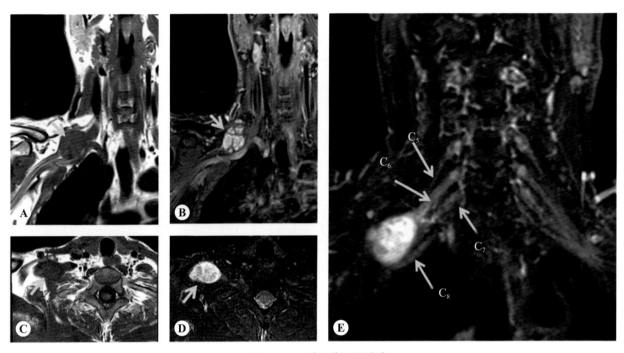

▲ 图 76-26 臂丛施万细胞瘤

A. T_1 冠状位；B. 冠状位 T_1 脂肪抑制序列；C. 轴位 T_1 图像；D. 轴向 2D MRN 图像；E. 3D MRN 图像，MIP 冠状位图像。类圆形病变，T_1 加权图像呈等信号（A 和 C，箭），MRN 上呈高信号（D，箭），强化不均匀（B，箭）。3D MRN 可以显示来自右侧 C_6 神经根的施万细胞瘤的起源及与臂丛其他根的解剖关系（E，箭）

表 76-10　周围神经肿瘤的磁共振特征

	位　置	磁共振表现	囊　变	强　化
神经纤维瘤	与正常神经无分离	靶环征、脂肪分离征、束状征	无	均匀或环状强化
神经鞘瘤	通常偏离神经	靶环征、脂肪分离征、束状征	有	均匀、环状或不均匀强化
神经鞘膜瘤	与正常神经无分离	均匀一致的束状增大和高信号	无	明显均匀强化
恶性周围神经鞘肿瘤	不规则	形状不规则，生长迅速，病灶周围水肿，T_1 信号不均匀的瘤内囊肿，扩散受限	无	不均匀强化

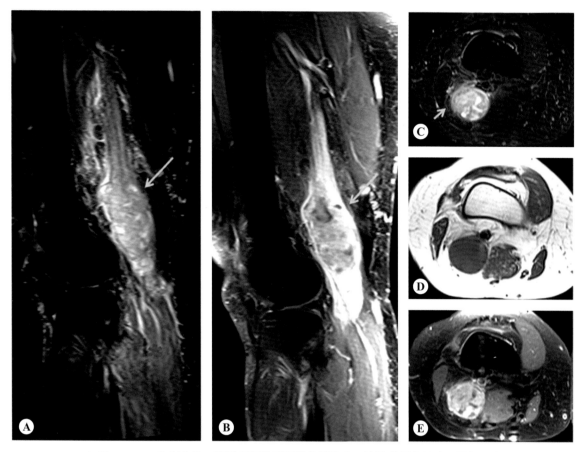

▲ 图 76-27 **62 岁女性，胫神经恶性周围神经鞘肿瘤，快速发展为腿痛和足部无力**

A 和 B. 矢状位 2D MRN 图像（A）和 T_1 脂肪抑制序列增强图像（B）；C 至 E. 轴位 2D MRN 图像（C）、T_1（D）和 T_1 脂肪抑制序列增强图像（E）。胫神经区梭形肿块病灶，MRN 呈高信号（A 和 C，箭），T_1 呈等信号（D，箭），由于病变内囊性成分（B 和 E，箭），病灶有明显的不均匀强化。由胫神经支配的腿部后室肌肉的去神经水肿（A，星号）。病灶周围水肿进入肿瘤周围的肌肉（C，箭）

- 神经根强化。
- 分布。
  - 对称 / 不对称。
  - 双侧。
  - 多发。

5. 周围神经肿瘤。

- 与神经连续的梭形或圆形软组织病变（尾征）。
- 病变 T_2 高信号（靶征）。
- 对比强化。

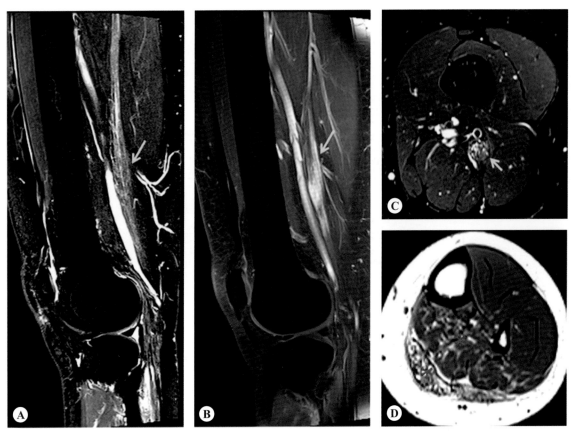

▲ 图 76-28　30 岁女性左侧胫神经神经束膜瘤，左侧跖屈进行性缺失

A 和 B. 矢状位 2D MRN 图像（A）和膝关节 T₁ 脂肪抑制增强图像（B）；C. 大腿远端轴向 2D MRN 图像；D. 左腿轴向 T₁ 图像。左侧坐骨神经胫骨分支的梭形扩大（12cm）（A 和 C，箭），伴有束状肥大和明显的强化（B，箭）。腿部后室肌肉脂肪萎缩变性引起的慢性失神经支配（D，星号）

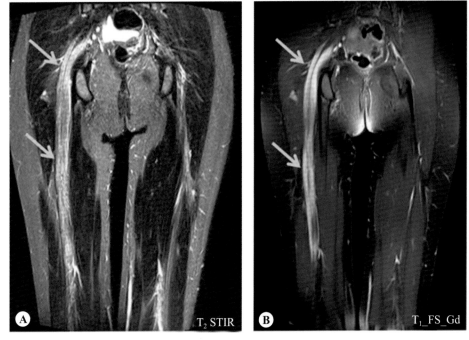

▲ 图 76-29　病例报告 1

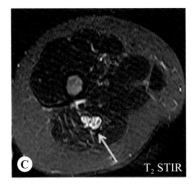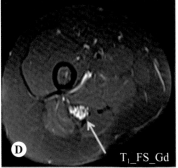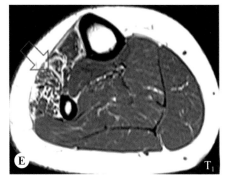

▲ 图 76-29（续） 病例报告 1

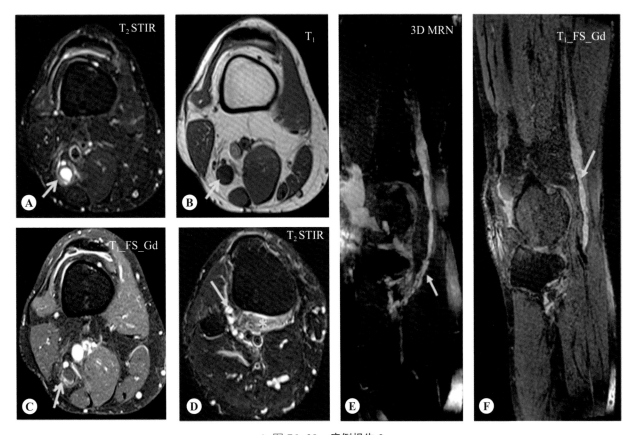

▲ 图 76-30 病例报告 2

参考文献

[1] Aralasmak A, Cevikol C, Karaali K, Senol U, Sharifov R, Kilicarslan R, et al. MRI findings in thoracic outlet syndrome. Skelet Radiol. 2012;41 (11):1365-74.

[2] Baumer P, Dombert T, Staub F, Kaestel T, Bartsch AJ, Heiland S, et al. Ulnar neuropathy at the elbow: MR neurography-nerve T2 signal increase and caliber. Radiology. 2011;260(1):199-206.

[3] Bendszus M, Koltzenburg M, Wessig C, Solymosi L. Sequential MR imaging of denervated muscle: experimental study. AJNR

Am J Neuroradiol. 2002;23(8):1427-31.

[4] Borire AA, et al. Utility of maximum perfusion intensity as an ultrasonographic marker of intraneural blood flow. Muscle Nerve. 2017;55:77-83.

[5] Briani C, Cacciavillani M, Lucchetta M, Cecchin D, Gasparotti R. MR neurography findings in axonal multifocal motor neuropathy. J Neurol. 2013;260(9):2420-2.

[6] Broski SM, Johnson GB, Howe BM, Nathan MA, Wenger DE,

Spinner RJ, et al. Evaluation of (18)FFDG PET and MRI in differentiating benign and malignant peripheral nerve sheath tumours. Skelet Radiol. 2016;45(8):1097-105.

[7] Chappell KE, Robson MD, Stonebridge-Foster A, Glover A, Allsop JM, Williams AD, et al. Magic angle effects in MR neurography. AJNR Am J Neuroradiol. 2004;25(3):431-40.

[8] Chhabra A, Flammang A, Padua A Jr, Carrino JA, Andreisek G. Magnetic resonance neurography: technical considerations. Neuroimaging Clin N Am. 2014;24:67-78.

[9] Dyck PJ, Norell JE, Dyck PJ. Microvasculitis and ischemia in diabetic lumbosacral radiculoplexus neuropathy. Neurology. 1999;53(9):2113-21.

[10] Ellegala DB, Monteith SJ, Haynor D, Bird TD, Goodkin R, Kliot M. Characterization of genetically defined types of Charcot-Marie-Tooth neuropathies by using magnetic resonance neurography. J Neurosurg. 2005;102(2):242-5.

[11] Filler AG, Maravilla KR, Tsuruda JS. MR neurography and muscle MR imaging for image diagnosis of disorders affecting the peripheral nerves and musculature. Neurol Clin. 2004;22(3):643-82, vi-vii.

[12] Fisher S, Wadhwa V, Manthuruthil C, Cheng J, Chhabra A. Clinical impact of magnetic resonance neurography in patients with brachial plexus neuropathies. Br J Radiol. 2016;89:20160503.

[13] Fowler JR, Gaughan JP, Ilyas AM. The sensitivity and specificity of ultrasound for the diagnosis of carpal tunnel syndrome: a meta-analysis. Clin Orthop Relat Res. 2011;469(4):1089-94.

[14] Gallardo E, Noto Y, Simon NG. Ultrasound in the diagnosis of peripheral neuropathy: structure meets function in the neuromuscular clinic. J Neurol Neurosurg Psychiatry. 2015;86:1066-74.

[15] Gasparotti R, et al. Feasibility of diffusion tensor tractography of brachial plexus injuries at 1.5 T. Investig Radiol. 2013;48:104-12.

[16] Gasparotti R, Lucchetta M, Cacciavillani M, Neri W, Guidi C, Cavallaro T, et al. Neuroimaging in diagnosis of atypical polyradiculoneuropathies: report of three cases and review of the literature. J Neurol. 2015;262(7):1714-23.

[17] Jarvik JG, Yuen E, Haynor DR, Bradley CM, Fulton-Kehoe-D, Smith-Weller T, et al. MR nerve imaging in a prospective cohort of patients with suspected carpal tunnel syndrome. Neurology. 2002;58(11):1597-602.

[18] Jeon T, Fung MM, Koch KM, Tan ET, Sneag DB. Peripheral nerve diffusion tensor imaging: overview, pitfalls, and future directions. J Magn Reson Imaging. 2017;47:1171.

[19] Kasprian G, Amann G, Panotopoulos J, Schmidt M, Dominkus M, Trattnig S, et al. Peripheral nerve tractography in soft tissue tumours: a preliminary 3-tesla diffusion tensor magnetic resonance imaging study. Muscle Nerve. 2015;51(3):338-45.

[20] Kollmer J, Hund E, Hornung B, Hegenbart U, Schönland SO, Kimmich C, et al. In vivo detection of nerve injury in familial amyloid polyneuropathy by magnetic resonance neurography. Brain. 2015;138:549-62.

[21] Kronlage M, Schwehr V, Schwarz D, Godel T, Uhlmann L, Heiland S, et al. Peripheral nerve diffusion tensor imaging (DTI): normal values and demographic determinants in a cohort of 60 healthy individuals. Eur Radiol. 2017;28:1801.

[22] Matsumine A, Kusuzaki K, Nakamura T, Nakazora S, Niimi R, Matsubara T, et al. Differentiation between neurofibromas and malignant peripheral nerve sheath tumours in neurofibromatosis 1 evaluated by MRI. J Cancer Res Clin Oncol. 2009;135:891-900.

[23] Mauermann ML, Amrami KK, Kuntz NL, Spinner RJ, Dyck PJ, Bosch EP, et al. Longitudinal study of intraneural perineurioma-a benign, focal hypertrophic neuropathy of youth. Brain. 2009;132(Pt 8):2265-76.

[24] Padua L, et al. Intra- and internerve cross-sectional area variability: new ultrasound measures. Muscle Nerve. 2012;45:730-3.

[25] Patel P, Norbury JW, Fang X. Sonographic measurements of the ulnar nerve at the elbow with different degrees of elbow flexion. PM R. 2014;6:395-9.

[26] Pham M, Oikonomou D, Baumer P, Bierhaus A, Heiland S, Humpert PM, Nawroth PP, Bendszus M. Proximal neuropathic lesions in distal symmetric diabetic polyneuropathy: findings of high-resolution magnetic resonance neurography. Diabetes Care. 2011;34:721-3.

[27] Plotkin SR, Bredella MA, Cai W, Kassarjian A, Harris GJ, Esparza S, et al. Quantitative assessment of wholebody tumour burden in adult patients with neurofibromatosis. PLoS One. 2012;7(4):e35711.

[28] Shibuya K, Sugiyama A, Ito S, Misawa S, Sekiguchi Y, Mitsuma S, et al. Reconstruction magnetic resonance neurography in chronic inflammatory demyelinating polyneuropathy. Ann Neurol. 2015;77(2):333-7.

[29] Sinclair CD, Miranda MA, Cowley P, Morrow JM, Davagnanam I, Mehta H, et al. MRI shows increased sciatic nerve cross sectional area in inherited and inflammatory neuropathies. J Neurol Neurosurg Psychiatry. 2011;82(11):1283-6.

[30] Stoll G, Bendszus M, Perez J, Pham M. Magnetic resonance imaging of the peripheral nervous system. J Neurol. 2009;256(7):1043-51.

[31] Van Asseldonk JT, Van den Berg LH, Van den Berg-Vos RM, Wieneke GH, Wokke JH, Franssen H. Demyelination and axonal loss in multifocal motor neuropathy: distribution and relation to weakness. Brain. 2003;126(Pt 1):186-98.

[32] Viallon M, Vargas MI, Jlassi H, Lovblad KO, Delavelle J. High-resolution and functional magnetic resonance imaging of the brachial plexus using an isotropic 3D T2 STIR (Short Term Inversion Recovery) SPACE sequence and diffusion tensor imaging. Eur Radiol. 2008;18(5):1018-23.

[33] Vucic S, Kiernan MC, Cornblath DR. Guillain-Barre syndrome: an update. J Clin Neurosci. 2009;16(6):733-41.

[34] Wang H, Ma J, Zhao L, Wang Y, Jia X. Utility of MRI diffusion tensor imaging in carpal tunnel syndrome: a meta-analysis. Med Sci Monit. 2016;22:736-42.

拓展阅读

[1] Ahlawat S, Chhabra A, Blakely J. Magnetic resonance neurography of peripheral nerve tumours and tumourlike conditions. Neuroimaging Clin N Am. 2014;24:171-92.

[2] Carpenter EL, Bencardino JT. Focus on advanced magnetic resonance techniques in clinical practice: magnetic resonance neurography. Radiol Clin N Am. 2015;53(3):513-29.

[3] Chhabra A. Peripheral MR neurography: approach to interpretation. Neuroimaging Clin N Am. 2014;24:79-89.

[4] Chhabra A, Ahlawat S, Belzberg A, Andreseik G. Peripheral nerve injury grading simplified on MR neurography: as referenced to Seddon and Sunderland classifications. Indian J Radiol Imaging. 2014;24:217-24.

[5] Donovan A, Rosenberg ZS, Cavalcanti CF. MR imaging of entrapment neuropathies of the lower extremity. Part 2. The knee, leg, ankle, and foot. Radiographics. 2010;30:1001-19.

[6] Kim SJ, Hong SH, Jun WS, Choi JY, Myung JS, Jacobson JA, Lee JW, Choi JA, Kang HS. MR imaging mapping of skeletal muscle denervation in entrapment and compressive neuropathies. Radiographics. 2011;31(2):319-32.

[7] Linda DD, Harish S, Stewart BG, Finlay K, Parasu N, Rebello RP. Multimodality imaging of peripheral neuropathies of the upper limb and brachial plexus. Radiographics. 2010;30(5):1373-400.

[8] Mallouhi A, Marik W, Prayer D, Kainberger F, Bodner G, Kasprian G. 3T MR tomography of the brachial plexus: structural and microstructural evaluation. Eur J Radiol. 2012;81(9):2231-45.

[9] Petchprapa CN, Rosenberg ZS, Sconfienza LM, Cavalcanti CF, Vieira RL, Zember JS. MR imaging of entrapment neuropathies of the lower extremity. Part 1. The pelvis and hip. Radiographics. 2010;30:983-1000.

[10] Trivedi JR, Phillips L, Chhabra A. Hereditary and acquired polyneuropathy conditions of the peripheral nerves: clinical considerations and MR neurography imaging. Semin Musculoskelet Radiol. 2015;19:130-6.

读书笔记